TRAITÉ PRATIQUE

DES MALADIES DES VOIES URINAIRES

ET

LEÇONS CLINIQUES

PARIS. — IMPRIMERIE DE E. MARTINET, RUE MIGNON, 2

TRAITÉ PRATIQUE

DES

MALADIES DES VOIES URINAIRES

PAR

Sir HENRY THOMPSON

F. R. C. S.

PROFESSEUR DE CLINIQUE CHIRURGICALE ET CHIRURGIEN A « UNIVERSITY COLLEGE HOSPITAL »
CHIRURGIEN EXTRAORDINAIRE DE S. M. LE ROI DES BELGES
FELLOW OF UNIVERSITY COLLEGE
MEMBRE CORRESPONDANT DE LA SOCIÉTÉ DE CHIRURGIE DE PARIS

TRADUIT AVEC L'AUTORISATION DE L'AUTEUR ET ANNOTÉ

PAR

Édouard MARTIN, Édouard LABARRAQUE et Victor CAMPENON

Internes des hôpitaux de Paris, Membres de la Société anatomique.

PRÉCÉDÉ DES

LEÇONS CLINIQUES

SUR LES MALADIES DES VOIES URINAIRES

PROFESSÉES A « UNIVERSITY COLLEGE HOSPITAL »

Traduites et annotées
PAR LES DOCTEURS JUDE HUE ET F. GIGNOUX

Avec 280 figures intercalées dans le texte.

PARIS

LIBRAIRIE J.-B. BAILLIÈRE ET FILS

Rue Hautefeuille, 19, près le boulevard Saint-Germain

1874

TO MESSRS E. LABARRAQUE, E. MARTIN AND V. CAMPENON

Chers Confrères,

An Author always highly appreciates the honour which translation of his ideas into a foreign language confers upon him. 1 could not therefore be otherwise than gratified when I learned that Messrs J.-B. Baillière had proposed and that you had accepted of rendering any works of mine into the french tongue,

You, who are so arduously engaged in the duties of professionnal life, who by your experience therein are so well qualified for the undertaking.

It is wholly without affectation that I say how much I wish the material had been more worthy of your labours. There is much in my works which I would gladly retouch and render more explicit, had time permitted me to do so. My practical occupation in Surgery has outrun my power to record the result of experience so completely as I could wish. On the whole, however, I believe they pretty fairly express my views on most subjects up to a late period : never forgetting that the process of modifying our ideas which the student's life involves, always continues, for when we cease to be students, our teachings soon cease to be useful.

So far as I can judge, you have rendered my meaning clearly. You have my best thanks for the able and friendly manner in which the task has been accomplished.

I am, chers confrères,

Your very faithfully

HENRY THOMPSON.

35, Wimpole street, W. London.

March 9th 1874.

PRÉFACE

DE L'ÉDITION FRANÇAISE

La réputation légitime dont jouit Sir Henry Thompson comme praticien, l'étude approfondie que depuis vingt-cinq ans il a faite de la pathologie de tout le système génito-urinaire, les perfectionnements apportés aux moyens mécaniques par ce chirurgien expérimenté, les récompenses accordées à ses travaux par le Collége royal des chirurgiens d'Angleterre et par la Société de chirurgie de Paris, le succès de ses publications plusieurs fois récompensées en Angleterre et en Amérique, devaient inspirer à un éditeur attentif le désir de réunir sous une forme accessible l'ensemble de l'œuvre de Henry Thompson.

Le professeur de « University College Hospital » accueillit avec la plus parfaite courtoisie la demande de MM. Baillière. Il a bien voulu donner à la mise au jour de cette exposition la plus complète de ses recherches et de son enseignement clinique une assistance dont nous le remercions.

Le TRAITÉ PRATIQUE DES MALADIES DES VOIES URINAIRES de Sir Henry Thompson est divisé en trois parties : 1° *Des rétrécissements de l'urèthre et des fistules urinaires; —* 2° *Maladies de la prostate; —* 3° *Taille et Lithotritie.*

La PREMIÈRE PARTIE comprend l'étude des lésions importantes et variées comprises sous le nom de *rétrécissements*, et aussi des autres lésions sous la dépendance immédiate de ces rétrécissements. Comme chacune des parties suivantes, elle débute par des recherches d'anatomie et de physiologie.

Dans le chapitre II, *Anatomie pathologique*, Sir Henry Thompson s'appuie, pour cette étude, sur un grand nombre de faits observés dans les principaux musées appartenant aux Écoles de médecine de Londres, Édimbourg et Paris (pages 73 à 82).

Nous signalerons, dans le chapitre IV, un tableau de 220 cas, contenant chacun un résumé succinct des principaux accidents, de l'histoire du malade, de son état actuel. Le traducteur a réuni à la suite de ce tableau 226 observations recueillies à l'hôpital Necker.

Dans les chapitres VI, VII, VIII et IX consacrés au traitement, nous trouvons étudiés tour à tour la dilatation, l'emploi des agents chimiques et la section par les instruments tranchants; mais nous devons surtout y signaler les passages relatifs à l'exploration du canal, aux rétrécissements difficiles à franchir, et établissant l'utilité incontestable de l'uréthrotomie interne. Signalons aussi, dans ce même chapitre IX, une étude complète de la question si controversée de l'uréthrotomie externe.

Sir Thompson termine cette première partie par une étude pratique des fistules urinaires envisagées au point de vue du traitement qui leur est applicable.

La DEUXIÈME PARTIE est consacrée aux *maladies de la prostate*. Les idées que Sir Henry Thompson soutient sur l'anatomie de la prostate normale, et en particulier sur l'augmentation de volume de cet organe avec l'âge, différaient beaucoup, à l'époque où elles furent publiées (1860), de celles qui avaient cours. Les conclusions auxquelles il est arrivé (chap. II) sont basées sur des recherches anatomiques étendues, sur des dissections originales, dont le nombre ne s'élève pas à moins de 70, et qui forment des pièces conservées en dehors de celles qu'il a pu étudier dans les musées.

Il nous sera permis d'appeler l'attention sur les points suivants de cette deuxième partie :

Une étude approfondie des diverses discussions auxquelles a donné lieu l'existence du lobe moyen prostatique, existence que Sir H. Thompson vient appuyer de toute son autorité, — examinée au chapitre I.

L'analogie entre l'hypertrophie et les tumeurs de la prostate et celles de l'utérus, — examinée au chapitre VI.

Les causes, les effets, les symptômes de l'hypertrophie sont passés en revue dans les chapitres VII, VIII, IX.

L'examen des causes indiquées jusqu'ici de l'augmentation de la prostate conduisent sir Henry Thompson à des idées neuves sur l'étiologie de cette affection. Plus loin il reconnaît, avec L. Auguste Mercier, qu'un obstacle organique, et non une paralysie locale, est la cause presque constante des états divers décrits sous les noms de rétention et d'incontinence ; il érige en axiome qu'un écoulement involontaire d'urine indique la rétention et non l'incontinence.

Le chapitre X est consacré au diagnostic des obstacles prostatiques, à l'examen par le rectum, à l'examen par l'urèthre, et se termine par le diagnostic différentiel, si important au point de vue pratique, entre l'hypertrophie de la prostate et le rétrécissement de l'urèthre, le calcul vésical, les tumeurs de la vessie, l'atonie simple ou l'inertie des tuniques de la vessie et la paralysie.

Le traitement occupe le chapitre XI, il se trouve naturellement subdivisé en trois grands paragraphes : hygiène et régime général, traitement de l'hypertrophie prostatique elle-même, soins réclamés par l'obstacle qu'elle apporte à la miction. Le chapitre XII traite de sa complication fréquente : la rétention d'urine.

Les chapitres XIV et XV sont consacrés à des affections rares, mais moins sans doute qu'on ne le suppose généralement, le cancer et le tubercule de la prostate. On trouvera, pages 504 et 507, le tableau des cas connus.

Le rapport étroit qui existe entre la barre au col de la vessie et l'engorgement prostatique, tant au point de vue anatomique qu'en raison de l'identité des symptômes, amène l'auteur à traiter de ces deux affections dans le même chapitre.

Sir Henry Thompson insiste sur la distinction à établir entre les concrétions et les calculs de la prostate, les envisage à part, et montre qu'ils n'ont pas une constitution semblable.

Le dernier chapitre est consacré à une complication importante et fréquente de l'augmentation de volume de la prostate : nous voulons parler de la présence de calculs dans la vessie. Sir Henry Thompson examine les moyens les plus convenables pour découvrir et enlever le calcul, et signale à ce propos les divers modes d'extraction.

La recherche des meilleurs moyens de guérison de la pierre nous conduit à la TROISIÈME PARTIE du livre, consacrée aux diverses opérations mises en usage pour délivrer un calculeux : *la taille* et *la lithotritie*.

Le chirurgien y trouvera, outre la description des procédés opératoires actuels, plusieurs détails de pratique qu'une expérience étendue et une observation minutieuse peuvent seules donner.

Mais disons tout d'abord que l'auteur se plaît à reconnaître l'importance des sources d'informations mises à sa disposition par le fils de feu M. Crichton (de Dundee), l'un des lithotomistes les plus habiles et les plus expérimentés de la Grande-Bretagne (1); par M. Keith (d'Aberdeen), qui a autant d'expérience que personne en Angleterre, puisqu'il a fait plusieurs centaines d'opérations; par Civiale, qui le premier pratiqua la lithotritie avec succès sur le vivant, dont l'expérience est restée sans rivale, et qui, en toute occasion, sans réserve, lui a communiqué la méthode qu'il suivait et les perfectionnements qu'il y a apportés lui-même.

Taille. — Bien que restant dans des considérations purement pratiques, Sir Henry Thompson n'en a pas moins cru devoir commencer par un premier chapitre anatomique, qui est pour ainsi dire la base de toute appréciation saine des divers procédés opératoires. Aussi est-il facile de suivre l'auteur dans les détails qu'il donne aux chapitres II, III et IV sur les différentes tailles périnéales et sus-pubiennes. Signalons, en passant, que le traducteur a cru devoir compléter les données anglaises par la description de la lithotritie périnéale du professeur Dolbeau. Le chapitre V, consacré à l'étude des causes de la mort après la taille, offre des considérations fort importantes pour le praticien, considérations qui mettent bien en relief l'influence des âges. Mais c'est surtout à propos des « résultats de la taille » que, s'appuyant sur une statistique vraiment admirable, Sir Henry Thompson a pu poser des conclusions jusqu'alors seulement entrevues. Au chapitre VI, enfin, le lecteur trouvera le tableau fidèle de toutes les complications plus ou moins importantes qui peuvent venir entraver l'opérateur.

(1) Cet opérateur avait, dans une pratique de soixante ans environ, pratiqué la taille latérale plus de 200 fois et laissé des observations et des notes inédites sur la plupart de ces cas.

La *Lithotritie* se fait remarquer par un sens pratique indubitable et par une étude approfondie, non-seulement du malade, mais aussi de l'instrument à manier. Après avoir précisé les précautions qui assureront le succès de l'entreprise chirurgicale, en y préparant le malade par un traitement tant général que local, Sir Henry Thompson aborde au chapitre IX la question instrumentale en exposant les règles et les principes avec non moins de clarté que le maniement. C'est, du reste, de la même façon qu'il procède pour la description de la séance de lithotritie, pesant ce qu'elle doit être et ce qu'elle est, quand elle est faite selon les règles. Nous avons particulièrement à signaler ici les manœuvres propres à la recherche des petits calculs, des petits fragments, et la valeur à cet égard du lithotriteur à poignée cylindrique. Le chapitre XI est consacré aux accidents et complications de la lithotritie, tant celles qui sont du fait du chirurgien que celles qui tiennent à quelque affection antérieure du sujet, et se termine par un résumé pratique de la marche à suivre.

Ce dernier point est tout spécialement envisagé au chapitre XII, et l'on se trouve ainsi amené naturellement à pouvoir, en connaissance de cause, apprécier la valeur de la lithotritie et ses suites, conclusions qui sont basées sur une statistique précise de 204 cas tirés de la pratique même de l'auteur.

Ce traité chirurgical de l'affection calculeuse a pour conclusion un chapitre remarquable consacré tout entier à préciser la voie à suivre par le chirurgien en présence d'un cas donné. C'est là, on peut le dire, l'œuvre capitale, le couronnement parfait de l'édifice.

Depuis la publication des « *Prize Essays* » et « *Inquiry* », qui sont ici réunis sous le titre de *Traité pratique des maladies des voies urinaires*, Sir Henry Thompson a fait des leçons cliniques à «University College Hospital», qui furent plusieurs fois réimprimées en Angleterre.

Aux « *Clinical Lectures* », dont la dernière édition parut en janvier 1873, et dont une traduction, faite et annotée par MM. Hüe et Gignoux, paraît en tête de ce livre, viennent se joindre avec autorisation spéciale de sir Henry Thompson :

1° Une leçon sur les complications rénales dans l'affection calculeuse de la vessie; et les indications opératoires qui en résultent, traduite par T. B. Curtis, un des élèves les plus distingués de Sir H. Thompson, ancien interne des hôpitaux de Paris, qui, en quittant la France pour aller pratiquer la chirurgie à Boston, nous a laissé dans sa dissertation inaugurale un précieux souvenir de son passage à l'hôpital Necker (1).

2° Une leçon sur l'avenir de la chirurgie dans le traitement des calculs vésicaux, traduite par M. Victor Campenon.

3° Une leçon sur le traitement des calculs vésicaux par les dissolvants, historique et pratique, traduite par M. Édouard Labarraque.

Ces leçons, présentées sous forme de conversation sur des sujets bien

____

(1) *Du traitement des rétrécissements de l'urèthre par la dilatation progressive.* Travail couronné par la Commission du prix Civiale pour l'année 1872. Paris, 1873.

médités, furent reproduites par un sténographe habile. Corrigées par Sir Henry Thompson, elles paraissent ici dans leur entier, sans changement essentiel, et, par conséquent, sans élagage de ces familiarités que réclame une causerie, une conférence. Son but a été de publier, dans le plus petit espace possible, un abrégé des connaissances pratiques concernant la nature et le traitement des maladies qui constituent le sujet de l'ouvrage.

Les leçons I à X, XIII, XV, XVI, XVII, sont ici reproduites telles que MM. Hüe et Gignoux les ont traduites, avec des additions dont nous leur laissons tout le mérite. Nos éditeurs ont cru devoir ajouter à ces leçons des sommaires s'harmonisant par leur développement avec le sommaire placé en tête de chaque chapitre du *Traité pratique des maladies des voies uri- naires;* par leurs soins, les poids et mesures usités en Angleterre ont été convertis en poids et mesures français. Avec l'assentiment de Sir Henry Thompson, des renvois au *Traité pratique* permettent d'y recourir facile- ment pour de plus amples développements, comme pour des illustrations qu'il semblait superflu de reproduire dans les Leçons cliniques.

S'il nous est permis, en terminant, de parler de notre travail, nous dirons qu'anciens internes de l'hôpital Necker, nous nous sommes trouvés dans des conditions spéciales pour mener à bonne fin la traduction de ce livre. L'enseignement et les conseils de notre excellent maître, M. Félix Guyon, chargé du service des maladies des voies urinaires, créé par M. Civiale, nous ont puissamment aidés dans notre tâche. Nous avons associé nos efforts pour le but commun, et nous nous sommes partagé les trois parties du livre de la façon suivante :

M. Édouard Martin a traduit et annoté les *Rétrécissements de l'urèthre* et les *Fistules urinaires;*

M. Édouard Labarraque a traduit et annoté les *Maladies de la prostate;*

M. Victor Campenon a traduit et annoté la *Taille* et la *Lithotritie.*

Cette répartition n'ôtera rien, nous l'espérons, à l'homogénéité de notre traduction; toujours une révision faite en commun a précédé la remise du manuscrit (1).

Un certain nombre de figures nouvelles ont été faites spécialement pour cette édition; quelques-unes ont été empruntées à l'*Anatomie pathologique* de Cruveilhier, aux livres de Civiale, Leroy (d'Étiolles), Mercier, etc.

Maintenant que notre labeur est accompli, nous présentons au lecteur l'œuvre de Sir Henry Thompson, conscients d'avoir donné nos soins à la publication d'un livre que tous les médecins consulteront avec fruit.

É. MARTIN, É. LABARRAQUE, V. CAMPENON.

Mars 1874.

(1) Le signe [   ] indique les annotations faites par les traducteurs, qui en acceptent tous les trois la responsabilité.

TABLE ALPHABÉTIQUE ET MÉTHODIQUE DES FIGURES

A Messieurs les Docteurs J. HUE et F. GIGNOUX, de Rouen.

Chers Messieurs,

Lorsque le docteur J. Hüe me demanda l'autorisation de traduire mes *Leçons cliniques*, je n'hésitai pas à déférer à son désir : ses connaissances sur le sujet en question, que j'avais été à même d'apprécier, m'étaient garant de son aptitude à s'acquitter convenablement de cette tâche.

Je pensai qu'ayant été un de mes élèves et ayant travaillé à la Clinique publique de Londres, qu'ayant entendu mes leçons et m'ayant fréquemment accompagné dans les opérations, etc., de ma pratique privée, il était capable de rendre ma pensée mieux qu'un autre qui m'eût été personnellement inconnu et n'eût possédé que les notions d'anglais nécessaires, même les plus complètes.

Votre traduction, chers Messieurs, fruit de vos communs efforts, est actuellement sous mes yeux. Je dois dire qu'elle ne trompe point mon attente; bien au contraire, je trouve rendues avec autant de correction que d'exactitude, — si ma connaissance du français ne me trompe point, — les idées que je me suis efforcé d'exprimer.

Je vous remercie sincèrement de cet encouragement flatteur donné à mes travaux. Recevez mes meilleurs souhaits, et croyez-moi

Bien à vous,

H. THOMPSON.

January 30th 1874.

LEÇONS CLINIQUES

SUR LES

MALADIES DES VOIES URINAIRES

LEÇON PREMIÈRE

INTRODUCTION — DIAGNOSTIC

Classification. — Définition. — Méthode à suivre pour le diagnostic. — Questions orales : 1° fréquence des mictions; 2° douleur; 3° caractères de l'urine; 4° présence du sang dans l'urine. — Inspection, palpation, percussion. — Diagnostic par les instruments. — Endoscope.

MESSIEURS,

La série de conférences que je me propose de vous faire sur les maladies chirurgicales de l'appareil urinaire aura surtout pour but de vous donner les connaissances qui vous seront les plus utiles au lit du malade. Afin de ne pas trop charger notre cadre, nous laisserons volontairement de côté l'anatomie et la physiologie de ces organes. L'enseignement didactique de la chaire ne saurait vous apprendre toutes ces manœuvres cliniques, tous ces petits détails du diagnostic ou du traitement qu'on n'acquiert que par l'expérience et qui sont ensuite si utiles dans la pratique. — La fréquentation des hôpitaux elle-même ne peut pas davantage vous conduire à cette précieuse initiation, car il n'est pas d'hôpital qui fournisse des sujets en assez grand nombre. — C'est ici, messieurs, c'est dans nos entretiens familiers que vous trouverez en grande partie le dernier complément de votre éducation professionnelle. Quant à moi, mon objectif constant sera de mettre à votre portée le fruit de longues années d'expérience, autant du moins qu'il me sera possible de le faire dans les quelques heures que j'aurai à vous consacrer.

Deux raisons m'ont fait choisir les maladies des organes urinaires pour sujet de ces leçons cliniques.

La première, c'est que nos salles, réunissant toujours un certain groupe de ces affections, la matière ne saurait manquer à notre enseignement clinique hebdomadaire.

La seconde, c'est qu'il n'est pas, à mon sens, de classe de maladies où le manque d'instruction expose à de plus grossières méprises; qu'il n'en est pas, non plus, qui soient traitées avec autant de succès, quand les indications en sont bien saisies; qu'on n'en saurait trouver, enfin, dans lesquelles une main habile puisse faire autant pour le soulagement des malades et pour l'honneur de l'art. Il est donc on ne peut plus important que vous en ayez une connaissance parfaite.

Voici la classification que j'ai adoptée, et dans une série de leçons j'espère vous faire parcourir la plupart des affections comprises dans la première partie.

I. — MALADIES DES VOIES URINAIRES.

A. *Maladies essentiellement inflammatoires :*

Uréthrite,
Prostatite, } aiguës et chroniques.
Cystite,

B. *Maladies essentiellement obstructives :*

Rétrécissement de l'urèthre.
Hypertrophie de la prostate.

C. *Affections calculeuses :*

De l'urèthre,
De la prostate,
De la vessie,
Des bassinets.

D. *Tumeurs malignes et bénignes :*

De la prostate,
De la vessie.

II. — MALADIES DES ORGANES SÉCRÉTEURS.

Lésions organiques du rein.

Altérations de l'urine produites par des maladies constitutionnelles : maladie de Bright, diabète sucré.

Avant de commencer cette étude, permettez-moi de m'expliquer sur le titre que j'ai donné à ces leçons : « Maladies *chirurgicales* des voies urinaires. » Vous êtes en droit de me demander : Quelles sont, parmi les maladies des organes urinaires, celles qui sont chirurgicales? — quelles sont celles qui ne le sont pas? J'avoue qu'il m'est plus facile de répondre à la première question qu'à la seconde. On admet généralement que les lésions que nous avons groupées dans la première partie de notre tableau, celles qui intéressent les voies urinaires jusqu'aux reins exclusivement, sont le lot du chirurgien. Les autres sont dévolues au médecin. Je ne saurais souscrire à cette manière de voir. Il est, en effet, impossible de diagnostiquer une seule de ces maladies sans les bien connaître toutes; et, dans l'espèce, le diagnostic implique un degré suffisant d'habileté à manier la sonde ou le cathéter. Or, le médecin ne se livre à aucune exploration instrumentale; je ne dis pas qu'il en soit incapable, mais l'usage veut qu'il n'en fasse pas. Et pourtant on ne saurait pas plus traiter les maladies des organes urinaires sans le secours de la sonde qu'on ne pourrait traiter les affections de la poitrine sans être familiarisé avec l'emploi du stéthoscope. Je me trouve donc conduit, à l'encontre de l'opinion généralement reçue, à regarder toutes les maladies des organes urinaires comme faisant partie du domaine de la chirurgie.

Notre route étant ainsi tracée, essayons de la parcourir.

Dès nos premiers pas, nous rencontrons la question du *diagnostic*. Je ne dirai presque rien aujourd'hui de la pathologie ni du traitement des maladies urinaires. Le problème qu'il nous faut envisager d'abord est celui du diagnostic, et vous n'ignorez pas que, dans toute maladie, c'est le plus important. Connaissez à fond ce que vous avez à traiter, le traitement lui-même n'offrira que peu de difficultés. On trouve toujours un traitement dans les livres, on n'y saurait apprendre un diagnostic, celui-ci ne pouvant être réalisé que par l'application de certaines règles déduites de l'expérience. C'est la première chose qu'il faille apprendre et pratiquer, c'est la dernière qu'on puisse parfaitement acquérir. En fait, nul homme, quelle que soit sa longévité, n'arrivera jamais à la perfection comme diagnostic. Il pourra sans doute en approcher, et, s'il est actif et laborieux, comme il doit toujours être, il verra constamment augmenter sa puissance diagnostique aussi longtemps qu'il vivra. Voilà pourquoi l'âge et l'expérience donnent de la valeur à une opinion. Il n'y a qu'une longue observation et une vaste expérience qui permettent à un homme d'arriver au diagnostic avec plus de certitude que ne le peut un praticien plus jeune.

Il ne suffit pas d'étudier l'art du diagnostic, il faut encore apprendre l'art de *porter un diagnostic rapide*. Appelé auprès du malade, votre conduite dépendra souvent des trois ou quatre premières minutes de votre entrevue. Sans doute il peut vous paraître aisé de rentrer tranquillement chez vous, réfléchir sur le cas, consulter vos auteurs, puis conclure que le malade a telle ou telle chose.

Pauvre et infidèle expédient, messieurs, tout au plus préférable à la conduite du praticien qui tenterait le traitement d'une maladie sans avoir cherché, au préalable, à se former de sa nature une idée plus ou moins plausible. Le vrai garant du succès dans la pratique, le véritable cachet de la supériorité professionnelle, c'est la faculté d'établir un diagnostic aussi rapide qu'approfondi du cas qui se présente.

En vous conviant à cette étude, je ne saurais vous promettre que dans une heure vous sortirez de cet amphithéâtre diagnosticiens de première force. Mais je puis vous donner la *méthode*, celle qu'après beaucoup de méditation et d'expérience j'ai trouvée la meilleure, et vous pourrez ensuite l'appliquer vous-mêmes.

Vous devez d'abord poursuivre votre diagnostic d'après un plan uniforme, c'est-à-dire adopter pour tous les cas de maladies de l'appareil urinaire le même mode d'investigation. Et, soit dit en passant, cette ligne de conduite est applicable à la plupart des autres maladies.

Vous vous proposez de recueillir des *faits*, et votre diagnostic consistera dans l'*induction* que vous tirerez de ces faits. Efforcez-vous donc d'arriver aux faits par la voie la plus courte et la méthode la plus sûre. Questions orales, observation visuelle, exploration manuelle et instrumentale, examen des sécrétions : réunissez et coordonnez tous ces éléments d'information.

D'abord l'observation par questions. Puis l'exploration par la vue, par la main, par les instruments, qui ne sont, après tout, que les auxiliaires de nos sens. Ainsi, vous n'avez pas le doigt assez long pour pénétrer dans ces étroits passages, vous le prolongez au moyen de la sonde. De même pour la vue : l'endoscope, quelle qu'en soit la valeur — nous y reviendrons plus tard, — n'est qu'un moyen de reculer les bornes de nos facultés visuelles.

Voyons d'abord les questions.

Vous pourrez tirer au clair la plupart des cas d'affections urinaires — cinq sur six — par quatre questions principales et les questions secondaires que chacune d'elles comporte.

J'adresse toujours au malade, et dans l'ordre suivant, les quatre questions que voici.

1° « *Urinez-vous souvent ?* » Si oui, « combien de fois par jour ? » — Puis, comme sous-question, je demande si la miction est plus fréquente pendant le jour ou pendant la nuit, — si elle est influencée par les mouvements ou quelque autre circonstance particulière. Je vous dirai plus tard ce que vise cette première question.

2° « *Éprouvez-vous de la douleur en urinant ? avant, pendant ou après le passage de l'urine ?* » — Je note si cette douleur ne se produit pas aussi dans d'autres moments, — si elle est provoquée ou aggravée par un brusque mouvement du corps ; — enfin, j'en précise le siége.

3° « *Votre urine a-t-elle changé de caractère ?* » — Je m'informe, en outre, si le malade a remarqué quelque chose d'insolite dans son jet, — si son urine est claire ou trouble. Il est possible que le malade vous réponde que son urine est trouble, et qu'en poursuivant votre interrogatoire, vous appreniez qu'elle sort parfaitement claire et ne s'épaissit que par le refroidissement et le repos. Subsidiairement, vous vous enquérez du poids spécifique et de la quantité d'urine rendue. Il faut accorder à la quantité physiologique d'urine des limites très-larges, quoique, vous le savez déjà, cette quantité soit un élément très-important pour le diagnostic des maladies du rein. Enfin, le jet peut être mince, bifurqué, tordu, ou s'arrêter brusquement au milieu de la miction.

4° « *Urinez-vous ou avez-vous uriné du sang ?* » — Ce sang est-il noir ou vermeil ? — apparaît-il à la fin ou au commencement, voire même en dehors de la miction ? — etc., etc.

Telles sont mes quatre questions diagnostiques. Mais, permettez-moi de vous le faire observer, les réponses que vous en obtiendrez dépendront beaucoup de la manière dont vous les aurez posées. Le malade ne se possède pas toujours, ou bien il ne comprend pas clairement ce que vous lui demandez. Si vous voulez des réponses exactes, soyez très-clair, très-précis dans vos demandes. En réalité, dans toute espèce de recherches, en médecine comme ailleurs, la plus sérieuse difficulté est d'arriver aux faits ; et, laissez-moi vous le répéter encore, le diagnostic consiste dans la connaissance des faits : sans eux, il est impossible.

Appliquons maintenant ces données au diagnostic des maladies inscrites sur notre tableau :

1° FRÉQUENCE DES MICTIONS. — Il n'est pas de maladie sérieuse des organes urinaires — sauf une ou deux exceptions que je vais vous faire connaître — qui ne s'accompagne de plus ou moins de fréquence dans la miction. Voici d'abord une de ces exceptions : un homme peut avoir un rétrécissement très-étendu, avec grande finesse du jet, et pourtant ne se point plaindre, durant plusieurs années, de la moindre fréquence dans l'émission de ses urines.

Maintenant jetez les yeux sur notre tableau, où les maladies sont surtout classées dans l'ordre le plus commode pour l'étude. Vous remarquerez d'abord : les maladies inflammatoires de l'urèthre, de la prostate, de la vessie. Or, dans toutes, il y a des envies fréquentes d'uriner. Toutefois — et voici la deuxième exception dont je vous parlais tantôt — l'uréthrite ne s'accompagne nécessairement de ces envies fréquentes qu'autant qu'elle a envahi les parties profondes du canal. Je ne me propose pas de traiter ici de l'uréthrite, que vous pourrez suffisamment étudier dans la salle des consultations ; je ne m'occupe que de la fréquence des mictions comme symptôme concomitant, tardif ou précoce, de ces trois maladies inflammatoires.

La fréquence des mictions accompagne donc : *a*. L'*uréthrite*, quand celle-ci a envahi les parties profondes du canal. — *b*. La *prostatite chronique*, dans laquelle elle est généralement peu intense. — *c*. La *cystite*, dont elle est un des symptômes caractéristiques. — *d*. Le *rétrécissement de l'urèthre*, ancien et compliqué. — *e*. L'*hypertrophie de la prostate*, et cela, circonstance à noter, à un degré plus prononcé la nuit que le jour. — *f*. Les *affections calculeuses*, où on l'observe d'une façon saillante et presque toujours proportionnelle à la somme de mouvement que s'est permis le malade. — *g*. Les *tumeurs malignes* et *non malignes*, la *pyélite* et presque toutes les *lésions organiques du rein*, la *maladie de Bright* et le *diabète*. — *h*. Enfin, *toutes les conditions morbides qui altèrent la composition normale de l'urine avant son arrivée dans la vessie*. Ce fait mérite de nous arrêter un instant. Des urines pâles et aqueuses sont souvent regardées comme non irritantes ; c'est le contraire qui est vrai : ces urines sont en général mal tolérées par la vessie. En fait, la vessie n'est jamais aussi à l'aise que lorsque l'urine qu'elle renferme est d'un poids spécifique moyen ou supérieur à la moyenne. Certaines personnes nerveuses, les *hystériques* entre autres, ont l'urine presque aussi claire que de l'eau pure, et leur vessie en est toujours plus ou moins incommodée. Dans le *diabète*, où l'urine, modifiée dans sa composition, est encore considérablement accrue dans sa quantité, les mictions fréquentes apparaissent aussi comme une conséquence naturelle.

Notons enfin, avant de quitter ce sujet, que, si l'augmentation de la quantité d'urine s'observe *surtout* dans les affections rénales, la suppression de l'urine révèle *toujours* une maladie des reins.

2° DOULEUR. — La douleur, quand vous en aurez pénétré la nature et précisé le siége, vous mettra déjà sur la voie de votre diagnostic.

Dans la *prostatite*, il y a ordinairement de la douleur à la fin de la miction, douleur semblable, quoique moins sévère, à celle que produit un calcul : la vessie, une fois vide, se contractant sur une prostate sensible.

Dans la *cystite*, la douleur existe généralement *avant* la miction, parce que la muqueuse enflammée est irritée par la distension, et l'organe impatient de se débarrasser de son contenu. La sensation douloureuse siége au-dessus des pubis ; elle peut aussi, dans la *cystite aiguë*, s'irradier vers le périnée ; mais dans la *cystite chronique* ou *subaiguë*, elle est ressentie au-dessus des pubis et au commencement de la miction, non à la fin, à moins cependant que la prostate ne soit affectée, car alors celle-ci provoque une petite douleur à la fin, ainsi que je viens de vous le dire.

Les *rétrécissements de l'urèthre* s'accompagnent souvent de douleur vers le siége de l'obstruction. Vous pouvez vous en assurer par une expérience bien simple : quand vous urinez à plein jet, comprimez brusquement votre canal avec le doigt, de façon à diminuer le jet de la moitié ou même davantage, vous éprouverez à l'instant une douleur aiguë.

Il peut y avoir de la douleur dans l'*hypertrophie de la prostate*, d'autant plus que cette affection est souvent associée à une cystite chronique ; mais ici la douleur précède l'évacuation, ce qui écarte toute idée de calcul. La vessie, impatiente de se débarrasser de son contenu, ne le peut faire que lentement, la prostate hypertrophiée lui barrant la voie d'expulsion. Aussi, pendant les premières contractions qui ne chassent qu'une faible quantité d'urine, existe-t-il de la douleur au-dessus des pubis et profondément dans le périnée ; mais après la sortie du tiers ou de la moitié du contenu vésical, le malade est soulagé.

Je ne m'arrêterai pas aux *affections calculeuses de l'urèthre*. Le calcul n'est ici qu'un hôte temporaire que la main peut souvent percevoir à l'extérieur, et dont, pour ce motif, le diagnostic n'offre que rarement de difficulté. Les *calculs de la prostate* sont rares ; je craindrais, en m'y arrêtant, de trop compliquer cet exposé que je m'efforce, avant tout, de rendre simple. Mais j'appellerai votre attention sur une affection plus fréquente : les *calculs de la vessie*. La douleur revêt ici des traits vraiment caractéristiques. D'abord elle apparaît à la fin de la miction, alors que l'urine expulsée laisse en contact immédiat avec la rude surface de la pierre la membrane muqueuse de la vessie, et, selon toute probabilité, la muqueuse du col, dont la sensibilité est exquise. Puis, quand l'urine, descendant goutte à goutte par les uretères, est arrivée en quantité suffisante pour isoler de nouveau la pierre des parois vésicales, le soulagement est obtenu. De plus, la douleur est ressentie vers l'extrémité du pénis, à un pouce environ de celle-ci, vers la base du gland. Dans la *prostatite*, le col de la vessie, engagé dans la glande, en partage l'irritation et provoque généralement aussi une douleur pénienne, circonstance qui peut faire prendre pour une affection calculeuse une simple inflammation chronique de la prostate. Enfin, la douleur produite par les calculs vésicaux est *aggravée par le mouvement*, ce qui n'arrive pas nécessairement dans les autres maladies. Placez le malade dans un véhicule mal suspendu, dites-lui de sauter une marche d'escalier ou d'exécuter tel autre mouvement brusque, et à l'instant il accusera une douleur considérable au col de la vessie aussi bien qu'à l'extrémité du pénis.

Quant aux *calculs du rein*, j'ai peu de chose à en dire pour le moment. Ils s'accompagnent naturellement d'une douleur locale, à droite ou à gauche, rarement généralisée aux deux côtés, mais toujours avec tendance à l'exacerbation par le mouvement. La douleur existe presque constamment d'un seul côté, et peut-être plus fréquemment à gauche qu'à droite ; elle est souvent ressentie au-dessus de la hanche et vers la région inguinale du côté affecté, même quand le calcul est immobile ; l'irradiation inguinale de la douleur n'autorise donc pas à conclure à l'engagement du calcul dans l'uretère. Enfin, dans les affections rénales, le foyer unique ou principal de la douleur réside parfois autour de la vessie ou de l'urèthre, circonstance qu'il ne faut jamais perdre de vue.

Les *tumeurs* n'offrent rien de caractéristique au point de vue de la douleur. Elles peuvent occuper tous les points de la vessie, gêner plus ou moins l'émission des urines, et la souffrance qu'elles occasionnent variera suivant qu'elles susciteront de la dysurie ou de la cystite.

3° CARACTÈRES DE L'URINE. — Supposez que votre malade vous ait appris qu'il urine fréquemment, qu'il souffre au bout du pénis et au col de la vessie, et que ses souffrances sont augmentées par le mouvement. Vous vous dites déjà : « Cet homme a probablement une pierre dans la vessie, il faudra que je la sonde. » Deux questions seulement vous ont conduit à cette probabilité, et vous allez vous enquérir des caractères de l'urine. Voyez quel nouveau pas va imprimer à votre enquête la solution de cette troisième question !

Mais avant de reprendre notre tableau à ce point de vue, je vous dois une remarque préliminaire relativement à l'examen de l'urine. Vous devinez qu'il ne saurait être question ici des procédés scientifiques d'analyse que vous trouverez exposés dans un chapitre spécial à la suite de ces leçons ; je désire seulement vous donner un conseil clinique que vous apprécierez, je crois. Chaque fois que vous aurez besoin, pour votre examen, d'un échantillon d'urine, ne vous bornez pas à dire vaguement à votre client de vous en envoyer une certaine quantité dans un flacon : vous n'auriez ainsi qu'un mélange d'une signification équivoque. Ce qu'il vous faut, c'est la sécrétion rénale, plus et seulement ce qui peut se trouver dans la vessie, c'est-à-dire un liquide exempt de tout mélange avec les humeurs uréthrales. Conséquemment, que votre malade, afin de balayer son urèthre, laisse d'abord passer quelques cuillerées d'urine qui pourront être recueillies dans un récipient à part. Ce qui s'écoulera ensuite constituera un véritable spécimen d'urine, un spécimen, du moins, dont vous saurez la provenance : ce sera le produit exclusif des sécrétions du rein et de la vessie. Supposez que votre patient soit atteint d'une gonorrhée ou d'une prostatite chronique : il a dans le canal une certaine quantité de matière muco-purulente, et si cette dernière est entraînée avec l'urine dans un même vase, comment déterminerez-vous l'origine de ces différents produits ? Comment déciderez-vous, soit à l'œil nu, soit au microscope, que tel ou tel élément provient de l'urèthre, de la vessie, ou des reins ? Ce sera impossible. Mais, supprimez cette cause d'erreur, nettoyez d'abord l'urèthre à la faveur d'un premier jet que vous recevrez dans un verre spécial, un verre à vin, par exemple ; recueillez ensuite le reste dans un grand verre, et vous aurez un échantillon d'urine dont vous pourrez tirer parti. Si je me sentais quelque goût pour l'anecdote, que de bévues ne pourrais-je pas vous citer — et des plus lourdes — causées par l'oubli de cette simple précaution ! Une fois, entre autres, j'ai vu un praticien instruit traiter pour une pyélite un malade qui n'avait qu'un abondant écoulement de l'urèthre. L'urine était envoyée chez le médecin, deux fois par semaine, dans un flacon soigneusement nettoyé pour la circonstance ; une certaine quantité de pus y ayant été trouvée, et quelque autre symptôme étant venu corroborer l'idée d'une pyélite, le malade fut traité pendant des mois pour cette affection, jusqu'à ce qu'enfin un autre chirurgien trouvât que tout le pus venait de l'urèthre, à telles enseignes que la première verrée d'urine, qui avait lavé le canal, renfermait tout le pus, tandis que le reste était parfaitement clair et normal !... Et la « pyélite » disparut par un traitement local de l'urèthre. J'ignore si vous trouverez formulé ailleurs le conseil que je vous donne en ce moment, mais j'espère que vous saurez désormais vous mettre à l'abri de semblables méprises. On ne saurait trop appeler l'attention sur ce petit détail de pratique, malheureusement trop peu connu (1).

Reportons-nous maintenant à notre tableau.

La *prostatite* occasionne dans l'urine des grumeaux plus ou moins abondants, émanés de la portion prostatique de l'urèthre ; mais si, suivant le précepte sus-énoncé, vous faites deux parts du liquide urinaire, vous trouverez toute la matière épaisse dans le premier verre, tandis que le contenu du second sera parfaitement limpide.

Dans les *calculs vésicaux*, le premier verre pourra contenir du muco-pus, mais le second en renfermera encore davantage, car il est rare qu'une pierre vésicale ne provoque pas une sécrétion muco-purulente dans la vessie elle-même. Je n'ai rencontré que très-peu de calculeux dont l'urine fût absolument claire. Quand un patient rend des urines limpides, je m'abstiens généralement de le sonder en vue d'un calcul, à moins d'y être invité par la coexistence d'autres symptômes caractéristiques ; la pierre, en effet, provoque presque infailliblement un certain degré de cystite et des dépôts en conséquence. Si votre malade présente les symptômes d'une pierre vésicale, mais qu'il rende des grumeaux de matière épaisse dans le premier verre et de l'urine claire dans le second, croyez plutôt à un cas de prostatite chronique.

La *cystite chronique* présente deux formes au point de vue de l'aspect de

______

(1) Voyez, à la fin de la XVIIe leçon, de plus amples développements à ce sujet.

l'urine. Dans l'une, la plus connue, on trouve au fond du vase un dépôt épais, mucilagineux, qui ne s'écoule pas avec l'urine, mais se détache ensuite en masse ; dans l'autre, qui n'est pas moins fréquente, l'urine est simplement louche, sans dépôt glaireux.

Dans la *cystite aiguë*, l'urine est nuageuse et laisse déposer une quantité considérable de pus.

Les *rétrécissements*, sauf le cas de cystite chronique concomitante, ne donnent naissance à aucun dépôt urinaire. Ici la prééminence sémiotique réside dans le caractère du jet. Un jet mince, s'éparpillant à peu de distance du méat, ou bien réduit à une série de gouttes, indique une obstruction et très-probablement un rétrécissement. En effet, dans l'hypertrophie de la prostate, le jet peut bien se trouver notablement diminué, mais il présente encore cette particularité de tomber brusquement dès sa sortie du canal. Cette différence tient à ce que, dans le rétrécissement, on peut employer de la force pour pousser son jet, et celui-ci, quelque petit qu'il soit, peut souvent être très-bien lancé ; dans l'hypertrophie, au contraire, l'appareil expulseur lui-même est compromis, le muscle vésical est dans l'impuissance d'agir efficacement, et le jet, mince ou large, tombe presque toujours perpendiculairement (1).

Dans les *calculs de la vessie*, le jet présente pour toute particularité de s'interrompre brusquement, symptôme d'ailleurs qui est loin d'être constant.

Quant aux débris de *tumeurs* trouvés dans l'urine, le microscope pourra, dans certains cas, non dans tous, vous en révéler la nature. Sans doute il est possible de voir des cellules cancéreuses dans l'urine, mais il est difficile d'en établir l'identité, à raison de leur ressemblance avec les jeunes cellules d'épithélium pavimenteux. J'ai vu de bons observateurs affirmer l'existence de semblables cellules dans des cas où il n'y avait pas de cancer.

Remontant enfin jusqu'au rein, nous rencontrons la *pyélite* à divers degrés de chronicité, dans laquelle les altérations de l'urine ne constituent qu'un symptôme au milieu de beaucoup d'autres qu'il faut observer avant de conclure.

Dans tous les cas, vous devrez vous assurer avec soin si l'urine ne renferme pas de l'albumine ou du sucre, et prendre bien garde d'attribuer, comme on le fait souvent, à une lésion organique du rein, l'albumine du sang ou du pus provenant d'un point quelconque des voies urinaires.

4° PRÉSENCE DU SANG DANS L'URINE. — Cette dernière question : « Le malade urine-t-il du sang ? » doit, dans la plupart des cas, vous conduire à une presque certitude. Je dis « presque », car, ne l'oublions pas, le dernier mot peut toujours appartenir à la sonde.

Dans la *prostatite*, il y a souvent un peu de sang à la fin de la miction, comme dans la pierre.

La *cystite* ne s'accompagne pas nécessairement d'hématurie, à moins que

____

(1) Voyez leçon V.

les désordres nutritifs qu'elle a produits ne soient très-avancés ou que le processus phlogistique ne soit très-aigu.

La présence du sang n'est pas davantage un symptôme nécessaire des *rétrécissements* de l'*urèthre* ou de *l'hypertrophie prostatique;* quand on la constate, elle n'est le plus souvent que le résultat d'une injure instrumentale.

Mais, dans la *pierre*, le sang est un symptôme de la plus grande valeur. De même que la plupart des phthisiques ont des hémoptysies à une époque ou à une autre, de même, et à peu près dans la même proportion — quatre fois sur cinq — les calculeux ont des hématuries.

J'appelle de nouveau toute votre attention sur ces quatre questions ; j'aurai besoin désormais de vous en supposer la parfaite connaissance pour les développements ultérieurs que comporte notre sujet.

Ce que je pourrais ajouter touchant l'observation par l'œil, par la main et par les instruments, trouvera mieux sa place à propos de chaque maladie en particulier. Je n'en ferai aujourd'hui qu'une mention succincte.

La *vue*, aidée de la *palpation* et de la *percussion*, vous révèle si la vessie est ou non distendue ; dans les cas de rétention, la partie inférieure de l'abdomen est souvent très-proéminente.

Vous examinez aussi le périnée et le scrotum en vue d'un épanchement d'urine, d'un abcès périnéal, d'une fistule, etc. Par le toucher rectal vous reconnaissez l'état de la vessie et de la prostate.

Diagnostic par les instruments. — Supposons un cas semblable à celui auquel j'ai déjà fait allusion : envies fréquentes d'uriner, douleur à la fin de la miction et à chaque mouvement considérable, urines épaisses et parfois mêlées de sang, surtout si le malade s'est livré à quelque exercice ; vous tiendrez pour fort probable que vous avez affaire à un calcul. Néanmoins le cathéter pourra seul convertir cette probabilité en certitude. Il est, en effet, certaines altérations du rein, un calcul néphrétique, par exemple, qui peuvent revêtir la même expression symptomatique, et vous ne parviendrez à les différencier que par une exploration méthodique de la vessie à l'aide de la sonde. Je désire toutefois être bien compris. Quelque valeur que j'accorde à l'instrument, je ne vous engage nullement à dire à tout malade qui viendra se plaindre d'un peu de fréquence ou de douleur dans la miction : « Étendez-vous là et me laissez vous sonder. » J'estime que l'intervention instrumentale est une faute quand elle n'est pas une nécessité. L'instrument est toujours, et *per se*, un mal — grand ou petit, suivant la manière dont il est employé — auquel on ne doit avoir recours sans de bonnes raisons de croire qu'un mal plus grand existe qu'on pourra pallier ou guérir. Mais dans l'hypothèse précédente, vous feriez grand tort à votre client si vous négligiez de le sonder.

L'instrument est encore nécessaire dans les rétrécissements de l'urèthre, pour s'assurer de l'état de plénitude ou de vacuité de la vessie. Un homme peut uriner très-fréquemment, dépenser à cet effet de violents efforts, avoir conséquemment la conviction qu'il vide complétement sa vessie, et se tromper du tout au tout. Comment pouvez-vous vous en assurer? — Vous trouvez au-dessus des pubis une saillie qui ne vous laisse aucun doute : c'est la vessie distendue. Il se peut cependant que ce soit une tumeur solide. Vous ne pouvez positivement savoir si la vessie est vide qu'en y introduisant une sonde. Maintes fois l'instrument a révélé une pinte d'urine dans la vessie d'un homme qui, sur la foi de ses sensations personnelles, croyait en avoir expulsé jusqu'à la dernière goutte. Nous reviendrons plus amplement sur ce sujet à propos de la rétention d'urine et de l'hypertrophie de la prostate.

Cette étude générale sur le diagnostic me conduit à vous montrer un appareil, l'endoscope, imaginé pour reculer les limites de l'exploration visuelle. Ce n'est, en somme, que l'instrument que nous avons depuis longtemps l'habitude d'introduire dans les cavités du corps : l'oreille, le vagin, le rectum, pour y porter la lumière réfléchie.

On en a fait, dans ces dernières années, l'application à l'urèthre. C'est par Mr. Avery, de « Charing-Cross Hospital », que j'ai vu pour la première fois, il y a seize ans, l'endoscope ainsi employé. A cette époque, comme je m'occupais déjà spécialement des affections urinaires, Mr. Avery me pria de voir quelques-uns de ses malades et me montra un nouvel instrument qu'il s'appliquait à construire. C'était un long tube, pareil à celui que je tiens à la main, disposé de manière à permettre à la vue d'atteindre les parties profondes de l'urèthre. Mr. Avery me fit voir ainsi plusieurs cas de rétrécissement, mais je ne pense pas qu'il se servît de son appareil pour l'inspection de la vessie. Il poursuivait ses recherches et avait déjà porté son instrument à un certain degré de perfection ; malheureusement il mourut peu de temps après, et l'idée fut perdue de vue. Différentes tentatives ont été faites dans le même but, longtemps avant et depuis, mais je ne saurais affirmer qu'il y ait sur cette table quelque chose de vraiment supérieur à ce que montrait Mr. Avery. Dans ces dernières années, M. A. Desormeaux, chirurgien de l'hôpital Necker, s'est beaucoup occupé de l'endoscope; il en a perfectionné un qui lui est propre, et qui consiste toujours en un tube, mais avec des applications différentes (1).

Tous les endoscopes ne diffèrent au fond que par le mode d'éclairage; ils se réduisent inévitablement à un tube dont la forme ne varie guère et qu'on passe dans la cavité à explorer. Depuis six ans j'ai l'endoscope de M. Desormeaux, dont j'ai ailleurs exposé la théorie. Le docteur Cruise (de Dublin) l'a perfectionné et en a fait le meilleur instrument du genre. Vous me l'avez vu souvent appliquer dans nos salles, tant à l'urèthre qu'au rectum.

Eh bien, je puis vous dire qu'un chirurgien possédant une main douée et suffisamment exercée, et avec cela une certaine somme d'intelligence, ne gagnera pas grand'chose à l'emploi de l'endoscope, et, s'il n'a pas ces qualités, l'endoscope ne lui servira de rien. Cet appareil n'a de valeur réelle que dans un nombre fort restreint de circonstances. N'en attendez pas des miracles diagnostiques dans les maladies chirurgicales des voies urinaires. Dix-neuf fois sur vingt vous devez pouvoir arriver, sans lui, aux constatations qui vous sont nécessaires ; en outre, ce n'est pas la chose la plus aisée du monde à manier. Comme je vous l'ai fait observer, on ne doit

____

(1) Voy. Thompson, *Traité pratique des maladies des voies urinaires,* p. 177, fig. 38.

jamais infliger sans nécessité à un malade la douleur et tous les inconvénients de la sonde ou du cathéter; or, l'examen endoscopique constitue un procédé bien plus irritant et bien plus pénible. Toutefois, dans certains cas exceptionnels où l'on ne peut arriver sans son secours à une conclusion positive, son emploi deviendra légitime et parfois avantageux. Nous avons précisément ici un malade auquel nous n'avons jamais appliqué l'endoscope. Ce cas va nous fournir l'occasion d'en mettre le mérite à l'épreuve.

L'homme qui est devant vous avait un rétrécissement rebelle que j'ai opéré par l'uréthrotomie interne, il y a eu mardi huit jours. Avant l'opération le malade ne pouvait même pas chasser une goutte d'urine; aujourd'hui il se porte parfaitement bien, il urine comme tout le monde. Vous m'accorderez qu'il a dû être fait quelque chose de sérieux pour opérer un pareil changement. J'ai fendu profondément les coarctations uréthrales. Nous allons voir si, à l'aide de l'endoscope de M. Desormeaux, éclairé par la lampe du docteur Cruise, il nous sera possible de trouver les cicatrices.

[Exploration.]

Nous venons de faire un long et minutieux examen : le canal est d'un rouge un peu plus sombre vers la partie qui était affectée, mais c'est tout ce que nous avons pu observer. Les changements de couleur et de texture de la muqueuse de l'urèthre et de la vessie sont les seules choses que l'on puisse bien voir et qu'il faille noter. On peut quelquefois découvrir l'orifice d'un rétrécissement, mais il n'y a pas à cela grande utilité pratique. L'endoscope permet encore de voir une pierre dans la vessie, ou plutôt la petite portion de pierre sur laquelle vient heurter l'extrémité du tube. Eh bien, j'avoue n'avoir jamais rien gagné à cette inspection. Par un cathétérisme délicat, il est possible, facile même de découvrir un calcul plus petit qu'un pois, et il est plus aisé d'en tirer une note perceptible avec l'extrémité de la sonde que de le voir avec le tube de l'endoscope.

A l'appui de mon dire, je puis vous affirmer que personne, avec l'endoscope, n'a jamais pu reconnaître le *verumontanum*. Or, si vous ne pouvez voir le verumontanum, je pense que de légères altérations pathologiques devront, à plus forte raison, vous échapper.

On doit à M. Warwick un endoscope très-simple, auquel s'applique indifféremment la lumière solaire ou celle d'un bec de gaz, et qui donne, à mon avis, d'aussi bons résultats que les instruments plus volumineux et plus compliqués (1).

(1) Voy. Thompson, *Traité pratique des maladies des voies urinaires*, p. 178, fig. 39.

LEÇON II

RÉTRÉCISSEMENT DE L'URÈTHRE

Fréquence. — Définition. — *Symptômes* fonctionnels. — Exploration. Causes d'erreur. — Siége du rétrécissement. Son calibre. — Du nombre des rétrécissements. — *Traitement.* Dilatation. Choix des instruments. — Instruments rigides. Filières anglaise et française. — Dilatation simple. Dilatation continue.

MESSIEURS,

Le sujet de la dernière conférence était plutôt général que spécial. J'aborde aujourd'hui le détail de notre programme par l'étude du rétrécissement de l'urèthre. Nous étudierons cette affection la première parce qu'elle passe pour un des désordres les plus fréquents des voies urinaires, quoique, à vrai dire, il s'en faille de beaucoup qu'il en soit ainsi. De toutes les maladies de ces organes pour lesquelles vous pourrez être consultés, on ne vous parlera peut-être d'aucune plus souvent que du rétrécissement de l'urèthre. L'expression est devenue populaire; la plus légère difficulté dans l'émission des urines éveille aussitôt chez le patient l'idée d'un rétrécissement. Gardez-vous de croire à tant de fréquence de cette lésion; elle est moins commune qu'on ne suppose, et je dois à la vérité de dire que, consulté pour des coarctations uréthrales, trois fois sur quatre je n'en puis trouver; le plus souvent je ne découvre qu'une cause passagère d'irritation. Avouons aussi que, même parmi les chirurgiens, il règne une certaine confusion sur la manière dont il faut entendre le mot « *rétrécissement* ». On dit — et je l'ai dit moi-même autrefois, parce que dans le principe j'avais adopté la classification traditionnelle — qu'il y a trois sortes de rétrécissements : *organique*, *inflammatoire* et *spasmodique*. Aujourd'hui, pour la clarté et la correction du langage, nous n'admettrons que le rétrécissement organique. Qu'est-ce donc qu'un rétrécissement organique? — C'est un dépôt, autour d'un point quelconque du canal, de lymphe plastique, qui rend celui-ci incapable de s'ouvrir convenablement pour le passage de l'urine et rapetisse le courant *pro tanto*. Au début, il y a eu généralement une phlegmasie chronique, le plus souvent dans la portion bulbeuse, suivie d'une exsudation dans les tissus vasculaire et sous-muqueux. Avec le temps l'exsudat s'organise, se rétracte, et forme des bandes fibreuses qui étreignent plus ou moins le canal. Quand nous parlons de rétraction (1) du canal, nous sacrifions à une conception vulgaire et peu correcte du sujet, quoiqu'elle réponde suffisamment à tous les besoins de la pratique. Il convient cependant de ne pas oublier, pour la pathologie et le traitement, que l'urèthre n'est pas un tube béant, comme un tuyau à gaz, par exemple, dans lequel on puisse verser un liquide. En réalité, il n'a forme de tube qu'au moment de sa distension par le passage du courant urinaire; le reste

(1) [Dans le texte anglais, il y a *contraction*.]

du temps il est hermétiquement clos par la tonicité des muscles ambiants, et c'est lorsque le conduit est empêché d'une façon permanente de s'ouvrir complétement pour le passage de l'urine, qu'il y a rétrécissement.

Le rétrécissement organique est un état permanent. Une fois acquis, il ne peut disparaître par aucun moyen connu; quoi qu'on en ait dit, il est réfractaire à l'absorption. Vous pourrez le dilater, le fendre de part en part, il existera toujours. Quand un homme a un vrai rétrécissement organique, c'est pour la vie. Sous ce rapport, les exceptions, si tant est qu'on en puisse produire, sont tellement rares, qu'elles ne sauraient pratiquement infirmer la règle. Quelque traitement que vous mettiez en œuvre, il y aura toujours tendance à des rétractions ultérieures.

Examinons à présent les rétrécissements dits *inflammatoire* et *spasmodique*. Le rétrécissement inflammatoire n'est autre chose qu'une inflammation temporaire, locale, d'une partie du canal, qu'elle rapetisse tant qu'elle dure. Le malade, aussi longtemps que l'inflammation persiste, est incapable d'uriner; du moins il ne le peut qu'avec difficulté. Il n'y a d'ailleurs que l'inflammation de la région prostatique de l'urèthre qui puisse produire un pareil résultat, et, vous le savez, ce n'est jamais là que réside le rétrécissement organique. Eh bien, si dans ces conditions vous vous servez du terme « *rétrécissement* », pourquoi ne pas dire aussi que la gorge est rétrécie quand elle est enflammée et que les amygdales sont tuméfiées? J'en dirai autant du pharynx et de l'œsophage, à propos desquels on ne parle de rétrécissement que lorsque le calibre en est diminué d'une façon permanente par une modification organique ou un tissu de nouvelle formation. Le même raisonnement peut s'appliquer au spasme. Oui, l'urèthre peut, jusqu'à un certain point, se trouver rétréci par un spasme, c'est-à-dire qu'une action anormale des muscles péri-uréthraux peut devenir un obstacle à la sortie de l'urine. Mais cet état n'est que temporaire, et bien qu'il puisse être provoqué par une lésion organique, il n'en implique pas nécessairement l'idée, partant il ne constitue pas un rétrécissement. Voulez-vous savoir le fond de ma pensée sur le rétrécissement spasmodique? Je n'y vois qu'un prétexte commode pour excuser l'insuccès du manuel opératoire, qu'un véritable « refuge pour l'incapacité ». Quand vous échouez à passer le catéther et que les difficultés du cas vous font une nécessité de renoncer à de nouvelles tentatives, c'est pour vous, docteur, un argument très-commode, quoique pas nouveau, d'accuser « le spasme ». En fait, le croyance au spasme n'est qu'un « baume flatteur » sur l'âme du médecin. « Il y a maintenant un spasme dans les muscles, a-t-on coutume de dire, la prudence nous commande pour le moment de ne pas insister. » Et, à force de se dire ces choses-là, on finit par les croire. Quant à moi, je pense que le spasme n'existe pas, ou du moins qu'il n'apparaît que très-rarement; en tout cas, qu'il ne suffit jamais à rendre impossible le passage de la sonde. Le spasme peut à la rigueur empêcher l'urine de sortir, je ne sache pas qu'il ait jamais empêché un instrument d'entrer. La plupart du temps la faute est à la main, non au spasme. Toutefois, je le reconnais, l'excuse est commode, et sa légitimité apparente en fait pour le malade la meilleure des explications, quand l'instrument ne passe pas. Il est donc convenu que, lorsque nous parlerons ici de rétrécissement, nous n'aurons en vue que le rétrécissement organique dans le sens déjà défini. Tout le traitement mécanique dont j'aurai à vous parler ne visera que ce genre de rétrécissement. Dans le rétrécissement inflammatoire, vous n'avez pas, bien entendu, d'instrument à employer, à moins qu'il n'y ait rétention d'urine.

Quels sont les symptômes du rétrécissement? Nous avons d'abord à noter, comme conséquence naturelle de l'exiguïté du canal, la *petitesse du jet*, celle-ci étant généralement proportionnelle à celle-là. Il ne faut pas oublier que bon nombre de circonstances étrangères au rétrécissement lui-même, telles que l'impression du froid, un écart de régime, etc., peuvent influer sur le volume du jet, et qu'en définitive il n'y a de constant que la diminution absolue et permanente du calibre normal du jet.

Nous avons ensuite les *efforts* pour uriner; ils sont en raison de l'obstruction du passage. Le jet lui-même sort *aplati*, *tordu* ou *divisé*, et provoque, au moment de son émission, de la douleur au niveau de son rétrécissement, et parfois jusqu'au-dessus des pubis quand il y a de la cystite. A ces symptômes se joint ordinairement un peu d'*écoulement uréthral ;* dans un certain nombre de cas, c'est la seule chose dont se plaigne le malade, tandis que le chirurgien, trouvant la guérison peu rapide, introduit une sonde et découvre la coarctation. Les *envies fréquentes* d'uriner, je vous l'ai déjà dit, ne sont pas constantes, quoiqu'elles surviennent toujours dans les cas sérieux ou de longue durée.

Supposons maintenant un malade venant à vous avec tous ces symptômes. Vous tâcherez d'abord de le voir uriner. Le patient attachera probablement beaucoup d'importance à la torsion et à la division de son jet. N'accordez pas vous-mêmes une trop grande valeur à cette particularité qui peut se produire indépendamment de toute altération du calibre uréthral. Il suffit, en effet, que les lèvres du méat, sous l'influence de phlegmasies répétées, soient devenues épaisses et rigides, pour que le jet ne puisse se dégager qu'aplati et, par suite, tordu. Ce fait est loin d'être rare ; mais dans ce cas le courant, quoique aplati, n'a rien perdu de son volume normal.

Arrivons au point important du diagnostic, l'*exploration instrumentale*.

RÈGLE GÉNÉRALE : chaque fois que vous voudrez explorer l'urèthre en vue d'un rétrécissement, prenez un instrument de fort calibre, soit n° 8 ou n° 9. Le malade se récriera peut-être : « Ça ne passera pas, vous dira-t-il, inutile d'employer un si gros instrument! » — Répondez-lui que votre intention n'est pas de le passer, mais seulement de découvrir la profondeur de l'obstacle. En effet, une petite sonde peut traverser un rétrécissement, s'il y en a un, sans l'indiquer ; mais si un volumineux cathéter pénètre aisément dans la vessie, vous avez la satisfaction d'annoncer à votre malade qu'il n'a pas de rétrécissement, et vous cherchez plus loin la cause du trouble fonctionnel. Donc, quoi que puisse vous dire un homme, quelque petit que soit son jet, choisissez un instrument qui ne soit pas moindre que le n° 8 ou le n° 9, et conduisez-le doucement dans le canal : s'il y a un rétrécissement, le point où vous serez arrêtés vous en indiquera exactement le siége ; vous le noterez : — quatre ou cinq pouces du méat, suivant les cas. Pour la dilatation ultérieure, cette détermination ne vous sera pas indifférente.

Avant d'aller plus loin, je dois vous mettre en garde contre certaines conditions qui, pendant le passage de la sonde, peuvent égarer votre jugement. Il est possible, en effet, que l'instrument explorateur se trouve arrêté dans sa marche, sans qu'il existe la moindre coarctation uréthrale ; et, après vous avoir parlé des erreurs commises par les malades, je dois vous signaler celles qui attendent le chirurgien inexpérimenté. Il est sans doute des situations médicales qui ne fournissent que de rares occasions d'observer des cas de chirurgie urinaire, et dans lesquelles il n'y aurait pas grand déshonneur à s'imaginer qu'on a trouvé un rétrécissement, quand il n'y en a pas du tout. Le chirurgien de profession, au contraire, se couvrirait ici de honte. Néanmoins, quoique vous ne deviez pas tous faire de la chirurgie votre spécialité, je désire vous prémunir contre toute cause d'erreur, au moins dans le sujet que je traite, afin de m'épargner pour plus tard le désagrément d'apprendre que vous ayez commis une méprise semblable à celle que je signale.

Quels sont donc les écueils et les illusions du cathétérisme? Laissez-moi d'abord vous rappeler encore ce que je vous ai dit de l'urèthre en tant que canal fermé. Oubliez les diagrammes et les coupes des livres d'anatomie qui vous représentent l'urèthre comme un canal ouvert : l'urèthre n'est jamais dans cet état, excepté pendant la courte durée de la miction.

A partir du méat, première cause d'erreur : la *lacuna magna.*

Cinq ou six pouces plus loin, deuxième cause d'erreur : le point de jonction du bulbe et avec la portion membraneuse ; le canal perd ici l'ampleur et l'extensibilité dont il jouissait dans la portion pénienne.

Troisième cause d'erreur : le col de la vessie.

Tels sont les trois points qui peuvent arrêter le cathéter et faire illusion sur la présence d'un rétrécissement.

Toutes les fois que vous passez un instrument, pénétrez-vous bien de cette vérité, que l'urèthre, loin d'être un tube béant, n'est qu'un conduit sinueux dont les parois molles, délicates et vasculaires, sont appliquées l'une contre l'autre, en sorte que, si vous ne suivez pas la bonne direction, rien n'est plus facile que de trouver un obstacle dans les plis et les lacunes de la muqueuse, d'autant plus que le canal offre plus d'extensibilité dans certains points que dans d'autres. Faites une section transversale de l'urèthre, vous verrez que ses parois sont disposées en quatre ou cinq replis longitudinaux exactement accolés, et qu'en réalité, dans l'état de repos, il n'y a pas le moindre passage ouvert. Sans doute, si nous avions affaire à un tube béant, la difficulté pour le traverser serait moindre ; mais comme, en dehors de la miction, l'urèthre n'est, à proprement parler, qu'un canal virtuel, le bec de votre instrument est exposé à déprimer les parties molles et à s'accrocher aux parois.

D'abord, vous ai-je dit, vous pourrez être arrêtés dès l'entrée, ce qui est ennuyeux pour commencer, en engageant la pointe de votre instrument dans la *lacuna magna*. Donc, afin d'éviter cet obstacle, toutes les fois que vous procédez à l'introduction d'une sonde, ayez pour premier soin d'en maintenir le bec appliqué contre la paroi inférieure du canal.

Vous désirez, j'imagine, vous tirer convenablement d'affaire aux yeux de votre malade ; ce dernier a peut-être été sondé par un confrère, et vous voulez réussir au moins aussi bien que le chirurgien qui vous a précédés. Or, il n'y a rien que le malade apprécie autant que la douceur et la facilité du cathétérisme. C'est une opération toujours désagréable, et, si vous la réussissez plus aisément que d'autres, vous aurez toute chance de conserver votre client aussi longtemps qu'il aura besoin de soins de cette nature. Si, au contraire, vous heurtez au début et vous engagez dans la *lacuna magna*, il en conclut que vous êtes un maladroit, et peut-être ne vous reviendra-t-il plus.

Vous voyez représenté dans ce diagramme le bulbe de l'urèthre (fig. 1). Le canal est très-extensible à cet endroit, tandis qu'il l'est très-peu au niveau de l'aponévrose profonde du périnée (2). Pratiquement, on peut

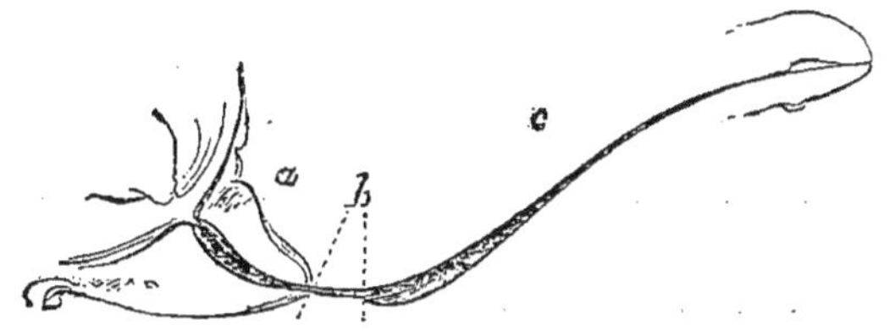

FIG. 1. — Diagramme de l'urèthre dans l'état normal (1) (*).

donc dire que l'urèthre est beaucoup plus large dans la portion bulbeuse qu'à l'entrée de la partie membraneuse ; aussi l'instrument parvenu à cette profondeur a-t-il une grande tendance à heurter. C'est là, du reste, — au point de jonction, — que se font presque toutes les fausses routes ; l'instrument poussé hors du canal s'engage sous la paroi inférieure, où il chemine à travers un tissu spongieux plus abondant et à mailles plus lâches et plus fines que partout ailleurs. L'extensibilité de l'urèthre est en raison directe de la souplesse des tissus environnants, et la sonde, qui a facilement et correctement pénétré jusque-là, peut fort bien, si vous n'y prenez garde, ne pas continuer à le faire dans la portion membraneuse.

Conclusion : Ayez soin de tenir tourné en haut le bec de votre instrument, de manière à éviter ce cul-de-sac placé en contre-bas de la portion membraneuse. Pour atteindre ce but, rien ne vaut un instrument muni d'une suffisante courbure. Vous connaissez ma démonstration : J'aime à

---

(1) L'urèthre aurait dû être représenté ici comme il est en réalité : un canal fermé. La ligne figurant les portions bulbeuse et prostatique a été dessinée par moi un peu plus épaisse, afin d'indiquer la plus grande dilatabilité de ces parties. (*Note de Thompson.*)

(2) [En France, nous appelons cette aponévrose : aponévrose moyenne du périnée, ligament de Carcassonne, ligament triangulaire de l'urèthre.]

(*) *a*, portion prostatique ; *b*, portion membraneuse ; *c*, portion spongieuse.

prendre, à la salle de consultation, un étudiant qui n'ait encore jamais manié la sonde, et lui présentant une bougie droite ou légèrement courbe, je lui dis : «Passez cette bougie.» L'élève la passe très-bien jusqu'à l'entrée de la région membraneuse, où invariablement il est arrêté. Reprenant alors la même sonde, je lui imprime la courbure représentée dans la figure 2 et je la rends à l'élève, qui la passe immédiatement jusque dans la vessie. En effet, le bec de l'instrument ainsi disposé côtoie la paroi supérieure du canal, au lieu de s'engager dans la partie dépressible du bulbe.

FIG. 2. — Bougie à bec tourné en haut.

Cette courbure brusque était recommandée, il y a plus de trente ans, par Sir B. Brodie. En France, on l'a utilisée dans l'instrument appelé « bougie à béquille » (1).

Le troisième et dernier obstacle réside au col de la vessie, et telle est sa fréquence, que vous entendrez souvent parler de « rétrécissement du col vésical », chose qui n'existe jamais, pas plus du reste que les rétrécissements de la portion prostatique ; mais le terme était très-répandu il y a quelques années, et, même aujourd'hui, il vous arrivera de l'entendre, quoiqu'il ne réponde à rien de réel. Ce qui a accrédité l'erreur, c'est la difficulté qu'on éprouve parfois à franchir le col de la vessie. Ici encore un instrument de bonne courbure est le meilleur garant du facile passage.

Résumons brièvement les trois sources de difficultés : 1° la *lacuna magna*, qu'on évite en suivant le plancher inférieur du canal ; 2° l'étroite portion membraneuse qui succède au bulbe : on élude cette difficulté en portant en haut le bec de l'instrument ; 3° le col de la vessie, qu'on franchit par la même manœuvre.

Reprenons notre diagnostic. Vous avez, je suppose, établi à l'aide de votre bougie l'existence d'un rétrécissement organique à 10 ou 11 centim. du méat, mais vous ne savez pas encore à quel degré est arrivée la coarctation ; en d'autres termes, vous savez que votre malade a un rétrécissement, mais vous en ignorez le calibre. Invitez alors le patient à uriner devant vous. S'il peut le faire naturellement, le volume du jet vous permettra de présumer le degré d'étroitesse de la coarctation. Si, au contraire, — comme c'est probable, — le malade ne peut uriner en votre présence, prenez une petite sonde de gomme élastique, soit n° 1 ou 2 ; passez d'abord le n° 1, qui peut-être traversera aisément, puis le n° 2, qui franchira avec

(1) Thompson, *Maladies des voies urinaires*, p. 430.

moins de liberté ; enfin le n° 3, qui, je suppose, sera serré au passage. Le n° 3 sera le calibre du rétrécissement.

Vous voilà donc en possession des deux données fondamentales du problème : siége et calibre du rétrécissement.

Certainement, l'état général du malade, la fréquence des mictions, le degré de cystite chronique, sont des éléments dont il faut aussi tenir compte. Mais aujourd'hui je n'envisage les choses qu'au point de vue mécanique.

Je dois cependant ajouter que votre malade peut avoir plusieurs rétrécissements, circonstance qui est loin d'être rare, bien qu'elle soit rangée dans les cas exceptionnels. La première obstruction peut alors occuper n'importe quel point des 8 ou 10 centimètres antérieurs de l'urèthre ; le plus souvent vous la rencontrerez à 6 ou 7 centimètres de profondeur, et quelquefois près du méat. C'est en cet endroit que la bougie exploratrice est arrêtée d'abord. Ce premier obstacle une fois franchi, vous allez à la recherche de l'autre, recherche rendue plus difficile par l'étreinte que cause le premier point rétréci. Pour faciliter votre tâche, prenez un instrument de petit calibre terminé en olive (fig. 3). Il est à peu près indifférent qu'il

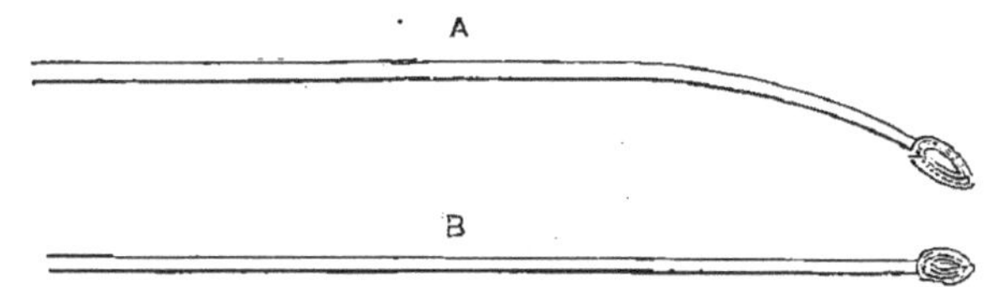

Fig. 3. — Bougies olivaires pour le diagnostic des rétrécissements (*).

soit de gomme ou de métal ; dans le plus grand nombre des cas cependant vous vous trouverez peut-être mieux de l'instrument métallique. La grosseur de l'olive doit être telle qu'elle passe un peu à frottement dans le rétrécissement. Quand celui-ci est traversé, vous avancez aisément jusqu'à ce que le second, s'il existe, soit à son tour rencontré et franchi. Puis, retirant votre instrument, vous reconnaissez chaque étranglement à la secousse que produisent les dégagements successifs de l'olive. Cette façon de procéder n'est certainement pas indispensable, l'habitude apprend à s'en passer ; mais il vous faut connaître la vraie méthode afin d'être à même de l'appliquer, si le cas l'exige.

Passons au *traitement*.

Admettons que le malade n'ait qu'un rétrécissement et que la lésion occupe la portion bulbeuse, ou bien que, s'il existe deux rétrécissements, le premier ne soit ni très-étroit, ni très-résistant.

Qu'allons-nous faire pour cet homme ?

D'abord et avant tout : la dilatation, la dilatation toujours, la dilatation sans exception, chaque fois qu'elle présente des chances de succès.

C'est toujours par elle qu'il faut commencer, attendu qu'elle constitue le

(*) A, bougie courbe ; B, bougie droite.

mode de traitement le plus simple et le plus commode. Même à l'égard des rétrécissements les plus étroits, les plus serrés, il ne faut pas penser à l'opération avant d'avoir tenté la cure par la dilatation.

Qu'est-ce donc que la dilatation?

C'est un procédé mécanique pour distendre cette lymphe plastique qui, à l'endroit rétréci, forme des brides autour du canal. La dilatation peut-elle aussi provoquer la résorption de ces exsudats plastiques? Je ne le nierai pas; je dirai simplement que cette assertion, bien des fois émise, ne peut s'étayer d'aucune preuve. Vous voici donc en présence d'un homme porteur d'un rétrécissement. — A la première séance, vous êtes parvenus à lui passer une bougie ou un cathéter, et cela non-seulement à travers l'obstacle, mais jusque dans la vessie, afin de rendre l'épreuve péremptoire. Supposons que ce soit au n° 3 que vous ayez senti votre instrument étreint par la coarctation; vous dites alors à votre malade : « C'est assez pour aujourd'hui. Revenez dans deux ou trois jours, je vous passerai une bougie plus grosse. » A la deuxième séance, ne débutez pas par l'instrument le plus volumineux de la série précédemment employée. Avez-vous déjà introduit les n°s 1, 2, 3? Prenez cette fois les n°s 2, 3, 4 ; puis 3, 4, 5; et ainsi de suite, de manière que, à chaque séance, les premiers cathéters servent d'avant-coureurs aux plus volumineux.

Autre recommandation : Retirez tout de suite votre instrument de l'urèthre sans l'y laisser séjourner ; autrement, vous ne feriez qu'augmenter l'irritation sans rien ajouter à la dilatation. Cela est si vrai, que, plus une bougie reste en place, plus elle se trouve serrée, et plus l'extraction en est difficile et douloureuse. Ce ne serait qu'au bout de deux ou trois heures de séjour de la sonde que le rétrécissement commencerait à se détendre de nouveau, ainsi que nous le verrons plus tard à propos de la *dilatation continue.*

Examinons maintenant à quel genre d'instruments il convient de donner la préférence. Nous ne saurions mieux subordonner notre choix qu'à ce grand principe qui régit tout le traitement mécanique des maladies urinaires, qu'il s'agisse des rétrécissements ou de l'hypertrophie de la prostate, de la rétention d'urine ou de la pierre. Ce principe, le voici :

L'instrument est toujours, plus ou moins, un mal; il ne faut y recourir qu'en présence d'un mal plus grand encore. — Le passage d'un instrument quelconque dans l'urèthre est *per se* une cause d'irritation. Faites-en la preuve sur vous-mêmes. Il serait bon, du reste, qu'un chirurgien s'exerçât d'abord sur sa propre personne à la manœuvre des instruments qu'il doit appliquer sur ses semblables, il apprendrait ainsi à les manier avec toute la douceur requise. Il est encore de toute évidence que la somme d'irritation produite dépendra en grande partie du *modus faciendi* et de la nature de l'instrument.

Permettez-moi une comparaison commerciale. Tout traitement peut être considéré comme un compte à solder avec un côté du *débit* et un côté du *crédit.* Vous vous proposez apparemment de faire un bien réel : voilà pour le *crédit;* mais vous ne pouvez obtenir ce bien sans causer quelque irritation : c'est le côté du *débit.* Eh bien, que votre préoccupation constante soit de diminuer le *débit* le plus possible ; n'usez jamais de l'instrument sans de bonnes raisons, je veux dire sans y être autorisés par l'importance du but curatif à atteindre. Guidés par ce principe, vous choisirez le genre d'instruments dont l'expérience ou toute autre source d'information vous aura démontré l'innocuité relative. Ceci nous conduit à l'examen comparatif des cathéters rigides et flexibles. Je sens ici que je marche sur un terrain délicat. Voici pourquoi. Dominé par les idées de cette école, j'étais, il y a quelques années, un des partisans les plus convaincus des instruments rigides. Un de nos grands maîtres, mort il y a quelque vingt ans, l'homme qui donna le ton à cette école et instruisit presque tous nos aînés, Liston, affirmait hautement sa préférence pour l'instrument rigide. Il y a juste aujourd'hui (1867) vingt-sept ans, j'assistais, assis sur ces bancs, aux leçons qu'il professait sur le sujet qui nous occupe. Ses fortes plaidoiries en faveur du cathéter d'argent étaient de notoriété publique, non moins que le peu de cas qu'il faisait de toutes les autres sondes. Imbu de ces idées et jurant sur la parole du maître comme sur un oracle, — tribut que nous payons tous, dans une certaine mesure, à ceux qui se sont acquittés avec conscience et talent de notre éducation professionnelle, — j'étais, à mes débuts, partisan avéré des instruments rigides.

Messieurs, il y a quelque chose qui vaut encore mieux que tous les oracles, c'est une vaste expérience personnelle : c'est d'elle que j'ai appris l'incontestable supériorité de la sonde flexible pour le traitement des coarctations et même de toutes les affections du canal, si l'on sait la manier avec habileté et l'appliquer avec discernement.

Telle est à cet égard la solidité de mes convictions, que je vous dirai sans détour : « Adoptez l'instrument flexible ; le succès dans la pratique est à ce prix. » Quel est en effet le malade qui se laissera volontiers passer une sonde métallique, si vous lui en avez passé une molle avec la dextérité voulue, tant cette dernière est moins irritante, tant — pour continuer ma comparaison commerciale — elle dégrève le côté du débit ; tant, en un mot, elle est féconde en avantages et exempte d'inconvénients ! Un grand changement s'est donc opéré dans mes idées, je l'avoue, depuis la publication de mon premier travail sur ce sujet.

A mon avis, l'accomplissement de notre destinée en ce monde est lié aux évolutions que subissent nos opinions. Tenez ceci pour vrai : Sur n'importe quel terrain, politique, religieux ou professionnel, si nous avons à quarante ans les mêmes idées que nous avions à vingt ; je dirai plus, si à soixante ans nos opinions sont les mêmes qu'à quarante, nous vivons pour bien peu de chose. Dans n'importe quelle branche de l'enseignement, compter, en fait d'opinion, sur la constance de ceux qui pensent par eux-mêmes, est une erreur, rien de plus. Ce que vous devez attendre de vos maîtres, c'est qu'ils progressent absolument comme, je l'espère, vous progressez vous-mêmes tous les jours. Je vous devais ces explications, parce que je sais combien de contradictions on pourrait relever entre mes idées d'il y a vingt ans et celles que je professe aujourd'hui. Vous eussiez pu me demander, par exemple, pourquoi, après avoir été l'avocat convaincu des instruments rigides, j'optais aujourd'hui pour les autres. Vous avez à présent mes raisons, c'est que j'ai mieux appris.

Nous avons deux sortes d'instruments flexibles : les instruments anglais et les instruments français. Ces derniers sont les plus souples, ce qui me les fait souvent préférer. Il y aurait peut-être aujourd'hui un argument nouveau à introduire dans le débat entre les cathéters rigides et les cathéters flexibles. Ceux-ci, de nos jours, sont bien plus parfaits que du temps de Liston, et il est permis de penser, sans se poser en prophète, que si Liston eût vécu assez longtemps, il les aurait adoptés à son tour. Voici l'espèce d'instrument flexible qu'on employait alors : on lui donne encore le nom de *bougie*, et à bon droit, car ce n'est en quelque sorte qu'une chandelle de cire constituant, à mon avis, un instrument des plus imparfaits. Quoique vous puissiez, en le chauffant, lui imprimer toutes les courbures, vous n'avez, en somme, qu'un engin bien inférieur à ceux que nous possédons aujourd'hui.

L'instrument de gomme anglais possède une qualité très-précieuse qui n'appartient pas à l'instrument français : il conserve, après le refroidissement, l'inflexion qu'on lui a donnée sous l'influence de la chaleur. Si je désire une petite courbure, je plonge mon instrument dans l'eau chaude, je l'incurve à mon gré ; puis, le plongeant dans l'eau froide, j'assure la permanence de la forme que je lui ai donnée.

L'instrument français, lui, est excessivement flexible, si bien que vous pouvez aisément l'enrouler autour de votre doigt. Une autre précieuse qualité lui vient encore du mode de construction de sa pointe ; une extrémité effilée n'est en effet avantageuse qu'à la condition de ne pouvoir s'engager dans les lacunes du canal ; or, dans l'instrument français, le problème est ingénieusement résolu à l'aide d'une petite olive placée au bout de la sonde (fig. 4). La longue extrémité effilée, garantie par son olive, s'insinue

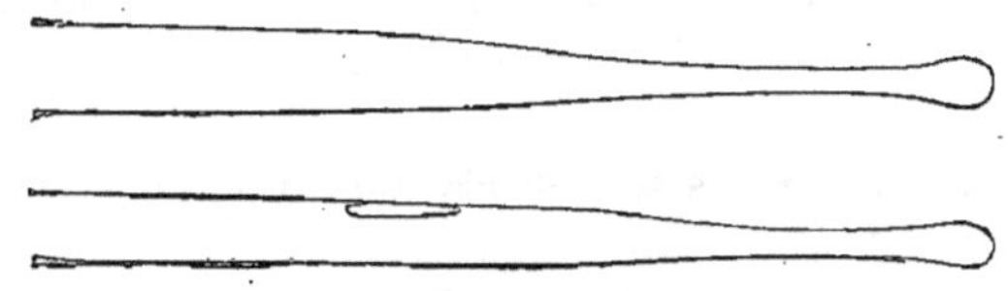

FIG 4. — Bougie et sonde à bout olivaire.

dans l'urèthre sain ou médiocrement rétréci de la façon la plus sûre et la plus aisée. Un pareil instrument peut être passé sans difficulté par le malade lui-même. Vraiment on peut presque dire que « c'est la chirurgie rendue trop facile ».

Le premier venu passera cette sonde aisément neuf fois sur dix, quitte peut-être à échouer la dixième fois. C'est une des preuves les plus extraordinaires du *conservatisme* anglais, que ces instruments se trouvent chez nous en si peu de mains. Pendant des années nous ne pouvions nous les procurer qu'à Paris ; à la fin, grâce à la multiplication des demandes, nos fabricants se sont mis en mesure de nous en préparer. Si vous voulez expérimenter cet instrument sur vous-mêmes, vous vous convaincrez avec quelle facilité et sans faire le moindre appel à vos connaissances anatomiques, vous pourrez franchir votre canal. Je vais sans doute vous paraître paradoxal, mais je vous donne le conseil, au moment de procéder au cathétérisme, d'oublier toute votre anatomie de l'urèthre. On vous enseigne l'anatomie à « University College » (1), et il est de la plus haute importance que vous la connaissiez ; mais, pour passer une sonde, oubliez tous les détails anatomiques de la région, ne vous occupez ni de l'aponévrose profonde, ni de la portion membraneuse, ni du compresseur de l'urèthre. Le cathéter rigide n'est jamais plus dangereux qu'entre les mains d'un anatomiste qui le pousse sur la seule foi de ses connaissances, comme si tous les urèthres étaient coulés dans le même moule et ne différaient pas entre eux autant que les nez ou les autres traits du visage.

C'est cependant la seule raison qui faisait préférer autrefois les sondes résistantes : « Sachez exactement votre anatomie, disait-on, et conduisez votre instrument d'après ses données. » Et moi, messieurs, je plains le malade qui se voit enfoncer un instrument rigide dans le corps, par un homme qui ne prend conseil que de son anatomie ! Ce qu'il vous faut, c'est une bougie que vous puissiez manier avec délicatesse, tenir avec légèreté entre le pouce et l'index, toujours prêts, au premier obstacle, soit à la retirer, soit à la changer de direction ; tandis que votre main, éduquée par l'exercice, doit posséder l'exquise faculté de percevoir, au moyen de l'instrument dont elle est armée, les caractères physiques du passage qu'elle explore. Vous ne devez que bien rarement, pour ne pas dire jamais, pousser un cathéter résistant dans une direction préconçue ; aussi, pour combiner le maximum de dilatation avec le minimum d'irritation, l'instrument flexible est-il assurément sans rival.

Les sondes anglaises et françaises diffèrent encore au point de vue de leurs filières respectives. Les numéros anglais vont de 1 à 12, et généralement, quand vous aurez atteint le n° 12 (anglais), vous considérerez la dilatation comme complète.

Les médecins français ont fait preuve de plus de correction en adoptant pour unité de graduation le millimètre. Chez eux, le numéro d'un instrument en indique le volume, de sorte que nommer ce numéro, c'est désigner à la fois et le calibre de l'instrument et la dimension du canal.

Les Français ont trente numéros (2). Leur série commence plus bas et s'étend plus haut ; la progression en est conséquemment moins brusque, ce qui ne peut que diminuer les chances d'irritation.

Les numéros français de 3 à 21 correspondent à notre série de 1 à 12, ce qui vous prouve combien leur graduation est plus douce.

Le n° 1 a 1 millimètre de circonférence, le n° 2 a 2 millimètres, et ainsi de suite, en sorte que l'augmentation de calibre est aussi uniforme qu'insensible. Si j'ai un malade qui admette le n° 21, je sais que son urèthre,

____

(1) A « University College » ont lieu les cours d'anatomie et se trouvent les salles de dissection.

(2) Voyez, dans mon *Traité pratique des maladies des voies urinaires*, p. 158, la figure 28, représentant la filière française, et la figure 29, représentant la filière anglaise.

pouvant recevoir un instrument de 21 millimètres de circonférence, possède lui-même 7 millimètres de diamètre.

Soyez donc en ceci, comme en toutes choses, quelque peu cosmopolites, et adoptez tous les perfectionnements, quelle qu'en soit l'origine.

La *dilatation simple* consiste, vous ai-je dit, à introduire, tous les deux ou trois jours, une sonde de plus en plus large, jusqu'à ce que vous ayez atteint le plus fort numéro de la série. Dans bon nombre de cas, tout marche sans encombre du commencement jusqu'à la fin. Vous apprenez alors à votre malade à se passer lui-même l'instrument, ce qu'il devra faire ensuite une fois tous les mois ou toutes les six semaines, pour maintenir le calibre de son urèthre.

Je serai plus bref sur la *dilatation continue*, autrement dit, sur la dilatation par la sonde à demeure. Nous avons en ce moment dans nos salles un malade qui subit avec succès ce mode de traitement.

La dilatation simple ne vous a pas donné, je suppose, les résultats que vous en attendiez, ou bien encore les occupations du malade vous font un devoir de lui procurer une guérison plus prompte. Dans l'une ou l'autre alternative, vous avez encore la ressource de dire à votre malade : « Si vous pouvez pendant dix à quatorze jours garder la chambre, non pas nécessairement au lit, mais vous tenir au repos sur un sopha, je puis presque vous promettre de vous faire arriver, dans cet intervalle de temps, du plus petit numéro jusqu'au plus volumineux. » C'est la dilatation continue qui vous permettra de tenir votre promesse.

Dans la dilatation simple, vous vous bornez à introduire et à retirer la sonde ; dans la dilatation continue, au contraire, l'instrument est fixé à demeure dans le canal durant plusieurs jours. Vous laissez à demeure un petit cathéter, autant que possible, de gomme élastique ; vous le faites arriver jusque dans la vessie, sans le pousser trop avant dans ce réservoir ; enfin vous le choisissez assez petit pour qu'il passe librement dans le canal.

Moyennant ces trois conditions, la dilatation continue est une des meilleures et des plus sûres méthodes qu'on puisse appliquer au traitement des rétrécissements de l'urèthre. Nous l'avons employée chez le malade dont je vous parlais tantôt, et j'apprends par l'interne qu'il passe aujourd'hui le n° 11 avec facilité. Cet homme n'éprouve plus maintenant ni douleur, ni envies fréquentes d'uriner, et, bien qu'à son entrée sa position fût fort critique, il est actuellement, de son aveu, mieux portant qu'il n'a jamais été depuis vingt ans. Je l'avais d'abord traité à la consultation, et c'est en présence du peu de progrès que nous faisions que je lui conseillai d'entrer dans les salles et d'essayer de la dilatation continue.

Je le répète, trois conditions sont indispensables au succès : 1° employer un instrument flexible ; 2° ne pas l'introduire trop avant dans la vessie ; 3° choisir un numéro qui ne remplisse pas exactement le rétrécissement.

Il ne s'agit pas ici, comprenez-le bien, d'un simple procédé mécanique ; on ne se propose pas de dilater le rétrécissement comme on ferait d'un gant de dame, mais on laisse le corps étranger séjourner dans le canal. Si vous y laissez le n° 1 un temps suffisant, vous pourrez, après l'avoir retiré, introduire le n° 10 sans être obligé de passer par les numéros intermédiaires, fait assurément bien curieux et que j'ai, je pense, démontré le premier; en tout cas, je n'en avais jamais entendu parler et je l'ignorais absolument avant de l'avoir découvert.

En pratique cependant, vous ne laissez pas continuellement en place un aussi petit cathéter, parce que l'urine pourrait l'entraîner hors du canal. Vous le remplacerez par un plus large qui remplisse davantage l'urèthre, et offre par conséquent un peu plus de résistance; mais, encore ici, gardez-vous bien d'enfreindre le principe sus-énoncé, n'engagez pas un numéro qui soit juste du calibre du canal, car vous produiriez de la douleur et de l'irritation, et les progrès seraient moins satisfaisants.

Dans la dilatation continue comme dans la dilatation simple, le meilleur plan est celui qui diminue le plus la somme de douleur et d'irritation produites, qui ajoute le moins au *débit*, et apporte le plus au *crédit*.

Quand, au bout de six, huit ou dix jours, vous avez cessé l'emploi de l'instrument à demeure, vous faites encore, pendant deux ou trois jours, de la dilatation simple, que vous espacez ensuite par des intervalles de plus en plus longs, afin de maintenir autant que possible le calibre acquis.

Dans la majorité des cas, il vous arrivera, sans doute, de perdre un ou deux des plus forts numéros que la dilatation continue vous avait permis d'atteindre, c'est-à-dire que, parvenu au n° 11, par exemple, vous ne pourrez maintenir que les n°s 9 et 10 ; le résultat n'en sera pas moins encore excellent pour votre malade, qui, au début, n'admettait peut-être qu'avec peine le n° 1.

Pendant le cours du traitement, il est fort commun de voir survenir de la fièvre ; celle-ci est rarement intense. Un frisson unique, suivi de chaleur et de sueur, n'est pas un motif suffisant pour interrompre la cure. Souvent même cet accident n'arrive qu'un jour ou deux après l'extraction de la sonde à demeure, alors que le malade urine déjà sans instrument.

Quand il existe des altérations organiques anciennes du rein ou des urètères, causées par un rétrécissement étroit et de vieille date, la dilatation continue peut provoquer les accidents les plus sévères et les plus dangereux; mais, dans ces conditions, toute intervention mécanique serait également hérissée de périls.

Enfin, même parmi les cas les plus favorables en apparence, il en est un certain nombre dans lesquels la coarctation reparaît avec rapidité, si bien qu'on perd en peu de jours tout ce qu'on avait gagné.

Pour ces cas, il est évident qu'il faut une autre méthode que la dilatation.

Ce sujet embrasse d'autres procédés opératoires dont je vous parlerai dans notre prochaine réunion.

LEÇON III

RÉTRÉCISSEMENTS DE L'URÈTHRE (SUITE)

Traitement des rétrécissements difficiles à franchir. — L'emploi de la force doit être rejeté. — Instruments de gomme. — Instruments métalliques. — Méthode à suivre : 1° dans les cas de rétrécissement très-étroit; 2° dans les cas de fausse route. — Rétrécissements rétractiles. — Caustiques. — Uréthrotomie interne. — Uréthrotomie externe. — Divulsion. — Distension forcée. — Traitement général.

MESSIEURS,

Nous avons commencé, dans notre dernière séance, l'étude du rétrécissement de l'urèthre, et nous en avons considéré le traitement par la dilatation simple et par la dilatation continue.

Je vous ferai remarquer, sans plus tarder, que ces deux méthodes de traitement impliquent l'une et l'autre l'introduction préalable d'un instrument jusque dans la vessie. Pour guérir, en effet, un rétrécissement par la dilatation, soit simple, soit continue, il est de toute nécessité que l'obstacle se laisse franchir; sans cela, pas de dilatation possible.

Malheureusement, tous les rétrécissements ne sont pas justiciables d'un traitement aussi simple. Trop souvent, après une ou plusieurs tentatives, le cathéter ne parvient point à traverser la coarctation, ou bien il ne la franchit que d'une manière incomplète, si même il n'abandonne pas tout à fait le canal pour s'engager dans une fausse route. En un mot, pour une cause ou pour une autre, vous pouvez vous trouver dans l'impossibilité de franchir complétement l'obstacle et d'arriver, comme il conviendrait, jusque dans la vessie.

C'est là une circonstance difficile qui va fournir aujourd'hui un nouveau thème à nos réflexions.

Nous voici en présence des cas les plus ardus pour lesquels vous n'aurez pas trop de toute votre attention et de toute votre expérience, si vous en possédez déjà. De l'aveu même de Liston, il n'est pas d'opération chirurgicale qui présente plus de difficulté ni qui exige autant d'attention et de patience que l'introduction d'un cathéter à travers un rétrécissement opiniâtre et très-étroit. Vous trouverez cette opinion consignée dans la dernière édition de sa « *Practical Surgery* » (page 476). Il serait, je crois, difficile d'invoquer une plus haute autorité à l'appui du fait que je mentionne.

On se sert souvent, à propos des angusties uréthrales, d'une locution contre laquelle je ne saurais trop m'élever et que je voudrais voir au plus tôt rayée du vocabulaire chirurgical. Un rétrécissement de la nature de celui auquel je fais allusion en ce moment est souvent qualifié d'*infranchissable*. Pesons la valeur de cette expression. D'abord, elle ne saurait désigner une propriété intrinsèque, inhérente au rétrécissement lui-même; elle sert plutôt à qualifier le chirurgien, car tel rétrécissement « infranchissable » pour A, ne le sera pas pour B, qui pourra, lui, introduire une sonde avec facilité.

Il y a ensuite contradiction dans les termes : *rétrécissement* (1) veut dire diminution de diamètre et non pas oblitération complète. Il faut toujours qu'il y ait une ouverture, et, s'il y a une ouverture, il doit y avoir place pour un instrument : le rétrécissement n'est donc pas absolument infranchissable. Ce n'est qu'une question de calibre instrumental et d'habileté opératoire. Plus ou moins l'urèthre rétréci laisse toujours passer de l'urine, et je maintiens la vérité de l'axiome énoncé pour la première fois par le professeur Syme : « Quand l'urine passe à travers un rétrécissement, moyennant de l'attention et de la patience, l'instrument doit passer aussi.. » Croyez, messieurs, à cette doctrine ! Je ne dis pas qu'elle vous soit actuellement applicable : votre expérience n'est pas encore suffisante pour vous rendre capables de franchir un rétrécissement dans tous les cas ; autrement — ai-je besoin de le dire? — vous n'auriez que faire ici, je n'aurais rien à vous apprendre. Mais, s'il est vrai que l'on rencontre des cas dans lesquels le passage d'un instrument soit chose extrêmement difficile, l'expérience finira par vous convaincre qu'il en est bien peu où l'on ne puisse réussir. Et lorsque vous aurez devant vous un de ces cas réellement épineux, je dis encore que le résultat que vous obtiendrez sera bien différent, suivant la doctrine qui inspirera votre conduite. Celui qui professe qu'il y a un certain nombre de rétrécissements « infranchissables » pour tous les chirurgiens, peut être assuré d'échouer dans un certain nombre de cas ; celui, au contraire, qui, n'imputant son insuccès qu'à lui-même, croit qu'avec du temps et de la patience un cathéter peut toujours passer, réussira dans tous les cas, ou du moins réussira plus souvent que l'autre.

On entend moins parler aujourd'hui qu'il y a vingt ans de *rétrécissements infranchissables*. Alors on y croyait beaucoup, et les opérations qu'on leur opposait étaient fréquemment pratiquées dans les hôpitaux. Je puis vous garantir qu'il n'en est plus de même aujourd'hui. On ouvrait l'urèthre par le périnée sur un large cathéter introduit jusqu'au rétrécissement, puis on divisait celui-ci comme on pouvait, en suivant plus ou moins bien le canal jusqu'en arrière de l'obstruction. Très-rarement suivait-on la bonne route ; mais enfin, à force de couper, on frayait un chemin au cathéter jusqu'à la partie de l'urèthre située en amont de l'obstacle.

Ce n'était pas une opération très-heureuse. Dans les livres de l'époque elle était connue sous le nom d'« opération pour le rétrécissement infranchissable » ou de « section périnéale ». Je n'ai eu l'occasion de la pratiquer en ma vie que trois fois, dont deux pour des rétrécissements traumatiques. J'estime que la nécessité s'en impose bien rarement aujourd'hui, et j'ai déjà rendu au professeur Syme l'honneur d'avoir le premier formulé cette doctrine qu'il a énergiquement soutenue, au grand avantage des malades affectés d'angusties uréthrales sévères.

(1) [La contradiction existe surtout en anglais, où notre locution « rétrécissement infranchissable » est rendue par *impermeable stricture*. On dit aussi « *impassable stricture* », mais c'est « *impermeable stricture* » qu'il y a dans le texte.]

On peut cependant rencontrer des oblitérations complètes de l'urèthre, mais ces cas, très-rares du reste, ne constituent pas des rétrécissements ; on ne les observe qu'à la suite de blessures du périnée, de ruptures de l'urèthre ou de plaies transversales qui intéressent tout ou partie de la circonférence du canal. Si la plaie reste alors béante, l'urine s'échappe en totalité par l'ouverture accidentelle, et la cicatrisation isolée du bout antérieur de l'urèthre finit par oblitérer entièrement le canal en avant de la fistule.

Maintenant, quelle sera votre conduite en présence d'un rétrécissement réellement étroit et difficile.

Vous avez essayé, je suppose, à trois ou quatre reprises, de passer la sonde, et vous avez échoué. Faites alors uriner le malade devant vous. Votre insuccès peut fort bien ne pas provenir du rétrécissement : il peut y avoir une fausse route ; il peut même arriver qu'il n'y ait pas de rétrécissement du tout. Que de fautes, et des plus lourdes, se trouvent chaque jour commises sur des malades dont le canal n'est que peu ou point rétréci, et n'ont d'autre cause que l'inexpérience du chirurgien ou la présence d'une fausse route ! Donc, avant toute chose, observez le jet de l'urine, et jugez par lui du calibre de l'instrument que vous devrez employer. Que ce calibre corresponde à celui du jet, ou mieux qu'il lui soit un peu inférieur, car la largeur du jet, au moment où il s'échappe du méat, ne donne pas la mesure exacte du diamètre de l'urèthre dans sa partie la plus étroite, semblable en cela à un cours d'eau dont la marche se précipite quand ses rives se resserrent, pour se ralentir ensuite, en s'élargissant, quand son lit devient plus spacieux. Que le diamètre de votre instrument soit donc un peu plus petit que celui du jet. Plusieurs d'entre vous ont pu voir, dans la salle n° 10, un malade qui n'a plus de jet du tout ; on ne constate chez lui qu'une succession de gouttes. Quelle ne doit pas être la finesse de l'instrument que réclame un pareil cas !

Plaçons ici une remarque de la plus haute importance : On ne saurait introduire dans l'urèthre d'arme plus dangereuse qu'un très-petit cathéter, à moins de proportionner la légèreté de la main et la circonspection de la manœuvre à la ténuité de l'instrument. Dans ces circonstances, on ne déploiera jamais trop de soin. Jugez avec quelle facilité un instrument pareil à celui que je vous montre (1) doit s'engager, soit dans une lacune, soit dans une fausse route, soit au travers des molles parois de l'urèthre, et, par conséquent, quelle légèreté de main doit présider à son emploi !

Gardez-vous d'empoigner ce mince cathéter avec la pensée de lui faire traverser un obstacle, mais le tenez, assez délicatement pour qu'il puisse glisser entre vos doigts à la première résistance anormale. N'importe quoi plutôt qu'une blessure de l'urèthre ! Aussi ne saurais-je vous conseiller l'usage d'un semblable instrument avant que vous ayez acquis, avec de plus larges, une bonne dose d'expérience.

Dans les cas difficiles, une petite sonde de gomme est rarement d'un grand secours, quoique cependant elle puisse réussir, et qu'on doive, par

____

(1) Voy. *Traité pratique des maladies des voies urinaires*, p. 170, fig. 33.

conséquent, l'essayer d'abord. J'ai déjà érigé en principe la préférence à
donner aux instruments de gomme élastique; mais quand vous avez affaire
à un rétrécissement très-serré, et qu'une ou deux tentatives avec la sonde
de gomme sont restées infructueuses, vous devez recourir à l'instrument
d'argent.

Maintenant un mot sur l'emploi de la force dans le cathétérisme. — *Dans
aucune circonstance, quelle qu'elle soit, il ne faut employer la force pour traverser un rétrécissement ou pour pénétrer dans la vessie.*

Tel est aujourd'hui mon axiome. Il y a quelques années on discutait
sur le degré de force qu'on peut se permettre; plus anciennement encore,
on voyait des personnes manier l'instrument avec une grande violence.
Aujourd'hui, je suis parfaitement édifié, et je pense que tous les chirurgiens
modernes vous diront qu'il faut absolument bannir la force de la pratique
du cathétérisme. Il est difficile assurément de définir ce que l'on doit entendre
ici par le mot force. Retenez seulement ceci : il ne faut jamais ni peser ni
presser assez sur un instrument, de façon à courir le risque de le pousser
hors du canal, — et une très-petite force suffit pour cela. Plus le rétrécissement présente de difficulté, moins il vous faut songer à l'emploi de la force.
N'oubliez pas qu'au-dessus du point rétréci l'urèthre peut être de pleine
largeur, disposition qui rend l'ouverture fort difficile à trouver. Si vous
forcez, vous risquez de perforer d'un côté ou d'un autre les molles parois du
canal, ce qui ne fera qu'augmenter la difficulté, puisque la pointe de votre
instrument aura ensuite la plus grande tendance à s'engager dans la fausse
route.

Souvenez-vous encore qu'un rétrécissement situé sur le trajet d'un canal
n'en suit pas nécessairement l'exacte direction, qu'il peut être tortueux et en
dehors de l'axe naturel du conduit. Vous pourrez plus d'une fois vérifier le
fait sur le cadavre, faites-en votre profit pour le vivant.

Quand vous avez à lutter contre un rétrécissement très-étroit, prenez un
instrument d'argent que vous entendiez guider. N'attendez pas des hasards
du tâtonnement la rencontre de l'orifice, pratique essentiellement aveugle,
pour ne parler que de son moindre défaut.

Adoptez une méthode, celle qu'il vous plaira, pourvu qu'elle vous paraisse
épuiser tous les modes d'exploration de l'urèthre. Quelques-uns d'entre vous
ont vu le plan que j'ai suivi aujourd'hui chez un malade; c'est, à mon avis,
le meilleur. Vous devez procéder méthodiquement et faire descendre votre
instrument le long d'une paroi ou d'une autre à partir du méat. Ce diagramme rendra ma pensée plus claire. Si je descends de ce côté, je n'arri-
verai probablement pas dans le rétrécissement; mais si je glisse petit à petit
le long de l'autre-paroi, j'engagerai probablement mon instrument, car je
rencontrerai moins d'obstacles. Commencez donc par la paroi supérieure;
c'est la plus ferme, et, en la suivant, la pointe du cathéter s'engagera très-
probablement. La paroi inférieure, au contraire, est, de toutes, la plus molle,
la plus lâche, la plus spongieuse, la plus susceptible de céder sous la pression et de laisser échapper l'instrument hors du canal.

Conséquemment, si votre première tentative sur la paroi supérieure ne réussit point, prenez le côté droit ; si vous échouez par là, prenez le côté gauche ; et enfin, si vous ne pénétrez pas encore, suivez le plancher inférieur. Je ne connais pas de méthode aussi bien calculée pour vous aider à franchir un rétrécissement difficile. Une main légère peut ainsi se permettre des recherches de vingt à trente minutes sans causer le moindre dommage ; mais si le malade souffre beaucoup, ou qu'il saigne un peu abondamment, si vous-mêmes vous perdez patience, arrêtez-vous, vous feriez probablement une fausse route et décupleriez la difficulté.

J'en ai dit assez au sujet de l'introduction de la sonde dans les cas de coarctation extrême du canal. Envisageons à présent les difficultés que peut créer une fausse route. J'admettrai naturellement que cette fausse route n'est point votre œuvre — vous serez beaucoup trop prudents pour cela ; — mais vous n'êtes peut-être pas le premier chirurgien qu'ait appelé le malade, un autre l'a vu avant vous et a fait une fausse route.

Nous avons présentement dans nos salles un malade qui s'est fait une fausse route lui-même ; nous n'en pouvons douter, car il s'est enfoncé une grosse sonde jusque *dans le rectum*. Il se traitait son propre rétrécissement à l'aide d'une bougie n° 9 ou 10 qu'il a poussée à travers toute l'épaisseur de la cloison recto-uréthrale. Quand ce héros du vieil adage : « Se soigner soi-même, c'est avoir un fou pour malade », s'est présenté à la salle de consultation, il ne se plaignait que d'une chose : de ramener chaque fois souillé d'excréments le cathéter qu'il avait introduit dans sa vessie. La vérité est que son instrument n'avait jamais pénétré dans le réservoir urinaire. Me doutant de la cause de sa mésaventure, je le fis coucher sur le dos, et j'obtins bientôt la preuve que j'avais deviné juste. Le patient, comme vous savez, est actuellement dans nos salles. Aujourd'hui, après deux tentatives prolongées, j'ai fini par introduire dans sa vessie un cathéter d'argent n° 1.

Il vous est facile d'entrevoir les difficultés que la fausse route oppose au passage correct de la sonde. Pour les surmonter, il faut avoir bien soin d'éviter le côté qui a été l'objet de la déchirure, c'est-à-dire, dans la majorité des cas, le plancher inférieur du canal qui doit, vous le savez, cette fâcheuse prérogative à la laxité plus grande de sa structure.

Quand on explore un malade porteur d'une fausse route, la sonde peut fort bien s'engager tout entière sans donner une seule goutte d'urine, et c'est là ce qui a fait croire à tort à l'existence des rétrécissements du col vésical. Quand vous serez témoins de faits de ce genre, introduisez votre doigt dans le rectum, vous saurez tout de suite à quoi vous en tenir : s'il y a une fausse route, votre doigt, séparé seulement du cathéter par la mince paroi de l'intestin, percevra le contact de l'instrument avec une netteté insolite. En outre, le cathéter vous paraîtra le plus souvent dévié de la ligne médiane et porté un peu à gauche ou un peu à droite. Si l'instrument, au contraire, est dans le bon chemin, vous sentirez entre lui et votre doigt toute l'épaisseur de la prostate, qui, bien que peu considérable parfois, l'est toujours assez pour vous prouver que vous êtes dans la bonne voie.

C'est presque toujours dans la région bulbeuse, vous ai-je dit, que le cathéter sort de l'urèthre et passe sous la prostate. Voici alors ce qu'il faut faire : retirez votre instrument de 5 centim., ou même davantage, puis poussez-le de nouveau en le tenant le plus possible appliqué contre la paroi supérieure de l'urèthre, en même temps qu'à l'aide de votre doigt introduit dans le rectum, vous vous assurerez qu'il ne passe pas de nouveau dans la route accidentelle ; car, ne l'oubliez pas, c'est là qu'il tiendra toujours à s'engager plutôt que de suivre la bonne direction.

Le temps dont je dispose pour ces leçons ne me permet pas de m'étendre davantage sur ce sujet, et pourtant je ne vous ai donné que des conseils généraux. La pratique, je l'espère, vous apprendra le reste. Vous trouverez fréquemment dans nos salles des cas de fausse route ; je vous engage à vérifier vous-mêmes la position du cathéter et à constater par le toucher rectal combien peu de tissu se trouve interposé entre votre doigt et l'instrument. Si au contraire le cathétérisme a été convenablement exécuté, votre doigt sera séparé de la sonde par toute l'épaisseur de la prostate. Exercez-vous donc au toucher si vous voulez bien apprécier toutes ces choses ; de plus longs discours ne vous en apprendraient pas davantage.

Un mot au sujet de l'injection d'huile.

Lorsque vous cherchez à franchir un rétrécissement très-étroit, il est préférable, au lieu d'huiler l'instrument, d'injecter 15 à 30 grammes d'huile d'olive dans l'urèthre, en tenant la seringue bien appliquée sur le méat. Cette quantité d'huile peut passer aisément même à travers une stricture très-étroite. Non-seulement elle lubrifie les parois de l'urèthre, mais si l'on en prévient la sortie en comprimant l'extrémité du canal entre le pouce et l'index, elle dilatera suffisamment les tissus pour permettre le passage d'une sonde dont vous aviez déjà vainement essayé l'introduction. Ce procédé vaut la peine d'être noté. Il ne réussit pas quand il y a beaucoup de sang dans le canal ou que les tissus sont déchirés, mais, en dehors de ces circonstances, il est parfois utile.

Supposez maintenant qu'en suivant ces conseils vous ayez réussi à introduire une sonde. Votre instrument, serré par la coarçtation, vous donnera la sensation d'une sorte d'étreinte que l'on est toujours heureux de constater,

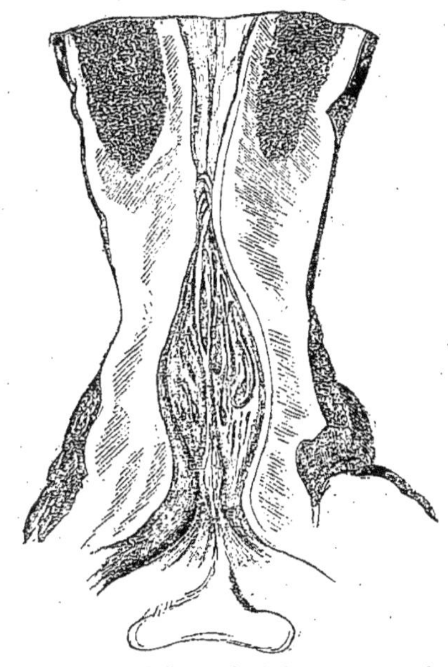

Fig. 5. — Urèthre incisé permettant de voir un rétrécissement très-étroit, et, en arrière de ce dernier, les portions membraneuse et prostatique dilatées et réticulées.

car elle indique que le rétrécissement a été franchi. Toutefois ce pincement caractéristique ne donne pas une satisfaction sans mélange ; il rend en effet moins commode la direction ultérieure de la pointe du cathéter, et vous avez encore, plus avant dans l'urèthre, de nouveaux écueils à éviter.

Ainsi, la dilatation des lacunes transforme souvent la membrane muqueuse située en arrière du rétrécissement en une surface réticulée capable d'arrêter le bec de la sonde et de lui faire produire une fausse route. Donc, arrivés à cette profondeur, gardez-vous encore d'employer la force, et, même quand vous l'avez dépassée, tâchez d'arriver doucement et légèrement dans la vessie. La figure 5, dessinée d'après nature, vous donnera une idée exacte de la disposition dont je parle.

Enfin, après bien des difficultés vaincues, voilà votre cathéter dans la vessie. Ne le retirez pas. Dites-vous plutôt : « J'ai eu assez de peine à l'introduire, je vais le fixer à demeure. » Et, en agissant ainsi, vous ne cesserez pas d'être prudents, même avec un cathéter métallique, que vous pourrez laisser en place quarante-huit ou soixante-douze heures.

Donc, si votre malade ne souffre pas, ne vous hâtez pas de retirer l'instrument. Quel désagrément, en effet, pour votre malade, et pour vous quelle déception, si la tâche était tout entière à recommencer ! Laissez le cathéter à demeure environ trois jours, au bout desquels vous pourrez probablement le remplacer par une sonde de gomme élastique. Puis vous poursuivrez la dilatation continue telle que je l'ai déjà décrite, en augmentant de temps en temps le calibre de la sonde. Vous arriverez peut-être ainsi jusqu'au n° 10, et pourrez dire à votre malade : « Voilà un grand point de gagné. »

Mais il peut arriver qu'au bout d'un certain temps, une dizaine de jours par exemple, le canal ne puisse admettre, à votre grand désappointement, qu'un n° 2 ou un n° 3. Dans ce cas, vous avez affaire à ce qu'on nomme un rétrécissement « *à répétition* » ou « *rétractile* ». Vous vous heurtez ici à une question de rétractilité bien plus qu'à une question de calibre. En dix jours, le rétrécissement est presque revenu à son premier état, et c'est à peine si vous pouvez introduire, par exemple, le troisième numéro de la filière. Il serait oiseux de recourir de nouveau à la dilatation ; c'est pour ces cas exceptionnels que vous réserverez d'autres moyens de traitement. Je tiens cependant à être bien compris. Étroitesse et rétractilité ne sont pas deux termes qui se commandent : un rétrécissement peut fort bien, quoique très-étroit, se prêter à la dilatation, et celle-ci donner des résultats aussi satisfaisants que durables ; tandis qu'un canal médiocrement rétréci, admettant aisément un n° 5 ou un n° 6, peut rendre le malade incapable de chasser une seule goutte d'urine et tenir en échec tous les agents de dilatation. Vos efforts, dans ce dernier cas, ne vous feront pas gagner plus d'un numéro ou deux. Vous avez été témoins, dans nos salles, d'un cas de ce genre : l'autre jour, chez le malade auquel je fais allusion, la dysurie était à son comble, et pourtant nous passions aisément un n° 6.

Ces rétrécissements rétractiles ont été, de temps immémorial, le fléau des chirurgiens, dont ils ont jusqu'à nos jours défié les ressources. Vous pourrez vous en convaincre par la lecture des anciens mémoires, même de ceux qui remontent à plusieurs siècles. Il n'est pas de moyens ni de substances qu'on n'ait cherché à leur opposer, et je dois renoncer à vous en donner, même en abrégé, l'interminable nomenclature. Certes, j'estime

que l'estomac de l'homme doit avoir été construit d'une façon toute particulière, pour se montrer, plus qu'aucun organe, l'instrument tolérant que
vous savez de toutes les débauches de la thérapeutique. Eh bien, consultez
les anciens auteurs de chirurgie; que dis-je? ouvrez certains ouvrages modernes, vous verrez que l'urèthre a été traité d'une façon presque aussi
brutale, et ce n'est pas peu dire. Depuis la sabine et le vert-de-gris jusqu'aux sels métalliques de toute sorte, depuis les agents les plus irritants
jusqu'aux moyens les plus désagréables que l'imagination ait pu enfanter,
tout a été mis en réquisition contre ces malheureux rétrécissements. J'ai
à peine besoin de citer le nitrate d'argent et la potasse caustique, qui ne
sont ni l'un ni l'autre de doux remèdes.

Le débat, messieurs, peut être vidé d'un seul mot :
« Tous ces irritants chimiques sont, dans l'affection qui
nous occupe, toujours inutiles, et le plus souvent ils
sont dangereux. » Cette opinion rallie aujourd'hui la majorité des chirurgiens aussi bien à l'étranger que chez
nous. Je suis cependant obligé de convenir que les caustiques comptent encore quelques partisans; mais quel
est le système qui n'a pas les siens ! N'insistons pas.

Que nous reste-t-il donc que nous puissions efficacement opposer à ces coarctations rebelles?

Il nous reste plusieurs procédés mécaniques, savoir :
la divulsion, la distension forcée et l'incision de ce tissu
réfractaire et rétractile qui constitue le rétrécissement.
De tous ces moyens, l'*uréthrotomie* — car tel est le nom
qu'on a donné à l'incision, par un instrument tranchant,
de l'urèthre rétréci — est peut-être, tout bien considéré,
le plus universellement employé. On peut la pratiquer
de deux manières : ou bien par le périnée, *uréthrotomie
externe;* ou bien à l'aide d'un bistouri ou de tout autre
instrument introduit dans le canal, *uréthrotomie interne.*
C'est de cette dernière que je vais d'abord m'occuper.

L'uréthrotomie interne comprend elle-même deux
procédés, suivant que l'on coupe la stricture d'avant en
arrière, ou d'arrière en avant; mais c'est la section d'arrière en avant qui a conquis la préférence des chirurgiens, à raison du degré de sûreté et de précision qu'elle
imprime au manuel opératoire.

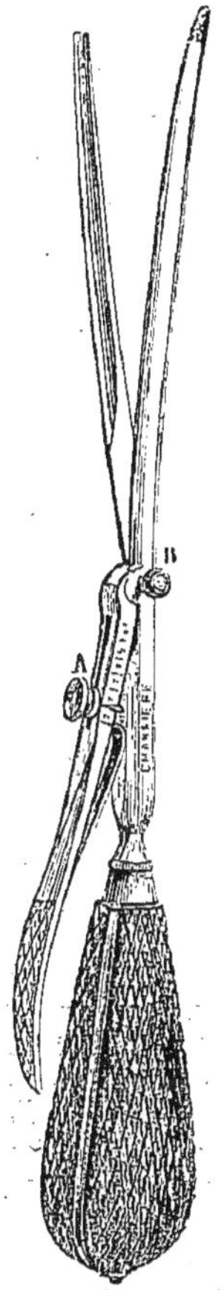

Au point de vue des indications de l'uréthrotomie,
nous diviserons les rétrécissements en deux catégories :

1° Ceux qui siègent au méat ou dans la partie adjacente du canal :

2° Ceux qui résident à 12 centimètres et demi de profondeur.

Les premiers occupent une région très-peu dilatable, comme bien vous
savez, et rien n'est simple, dans ces cas, comme d'introduire dans le canal
un petit bistouri caché pareil à celui que j'ai en main (fig. 6). Il suffit
ensuite de dégager la lame et de tirer à soi pour sectionner l'obstacle. Une

Fig. 6. — Bistouri
à lame cachée.

vis placée dans le manche de l'instrument permet de graduer à l'avance la saillie que devra faire la lame, et l'on peut inciser franchement, car il n'y a aucun danger. En thèse générale, plus le rétrécissement se trouve rapproché du méat, plus la section en est indiquée et exempte de danger; plus, au contraire, le rétrécissement s'éloigne de l'orifice externe, moins la section s'impose, en même temps peut-être qu'elle s'accompagne d'un peu plus de danger. Tous les rétrécissements, soit du méat, soit des 7 1/2 centim. voisins, qui ont résisté à la dilatation — et ils y résistent presque toujours — doivent être incisés. Sans doute, on peut parfois les dilater, mais l'amendement obtenu n'est que temporaire, tandis que l'incision réunit ici toutes les conditions d'aisance et de sécurité. La figure suivante, dessinée d'après une préparation, met tous ces détails parfaitement en relief. Les rétrécissements, préalablement constatés, ont été mis à découvert; seulement l'incision du canal leur donne une apparence d'ampleur qu'ils étaient loin de présenter pendant la vie (voy. fig. 7).

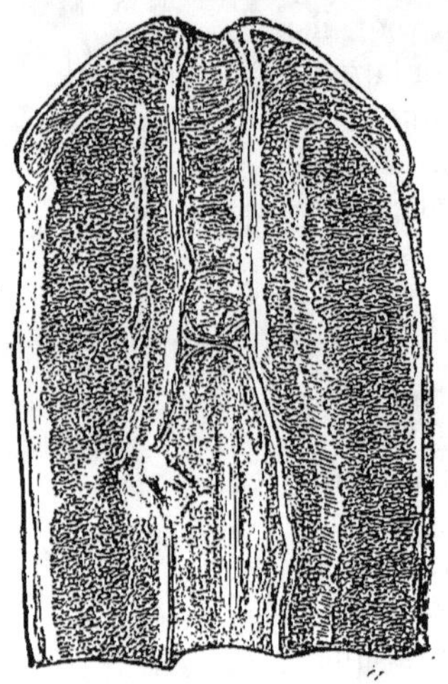

FIG. 7. — Rétrécissement affectant la partie antérieure de l'urèthre.

La seconde catégorie de strictures comprend celles qui résident à une profondeur de 13 centimètres et demi en arrière du méat. L'innocuité de l'incision est ici moins absolue, en raison de l'abondance du tissu érectile ambiant. Cependant depuis seize ou dix-sept ans que je pratique l'uréthrotomie interne, tant en ville qu'à l'hôpital, je n'ai eu à déplorer qu'un seul cas de mort sur un chiffre d'opérations que je ne puis évaluer exactement, mais qui n'est probablement pas inférieur à deux cents.

On peut voir se développer à la suite de l'uréthrotomie un appareil fébrile intense, mais c'est fort rare, et la cystite, en tant que complication, est un accident plus rare encore. Ai-je besoin d'ajouter que tous ces accidents sont étroitement subordonnés au degré d'habileté du chirurgien et aux conditions plus ou moins favorables dans lesquelles se trouve l'opéré? Le cas de mort que je viens de vous mentionner, fut celui d'un homme qui entra l'année dernière (1871) dans nos salles et chez lequel je pratiquai l'opération comme dernière ressource. L'autopsie nous révéla une telle désorganisation des uretères et des reins, que je ne fus nullement étonné du résultat.

Si cette opération m'a causé des surprises, c'est, je puis le dire, par sa constante bénignité. Dans le principe, je ne la tenais nullement pour une œuvre exempte de périls, j'hésitais à y avoir recours, sauf pour les cas d'urgence. Je ne parle, bien entendu, que du seul procédé uréthrotomique que vous me voyez mettre en usage et dont je vous donnerai la description dans notre prochaine conférence.

L'uréthrotomie externe est généralement connue sous le nom d'« opération de Syme ». Elle implique la nécessité d'introduire comme guide un cathéter cannelé à travers le rétrécissement. On incise le périnée comme dans la taille médiane, et l'on divise complétement la portion rétrécie en coupant franchement sur la cannelure du cathéter. Ce dernier, en un point de sa longueur, s'amincit brusquement de manière à passer sans transition du n° 10 au n° 2, d'où résulte la formation sur la tige d'une sorte d'« épaule » qu'on fait arc-bouter contre le talus antérieur du rétrécissement. Le chirurgien peut, en outre, utiliser ce point de repère pour fixer les limites de son incision. La partie grêle de la tige du cathéter se trouve cannelée et doit être engagée avec les plus grands ménagements jusque dans la vessie. Il serait même à désirer qu'un petit canal s'étendît depuis la cannelure jusqu'au pavillon, afin d'indiquer par la sortie de l'urine que l'instrument a suivi la bonne route, et qu'il se trouve conséquemment bien placé.

On peut résumer brièvement les conditions de succès de l'uréthrotomie externe : Il faut d'abord que le conducteur soit logé en toute certitude dans la vessie. Il est nécessaire ensuite d'inciser l'obstruction en totalité. Enfin, pendant la phase de cicatrisation, on doit introduire une bougie de fort calibre afin de prévenir une rétraction trop prononcée. Le grand écueil à éviter est celui qui consiste à prolonger l'incision trop en arrière du côté de la vessie, et à laisser intactes, à la partie antérieure, un certain nombre des fibres de la coarctation.

Après l'opération, on place pour quarante-huit heures une sonde à demeure; puis, on passe de temps en temps une bougie, pour assurer le maintien d'un bon calibre. .

L'uréthrotomie externe était fréquemment pratiquée il y a douze ou quinze ans. Aujourd'hui elle est à peu près tombée en désuétude au profit de méthodes nouvelles. Cependant elle peut encore trouver son emploi, notamment dans ces coarctations compliquées de fistules périnéales larges ou invétérées qui ne peuvent guérir que par l'incision.

Passons à la méthode de la *rupture* ou de la *divulsion*. Je vais d'abord mettre sous vos yeux un instrument qui porte le nom de M. Holt, de « Westminster Hospital » (1), bien qu'il ait été inventé, depuis plus de vingt ans, par M. Perrève, de Paris. M. Perrève s'en servait surtout, pas exclusivement cependant, pour la dilatation simple (2). M. Holt, dans une notice, a appelé l'attention sur cet instrument, ainsi que sur une nouvelle manière de l'utiliser qui lui appartient en propre. Il l'introduit à travers la stricture; puis, au lieu de passer à différents intervalles une série de mandrins de plus en plus volumineux, il prend d'emblée le mandrin le plus large et l'engage de force dans l'urèthre à la faveur de la tige conductrice,

____

(1) [Le dilatateur de M. Perrève se compose de trois parties : 1° d'un cathéter d'acier formé de deux valves flexibles; 2° d'une tige conductrice fixée par l'une de ses extrémités au bec de l'instrument et libre entre les deux valves dans tout le reste de son étendue; 3° de mandrins creux de diverses grosseurs qu'on engage sur la tige conductrice, de manière à produire l'écartement des valves du cathéter, et, par suite, la dilatation de l'urèthre. (Perrève, *Traité des rétrécissements organiques de l'urèthre*. Paris, 1847, in-8, avec 3 planches et 32 figures.)]

(2) Voy. Thompson, *Traité pratique des maladies des voies urinaires*, p. 189, fig. 42.

rompant ainsi d'un seul coup tout ce qui s'oppose à l'écartement des valves. M. Holt ne place pas ensuite de sonde à demeure.

Je fus un des premiers adversaires de cette méthode, à raison même de sa violence ; mais en examinant avec M. Holt plusieurs de ses opérés à « Westminster Hospital » — je parle de plus de dix ans, — je pus constater, non sans surprise, le petit nombre des mauvais résultats. Je résolus désormais d'essayer moi-même le procédé. Aujourd'hui il m'arrive de temps à autre d'en faire usage, lorsque l'urèthre présente deux ou trois points coarctés, et qu'il est possible d'y porter l'instrument sans crainte, toutes conditions qui ne se présentent que rarement réunies.

Malgré tout, je persiste à considérer la divulsion comme un moyen trop violent dans la plupart des cas, et je donne la préférence à l'introduction méthodique d'une fine lame à travers les tissus rétractés. Les résultats qu'on obtient ainsi sont à la fois plus complets et plus durables. Néanmoins nous ne devons pas nous dissimuler la frayeur instinctive qu'inspire toujours l'instrument tranchant ; le peuple anglais particulièrement, qui n'est pas très-enthousiaste du tranchant du fer, accueille avec faveur tout ce qu'on peut y substituer. On comprend très-bien ce sentiment. Il n'est pas en notre pouvoir d'imposer toujours au malade le procédé qui nous paraît le meilleur, et plus d'une fois nous sommes réduits à utiliser le moins défectueux de ceux qu'il nous permet. C'est pourquoi vous pourrez trouver dans la divulsion un expédient qui ne sera pas à dédaigner quand la dilatation n'aura pas réussi.

L'opération de M. Holt m'a suggéré, il y a quelques années, une méthode différente, que j'ai appelée « *distension forcée* ». Voici simplement en quoi elle consiste : Mon instrument se compose de deux tiges comme celui de M. Holt ; seulement leur écartement n'a lieu qu'en un point limité, et, de plus, le mécanisme permet de donner à cet écartement toute l'amplitude et toute la lenteur voulues. En pratique, j'opère toujours avec lenteur, de façon à distendre plutôt qu'à rompre le tissu de l'obstruction. Mon appareil satisfait encore à un autre desideratum : souvenez-vous que la portion bulbeuse de l'urèthre, siége d'élection du rétrécissement, est aussi, dans l'état physiologique, la partie la plus extensible du

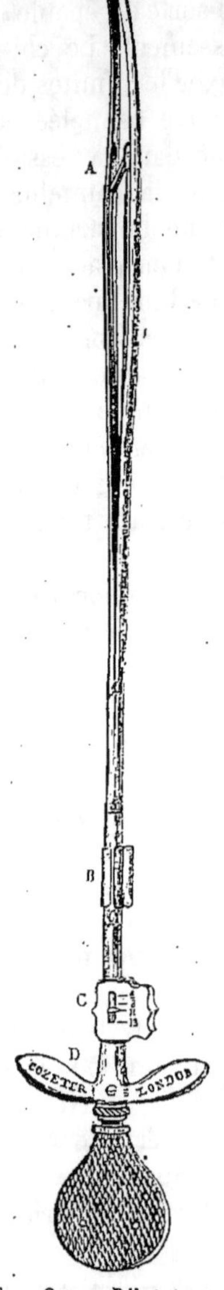

FIG. 8. — Dilatateur de Thompson (*).

(*) [L'instrument, basé sur le même principe que celui du professeur Rigaud (de Strasbourg), se compose essentiellement de deux valves métalliques, susceptibles d'être écartées par un levier A, commandé lui-même par une manivelle D. — Les branches, étant toujours réunies à leurs extrémités, ne peuvent s'écarter que sur une longueur déterminée, d'où résulte une sorte de fuseau, dont le ventre doit correspondre au point qu'il s'agit de dilater. — B, curseur mesurant la profondeur à laquelle l'instrument doit être introduit. — C, aiguille indiquant sur une plaque graduée le degré d'écartement des branches.]

canal. En supposant, par exemple, que le calibre du méat soit n° 12 de la filière anglaise [n° 23 de la filière française], la portion bulbeuse, si elle est saine, admettra au moins un n° 20, voire même un n° 24. En conséquence, tout procédé de dilatation ou d'opération, dont l'effet se trouve limité par le diamètre du méat, ne peut rétablir qu'à moitié le calibre de l'urèthre, quand ce dernier est affecté de stricture bulbaire.

Aussi mon instrument a-t-il été construit de manière qu'il puisse distendre la partie rétractée jusqu'à ses dimensions normales, et plus encore, la rompre, si on le désire, et cela sans intéresser le méat, ni être gêné par son diamètre. Je l'ai employé bien souvent, toujours avec de bons résultats. On ne doit s'en servir que pour les rétrécissements de la région bulbeuse. J'ai appris qu'on l'avait appliqué quelquefois à des angusties siégeant à 7 1/2 centim. du méat; c'est une faute : les rétrécissements de cette région réclament toujours l'incision, ainsi que je vous l'ai déjà dit. La distension forcée exige plus d'attention que n'en réclame le procédé de M. Holt. La divulsion, en effet, ne demande pas de grands soins, une fois l'instrument bien en place, et l'exécution en est très-facile : la seule pression de la main suffit à introduire de force le tube-mandrin à travers la stricture; c'est là ce qui en fait, sans doute, un procédé séduisant.

Les bons résultats que fournissent ces opérations se maintiennent pendant un temps considérable. J'estime cependant que les bienfaits de l'uréthrotomie interne sont encore bien plus durables que ceux de toutes les autres méthodes; par contre, le manuel opératoire en est plus difficile et exige sans aucun doute une main exercée.

Un mot encore au sujet de quelques renseignements préalables qu'il est bon de recueillir avant d'entreprendre l'une ou l'autre de ces opérations, notamment l'uréthrotomie. Par exemple, vous avez tout intérêt à connaître d'une manière exacte si, indépendamment de l'obstruction principale, l'urèthre ne présente pas un ou plusieurs autres points rétrécis. Vous devez encore préciser la situation et l'étendue du rétrécissement.

Si le n° 11 ou le n° 12 passe avec facilité jusqu'à 12 1/2 centim. ou 13 1/2 centim. de profondeur, vous pouvez compter que la stricture est unique; mais quand votre instrument sera arrêté près du méat ou seulement à 5 ou 7 1/2 centim. de ce dernier, il vous arrivera plus d'une fois de trouver un second rétrécissement (1).

---

(1) La raison de ce principe diagnostique est facile à découvrir. Elle repose sur ce fait d'observation que les rétrécissements de l'urèthre d'origine blennorrhagique, c'est-à-dire les plus fréquents de tous, ceux que l'auteur a constamment en vue, ne peuvent occuper que les portions du canal qu'entoure une atmosphère de tissu spongieux; et ce fait lui-même trouve sa formule dans la définition suivante : « Le rétrécissement blennorrhagique n'est autre chose qu'un épanchement de lymphe organisable et rétractile dans les mailles du fourreau spongieux de l'urèthre dont elle détruit l'élasticité, la muqueuse restant intacte ou, du moins, ne participant à l'altération qu'ultérieurement. »

Donc, hors du corps spongieux, pas de rétrécissement blennorrhagique. Aussi, lorsqu'une sonde se trouvera arrêtée par le fait d'une angustie uréthrale à 12 1/2 cent., elle sera parvenue à la limite de la portion spongieuse de l'urèthre, c'est-à-dire à la limite du seul territoire organique où puisse germer le rétrécissement en question; il n'est donc pas étonnant qu'elle n'en doive pas rencontrer plus loin. Si, au contraire, l'instrument heurte

Relativement à la notion du siége et de l'étendue de l'angustie uréthrale, je suppose que votre grosse bougie (1) se trouve arrêtée à une certaine profondeur du canal, la stricture n'admettant que le n° 6 ou le n° 7. Prenez alors, je vous prie, une bougie olivaire dont le calibre soit tel que l'olive ne puisse passer qu'à frottement au travers de la zone rétrécie. Quand vous sentirez votre bougie redevenue libre, vous saurez qu'elle aura franchi. A ce moment, si vous la retirez, elle buttera contre la circonférence postérieure du rétrécissement, dont elle vous donnera la limite exacte, et vous aurez tous les éléments nécessaires pour apprécier la longueur, qui est généralement peu considérable. Avec ce système de bougies munies d'olives de différentes grosseurs, vous pourrez toujours déterminer avec exactitude l'existence de toute espèce de rétrécissement, à n'importe quelle profondeur de l'urèthre. Pendant de nombreuses années, je n'entreprenais jamais une opération sans les avoir au préalable employées avec beaucoup de soin.

Avant de clore ce sujet, permettez-moi de vous rappeler en peu de mots que dans toutes les maladies qui s'accompagnent d'accidents dysuriques, l'état général du malade tient sous son étroite dépendance le plus ou moins de gravité des symptômes locaux. Veillez surtout aux fonctions digestives; si elles laissent à désirer, s'il y a de la constipation, soyez certains que les troubles de la vessie et de l'urèthre en éprouveront un retentissement fâcheux. Bien souvent de faibles doses de mercuriaux suivies de l'administration d'un peu de sel de Glaubert ou d'eau de Friedrichshall, le matin, à jeun, débarrassent doucement le foie et les intestins, et parviennent à calmer les plus sévères angoisses. Apportez une attention particulière au régime diététique de votre malade; ne lui permettez surtout d'user de boissons alcooliques qu'avec la plus grande modération.

Encore un mot, et j'ai fini.

Ne prenez parti pour aucune méthode exclusivement. Vous entendrez souvent un chirurgien vous dire : « J'emploie toujours telle méthode, elle n'a pas sa pareille. » Un autre ne voudra entendre parler que du procédé de Civiale ; un troisième ne jurera que par Maisonneuve, etc. La fécondité des inventeurs, surtout à Paris, a doté l'arsenal de la chirurgie urinaire

contre une obstruction à une distance moindre, non-seulement il est possible, mais il est encore probable qu'il en trouvera une autre dans la région du bulbe qui en est le vrai lieu d'élection.

Il est parfois question, dans les auteurs, de rétrécissements qui affectent le canal entre le bulbe et la vessie, soit à la région membraneuse, soit même à la région prostatique. Ces cas sont d'abord très-rares et, de plus, on ne tarde pas à se convaincre, en lisant les observations, que ces angusties uréthrales n'ont aucune parenté étiologique avec les rétrécissements qui nous occupent; elles proviennent, soit de traumatisme, soit d'abcès de la prostate, soit même de tumeurs développées dans le voisinage.

(1) [Le lecteur doit se rappeler que dans la leçon précédente, Thompson a érigé en précepte que l'exploration de l'urèthre en vue d'un rétrécissement doit toujours être faite avec une bougie dont le calibre ne soit pas moindre que le n° 8 ou le n° 9 (filière anglaise) [n°ˢ 16 à 18 de la filière française]. Le cathétérisme ainsi pratiqué révèle du premier coup l'existence des coarctations les plus légères et le point précis où elles commencent, c'est-à-dire une de leurs extrémités. Il ne restera plus qu'à trouver l'autre pour avoir la longueur des parties rétrécies.]

d'une foule d'instruments qui sont tous susceptibles de donner d'excellents résultats. Gardez-vous de borner votre choix à une seule méthode, que ce soit moi ou un autre qui vous la recommande. Bien au contraire, ayez à votre disposition toutes les ressources de l'art ; aucune ne vous sera inutile si les éventualités de la pratique vous mettent souvent aux prises avec les rétrécissements ou autres affections semblables. Habituez-vous enfin à peser avec soin chaque cas, et optez toûjours pour la méthode que vous jugerez la mieux appropriée à chaque individualité morbide.

LEÇON IV

RÉSUMÉ DU TRAITEMENT DES RÉTRÉCISSEMENTS DE L'URÈTHRE.
DE L'URÉTHROTOMIE INTERNE

Dilatateurs rigides. — Bougies à mandrin. — Appareil du docteur Corradi. — Uréthrotomie interne. — Uréthrotome Civiale. — Sonde à demeure. — Accidents immédiats et consécutifs. — Traitement consécutif.

Novembre 1872.

Messieurs,

Pendant les quelques mois qui viennent de s'écouler, nous avons vu passer sous nos yeux un grand nombre de rétrécissements de l'urèthre, et les cas les plus graves, les plus invétérés, ont été admis dans nos salles. Je me propose aujourd'hui de résumer devant vous les différentes méthodes de traitement qui, selon moi, réussissent le mieux contre cette affection, dont la fréquence est encore assez grande, en donnant pour base à cette large synthèse le groupe nombreux de faits qu'il vous a été donné d'observer.

Vous me direz peut-être qu'après l'étude que nous avons déjà faite du rétrécissement, je n'aurai probablement rien de neuf à vous apprendre. Détrompez-vous. Malgré l'ancienneté du sujet et les travaux considérables dont il a été l'objet de la part de nos devanciers aussi bien que des chirurgiens de nos jours, j'ai deux raisons pour le discuter encore. D'abord mon expérience, mûrie par une pratique plus étendue, m'a conduit à des conclusions un peu différentes de celles que j'émettais il y a seulement quelques années ; et puis, dans ce siècle d'inventions et de découvertes, nous voyons éclore chaque jour de nouveaux procédés qui s'imposent à notre attention.

L'unique objectif de notre revue sera donc la question du traitement de cette modification organique des parois uréthrales qui constitue le rétrécissement. Nous viserons surtout les strictures les plus fréquentes, celles qui siégent à la région ou vers la région du bulbe, dans une étendue qui comprend à peine 5 centimètres de la longueur du canal, et qui commence à 10 centimètres environ du méat. Quant aux rétrécissements que l'on ren-

contré soit à l'orifice externe de l'urèthre, soit sur les 5 ou 7 1/2 centim.
antérieurs du canal, leur traitement diffère sensiblement de celui du
rétrécissement type situé un peu plus bas ; j'y consacrerai à la suite un paragraphe spécial. A moins donc de mention contraire, les développements
qui vont suivre auront trait au rétrécissement ordinaire, tel que je viens de
vous l'indiquer.

Quand un rétrécissement n'est pas très-ancien, il suffit généralement,
pour le traiter avec succès, d'introduire dans le canal une série de bougies
dont on augmente graduellement le calibre, jusqu'à ce qu'on ait atteint
approximativement les dimensions normales de l'urèthre. Ce mode de
traitement est connu sous le nom de *dilatation simple*. Le choix de l'instrument a ici une grande importance. Les bougies flexibles et coniques, munies d'une olive à leur extrémité, afin de ne pas se fourvoyer dans une des
nombreuses anfractuosités dont se trouvent accidentées les parois uréthrales,
sont, en fin de compte, ce qu'il y a de mieux, au moins jusqu'à une phase
assez avancée de la dilatation.

Cependant ces qualités elles-mêmes de flexibilité et de mollesse, si précieuses au double point de vue de l'innocuité et du peu de douleur de la
manœuvre, peuvent devenir, pour l'instrument de gomme, une cause
d'infériorité ; je veux dire qu'à un moment donné, la dureté de la coarctation peut offrir une insurmontable résistance au pouvoir de pénétration de
la sonde.

Que faire alors ? A quel expédient recourir ? Faut-il abandonner la dilatation au profit d'une intervention opératoire ?

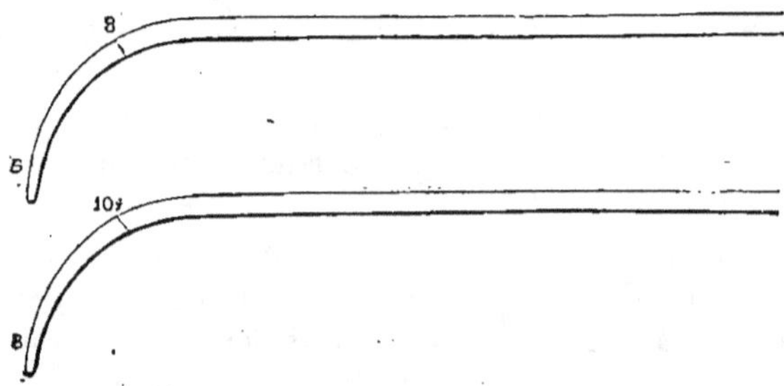

Fig. 9. — Dilatateurs coniques d'acier, augmentant graduellement de deux numéros
(filière anglaise) de la pointe au corps de l'instrument.

Nullement, messieurs.

Vous aurez tout simplement recours à des instruments plus fermes, plus
rigides, et, à cette période du traitement, il n'en est pas d'une introduction
plus facile et d'une action plus sûre que les cathéters coniques d'acier
poli, ou mieux argenté. N'allez pas croire que je vous recommande les
petits calibres ; ne prenez rien d'inférieur au jeu de sondes que voici ; encore n'oserai-je confier le plus petit numéro qu'à des mains d'une prudence
extrême. Le plus petit instrument est un n° 6 (filière anglaise), à la pointe ;
vous le voyez s'élargir ensuite graduellement jusqu'à une distance d'environ 5 centimètres, où il atteint un diamètre n° 8. Le suivant est n° 7 à la

pointe et n° 9 à la partie la plus évasée, et ainsi de suite, comme le montre le tableau synoptique ci-dessous :

Le 1er est n° 6 à la pointe, n° 8 à la partie la plus large.
Le 2e est n° 7   —   n° 9   —
Le 3e est n° 8   —   n° 10   —
Le 4e est n° 9   —   n° 11   —
Le 5e est n° 10   —   n° 12   —
Le 6e est n° 11   —   n° 13   —

Ces dilatateurs coniques — je n'ose donner à des instruments métalliques le nom de bougies, car, si ce terme survit à l'ancienne chandelle de cire qu'il servit à désigner, on ne devrait raisonnablement en étendre l'application qu'aux instruments flexibles — s'introduisent avec une grande facilité à raison de leur poli et de leur poids. Il serait malaisé de trouver rien de plus efficace pour les dernières phases de la dilatation. Je les préconisais il y a vingt ans ; mon opinion n'a nullement changé depuis.

Il est néanmoins telles circonstances qui s'accommoderaient mieux d'un engin intermédiaire entre la flexible bougie et les dilatateurs métalliques. Aussi, beaucoup d'innovateurs ont-ils essayé d'allier dans un même instrument la rigidité du corps à la flexibilité de la pointe. La gomme élastique, les métaux malléables ont été utilisés dans ce but. Quant à moi, j'ai depuis longtemps adopté un procédé qui me paraît supérieur à tous les autres, au moins pour les numéros compris entre le 4 et le 8 ou 9 de la filière anglaise [n°s 11, 16 ou 18 de la filière française]. J'ai fait faire un mandrin de plomb très-malléable et plus court que la sonde à laquelle il est destiné : on l'introduit à volonté dans l'axe d'une bougie conique française ; sa pointe, qui est très-ténue, s'arrête à environ 13 1/2 centimètres de l'extrémité de la bougie. Voici la série qui se compose en tout de six instruments. Un diagramme rendra mon exposé plus clair. Vous voyez sur cette coupe longitudinale le mandrin de plomb mobile dans l'intérieur de l'instrument ; seulement la figure le représente s'avançant beaucoup trop près de l'extrémité de la sonde, qui devrait être longue et flexible (fig. 10). Ces instruments ont dans leur plus grand diamètre environ 5 1/2, 6 1/4, 7, 7 3/4, 8 1/2 et 9 1/4 de la filière anglaise [n°s 12, 14, 15, 16, 18, 19 de la filière française]. Leur faculté de pénétration est à la fois assurée et par la complète flexibilité de la pointe, et par la fermeté plus grande du reste de l'instrument. Ce sont, par conséquent, d'excellents intermédiaires entre les bougies et les dilatateurs métalliques.

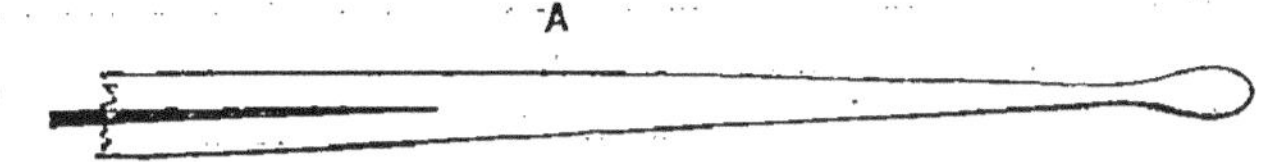

FIG. 10. — Bougie française flexible avec son mandrin de plomb mobile.

Mais, si le rétrécissement est très-étroit et très-serré, il faut, pour le franchir, sachez-le bien, un cathéter métallique de très-petit calibre.

Voici comment je procède lorsqu'il n'y a plus de jet du tout, et que le malade ne parvient à soulager sa vessie que par une succession de gouttes.

J'essaye d'abord une très-petite bougie de gomme, le n° 1/2 de la filière anglaise, la plus ténue de toutes les bougies qu'on trouve chez nos fabricants. Dans la majorité des cas elle passe, au grand avantage du malade, dont elle termine les angoisses, et je la fixe à demeure. Mais si, après quelques tentatives modérément prolongées, je ne réussis point à l'engager dans la région rétrécie, je recours, sans désemparer, à un très-petit cathéter d'argent. Avec lui, je puis procéder méthodiquement à la recherche du passage rétréci, et le franchir, suivant les règles que je vous ai déjà exposées et sur lesquelles il est inutile de revenir. Cela fait, je laisse l'instrument en place pendant deux jours que le malade devra passer bien tranquillement dans son lit; après quoi, le cathéter, n'étant plus serré par la stricture, pourra être avantageusement remplacé par une sonde de gomme. J'achève ensuite le traitement au moyen de la dilatation continue ou de la dilatation simple, en augmentant successivement le calibre des sondes jusqu'au n° 8 ou au n° 9.

La dilatation continue donne des résultats rapides : c'est elle qu'il faudra appliquer aux malades qui désirent une guérison prompte et ont le loisir de se conformer aux exigences de la méthode. Les malades, au contraire, qui ne veulent pas se constituer prisonniers dans leur chambre, ou qui sont dans l'impossibilité de suspendre leur travail, pourront bénéficier de la dilatation simple : l'instrument sera introduit et immédiatement retiré une fois tous les deux ou trois jours, et liberté entière sera donnée au malade de vaquer à ses occupations habituelles.

La première période de la dilatation une fois passée, vous devrez employer les *bougies flexibles* françaises. Vous terminerez enfin le traitement suivant les préceptes que je vous ai déjà exposés.

Je ne m'étendrai pas davantage sur la dilatation.

Quant aux frissons fébriles et autres accidents qui peuvent venir entraver la marche de la cure, nous les avons déjà examinés ensemble, et d'ailleurs je ne résume aujourd'hui que la partie mécanique du traitement des strictures uréthrales.

Envisageons à présent une nouvelle éventualité. La dilatation vous a permis de donner au canal un calibre fort convenable, et cependant, malgré l'introduction périodique de la bougie, le rétrécissement ne tarde pas à se reproduire; la dysurie persiste et aboutit fréquemment jusqu'à la rétention complète. N'est-il pas évident que d'autres devoirs vous incombent? Que reste-t-il donc à faire quand la dilatation échoue?—Telle est la question à laquelle je vais m'efforcer de répondre.

Les procédés mécaniques que nous avons à opposer aux rétrécissements étroits et rétractibles, réfractaires à la dilatation, peuvent être groupés sous deux chefs :

1° Rupture ou distension forcée des tissus indurés, au moyen d'une force agissant de dedans en dehors.

2° Division de ces tissus par l'instrument tranchant, division qu'on opère le plus souvent par la partie interne de l'urèthre, et quelquefois aussi par la partie externe.

La *rupture*, que vous connaissez déjà et dont l'invention revient à M. Holt, a été appliquée sur une large échelle à la cure des rétrécissements parvenus à différents degrés de gravité. C'est une opération qui n'offre généralement que peu de dangers, bien qu'elle ait été parfois suivie de conséquences fatales. Je ne la crois passible que d'une objection sérieuse : les résultats qu'elle donne, pour peu que la coarctation soit rebelle, n'offrent certainement aucune garantie de durée. Or, c'est précisément pour les cas de ce genre qu'on est obligé de recourir à des procédés opératoires.

Je ne ferai que mentionner également le procédé de la *distension forcée* que j'ai introduit moi-même dans la pratique, et qui paraît jouir d'une faveur marquée auprès de nos confrères américains.

Ces deux méthodes permettent d'obtenir immédiatement d'admirables résultats, et la première surtout est d'une exécution si simple, qu'elle peut être réalisée par une main presque dépourvue d'expérience. Cependant, même dans ces circonstances, l'expérience a toujours son prix, ne fût-ce que pour préserver les malades d'opérations inutiles.

Mon ami le docteur Corradi, ancien praticien de Florence, aujourd'hui résidant à Rome, vient de doter notre art d'une nouvelle méthode qui n'est, en quelque sorte, qu'une ingénieuse combinaison de la divulsion et de la dilatation. Je place sous vos yeux l'appareil instrumental. Il a valu à son auteur le dernier prix d'Argenteuil, à l'Académie de médecine de Paris, raison suffisante pour fixer un instant notre attention.

Il s'agit, vous le voyez, d'un petit cathéter d'argent n° 1 ou 2 de notre filière, destiné à franchir le rétrécissement. Le manche est muni d'une vis, dont la rotation va faire saillir un fil mécanique très-fort qui, en se détachant latéralement du tiers inférieur du cathéter, sous-tendra à la manière d'une corde l'arc formé par la courbure de l'instrument ; de là la distension et, jusqu'à un certain point, la section du tissu dur et résistant à travers lequel le cathéter a été introduit. La section n'aura cependant jamais la netteté d'une incision, le fil n'étant pas assez tranchant pour cela.

Quand le chirurgien a déployé toute la force qu'il croit nécessaire, il tourne la vis en sens inverse pour faire rentrer le fil dans le corps de l'instrument. Il vérifie ensuite, à l'aide d'une bougie, la somme d'élargissement obtenue, et il continue le traitement par la dilatation associée ou non à de nouvelles applications du divulseur.

. Nous essayerons le procédé dans notre service, vous en verrez les effets. Quoique la conception et la réalisation de l'instrument me paraissent des plus ingénieuses, je lui adresserai dès aujourd'hui une objection théorique. N'irritera-t-il pas, sans la diviser, une coarctation dure et impatiente de toute dilatation ? Contre des strictures récentes, douées d'une densité et d'une résistance médiocres, le procédé réussira, j'en suis sûr d'avance; mais dans les cas de cette nature tous les moyens judicieux et rationnels réussissent aussi, et, je vous le répète, ce que nous cherchons, c'est le moyen qui triomphera le mieux des plus mauvaises formes de la maladie.

Nous saisirons néanmoins la première occasion de mettre loyalement à l'épreuve la belle création de M. Corradi.

Mais, pour les rétrécissements les plus graves, pour ceux qu'une durée de plusieurs années a rendus tellement coriaces et intolérants, que la seule introduction d'une bougie ne fait qu'exaspérer les symptômes, je ne connais rien d'aussi efficace, d'aussi peu dangereux, d'aussi sûr enfin, que l'uréthrotomie interne.

Remarquez bien que mes paroles ne s'appliquent pas indistinctement à toute espèce d'uréthrotomie : en fait, il n'y a de réellement utile que la *complète division des tissus indurés.* Soumettez tous ces rétrécissements à la distension forcée, fatiguez le canal par la dilatation, quel qu'en soit le mode, vous n'aboutirez qu'à rendre la lésion plus intraitable ou à provoquer un accès de fièvre, si même vous ne voyez surgir des accidents généraux à la fois sévères et prolongés.

Pour pratiquer l'opération, ce ne sont ni les procédés ni les instruments qui manquent : longue en est la série. Chirurgiens et fabricants ont modifié à l'envi la forme primitive de l'uréthrotome en vue de le mieux adapter à son but, au principe de la méthode, qui est de diviser en toute sûreté et plus ou moins largement le tissu induré.

C'est une des formes primitives, l'instrument de Civiale (1), que je préfère encore aujourd'hui, à cause de l'extrême simplicité de son mécanisme, qui lui permet d'obéir à la main avec la précision du bistouri. Au fond, c'est tout simplement un bistouri à long manche terminé à son extrémité par une petite lame ; celle-ci, engaînée par l'olive terminale de l'instrument, est introduite en amont du point rétréci, puis ramenée à travers la stricture par la main de l'opérateur. Les limites de l'incision en longueur et en profondeur peuvent être rigoureusement déterminées d'avance. Selon moi, un pareil instrument l'emporte de beaucoup sur toutes ces machines, dont les incisions, essentiellement mécaniques et aveugles, échappent au contrôle aussi bien qu'à la direction du chirurgien.

Voici comment je procède :

1° J'évalue par une mensuration exacte la distance qui sépare la stricture du méat externe.

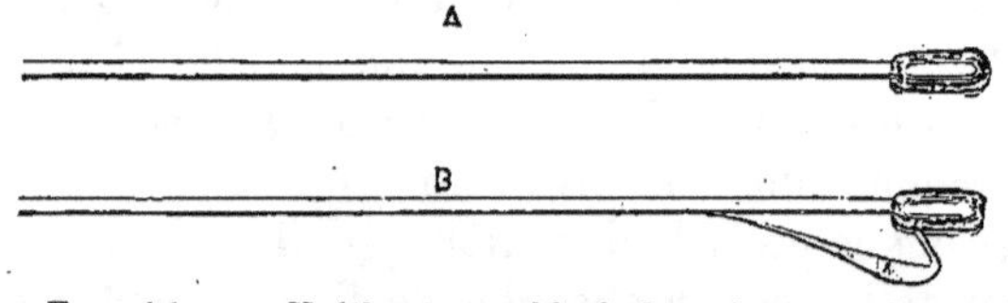

FIG. 11. — Uréthrotome décrit dans le texte (*).

2° Je m'assure que la région rétrécie est cependant assez large au moment de l'opération pour se laisser traverser par l'olive de l'uréthrotome. Ce point est capital, je dois m'y arrêter un instant. Je vous ferai d'abord

(1) A la page 223 du *Traité pratique des maladies des voies urinaires* de sir Henry Thompson, on trouvera la série complète des instruments de Civiale, avec légende explicative.

(*) A, l'instrument fermé ; B, l'instrument ouvert.

remarquer que l'olive des uréthrotomes que l'on construit à Paris est beaucoup trop volumineuse. L'instrument dont je me sers est ainsi modifié : l'olive n'a qu'un diamètre 4 1/2 ou 5 (filière anglaise) au lieu de 7, calibre ordinaire des uréthrotomes français. En outre, la tige de mon appareil n'a qu'un calibre n° 3 et se trouve raccourcie de près de 4 centim. (fig. 11).

De plus, il est fort probable que la coarctation qu'il s'agit de traiter ne se laissera traverser que par un n° 1, ou tout au plus, par un n° 2 ; il est donc indispensable de laisser préalablement à demeure pendant deux ou trois jours et plus même, s'il le faut, une fine bougie de gomme. Par cette dilatation temporaire nous obtiendrons toujours un élargissement suffisant pour le passage de l'olive de l'uréthrotome. Quelle que soit la tendance aux rétractions ultérieures, cette première dilatation acquise durera certainement assez pour nous permettre d'atteindre notre but. Nous pouvons même être plus heureux encore : rien ne dit, en effet, que les résultats de cette dilatation préliminaire ne présenteront pas des garanties de durée telles que l'incision ne paraisse plus nécessaire, et alors, bien entendu, nous n'irons pas plus loin. Mais je dois supposer, pour continuer, que l'uréthrotomie soit inévitable.

Nous voilà donc parvenus par la sonde à demeure à un calibre uréthral n° 4 ou n° 5. Avant de passer outre, je préfère anesthésier le malade ; après quoi je retire la sonde, et je passe immédiatement avec précaution l'olive de l'uréthrotome à travers le rétrécissement, ce qui exige habituellement une pression douce et graduée. Je sens alors la petite olive libre et mobile dans l'urèthre au delà du rétrécissement. Dans cette situation, je fais saillir la lame de toute l'étendue requise, et cela, en mettant en jeu, comme je le fais en ce moment, le mécanisme fort simple qui se trouve adapté au manche. Puis, appuyant le tranchant sur la paroi inférieure de l'urèthre, je retire franchement l'instrument de manière à diviser par une incision de près de 4 à 5 centim. toute la masse indurée qui constitue la coarctation.

Vous éprouverez quelquefois, pendant ce temps de l'opération, une grande résistance ; mais, croyez-moi sur parole, vous n'aurez jamais lieu de vous repentir de la netteté, de la bravoure de votre incision. Quant à moi, je n'ai jamais vu les sections les plus franches et les plus complètes produire d'accidents sérieux ; tandis qu'il m'est arrivé, notamment dans quelques-unes de mes premières opérations, de n'obtenir que des succès incomplets et cela, parce que j'avais laissé subsister sans les couper une fibre ou deux, au lieu de diviser largement toute l'étendue de la région rétrécie.

Quand l'uréthrotome est retiré, j'introduis un cathéter métallique non conique n° 13. Ce dernier, si l'incision a bien réussi, doit pouvoir pénétrer avec facilité jusque dans la vessie, et être ensuite retiré sans subir de la part du canal la plus légère étreinte. Pendant cette introduction, je vous engage à ne pas abandonner la paroi supérieure de l'urèthre, afin de ne pas engager le bec de votre instrument dans le fond de l'incision. Enfin vous remplacerez ce cathéter par une sonde de gomme de bonne courbure, n° 11 ou n° 12, que vous introduisez dans la vessie. Vous la laisserez en place pendant quarante-huit heures. Il est préférable, pour mener à bien cette introduction, de placer au centre de la sonde un mandrin fortement courbé qui permettra d'éviter la plaie de l'urèthre ; sans cette précaution, le bec de la sonde tendrait à s'engager dans la solution de continuité. Le mandrin est d'ailleurs supprimé aussitôt que l'instrument est parvenu dans la vessie.

Quelques mots maintenant sur les *accidents immédiats et consécutifs* de l'uréthrotomie.

Dans toutes les opérations que j'ai pratiquées — environ deux cents — je n'ai jamais observé d'hémorrhagie qui mérite d'être mentionnée. Quelquefois on ne voit sortir que quelques gouttes de sang.

Dans deux cas, une extravasation d'urine, promptement limitée, fut la conséquence du déplacement de la sonde ; du reste, ces deux épanchements furent infiniment moins graves que ceux que j'ai vus survenir à la suite du procédé de la rupture.

Je n'ai eu à noter qu'une fois la formation d'un abcès.

Vous pouvez vous-mêmes, jusqu'à un certain point, vous former un jugement sur toutes ces questions par les cas opératoires, au nombre de vingt pour le moins, qu'il vous a été donné d'observer dans mon service pendant les douze mois qui viennent de s'écouler.

Je n'ai jamais eu à enregistrer qu'un seul cas de mort. Il s'est produit à la suite d'une opération que je pratiquai comme ressource *ultime*, il y a environ un an et demi, chez un malade du service atteint d'un rétrécissement des plus anciens et des plus mauvais que j'aie jamais rencontrés.

Il n'est pas rare d'observer un accès de fièvre, accident qui succède fréquemment aussi à l'emploi du brise-pierre. Quand il se produit, — ce qui est loin d'être la règle, — on ne le voit survenir qu'après l'ablation de la sonde. La première fois que le malade urine sans instrument, une goutte s'introduit peut-être dans ce qui reste de l'incision, et un frisson se déclare une ou deux heures après. Là se borne, d'ailleurs, tout le mal. Néanmoins, pour parer, autant que possible, à cet inconvénient, j'adopte le plan que voici :

Avant d'enlever la sonde, c'est-à-dire quarante-huit heures après l'opération, je commence naturellement par vider à fond la vessie. J'ordonne au malade un bain de siége de quinze minutes, et lui fais ensuite garder le lit, chaudement couvert, avec recommandation de ne pas uriner jusqu'à ce qu'il en éprouve un réel besoin, ce qui probablement n'arrivera pas avant six heures, à dater du moment de l'extraction de la sonde. Alors le malade se lève, il urine à plein jet ; il constate, avec un étonnement qui n'est pas sans satisfaction, avec quelle ampleur et quelle facilité le flot d'urine s'échappe, et il se remet au lit comme auparavant, pour toute la journée.

Grâce à ces précautions, vous pourrez voir l'opéré échapper à l'accès de fièvre ; mais si l'accès survient quand même, vous saurez toujours qu'il n'autorise aucune crainte, qu'il n'indique aucun danger.

Quelquefois, mais très-exceptionnellement, la fièvre est un peu plus sévère et un peu plus prolongée.

Le *traitement consécutif* peut être brièvement esquissé.

Le quatrième jour après l'opération, passez une bougie conique française munie d'une grosse olive, afin que vous ne soyez pas exposés à rouvrir la petite plaie. Si cette bougie se trouve arrêtée par un obstacle, remplacez-la immédiatement par une sonde de gomme non conique et douée d'une bonne courbure. Je dois dire cependant que le premier instrument suffit dans la majorité des cas. Vous recommencerez trois ou quatre jours après. La plupart du temps, les n°s 11 et 12 passent avec la plus grande facilité. Vous ne recourrez ensuite à la sonde qu'une fois par semaine ; après quoi le malade se chargera lui-même de ce soin, en espaçant progressivement les intervalles, de manière à finir par ne plus se sonder qu'une fois par an environ.

Cette opération donne, je crois, des résultats plus durables qu'aucune autre méthode. Vous me l'avez vu pratiquer pour des cas qui avaient subi toute espèce de traitement connu et étaient redevenus aussi mauvais que jamais. Je ne réclame pas en faveur de l'uréthrotomie la disparition de la coarctation organique : un pareil résultat réside encore dans le domaine des impossibilités. La méthode est toujours à inventer qui supprimera absolument et à tout jamais l'éventualité d'une récidive chez celui qui a été, une fois en sa vie, victime d'un rétrécissement organique.

Je termine par quelques mots sur les angusties uréthrales siégeant sur les 6 ou 8 centimètres antérieurs du canal.

Règle générale, elles sont très-indilatables, et leur vrai traitement c'est l'incision (page XLIX). Le chirurgien les tient, pour ainsi dire, sous la main, et rien n'est plus aisé que d'en opérer la division au moyen d'un petit bistouri à lame cachée. L'urèthre, dans sa portion pénienne, est entouré surtout par du tissu fibreux résistant ; il possède très-peu de ce tissu spongieux que l'on trouve si abondamment aux environs de la région du bulbe, de sorte qu'en réalité le terrain manque à la dilatation. Telle est, sans doute, la raison du peu d'influence des bougies ordinaires sur les coarctations qui siégent sur cette partie du canal.

L'opération est ici tellement simple, qu'elle n'exige pas de plus amples développements ; je ne puis que vous renvoyer aux préceptes que j'ai déjà posés à propos de l'uréthrotomie interne.

LEÇON V

DE L'HYPERTROPHIE DE LA PROSTATE ET DE SES CONSÉQUENCES

Définition. — Fréquence. — Anatomie pathologique. — Age des malades. — *Symptômes*. — Fréquence des mictions ; — miction involontaire. — Caractères de l'urine ; — du jet. — Exploration. — Rétention d'urine ; — regorgement. — Toucher rectal. — *Traitement*. Cathétérisme évacuateur. — Sondes molles anglaises ; — sondes coudées. — Traitement général : 1° prévenir les congestions locales ; 2° régulariser les fonctions de l'intestin. — Hypertrophie avec rétention d'urine. — Règles de l'évacuation. — Sonde à demeure. — Fréquence du cathétérisme. — Cystite chronique. — Suite du cathétérisme. — Évacuation incomplète de la vessie.

MESSIEURS,

Nous allons passer aujourd'hui de l'étude des rétrécissements à celle d'une autre maladie très-importante et que vous aurez souvent à traiter, je veux dire : l'hypertrophie de la prostate.

Cette affection est une de celles qui prélèvent sur la vieillesse un large tribut de souffrances ; aussi le praticien est-il assuré de la rencontrer bon nombre de fois. De là, pour nous, la nécessité d'étudier à fond les cas qui peuvent se présenter, et cela avec d'autant plus de soin, que les exemples en sont rares dans nos salles hospitalières, la plupart des malades étant traités comme malades externes (1).

Permettez-moi d'abord de vous prémunir contre la confusion que vous pourriez faire de cette maladie avec une augmentation du volume de la prostate dépendant d'une autre cause. L'augmentation de volume que nous appelons « hypertrophie » est tout à fait *sui generis* et ne se rencontre dans aucun autre organe ; elle n'a pas plus de relation que d'affinité avec les productions inflammatoires que nous pouvons observer dans le gonflement des amygdales ou des ganglions lymphatiques. L'accroissement qui constitue le processus hypertrophique est dû à une nouvelle formation du tissu glandulaire portant, soit sur la totalité de l'organe, soit seulement sur une de ses parties.

(1) [Dans les hôpitaux de Londres, le service des consultations est très-important et entre pour une part considérable dans le rôle de bienfaisance de l'hôpital, dans les devoirs du médecin hospitalier et dans l'instruction pratique des élèves. Certains chefs de service traitent à la consultation presque autant de malades que dans leurs salles ; de là le nom de « malades externes » donné aux patients qui ne viennent dans les hôpitaux que pour bénéficier de la consultation. Il convient d'ajouter que ce service des consultations est régulièrement organisé : le chef de service *lui-même* donne ses soins aux consultants. Chaque malade externe reçoit un numéro que l'on inscrit à la fois sur un registre spécial et sur une feuille. Le registre contiendra l'observation succincte de la maladie et restera aux archives de l'hôpital. La feuille est remise au patient, qui doit la rapporter à chaque consultation. Sur cette feuille sont inscrits : le nom du médecin traitant, le jour et l'heure de la consultation, les prescriptions, etc. Elle sert au malade à se procurer gratuitement les médicaments à la pharmacie de l'hôpital, et à trouver de nouveau la salle où il doit se rendre ; en outre, elle permet au médecin de se reporter immédiatement à ses prescriptions antérieures, et, si besoin est, à l'histoire de l'affection.]

S'il fallait trouver quelque chose d'analogue à ce travail morbide, nous ne pourrions le rencontrer que dans les hyperplasies connues sous le nom de *fibromes utérins* et qui consistent principalement en une prolifération excessive des éléments histologiques de la matrice (1). Ainsi les productions nouvelles qui donnent naissance à l'hypertrophie ne ressemblent en rien aux néoplasies qui constituent l'épithélioma ou le cancer. En fait, l'accroissement hypertrophique ne possède aucun caractère morbide intrinsèque ; seule, l'obstruction mécanique qu'il produit crée à la vessie des conditions pathologiques.

J'insiste sur ces faits, parce que je ne sais que trop les erreurs qui ont cours sur ce sujet. Peu de personnes paraissent se douter de la différence radicale qui distingue l'accroissement hypertrophique d'avec la tuméfaction purement inflammatoire : celle-ci apparaît surtout dans la première moitié de la vie, tandis que celle-là appartient exclusivement au dernier tiers de l'existence.

On admettait autrefois, sur la haute autorité de Sir Benjamin Brodie, que « lorsque les cheveux blanchissent et diminuent....., généralement, pour ne pas dire toujours, la prostate augmente ». Telle est la doctrine qu'ont reçue la plupart des médecins de l'époque ; telle est aussi celle qui avait cours quand j'entrepris, il y a quelque dix ou douze ans, de nouvelles recherches sur la matière (1868).

Je pris la peine de faire à ce point de vue l'autopsie de tous les sujets âgés de plus de cinquante ans, qui mouraient à « Marylebone Infirmary ». Je me livrai ensuite au même travail à « Greenwich Hospital », en collaboration avec le docteur Messer (2). Cette longue enquête, qui ne s'appuie pas sur moins de deux cents prostates, — non pas choisies, mais prises au fur et à mesure des décès et soigneusement disséquées, — m'a démontré que l'hypertrophie, loin d'être la règle, est tout simplement l'exception. Je n'ai rencontré, en effet, quelque augmentation du volume de la glande qu'une fois sur trois environ, et encore les symptômes de la maladie ne s'étaient pas montrés chez tous ceux en qui la révélait l'inspection cadavérique : loin de là, un sujet seulement sur sept en avait souffert pendant la vie. D'où nous pouvons tirer cette conclusion, qu'en fait d'hommes âgés de plus de cinquante-cinq ans, un sur vingt seulement fera appel à nos soins pour cette affection (3).

Ainsi réduite dans sa fréquence relative, l'hypertrophie de la prostate n'en conserve pas moins une importance réelle ; car si dans chaque groupe de vingt hommes approchant de la soixantaine vous trouvez un patient,

---

(1) [Il sera peut-être intéressant de remarquer cette nouvelle preuve apportée par l'anatomie pathologique à la loi d'analogie que les études embryologiques ont permis d'établir relativement aux organes de la génération dans les deux sexes.

On sait qu'à une certaine période de la vie embryonnaire, on voit descendre, le long du bord externe des corps de Wolff en voie d'atrophie, deux conduits désignés sous le nom de *conduits de Müller*, et qui se dirigent en convergeant vers le cloaque. Ces conduits portent le nom de spermiductes ou d'oviductes, suivant le sexe. De leur adossement inférieur, dans le sexe masculin, résulte la prostate ; de leur fusion, dans le sexe féminin, résulte la matrice.]

(2) Voy. Thompson, *Maladies des voies urinaires*, p. 329, 330.

(3) Thompson, *Maladies des voies urinaires*, p. 400.

H. Thompson. — Leçons cliniques.   *e*

voyez tout de suite, pour peu que votre clientèle soit étendue, que de prostates réclameront vos services !

Avant de pénétrer plus avant dans le sujet, permettez-moi de vous exposer quelques notions d'anatomie pathologique. La prostate se compose, comme bien vous savez, de deux lobes latéraux réunis par une portion médiane. Or, l'hypertrophie, suivant la partie qu'elle affecte, influence très-différemment la miction. Ainsi point n'est besoin d'un grand accroissement de volume pour qu'on voie surgir les plus sévères symptômes, et, d'un côté, une énorme prostate ne se révélera parfois que par des troubles insignifiants. La plus grosse que j'aie peut-être jamais observée, — elle avait le volume d'une petite noix de coco, — ne causait que peu d'obstacle au cours de l'urine. Mais que la portion médiane vienne à être hypertrophiée, même légèrement, il pourra s'ensuivre une rétention complète. Jetez, en effet, les yeux sur ces deux diagrammes, dont le premier vous représente les deux lobes latéraux de la prostate et le second la portion médiane. Ici (sur la portion médiane), le plus léger relief, un simple petit mamelon suffit pour obturer entièrement l'orifice interne de l'urèthre et faire échec complet aux efforts naturels d'expulsion. D'autres fois c'est sur une des parties latérales de la glande que porte l'augmentation de volume ; l'urèthre devient alors sinueux, et vous constatez que le cathéter lui-même se trouve dévié, soit à droite, soit à gauche, suivant le côté qui est le siége du développement hypertrophique. Les figures 12, 13, et 14 offrent des exemples de ces diverses variétés.

Auprès du malade, rappelez-vous donc ceci :

Bien qu'à l'exploration vous trouviez une prostate énorme, il ne s'ensuit pas nécessairement que le porteur éprouve de grandes difficultés pour uriner. — D'autre part, si le toucher rectal, ou tout autre procédé d'investigation, ne révèle pas d'hypertrophie appréciable, vous n'êtes pas en droit de conclure que tous les troubles, — et ils peuvent être considérables, — ne sont pas dus à cette affection.

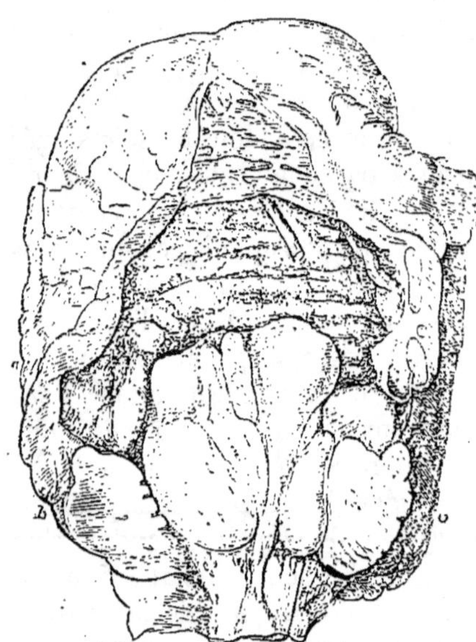

Fig. 12. — Coupe de la prostate et de la vessie (vue antérieure) (*).

Un mot maintenant sur *l'âge des malades*. Je n'ai jamais vu d'augmentation de volume de la prostate (de cause hypertrophique, et non pas, bien entendu, de nature inflammatoire ou autre) avant l'âge de cinquante-quatre ans ; et, si je ne l'ai jamais vue, vous pouvez croire qu'elle ne se montre

(*) La vessie est hypertrophiée ; la prostate projette des bosselures multiples dans la cavité du réservoir urinaire.

que bien rarement, pour ne pas dire jamais. Cette affection commence ordinairement à se faire sentir de cinquante-sept à soixante ans. Si un homme doit l'avoir, il l'aura généralement vers soixante ans. Au delà de soixante-cinq ou de soixante-dix ans, le développement de la prostate est fort rare, et, quand il apparaît, c'est toujours à un degré relativement peu prononcé. J'ai fait l'autopsie de vieillards de quatre-vingt-dix ans sans trouver trace d'hypertrophie prostatique, ce qui prouve que celle-ci n'est pas en relation nécessaire et directe avec l'âge des individus. Celui qui a échappé à ses atteintes à soixante-cinq ans jouira à cet égard, pour le reste de ses jours, d'une immunité à peu près absolue.

Passons à l'étude des *symptômes*.

Un homme déjà avancé en âge vient vous raconter que depuis quelque temps il urine avec moins de facilité, et que son jet s'échappe mince et sans force ; il se plaint aussi d'éprouver des envies d'uriner plus fréquentes. surtout le matin, — probablement deux ou trois fois pendant qu'il s'habille ; — puis ces envies se calment, mais se répètent ordinairement plus souvent pendant la nuit que dans la journée. Si ce patient n'accuse pas en même temps des souffrances assez vives, — ce qui naturellement éveillerait en vous l'idée d'un calcul ou de quelque autre affection, — vous devrez vous dire : « Voilà, selon toute probabilité, un cas d'hypertrophie de la prostate. » Vous n'avez pas besoin de recourir tout de suite au cathétérisme. Posez d'abord à votre malade les quatre questions que vous savez (1).

Premièrement, informez-vous de la *fréquence des mictions*, et notez bien si cette fréquence est beaucoup plus grande pendant la nuit que pendant le jour, contrairement à ce qui a lieu dans les affections de la vessie. Je ne saurais en effet vous dire pourquoi, mais on voit très-souvent des malades atteints d'hypertrophie de la prostate, rendre une aussi grande quantité d'urine pendant les huit heures de la nuit que pendant les seize heures de la journée ; de là, pour leur sommeil, de fatigantes perturbations. — Subsidiairement, vous demanderez au patient s'il ne lui arrive jamais de perdre ses urines involontairement ou à son insu. Une réponse affirmative vous permettrait d'inférer que le cas pendant est de vieille date, car, dans les hypertrophies avancées, on observe presque

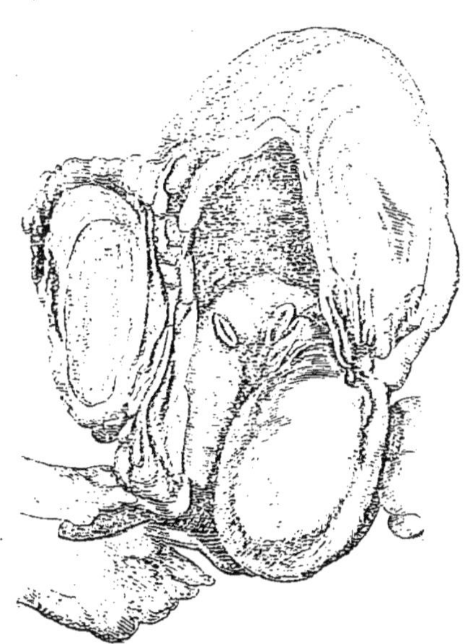

FIG. 13.— Coupe de la prostate et de la vessie (vue latérale) (*).

(1) Voy. leçon I.

(*) La portion prostatique de l'urèthre se trouve notablement allongée et ramenée à une direction presque verticale.

toujours un certain degré d'évacuation involontaire, soit à l'occasion de quelque effort, comme la toux, soit la nuit, pendant le sommeil.

Admettons que le malade ne se plaigne pas d'une fréquence excessive des mictions, mais accuse seulement des envies d'uriner modérément exagérées, vous passerez à la seconde question, au symptôme douleur. Si vous en constatez l'existence, vous tâcherez d'en préciser le moment; en d'autres termes, vous rechercherez si la douleur *précède, accompagne* ou *suit* l'évacuation de l'urine. Toute douleur qui se fait sentir avant la miction et cesse immédiatement après, indique presque toujours une hypertrophie de la prostate. Vous en devinez la raison : la vessie distendue, comme il arrive souvent dans l'hypertrophie prostatique, souffre du fait de sa distension même, et lorsque l'évacuation de l'urine vient mettre un terme à cette distension, le calme renaît aussitôt. Si la douleur, au contraire, apparaissait surtout après la déplétion de la poche urinaire, vous devriez présumer l'existence d'un calcul, dont les points de contact avec la muqueuse deviennent plus multiples et plus intimes dans l'état de vacuité que dans l'état de plénitude de la vessie.

Vous passez ensuite aux *caractères de la sécrétion :* vous vous informez si l'urine est claire ou trouble. L'affection est-elle récente, l'urine aura probablement conservé sa limpidité. Il pourra encore en être ainsi lors même que la vessie n'aura pas été complétement évacuée depuis des mois, ou même une année entière; mais si l'affection remonte plus loin, l'urine sera certainement altérée.

De là vous passez à l'examen du *jet.* Généralement vous trouverez qu'il tombe sans force dès sa sortie du méat, et diffère ainsi beaucoup de celui qu'on observe dans le rétrécissement. Dans ce dernier cas, en effet, le jet, aussi longtemps qu'il persiste, et lors même qu'il serait réduit à la finesse d'un fil, conserve ordinairement sa force, parce qu'il subit la volonté du malade, et qu'il reçoit le contre-coup de ses efforts d'expulsion. Dans l'hypertrophie, au contraire, les efforts du patient sont frappés d'impuissance et n'aboutissent le plus souvent qu'à augmenter la dysurie, en poussant plus avant dans le canal la portion médiane de la glande. D'une manière générale, l'appareil expulseur lui-même se trouve englobé, au col de la vessie, dans le processus hypertrophique et n'est plus en état de

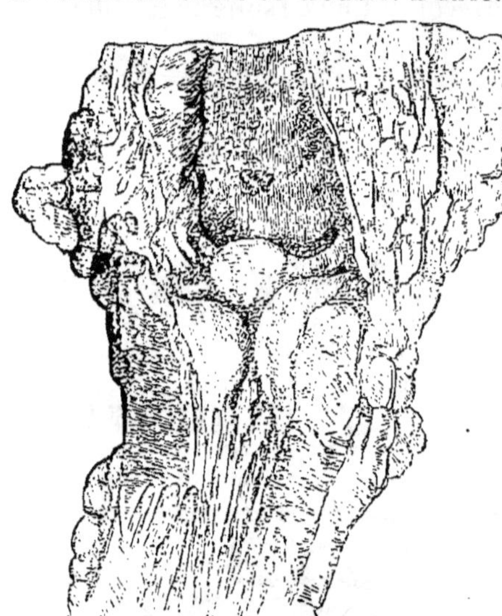

Fig. 14. — Section de la vessie et de la prostate, montrant une hypertrophie évidente, quoique peu considérable, du lobe moyen et des lobes latéraux.

fonctionner; de là, la stérilité des efforts du malade sur la propulsion du jet (1).

Vient enfin la quatrième question : *Le sujet pisse-t-il du sang?* Presque toujours, durant les premières phases de l'affection, la réponse sera négative; cependant, à la suite de beaucoup de fatigue, un peu de sang peut apparaître dans les urines et éveiller de nouveau l'idée d'une pierre. Dites

(1) [C'est ici le lieu de chercher à bien préciser, si c'est possible, les raisons de la différence que présentent, au point de vue du jet, les deux principales espèces de *dysurie :* celle d'*origine stricturale* et celle d'*origine prostatique.* Voici d'abord l'énoncé aphoristique des faits : Dans le rétrécissement de l'urèthre, le jet est surtout altéré dans son *calibre;* dans l'hypertrophie de la prostate, le jet est surtout altéré dans sa *force.* Sans vouloir ici épuiser le sujet en envisageant le problème sous toutes ses faces, — ce qui nous conduirait, soit à des redites, soit à des développements que ne comporte pas la nature de ce livre, — nous dirons : L'hypertrophie et la stricture consistent bien l'une et l'autre en une obstruction de la voie que doit parcourir l'urine, mais l'obstacle dans les deux cas diffère essentiellement de nature et de siége, et de là, dans les deux maladies, la différence caractéristique du jet. Expliquons-nous :

1° *Différence de nature.* — Dans le rétrécissement, le canal n'est que diminué : un vide virtuel, prêt à se convertir en un vide réel, est toujours à la disposition de toute colonne liquide animée d'une force de pénétration suffisante pour vaincre l'élasticité de la virole plastique qui constitue la coarctation. Le jet, en franchissant le point rétréci, perdra donc de son calibre; mais il n'y a pas de raison pour qu'il perde de sa vitesse acquise, pour qu'il ne jaillisse pas avec force en sortant du méat.

Dans l'hypertrophie, au contraire, la voie d'expulsion n'est pas rétrécie, dans le sens propre du mot. Si l'on mesure le périmètre du col de la vessie et de l'origine du canal, on obtiendra des dimensions égales, sinon supérieures à celles de ces organes à l'état sain. La voie est tout simplement encombrée par des bosselures qui proéminent, sous forme de tumeurs ou de soupapes, dans l'*âme* du conduit, ce qui change du tout au tout les conditions de sortie de la veine liquide. En effet, si la colonne fluide se présente avec force, si elle fait choc contre ces obstacles, ceux-ci se renversent, se tassent en aval du courant et n'en bouchent que mieux le passage. Les malades ne s'y trompent pas, ils savent par expérience que ce n'est pas en poussant le plus qu'ils urineront le mieux. En fait, dans l'hypertrophie de la prostate, la miction est presque autant passive qu'active, c'est-à-dire qu'elle se fait presque autant par le relâchement des sphincters que par la contraction du muscle vésical, celui-ci se trouvant dans la nécessité de n'intervenir qu'avec ménagement sous peine d'échouer. Dans ces conditions, il n'est pas étonnant que la vitesse du jet soit moindre que si la vessie et les muscles abdominaux pouvaient donner avec tous leurs moyens, comme dans le cas d'angustie uréthrale.

2° *Différence de siége.* — Pendant tout le temps que l'urine reste dans la vessie, toutes les pressions auxquelles elle est soumise sont intégralement et uniformément supportées par les parois du réservoir; tant que le col résiste, les forces qui agissent sur l'urine se trouvant annulées par la résistance des parois viscérales, le liquide reste immobile. Dès que le col s'entr'ouvre, la pression devient efficace, l'urine se met en mouvement. Or, pendant tout le temps qu'une tranche liquide s'avance sans encombre dans le canal, elle reçoit une accélération constante de la part des muscles expulseurs, dont elle accumule les actions successives, absolument comme le corps qui tombe accumule toutes les actions successives de la pesanteur, de même aussi qu'un projectile reçoit un accroissement de vitesse pendant tout son parcours dans le canon de l'arme. Le canon, on le sait, est le moyen d'emmagasiner les effets de la force, et de les faire converger dans une direction donnée; sans lui, le projectile, au lieu d'être lancé à plusieurs mille mètres, retomberait près de l'arme.

Eh bien! la même chose arrive pour l'urine : l'urèthre est la condition d'emmagasinage des actions expultrices : suivant qu'il est long ou court, suivant que l'obstacle au cours des urines est éloigné ou rapproché du réservoir, la force de propulsion est plus ou moins grande, le jet plus ou moins bien lancé. Quand l'obstacle siége au col de la vessie, à la prostate, la vitesse du courant n'a plus pour facteur que l'impulsion initiale, et celle-ci se trouvant déjà moins grande, pour les raisons précédemment déduites, et de plus brisée par les sinuosités de l'origine de l'urèthre, le jet tombe sans force à sa sortie du méat.]

alors au malade d'uriner devant vous, car l'inspection de son jet vous sera
un précieux auxiliaire pour dissiper cette équivoque. En effet, si le malade
peut déférer à votre invitation, et que son jet s'offre à vos regards avec les
caractères que je lui ai précédemment assignés, vous concluerez en faveur
d'une hypertrophie de la prostate.

Il ne vous reste plus qu'à sanctionner votre diagnostic par les moyens
mécaniques, et, dans ce but, vous recourrez d'abord au *cathéter*. Mais avant
tout, je le répète, tâchez de voir uriner le malade, car le problème ne
réside pas entièrement dans la constatation pure et simple de l'hypertrophie ; vous devez encore et surtout savoir quelles en sont les conséquences
fonctionnelles, c'est-à-dire jusqu'à quel point elle fait obstacle à l'émission
des urines. Le point capital, pour le malade comme pour vous, c'est le
degré d'obstruction de la lumière uréthro-vésicale, et nullement les conditions de volume et de forme que peut revêtir la glande ; en d'autres termes,
c'est la quantité d'urine restée dans la vessie après chaque miction qui dic-
tera le *traitement* à venir.

Je vous conseille de vous servir d'une sonde de gomme de bonne courbure et de suffisante grosseur. Comme pour le rétrécissement, commencez
toujours par une sonde qui ne soit pas moindre que le n° 8 ou 9 (n° 17 ou
18 de la filière anglaise) et, naturellement, dépourvue de mandrin. En l'introduisant, maintenez soigneusement le pavillon appliqué contre le pli de
l'aine, afin de ne pas détruire la courbure du bec. Une fois parvenus dans la
vessie, procédez à l'évacuation complète de ce réservoir et prenez note de la
quantité d'urine que vous retirez ainsi. Cette quantité peut varier beaucoup,
depuis une once seulement de liquide jusqu'à tout ce que l'imagination peut
raisonnablement concevoir. Il m'est arrivé, dans un cas, très-exceptionnel à
la vérité, d'en retirer jusqu'à 3 litres. En moyenne, vous évacuerez de 200
à 500 grammes de liquide. C'est à cette masse d'urine qui ne sort qu'à l'aide
de la sonde, et que les efforts du malade sont impuissants à chasser, que j'ai
donné le nom de *résidu urinaire* ; c'est ainsi que je la désignerai désormais.

Relativement à l'*exploration instrumentale* des malades qui présentent les
symptômes ci-dessus mentionnés, sachez bien que la fréquence des mictions, et plus encore l'émission involontaire de l'urine, rendent le cathétérisme indispensable. Je ne saurais trop attirer votre attention sur les erreurs
chaque jour commises à cet endroit, non-seulement par les malades, mais
aussi par les médecins eux-mêmes. Que de fois le jugement du praticien ne
se laisse-t-il pas égarer par des affirmations catégoriques dans le genre de
celle-ci : « Je n'urine pas trop peu ; je n'urine au contraire que trop souvent
et en trop grande abondance ; je suis sûr que ma vessie se vide parfaitement. Indiquez-moi le moyen de retenir mes urines, c'est tout le service
que je vous demande. »

L'effet de semblables paroles est vraiment parfois incroyable sur l'esprit
de l'homme de l'art, alors que c'est précisément dans ces circonstances qu'il
devrait invariablement sonder afin de s'assurer du fait. Pénétrez-vous bien
de cette vérité, que je voudrais, passez-moi le mot, graver en grosses ma-
juscules dans votre mémoire :

Miction involontaire signifie rétention et non pas incontinence. — S'il y a quelques exceptions à cette règle, elles sont certainement bien rares. L'erreur provient ici de l'usage, ou plutôt, ainsi que je vous le démontrerai, de l'abus que l'on fait du mot « incontinence », lequel implique naturellement l'idée de vacuité de la poche urinaire. L'état d'une vessie qui ne peut conserver son contenu est en effet correctement rendu par le mot incontinence. Mais cet état ne se produit qu'en des circonstances relativement peu communes, et, d'ailleurs, bien définies. Vous l'observerez, par exemple, dans les paralysies cérébrales ou cérébro-spinales, dans certaines blessures du col de la vessie : l'urine s'échappe au dehors au fur et à mesure qu'elle tombe des uretères, et la vessie cesse de fonctionner comme réservoir. Je conviens qu'à ne voir que les signes extérieurs, c'est-à-dire la sortie incessante et involontaire de l'urine à travers le canal de l'urèthre, la ressemblance est grande entre l'incontinence vraie et la rétention ; mais voyez la différence capitale qui sépare ces deux états : dans le premier, la vessie est *vide;* dans le second, elle est *pleine !*

Donc toutes les fois que vous rencontrerez ce flux involontaire de l'urine improprement appelé *incontinence*, gardez-vous bien de le confondre avec les conditions morbides qui produisent réellement l'état de vacuité de la vessie; tenez pour vrai, au contraire, que la poche urinaire est pleine, et que le seul moyen que vous ayez de soulager votre malade, c'est de le sonder.

Si j'attache une si grande importance à cette simple question de physiologie pathologique, c'est que j'ai vu des existences sacrifiées faute d'une saine interprétation des faits. J'ai procédé à l'examen *post mortem* de personnes qui avaient succombé aux suites d'une rétention méconnue pendant la vie, et méconnue, pourquoi ? — parce que l'urine s'écoulait constamment et, comme on le supposait, « si librement » !

Vous le voyez, les mots sont loin d'être sans influence sur les idées que nous avons des choses, et sur les actes que ces idées nous inspirent. En vérité, la langue scientifique, la langue chirurgicale surtout, ne saurait jamais pécher par excès de clarté ni de précision. Telle est à cet égard l'énergie de mes convictions, que je me suis fait un devoir de vous signaler, chemin faisant, tous les abus de langage que je pourrai relever dans le sujet qui nous occupe.

Donc, à l'avenir, vous n'emploierez plus le mot *incontinence*, qui signifie que la vessie est *vide* ou *ne peut contenir*, pour indiquer la position d'un malade qui perd involontairement ses urines ; car, vous le savez maintenant, un pareil malade a généralement sa vessie pleine. Dites plutôt qu'il existe alors de la « miction involontaire », sans préjuger la cause; et quand vous vous serez assurés qu'il y a en même temps plénitude de la vessie, ajoutez ces simples mots, « par regorgement ». Alors, vous rappelant mon axiome : « Miction involontaire dénote surtout rétention et non pas incontinence », vous ne commettrez jamais cette erreur, aussi profonde que fatale, dont je vous parlais tantôt, et qui fait plus de victimes qu'on ne pense. Alors aussi notre langage égalera presque en correction celui des chirurgiens français. Nos confrères d'outre-Manche, en effet, avec leur façon plus logique de s'exprimer, traduisent la condition morbide que nous avons actuellement en vue, par l'expression de *vessie qui regorge;* mais ils ont bien garde de se servir du mot « incontinence », autrement que pour désigner ces conditions pathogéniques, fort rares du reste, qui ont la vacuité de la vessie pour résultat.

Depuis longtemps je ne désigne plus les vessies qui laissent ainsi échapper peu à peu et en dehors de la volonté du patient le trop-plein de leur contenu, que sous le nom de *vessies gorgées*, et je caractérise le phénomène lui-même par le mot « regorgement ». J'espère que vous ferez comme moi.

La nature du sujet me conduit encore à vous dénoncer une autre locution non moins vicieuse. En Angleterre, l'état de la vessie dont nous parlons en ce moment est fréquemment désigné sous le nom de *paralysie*, et ce malheureux mot enfante les plus déplorables erreurs pratiques. En fait, la poche urinaire n'est que rarement paralysée; elle ne l'est jamais, que je sache, indépendamment des altérations du cerveau ou de la moelle épinière : je veux dire que la paralysie idiopathique de la vessie — résultant, il va sans dire, d'une affection centrale ou périphérique des nerfs de l'organe — reste encore à prouver. Le réservoir urinaire peut bien se trouver dans l'impossibilité d'expulser son contenu par suite d'un obstacle mécanique tel qu'une hypertrophie de la prostate, l'engagement d'un calcul, une stricture uréthrale, etc., ou bien par le collapsus de ses fibres musculaires, conséquence d'une distension excessive et prolongée; mais, encore une fois, je ne puis voir dans tout cela que des empêchements mécaniques ou de l'*atonie* musculaire; je n'y vois en aucune façon de l'insuffisance nerveuse, de la paralysie enfin. Je reviendrai, du reste, sur ce sujet (voyez leçon XVIII).

Après cette digression, dont l'importance justifie la longueur, revenons, pour le compléter, au *diagnostic*.

Pendant que le patient conserve encore le décubitus dorsal, votre doigt, introduit dans le rectum, vous renseigne sur le volume de la prostate, sur son degré de sensibilité, ainsi que sur le côté, droit ou gauche, qui se trouve être le plus hypertrophié. Il va de soi que cette exploration sera faite avec toute la douceur voulue : votre doigt sera bien huilé, vous l'introduirez avec beaucoup de lenteur. Le malade devra être couché sur le dos, car dans cette position vous pourrez, avec la main restée libre, appuyer au-dessus du pubis et refouler doucement vers le doigt rectal le système vésico-prostatique; cette exploration bimanuelle vous permettra en même temps de vous assurer si la vessie est ou non distendue.

Tels sont les points du diagnostic qu'il est bon d'élucider, et au delà desquels il n'est ni utile ni désirable que vous poussiez vos investigations.

Arrivons au *traitement*. Le traitement médical ne nous tiendra pas longtemps. Il se réduit à ces mots : « Rien à faire », c'est-à-dire qu'il n'est pas en notre pouvoir de diminuer l'hypertrophie. Nous ne sommes pas complétement désarmés, il est vrai, contre ces congestions de passage qui viennent accidentellement augmenter encore le volume de la glande; mais l'hypertrophie proprement dite ne rétrograde par aucun moyen connu. Grand cependant est le nombre des modificateurs qu'on a cherché à lui opposer, tant à l'intérieur qu'en applications locales : je vous citerai en particulier l'iode. Eh bien ! quelque efficacité qu'on ait attribuée à ces remèdes dans certains pays, je vous affirme avec regret, mais aussi en toute certitude, que l'iode et le mercure n'ont jamais fait que du mal chaque fois qu'on les a employés. Et ces agents ne sont pas les seuls dont on ait espéré quelques secours : la ciguë, le chlorhydrate d'ammoniaque, la liqueur de potasse, ont tour à tour été mis à l'épreuve. Tous ces essais laissent encore debout la formule que je vous énonçais tantôt : nous ne connaissons, quant à présent, aucun moyen efficace de combattre l'hypertrophie elle-même, et nous devons nous contenter de palliatifs. Mais ici nous pouvons beaucoup pour conjurer les effets de la maladie, et cela, grâce surtout aux moyens mécaniques.

Premièrement, nous pouvons, à l'aide du cathétérisme évacuateur, détruire la rétention partielle, compagne habituelle de l'hypertrophie. Permettez-moi d'envisager un instant avec vous la genèse de cette rétention partielle. Nous y voyons intervenir deux facteurs.

Le premier vous est déjà connu, c'est l'obstacle qui obture le col de la vessie. Le second consiste dans l'impuissance où se trouve la tunique musculaire de s'acquitter convenablement de sa fonction expultrice. Voici, en effet, ce qui arrive. Pour vaincre la barrière qui s'oppose à la sortie de l'urine, le muscle vésical s'hypertrophie, tout comme s'hypertrophie le muscle cardiaque lorsqu'il est obligé de lutter contre le rétrécissement d'un de ses orifices. Cette hypertrophie a pour effet inévitable de diminuer la souplesse des parois vésicales, c'est-à-dire, de s'opposer aussi bien à leur parfaite juxtaposition, condition matérielle de toute miction complète, qu'à leur entier développement, condition inséparable du rôle de récipient dévolu à l'organe ; de sorte que le viscère devient incapable de se débarrasser entièrement de son contenu, et de fonctionner comme réservoir.

En résumé donc, la capacité de la vessie est diminuée et sa fonction de réservoir compromise : d'un côté par le relief que forme dans son intérieur la prostate hypertrophiée, d'autre côté, par la rigidité de ses propres parois, suivant le mécanisme que je viens de vous esquisser.

C'est alors surtout que l'usage du cathéter deviendra une nécessité de tous les jours, et que le malade restera assujetti, jusqu'à la fin de son existence, à évacuer par le moyen de la sonde tout ou partie de son urine.

Dans ces conditions, un homme peut encore, durant de longues années, demeurer engagé dans tous les labeurs de la vie, et, s'il se soigne bien, rien ne prouve que sa longévité doive subir, du fait de sa maladie, la plus légère atteinte. La seule condition de rigueur, comme du reste dans toutes les circonstances qui obligent de recourir chaque jour à la sonde, c'est que l'instrument, par sa souplesse, et la manœuvre, par sa douceur, permettent d'atteindre le but au prix de la production minimum de douleur et d'irritation. Plus l'introduction du cathéter doit être fréquente, plus il est essentiel de choisir pour l'effectuer le procédé le plus facile et le plus aisé pour le malade.

J'ai réservé, pour le placer ici, ce que j'ai à vous dire de l'instrument lui-même. Voici la raison de la préférence que mérite en principe, dans ces circonstances, la *sonde de gomme élastique* de fabrication anglaise : c'est qu'il est impossible d'adopter pour tous les cas une courbure uniforme; or, la sonde dont je vous parle se plie si bien à toutes les exigences indivi-duelles, qu'elle peut défier, à ce point de vue, tout autre instrument anglais ou étranger. Différente de la sonde française, qui est admirable de douceur et de souplesse, elle a la propriété de conserver toutes les formes qu'il vous plaît de lui imprimer : précieux avantage qui n'est peut-être pas utilisé autant qu'il devrait l'être, mais qui est, à mon avis, d'un immense secours. Le fabricant incurve généralement son instrument à peu près ainsi : le bec droit, au lieu d'être fortement courbé, c'est-à-dire qu'il lui imprime la plus détestable forme qu'on puisse donner à un cathéter pour les cas d'hyper-trophie prostatique (1).

Ce qu'il vous faut, dans l'espèce, c'est un cathéter fortement courbé, *pré-cisément à son extrémité*. Dans ce but, avant d'employer une sonde, vous devrez l'avoir gardée un mois environ sur un mandrin d'une courbure plus prononcée que celle que vous désirez. Alors, au moment d'en faire usage — sans mandrin bien entendu — vous trouverez que votre sonde prend aisé-ment la forme convenable. Règle générale, quand vous voudrez un instru-ment inflexible, recourez tout simplement au cathéter d'argent, et jamais à la sonde de gomme soutenue par un mandrin.

Mais revenons à notre sujet.

Vous voulez naturellement que le bec de la sonde passe par-dessus l'obstacle formé par la prostate hypertrophiée; or, comme la chaleur de l'urèthre diminue toute courbure, quelle qu'elle soit, l'instrument de gomme, tel qu'il sort des mains du fabricant, arrive presque droit au col de la vessie et ne peut passer au-dessus de la tumeur prostatique. Au contraire, quand vous avez une sonde qui a été maintenue bien courbée pendant un mois ou deux, retirez le mandrin, renversez en arrière le corps de la sonde, et voyez ce qui va arriver quand vous l'introduirez : Malgré la chaleur de l'urèthre, la sonde, à mesure qu'elle avancera, tendra plutôt à s'incurver qu'à se redresser, et voilà tout simplement ce qui sépare la réussite de l'in-succès. J'attribue à ce petit artifice une extrême valeur. La chose est très-simple : avoir une sonde courbée outre mesure — non pour le rétrécisse-ment, mais pour l'hypertrophie, — et en renverser le dos au moment de s'en servir; à mesure que l'instrument chemine, sa courbure s'accentue, il passe au-dessus de l'obstacle et arrive dans la vessie. C'est si simple, que cela paraît difficilement avoir tant d'importance; mais tout ce que je puis vous dire, c'est que, dans l'espèce, je ne connais rien de meilleur.

Néanmoins il est des cas particuliers qui requièrent des courbures spé-

---

(1) Voy. H. Thompson, *Traité pratique des maladies des voies urinaires*, p. 150, fig. 23.

ciales. Nous avons des cathéters d'argent de différentes courbures. En voici
plusieurs qui sont excellents (1); mais le cathéter anglais de gomme élastique possède, ainsi que je vous l'ai dit, une qualité qu'on ne trouve dans
aucun autre : plongez-le dans l'eau chaude et donnez-lui telle forme que
vous voudrez, puis trempez-le dans l'eau froide, il gardera la forme que
vous lui aurez imprimée. Il est vrai que la meilleure forme peut être aisément détruite par la façon dont l'instrument est manié. On doit bien se
garder naturellement d'altérer la courbure tandis que la sonde franchit la
partie antérieure du canal, puisque c'est seulement pour la partie postérieure
qu'elle est nécessaire. À cet effet, tenez le talon de votre instrument bien
appliqué dans l'aine et conduisez le pénis le long de la courbure, afin de
préserver celle-ci jusqu'à ce qu'elle ait atteint la région profonde de l'urèthre.
Alors vous abaissez le pavillon, et le bec soulevé passe par-dessus tous les
obstacles jusque dans la vessie.

Je dois enfin mentionner aussi un genre particulier de cathéter français
qui est, à raison de sa forme, d'une incontestable utilité dans l'hypertrophie
de la prostate : je veux parler de ce cathéter droit très-flexible, dont la pointe
seule est légèrement tournée en haut, et qu'on appelle pour ce motif
sonde coudée (2). J'ai déjà insisté sur son utilité dans la deuxième leçon.
Il suffit de le pousser horizontalement (le malade étant debout) vers
la vessie, la pointe en haut. Généralement il passe par-dessus l'obstacle avec
une extrême facilité.

On imprime quelquefois deux coudes à l'instrument, qui reçoit alors
l'épithète de *bicoudé* (3); mais ce supplément d'inflexions est rarement
nécessaire.

Le *traitement général* ne doit pas être négligé; je réserve pour le chapitre
de la *cystite chronique*, qui fera l'objet d'une de nos prochaines conférences,
la plus grande partie des développements que comporte le sujet. La cystite,
en effet, se trouve associée à un si grand nombre de maladies des organes
urinaires, qu'il vaut mieux en esquisser le traitement une fois pour toutes
dans le chapitre qui lui sera consacré, que de s'exposer à d'incessantes
redites à propos de chaque affection. Je me bornerai donc aujourd'hui à mettre
en relief les deux indications suivantes :

1° *Prévenir les congestions locales.* — Dans ce but, vous recommanderez
expressément à votre malade d'éviter toute espèce de refroidissement de la
région pelvienne. Qu'il se tienne bien couvert; qu'il ait soin de ne jamais
s'asseoir sur un siége froid ou humide, etc. Vous lui interdirez également
les excitations trop fortes, sexuelles ou autres, les longs voyages, les voitures
mal suspendues, tout ce qui peut en un mot congestionner le pelvis et
retentir sur l'état anatomique de la prostate. Ces causes, en effet, produisent
très-souvent une augmentation temporaire du volume de l'organe, et

---

(1) Voy. *Traité pratique des maladies des voies urinaires*, p. 465, fig. 113, représentant
les différents genres de sondes.
(2) Voy. Thompson, *Traité pratique des maladies des voies urinaires*, p. 465, fig. 113, *e*.
(3) Voy. fig. 113, *f*.

tiennent sous leur dépendance la plupart des troubles fonctionnels dont le malade souffre.

2° *Régulariser les fonctions de l'intestin.* — Vous pouvez rendre très-tolérable la position d'un homme atteint d'hypertrophie prostatique, si vous entretenez convenablement chez lui la liberté du ventre. La constipation, au contraire, entasse dans le rectum des scybales dont la seule présence occasionne souvent de très-grands malaises. Parfois un simple lavement d'eau chaude procure un soulagement immédiat; mais, si ce moyen ne suffit pas, vous devez rétablir le cours des selles par des laxatifs doux, tels que le séné, la manne, le bitartrate de potasse, le soufre, l'eau de Friedrichshall ou le sulfate de soude. Tout ce qui peut agir doucement, promptement et sans irritation, maintiendra le malade dans un état de bien-être inconnu aux patients tourmentés par une constipation habituelle.

J'emploierai les quelques minutes qui nous restent à vous entretenir de certains cas d'*hypertrophie de la prostate* qui opposent les plus grandes difficultés au cathétérisme, et se compliquent de *rétention d'urine.*

Vous pouvez vous trouver en face d'un malade chez lequel l'hypertrophie de la prostate se soit révélée presque soudainement. Si quelques symptômes antérieurs ont existé, ils sont passés inaperçus jusqu'au moment où une congestion subite est venue apporter un obstacle insurmontable à la miction, et plonger le patient dans une angoisse extrême. Une pareille situation ne comporte évidemment aucun délai; ce qu'il faut, ce qu'il y a de plus urgent, c'est de soulager le malade séance tenante. Vous trouvez une vessie distendue, accusée par la matité sus-pubienne; avant vous, peut-être, d'autres confrères ont été demandés qui se sont épuisés en efforts inutiles, en sorte que les circonstances dans lesquelles vous êtes appelés à passer le cathéter ne sont déjà plus sans périls.

Que faire? — Assurez-vous d'abord de la meilleure position que vous devrez donner à votre malade. Je vous conseille de le faire coucher sur le dos, si la vessie est très-volumineuse. Avec une vessie modérément distendue, la station debout serait aussi bonne, peut-être même préférable, en ce sens qu'elle permettrait de vider plus complétement l'organe. Mais quand la distension du réservoir est énorme, la position horizontale devient de rigueur. Il est à ma connaissance que l'évacuation d'une grande quantité d'urine, le patient étant debout, a été suivie des plus déplorables résultats, parfois même de mort subite. Si j'avais le temps, je pourrais vous raconter un fait de ce genre, qui conduisit le chirurgien jusque devant les tribunaux, sous l'accusation d'homicide involontaire. Tous les détails de cette malheureuse affaire me sont parfaitement connus, puisque c'est moi qui fus chargé de la défense de ce confrère injustement attaqué. Le malade avait été sondé debout, et quand six pintes environ de liquide avaient été évacuées, il était tombé mort d'une syncope, tout comme il pourrait advenir à un hydropique dont on ponctionnerait le ventre dans cette position. Sans doute, il y avait eu une faute de commise, mais rien n'était plus monstrueux que d'en faire l'objet d'une action criminelle. Le cas n'en reste pas moins instructif, et je vous le signale, afin que vous n'oubliiez pas de prendre toutes vos précautions contre une syncope fatale, lorsque la vessie se trouve énormément développée, et qu'il s'agit surtout d'un vieillard. Quant à moi, je ne manque jamais, en pareille occurrence, de faire coucher le malade avant de toucher au cathéter. Poussez encore plus loin vos précautions : ne retirez d'abord qu'une partie de l'urine, le quart par exemple, et attendez un peu avant de vider complétement la poche urinaire.

Lorsque l'instrument de gomme ne pourra franchir, vous devrez toujours avoir recours au cathéter d'argent, principalement s'il existe une fausse route. Le cachéter prostatique d'argent est parfois indispensable ; il est beaucoup plus long et plus incurvé que la sonde ordinaire. On le fait même trop long : deux pouces de longueur ajoutés à une sonde d'argent n° 10 ou 12, donneraient un instrument bien suffisant pour la majorité des cas ; le cathéter de 35 centimètres n'est qu'exceptionnellement nécessaire. Quelquefois tous ces instruments échouent, tandis qu'un cathéter à bec court, comme celui du lithotriteur, passe avec facilité. Rappelez-vous toujours que rien n'indique plus sûrement que vous êtes hors de la bonne voie qu'un obstacle devant le bec de votre sonde. Conséquemment ne forcez pas ; ce n'est pas l'étroitesse, c'est l'occlusion du passage qui vous crée des difficultés quand vous êtes arrivés à la région prostatique. En présence d'un arrêt, retirez donc votre instrument et cherchez une autre route, soit à droite, soit à gauche. Mais encore une fois, jamais de force dans quelque circonstance que ce soit.

A présent, me demanderez-vous, pourquoi n'ai-je fait mention ni de l'opium, ni des bains chauds ? — Messieurs, la méthode expectante, dans une rétention causée par l'hypertrophie de la prostate, est passible d'une sérieuse objection. Vous ne devez pas perdre de vue l'avenir de la vessie, et, si vous laissez l'organe pendant un jour ou deux dans une distension excessive, il est à craindre qu'il ne recouvre plus entièrement son pouvoir contractile. La vessie d'un vieillard, quand elle a été forcée par une longue rétention, ne se contracte en général jamais plus. Bien que le malade ait uriné convenablement jusqu'au moment de l'attaque de rétention, si vous le laissez trop de temps sans autre soulagement que l'opium, les bains chauds et autres moyens semblables, la distension progressera sans cesse et vous donnera ensuite plus de mal que si vous eussiez recouru d'emblée à l'instrument.

Si vous avez rencontré beaucoup de difficulté pour introduire votre cathéter, vous serez tenté, j'imagine, de le laisser à demeure : ici vous seriez mal inspiré. Il vaut mieux le retirer, quitte à le réintroduire quand besoin sera, car tout instrument à demeure est une offense pour la prostate. Un rétrécissement s'accommoderait fort bien, lui, de cette pratique ; mais la prostate hypertrophiée en éprouvera toujours, plus ou moins, une fâcheuse irritation ; quoiqu'il soit vrai d'ajouter que la sonde de gomme sera constamment mieux supportée que le cathéter d'argent. Ce qui serait encore préférable, ce serait une sonde de caoutchouc vulcanisé, qui seule peut séjourner inoffensive dans un urèthre compromis par une hypertrophie prostatique. Vous introduiriez cette dernière sonde à l'aide d'une série de courtes et rapides impulsions, et, si ce procédé ne réussissait pas, vous la monteriez sur un mandrin d'une courbure convenable, que vous retireriez ensuite. Rien de plus facile que de la maintenir en place : il suffit pour cela de l'assujettir à l'aide des poils sus-pubiens, ainsi que vous me l'avez vu faire souvent. La sonde de caoutchouc a de plus l'avantage de ne s'incruster que rarement de phosphates, et telle est son extrême souplesse que le malade peut, en la portant, se permettre quelque exercice dans sa chambre. Uu petit tube métallique introduit dans le corps de cette sonde en rend encore le maintien plus sûr. On a imaginé dans le même but de munir d'ailerons son extrémité vésicale ; mais ces appendices ne servent le plus souvent qu'à irriter la vessie et à augmenter les difficultés de l'introduction. En somme, la sonde de caoutchouc vulcanisé rend quelquefois de grands services.

Ce n'est pas tout que d'avoir rouvert un débouché à la sécrétion urinaire ; il peut arriver que la vessie ne rentre pas en possession de sa contractilité normale. Il faudra alors employer le cathéter deux ou trois fois par jour. Avec le temps, vous pourrez apprendre probablement au patient à se sonder lui-même ; la plupart, après quelques leçons, s'en acquittent remarquablement bien. Quant aux instructions que vous donnerez touchant le nombre de fois qu'on devra recourir à la sonde, elles seront subordonnées surtout au reliquat de chaque effort naturel de miction et aux sensations personnelles du malade. Si vous trouvez que le patient, après avoir uriné, ne conserve dans sa vessie que six onces d'urine environ, un sondage matin et soir sera probablement suffisant ; tandis qu'un résidu de la valeur d'une pinte rendrait nécessaire, dans la majorité des cas, un triple sondage quotidien. Enfin, lorsque le malade ne peut expulser par lui-même une seule goutte d'urine, c'est quatre, cinq fois et plus qu'il faudra le sonder chaque jour ; en tout cas, moins jamais de trois ou quatre fois en vingt-quatre heures, car il faut à tout prix vider la vessie, sinon l'urine se décompose, devient irritante, et provoque une cystite chronique.

Une dernière remarque très-importante. Il arrive souvent que l'urine, qui avait conservé toute sa limpidité jusqu'au moment de l'attaque de rétention et même à la suite de quelques séances de cathétérisme ; il arrive, dis-je, que l'urine, après quelque temps de l'usage habituel du cathéter, prend les caractères qui révèlent une cystite chronique, en même temps qu'il survient du malaise général et que la fièvre s'allume. Cet ensemble de symptômes se déclare fréquemment chez ceux qui passent tout d'un coup de la miction naturelle à la miction artificielle. Il faut sans doute une certaine dose de jugement pour prévoir quand ce changement doit avoir lieu ; toutefois, lorsque vous serez obligés de sonder votre malade tous les jours, il vous sera assez facile de noter les modifications qui pourront survenir dans son état général ; alors soyez sur vos gardes et tenez-vous prêts à parer aux éventualités.

Sir Benjamin Brodie, dans ses précieuses leçons sur les organes urinaires, a le premier signalé ce fait que certains malades, peu de temps après avoir contracté l'habitude du cathéter, succombent lentement à la prostration ou à la fièvre. Voici le remède à ces accidents, ou plutôt le moyen de les prévenir. Au début, ne videz pas à fond la vessie à chaque sondage. Si le malade était habitué à garder après chaque miction une pinte et plus d'urine, c'est pour lui un changement trop radical d'avoir deux ou trois fois par jour sa vessie, pour ainsi dire, mise à sec; en conséquence l'organe s'irrite, l'urine se charge de pus, l'appétit se perd, la fièvre intervient, et la vie se trouve menacée. Dans ces conjonctures, la règle est de procéder avec précaution : au lieu d'évacuer une pinte d'urine, n'en évacuez qu'une demi-pinte, laissez-en un peu ; adoptez enfin un moyen terme qui satisfasse la vessie et l'état général. En retirant la moitié ou seulement le tiers d'une pinte, vous soulagez toujours le malade ; progressivement vous en retirez davantage, et peut-être dans l'espace d'un mois vous arriverez à vider entièrement la vessie, et à rendre satisfaisant et régulier le cours de la maladie (1). Cependant vous trouverez çà et là des cas dans lesquels, en dépit de vos soins, la langue deviendra peu à peu rouge, sèche, contractée, en même temps que vous verrez les forces vitales décliner, les sens s'émousser et le malade s'éteindre. L'autopsie, dans ces circonstances, vous révélera toujours une ancienne pyélite avec dilatation de la substance tubuleuse du rein, ou telle autre lésion de structure qui vous prouvera que, de toute manière, le malade ne pouvait pas vivre longtemps.

(1) [Le professeur Traube, de Berlin, a émis, il y a une dizaine d'années, dans le journal : *Berliner klinische Wochenschrift*, une doctrine pathogénique nouvelle sur les altérations que subit l'urine à la suite de la pratique journalière du cathétérisme, et sur les symptômes généraux qui sont la conséquence de cette altération. Le cas sur lequel est étayée cette doctrine se trouve résumé dans la *Gazette hebdomadaire de médecine et de chirurgie* du 8 avril 1864. Nous y renverrons les lecteurs qui voudraient en prendre connaissance.

Il nous suffira de dire qu'il s'agit d'un homme de soixante-treize ans, affecté depuis deux ans d'une rétention d'urine incomplète. A un moment donné, la rétention devint absolue, et il fallut recourir au cathétérisme. L'opération, pratiquée avec la sonde d'argent affectée au service commun de la salle, eut pour résultat, à la première séance, l'évacuation d'une urine parfaitement limpide. Mais dans les sondages suivants, la sécrétion se montra de plus en plus trouble et opalescente, puis elle devint ammoniacale en même temps que surgirent de violents accès de fièvre. Le microscope révéla que l'opalescence de l'urine résultait uniquement d'une agglomération colossale de vibrions.

Traube, s'inspirant des idées de Pasteur, rapporte à ces infusoires la décomposition ultérieure de l'urée en carbonate d'ammoniaque, et, par suite, tous les désordres généraux et locaux qui furent la conséquence de cette décomposition. Comme les vibrions n'ont pu être transportés que par la sonde, un enseignement pratique se dégage de cette observation : Si l'on emploie pour le cathétérisme un instrument d'argent qui ait déjà servi, il faut au préalable, le tremper dans l'eau bouillante et faire passer à l'intérieur un courant d'eau de même température. Quant aux sondes de gomme, il ne faudrait pas les employer deux fois.]

LEÇON VI

RÉTENTION D'URINE

Sa fréquence. — 1° *Rétention inflammatoire*. — Ses causes ; — son siége. — Symptômes.
— Traitement. — 2° Rétention causée par un rétrécissement organique. — Symptômes.
— Exploration du canal. — Traitement médical. — Bains opiacés. — Cathétérisme chirurgical. — Uréthrotomie externe. — Ponction de la vessie par le rectum ; — par l'hypogastre. — Aspiration.

MESSIEURS,

La rétention d'urine sera le thème de notre leçon d'aujourd'hui.

Représentez-vous un instant l'état d'un malade qui souffre de rétention ;
figurez-vous le malheureux en proie à cette angoisse continue et poignante
que provoque l'impossibilité d'uriner, et vous comprendrez combien il importe de le soulager, non-seulement le mieux, mais encore le plus promptement possible. Il est peu de circonstances où l'on rencontre plus de
gratitude, si le traitement est habile et prompt. Indépendamment, en effet,
des souffrances physiques, qui sont extrêmes — et tout homme auquel il est
arrivé de ne pouvoir, ne fût-ce que pour quelques instants, soulager sa
vessie distendue, possède un aperçu, bien que pâle, de la détresse que cause
l'impossibilité d'uriner quand elle persiste pendant des heures et même des
journées entières ; — indépendamment, ai-je dit, de la douleur qui est intense, la situation se complique encore d'une extrême anxiété morale. Le
patient craint que sa vessie ne se rompe — accident qui est cependant des
plus rares, — et il se figure sous les couleurs les plus sombres les conséquences que pourrait entraîner la prolongation d'un pareil état.

La rétention d'urine est chose commune dans les hôpitaux ; il n'en est
pas de même dans la pratique privée. Le genre de vie et les fatigues professionnelles des hommes qui viennent à l'hôpital donnent la raison de cette
différence. Par contre, lorsque l'accident se déclare chez des personnes d'un
rang social plus élevé, il constitue toujours une grave affaire. Au demeurant, la rétention d'urine réclame toujours toute votre habileté et toute
votre attention.

En revanche, si vous réussissez, vous apportez un soulagement immédiat. Ce ne sera plus ici le résultat plus ou moins discutable de quelque
médicament dont un malade sceptique puisse faire honneur à notre grande
alliée : *la nature médicatrice*. Non, messieurs, le bienfait de votre intervention ne saurait être mis en doute, quand à vingt-quatre heures d'angoisses,
l'habile introduction de votre cathéter fait succéder le calme et le bien-être,
et que votre main vient de retirer deux ou trois pintes d'urine dont la vessie
ne pouvait se débarrasser. Alors, se servant d'une expression de circonstance, le malade vous dit qu'il se trouve « en paradis », et il ne peut douter
un instant que vous ne soyez l'auteur de sa félicité.

La rétention se présente à nous sous trois formes types, dont chacune indique un mode particulier de traitement. Quelques cas, il est vrai, se dérobent à ce classement systématique, en revêtant également les caractères de deux formes ; toutefois, pour la facilité de l'étude, la classification que je vous propose est encore bonne à conserver.

La rétention peut donc arriver dans trois circonstances :

1° Chez un homme jeune et bien portant, qui n'a pas de rétrécissement ;

2° Chez un homme plus âgé, porteur d'un rétrécissement confirmé ;

3° Enfin, elle peut atteindre un homme qui n'est ni jeune, ni robuste, qui n'a pas de rétrécissement, mais dont la prostate est hypertrophiée. — De cette dernière forme, je n'ai plus rien à vous dire, puisque nous avons déjà épuisé le sujet au double point de vue de la pathogénie et du traitement, lorsque nous nous sommes occupés de l'hypertrophie de la prostate. J'appellerai seulement votre attention sur les deux autres formes, savoir : la *rétention inflammatoire* et la *rétention causée par un rétrécissement organique*.

RÉTENTION INFLAMMATOIRE. — Voici, à quelques variantes près, l'historique ordinaire de l'affection : Le malade, généralement un jeune homme, a une blennorrhagie depuis un mois ou six semaines. Sous l'influence d'un traitement convenable, une grande amélioration s'étant déjà déclarée, le patient a cru pouvoir se permettre quelque petite infraction au régime qu'il subit. Ainsi, je suppose, il s'est permis quelques stimulants alcooliques, ou bien il s'est livré un peu plus que de raison à un exercice quelconque, tel que le jeu de cricket ou autre, et, après s'être fortement échauffé, il s'est assis sur une pierre froide ou sur un gazon humide ; ou bien enfin il s'est abandonné à des excitations plus fortes et plus énervantes encore. Eh bien ! c'est dans ces circonstances que se produit ce qu'on a appelé le *rétrécissement inflammatoire*.

Mais, laissez-moi me répéter encore, cet accident ne mérite à aucun titre le nom de rétrécissement. D'abord, en pareille occurrence, l'inflammation siége, selon toute probabilité, au col de la vessie ou au niveau de la prostate. La preuve matérielle du fait n'est pas facile à donner, j'en conviens, et l'assertion ne repose que sur une induction, que confirme cependant le toucher rectal ; car heureusement l'affection n'est pas mortelle et l'autopsie ne fournit que rarement l'occasion de vérifier le diagnostic. Mais ce qui s'impose presque comme une certitude, c'est l'existence d'un certain degré de phlogose et de gonflement de la prostate ne ressemblant en rien au rétrécissement. En d'autres termes, il n'y a pas de coarctation dans un endroit précis et circonscrit du canal, mais seulement une tuméfaction de la glande prostate qui fait échec à l'appareil musculaire de la vessie et s'oppose à l'expulsion de l'urine.

Tel est, en général, l'état des choses dans ce qu'on appelle la *rétention spasmodique* ou *inflammatoire*. La condition de la prostate ressemble alors à celle des amygdales dans l'angine tonsillaire. Les deux affections consistent dans le gonflement de glandes qui, à des degrés différents, entourent d'étroits canaux et interviennent dans leur fonctionnement ; toutes deux se développent avec rapidité et peuvent être causées par un refroidissement.

Par quels symptômes s'annonce la *rétention inflammatoire?* Premièrement par la presque cessation de l'écoulement blennorrhagique. De même que, dans l'orchite, la phlegmasie uréthrale semble rétrocéder pour se jeter sur un des testicules, de même l'inflammation de la prostate apparaît consécutivement à la diminution de l'écoulement, et l'organe se révèle, à l'exploration rectale, douloureux et tuméfié. Cependant le jet de l'urine se rétrécit de plus en plus ; en peu de temps la faculté d'uriner se trouve complétement abolie, la fièvre et l'agitation interviennent, et une vive douleur se déclare dans la région périnéale aussi bien qu'à la partie inférieure de l'abdomen. Les malades qui souffrent déjà d'un rétrécissement ne sont pas surpris outre mesure de ce redoublement de symptômes, mais un jeune homme vigoureux qui en est à sa première attaque ne connaît pas de bornes à sa détresse.

Quel *traitement* devons-nous opposer à une aussi sérieuse éventualité? — Le patient réclame à grands cris un soulagement, et un soulagement immédiat, parce que ses souffrances sont intolérables. Instinctivement il se tient, pour ainsi dire, plié en deux, afin de diminuer la pression des muscles abdominaux sur la vessie, et sa respiration elle-même est courte et précipitée, tant il en redoute le retentissement abdominal. Dans ces circonstances, le traitement ancien — le traitement classique d'il y a vingt ans — se composait d'émissions sanguines générales et locales, de bains plusieurs fois répétés et de doses élevées d'opium, le tout dans le but de rendre supportable la position du malade et d'éluder la nécessité du cathéter. On alléguait que, dans un canal enflammé, le cathéter doit faire plus de mal que de bien, et que l'indication de calmer la douleur prime toutes les autres. Je vous ai dit que je ne saurais souscrire à cette manière de voir, qui compte encore quelques partisans. Vous devez surtout vous préoccuper des conséquences ultérieures de la maladie. Or, si par crainte du cathéter vous laissez un jeune homme conserver sa distension vésicale pendant trente-six ou quarante-huit heures, vous l'exposez à une grave infirmité pour le restant de ses jours. J'ai vu des malades qui, pendant des années, n'ont pu vider leur vessie à la suite d'un traitement de ce genre.

La distension extrême et prolongée de l'organe peut abolir ou affaiblir pour toujours sa puissance contractile et produire cette perte de ressort désignée à bon droit sous le nom « d'atonie de la vessie ». Donc, si vous introduisez une sonde, au risque même d'offenser un peu l'urèthre, j'estime que vous faites acte de sagesse et que vous êtes dans le vrai en bravant quelques petits inconvénients pour sauver votre malade d'un réel danger. Mais, que dis-je? il n'y a même pas de risques à courir, si l'on sait s'y prendre.

En ce qui me concerne, je recours invariablement à la sonde de gomme de moyenne grosseur, pas plus grosse que le n° 6 de la filière anglaise [n° 13 de la filière française], afin d'épargner au patient des douleurs inutiles. Je la choisis d'une courbure un peu forte, obtenue par le procédé que je vous ai déjà indiqué, puisqu'il s'agit de passer par-dessus une prostate tuméfiée. On pourrait encore se servir d'un instrument français, tel que la sonde à olive ou la sonde coudée. De cette façon, on n'éprouve généralement aucune difficulté à soulager le malade, et sa reconnaissance est grande de ce qu'on a fait pour lui. Si, au contraire, vous lui faites traverser la longue filière du traitement médical, et qu'à la fin il arrive à se soulager lui-même, il ne vous saura relativement que peu de gré, et il aura couru, en outre, le danger de l'atonie vésicale. Dans le cas où vous ne pourriez introduire une sonde de gomme, vous devriez essayer d'un cathéter d'argent de même calibre.

C'est à Guthrie que revient, je crois, le mérite d'avoir dénoncé le premier l'ancienne pratique de la saignée et des bains chauds. Consultez les spirituels écrits de ce chirurgien expérimenté, vous y trouverez une anecdote qui a trait à notre sujet. Il raconte une visite qu'il fit à un malade atteint de rétention dans les conditions qui nous occupent, et, en termes vigoureux et pittoresques, il dit pourquoi il renonça désormais aux bains et à la saignée, pour recourir d'emblée au cathéter.

Voilà pour cet état inflammatoire de la prostate qui apporte un obstacle à la miction.

Je ne m'arrêterai pas à la *rétention spasmodique*, elle est très-rare. Je n'affirmerai pas que le spasme musculaire ne puisse coexister avec l'inflammation de l'urèthre ; mais la part respective de ces deux états morbides dans le résultat final est difficile à préciser et n'influence d'ailleurs en rien le traitement.

Rétention causée par un rétrécissement organique. — Ici nous avons affaire, d'ordinaire, à un homme plus âgé, car il est rare de rencontrer chez un jeune homme un rétrécissement organique confirmé. La règle, — qui n'est pas sans exception cependant, — c'est que le malade porte la plupart du temps son rétrécissement pendant dix ou douze années avant d'être atteint de rétention complète. Votre premier devoir sera donc de vous assurer s'il existe un rétrécissement. Dans cette forme, les souffrances sont généralement moins atroces, bien qu'elles ne laissent pas d'être encore fort sévères. Le processus obstructif évolue ici d'une façon progressive et n'arrive pas toujours soudainement à son apogée à l'occasion d'une grave imprudence. Depuis des semaines ou des mois, le malade urinait difficilement ; puis, à un moment donné, il a suffi d'une cause légère pour rendre la rétention absolue : — c'est la goutte d'eau qui a fait déborder le vase.

La rétention peut ne pas être complète, contrairement à ce qui arrive dans la première forme ; quelques gouttes d'urine peuvent s'échapper encore et le malade trouver pendant plusieurs jours, dans cette miction bien insuffisante, un petit adoucissement à sa position. Cependant la vessie est très-distendue, et, somme toute, les symptômes sont ceux d'un cas urgent de rétention. En pareil cas, vous trouverez probablement un malade déjà habitué aux instruments. Prenez d'abord une sonde de moyen calibre et l'introduisez jusqu'à l'obstacle, afin d'en connaître le siége, situé ordinairement à 10 ou 12 1/2 centim. du méat ; puis recourez au cathéter de gomme le plus petit possible, tâchez de l'introduire dans la vessie, et si vous avez la bonne fortune de réussir, vous le laisserez à demeure, afin de ne plus avoir d'ennuis de ce chef.

Mais les choses ne marchent pas toujours aussi facilement ni aussi bien. Supposons donc que vous n'ayez pu réussir avec la fine sonde de gomme. Je vous conseille alors de prendre un petit cathéter d'argent n° 1, ou même plus fin, en vous conformant aux précautions qui doivent toujours présider à son emploi et que je vous ai fait connaître dans la troisième leçon.

Malgré tout, cependant, l'instrument ne passe pas : votre habileté, vos efforts, le concours de quelques amis que vous avez appelés à votre aide, tout est tenu en échec, soit par des fausses routes, — elles sont faciles à faire, — soit pour toute autre cause. En un mot, telle est la somme des difficultés, que le succès du cathétérisme peut être regardé comme une victoire chirurgicale impossible. Nous voici conduits à cette question : « Que reste-t-il à faire ? » Eh bien ! c'est que l'opium et les bains chauds pourront être d'un grand secours. Je suppose naturellement que l'urine continue à s'échapper par gouttes, et que vous reculiez devant le *dernier ressort*, j'ai nommé la ponction de la vessie ou une opération semblable ; un bon moyen terme existe encore pour quelques-uns de ces cas. Le malade, pendant toutes vos manœuvres, a probablement eu froid ; accordez-lui le bénéfice d'un bon lit, d'un bain chaud, tout cela complété par de fortes doses d'opium. A propos de ce dernier médicament, je vous conseille, quand vous le croyez indiqué, de l'administrer largement. Ainsi vous réprimerez ces efforts incessants que le malade ne peut pas plus maîtriser qu'il ne peut commander à sa respiration, et qui, complétement impuissants pour le bien, ne peuvent faire que du mal.

La détente qui s'ensuivra amènera peut-être un écoulement d'urine un peu plus abondant, un jet un plus large, et finalement, au bout de deux ou trois jours, le passage relativement facile d'une sonde dans le canal. En tout cas, vous aurez épuisé toutes les chances d'épargner à votre malade une opération. Cependant je ne vous conseille pas d'attendre trop longtemps, bien qu'il soit préférable de temporiser de cette façon que d'aller, au préjudice du malade, manier d'une main peu sûre le bistouri ou le cathéter. Je sais bien qu'en général chacun possède en soi assez de confiance pour recourir aux instruments quand le patient ne peut uriner. Néanmoins, si vous êtes convaincus de ne faire aucun bien avec le cathéter, à plus forte raison si vous craignez de faire du mal, vous trouverez le plus souvent dans l'opium, les inhalations de chloroforme, les bains chauds et les fomentations, de précieux moyens de déférer aux indications les plus urgentes.

Je suppose que vous ayez épuisé toutes ces ressources et que le *dernier ressort* se présente comme une nécessité inéluctable : la vessie, malgré votre traitement, augmente continuellement de volume.

Vous examinez alors avec soin la région sus-pubienne, et vous y trouvez une large tumeur rénitente s'élevant peut-être jusqu'à l'ombilic ou à peu près, et ressemblant plutôt à un utérus gravide qu'à une vessie distendue. Toutefois, dans certains rétrécissements anciens, la matité sus-pubienne n'occupe qu'une surface plus restreinte à raison de l'épaississement et de la rétraction des parois vésicales. Votre doigt passé dans le rectum vous fait trouver également une tumeur produite par la vessie distendue, et vous tâchez de percevoir la fluctuation. Si, percutant avec l'autre main la région hypogastrique, vous communiquez au doigt rectal une sensation de flot bien distincte, vous aurez trouvé un point où le trocart peut être enfoncé en toute sécurité. De même, si vous trouvez au-dessus des pubis une tumeur bien délimitée, arrondie et mate à la percussion, vous serez fondés à croire qu'une opération au-dessus des pubis serait également couronnée de succès.

Mais, me direz-vous, pourquoi ne pas essayer de débarrasser la vessie à l'aide d'une opération pratiquée sur l'urèthre lui-même dans sa région périnéale, afin, si c'est possible, de guérir le rétrécissement tout en vidant la vessie ? En d'autres termes, ne conviendrait-il pas de faire d'une pierre deux coups, au lieu de se contenter d'une simple ponction de la vessie par l'hypogastre ou le rectum ?

Je ne saurais mieux répondre à cette question qu'en vous exposant les opinions et la pratique des différents chirurgiens qui se sont occupés de ce sujet. Invoquons d'abord l'autorité de Liston. Ce chirurgien affirmait dans une de ses leçons cliniques, que dans le cours de sa pratique, tant à l'Infirmerie royale d'Edimbourg que dans cet hôpital même, il n'avait jamais eu l'occasion, jusqu'au moment où il parlait, c'est-à-dire trois ou quatre ans avant sa mort, de ponctionner la vessie pour une rétention d'urine. D'autre part, nous avons dans cette ville des opérateurs qui ont pratiqué cinquante fois et plus la ponction de la vessie. Liston donnait à entendre qu'un bon chirurgien ne doit se trouver que bien rarement dans la nécessité de recourir à d'autre moyen qu'à la sonde dans les cas de rétention (1). Mais n'allez pas conclure que le chirurgien auquel je viens de faire allusion, et qui a ponctionné cinquante fois la vessie, agisse ainsi parce qu'il échoue à passer le cathéter ; loin de là ! Seulement il croit plus sage de recourir à la ponction que de prolonger par trop les tentatives de cathétérisme. — En revanche, Liston et Guthrie ont été réduits parfois à pratiquer l'opération périnéale dont nous parlions tantôt. Par le périnée, il est *possible* d'atteindre l'urèthre en arrière du rétrécissement. Sans vouloir entamer une longue discussion sur ce sujet, je puis vous dire que cette méthode est tombée en défaveur dans ces dernières années. Ce n'est pas, en effet, une petite affaire que de trouver l'urèthre en arrière de la coarctation ; vous pourrez faire au périnée les plus fâcheuses incisions sans tomber sur le canal. Et puis rien ne prouve qu'il soit nécessaire de fendre le rétrécissement pour le guérir ; ce dernier peut très-bien se montrer, quand le moment sera venu, justiciable de la dilatation (2). M. Cock, de « Guy's

(1) Voy. Henry Thompson, *Traité pratique des maladies des voies urinaires*, p. 241.

(2) [On le voit, Sir Henry Thompson rejette aujourd'hui l'uréthrotomie externe, la boutonnière périnéale, non-seulement comme méthode de traitement, — sauf dans quelques cas de fistules, — mais aussi lorsque le rétrécissement ne permet pas le passage de la sonde et se complique de rétention. Dans cette dernière circonstance, Thompson préfère la ponction de la vessie. Nous pensons que la plupart des chirurgiens qui ont vu faire ou fait eux-

Hospital », ne recourt si volontiers à la ponction par le rectum que parce qu'il la considère comme un excellent moyen de traitement. « Préservez l'urèthre, dit-il, pendant quelques jours du contact de l'urine, et de lui-même le canal se rétablira suffisamment pour que la guérison de la stricture n'offre plus de sérieuses difficultés. » Et bien souvent c'est vrai ! M. Cock, en pareille occurrence, ponctionne la vessie par le rectum. Vous voyez ici l'instrument dont il se sert. De cette façon, l'urine ne s'écoule

mêmes un certain nombre d'opérations d'uréthrotomie externe seront de son avis : que cette large brèche, pratiquée un peu à l'aventure et à travers le bulbe, doit être un *dernier ressort* qu'il ne faut imposer au malade que lorsque des moyens plus sûrs ont échoué ou sont inacceptables. Il n'y a pas de statistique, si brillante soit-elle, qui puisse détruire l'effet de ce spectacle, ou qui ne reçoive bientôt le contrôle désenchanteur de faits personnels au chirurgien qu'elle aurait séduit, et le professeur Syme (d'Édimbourg), qui est arrivé à sa quatre-vingtième uréthrotomie périnéale sans un seul cas de mort, n'a pas encore trouvé d'émule. Néanmoins deux chirurgiens éminents, le professeur Eug. Boeckel, une des illustrations les plus sympathiques de l'ancienne faculté de Strasbourg, et le docteur Gouley (de New-York), ont appelé de nouveau l'attention sur cette opération.

Le mémoire si substantiel et si net du professeur Eug. Boeckel, basé sur 12 cas d'uréthrotomie externe empruntés à sa pratique et à celle de divers opérateurs, est connu de tous les chirurgiens français (*). Nous nous bornerons à dire que, pour l'auteur, les indications de l'uréthrotomie externe sont au nombre de quatre : 1° rétrécissement infranchissable sans rétention d'urine ; 2° rétrécissement infranchissable compliqué de rétention d'urine ; 3° rétrécissement franchissable, mais compliqué de fistules ou de corps étrangers dans la vessie ; 4° rétrécissement traumatique avec rétention d'urine.

Le travail du docteur Gouley (**), fondé sur 25 opérations personnelles d'uréthrotomie périnéale externe, a pour but, non-seulement de réclamer une place honorable pour cette opération parmi les diverses méthodes applicables aux strictures uréthrales, mais encore de faire connaître le procédé opératoire imaginé par l'auteur. Voici en quoi consiste essentiellement ce procédé. Une bougie filiforme de baleine est introduite -- quand faire se peut — à travers le rétrécissement, et sert de conducteur à un cathéter d'acier dont le bec cannelé est muni d'un petit pont sous lequel on engage la bougie de baleine. Si le cathéter d'acier ne peut pénétrer, la bougie de baleine rend toujours quelques services pour indiquer le trajet du canal. Arrivé à l'urèthre par le périnée, le docteur Gouley y introduit le couteau de Weber, si usité en oculistique pour l'incision des conduits lacrymaux, et termine son opération en débridant l'urèthre de dedans en dehors, faisant, comme il le dit lui-même, l'uréthrotomie interne au bistouri par une incison périnéale. Les 25 cas rapportés dans ce mémoire comprennent : 9 cas de rétrécissement infranchissable (nᶜˢ 1, 2, 3, 4, 6, 8, 18, 20, 21), dont 2 compliqués de fistules (nᵒˢ 6, 21) ; 2 cas d'oblitération de l'urèthre (nᵒˢ 14, 17), où l'opération ne fut pratiquée que pour produire une fistule destinée à permettre la sortie de l'urine ; 6 cas de rétrécissements franchissables compliqués de fistules (nᵒˢ 10, 11, 12, 15, 19, 25) ; enfin 8 cas de rétrécissements franchissables exempts de fistules, mais dans lesquels la rétention existait à l'état de fait accompli ou d'éventualité menaçante (nᵒˢ 5, 7, 9, 13, 16, 22, 23, 24). Ces 25 opérations ont donné 4 morts : 2 par lésions rénales avancées (nᵒˢ 24, 7), une par pyohémie (nᵒ 15), une par embolie du cœur (nᵒ 10). Enfin il n'est fait mention que dans 4 cas (nᵒˢ 9, 16, 19, 23) d'essais préalables, soit de dilatation, soit d'autres procédés. L'un de nous doit à la gracieuseté du docteur Gouley d'avoir assisté à une opération d'uréthrotomie périnéale externe, qui n'est pas relatée dans son mémoire. Le succès a été aussi complet pour le malade que pour l'opérateur. Nous n'en persistons pas moins à considérer cette méthode comme une suprême ressource qu'on ne doit appliquer que dans des circonstances rares et bien déterminées, comme par exemple lorsqu'il existe des fistules rebelles ou une plaie transversale du canal de l'urèthre, qui, suivant l'heureuse expression de Boeckel, est « un rétrécissement en germe ».]   •

(*) Eug. Boeckel, professeur agrégé à la Faculté de médecine de Strasbourg, *De l'uréthrotomie externe dans les rétrécissements uréthraux graves ou compliqués*. Strasbourg, 1868.

(**) J. W. S. Gouley, Prof. of Clinical Surgery, etc., *On External Perineal Urethrotomy, or an improved Method of external division of the Urethra in Perinæum for the Relief of obstinate Stricture, with Remarks on the preparatory and after-treatment*. New-York, 1869.

plus par l'urèthre, qui reste, pour ainsi dire, à sec, et au bout de peu de temps on réussit à passer une sonde n° 2, 3 ou 4, alors qu'auparavant on ne parvenait point à franchir avec le n° 1. Il y a là, comme vous le voyez, toute une méthode thérapeutique dont M. Cock est le véritable inventeur. En tout cas, on ne peut contester à ce chirurgien d'avoir démontré la simplicité et l'innocuité de la ponction, et, par suite, de nous avoir familiarisés avec une méthode qui était regardée auparavant comme une grave et sérieuse affaire.

Si vous me demandez à présent de vous donner les résultats de mon expérience personnelle, je vous dirai que je ne compte à mon actif, dans une pratique de vingt années, que six opérations de ponction vésicale, dont deux pour des cas d'hypertrophie de la prostate et quatre pour des cas de rétention consécutive à un rétrécissement. Je n'ai pratiqué qu'une fois la ponction sus-pubienne, c'était pour une hypertrophie prostatique; mes autres opérations ont été faites par le rectum. En dehors de ces circonstances, le cathéter m'a toujours suffi pour triompher de tous les cas de rétention qui me sont échus. J'ajouterai que deux de mes ponctions rectales ont eu pour sujet le même individu, la première en 1859, la seconde en 1870, et, cette dernière fois, à la demande expresse du malade, qui réclamait instamment l'opération, en souvenir du soulagement aussi complet que rapide qu'il en avait éprouvé jadis. Je suis convaincu que j'aurais réussi par le cathéter. Du reste, le patient auquel je fais allusion est aujourd'hui vivant et en bonne santé. La ponction par le rectum est certainement l'expédient le plus simple et le moins dangereux dans la plupart des circonstances où il est nécessaire de pratiquer à la vessie une ouverture artificielle.

Je ne vois guère qu'un développement excessif de la prostate qui oblige à opérer par l'hypogastre. La seule fois qu'il me soit arrivé d'opérer ainsi, la prostate remplissait toute l'excavation pelvienne : c'est assurément la plus monstrueuse que j'aie jamais vue. Depuis longtemps déjà il fallait recourir à un cathéter de 35 1/2 centim. pour vider la vessie, et encore n'y parvenait-on pas sans peine. Je fis une seule ponction à travers la symphyse du pubis et…. je n'obtins pas d'urine. Je n'en dirai pas plus long sur la méthode. Sans désemparer, je débarrassai mon malade par la voie rectale, et j'eus le bonheur d'enregistrer une guérison.

Je dois encore vous signaler un procédé plus récent, bien susceptible de donner à l'occasion des résultats très-avantageux : je veux parler de l'*aspirateur* du docteur Dieulafoy. Je ne l'ai jamais employé dans ce but, mais j'ai pu en apprécier les avantages dans mes opérations d'empyème. Pour la vessie, il vous faudrait choisir un trocart très-fin que vous plongeriez au-dessus de la symphyse. Lors même que vous piqueriez le péritoine, le mal ne serait pas grand, car, dans certains cas de péritonite, le même instrument m'a permis de faire disparaître la tympanite; puis, au moyen de l'aspirateur qui s'adapte à la canule, vous évacueriez l'urine en toute sécurité. Il est bien entendu que vous devriez pratiquer une nouvelle ponction lorsque l'état de la vessie l'exigerait, c'est-à-dire si, dans l'intervalle, le cours naturel des urines ne s'était pas rétabli. Voici l'appareil du docteur Dieulafoy (1). Vous me l'avez vu souvent employer pour évacuer de vastes abcès chroniques. Il est constant que la légère piqûre produite par un trocart aussi fin, quand bien même on la répéterait plusieurs fois, ne peut jamais entraîner de danger.

En résumé, dans les cas d'urgence, lorsque vos tentatives de cathétérisme auront échoué, vous aurez deux méthodes à votre disposition : la ponction par le rectum et la ponction au-dessus des pubis. (voy. fig. 15.)

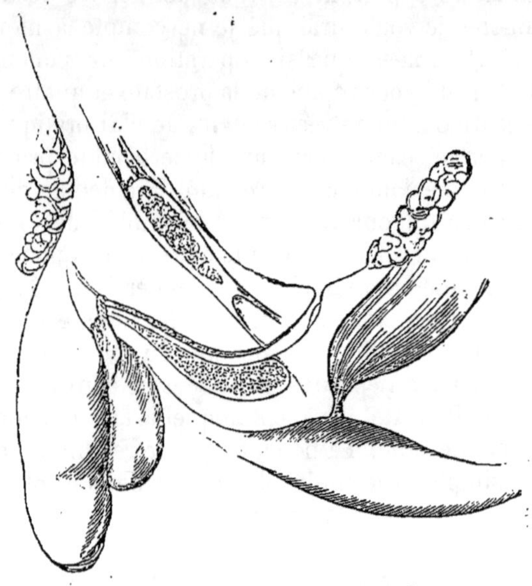

F_{IG}. 15. — Coupe antéro-postérieure du bassin montrant les rapports du col de la vessie avec la symphyse, du rectum avec le bas-fond vésical, de l'urèthre et du bulbe avec l'anus. (Réduction d'un plâtre moulé sur une préparation de Sir H. Thompson.)

Votre doigt introduit dans le rectum doit arriver, s'il est d'une longueur raisonnable, jusqu'en arrière de la prostate. Votre autre main appliquée au-dessus des pubis produit, en foulant, un flot dont le choc est distinctement perçu par le doigt rectal. Vous voilà parfaitement sûr de ce que vous allez faire : le long de votre doigt maintenu solidement en place, vous faites glisser votre trocart, et, sans hésitation, mais aussi avec toute la prudence et le soin dont vous êtes capables, vous le plongez bravement dans la vessie.

L'instant qui suit n'est jamais exempt d'une certaine anxiété ; en effet, si vous aviez manqué la poche urinaire et que vous ne vissiez point s'écouler d'urine, ce serait une chose sérieuse que d'avoir enfoncé ce long poinçon dans le corps d'un homme.

La meilleure position à donner au malade, c'est de le faire asseoir sur le bord d'un lit, le dos soutenu par des oreillers, les jambes écartées et repo-

____

(1) Voy. G. Dieulafoy, *Traité de l'aspiration des liquides morbides.* Paris, 1873, chap. II, p. 114.

sant sur deux chaises. Un assistant placé à côté du malade lui applique les deux mains sur la région hypogastrique de chaque côté de la vessie, afin de bien immobiliser l'organe, tout en le repoussant vers le rectum. Il est bon de se rappeler aussi que, si la canule s'échappe, on ne peut songer à la réintroduire par la même ouverture, celle-ci se trouvant immédiatement bouchée par le rapprochement des fibres musculaires de la vessie. Il faut alors, de toute nécessité, faire une nouvelle ponction. L'accident n'entraîne jamais de graves conséquences, mais il vaut mieux l'éviter.

Pour l'opération sus-pubienne, vous divisez les tissus sur sa ligne médiane depuis la peau jusqu'à la ligne blanche. Vous avancez avec précaution et parvenez bientôt à découvrir la fluctuation. Alors, la vessie étant toujours immobilisée comme précédemment, vous enfoncez votre trocart, la pointe légèrement dirigée en bas. Vous laissez la canule d'argent à demeure pendant deux ou trois jours, après lesquels vous la remplacerez par une sonde de gomme.

Si vous entrevoyez que votre malade réclamera quelque temps encore le secours d'un canal artificiel, vous donnerez naturellement la préférence à la ponction sus-pubienne. Un tube est toujours plus facile à porter au-dessus des pubis que dans le rectum, dont il ne peut que gêner les fonctions et diminuer la lumière. J'ai connu des personnes qui ont uriné dix et quinze ans à travers une canule sus-pubienne, et qui, malgré l'oblitération complète de leur canal, n'en menaient pas moins une vie très-active et très-confortable. L'un de ces malades, qui avait auparavant beaucoup souffert, et qui se trouvait parfaitement bien avec son appareil, me disait un jour, qu'« il ne savait pas si ce mode d'uriner ne valait pas mieux que l'autre. » Ceci, messieurs, autant que je puis m'y connaître, est tout simplement une affaire de goût.

Dans notre prochaine conférence nous traiterons de l'épanchement d'urine et des fistules.

LEÇON VII

ÉPANCHEMENT D'URINE ET FISTULES URINAIRES

Épanchement d'urine. — Rupture de l'urèthre. — Marche de l'épanchement. — Symptômes primitifs et consécutifs. — Traitement : incisions périnéales - péniennes. — Accidents consécutifs. — *Fistules urinaires.* — Causes : 1° épanchement d'urine ; — 2° rétrécissements de l'urèthre.— Abcès urineux.— 1° *Fistules simples.* — Traitement : dilatation. — 2° *Fistules indurées.* — Traitement : incision; — cautérisation; sonde à demeure. — Cathétérisme évacuateur. — 3° *Fistules avec perte de substance.* — Autoplastie combinée avec le cathétérisme évacuateur. — 4° *Fistules rectales.* — Position à prendre pendant la miction. — Autoplastie. — Galvanocaustique.

Messieurs,

Avant d'aborder l'étude des fistules urinaires, je dois m'arrêter un instant sur un accident morbide intimement lié à la rétention : je veux parler de l'épanchement d'urine.

Voici comment les choses se passent :

Supposez que le malade atteint de rétention n'ait pas reçu de soins efficaces et opportuns, soit par le fait de sa propre négligence, soit par suite de l'incapacité de son médecin, soit enfin pour tout autre motif; il peut très-bien arriver qu'au moment où vous serez appelés, vous n'ayez plus à agiter la question de savoir si vous devez ou non ponctionner la vessie, l'urèthre s'étant, pour ainsi dire, ponctionné lui-même. Ici, comme dans toutes les maladies, la nature aura fait quelque chose pour la guérison, et si ses procédés sont souvent maladroits, ils ne le sont pas toujours plus que ceux du chirurgien. En thèse générale, les malheureux en proie à une sévère angustie uréthrale ou à une rétention d'urine, s'ils demeurent privés des secours de l'art, sont voués à la mort. Ils sont parfois sauvés par l'extravasation d'urine. Alors l'urèthre, le plus souvent pendant un violent effort, se rompt en arrière du rétrécissement, et, par cette déchirure, l'urine est lancée avec force dans les mailles du tissu conjonctif.

La connaissance que nous avons de la disposition anatomique des aponévroses va nous permettre de suivre l'épanchement dans sa marche (1).

Nous le voyons d'abord envahir le scrotum, remonter ensuite dans l'aine, au-dessus du ligament de Poupart, et fuser le long de la paroi abdominale. La crevasse s'opérant, dans la majorité des cas, au niveau de la portion bulbeuse de l'urèthre, l'urine ne peut passer, en arrière du scrotum, dans la région périnéale postérieure (2); elle ne peut pas davantage s'étendre dans les cuisses, arrêtée qu'elle est par le ligament de Poupart (3); elle se répandra donc dans le tissu cellulaire sous-cutané abdominal. Dans un cas d'épanchement considérable, je l'ai vue s'élever jusqu'à la poitrine, à la hauteur de laquelle j'ai dû prolonger mes incisions évacuatrices.

L'accident une fois consommé, chaque contraction vésicale chasse une nouvelle ondée qui se répand dans le tissu cellulaire, décolle les aponévroses et se fraye graduellement un chemin vers les parties supérieures.

Le plus souvent, dès la première inspection du malade, vous saurez à quoi vous en tenir, quoique, dans certains cas, la marche lente et insidieuse de l'extravasation puisse simuler les caractères de l'œdème inflammatoire des bourses. D'ordinaire, vous trouverez le périnée dur, le scrotum volumineux et tendu, la verge gonflée, et une teinte d'un rouge livide s'étendant peut-être sur toutes ces régions jusqu'à la hauteur du pubis.

Pour rendre la certitude plus complète, informez-vous des antécédents. Vous apprendrez alors, selon toute vraisemblance, que, durant le cours d'une rétention, un bien-être sensible a succédé brusquement à de véritables tortures. C'est qu'en effet l'homme qui souffre depuis plusieurs jours d'une strangurie opiniâtre trouve dans l'extravasation un soulagement immédiat à ses maux; cet atroce besoin d'uriner disparaît dès que l'urine trouve une issue dans le scrotum.

(1) Voy. Henry Thompson, *Traité pratique des maladies des voies urinaires*, p. 15 et suiv.

(2) [A cause de la barrière que forment, en se réunissant, les aponévroses inférieure et moyenne.]

(3) [Et les attaches ischio-pubiennes de l'aponévrose périnéale inférieure et du feuillet lamelleux du fascia superficialis.]

Cependant des douleurs d'une autre nature ne tardent pas à se produire ; grande n'en est pas toujours la violence, mais sévère en est le pronostic, car elles annoncent l'invasion imminente des symptômes généraux. Le liquide septique détruit rapidement le tissu cellulaire, et la gangrène se déclare. Au bout de quarante-huit heures environ, la teinte sphacélique se répand sur toutes les parties envahies par l'épanchement, et telle est la puissance destructive de l'urine, que les corps caverneux eux-mêmes peuvent être pénétrés, et une tache noire apparaître sur le gland comme indice de l'infiltration de la verge.

Je ne m'arrêterai pas plus longtemps à ce tableau, que vous connaissez suffisamment pour l'avoir vu de vos propres yeux ; vous pouvez, du reste, jusqu'à un certain point, le contempler encore sur un malade actuellement couché dans nos salles. Laissez-moi vous dire tout de suite que vous ne devez pas avoir peur du bistouri dans ces circonstances. La sonde n'a rien à faire ici. L'urine a fait irruption dans le tissu cellulaire, ouvrez-lui passage, et largement. Taillez profondément de chaque côté du périnée, ne limitez pas vos incisions à 5 ou 7 1/2 centim., car, en réalité, c'est en pleine urine que vous coupez et non pas en pleine chair. Grâce à l'énorme distension des parties, vous ne divisez en somme que bien peu de tissus, et telle incision qui vous paraît d'abord longue et profonde, sera relativement petite après le dégorgement.

En général, ces incisions saignent abondamment, et, avec trois ou quatre, on peut vite perdre une pinte de sang ; mais l'urine s'écoule aussi, et, à mesure que la distension diminue, les vaisseaux récupèrent leur contractilité, ce qui met fin à l'hémorrhagie. Toutefois, si vous voyez donner une petite artère, liez-la immédiatement.

Sur le pénis, vous devez également débrider de chaque côté, parce qu'une seule solution de continuité, pratiquée sur la ligne médiane, n'établirait pas entre les deux côtés une communication suffisante pour dégorger efficacement les tissus. Ne soyez pas, bien entendu, extravagants dans vos incisions, quoique, en définitive, mieux vaille, dans l'espèce, pécher par excès de zèle que par trop de modération dans l'emploi du bistouri.

Dès le lendemain, dans les cas heureux, vous trouverez le scrotum considérablement réduit de volume, et toutes les parties en général moins tendues et moins enflammées. La vessie possède à présent, à travers les mailles du tissu conjonctif, un libre débouché ; aussi, grâce à cette crevasse de l'urèthre en amont du rétrécissement, tenez pour vrai que ce que vous avez de mieux à faire, c'est de laisser votre cathéter en paix, et de permettre à l'urine de s'échapper par le chemin qu'elle s'est frayé elle-même. Qu'arrive-t-il, en effet ? — Justement ce qui arrive après la ponction de la vessie : tandis que l'urine s'écoule par une autre voie, le canal se rétrécit, et, après trois ou quatre jours, vous n'aurez probablement plus de difficulté à passer une sonde n° 3 ou 4 (10 ou 11 de la filière française).

Lorsque les accidents n'auront pas dépassé une certaine limite, lorsque la gangrène n'aura pas étendu trop loin ses ravages, vous assisterez plus d'une fois à d'étonnantes et rapides guérisons, même chez ces malades que vous aurez trouvés, lors de votre première visite, dans un état de prostration du plus fâcheux augure. Le scrotum tout entier peut tomber en sphacèle, les testicules peuvent apparaître dénudés au milieu de la plaie ; tous ces désordres sont cependant susceptibles de se cicatriser et de se réparer très-bien.

Nous voici conduits à un nouvel ordre de faits. A la suite du passage de l'urine dans ces canaux contre nature, il peut arriver que, par une défaillance du processus cicatriciel, quelques-uns de ces canaux, au lieu de s'oblitérer, restent au contraire perméables, et constituent ce qu'on est convenu de désigner sous le nom de *fistules urinaires*. La semaine dernière encore, vous avez pu en observer, dans nos salles, trois exemples d'un caractère exceptionnellement rebelle. L'une de ces fistules provenait d'une extravasation d'urine ; les deux autres de cette cause plus commune, le rétrécissement de l'urèthre.

Nous savons déjà comment l'extravasation peut produire une fistule. Voyons comment les choses se passent dans le cas de stricture uréthrale. Lorsqu'un malade souffre depuis quelque temps d'un rétrécissement et qu'il n'est pas soigné ou qu'il l'est mal, il n'est point rare de voir se développer lentement au périnée un abcès entre l'urèthre et la peau. Avec le temps, l'abcès finit par s'ouvrir à l'extérieur ; quelques jours après, un peu d'urine s'infiltre et s'échappe par cette voie à chaque miction. Si le malade n'est pas secouru, un nouvel abcès ne tarde pas à se former, bientôt suivi de plusieurs autres. De là, la production de trajets multiples aboutissant à divers points de la peau environnante et livrant tous passages à l'urine. Ces fistules peuvent déboucher dans les régions les plus variées : au pénis, au scrotum, au périnée, dans l'aine, dans le rectum. Les fistules rectales sont les plus rares de toutes, et, comme elles réclament un traitement particulier, nous allons d'abord nous occuper des quatre premières.

D'après leurs caractères, je les diviserai en trois classes qui peuvent toutes se rencontrer dans chacune des régions indiquées. Nous avons premièrement les fistules consistant en un simple trajet qui relie l'urèthre à la peau ; viennent ensuite celles qui sont environnées d'une induration inflammatoire, condition défectueuse pour la cicatrisation ; enfin, nous avons à considérer les fistules qui se compliquent d'une perte de substance causée par la gangrène, d'une véritable destruction partielle des parois uréthrales. Ce sont celles qui opposeront au traitement les plus sérieuses difficultés. Cette classification naturelle des fistules nous offre donc à considérer : 1° les *fistules simples ;* 2° les *fistules indurées ;* 3° les *fistules avec perte de substance.*

Je serai bref sur les *fistules urinaires simples.*

A quelque portion du canal qu'elles appartiennent, on les voit se fermer et guérir dès que le rétrécissement qui leur a donné naissance a cédé lui-même à la dilatation. Dilatez le rétrécissement, et, neuf fois sur dix, la fistule guérira. Les malades, surtout dans la pratique privée, se montrent, en général, extrêmement inquiets au sujet de ces ouvertures anormales qui laissent échapper l'urine, soit par le périnée, soit par les régions limitrophes. Votre devoir est de les rassurer en leur affirmant que si leur stricture uréthrale était complétement dilatée, le trajet contre nature se cicatriserait de lui-même.

Il y a cependant un autre élément d'appréciation qu'il ne faut pas perdre de vue, à savoir, la quantité proportionnelle d'urine qui passe par la fistule et par l'urèthre. Vous comprenez, en effet, combien la gravité d'un cas dépend étroitement de cette proportion. Habituellement les trois quarts de la miction passent par le bon chemin, un quart ou un cinquième seulement s'échappe par l'ouverture fistuleuse; mais, supposez ces rapports renversés, n'est-il pas évident que l'angustie uréthrale devra être des plus étroites ? Néanmoins, quand la dilatation aura accompli son œuvre, le débit de la fistule diminuera progressivement, puis enfin s'arrêtera tout à fait et fera place à une bonne cicatrice; mais une guérison aussi parfaite ne saurait être espérée qu'au prix d'une complète dilatation des voies naturelles.

Envisageons maintenant les *fistules qui s'accompagnent d'une vive inflammation et d'induration périnéale*. Ici les trajets comme les ouvertures peuvent être multiples. Sur un sujet, j'en ai compté jusqu'à douze, en sorte que l'urine, au lieu de ne faire qu'un jet, s'échappait pour ainsi dire en pomme d'arrosoir. Eh bien, même dans ces conditions, la dilatation ne perd pas ses droits ; elle améliore constamment l'ensemble des symptômes, lorsqu'elle ne procure pas une guérison complète, ce qui, malheureusement, est encore assez fréquent. Par contre, bon nombre de ces fistules indurées, moins graves en apparence, pourvues seulement de deux ou trois ouvertures, opposent au traitement une opiniâtre résistance, à raison de leur ancienneté et de la grande quantité d'urine qui les traverse. Vous en avez vu des exemples dans nos salles. Chez chacun des malades auxquels je fais allusion, c'est en vain que nous avons dilaté complétement le canal : le débit des fistules, vous vous le rappelez, n'en subissait pas la moindre influence. Nous passions un n° 12, et la guérison n'arrivait pas. Il y avait, à la vérité, une amélioration sensible du côté des indurations périnéales, mais plus de la moitié de l'urine passait obstinément à chaque miction par le chemin détourné des fistules.

Quel est, en pareil cas, le *traitement* d'usage ? — Ordinairement le chirurgien propose des procédés opératoires spéciaux, et si le malade se refuse, soit pour le moment, soit d'une manière définitive, à subir une opération sanglante, on se rejette sur une méthode longue et fastidieuse. Partant de ce principe, auquel je suis redevable moi-même de plus d'un succès, qu'il faut dans toute fistule assurer le libre écoulement de l'urine, au lieu de la laisser croupir entre la crevasse uréthrale et l'orifice cutané — ce qui ne pourrait occasionner qu'un réveil des accidents inflammatoires et la poussée de nouvelles indurations, — on s'efforce d'abord, soit avec l'aide du bistouri, soit au moyen de la potasse caustique, soit par tout autre procédé, de maintenir parfaitement libres les ouvertures cutanées des trajets accidentels. Si cela ne suffit pas, on cherche à provoquer l'inflammation adhésive des conduits fistuleux par le fer rouge, les cantharides ou une forte solution de nitrate d'argent. Ce traitement compte certainement des succès, mais il est long et ennuyeux.

On a également essayé, mais en vain, d'obtenir la guérison des fistules urinaires à l'aide d'une sonde de gomme maintenue à demeure dans l'urèthre pendant des semaines ou même des mois.

L'insuccès de la méthode tient à ce que l'urine parvient toujours à s'insinuer entre la sonde et les parois uréthrales et arrive, par une sorte d'attraction capillaire, jusque dans la fistule; ainsi se trouve et se trouvera toujours manqué le but qu'on se propose : détourner l'urine du mauvais chemin. La pratique apprend bien vite, du reste, que la sonde à demeure n'est pas une barrière sérieuse contre l'infiltration. Il passe toujours assez de liquide à côté de l'instrument pour ruiner toutes les illusions qu'on pouvait concevoir au début. Aussi ai-je adopté le système d'apprendre tout simplement au malade à se sonder lui-même. Je puis vous assurer que c'est l'expédient le plus rapide et le plus sûr. Chez les deux patients que nous avons dans nos salles, j'aurais, il y a dix ou quinze ans, employé la potasse, la galvanocaustique ou quelque autre moyen analogue; aujourd'hui le cathéter m'a suffi pour conduire la guérison à bonne fin (1). Et ce n'est pas, comme dans l'autre procédé, en forçant l'urine à s'écouler rapidement par le périnée, que j'ai obtenu ce résultat; mais, au contraire, en l'obligeant à n'y plus passer du tout; en un mot, en détournant le courant. Vous apprendrez d'abord au malade à s'introduire lui-même — ce qui est assez facile — une sonde de gomme n° 7 ou 8 [n° 15 ou 16 de la filière française]. Cela fait, vous lui recommanderez de la passer chaque fois qu'il aura besoin d'uriner, aussi bien la nuit que le jour. Pendant cinq ou six semaines, il devra se conformer ponctuellement à la consigne, et ne jamais laisser l'urine s'écouler spontanément, pas même pendant la défécation; dans ce but, il devra se sonder immédiatement avant d'aller à la garde-robe.

Cette méthode a été appliquée sans difficulté aux trois malades de notre service. Ainsi que vous avez pu vous en convaincre, le succès a été complet; chacun de ces malades a aujourd'hui le périnée parfaitement guéri, et ne se sert plus de la sonde.

(1) [Velpeau écrivait, il y a plus de trente ans, à propos des plaies uréthrales qui ont une si grande tendance à dégénérer en fistules :

« Le cathétérisme répété m'a toujours paru préférable aux sondes à demeure. Celles-ci ont deux inconvénients sérieux : 1° leur présence dans l'urèthre irrite les tissus, entretient la suppuration, l'écartement de la plaie; 2° c'est une sorte de tige qui provoque presque toujours un léger suintement d'urine entre sa face externe et l'intérieur de l'urèthre : or, le suintement suffit à lui seul pour rendre impossible la cicatrisation de la plaie qu'on cherche à guérir. Le cathétérisme répété n'a point ces inconvénients, et remplit, d'autre part, le même but que la sonde à demeure; l'algalie, introduite dans la vessie pour retirer l'urine qui s'y est accumulée, étant enlevée aussitôt après, ne fatigue point l'urèthre, ne laisse aucune irritation du côté de la prostate et ne donne le temps à aucun liquide de s'engager entre les lèvres de la plaie. La difficulté d'avoir un chirurgien trois ou quatre fois le jour auprès de soi me paraît la seule raison qui puisse empêcher, dans certains cas, de substituer le cathétérisme répété aux sondes à demeure chez les malades affectés d'une plaie pénétrante de la prostate, *comme chez ceux, au surplus, qui portent une fistule uréthrale quelconque.* » (Velpeau, *Dictionnaire de médecine.* Paris, 1842, t. XXVI, p. 142-143, art. PROSTATE.)]

J'arrive à la troisième classe de *fistules*, celles *qui s'accompagnent de perte de substance*.

Je me bornerai à en esquisser brièvement l'histoire, car une étude plus approfondie entraînerait de longs et fastidieux détails sur une foule de procédés opératoires qu'on a cherché à leur opposer.

Quand vous avez affaire à une fistule compliquée de perte de substance, vous devez le plus souvent, pour combler le vide, recourir à une opération autoplastique appropriée. Si la fistule est petite, vous pouvez très-bien provoquer le recollement de ses parois à l'aide du fer rouge, du cautère électrique ou de tout autre moyen capable d'amener la rétraction des tissus. Vous savez, par exemple, que les inodules consécutifs aux brûlures se rétractent énergiquement ; mettez, dans l'espèce, cette connaissance à profit. Le plus communément cependant, lorsqu'une certaine étendue de parties molles aura été détruite, la guérison ne sera possible que par une opération autoplastique.

Vous rencontrerez des cas dans lesquels une portion de l'urèthre ayant été emportée par la gangrène, un cathéter d'argent passé dans le canal laissera voir à nu, au fond de la perte de substance, 6, 8, ou même 12 milim. de sa longueur. Ici le traitement exigera, pour réussir, la plus grande attention unie aux soins les plus minutieux. Sans doute, de pareils délabrements sont assez rares, mais plus rares encore sont les guérisons complètes qu'ils permettent d'enregistrer. J'ai eu pour ma part trois ou quatre lésions de cette gravité à soigner, dans chacune d'elles une restauration autoplastique a pleinement réussi.

Plusieurs d'entre vous ont pu observer, l'hiver dernier, dans notre service, un des malades auxquels je fais allusion en ce moment.

C'était un homme qui présentait à l'angle pénio-scrotal une perte de substance laissant à nu le cathéter dans une étendue d'au moins un quart de pouce ; le sphacèle avait détruit toute cette partie du plancher uréthral. Le résultat de mon intervention opératoire n'en a pas moins été un des plus complets que j'aie jamais vus. La première opération amena l'oblitération presque complète de cette large ouverture, je veux dire qu'elle ne laissa subsister qu'un petit trajet semblable à un trou d'épingle. Vous avez vu le procédé que j'ai employé : après avoir avivé les bords de la fistule, j'empruntai au scrotum un lambeau que je ramenai vers le pénis ; l'affrontement des surfaces fut rendu aussi exact que possible et soigneusement maintenu par de nombreuses et fines sutures.

La réunion fut parfaite. Pourquoi ? — C'est là le point important.

Il y avait une condition indispensable à réaliser, sans laquelle bien certainement le résultat eut avorté. Une ou deux semaines avant l'opération, j'avais appris au malade à se sonder fréquemment et à vider ainsi sa vessie jusqu'à la dernière goutte. Quand le sujet me parut suffisamment expert, je me décidai à l'opérer, et, pendant un mois, il ne laissa pas échapper une seule goutte d'urine autrement que par la sonde. Si, après l'opération, je m'étais contenté de mettre un cathéter à demeure, la précaution n'eût pas été suffisante, car l'urine, je vous l'ai dit, trouve toujours, un peu plus tôt ou un peu plus tard, le moyen de passer à côté. Heureusement, le malade remplit à la lettre, jusqu'au terme fixé, sa part du contrat; de sorte qu'il n'y avait pas de raison pour que la cicatrisation ne s'opérât pas ici aussi bien qu'ailleurs. Le petit trajet filiforme fut ensuite oblitéré à l'aide du cautère actuel, et aujourd'hui l'urèthre de l'opéré jouit de la plénitude de ses fonctions.

Vous savez qu'à part la miction une autre fonction très-importante est dévolue au canal. J'ignore quelle valeur vous attachez à cette fonction; tout ce que je puis dire, c'est qu'elle peut acquérir une importance considérable lorsque de son intégrité dépend la transmission d'un grand nom, d'un titre de noblesse ou d'une fortune. Au demeurant, il est certain que chacun regarde cette fonction comme très-importante pour soi, quoi qu'en puissent penser les autres. Or, chez notre homme, elle n'eût jamais pu s'accomplir, si nous n'avions réussi à clore la fistule.

Si je voulais traiter à fond ce sujet, il ne me faudrait pas moins d'une ou deux leçons pour vous décrire tous les procédés opératoires, variables comme les régions, qu'on a imaginés pour guérir les fistules. L'exemple que je viens de vous citer peut être considéré comme un modèle du genre, en tout cas comme un spécimen des plus sérieuses difficultés que vous rencontrerez jamais. Le pénis, en effet, est sujet à des changements de forme; le malade est souvent tourmenté par des érections qui ne peuvent que nuire au résultat d'une opération; enfin, vous n'avez à votre disposition qu'une faible quantité de tissus. Au périnée au contraire, vous trouvez des chairs de plusieurs centimètres de profondeur, aux dépens desquelles il vous est loisible de tailler des lambeaux aussi larges et aussi épais que vous les désirez.

Je terminerai cette leçon par quelques mots sur les *fistules rectales*, dont, comme vous savez, j'ai fait une classe à part. Nous en avons en ce moment un cas dans nos salles : c'est le patient lui-même qui se l'est faite en poussant maladroitement une sonde de l'intérieur de l'urèthre dans la cavité du rectum. Les abcès de la prostate sont toutefois la cause la plus ordinaire de ce genre de fistules. Les symptômes en sont remarquablement incommodes et pénibles : chaque fois que le malade veut soulager sa vessie, l'urine fait irruption dans le rectum; de là des excoriations douloureuses et de fréquentes envies d'aller à la selle.

Je ne dirai que fort peu de chose du *traitement*, car les procédés à mettre en œuvre doivent s'inspirer des caractères propres à chaque cas. Les fistules rectales s'observent très-rarement, mais c'est toujours une grosse affaire lorsqu'il s'agit d'en traiter une. Je ne connais aucune publication sur la matière; je ne puis par conséquent faire plus ni mieux que de vous donner les résultats de mes expériences.

Une fois, j'ai guéri mon malade par la position. C'était un jeune officier que je voyais dans ma clientèle particulière. Comme je n'ai jamais rencontré à l'hôpital de cas exactement semblable, je vais vous en parler avec quelques détails. L'affection s'était déclarée à la suite de quelques abcès dont je n'avais pas été témoin, et, à chaque miction, trois ou quatre cuillerées d'urine passaient par l'intestin. Après avoir essayé plusieurs moyens de traitement qui furent complétement insuffisants, il me vint à l'idée de dire au malade de se coucher sur le ventre pour uriner, et d'avoir bien soin de ne jamais émettre une seule goutte d'urine dans une autre position. Au bout de quelques semaines, cet officier était parfaitement guéri, — très-heureusement pour lui et pour moi.

Si jamais vous rencontrez un cas semblable, vous pourrez essayer ce procédé. Depuis, j'ai eu moi-même deux occasions de le mettre de nouveau à l'épreuve, mais je dois avouer que le succès n'a pas répondu à mon attente. Chez l'officier, il me parut que l'action de la pesanteur suffirait à conduire toute l'urine dans le bon chemin; c'est en effet ce qui arriva : il ne passa plus dans le rectum une seule goutte de liquide, et le malade se trouva guéri au bout de six semaines. Je l'ai revu plusieurs années après, la guérison s'était parfaitement maintenue. Mon opinion actuelle est que j'aurais aussi bien réussi en recommandant tout simplement au malade de n'uriner qu'au moyen de la sonde; le succès, je n'en puis douter, eût été aussi complet.

Quand la communication de l'urèthre avec l'intestin n'est pas le fait d'une perte de substance, nous venons de voir que le cathétérisme, substitué à la miction naturelle et pratiqué suivant la méthode que je viens de vous indiquer, doit généralement suffire à la guérison. Mais, lorsqu'il y a perte de substance, ou bien, circonstance plus fâcheuse encore, lorsqu'il existe une communication directe de la vessie avec le rectum, il ne faut rien tenter ni promettre avant d'avoir reconnu le siége exact de la fistule. Placez en conséquence le malade sur le dos, comme pour l'opération de la taille, et introduisez dans le rectum le spéculum vaginal en bec-de-cane, afin d'éclairer d'une manière suffisante les profondeurs où siége la lésion. Si l'ouverture était assez large pour légitimer une restauration autoplastique, je n'hésiterais pas à pratiquer une opération semblable à celle qui est employée pour les fistules vésico-vaginales, c'est-à-dire que j'aviverais les bords de la solution de continuité et les réunirais par une suture métallique. Seulement, l'étroitesse du rectum, comparé au vagin, augmenterait singulièrement dans l'espèce les difficultés du manuel opératoire. Dans le vagin, en effet, il n'est pas permis de dire que la place manque à la manœuvre; pour le rectum, ce n'est pas tout à fait la même chose. Cependant les difficultés d'exécution ne sont pas insurmontables. J'ai moi-même fait une opération de cette nature sur un homme adulte, et j'estime que c'est le plus sûr expédient à mettre en œuvre quand la fistule est consécutive à une perte de substance. — Si, au contraire, l'ouverture est très-petite, il suffira de quelques applications du cautère galvanique pour en rétrécir encore le champ, peut-être même pour en obtenir l'oblitération complète.

Les fistules rectales sont enfin un accident possible de la lithotomie. Il n'y a pas bien longtemps, nous avions dans notre service un jeune adolescent que plusieurs d'entre vous doivent se rappeler, et qui, quelques années auparavant, avait été taillé à la campagne avec succès, à cela près que l'intestin s'était trouvé blessé pendant l'opération. Depuis ce moment, le patient était affligé d'une fistule rectale pour la guérison de laquelle il venait réclamer nos soins. Je le plaçai dans la position de la lithotomie, puis, après l'avoir plongé dans l'insensibilité chloroformique, je vidai la vessie au moyen de la sonde, et j'introduisis dans le rectum le spéculum vaginal dont je vous ai déjà parlé. Nous aperçûmes alors, à une certaine profondeur, sur la paroi latérale gauche de l'intestin, une ouverture qui admettait un cathéter d'argent n° 9. Nous avions fait disposer un double fil métallique en communication avec une batterie puissante; nous lui donnâmes une forme convenable qui lui permit d'atteindre l'orifice fistuleux, puis, fermant le circuit galvanique, nous touchâmes vigoureusement les lèvres de la solution de continuité avec le fil de platine porté au rouge. Je recommençai l'opération au bout d'une semaine ou d'une dizaine de jours, et nous pûmes voir diminuer rapidement la quantité d'urine qui passait par le rectum.

A la fin, le patient ne perdait plus par l'intestin qu'une quantité d'urine insignifiante : il ne mouillait plus son lit à son insu pendant la nuit, ce qui est un des inconvénients les plus pénibles de cette déplorable infirmité; bref, sa position était devenue très-tolérable. Mais l'oblitération complète de la fistule fut constamment au-dessus de nos efforts.

LEÇON VIII

PIERRE DANS LA VESSIE

Causes. — Age. — Condition sociale. — *Composition chimique des calculs.* — Origine et développement des calculs uriques, phosphatiques, oxaliques. — *Symptômes fonctionnels.* — Fréquence de la miction et douleur à la fin de la miction. — Caractères de l'urine.— Hématuries. — Cathétérisme explorateur. — Sonde exploratrice à petite courbure. — Dimensions du calcul; sa nature. — Du nombre de calculs. — Traitement. — Parallèle de la taille et de la lithotritie. — Age du malade. — Nature du calcul. — Ses dimensions.— Etat des organes.— Rétrécissement de l'urèthre. — Hypertrophie de la prostate. — Inertie de la vessie. — Irritabilité vésicale.

Messieurs,

Je me propose aujourd'hui d'embrasser, si c'est possible, dans une large esquisse, tous les traits principaux d'un vaste et important sujet : la pierre dans la vessie de l'homme adulte. Je ne dirai que peu de chose de la pierre chez les enfants, et rien, quant à présent, des calculs que l'on peut rencontrer chez la femme.

Examinons d'abord quelles sont les personnes qui sont le plus souvent affectées de la pierre. Contrairement à ce qu'on affirme dans les livres, ce sont les individus de cinquante à soixante et dix ans. Les auteurs rapportent à l'enfance le maximum de fréquence de cette maladie. Une telle assertion peut bien revêtir un semblant de vérité, si l'on se borne à comparer le chiffre absolu des pierres observées chez les enfants au nombre de celles qu'on rencontre parmi les adultes (1) ; mais elle est manifestement fausse si l'on fait entrer en ligne de compte le chiffre proportionnel de la population aux différents âges.

Je me crois fondé à dire que la période de la vie la plus favorable à la formation des calculs est celle qui s'étend de cinquante-cinq à soixante-cinq ans. Viennent ensuite par ordre de fréquence : la période qui précède la puberté, et enfin l'âge mûr, qui en offre les plus rares exemples.

Si nous ne tenons compte que du nombre des cas, nous pouvons établir comme règle générale, que la moitié des calculeux admis dans les hôpitaux sont âgés de moins de treize ans. Je ne saurais vous donner, à l'appui de cette vérité, de plus exactes recherches que celles que j'ai faites moi-même, il y a quelques années, au prix de beaucoup de travail.

Sur 1827 cas de calculs dont j'ai eu entre les mains les observations écrites avec la relation des principales particularités afférentes à chacun d'eux, la moitié se rapportait à des enfants de moins de treize ans. Veuillez vous rappeler que cette statistique n'est empruntée qu'à la pratique nosocomiale, dont les résultats diffèrent sensiblement de ceux que fournirait la pratique privée. Vous savez, par exemple, qu'on n'a que bien rarement l'occasion de pratiquer l'opération de la pierre chez les enfants de la classe moyenne ou des classes élevées. Je ne connais pas d'affection dont les relations avec les différentes couches sociales soient plus tranchées ni plus curieuses. La pierre est relativement si fréquente chez les enfants des pauvres, qu'à « Guy's Hospital », placé au centre d'un quartier populeux, dont les habitants sont les plus mal nourris de la ville, une bonne moitié des cas de pierre s'observe chez des enfants. Néanmoins, dans ces mêmes classes nécessiteuses, l'affection qui nous occupe n'apparaît que rarement à l'autre extrémité de la vie, et nous ne comptons à Londres que très-peu d'ouvriers âgés qui en soient atteints. Par contre, les classes aisées et bien nourries, généralement épargnées pendant l'enfance, fournissent dans l'âge avancé un plus fort contingent.

Ces faits n'ont pas jusqu'à ce jour fixé l'attention des observateurs ;

(1) Dans un tableau de 5383 cas, dressé par Civiale, nous trouvons les chiffres suivants :

    1936 avant l'âge de dix ans.
     943 de dix à vingt ans.
     460 de vingt à trente ans.
     336 de trente à quarante ans.
     392 de quarante à cinquante ans.
     513 de cinquante à soixante ans.
     577 de soixante à soixante et dix ans.
     199 de soixante et dix à quatre-vingts ans.
      17 au-dessus de quatre-vingts ans.

Ce relevé, rapproché des tables démographiques spéciales aux différents âges, prouve donc que le nombre des enfants calculeux est *absolument* plus élevé que celui des calculeux parvenus à une autre période de la vie ; mais il démontre aussi — conformément à l'opinion de tous les chirurgiens français.— que c'est dans la période avancée de l'existence que les calculs vésicaux atteignent leur plus haut degré de fréquence *relative.*

aussi je ne crains pas de dire qu'ils sont bien plus fréquents qu'on ne pense.

Je ne vous parlerai pas de toutes les *variétés chimiques des calculs*, ce n'est pas nécessaire ; je vous dirai seulement que les concrétions vésicales peuvent être divisées en trois classes principales qu'il est important de connaître, à raison de l'influence qu'elles exercent sur la conduite du praticien et sur les procédés d'extraction. La première et la plus fréquente comprend les *pierres engendrées par l'acide urique et ses combinaisons* ; — la deuxième, les *calculs formés par l'acide phosphorique à l'état de combinaison avec l'ammoniaque et les bases terreuses ;* — la troisième, les *concrétions composées d'oxalate de chaux.* Ces trois grandes divisions suffisent à tous les besoins de la pratique.

L'acide urique et les urates constituent environ les trois cinquièmes des calculs vésicaux ; les phosphates, les deux autres cinquièmes, sauf trois ou quatre pour cent composés d'oxalate de chaux.

Notons enfin, mais à titre de très-rare exception, les pierres de phosphate de chaux pur et de cystine ; je n'ai opéré qu'un seul cas de chacune de ces variétés dans tout le cours de ma carrière.

Esquissons à présent l'histoire ordinaire d'un calcul. Vous vous doutez bien que l'apparition d'une pierre de quelque dimension dans la vessie d'un homme n'est pas le premier stade de la maladie. La pierre débute constamment — je parle de celle d'acide urique — par la présence d'un sable fin dans les urines, autrement dit par la gravelle ; c'est-à-dire que le produit de la sécrétion rénale renferme, peut-être de longue date, un excès d'urate ou d'acide urique reconnaissable à ses masses cristallines, que je ne saurais mieux comparer qu'à de la poudre de poivre de Cayenne. Ce sédiment ne tarde pas à s'agréger dans le rein en petites masses arrondies, d'une grosseur égale ou supérieure à celle d'un grain de plomb. Vous en avez ici de très-beaux spécimens.

Le *calcul urique* prend donc toujours naissance dans le rein, et c'est une circonstance heureuse quand il descend dans la vessie ; car son séjour dans le rein devient pour le malade une source de vives souffrances contre lesquelles la chirurgie ne peut rien et la médecine pas grand'chose. Mais, une fois parvenu dans la vessie, généralement, c'est-à-dire neuf fois sur dix, il s'échappe avec l'urine sans le secours d'aucune opération. Le patient éprouve pendant quelques heures des douleurs aiguës dans les lombes, au-dessus des hanches, dans l'aine et dans les testicules, et l'accès se termine ordinairement par la descente, dans le réservoir urinaire, de la concrétion rénale. Puis, au bout d'un jour ou deux, quelquefois plus tôt, le corps étranger est expulsé avec l'urine, et tout est dit.

Mais le malade doit être prévenu, et, s'il le faut, c'est à vous de l'avertir qu'un pareil accident dénote chez lui une grande prédisposition à la formation d'une pierre, et qu'il doit mettre tout en œuvre pour l'enrayer, sous peine de la voir évoluer, à son grand détriment.

Si la vessie ne réussit pas à se débarrasser du calcul, celui-ci s'accroît bientôt par le dépôt à sa surface de nouveaux sédiments uriques ; il en résulte, avec le temps, une pierre très-dure, quoique encore cassable. Tous les calculs que vous voyez dans cette boîte ont été expulsés à travers l'urèthre par les efforts naturels, et il est bon de savoir jusqu'à quel degré de grosseur peut parfois s'étendre le bénéfice de cette élimination spontanée. Généralement une pierre parvenue aux dimensions de quelques-unes de celles que je vous montre ici ne peut plus franchir les voies naturelles sans le secours de l'art.

Le *calcul phosphatique* ne se forme pas, lui, nécessairement dans le rein ; on l'y voit bien quelquefois se développer, mais la cavité vésicale est son véritable berceau d'élection. Le mucus que sécrète la vessie malade contient une forte proportion de phosphate de chaux, lequel, au contact de l'ammoniaque provenant de la décomposition de l'urine, produit un dépôt de phosphate ammoniaco-magnésien (1).

Ce sel, associé au phosphate de chaux, produit les *calculs* dits *en fuseau*, à raison de la forme ovalaire qu'ils affectent généralement. D'une structure peu compacte, ils se laissent broyer avec facilité.

L'*oxalate calcique*, qui engendre les calculs mûraux, n'est pas, cela va sans dire, originaire de la vessie, mais bien du rein. De tous les calculs, c'est à la fois le plus dur et le plus rugueux à la surface.

Quels sont les *symptômes* de la pierre ? Nous les étudierons, si vous voulez bien, à l'aide des quatre questions que nous devons toujours poser. Voici, par exemple, un malade qui vient vous dire que depuis un ou deux ans il a uriné un certain nombre de graviers, dont il vous montre même des échantillons ; depuis quelques mois il n'en a peut-être plus rendu, et cependant les difficultés de la miction n'ont fait que s'accroître. Voilà certes déjà de quoi éveiller sérieusement vos soupçons.

Demandez premièrement à ce malade *s'il urine fréquemment*. Il vous répondra que, depuis quelque temps, il est tourmenté par des envies d'uriner plus ou moins fréquentes, et cela à un plus haut degré pendant le jour et après l'exercice, que durant le calme et le repos de la nuit. C'est le contraire de ce qui arrive, ne l'oubliez pas, dans l'hypertrophie de la prostate.

(1) [Les traducteurs, voulant avant tout rendre purement et simplement le langage de l'auteur, n'ont rien changé à la contexture de cette phrase du texte anglais ; mais ils pensent aussi devoir redresser l'erreur évidente qu'elle renferme, simple lapsus échappé sans doute à l'improvisation.

C'est l'urine elle-même, et non le mucus vésical, qui renferme les phosphates alcalins, et notamment le phosphate calcique ; ce dernier n'est retenu en dissolution que par la réaction acide de l'urine normale. D'après les auteurs modernes, cette acidité de l'urine tiendrait à la présence du phosphate acide de soude, et non pas à l'acide lactique libre, comme le pensait Berzelius. Or, toutes les causes qui auront pour effet de détruire l'acidité de l'urine, condition indispensable de la dissolution du phosphate calcaire, feront précipiter ce dernier sel. C'est précisément le résultat que produit la décomposition de l'urée. Cette substance, au contact de certains ferments, notamment de la mucosine du mucus vésical, fixe les éléments de 4 molécules d'eau et se transforme en carbonate d'ammoniaque : $[C^2Az^2H^4O^2 + 4(HO) = 2(CO^2 + AzH^4O)]$. Dès lors, il se forme un précipité de phosphate ammoniaco-magnésien insoluble. Ce précipité trouve ses conditions dans une vessie malade dont la desquamation épithéliale incessante engendre une notable proportion de mucus. Du reste, l'urine normale elle-même ne tarde pas, après quelques heures d'expulsion, à produire de la mucosine floconneuse, par suite la fermentation de l'urée et la production d'une pellicule blanchâtre, qui n'est autre chose que du phosphate ammoniaco-magnésien.]

Informez-vous ensuite s'il éprouve de la *douleur*. Les calculeux se plaignent presque toujours d'une douleur dont le siége lui-même a quelque chose de caractéristique : c'est à la base du gland qu'ils souffrent, à un pouce environ, ou un peu moins, du méat. Rappelez-vous, cependant, que ce point douloureux peut être observé en dehors de la présence de toute concrétion vésicale : vous l'avez, par exemple, dans la prostatite chronique et dans quelques affections de la vessie; mais, dans les cas de calcul, la douleur est presque constante et généralement considérable.

La douleur une fois constatée, vous vous informez du moment précis de son apparition, en demandant si elle se déclare *avant*, *pendant* ou *après* l'évacuation de l'urine. Le malade vous apprendra que c'est *pendant* et *après*. Or, vous savez déjà que dans l'hypertrophie de la prostate, et généralement dans toutes les affections dysuriques, les souffrances précèdent l'évacuation et s'éteignent immédiatement après. L'homme qui porte un calcul, au contraire, souffre surtout après qu'il a uriné, car, en ce moment, le corps étranger touche directement la muqueuse vésicale et appuie contre le col, d'où l'apparition d'un douloureux ténesme, qui persiste pendant quatre à cinq minutes, jusqu'à ce que l'arrivée d'une nouvelle quantité d'urine ait isolé encore une fois les parois du réservoir de la surface de la pierre.

Vous interrogez ensuite les *caractères de l'urine*. Neuf fois sur dix vous trouverez ce liquide chargé de *muco-pus*, voire même de *stries sanguinolentes*. L'urine d'un calculeux est presque toujours, à de rares exceptions près, plus ou moins nuageuse, plus ou moins muco-purulente.

Enfin, vous demandez au malade s'il n'a jamais *uriné du sang*. Presque invariablement, il vous répondra par l'affirmative. Vous apprendrez, en outre, que ces hématuries se sont toujours aggravées par l'exercice. En fait, celui qui souffre de la pierre ne rend jamais des urines aussi sanglantes ni aussi épaisses que lorsqu'il se donne beaucoup de mouvement. Il ne peut monter à cheval ni aller dans une voiture mal suspendue sans un surcroît de souffrances. Bref, tous les mouvements brusques ou violents du corps aggravent singulièrement tout l'appareil symptomatique de l'affection.

Il est certain qu'un homme, dans ces conditions, ne doit pas sortir de chez vous sans avoir été sondé.

A cet effet, *quel instrument emploierez-vous?* — Vous emploierez un instrument pareil à celui que je vous présente, c'est-à-dire à brusque et petite courbure, afin de pouvoir le tourner dans toutes les directions. Si vous preniez une sonde ordinaire, avec la grande courbure que vous savez, il vous serait impossible de lui imprimer dans la vessie un mouvement complet de rotation, et l'exploration serait insuffisante.

Quand je suis entré dans cette salle, vous m'avez entendu demander les sondes de l'hôpital; c'est que j'étais assuré de trouver dans le nombre de bons exemples de ce que *ne doit pas être* une sonde exploratrice. En voici une, en effet, qu'il serait impossible à personne de faire tourner dans la vessie, et je mets au défi n'importe quel chirurgien de découvrir avec elle,

si ce n'est par hasard, une petite pierre blottie derrière une prostate hypertrophiée. Elle a précisément la forme d'une algalie ordinaire. Vous me demanderez sans doute : « Pourquoi de pareilles sondes dans cet amphithéâtre ? Qui donc s'en est jamais servi ? » — Messieurs, ce sont les
instruments d'autrefois, et, dans les mains de nos
glorieux prédécesseurs, ils ont trouvé un nombre
respectable de pierres. Je dois ajouter qu'ils en ont
ignoré un grand nombre aussi ; et voilà précisément
la méprise que je veux vous épargner. J'affirme sans
hésiter que les méthodes d'exploration en usage dans
notre pays laissent échapper plus de pierres qu'elles
n'en découvrent, et il continuera d'en être ainsi tant
qu'on ira à la recherche d'un calcul avec la sonde
ordinaire que vous connaissez ; au lieu qu'avec un
instrument muni à son extrémité d'une petite courbure (1), vous pourrez fouiller dans toutes les directions.

Si la pierre est volumineuse, évidemment vous la
trouverez avec n'importe quoi, mais notre grand
objectif est précisément de découvrir les petites. Le
premier venu peut trouver une grosse pierre, l'art
consiste à découvrir la petite concrétion. Et ce n'est
pas une chose indifférente que de diagnostiquer à
temps une petite pierre : méconnue, elle deviendra
grosse, et les difficultés les plus formidables hérisse-
ront peut-être un traitement tardif, tandis que la
cure d'une petite concrétion n'est pas, à beaucoup

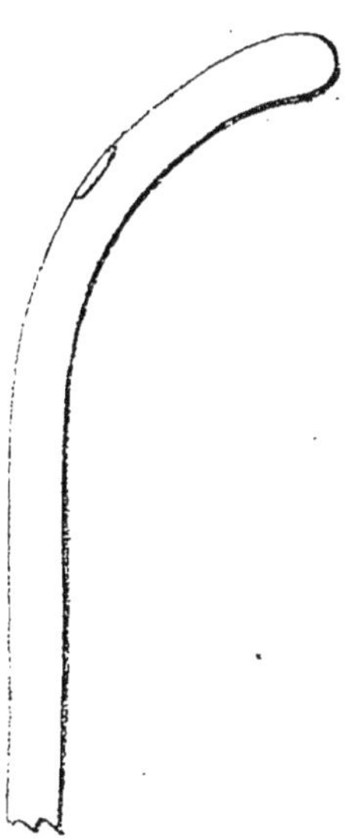

Fig. 16.— Sonde explo-
ratrice de Sir Henry
Thompson (premier
modèle), grandeur na-
turelle.

près, une aussi grave affaire. Avec une petite pierre, vous pouvez promettre
la guérison à votre malade sans danger pour sa vie. S'agit-il, au contraire,
d'une pierre de grande dimension, la question de vie ou de mort sera toujours posée, et parfois même d'une manière fort sérieuse.

Comment faut-il employer la sonde exploratrice ? — D'abord, on ne l'introduit pas de la même façon qu'un cathéter. Avec ce dernier, vous vous
placez à gauche du malade, puis, par une courbe doucement ménagée, vous
introduisez votre instrument jusque dans la vessie. Pour la sonde exploratrice, vous vous placez à droite, et votre manœuvre sera différente ; mais,
comme je préfère vous en donner sur un malade la démonstration pratique
lors de notre prochaine leçon, je remets à ce jour toutes les observations
que le sujet comporte.

Ce n'est pas tout que de découvrir simplement l'existence d'une pierre ;
il vous faut encore recueillir d'autres données d'où dépendra le genre d'opération que vous mettrez en œuvre. Il est essentiel que vous connaissiez le
volume de la pierre avant de décider ce que vous ferez.

A cet égard, la note produite par le choc de l'instrument peut déjà vous.

(1) Voy. Henry Thompson, *Traité pratique des maladies des voies urinaires*, p. 543.

donner quelques indices. Mais si avec le lithotriteur vous saisissez le calcul dans deux ou trois directions différentes, vous en apprécierez avec exactitude les divers diamètres. Toutefois cet instrument cause toujours une certaine émotion au malade, et j'estime qu'on peut satisfaire à tous les besoins de la pratique à l'aide de la *sonde exploratrice* dont je me sers depuis longtemps et que j'ai fait récemment connaître. Elle est munie d'un curseur (fig. 17) et, convenablement manœuvrée, elle indique avec une approximation suffisante les dimensions de la pierre, ainsi que vous avez pu vous en convaincre dans nos salles.

Concurremment, vous cherchez à découvrir la nature de la concrétion. Une pierre phosphatique donne un son bien différent des autres. Le spécimen que j'en ai devant moi est sec, et, pour ce motif, ne vous donne pas la note caractéristique qu'il devait produire sur le vivant; mais quand la pierre phosphatique est humectée, poreuse et molle, elle présente une surface rugueuse et rend au choc une note grave, tandis que le calcul d'acide urique donne une note claire. L'urine peut aussi, à ce point de vue, vous fournir de précieuses indications. Si elle est acide et qu'elle renferme de l'acide urique, vous pouvez en conclure que la pierre est composée d'acide urique, et le malade vous apprendra probablement qu'il en a déjà rendu quelques graviers. Une urine très-alcaline et riche en phosphates dénotera, au contraire, un calcul phosphatique, ou tout au moins recouvert d'une couche de phosphate calcaire.

Il vous faut enfin connaître le *nombre de calculs* que peut renfermer la vessie.

Généralement il n'y en a qu'un; occasionnellement on en peut rencontrer plusieurs. Nous avons actuellement un malade, auquel je pratiquerai la lithotritie demain, et qui a dans la vessie deux pierres assez volumineuses d'acide urique. Voici la manière de dégager cette inconnue. Vous saisissez d'abord une pierre dans les mors du lithotriteur; puis, vous servant de celui-ci comme d'une sonde exploratrice, vous le promenez doucement dans toutes les directions. Si vous rencontrez une pierre dans deux directions différentes, vous êtes sûr qu'il y en a au moins trois. Mais ici je dois vous prémunir contre une cause d'erreur : pendant que le lithotriteur chargé du premier calcul explore en divers sens les parois vésicales, vous pouvez percevoir un bruit de collision qui ressemble beaucoup à celui que produit le contact d'une seconde pierre; cela tient à ce que la première, imparfaitement fixée, oscille entre les mors de l'instrument. J'ai déjà été témoin d'erreurs de ce genre.

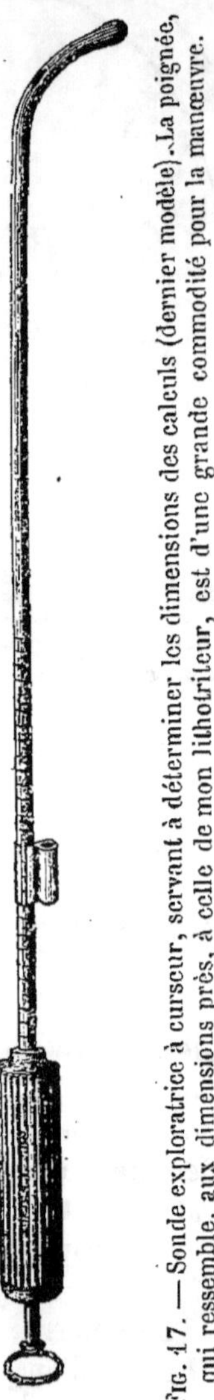

Fig. 17. — Sonde exploratrice à curseur, servant à déterminer les dimensions des calculs (dernier modèle). La poignée, qui ressemble, aux dimensions près, à celle de mon lithotriteur, est d'une grande commodité pour la manœuvre.

Jusqu'ici je ne vous ai parlé que des calculs uriques et des calculs phosphatiques ; mais vous pouvez avoir affaire à une *concrétion d'oxalate de chaux*, ce qu'il est très-important que vous reconnaissiez. Dans ce but, vous examinez l'urine et voyez si elle n'abandonne pas une notable proportion d'oxalate de chaux. Le malade peut avoir rendu antérieurement un gravier d'oxalate, et vous pourrez en inférer que telle est aussi la composition de la pierre, bien que l'écorce puisse être formée de phosphate et vous induire en erreur.

A ce propos, je vais vous citer un fait. Chez un malade de ma clientèle particulière, qui portait dans la vessie un volumineux calcul, j'avais déjà fait quatre séances de lithotritie et provoqué l'évacuation d'une grande quantité de débris phosphatiques. Mais, chaque fois, j'avais cru remarquer que mon instrument, loin de traverser la pierre, glissait toujours d'un côté ou de l'autre, repoussé en quelque sorte par un noyau dur qu'il ne pouvait entamer. Après la quatrième séance, il me fut impossible de rien broyer de plus : il ne restait que le noyau central, dépouillé de son épaisse écorce de phosphate, et sur lequel mon plus puissant lithotriteur ne mordait plus désormais. Le recul du brise-pierre sur une concrétion d'oxalate de chaüx m'est assez connu d'expérience pour que j'aie pu affirmer sans hésitation que nous en avions devant nous un exemple. En conséquence, je taillai le sujet et le débarrassai d'un volumineux calcul d'oxalate de chaux. Dans les cas analogues à celui que je viens de rapporter, ce n'est pas de l'oxalate, mais bien du phosphate de chaux que renferment les urines.

Le lithotriteur peut toujours produire quelque impression sur l'acide urique et enfoncer un peu ses dents dans la pierre ; l'instrument pince-t-il au contraire un gros calcul d'oxalate, c'est comme s'il tenait un morceau de fer, il ne peut nullement l'entamer.

Quand vous êtes en possession de toutes ces données, il faut résoudre l'importante question de décider ce que vous ferez : *taille* ou *lithotritie*. Vous savez qu'il n'y a que deux moyens d'extraire une pierre : ou bien de lui ouvrir à travers les tissus une porte de sortie assez large, ou bien de la réduire en fragments assez ténus pour qu'elle puisse franchir en détail les voies naturelles. Nos aïeux ne connaissaient que la première de ces méthodes. La taille était leur unique ressource contre les calculs ; le patient, que sa pierre fût grosse ou petite, était toujours et invariablement taillé. Aussi, à part la constatation formelle du calcul, tous les autres détails du diagnostic sur lesquels je viens d'appeler votre attention étaient-ils, pour ainsi dire, superflus.

Mais aujourd'hui que nous avons deux méthodes, il est indispensable de choisir la bonne. Je m'explique. Si vous ne déterminez pas très-exactement les caractères physiques et chimiques de la pierre, et si, avec cette détermination pour base, vous ne savez vous élever à un choix judicieux entre les deux modes de traitement ; si, par exemple, vous appliquez la lithotritie à de grosses pierres et la lithotomie à de petites concrétions, vous ferez plus de mal, vous aurez une mortalité plus grande que si vous opposez purement et simplement la taille à tous les cas.

En voulez-vous la preuve ? La lithotritie, dans les premiers temps de son apparition, était une opération quelque peu grossière dont les indications n'étaient pas encore bien définies. Plus d'une fois, faute d'un diagnostic suffisamment circonstancié, on entreprit de fragmenter des calculs pour lesquels il eût fallu pratiquer la taille, et l'on tailla pour d'autres qui étaient justiciables de la lithotritie. Qu'arriva-t-il ? C'est que la mortalité totale fournie par les deux méthodes opératoires fut supérieure à celle que donnait auparavant la pratique exclusive de la lithotomie. Cette argumentation par les faits me dispensera, je crois, de plus amples commentaires.

Sans vouloir consacrer ici trop de temps à un parallèle approfondi des deux méthodes, je vais vous donner, sous forme d'axiomes, les principes généraux qui devront guider votre choix.

Et tout d'abord, je vous dirai qu'avant l'âge de la puberté, tous les calculs, sauf de rares exceptions, réclament la taille. Au-dessous de quatorze ou quinze ans, tous les calculs, chez l'homme, indiquent la lithotomie, à moins qu'ils ne soient très-petits et susceptibles d'être broyés en une seule séance. En effet, la lithotritie n'est ni très-facile ni très-heureuse chez les enfants, à raison de l'étroitesse de l'urèthre et de l'irritabilité de la vessie, tandis que la taille réussit très-bien à cet âge, comme chacun sait. Dans l'espèce, nous n'avons pas besoin de chercher une meilleure opération : le mieux est quelquefois ennemi du bien. La lithotomie appliquée à l'enfance ne donne pas plus d'un mort sur quinze ou seize opérés ; c'est pourquoi, en thèse générale, je la crois, quant à présent, parfaitement indiquée chez les jeunes calculeux. Cependant un enfant de trois ou quatre ans ou au-dessus, dont la pierre n'excéderait pas la grosseur d'un pepin d'orange, pourrait très-probablement, à l'aide du chloroforme, être débarrassé en une ou deux séances de lithotritie, et il serait sage de ne pas lui refuser ce bienfait.

Les calculs vésicaux de l'enfance une fois éliminés, nous voici en face de tous les cas présentés par des malades qui ont atteint ou dépassé l'âge de la puberté. Ici, la lithotritie est la règle générale de traitement, sauf de rares exceptions que je vais immédiatement vous indiquer.

La première exception concerne les calculs formés d'oxalate de chaux et mesurant environ 2 1/2 centim. de diamètre. Une concrétion d'oxalate qui n'a pas atteint cette grosseur, dont le volume, par conséquent, oscille entre celui d'une graine de haricot et un sphéroïde de 2 1/2 centim. de diamètre, est ordinairement justiciable de la lithotritie. A la vérité, les calculs placés dans ces conditions favorables sont très-rares ; je n'ai eu l'occasion, en ma vie, que d'en broyer quatre ou cinq, dont deux dans cet hôpital même. Mais, au-dessus de cette dimension, ils résistent généralement à nos engins les plus puissants, et, quand bien même on réussirait à les entamer, les fragments en seraient tellement durs et blessants, que l'opération serait encore d'une valeur fort contestable. Voilà pour la première exception à la loi générale ci-dessus formulée.

La deuxième exception est basée sur les dimensions du corps étranger.

Contre une pierre volumineuse d'acide urique, voire même uniquement phosphatique, la taille est, en général, préférable à la lithotritie. Sans doute, il est toujours matériellement possible de broyer n'importe quelle pierre, urique ou phosphatique; mais si l'on réfléchit au nombre de séances que nécessitera cette entreprise et à la vive irritation qui en sera la suite, on optera certainement pour une opération sanglante, mais unique, toutes les fois que le calcul aura plus de 5 centim. de diamètre. Je dirai plus : même avec une pierre de 5 centim. de diamètre, peut-être encore vaut-il mieux tailler.

La friabilité plus ou moins grande du calcul introduit d'ailleurs un élément nouveau dans la question. Ainsi il n'est pas douteux qu'à volume égal, la concrétion phosphatique sera encore tributaire de la lithotritie, alors que la pierre d'acide urique indiquera la taille.

Enfin la troisième et dernière catégorie d'exceptions est motivée par l'état anatomique des organes génito-urinaires. Il est évident, par exemple, que devant un rétrécissement uréthral opiniâtre ou une lésion grave de la vessie, la méthode du broiement doit abdiquer. Et cependant, messieurs, ces lésions elles-mêmes ne s'élèvent que rarement à la hauteur de véritables contre-indications.

Avant tout, dans cet ordre de faits, je dois vous indiquer quels sont ceux qui, grâce aux perfectionnements de la lithotritie, ne font plus exception à la loi générale, malgré ce que vous pourrez lire dans les ouvrages dont la publication remonte déjà à quelques années. Ainsi, dernièrement, dans un cas de rétrécissement organique, j'ai pu broyer une pierre d'acide urique avec de petits instruments faits exprès. Je dois dire que la coarctation n'était pas des plus étroites.

Plus récemment encore, dans mon service, j'ai employé la lithotritie dans deux circonstances où il y avait complication de stricture confirmée. Voici comment j'ai procédé :

A l'aide d'une sonde laissée à demeure pendant quelques jours, j'ai dilaté le rétrécissement jusqu'au n° 10. Alors, le malade ayant été préalablement chloroformisé, j'ai introduit un petit lithotriteur et j'ai extrait autant de fragments que possible. Ensuite j'ai réintroduit la sonde et l'ai laissée trois ou quatre jours en place, jusqu'à ce que le malade fût apte à subir une nouvelle séance; et ainsi de suite, jusqu'à extraction complète du calcul. Cet artifice m'a parfaitement réussi chez ces deux malades, dont les calculs n'étaient pas volumineux, et qui, du reste, n'étaient pas en état de supporter une opération aussi formidable que la taille.

L'hypertrophie de la prostate était également considérée comme un motif d'exclusion pour la lithotritie. Dans cette circonstance, disait-on, il est impossible de broyer la pierre. Pour moi, je n'y fais plus de différence. J'ai recours à la lithotritie aussi volontiers dans un cas d'hypertrophie que dans tout autre cas, et je ne vois là qu'une question de dextérité opératoire. Bien plus, un homme qui a une hypertrophie aura probablement été bien des fois sondé, ses organes seront par conséquent blasés au contact des instruments, et, en fin de compte, il sera, pour la nouvelle méthode, un sujet bien meilleur que le calculeux dont le canal est encore vierge d'intervention instrumentale.

L'*inertie du réservoir urinaire* a été considérée, à son tour, comme une contre-indication à la lithotritie, par la raison spécieuse qu'une vessie incapable de se vider sans le secours de la sonde ne pourrait pas davantage expulser les fragments après l'opération. Eh bien, moi, au contraire, je ne crains pas les cas de ce genre, toujours pour le motif que j'alléguais tantôt, que la vessie et l'urèthre sont déjà habitués aux instruments. Quant à l'expulsion des fragments, les procédés si perfectionnés que nous possédons aujourd'hui, pour l'assurer d'une manière complète, m'autorisent à ne plus la considérer comme une source de difficultés.

A un point de vue différent, l'*irritabilité excessive de la vessie* a été accusée de rendre impossible le broiement des calculs. On disait, cette fois, que, si la vessie ne peut retenir plus de trois, quatre ou cinq onces d'urine, l'espace manquera pour manœuvrer le lithotriteur, d'où, pour le chirurgien, la nécessité de recourir à la taille.

Je ne m'inclinerai pas plus devant cette objection que devant la précédente. D'abord l'irritation de la vessie est due surtout à la présence de la pierre, et nous la voyons souvent diminuer dès les premières atteintes portées au corps étranger. Et puis, nous n'avons que faire de *quatre onces* de liquide dans le réservoir urinaire; *une once* nous suffit et au delà. Les quatre onces exigées pouvaient avoir leur raison d'être avec l'instrument primitif et essentiellement grossier de nos prédécesseurs, susceptible de pincer les parois vésicales; mais avec nos instruments modernes, qui ne peuvent pour ainsi dire pas les saisir, toutes ces craintes s'évanouissent, et la manœuvre du lithotriteur ne perd rien de sa sécurité lorsqu'il n'y a qu'une once de liquide.

Quant à moi, il m'est bien indifférent, pour opérer, que la vessie soit pleine ou vide, pourvu qu'elle ne soit pas trop pleine. En fait, je ne crains ici que le trop-plein, car alors la pierre fuit devant l'instrument, et, avant de la saisir, il faut, passez-moi le mot, jouer avec elle à cache-cache. — Assurément je préfère une vessie complétement vide à une vessie qui contiendrait une pinte d'urine.

Vous le voyez, les exceptions sérieuses sont en petit nombre, et vraiment il n'existe que bien peu de cas chez l'adulte où, avec de l'attention et des soins convenables, on ne puisse faire bénéficier le malade de la lithotritie. Si les chirurgiens de notre génération progressent comme ils le doivent, s'ils dépassent en zèle et en intelligence leurs prédécesseurs, s'ils acquièrent du sujet une connaissance plus complète, — ce qui est du reste dans la force des choses, car nos fils seront plus éclairés que nous, et nos petits-fils plus éclairés que nos fils, — les motifs d'exclusion de la lithotritie seront de plus en plus rares. Toute pierre, en effet, si elle est diagnostiquée quand elle est encore suffisamment petite, *peut toujours être broyée avec des chances* PRESQUE CERTAINES *de succès* (1); de sorte que la lithotomie est appelée un jour à dis-

____

(1) Voyez la note annexée à la Leçon XIII.

paraître, en tant que méthode courante de traitement pour les calculs de l'homme adulte. Ce ne sera plus qu'une opération exceptionnelle à l'usage des vieilles concrétions vésicales négligées par les malades ou méconnues par les médecins.

Une pierre assez forte d'acide urique est le fruit de plusieurs années; une grosse concrétion de phosphate met peut-être deux ou trois ans pour se former, et huit à dix ans sont probablement nécessaires à un calcul d'oxalate de chaux pour atteindre les dimensions qui le rendent réfractaire à l'écrasement. Convenons qu'il serait bien étrange que, longtemps avant l'expiration de pareils délais, le corps étranger ne pût être reconnu et éliminé par la lithotritie. Il est incontestable que si l'on trouvait chez chaque malade une dose moyenne d'intelligence et de soins pour sa personne, la pierre serait toujours reconnue à temps pour pouvoir être broyée avec un succès presque certain. Les seuls taillables ne seraient plus alors que cette infime minorité de négligents endurcis, restés sourds pendant des années à la voix de leurs propres souffrances, avant de consulter un chirurgien.

J'espère que vous vivrez assez pour voir le jour où la lithotomie sera rayée du nombre des opérations pratiquées sur l'homme adulte. Je n'ose formuler cet espoir pour moi-même, quoique je compte vivre assez pour voir se restreindre encore le champ de ses applications. Mais, vous certainement, vous vivrez assez longtemps pour la voir descendre au rang des opérations tout à fait exceptionnelles.

Et cependant ce n'est pas avec une joie sans mélange que je salue l'avénement de cette glorieuse évolution de notre art. Véritable critérium du tempérament chirurgical, la taille est une de ces grandes opérations qui demandent toute l'habileté, toute la présence d'esprit, toute la puissance d'un homme; voilà pourquoi il n'est guère permis de souhaiter sa disparition. Mais elle disparaîtra très-certainement; et comme ce sera pour le bien de l'humanité, nous ne pourrons qu'applaudir à ce résultat.

La semaine prochaine, je ferai placer sur cette table deux malades atteints de calculs, et je vous démontrerai l'opération de la lithotritie, qui fera le sujet de notre leçon.

LEÇON IX

LITHOTRITIE

Préparation du canal. — Historique de la lithotritie. — Civiale. — Instruments courbes. — Modifications de Fergusson. — Thompson. — Manœuvre opératoire. — Source de lésions provenant : 1° de la pierre, 2° des instruments. — Inutilité de l'injection préalable et des lavages consécutifs. — Précautions à prendre. — Lithotriteurs à mors fenêtrés, à mors plats. — Introduction du lithotriteur. — Broiement du calcul. — Manœuvre pour saisir le calcul. — Soins consécutifs. — Décubitus dorsal pendant la miction. — Moyens d'extraire le dernier fragment. — Appareil de Clover. — Arrêt d'un calcul dans l'urèthre. — De l'emploi du chloroforme. — Complications : 1° Fièvre. — 2° Hémorrhagie. — 3° Cystite. — 4° Orchite. — 5° Rétention d'urine. — 6° Épuisement.

MESSIEURS,

Je vais faire placer devant vous, sur la table de cet amphithéâtre, deux malades : l'un âgé de soixante-deux ans, l'autre de soixante-cinq, tous deux affectés de la pierre dans la vessie. Le premier de ces hommes n'a qu'une seule pierre dont le diamètre mesure environ 2 1/2 centim. ; le second est porteur de deux calculs offrant chacun 18 millim. de diamètre. Toutes ces concrétions ont la même composition : elles sont formées d'acide urique.

Si le malade que vous vous proposez d'opérer n'a jamais été sondé, et que son urèthre ne soit pas suffisamment spacieux, vous ne ferez pas mal de lui introduire une bougie, à deux ou trois reprises différentes, avant d'en venir à l'opération. Le plus souvent cependant vous pourrez vous dispenser de ces préliminaires. Dans l'espèce, nous nous en dispenserons, car, chez nos deux malades, l'urèthre n'est pas très-sensible, et, comme calibre, il ne laisse rien à désirer. Il est à souhaiter, en outre, qu'au moment de l'opération, les forces et la santé générale du patient ne soient pas au-dessous de leur niveau normal ; vous ajourneriez conséquemment votre entreprise en présence d'un accès de fièvre ou d'un trouble passager des fonctions de l'estomac et de l'intestin. En un mot, tâchez toujours de débuter sous les auspices les plus favorables, tant au point de vue de l'état anatomique local que sous le rapport des grandes fonctions de l'organisme.

Lorsque vous vous êtes prononcé pour la lithotritie, il vous faut faire choix de votre appareil instrumental. Je vous montrerai tout à l'heure l'instrument auquel je me suis arrêté ; mais, au préalable, je désire vous faire connaître brièvement ceux qu'on employait autrefois.

Je déclarerai d'abord que la lithotritie, en tant que méthode, doit son existence aux chirurgiens français, notamment à Civiale, sans oublier Leroy (d'Étiolles) et les autres. Mon vieil ami Civiale, qui mourut en 1867 chargé d'années et d'honneurs, fut le premier chirurgien qui broya une pierre avec succès, en 1822 (1).

Le fait seul de l'usure d'un calcul vésical par des moyens mécaniques n'est cependant pas de date si récente, et, déjà bien auparavant, il avait été mis parfois à exécution par les malades eux-mêmes. Un homme parvint un jour, à l'aide d'une lime ténue, à user une pierre qu'il portait dans sa propre vessie, et la chose reçut le nom de *lithotritie* (2). Mais à Civiale revient l'honneur d'avoir érigé en une méthode vraiment scientifique le broiement des calculs chez l'homme vivant. C'est en présence de l'Académie de médecine, qu'à l'aide de l'instrument que je tiens à la main, il opéra ses deux premiers malades. Voyez quelle différence avec les appareils de nos jours ! C'est un instrument droit, muni d'une tige centrale et armé de crochets qui doivent s'écarter après avoir pénétré dans la vessie.

[Démonstration du jeu de l'instrument.]

(1) [Il y a probablement ici une erreur de date. L'instrument qu'avait imaginé Civiale en 1822 était encore un engin tellement inapplicable, qu'on peut affirmer sans hésitation qu'il n'a jamais pénétré dans la vessie. C'est le 13 janvier 1824 que Civiale fit avec succès sa première opération de lithotritie avec un instrument dont l'idée mère appartient vraisemblablement à Leroy (d'Étiolles).]

(2) [Le major Martin, *Anecdote chirurgicale*, racontée par Marcet dans son ouvrage : *On calculous Disorders*, etc., p. 20.]

Vous pouvez apprécier combien ce procédé diffère de celui que nous employons aujourd'hui. Et pourtant l'opération donnait déjà quelques succès ! Je ne vous ferai pas suivre d'étape en étape les modifications successives qui furent apportées à l'engin primitif. Je me bornerai à indiquer le plus sérieux des perfectionnements dont il a été l'objet : l'invention de l'instrument courbe (1). Cette découverte réalisa un progrès considérable, et l'on peut dire qu'à de légères modifications près, elle a conservé les suffrages de tous les opérateurs. Nous avons cependant, dans cette classe de lithotriteurs, un ancien modèle muni d'un simple écrou à la poignée, et qui, je le constate à regret, est encore usité dans notre pays. Bien que l'on s'en serve encore à Londres, voilà longtemps qu'on y a renoncé à l'étranger. Néanmoins c'est avec cet appareil défectueux que Sir Benjamin Brodie obtint ses succès. Voici la manière de s'en servir.

[Démonstration.]

Vous voyez combien de temps il demande, et que de mouvements il nécessite dans la vessie. Il ne faudrait pas moins de cinq minutes pour broyer ainsi une quantité respectable de pierre. Un grand perfectionnement a été apporté à cet instrument par Civiale et Charrière, de Paris, dans le but de diminuer la perte de temps et les secousses occasionnées par le vissage et le dévissage de l'écrou. Dans le nouveau modèle, le mouvement de glissement des branches se transforme instantanément en mouvement de vis, et réciproquement, à l'aide d'un disque tournant qui se trouve à l'armature (2).

[Démonstration.]

Vers la même époque, Sir William Fergusson inventait le système à crémaillère et à pignon, qui est, lui aussi, un perfectionnement de l'ancien

---

(1) [Jacobson est le premier qui se servit d'un instrument courbe (1830) (voy. *Traité pratique des maladies des voies urinaires*, p. 462) ; mais son appareil représente plutôt une anse à constriction qu'un véritable lithotriteur, et les nombreux et graves inconvénients inhérents à son espèce de chaîne articulée, susceptible à chaque instant de casser ou de ne plus pouvoir rentrer dans sa gaîne, le firent bientôt abandonner. C'est à Heurteloup que revient l'idée de la première pince à mors courbes appliquée à la recherche et au broiement des calculs (1832).]

(2) [Ce dernier et remarquable perfectionnement, qui a fait du lithotriteur une des plus belles créations de l'arsenal chirurgical, est encore dû à un fabricant français, M. Charrière (voy. *Traité pratique des maladies des voies urinaires*, part. III, chap. IX). Déjà Heurteloup, en remplaçant les instruments droits et leurs pinces divergentes par une pince courbe dont les deux mors présentaient toutes garanties de précision et de solidité, avait, pour ainsi dire, porté à son plus haut degré de perfection l'extrémité vésicale du brise-pierre. Il restait à améliorer le talon de l'instrument, qui laissait encore beaucoup à désirer. En effet, l'usage de l'écrou prévenait bien, jusqu'à un certain point, les secousses pendant l'écrasement de la pierre, mais il rendait difficiles la recherche et la préhension du calcul. Au contraire, en supprimant l'écrou, il devenait facile de procéder aux recherches à l'aide de branches glissantes ; mais, pour écraser la pierre, il fallait recourir à la percussion, au marteau, et dès lors s'exposer aux secousses, aux ruptures, etc. Charrière a eu l'heureuse inspiration de réduire l'écrou à deux segments de cercle supportés par un ressort d'acier. Quand le ressort n'est point comprimé, ses branches divergent par leur seule élasticité, les deux arcs taraudés s'éloignent de la vis de la branche mâle, et celle-ci peut glisser en toute liberté dans la rainure de la branche femelle. Vient-on à rapprocher par un coulant quelconque les deux languettes d'acier, l'écrou s'engrène dans la vis, le glissement des branches est supprimé, et il devient facile d'écraser le calcul en mettant en jeu la roue de l'instrument.]

appareil que je vous décrivais tantôt. Enfin, voici un brise-pierre construit sur mes indications par MM. Weiss, et sur lequel je vais fixer un instant votre attention, par la double raison qu'il est aujourd'hui très-répandu et que c'est le seul dont vous me voyiez faire usage dans cet hôpital (1).

Diverses *modifications* ont déjà été apportées à mon instrument, soit par des fabricants, soit par d'autres personnes, sans autre résultat, quant à présent, que de lui enlever quelques-uns de ses mérites, et de prouver clairement chez les inventeurs une ignorance complète de la façon de s'en servir.

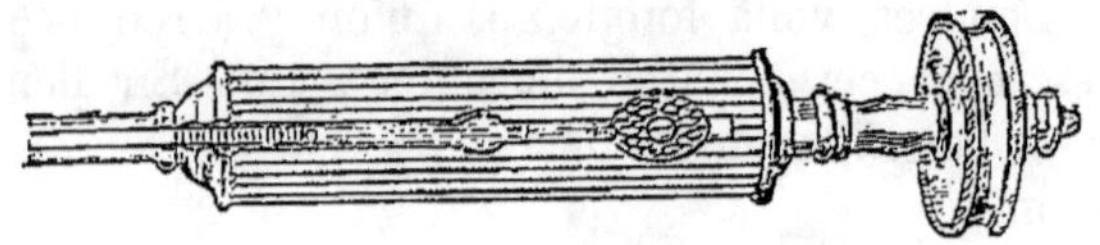

FIG. 18. — Armature du lithotriteur de Thompson (2).

En quoi, me demanderez-vous, se distingue ce brise-pierre? — En ceci : que mieux que tout autre, il permet d'abréger l'opération, et de réduire au minimum la somme de mouvements et de chocs qui en résultent pour la vessie. Et souvenez-vous bien que ces deux conditions, secousses et durée, ont l'une et l'autre leur importance. Autre chose est de laisser pendant trois minutes un instrument dans la vessie, autre chose est de ne l'y tenir qu'une minute. Introduisez-vous une bougie et retirez-la immédiatement, vous n'éprouverez probablement qu'un insignifiant malaise; laissez au contraire séjourner la sonde pendant trois ou quatre minutes dans votre vessie, et vous m'en direz des nouvelles.

Chaque demi-minute après la première augmente la douleur.

La seule présence d'un instrument dans la vessie est une cause d'irritation dont l'intensité est, pour ainsi dire, proportionnelle au temps que séjourne le corps étranger. Donc, nous sommes autorisés à considérer comme autant de conquêtes toutes les modifications instrumentales ou opératoires qui auront pour effet d'abréger la manœuvre, de simplifier les mouvements, et de diminuer l'ébranlement organique.

Passons maintenant à l'opération elle-même.

Je n'en connais aucune qui réclame autant d'attention jusque dans ses plus minutieux détails, tant est grande l'importance de chacun d'eux. Le

(1) Voy. Henry Thompson, *Traité pratique des maladies des voies urinaires*, part. III, chap. IX.

(2) [Le talon du lithotriteur de Thompson repose toujours sur le mécanisme de l'écrou brisé. Il se distingue seulement des instruments français :

1° Par la forme cylindrique et cannelée de l'armature, substituée à la forme quadrangulaire. L'armature, ainsi modifiée, est mieux en main et se prête admirablement aux mouvements de rotation partiels qui peuvent être nécessaires pendant la manœuvre; enfin elle n'est pas sujette à glisser entre les doigts du chirurgien, toujours plus ou moins souillés d'huile ou d'urine.

2° Par un bouton qui sert de point de repère pour apprécier la direction de l'extrémité vésicale de l'instrument, et qui permet en même temps d'engrener ou de dégager l'écrou avec la plus grande facilité à l'aide du pouce et sans déplacer la main.]

chirurgien, s'il veut réussir, ne doit pas borner son zèle au seul manuel opératoire, il doit encore étendre sa sollicitude à tous les détails en relation avec le cas. Si la lithotritie devait être pratiquée sans tous ces soins, mieux vaudrait qu'on ne la pratiquât pas du tout. De deux choses l'une : lithotritiez suivant certains principes et en veillant aux moindres détails, ou bien recourez de préférence à la taille. Il serait très-fastidieux de nous occuper ici de chaque détail en particulier, mais nous pouvons remonter aux principes qui les régissent : ceux-ci, heureusement, sont très-simples. Quel est, en effet, le problème à résoudre ? Extraire la pierre sans dommage pour la vessie, tant de la part des instruments que de la part des fragments eux-mêmes. Voilà le but ; si nous pouvons l'atteindre, le succès est certain.

Je n'ai pas besoin de vous dire que pour réaliser ce programme, nous ne pouvons en aucune manière songer à l'instrument tranchant. Celui-ci, en effet, dans tous les procédés de taille, commence par faire au malade, sous forme d'une large et profonde incision, une sérieuse blessure qui crée nécessairement des périls. Voyons jusqu'à quel point, grâce à la lithotritie, nous parviendrons à résoudre le problème.

Toutes les chances possibles de blessure proviennent de ces deux sources : la pierre et les instruments.

D'abord la *pierre*.

Nous savons que, tant qu'elle est intacte, elle ne porte aucune dangereuse atteinte à la vessie, malgré les douleurs qu'elle éveille et la maladie chronique qu'elle finit tôt ou tard par provoquer. Mais une fois brisée en éclats anguleux et tranchants, elle cause une vive irritation dont une sévère cystite peut être la conséquence immédiate. Voilà pourquoi je recommande en principe d'attaquer individuellement et jusqu'à pulvérisation complète chaque fragment que l'on vient de produire, au lieu de morceler grossièrement la concrétion en éclats aigus.

Vous veillerez en outre avec soin à ce que les débris ne soient pas entraînés vers l'urèthre immédiatement après leur production, alors que leurs arêtes sont à la fois vives et coupantes. Quand ils auront séjourné deux ou trois jours dans la vessie, leurs angles se seront émoussés au contact de l'urine, l'irritation de l'urèthre se sera en même temps refroidie, ou les conditions d'un facile passage. A ce moment, le malade sera donc tenu au repos le plus complet, afin de permettre aux fragments de se déposer et de rester immobiles dans le bas-fond de la vessie. Parfois aussi, il y a quelque avantage à stimuler la sécrétion urinaire par des boissons délayantes et diurétiques.

Secondement, les *instruments*.

Le fait seul de leur emploi, non moins que la manière de s'en servir, peut occasionner les plus grands dommages, tant à la vessie qu'à l'urèthre. Aussi une de mes plus constantes préoccupations a-t-elle été de restreindre autant que possible l'outillage, d'en simplifier le jeu et d'abréger la durée de la manœuvre. Je vous ai montré comment, en conformité de ce principe, je me suis efforcé d'arriver à un instrument qui produisît le moins d'irritation possible. Je n'ajouterai qu'un mot : si vous pouvez trouver un nouvel engin capable d'accomplir le même effet utile, mais en provoquant moins de désordre encore, ce sera *pro tanto* un progrès de réalisé.

Je cherche également, vous ai-je dit, à simplifier l'appareil instrumental. Autrefois il était de règle de n'introduire le lithotriteur dans la vessie qu'autant que ce réservoir contenait déjà une notable quantité d'urine ou d'un liquide quelconque. Conséquemment, avant de procéder à l'introduction du brise-pierre, on évacuait toute l'urine avec la sonde et l'on injectait 120 à 150 grammes d'eau dans la vessie. Je vous ai démontré la complète inutilité de ces injections préalables. Je les bannis absolument de ma pratique ; je ne recommande même pas au malade de retenir ses urines avant mon arrivée, et l'heure de sa précédente miction m'est tout à fait indifférente. Je prévois l'objection : Si vous n'avez, me dira-t-on, au moment de votre séance, qu'une petite quantité d'urine dans la vessie, comment serez-vous certain de ne point blesser les parois vésicales en cherchant à saisir la pierre ? — Je puis, messieurs, pleinement vous rassurer à cet égard : nos instruments sont construits de telle sorte qu'il faudrait le faire exprès pour pincer la muqueuse, et encore ce ne serait pas chose facile. Avec les anciens lithotriteurs, dont les mors s'affrontaient exactement, c'est une autre affaire. Mais avec les nôtres, il n'en est jamais ainsi : de là leur sécurité.

Enfin, nous trouvons encore dans le manuel opératoire d'autres causes d'irritation que nous pouvons écarter. Ainsi on voyait souvent, et l'on voit malheureusement encore aujourd'hui, des opérateurs qui s'efforcent d'extraire de la vessie, à travers l'urèthre, de volumineux fragments de la pierre. Ces chirurgiens semblent prendre à tâche de transformer leur lithotriteur en un véritable forceps, et se font en quelque sorte une prouesse d'amener entre les mors de leur pince un calcul de la grosseur d'une fève. Mais, pour extraire un pareil fragment, il faut d'abord le saisir, et pourquoi, quand on le tient, ne pas donner un tour de vis et le réduire en poussière ? Pourquoi, au prix de vives douleurs, labourer ainsi le col de la vessie et l'urèthre, en remorquant sur une longueur de 15 à 18 centim., à travers des tissus sensibles et délicats, des fragments anguleux et tranchants ? Loin de regarder la chose comme un exploit chirurgical, je la tiens pour une faute qu'on ne saurait trop éviter. Donc, sous aucun prétexte, ne retirez jamais votre brise-pierre chargé de débris trop volumineux pour qu'ils puissent franchir aisément l'urèthre. Ne perdez jamais de vue le caractère essentiel de la méthode, et broyez toujours votre concrétion assez menu pour que l'élimination en soit aussi simple qu'inoffensive.

On avait généralement l'habitude, après chaque séance, de faire lever le malade et d'injecter de force, à plusieurs reprises, une certaine quantité d'eau dans sa vessie, à seule fin d'évacuer les fragments qu'on venait de produire. C'est là un procédé irritant, souvent même plus irritant que l'emploi du lithotriteur, et que je n'hésite pas à proscrire comme inutile et fâcheux.

Nous voilà donc débarrassés, comme vous voyez, des injections préalables et des lavages consécutifs, ainsi que de l'extraction des fragments. Règle générale, le lithotriteur doit tout faire. Un bon instrument à mors plats fera tout le travail dans les sept huitièmes des cas, et ce n'est qu'exceptionnellement que vous serez obligés de recourir à d'autres moyens, tels par exemple que l'appareil de Clover, un des meilleurs que je puisse vous recommander.

Après vous avoir exposé, tels que je les entends, les simples et vrais principes de la lithotritie, je vais vous en démontrer la pratique.

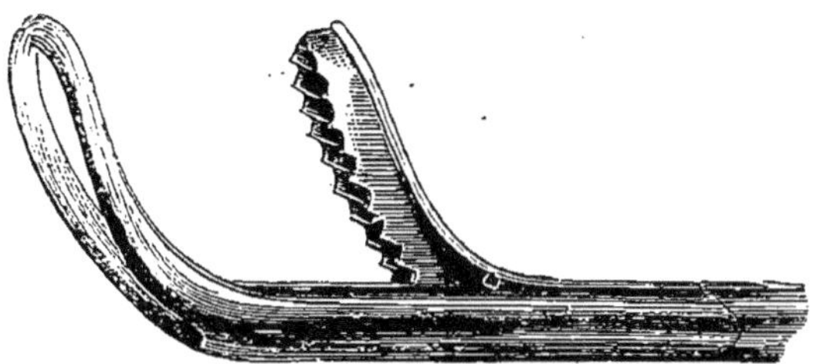

Fig. 19. — Lithotriteur à mors fenêtrés.

On a généralement l'habitude, quand le calcul est dur et volumineux, d'en commencer l'attaque avec le brise-pierre fenêtré. Dans ce dernier instrument, la cuillère de la branche femelle est entièrement percée à jour, de façon à se laisser traverser par la branche mâle. C'est un instrument toujours plus ou moins dangereux, qu'il ne faut employer que le plus rarement possible.

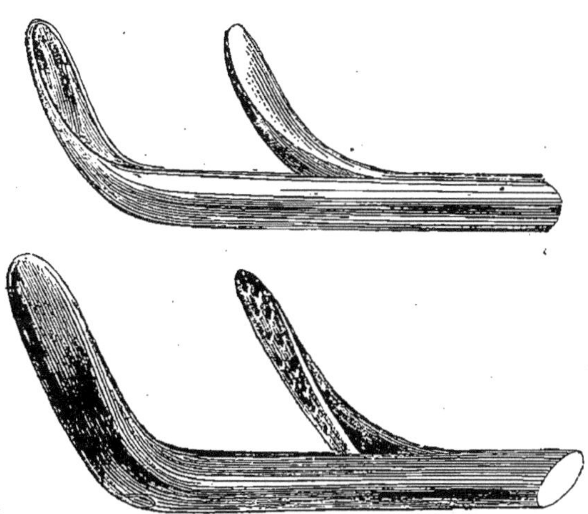

Fig. 20 et 21. — Lithotriteurs à mors plats.

Personnellement, je n'en fais usage que si le calcul est tellement volumineux, que je n'en puisse obtenir la rupture avec le *lithotriteur à mors plats*. Dans ces derniers temps, j'y ai même renoncé tout à fait, et voilà bien trois ans que je ne l'ai plus introduit dans la vessie d'un malade. Un bon instrument à mors plats, convenablement manœuvré, viendra à bout de toute pierre qui doit être broyée; quant à celles qui résistent à sa puissance, il faut, règle générale, les réserver pour la taille. Ainsi, vous m'avez vu réussir, dans la salle n° 9, à broyer une concrétion d'oxalate de chaux d'au moins 2 1/2 centim. de diamètre, et le cas a été aussi heureux qu'aucun de ceux que nous ayons jamais eus. Le calcul était sans doute très-dur, mais vous avez vu comment, par un rapide mouvement de la vis, j'ai pu le faire éclater, et comment aussi les fragments se sont trouvés broyés en détail (1872). Je n'aurais certainement pas tenté l'opération si je n'avais eu pleine confiance dans la solidité de mon instrument, et je ne crois pas que le bon résultat que nous avons obtenu eût été possible avec un brise-pierre français d'égale dimension, par là raison que ces derniers, à grosseur égale, sont moins puissants que ceux que nous trouvons chez les bons fabricants de Londres.

Les bords de l'instrument fenêtré sont tranchants, arrivent exactement au contact les uns des autres, et les fragments qu'ils produisent sont irréguliers et blessants. Ne vous servez donc jamais que du lithotriteur à mors plats, qui seul réduit, à proprement parler, le calcul en poussière; et, comme ici les mors ne se rencontrent pas, ils sont incapables de pincer ni de léser la vessie. La manœuvre en est également beaucoup plus aisée que celle de l'autre instrument.

[Un malade est apporté.]

Je vous ai dit qu'un brise-pierre s'introduit autrement qu'une sonde. Vous savez qu'en Angleterre, pour passer une algalie, nous nous plaçons à gauche du malade; les chirurgiens français se placent à droite. Pour sonder un malade couché, vous tenez votre instrument presque horizontalement, vous attirez doucement vers lui le pénis, puis, par une courbe habilement exécutée, vous le glissez sans effort jusque dans la vessie. L'introduction du lithotriteur exige une manœuvre différente.

On peut se placer à droite ou à gauche, mais il vaut mieux se placer à droite, car c'est le côté qui convient pour l'opération du broiement, et il serait disgracieux, après avoir introduit l'instrument, de faire le tour du malade pour continuer l'opération. Donc, placé à la droite du patient, à la figure duquel vous tournez légèrement le dos, vous laissez lentement et avec douceur le lithotriteur trouver lui-même sa voie jusqu'à ce que le talon parvienne peu à peu jusqu'à la direction presque verticale. Arrivé là, vous le maintenez quelques secondes dans cette position, le laissant avancer, toujours ainsi placé, par son propre poids, jusqu'à ce qu'il coule, pour ainsi dire, sous l'arcade pubienne. Alors vous abaissez doucement le manche, et l'instrument glisse immédiatement dans la vessie.

Vous le voyez, il n'y a pas d'instrument plus facile à passer que le lithotriteur dirigé d'une façon convenable.

Le voilà donc introduit. Il me faut à présent trouver et saisir la pierre. Pour cela, j'ouvre simplement les mors, je les referme : la pierre est dedans. Je touche le bouton qui transforme le mouvement de glissement en mouvement de vis; je tourne la roue, et je broie. Je dégage l'écrou, j'ouvre et ferme de nouveau les mors; je charge ainsi un volumineux fragment que je broie d'une façon identique. J'ai ainsi une bonne quantité de débris, et l'opération n'a pas duré une minute. Je retire le lithotriteur lentement et avec précaution, et nous trouvons dans la cuillère quelques détritus qui, comme vous voyez, sont d'acide urique. Nous n'avons pas une goutte de sang et le malade n'a proféré aucune plainte. Interrogez-le, il vous répondra, j'ose le dire, que tout cela n'est pas très-agréable, mais ce n'est pas la peine, dans ce cas, de prendre du chloroforme, comme pour l'avulsion d'une dent, par exemple.

Nous allons maintenant opérer un autre malade qui a déjà subi deux séances : aussi sait-il à quoi s'en tenir.

[Le deuxième malade prend place sur la table; le premier s'en va.]

J'introduis l'instrument comme tantôt. J'écarte et je rapproche les mors... rien. Je tourne à gauche, rien encore. Je tourne à droite... toujours rien. Alors j'abaisse et je fais pivoter l'instrument sur lui-même, de manière à tourner en bas la concavité du bec J'ouvre et je referme, mais non, cette fois, sans avoir saisi un petit fragment profondément blotti derrière la prostate. Je le broie. J'ouvre et referme de nouveau sans changer de position, et j'en pince un autre un peu plus gros; je l'écrase et je retire l'instrument.

Ceci est toujours un peu plus douloureux que si le calcul avait occupé sa position habituelle, et prend aussi plus de temps, deux minutes au lieu d'une. Du reste, il n'est pas ordinaire de rencontrer un cas qui présente autant de difficultés, si tant est que vous vouliez donner ce nom aux manœuvres dont vous venez d'être témoins.

Permettez-moi de vous suggérer un conseil qui a, je crois, sa valeur. Chaque fois que vous aurez trouvé et broyé, soit une pierre, soit un fragment de bonne grosseur, maintenez votre lithotriteur à la même place; selon toute probabilité, quelque laborieuse qu'ait pu être cette première trouvaille, vous en ferez encore d'autres au même endroit. Ceci me rappelle la pêche aux perches : quand vous en avez pris une, vous en prendrez peut-être vingt, trente, dans le même trou, si vous avez soin d'y chercher toujours, au lieu de vous promener à l'aventure le long des bas-fonds. Il en est de même dans la lithotritie : sachez garder en place votre brise-pierre et vous n'aurez qu'à prendre et à broyer. En un mot, chaque vessie a son « aire », son lieu d'élection pour l'opération, et il y a dans toutes un un certain endroit qui est, pour ainsi dire, le rendez-vous favori des fragments. Si vous trouvez cette bonne place, vous pourrez broyer sans interruption; mais si vous ne la trouvez pas, vous aurez souvent quelque difficulté à découvrir votre pierre.

L'*aire* varie naturellement avec la position du malade; elle n'est pas la même dans la station debout que dans le décubitus dorsal. Il est bon, pour ce moment, d'élever le pelvis de 5 ou 7 1/2 centim., afin que l'aire ne soit pas trop rapprochée du col de la vessie. Le col est, en effet, très-sensible, et vous devez toujours en éviter le voisinage, car, en tirant la branche mâle, vous pourriez le heurter, si vous n'y preniez garde. Une de nos maximes, en lithotritie, doit être de ne jamais forcer pour ouvrir l'instrument; nous devons au contraire attirer avec douceur la branche mâle, de manière à *sentir* le col, et sachez bien qu'un brise-pierre qui ne glisse pas avec la plus entière facilité et sans la moindre secousse n'est qu'un méchant outil.

Ce diagramme vous montrera ce que j'entends par l'*aire d'élection*. Si le malade est étendu sur le dos, sans coussin sous le pelvis, l'aire sera plus rapprochée du col de la vessie que si le bassin est convenablement élevé.

Chez le malade que vous venez de voir, la prostate est hypertrophiée, et, pour trouver la pierre, nous avons dû, comme vous savez, retourner entièrement le lithotriteur. C'est surtout dans les cas d'hypertrophie prostatique qu'il est important de bien soulever le bassin, afin de rejeter les fragments vers la partie postérieure de la vessie, en d'autres termes, pour éloigner le plus possible du col ce que nous avons appelé l'*aire d'élection*.

Mais, me demanderez-vous à présent, combien d'introductions du lithotriteur peut-on se permettre à chaque séance; et, après chaque introduction, quelle quantité de débris est-il licite d'extraire? — La réponse à cette question, messieurs, est subordonnée à plus d'une considération.

Ainsi, nous devons premièrement faire entrer en ligne de compte la dextérité manuelle de l'opérateur : A pourra se permettre trois introductions successives du brise-pierre, chacune accompagnée de broiement et d'extraction, et causer cependant moins d'irritation dans les organes que B, qui n'introduira son instrument qu'une seule fois, mais le fera d'une main malheureuse.

En second lieu, il est tel malade qui supportera trois introductions bien mieux qu'un autre n'en tolérera une seule, les voies urinaires étant plus larges et moins sensibles chez celui-là que chez celui-ci.

Troisièmement, il est des circonstances spéciales qui commandent parfois de précipiter les choses et de déblayer la vessie dans le plus bref délai. Exemple : la dernière séance, par les fragments aigus qu'elle a produits, a occasionné beaucoup de douleur et provoqué une cystite : l'urine devient chaque jour plus épaisse et plus sanglante. Dans ces conditions, j'opère immédiatement; j'extrais tout ce que je puis, et, pour atteindre plus aisément mon but, je place ordinairement le malade sous l'influence du chloroforme. Ici toute temporisation serait une faute, et vous auriez beau combattre la cystite par les moyens ordinaires, vains seraient vos efforts aussi longtemps que durerait la cause réelle de l'irritation. Broyez au contraire les gros fragments, ramenez-en les débris avec précaution, et, immédiatement après, vous verrez s'éclaircir l'urine et s'amender tous les symptômes. Je regarde comme de la plus haute importance d'agir, en pareil cas, avec promptitude et décision. Il est probable qu'au bout de deux ou trois jours, l'urine s'épaissira de nouveau. Eh bien, de nouveau vous opérerez de la même manière, et, cette fois, vous parviendrez peut-être à extraire la totalité ou la presque totalité de la matière irritante.

Quatrièmement, nous avons à envisager le cas d'un malade qui se trouve dans l'impuissance de vider sa vessie autrement qu'avec le secours du cathéter, et dont les organes seront par conséquent inhabiles à se débarrasser des débris de la fragmentation. Ici vous devrez multiplier les prises et en extraire les produits. Pour peu que vos manœuvres soient bien exécutées, vous n'aurez aucune crainte à concevoir, ayant toujours pour votre alliée, dans ces conjonctures, la tolérance de l'urèthre.

Savez-vous, au contraire, dans quelle circonstance vous devrez apporter le plus de circonspection dans l'emploi des instruments, au moins pour commencer ? C'est lorsque vous aurez affaire à l'un de ces campagnards au teint frais, à l'apparence robuste, dont la vie toujours active n'aura peut-être jamais été troublée par un seul jour de maladie, et dont l'urèthre sera encore vierge du contact de la sonde. Un tel homme, ne vous y trompez pas, supportera moins bien que n'importe quel malade les manœuvres opératoires qui constituent la lithotritie, à moins que vous n'agissiez avec la plus extrême prudence, en débutant surtout. Pour trouver pis qu'un pareil malade, il faudrait tomber sur un véritable cachectique miné depuis long-temps par une pyélite chronique ou par toute autre affection rénale.

Règle générale donc, commencez par une seule introduction du lithotriteur, broyant à quatre ou cinq reprises pendant un séjour de deux minutes que je vous accorde (bien que vous sachiez que j'y reste moins de temps moi-même) ; puis ramenez dans les mors une quantité modérée de débris, j'entends ce qui peut passer aisément sans offenser l'urèthre. Prenez votre temps pour retirer le brise-pierre, afin d'éviter toute éraillure de la muqueuse. Le méat, en particulier, est souvent étroit, et le moment où vous le franchissez avec votre instrument chargé de débris peut devenir le temps le plus douloureux de toute l'opération. S'il en était ainsi, vous devriez débrider avec le petit bistouri à lame cachée.

Les exercices sur le cadavre pourront vous familiariser, jusqu'à un certain point, avec la manipulation du lithotriteur. Toutefois la poche flasque qui représente la vessie d'un cadavre ne rappelle que de loin, au point de vue des sensations chirurgicales, le réservoir urinaire de l'homme vivant. Bien que ces exercices d'amphithéâtre ne soient pas absolument sans profit, surtout si vous vous y livrez sous la direction d'un maître, ils ne vaudront jamais pour vous, à beaucoup près, la pratique du malade.

Après la manœuvre opératoire, les soins consécutifs sont ce qu'il y a de plus important. Vous m'avez entendu dire, l'autre jour, qu'il fallait bien se garder de favoriser la sortie prématurée des fragments. Je vous demande la permission d'insister encore aujourd'hui sur ce point.

Après l'opération, les fragments se déposent au fond de la vessie. J'ai l'habitude de favoriser ce résultat en tenant mon malade au lit pendant trente-six heures, lui enjoignant autant que possible le décubitus dorsal ; en tout cas, lui recommandant expressément de n'uriner que dans cette position, toujours dans le but d'immobiliser dans les parties déclives les fragments anguleux et tranchants, et d'obvier à ce qu'ils soient entraînés dans le canal de l'urèthre. Ces précautions étaient et sont malheureusement encore trop souvent négligées ; aussi qu'arrive-t-il ? Sous l'influence d'un impérieux besoin d'uriner, le malade se lève et pousse avec effort : des fragments aigus s'enchâssent dans le col, d'où des hémorrhagies, de la dou-

leur, parfois même l'inflammation de la prostate ou du testicule. Tandis
que si le patient n'urine qu'allongé, les fragments constamment humectés
verront peu à peu s'émousser leurs saillies et leurs angles ; le canal, irrité
par le contact des instruments, tuméfié peut-être, aura le temps de se décon-
gestionner, et, en fin de compte, fragments et passage s'accommoderont
beaucoup mieux qu'au début.

Je crois être le seul à enseigner toutes ces choses ; mais, croyez-moi, leur
importance est grande, elle n'a d'égale que leur simplicité. Ne permettez
jamais à un homme que vous aurez lithotritié d'uriner debout entre la
première et la deuxième séance, alors que les morceaux de son calcul sont
volumineux et blessants. Quand vous lui aurez broyé ses fragments à deux
ou trois reprises, vous pourrez peut-être lui permettre d'uriner occasionnellement debout ; mais, durant les trente-six heures consécutives à chaque
séance, ne le laissez jamais uriner autrement que couché.

Immédiatement après l'opération, faites appliquer, si vous voulez, sur
l'hypogastre un cataplasme chaud à la farine de graine de lin ; ce sera toujours pour le malade une satisfaction et peut-être un soulagement. La
veille ou le matin de l'opération, vous aurez dû provoquer une exonération
intestinale, afin d'ajourner le plus possible de nouveaux besoins, ainsi que
les efforts qui peuvent en résulter.

Je suppose maintenant qu'après cinq, six ou huit séances, vous pensiez
avoir débarrassé entièrement, ou à peu de chose près, la vessie de votre
client. Votre tâche n'est pas encore terminée. Vous savez qu'on a reproché
à la lithotritie de laisser toujours planer un doute sur l'extraction du *dernier* fragment, autrement dit, de ne jamais donner au chirurgien la complète
certitude qu'il n'a pas laissé dans la vessie de son malade, avec un dernier
débris, le noyau d'une future pierre. Cette objection pouvait bien autrefois
ne pas être sans fondement. Aujourd'hui elle n'est que spécieuse, si l'opération a été bien faite ; j'entends que, si vous savez vous y prendre, le dernier fragment ne vous donnera pas plus de peine que les autres.

Généralement, le dernier débris se trouve expulsé, comme ses prédécesseurs, par les efforts naturels de l'opéré. Mais admettons un instant la
présence d'un retardataire que l'exubérance de ses dimensions empêche
encore de franchir le canal, ce que vous reconnaissez à la persistance des
douleurs, etc. Prenez alors un lithotriteur muni d'un bec large et court,
que vous puissiez retourner complétement dans la vessie. Un pareil instrument vous permettra d'explorer en toute sécurité et à fond tout le plancher
de la poche urinaire. C'est ici surtout que vous apprécierez la valeur de la
forme cylindrique que j'ai donnée à l'armature. Vous pourrez la tourner
légèrement et rapidement, de la façon la plus délicate, entre le pouce et
l'index, mais toujours dans cette position, c'est-à-dire le bec de l'instrument tourné en bas, immédiatement en arrière du col de la vessie.

En agissant ainsi, il est très-facile de tirer d'un fragment pas plus gros
que la moitié d'un pois une note perceptible à l'oreille. J'en ai donné cent
fois la preuve dans mon service et ailleurs, en ramenant le petit débris

tout entier, après l'avoir fait sonner en présence de l'auditoire. Un si haut degré de précision n'est, je crois, possible avec aucune autre forme d'armature connue.

Nous possédons encore un excellent moyen de débarrasser les opérés de leur dernier fragment, et même de déblayer la vessie après chaque séance, lorsque l'état des organes ne nous permet pas de compter sur l'efficacité des efforts naturels d'expulsion : je veux parler de l'instrument dont M. Clover, bien connu déjà par son appareil à chloroformisation, vient d'enrichir l'arsenal de la chirurgie urinaire. C'est un appareil fort séduisant et de si bonne apparence, qu'il est à craindre qu'on ne s'en serve sans nécessité. Il y a cependant des circonstances qui s'opposent à une élimination régulière des débris. Ainsi, pour un malade qui ne peut uriner qu'à l'aide du cathéter, l'appareil en question convient parfaitement. Après avoir broyé le calcul, on introduit une sonde munie d'une large ouverture, et l'on aspire les fragments au moyen de cette poire de caoutchouc qu'on adapte à l'extrémité de la sonde (1).

Je dois pourtant ajouter que toutes ces manœuvres ne laissent pas que de fatiguer la vessie ; elles demandent toujours plus de temps et causent plus de douleur qu'une séance ordinaire de lithotritie.

Allons cependant plus loin. Toutes vos explorations finales laissent encore debout un dernier soupçon : quelques symptômes persistent, qui vous laissent comme un regret de n'avoir pas réellement tout enlevé.

Que faire ? Vous n'osez affimer si le malaise actuel tient à quelque fragment qui aura échappé à vos recherches, ou bien s'il n'est que la conséquence de l'irritation occasionnée par le long séjour de la pierre, et aussi, jusqu'à un certain point, par votre intervention chirurgicale. Eh bien, en pareille circonstance, attendez une semaine pour voir si la situation ne s'améliore pas, et si, au bout de ce temps, vous conservez encore quelque doute, faites faire au malade un exercice violent. Je ne connais rien de mieux à Londres qu'une longue promenade en omnibus.

Si cela ne trouve pas un fragment dans la vessie d'un homme, je ne sais pas trop ce qui le trouvera.

Toutes les fois que le malade sortira victorieux de cette épreuve, que ses souffrances ne seront pas exaspérées par une pareille promenade, surtout si les routes sont nouvellement chargées, comptez qu'il ne reste plus le moindre fragment dans le réservoir urinaire : seule, l'irritation de la vessie demeure responsable de l'opiniâtreté des douleurs. Le moindre restant de concrétion, en effet, ne manquerait pas, dans ces circonstances, d'occasionner un redoublement marqué de malaise, et peut-être un peu de sang dans les urines.

Il est parfois difficile, je l'avoue, de préciser la cause réelle de cette irritation tardive, et, dans ces cas obscurs, bien rares à la vérité, il faut savoir temporiser; le tact du chirurgien aidant, la lumière finira toujours par se produire.

____

(1) Voy. *Traité pratique des maladies des voies urinaires*, p. 546, fig. 138.

L'arrêt d'un fragment dans l'urèthre constitue un accident toujours fâcheux, mais heureusement fort rare, et la rareté en sera plus grande encore si vous observez toutes les précautions que je vous ai indiquées. Quant à moi, je ne me suis jamais trouvé dans la nécessité d'inciser l'urèthre pour une complication de cette nature. Occasionnellement, j'ai dû recourir à la pince pour dégager un fragment; encore ne me suis-je vu dans la nécessité de recourir à cet expédient qu'un bien petit nombre de fois. De toutes les inventions plus ou moins compliquées qu'on a imaginées pour remédier à l'arrêt des fragments, je ne connais rien de vraiment supérieur à la longue pince ordinaire que je vous présente, et voilà bien trois ans que je n'ai même pas eu l'occasion de m'en servir. Mieux vous broierez votre pierre, moins vous aurez besoin de la pince. Vous pouvez voir dans ce flacon ce que j'appelle une pierre bien broyée : ce n'est presque qu'une poussière. Je n'en saurais dire autant du contenu de cet autre flacon; les gros débris que vous y remarquez en quantité ont dû, selon toute apparence, ne passer qu'avec beaucoup de mal. C'est un vieux dicton que « l'on reconnaît un charpentier à ses copeaux »; nous pouvons ajouter avec non moins de raison, qu'en fait de lithotritie, la qualité des fragments donne la mesure de l'habileté de l'opérateur.

Un mot maintenant au sujet du *chloroforme*.

Devez-vous recourir, dans l'opération qui nous occupe, à l'agent anesthésique? — Oui, selon quelques chirurgiens. Quant à moi, j'établis d'abord en principe qu'une séance de lithotritie ne doit jamais être assez douloureuse pour légitimer l'intervention du chloroforme. Et pourtant je le donnerais, si la douleur devait seulement égaler en intensité celle que produit l'avulsion d'une dent !

Mais nous avons de bien meilleures raisons encore pour ne pas donner le chloroforme. Sans lui, en effet, nous pouvons mieux apprécier la susceptibilité actuelle du malade. La vessie, à de certains moments, est bien plus irritable que dans d'autres; dès lors, si le malade souffre beaucoup, il nous est toujours loisible d'abréger la séance; dans le cas contraire, nous prolongeons la manœuvre, nous broyons à trois ou quatre reprises, « fanant le foin tant que le soleil brille ». En moyenne, deux introductions successives du lithotriteur suffisent pour chaque séance; on ne peut guère aller au delà sans préjudice pour le malade, surtout si la vessie est irritable et sensible. Or, vous n'apprécierez jamais sainement toutes ces choses, si vous administrez le chloroforme.

Un autre argument a été invoqué contre l'emploi de l'agent anesthésique. Sans lui, a-t-on dit, le patient sera toujours prêt à avertir l'opérateur qui, par mégarde, pincerait les parois vésicales au lieu de charger la pierre. Ceci n'est pas une raison, attendu qu'en aucun cas la vessie ne doit être offensée, et, du reste, avec des outils convenables, la méprise est à peine possible.

Je me proposais, pour clore ce sujet, de vous exposer les diverses complications qui peuvent survenir à la suite de la lithotritie, mais l'heure est trop avancée. Je me bornerai, pour aujourd'hui, à une simple énumération;

l'é tude plusapprofondie de chacune de ces éventualités morbides sera, d'ailleurs, faite en temps et lieu dans les leçons suivantes.

Les principales complications de la lithotritie sont : 1° la fièvre ; 2° les hémorrhagies ; 3° la cystite ; 4° l'orchite ; 5° la rétention d'urine ; 6° enfin, l'épuisement, qui peut être fatal.

Il est un genre particulier d'accès fébriles qui, comme vous savez, succèdent fréquemment à l'action des instruments sur l'urèthre. Les stades en sont bien marqués et plus ou moins violents : frisson, chaleur sèche et brûlante suivie de sueur. N'opposez pas à ces symptômes un traitement bien actif, vous n'avanceriez pas à grand'chose. Bornez-vous à étancher la soif du malade, et attendez, pour prescrire des aliments, que l'appétit se réveille un peu. Tenez pour certain que ce que nous qualifions ici d'état fébrile n'est, après tout, que le combat de la nature contre quelque poison en voie d'élimination, et ménagez-vous seulement de bonnes conditions hygiéniques. Le malade sort toujours d'un accès de fièvre plus ou moins affaibli, et son état exige alors une alimentation réparatrice.

Les hémorrhagies consécutives à l'opération sont rarement inquiétantes, et s'arrêtent par des moyens fort simples.

La cystite donne parfois quelques ennuis ; le traitement en sera ultérieurement exposé.

L'inflammation du testicule oblige à interrompre pendant un certain temps les séances.

La rétention chronique d'urine peut survenir d'une façon insidieuse, en ce sens qu'elle est rarement absolue, mais plus souvent, au contraire, partielle. Tenez-vous toujours sur vos gardes à cet endroit : si les envies d'uriner deviennent fréquentes, si l'urine se trouble de plus en plus, pratiquez le cathétérisme au moyen d'une sonde de gomme très-souple, et avec toute la douceur dont vous êtes capables. Si vous acquérez la preuve que la vessie ne se vide pas complétement d'elle-même, répétez votre sondage une fois, deux fois et plus encore, s'il le faut, dans les vingt-quatre heures, jusqu'à ce que la vessie ait recouvré son fonctionnement normal.

L'épuisement peut enfin survenir, mais seulement à titre de très-rare complication. Après quelques séances, les forces du malade s'affaissent, et la mort arrive.

Dans notre prochaine leçon, je prendrai pour sujet la lithotomie. Je tâcherai de vous exposer, dans une esquisse générale, les divers procédés de taille qu'on employait autrefois et ceux dont nous nous servons aujourd'hui.

LEÇON X

LITHOTOMIE

Historique. — Celse. — Petit appareil. — Jean des Romains. — Marianus Sanctus. — Grand appareil. — Haut appareil. — Taille latérale. — *Frère Jacques.* — Cheselden. — Morand. — Du gorgeret. — Dupuytren. — Taille bilatérale. — Lithotome double. — *Civiale.* — Nélaton. — Cystotomie prérectale. — *Taille latérale.* — Aperçu anatomique de la région. — Temps de l'opération. — Introduction du cathéter ; sa fixation. — Déligation du malade. — Incision. — Introduction des tenettes. — Traction. — Soins consécutifs. — Taille médiane. — Taille médio-bilatérale. — Parallèle des divers procédés.

MESSIEURS,

Dans notre première leçon sur les calculs vésicaux, nous avons établi qu'avant l'âge de la puberté tous les cas de pierre dans la vessie, sauf un très-petit nombre d'exceptions motivées par l'exiguïté du corps étranger, réclamaient également l'opération de la taille. De notre discussion il est également résulté que, chez l'adulte, le volume insolite de la pierre ou bien des difficultés d'autres genres pouvaient faire encore de la lithotomie une opération de nécessité. L'art de tailler les calculeux doit donc nous occuper à son tour, et l'étude n'en saurait être mieux placée qu'à la suite de la lithotritie.

La taille a toujours été un sujet d'un extrême intérêt. Vous chercheriez vainement une opération qui ait exercé plus de prestige sur les vétérans de la chirurgie ; vous n'en trouveriez pas davantage qui excite encore de nos jours à un plus haut degré l'ambition des jeunes opérateurs. Je ne sache pas de satisfaction professionnelle comparable à celle d'un ancien disciple qui peut un jour dire à son maître, avec ce légitime orgueil qui donne le sentiment d'une nouvelle puissance acquise : « Je viens de tailler mon premier calculeux, et avec succès ! »

D'un autre côté, le vrai chirurgien, le chirurgien amoureux de son art, se trouve toujours sur son terrain lorsqu'il s'agit de discuter l'histoire et la pratique de la lithotomie ; et j'estime, en effet, qu'un aperçu historique de la question constitue la meilleure et la plus utile préface à l'étude pratique qui doit nous occuper aujourd'hui. Permettez-moi donc de vous esquisser, mais à grands traits — car les écrits sur cette importante matière formeraient à eux seuls une bibliothèque — les différentes étapes par lesquelles la lithotomie est arrivée, à travers les âges, au degré de perfection qu'elle a atteint de nos jours.

Les premiers documents relatifs à l'opération de la taille que nous trouvions dans les annales de l'art datent du siècle d'Auguste. Je vous parlerai d'abord de la lithotomie sous la période classique, dont le procédé traversa, sans modification, tout le moyen âge, autant du moins que nos connaissances nous permettent de l'affirmer. Je passerai ensuite aux modes cystotomiques plus perfectionnés, qui se produisirent avec la renaissance des lettres. Je terminerai enfin cette étude par la description des procédés enfantés pendant le siècle dernier et le nôtre, procédés qui se distinguent, comme à l'époque qui les a vus naître, par l'affranchissement de l'autorité des anciens dans toutes les questions qui relèvent de l'observation et de l'expérience.

J'ose dire qu'il existe encore, dans l'histoire des affections calculeuses de la vessie, une période plus reculée, antérieure à Celse, l'auteur du premier mémoire connu sur la matière, et qui, soit dit en passant, fut peut-être un médecin, mais non certainement un opérateur (1). Si quelque Lyell de la chirurgie entreprenait à ce point de vue des recherches, je ne doute pas qu'il ne pût retrouver les traces d'une période préhistorique, car où il y a des restes humains, il doit y avoir aussi des calculs. J'ignore si les pierres d'acide urique se conservent longtemps, mais nous savons tous que les concrétions des poissons ont résisté pendant des milliers d'années à l'usure du temps, et j'ai la conviction qu'il serait possible de découvrir, entre autres débris de notre espèce, un certain nombre de productions calcaires de l'organisme, de celles, du moins, qui sont à base d'oxalate calcique.

Aujourd'hui que tant d'esprits sont dirigés vers les recherches des traces primitives de l'homme, l'idée que j'émets tentera peut-être quelque investigateur. Quant à moi, si je cultivais ce genre d'études, je ne manquerais pas de rechercher, entre autres choses, les restes en question. Trouvera-t-on, dans ces épaves des âges antéhistoriques, quelque instrument que l'on puisse rapporter à l'extraction des calculs ?— Ceci est certainement douteux. Quoi qu'il en soit, n'accordons pas plus de temps qu'il ne faut à ces considérations purement spéculatives, et nous bornant aux faits bien constatés, ne faisons pas remonter notre historique au delà de 2500 ans de distance.

Près de 2000 ans ont passé sur les écrits de Celse, et déjà à cette époque que je vous cite à dessein, l'opération pour la pierre était évidemment entrée dans la pratique. Hippocrate lui accorde une place dans ses écrits, bien qu'il fît prêter serment à ses disciples de ne jamais la pratiquer. C'est qu'alors la lithotomie, abandonnée aux mains de certains opérateurs ambulants, constituait à elle seule une profession, et pas très-haut placée dans l'estime publique.

Le procédé de l'époque, décrit dans le septième livre de Celse, portait le nom d'*incision sur la pierre*. La méthode était très-simple, simples aussi étaient les instruments. De là le nom de *petit appareil* qui fut donné plus tard à l'opération, pour la distinguer du *grand appareil*, dont la vogue ne date que de la seconde période.

(1) Les historiens vont même jusqu'à contester que Celse ait jamais pratiqué la médecine. Du reste, ce remarquable écrivain ne nous est connu que par son traité : *De re medica*, qui a sauvé de l'oubli un grand nombre de procédés opératoires. Quant aux documents relatifs à sa personne, à son nom, à sa patrie, à l'époque où il a vécu, etc., ils font complétement défaut. On pense généralement aujourd'hui que Celse florissait à Rome durant la première moitié du siècle d'Auguste, mais plutôt en qualité d'auteur et d'écrivain que comme praticien.

Le lithotomiste commençait par placer son malade — le plus souvent un enfant — sur les genoux d'un homme assis. S'agissait-il d'un adulte — ce qui arrivait rarement — deux hommes s'asseyaient à côté l'un de l'autre; leurs cuisses formaient la table d'opération, tandis que leurs bras, enlacés autour du patient, l'empêchaient de se débattre. L'exécutant ne se servait d'aucun conducteur. Il introduisait deux ou trois doigts dans le rectum et tâchait de percevoir le contact de la pierre, ce qui n'était évidemment possible qu'avec un calcul volumineux. Lorsqu'il était parvenu à atteindre la concrétion, il l'agrafait solidement avec l'extrémité recourbée de ses doigts, la ramenait en saillie sur le plancher périnéal; puis — et de là le nom d'« incision sur la pierre » — il divisait par une incision semi-lunaire, pratiquée au moyen d'un large scalpel, tous les tissus jusqu'au corps étranger (1). Pour finir, l'opérateur amenait la pierre au dehors avec les doigts ou, au besoin, à l'aide d'un crochet.

Cette brutale et expéditive opération régna jusqu'au xvie siècle, et, à vrai dire, durant tout le xviie elle fut largement pratiquée en Europe. Quand parut frère Jacques, c'est-à-dire vers la fin du xviie siècle, l'ancien mode d'*inciser sur la pierre* était encore le plus généralement employé.

Dans la deuxième période, ou période de la renaissance, nous voyons apparaître au moins trois manières différentes de tailler les calculeux. Assez naturellement aussi, figure comme le plus fameux opérateur de l'époque un frère d'un de ces ordres monastiques dans lesquels s'étaient réfugiées la culture et la pratique de presque tous les arts.

Nous considérerons d'abord la *méthode Marianne* ou *grand appareil*, opération médiane créée par Jean des Romains, mais baptisée du nom de son élève Marianus Sanctus. Tandis que l'incision sur la pierre n'exigeait qu'un bistouri et un crochet, cette table serait à peine assez grande pour contenir les instruments employés dans la Marianne. Je ne puis vous montrer ici tous ces instruments : vous pourrez les voir au Collége des chirurgiens.

Voici en quoi consistait l'opération :

On pratiquait à côté du raphé une incision longitudinale, et l'on ouvrait le canal vers la portion membraneuse sur un conducteur ou *itinerarium*. Alors, au moyen d'un dilatateur dont les deux branches, mâle et femelle, étaient introduites séparément par la plaie, on déchirait violemment le canal de l'urèthre et le col de la vessie.

La seule ressemblance du procédé avec la taille médiane actuelle réside, comme vous voyez, dans la direction et le siége de l'incision (2). Au reste, il serait difficile de rien imaginer de plus barbare que cette façon de débarrasser les calculeux. D'une part, les pierres vésicales pour lesquelles on opérait

____

(1) [« *Sinistræ digito eum compellunt donec ad cervicem perveniatur.* » (Celsus, *De re medica*, lib. VII, cap. XXVI : De urinæ reddendæ difficultate et de calculo, curationibusque eorum.)]

(2) Et aussi dans l'emploi de l'*itinerarium*, dont la première mention figure dans le « *Libellus aureus* » publié, un peu avant l'année 1534, par le disciple de Jean des Romains.

étaient certainement plus grosses que celles dont l'extraction incombe à la chirurgie moderne ; d'autre part, la section des parties molles était relativement très-petite. Aussi, tant pour extraire le calcul que pour dilater la filière qu'il devait franchir, avait-il fallu imaginer un luxe d'instrumentation ingénieuse et compliquée, qui contenait en germe la plupart des créations de l'arsénal chirurgical contemporain. L'opération ainsi pratiquée était très-souvent fatale ; de là le discrédit dans lequel elle tomba peu à peu. Toutefois, dans certaines contrées et pour certains cas, son règne se prolongea jusqu'au commencement du xviiie siècle.

Je dois vous mentionner ensuite le *haut appareil*, ou *lithotomie sus-pubienne*, qui apparut vers la fin du xvie siècle, et occupe encore aujourd'hui une place plus ou moins importante. Pour le moment je ne m'étendrai pas davantage sur ce mode cystotomique, car ce qui nous intéresse surtout ici, ce sont les différents procédés de taille périnéale.

Nous arrivons maintenant à une autre méthode qui nous offre déjà une ébauche, quoique grossière, de notre opération latérale actuelle. On la pratiquait sur un conducteur qui n'était pas cannelé comme le cathéter de nos jours, mais qui, malgré cette imperfection, servait à guider l'opérateur vers la vessie. Le chirurgien enfonçait un long couteau dans la fosse ischio-rectale et pénétrait ainsi dans le réservoir urinaire par-dessus la prostate ; puis, conduisant le tranchant du fer d'arrière en avant, il pratiquait en un seul temps la division des tissus. Inventée, à ce que l'on croit, durant le xvie siècle, par Pierre Franco, elle eut pour apôtre et vulgarisateur le célèbre frère Jacques qui florissait pendant le xviie siècle, et qui opéra, dit-on, 5000 calculeux ! Il est probable qu'il n'en opéra pas 500 ; mais un zéro de plus ou de moins n'était pas une affaire pour les esprits crédules et inexacts de l'époque. Frère Jacques était, comme ceux de son métier, un opérateur ambulant que son bagage anatomique n'embarrassait guère. La France fut le principal théâtre de ses exploits. Après lui, Rau, en Hollande, poursuivit la même pratique.

Il sera peut-être intéressant pour vous de savoir ce qui se passait pendant ce temps dans notre pays.

Jusqu'à la fin du xviie siècle, la plupart des calculeux en Angleterre furent soumis à l' «incision sur la pierre » ou à la « Marianne ». Le « haut appareil » ne fit sa première apparition chez nous qu'au commencement du xviiie siècle.

Vers cette époque, arriva à Londres un jeune homme du Leicestershire, bientôt connu sous le nom de Cheselden, le célèbre chirurgien de « Saint-Thomas's Hospital ». Il pratiqua d'abord l'opération sus-pubienne ; mais ayant eu connaissance des récents succès de la méthode de frère Jacques, il l'essaya, la modifia suivant les inspirations de sa propre expérience, et parvint enfin à un procédé opératoire très-voisin de la cystotomie latérale de nos jours et qui lui fournit les plus beaux résultats.

Après quelques années de pratique, en 1729, Cheselden avait taillé une centaine de calculeux, et les résultats de ses opérations furent si brillants, que Morand, chirurgien français, fut envoyé de Paris pour le voir opérer et rédiger un rapport sur sa méthode. Morand séjourna quelque temps à Londres, et Cheselden ayant réussi à grouper un certain nombre de calculeux, opéra devant lui. De retour en France, Morand lut à l'Académie des sciences de Paris un rapport si favorable sur la pratique de notre compatriote que l'opération de Cheselden fut déclarée le meilleur des procédés connus. Dans ce mode cystotomique, l'incision profonde s'exécutait à l'aide d'un couteau de moyenne grandeur qui divisait les parties en suivant la cannelure du cathéter. De plus, le chirurgien prenait grand soin de maintenir autant que possible son incision dans les limites de la glande prostate, dont il intéressait seulement le lobe gauche.

Quelques années plus tard, Cheselden se retira.

Il avait taillé 213 malades de tout âge, et perdu en tout 10 opérés.

Ces faits sont les premiers documents sérieux qui permettent de juger un procédé cystotomique. Je vous l'ai déjà dit, en effet, les statistiques du moyen âge sont d'un fabuleux à défier la foi la plus robuste. Le fameux moine ne passait pas seulement pour avoir opéré 5000 calculeux ; on disait encore qu'il n'en avait perdu « presqu'aucun !... » Cheselden, dont la méthode était plus parfaite et qui opéra des sujets de tout âge, y compris beaucoup d'enfants chez lesquels, vous le savez, l'opération est remarquablement bénigne, eut une mortalité de presque 5 pour 100, résultat encore magnifique et le plus beau assurément qu'on ait jamais obtenu (1).

L'opération en resta là durant quelques années, lorsque, à peu près vers la fin du siècle, le *gorgeret* vint à la mode. Jusqu'à une époque peu éloignée de nous, nous voyons figurer cet engin dans la plupart des opérations de taille. Aujourd'hui il en est bien peu parmi vous, je suppose, qui sachent seulement ce que c'est. A l'origine, le gorgeret était une espèce de conducteur employé dans l'opération par le « grand appareil ». Plus tard, sur le conseil de Sir Cæsar Hawkins qui donna son nom à l'instrument, les bords du gorgeret furent rendus tranchants, ce qui permit de l'utiliser pour l'incision profonde à travers le tissu de la prostate. Dans la suite, chaque chirurgien eut pour ainsi dire son gorgeret qu'il faisait construire plus large ou plus étroit ou avec telle modification que lui suggéraient ses convenances particulières.

On a fait une grosse affaire de cet instrument ; ce n'est en somme qu'un

---

(1) Les statistiques des opérations pratiquées sur les calculeux n'ont de valeur que tout autant qu'elles font mention de l'âge de chaque opéré. En d'autres termes, il est impossible de tirer une conclusion rigoureuse de la mortalité fournie par un mode cystotomique quelconque, lorsqu'on ignore si les opérés étaient de jeunes enfants, des adolescents, des adultes ou des malades déjà avancés en âge. Ainsi, tandis que chez les enfants, la mortalité de la lithotomie, exprimée en chiffres ronds, est à peine de 1 sur 20, chez les hommes de soixante et dix ans et au-dessus porteurs de pierres volumineuses et réfractaires au morcellement, le nombre des morts balance approximativement celui des guérisons. De même, vers le milieu de la vie, la taille appliquée aux calculs de moyenne grosseur constitue, il est vrai, une heureuse opération, mais la lithotritie est à cet âge plus heureuse encore ; si bien que dans la pratique des chirurgiens modernes, elle a détrôné à son profit l'opération sanglante. Donc, pour tirer de la pratique d'un chirurgien une conclusion valable, il faut absolument connaître l'âge de ses opérés, ainsi que le nombre respectif de lithotrities et de tailles qu'il a exécutées. (*Note de Thompson.*)

couteau terminé par une pointe mousse destinée à suivre tout le temps la cannelure du conducteur. Avec un bistouri ordinaire, si vous voulez faire une large incision profonde, il faut de toute nécessité que la lame s'écarte un peu du cathéter. Le but du gorgeret était de suffire à tous les débride-ments prostatiques sans abandonner le conducteur. En voici un qui a appartenu à Scarpa, le célèbre anatomiste. Je puis vous en montrer d'autres qui ont servi à nombre de notabilités chirurgicales et sont tombés entre mes mains ; ils vous représentent les principaux types du genre.

En 1816, Dupuytren, non content de l'opération latérale, introduisit l'*opération bilatérale*, qui a pour but de diviser la prostate des deux côtés au lieu de l'inciser largement d'un seul. Afin de limiter plus exactement sa double incision profonde, Dupuytren imagina son « lithotome double », qui n'est, à vrai dire, qu'un instrument de l'ancien arsenal, rendu seulement plus maniable et plus élégant par l'art moderne. Au lieu de faire l'incision profonde *de dehors en dedans*, comme avec le couteau et le gorgeret, on introduit le lithotome fermé dans la vessie en prenant pour guide la can-nelure du cathéter. Il suffit ensuite, après avoir fait saillir les deux lames cachées, de tirer à soi pour diviser la prostate *de dedans en dehors*. Un mé-canisme fort simple permet de régler à l'avance l'écartement des lames.

Vers 1825 ou 1830, la taille médiane, dont on parle souvent, mais d'une façon peu exacte, comme d'une évocation du procédé de Marianus, attira l'attention des chirurgiens anglais, et le nom de M. Allarton est devenu chez nous inséparable de celui de cette méthode. A la même époque, Civiale combinait, à Paris, la taille médiane et la taille bilatérale ; vous m'avez vu souvent pratiquer l'une et l'autre. Enfin, plus récemment, Nélaton a ima-giné la cystotomie prérectale, qui n'est, au fond, que l'incision bilatérale minutieusement disséquée (1).

Envisageons à présent les modes cystotomiques désignés sous le nom de *taille latérale* et de *taille médio-bilatérale*. Mais, auparavant, permettez-moi de vous donner quelques notions générales, également applicables à chacun de ces procédés. Je vous l'ai déjà dit bien des fois, dans toute discussion qui comporte de nombreux détails, tâchons d'abord de remonter à l'idée mère des choses et définissons clairement la question. Par exemple, quand nous avons étudié la lithotritie, nous avons défini cette méthode : l'art de délivrer un calculeux sans dommage pour ses organes, soit du fait de la pierre, soit du fait de l'instrument ; et vous savez quel service nous a rendu cette manière philosophique d'éclairer le débat. Apportons dans nos médi-tations sur la taille le même esprit critique.

Ici il nous faut une plaie : notre idéal sera de l'exécuter de telle façon qu'elle fasse courir le moins de risques possible aux vaisseaux sanguins et aux autres organes, en particulier au col de la vessie. Extraire le calcul à travers le détroit inférieur du bassin au prix minimum d'offense pour les organes de la région, voilà le problème. Le résoudre, c'est trouver le plus parfait des procédés cystotomiques. Il est fort contestable que nous soyons

____

(1) Nélaton, *Exposé des titres et des travaux scientifiques*. Paris, 1867, p. 39.

arrivés à la perfection sur cette matière, bien que nous ayons mis deux mille cinq cents ans, sans compter la période préhistorique, pour arriver où nous en sommes.

Quoi qu'il en soit, le chirurgien, dans chacune de ses opérations, doit toujours s'efforcer de résoudre le problème à l'aide des données de la science actuelle. Pour vous rendre à vous-mêmes cette solution plus facile, j'appellerai vos regards sur ce diagramme dessiné avec soin sur une préparation des os et des ligaments du bassin dans la position de la lithotomie. Le détroit inférieur vous fait face. C'est dans l'aire de ce losange, comblé sur le vivant par les parties molles, que vous devez porter votre bistouri ; c'est à travers cet espace qu'il vous faut extraire votre calcul ; c'est dans ces limites ostéo-membraneuses que se trouve circonscrit votre champ d'action. J'aime beaucoup, quant à moi, d'avoir bien présent à l'esprit ce dessin graphique, lorsque mon malade est attaché et que je m'assieds devant lui pour l'opérer.

Je vous soumets également d'autres diagrammes représentant les différentes couches du périnée (1). J'admettrai, cependant, que vous connaissez assez bien votre anatomie pour que je puisse me dispenser de vous décrire en détail tous les organes qui, dans cette région importante, doivent fixer l'attention du chirurgien. Il me suffira de nommer les organes qui nous intéressent le plus. Nous avons d'abord l'artère honteuse interne, abritée sous la branche descendante du pubis ; elle envoie au bulbe un rameau qu'on doit éviter et qui se trouve à la partie supérieure de la région. Sur la ligne médiane apparaît le bulbe de l'urèthre, qu'il ne faut pas traiter le moins du monde à la légère, car il constitue l'un des principaux dangers de l'opération. Vous pouvez le considérer comme une véritable expansion vasculaire de l'artère bulbeuse ; y porter profondément le bistouri est au moins aussi fâcheux que couper l'artère elle-même. Au-dessous du bulbe, et toujours sur la ligne médiane, se trouve le rectum, qu'il est aussi très-important de ménager. Cet autre diagramme vous montre la position de la prostate : c'est à travers le tissu de la glande que devra s'effectuer l'incision profonde.

Je ne ferai que toucher aux principaux temps de l'opération.

Le rectum aura été entièrement débarrassé à l'aide d'un lavement, quelques heures avant votre arrivée. Quant à l'état de plénitude ou de vacuité de la vessie, je vous engage à ne pas vous en préoccuper. Quelques chirurgiens attachent une grande importance à ce que la poche urinaire soit convenablement distendue. Cheselden, au contraire, préférait qu'elle fût vide, parce que, disait-il, dans cette condition, la pierre se présente d'elle-même au col de la vessie. J'ai vu des opérateurs se donner beaucoup de peine pour emplir la vessie avant de tailler, mais le malade inconscient finissait toujours par la vider, en dépit de la ligature du pénis et de toutes les précautions de même genre.

Le chirurgien commence par introduire le cathéter cannelé dans la vessie et constate de nouveau la présence du calcul. Ne taillez jamais sans avoir

____

(1) Voy. Henry Thompson, *Traité pratique des maladies des voies urinaires,* IIIe partie.

la certitude matérielle que votre conducteur touche directement la pierre. L'oubli de cette règle a conduit aux plus effroyables erreurs. Supposez, par exemple, que le cathéter, engagé dans une fausse route, ne soit pas dans la vessie !... On frémit à l'idée d'une opération entreprise dans des conditions semblables : spectacle navrant pour tous les intéressés, ineffaçable souvenir pour l'opérateur et les assistants, et probablement mort du malade ! Donc, le « *clik* » doit être d'abord distinctement perçu par vous et par un témoin ; après quoi, vous confierez le cathéter aux mains de votre meilleur ami, je veux dire d'un assistant qui obéira ponctuellement et exclusivement à vos ordres. Le malade sera ensuite assujetti avec des bandes, ou mieux avec les bracelets et les guêtres de cuir de M. Prichard, de Bristol. Ce dernier mode de déligation réalise vraiment le proverbe : « Attachez bien, vous retrouverez bien » ; ce que souvent nos vieilles amies les bandes ne font pas.

Quelles seront maintenant vos instructions à votre ami le *chargé du cathéter?* Vous désirez qu'il maintienne le cathéter solidement et surtout qu'il ne le laisse pas échapper de la vessie. Je ne pense pas qu'il y ait grand avantage à donner à l'instrument une direction particulière, c'est-à-dire de l'incliner, soit à droite, soit à gauche, ou bien encore de le faire bomber vers le périnée. L'essentiel, une fois l'opération commencée, c'est que le conducteur reste toujours fixe à la même place. Pour cela, il lui faut un point d'appui, et, dans toute la région, il n'y en a qu'un seul. Conséquemment, la meilleure recommandation à faire à votre ami, c'est de lui dire de garder le cathéter appuyé contre l'arcade pubienne, bien accroché derrière la symphyse, et la plaque presque verticale. Vos doigts, explorant une dernière fois la région, reconnaissent la direction des branches ischio-pubiennes, ainsi que l'état de plénitude ou de vacuité du rectum.

Relativement à la première incision, les avis sont partagés sur le point précis où il convient de la commencer. Sans nous arrêter à une longue discussion, je vous dirai que chez l'adulte vous devez, règle générale, commencer votre incision à 31 millim. au devant de l'anus, un peu à gauche du raphé. Enfoncez bravement votre bistouri, la pointe légèrement en haut jusqu'au cathéter ou à peu de chose près, et continuez votre incision, mais en la faisant de moins en moins profonde, jusqu'à 7 1/2 centim. plus bas environ, vers la partie interne de la tubérosité ischiatique.

Il est très-avantageux de sentir que du premier coup l'instrument tranchant a touché le conducteur ; on s'épargne ainsi toute crainte, toute incertitude de ne pas trouver son guide, et l'on ne devrait jamais agir autrement. Que votre incision ne se borne donc pas, superficielle et timide, à diviser seulement la peau. Portez, immédiatement après, l'extrémité de votre indicateur gauche dans le fond de la plaie, vous reconnaîtrez facilement le cathéter à travers les tissus. Alors insinuant votre ongle sur la rainure, vous vous en servez comme d'un guide pour faire arriver la pointe du bistouri jusqu'au contact de la gorge du cathéter. Gardez toujours la pointe en haut, vous serez en sécurité; si, au contraire, vous l'inclinez en bas, la cannelure peut vous échapper, et votre bistouri s'égarer dans le rectum ou ailleurs. Ensuite vous n'avez qu'à pousser l'instrument tranchant jusque dans la vessie, laissant seulement la lame devenir un peu plus horizontale à mesure qu'elle avance, tout en ayant bien soin de ne point abandonner le conducteur.

L'étendue en profondeur de l'incision dépendra de l'angle que formera le bistouri avec le cathéter. Si vous retirez le premier de ces instruments appliqué parallèlement le long du second, il va de soi que la plaie produite ne mesurera en étendue que juste la largeur de la lame; mais si vous portez le tranchant en dehors et en bas vers les parties molles, vous ferez en sortant, quoique d'une main légère, une nette et franche coupure. Lorsque le calcul offre un volume considérable, un peu de bravoure dans l'incision vaut certainement mieux qu'un excès de timidité; il importe cependant de se tenir dans des limites raisonnables.

Dieu sait la dépense de bons conseils auxquels a donné lieu ce point particulier du procédé opératoire : la largeur de l'incision! Mais ne vous y trompez pas, la force de pénétration de la parole connaît des limites, et il est bien avéré que les mots sont aussi impuissants à dépeindre nos actions qu'à refléter fidèlement notre pensée. Quant à moi, j'estime que le résultat de nos préoccupations à cet égard se traduit en pratique par une tendance à tailler plutôt avec parcimonie qu'avec ampleur, et qu'ainsi, pendant le passage de la pierre et des tenettes, le col de la vessie reçoit de plus graves dommages que ne lui en eût fait subir un débridement plus étendu.

Ces réflexions ne s'appliquent, bien entendu, qu'à la cystotomie de l'adulte : chez l'enfant, c'est à peine si l'on trouve une prostate; en tout cas, la glande, réduite au poids de quelques grains, ne mérite ici aucune attention; le bistouri en dépasse toujours et de beaucoup les limites, et néanmoins ce sont ces petits malades qui guérissent le mieux. Vous comprenez déjà l'élément nouveau qu'introduit dans le problème la seule différence d'âge qui distingue l'enfance de la puberté.

Revenons au *manuel opératoire.*

L'incision terminée, vous introduisez le long du cathéter votre indicateur gauche jusque dans la vessie, et le plus souvent vous tombez d'emblée sur le calcul. Enfoncez plus avant votre doigt, vous ralentirez toujours dans une certaine mesure l'écoulement de l'urine, et surtout vous dilaterez un peu le trajet. Ensuite, saisissant de l'autre main les tenettes, vous les faites glisser le long de la face palmaire de l'indicateur gauche dans le réservoir urinaire, et produisez ainsi une deuxième dilatation. Il ne vous reste plus qu'à ouvrir la pince largement, mais sans brusquerie, une cuillère à plat sur le plancher vésical, l'autre en haut, et à refermer : généralement la pierre se trouve saisie. Si vous croyez avoir une bonne prise, tirez graduellement en avant et en bas, tandis que l'index gauche, toujours maintenu dans la plaie, s'efforce de faciliter le passage et opère ainsi la troisième et dernière dilatation.

Ayez soin de ne pas donner à vos tractions une direction horizontale, afin de ne point contusionner les tissus contre l'arcade pubienne; tirez plutôt en bas, dans la direction de la partie la plus large du détroit inférieur du bassin. Procédez enfin durant toute la manœuvre avec une sage et impassible lenteur. A ce moment, vous ne devez voir que vous et votre malade, et, loin de subir l'influence des assistants ou des spectateurs, ne prendre jamais conseil que de votre responsabilité.

Pour terminer, j'ajouterai brièvement que vous devez vous assurer, séance tenante, s'il n'y a pas un deuxième calcul dans la vessie. Vous liez ensuite tout vaisseau que vous verriez donner. Vous pouvez aussi injecter dans la poche urinaire une ou deux seringuées d'eau froide. Enfin, si l'hémorrhagie persiste, vous introduisez dans la vessie, à travers la plaie, une canule munie d'une espèce de *jupon* de fine toile (1), dans lequel vous entassez quelques bourdonnets de charpie, de manière à comprimer la surface saignante. Un simple suintement sanguin n'est pas, selon moi, une raison suffisante pour laisser un corps étranger dans la plaie ; mais si la déperdition est considérable et persistante, j'emploie le tube et la charpie. Au bout de quarante-huit heures on peut généralement supprimer cet appareil hémostatique, ce qui se fait en enlevant d'abord un à un les bourdonnets de charpie, et enfin la canule elle-même.

Après l'opération, le malade est transporté dans son lit et couché sur le dos, les jarrets soutenus par un ou deux oreillers. Vous aurez soin de maintenir le périnée un peu relevé, afin qu'il soit bien en vue et que vous puissiez convenablement surveiller la sortie de l'urine. Dans la suite, moins vous interviendrez, mieux cela vaudra. Toutefois vous n'omettrez point de calmer par de bonnes doses de morphine ou d'opium les douleurs aiguës éprouvées généralement par les malades durant les premières heures. J'ai l'habitude, quand l'opéré est un adulte, de lui placer dans le rectum un suppositoire contenant un grain de morphine, avant même qu'on l'enlève de la table d'opération.

Je n'ai que le temps de vous dire quelques mots sur les opérations médiane et médio-bilatérale.

Dans la *taille médiane*, on pratique le long du raphé une incision commençant à 6 ou 7 centim. environ au devant de l'anus et s'approchant aussi près de la marge que le permet la présence du rectum, car ici on a besoin de tout l'espace disponible. L'opérateur, un doigt dans l'intestin, divise les tissus couche par couche jusqu'au cathéter, et ouvre l'urèthre vers la région membraneuse. Par cette ouverture, il insinue un gorgeret dans la vessie, puis, sur ce gorgeret, son index qui va dilater les parties et servir à son tour de guide aux tenettes. Je dois ajouter que la plupart des chirurgiens opèrent en un seul temps ; ils plongent en avant de l'anus un bistouri droit jusqu'au cathéter, en divisant d'un seul coup tous les tissus de bas en haut. J'avoue que je préfère la première façon d'agir.

Il est évident que la taille médiane ne saurait convenir aux pierres volumineuses, et cependant, grâce à la lithotritie, ce sont surtout les gros calculs qui incombent aujourd'hui à la taille. Heureusement l'opération *médio-bilatérale* est venue étendre le champ d'application de la cystotomie médiane.

____

(1) Canule de Dupuytren.

Voici comment s'accomplit ce nouveau mode d'extraction des calculs.

On opère comme pour la taille médiane, jusqu'à l'ouverture de l'urèthre inclusivement. Alors, au lieu d'introduire le gorgeret directeur, on engage dans la vessie le lithotome double, on l'ouvre ; puis, le tirant à soi en suivant la cannelure du cathéter, on produit deux incisions de moyenne étendue, l'une à droite, l'autre à gauche.

J'ai pratiqué ces deux opérations une trentaine de fois, et, en fait, je suis encore à trouver la raison du choix qu'il faudrait faire entre elles et notre taille latérale. Pour porter un jugement exact, il ne faudrait pas moins de cent opérations exécutées suivant chaque mode par la même main. Je puis cependant, pour finir, vous dévoiler d'un mot le principe qui fait la différence essentielle de ces méthodes. Ce principe émane de convictions opposées sur les dangers du bistouri.

Parmi les hommes de l'art, les uns, effrayés par les données de l'anatomie, ne coupent qu'avec crainte ce qu'il est absolument nécessaire de couper ; les autres, moins timides, — remarquez que je ne dis pas moins prudents, — regardent le principe des incisions larges et franches comme supérieur à celui des incisions mesquines et timorées. Tout chirurgien, soyez-en convaincus, obéit plus ou moins à l'une ou à l'autre de ces tendances. L'école anatomique, en préconisant surtout les opérations médianes, a certainement sacrifié l'espace et la voie d'exérèse à la préoccupation d'éviter les vaisseaux ou les autres organes importants de la région. Les tailles médianes conviennent sans doute pour les petites pierres, voire même pour celles de moyenne grosseur ; mais, encore une fois, de pareils calculs sont aujourd'hui tributaires de la méthode du broiement. Nous n'avons que faire ici d'une opération sanglante. De tous les procédés d'extraction périnéale, si nous exceptons la taille recto-vésicale, c'est la lithotomie latérale qui ouvre la plus large voie au calcul. Tous les autres procédés sont foncièrement des opérations médianes.

Au début de ma carrière, jugeant un peu théoriquement toutes choses et n'ayant pas recours à la lithotritie aussi souvent qu'aujourd'hui, j'inclinais volontiers vers les incisions médianes, dans la pensée qu'elles exposaient moins que les autres à l'hémorrhagie. Je dois avouer que la pratique n'a pas confirmé ces vues théoriques : je suis arrivé à cette conclusion que les tailles médianes donnent tout autant de sang que les opérations latérales. J'attribue ceci au bulbe, que je considère, à tous égards, comme une grosse artère. Quand vous portez le bistouri dans ce tissu spongieux, — ce qui n'arrive pas dans tous les cas, mais dans quelques-uns, — vous avez autant d'hémorrhagie que si vous aviez coupé l'artère bulbeuse, et l'hémostase est plus difficile à réaliser. Or, plus ou moins, dans les opérations médianes, le bulbe est toujours intéressé.

Le problème cystotomique consiste à pénétrer dans la vessie sans offenser le bulbe, ni son artère, ni le rectum. Eh bien ! je crois que la taille latérale, convenablement exécutée, le résout mieux que toute autre méthode, lorsque vous avez affaire à un calcul volumineux qui réclame une large ouverture.

Je ne saurais vous dire quelle est la plus facile de ces deux méthodes. S'il existe, à cet égard, une différence, je crois qu'elle est en faveur de la taille latérale. Le fait important, désormais acquis au débat, c'est que, dans l'âge adulte, les concrétions d'un volume exceptionnel demeurent seules justiciables de la taille, tandis que les calculs de petite et de moyenne dimension sont traités avec beaucoup plus de sécurité par la lithotritie.

Et c'est ce fait qui remet aujourd'hui à l'examen sérieux et approfondi des chirurgiens les divers procédés de taille.

LEÇON XI

DES COMPLICATIONS RÉNALES DANS L'AFFECTION CALCULEUSE DE LA VESSIE ET DES INDICATIONS OPÉRATOIRES QUI EN RÉSULTENT (1)

Observation d'un malade. — Autopsie : *a*. Maladie de Bright; *b*. néphrite calculeuse; *c*. diabète sucré; *d*. dilatation des uretères des bassins. — Atrophie du tissu rénal. — Pyélite. — Difficultés du diagnostic. — Examen des urines. — Exploration de la région rénale. — Pronostic. — Indications opératoires.

MESSIEURS,

.Pendant les dix dernières semaines de l'année 1872, il est entré dans mes salles d'hôpital huit cas de calcul de la vessie. Sur ces huit sujets, sept étaient des adultes, dont la plupart d'un âge avancé; ils subirent tous les sept la lithotritie, et furent renvoyés guéris. Le huitième malade était un garçon âgé de dix ans; j'ai dû lui pratiquer la taille, et il est également sorti guéri. Vers la fin du mois de janvier, reprenant mes fonctions d'hôpital, j'ai trouvé un malade qui venait d'être reçu, et dont l'observation présente des particularités très-intéressantes. Je me propose, par conséquent, d'en faire le sujet de cette leçon.

Le malade était âgé de soixante ans. Les premiers symptômes de pierre remontaient à près de trois ans. Il fut traité dans un hôpital, l'été dernier, pour un calcul assez volumineux, au moyen de la lithotritie. Il sortit soulagé, mais il continua à rendre de temps en temps des matières phosphatiques, qui l'obligèrent parfois à avoir recours au cathétérisme évacuateur. Sa vessie offrait les conditions qui donnent lieu à la formation rapide de matières phosphatiques.

État actuel, le 24 janvier. — Il urine toutes les demi-heures, jour et nuit, avec efforts et douleurs considérables; à chaque miction il est obligé de se

---

(1) Cette leçon, qui emprunta aux circonstances dans lesquelles elle fut faite, après la mort de l'empereur Napoléon III, un vif intérêt d'actualité, est postérieure à la publication de la dernière édition anglaise des *Clinical Lectures*. Elle a été traduite par M. T. B. Curtis, un des élèves les plus distingués de Sir Henry Thompson, et c'est avec l'autorisation spéciale de M. Curtis qu'elle est reproduite ici.

lever de son lit. L'urine est pâle, trouble, alcaline; densité, 1009. A l'examen microscopique, on trouve du premier coup un moule granuleux. Comme état général, il y a affaiblissement considérable.

Vous vous souviendrez que je suis entré dans des détails cliniques étendus relativement à ce malade, lorsque nous l'avons examiné dans son lit, en vous faisant remarquer qu'il portait une affection chronique des reins. J'ai discuté devant vous la conduite que cette complication devait nous faire suivre dans le cas où il y aurait un calcul de la vessie; je vous ai également dit que j'avais l'intention de procéder avec toutes les précautions voulues à l'enlèvement de tout fragment de matière phosphatique qui pourrait être la cause des souffrances du malade. C'est ce que j'ai fait, et j'ai pu sans peine faire l'extraction d'une certaine quantité de ces matières étrangères. Le 26 janvier, il avait rendu quelques débris, et les besoins d'uriner étaient déjà moins fréquents. Le 28, j'ai extrait un fragment de petit volume. Le 31, j'ai fait une exploration sans trouver de fragments. Dans l'après-midi de ce jour, le malade prit sur lui d'aller se promener dans la cour, sans permission et en l'absence de la surveillante. Le 2 février, il eut un frisson et la température monta à 39°,5. Le 3, deuxième frisson. Le 4, il était somnolent avec incohérence des paroles. Je lui ai fait appliquer à la région lombaire des cataplasmes chauds de graine de lin saupoudrés de farine de moutarde, qui furent fréquemment renouvelés. Le pouls était à 100, la température à près de 38 degrés; les urines n'étaient que faiblement diminuées de quantité. Les choses restèrent en cet état pendant deux jours; alors son état de somnolence devint moins prononcé, le subdelirium disparut; la langue, qui avait été chargée, se nettoya, et le malade commença à prendre de la nourriture d'une manière assez satisfaisante. Nous l'avions presque condamné le 4, mais maintenant nous avions quelque espoir de le voir guérir. Mais, le 8 et le 9, il fut moins bien, et les urines prirent une teinte sanguinolente. L'emploi des cataplasmes chauds à la région lombaire fut suivi d'une amélioration évidente le 11 et le 12. Mais, le 13, les urines offrirent de nouveau des caractères inquiétants, et le malade continua à s'affaiblir, en refusant toute nourriture. Le 17, l'état de somnolence et de subdelirium reparut; la température s'abaissa; le pouls s'affaiblit; les urines devinrent encore plus sanguinolentes. Le malade succomba, épuisé, le soir du 19.

A l'autopsie, nous trouvâmes des altérations dont voici un court résumé : Épaississement des parois vésicales avec teinte ardoisée de la muqueuse et quelques fausses membranes adhérentes par places. Au col de la vessie, barrière prononcée, réunissant les lobes latéraux de la prostate hypertrophiée; derrière celle-ci, bas-fond profondément déprimé, contenant quelques concrétions phosphatiques peu volumineuses, du poids de 75 centigrammes. Les uretères étaient un peu dilatés, surtout du côté gauche. Les reins étaient entourés d'une masse adipeuse indurée et hypérémiée, adhérente à la capsule fibreuse; celle-ci, lorsqu'on cherchait à l'enlever, entraînait avec elle des fragments de parenchyme rénal, en exposant de petits abcès miliaires. La surface du rein était lobulée, pour ainsi dire, et finement granulée. Le volume des reins était normal, comme s'il s'était agi de reins atrophiés et granuleux (*granular contracted kidney*), ayant subi momentanément une tuméfaction inflammatoire aiguë. Le rein droit était considérablement hypérémié à la surface, avec ecchymoses par places ; ces caractères étaient moins prononcés à gauche. A la coupe, teinte brunâtre, avec petites taches pâles, jaunâtres, disséminées; les pyramides paraissant congestionnées à un degré intense. Les bassinets étaient dilatés ; leur muqueuse très-hypérémiée dans toute son étendue.

M. Beck fit des coupes pour l'examen microscopique, et trouva bon nombre de *tubuli* comblés par un épithélium granuleux. Les glomérules de Malpighi étaient entourés d'une foule de cellules d'origine récente. A l'examen d'une coupe du parenchyme après durcissement dans l'alcool, on trouva que les tubuli de la substance corticale étaient altérés, les uns étant dilatés, les autres rétrécis. Dans les tubuli dilatés, l'épithélium était granuleux avec diminution de volume des cellules. Dans certains points, l'épithélium avait complétement disparu, et la lumière des tubuli était remplie de débris granuleux. Entre les tubuli, dans toute l'étendue du parenchyme, étaient des cellules jeunes en très-grand nombre; autour des glomérules, elles se pressaient accumulées. Dans certains points, au voisinage immédiat des petits abcès, le tissu normal du rein avait disparu et était remplacé par des amas de jeunes cellules arrondies.

Le malade étant atteint d'altérations aussi graves, le chirurgien ne pouvait se donner comme mission que de le soulager, de pallier, dans la mesure du possible, les souffrances dues aux complications d'une affection nécessairement mortelle : maladie de Bright invétérée, entée sur une affection calculeuse de la vessie. Il ne pouvait être question de traitement curatif. Le calcul avait été enlevé antérieurement, mais l'urine altérée et le mucus vésical donnaient lieu, par leur décomposition, à la formation incessante de dépôts phosphatiques, qui finissaient par cohérer, et, étant entraînés dans l'urèthre, occasionnaient des souffrances très-vives. Ce cas donne à réfléchir sur les ressources dont dispose la thérapeutique en pareille circonstance. Je vais, par conséquent, profiter de l'occasion qui se présente pour traiter avec vous une question importante qui, envisagée dans toute son étendue, peut être ainsi énoncée :

Lorsqu'avec une pierre de la vessie il existe une affection des reins, jusqu'à quel point et comment cette complication doit-elle modifier les indications opératoires motivées par l'affection calculeuse?

I. Je dois d'abord vous dire ce que nous devons entendre par *affection des reins*. Le terme est susceptible d'acceptions variées et plus ou moins arbitraires. Il sert à désigner naturellement, en les réunissant, toutes les affections pathologiques que peut présenter le rein. Je vais chercher à classer celles-ci d'une manière sommaire, en vue du sujet qui nous occupe ; et, à cet effet, je commence par laisser entièrement de côté les affections malignes, qui ne peuvent aucunement entrer en ligne de compte quand il s'agit d'indications opératoires.

a. Parmi les affections rénales dont nous avons à parler, nous trouvons d'abord certaines altérations chroniques du parenchyme rénal qui sont associées à un état général cachectique, plutôt peut-être à titre d'expression locale que de cause, et qui rentrent dans la catégorie des affections qu'on désigne sous le nom de « *maladie de Bright* ». Vous savez que les autopsies nous fournissent des exemples d'altération du rein différant considérablement les unes des autres sous le rapport de l'aspect et du volume de l'organe, ainsi que des modifications histologiques, et qui n'en constituent pas moins des variétés de reins brightiques, différant, soit par la nature de l'affection, soit par la période de son évolution à laquelle celle-ci est parvenue. La plupart de ces altérations rentrent dans les deux catégories suivantes : ou bien il y a le *granular contracted kidney*, comme chez notre malade, ou bien le *large smooth white kidney* (1). Je ne fais que mentionner une altération beaucoup plus rare, à savoir, la dégénérescence lardacée ou *amyloïde* du rein. Or, vous savez que les signes de la maladie de Bright sont, en général, assez clairs et nets pour permettre de reconnaître cette affection à toutes les périodes de son évolution ; le degré même de l'altération rénale peut, jusqu'à un certain point, être déterminé par l'examen des symptômes présentés par le malade.

b. Une autre altération, qu'il faut distinguer absolument de la précédente, est celle qui se présente dans les *reins qui ont contenu souvent ou pendant longtemps des calculs.*

Ces corps étrangers, de faible volume, généralement composés d'acide urique, par leur présence dans les tubes urinifères, à leur embouchure ou dans les calices, sont la cause d'altération du tissu à un degré proportionnel au volume de ces matières de nouvelle formation et à la durée de leur séjour. On peut rencontrer tous les degrés de l'altération rénale, depuis une inflammation limitée et temporaire de la muqueuse du bassinet, due à la présence d'une quantité considérable de cristaux de formation récente, jusqu'à la destruction presque complète de l'organe en totalité, par suite de l'existence d'un calcul rénal volumineux. Cette condition est heureusement assez rare (2), mais l'autre est très-commune. Je doute qu'un malade puisse rendre de l'acide urique à l'état solide, en quantité considérable, pendant quelques mois, sans qu'il se produise un certain degré d'altération du rein. Il est certain que, pendant la durée de ces phénomènes, on peut constater la présence de globules rouges de sang dans les urines, et l'on peut admettre qu'un malade qui a continué pendant plusieurs années à rendre de temps en temps des calculs uriques, a dû subir une altération permanente des reins plus ou moins accusée. Il n'existe pas d'autres signes qui puissent éclairer le diagnostic en pareil cas. L'état

(1) Nous reproduisons les termes anglais qui sont employés généralement pour désigner et décrire certains types d'altérations rénales. Le « *granular contracted kidney* » désigne le rein brightique chronique, avec granulations et atrophie. Le « *large smooth white kidney* » est typique de la forme aiguë de la maladie de Bright. (*Note du docteur Curtis.*)

(2) [M. J. Hue a observé à l'Hôpital des femmes de New-York une femme qui mourut d'hémorrhagie rénale, et chez laquelle l'autopsie démontra, dans le bassinet du rein gauche énormément dilaté, la présence d'un calcul aplati, légèrement adhérent et de la grosseur d'une fève de marais ($0^m,02$ de long sur $0^m,015$ de large)].

général du malade est souvent très-satisfaisant ; il n'y a aucune apparence cachectique, comme dans les affections de la première catégorie (maladie de Bright), dont nous venons de parler. Bien au contraire, bon nombre de ces sujets ont l'air particulièrement d'être robustes et sains. Les urines sont belles, suffisantes en quantité, d'une densité normale, sans albumine, quoique contenant souvent des urates en excès et des globules sanguins ; ces derniers, toutefois, en quantité trop peu considérable pour modifier l'aspect de l'urine à l'œil nu. Souvent il existe des douleurs aux régions rénales et sacrées, ainsi que dans les hanches. D'autre part, je vous ai souvent fait remarquer que ces malades sont sujets à présenter des troubles fébriles très-prononcés, à la suite de l'emploi de manœuvres opératoires ; et j'ai insisté sur ce fait que le chirurgien doit user de précautions exceptionnelles, lorsqu'il est appelé à traiter des calculeux de cette espèce, quelque robustes qu'ils puissent paraître extérieurement.

c. Au sujet des affections rénales qui nous occupent en ce moment, je dois mentionner le *diabète sucré.* Pour n'avoir pas à y revenir, laissez-moi vous dire, dès à présent, que, pour les calculeux de cette catégorie comme de celle qui précède, qui sont généralement d'un âge avancé, la lithotritie est incontestablement préférable à la taille, à moins toutefois que la pierre ne soit volumineuse. Il est seulement indispensable que le chirurgien ait soin de réduire au minimum l'in'ervention des instruments et d'agir avec la plus grande douceur. J'ai opéré avec plein succès deux malades qui étaient affectés de diabète sucré à un degré très-prononcé, l'un d'eux pendant le mois dernier ; ils étaient tous les deux impressionnables et disposés à réagir sous l'influence des manœuvres opératoires. Chez un grand nombre des sujets âgés qui sont porteurs de calculs uriques, les reins ont subi depuis fort longtemps une irritation plus ou moins intense due à la formation de petits calculs rénaux, et lorsque cette irritation a atteint un certain degré, toute opération qui peut intéresser la vessie devient très-hasardeuse.

d. La dernière catégorie d'altérations rénales que j'ai à considérer renferme celles qui résultent d'affections susceptibles de faire *obstacle à l'émission de l'urine.* Ces altérations ne sont pas rares, et leur étude rentre directement dans le sujet qui nous occupe.

Il y a plusieurs années déjà que j'ai décrit le mécanisme qui régit la production de ces lésions. Les principales conditions qui en sont le point de départ sont, en les énumérant dans l'ordre de leur fréquence comme cause, les rétrécissements de l'urèthre, les hypertrophies de la prostate, les calculs volumineux de la vessie, et enfin, plus rarement, l'atonie vésicale. Tout rétrécissement de l'urèthre constitue un obstacle au cours de l'urine et à son émission, à un degré proportionnel à l'étroitesse de la coarctation. L'hypertrophie prostatique prononcée est également une cause d'obstruction, quoique à un degré bien moindre que les rétrécissements. Les calculs de la vessie ont parfois pour résultat de faire obstacle à l'issue des urines ; mais cela est exceptionnel, et lorsqu'il en est ainsi, ce résultat dépend de certaines conditions individuelles, telles qu'une situation particulière de

la pierre dans la vessie, son volume ou la tendance qu'elle peut avoir
à venir se placer sur l'orifice du col vésical.

Ce qui est certain, c'est que dans certains cas de calcul ancien l'autopsie
ne révèle, comme résultat de l'obstruction des voies urinaires, que des altérations rénales insignifiantes, tandis que dans d'autres cas du même genre
ces altérations se trouvent être très-prononcées par leur étendue et par leur
degré ; mais jamais, notons le fait, on ne voit survenir ces altérations sans
avoir été précédées pendant longtemps d'obstacle à l'issue des urines, quel
que soit le mécanisme de l'obstruction.

Les lésions dont je veux parler consistent surtout en la dilatation des
voies urinaires dans toute leur étendue, en amont du point où siége l'obstacle. Ainsi, dans les cas de rétrécissement uréthral, nous constatons à
l'autopsie : la *dilatation de l'urèthre* et de ses canaux excréteurs glandulaires (fig. 5) ; des *hernies de la muqueuse* à travers les interstices des faisceaux musculaires de la paroi vésicale, donnant lieu à la formation de
vacuoles ou compartiments (fig. 22, p. cxcii) ; la *dilatation des uretères*, des
bassinets et même du *tissu rénal*, avec *atrophie* de celui-ci par compression
excentrique. Le rein arrive alors à n'être plus constitué que par une série de
kystes ; de telle sorte qu'autrefois on caractérisait cet état, au point de vue
anatomo-pathologique, d'après cette apparence kystique (1).

Arrêtons un instant notre attention sur les conditions mécaniques de la
production de ces transformations si remarquables. Vous connaissez ce
principe d'hydraulique qui veut que les pressions se transmettent par l'intermédiaire des liquides avec une égale intensité dans toutes les directions.
Ainsi, si je comprime une poche à parois souples, remplie de liquide, la
pression sera égale sur tous les points de la périphérie, et des tubes qui
communiquent avec l'intérieur de la poche, et qui s'élèvent verticalement
de ses deux pôles opposés, donneront issue à des colonnes de liquide qui
s'élèveront avec une force égale de chaque côté. Or, qu'est-ce qui doit arriver
lorsque cette poche souple et contractile qui s'appelle la vessie vient à lutter
contre un obstacle, que celui-ci dépende d'un rétrécissement, d'une hypertrophie prostatique ou d'un calcul ? Nécessairement l'acte de la miction
exige alors un déploiement de force qui dépasse la mesure normale ; le
malade fait *effort* pour expulser l'urine, et la force mise en œuvre devient
parfois très-considérable, si l'obstacle est difficile à vaincre. Vous comprenez
tout de suite que la pression engendrée par les efforts musculaires se transmet non-seulement d'arrière en avant contre l'obstacle, mais également
d'avant en arrière, sur les uretères, à leur embouchure dans la vessie. Admettons que chez un sujet bien portant il faille, pour accomplir l'acte de la miction, une pression équivalente à une livre par 6 à 7 centimètres carrés (ce chiffre ne devant servir que pour terme de comparaison), si les voies urinaires
sont le siége d'une obstruction quelconque, la pression développée pourra
bien être doublée, triplée, quintuplée. De plus, les besoins d'uriner, au lieu

____

(1) Voy. Henry Thompson, *Traité pratique des maladies des voies urinaires*, 1ʳᵉ édit.,
partie I, chap. ii.

de survenir, mettons cinq fois dans les vingt-quatre heures, et d'être promptement satisfaits, les besoins d'uriner, disons-nous, peuvent se présenter dix ou vingt fois, et l'accomplissement de la miction peut à chaque fois exiger un temps bien plus long qu'à l'état de santé. Point n'est besoin de vous expliquer plus longuement les conséquences de ce dérangement fonctionnel, ni de vous montrer en détail comment il arrive finalement (car les embouchures des uretères, en vertu de leur mode d'occlusion, cèdent difficilement à une pression qui s'exerce d'avant en arrière) que chaque effort produit une augmentation de pression qui se transmet le long des uretères, de telle sorte que, la dilatation progressant sans cesse de bas en haut, la pression hydraulique finit par atteindre même le rein, en produisant l'atrophie par compression et les phénomènes inflammatoires concomitants. C'est ainsi que les uretères et les bassinets finissent parfois par constituer de véritables réservoirs supplémentaires de la vessie, de sorte qu'on les trouve remplis d'urine décomposée et ammoniacale. Longtemps déjà avant que les choses en soient arrivées à ce point, il se développe des troubles inflammatoires, ce qui constitue l'état que nous désignons, comme vous le savez, sous le nom de *pyélite.* On a proposé de donner à cet ensemble d'altérations le nom de *néphrite chirurgicale*, désignation réservée par d'autres à la néphrite aiguë suppurée, qui vient parfois terminer la scène dans les cas d'affection invétérée des reins. Le docteur Dickinson avait raison lorsque, devant la Société médico-chirurgicale, il proposa l'abandon d'une désignation si peu scientifique que celle-là. Quant à moi, je ne l'emploie jamais, et elle me répugne absolument. Certes, cette altération n'a rien de *chirurgical*, si ce n'est que c'est faute d'intervention chirurgicale que les lésions ont pu en arriver là ! Si le secours pouvait seulement être donné au moment opportun, qu'il s'agisse d'un cas de rétrécissement ou d'un calcul, jamais un état comme celui que je viens de décrire n'existerait. A ces altérations pathologiques on pourrait donner le nom de *dilatation mécanique* de l'urèthre et du rein, pour faire entendre qu'elles sont produites principalement, quoique pas entièrement peut-être, par les conditions de dynamique physique que je vous ai décrites.

Et maintenant vous me demanderez quels sont, du vivant du malade, les signes de l'existence de ces altérations. Je vous dirai que je n'en connais pas qui soient pathognomoniques. Déjà, il y a près de trois ans, j'ai dû faire cet aveu, humiliant, suis-je tenté de dire, lorsque devant la « Royal Medical and Chirurgical Society », j'ai fortement insisté sur ce point, dans le but exprès d'y appeler l'attention et l'investigation de mes confrères (1).

(1) J'ai dit alors à ce sujet : « Il faut avouer que nous n'avons pas encore le moyen de reconnaître pendant la vie du malade l'existence de ces altérations. L'albuminurie peut faire défaut, et l'examen microscopique des urines ne décèle pas l'existence de dépôts caractéristiques d'une affection rénale. L'urine d'un malade calculeux contient souvent du mucus, du pus et du sang, mais il n'est pas toujours possible de déterminer si ces matières proviennent de la vessie (qui est leur source le plus souvent, lorsqu'il s'agit d'un cas de pierre) ou des organes situés plus haut ; de plus, les cylindres manquent, ainsi que les autres signes pathognomoniques des altérations du parenchyme rénal. Il est de fait qu'il n'est pas rare de voir exister une pyélite invétérée, et même quelquefois une néphrite

Depuis longtemps, messieurs, je cherche en vain des éléments de *diagnostic* à l'aide desquels on puisse reconnaître l'existence de la pyélite avec dilatation des organes affectés. Les *urines* en pareil cas ne sont guère modifiées; elles sont d'une densité normale, et leur quantité est suffisante; elles ne sont pas albumineuses, en dehors des cas où il s'y trouve mélangé du pus ou du sang; et ceux-ci, comme vous le savez, existent très-communément dans les urines chez les calculeux dont les reins sont sains : ils proviennent alors de la vessie, sous l'influence de l'irritation développée par la présence du corps étranger. Dans tous les cas où il existe un calcul vésical ayant dépassé un faible volume, vous trouverez dans l'urine du pus et du sang, et il en sera de même, à plus forte raison, s'il existe de la cystite quelque peu prononcée; or, celle-ci ne manque jamais dans les cas de dilatation qui nous occupent. L'*examen microscopique de l'urine* non plus ne fournit de données diagnostiques certaines : l'urine ne contient aucune matière organisée qui puisse se rapporter à la désintégration du parenchyme rénal; les cylindres manquent également. On ne trouve d'anormal que des globules de pus et des globules rouges du sang; en un mot, l'examen des urines ne donne aucun renseignement positif. D'autre part, à aucune période de l'affection on ne constate ni hydropisie ni sécheresse habituelle de la peau, et l'état fébrile continu ou rémittent, qu'on rencontre souvent, peut faire défaut. Il n'y a pas non plus d'amaigrissement; loin de là, certains de ces malades augmentent de poids. Mais, d'autre part, un tel malade, pour peu que les altérations soient quelque peu avancées, offre toujours un état général de débilité; il est faible et se fatigue promptement, — symptômes qui ne peuvent guère servir qu'à prévenir le médecin du peu de résistance physique dont son malade est capable; mais, à part ce renseignement, ces symptômes ne fournissent aucune base certaine de diagnostic.

On a cependant prétendu, non sans une apparence de raison, que, le rein étant considérablement altéré, les urines devaient infailliblement contenir une quantité d'urée au-dessous de la moyenne. Au point de vue pratique, il n'en est point ainsi; malgré l'existence d'une pyélite très-prononcée avec dilatation, l'élimination de l'urée reste *suffisante* : voilà le fait pratique. Ainsi, à supposer chaque rein réduit à la moitié de son volume, ces deux demi-reins pourront très-bien suffire à l'accomplissement de leurs fonctions excrétoires tant que les besoins et l'activité de l'économie se trouvent être à un taux peu élevé; absolument comme on voit deux moitiés de poumons

chronique, avec absence complète de tout symptôme physique ou rationnel..... S'il était possible de reconnaître à temps l'existence de ces complications, on pourrait se demander si en pareil cas il était indiqué d'intervenir au moyen de la lithotritie, ou s'il ne serait pas plus sage de s'abstenir de toute intervention curative; car il n'est pas douteux que l'existence de ces altérations ne soit presque aussi assurée de donner lieu à un résultat fatal après la taille qu'après la lithotritie. Or, dans les douze cas que nous considérons en ce moment, ces altérations existaient à titre de complication chez au moins cinq malades, et s'il avait été possible de les reconnaître, on aurait pu s'abstenir de toute intervention opératoire, ce qui aurait peut-être permis au malade ainsi traité de vivre un peu plus longtemps, en souffrant beaucoup, il est vrai, pendant le peu de jours qui lui seraient restés. » (*Royal Med. and Chirurg. Transactions*, 1870, vol. LIII, p. 136, 137.)

suffire à l'hématose, dans certaines circonstances favorables au maintien de l'existence sous ces conditions. L'insuffisance de l'élimination de l'urée ne se trahira alors que le jour où le fonctionnement de ces deux moitiés de rein se trouvera être entravé, soit par suite de troubles résultant de l'impression extérieure du froid, soit par suite d'un mouvement inflammatoire propagé aux reins consécutivement à quelque traumatisme opératoire portant sur l'urèthre ou la vessie. Enfin, en considérant toujours le côté pratique de la question, supposons que j'examine les urines d'un malade pour faire le dosage de l'urée, et que je trouve un chiffre notablement au-dessous de la quantité normale, n'est-il pas vrai que le malade en question devra se trouver sous le coup d'un empoisonnement urémique plus ou moins prononcé, et ne devra-t-il pas présenter à bref délai les signes cliniques de cet état morbide ? Et l'absence de ces signes n'est-elle pas la preuve que l'urée continue à être éliminée à un degré suffisant ? Dès que les principes constituants de l'urine commencent à être retenus dans le sang, à partir de ce moment, les phénomènes d'empoisonnement sont imminents. En pratique, on ne fait pas grand fond des seuls résultats de l'analyse chimique des urines. Quand un malade rend en abondance des urines marquant 1018 à 1025 et ne contenant ni cylindres ni albumine, sauf celle qui accompagne le pus et le sang mêlés à l'urine, rien ne nous autorise à supposer qu'il existe une altération invétérée des reins, à moins que d'autres signes ne viennent témoigner de son existence.

Or, jamais je n'entreprends d'opérer un calculeux sans préalablement recourir à l'examen des urines, et quand je me décide à opérer un malade dont les reins sont manifestement altérés, j'agis en pleine connaissance de cause, et parce qu'il est absolument indispensable de tenter à tout hasard une intervention chirurgicale : j'aurai à revenir tout à l'heure sur ce sujet. Je dirai, en attendant, que personne plus que moi n'est prêt à faire bon accueil à toute nouvelle application de l'analyse chimique des urines pouvant apporter des données diagnostiques ; je crains toutefois que, dans l'état actuel de nos connaissances, aucun moyen de ce genre ne puisse éclairer le diagnostic de la « dilatation mécanique » dont nous nous occupons.

On s'est encore demandé s'il ne serait pas possible de reconnaître l'existence de ces altérations à l'aide des données fournies par la palpation ou la percussion. Pour ce qui est de moi, je réponds sans hésitation par la négative. A l'étranger, une voix des plus autorisées s'est déclarée récemment en faveur de la valeur sémiologique réelle de ces signes au point de vue du diagnostic des lésions rénales. Après m'être particulièrement occupé depuis plusieurs années de cette question, je dois exprimer un avis absolument contraire à celui de cet auteur, tout en lui rendant l'hommage qui lui est dû. Depuis longtemps j'ai la conviction que c'est cette lésion des reins plus que toute autre circonstance qui nous empêche de diminuer encore la mortalité des opérations motivées par les calculs vésicaux volumineux. Si, dans un cas donné, je pouvais reconnaître avec certitude qu'un malade portant une pierre volumineuse présente en même temps l'état de dilatation des uretères et des reins, je lui donnerais le conseil de ne se laisser pratiquer aucune opération, et je me contenterais de faire tout mon possible pour prolonger son existence en palliant dans la mesure du possible ses souffrances. Ce programme peut être réalisé jusqu'à un certain point dans ces conditions ; les résultats en sont souvent meilleurs qu'on ne pourrait l'espérer, comme j'ai pu le voir dans quelques cas remarquables. Mais, d'autre part, ces soins palliatifs restent parfois sans effet, et le malade demande avec persistance qu'on lui supprime à tout prix des souffrances intolérables. Dans ces circonstances, pouvons-nous prendre sur nous de lui refuser le secours chirurgical sans forfaire à l'humanité ?

Mais, pour en finir avec ce point, quelle est la valeur réelle des signes obtenus par la palpation et la percussion ? Tout d'abord nous avons constaté d'une manière incontestable que la sensibilité à la pression de la région rénale peut parfaitement faire défaut, à moins qu'il n'existe une suppuration aiguë, une néphrite aiguë ou un calcul rénal. Vous avez souvent pu voir avec quel soin j'interroge la sensibilité des régions rénales chez nos malades, et vous savez combien cette exploration est facile avec des sujets maigres ; et, d'autre part, vous savez combien elle offre de difficultés lorsqu'il s'agit d'un malade très-gras. Or, il ne faudrait pas vous figurer que la maigreur soit la règle chez les malades dont il est question ; au contraire, je vous garantis que vous aurez plus souvent affaire à des malades d'un certain embonpoint. Ces malades ont généralement été dans l'inaction depuis un ou deux ans, sans prendre d'exercice musculaire, de sorte que le tissu adipeux a pu s'accumuler, et dans cet état de choses la palpation ne peut plus guère vous apprendre grand'chose relativement à l'état des uretères. Il y a plus : quand même il s'agirait d'un sujet maigre, offrant les conditions les plus favorables à ce genre d'exploration, les lésions dont nous nous occupons ne sont pas de nature à se révéler à l'observateur par des signes physiques. Supposons que l'uretère ait atteint les dimensions de l'aorte ou qu'il les ait même dépassées : aurons-nous alors affaire à un tube distendu par des gaz et reconnaissable par la sonorité à la percussion ? ou bien y aura-t-il distension par un liquide, avec production de matité sur le parcours de l'organe ? Évidemment non ; l'uretère, en pareil cas, est à l'état de tube affaissé, à parois minces et souples, quoique donnant passage, il est vrai, à du liquide ; mais il vous sera tout aussi difficile de le distinguer par la percussion des organes voisins et de délimiter son contour, qu'il le serait de reconnaître par le même procédé d'exploration le plexus lombaire. Cela est également vrai pour le rein lui-même. Vous pouvez certainement, sans un degré d'habileté extraordinaire, déterminer les dimensions d'un rein augmenté de volume ; mais il est impossible, par les procédés d'exploration physique, de reconnaître et de démontrer l'existence d'une dilatation du bassinet ou d'une atrophie du parenchyme rénal. Sans doute vous pourrez avoir des présomptions, sans doute vous pourrez parfois deviner avec sagacité ; mais lorsqu'il s'agit d'un diagnostic dont dépend la vie ou la mort du malade, on ne doit pas se contenter de présomptions, quelque sagaces qu'elles soient. Il y a donc là un champ de recherches qui invite à de nouvelles investigations. Car, je vous l'affirme avec certitude, nous ne possédons pas encore aujourd'hui les moyens de diagnostiquer d'une manière quelque peu certaine la pyélite accompagnée de distension mécanique.

II. Je dois maintenant considérer la question du *pronostic* des altérations rénales dans les cas où il existe un calcul de la vessie, que l'on se propose de traiter par une intervention opératoire. Tout d'abord je vous dirai que lorsque le calcul est de faible volume, — gros comme une petite noix, — la lithotritie *bien faite* offre peu de dangers, quel que soit l'état des reins. Mais malheureusement la pierre a souvent acquis un volume considérable, et le malade est dans une situation précaire, quoi qu'on fasse; nous devons alors nous demander quel est le traitement qui va lui donner le plus de chances d'amélioration, sinon de guérison.

J'ai opéré au moins trois calculeux qui étaient affectés de maladie de Bright invétérée et manifeste, et chez lesquels les souffrances avaient atteint un degré d'intensité tel que l'opération était ardemment sollicitée. De ces calculs, phosphatiques tous les trois, deux étaient volumineux, le troisième ayant des dimensions moyennes. (Pour moi, un calcul de *volume moyen* est un calcul qui offre environ 2 1/2 centimètres comme moyenne des principaux diamètres.)

De ces trois malades, le premier était un client du docteur Sharpe, de ·Norwood ; je le soignai en 1865. J'ai réussi, au moyen des précautions les plus minutieuses, à complétement débarrasser la vessie en huit séances, ce qui fut cause d'un très-grand soulagement pour le malade. Les urines, quoique assez transparentes, étaient peu denses et albumineuses. Le malade put atteindre le terme de son existence — il vécut encore de neuf à dix mois, je crois—dans des conditions de bien-être relativement très-bonnes. Le deuxième cas s'est présenté à moi, ici, à l'hôpital, en 1870. J'eus soin de procéder avec infiniment de circonspection, les séances, au nombre de ·cinq, ayant duré six semaines, à cause des frissons intenses, avec état fébrile prolongé, qui en furent plusieurs fois le résultat. Le malade sortit de l'hôpital merveilleusement amélioré et débarrassé de tous les symptômes dépendants de la pierre vésicale. Je le revis trois mois après sa sortie, et l'amélioration se maintenait parfaitement. Depuis lors je n'ai plus eu de ses nouvelles.

Enfin, le dernier de ces trois cas se présenta vers la même époque, également à l'hôpital. L'affection rénale était ici plus avancée qu'elle ne l'était dans le cas précédent. Ce ne fut qu'après bien des sollicitations de sa part que je consentis à lui pratiquer la lithotritie. Je ne pus résister à ses supplications de faire mon possible pour atténuer ses souffrances ; il savait aussi bien que moi qu'une mort inévitable ne pouvait longtemps se faire attendre. En tenant compte de sa pâleur, de son état de débilitation, de l'accélération constante du pouls, il ne pouvait être question un seul instant de lui pratiquer la taille. J'attendis trois semaines avant de porter la main sur lui, dans l'espoir que son état pourrait s'amender un peu par un traitement préparatoire. Cinq séances de lithotritie suffirent à l'enlèvement de la presque totalité du calcul ; mais la cinquième fut suivie de frissons intenses avec vomissements, et le malade succomba en peu de jours.

La taille aurait-elle été applicable dans n'importe lequel des trois cas que je viens de vous rapporter ? Je n'hésite pas à affirmer qu'on ne pouvait, avec la moindre chance de succès, faire subir une opération par l'instrument tranchant à des malades aussi profondément débilités. La lithotritie seulement pouvait offrir quelques chances de guérison, et grâce à elle j'ai pu épargner à deux de ces malades les tortures de l'affection calculeuse et ajourner la terminaison fatale qui était imminente.

Mais, me direz-vous, il s'agissait dans ces cas de la « maladie de Bright » confirmée, et vous me demanderez à bon droit si les mêmes règles de conduite doivent être appliquées dans un cas de calcul accompagné de pyélite avec dilatation mécanique, à supposer que l'existence de cette complication fût reconnue à l'avance. A cela je ne peux faire qu'une réponse : tous les malades de ce genre que j'ai vus et chez lesquels l'autopsie a démontré l'existence des altérations rénales en question, tous ces malades, dis-je, présentaient un défaut manifeste de résistance vitale ; — tous offraient un état général de débilitation qui m'aurait fait reculer jusqu'à la dernière extrémité avant de me résoudre à porter sur eux l'instrument tranchant. Et, tout en convenant que je m'abstiendrais volontiers de la lithotritie comme de la taille, ainsi que je vous l'ai déjà dit, dans les cas où il serait permis de reconnaître l'existence de l'altération invétérée du rein, cependant je crois que chez quelques-uns de ces malades, j'ai réussi à appliquer avantageusement la lithotritie. Il en a été ainsi pour trois cas compliqués de rétrécissement uréthral étroit et invétéré, et accompagnés, j'en suis convaincu, d'un état de dilatation mécanique considérable des voies urinaires postérieures au rétrécissement ; dans ces cas, j'ai dû maintenir à l'urèthre un calibre suffisant à l'aide de sondes à demeure. Mais ces malades étaient dans un état général tellement misérable, que pour rien au monde je n'aurais consenti à les tailler, et je crois que tout praticien aurait partagé mes scrupules.

Mais à ces allégations vous pourrez me répondre à bon droit : Que faites-vous de cette proposition formulée autrefois par certains chirurgiens des plus autorisés, qui ont dit que, dans les cas où il existe une *affection rénale*, il est préférable de recourir à une opération qui supprime le calcul d'*un seul coup*, plutôt que de vouloir atteindre ce résultat à l'aide d'une méthode telle que le broiement, qui nécessite l'introduction répétée du brise-pierre, et qui expose le malade à l'irritation prolongée qu'occasionne la présence des fragments calculeux ? Il y a *aujourd'hui* à répondre à cette objection, que la proposition qui vient d'être énoncée, et qui était vraie incontestablement il y a trente ans, ne l'est plus, maintenant que la valeur relative des méthodes opératoires, taille et lithotritie, a été si profondément modifiée. L'opération de la taille avait déjà acquis le degré de perfection qu'elle présente aujourd'hui avant que la lithotritie fût seulement inventée, et elle donnait déjà des résultats aussi beaux que ceux qu'on en a retirés depuis. Mais, par contre, le perfectionnement de la méthode nouvelle, la lithotritie, s'est fait progressivement dans le cours des dernières cinquante années et jusqu'à ce jour. L'application de cette méthode donne aujourd'hui des résultats meilleurs que ceux d'il y a vingt, ou même dix ans, et c'est pour cela que la proposition ayant trait aux complications rénales, qui était parfaitement fondée alors, perd tous les jours de plus en plus sa raison d'être. *Je suis même d'opinion que la règle inverse doit être adoptée pour les cas où le calcul est facile à broyer.* Pour étayer cette assertion, j'ai fait paraître devant vous six témoins irrécusables, — j'en aurais facilement produit un plus grand nombre, — six malades calculeux qu'il eût été impossible de traiter par la taille : conduire ces malheureux individus, pâles et affaiblis, à l'amphithéâtre pour leur faire subir la taille, c'eût été les mener à l'abattoir, purement et simplement. De ces six patients, cinq ont pu être sauvés. Je crois donc que lorsqu'il s'agit d'un calcul même assez volumineux, pourvu qu'il soit de consistance friable, — et notez que, dans ces cas, le calcul est généralement phosphatique, et par conséquent friable, — et lorsqu'il existe une altération invétérée des reins, avec débilitation générale, je crois, dis-je, que s'il y a une opération qui puisse offrir quelque chance de succès, c'est la lithotritie ; et je pense que, dans un tel cas, la taille expose à une mort certaine. Le choix reste donc fixé entre la lithotritie et un traitement palliatif ; si, d'autre part, le calcul n'est pas de nature à être facilement broyé, il faut choisir entre la taille et le traitement palliatif, et peut-être ce dernier doit-il être préféré.

Mais il est impossible de perdre de vue un élément important de cette discussion, et il y aurait affectation de ma part à vouloir le passer sous silence. Quand je pèse devant vous la valeur de la lithotritie, il va sans dire que je n'entends parler que de la lithotritie soigneusement pratiquée par une main habile et expérimentée. En dehors de ces conditions, mieux vaut assurément la taille. Notez qu'il n'est pas possible de comparer entre elles les deux méthodes rivales, comme nous pourrions comparer entre elles certaines autres opérations, — deux procédés d'amputation de jambes par exemple. Et il ne faut pas se dissimuler ce fait, à savoir, que deux chirurgiens expérimentés peuvent retirer de la taille des résultats sensiblement les mêmes à la longue, tandis que la lithotritie pourra, entre leurs mains respectives, donner des résultats absolument dissemblables, et constituer en réalité des méthodes opératoires qui n'ont de commun que le nom. C'est ainsi qu'un jeune chirurgien qui commence sa carrière pourra très-bien pratiquer admirablement une taille latéralisée des plus réussies, tandis qu'il lui faudra une expérience consommée pour arriver à bien faire la lithotritie. Il est donc impossible de comparer entre elles les deux méthodes, ou de déterminer leur valeur respective, sans tenir compte de cet élément de la question.

A vous qui êtes ici en qualité d'élèves, je vous conseille d'opter plutôt pour la taille que pour la lithotritie dans les cas douteux ou difficiles qui pourront se présenter dans votre clientèle, alors que vous en serez à vos débuts ; et cela dans tous les cas, sauf ceux où le calcul sera de très-faible volume, jusqu'à ce que vous ayez acquis une certaine habileté dans le maniement du brise-pierre. Ne vous hasardez pas à entreprendre la lithotritie pour les calculs un peu gros, avant d'avoir pu acquérir un certain degré d'expérience en broyant de petites pierres.

Messieurs, de quelque côté que nous envisagions ces questions si importantes, il s'en dégage toujours une considération capitale, un enseignement du premier ordre, que voici : *Efforcez-vous de reconnaître de bonne heure la présence des calculs vésicaux.* Quand la pierre n'est pas reconnue avant d'avoir acquis un volume considérable, c'est qu'il y a eu *faute commise.* Quand le calcul est petit, il peut être broyé en une ou deux séances au plus, et presque sans danger. L'indication de là taille est alors supprimée, et l'état des reins ne saurait guère causer d'inquiétude. Jamais encore je n'ai perdu de malade dont le calcul ait pu être reconnu et broyé alors que ses dimensions étaient encore faibles, et je compte ne jamais en perdre dans ces conditions.

<hr>

LEÇON XII

DE L'AVENIR DE LA CHIRURGIE APPLIQUÉE AU TRAITEMENT
DES CALCULS VÉSICAUX (1)

La médecine ne doit pas seulement guérir, mais surtout prévoir. — La taille ne peut progresser, et telle qu'elle est, elle est dangereuse. — Distinction nécessaire entre l'enfance et l'âge adulte. — Du pronostic de la lithotritie selon le volume de la pierre. — Du choix entre la taille et la lithotritie dans les cas difficiles.— Nécessité d'un diagnostic fait de bonne heure. — Sonde à employer, manœuvres à faire. — Interrogatoire du malade et signes fonctionnels. — Quiconque s'occupe des voies urinaires doit savoir pratiquer le cathétérisme explorateur. — Valeur de l'hygiène pour prévenir les productions calculeuses. — Conclusions.

8 novembre 1873.

MESSIEURS,

Le titre même de cette leçon vous porte peut-être, messieurs, à la considérer comme devant être plutôt théorique que pratique. Repoussez cette pensée, car je désire au contraire être essentiellement pratique, et vous le reconnaîtrez, j'espère, par les considérations que je vous présenterai. Aborder une question chirurgicale par son avenir est, il est vrai, chose inaccoutumée. Généralement, vous le savez, on expose tout d'abord l'historique de la question. Remontant jusqu'à Galien et Hippocrate, qu'on ne manque pas de citer, on promène le lecteur à travers l'expérience des siècles en lui parlant tour à tour de la pratique des Arabes, de l'expérience d'Ambroise Paré, de Richard Wiseman, etc., pour terminer enfin par les faits actuels. Quel-

(1) Cette leçon ne figure pas dans la dernière édition anglaise des « *Clinical Lectures* ». Prononcée en novembre 1873 devant la « Midland Medical Society » par Sir Henry Thompson, elle a paru dans *the Lancet* et a été traduite par M. Victor Campenon.

que instructive, quelque intéressante que soit cette manière de faire, ce n'est pas elle que je me propose de mettre en pratique aujourd'hui. Non, messieurs, ce n'est pas le passé, mais l'avenir que je veux envisager, je le déclare nettement. Si j'agis ainsi, c'est que dans mon sentiment nous sommes arrivés à un moment du traitement chirurgical de la pierre qui nous autorise à tourner nos regards vers cet avenir. Prévoir et prédire (mot un peu trop ambitieux cependant) devient toujours possible dans une certaine mesure, lorsque l'on connaît à fond tout ce qui touche de près ou de loin au sujet en question. Or, il n'est certes aucune opération, aucun traitement chirurgical à qui puisse mieux s'appliquer cet axiome que le sujet même de cette conférence.

Je pose donc hardiment comme prémisses que l'affection calculeuse vésicale peut, comme d'autres maladies, être guérie par le chirurgien. Oui, cette dangereuse maladie, qui pendant deux mille ans a mis à l'épreuve l'habileté des opérateurs, qui a inspiré tant d'œuvres instructives, qui, redoutée au delà de tout fléau par l'humanité, a été de tout temps la source d'indicibles souffrances ; cette maladie, dis-je, est aujourd'hui parfaitement guérissable tout aussi bien que toute autre affection pénible ou dangereuse.

Le véritable triomphe de la médecine a été dans tous les temps non-seulement de guérir, mais surtout de s'opposer à l'apparition des maladies et d'en amener ainsi la disparition progressive. Je puis citer comme fléaux des plus graves telles affections qui, grâce aux efforts d'une médecine intelligente, ont cessé de se montrer à notre époque. La peste n'est plus en Europe, à fort peu d'exceptions près, que du domaine de l'histoire, et cela depuis longues années déjà. Nous pouvons en dire autant de la petite vérole, qui n'est de nos jours qu'un véritable «anachronisme». Car si elle se montre encore, c'est parce qu'il existe des sots et des ignorants. J'irai plus loin même, n'hésitant pas à proclamer que fièvre typhoïde, que fièvres éruptives, tendent à disparaître, grâce aux progrès de l'intelligence humaine. Vous m'accorderez bien aussi, j'en suis sûr, que nous pouvons intervenir dans la marche du choléra. Nulle objection que je sache ne peut être élevée contre ces propositions. Toutes ces conquêtes glorieuses appartiennent à la «médecine», pour me servir du mot consacré ; mais je me hâte de protester contre cette division entre les deux grandes branches de l'art de guérir. Jamais, comme j'aurai l'occasion de vous le montrer incidemment, on ne peut les séparer complétement. Quant à la « chirurgie » proprement dite, si elle peut guérir et soulager, elle n'a pas fait disparaître de maladies. C'est en sa faveur cependant que j'élève la voix aujourd'hui, pour réclamer comme de son fait, et de lui seul, l'accomplissement de cet avenir que je me hasarde à exposer devant vous.

Toutefois, avant de porter nos regards en avant, jetons un coup d'œil sur ce qui se passe de nos jours ; esquissons rapidement quelle est dans ce siècle la pratique chirurgicale relative à la pierre.

Je vous rappellerai tout d'abord qu'il y a cinquante ans on ne connaissait

qu'un seul traitement de la pierre, la taille ; opération universellement
reconnue comme périlleuse chez l'adulte et des plus hasardeuses chez le
vieillard. Vers cette époque, c'est-à-dire en 1822, Civiale, en présence d'une
commission de l'Académie de médecine de Paris, débarrassait deux malades
de leur pierre, par un procédé de broiement et d'écrasement, au moyen
d'instruments conduits dans la vessie à travers l'urèthre. Depuis lors cette
méthode, généralement connue sous le nom de *lithotritie*, a subi de nombreuses modifications et des progrès multiples pour devenir l'opération que
vous voyez pratiquer actuellement. Durant les vingt premières années de
son évolution, elle contribua probablement à augmenter le chiffre de la
mortalité parmi les calculeux ; résultat inévitable du changement de méthode
opératoire. Ce n'était pas en vain, en effet, qu'on pouvait quitter une opération exécutée et tracée par des maîtres pendant plusieurs siècles pour en
adopter une autre entièrement différente et à laquelle la main n'était pas
faite. Les tentatives n'en continuèrent pas moins : on avait foi en l'avenir
de la nouvelle opération. On peut considérer, il est vrai, comme barbares
(car il serait barbare aujourd'hui de revenir à ce passé) et les premiers
instruments, et les premières manières de s'en servir ; mais ils répondirent
à cette phase de transition qui devait conduire au progrès. C'est ainsi que
peu à peu, par une suite de tâtonnements et après de longues années d'expérience, on arrivait à remplacer par un instrument parfait, par le lithotriteur
tout à la fois léger et puissant que nous avons aujourd'hui, ces instruments
pesants et grossiers d'autrefois, qu'on faisait pénétrer dans la vessie un peu
par la douceur, mais surtout par la violence. Parallèlement au perfectionnement des instruments, on voyait s'élever de plus en plus le chiffre du succès.

A cette même époque, ceux que la nouvelle méthode ne satisfaisait pas
cherchaient quelque nouveau procédé de taille capable de rivaliser, pour les
petites pierres, avec les résultats donnés par la lithotritie entre des mains
prudentes. C'est alors que prirent naissance les tailles bilatérale, médiane,
et son dérivé la taille prérectale, et enfin d'autres procédés ne différant que
peu des méthodes ordinaires. Toutefois, comme les données anatomiques
demeurent immuables, on conçoit que nous ayons peu à attendre des progrès
de la taille ; le chirurgien n'a que deux voies fatales pour arriver à la vessie avec
l'instrument tranchant : le périnée et la région sus-pubienne. Quel est l'opérateur qui n'a médité sur ce grand problème dans le silence des nuits, ou qui
ne l'a étudié le jour dans ses dissections sur le cadavre. Quelle serait longue
la liste de ces hommes dévoués à notre art, qui ont consacré leur temps et
leurs efforts à apporter un perfectionnement, quelque léger qu'il fût, à la
taille ; celui-ci cherchant la voie la plus courte vers le canal uréthral,
celui-là le meilleur moyen d'éviter tel ou tel vaisseau, ce troisième l'incision
la plus favorable à la prostate. Quelle est en réalité la valeur de ces diverses
modifications comparées à la classique taille latérale ? Je ne saurais mieux
répondre à cette question qu'en vous priant d'écouter les paroles de mon
ami le docteur Cadge, de Norwich, qui, après une soigneuse et complète
analyse des résultats de la taille médiane à Norwich, conclut en ces termes :

« Il résulte de mon expérience actuelle qu'elle n'est avantageuse et profitable que pour les malades dont la pierre est de petit volume... S'il en est autrement, elle devient hasardeuse et même dangereuse (1). » Ce jugement est le même que celui que je portais dans mes conférences sur ce sujet; il a pour lui l'assentiment de tout chirurgien qui a étudié la question, et j'ai en vue ici non-seulement les opérateurs anglais, mais aussi des médecins étrangers de valeur avec qui j'ai eu récemment l'avantage de discuter ce point.

Permettez-moi encore une digression avant d'aborder le sujet même de notre entretien; mais je ne saurais passer sous silence la relation qui existe entre le nombre des calculeux opérés et celui des décès. Il est encore des auteurs qui, à cet égard, persistent à présenter des statistiques où figurent pêle-mêle et les adultes et les enfants. Or, c'est là, je le déclare, une pratique éminemment trompeuse qui, si elle n'est le fait d'une inattention coupable, ne peut être expliquée que par un des deux mobiles suivants : Ou une ignorance grossière des chances si différentes présentées aux divers âges, ou une intention arrêtée de confondre tous les cas pour n'avoir qu'une très-faible mortalité à signaler au total final. Or, au point de vue de la vérité comme aussi pour éviter toute erreur, il faut distinguer nettement les cas de pierre survenant avant la puberté de ceux qui se montrent plus tard (2). Il est de fait notoire qu'avant la puberté, la taille est une opération relative-ment sans danger, suivie de mort à peine une fois sur seize. Chez les adultes, il y a toujours péril, et si nous consultons les statistiques des meilleurs lithotomistes (je n'entends parler ici que de ceux faisant toujours la taille et jamais la lithotritie), nous trouvons que de la puberté à 58 ans (3), la proportion de mort est de $1/6^e$ et qu'elle devient de $1/3,5$ de 58 à 80 ans (4). Ce qui crée la grande différence entre l'adulte et l'enfant, c'est que chez ce dernier les organes sexuels sont encore rudimentaires et qu'on n'y rencontre pas ces sympathies étroites de tout l'organisme avec le système génito-uri-naire, sympathie si puissante au contraire chez l'adulte, où elle se traduit par ces symptômes morbides quelquefois graves que nous désignons sous le nom générique de « fièvre uréthrale », et que nous n'observons jamais, ou seulement à titre exceptionnel, chez la femme et chez l'enfant. Mais c'est assez, pour ne pas dire trop, déjà sur ce point. Rappelons-nous seulement qu'il nous faut laisser de côté toute statistique qui ne divise pas nettement les faits en deux grands groupes naturels.

(1) *Median Lithotomy*, note lue à la réunion annuelle de « British Medical Association ». Londres, 1873.

(2) Cheselden insiste sur la nécessité absolue de préciser toujours l'âge du patient. Lui-même en donne l'exemple dans sa statistique de 213 cas, dont 167 avaient moins de vingt ans; 14 opérés seulement avaient plus de cinquante ans, parmi lesquels il y eut 6 morts (Cheselden's *Anatomy*, 5ᵉ édit., p. 322-323, 1740). — La pratique si justement célèbre de Martineau, qui n'eut que 2 morts sur 84 taillés, comprenait 34 cas au-dessous de quatorze ans, 5 femmes, et seulement 11 calculeux de plus de soixante ans.

(3) Série de 528 opérations de taille.

(4) Série de 271 opérations. Voy. Henry Thompson, *Traité pratique des maladies des voies urinaires*, part. III, p. 638.

Ce que je veux aujourd'hui, c'est me borner à l'étude du *calcul chez l'adulte* (aussi bien est-ce là le point le plus vaste et le plus important de notre sujet) et à l'examen de ce que la lithotritie peut nous donner à cet âge, bien qu'elle ne soit pas, disons-le en passant, inapplicable chez l'enfant, si le corps étranger est très-petit. Qu'il soit donc bien entendu, messieurs, que tout ce qui va suivre s'adresse au calculeux adulte, et aussi naturellement aux pierres de moyen volume chez le vieillard.

Je poursuis. Je mets ici sous vos yeux quatre plateaux tirés de ma collection et contenant environ deux cents calculs extraits par lithotritie. L'âge moyen de mes deux cents opérés dépasse 60 ans; je n'en compte que très-peu au-dessous de 40 ans, mais plusieurs entre 60 et 80. Si nous voulons préciser, je vous dirai que ce premier plateau contient 63 pierres petites, ces deux autres 99 calculs de moyen volume et, qu'enfin ce quatrième en renferme 35 dépassant un peu la moyenne; en tout, 197 productions calculeuses. J'aurais pu vous apporter des échantillons en beaucoup plus grande quantité, mais ceux-ci suffisent pour ce que j'ai à vous dire, car ils nous offrent plusieurs exemples des plus remarquables comme des plus intéressants.

Mais arrêtons-nous tout d'abord à cette simple question : — *Quel est le but que nous nous proposons d'atteindre par la lithotritie?* Ma réponse sera brève : réduire la pierre en débris assez fins pour qu'ils puissent traverser facilement le canal uréthral, et cela en ayant recours au moins de manœuvres instrumentales possible.

Nous devons nous appliquer à ce que le maniement de notre instrument ne lèse ni l'urèthre, qu'il faut traverser, ni la vessie, ce viscère irritable, où se tient la production nouvelle. Nous devons veiller aussi à ce qu'à l'irritation mécanique vienne s'adjoindre aussi peu que possible celle produite par le contact des fragments créés. En réalité, en effet, les dangers de la lithotritie reconnaissent pour point de départ les lésions d'organes délicats, que ce soit par le fait des instruments employés, que ce soit par l'action des fragments anguleux et pointus produits par le broiement. Quand nous disposerons d'un appareil instrumental incapable de nuire et quand nous aurons appris à faire des débris incapables de léser les tissus, ce jour-là nous aurons atteint la perfection dans l'art de la lithotritie. Guidé par ce principe, je me suis toujours efforcé d'opérer avec l'instrument le plus simple possible, de faire peu de manœuvres, ce qui m'a conduit à rejeter toute injection préliminaire, toute injection évacuatrice, à moins de conditions spéciales.

Jusqu'à quel point avons-nous résolu le problème en question? Complétement, puis-je répondre, pour les calculs d'un certain volume. Oui, en présence d'une pierre, soit d'acide urique, soit de phosphates, soit d'oxalate de chaux, quand elle n'est pas plus grosse qu'une noix ordinaire, on peut arriver à un résultat parfait. J'appelle à ce propos votre attention sur ce plateau chargé de 63 calculs provenant, permettez-moi de vous le rappeler, de malades dont l'âge moyen dépassait soixante ans. Je n'eus pas un seul décès parmi ces cas, dont la pierre ne dépassait pas le volume que je viens de vous indiquer. J'affirme n'avoir perdu aucun lithotritié dont la production calculeuse était dans ces dimensions. Vous n'avez donc, si vous avez soin d'opérer avec douceur, que le succès à espérer en face de tels calculs, dont le broiement ne vous demandera qu'une ou deux séances, trois au plus.

Ainsi donc ici le problème est résolu et d'une façon triomphante. Mais il en est autrement quand la pierre est supérieure à une noix, lorsqu'il faut non plus deux séances, mais cinq, pour obtenir sa disparition ; à plus forte raison, le danger va-t-il augmenter quand il faudra revenir au broiement à huit et dix reprises successives.

Dans ces deux autres plateaux sont environ 100 pierres de moyenne grosseur. Ici encore, en face d'un calcul dont le volume rappelle celui d'une amande enveloppée de sa coque, le résultat obtenu est excellent et bien supérieur à celui donné par la taille, mais toutefois le succès n'est plus aussi certain, aussi constant que dans notre première série. Nous avons quelques cas de mort à enregistrer, environ un sur douze ou treize opérés.

Dans ce dernier plateau, enfin, vous voyez de grosses pierres. Ici la mortalité est plus considérable, elle atteint peut-être le chiffre de un sur huit ou dix cas. Pour quelques-uns de ces calculs, la taille eût peut-être valu mieux. Mais nul n'est infaillible et l'on peut pardonner des jugements erronés. Celui-là est le plus sage qui se trompe le moins, et qui, lorsqu'il commet une faute, cherche à en profiter pour sa conduite ultérieure. D'ailleurs il est toujours beaucoup plus facile de juger après coup de ce qu'il eût convenu de faire. Il existe donc fatalement un certain nombre de cas où le *choix de l'opération* n'est dicté et inspiré que par des circonstances des plus légères. Il y a là un terrain neutre, si vous voulez me passer cette expression, où se rencontrent les deux opérations. Nul ne peut alors, quelle que soit son expérience, tracer une ligne de démarcation précise, et dire : « Ici il convient de recourir à la lithotritie ; là il faut pratiquer la taille. » Ce terrain neutre est beaucoup plus vaste que je ne le voudrais, et ils sont trop nombreux les malades chez qui il est impossible de prévoir ce qui réussira le mieux du couteau ou du brise-pierre. Soit, par exemple, une de ces pierres dont le volume autorise le broiement, tout en étant cependant sur la limite extrême, tantôt le patient supportera sans trop de gêne les six ou sept séances nécessaires ; tantôt, au contraire, son état plus ou moins débile, plus ou moins irritable, sera incapable de résister à ces manœuvres répétées. Pour moi, je le déclare, je ne connais aucun fait de ce genre. Je dis seulement que cela peut être. Car, après tout, le robuste et vigoureux montagnard qui n'a jamais été malade un seul jour, qui n'a jamais souffert jusqu'au moment où il a été atteint de la pierre, résiste souvent moins bien que tout autre patient aux influences d'une poussée irritative. Toute prévision à cet égard est souvent fort difficile, d'autant plus que nous voyons fréquemment, par contre, un malade pusillanime, tremblant pour les suites de l'opération, se rétablir et résister mieux que tout autre, et nous étonner par sa tendance vers la guérison. Vous le voyez donc, il n'est qu'un seul élément certain de succès, il n'est qu'un cas où l'on soit assuré de la réussite, c'est lorsqu'on s'attaque à une pierre de petite dimension. De ce fait même, que j'espère avoir mis hors de doute pour vous, découle cette conséquence fatale :

Valeur capitale du diagnostic de la pierre au double point de vue de son existence et de son volume.

Je n'hésite pas à affirmer qu'il y a autant de mérite à découvrir une pierre petite encore, et à préciser ses dimensions, qu'à conduire plus tard convenablement l'opération. Je puis même aller plus loin, car je pense que vous reconnaîtrez avec moi que le diagnostic est le fait capital. Je puis donc me hasarder à dire qu'au double point de vue de l'intérêt des patients en général et de l'avenir de la lithotritie, j'aimerais mieux, si les deux qualités ne pouvaient se rencontrer ensemble, voir d'habiles praticiens rompus au diagnostic que d'adroits opérateurs. Tout progrès, en effet, dépend, comme nous le verrons, d'un diagnostic fait de bonne heure, car tant que la pierre est petite, il n'est chirurgien vraiment digne de ce nom et familiarisé avec la manœuvre des instruments, qui ne soit assuré d'opérer son broiement avec facilité et sans danger.

C'est en vue de la lithotritie que le diagnostic a pris de l'importance. Lorsqu'il n'existait qu'un seul mode de traitement de la pierre, quand on n'avait d'autre ressource que de traverser le périnée avec l'instrument tranchant, et cela quel que fût le volume de la pierre, qu'elle n'eût que quelques millimètres ou plusieurs centimètres de diamètre, il était fort inutile de préciser ses dimensions, il suffisait de constater son existence. Qu'importait alors que le calcul fût mûral (d'acide urique) ou phosphatique, car le lithotomiste n'avait pas à compter avec sa fragilité plus ou moins grande.

Or ce diagnostic, sur lequel j'insiste avec soin, n'offre en réalité aucune difficulté sérieuse. Rien n'est plus simple même, comme j'aurai à vous le montrer, pourvu qu'on suive la voie convenable, qu'on procède avec méthode. Accordez-moi ce point, et étant déjà acquis que la lithotritie est pour les petites pierres une opération sans pareille, nous arrivons à cette proposition des plus logiques :

Dans l'avenir, l'opération de la taille ne sera plus pratiquée pour les calculs de volume modéré.

C'est là un fait des plus importants, et qui n'a pas, je pense, attiré suffisamment, jusqu'à ce jour, l'attention des chirurgiens. Nous voici, en effet, amenés à reconnaître que toutes les tentatives faites pendant ces cinquante dernières années, que tous les essais qui peuvent être tentés encore dans le but de perfectionner la taille dans les cas de petits calculs, deviennent chose inutile et surannée. Non, ce n'est pas au couteau que nous devons nous adresser en pareille occurrence. Je n'en veux d'autre preuve que les 63 calculs réunis dans ce plateau. Tous mes opérés étaient déjà avancés, et cependant je n'y compte aucun décès. Or, je le déclare, il n'est procédé de taille qui ait donné ou qui donnera jamais pareil résultat.

Peut-être existe-t-il quelques cas particuliers où la lithotritie ne peut être appliquée à un petit calcul. Un rétrécissement de l'urèthre ne peut-il pas, par exemple, s'opposer au passage du lithotriteur? Ces suppositions sont permises, mais je dois avouer n'avoir pas encore rencontré de ces faits dans ma pratique. Je dirai même plus : dans ces dernières années, j'ai, malgré l'existence d'un rétrécissement uréthral, lithotritié plusieurs petites concrétions. Rien n'est plus facile que de dilater momentanément un canal; il suffit, pour cela, de mettre à demeure, pendant plusieurs jours, une bougie de gomme. Telle est, du moins, ma pratique à « University College Hospital », pratique qui m'a toujours donné les meilleurs résultats. Je fixe tout d'abord une très-petite bougie, puis quand, au bout de quelques jours, je suis arrivé à passer le n° 9 [n° 17 de la filière française], le malade étant chloroformisé, je retire la bougie, puis je procède au broiement de la pierre et à l'extraction des fragments, en faisant deux ou trois introductions successives d'un lithotriteur de petit calibre. Je replace alors la bougie. Trois jours en moyenne après cette première tentative, nouvelle séance, et ainsi de suite, jusqu'à guérison complète. En agissant de la sorte, on n'éprouve aucune difficulté à triompher du rétrécissement, quelle que soit sa résistance, et à débarrasser la vessie d'une petite pierre. Ces cas sont heureusement rares, d'ailleurs; mais, lorsqu'ils se rencontrent, la lithotritie pratiquée comme je viens de vous l'indiquer, est préférable à la taille, pourvu, je tiens à vous le répéter, que le corps étranger ne soit pas volumineux.

Eh bien, si une fois il est acquis et indubitable que la lithotritie nous assure du succès toutes les fois que le calcul n'a que des dimensions modérées, il ne nous reste plus, pour arriver à la solution parfaite du grand problème que nous étudions, que deux desiderata, et deux seulement :

1° *Quelle sera la meilleure opération à appliquer à une grosse pierre?*

2° *Quelle est la meilleure méthode diagnostique pour découvrir de petites pierres au sein de la cavité vésicale?*

De ces deux questions, la première ne m'arrêtera pas longtemps; la discuter serait sortir des limites de cette conférence. J'admettrai donc à priori que, dans le plus grand nombre des cas, la taille latérale est probablement la meilleure. Aussi bien le sujet n'est-il pas nouveau, et n'a-t-il pas besoin que j'y insiste encore ici (1).

Quant à la seconde question, elle est neuve, je le déclare. Cette proposition peut paraître étrange; mais, je le répète, elle n'a pas, pratiquement parlant, fixé l'attention autant que le comporte son importance considérable. Il n'est pas rare, comme j'ai pu souvent le constater, de rencontrer des malades porteurs de petites pierres jusqu'alors méconnues. Ce n'est pas un blâme que je veux adresser à mes confrères; loin de moi cette pensée. D'une part, en effet, on n'a jamais envisagé ou décrit suffisamment, ni les premiers symptômes de l'affection calculeuse, ni les signes propres aux petits calculs vésicaux. D'autre part, l'importance remarquable de ce *diagnostic du début* ne date que du jour où la valeur et les succès de la lithotritie, à cette époque initiale, furent reconnus et démontrés. Laissez-moi

(1) Voyez chapitre VII, *De la taille*, p. 635.

vous raconter, à cet égard, un examen dont je fus témoin ; voici les paroles
mêmes qui furent adressées au patient après le cathétérisme : « Je suis heureux de vous dire que vous n'avez rien de volumineux dans la vessie. Il
existe peut-être une petite pierre ; c'est très-possible, mais, je vous le
répète, ce n'est pas gros : ainsi donc vous n'avez pas à vous tourmenter. »
Et le malade s'en alla tout joyeux et tout heureux de n'être pas porteur
d'un calcul gros comme un œuf de poule ! Mais peut-être a-t-il le volume
d'une fève ? Certes, la découverte d'une telle pierre a plus de valeur pour
cet homme que la constatation d'une masse volumineuse. Si la pierre est
grosse, en effet, vous n'avez qu'un parti à prendre, et l'issue est douteuse ;
si elle est petite, au contraire, vous êtes *assurés* du succès. — C'est en suivant cette voie que je vous indique, et elle seule, que nous arriverons,
comme nous le ferons quelque jour, au but que j'ai en vue : — disparition
de l'affection calculeuse chez l'adulte.

Cherchons donc les moyens pratiques de reconnaître de bonne heure la
pierre et de la découvrir alors qu'elle est petite. Comment faire ?

Un mot d'abord du *cathétérisme*. Il est absolument nécessaire que la sonde
exploratrice soit mince et légère, de manière à être manœuvrée facilement
dans la vessie et à n'être pas gênée et serrée par l'urèthre.

Bien que tout mouvement, pourvu qu'il soit rapide et léger tout à la fois,
permette de produire un choc perceptible à l'oreille ou de sentir un frottement, et cela quand bien même le corps étranger ne serait pas plus gros
qu'un petit pois, il vaut mieux cependant se servir d'un explorateur tournant facilement entre le pouce et l'index que de tout autre instrument dont
la manœuvre ne pourrait se faire qu'avec le bras ou le poignet. La poignée
sera donc cylindrique, mais plus petite que celle que j'avais tout d'abord
fait disposer pour le lithotriteur, et qui est aujourd'hui universellement
adoptée non-seulement en Angleterre, mais encore à l'étranger. Le bec sera
très-court, pour permettre une rotation facile.

Quant à la vessie, elle devra être vide ou à peu près, pour la recherche
d'une petite pierre. Je préfère que le malade ait uriné peu de temps avant
le cathétérisme, et surtout je ne conseille ni les injections préalables, ni toute
autre manœuvre préparatoire, qui ne font que dérouter nos recherches.
Que le patient soit dans le décubitus dorsal, le bassin légèrement soulevé ;
laissez votre cathéter glisser de lui-même à travers le canal uréthral, et il
y a cinq chances pour une pour qu'au moment où il franchira le col vésical,
il touche et rencontre la pierre, quelque petite qu'elle soit. Le contact est
aisément perçu si l'explorateur est tenu légèrement entre le pouce et l'index, tandis qu'il peut échapper si c'est le poignet ou l'avant-bras qui
manœuvre l'instrument. Si vous n'avez rien rencontré au moment de
l'introduction, imprimez quelques mouvements rapides de demi-rotation,
tant à droite qu'à gauche, au bec de votre sonde exploratrice. Si vous ne
sentez rien par cette manœuvre, abaissez légèrement la poignée de votre
instrument et dirigez son bec directement en bas contre le col vésical, et
faites quelques mouvements brusques de rotation. C'est là, si la vessie
est presque vide, que vous trouverez le calcul, s'il est unique ; là encore

que vous rencontrerez le dernier fragment à la fin du traitement par lithotritie. (1).

Jetez les yeux maintenant sur les sondes dont on se servait autrefois pour ces explorations. Elles étaient lourdes, volumineuses, à grande courbure, à long bec, en tout semblables, ou à peu près, au cathéter ordinaire. Sans doute, avec un tel instrument on reconnaîtra une grosse pierre, mais une petite ne saurait être constatée que par un pur effet du hasard. A plusieurs reprises j'ai, tant ici qu'à Paris, démontré l'existence de pierres ou de fragments pas plus gros qu'un pois, par la résonnance parfaitement facile à entendre que donne à leur contact un petit explorateur à poignée cylindrique. Introduisant alors le lithotriteur, je retirais sans le fragmenter le petit corps étranger, confirmant ainsi l'exactitude de ce que j'avais avancé. Si je vous rappelle ces faits, ce n'est pas pour faire ressortir mon habileté opératoire. Non, messieurs, il n'en est rien, car ce serait justement aller contre ce que je veux vous démontrer. Je veux seulement vous montrer ce qui est possible, ce que vous pouvez tout aussi bien que moi, si vous suivez une marche méthodique et si vous explorez avec un instrument convenable. S'il n'en est pas ainsi, si la lithotritie ne permet pas de faire disparaître la pierre tout entière, je m'arrête et renonce à mon opinion en sa faveur; bien plus, je la déclare une opération sans valeur. Si par lithotritie, en effet, on ne doit entendre que le broiement de la pierre, si ce mot ne comporte pas avec lui l'idée d'une guérison complète, d'une extraction absolue de la pierre; s'il en est ainsi, dis-je, ne nous adressons plus qu'à la taille, et à elle seule, quel que soit d'ailleurs le procédé employé. Mais en réalité dix-neuf fois sur vingt la lithotritie donne tout ce qu'on peut attendre, tout ce qu'on peut désirer. Est-ce à dire qu'il ne peut et qu'il ne pourra se présenter certains cas où un dernier fragment échappera à nos recherches et continuera à produire certains troubles? Dans toute opération, vous le savez, quelque parfaite qu'elle soit, il peut toujours se présenter un contre-temps. Mais ici, je le maintiens, il est très-rare de laisser échapper un dernier débris. Seulement usez pour sa recherche d'un lithotriteur comme celui-ci (2), et surtout ayez soin que la vessie soit vide. Vous pouvez agir ainsi sans crainte de léser la paroi vésicale. On a coutume de faire l'exploration avec 4 ou 5 onces de liquide dans le réservoir urinaire, ce qui équivaut tout simplement à « rechercher une aiguille dans une botte de foin ». La contraction vésicale, les mouvements dés mors, font naître au sein de cette masse liquide une série de courants et de contre-courants, qui sans cesse entraînent et déplacent le petit corps étranger.

Étudions maintenant les *premiers symptômes* et l'évolution de l'affection calculeuse. Cette étude nous conduit tout naturellement à nous poser cette question vraiment intéressante : Comment se fait-il qu'un calcul vésical, dont l'accroissement est toujours lent, dont l'existence se révèle par de

(1) Pour plus de détails, voy. *Traité pratique des maladies des voies urinaires*, p. 666, chap. X.

(2) Voy. Henry Tompson, *Traité pratique des maladies des voies urinaires*, chap. IX, p. 654, fig. 206, et chap. XI, p. 676.

nombreux signes, puisse jamais arriver à un certain volume sans avoir été découvert et reconnu? Ce n'est que trop vrai cependant; mais qu'il arrive ainsi ignoré jusqu'à un très-gros calibre, voilà ce que je ne puis comprendre, ce qui me surprend profondément. J'affirme cependant que plus de moitié des calculs que j'ai opérés existaient chez des malades dont on n'avait pas soupçonné la véritable affection jusqu'au jour où le cathétérisme fut fait.

Or, tout en respectant profondément le savoir de mes collègues, j'oserai vous dire, basé sur une conviction profonde tirée de ma pratique, que, selon moi, les premiers symptômes de l'affection calculeuse ne sont pas suffisamment connus et appréciés. Dans le cours de ma carrière, je n'ai pas rencontré plus de deux ou trois cas où le calcul ne se fût pas révélé dès le début par des signes précis. L'évidence de ces signes me semble absolue. Ils peuvent exister plus ou moins, il est vrai, sans qu'il y ait calcul; mais lorsqu'on les rencontre, il ne faut pas hésiter à pratiquer le cathétérisme.

Aussi loin que nous étendons nos recherches sur l'histoire de la pierre, nous trouvons toujours dans les livres classiques qu'elle est une affection surtout de l'enfance. Il n'en est rien. Elle est rare, au contraire, chez l'enfant, comparativement à sa fréquence chez l'adulte avancé en âge. Je sais très-bien que, dans le plus grand nombre des statistiques hospitalières, plus de moitié des calculeux n'ont pas encore atteint la puberté; c'est même là ce qui permet d'arriver à ces résultats surprenants de la taille latérale, comme j'ai déjà eu occasion de le signaler. Cela ne nous dit qu'une chose, c'est que chez les pauvres la pierre est relativement fréquente dans l'enfance. Dans la classe aisée, au contraire, il est bien rare de rencontrer un jeune sujet calculeux, et c'est elle cependant qui donnera le plus grand nombre de calculeux à l'autre extrême de la vie, et c'est à cette époque que nous trouvons le plus grand nombre de calculs.

Quelle est l'*évolution ordinaire* et pour ainsi dire type de l'affection calculeuse? — J'entends parler ici, comme bien vous le pensez, des concrétions d'acide urique et d'oxalate de chaux. Les dépôts phosphatiques sont le plus souvent une production toute locale, née dans une vessie paresseuse et incapable de se vider complétement; aussi constituent-ils une classe différente de celle que j'examine ici. — Un homme robuste, bien portant compte dans sa famille de nombreux cas de longévité, mais aussi un ou deux goutteux, voire même un ancêtre graveleux ou calculeux. Vers le milieu de sa vie, ce malade voit ses urines se charger d'acide urique, comme on peut le reconnaître à un dépôt rouge-brique plus ou moins persistant. Peu après, il rend avec ou sans douleur rénale une petit gravier. Il peut à ce moment être considérablement soulagé par un traitement médical; mais souvent ce moment critique passe sans qu'on institue ni régime ni traitement pour arrêter la diathèse nettement développée maintenant. Aussi, quelque temps après, rend-il de nouveau un gravier, puis d'autres. Un jour arrive où il reste plusieurs mois sans en voir passer aucun. Il y a bien quelques petits symptômes suspects, mais on n'y attache pas d'importance, surtout si depuis dix ou douze mois déjà le malade n'a plus rendu de graviers. Notre malade se réjouit, on le félicite. Bien à tort, hélas ! Quant aux symptômes vagues dont nous parlions tout à l'heure, on les rattache « à cette atonie vésicale, propre, dit-on, à tous les gens d'un certain âge ». Axiome des plus trompeurs !

Mais quels sont donc ces signes fonctionnels vagues et suspects ? Ils sont peu marqués, mais bien suffisants pour permettre à un observateur exercé de reconnaître que, s'il ne sort plus de graviers, c'est simplement parce qu'il y a eu aggravation de la maladie, parce que le dépôt calcaire est trop gros pour traverser l'urèthre, et qu'il demeure maintenant dans la vessie, employant l'excès d'acide urique à augmenter peu à peu. Interrogez ce malade, et il vous apprendra qu'il a des besoins d'uriner plus fréquents le jour, pendant la marche, que la nuit, pendant le repos, — fait entièrement différent de ce que nous observons dans « l'atonie sénile » (hypertrophie prostatique), où la miction est au contraire plus rapprochée durant la nuit que dans le jour. Il y a légère douleur, ou, pour mieux dire, une démangeaison passagère se montrant à la fin de la miction à l'extrémité de la verge, tandis que s'il s'agit de « l'atonie », c'est avant la miction que le malade souffre par la distension vésicale, et, dès qu'il a uriné, il se trouve soulagé. On apprendra probablement que dernièrement, à la suite d'une marche inaccoutumée ou de quelques heures de cheval, il y a eu un peu de sang dans les urines ; cette hématurie légère a été d'ailleurs bien vite oubliée du malade, ou, s'il y a attaché quelque importance, s'il a consulté, on s'est contenté de lui recommander de ne plus recommencer à se fatiguer, et cela sans qu'on ait songé à sa cause véritable. Le malade se conforme à ce conseil ; l'accident ne se reproduit pas, et tout le monde se tient pour rassuré.

Eh bien, rien qu'à l'audition d'un pareil récit, je suis à peu près assuré de l'existence d'une ou deux petites pierres ; tout de suite je pratique le cathétérisme, et presque toujours il fait constater un ou plusieurs calculs. Il n'y a pas lieu de s'inquiéter ; le malade peut au contraire se réjouir tout à son aise, car avoir une petite pierre, c'est être assuré de la guérison. Je vous l'ai déjà dit en effet, c'est chez des sujets robustes et bien portants que se montre l'affection calculeuse. Je n'ai aucune hésitation alors à vous dire que c'est de cinquante-cinq à soixante-cinq ans que se montre de préférence l'affection calculeuse, au moins dans ce pays.

Je n'ignore pas que quelques personnes, tremblant d'avoir la pierre, supporteront toute espèce de douleur avant d'avouer leurs souffrances à un médecin. Ce fait a sa cause dans l'effroi général inspiré par l'opération telle qu'elle était pratiquée autrefois : on est encore sous l'impression de la taille ; mais les progrès de la lithotritie et son application toute spéciale aux petites pierres feront justice peu à peu de cette erreur. Reconnaître les pierres alors qu'elles sont peu volumineuses est aussi une exception à la règle ordinaire ancienne.

Je dois maintenant aborder un sujet délicat, et il ne faut rien moins que le sentiment absolu du devoir pour m'y déterminer. Je puis blesser profondément quelques-uns de mes auditeurs. S'il en est ainsi, je les prie d'avance d'agréer mes regrets bien sincères. Mais quiconque a une profonde conviction et porte dans ses œuvres une bonne foi à toute épreuve, sait très-bien que se rendre agréable et plaire à autrui n'est pas le seul but de cette vie. — L'importance même de diagnostiquer les premiers symptômes de l'affection calculeuse m'oblige à dire hautement que *nul ne peut soigner convenablement les affections urinaires qui ne se sert du cathéter et de la sonde.* Je sais que, parmi nous, l'habitude et l'usage veulent que nos confrères « les médecins » n'agissent pas de la sorte. Je ne dis pas qu'ils ne le fassent pas. Je ne parle du maniement de ces instruments qu'au point de vue diagnostique et nullement opératoire. Souvent le diagnostic précis d'une maladie urinaire dépend de l'emploi de l'un de ces deux instruments et ne peut être fait sans son aide. Dans tous les cas, savoir s'en servir (c'est-à-dire les manœuvrer avec douceur et facilité) quand il est nécessaire, est vraiment essentiel pour qui veut arriver à une connaissance sérieuse de ces affections; tout aussi essentielles sont les notions chimiques et microscopiques de l'urine, tant normale que pathologique, notions sans lesquelles, je pense, nul ne saurait aujourd'hui se considérer comme habile en l'art chirurgical. On m'objectera, il est vrai, que le médecin, quand il soupçonne l'existence d'une pierre vésicale, peut toujours adresser son malade à un chirurgien pour être sondé. Je l'accorde; heureux s'il l'envoie assez tôt. Mais pourquoi cette division de l'examen? Le médecin n'emploie-t-il pas le stéthoscope, invention mécanique qui prolonge l'oreille comme la sonde prolonge le doigt? Qui voudrait de nos jours diagnostiquer une affection de poitrine sans le secours de cet instrument? Pourquoi le médecin n'enverrait-il pas aussi son malade à un chirurgien pour être soumis à l'examen stéthoscopique, puisqu'il s'agit de manier un instrument, et n'attend-il pas sa consultation pour agir? Pourquoi le médecin qui examine avec soin les symptômes objectifs des affections urinaires, qui les explore par la vue, le palper, la percussion, craint-il de joindre à cet examen le fait capital : l'exploration interne? Que penseront de nous et de notre intelligence nos descendants, quand ils apprendront qu'en plein xixe siècle il fallait deux docteurs pour porter un diagnostic sur les voies urinaires : l'un chargé des signes extérieurs et des symptômes fonctionnels, l'autre de l'examen profond, vésical! Naturellement je n'ai pas besoin de vous dire que peu m'importe dans quelle branche de notre science, médecine ou chirurgie, l'usage veut qu'on fasse rentrer ces faits. Mais, au point de vue de l'avenir, au point de vue du progrès à accomplir, je désire vivement qu'ils soient du domaine d'un seul, de celui qui saura et qui pourra faire l'examen complet et entier. S'il n'en est ainsi, il arrivera, comme je ne l'ai que trop souvent constaté, que la pierre ne sera pas découverte alors qu'elle est encore petite; et c'est le cas de dire, pour me servir d'un proverbe vulgaire : « Entre deux selles, on tombe à terre. »

Je crois vous avoir démontré que pour un petit calcul le succès de la lithotritie est « chose sûre », et aussi vous avoir prouvé, sinon absolument, du moins en grande partie, que l'on peut toujours découvrir une pierre alors qu'elle n'est encore que peu volumineuse. Si vous acceptez ces faits et ces données, vous êtes fatalement conduits à reconnaître que désormais c'est de la lithotritie que seront relevables les cas de calculs chez l'adulte.

Il est tout aussi impossible de nier l'influence de connaissances plus précises en hygiène et en thérapeutique. Le temps ne me permet pas d'aborder ce sujet, mais je puis vous dire qu'il n'est moyen plus puissant qu'un régime sobre pour lutter contre les premières tendances aux productions d'acide urique. A cette époque, on peut, je pense, grâce à un traitement approprié, faire beaucoup plus qu'on n'a fait jusqu'à ce jour pour prévenir le dépôt calculeux.

Tel est donc l'avenir que j'ose espérer avec confiance pour cette terrible maladie qui a si cruellement éprouvé l'humanité, et qui a, plus peut-être que pas une, exercé l'habileté et la sagacité de toute une série de chirurgiens depuis les temps les plus reculés jusqu'à nos jours. Ce n'est là qu'une question de temps et de perfectionnement, et nous aurons eu une vie utile, si nous pouvons en quelque chose hâter l'arrivée de cet avenir dont je parle. Pour moi, je ne vois pour personne un but plus louable et plus noble à poursuivre.

LEÇON XIII

PÉRIODE INITIALE ET TRAITEMENT PRÉVENTIF DES AFFECTIONS CALCULEUSES

Origine locale et constitutionnelle des calculs. — Calculs d'acide urique. — Hérédité. — Symptômes. — Urines sédimenteuses. — Persistance de ce symptôme. — Graviers. — Rapports avec la goutte. — *Prophylaxie*. — Usage des alcalins. — Eau de Vichy. — Carbonate de soude. — Diurétiques. — Action du foie sur la production des calculs. — Mercuriaux. — Eaux minérales naturelles. — Salines. — Eau de Püllna, de Friedrichshall, de Marienbad, de Carlsbad, de Franzensbad. — Eaux minérales alcalines. — Vichy. — Vals. — Sel de Carlsbad. — Sel de Glauber. — Influence du régime. — Alcooliques. — Sucre. — Matières grasses. — Régime végétal. — Exercice.

MESSIEURS.

Nous avons récemment étudié et discuté à fond les différentes méthodes opératoires dont l'art dispose pour l'extraction des calculs. Vous avez eu fréquemment l'occasion de me les voir appliquer, car durant le cours de ces dernières semaines, onze cas se sont présentés dans nos salles, qui nous ont permis d'enregistrer onze succès.

Ce résultat, quelque satisfaisant qu'il soit, laisse encore tout entière, à mon avis, une grave et importante question ; question qui se présente naturellement à l'esprit de tout homme qui pense, et ne le cède en intérêt à aucune de celles que nous avons examinées jusqu'ici. Je m'explique :

N'y a-t-il pas, dans le cours de l'affection calculeuse, une période antérieure à celle qui nous a exclusivement occupés jusqu'à présent, période durant laquelle il serait possible de prévenir la formation de la pierre vésicale et de nous débarrasser ainsi de la nécessité de l'extraire ?

Quelque admirables, en effet, que soient les résultats fournis par les moyens opératoires (1) ; quelque perfection qu'aient atteinte les procédés chirurgicaux, — et l'expression, en ce qui concerne la lithotritie, du moins, n'est presque pas exagérée, — quelle que soit la grandeur du triomphe que remporte la chirurgie quand elle extrait une pierre des profondeurs de l'organisme, j'estime que bien peu d'hommes consentiraient à nous fournir l'occasion de cueillir de pareils lauriers sur leurs propres personnes..... s'ils pouvaient faire autrement. Tous aimeraient infiniment mieux que la pierre fût enrayée dans sa formation qu'extraite avec toute l'habileté du monde. De là, la question que nous nous adressions à l'instant : Pouvons-nous quelque chose pour empêcher le développement des calculs dans les voies urinaires ?

Nous allons répondre à cette question en étudiant aujourd'hui la phase initiale des affections calculeuses.

Je me hâte de vous le dire : sous le rapport de la prophylaxie, nous pouvons beaucoup. Mais avant d'engager à fond, le débat nous avons une question préjudicielle à résoudre :

Des diverses variétés de pierre, — car, vous le savez, toutes les pierres ne

(1) [Dans un mémoire intitulé *Réflexions suggérées par l'étude de cent opérations de calcul vésical chez l'adulte*, et lu à Dublin, le 7 août 1867, devant la réunion annuelle de la « British Medical Association », se trouve la justification de ce langage, qui pourrait paraître un peu enthousiaste à ceux qui ne connaissent pas les résultats que la lithotritie avait donnés, dès 1867, entre les mains de Sir Henry Thompson. Comme ce mémoire a trait à l'un des plus importants sujets du présent ouvrage et qu'il contient la sanction par les faits des doctrines de l'auteur, nous allons en résumer les points les plus saillants.

Les 100 cas dont Thompson présente à l'assemblée une observation succincte sont, *sans aucune espèce de choix, tous les cas d'adultes qui se sont présentés à lui depuis trois ans.* Cependant il n'a refusé le bénéfice de l'opération à *personne;* il l'a même accordé dans les cas les plus désespérés, et ceux-ci ont été relativement nombreux. Comme il arrive à ceux qui ont acquis une certaine réputation au dehors, des malades lui sont venus du Canada, du Cap, des Grandes-Indes, etc. — Et, afin de marquer ces faits d'une authenticité absolue, chaque observation porte le nom du chirurgien qui a suivi le cas concurremment avec Thompson.

Ces 100 cas se divisent en deux groupes :

1° Ceux qui ont été opérés par la lithotritie. — Ils sont au nombre de 84, avec un âge moyen de soixante-deux ans et demi. 21 d'entre eux avaient plus de soixante-dix ans, 2 avaient quatre-vingt-quatre ans. Ils ont donné 4 cas de mort, un peu moins de 5 pour 100. *Toutes les pierres qui n'étaient pas plus grosses qu'une noisette ont été opérées avec succès.*

2° Ceux qui ont été opérés par la lithotomie. — Ils sont au nombre de 16; leur âge moyen est de soixante-trois ans et demi; le plus jeune avait quarante-deux ans, et le plus vieux quatre-vingts; 6 étaient au-dessus de soixante-dix ans. Ils ont donné 6 morts : près de 40 pour 100.

En terminant, Sir Henry Thompson exprime l'espoir que la lithotomie disparaîtra chez l'adulte, et la conviction que, si le malade ne se néglige pas et rencontre toujours un médecin qui sache se servir des instruments, la proportion de 5 pour 100 de morts par la lithotritie sera encore réduite de beaucoup. Il se croit autorisé à dire que le procédé de lithotritie qu'il emploie lui a donné des résultats supérieurs à tous ceux qui ont jamais été obtenus jusqu'ici. Comme on le voit, le discours prononcé à Birmingham le 8 novembre 1873 était déjà, en août 1867, tout entier dans la pensée de Thompson.]

se ressemblent pas — quelle est celle qui se prête le mieux à l'action des moyens préventifs ?

L'origine de tout calcul est locale ou constitutionnelle. Par *locale*, j'entends une origine qui trouve ses conditions dans une maladie du réservoir urinaire, et nullement dans un vice de tout l'organisme ; par *constitutionnelle*, je désigne une origine liée à une influence morbide générale, à une aberration du processus nutritif inhérente à l'économie tout entière. La grande majorité des calculs est d'origine constitutionnelle. Les concrétions d'origine locale, vous le savez, ne peuvent être enrayées dans leur formation que par des moyens mécaniques ; il s'agit constamment ici d'éliminer la matière calculeuse dont les éléments ont pris naissance dans la vessie, et vous avez pour accomplir cette tâche : le broiement et les dissolvants. Quant à celles d'origine constitutionnelle — les seules dont je me propose, de vous entretenir aujourd'hui, — leurs principes viennent du sang, et l'on ne peut songer un instant aux moyens mécaniques pour les prévenir.

L'observation nous apprend que, sur vingt pierres qui ont cette dernière origine (constitutionnelle), dix-neuf sont formées d'acide urique et une d'oxalate de chaux (1). Quant aux calculs phosphatiques d'origine constitutionnelle, ils sont excessivement rares. Pratiquement, le problème se réduit donc à ces termes :

Quel est le meilleur moyen de prévenir la formation d'un *calcul d'acide urique ?*

Prenons le cas à son début, alors qu'il n'existe encore que des dépôts permanents d'acide urique dans l'urine. Nous pourrions même, en remontant plus haut, trouver dans les conditions d'hérédité les premiers germes de l'affection ; vous en avez vu précisément un exemple dans nos salles. Rappelez-vous ce malade, porteur d'un calcul d'acide urique, qui nous disait que « son père avait souffert de la gravelle ou de la pierre, pendant les vingt dernières années de sa vie ». Les résultats de mon expérience à ce sujet sont, pour ainsi dire, univoques. Presque constamment, lorsqu'un malade vient me trouver pour une production urique dans la vessie, j'apprends que l'affection calculeuse, ou bien, et plus souvent encore, la diathèse goutteuse a déjà fait son apparition dans la famille. Je regarde conséquemment la lithiase comme héréditaire à un haut degré.

Nous disons du cancer, et spécialement du tubercule, qu'ils se transmettent avec le sang d'une génération à l'autre. Eh bien, je doute fort que l'hérédité de ces deux diathèses soit aussi fatale que la prédisposition aux dépôts d'acide urique, sous une forme ou sous une autre. Je me suis fait une règle d'interroger à ce point de vue tous les malades qui m'arrivent pour cette affection ; et, quoique je ne sois pas à même pour le moment de parler chiffres en main, je puis vous dire que, dans la grande majorité des

---

(1) Les concrétions mixtes d'oxalate de chaux et d'acide urique égalent en fréquence les calculs purement uriques, en sorte que pratiquement nous pouvons nous borner à la mention de ces derniers. (*Note de Thompson.*)

cas, la gravelle ou la goutte (dont je me réserve de vous démontrer l'identité originelle) a exercé ses ravages dans la génération précédente.

L'influence héréditaire ne s'affirme sans doute pas avec une égale énergie dans toutes les familles. A côté de personnes qui, dès leur trentième année, quelquefois plus tôt, voient dans leurs urines des dépôts persistants d'acide urique, vous en trouverez d'autres qui n'en sont affectées qu'à quarante ou même à soixante ans. La précocité du mal donne assez exactement la mesure de l'intensité de l'influence héréditaire et de l'opiniâtreté de l'affection.

Voyons maintenant par quels signes la maladie commence à se révéler.

D'ordinaire, le premier phénomène apparent consiste en un *sédiment rouge-brique* que l'urine, en se refroidissant, laisse déposer au fond du vase ; ou bien le liquide se trouble tout simplement par le refroidissement. D'autres fois aussi la surface de l'urine se recouvre d'une mince pellicule qui reflète vaguement les couleurs du prisme. Au moment de son émission, l'urine est parfaitement claire ; elle ne se trouble que par l'abaissement de sa température : aussi le phénomène s'observe-t-il plus fréquemment en hiver qu'en été. Ce n'est qu'un fait de précipitation de sels qui, solubles à une certaine température, se déposent à mesure que le liquide se refroidit, et peuvent se dissoudre de nouveau si la solution vient à récupérer sa température primitive.

Les malades conçoivent généralement de ces urines sédimenteuses une inquiétude aussi vive que peu fondée : il n'y a en effet que la permanence, la continuité des précipitations briquetées qui soit un signe sérieux de la dyscrasie constitutionnelle connue sous le nom de « diathèse urique ». Je dis à dessein *continuité, persistance,* ou tout au moins *répétition fréquente* du phénomène ; car, en dehors de toute prédisposition héréditaire, que nous prenions, vous ou moi, par exemple, soit un peu plus de bière que d'habitude, soit à titre d'extra un verre de champagne ou quelques verres de porto, nous pourrons trouver le lendemain matin nos urines fortement chargées. La sécrétion, au lieu de sa limpidité ordinaire, présentera peut-être l'aspect d'une légère purée de pois ou bien d'une mixture de magnésie et de rhubarbe. En inclinant le vase, vous verrez sur ses parois, passez-moi le mot, une véritable échelle de marée, je veux dire un cercle rougeâtre indiquant la hauteur à laquelle est arrivé le liquide ; et tout cela, je le répète, se dissout par la chaleur.

L'opacité de l'urine, quelle qu'en soit d'ailleurs la teinte, — depuis le rose tendre jusqu'au rouge sombre, — n'indique pas autre chose qu'une abondante et rapide production d'urates, soit de soude, soit de potasse ou de chaux, etc., mélangés en proportions diverses. Mais si, sans aucun écart de régime — et l'ingestion d'une très-faible quantité d'une boisson alcoolique quelconque est bien le moindre qu'on puisse se permettre — les urines du malade revêtent habituellement les caractères que je viens de vous indiquer ; si elles laissent déposer, entre temps et à courts intervalles, un sédiment d'acide urique caractérisé par une poussière cristalline collectée au fond du vase et semblable à de la poudre de poivre de Cayenne ; si enfin le phénomène se manifeste à une époque peu avancée de la vie, avant quarante ans, par exemple, le doute n'est plus permis, il s'agit bien cette fois d'une tendance confirmée, héréditaire ou acquise, à la production d'acide urique. L'hérédité, cependant, joue toujours le principal rôle, bien que la diathèse puisse être acquise et aggravée par le genre de vie propre à l'individu.

Voici un échantillon d'urine très-trouble, comme vous voyez, à raison des divers urates qui s'y trouvent en suspension, et qui va me servir à répéter devant vous une expérience qui vous est sans doute familière, car vous me la voyez souvent pratiquer dans les salles de notre service.

Je chauffe le liquide... Remarquez comme il se clarifie à mesure que sa température s'élève. Je vais à présent le laisser reposer, et dans quelques instants, pendant le cours même de cette conférence, vous le verrez se troubler de nouveau. Pareille chose, je le répète, peut se produire avec les urines de l'homme le mieux portant, et ce n'est que la persistance du symptôme qui doit éveiller en vous l'idée d'un état pathologique, et vous faire conclure à la nécessité d'un traitement.

Nous connaissons maintenant l'histoire de la maladie jusqu'à cette phase qui est caractérisée par la production de petits cristaux semblables à de la poudre de poivre de Cayenne. J'en ai ici quelques jolis spécimens qui ont été recueillis chez des malades dont les urines en contenaient habituellement. Ils sont formés en grande partie de rhomboèdres transparents d'acide urique dont vous avez souvent admiré la beauté sous l'objectif du microscope. Certains patients en rendent, pour ainsi dire, tous les jours et d'une façon continue ; d'autres n'en voient apparaître dans leurs urines qu'à plusieurs semaines d'intervalle. La production, dans ce dernier cas, en est généralement plus abondante et l'expulsion sensiblement douloureuse ; à chaque retour de la manifestation urique, le malade éprouve des douleurs lombaires et un grand malaise général : on dit alors qu'il a une « attaque de gravelle ». Ces attaques se reproduisent à intervalles variables ; tout ce qu'on peut dire, c'est que le temps ne fait qu'en augmenter l'intensité et la fréquence, à moins que l'affection ne soit enrayée par un traitement convenable.

À une époque plus éloignée encore du début, le malade rend par l'urèthre de petites concrétions, véritables calculs en miniature, plus connus sous le nom de *graviers*, et qui ne sont autre chose que l'agglomération de ces mêmes cristaux en petites masses arrondies. Ces derniers, à leur tour, finissent par augmenter de volume. Ils peuvent atteindre la grosseur d'un pois ou même d'un haricot ; mais, au fond, c'est toujours le même produit, c'est-à-dire de l'acide urique combiné en proportion variable avec les différentes bases que je vous ai déjà citées.

Avant d'aller plus loin, permettez-moi de vous exposer les raisons de l'étroite *parenté* qui existe, à mon sens, *entre les manifestations goutteuses et l'apparition de l'acide urique dans la sécrétion rénale*.

Un fait m'a d'abord frappé : l'alternance fréquente des deux maladies d'une génération à l'autre. Ainsi, la goutte sévit-elle dans une génération, la gravelle se montrera souvent dans la génération suivante, pour faire de nouveau place à la goutte dans la troisième. Bien plus, le même individu peut éprouver alternativement des crises de goutte et des attaques de gravelle. J'ai vu, pour mon compte, un malade qui était tourmenté depuis des années par la goutte, et dont les douleurs arthritiques disparurent un jour inopinément pendant plusieurs mois, au bout desquels je trouvai tout formé dans la vessie un calcul d'acide urique.

L'analyse chimique vient à son tour confirmer les données de l'observation. L'identité de composition est complète entre les produits de la gravelle et les dépôts crayeux qui, à une phase avancée de la goutte, ravagent et déforment les articulations des patients : c'est encore et toujours de l'acide urique, habituellement combiné avec l'oxyde de sodium. Les deux maladies procèdent donc, à n'en pas douter, d'une commune origine; ce sont deux séries de phénomènes se rattachant à une seule et même cause : la dyscrasie urique.

Quelles sont nos ressources *prophylactiques* contre cette condition morbide? Par quel mode de traitement pouvons-nous arrêter les progrès incessants de la diathèse? Comment nous opposer, du moins, à la formation d'un calcul dont les dimensions ne nous permettraient plus d'espérer la sortie spontanée?

D'une manière générale, je suppose — ce qui n'est malheureusement pas toujours vrai — que les malades nous arrivent d'assez bonne heure. Il y a d'abord une première catégorie de patients qu'il faut, avant tout, rassurer : ce sont ceux qui conçoivent des craintes excessives dès les premiers indices de l'affection, et regardent comme une grosse affaire un simple épaississement de leurs urines ou l'apparition fortuite d'un sédiment briqueté. J'ai vu des personnes devenir presque hypochondriaques pour n'avoir pas su que ces dépôts n'ont, au début, que peu d'importance, et cèdent aisément à une médication rationnelle.

Mais que ferons-nous pour cette catégorie autrement importante de malades qui se plaignent de rendre habituellement dans leurs urines des cristaux couleur poivre rouge, ou même de petits graviers? — Nous commencerons par nous enquérir des antécédents du sujet, de sa manière de vivre, de ses habitudes, des germes diathésiques qui peuvent exister dans sa famille, et nous instituerons notre traitement en conséquence. Avant de vous énumérer nos moyens d'action, permettez-moi de jeter un coup d'œil philosophique sur les principes généraux qui devront servir de règle à notre conduite.

Vous verrez souvent appliquer aux cas qui nous occupent une méthode thérapeutique qui n'a certainement pas sa pareille comme simplicité. L'urine laisse-t-elle déposer habituellement et d'une façon persistante des sédiments acides, on prescrit les *alcalins;* le dépôt urinaire est-il au contraire alcalin, on traite par les acides. Cette manière d'agir, on ne peut plus simple, forme trop souvent la partie la plus importante du traitement. Ainsi, dans la première hypothèse, on administre largement la potasse ou la soude, ou bien on prescrit au patient tant de verres d'eau de Vichy, ce qui revient à lui conseiller une forte solution naturelle de carbonate de soude, au lieu et place d'une solution artificielle. Il est incontestable que les alcalis, pris en quantité suffisante, ne tardent pas à faire disparaître les sédiments de l'urine ; l'acide urique ne se précipite plus, et, comme corollaire, la sécrétion rénale devient moins irritante, et tous les symptômes s'amendent considérablement ou même se dissipent tout à fait. Il va sans dire que le client assiste avec satisfaction à cet éclaircissement chaque jour plus prononcé de ses urines, ainsi qu'à la disparition progressive des dépôts qui la troublaient jadis.

Vous me demanderez sans doute ce qu'on peut désirer de plus. Voici mon objection : vous n'avez fait que rendre l'ennemi invisible, vous ne vous en êtes nullement débarrassés ; vous n'avez en aucune manière enrayé la production excessive de l'acide urique, cause de tout le mal. L'organisme en fabrique tout autant qu'auparavant ; seulement, l'acide urique et les urates étant solubles dans les alcalis, vous en dissimulez la présence, rien de plus. Vous savez l'histoire de l'autruche qui, poursuivie par les chasseurs, cache sa tête dans un buisson, et se figure être en sûreté parce qu'elle ne voit plus ses ennemis. Telle est exactement la somme de sécurité que vous donnerez à votre malade, si vous vous reposez uniquement sur l'eau de Vichy et les alcalins. L'acide urique deviendra invisible à vos yeux, mais c'est tout. Certainement, l'état général du patient pourra bénéficier quelque peu de l'usage des alcalins ; mais le bénéfice réel sera toujours bien inférieur à l'amélioration apparente, et, dès qu'on cessera le remède, les sédiments se montreront de nouveau.

Les *diurétiques* sont passibles des mêmes reproches : ces agents produisent une augmentation de la partie aqueuse de l'urine, et facilitent conséquemment la dissolution des matières solides. Dans les deux cas, vous ne réussissez qu'à stimuler l'activité rénale, qui pourtant était déjà trop grande ; vous ne détruisez en aucune façon la maladie.

Essayons de scruter encore davantage la genèse réelle de la dyscrasie urique ; nous serons ensuite plus à même de lui opposer un traitement efficace. Les éventualités professionnelles m'ont mis déjà bien souvent aux prises avec ce problème pathogénique ; car la frayeur d'arriver à la période de formation calculeuse m'amène une foule de personnes qui s'empressent de me venir consulter dès l'apparition des premiers symptômes, avec le désir aussi ardent que légitime de conjurer le résultat final de l'affection, c'est-à-dire la pierre. Loin d'envoyer tous ces malades à Vichy ou de leur donner des alcalins, j'ai la conviction de servir plus sérieusement leurs intérêts à la faveur d'un mode tout autre de traitement.

J'établis en principe que les manifestations goutteuses, aussi bien que la production excessive d'acide urique dans la sécrétion rénale, sont le résultat d'une assimilation imparfaite imputable au tube digestif lui-même ou aux organes qui lui sont unis par une étroite solidarité fonctionnelle. Le peu de temps dont je dispose m'oblige à la concision ; malheureusement aussi le peu d'étendue de nos connaissances sur la matière ne me permettrait peut-être pas d'entrer dans des détails beaucoup plus circonstanciés.

Je sais très-bien, messieurs, qu'en pratique, on ne se fait pas scrupule de parler sur un ton connaisseur du foie, de ses fonctions, de ses conditions hygides et morbides, etc.; mais, ce qu'il y a de positif, c'est que sur toutes ces choses nous avons encore beaucoup à apprendre. Il n'y a pas encore bien longtemps, nous raisonnions et nous agissions comme si la structure et la physiologie hépatiques n'avaient plus pour nous de mystères; pourtant, dans ces quinze ou vingt dernières années, Claude Bernard, Pavy et tant d'autres ont remué de nouveau cette partie du champ de la science, et nous ont appris, au flambeau de l'expérimentation, l'insuffisance de nos connaissances à l'endroit des fonctions du foie dans l'état normal, et à plus forte raison, dans l'état pathologique. Si un fait paraissait démontré, surtout depuis les travaux d'Abernethy, c'est assurément l'action spécifique du mercure sur le foie; eh bien, aujourd'hui nous avons des motifs de croire que cette action n'existe pas du tout. On savait bien, il est vrai, que d'autres substances partageaient avec le mercure cette action élective sur la glande hépatique, mais il ne serait jamais venu à l'idée de personne de contester à la fameuse drogue le pouvoir d'augmenter, au gré pour ainsi dire du thérapeutiste, la sécrétion biliaire. Ce n'est pas mon affaire de discuter devant vous ce qu'il peut y avoir de vrai ou de faux dans cet ancien dogme. Cependant il paraît démontré que nous ne devons plus guère y ajouter foi.

Donc, en vous parlant ici de « manque d'activité » ou de *paresse du foie*, je n'entends me servir que de termes provisoires, qui, pour tout le monde ou à peu près, désignent un certain groupe de symptômes tels que l'insuffisance habituelle ou fréquente des sécrétions intestinales, la perte plus ou moins complète de l'appétit, la lenteur et la difficulté des digestions. Ces derniers symptômes (anorexie et dyspepsie) manquent le plus souvent si la diète du malade est scrupuleusement ordonnancée, ou bien encore si le sujet vit au grand air et se donne beaucoup d'exercice. Dans le cas contraire, l'irrégularité des fonctions gastriques apparaît, et avec elle le cortége de souffrances nombreuses et variées que vous connaissez.

Tout cela est-il dû réellement à l'inactivité hépatique? — Je ne saurais l'affirmer d'une façon positive, mais là n'est pas la question; il suffit pour le moment que nous nous entendions sur l'état pathologique lui-même, et je suis obligé, pour le désigner, de me servir des termes en usage, jusqu'à ce que de plus corrects leur aient été substitués.

Eh bien, messieurs, au fond de cette tendance de l'organisme à produire de l'acide urique en excès, réside souvent ce que l'on désigne sous le nom de *paresse hépatique*. Le foie, ou quelque autre organe congénère, ne sécrète pas autant qu'il le devrait et faillit à son rôle éliminateur; une tâche supplémentaire ou compensatrice incombe alors aux reins, et de là la présence, dans la sécrétion de ces glandes, d'une quantité anormale d'urates : les matières solides, ou plutôt quelques-unes des matières solides qui entrent dans la composition physiologique de l'urine, augmentent sensiblement. La proportion d'urée n'est pas nécessairement accrue, mais celle d'acide urique l'est constamment, et l'urine en charrie des masses relativement énormes, non-seulement à l'état de dissolution, mais aussi sous forme de dépôts cristallins.

L'acide urique est tout à fait insoluble dans l'eau; si une certaine quantité peut être éliminée à l'état de dissolution, ce n'est qu'à la faveur de la température élevée que possède l'urine tant qu'elle est renfermée dans la vessie (100° Fahrenheit). Lorsque le liquide, une fois rejeté, aura perdu sa température physiologique, qu'il sera tombé par exemple à 60°, 50° ou 40° Fahr., l'acide se déposera. Enfin, si la proportion d'acide urique est encore plus considérable, la température organique ne suffira plus à le maintenir dissous, et c'est dans les voies urinaires mêmes que nous le verrons se précipiter. Dès son arrivée dans le rein, l'urine abandonne parfois des graviers; et ces graviers, s'ils ne sont pas expulsés, donneront plus tard naissance à un calcul qui sera d'abord rénal, mais deviendra tôt ou tard, dans la majorité des cas, une véritable pierre vésicale.

Si c'est réellement ainsi que les choses se passent, vous comprenez à présent, messieurs, pourquoi la formation d'un gravier urique ne peut nullement être considérée comme l'expression d'un état pathologique constant des glandes rénales. Bien au contraire, si les reins font de mauvaise besogne, c'est parce qu'ils sont sains et qu'ils suppléent par leur suractivité à la torpeur et à l'insuffisance fonctionnelle de quelque autre organe. Le vrai remède ne sera donc pas de stimuler les reins qui déjà ne travaillent que trop, ni de fouetter — passez-moi cette comparaison — le limonier qui tire de toutes ses forces, mais de chercher dans l'attelage le cheval qui ne tire pas assez. Or, le paresseux de l'attelage organique est presque toujours le foie, dans le sens et sous les réserves que je viens de vous exposer.

· Donc, dans votre thérapeutique, vous poursuivrez avant tout le but que voici : stimuler les fonctions sécréto-excrémentitielles des premières voies, sans porter atteinte à leur énergie vitale. Nous trouvons assurément dans le mercure un précieux agent pour remplir cette indication. Il est incontestable qu'administrés à propos et à doses modérées, les *mercuriaux* amendent d'une façon très-heureuse l'appareil symptomatique que nous avons actuellement en vue. Cependant je ne pense pas que, dans l'espèce, les préparations hydrargyriques soient à la hauteur, comme efficacité et comme innocuité, d'un autre genre de modificateurs, je veux dire de certaines eaux minérales naturelles. Pour provoquer l'activité fonctionnelle du foie dans la maladie qui nous occupe, je compte bien plus sur les bons effets de cette médication hydrominérale que sur l'action du *taraxacum*, de l'*acide nitrique*, des alcalis et autres drogues considérées, en pareil cas, comme des succédanés du mercure.

Les *eaux minérales* auxquelles je fais allusion font partie d'un groupe de sources naturelles qui contiennent toutes du sulfate de soude associé ou non au sulfate de magnésie. Nous allons les étudier ensemble au double point de vue de leur composition et de leurs propriétés thérapeutiques.

Je vous prierai de vouloir bien oublier, pour le moment, vos connaissances posologiques à l'endroit des substances salines que toutes ces eaux tiennent en dissolution, car de petites quantités médicamenteuses, à raison de l'état moléculaire qu'elles revêtent dans les eaux minérales, agissent beaucoup plus puissamment qu'elles ne le feraient dans une solution obtenue par les procédés pharmaceutiques ordinaires. Vous allez me demander, sans doute, la preuve de ce que j'avance; je suis tout prêt à vous la donner, mais non sans vous avoir d'abord bien fait observer qu'il n'y a absolument rien de commun, soit comme quantité, soit comme mode d'administration, entre les petites doses médicamenteuses que représentent les eaux minérales et les doses infinitésimales de l'homœopathie. Or, vous savez qu'en donnant, par exemple, à A 30 grammes de sel, et à B 15 grammes, vous purgez A et B. Eh bien, vous pouvez obtenir, chez A comme chez B, un effet identique avec une dose cinq fois plus faible, si cette dose a été préparée au laboratoire de la nature, sous forme d'eau minérale. C'est là un fait aussi curieux que parfaitement acquis et que je vous donne tel qu'il est, sans me permettre aucune hypothèse pour l'expliquer. Comme preuve de la supériorité d'action que possèdent les combinaisons salines fournies par les sources naturelles, je vous citerai l'expérience suivante :

Faites évaporer avec soin, comme je l'ai fait moi-même, et jusqu'à siccité, une certaine quantité d'eau minérale; vous verrez que les sels cristallisés qui formeront le résidu ne diffèrent pas sensiblement, comme énergie d'action, des mêmes sels obtenus par les procédés chimiques ordinaires et qu'on trouve dans toutes les pharmacies. L'évaporation les aura privés d'une partie des propriétés qu'ils possédaient dans l'eau mère. Vous voyez de suite l'importance qu'il y a pour nous à n'employer que les eaux minérales naturelles, puisque les eaux dites artificielles, pour si bien qu'elles soient préparées, ne sont, en définitive, que des produits pharmaceutiques dépourvus des propriétés spéciales aux agents qu'ils sont destinés à remplacer.

Le tableau synoptique ci-après indique par litre la composition des eaux en question. Je n'y ai mentionné ni le chlorure de sodium, ni quelques autres substances aussi peu importantes. J'ai placé à la suite deux eaux minérales alcalines bien connues.

SOURCES.	Sulfate de soude.	Sulfate de magnésie.	Carbonate de soude.	Substances accessoires.
Salines :	gr.	gr.	gr.	
Püllna..	21,889	33,556	—	—
Friedrichshall.	6,036	5,150	—	—
Marienbad (Kreuzbrunnen)..	4,756	—	1,154	traces
Carlsbad (Sprudel).	2,154	—	1,304	traces de fer
Franzensbad.	2,850	—	0,805	id.
Alcalines :				
Vichy (Célestins).	0,291	—	5,103	id.
Vals (Madeleine).	—	—	7,200	id.

La plus puissante de ce groupe est l'eau de *Püllna*, puisqu'elle contient 10 grammes environ de sulfate de soude par pinte (un demi-litre) et plus de 16 grammes de sulfate de magnésie. Une pareille dose suffirait à purger assez abondamment qui que ce fût; mais vous ne devez pas prescrire une pinte d'eau de Püllna : 5 onces sont tout ce qu'il faut. En général, je n'aime guère l'eau de Püllna pour l'affection qui nous occupe : elle purge trop, donne souvent des coliques et répugne beaucoup aux malades. Deux grammes de sulfate de soude et au moins autant de sulfate de magnésie pris sous cette forme (5 onces d'eau naturelle) constituent une dose trop forte pour nombre de personnes.

Je préfère de beaucoup l'eau de *Friedrichshall*, qui ne contient qu'un peu plus de 3 grammes de sulfate de soude par pinte, et 2^{gr},50 de sulfate de magnésie. Néanmoins il ne faudrait pas songer à en donner une pinte : 8 ou 9 onces, et pour certaines personnes 6 ou 7 suffisent amplement. Je regarde même 7 onces comme une bonne dose moyenne, qu'il ne faudra prendre que coupée et tiédie par son mélange avec un tiers ou une moitié d'eau chaude. Si vous prenez tout à fait au commencement de la matinée, c'est-à-dire une heure avant le premier déjeuner, 7 onces d'eau de Fried-richshall (un grand verre), et qu'une heure après vous absorbiez une ou deux tasses des aliments liquides qu'on a l'habitude de prendre à ce petit repas (thé ou café), vous aurez très-probablement dans la journée une abondante selle, peut-être deux.

Remarquez que vous aurez obtenu ce résultat avec 1^{gr},30 de sulfate de soude et 1^{gr},80 de sulfate de magnésie qui n'auraient produit aucun effet appréciable, si vous les aviez achetés chez un pharmacien. Vous auriez peut-être éprouvé un léger malaise; mais, à coup sûr, pas la moindre exo-nération intestinale. Je le répète : si vous évaporez au bain-marie une cer-taine quantité d'eau de Friedrichshall, de manière à obtenir tout le résidu de l'eau de cristallisation, c'est-à-dire un sel aussi parfait que celui des pharmacies, et que vous administriez quatre fois plus de résidu que n'en contient la dose efficiente d'eau naturelle, vous n'obtiendrez pas d'effet aussi considérable ni aussi certain qu'avec la faible quantité d'eau naturelle dont je vous parlais à l'instant. Il est donc évident que quelque chose, que je ne prétends pas être à même d'expliquer, distingue l'action des eaux minérales de celle des produits pharmaceutiques.

L'eau qui vient ensuite sur notre tableau est l'eau de *Marienbad*. Celle-ci ne contient pas de sulfate de magnésie; mais elle renferme par pinte 2^{gr},40 de sulfate de soude, 50 centigr. de carbonate sodique et une petite quantité de fer. Elle est en outre suffisamment riche en acide carbonique libre pour constituer une boisson légèrement gazeuse, et, jusqu'à un certain point, agréable. Il n'en faut guère plus d'une demi-pinte pour procurer, dans la majorité des cas, une selle facile. Exposée à l'air pendant un jour ou deux, elle abandonne un précipité notable d'oxyde de fer; elle est donc un peu ferrugineuse, mais ce n'est là qu'une de ses propriétés secondaires.

Nous avons ensuite *Carlsbad*, dont toutes les sources contiennent environ 1 gramme de sulfate de soude et 65 centigrammes de carbonate sodique par pinte, et qui ne diffèrent entre elles que par leur température, toujours très-élevée du reste.

Enfin, pour clore la liste de ces eaux purgatives, je vous nommerai l'eau de *Franzensbad*, qui renferme par pinte : 1^{gr},45 de sulfate de soude,

40 centigrammes de carbonate, plus une petite quantité de fer qu'on ne rencontre pas dans les eaux de Carlsbad.

Un mot maintenant sur les deux *eaux alcalines* les plus renommées.

Nous avons d'abord *Vichy*, qui contient seulement 30 centigrammes de sulfate de soude, mais plus de 5 grammes de carbonate par litre : une forte solution, comme vous voyez.

En second lieu, l'eau de *Vals*, qui provient également de la zone volcanique de la France, et dont certaines sources contiennent jusqu'à 6 et 7 grammes de carbonate sodique par litre, sans autre substance qui vaille la peine d'être notée.

Ces deux eaux minérales sont extrêmement renommées et employées sur une large échelle contre la gravelle et la goutte. Sous leur influence, les sédiments uriques disparaissent ou, pour mieux dire, deviennent solubles et partant invisibles. Il est vrai d'ajouter que Vals et Vichy semblent en même temps exercer une action salutaire et procurer peut-être ainsi un bénéfice réel, je veux dire permanent. Aussi, certains malades retirent-ils de leur saison à Vichy une amélioration de quelque durée ; mais le plus grand nombre n'en obtiennent qu'un soulagement éphémère. C'est aujourd'hui chez moi une conviction, et une conviction née de l'expérience, que, prises à la source ou à domicile, ces eaux ne font que pallier ou mitiger temporairement l'affection sans la guérir. Les eaux de Friedrichshall et de Carlsbad, au contraire, doivent leurs bons effets à l'activité qu'elles impriment à toutes les fonctions digestives, en sorte que tous les produits de dénutrition qui jusque-là sortaient par les reins à l'état d'acide urique, sont désormais éliminés par d'autres voies et sous d'autres formes.

Voilà pourquoi, quand je me crois obligé d'envoyer un malade aux eaux, je préfère de beaucoup Carlsbad à Vichy, pourvu toutefois que mon malade ne soit pas trop débilité, car les thermes de Carlsbad occasionnent d'abord une certaine déperdition de forces à laquelle ne pourrait pas suffire une personne faible. Ordinairement, ce n'est pas le cas des personnes qui rendent de l'acide urique. Heureusement aussi pour le plus grand nombre des malades, la cure à domicile est aussi efficace que la cure faite à la station. Je pense que ce qui réussit le mieux en pareil cas, c'est de prendre d'abord de l'eau de Friedrichshall pendant un court espace de temps, puis de continuer par l'eau de Carlsbad, ou bien de boire un mélange des deux eaux. Telle est du moins la méthode qui m'a donné les meilleurs résultats. La durée du traitement doit être de six à huit semaines, suivant les cas.

Je passe au *mode d'administration*. Si votre malade a la langue sale et peu ou point d'appétit ; s'il souffre de mauvaises digestions ou s'il présente une tendance prononcée aux troubles digestifs habituels, vous vous trouverez bien quelquefois — je ne dis pas toujours — de lui prescrire, la veille du jour où vous proposez de commencer le traitement, trois ou quatre grains de pilules bleues en une dose, le soir, afin de s'assurer l'effet de l'eau de Friedrichshall dont il devra prendre 8 ou 10 onces le lendemain matin. Puis vous commencerez le traitement par l'eau de Friedrichshall ; vous la ferez prendre coupée d'un peu d'eau chaude et en une seule fois, le matin à jeun, une heure avant le premier déjeuner. Tous les jours ou tous les deux ou trois jours, vous diminuez légèrement la dose, car une des particularités de cette eau, c'est d'opérer à des doses d'autant plus faibles qu'on en continue plus longtemps l'usage. Si, par exemple, 7 ou 8 onces mêlées à 5 onces d'eau chaude et prises le matin suffisent aujourd'hui à provoquer une copieuse selle immédiatement après le déjeuner, demain le même effet pourra être produit par 6 ou 7 onces, après demain par 5 ou 6; et probablement, au bout de trois semaines, 4 onces suffiront pour donner un résultat qui ne pouvait être obtenu à l'origine que par 7 ou 8 ouces.

Après avoir administré ainsi l'eau de Friedrichshall pendant une, deux ou trois semaines, suivant la nature particulière du cas et le résultat obtenu, vous ferez prendre à votre malade un mélange d'eau de Friedrichshall et d'eau de Carlsbad, dans la proportion de 3 ou 4 onces de la première pour 5 ou 6 onces de la seconde. Vous tiédirez le mélange en y ajoutant 3 ou 4 onces d'eau chaude. L'eau de Friedrichshall prise seule, ou associée avec l'eau de Carlsbad, doit toujours être mêlée à 20 ou 30 pour 100 d'eau chaude, afin d'imiter, autant que possible, les conditions de la consommation sur place. Vous savez sans doute que l'eau de Friedrichshall est naturellement chaude : on lui fait subir sur les lieux un certain degré d'évaporation jusqu'à ce qu'elle ait atteint une pesanteur spécifique déterminée (1,022 à 1,545 de l'aréomètre Fahr.); on obtient ainsi un produit d'une composition à peu près constante.

L'eau de Carlsbad est encore plus chaude, trop chaude même pour qu'on la puisse boire dès sa sortie de la source. Aussi, quand on la prend seule et à domicile, doit-on l'élever préalablement à 90° ou 100° Fahr., en plaçant pendant quelques minutes le verre dans de l'eau chaude.

Après deux ou trois semaines de ce traitement mixte par Friedrichshall et Carlsbad, vous administrerez cette dernière seule pendant une quinzaine de jours environ, à la dose de six, sept ou huit onces. Les quantités que vous donnez sont considérablement moindres que celles qu'on prescrit à la source même, où le séjour du malade est nécessairement limité. J'ai la conviction que les petites doses que je vous recommande ici, continuées pendant six à neuf semaines, remplacent avantageusement pour la majorité des malades, les trois semaines qu'on passe d'ordinaire à la station thermale. La même quantité d'eau qui, administrée là-bas en vingt et un jours, produit souvent une notable diminution de poids et de forces chez le malade, est consommée à domicile en cinquante ou soixante jours, et conduit au même résultat avec autant de certitude et moins de danger. Cependant, je suis loin de le nier, il est des cas auxquels convient mieux la méthode plus héroïque adoptée à la station.

Depuis plus de dix ans que j'emploie largement et systématiquement ces eaux, j'en ai modifié tour à tour les doses et le mode d'administration suivant les enseignements de mon expérience. La méthode que je viens de vous exposer est celle à laquelle je me suis définitivement arrêté.

Pour beaucoup de malades la cure sera avantageusement répétée après trois ou quatre mois d'intervalle. Entre temps, je ne connais pas, pour cette catégorie de valétudinaires, d'apéritif ou de correctif des digestions qui vaille un verre d'eau de Friedrichshall pris à l'occasion. Ce puissant modificateur laisse toujours les malades moins constipés qu'ils ne l'étaient auparavant, et de plus, avantage inappréciable, il peut être pris habituellement sans déprimer le système, J'ai connu des personnes qui en ont fait journellement usage pendant trois ou quatre ans ; je ne saurais toutefois recommander une semblable pratique que pour certains cas exceptionnels. Néanmoins je sais un octogénaire qui prend régulièrement tous les matins son verre à vin d'eau de Friedrichshall et qui en obtient les plus admirables effets. Il souffrait autrefois d'une constipation opiniâtre, aujourd'hui il jouit d'une parfaite régularité dans ses fonctions digestives et d'une excellente santé.

Il me faut vous dire que la préparation désignée sous nom de *sel de Carlsbad* est souvent employée dans le même but, parce qu'on lui suppose les propriétés de l'eau minérale dont elle provient. C'est là une erreur complète. Le produit en question n'est que du sulfate de soude associé à une petite quantité de carbonate, et, bien qu'il soit extrait des eaux de Carlsbad, il ne possède ni plus ni moins d'action que s'il avait une autre provenance.

Toutefois le sulfate de soude, connu encore sous le nom de *sel de Glauber*, est l'un des plus admirables médicaments que nous possédions, et mérite plus de popularité qu'il n'en a. Je l'ordonne journellement, additionné ou non d'un peu de sulfate de magnésie, pour les malades externes, car je le regarde comme le meilleur succédané qui soit à ma disposition pour remplacer les eaux minérales dont je viens de vous parler.

Je vais consacrer les quelques minutes qui nous restent à vous entretenir du *régime des malades*, surtout au point de vue des restrictions que vous devrez imposer à leur diète.

Il est admis généralement que la présence constante des sédiments uriques dans la sécrétion rénale indique la plus grande réserve dans l'usage des aliments azotés. Mon expérience ne m'a nullement démontré que la stricte observation de cette règle fût si avantageuse en pratique. J'estime au contraire que l'on obtient bien plus sûrement la diminution des urates par une diète presque diamétralement opposée. Il y a trois classes d'aliments, messieurs, qu'il ne faut permettre qu'avec parcimonie, si l'on veut atteindre le résultat que nous avons actuellement en vue. Ce sont : les *alcooliques*, les *matières sucrées* et les *matières grasses*.

Voyons d'abord les alcooliques.

Si vous permettez quelque liqueur fermentée, vous devez la choisir parmi les plus naturelles et les moins fortes ; et même, à vrai dire, la plupart des malades feront bien de rompre complétement avec l'usage des alcooliques. L'alcool, en effet, n'est pas seulement inutile à la santé de la plupart des personnes, il est encore et très-souvent nuisible, j'en suis fermement convaincu ; mais dans l'espèce, c'est-à-dire dans les cas de « torpeur hépatique », j'ose dire qu'il est réellement pernicieux. Sans doute, l'abstinence absolue du vin ou de la bière, surtout pour les personnes qui en ont depuis longtemps contracté l'habitude, n'est pas une mince privation. Les malheureux consignés souffrent pendant trois ou quatre mois, quelquefois davantage, de l'absence de leur cordial habituel. Cependant ce temps d'épreuve une fois passé, l'organisme en sort plus dispos, plus vigoureux et ne sent plus l'aiguillon de ses anciennes habitudes.

Mais il peut arriver que votre client trouve le sacrifice trop pénible ; vous pouvez vous-même être d'avis qu'il n'est pas utile, tout bien considéré, d'apporter une trop grande perturbation dans les habitudes du malade, au moment même de le soumettre au traitement hydrominéral : — personnellement j'inclinerais assez vers cette manière de voir. — Eh bien, permettez alors ces préparations alcooliques naturelles que nous offrent les vieux vins de Bordeaux, des bords du Rhin ou de quelque cru analogue. Le bordeaux est celui qui convient le mieux à la plupart des malades. Vous défendrez le champagne comme trop alcoolique et trop souvent sophistiqué. Les vins plus corsés encore, tels que le sherry et le porto, sont tout ce qu'il y a de plus mauvais. Les bières fortes doivent être également interdites. Un peu de cognac étendu d'eau convient exceptionnellement à certains valétudinaires dont les digestions sont languissantes.

Le sucre, sous toutes sortes de formes, doit être sévèrement proscrit du régime des malades.

Enfin les matières grasses (beurre, crème, gras de viande), apprêtées au naturel ou incorporées dans des pâtisseries, ne seront consommées qu'avec la plus grande modération.

Je n'ai pas le temps de vous déduire les vues théoriques sur lesquelles reposent tous ces conseils. Qu'il me suffise de vous dire que l'abstinence des aliments en question allége considérablemennt la tâche du foie et, par contre-coup, suivant notre manière de voir, le travail compensateur des glandes rénales. Si nous nous reportons au système diététique en vigueur à Carlsbad, nous voyons qu'en raison sans doute des mêmes principes, le sucre et le beurre sont scrupuleusement bannis de toutes les tables pendant la saison. Et fussiez-vous vous-mêmes en traitement à l'établissement thermal, vous auriez beau réclamer du sucre ou du beurre, vous verriez votre demande impitoyablement rejetée. Je puis affirmer, de par mon expérience, que ce régime, beaucoup mieux que l'abstinence de viande, réduit les dépôts d'acide urique. Si vous supprimez en totalité ou en partie les stimulants alcooliques toutes les fois que c'est nécessaire, — et c'est très-souvent le cas — si vous prohibez tout ce qui contient du sucre, et ne permettez qu'exceptionnellement l'usage des matières grasses ; en un mot, si vous donnez une nourriture azotée et supprimez seulement les aliments hydrocarbonés, vous ferez plus et mieux pour votre malade que si vous lui conseilliez un régime inverse.

Il est une classe d'aliments dont on ne fait pas assez de cas et que je vous recommande d'une manière particulière : ce sont les végétaux frais et herbacés de la saison, convenablement cuits pour la plupart, bien entendu. Un plat de légumes doit figurer à chaque repas ; c'est là un point important du régime. Les pommes cuites au four ou bouillies en compote pourront être permises, à condition qu'on les sucrera fort peu. Vous interdirez les fruits riches en sucre, tels que les raisins, les poires et les prunes. Un peu de salade flatte parfois le goût du patient, et il n'y a vraiment pas de motif pour ne pas accorder cette petite satisfaction, quand elle est instamment demandée.

Conseillez enfin à votre malade de se donner beaucoup d'exercice en plein air, veillez également aux fonctions de la peau : une confortable vêture et des ablutions quotidiennes suivies d'une bonne friction sont des moyens aussi simples qu'efficaces de prémunir l'organisme contre l'influence pernicieuse des refroidissements. Je ne puis qu'effleurer ces différents points, mais tenez-les pour des auxiliaires puissants de la thérapeutique et du régime.

Diète et hygiène, et de temps en temps usage méthodique des eaux minérales ci-dessus indiquées, tel est, messieurs, selon moi, le meilleur traitement à opposer à l'affection calculeuse, le plus sûr moyen de prévenir la formation d'une pierre, du moins quand la concrétion est due, comme il arrive le plus souvent, à une production anormale d'acide urique.

LEÇON XIV

TRAITEMENT DES CALCULS VÉSICAUX PAR LES DISSOLVANTS

HISTORIQUE ET APPLICATION (1)

Importance de l'étude des dissolvants. — Historique de la question. — Dans les temps anciens. — La médecine des Arabes, recette d'un ancien médicament. — Boerhaave, Basilius, Crollius, Sennart, Rivière. — Joanna Stephens et ses formules achetées par le Parlement anglais. — En France : Darcet, Desault, Morand, Fourcroy, Vauquelin, C. Petit. — Époque actuelle : 1° remèdes empiriques ; 2° recherches scientifiques. — En quoi se résume le traitement par les dissolvants. — Nature et composition des calculs. — Doutes sur la guérison absolue par la méthode des dissolvants. — Horace Walpole et les malades de Mme Stephens. — Quelle est la valeur du traitement en question? — Des injections intravésicales. — Conclusions.

MESSIEURS,

Une des questions qui, sans contredit, offrent le plus d'intérêt à notre époque, est celle de savoir si l'on peut faire dissoudre les calculs vésicaux par des agents médicamenteux, sans employer aucun procédé opératoire pour les extraire de la vessie. Pendant combien de centaines d'années ce problème ne s'est-il pas présenté et représenté ! A un certain moment il arrive que l'attention du public se trouve attirée sur ce sujet par un accident quelconque; on dit et l'on écrit beaucoup, on ne fait que peu; on réalise

(1) Cette leçon, publiée en avril 1873 dans *the Lancet,* a été traduite par M. Édouard Labarraque.

encore moins sur un point qu'il est si désirable d'éclaircir ; après quoi vient une période d'indifférence. Et pourtant il paraît y avoir une sorte de progrès dans la somme de ces efforts réitérés. Toutefois c'est à peine si l'on trouve ce point discuté dans les traités classiques de chirurgie, bien qu'il soit, pour nous tous, rempli d'intérêt. Pour mon propre compte, je confesse qu'il a toujours exercé sur moi un haut degré de fascination. Il y aurait là, messieurs, un si grand triomphe pour notre art, si nous parvenions à faire dissoudre un calcul sans endommager les tissus mous où il prend naissance et élit domicile ! Voilà pourquoi non-seulement j'ai fait allusion à ce sujet dans mes divers ouvrages, mais je l'ai même discuté tout au long, il y a plusieurs années déjà, dans l'un d'entre eux (1).

Aussi ai-je l'intention de vous dire ce qui a été fait, et à quels résultats on paraît pouvoir arriver au moyen des agents usités jusqu'ici ; en un mot, je compte esquisser devant vous l'historique des dissolvants du calcul vésical, depuis les temps les plus reculés jusqu'à l'époque actuelle.

I. — Vous savez que l'existence des calculs était connue, et que l'on pratiquait avec le bistouri une opération pour les extraire de la vessie, au moins chez les enfants, plusieurs siècles avant l'ère chrétienne. Avec le temps, on essaya de les faire dissoudre, plus particulièrement chez les adultes. — Il semble que ni Hippocrate, ni Galien, n'aient cru la chose possible. C'est dans Pline que nous trouvons une des plus anciennes allusions à cette pratique ; il dit que « les cendres des coquilles d'escargots brûlés sont bonnes pour chasser la pierre ». Arétée (iie siècle) recommande, dans le même but, « la chaux vive dans de l'eau miellée ». Des auteurs moins anciens, cités par Paul d'Égine (viie siècle), parlent avec confiance de l'efficacité du sang de bouc ; mais déjà ils font observer que certains dissolvants favorisent l'accroissement du calcul, quand ils sont administrés mal à propos.

Arrivons à l'époque où la médecine brillait d'un vif éclat en Arabie. Là nous trouvons de nombreux remèdes et des combinaisons compliquées que l'on donnait d'une façon systématique. Le célèbre Avicenne (vers le xe siècle) énumère un grand nombre de substances réputées alors efficaces. Avec d'autres médecins de son temps, il employait parfois un carbonate de potasse impur. Mais, pour vous offrir un exemple des sortes de prescriptions ayant cours à cette époque, voici l'une d'entre elles, transcrite *in extenso* d'Avicenne, par curiosité. Elle vous donnera une bonne idée du mélange très-complexe qui constituait un ancien médicament : « Prenez parties égales de sel de nitre, de cendres de scorpion, de cendres de racines de chou vert, de cendres d'un lièvre, de cendres de coquilles d'œufs éclos, de pierres trouvées dans des éponges, de sang de bouc desséché et pulvérisé, de pierres judaïques (2) ; ajoutez-y mêmes quantités de persil,

_____

(1) Voyez *Traité pratique des maladies des voies urinaires*, IIe partie : *Maladies de la prostate*, p. 549 et suiv.

(2) On donne ce nom à des pointes fossiles d'oursins qu'on trouve en Palestine. (Jourdan, *Pharmacopée universelle*, 1840, t. 1, p. 403.)

carottes sauvages, semences de guimauve et gomme arabique. — Faites-en un électuaire avec du miel (1). »

Entre cette époque et le xve siècle, nous voyons qu'il n'a été fait aucun pas vers la solution du problème. C'est alors que, sur l'autorité de Boerhaave (2), Basilius recommanda, à l'intérieur, l'emploi d'un sel alcalin retiré des petites branches provenant de la taille des vignes au printemps. Crollius, dans son *Basilica chymica* (Francfort, 1608), conseille au malade un sel qui existe dans les cendres (carbonate de potasse) dans une infusion de persil, ainsi que certaines solutions dont la chaux était le principe actif. En 1650, Daniel Sennart indique l'usage interne des mêmes remèdes et leur injection dans la vessie au moyen d'une sonde. Presque à la même époque, Rivière, médecin à la cour de France, conseille, comme beaucoup d'autres l'avaient déjà fait, les cendres de coquilles d'œufs calcinés. La dose était de 4 grammes en poudre (poudre composée principalement de chaux), à prendre en dissolution dans du vin blanc ou dans un liquide quelconque, deux fois par jour. Il dit que ce remède « chasse parfaitement le calcul logé dans les conduits urinaires (3) ». Je vous citerai encore un grand nombre d'autorités qui reproduisent toutes ces recettes, avec peu ou point de variantes.

Nous arrivons maintenant, suivant l'ordre chronologique, à la fameuse Mme Joanna Stephens. Elle avait acquis une telle réputation dans la première moitié du siècle dernier, que le Parlement anglais, en 1739, après une enquête régulière, lui acheta, au prix de 125 000 francs, son secret pour la dissolution de la pierre. Cette circonstance favorisa, depuis cette époque jusqu'à nos jours, la production de nombreux et remarquables travaux, et elle stimula vivement les recherches sur ce sujet. Le document obtenu à ce prix commence ainsi : « Mes médicaments sont une poudre, une décoction et des pilules. — La poudre se compose de coquilles d'œufs et escargots, calcinés l'un et l'autre. — La décoction s'obtient en faisant bouillir dans l'eau certaines herbes, avec une boule composée de savon, de cresson de pourceau calciné à blanc, et de miel. — Les pilules sont composées d'escargots calcinés, de graines de carotte sauvage et de bardane, de samares de frêne et baies d'églantier sauvage, le tout calciné à blanc, de savon et de miel (4). » La dose était d'environ 4 grammes de poudre, trois fois par jour, dans du cidre ou quelque autre liquide, avec 125 grammes de la décoction. Si l'estomac ne supportait pas la décoction, on substituait les pilules à celle-ci. Peu à peu on trouva ces composés nauséabonds, et d'autres agents vinrent les détrôner. Le docteur Whytt, professeur de médecine à l'Université d'Édimbourg en 1761, mit à la mode le savon et l'eau de chaux. Il donnait 30 grammes de « savon d'Alicante »

---

(1) Avicenna, lib. III, fen. XVIII, tract. II, cap. XIX.

(2) Boerhaave, *Elementa chemiæ*, 1732, vol. II, p. 73.

(3) « Potenter expellit calculum in urinæ meatibus hærentem. » (Riverius, *Praxis medica.* Lugd., 1657, p. 381.)

(4) *Gentleman's Magazine*, juin 1739, vol. XIX, p. 298.

et un litre et demi d'eau de chaux par jour. Il eut, dans sa pratique, un ou deux cas très-remarquables, par l'emploi de ces moyens (1).

Entre les mains de Blackrie (1766), de Chittick (qui se faisait envoyer chez lui, chaque jour, par ses malades, des vases fermés à clef, remplis de bouillon de veau, afin d'y ajouter le dissolvant lui-même, et de garder ainsi son secret), et de plusieurs autres, l'emploi des solutions mixtes de potasse et de chaux devint général ; et il y eut, par là même, une reconnaissance publique bien manifeste de leur efficacité à adoucir les souffrances des malades. Des savons, à divers degrés d'alcalinité, fournirent la potasse dans certains cas ; dans d'autres, on administra du carbonate de chaux, toujours sous une forme très-diluée.

De bonne heure, en France, les alcalins trouvèrent de chauds défenseurs, tels que Pierre Desault (1736) (2), Darcet (1826). Morand, le célèbre chirurgien de Paris, qui vint à Londres étudier le procédé de taille de Che-selden, pour en faire un rapport à l'Académie de médecine, observa aussi avec grand soin quarante malades traités par la méthode de Mme Ste-phens. Il ne put certifier un seul cas de guérison par les dissolvants, mais il dit que quatre malades « se trouvaient eux-mêmes guéris ». Beaucoup plus tard la question des dissolvants fut reprise par Fourcroy et Vauquelin, et plus récemment par Ch. Petit (1834). Le premier et le dernier nommés employaient l'eau de Vichy. — En Italie, Girardi (1764) conseillait l'usage des dissolvants ; mais il exaltait surtout, en ce cas, la vertu d'une décoction d'*uva-ursi* (3).

En même temps on a largement puisé dans le règne végétal pour arriver au même but. Il vous suffira d'avoir la liste de quelques-unes des princi-pales plantes ainsi employées pendant les deux ou trois derniers siècles ; je ne vous citerai que celles qui ont joui d'une grande réputation. — Les tubercules du rompt-pierres (*Saxifraga*) bouillis dans une décoction de chiendent, à la dose de 4 grammes de tubercules. — La teinture de persil de bouc (*Pimpinella saxifraga*). — La teinture des semences du gremil, ou herbe aux perles (*Lithospermum majus*). — La décoction de genêt. — La teinture de semences du dictame blanc (*Fraxinella*). — La teinture du raifort cultivé, ou radis noir (*Raphanus sativus*). — La teinture de semences de l'ortie commune. — La guimauve et la mauve des marais, le chiendent, le persil, la carotte sauvage, entraient aussi comme ingrédients dans les décoctions composées que l'on employait.

II. — Abordons maintenant la pratique actuelle. Je suppose que vous me disiez : Quelles sont, à l'heure présente, les ressources d'un malade qui veut essayer de faire dissoudre son calcul dans sa vessie ? Je diviserai ces agents en deux classes : d'abord les remèdes empiriques, qui ont une certaine réputation ; en second lieu, ceux qui résultent des plus récentes recherches faites sur ce sujet par de savants observateurs.

(1) Henry Thompson, *Traité pratique des maladies des voies urinaires*, IIe part., p. 550.
(2) Spallanzani, *Expériences sur la digestion*. Paris, 1783.
(3) Henry Thompson, *Traité pratique des maladies des voies urinaires*, IIe partie, chap. XIX, p. 550.

1º Remèdes empiriques. — Dans presque tous les États de l'Europe, fait curieux à étudier, il y a des gens qui se font un revenu en fabriquant et en vendant des remèdes pour dissoudre la pierre. Les formules employées constituent en général un patrimoine de famille, d'où résulte pour ses membres une sorte de réputation. Chaque génération conserve avec soin le secret dans toute sa pureté, aussi bien que les traditions laissées par les ancêtres. Il en est de même pour les rebouteurs, dont la renommée, vous le savez, s'associe à certains noms et à certaines localités. C'est une pratique que Sir James Paget a si justement discutée et appréciée dans une de ses admirables *Leçons cliniques*, il y a cinq ans environ. Toutes ces solutions médicamenteuses (car le plus souvent elles affectent cette forme) se vendent dans les campagnes sous le nom « d'eau constitutionnelle », ou quelque autre analogue. En outre, on en garantit l'efficacité dans toute espèce de maladie des voies urinaires.

J'ai été mis à même, par des circonstances particulières, d'observer et d'étudier ces agents un certain nombre de fois. Je les ai rencontrés en Angleterre et en France, dans des localités diverses. Je me rappelle fort bien une vieille Française et son fils, voyageant à pied du midi de la France jusqu'à Bruxelles, il y a une dizaine d'années : ils transportaient un panier fort lourd chargé de bouteilles remplies d'un remède de famille, et destinées à un royal malade. Je puis ajouter que leur attention fut largement récompensée. A cette époque, de toutes les parties de l'Europe, afflua en Belgique, sans sollicitation aucune, toute espèce d'offres de ce genre, en nature comme dans le cas présent, ou sous forme d'insinuations quelconques. Tel est toujours le cas en pareilles circonstances.

Je puis vous avouer que j'ai reçu dernièrement, sur ce sujet, de nombreuses communications de correspondants connus et inconnus ; chacune d'elles me vantait l'efficacité des remèdes de son inventeur. J'en choisis deux que je vais vous citer ; elles diffèrent entièrement l'une de l'autre, et chacune possède un intérêt particulier. — La première vient d'un Français, qui donne son nom, et offre un remède infaillible, dont il ne révèle pas la composition, mais qu'il consentirait à faire connaître moyennant la modeste somme d'un million de francs. Et je n'hésite pas à proclamer que son secret serait digne de ce prix, s'il accomplissait les étonnants résultats qu'il attribue à son pouvoir. — L'autre est envoyée par un laboureur anglais du Bedfordshire ; il veut m'apprendre avec quoi a été guéri, il y a quelque temps, un de ses amis dans son voisinage. Il me donne la formule purement et simplement : c'est un bel exemple d'une bonne recette de la campagne pour faire dissoudre la pierre. J'en ai vu beaucoup de semblables, et il y a là pour nous un certain intérêt, comme vous le verrez tout à l'heure. Je n'ai pu m'empêcher d'adresser mes remercîments à ce brave homme, et j'ai éprouvé quelque peine à m'expliquer pourquoi son remède peut être utile dans certains cas, nuisible dans d'autres. Voici sa note en propres termes : « Prenez 9 litres de cendres de bois, et versez dessus 4 litres et demi d'eau bouillante. Laissez infuser vingt-quatre heures, et filtrez. En prendre un verre le matin, à jeun. » Il y a là une forte dose de carbonate de potasse ; c'est le sel alcalin que nous connaissons bien, et qui reparaît toujours. J'ai eu la curiosité d'en rechercher la quantité. Une couche de cendres de bois de pin, ainsi traitée, donne une solution de 3 grammes de carbonate pour 30 grammes d'eau, de façon que la quantité prise chaque fois est d'au moins 5 grammes et demi à 8 grammes. Les autres ingrédients solubles sont des sulfate et silicate de potasse et du chlorure de potassium.

Quant à ces composés prétentieux que l'on vend en Angleterre comme dissolvants, j'en ai soumis les principaux à une *analyse chimique* sérieuse, et c'est ce dont je vais vous donner les résultats. Non pas que j'eusse le moindre doute sur leurs caractères généraux et leur composition, ni sur la similitude presque complète de leur nature, mais je désirais en avoir une connaissance exacte fondée sur l'analyse. Après examen d'un de ces remèdes bien connus et réputés en Angleterre, j'ai reconnu que nous avions affaire à une simple solution de bicarbonate de potasse dans l'eau : vous en avez ici deux bouteilles devant vous, et vous pouvez en faire vous-mêmes l'analyse, si vous le désirez. Vous voyez que ce sont deux bouteilles de litre ordinaire : chaque bouteille contient 30 grammes de bicarbonate de potasse, et environ 7 grammes et demi de chlorure de sodium ; la présence de ce dernier paraît être due à l'eau de source au moyen de laquelle la dissolution a été faite. Il est indiqué d'absorber chaque jour la moitié d'une bouteille, ce qui équivaut à 15 ou 16 grammes.

Arrêtons-nous ici, messieurs, pour jeter un rapide coup d'œil sur cette longue et curieuse histoire des efforts pénibles, lents et quelque peu maladroits de l'homme pour se débarrasser de la pierre, cet ennemi redoutable, avec le secours des agents médicamenteux. Remarquez que ceux-ci se sont toujours trouvés être alcalins : tout d'abord, et au-dessus de tout, c'est la base terreuse, la chaux. En effet, elle est l'agent actif des coquilles d'escargots calcinés de Pline et des coquilles d'œufs d'Avicenne ; du reste, elle reparaît purement et simplement dans la dispendieuse recette de Mme Stephens, en 1739. Mais, du temps d'Avicenne, on lui adjoignait la potasse, base essentielle du règne végétal, comme vous le voyez d'après la quantité de plantes calcinées qui entrent dans sa formule. Mme Stephens ajoute aussi la potasse et la soude au moyen de son savon, de ses plantes et de ses graines calcinées. Plus tard devinrent à la mode le savon et l'eau de chaux, combinaison des trois agents alcalins que je viens d'indiquer. A l'heure qu'il est, on vend par bouteilles, fort cher, un remède bien connu, et l'on indique d'en prendre chaque jour une grande quantité pendant trois mois (c'est là la dose et le temps minimum) ; ce remède est, comme vous venez de le voir, une simple dissolution de bicarbonate de potasse dans l'eau, et, actuellement, son prix est inférieur à celui de la bouteille et du bouchon qui le renferment. Le remède secret de notre laboureur se présente sous une forme presque aussi bonne : il a exactement le même pouvoir dissolvant, et il a l'avantage d'être fort bon marché.

Il est un autre remède populaire, l'eau de Vichy, largement employée par ceux qui souffrent du côté des voies urinaires ; elle a joui, dans son temps, d'une grande faveur comme dissolvant de la pierre, par ce fait qu'elle n'est en somme qu'une dissolution assez puissante de carbonate de soude, la base du règne minéral.

Ici nous sommes à même de formuler la conclusion suivante, la seule possible d'ailleurs, c'est que tous les remèdes empiriques et soi-disant secrets, employés depuis un temps immémorial jusqu'à aujourd'hui, sont des solutions de chaux, de soude, ou de potasse, soit seules, soit combinées. Toutes les plantes, après combustion, ne fournissent qu'un seul et même agent actif, la potasse; toutes les coquilles d'œufs et les cendres d'animaux marins ou terrestres ne produisent qu'une seule et même substance active, la chaux.

2° *Remèdes scientifiques*. — Les divers dissolvants conseillés jusqu'ici par la Faculté sont : la potasse hydratée, ou en dissolution ; le bicarbonate, le citrate, l'acétate et le tartrate de potasse. Puis viennent la soude et la lithine sous diverses formes ; mais elles sont moins généralement employées.

Cependant, avant d'en arriver à étudier, à un point de vue scientifique et non pas empiriquement, si tous ces corps sont utilisables comme dissolvants, nous devons passer brièvement en revue les substances sur lesquelles ils doivent agir, et qu'ils sont destinés à dissoudre, j'entends les calculs rénaux et vésicaux. Tout d'abord, le premier fait qui doive vous frapper, est qu'il y en a de diverses sortes, et que certains ont des caractères diamétralement opposés à ceux de certains autres. Ici se pose naturellement cette question : Est-il possible qu'un seul remède, l'agent alcalin, puisse dissoudre des calculs dont la composition est si variable? Je vous rappellerai, en termes généraux, ce que je vous ai dit dans ce sens dans une récente leçon sur la manière de classer les différentes variétés de calculs des voies urinaires. Les trois cinquièmes des calculs que l'on rencontre chez les adultes de tout âge sont formés d'acide urique ou d'urates ; deux cinquièmes, à peu de chose près, sont des phosphates; trois ou quatre cas sur cent sont formés d'oxalate de chaux. La cystine est si rare, qu'elle ne saurait entrer en ligne de compte. Ainsi, trois cinquièmes des calculs, au moins, prennent naissance dans une urine trop fortement acide, et c'est de cette acidité excessive qu'ils résultent. Les deux autres cinquièmes sont les produits d'une urine alcaline d'ordinaire, ammoniacale le plus souvent, et c'est dans ce milieu qu'ils rencontrent les conditions favorables à leur formation. Les urates, les oxalates et quelques rares phosphates s'observent dans les reins, sous l'influence de divers états constitutionnels; mais la plus grande partie des matériaux phosphatiques, dans les calculs mixtes ou formés de phosphates purs, ne se trouvent que dans la vessie, où ils sont les produits d'une affection locale, et non pas d'une maladie générale. Pour l'acide urique, vous savez expérimentalement qu'il est soluble dans les dissolutions alcalines; mais, sous ce rapport, il en est de plus énergiques les unes que les autres ; les sels qui en résultent ont aussi une solubilité variable. Ainsi, l'urate de chaux est un sel assez soluble. L'urate de soude l'est moins, et voilà pourquoi il entre dans la composition de certains calculs. L'urate de potasse est le plus soluble de tous. La potasse est l'agent le plus actif que l'on puisse employer contre un calcul d'acide urique, parmi les substances bonnes à prendre pendant longtemps à l'intérieur avec une impunité relative. C'est là un fait qui l'indique comme l'agent le plus applicable, suivant certaines circonstances que je vais indiquer ; et voilà pourquoi, depuis longues années, il a été considéré comme tel.

III. — Il y a vingt ans que j'ai appelé l'attention sur la prédominance d'action de la potasse, quand j'ai dit que « les citrates et les carbonates de potasse ont plus d'action, et une action plus sûre que l'eau de Vichy » pour le traitement de la « gravelle urique », et qu'on doit les administrer sous une forme très-diluée, « l'eau ordinaire étant elle-même un des meilleurs dissolvants » (1). Je puis ajouter que je n'ai jamais prescrit l'eau de Vichy dans les affections des voies urinaires, à cause de son infériorité marquée en face des dissolutions de potasse (2). Je crois qu'on peut dire hardiment que le citrate de potasse est le composé qui offre les meilleures chances de succès, et cela par un accord unanime de tous ceux qui l'ont étudié. Si, néanmoins, il exerce une action trop diurétique, comme cela se présente parfois, le meilleur à employer après lui est le bicarbonate. Mais, me direz-vous, a-t-il été suffisamment étudié par un observateur compétent pour le traitement de la pierre dans la vessie ? Je suis heureux de pouvoir répondre à cette question par l'affirmative. Un médecin accompli, le docteur Roberts, de Manchester, autrefois élève distingué de cette école, a fait des expériences suivies et sérieuses sur des calculs dans la vessie, et en dehors de cette cavité ; il est arrivé, sur ce sujet, à des résultats précis, dont je vous donnerai ici une courte analyse. Il assure que le meilleur dissolvant est le carbonate de potasse, meilleur que la soude, beaucoup meilleur que la lithine. La solution ne doit pas être concentrée, sans quoi il se forme un biurate alcalin qui recouvre le calcul et en arrête la dissolution. — Les meilleurs sels à administrer par la bouche sont le citrate et l'acétate, parce que, comme vous le savez, ils passent dans l'urine sous forme de carbonates. La dose sera, pour un adulte, de 2^{gr},5 à 3 grammes par 100 ou 120 grammes d'eau toutes les trois heures, c'est-à-dire environ 25 grammes par jour. L'urine qu'on a rendue ainsi alcaline peut se trouver troublée par des phosphates amorphes ; mais cet état ne s'oppose pas à la dissolution de la pierre, pourvu que l'urine ne soit pas en même temps ammoniacale ; s'il en était ainsi, toute espèce de dissolution cesserait immédiatement, fait important à se fixer dans l'esprit. Aussi est-il superflu d'essayer de dissoudre un calcul d'acide urique, si l'urine n'est pas normalement acide. Si l'urine est alcaline au début, elle est sûrement ammoniacale, et alors aucun dissolvant n'aura d'action, parce que le calcul est revêtu d'une couche de phosphates mixtes. Le docteur Roberts pose en principe qu'il est sans utilité de chercher à dissoudre un calcul volumineux, à quelque variété qu'il appartienne, ou une pierre d'oxalate de

(1) *The Lancet*, 1854, vol. I, p. 439.
(2) Henry Thompson, *Traité pratique des maladies des voies urinaires*, IIe partie, chap. XI, p. 444.

chaux ; et qu'il n'y a rien à faire contre un calcul phosphatique, excepté avec des injections intra-vésicales. Enfin, selon lui, les injections alcalines sont sans action contre les calculs d'acide urique. — En résumé, voici quelles sont les conditions essentielles du succès : certitude que le calcul est formé d'acide urique et qu'il est de petite taille ; que l'urine est acide ; enfin, et surtout, que jamais elle n'est ammoniacale. Lorsqu'on se trouve dans ces conditions extrêmement favorables, le meilleur dissolvant connu, la potasse, donne une véritable chance de beaucoup diminuer le volume de la pierre au bout de quelques semaines, en sorte que le noyau puisse arriver à franchir le canal de l'urèthre. Toutefois le docteur Roberts n'a pu encore jusqu'ici observer un succès aussi absolu (1).

IV. — Telles sont les données les plus complètes auxquelles est arrivée la science moderne sur le fait de la dissolution. Mais alors, dites-vous, n'y a-t-il aucun résultat quelconque fourni par les méthodes empiriques que vous avez signalées ? Est-ce sans but que, depuis deux cents ans, les misérables calculeux ont englouti toutes les mixtures dégoûtantes décrites depuis Pline jusqu'à Joanna Stephens, et depuis celle-ci (en passant par Chittick et ses vases fermés à clef) jusqu'aux charlatans à remèdes secrets de l'époque actuelle ? Je désire beaucoup répondre nettement à cette question, et je le ferai autant qu'il est en mon pouvoir.

Je répliquerai d'abord, messieurs, qu'il n'est point du tout évident qu'on ait fait dissoudre en entier une pierre dans la vessie au moyen d'un agent alcalin. Je n'ai pu découvrir une seule observation authentique de calcul reconnu après le cathétérisme par un chirurgien compétent, et dont on ait constaté la disparition après un traitement par les dissolvants, soit au moyen d'un second cathétérisme, soit à la faveur d'une autopsie. En dehors de ces conditions d'évidence, aucune observation n'a de valeur. Que les solutions alcalines soient un palliatif dans certains cas et permettent à certains malades, en petit nombre, de continuer à vivre d'une façon à peu près supportable, sans être forcés de recourir à l'opération, c'est ce dont je n'ai jamais douté. D'un autre côté, il peut arriver que le soulagement produit par elles ne soit que temporaire ; dans certains cas même, comme je l'ai vu plus d'une fois, l'agent alcalin produit une aggravation considérable dans les symptômes. C'est ce que l'on a pu voir souvent autrefois, à l'époque où florissaient le savon et l'eau de chaux. Toutefois la question qui se pose devant nous n'est pas le degré de l'influence palliative, mais bien celle de la dissolution complète de la pierre. Les observations de Morand, auxquelles j'ai déjà fait allusion, et où vingt-deux malades furent sondés avant d'être soumis au traitement, n'ont pas fourni un seul exemple avéré de guérison. Parmi les prétendus triomphes du traitement par la chaux et la potasse, on trouva, à l'autopsie, chez plusieurs des sujets, de nombreux et volumineux calculs (2). Enfin, ce que l'on peut ajouter encore, c'est que les quatre individus dont la guérison a été certifiée par des com-

(1) *Practical Treatise on Urinary and Renal Diseases*, 1872.
(2) Le docteur J. Parson rapporte douze autopsies des malades de madame Stephens, chez lesquels on observa le même résultat. (*A Description*, etc. London, 1742.)

missaires gouvernementaux nommés afin d'examiner les remèdes de Mme Stephens, sont morts chacun avec leur pierre dans la vessie, où l'autopsie l'a parfaitement retrouvée (1).

L'observation d'Horace Walpole, au siècle dernier, est bien connue ; il la recueillit lui-même pour la « Royal Society ». Il avait presque soixante-dix ans quand il se mit à prendre de 15 à 30 grammes de savon d'Alicante et un litre et demi d'eau de chaux par jour, pendant plusieurs mois de suite ; puis il continua ainsi, avec de courts intervalles, jusqu'à sa mort, qui arriva lorsqu'il avait soixante-dix-huit ans. Il éprouva une grande amélioration au bout d'une année de ce traitement, et, en fin de compte, il se crut guéri. A sa mort, on trouva dans sa vessie trois petits calculs. Il est naturel qu'à cette époque ce cas ait attiré sur lui un intérêt immense : c'est en effet l'un des plus heureux que l'on ait rapportés jusqu'ici. Par malheur, le fait est que la grande majorité des malades qui ont pris alors ces médicaments, et de ceux qui les prennent encore aujourd'hui, sont exempts de la pierre de la façon la plus absolue. Ils éprouvent quelques troubles qu'ils prennent plaisir à appeler des signes de calculs, ils prennent des alcalins à hautes doses (c'est-à-dire une des meilleures substances connues pour combattre l'irritation des voies urinaires), et ils se trouvent soulagés. Alors ils répandent dans leur voisinage, et souvent ils affirment, par la voie de la presse, qu'ils ont été guéris de la « pierre, cette dangereuse affection ». Telles sont les guérisons sur lesquelles compte le vendeur de remèdes secrets. Car enfin qu'arrive-t-il au petit nombre de ses malades qui, en réalité, ont la pierre ? Le calcul, quand il est formé d'acide urique, se revêt de biurate qui adhère ou s'en va en écailles, ou bien l'urine devient ammoniacale, en sorte que, dans aucun cas, il ne se fait de dissolution. Néanmoins on voit sortir de grandes quantités d'un sédiment blanc formé de phosphates terreux et de débris de biurate analogues à des coquilles d'œufs, pour ne rien dire du précipité phosphatique blanchâtre. C'est là ce que le pauvre malade prend pour les débris de sa pierre ; voilà pour lui la preuve de l'efficacité du pouvoir dissolvant. Le fait existe dans la grande majorité des cas, et on le considère presque toujours comme un signe infaillible de la valeur du médicament. En attendant, le calcul s'enveloppe, et assez vite, de nouvelles couches de dépôt, et il augmente inévitablement de volume. Tel est souvent le résultat forcé des médicaments qu'on administre d'une façon empirique, c'est-à-dire sans tenir compte de la nature du calcul ni de l'état de l'urine, et sans que le traitement s'appuie et se règle sur les principes que j'ai indiqués plus haut. Mais, direz-vous, c'est là une simple idée préconçue, qui, sans doute, il est vrai, paraît fort plausible ; toutefois, comment pouvez-vous savoir qu'il en est ainsi ? Je vais vous en donner un exemple frappant ; mais je suis prêt, au besoin, à vous en fournir beaucoup d'autres. Il y a quelques années, un individu du Yorkshire vint me trouver. Il me conta qu'ayant depuis longtemps déjà des

____

(1) Alston's *Lectures in the Materia medica*, vol. I, p. 268. London, 1773. — Ils s'appelaient Gardiner, Appleton, Norris et Brighty.

signes de calcul, il s'était laissé conseiller de prendre un dissolvant bien connu. Il le prit donc, et vous serez d'accord avec moi, j'espère, pour dire qu'il poussa l'expérience assez loin, car il absorba pour une valeur de 625 francs de l'eau que vous voyez sur cette table. Il éprouva d'abord une certaine amélioration ; mais il avait, par nécessité, une vie très-active, et ne pouvait pas s'accorder le repos et tous les adjuvants luxueux que se donnait Horace Walpole ; aussi, finalement, la maladie s'aggrava. Alors il s'adressa à moi, et je lui broyai un gros calcul mixte. S'il était venu plus tôt, la pierre aurait été moins volumineuse. Tout se passa bien, et aujourd'hui le malade est en état de dire son histoire, et de la redire, si besoin il y a.

Je ne veux point affirmer pour cela qu'on n'a jamais dissous de calcul, ni qu'il est impossible de dissoudre un petit calcul d'acide urique par l'usage des agents alcalins à l'intérieur. Au contraire, j'irai plus loin ; car j'espère qu'étant donnés du temps et un soin suffisants, on doit pouvoir y arriver. Et encore je ferai plus : le premier cas semblable qui entrera ici à l'hôpital, si le malade y consent, je serai heureux de le soumettre à ce mode de traitement, et de faire ainsi devant vous une expérience complète. Mais ce que je puis vous dire avec certitude, c'est que, à l'époque actuelle, il n'est pas sûr qu'il y ait encore une seule guérison authentique sur 100 cas de pierre traités par les dissolvants. Un malade qui prend avec résolution ces agents médicamenteux contre un calcul dont les caractères n'auraient pas été déterminés avec soin ne saurait espérer une chance meilleure que la suivante : il y a cent à parier contre un qu'on échouera, et il est probable, au contraire, que la pierre augmentera de volume. Si le calcul est volumineux, la dissolution est impossible.

V. — Quelle est maintenant, messieurs, la *valeur du traitement* en question ? J'affirme hautement qu'il en a une, non pas peut-être contre le calcul logé dans la vessie, mais contre la période initiale de cette affection, je veux dire contre le calcul rénal. C'est là l'époque à laquelle on doit attaquer la pierre au moyen des dissolvants. On peut faire beaucoup dans les cas où il y a de petits calculs d'acide urique qui se frayent un chemin d'une façon périodique ou accidentelle : en premier lieu, et chose principale, je pense, on emploie le traitement préventif, basé sur les principes que je vous ai exposés dans une leçon sur ce sujet ; si ce traitement, employé seul, ne suffit pas, on aura recours à la médication alcaline. Avec cette association d'actions, il deviendra rare que l'on ait à redouter la naissance d'une pierre dans la vessie. Je prévois avec confiance l'époque où l'on n'aura plus que très-rarement, dans ce cas, de graves opérations à pratiquer. Seuls, les calculs d'acide urique, vous le savez, sont modifiés par notre médication, et, par bonheur, ils forment la très-grande majorité des calculs rénaux.

Je dois dire ici quelques mots de certains agents à employer d'une façon locale dans la vessie, pour la dissolution des calculs phosphatiques, qui ne disparaîtraient point, mais plutôt augmenteraient de volume par les remèdes internes que je viens d'indiquer. C'est là, on peut le dire, un sujet de pratique journalière. Vous savez qu'il y a beaucoup de malades, et en particulier ceux qui ne peuvent vider leur vessie sans cathétérisme, qui ont une grande tendance à la formation des pierres phosphatiques composées, et cela dans un temps fort court. Dans ce cas, les solutions acides en injections dans la vessie sont d'un grand secours. On peut apprendre aux malades à faire leurs injections eux-mêmes. Je l'ai enseigné à un grand nombre d'entre eux dans mes salles. Une ou deux fois par jour, après avoir laissé écouler la totalité de l'urine au travers de la sonde, le patient applique, à l'extrémité de celle-ci, un vase d'une capacité de 120 grammes, muni d'un robinet, et contenant une solution d'acétate de plomb (15 à 20 milligrammes pour 30 grammes d'eau distillée) ou bien une ou deux gouttes d'acide chlorhydrique dilué pour 30 grammes d'eau. Il chasse la moitié du contenu dans sa vessie, et le laisse ressortir au dehors par la sonde : il peut arriver que cela entraîne au dehors quelques petits débris. Puis, remettant en contact la sonde et le robinet du vase, il injecte la seconde moitié du liquide qu'il laisse séjourner quelque temps. Cette manière de faire exerce une action favorable contre la formation de calculs phosphatiques, ou, en tout cas, contre l'agrégation de ces éléments dans la vessie. Je n'ai pas le temps de vous décrire en détail toutes les extensions de ce procédé sous le rapport des quantités possibles, etc., quand nous avons plus encore à faire. Le principe est le même, et il est facile de s'entendre ; ailleurs je suis entré, à ce sujet, dans des détails minutieux.

Je ne dois pas omettre l'emploi local de l'électricité, tenté à la fois dans les cas de calculs d'acide urique et de phosphates. Prévost et Dumas (1823) ont essayé la dissolution directe de la pierre dans la vessie, au moyen du courant galvanique, idée qui, depuis, a été plus complétement développée, en Angleterre, par le docteur Bence Jones (1852). Mais le volume des instruments nécessaires pour porter les pôles au contact de la pierre et les y maintenir pendant le temps que réclame la dissolution de celle-ci, est de beaucoup supérieur à celui de ceux qu'on emploie pour broyer les calculs par la méthode moderne de la lithotritie. Nous devons donc jusqu'ici les regarder comme inapplicables.

§ VI. — Ici se présente la *conclusion* finale inévitable, inévitable parce qu'elle est vraie. Je vous ai montré qu'on n'a aucune chance de dissolution, sauf si la pierre est fort petite, et encore seulement si les circonstances sont favorables ; enfin, pour accomplir cette tâche, il faut y consacrer une période de temps très-considérable.

Avec une pierre semblable, messieurs, une ou deux, rarement trois séances sont nécessaires au moyen de la lithotritie. Ainsi limitée, aucune opération du cadre chirurgical n'est très-certainement plus sûre, plus rapide et plus heureuse. Je répéterai que, dans tout le cours de ma pratique, je n'ai pas une fois perdu un malade dans un cas semblable. Et pourtant il faut écouter la voix du malade, qui choisit le traitement à lui faire suivre. Il réclame le droit de choisir, quoiqu'il ne manifeste pas toujours une grande sagesse en agissant de la sorte. A nous appartient le devoir de lui bien montrer les mérites respectifs des deux méthodes. C'est ce que j'ai essayé de faire avec impartialité devant vous.

LEÇON XV

CYSTITE ET PROSTATITE

Cystite. — Sa fréquence. — Son étiologie. — *Cystite aiguë.* — Forme grave ; — forme bénigne. — *Cystite chronique.* — Simple, — catarrhale. — Traitement. — Cathétérisme évacuateur. — Lavages. — Injections médicamenteuses. — Émollients. — Tisanes. — Balsamiques. — Alcalins. — Acides. — Prostatite aiguë, — chronique. — Symptômes.

MESSIEURS,

Celui qui s'adonne à l'exercice de la médecine générale peut fort bien, durant tout le cours d'une longue pratique, n'observer que peu ou point de ces affections qui viennent d'occuper nos sept dernières conférences. Il est des médecins qui de leur vie ne rencontrent pas un seul cas de pierre vésicale; et parmi ceux qui en rencontrent, tous ne se chargent pas eux-mêmes de les traiter.

Le sujet qui se présente à nous aujourd'hui nous offre des conditions tout à fait inverses. Inspirant au chirurgien beaucoup moins de ce qu'on est convenu d'appeler de « l'intérêt », la cystite s'impose pour d'autres motifs à l'attention de l'étudiant. L'inflammation de la vessie est en effet la plus fréquente de toutes les maladies de cet organe, elle vous attend sûrement dans les éventualités de la pratique, et la mission de la traiter vous incombera même assez souvent. Toute lésion, tout motif de souffrance de l'appareil urinaire est une cause suffisante de cystite. Qu'un homme soit atteint d'une stricture sévère ou d'un calcul, qu'il ait une maladie des reins ou de la prostate, tôt ou tard la cystite finit par entrer en scène, et plus d'une fois, aiguë ou chronique, elle masque à son profit l'expression symptomatique de l'affection initiale.

Ne perdez pas de vue que la cystite relève presque toujours d'une cause saisissable, et qu'en fait, la forme idiopathique doit être pour nous de la plus grande rareté. Une gonorrhée, un rétrécissement, une maladie de la prostate, une rétention d'urine ou une altération des caractères de ce liquide, etc., sont autant de conditions étiologiques, actuelles ou éloignées, qu'il vous sera toujours possible de découvrir. Si vous arrivez rapidement à conclure que l'affection est idiopathique, craignez fort de n'en avoir pas su trouver la cause réelle, et cela, sans doute, faute de recherches suffisamment soigneuses et approfondies.

Çà et là cependant, l'interprétation pathogénique du mal échappera à vos plus louables efforts, et il peut bien se faire, ma foi, que vous soyez obligés, vous aussi, de vous rabattre sur la diathèse goutteuse... Messieurs, défiez-vous de la *goutte* et surtout de la *goutte rentrée*, vrai refuge, dans les cas embarrassants, pour les praticiens d'une faible puissance diagnostique. S'il est vrai qu'un certain nombre de phlegmasies uréthro-cystiques doivent être considérées comme la localisation d'un état morbide général, j'espère que ce n'est que dans des circonstances extrêmement rares.

La cystite peut encore être causée par certains poisons irritants, parmi lesquels je dois citer en première ligne les cantharides : j'ai vu de violents symptômes d'inflammation vésicale persister pendant dix à vingt heures, à la suite d'un simple vésicatoire (1).

Nous allons considérer d'abord la *cystite aiguë*, puis la *cystite chronique*, à laquelle nous nous arrêterons particulièrement.

La *cystite aiguë* se présente à nous sous deux formes : l'une grave et dangereuse, l'autre d'un pronostic beaucoup moins sérieux.

La forme dangereuse est celle qui accompagne les lésions les plus redoutables auxquelles la vessie soit exposée. La segmentation spontanée d'un volumineux calcul, une première séance de lithotritie laissant dans la poche urinaire de gros et durs fragments, les violences exercées sur l'organe par une opération de taille, et généralement tous les grands traumatismes, en sont les causes les plus ordinaires. Des frissons, des urines sanglantes, des douleurs très-vives et une extrême irritabilité de l'organe, annoncent l'invasion de la maladie, et le patient succombe en peu de jours. A l'autopsie, vous trouvez la membrane muqueuse d'un rouge foncé dans toute son étendue ou à peu près ; et de plus, apparaissent par places des ulcérations gangréneuses au fond desquelles se montre la tunique musculaire dénudée.

La forme comparativement bénigne de la cystite aiguë est assez commune. Ici nous sommes fondés à admettre que c'est le col de la vessie surtout qui est en cause. Ce que nous désignons, en effet, sous le nom de cystite n'est le plus souvent en réalité qu'une phlegmasie affectant principalement la prostate ou la portion d'urèthre engagée dans cette glande. Il est même probable qu'au début, le siége de l'irritation est exclusivement uréthro-prostatique, la muqueuse vésicale ne se trouvant envahie qu'ultérieurement et par propagation. D'un autre côté, il n'est pas facile, anatomiquement parlant, de tracer une ligne de démarcation entre l'origine de l'urèthre et la cavité du réservoir urinaire, en sorte que l'expression « inflammation du col de la vessie » est souvent parfaitement légitime.

Sous l'influence d'une blennorrhagie, du froid, de l'humidité ou d'autres circonstances nombreuses sans grande importance apparente, un homme voit ses mictions devenir fréquentes et pénibles ; il éprouve une douleur sourde et aiguë au-dessus des pubis ; en même temps son urine se trouble, non pas, remarquez-le bien, par la présence de cette matière épaisse et filandreuse dont je vous parlerai à propos de la cystite chronique, mais uniquement par le fait de l'hypersécrétion du mucus normal de la vessie. A ces désordres

---

(1) Il ne sera peut-être pas inutile de faire remarquer que le cantharidisme vésical n'arrive jamais, selon moi, lorsque la surface cutanée sur laquelle on applique le vésicatoire jouit de toute son intégrité ; en d'autres termes, qu'une effraction épidermique préalable est la condition indispensable du développement de la cystite cantharidienne. Le cas auquel il est fait allusion dans le texte, le seul, du reste, que j'aie pu observer, fut occasionné par l'application d'un vésicatoire sur l'articulation du genou dont l'enveloppe tégumentaire venait d'être profondément modifiée par des badigeonnages avec la teinture d'iode. (*Thompson.*)

locaux s'ajoute habituellement un certain retentissement sympathique de tout l'organisme, accusé notamment par la perte de l'appétit et un état fébrile.

Le *traitement* consiste en laxatifs et diurétiques légers, adoucissants, bains de siége chauds et cataplasmes. On y ajoute, au besoin, quelques préparations anodines. Quant aux tisanes, infusions ou décoctions, qu'on a également l'habitude de prescrire, je vous les ferai connaître tout à l'heure.

J'ai hâte d'arriver à la *cystite chronique*, car c'est cette forme de la maladie qui réclame notre jugement et nos soins, et ouvre un plus vaste champ à l'intervention de l'art. Elle mérite donc, à tous égards, de fixer particulièrement notre attention.

La cystite chronique revêt elle-même deux formes distinctes : la forme *simple*, et la forme que l'on désigne généralement sous le nom de *catarrhale*.

Dans la cystite chronique simple, on n'observe guère qu'une suractivité sécrétoire de la muqueuse vésicale, dont le produit se mêle à l'urine en quantité exagérée. Vous connaissez tous l'hypersécrétion de mucus qu'engendre, dans le coryza vulgaire, l'inflammation de la muqueuse du nez et des sinus frontaux; un phénomène tout à fait de même ordre se produit dans la muqueuse vésicale phlogosée, et l'urine se charge de mucus. En outre, la membrane, rendue également plus sensible par le processus inflammatoire, ne se laisse plus distendre par l'accumulation de l'urine; elle force au contraire l'organe à se débarrasser aussitôt que possible de son contenu, et de là la fréquence des mictions.

A côté de cette forme, nous en rencontrons une autre dans laquelle le mucus présente des caractères particuliers qui ont valu à l'affection le nom de *catarrhe de la vessie;* — encore une de ces appellations malheureuses qui conduisent fatalement à des erreurs pratiques. Ici le mucus est trèsgluant, et, lorsqu'on veut transvaser l'urine du malade, on voit d'abord s'écouler l'urine proprement dite, puis suivre un magma glaireux et collant qui finit par s'ébranler en masse.

Cette matière acquiert sa consistance par le repos; le patient peut en évacuer une pinte et plus par jour. Certains malades en rendent continuellement pendant des mois, et c'est à leur affection que s'applique, notamment à l'étranger, le vocable de « catarrhe de la vessie »; expression qui éveille, précisément dans les pays où elle est adoptée, l'idée d'une lésion dangereuse et réellement incurable. Assurément, dire à un étranger qu'il a un catarrhe de la vessie, c'est l'alarmer au dernier point. Pourquoi, messieurs? — Parce que la maladie est considérée comme une affection essentielle, et non comme un symptôme.

Et pourtant ce prétendu catarrhe n'est pas plus à lui tout seul une maladie que ne l'est une hydropisie, par exemple. Autrefois, vous le savez, nous parlions de l'hydropisie comme d'une maladie formidable; c'est encore, du reste, l'opinion du vulgaire. Mais, aujourd'hui, j'aime à croire que le premier élève intelligent venu ne l'accepte qu'à titre de symptôme dont il cherche incontinent la cause, soit dans une lésion cardiaque, soit dans une affection rénale, soit dans une altération hépatique, etc. Eh bien, telle est aussi la nature du catarrhe vésical. Cherchez la cause : neuf fois sur dix vous en trouverez une bien évidente, et, le plus souvent, justiciable de vos moyens d'action.

Ne venez donc pas, à la manière de ceux qui se payent de mots, me demander quel est le traitement qui convient au catarrhe ; mais, portant plus loin vos regards, efforcez-vous d'arriver à la notion précise des conditions qui lui ont donné naissance.

Or, de toutes ces conditions, la plus commune, et souvent aussi la plus ignorée, c'est l'impuissance de la vessie à se vider entièrement de son contenu, soit à raison de l'atonie de ses parois, soit par le fait d'une obstruction prostatique. Néanmoins la sécrétion muco-purulente caractéristique du catarrhe ne se montre pas toujours en pareille circonstance ; et je ne puis vous dire, quant à présent, comment il se fait que dans certains cas l'urine contienne seulement quelques flocons de mucus, tandis que dans d'autres, analogues sous tous les rapports, elle renferme une forte proportion de matière visqueuse (1).

Eu égard au *traitement*, la première chose à faire, c'est de vider soigneusement la vessie, une, deux ou trois fois par jour, à l'aide de la sonde, toujours avec la plus extrême douceur et en suivant les errements que je vous ai exposés dans la cinquième leçon. C'est là une précaution indispensable, car l'urine en décomposition est une cause active et incessante d'irritation pour la muqueuse. L'urée, produit normal de sécrétion, n'est pas encore altérée quand l'urine débouche des uretères, mais bientôt après elle se décompose en carbonate d'ammoniaque, substance âcre et irritante s'il en fut. Expliquez à votre malade que sa vessie, n'ayant pas été complétement vidée depuis des mois peut-être, se trouve en quelque sorte dans les mêmes conditions de malpropreté qu'un vase ordinaire qu'on ne nettoierait jamais — comparaison suffisamment exacte pour frapper utilement l'esprit d'un profane, et qui sera, du reste, mieux appréciée encore lorsque, après quelques jours de cathétérisme, la proportion de mucus dans l'urine aura probablement diminué d'une manière sensible.

Admettons cependant que cette déplétion méthodique et journalière de l'organe ne produise pas les résultats avantageux que vous en attendiez, ou bien ne procure qu'une amélioration insignifiante. Que ferez-vous ?

(1) La matière glaireuse, spéciale au catarrhe vésical, paraît n'indiquer autre chose que la suppuration de la muqueuse vésicale et la fermentation alcaline de l'urine.

Tant que la cystite se borne à exagérer la sécrétion muqueuse de la vessie, l'urine paraît simplement floconneuse ; mais, dès que le processus suppuratif s'établit, dès que la membrane interne du réservoir s'exulcère et devient granuleuse, l'urine se charge de pus. Alors, si l'urée vient à se décomposer, il se produira du carbonate d'ammoniaque qui transformera le pus en une masse filandreuse et opaline.

L'expérience peut être faite directement en versant du carbonate d'ammoniaque ou de potasse sur du pus provenant d'un abcès.

Le catarrhe vésical n'est donc qu'une cystite suppurée avec fermentation alcaline de l'urine ; il permet d'affirmer l'ulcération et l'état granuleux de la muqueuse en même temps que la décomposition de l'urée : à ce double point de vue, c'est un précieux élément de diagnostic et de pronostic.

Messieurs, il est un fait qui n'a peut-être jamais été observé ou publié, mais dont il est très-important que vous soyez informés ; ce fait le voici : *Il existe des vessies que l'on ne peut vider complétement au moyen de la sonde.* Je m'explique : Quand la prostate présente une configuration irrégulière et qu'elle envoie des prolongements dans la vessie, les reliefs formés par ces différents mamelons circonscrivent des sinus, des excavations qui soustraient à l'action évacuatrice de la sonde quelques drachmes d'urine. Ce n'est pas tout : les parois vésicales elles-mêmes sont souvent creusées de nombreuses petites ampoules ou cellules qui produisent le même résultat. Lorsqu'un obstacle siége depuis un certain temps déjà au col de la vessie, les efforts quotidiens d'expulsion, fussent-ils même peu considérables, amènent toujours, en fin de compte, l'hypertrophie des faisceaux musculaires qui entrent dans la composition des parois vésicales. Vous savez, d'autre part, que toute pression exercée sur un liquide se transmet intégralement dans toutes les directions. Qu'arrivera-t-il donc à un moment donné ? — Il arrivera que les puissances expultrices comprimant le liquide avec plus d'énergie qu'à l'état normal, la muqueuse reçoit le contre-coup de cette compression refoulée, herniée en quelque sorte, entre les bandelettes musculaires, et donnera ainsi naissance aux vacuoles, aux saccules dont je viens de parler.

Il n'est pas très-rare de voir se déposer dans ces cellules des précipités

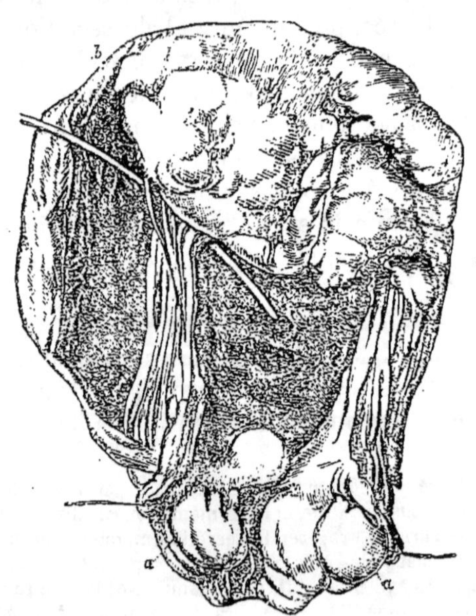

FIG. 22. — Section de la vessie et de la prostate (*).

calcaires qui plus tard produiront des calculs enkystés ; mais ce qui adviendra immanquablement, c'est que l'urine trouvera dans ces diverticules

(*) On voit, à gauche du dessin, une vaste poche produite par une rétention d'urine longtemps négligée. Une bougie traverse la petite ouverture qui met en communication cette poche avec la cavité vésicale proprement dite.

autant de petits réceptacles au fond desquels, faute d'un renouvellement suffisant, elle se décomposera, et partant deviendra irritante. Il peut même arriver que ces diverticules atteignent de grandes dimensions, comme le représente la figure 22.

Il est évident qu'en pareil cas le *cathétérisme* ne peut suffire à l'évacuation totale du réservoir, et qu'il reste toujours, dans les poches ou dans les cellules, assez de liquide altéré pour entretenir l'état phlegmasique de la muqueuse.

Voici alors ce que vous devez faire : une fois par jour au moins, lavez l'intérieur de la vessie avec un peu d'eau chaude, avant de retirer votre sonde. Mais je suis très-minutieux, je l'avoue, sur la manière de procéder. C'est qu'en effet les lavages de la vessie, suivant la façon dont ils sont exécutés, peuvent constituer un excellent mode de traitement ou un moyen infaillible d'irriter sérieusement l'organe. Le procédé usuel, celui du moins que j'ai toujours vu employer jusqu'à ces dernières années, consiste à adapter un cathéter, le plus souvent d'argent, — et vous connaissez ma manière de voir sur les inconvénients des sondes métalliques, — à une grosse seringue de cuivre, puis à pousser avec force 180 à 240 grammes d'eau dans la vessie.

Je désire que vous ayez une horreur salutaire de cette façon d'agir, que rien ne justifie et qui est fort susceptible, selon moi, d'apporter le trouble et la douleur dans une vessie saine, à plus forte raison dans un organe rendu plus irritable par la maladie. Le réservoir de l'urine est un viscère délicat, habitué à une distension graduelle par le fait de la filtration lente et continue de la sécrétion rénale. Que nos actes s'inspirent donc des procédés de la nature ! Jamais, au grand jamais, n'injectez à la fois plus de 60 grammes de liquide, et encore vaut-il mieux ne pas même atteindre cette dose.

Voici comment je vous conseille d'opérer. Vous introduisez d'abord dans la vessie une sonde flexible. Vous prenez ensuite une bouteille de caoutchouc d'une capacité de 120 grammes, et munie d'une canule et d'un robinet; la canule doit être suffisamment longue et effilée pour pouvoir s'adapter à tout cathéter dont le calibre oscille entre le n° 5 et le n° 10 de notre filière. Vous remplissez la bouteille avec de l'eau tiède à 100 degrés Fahrenheit environ (37 à 38 degrés centigrades) ; vous en adaptez sans secousse la canule au pavillon de la sonde ; enfin, vous injectez lentement le quart environ du contenu. Le premier quart ressortira bien certainement épais et sale ; mais le second, injecté avec les mêmes précautions, ressortira moins chargé ; le troisième reviendra plus clair encore, et le quatrième enfin sera vraisemblablement rejeté presque limpide. Ces quatre lavages séparés, de 30 grammes chacun, auront été certainement plus efficaces que deux de chacun 60 grammes, et vous aurez satisfait à mon invariable recommandation : réduire au minimum la somme d'irritation instrumentale. Aussi, sur dix malades, neuf regarderont-ils votre opération comme un adoucissement à leurs souffrances.

Il y a d'autres manières d'effectuer ces lavages ; celle que je viens de vous indiquer est une des plus simples. L'essentiel, c'est que vous ne dérogiez jamais au *principe* qui doit présider à toutes les manœuvres de ce genre.

Si ces ablutions intravésicales restent sans effet, vous pourrez essayer, souvent avec avantage, les injections médicamenteuses.

Le meilleur, peut-être, des astringents doux, lorsque l'urine est alcaline et laisse déposer des phosphates, c'est l'acétate de plomb, à la dose quotidienne de 5 centigrammes, pas plus, pour 120 grammes d'eau tiède.

Vient ensuite l'acide nitrique dilué, à la dose de 1 ou 2 minimes (5 à 10 centigrammes) pour 30 grammes d'eau.

Vous pouvez encore recourir à une faible solution d'azotate d'argent : 5 centigrammes dans 120 grammes de liquide pour commencer. Vous augmenterez progressivement jusqu'à 2,5 centigrammes, ou 5 centigrammes tout au plus, par 30 grammes de véhicule.

L'acide phénique (5 à 10 centigrammes pour 120 grammes d'eau) est aussi un modificateur à essayer, notamment quand l'urine est fermentée et irritante.

Enfin, une injection adoucissante que je vous recommande d'une manière toute particulière, c'est la solution glycérinée de biborate de soude. Vous pourrez l'employer lorsque l'indication des astringents ne sera pas encore très-évidente, ou bien l'associer aux astringents. Les heureux effets de la glycérine boratée dans les affections de la bouche m'ont conduit à l'essayer contre l'inflammation de la vessie, et l'expérience a répondu à mon attente (1). Voici ma formule :

Biborate de soude.............. 1 once [30 gram.].
Glycérine anglaise........... } aa   2 onces [60 gram.].
Eau distillée.. ....

Deux ou trois cuillerées à soupe de cette solution dans 120 grammes d'eau chaude, pour injections intravésicales.

Je vous donne toujours les proportions pour 120 grammes de liquide, parce que la poire de caoutchouc de cette contenance, dont je vous ai déjà donné la description, est l'instrument le plus commode et le plus portatif.

Plus récemment, on a beaucoup vanté, pour neutraliser l'action nocive de l'urine altérée et chargée de mucus, une injection composée de 5 à 10 centigrammes de quinine tenus en dissolution dans 30 grammes d'eau à la

______

(1) [Dans les affections inflammatoires de la bouche, le biborate de soude, ou borax, agit surtout comme alcalin. Il est probable que ses heureux effets dans la cystite tiennent plutôt à ses propriétés antifermentescibles démontrées par Dumas. Dans ces derniers temps, le docteur Alphonse Dubreuil, agrégé à la Faculté de médecine de Paris, a reconnu expérimentalement au silicate de soude une action antifermentescible encore plus prononcée; d'où il résulte que ce sel préviendrait plus sûrement que le borax la transformation de l'urée en carbonate d'ammoniaque. Chez un homme âgé, atteint d'hypertrophie de la prostate et de paralysie de la vessie, les injections à l'eau tiède n'avaient produit aucun résultat. Dubreuil injecta alors une solution à 1/200e de silicate de soude; immédiatement l'urine devint acide et le muco-pus disparut. (*Bulletin de la Société de chirurgie*, séance du 12 novembre 1872.)]

faveur d'une ou deux gouttes d'acide acétique. Je l'ai souvent employée moi-même, et peut-être en ai-je retiré quelque avantage.

Lorsque la cystite s'accompagne de vives douleurs, il vous sera licite de recourir, si cela vous plaît, aux *injections narcotiques*, mais n'en attendez pas grand effet. Ne vous inquiétez pas de la dose, car la muqueuse vésicale, bien différente en cela de sa voisine la muqueuse rectale, paraît dépourvue du pouvoir absorbant (1). Celle-ci (la muqueuse rectale) sera votre véritable lieu d'action, si le malade est tourmenté par des spasmes et des dou-

(1) Quelqu'un a jugé à propos, dans un journal de médecine, d'élever des doutes sur l'exactitude de mes assertions relatives à l'effet des injections narcotiques dans la vessie, et même d'avertir mes lecteurs qu'ils feraient sagement de ne pas toujours me croire sur parole. Sans cette mise en suspicion, il eût été, je crois, superflu de dire que l'assertion incriminée repose précisément sur des observations et des expériences nombreuses. D'ailleurs, ne déplaçons pas la question : mon seul but, en niant le pouvoir absorbant de la vessie, était de révoquer en doute l'utilité des injections narcotiques, et, par suite, de ne les point recommander. J'ai répondu tout simplement à mon critique en injectant 4 drachmes (16 grammes) de « Liq. opii sed. » dans la vessie d'un malade atteint de cystite. Cette expérience a été répétée quatre fois dans mes salles de « University College Hospital », en présence des étudiants, qui ont pu se convaincre par eux-mêmes de l'absence de tout symptôme annonçant le passage de l'opium dans l'économie. Et cependant une dose de 20 minimes (1 gramme), administrée *par la bouche*, provoquait tous les symptômes du narcotisme à un degré très-prononcé. (*Thompson*.)

[Depuis nombre d'années, le professeur Küss (de Strasbourg) niait le pouvoir absorbant de la vessie, et considérait l'épithélium de cet organe comme un vernis réfractaire à tout phénomène d'osmose. Cette conviction, née chez lui de faits cliniques, avait été sanctionnée par de nombreuses expériences sur les animaux et était devenue un des intéressants sujets de son enseignement original. Küss enseignait l'imperméabilité non-seulement de l'épithélium vésical, mais aussi de l'épithélium cutané, de l'épithélium des plèvres, de l'épithélium de l'estomac. Pour ce physiologiste, les cellules épithéliales pavimenteuses constituaient des barrières infranchissables tant qu'elles étaient saines et vivantes, et leur altération ou leur mort se marquait par leur perméabilité. C'est ainsi qu'un vésicatoire permet la dessiccation du derme, que l'urémie se montre dans les cystites avec exulcération de la muqueuse vésicale, qu'un tubercule pleural amène un épanchement pleurétique, etc. Küss comparait l'épithélium pavimenteux aux cellules de l'épicarpe des fruits en général et des raisins en particulier, cellules qui préviennent l'évaporation du contenu liquide du fruit, même sous le plus ardent soleil. (*Cours de physiologie d'après l'enseignement du professeur Küss*, publié par le docteur Mathias Duval, professeur agrégé à la Faculté de médecine, 2ᵉ édit. Paris, 1873, p. 232.)

Les expériences du maître ont été reprises et confirmées, en 1867, par un de ses élèves, le docteur Susini (*Thèses de Strasbourg*, 1867, 3ᵉ série, nᵒ 30). Ce jeune expérimentateur, dans le but d'élucider définitivement la question du pouvoir absorbant de la vessie, s'est livré à une double série d'expériences, la première sur les animaux, la seconde sur l'espèce humaine :

1ᵒ *Expériences sur les animaux*. — Une solution de ferro-cyanure de potassium est injectée dans la vessie de lapins, grenouilles, cabiais. On badigeonne ensuite la surface extérieure de l'organe avec une solution concentrée de perchlorure de fer. La coloration bleue caractéristique ne se montre qu'après un intervalle qui varie de vingt minutes à deux heures après la mort de l'animal. Si l'on veut faire apparaître la coloration *immédiatement*, il suffit, à l'aide d'un fil de fer introduit par l'urèthre dans la vessie, de détruire la surface épithéliale; il se forme instantanément une tache bleue en regard du point gratté.

2ᵒ *Expériences sur l'homme*. — Susini, se prenant lui-même pour sujet de ses recherches, s'injecte dans la vessie 10 grammes d'iodure de potassium, 5 grammes de ferro-cyanure de potassium, une infusion de 4 grammes de feuilles sèches de belladone, sans éprouver le moindre symptôme qui indique l'absorption de ces substances toxiques, sans pouvoir en saisir la plus légère trace dans la salive à l'aide des plus sensibles réactifs. Ainsi, l'infusion de belladone, après trois heures de séjour dans la vessie, n'a pas même

leurs violentes : un suppositoire au beurre de cacao additionné d'un demi-grain (2,5 centigr.) ou d'un grain (5 centigr.) de morphine est souvent d'un grand secours.

Les *révulsifs* n'auront qu'une importance bien secondaire dans votre médication. Le plus sûr et probablement aussi le plus inoffensif des contre-irritants que vous puissiez mettre en usage, c'est un cataplasme de farine de graine de lin bien chaud, largement saupoudré de farine de moutarde et appliqué au-dessous des pubis. Je passe à dessein sous silence l'huile de croton, le nitrate d'argent, etc. Les fomentations sèches : sachets de son ou de sable, flanelles chaudes, etc., calment toujours un peu le symptôme douleur. Il en est de même des bains de siége.

Viennent ensuite une foule d'*infusions* et de *décoctions* réputées salutaires dans la cystite. Je vous en citerai quelques-unes dans l'ordre que je regarde approximativement comme celui de leur valeur. Ce sont les tisanes : de *buchu* (1), de *Triticum repens*, d'*Alchemilla arvensis*, de *Pareira brava* (2) et de *busserole*. Ici nos cuillerées traditionnelles deviennent tout à fait in-suffisantes pour indiquer les doses. Des première, quatrième et cinquième,

produit la dilatation de la pupille. Ces expériences, remarquables d'ailleurs par le soin extrême avec lequel elles ont été conduites et la description minutieuse des procédés d'exé-cution, ruinent complétement celles de MM. Ségalas et Martineau, et établissent, d'une façon qui paraît désormais irréfutable, l'imperméabilité de l'épithélium vésical sain.

Dans une communication écrite qu'il a bien voulu nous adresser, sir Henry Thompson nous dit que ce sont les faits cliniques qui l'ont conduit, lui aussi, à dénier à la vessie tout pouvoir absorbant; les « expériences et observations très-nombreuses » dont il est parlé dans sa note, ont eu le malade pour sujet. Dans le but de soulager les souffrances de cer-tains malades, Thompson leur a injecté dans la vessie, tantôt 25 centigrammes de mor-phine, d'autres fois 4 grammes d'extrait de belladone, sans obtenir le moindre effet physio-logique ou thérapeutique. La « liquor opii sed. », employée dans ces dernières expériences à « University College Hospital », est un peu plus active que le laudanum ; on la prescrit ordi-nairement à la dose de 20 à 30 gouttes. Thompson en a administré 15 grammes ! Aussi considère-t-il la vessie comme un simple réservoir qui, physiologiquement parlant, ne fait pas autrement partie de l'organisme humain ; réservoir qui manque chez certaines classes d'animaux (les poissons, les reptiles), et qui, chez celles où il existe, n'a d'autre fonction que de retenir l'urine temporairement et de lui permettre d'attendre un moment favorable pour s'écouler, — une mesure de propreté prise par la nature.

Comme on le voit, les expériences de Küss, de Susini et de Thompson se complètent et se corroborent mutuellement. Mais il ne faut pas perdre de vue que l'épithélium vésical n'est absolument imperméable que tout autant qu'il est *sain;* bien différents seraient les résultats, si un sondage maladroit ou toute autre cause l'avaient lésé et avaient conséquem-ment aboli ses propriétés physiologiques.]

(1) [Le *buchu* ou *bucco* est une plante de la famille des rutacées, qui croît au cap de Bonne-Espérance et qui jouit d'une grande réputation dans plusieurs contrées, spécialement aux États-Unis. Les feuilles sont les seules parties employées; elles exhalent une odeur aromatique assez analogue à celle de la menthe, et doivent leurs propriétés stimulantes et balsamiques à une huile volatile et à une résine. Comme les autres balsamiques, le buchu est contre-indiqué dans la phase aiguë des phlegmasies de l'appareil urinaire ; mais, après la défervescence, il contribue à tarir la sécrétion muco-purulente de la muqueuse vésicale. On emploie l'infusion (pp. 16 grammes pour 750 grammes d'eau) et la teinture à la dose de 10 à 40 grammes.]

(2) [Le *Pareira brava* est une ménispermée qui croît au Brésil, et dont la volumineuse racine est très-usitée en Angleterre à titre de diurétique. Elle renferme une notable quan-tité d'azotate de potasse, qui explique son action diurétique, et une résine molle qui lui donne également des propriétés balsamiques ou anticatarrhales. On l'administre, soit en infusion (20 pour 1000), soit en extrait, depuis 50 centigrammes jusqu'à 4 grammes.]

donnez par jour un quart de litre ; — des deuxième et troisième, administrez un demi-litre (1). Vous ferez bouillir, ou simplement infuser, suivant le cas.

Le rhizome du *Triticum repens*, ou *chiendent vulgaire*, a été introduit par moi depuis quelques années dans le traitement de la cystite (2). C'est un remède réellement utile dans beaucoup de cas et qui continue à jouir de la confiance des praticiens. On en fait bouillir 30 ou 60 grammes dans un *quart* d'eau (un litre) jusqu'à réduction à une *pinte* (un demi-litre) ; on filtre, et l'on administre au malade en quatre doses dans les vingt-quatre heures. Remède populaire des anciennes flores médicinales, le chiendent formait la base du traitement de la « strangurie », expression qui, dans les siècles passés, alors que l'art du diagnostic était encore dans son enfance, servait à désigner toute difficulté de la miction, quelle qu'en fût la cause.

Le *parsley-pert*, ou *Alchemilla arvensis* (3) (dérivé de « percer la pierre », et non pas synonyme de « *parsley* » ou *persil*, qui est une ombellifère), constitue, suivant mon expérience, un admirable remède dans les cas obscurs. Je l'emploie en infusion, à la dose de 30 grammes pour une pinte d'eau.

A côté de ces tisanes, il convient de réserver une place pour les *résines* qui ont une certaine influence sur la muqueuse de la vessie, telles que le copahu, l'huile de bois de santal, la térébenthine de Venise, etc. Il ne faut pas les prescrire aux mêmes doses que pour la blennorrhagie : 5 minimes (25 centigrammes) de copahu ou d'huile de cubèbe, délayés dans un mucilage et administrés trois ou quatre fois par jour, suffisent parfaitement et rendent parfois d'incontestables services.

Un mot sur les *alcalins*.

En thèse générale, les alcalins, neutralisant l'excès d'acide que peut contenir l'urine, sont des adjuvants précieux dans le traitement de la cystite. J'emploie la liqueur de potasse (4) aussi volontiers que les bicarbonate, citrate et tartrate de même base, qui me semblent avoir une action diurétique plus prononcée, et auxquels je reproche d'activer la sécrétion de l'urine, alors que c'est précisément le contraire que l'on désire, en vue de diminuer la fréquence des mictions.

---

(1) La pinte anglaise équivaut à 0,56 793 litre.

(2) [Cette assertion de Thompson ne peut évidemment s'appliquer qu'à la pratique anglaise, car depuis bien des années, en France, le chiendent est un médicament pour ainsi dire banal dans la thérapeutique des maladies urinaires.]

(2) [L'*Alchemilla arvensis* Linn. est une espèce du genre *Alchemilla* ou Alchimille, de la famille des rosacées ; elle est encore désignée sous le nom de *perce-pierre des champs*. On en emploie la racine ou rhizome. Comme toutes les rosacées, l'alchimille renferme une certaine proportion de tannin qui explique les propriétés diurétiques et anticatarrhales de la plante.]

(4) La liqueur de potasse, *liquor potassæ*, des pharmacopées anglaises se prépare ainsi :

Eau........................	400 grammes.
Potasse	50 gram.
Chaux vive	25 gram.

Le produit est d'une densité de 1,075, et peut être administré à dose plus ou moins élevée, suivant le but qu'on se propose ; mais il faut toujours l'étendre dans une grande quantité d'eau, afin d'éviter une action topique trop intense sur la muqueuse gastro-intestinale.

L'ancien usage d'associer la jusquiame à la liqueur de potasse, bien qu'on ait affirmé l'incompatibilité de ces deux substances, me paraît devoir être maintenu dans la pratique. Que la belladone et la jusquiame perdent de leur activité spécifique par le fait de leur mélange avec la potasse, je le veux bien : chimiquement, c'est peut-être vrai ; mais ce dont je suis également convaincu, c'est que cette association des narcotiques et des alcalins calme la douleur et modère la fréquence des mictions. Voilà pourquoi je suis revenu depuis quelque temps à l'ancienne formule.

Voyons maintenant les *acides*.

Pénétrez-vous bien d'abord de cette vérité, que les acides ne sont en aucune façon les correctifs de l'alcalinité de l'urine. Gardez-vous de cette croyance vulgaire qu'il soit possible de communiquer à l'urine une réaction acide en administrant par les voies digestives des acides minéraux. Au moyen des alcalins, vous rendrez l'urine neutre ou alcaline tant qu'il vous plaira ; mais la réciproque, c'est-à-dire l'acidification des urines par les acides, est une illusion thérapeutique, soyez-en sûrs. J'entends dire constamment : « L'urine du malade est très-alcaline, ne ferions-nous pas bien de recourir aux acides ? » — A quoi je réponds : « Si vous y tenez tant, donnez-en *une once* ou *deux* par jour, mais vous ne changerez certainement pas la réaction de l'urine. » J'ai moi-même essayé ces doses, bien diluées, naturellement, sans obtenir le moindre effet. En quoi les acides sont utiles, c'est par leur action tonique et vaso-motrice, mais n'attendez pas d'eux qu'ils agissent directement sur l'urine.

Je dois faire cependant quelque réserve en faveur des *acides benzoïque* et *citrique ;* mais encore, pour obtenir de ces substances un résultat sensible, faut-il les donner à de telles doses, qu'on peut, en vérité, se demander si le remède n'est pas pire que le mal. L'acide benzoïque, grâce à ses propriétés quelque peu balsamiques, se trouve indiqué dans certains cas de cystite chronique ; comme il est insoluble dans l'eau, c'est sous forme pilulaire qu'il convient de l'administrer : 15 à 20 centigrammes d'acide, cimentés par une goutte de glycérine, constituent une bonne préparation pour une pilule. Mais il faudra en donner jusqu'à douze par jour, en tout cas pas moins de six, pour avoir le droit de compter sur un résultat, ce qui représente une dose quotidienne minima de 120 centigrammes de substance active.

Le jus de citron exerce, lui aussi, une action acidifiante sur l'urine, et, si l'estomac s'en accommode, on peut le prescrire en grande quantité.

En résumé, le fait important à retenir, celui qui domine l'histoire clinique des altérations chimiques est le suivant :

L'excès d'acidité est la manifestation d'un trouble constitutionnel, l'expression d'une erreur de tout l'organisme, le produit d'un abus de sécrétion qui vicie (1) la réaction de l'urine à partir du moment où celle-ci est formée dans le rein. Le traitement à lui opposer doit donc être général, et viser plutôt les fonctions assimilatrices que l'organe éliminateur. Réformez en conséquence les habitudes du malade, surveillez son régime ; veillez surtout

(1) Voy. Leçon XIII.

à l'accomplissement régulier des fonctions hépatique et intestinale. — Au contraire, l'alcalinité habituelle de l'urine constitue, dix-neuf fois sur vingt, un accident purement local, une altération secondaire de provenance vésicale. Pour vous en convaincre, tâchez de recueillir un spécimen d'urine qui vienne directement des reins, je veux dire qui n'ait pas été viciée par son séjour dans la vessie, vous verrez qu'il est suffisamment acide. Voilà pourquoi l'alcalinité de l'urine indique, non une médication interne, mais un traitement local par le cathéter et les injections. Il est vrai que vous rencontrerez parfois, comme conséquence d'une dyscrasie constitutionnelle, des urines neutres ou alcalines, troublées par des dépôts de phosphate amorphe, mais ces cas sont très-rares en comparaison de ceux dont je viens de vous parler (1).

Je terminerai cette leçon par quelques courtes considérations sur la *prostatite aiguë* et sur la *prostatite chronique*.

La *prostatite aiguë* présente différents degrés de sévérité; en général, elle ne s'offre à l'observation du praticien que lorsqu'elle a produit une rétention d'urine en obstruant le col de la vessie. Je vous ai exposé avec assez de détails, dans la sixième leçon, quelle devait être votre conduite en pareil cas. L'organe est souvent le siége d'un gonflement considérable et d'une sensibilité extrême. Le processus inflammatoire peut aboutir jusqu'à la suppuration de la glande elle-même ou des tissus ambiants. Ces sortes d'abcès finissent par s'ouvrir, soit dans l'urèthre, — ce qui est le cas le plus fréquent, — soit dans le rectnm.

---

(1) [Il est malheureusement des cas de cystite qui résistent à tous ces moyens : malgré les lavages les mieux faits et le traitement médical le mieux combiné, les urines restent troubles, ammoniacales et irritantes; les envies d'uriner se renouvellent à chaque instant; la phlegmasie se communique de proche en proche par les uretères jusqu'aux reins, et le malade, épuisé par un ténesme sans rémission non moins que par la suppuration vésicale, succombe lentement au milieu des plus pénibles angoisses.

Bon nombre de ces cas peuvent cependant être sauvés. Ils le seront par la chirurgie, à condition que les ressources opératoires soient appliquées en temps opportun, c'est-à-dire avant l'envahissement du parenchyme rénal. En effet, le symptôme le plus douloureux et le plus néfaste, celui qui oppose le plus sérieux obstacle à la guérison, c'est la contraction presque continuelle du muscle vésical luttant à chaque instant contre cette matière visqueuse qui remplit le bas-fond et dont il reste toujours un résidu irritant et offensif au premier chef. Non-seulement ces contractions épuisent le malade par déperdition nerveuse, mais elles tendent encore à accroître constamment l'hypertrophie des parois vésicales, à diminuer la capacité du réservoir, à dilater les uretères; enfin et surtout, elles s'opposent à la réalisation de la condition *sine quâ non* de toute cicatrisation et de l'apaisement de toute inflammation : le repos et l'immobilité.

C'est en s'inspirant de ces faits, c'est pour réduire au repos le muscle vésical, que des chirurgiens de l'école américaine ont eu l'idée aussi heureuse que hardie d'opposer la cystotomie à certains cas de cystite absolument réfractaires au traitement médical. Au professeur William Parker, de New-York, revient, croyons-nous, la priorité de l'idée (3 juin 1846) et de l'exécution (23 novembre 1850) de cette opération chez l'homme. L'honneur du premier succès appartient au professeur Eve, de Nashville (1866). L'idée de ce mode de traitement chez la femme est due à Marion Sims (1858), et l'exécution à son élève illustre, Thomas Addis Emmet (1861).

La cystotomie pour les cas de cystite très-rebelles s'accompagnant de ténesme et de spasme est aujourd'hui passée dans la pratique courante de l'Hôpital des femmes de New-York, où l'un de nous a été à même d'en apprécier les heureux effets chez ces malades qui, autrement, étaient vouées à une mort aussi misérable que certaine.]

Une maladie moins connue et surtout plus rarement diagnostiquée, c'est *l'inflammation chronique de la portion prostatique de l'urèthre*, s'étendant plus ou moins au tissu propre de la glande. L'affection est cependant fréquente et, par suite, importante à connaître. Elle résulte le plus souvent, mais non toujours, d'une blennorrhagie opiniâtre, et je vous l'ai déjà citée comme une lésion dont les symptômes peuvent le plus aisément être confondus avec ceux d'un calcul d'un caractère bénin. Ainsi, un homme de vingt à trente ans vient vous dire qu'il a vu apparaître chez lui et d'une façon graduelle les symptômes suivants : mictions fréquentes *suivies* de douleur à l'extrémité du pénis ; de temps en temps un peu de sang vient rougir les dernières gouttes d'urine ; la sécrétion elle-même se trouble et renferme un dépôt muco-pulurent ; un sentiment de chaleur et de pesanteur s'accuse vers le périnée et le rectum ; peut-être y a-t-il aussi un peu d'écoulement par l'urèthre ; enfin, tous ces malaises s'aggravent par l'exercice et la fatigue.

Convenez que cette esquisse est bien faite pour donner le change sur la présence d'un calcul. Comment parviendrez-vous à dissiper l'équivoque. — Par les anamnestiques et par la sonde.

Les anamnestiques vous apprendront que le patient n'a rien éprouvé qui ressemble aux douleurs que provoque la descente d'un calcul rénal ou l'expulsion d'un gravier, mais qu'il souffre, depuis plusieurs mois peut-être, d'une gonorrhée rebelle à tous les moyens de traitement.

La sonde, dont l'introduction devient alors une nécessité de circonstance, ne vous fait rien trouver dans la vessie ; elle vous révèle seulement une sensibilité insolite de la portion prostatique de l'urèthre ; et le résultat le plus clair de votre exploration est souvent d'aggraver la position du malade pendant un jour ou deux.

Quel *traitement* mettrez-vous en œuvre?

D'abord et avant tout, vous vous abstiendrez de toute intervention instrumentale, car, dans la majorité des cas, l'instrument ne peut faire que du mal. Faites ici ce que vous feriez pour une inflammation chronique de l'œil ou de l'oreille. Au moyen du liniment épispastique de la pharmacopée et d'un pinceau, établissez tous les quatre ou cinq jours un vésicatoire volant de chaque côté du raphé périnéal, — avec beaucoup de précaution, bien entendu, afin de ne pas torturer le malade ni de l'empêcher de se lever, — et continuez ainsi pendant quatre à six semaines. J'ai obtenu les meilleurs effets de cette méthode combinée avec un régime approprié et une médication tonique. Le patient se trouve bientôt heureux d'échanger ses sourdes et continuelles souffrances au périnée contre les cuissons passagères des vésicatoires, et il constate avec joie combien les premières cèdent graduellement aux secondes.

Dans les cas exceptionnels ou l'écoulement chronique du canal constitue le symptôme dominant, il peut être très-avantageux de porter sur la région prostatique de l'urèthre une solution de nitrate d'argent, à la dose maxima de cinq à dix grains (25 à 50 centigr.) pour 30 grammes d'eau.

Dans notre prochaine conférence, nous continuerons l'étude des maladies de la vessie.

LEÇON XVI

AFFECTIONS DE LA VESSIE : — PARALYSIE — ATONIE — INCONTINENCE DES ADOLESCENTS — TUMEURS

Affections de la vessie : — *Paralysie.* — *Atonie.* — Traitement : évacuation, électricité. — *Incontinence des adolescents.* — Traitement : belladone, nitrate d'argent. — *Tumeurs de la vessie :* Fibromes. — Tumeurs fongueuses. — Épithélioma. —Squirrhe. — *Tumeurs de la prostate :* Cancer, — Encéphaloïde. — Symptômes : hématurie, — mictions fréquentes et douloureuses, — rétention d'urine. — Cathétérisme. — Toucher rectal. — Examen microscopique des urines. — *Traitement :* 1° De l'hématurie : astringents, injections de nitrate d'argent. — 2° Des douleurs : narcotiques, opiacés. — 3° De la rétention : cathétérisme.

MESSIEURS,

Vous avez vu entrer dernièrement dans notre service deux malades qui se disaient atteints de *paralysie de la vessie.* Telle est, du moins, la mention que portait leur billet d'hôpital.

L'un d'eux était un homme de peine déjà avancé en âge et ne présentant, d'ailleurs, aucune apparence maladive. Voici ce qu'à force de questions nous pûmes apprendre de lui : Il avait près de soixante ans. Depuis quatre ou cinq ans il urinait avec beaucoup trop de fréquence, ce qui le dérangeait fort, surtout la nuit, bien que depuis un certain temps l'urine s'échappât à son insu pendant le sommeil, ou à l'occasion d'un effort durant le travail de la journée ; le jet tombait presque perpendiculaire et sans force. Enfin, depuis quelques mois, l'urine était devenue trouble en même temps qu'elle avait contracté une odeur désagréable. Le patient n'éprouvait, du reste, aucune « douleur spéciale » ; mais il avait beaucoup perdu de son ancienne vigueur, il était même devenu très-faible dans ces derniers temps. Néanmoins ses autres fonctions s'accomplissaient normalement, et ce n'est que depuis trois semaines qu'il avait interrompu son travail journalier.

Je priai cet homme de se déshabiller. Pendant qu'il déférait à mon invitation, nous fûmes frappés de l'odeur urineuse qui s'exhalait de toute sa personne. Quelques chiffons souillés d'urine et assujettis tant bien que mal autour de la verge tenaient lieu, chez ce pauvre diable, de l'urinoir de caoutchouc dont il ne pouvait se payer le luxe.

Il n'y a que deux conditions qui puissent produire un état de choses aussi déplorable : ou bien la vessie est incapable de retenir son contenu, ou bien au contraire elle est inhabile à s'en débarrasser. Dans le premier cas, l'organe, ne fonctionnant plus comme réservoir, permet à l'urine de s'écouler au fur et à mesure de son arrivée par les uretères ; dans le second, la poche, démesurément distendue, déborde et laisse échapper son trop-plein suivant le mécanisme que je vous ai déjà décrit (leçon V, page LXXI).

Un simple coup d'œil suffisait, pour ainsi dire, dans l'espèce, à trancher la question. Je vous fis remarquer l'évidente saillie qui proéminait au-dessus de la symphyse pubienne. Quand le malade fut couché sur le dos, nous pûmes constater la matité de toute la surface saillante, et tout autour la sonorité tympanique de l'intestin ; ce qui diminua nos doutes, s'il nous en restait encore, sur l'existence d'une collection liquide. Néanmoins nous n'étions pas encore en possession de toutes les données nécessaires. Ce relief de l'hypogastre pouvait tenir, en effet, à une tumeur solide développée sur les parois de la vessie, dont elle aurait occupé la place, voire même dépassé les limites et, par suite, aboli les fonctions. Au palper, l'intumescence semblait bien évidemment recéler un contenu liquide; mais ceci même n'est pas une preuve péremptoire : on a vu la main la plus exercée « perdre parfois sa finesse de toucher » ou se laisser leurrer par des sensations trompeuses. Pour conclure, je sondai le patient devant vous avec un cathéter de bonne courbure qui livra passage à près de 1200 grammes d'urine altérée. L'examen de la prostate ne me révéla pas d'hypertrophie bien manifeste.

Avons-nous eu affaire à une *paralysie de la vessie?* Assurément non, messieurs. Nous savons par les antécédents du malade qu'il n'a jamais éprouvé d'attaque, et je vous prie de bien comprendre que, sans lésion des centres nerveux, il n'y a pas de paralysie vésicale possible. Veuillez vous reporter à ce que je vous ai dit sur ce sujet dans la cinquième leçon. Le mot *paralysie* est appliqué tous les jours, et bien à tort, à des cas semblables à celui qui nous occupe en ce moment. Et cette incorrection de langage, non-seulement ne donne pas la formule exacte de l'état pathologique réel, — ce que devraient toujours faire, dans la limite du possible, les termes nosographiques, — mais elle égare encore le jugement du praticien en consacrant une hérésie pathogénique.

A quelle lésion se rattachent donc les troubles fonctionnels présentés par notre malade? — Probablement à une *atonie de la vessie*. Précisons davantage. La vessie faillit à son rôle d'agent expulseur dans deux conditions : premièrement, quand un développement prostatique — qui n'est pas toujours et nécessairement très-considérable — oppose dans la région du col une insurmontable barrière à l'appareil musculaire normal ou hypertrophié de la vessie ; secondement, quand la tunique musculaire, affaiblie ou atrophiée, a perdu tout ou partie de sa puissance contractile, et que l'organe, réduit à l'état d'une poche mince et flasque, est impuissant à réagir sur son contenu.

Ces deux conditions : obstacle mécanique et insuffisance fonctionnelle, s'associent parfois dans la genèse de la rétention, et s'il est vrai que l'hypertrophie vésicale soit une conséquence fréquente des rétrécissements uréthraux, nous voyons aussi la dilatation passive et l'amincissement des parois résulter d'une dysurie prostatique. Mais l'atonie peut encore se produire en l'absence de toute lésion de la prostate : généralement alors elle est due à ce que le malade s'est trouvé, pour une raison ou pour une autre, dans la nécessité de retenir trop longtemps ses urines. Malheureusement, il ne faut qu'une fois pour vaincre la force du ressort vésical ; et le collapsus consécutif devient promptement irrémédiable, si le médecin n'en saisit pas à temps le véritable caractère.

Le malade, interrogé de nouveau, ne nous donna à ce point de vue que des renseignements négatifs : il n'avait jamais eu l'habitude de se retenir. De plus, son affection ne s'était pas déclarée soudainement ; bien au contraire, le processus symptomatique avait évolué d'une façon lente et graduelle, et, circonstance plus significative encore, juste à cette époque de la vie où la prostate commence à s'hypertrophier lorsqu'elle doit le faire. Cependant, par le toucher rectal, nous ne découvrions pas d'hypertrophie appréciable. Nous nous trouvions ainsi conduit au diagnostic suivant : hypertrophie de la prostate échappant à l'exploration rectale, et consistant en une petite excroissance du lobe médian suffisante pour obturer le col de la vessie. En outre, les dimensions de la vessie, révélées par la percussion, non moins que la quantité d'urine qui venait de s'écouler, nous permettaient d'ajouter : parois vésicales minces, privées de contractilité, c'est-à-dire frappées d'atonie.

Je ne crois pas qu'il soit possible de se soustraire à ces conclusions, et je vous prie non-seulement de ne jamais vous servir vous-mêmes, en pareil cas, du mot *paralysie*, mais encore de protester, le cas échéant, contre l'emploi abusif que d'autres pourraient faire d'un terme si foncièrement impropre. La véritable paralysie de la vessie accompagne les lésions du rachis, et ne forme qu'un coin du tableau dans l'expression symptomatique des maladies des centres nerveux. On la trouve constamment associée à une démarche mal assurée, à des troubles de la prononciation, aux indices les plus légers comme aux signes les plus frappants d'une altération nerveuse centrale, et je l'ai vue souvent persister alors que tous les autres symptômes avaient déjà, non pas complétement, mais presque complétement disparu.

Dans tous les cas d'atonie, il est essentiel de faire ce que nous avons fait pour notre malade, c'est-à-dire d'évacuer complétement le réservoir de l'urine au moyen du cathétérisme, répété trois ou quatre fois par jour et pratiqué avec la sonde de gomme. De la sorte, on place la tunique muscu-laire dans la seule condition qui lui permette de recouvrer sa contractilité perdue, car celle-ci ne reviendrait pas tant que l'accumulation de l'urine entretiendrait la distension de l'organe.

Dans les cas d'atonie pure et simple ou de paralysie légère, mais sans complication d'hypertrophie prostatique, on retire parfois quelque avantage du galvanisme, des douches et injections froides, et des toniques. Toutefois, sans vouloir contester l'utilité réelle de ces agents, j'estime qu'il faut beau-coup rabattre de la valeur que paraissent leur attribuer certains praticiens. J'ai vu, quant à moi, l'inertie du réservoir céder rapidement à l'emploi quotidien de la faradisation, appliquée de la façon suivante : L'un des pôles, portant la poignée ordinaire garnie d'une éponge humide, était appliqué sur les vertèbres lombaires ; d'autre part, on introduisait dans la vessie une sonde de gomme élastique renfermant un fil conducteur, terminé lui-même à son extrémité libre par un bouton métallique et relié au delà du talon de la sonde avec le deuxième pôle de l'appareil. Le courant doit être très-faible, et il faut en surveiller les effets de manière à ne produire qu'une sensation légère. Cette condition remplie, vous promenez doucement la bougie contre les parois vésicales, et, pour finir, vous la laissez séjourner un instant sur le col, ce qui occasionne toujours un peu plus de douleur. Il est bien entendu que l'organe aura été préalablement évacué. Chaque séance ne doit pas durer, en tout, plus de huit à dix minutes.

Un état pathologique bien différent de l'atonie, c'est l'*impuissance de la vessie à retenir son contenu*, soit par le fait de quelque maladie grave, soit à la suite d'un traumatisme local. Dans cette déplorable situation, l'urine s'échappe par l'urèthre au fur et à mesure qu'elle descend des uretères. C'est l'incontinence absolue dans toute la rigueur du mot. Il n'y a guère de secours, en pareil cas, que dans les appareils de prothèse : il faut remplacer le réservoir interne, qui faillit à son rôle, par un réservoir extérieur, susceptible d'être vidé à la volonté du patient. Fort heureusement, de pareils cas sont très-rares.

A côté de cette incurable incontinence, il en est une autre, partielle, celle-ci, ou plutôt intermittente, et qui n'est pas seulement très-commune, mais est encore — ce qui vaut mieux — justiciable de la thérapeutique.

Une mère inquiète vous amènera son garçon ou sa fille, et vous dira que chaque nuit, ou à peu près, l'enfant mouille son lit. L'âge du jeune malade pourra varier beaucoup, mais, dans la *majorité* des cas, vous le trouverez au-dessous de la puberté. Vous en voyez souvent des exemples dans notre salle de consultation. Les enfants, dont le cerveau, très-excitable, travaille sans relâche, présentent, comme vous le savez, durant leur sommeil, des mouvements musculaires plus agités que ceux qu'on observe chez l'adulte ou chez les jeunes sujets d'un tempérament plus calme. Toutes les aberrations de l'activité nerveuse, jusques et y compris le somnambulisme, peuvent se produire pendant le sommeil d'un enfant dont la complexion chétive est l'esclave d'une vivacité d'esprit qui ne connaît ni trêve, ni repos. L'incontinence nocturne apparaît souvent dans ces conditions. Elle ne s'y trouve pas liée, bien entendu, d'une façon exclusive; plus d'une fois elle afflige les enfants lourds et stupides, doués d'une intelligence au-dessous de la moyenne; et il faut convenir encore que l'on trouve des cas qui n'appartiennent à aucune de ces deux catégories.

Il n'est pas de médicaments ni de pratiques diverses auxquels on n'ait soumis ces malheureux enfants, jusques et y compris l'administration périodique des étrivières, que vous saurez bannir, j'aime à croire, de votre arsenal thérapeutique. Soyez convaincus que les punitions et les mauvais traitements n'ont jamais prévalu contre cette infirmité de l'enfance. La vieille recommandation de « ne point épargner le bâton » (1), — quel que

____

(1) Allusion au proverbe anglais très-connu : *Spare the rod and spoil the child.*

soit son effet moral, que je n'ai point à discuter, — n'est pas faite pour nous, qui pratiquons l'art de guérir. Les personnes chargées du soin de l'enfant finissent souvent par perdre patience devant la reproduction continuelle de l'accident qu'elles attribuent au mauvais vouloir ou à la paresse. J'ai vu de véritables cruautés infligées par les parents eux-mêmes à ces pauvres petits délinquants. Gardez-vous bien d'encourager jamais des procédés aussi aveugles qu'odieux.

Je serai bref sur le *traitement*, désirant ne mettre en relief, si c'est possible, que les principes généraux dont le thérapeutiste doit s'inspirer.

Chez les malades de la première catégorie (les enfants nerveux et délicats), vous cultiverez surtout le côté matériel de la vie, éloignant de votre mieux les causes de surexcitation cérébrale, tonifiant la constitution par les ressources combinées de l'hygiène et de la matière médicale : alimentation substantielle, air des champs, bains de mer, ferrugineux, huile de foie de morue. — Quant aux enfants de notre deuxième catégorie (ceux dont l'intelligence est tardive et paresseuse), sachez qu'il faut surtout développer leur esprit, et faites-le comprendre aux parents. Tâchez vous-mêmes de stimuler, autant que possible, la volonté de ces petits êtres, de manière à vous en faire une alliée pour combattre la maladie. Ces pauvres enfants sont souvent maltraités, alors qu'il faudrait plutôt leur faire sentir combien l'habitude est dégradante, afin de stimuler contre elle toute leur énergie.

Les remèdes qui agissent le mieux contre l'incontinence sont ceux qui exercent une action spéciale sur les organes urinaires. En tête de ces agents, je vous citerai la belladone, qui paraît jouir d'une double action paralysante sur l'appareil moteur et sensitif de la vessie. Vous savez, par exemple, que chez les personnes d'un certain âge, dont le réservoir urinaire ne possède qu'un faible pouvoir expulseur, une simple dose de belladone produit parfois une rétention complète, et cela sans que le sujet s'en trouve gêné, du moins pour un certain temps. Vous administrerez donc à vos jeunes malades la teinture de belladone pendant l'après-midi et à l'heure du coucher, en commençant par de faibles doses, que vous augmenterez progressivement, et considérablement s'il le faut, de manière à obtenir du médicament un effet physiologique manifeste. Si vous rendez ainsi, pour quelque temps, au réservoir la faculté de conserver l'urine pendant toute la nuit, une nouvelle habitude s'établira à la place de l'ancienne, et survivra probablement à la cessation du remède, qui devra, d'ailleurs, être lente et graduelle comme l'augmentation. Telle est l'excellence de cette méthode, qu'elle a presque fait abandonner les vésicatoires sur le sacrum et autres révulsifs du même genre.

On peut encore essayer la noix vomique. L'association de la strychnine avec la belladone, dans la proportion de 1/48ᵉ à 1/36ᵉ de grain (1,25 milligr. à 1,66 milligr.) de la première de ces substances, m'a réussi alors que la belladone, prise seule, avait échoué.

Enfin, dans les cas opiniâtres qui ont résisté à toutes les médications, notamment dans ceux qui ont persisté jusqu'à la puberté ou jusqu'aux approches de cet âge, j'ai souvent réussi à enrayer l'infirmité en portant sur la portion prostatique de l'urèthre une faible solution caustique d'azotate d'argent (50 centigrammes pour 30 grammes d'eau). On recommence, s'il le faut, avec une solution plus forte.

J'ai encore obtenu de bons résultats, chez les jeunes garçons, de l'introduction fréquemment renouvelée d'une bougie de gomme que je laissais séjourner deux ou trois minutes dans l'urèthre.

Un prépuce trop long et trop étroit est une dernière cause de troubles fonctionnels qu'il est avantageux de supprimer par la circoncision.

Chez tous les adolescents affectés d'incontinence nocturne, tenez grand compte des dérangements qui peuvent survenir dans tout le tube digestif, depuis l'estomac jusqu'à l'extrémité inférieure de l'intestin. Combattez l'inappétence, régularisez les digestions, expulsez les vers intestinaux, car tout cela retentit fâcheusement sur l'affection qui nous occupe. Vous recommanderez, il va sans dire, une certaine sobriété de boissons et d'aliments riches en eau durant le dernier tiers de la journée. Vous y joindrez le conseil de faire uriner l'enfant une dernière fois, le plus tard possible, au moment, par exemple, où vont se coucher les personnes chargées de sa direction.

Je terminerai cette partie de notre sujet par une courte esquisse des *tumeurs de la vessie* et *de la prostate*.

Il va sans dire que ne sont pas comprises sous ce titre toutes les productions de la prostate qui figurent déjà au chapitre de l'hypertrophie, parce qu'en effet leur structure est analogue ou identique à celle du tissu propre de la glande, quelle que soit, du reste, la saillie qu'elles puissent projeter dans la cavité vésicale. C'est là, cependant, une erreur fréquemment commise.

Les tumeurs développées aux dépens des parois propres de la vessie sont rares. Toutefois, comme vous pourrez les rencontrer dans la pratique, je désire vous en donner une connaissance suffisante pour que vous soyez à même, le cas échéant, d'en établir le diagnostic. De même que les tumeurs qui affectent les autres organes de l'économie, les tumeurs vésicales ont été classées d'après leur tendance plus ou moins grande à envahir les tissus voisins ou à se reproduire loin du siége primitif de leur apparition. Ainsi nous avons :

Premièrement, les simples *fibromes*, qui affectent surtout la forme de polypes dont le pied, implanté sur les parois de la vessie, est complétement indépendant de la prostate. Ce sont certainement les moins communes de toutes les tumeurs vésicales; telle en est même la rareté, que, pour ma part, je ne les ai jamais vues que dans les musées.

Secondement, les *tumeurs fongueuses*, *villeuses* ou *vasculaires* de la vessie, désignées encore sous le nom de *cancer fongueux* : terme impropre, puisque la lésion n'a aucun caractère envahissant ni récidivant, mais reste toujours limitée à l'organe qui lui a donné naissance.

Troisièmement, l'*épithélioma*, type le moins redoutable des productions malignes et le plus lent à se développer.

Quatrièmement, le *squirrhe vrai*, et, beaucoup plus rarement, le *cancer encéphaloïde* des parois vésicales.

Relativement à la prostate, je me bornerai à vous dire que la seule tumeur à laquelle elle soit sujette, — abstraction faite des productions hypertrophiques qui n'ont des tumeurs que la forme (voy. page 192 et fig. 26), — c'est un néoplasme malin : le cancer encéphaloïde. Quant au squirrhe, s'il est susceptible d'envahir l'organe, ce doit être dans des circonstances on ne peut plus rares, car il ne m'a jamais été donné de l'observer, pas plus dans les musées que sur le vivant.

Si nous mettons hors de cause, à raison de leur extrême rareté, les tumeurs de la première catégorie, c'est-à-dire les polypes, nous pouvons dire, en termes généraux, que le signe le plus certain, le seul caractère valable qui permette de soupçonner la présence d'une tumeur dans la poche urinaire, c'est une *hématurie vésicale et persistante*, que l'on ne peut imputer ni à une pierre, ni à aucune autre maladie à manifestations hémorrhagiques (1).

Mais ne vous hâtez jamais d'arriver à cette conclusion ; gardez-vous même d'admettre trop promptement l'hypothèse d'une tumeur. D'abord pénétrez-vous bien de ceci, c'est que les tumeurs sont fort rares comparativement aux autres maladies qui peuvent revêtir la physionomie symptomatique. En second lieu, n'oubliez pas qu'au début, l'existence n'en est révélée par aucun signe vraiment pathognomonique. Ce n'est qu'après une longue et attentive observation du cas pendant, c'est-à-dire à une époque où déjà la maladie sera parvenue à une phase avancée de son évolution, que vous pourrez conclure avec quelque raison, et surtout encore *per viam exclusionis*, à l'existence d'une tumeur. Les symptômes sont presque identiques avec ceux d'un calcul, et bien certainement le malade sera sondé plus d'une ou deux fois avant que la tumeur soit seulement soupçonnée. J'admets donc que vous ayez établi l'absence d'un rétrécissement, d'une hypertrophie de la prostate, d'une rétention chronique, d'une pierre, d'une affection primitive des reins ; qu'en fin de compte, vous ne sachiez à quoi rapporter les mictions douloureuses et fréquentes dont se plaint votre malade, non plus que le mucus, le pus ou le sang que vous observez dans ses urines d'une façon continue ou intermittente, mais toujours plus accusée après la fatigue ou l'exercice. — Pensez alors à une tumeur de la vessie, et dirigez dans ce sens vos investigations, en vous conformant au procédé que voici :

Introduisez d'abord dans le réservoir urinaire une sonde à petite cour-

---

(1) [Ainsi que Sir Henry Thompson le donne à entendre, l'hématurie vésicale elle-même peut faire défaut dans les tumeurs de la vessie. L'un de nous a observé au Val-de-Grâce un cas de cancer colloïde des parois abdominales ayant envahi la vessie, et qui ne fut accompagné ni d'hémorrhagie, ni d'aucun trouble des fonctions urinaires ; si bien que le malade mourut sans jamais avoir été sondé. L'observation, recueillie par nous, fut publiée par le docteur Boisseau. A l'autopsie, qui fut faite par notre ami le docteur Jacquin, on trouva que le quart à peine de la surface vésicale était indemne : « Les parois de la vessie étaient notablement épaissies et la cavité de cet organe, pour les trois quarts au moins, remplie par deux masses d'aspect gélatineux, friables, qu'une légère pression suffisait pour entamer, et qui avaient une large base d'implantation à la paroi antéro-supérieure. » (*Union médicale*, 1868, n° 112.)]

bûre, et, à l'aide de l'index passé dans le rectum, évaluez avec soin l'épaisseur des tissus interposés entre votre doigt et la sonde. Puis, sans retirer le
cathéter, pratiquez la palpation au-dessus et en arrière des pubis. Pour peu
que votre malade soit maigre, vous acquerrez ainsi et sans trop de difficulté quelques notions sur l'épaisseur de la paroi antérieure. Enfin, cherchez à imprimer à la sonde des mouvements variés, pour voir si quelque
masse charnue n'arrêtera pas votre instrument dans un sens ou dans un
autre, suivant le siége de la lésion.

Vous pourrez de cette façon découvrir une production dure et squirrheuse,
mais n'espérez pas réussir à mettre en évidence une tumeur fongueuse
dont le tissu échappe, par sa mollesse, aux plus délicates explorations. Les
tumeurs épithéliales elles-mêmes, malgré leur large base d'implantation et
leur surface plus ou moins mamelonnée et bourgeonnante, manquent encore de l'induration nécessaire pour être découvertes avec facilité et promptitude ; elles altèrent à peine la souplesse des parois vésicales, et ce sont
précisément ces altérations de souplesse qui font l'objet de vos recherches.

Par suite des progrès incessants du mal, il arrive presque toujours un
moment, neuf fois sur dix, où l'examen rectal vous permettra de découvrir,
faisant saillie dans l'intestin, une masse dépourvue de cette régularité de
contour et de cette homogénéité tissulaire qui sont le propre des développements prostatiques, mais au contraire dure, irrégulière, asymétrique et
s'étendant trop avant dans la profondeur du bassin pour que votre doigt
puisse en saisir les limites. Inégalité de surface, défaut d'homogénéité de
structure, douleur à la pression, tels sont les caractères qui devront vous
faire porter sur la nature du mal le plus sévère pronostic. Il est bien rare
que la tumeur se développe au sommet de la vessie, et devienne par cela
même inaccessible à l'investigation par l'intestin. Presque invariablement la
lésion procède de la paroi inférieure, et c'est cette portion de vessie englobée
dans la dégénérescence que notre doigt parvient à toucher à travers les
tuniques du rectum. Il m'a été donné dernièrement de vérifier un cas qui
faisait exception à cette loi de topographie pathologique ; c'est pourquoi j'ai
tenu à vous le mentionner.

Comme nouvel élément d'information, vous rechercherez s'il n'existe pas
de retentissement ganglionnaire dans les régions iliaques ; généralement
vous n'en trouverez que dans les cas avancés de squirrhe. Les découvertes
que vous pourrez faire dans ce sens éclaireront votre diagnostic au même
titre qu'une production cancéreuse se montrant sur une autre partie du
corps. Ainsi, il n'y a pas longtemps, chez un homme d'un certain âge,
porteur d'un cancer de la vessie, j'ai vu mon diagnostic confirmé par le
développement consécutif d'une tumeur crânienne.

De nouveau et à plusieurs reprises, examinez avec soin les dépôts urinaires, car ils peuvent contenir des débris organiques, véritables épaves
détachées de la tumeur, précieux échantillons de la nature du mal. J'ai pu
établir, par exemple, sur le porte-objet de mon microscope, l'existence
d'une production fongueuse.

Quant aux cellules d'épithélioma et aux *cellules cancéreuses*, je suis

forcé de laisser à d'autres, — car je sais très-bien qu'un certain nombre
d'écrivains spéciaux ont proclamé la valeur de l'examen microscopique de
l'urine dans le cancer vésical, — la bonne fortune de diagnostiquer infailliblement par ce moyen une affection maligne. En supposant que vous
ayez trouvé votre « cellule cancéreuse », franchement, messieurs, êtes-vous
à même d'en garantir l'identité? Dans le cours de vos travaux d'étudiants,
vous avez examiné, je suppose, quelques centaines d'échantillons d'urine ;
ce n'est pas énorme, mais enfin c'est assez pour que nous nous compre-
nions. Eh bien! je vous le demande, si vous êtes un peu chercheurs, ne
vous êtes-vous pas un peu perdus au milieu de toutes les proliférations
cellulaires? Pouvez-vous vous prononcer en toute certitude sur les caractères de l'épithélium, caractères si variables suivant la partie de la tumeur
dont l'épithélium procède, non moins que suivant la phase à laquelle le
mal est parvenu! Joignez à cela la desquamation incessante de la muqueuse suractivée encore par l'état pathologique de l'organe, et voyez si
tous ces débris, dont le rendez-vous commun est inévitablement le liquide
urinaire, sont de nature à rendre facile jusqu'à l'infaillibilité la tâche du
micrographe! Les plus belles cellules cancéreuses que j'aie vues de ma vie
avaient été recueillies dans l'urine d'un malade et préparées par un éminent micrographe pour une consultation à laquelle j'assistais. Après un
sérieux examen du cas, je rendis hommage à la beauté, à la perfection de
la préparation microscopique; mais, sur le terrain plus large de la clinique,
je niai l'existence d'un cancer de la vessie. Heureusement pour le patient,
l'issue de la maladie justifia mon diagnostic et donna tort à la cellule (1).

Malgré l'incontestable valeur du microscope, qui, dans cette classe importante de maladies, vient immédiatement après la sonde et presque sur
le même rang, que ses révélations ne vous fassent donc jamais perdre de
vue la physionomie tout entière de l'affection, je veux dire les données de
l'examen à l'œil nu, les témoignages du toucher et les inductions fournies
par l'analyse des urines au moyen des réactifs. Mais si vous trouvez dans
l'urine — ce qui arrive effectivement quelquefois — de petites masses
parfaitement distinctes, composées d'une substance molle, presque demi-
transparente, et que le microscope y révèle très-positivement des cellules
néoplastiques à évolution rapide, volumineuses et renfermant deux ou trois
noyaux, vous aurez le droit de conclure à l'existence d'un cancer dont
l'examen clinique vous avait déjà fait soupçonner l'existence.

Enfin, pour arriver à déterminer autant que possible à quelle espèce de
tumeur vous avez affaire, observez attentivement la nature de l'hémorrhagie
et le caractère de la douleur.

Dans les affections malignes, les manifestations hémorrhagiques sont
essentiellement irrégulières et parfois séparées les unes des autres par de
longs intervalles; mais quand elles surviennent, elles sont souvent abon-

____

(1) [Küss comparait toujours, dans ses cours, les cellules épithéliales de la vessie aux cellules dites *cancéreuses*. Il avait coutume de dire que les cellules de l'épithélium vésical sont
de formes et de dimensions si variées et quelquefois si étranges, que l'on pouvait dire d'elles,
comme des cellules cancéreuses, que « leur caractère est d'être très-bizarres ».]

dantes, se prolongent pendant un certain temps, et se composent habituellement d'un sang rutilant et vermeil. Dans les cas de tumeurs fongueuses, l'urine présente une teinte rougeâtre et persistante dont la couleur ressemble à celle du jus de viande incuite ; elle n'est jamais d'un rouge sombre ni mélanique. Occasionnellement, cependant, une hémorrhagie abondante et subite peut se déclarer.

La douleur du cancer est plus constante et plus sévère que celle des tumeurs fongueuses ; celles-ci ne s'accompagnent pas fatalement de souffrances aiguës, à moins qu'elles ne fassent obstacle à la sortie de l'urine.

Que vous dirai-je du *traitement* des tumeurs de la vessie ? Ce traitement ne saurait être que symptomatique, c'est-à-dire basé sur l'existence ou la prédominance de certains symptômes que nous ramènerons à trois : l'*hémorrhagie*, les *mictions fréquentes et douloureuses*, la *rétention d'urine*.

Contre l'*hémorrhagie*, nous avons d'abord les astringents internes, je veux dire ceux qu'on administre par la bouche : l'acide gallique, le tannin, l'acétate de plomb. Ma confiance dans ces agents n'est pas telle que je doive vous les recommander bien chaudement. Les modificateurs auxquels j'accorde le plus d'efficacité sont : l'alun, le fer aluminé et l'infusion de matico. En fin de compte, c'est à l'association des deux espèces d'alun (alun de potasse et alun de fer), que j'ai dû mes meilleurs résultats. Vous en donnerez de 50 à 75 centigrammes de chaque, trois fois par jour, dans une solution additionnée de 50, 75 ou 100 centigrammes d'acide sulfurique et d'une quantité suffisante de sirop pour rendre la préparation agréable au goût. Ce médicament est certainement efficace, et, en tout cas, inoffensif pour l'estomac, éloge qu'on ne saurait adresser à l'acide gallique ni aux sels de plomb. Quant à l'infusion de matico, pour peu que la perte de sang soit copieuse, il n'en faut pas donner moins de 60 grammes toutes les trois ou quatre heures.

Localement, je ne connais rien d'aussi sûr contre les hémorrhagies vésicales, chroniques et continuelles, que les injections de nitrate d'argent. Vous commencerez par une solution renfermant un grain de sel lunaire pour 120 grammes d'eau distillée, et procéderez avec toute la douceur et toute l'attention possibles, car j'ai à peine besoin de vous dire qu'un pareil procédé, en des mains inhabiles, provoquerait le plus aisément du monde une recrudescence de l'hémorrhagie. Vous pourrez faire une injection par jour, de la manière que je vous ai indiquée (page CXCIII), en ayant la précaution, quand vous retirerez votre cathéter, d'abandonner environ 30 grammes de liquide dans la poche urinaire. La proportion de nitrate pourra être augmentée graduellement jusqu'à concurrence de 5 centigrammes par 30 grammes, pourvu que la douleur produite ne soit pas trop intense. Très-peu de malades supportent cette dose sans un malaise considérable ; mais comme la souffrance est ici le résultat de l'action du médicament, j'estime qu'il faut aller jusqu'à la produire, quand l'hémorrhagie persiste avec opiniâtreté.

Toutes les fois que la déperdition sanguine est abondante, le repos absolu au lit, les applications froides et l'abstention de toute intervention instrumentale, — à moins d'avoir la main forcée par une grave rétention, — constituent le complément indispensable du traitement. Si la sonde

devient réellement nécessaire pour évacuer le sang et l'urine, vous en pro-
fiterez pour injecter lentement de l'eau glacée, ou mieux une infusion
glacée de matico. Enfin, dans un cas où tous les autres moyens avaient
échoué, j'ai vu l'hémorrhagie enrayée par une injection de 4 grammes de
perchlorure de fer liquide dilués dans 120 grammes d'eau.

Pour modérer la douleur et la fréquence des mictions, ne soyez pas
avares des narcotiques. Employez telle préparation qu'il vous plaira, ou
bien essayez-les toutes à tour de rôle, jusqu'à ce que vous ayez trouvé
celle qui calme le mieux les symptômes et occasionne le moins de troubles
digestifs. Administrez l'opium par la bouche, par la méthode sous-cutanée
ou au moyen de suppositoires. Loin de vous préoccuper de la quantité,
attachez-vous surtout à donner des doses efficaces. Il n'est pas question ici
de sauver la vie; il s'agit seulement d'apporter quelque allégement aux
plus épouvantables souffrances, de calmer des tortures physiques depuis
longtemps continues et poignantes, et cela chez un malade dont le sort est
connu, dont l'existence n'est plus guère qu'une affreuse infortune. Si vous
devez être de la vie un gardien jaloux, je tiens qu'il vous incombe aussi de
la rendre tolérable. C'est pourquoi, je l'avoue, j'ai éprouvé parfois un sentiment voisin de l'indignation à la vue d'une pauvre créature humaine,
épuisée de souffrances, implorant la mort, et à laquelle, par le fait d'une
timidité bien intentionnée sans doute, mais blâmable, on n'accordait pour
tout soulagement que 75 à 100 centigrammes de liqueur d'opium ou d'une
solution morphinée, une fois ou deux en vingt-quatre heures !

A la rétention chronique, vous opposerez les sondages périodiques, ou
même l'emploi d'une sonde à demeure, suivant le désir du malade ou les
exigences de son état.

La prochaine conférence, qui terminera ce cours, aura pour objet
« l'hématurie ». Je compte qu'elle nous fournira l'occasion de jeter un
coup d'œil sur plusieurs points qui n'ont pas encore fixé notre attention.

LEÇON XVII

HÉMATURIE ET CALCUL RÉNAL

Hématurie et calcul rénal. — Définition. — 1° Hématurie rénale : — ses causes, — ses
caractères. — 2° Hématurie vésicale : — causes, — caractères. — 3° Hématurie prostatique. — 4° Hématurie d'origine uréthrale. — 5° Causes générales. — *Traitement :*
Repos. — Astringents. — Opiacés. — Réfrigérants. — Cathétérisme. — *Calcul rénal.*
— Observation. — Symptômes : hématurie ; — douleurs rénales. — Traitement : Diurétiques. — Révulsifs. — Régime. — Eaux minérales. — *Des attaques.* — Opiacés. —
Émollients. — Examen des urines. — Conclusion.

MESSIEURS,

Nous compléterons aujourd'hui le programme que nous nous sommes
imposé au début de ce cours, par quelques considérations sur un phéno-

mène d'une occurrence fréquente en pathologie urinaire et que l'on désigne sous le nom d'*hématurie*.

Commençons par définir le mot. Que faut-il entendre par « hématurie »? — L'hématurie consiste dans l'émission d'une urine contenant du sang en mélange.

Par cette définition, nous éliminons de notre sujet :

1° Les écoulements sanguins qui ont lieu par le pénis en dehors du moment de la miction.

2° Toutes les hémorrhagies contemporaines de la miction, mais qui proviennent soit d'une chaude-pisse cordée, soit d'une opération, soit de toute autre insulte traumatique infligée au canal de l'urèthre. Dans ces conditions, en effet, ou bien le sang côtoie le jet de l'urine sans se mélanger avec lui autrement que sur la ligne de contact, ou bien il le suit ou le précède, mais ne l'accompagne pas, à proprement parler.

L'hématurie n'est qu'un symptôme, de la présence duquel il faut s'informer chaque fois qu'on se trouve en face d'une affection des voies uri-naires. C'est l'objet d'une des questions, la troisième, de notre quaterne diagnostique. Voici un verre qui contient de l'urine bien évidemment mélangée de sang. D'où ce sang provient-il ? — Ce n'est pas une petite affaire, messieurs, que d'en préciser immédiatement la source dans cet appareil long et compliqué qui des corpuscules de Malpighi s'étend jusqu'au méat externe. Plus d'une fois la difficulté est extrême. Eh bien, c'est en pareil cas que vous verrez souvent, en médecine, un symptôme d'origine obscure recevoir un nom spécial et finir à la longue par être considéré, mais indûment, comme une véritable entité nosologique. Je vous disais l'autre jour que vous pourriez vous entendre demander : « Que faut-il faire pour l'hydropisie ? » Attendez-vous à l'endroit de l'hématurie à des questions du même genre.

L'étude particulière de l'hématurie, outre les nouveaux éléments qu'elle va nous fournir pour l'enquête clinique que nous nous efforçons d'instruire, nous ramènera aussi plus d'une fois sur un terrain que nous connaissons déjà pour l'avoir exploré ensemble. Dans votre intérêt, messieurs, je ne m'en suis pas fâché. Ces considérations rétrospectives seront, pour nos conclusions précédentes, l'équivalent de la « preuve » pour un calcul arithmétique ; ce sera, jusqu'à un certain point, la synthèse après l'analyse.

Donc, en face d'un échantillon d'urine sanglante, évaluez — approximativement, bien entendu — la proportion de sang que peut renfermer le liquide, et prenez bonne note de son degré de coloration. Puis, comme si vous les comptiez sur vos doigts, passez simultanément en revue les sources les plus ordinaires de l'extravasation sanguine, c'est-à-dire : les reins, la vessie, la prostate, l'urèthre.

1° Les reins. — L'hémorrhagie rénale peut résulter de causes diverses. Nous l'observons, par exemple :

Dans le cours d'une affection plus ou moins passagère, telle que l'inflammation ;

Dans des lésions plus ou moins chroniques et persistantes, telles que les dégénérescences tissulaires de la glande ;

Dans les cas de calculs rénaux, comme conséquence de l'injure mécanique qu'entretient leur présence ;

Enfin, à la suite de violents efforts, ou de coups reçus dans la région dorso-lombaire.

Les accidents hématuriques dus à l'inflammation s'accompagnent d'un appareil fébrile qui en révèle la véritable nature.

Quant aux lésions organiques à évolution lente, vous les trouverez toujours liées à un état général plus ou moins cachectique, et de plus l'urine présentera probablement d'autres altérations qu'un simple mélange de sang.

Lorsque la quantité de sang est très-faible, ce qui arrive naturellement quelquefois, examinez avec soin les caractères propres de l'urine ; voyez si elle n'a rien perdu de sa densité physiologique, si elle n'est pas plus pâle qu'à l'état normal, ou si elle ne contient pas telle proportion d'albumine dont le sang ou le pus ne puissent rendre compte. Peut-être le microscope vous révèlera-t-il quelques moules des canalicules rénaux ; recherchez enfin s'il n'existe nulle part un certain degré d'anasarque. Dans les deux formes précédentes (inflammation et dégénérescence organique), le sang communique à l'urine une teinte *couleur de fumée*. Aussi, lorsqu'à cette teinte se joint une certaine douleur locale, celle-ci fût-elle sourde et légère, on peut presque affirmer que l'hémorrhagie procède des reins, et non d'ailleurs.

Dans les tumeurs malignes des reins, l'hématurie peut acquérir soudainement de fortes proportions. L'évolution rapide des néoplasmes, et par suite l'accroissement de volume de la glande, sont les signes les plus caractéristiques de ce genre de lésions.

Si l'hématurie reconnaît pour cause une offense mécanique du parenchyme rénal, vous trouverez dans les anamnestiques : des chutes sur le dos, des coups, des efforts, etc., ou bien vous constaterez les signes d'un calcul du rein, affection dont nous nous occuperons tout à l'heure avec quelques détails.

2° LA VESSIE. — Laissant de côté les uretères, vous vous rappellerez ensuite que la vessie est la deuxième source des hémorrhagies de l'appareil urinaire. Une cystite violente, une pierre, une tumeur, en sont les causes les plus fréquentes.

La cystite se révèle suffisamment par le muco-pus que renferme l'urine, ainsi que par les autres symptômes que vous connaissez déjà.

La pierre dans la vessie, indépendamment des signes rationnels permettant d'en soupçonner l'existence, ne saurait se dérober aux investigations de la sonde. Ici le sang est ordinairement vermeil, et sa quantité toujours proportionnelle à la somme de mouvements que s'est permis le malade.

Quant aux tumeurs vésicales, leur diagnostic par l'hématurie n'est pas à beaucoup près aussi facile. Cependant, en thèse générale, l'hémorrhagie qui provient d'une tumeur est plus copieuse que celle que provoque une pierre, et se trouve mêlée à une moins grande quantité de muco-pus. Si la tumeur est maligne, vous pourrez parfois la sentir par la palpation, sans compter les souffrances souvent fort aiguës qu'elle provoquera. Une production fongueuse communiquera souvent à l'urine pendant plusieurs jours consécutifs·

une teinte rouge pâle. — Dans les deux cas le sang est encore vermeil, à moins que par un long séjour dans la vessie, il ne soit devenu sanieux et brunâtre comme du marc de café.

3° LA PROSTATE. — Les hémorrhagies d'origine prostatique peuvent donner lieu aux mêmes phénomènes, lorsque l'hypertrophie de la glande amène la rétention du sang extravasé. Mais ici, l'âge du patient, le développement progressif des troubles fonctionnels, et finalement l'exploration directe de la prostate à travers le rectum, serviront à lever tous les doutes.

Dans la prostatite chronique, il n'est pas rare de voir à la fin de la miction les dernières gouttes d'urine légèrement teintées de sang.

4° L'URÈTHRE. — Quand l'hémorrhagie est liée à une stricture uréthrale, nous avons pour dissiper nos incertitudes, outre l'historique de la maladie, l'intervention d'une cause provocatrice manifeste, c'est-à-dire, dans la presque universalité des cas, une offense instrumentale. Des hématuries vésicales peuvent d'ailleurs succéder aussi à l'emploi des instruments.

Enfin, nous devons également ne pas perdre de vue que les urines peuvent devenir sanglantes sous l'influence de certains diurétiques violents, du purpura, des fièvres graves ou de l'hémophilie.

Passons maintenant au *traitement* de l'hématurie.

Toute hémorrhagie urinaire dont le point de départ est en amont de la vessie, je veux dire dont la source réside dans le rein ou le bassinet, indique avant tout le repos et la position horizontale. Que l'épanchement sanguin provienne d'une dégénérescence organique, ou de l'irritation toute mécanique engendrée par un calcul, le repos est le premier et le plus indispensable des remèdes. Le patient sera, de plus, maintenu aussi tranquille et aussi calme que possible.

Plus qu'aucune autre, peut-être, l'hématurie d'origine rénale se montre justiciable des styptiques ou des astringents internes. Pour ne parler que des plus usuels, parmi ces agents, je vous citerai : l'alun, les acides tannique et gallique, les sels de plomb, la térébenthine. Je place sur le même rang, au point de vue de l'efficacité, l'infusion de matico administrée à la dose de 60 ou 90 grammes toutes les trois heures. Le perchlorure de fer et l'acide sulfurique peuvent aussi rendre des services (voy. page CCXII).

Mais c'est surtout dans les hémorrhagies graves qui proviennent de la vessie, ou plus souvent encore de la prostate hypertrophiée, qu'il est essentiel d'instituer une thérapeutique active et judicieuse. Appelés auprès du malade, vous trouverez souvent la vessie distendue par un volumineux caillot, ou bien le patient évacuera par des mictions anormalement fréquentes plus de sang que d'urine. Dans la majorité des cas, vous pourrez vous convaincre qu'une injure instrumentale a été la cause de ce redoutable accident. Recommandez alors à votre malade le décubitus dorsal, et défendez-lui expressément de se redresser ou de se livrer au moindre effort pour uriner. A cette fin, donnez-lui de l'*opium* largement ; vous réprimerez ainsi le douloureux ténesme qui sollicite d'une façon incessante les contractions de la poche urinaire. Recourez aussi aux *réfrigérants* : appliquez des sachets remplis de glace sur les régions hypogastrique et périnéale ; mieux encore, introduisez de petits morceaux de glace dans le rectum.

Quant à la sonde, laissez-la de côté, si vous pouvez vous en passer. Il y a des personnes qui se font un épouvantail de l'existence d'un volumineux caillot dans la vessie, et je sais des chirurgiens qui n'ont pas reculé devant une cystotomie sus-pubienne dans le seul but d'évacuer un coagulum sanguin ! Vous aurez bien soin, messieurs, de laisser ce caillot tranquille : l'action continue de l'urine le liquéfiera et l'expulsera peu à peu. Si vous vous hâtez d'intervenir, il est bien possible que vous parveniez à déblayer le réservoir, mais vous réussirez non moins sûrement à provoquer une nouvelle hémorrhagie. Rien ne favorise, au contraire, l'oblitération des vaisseaux comme l'abstention de toute intervention mécanique ou instrumentale. Pendant toute la durée de l'élimination du caillot, vous soutiendrez les forces du malade par de bons consommés, etc., etc.

Mais voici un cas bien différent : l'hémorrhagie peut survenir chez un homme dont la vessie a perdu depuis longtemps tout pouvoir expulseur, et qui n'urine plus qu'au moyen de la sonde. Ici vous vous trouverez parfois dans la nécessité d'extraire le coagulum qui remplit l'organe, sans quoi l'urine ne pourrait se faire jour. Vous introduisez votre cathéter, rien ne vient ; le bec de l'instrument s'enfonce dans le caillot, et vous n'obtenez pas une seule goutte de liquide. Dans ces conditions, vous pourrez vous tirer d'embarras en adaptant à une grosse sonde d'argent une seringue à hydro-cèle ou une pompe stomachale. Dans deux ou trois circonstances, je n'ai eu qu'à m'applaudir de l'appareil imaginé par Mr. Clover pour la lithotritie (1). En général, défiez-vous ici des injections astringentes ; l'irritation qu'elles occasionnent fait presque toujours plus de mal que de bien. A quelques rares exceptions près, les injections styptiques, pour peu qu'elles soient éner-giques, provoquent un spasme douloureux de la vessie, condition bien plus favorable à la reproduction qu'à l'arrêt de l'hémorrhagie (voy. page ccx).

Passons à un nouveau sujet. Remarquez, je vous prie, la teinte noirâtre et quelque peu extraordinaire de l'urine renfermée dans ce verre.

Nous allons discuter ensemble le cas du malade qui l'a fournie. Pour obtenir cet échantillon, je n'ai pas manqué de dire au patient de recevoir d'abord dans un verre à part les 30 premiers grammes d'urine, afin de bien laver son canal ; le restant de la miction a été recueilli dans le verre que voici. Vous connaissez déjà ce petit stratagème, indispensable si l'on veut éviter toute cause d'erreur. Or, le correct spécimen que j'ai l'honneur de vous présenter n'a ni la transparence ni la coloration claire de l'urine normale. La teinte n'en est pas précisément rouge, mais plutôt d'un brun trouble, grisâtre, tirant sur l'orangé, nuance que l'on désigne généralement et à bon droit par l'expression de « couleur de fumée ». Pour un œil tant soit peu exercé, cette coloration dénote la présence du sang. « D'où vient alors, me direz-vous, que le liquide ne soit pas rouge ? » — Parce qu'après un certain temps de contact avec la sécrétion urinaire, le sang perd sa couleur vermeille et tourne au brun ; aussi, suivant qu'il existe en plus ou moins

(1) Voy. H. Thompson, *Traité prat. des maladies des voies urin.*, part. II, p. 547.

forte proportion dans l'urine, il en assombrit plus ou moins l'aspect jusqu'à la faire ressembler à du *porter* de Londres. Si nous plaçons une goutte de notre échantillon sur le porte-objet du microscope, nous y découvrirons en grand nombre, des globules sanguins.

Nous avons donc à la base de notre diagnostic ce principe fécond, à savoir : que le sang issu d'un département reculé de l'appareil urinaire, à moins d'être très-abondant, communique presque toujours à l'urine une teinte brune ; tandis qu'une urine colorée en rouge indique presque toujours que la source de l'hémorrhagie est plus rapprochée et siége probablement au col ou aux environs du col — les hématuries vésicales de cette région étant de beaucoup les plus fréquentes.

Dans le cas présent, l'exploration physique et les renseignements que le malade nous fournit sur ses sensations personnelles vont nous permettre d'éliminer immédiatement un certain nombre d'hypothèses relativement au point de départ de l'hémorrhagie.

Notre sujet a quarante-cinq ans. — Lorsqu'une suffisante quantité d'urine s'est accumulée dans sa vessie, son jet est irréprochable ; toutefois, ce n'est pas ce qui arrive le plus souvent chez lui, attendu qu'il urine à peu près toutes les deux heures pendant le jour et un peu moins pendant la nuit ; mais jamais d'effort anormal pour l'accomplissement de la fonction. — Le malade accuse de la douleur sur le trajet du canal pendant et après la miction, à un faible degré cependant. — L'exercice lui fait éprouver un surcroît de malaise dans les lombes et au périnée, et augmente ensuite notablement la proportion du sang dans l'urine. J'ajouterai que la maigreur du patient facilite singulièrement l'exploration manuelle de ses organes. — Les symptômes dont il souffre varient beaucoup d'intensité ; ainsi, de temps à autre, il éprouve de véritables crises qui ne durent que quelques jours, mais pendant lesquelles toutes ses souffrances, et particulièrement la douleur rénale du côté gauche, subissent une exaspération notable. La première attaque qui, au dire du malade, remonte à sept ans, fut accompagnée de vomissements fort pénibles ; ce dernier symptôme se montre encore dans certaines crises ; d'autres fois, le patient n'éprouve que quelques nausées. — Il n'a jamais été atteint de gravelle. — Il digère mal et a beaucoup perdu de son ancienne vigueur.

Une bougie de bonne grosseur traverse l'urèthre sans difficulté ; conséquemment, pas de coarctation du canal. — Quant à l'hypertrophie de la prostate, elle n'apparaît jamais à cet âge. Le cathétérisme révèle bien une sensibilité insolite dans la profondeur de l'urèthre, mais l'exploration simultanée par le rectum ne fait rien constater d'anormal. — La palpation de la partie inférieure de l'abdomen ne donne que des résultats négatifs. — Mais si, plaçant une main au-dessous des dernières côtes gauches, nous pressons assez fortement de l'autre sur la région rénale correspondante, le malade fléchit manifestement sous la douleur : c'est là, dit-il, qu'il souffre par intervalles, c'est là aussi que se concentre plus particulièrement le malaise qui succède toujours chez lui à l'exercice et au mouvement. — Rien à noter du côté droit.

L'examen de l'urine donne les résultats suivants : pesanteur spécifique, 1,018 ; réaction acide ; par le repos, précipité peu abondant, coloré en brun. Le microscope y révèle des globules hématiques, quelques globules de pus, ainsi que des cellules épithéliales ; absence de cristaux ainsi que de moules de tubuli. Les réactifs accusent une faible quantité d'albumine, dont la présence trouve d'ailleurs une explication suffisante dans les matières organiques mêlées à l'urine.

Quel est donc, dans ce cas, le siége de la lésion ? — La vessie, direz-vous peut-être, puisqu'elle est sensible à la sonde et qu'elle se contracte avec une fréquence anormale.

Rappelez-vous, messieurs, que tout cela ne suffit pas à prouver une altération primitive du réservoir urinaire ; pareils symptômes accompagnent constamment, et en dépit de l'intégrité la plus complète de la vessie, toutes les lésions qui siégent primitivement dans le rein ou à la partie supérieure des uretères. Les affections du rein, étant beaucoup plus fréquentes que celles des uretères, revêtent conséquemment un plus haut degré de probabilité. Or, l'historique de la maladie, la sensibilité locale si évidente, les crises subites et répétées, l'atteinte portée à la santé générale, l'absence des différentes formes de cystite, tout indique le rein gauche comme le siége du mal.

D'autre part, nous ne trouvons dans l'urine, ni albumine, ni cylindres rénaux (il est vrai que l'absence de ces éléments ne prouve pas grand'-chose, tandis que leur présence aurait une extrême valeur), ce qui nous autorise à penser que nous n'avons pas affaire à une dégénérescence tissulaire de la glande.

Je conclus donc que notre malade est atteint d'un calcul siégeant dans le rein gauche, et cela quoique ses urines n'aient jamais charrié de calculs ni de gravelle, et qu'il soit encore impossible d'y découvrir le plus léger dépôt cristallin, — ces derniers symptômes n'étant pas des éléments indispensables du diagnostic. J'ajoute que le calcul rénal est la cause du sang et du pus observés dans l'urine.

Il n'est pas toujours facile de déterminer la nature de la concrétion : ce cas vous en donne la preuve. Au contraire, lorsque le malade a déjà rendu de la matière calculeuse, ou lorsque ses urines abandonnent constamment un dépôt cristallin, la conclusion n'est pas malaisée à déduire. Je dirai cependant que les plus fortes présomptions militent en faveur d'un calcul urique, à raison de la fréquence bien connue des productions de ce genre : ces derniers, en effet, sont aux calculs d'oxalate de chaux, dans la proportion de *quinze* à *un*, environ.

TRAITEMENT. — Pendant un certain temps, usage des préparations diurétiques déjà nommées : diurétiques alcalins et diurétiques végétaux sous forme d'infusions.

Régulariser les fonctions digestives et cutanées, car la suractivité morbide des reins est probablement compensatrice d'une autre fonction qui ne s'accomplit pas bien (voy. Leçon XIII).

Révulsifs à la région lombaire.

Usage modéré des aliments riches en azote ; mêler au régime une forte proportion de végétaux ; beaucoup de réserve dans l'ingestion des alcoo liques ; souvent même proscription absolue de toute boisson fermentée ; exceptionnellement, faibles doses de vieux bordeaux.

De tous les agents médicamenteux, les plus salutaires peut-être sont les *eaux minérales*, notamment celles qui doivent leurs principales propriétés au sulfate de soude. Nous avons aussi deux remèdes bien connus, très-populaires, chacun dans son milieu, et pour lesquels, je dois l'avouer, je n'ai qu'une bien médiocre estime. Ici, en ville, chacun conseille à tout propos l'eau de Vichy à son voisin, — conseil gratuit, c'est vrai, mais qui, le plus souvent, ne vaut pas plus qu'il ne coûte. Dans la campagne, où les donneurs d'avis font généralement partie du beau sexe, vous verrez surtout prescrire un mélange de gin et d'eau. Le premier de ces remèdes n'est, comme vous savez, qu'une forte solution naturelle de carbonate sodique ; je ne l'accuserai pas précisément d'être nuisible, mais je le tiens pour bien inférieur à la potasse. — Quant à la seconde panacée, simple produit artificiel, elle vaut à peu près pour les reins ce que vaut l'éperon à un cheval harassé de fatigue : la bête fera encore un suprême effort, mais ne pourra fournir une longue course (voy. leçon XIII).

Pendant les attaques si cruellement douloureuses qui annoncent la migration d'un calcul rénal, les bains de siége chauds, prolongés et fréquemment répétés, sont du plus grand secours. Conseillez-les aussi chauds que le malade les pourra supporter. Dans l'intervalle, ou à la place des bains, vous pourrez faire appliquer un cataplasme bien chaud de farine de lin, largement saupoudré de moutarde ; c'est en tout temps pour cette région un précieux rubéfiant. Vous y joindrez l'opium, d'abondantes boissons délayantes, telles que la tisane d'orge, de lin, la liqueur de potasse, etc.

Permettez-moi, maintenant, en manière de digression, de vous faire connaître un procédé particulier pour déterminer exactement les *caractères de l'urine*, procédé qui, dans les cas obscurs, est, selon moi, d'une extrême valeur. Je ne crois pas que l'artifice clinique dont je veux vous entretenir ait jamais été enseigné ni pratiqué avant moi ; je ne l'ai, en tout cas, appris de personne.

Vous savez combien il importe, si l'on veut obtenir un véritable échantillon d'urine, d'éviter qu'il ne soit mélangé avec les sécrétions diverses provenant du canal. Notre procédé de la miction dans deux verres nous permet d'atteindre ce résultat. Or il est quelquefois tout aussi indispensable qu'aucun produit exclusivement vésical ne vienne adultérer notre spécimen. Je vous défie, par exemple, d'arriver, dans certains cas, à un diagnostic positif, j'entends à une démonstration péremptoire et formelle — et, autant que possible, ne vous contentez pas de moins — si vous ne suivez pas la méthode que je vais vous enseigner. Donc, quand je veux obtenir un échantillon rigoureusement pur de la sécrétion rénale, voici comment je procède :

Le malade étant debout, je lui introduis dans la vessie une sonde de gomme de grosseur moyenne et très-flexible, je vide complétement la poche urinaire, je la lave très-soigneusement à l'aide de petites injections

successives d'eau chaude, et c'est seulement après ces lavages, plutôt calmants qu'irritants, que je recueille dans une éprouvette l'urine qui s'écoule
goutte à goutte et doit servir à l'examen. La vessie, pour un court espace
de temps, ne fonctionne plus comme réservoir ; elle ne se distend pas,
mais se contracte sur le cathéter, et l'urine s'échappe au fur et à mesure
qu'elle descend des uretères : vous avez en quelque sorte prolongé ceux-ci
jusqu'à votre verre, et vous obtenez un liquide exempt de tout mélange
vésical : pus, sang, débris épithéliaux, etc.

Voyez de combien de chances d'erreur vous serez désormais affranchis
si, dans un pareil produit, vous voulez doser l'albumine ou constater une
réaction chimique ! Personnellement, j'ai dû à ce procédé de pouvoir, à
l'occasion, formuler un diagnostic précis qui, autrement, m'eût été impossible (1). Ne vous payez jamais de mots ni de vagues conjectures ! A la
rigueur, il vous sera licite, dans les cas obscurs, de porter un jugement
hypothétique et provisoire, — chose que l'esprit fait toujours, même à notre
insu, — mais gardez-vous de conclure, gardez-vous surtout d'agir sans
être cautionnés par des faits.

J'ai réservé pour la fin celui de tous mes conseils que je regarde comme
le plus important.

Au début de ce cours, vous vous le rappelez, je vous disais avec toute
l'énergie d'une conviction profonde, que l'objectif constant de nos efforts
devait être l'art du diagnostic exact, et, si nous pouvions, l'art du diagnostic
rapide. Je terminerai en vous exprimant la même conviction, non que je
n'apprécie à sa valeur le but suprême de notre art, le traitement : bien au
contraire, je voudrais par-dessus tout que nous fussions à même, vous et
moi, de rendre de réels services à ceux de nos semblables qui nous confient
le soin de leurs maladies. N'épargnez donc aucune peine, je vous en con-
jure, pour arriver à une connaissance complète de l'affection elle-même,
car c'est le seul moyen d'instituer une thérapeutique rationnelle et efficace.

En terminant, qu'il me soit permis de vous remercier de toute l'attention et de l'assiduité avec lesquelles vous avez bien voulu me suivre pendant ces conférences. Soyez-en convaincus, messieurs, de pareils témoignages de sympathie m'ont fait trouver dans nos réunions un des plus
agréables délassements qu'il m'ait été donné de goûter, au milieu des
anxiétés, des labeurs et des fatigues de ma profession.

(1) Quelquefois, mais très-rarement, le seul contact de la sonde contre la muqueuse
vésicale altérée suffit pour provoquer un léger suintement sanguin. Dans ces conditions, la
cause de la petite hémorrhagie tombe sous les yeux du praticien et ne saurait raisonnablement l'induire en erreur. Cependant il faut être prévenu qu'une *très-petite quantité* de
sang dans l'urine donne par les réactifs un *abondant* dépôt albumineux. Du reste, le mérite
du procédé en question n'est pas de rendre manifeste la présence de l'albumine dans les
cas douteux, mais de montrer au contraire que l'albumine peut exister en abondance dans
l'urine des mictions, et faire complétement défaut si le liquide est, pour ainsi dire, directement puisé dans les reins. Distinction d'une importance capitale. (*Thompson.*)

FIN DES LEÇONS CLINIQUES.

EXAMEN DE L'URINE DANS UN BUT CLINIQUE
SURTOUT AU POINT DE VUE DES TROUBLES DE LA MICTION (1).

URINE NORMALE.

Nous allons d'abord indiquer les principaux caractères de l'urine normale, comme point de repère pour apprécier les différences qui peuvent se présenter dans les divers cas soumis à notre examen.

L'urine normale fraîchement rendue est transparente ; elle possède une couleur ambrée, qui peut être faible, pâle, ou vive et foncée, présentant une teinte d'un rouge oranger, suivant le degré de concentration des matières colorantes. Lorsqu'elle vient d'être rendue et qu'elle est encore chaude, elle possède une odeur caractéristique. Au bout de quelques heures, on aperçoit dans le liquide un très-léger brouillard occupant environ le quart ou le tiers inférieur du vase qui le contient. La pesanteur spécifique, à 15 degrés centigrades, varie entre 1,010 et 1,030, la densité moyenne étant de 1,015 à 1,020.

La réaction est légèrement acide et reste telle jusqu'à ce que la décomposition des matériaux organiques contenus dans le liquide commence à se produire. Chauffée jusqu'au point d'ébullition, elle conserve sa transparence. Les acides minéraux n'y produisent aucun précipité. La quantité rendue varie suivant les divers individus, et chez le même individu suivant les différentes époques, en rapport avec la saison, le genre de vie, l'exercice, etc., etc. — La quantité moyenne est de 780 à 880 grammes en été, et de 840 à 1120 grammes en hiver. Dans les deux cas, la proportion de matériaux solides varie entre 45 et 58 grammes.

RÈGLES POUR L'EXAMEN DE L'URINE DANS UN BUT CHIRURGICAL.

I. — L'urine que l'on veut examiner ne doit pas être en quantité moindre de 60 à 80 grammes, et dans la majorité des cas ce doit être une partie de celle qui a été rendue en se levant (*urina sanguinis*). Il est bon de conserver aussi un échantillon de l'urine de la nuit (*urina chyli*).

II. — Supposons qu'elle soit contenue dans une bouteille de verre ; il est bon de laisser le vase retourné au moins une heure ou deux, le bouchon regardant en bas, pour permettre aux matériaux solides tenus en suspension dans l'urine de se déposer et d'adhérer à l'extrémité du bouchon. — Mieux vaut encore placer l'urine dans un grand verre conique ; on recueille facilement le dépôt avec une pipette de verre. Mais avant de troubler le liquide, il est bon de noter les particularités suivantes par un simple examen à l'œil nu :

La couleur du liquide ;

Son degré de transparence ;

_____
(1) Traduction de M. Édouard Martin.

Les caractères du dépôt s'il est léger, floconneux et peu abondant; gluant, visqueux et tenace; épais, lourd et abondant; foncé ou peu coloré.

Ce simple examen, fait en suivant les règles que je vais indiquer, permettra souvent de déterminer la nature du dépôt.

III. — Il faut ensuite enlever soigneusement le bouchon, à la partie inférieure duquel adhère une quantité de liquide et de dépôt suffisante pour l'examen microscopique, Il faut transporter ce dépôt sur une plaque de verre, en la touchant avec l'extrémité du bouchon, puis le recouvrir immédiatement avec une fine lamelle de verre, et le placer sous un bon objectif de 6 à 12 millimètres. Généralement, je préfère ce dernier.

IV. — On peut ensuite procéder à l'examen de l'urine de la façon suivante :

Il faut la décanter dans un verre hydrométrique ordinaire, en observant son odeur, qui peut être fraîche et normale, ou ammoniacale, sentant le poisson et fétide.

Ensuite il faut déterminer la réaction au papier de tournesol, qui rougira si l'urine est acide; l'intensité de la coloration correspondant avec la quantité d'acide libre que l'urine contient. Si le papier de tournesol qui a tourné au rouge est rendu à sa couleur primitive, ou si le papier de safran prend une couleur brune, c'est que l'urine est alcaline. Mais l'urine qui est acide au moment où elle est rendue, peut devenir alcaline lorsqu'on la conserve, par suite de la décomposition de l'urée et de la formation de carbonate d'ammoniaque. Lorsqu'elle contient du mucus, ce changement est beaucoup plus rapide. Quelquefois l'acidité de l'urine augmente lorsqu'on la conserve. L'urine sécrétée peu après le déjeuner, dans notre pays, est souvent neutre ou légèrement alcaline.

Ensuite, il faut déterminer sa densité en se souvenant de l'influence de la température, si l'on désire des résultats très-précis. Par exemple, il y a une différence de 6 pour 1000 dans la densité de la même urine aux deux températures de 40 et 70 Fahr. [4 et 21 degrés centigrades]; ces deux températures pouvant représenter celles de l'hiver et de l'été. La température de 60 Fahr. [15 degrés centigrades] est toujours celle que l'on sousentend dans tous les examens d'urine.

La densité de l'urine saine varie habituellement entre 1,010 et 1,030. Si elle est moindre que 1,010, c'est que la proportion de liquide est plus considérable relativement à celle des matériaux solides: ce fait se rencontre fréquemment à l'état de santé.

On doit ensuite procéder à l'examen de l'urine pour voir si elle contient de l'albumine en solution; on peut découvrir la présence de cette substance en ajoutant à l'urine de l'acide nitrique ou en la portant à la température de 160 à 170 Fahr. [70 à 78 centigrades] au moins. — Dans les deux cas, l'albumine se dépose sous forme de précipité. La meilleure méthode de faire cet examen, c'est d'abord de chauffer une petite quantité de l'urine à examiner dans un tube à expérience, sur la flamme d'une lampe jusqu'au point d'ébullition : s'il se forme un dépôt floconneux, c'est de l'albumine coagulée ou un excès de sels phosphatiques. On distingue ces deux substances en ajoutant un peu d'acide nitrique qui dissout immédiatement les phosphates, mais n'a aucun effet sur l'albumine. Il faut se souvenir que lorsque l'albumine n'existe qu'en très-petite quantité, un excès d'acide nitrique dissout le précipité. Lorsque l'urine est alcaline, l'albumine ne se précipite pas par la chaleur ; dans ce cas, il faut ajouter une goutte d'acide nitrique, c'est-à-dire une quantité suffisante pour donner au mélange un léger degré d'acidité. On n'insiste pas assez, dans les indications que l'on a données pour l'examen de l'urine, sur le fait que l'existence de l'acide nitrique à la proportion de 1 à 2 pour 100 dans une urine contenant de l'albumine, empêche la coagulation de cette substance par la chaleur. C'est pourquoi il faut s'attacher à suivre ponctuellement les règles que nous venons de donner. Dans tous les cas, lorsque l'on soupçonne la présence de l'albumine, il faut appliquer à la fois la chaleur et l'acide nitrique, un de ces deux agents employé isolément est insuffisant pour déterminer avec certitude son existence. La quantité d'albumine peut être déterminée approximativement en observant la proportion du dépôt relativement à la quantité de liquide qui surnage, après avoir laissé reposer pendant quelque temps le tube à expérience et son contenu. Ce temps doit être toujours le même : quinze minutes environ, afin de donner plus de ressemblance dans les résultats.

Si le poids spécifique de l'urine est de 1,030 au plus, on peut soupçonner la présence de sucre ou d'un excès d'urée. Ou bien, enfin, l'urine présentant ce caractère peut provenir d'un échantillon dans lequel les liquides existe en petite proportion relativement aux solides. L'urine des diabétiques a généralement une densité qui varie entre 1,030 et 1,045 ou même 1,050. — L'expérience de Moore est une des plus efficaces pour déterminer la présence du sucre. Faites bouillir l'urine dans un tube à expérience avec environ la moitié de son poids de liqueur potassique très-pure pendant deux minutes ; s'il existe du sucre, la liqueur acquiert bientôt une couleur brune d'une plus ou moins grande intensité. Le réactif de Trommer et la fermentation seront aussi employés pour confirmer les résultats obtenus. — Le premier consiste dans l'addition d'une petite quantité d'une solution de sulfate de cuivre à l'urine dans un tube à expérience. Il faut ajouter une quantité suffisante de liqueur potassique pour produire un précipité d'oxyde de cuivre et le redissoudre. Chauffez jusqu'à ébullition : s'il existe du sucre en dissolution, il se forme un précipité rouge de protoxyde de cuivre. Inutile de décrire ici tout au long le procédé de la fermentation, l'examen de l'urine tel que nous l'avons en vue actuellement se rapportant spécialement aux modifications de sécrétion liées à des obstacles siégeant au niveau de l'urèthre et aux lésions qui en dérivent.

On détermine de la façon suivante la présence de l'urée. Il faut ajouter à une petite quantité d'urine dans un tube à expérience la moitié environ de son poids d'acide nitrique, puis placer le tube dans de l'eau froide ; des cristaux prismatiques de nitrate d'urée apparaissent bientôt dans le liquide, si l'urée s'y trouve en excès. Les acides ne donnent lieu à aucun précipité semblable lorsque l'urine est normale.

Si l'urine est très-colorée, cela peut tenir à du sang, de la bile, ou un excès de purpurine.

Si la coloration est due à la présence du sang, la couleur, qui peut varier entre celle du porto et une teinte d'un bleu rouge, disparaît en portant une petite quantité de liquide jusqu'à ébullition dans un tube à expérience; en même temps il devient opaque et il se forme un dépôt très-foncé proportionné avec la quantité de substances albumineuses existantes. On aperçoit aussi des corpuscules sanguins au microscope.

Si la coloration n'est pas due au sang, il faut mouiller la surface d'un plat blanc avec une petite quantité de l'urine que l'on veut examiner, puis laisser tomber quelques gouttes d'acide nitrique sur ce plat. Si la coloration est due à la présence de la bile, on observe immédiatement autour de l'acide une réunion de vives couleurs, dont la durée est passagère. Si la bile n'existe qu'en petite quantité, l'apparence que nous venons d'indiquer n'est pas très-nette, à moins que l'urine ne soit concentrée par évaporation.

L'urine colorée par de la purpurine ne donne aucun précipité ni aucun changement de couleur par l'ébullition.

V. — *Examen des dépôts à l'œil nu.*

Si un dépôt épais, blanc, jaunâtre ou rose disparaît par la chaleur, c'est presque sûrement de l'urate de soude. Parfois ce dépôt a une couleur rouge foncée ou brune. Dans ces cas, l'urine est presque toujours acide. Le dépôt d'urate de soude disparaît complétement en chauffant l'urine qui le contient.

S'il existe un dépôt épais et blanc qui ne disparaisse pas par la chaleur, il est presque sûrement dû à la présence de triple phosphate, et disparaîtra par l'acide nitrique, tandis que l'ammoniaque ou la potasse n'auront aucune action sur lui. L'urine est alors presque toujours neutre ou alcaline.

Un dépôt rouge ou orangé, visiblement grenu, sablonneux ou cristallin, est formé d'acide urique.

Si le dépôt est léger ou floconneux, et n'est pas modifié par l'acide nitrique, il consiste principalement en mucus et en épithélium.

S'il existe au fond du vase un dépôt pâle, opaque et homogène, facilement miscible à l'urine, et si l'urine est acide ou neutre, elle contient presque sûrement du pus. S'il en est ainsi, on peut découvrir l'albumine contenue dans le dépôt en le chauffant et en y ajoutant de l'acide nitrique. On en trouve aussi quelque peu dans le liquide qui surnage. Enfin, en agitant une quantité égale de solution de potasse et de dépôt, il en résulte, lorsqu'il est formé par du pus, une masse gélatineuse et résistante. Si le dépôt est plus ou moins transparent, gélatineux, visqueux ou glaireux et tenace, contenant de petites bulles d'air, et ne se mêle pas à l'urine, il est probablement muqueux ou muco-purulent, dans le cas où l'urine est alcaline; si elle est acide, le dépôt est certainement dû à la présence de mucus. Dans l'urine alcaline le pus forme un dépôt opaque et glaireux. Un dépôt glaireux peut être rendu opaque par la présence de phosphate; s'il en est ainsi, une ou deux gouttes d'acide nitrique dissoudront ces phosphates et rendront un certain degré de transparence au dépôt. Le microscope jugera plus facilement la question, surtout lorsque le dépôt est peu abondant.

Un liquide purulent contient de l'albumine. Un liquide muqueux n'en contient pas.

L'acide acétique n'a pas d'effets apparents sur un mélange de pus et d'urine additionné à de l'urine contenant du mucus. On voit flotter dans le liquide une membrane plissée présentant un aspect caractéristique.

VI. — En examinant le dépôt au microscope, on lève tous les doutes sur la nature de ses éléments.

L'apparence habituelle qu'ils présentent sous un objectif de 6 millimètres est la suivante :

ACIDE URIQUE (fig. 23). — La forme principale de cette substance est la forme rhomboïdale, dont on observe plusieurs modifications ; les plus fréquentes

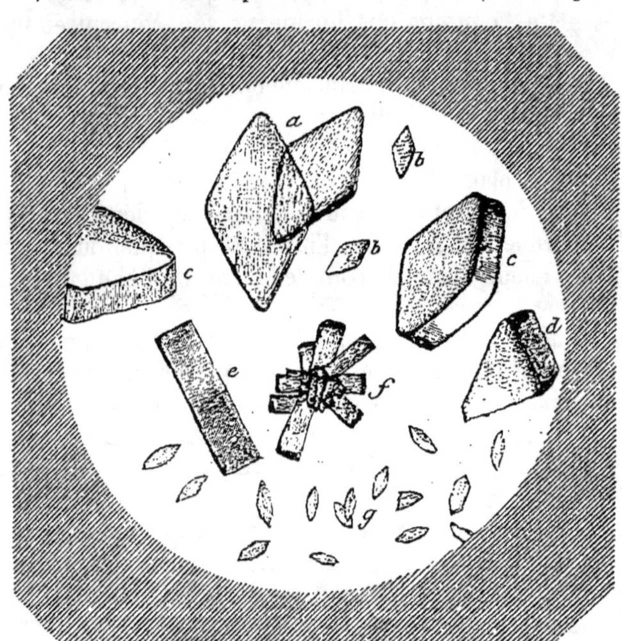

FIG. 23. — Acide urique (*).

sont celles qui présentent des angles tronqués ou obtus. En effet, on trouve cette substance sous forme de cristaux losangiques ou de prismes rhomboïdaux très-variables d'épaisseur et de volume. Leur couleur est habituellement celle de l'ambre, pâle comme celle du sucre d'orge, mais la teinte peut varier entre le jaune-paille et le rouge orangé. Quelquefois elle se présente aussi sous forme de masses informes constituées par une agglomération de cristaux prismatiques ou losangiques. Ce sont ces masses qui forment le

(*) a, cristal d'acide urique vu de face ; b, cristal plus petit ; c, cristal vu de trois quarts ; d, cristal brisé ; e, cristal vu de profil sur la tranche ; f, rosace formée par des cristaux dont on ne voit que la tranche ; g, les mêmes cristaux traités successivement par la potasse et l'acide acétique. Ces derniers sont incolores, tandis que les précédents sont d'un beau jaune ambré. (Formulaire pharmaceutique des hôpitaux militaires.)

sable rouge, ou poivre de Cayenne, que l'on aperçoit à l'œil nu dans le dépôt.

Urate de soude (fig. 24). Il apparaît habituellement comme un dépôt

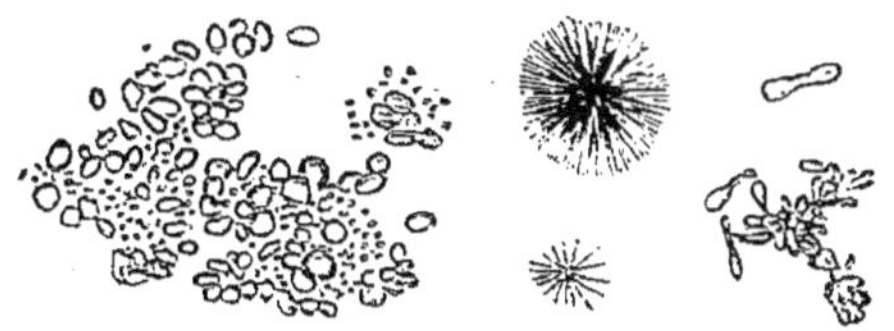

Fig. 24. — Urate de soude.
(Robin et Verdeil, *Chimie anatomique*, pl. XVII.)

amorphe et sombre, formé, comme on le voit sous un fort grossissement, de particules ténues plus ou moins agglomérées en filaments ou en masses. C'est peut-être le dépôt que l'on remarque le plus fréquemment dans l'urine. Parfois il prend la forme de petits globes opaques d'une couleur rouge ou jaune, rougeâtre, avec ou sans spicules proéminents ; ces derniers semblent formés d'acide urique. L'urate de soude se présente aussi, mais rarement, sous forme de petites masses globuleuses avec des saillies irrégulières en forme d'hameçons.

Phosphate d'ammoniaque et de magnésie, ou triple phosphate neutre (fig. 25). — Cette substance se présente sous forme de prismes incolores

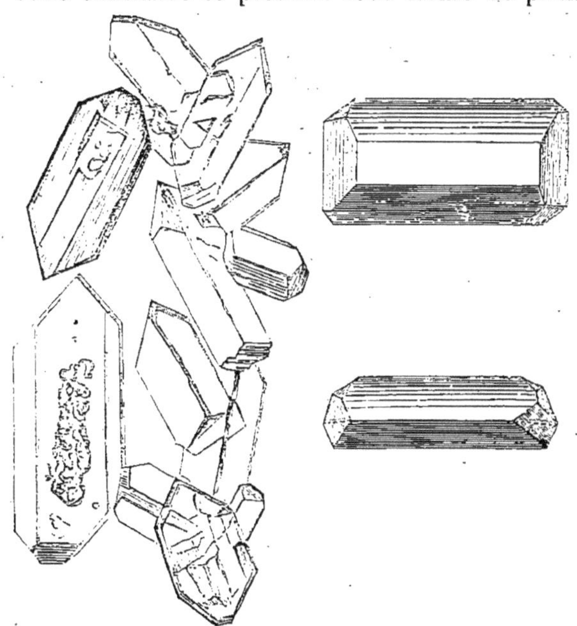

Fig. 25. — Phosphate ammoniaco-magnésien neutre.
(Robin et Verdeil, *Chimie anatomique*, pl. VII.)

transparents à trois côtés et habituellement volumineux, faciles à reconnaître. Le sommet de ces cristaux présente de grandes variétés dans la

H. THOMPSON — Leçons cliniques. o

forme et le nombre de ses facettes. Parfois il présente une forme étoilée par l'agglomération de plusieurs petits prismes, ou la forme de rosettes, lorsque ces cristaux sont en forme d'aiguilles et très-nombreux. Très-rarement il présente la forme bipennée.

LA FORME BASIQUE (fig. 26) du triple phosphate, se présente en cristaux foliacés ou étoilés, et se trouve dans l'urine ancienne ou fortement alcaline, mais jamais dans l'urine acide. Cette forme semble se développer dans l'urine après son excrétion, très-fréquemment aux dépens des phosphates neutres, qui subissent une transformation graduelle. D'abord les cristaux prismatiques se fendent à leurs extrémités ; puis on aperçoit, divergeant de près du centre vers les extrémités, de légers indices de la disposition foliacée ; peu à peu il se développe quatre branches ayant quelque peu la forme d'une croix, tandis que la disposition angulaire du cristal primitif disparaît. Plus tard se développent fréquemment deux nouvelles branches, et c'est ainsi que se produit la forme à six branches de ce cristal.

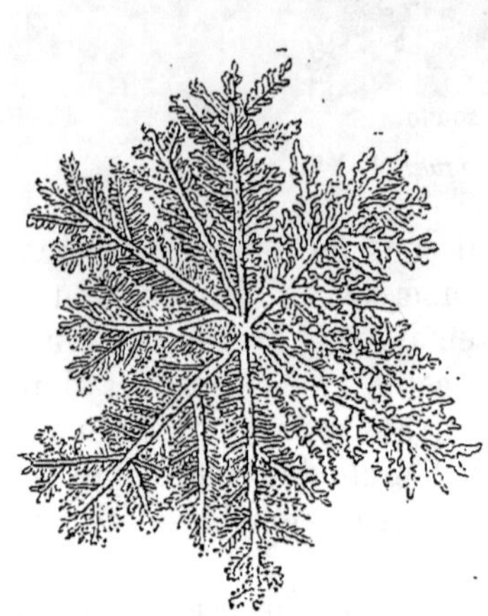

FIG. 26. — Phosphate ammoniaco-magnésien basique.

(Robin et Verdeil, *Chimie anatomique*.)

LE PHOSPHATE DE CHAUX se montre quelquefois sous forme d'une pellicule à la surface de l'urine alcaline, et en général sous forme de petits grains ; souvent il se trouve en même temps que les cristaux de triple phosphate, adhérant à eux ou libre, sous le champ du microscope.

OXALATES (fig. 28). — Communs sous forme d'octaèdres bien définis, sans couleur et transparents ; on en trouve de toute dimension, quelques-uns sont fort ténus. Très-rarement ils se présentent sous forme de dodécaèdres. Ce dépôt est parfois accompagné et parfois remplacé par de petits corps cristallins possédant la forme de dombelles. Cette forme est relativement rare, comparée à celle d'octaèdres. Les cristaux qui la présentent sont probablement formés d'oxalurate de chaux, sel très-voisin de l'oxalate.

CORPUSCULES SANGUINS (fig. 28). — Ils se présentent sous forme de petits disques circulaires et aplatis, avec une teinte jaunâtre ; ils sont unis, demi-transparents et non granuleux ; légèrement concaves sur chacune de leurs faces ; gonflés par endosmose et presque sphériques dans l'urine possédant une densité considérable ; quelquefois plissés, présentant des bords inégaux ou déchirés. Leur diamètre, à l'état normal, est de 6 millièmes de millimètre environ, mais plus considérable lorsqu'ils sont distendus par l'urine. Il n'y a pas de noyaux dans les globules rouges. Les globules blancs sont plus volumineux, variant entre 8 et 12 millièmes de millimètre de diamètre ; soumis à l'action de l'acide acétique, ils présentent un noyau séparé en trois portions.

CORPUSCULES DE PUS. — Variables de dimension; généralement plus volu-

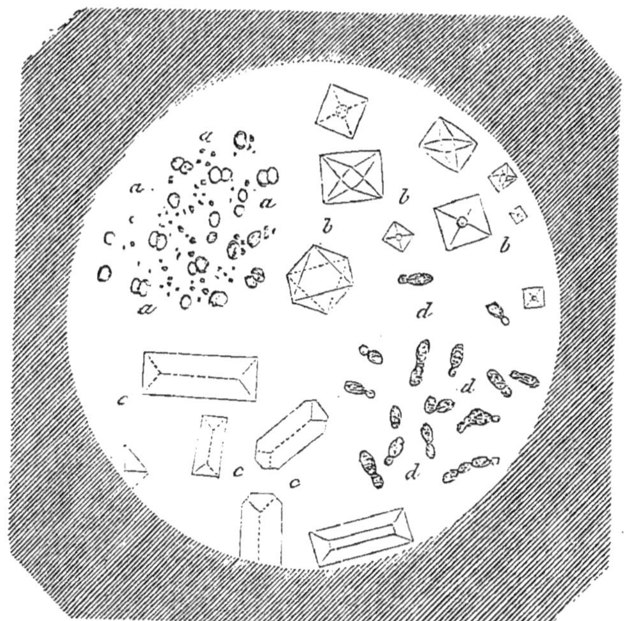

FIG. 27. — Oxalates (*).

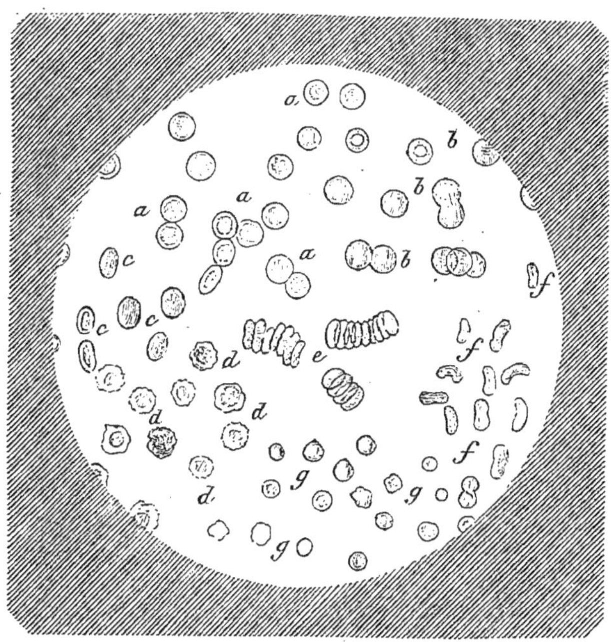

FIG. 28. — Sang dans les urines (**).

(*) *a*, urates; *b*, oxalate de chaux; *c*, phosphate ammoniaco-magnésien; *d*, ferment de l'urine diabétique.
(**) *a*, corpuscules sanguins à centre obscur : cet effet s'observe en éloignant l'objectif du porte-objet; *b*, corpuscules à centre clair; *c*, corpuscules vus de trois quarts; *d*, corpuscules plus ou moins frangés; *e*, corpuscules empilés; *f*, corpuscules vus de profil; *g*, corpuscules dans l'urine, ils sont plus ou moins sphériques et crénelés. (Formulaire pharmaceutique des hôpitaux militaires.)

mineux que les corpuscules sanguins, leur volume varie entre 8 et 12 millièmes de millimètre. Ils sont blancs, plutôt opaques, présentent extérieurement un aspect granuleux, et contiennent deux ou trois nucléoles, quelquefois quatre, qu'on n'aperçoit souvent que faiblement, mais rendus manifestes par l'addition d'acide acétique.

Le MUCUS (fig. 29) ne contient pas de corpuscules caractéristiques, et les corps qu'on y découvre sont probablement des corpuscules provenant du pus, avec lequel il est si fréquemment uni.

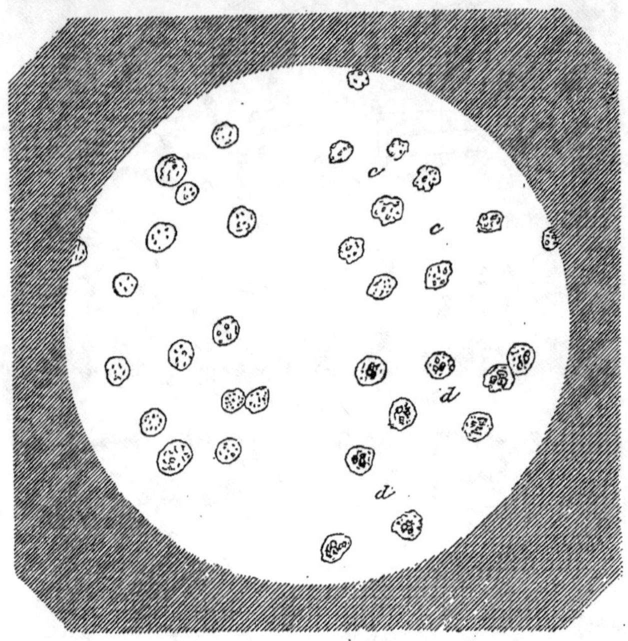

FIG. 29. — Mucus et pus (*).

EXSUDATS PLASTIQUES, OU CORPUSCULES GRANULEUX AGGLOMÉRÉS (fig. 30). — La présence de ces corps indique quelque action inflammatoire dans un

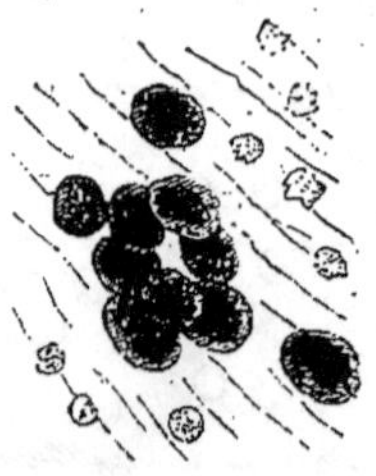

FIG. 30. — Cellules remplies de matière granuleuse.

point quelconque des organes génito-urinaires. Ils sont formés de larges cellules variant de 16 à 24 millièmes de millimètre de diamètre, pleines de

(*) c, globules purulents ; d, les mêmes, traités par l'acide acétique. (Formulaire pharmaceutique des hôpitaux militaires.)

granulations, avec ou sans noyau distinct. On les trouve dans l'urine

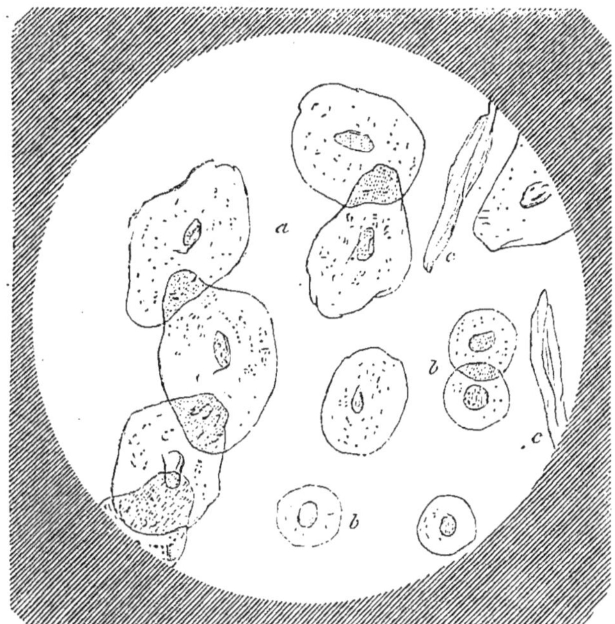

FIG. 31. — Épithélium de la muqueuse vésicale (*).

lorsqu'il existe de la cystite ou quelque affection chronique des reins.

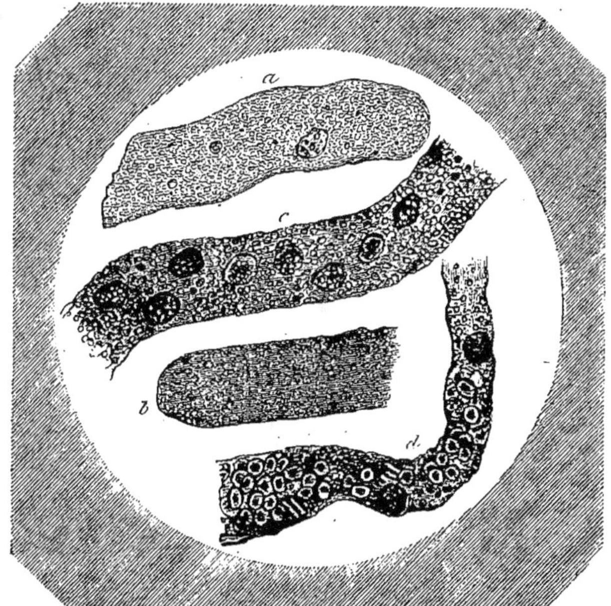

FIG. 32. — Cylindres protéiques venus du rein (**).

(*) *a*, cellules épithéliales pavimenteuses entièrement développées; *b*, cellules non encore parvenues à leur accroissement complet; *c*, cellule épithéliale pavimenteuse vue de profil.

(**) *a*, cylindre hyalin terminé en doigt de gant; *b*, cylindre granuleux contenant de l'urate de soude; *c*, cylindre contenant des globules muqueux et purulents; *d*, cylindre contenant des disques sanguins. (Formulaire pharmaceutique des hôpitaux militaires.)

ÉPITHÉLIUM (fig. 31). — Il provient des divers points des voies urinaires ; aplati et sphéroïdal lorsqu'il provient de l'urèthre, il est cylindrique lorsqu'il vient de la vessie.

CYLINDRES PROVENANT DES CONDUITS URINIFÈRES DU REIN (fig. 32). — Dans la néphrite aiguë, on observe des cylindres épithéliaux en abondance souvent unis à des corpuscules sanguins. Dans la néphrite chronique, les cylindres sont plus granuleux et contiennent moins de cellules épithéliales. Dans la dégénérescence graisseuse des reins, les cylindres contiennent des globules de graisse. Un cylindre demi-transparent, contenant peu ou point de corpuscules organiques, connu sous le nom de *tube hyalin*, se remarque dans les altérations chroniques des reins. Il n'est pas douteux que l'on puisse parfois rencontrer de ces tubes en l'absence de toute lésion rénale ; mais, quand ils se montrent d'une façon persistante, il existe certainement quelque altération aiguë ou chronique des reins.

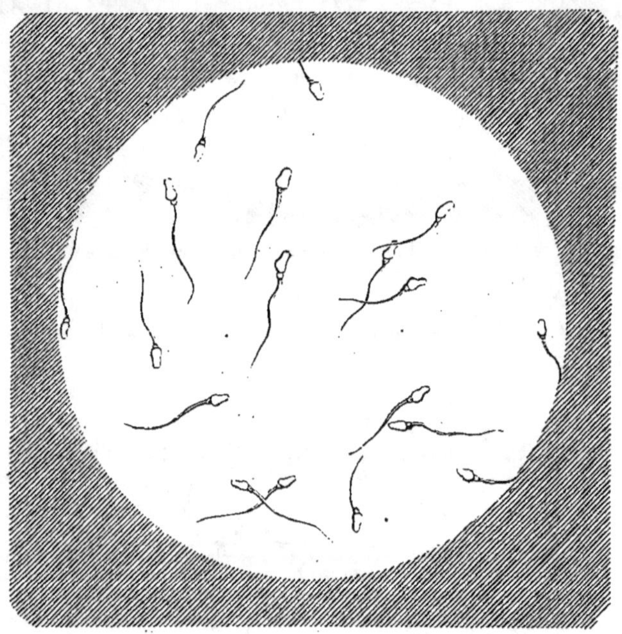

FIG. 33. — Zoospermes.
(Formulaire pharmaceutique des hôpitaux militaires.)

On observe souvent des SPERMATOZOÏDES dans l'urine des personnes parfaitement bien portantes (fig. 33). C'est seulement lorsqu'on les retrouve constamment, qu'ils indiquent l'existence de quelque trouble fonctionnel.

Des CORPUSCULES VÉGÉTAUX se montrent dans l'urine peu de temps après la miction. Dans l'urine acide, on observe le *Penicillium glaucum* ; dans l'urine des diabétiques, le *Torula cerevisiæ*, sorte de ferment. Les *vibrions* se développent dans l'urine peu de temps après son excrétion, surtout dans les saisons chaudes. On comprend sous ce terme, des organismes végétaux et animaux doués de mouvements spontanés. Dans certains cas, ils se développent dans l'urine encore contenue dans la vessie.

TRAITÉ PRATIQUE

DES

MALADIES DES VOIES URINAIRES

PREMIÈRE PARTIE

DES RÉTRÉCISSEMENTS DE L'URÈTHRE ET DES FISTULES URINAIRES

PATHOLOGIE ET TRAITEMENT

CHAPITRE PREMIER

ANATOMIE ET PHYSIOLOGIE DE L'URÈTHRE CHEZ L'HOMME

Méthode employée pour l'étude du sujet. — Rapports anatomiques de l'urèthre, sa longueur, mesures en largeur. — Dilatabilité. — Volume du jet d'urine. — Observations de sir E. Home et de M. Guthrie. — Divisions anatomiques de l'urèthre. — Muqueuse. — Glandes. — Saillies de la muqueuse. — Sections transversales. — Vaisseaux et nerfs. — Aponévrose moyenne du périnée. — Tissus musculaires, fibres musculaires involontaires. — Vues de Hunter sur les fibres musculaires. — Recherches de Home, de Kölliker, de M. Hancock. — Méthode à suivre pour démontrer l'existence des fibres musculaires involontaires. — Recherches du professeur Ellis. — Muscles volontaires agissant sur l'urèthre. — Des deux sources d'action musculaire agissant sur l'urèthre. — Fonctions du col de la vessie. — Fonction du transverse profond (*compressor urethræ*) comme sphincter. — Fonction du releveur de la prostate (releveur de l'anus). — Tissu érectile. — Structure du corps spongieux près du bulbe. — Rapports du bulbe avec la surface du périnée, le rectum, etc. — Structure du bulbe en rapport avec les hémorrhagies. — Direction de l'urèthre. — Rapports des aponévroses. — Courbure de l'urèthre. — Directions anormales.

Il est de toute nécessité, pour comprendre facilement et complétement le sujet de cet ouvrage, d'étudier d'abord l'anatomie de l'urèthre normal chez l'homme dans ses rapports nombreux et importants, puis de s'enquérir de son action physiologique et de ses usages. En faisant cette étude, je rappellerai et passerai en revue les travaux des observateurs distingués qui se sont jusqu'ici occupés de ce sujet; je comparerai leurs résultats avec ceux que j'ai obtenus moi-même par des dissections répétées et des recherches sur l'organe, en me plaçant dans certaines conditions que j'indiquerai plus tard. Il n'est pas nécessaire de justifier la méthode que je compte suivre. L'étude de l'anatomie et de la physiologie est trop généralement regardée comme la seule base solide pour faire des recherches intelligentes en pathologie, pour que je puisse admettre un autre mode de procéder.

Mais dans ce cas particulier, où il s'agit de la pathologie des rétrécissements de l'urèthre, tous ceux qui ont quelque peu étudié le sujet avoue-
ront que, pour arriver à la vérité sur divers points de la pathologie de cet
organe si compliqué, il est nécessaire de connaître à fond sa structure et
ses usages, que la dissection sur l'organe sain et l'étude de ses fonctions
à l'état normal peuvent seules nous apprendre.

Je dis que c'est un organe complexe. En effet, bien qu'à proprement
parler l'urèthre ne soit qu'un canal, et que ce mot n'indique ni ne com-
prenne rien autre, comme son étymologie l'indique (urèthre, de οὖρον,
urine, et τρεχω, courir), cependant il est si intimement uni au tissu musculaire et aux autres tissus qui l'entourent, et, comme nous le verrons, il est si fortement influencé par les organes environnants, que nous
ne devons point nous borner à examiner le canal en lui-même. Nous examinerons donc d'abord l'urèthre, puis les parties voisines qui peuvent
mécaniquement, ou par leur action physiologique, exercer une influence
sur sa forme et ses fonctions.

De l'urèthre considéré en lui-même. — Ce terme s'applique au canal qui
s'étend de la vessie au méat urinaire, situé à l'extrémité du pénis chez
l'homme et au niveau de la vulve chez la femme. On peut le regarder
comme formé d'une muqueuse et de tissus adjacents que nous désignerons
pour le moment sous le terme général de tissus sous-muqueux, et dont
nous allons examiner la nature.

La longueur de l'urèthre chez l'homme adulte a été établie d'une façon
variable, car elle change avec les différents sujets et aussi chez le même
individu dans diverses conditions, cet organe étant très-extensible et pouvant facilement se prêter à toutes les mesures que l'on en a données. Ces
causes de différence sont suffisamment évidentes pour l'anatomiste, pour
lui démontrer la nécessité absolue de suivre une méthode constante dans
l'examen de chaque urèthre, s'il veut obtenir des résultats précis.

C'est pourquoi, désirant obtenir la solution de cette question, j'ai adopté
la méthode suivante sur un grand nombre de cadavres que j'ai examinés.
Ayant séparé avec soin de la cavité pelvienne le pénis et la vessie, d'après
le procédé ordinaire, j'ai ouvert le canal dans son entier par sa face supérieure. Les parties sont ensuite placées tout d'abord dans un état d'extension très-modérée sur une surface douce et polie, sur un plat de terre par
exemple : ce qui leur permet de prendre, en vertu de leur élasticité, leur
forme et leur longueur naturelles. On prend alors la mesure de ces organes. La moyenne des résultats obtenus par ce procédé sur 16 adultes
est la suivante :

		Centim.
Longueur totale du bord antérieur de la luette vésicale au méat urinaire.		21

En divisant le canal de la façon habituelle en portions *spongieuse, membraneuse* et *prostatique*, nous avons :

Pour la portion spongieuse..	16
Pour la portion membraneuse..	1,75
Pour la portion prostatique..	3,25

Le plus long urèthre était de plus de 22 centim., le plus court de 19 cent.

Sur le nombre total, dix présentaient une longueur qui ne différait pas de plus d'un demi-centimètre de la moyenne, et entre eux, d'un centimètre à peine ; c'est-à-dire que leur longueur variait entre 20,50 centim. et 21,50.

M. Briggs (autrefois à Lock-Hospital) a fait sur ce sujet quelques recherches qui ne m'ont été rapportées que postérieurement à plusieurs des mensurations *post mortem* que je viens de rappeler. Ses recherches ont porté sur le vivant. Et comme il importe pour la pratique de connaître la longueur de l'urèthre pour les opérations sur le vif, il est préférable de déterminer, si possible, à l'avance, la longueur de ce canal sur le vivant plutôt qu'après la mort. Cet auteur affirme que la longueur moyenne de l'urèthre est de 18,50 centim. à 19,25 centim. J'ai pratiqué beaucoup de mensurations de cette façon et je crois que 17,50 centim. est plus près de la vérité (1).

Il est donc bien établi que les deux mesures de 17,50 et de 21,50 centim. indiquent la longueur moyenne de l'urèthre, la première sur le vivant, la deuxième sur le cadavre.

[Les résultats obtenus en Angleterre ne concordent pas avec les données de MM. Richet et Sappey.

---

(1) M. Briggs, ancien chirurgien de Lock-Hospital, a publié les résultats d'une série d'expériences pratiquées sur un grand nombre de personnes pendant la vie, afin d'arriver à une conclusion sur la longueur normale de l'urèthre. Ces mesures étaient prises au moyen de cathéters gradués passés dans la vessie. Il estimait de 18,50 centim. à 19,25 centim. la longueur moyenne de l'urèthre (*Treatment of Strictures by Mechanical Dilatation*, London, 1845, p. 9). Briggs dit autre part que « sur un moule de plâtre d'une section verticale du bassin chez l'homme, il a trouvé les proportions suivantes pour les différentes parties de l'urèthre : Du méat à la portion membraneuse, 16 centimètres ; de là à la vessie, 3,50 centim. : total, 19,50 centim. » (*Ibid.*, p. 11 et 12.)

M. Whately a examiné quarante-huit sujets de taille différente, et a trouvé que la longueur moyenne du canal était de 21 centimètres. « Chez ces différents sujets, il y avait quelques différences portant surtout sur la longueur de la portion pénienne. Le nombre des hommes de grande taille était de seize. — Ce qui suit est une mesure exacte de la distance de l'extrémité de la verge à la vessie chez chacun d'eux, prise en maintenant solidement la verge sur le cathéter pour l'empêcher de se retirer.

Sur 16 sujets de grande taille, la longueur du canal mesurait :

	Centim.		Centim.
Chez 1 .	25	Chez 5 .	22,50
8 .	23,75	2 .	21

Sur 32 hommes de taille moyenne, le canal mesurait :

	Centim.		Centim.
Chez 3 .	23,75	Chez 7 .	21,2
1 .	23	2 .	20,6
7 .	22,50	1 .	20
2 .	22		

Sur 12 sujets de petite taille, l'urèthre mesurait :

	Centim.		Centim.
Chez 1 .	23	Chez 4 .	21,2
2 .	22,50	2 .	20,6

(*Improved Method of treating Strictures*. London, 3e édition, 1846, pages 68-9, dans une note.)

M. Benjamin Phillips dit que les expériences qu'il a faites en injectant le tissu érectile des corps caverneux, confirment décidément l'exactitude des calculs de M. Whately et lui donnent raison, lorsqu'il dit que la longueur de l'urèthre varie de 20 à 22,50 centim. (*Treatise on the Urethra*. London, 1832, p. 2.)

M. Richet a trouvé une moyenne de 14 à 16 centimètres pour la longueur du canal sur le cadavre. (*Traité pratique d'anatomie médico-chirurgicale,* 4ᵉ édit., 1873, p. 504.)

M. Sappey, en mettant à nu l'orifice interne du canal et en mesurant sa longueur d'arrière en avant avec une sonde de petit calibre, a trouvé sur 54 sujets :

De 14 à 15 centimètres. .	7 fois.	De 18 à 19 centimètres. .	4 fois.
15 à 16	19	19 à 20	1
16 à 17	16	20 à 21	1
17 à 18	5	21 à 22	1

Ce qui donne 0ᵐ,163 comme longueur moyenne.]

Il est très-important de se souvenir de cette différence, puisque toutes les recherches sur l'anatomie pathologique des rétrécissements se font uniquement sur le cadavre, tandis que pour le traitement, on ne peut se servir que de la mensuration sur le vivant.

Mais il faut aussi se rappeler que pendant la vie la longueur de l'urèthre varie considérablement chez le même individu, suivant le degré de congestion de l'organe. L'érection augmente beaucoup cette longueur, et c'est évidemment sur l'organe à l'état de flaccidité que portent les résultats que nous avons mentionnés. Mais, comme tout autre organe, celui-ci en particulier semble varier quelquefois de dimension chez les divers individus, surtout pour un observateur superficiel. Il y a encore des raisons de penser que ces différences sont moindres en réalité qu'on ne se l'imagine. J'avoue que j'ai été quelquefois surpris, en voyant combien certains urèthres, qui paraissaient très-différents de longueur sur le cadavre, différaient peu lorsqu'on les avait séparés du corps en même temps que la vessie et ouverts dans toute leur étendue. Ce résultat tient à ce qu'il existe de grandes différences chez les divers individus, dans la dimension relative de la portion pendante et non supportée de l'organe comparée à la portion fixe et soutenue, et par conséquent cachée à la vue de l'observateur. Ces deux portions de l'organe varient en sens inverse l'une de l'autre. En tout cas, lorsque la longueur de l'organe semble extraordinaire, le fait est dû bien plus au développement exagéré de la portion libre qu'à des différences dans le reste de l'organe. Cette différence de longueur de la portion libre dépend beaucoup des variétés dans la forme et la dimension du scrotum à l'état normal. Dans certains cas pathologiques, on trouve quelquefois la verge presque entièrement cachée par une hernie scrotale ou une volumineuse hydrocèle. A un moindre degré, cette différence apparente peut aussi résulter de la distance variable à laquelle l'urèthre sort du bassin au-dessous de la symphyse pubienne; chez certains sujets, il ne plonge pas aussi profondément que chez d'autres au-dessous de cette symphyse, et cela dans une proportion de 2 à 2,50 centim., et forme ainsi une courbe plus courte et moins étendue. Ce fait sera rappelé plus tard avec plus de détails. Cependant on trouve des canaux différant considérablement de longueur entre eux, quoique normaux. Une longueur exagérée du canal peut aussi dépendre d'une altération, comme on le voit dans les cas d'hypertrophie de la prostate. Laissant de côté ces exceptions, une moyenne entre 20 à 22,50 comprendra le plus grand nombre des cas, en suivant le mode de mensuration que nous avons décrit.

Il est facile de se rendre compte des différences qui existent chez les auteurs, en se rappelant qu'un urèthre long de 20 centimètres peut facilement être allongé jusqu'à 25 centimètres. La même remarque s'applique à la longueur relative des diverses portions de l'urèthre, car il n'existe pas entre elles de démarcations bien tranchées. Malgré cela, leurs mesures sont prises avec tant d'exactitude par quelques auteurs, que l'on tient compte même des lignes.

Ce qui suit a trait à la largeur du canal de l'urèthre. Il est difficile de s'en rendre un compte bien exact à cause de la propriété naturelle que possède le canal de se dilater à l'état sain. Les anatomistes parlent de 6, 8, et 10 millimètres comme mesure approximative. Les chirurgiens ont rapporté des cas de calculs de plus de 8 millimètres de diamètre ayant franchi le canal, ce qui indique naturellement le degré d'extensibilité des portions les plus étroites. Pour pratiquer cette mensuration, la muqueuse, traitée après la mort de la façon que nous avons déjà décrite, est étendue dans le sens de la longueur; mais il existe des replis étroits et peu considérables qui disparaissent facilement lorsqu'on distend le canal dans une direction transversale et qui doublent presque la largeur naturelle du canal. Dans ces conditions, en se gardant de distendre le canal, nous obtenons les mesures suivantes, qui, bien que désignant la circonférence, ne représentent que la moitié de la largeur réelle du canal lorsqu'il est moyennement dilaté.

Millim.

Le col de la vessie ou le commencement de la portion prostatique mesure de...	12 à 15
Le milieu de la portion prostatique.................................	17
Le commencement de la portion membraneuse ou la fin de la portion prostatique mesure de...	12 à 15
Le milieu de la portion membraneuse mesure........................	15
La fin de cette portion, tout près du bulbe, mesure................	12
La partie bulbeuse de la portion spongieuse du canal..............	17
La portion du canal comprise dans l'intérieur du gland.............	15
Et enfin le méat externe...	12

Il en résulte que, relativement les unes aux autres, la largeur des diverses portions de l'urèthre est dans une proportion constante. Par exemple, le méat externe est la portion la plus étroite, excepté dans quelques cas très-rares, où il existe un rétrécissement congénital à 6 ou 12 millimètres de l'extrémité, c'est-à-dire dans un point du canal que l'on peut apercevoir. Ensuite vient la jonction de la portion membraneuse et du bulbe; tandis que le milieu de la portion prostatique et le cul-de-sac du bulbe sont les portions les plus larges du canal.

Après tout, c'est la dimension relative bien plutôt que la dimension réelle des diverses portions du canal qu'il importe le plus au chirurgien de connaître au point de vue pratique; et les mesures que nous venons de donner ont une valeur plutôt relative qu'absolue. Encore une fois, chez le vivant, les parois de l'urèthre sont appliquées l'une contre l'autre, lorsque cet organe est à l'état de repos ; de telle sorte que le diamètre du canal ne peut se mesurer que lorsqu'une cause ou une autre le distend : et, comme cette distension correspond jusque dans certaines limites à la force de pression exercée sur les parois, tout chiffre relatif à la largeur du canal est susceptible de varier. La question du diamètre de l'urèthre peut se résoudre jusqu'à un certain point en mesurant son pouvoir de distension, ce qui est aussi d'une importance bien plus considérable pour la pratique que de mesurer simplement la largeur de la muqueuse fendue après la mort.

Une des meilleures méthodes de déterminer le degré d'extension du canal, c'est de prendre une empreinte de l'urèthre au moyen de cire, ou mieux encore en instillant un métal fusible. La première méthode a été souvent employée, entre autres par Sir Everard Home, qui s'est occupé de ce sujet et qui a donné les résultats de ces expériences sur deux cadavres, l'un d'un homme de quatre-vingts ans, l'autre d'un homme de trente ans. Les mesures qu'il donne sont celles du diamètre des empreintes obtenues dans les divers points du canal. (*Practical Observations on the treatment of Strictures*, etc., 1805, vol. I, p. 25.)

DIAMÈTRES DE L'EMPREINTE DE L'URÈTHRE EN SES DIVERS POINTS.

	ANNÉES.	
	80 ans.	**30 ans.**
	Millim.	Millim.
A 1,8 cent. de l'orifice extérieur	11	8,50
A 10 centimètres de l'orifice extérieur	8,50	8,50
Au bulbe, à 17 centimètres de l'orifice	15	16
Dans la portion membraneuse, à 18 centimètres du méat	8,50	5
Dans la portion membraneuse, près de la prostate, à 20,50 centim. du méat	11	8,50
Au point où la portion membraneuse se termine et où commence la prostate, à 21 centimètres du méat	8,50	7,50
Au milieu de la prostate, à 21,8 cent. du méat	13,50	12,50
Au col de la vessie, à 22,5 centim. du méat	11	10

Les empreintes avaient 22,5 centim. de longueur, mais Sir E. Home ajoute que le canal à l'état de repos est de 20 centim. de longueur, ce qui correspond du reste avec les mensurations prises de la manière que j'ai indiquée (1).

(1) M. Phillips s'exprime ainsi relativement aux mesures de Sir E. Home que nous avons données dans le texte : « Mes observations en diffèrent seulement par un diamètre un peu moins considérable, tandis que les diamètres relatifs des diverses portions du canal sont semblables à ceux du plus jeune des sujets examinés par Home. » (*Op. cit.*, p. 4.)

Les mesures de Lisfranc, ou plutôt ses estimations sur le diamètre de l'urèthre de 12 sujets qu'il a examinés, mais non pas mesurés, sont les suivantes :

	Millimètres.
Commencement de la portion prostatique près de la vessie	6 à 8
Centre de cette portion	8 à 11
Fin de cette portion	6 à 8
Commencement de la portion membraneuse	9 à 10
Fin de la portion membraneuse	7 à 9
Près du bulbe, derrière son cul-de-sac	6 à 7

[Voici les *résultats* obtenus par M. Richet en ouvrant le canal par sa partie supérieure et en mesurant d'un bord de la coupe à l'autre, d'abord sans exercer la plus légère extension, puis *en étendant fortement* les parois du canal.

SUJET AGÉ DE TRENTE-CINQ ANS.

Mensuration faite :	sans extension.	avec extension.
	Millimètres.	Millimètres.
A l'orifice du méat urinaire................	15	presque inextensible.
Au centre du gland.......................	22	30
A la portion moyenne du corps spongieux......	13	30
Au cul-de-sac du bulbe....................	21	40
Au collet du bulbe.......................	12	25
Au milieu de la portion musculeuse..........	13	35
Au commencement de la région prostatique.....	25	40
Au centre de la prostate...................	35	45
Au col vésical...........................	30	45

SUJET AGÉ DE TRENTE ANS.

Mensuration faite :	sans extension.	avec extension.
	Millimètres.	Millimètres.
Au méat...............................	14	18
Au centre du gland.......................	18	32
Au milieu de la portion spongieuse...........	15	38
Au cul-de-sac du bulbe....................	18	40
Au collet du bulbe.......................	11	20
A la portion membraneuse..................	12	35
Au commencement de la prostate............	15	38
Au centre de la prostate...................	20	42
Au col vésical...........................	26	45

SUJET AGÉ DE SEIZE ANS.

Mensuration faite :	sans extension.	avec extension
	Millimètres.	Millimètres.
Au méat urinaire........................	15	18
Au centre du gland.......................	16	25
Au milieu de la portion spongieuse...........	12	22
Au cul-de-sac du bulbe....................	18	28
Au collet du bulbe.......................	9	18
Au centre de la portion membraneuse.........	9	28
Au commencement de la portion prostatique....	12	26
Au centre de la portion prostatique...........	20	32
Au col vésical...........................	30	45

Ces chiffres diffèrent trop de ceux donnés par les auteurs anglais pour que nous ayons pu nous dispenser de les ajouter ici ; il est bon de remarquer toutefois que la différence porte encore plus sur la largeur absolue que sur les dimensions relatives des diverses portions du canal.

M. Sappey, après avoir indiqué les portions rétrécies et les portions les plus larges du canal, dit qu'on arrive, soit à l'aide de la mensuration directe, soit à l'aide des empreintes, à déterminer la largeur relative des diverses portions du canal, « mais que toute tentative qui aurait pour but de déterminer par des chiffres le calibre de l'urèthre donnerait des résultats dont la précision serait plus illusoire que réelle »; il donne cependant 15 à 18 millimètres comme circonférence du conduit dans les parties les plus étroites, à l'exception du méat urinaire.]

Les injections d'un métal fusible ont été employées par feu Guthrie et Quekett, et l'on voit les dessins de deux empreintes dans les figures accompagnant la publication d'un discours du premier de ces deux chirurgiens, prononcé devant la « Medical Society » de Londres en avril 1851. Ces dessins confirment l'opinion que ce mode d'examen est peut-être le plus sûr pour mesurer la puissance de dilatation relative des diverses portions du canal soumises à une même pression. (Vide *A Lecture delivered before the Medical Society of London*, April 1851 by, G. J. Guthrie F.R.S.).

La valeur de ces recherches se trouve dans les applications pratiques qui en découlent pour l'emploi des instruments appliqués sur l'urèthre pendant la vie. Il est certain qu'il existe des relations constantes dans la largeur de l'urèthre, et que le méat externe est à peu d'exceptions près la portion la plus étroite du canal. Il en résulte qu'un instrument qui remplit cet orifice sans le distendre outre mesure passera facilement dans toute l'étendue du canal, à moins qu'il n'existe quelque obstruction. En sorte que jusqu'à un certain point, cet orifice peut être regardé comme un indice de la capacité du reste du canal. Quant à la moyenne des mesures employées en pratique, il est rare qu'on ne puisse introduire facilement le n° 12, tandis que le n° 15 pénètre souvent. Les diamètres de ces instruments sont, le premier de 7,50, le deuxième de 8,75 millimètres.

DIVISIONS ANATOMIQUES. — Nous arrivons maintenant aux divisions anatomiques de l'urèthre, dont on s'est servi pour faciliter sa description, et qui découlent des rapports extérieurs et de la conformation intérieure du canal. Elles sont au nombre de trois : la *portion prostatique*, la *portion membraneuse*, et la *portion spongieuse*.

La PORTION PROSTATIQUE désigne la portion du canal qui traverse la prostate. Sa longueur dépend du volume de cet organe; elle a en moyenne, à l'état normal, un peu plus de 3 centimètres (1).

La largeur de cette portion du canal est plus constante que celle d'aucun autre point, les tissus qui l'entourent étant moins susceptibles de varier subitement de dimension. En même temps, c'est de beaucoup la portion la plus dilatable, excepté sa partie supérieure, au niveau du col de la vessie, qui est plus résistante et moins extensible.

Près de son origine, immédiatement au devant de la luette vésicale, qui semble remplir l'orifice interne de l'urèthre à l'état de repos du canal, lorsque l'urine ne coule pas, le canal est large d'environ 6 à 8 millimètres,

---

(1) Boyer regarde la longueur de la portion prostatique comme variant
entre.. 30 et 36 mill.
Lisfranc, entre.. 16 et 22
Ducamp, entre .... 24 et 30
Phillips, entre.. 24 et 30

    Pour la portion membraneuse :

Boyer la regarde comme ayant............................... 24 millim.
Lisfranc...de 14 à 22
Ducamp..de 18 à 20
Phillips, pour la partie supérieure.......................... 25 millim.
    Pour la partie inférieure...........................de 8 à 10

puis il s'élargit peu à peu jusqu'au centre de la prostate, où il acquiert un diamètre de 10 millimètres, pour se rétrécir de nouveau jusqu'à 6 à 8 millimètres ; de telle sorte qu'il présente une forme ovoïde. Coupé transversalement, la section du canal a la forme d'un triangle à sommet inférieur. Il traverse la partie supérieure de la prostate, ayant généralement la plus grande partie de la glande au-dessous de lui, quoiqu'on en trouve quelquefois autant au-dessus qu'au-dessous.

En ouvrant l'urèthre dans cette portion par sa face supérieure, nous voyons les objets suivants. En procédant d'arrière en avant, sur la paroi inférieure, immédiatement après la luette vésicale que nous venons de mentionner comme formant la limite postérieure du canal, on aperçoit une bande mince de fibres brillamment colorées, situées sous la muqueuse et formant une ligne qui suit le milieu du canal (voy. fig. 7), jusqu'à ce qu'elle se perde sur une éminence produite par un soulèvement brusque de la muqueuse et des tissus sous-jacents. Ce soulèvement se prolonge en avant sous forme d'une saillie de 16 à 20 millimètres de long, qui diminue graduellement jusqu'à ce qu'elle devienne semblable à la bride que nous venons de décrire ; puis disparaît en passant à travers la portion membraneuse jusque dans la portion bulbeuse. Cette saillie, c'est le *verumontanum*, le *caput gallinaginis* ou *crête uréthrale*. Kobelt et d'autres affirment qu'elle contient du tissu érectile et peut servir de barrière au reflux de la semence dans la vessie pendant la copulation (1).

On peut apercevoir sur cette crête, à 2 ou 4 millimètres avant d'arriver à son sommet (et cela beaucoup plus facilement sur certains sujets que sur d'autres), une petite dépression, à travers laquelle une petite sonde peut pénétrer dans un cul-de-sac de 6 ou 8 millimètres de profondeur, appelé *utricule* ou sinus prostatique : il est appelé aussi par Weber, *vesica prostatica*. Les canaux éjaculateurs sont contenus dans ses parois, un de chaque côté, et s'ouvrent par une fente étroite sur les côtés de cet orifice.

Les sinus prostatiques de l'urèthre sont formés par deux dépressions, situées chacune d'un côté de la saillie centrale. Les conduits prostatiques s'ouvrent dans ces sinus par plusieurs petits orifices, au nombre de vingt à trente, que l'on aperçoit facilement lorsqu'on presse sur l'organe, un liquide brunâtre et visqueux s'échappant de ces orifices. Il est fort possible que l'extrémité d'une petite bougie puisse s'engager dans ce sinus, bien qu'il soit peu probable que cet accident arrive fréquemment. Cependant comme le fait peut se présenter, surtout lorsque le sinus est anormalement dilaté, nous avons dû le mentionner en passant.

La PORTION MEMBRANEUSE a été ainsi nommée par les anciens anatomistes, à cause de l'absence supposée d'un tissu quelconque, enveloppant la membrane de forme tubuleuse qui constitue cette portion, et se mettant en relation immédiate avec elle. Tandis que la prostate donne son nom à la première partie du canal que nous avons examinée, et que le tissu érectile spongieux est l'origine du terme employé pour désigner la troi-

---

(1) Kobelt, *De l'appareil du sens génital des deux sexes dans l'espèce humaine, au point de vue anatomique et physiologique*, trad. par Kaula. Paris, 1851.

sième portion, les conditions dans lesquelles se trouve le canal lui-même sont utilisées pour dénommer cette deuxième portion. Nous emploierons encore cette désignation comme étant peut-être après tout la meilleure et certainement la mieux comprise, quoique, en adoptant le même mode de nomenclature que dans les deux autres portions, on puisse substituer avec avantage au terme de *portion membraneuse* celui de *portion musculeuse* ou contractile (1). Non pas que la contractilité lui soit absolument spéciale, mais parce qu'elle présente plus que toutes autres ce caractère, qui constitue, comme nous allons le voir, une des propriétés les plus importantes de cette portion du canal.

Sa longueur a été plutôt exagérée que diminuée par les auteurs. 2,50 centim. environ, telle est la longueur qu'on lui donne généralement. 18 millimètres pour la paroi supérieure et 15 millim. pour la paroi inférieure sont des chiffres se rapprochant davantage de la vérité, la différence tenant à la direction oblique en bas et en arrière que prend le tissu érectile qui forme le bulbe. Sa limite postérieure est formée par le bec de la prostate et le feuillet postérieur de l'aponévrose moyenne ; tandis que le feuillet antérieur de la même aponévrose correspond à l'extrémité du bulbe, et, se continuant avec l'enveloppe fibreuse de cet organe, forme sa limite antérieure. De telle sorte qu'on peut regarder la portion membraneuse comme la partie de l'urèthre comprise entre ces deux feuillets. De fait, c'est la portion interfasciale de l'urèthre. — C'est aussi la portion la plus étroite de l'urèthre, si l'on en excepte le méat ; la couleur de la muqueuse qui la recouvre est plus foncée que celle de la portion prostatique ; et l'on voit se continuer, sur la paroi inférieure de cette portion, le prolongement de la traînée blanchâtre que nous avons décrite dans la portion précédente.

La PORTION SPONGIEUSE est la partie de l'urèthre enveloppée par le tissu érectile du corps spongieux. Elle comprend toute la portion de l'urèthre antérieure à la division que nous venons de décrire. Le tissu érectile enveloppe complétement le canal dans cette portion, quoique son revêtement soit très-mince à la partie supérieure ; on le représente cependant très-fréquemment comme faisant défaut sur cette paroi, dans des figures et même des dessins anatomiques de grande réputation. Sa longueur est beaucoup plus variable que celle des autres portions ; elle augmente beaucoup pendant l'érection. Ses limites doivent être placées, pendant la vie, entre 12 et 20 centimètres.

Elle est d'une largeur à peu près égale dans toute son étendue, excepté aux deux extrémités. La partie postérieure, appelée *cul-de-sac du bulbe*, creusée surtout aux dépens de la paroi inférieure du canal, est légèrement dilatée. Il existe aussi un élargissement subit du canal à la partie antérieure, à 2.50 centim. du méat, dans l'intérieur du gland. Cette dilatation occupe aussi la face inférieure du canal : on l'appelle la *fosse naviculaire* de Morgagni. Le premier élargissement mentionné est moins visible sur un urèthre ouvert que le second : ce qui fait qu'il a été nié par quelques anatomistes.

____

(1) Le terme *musculeuse* a été indiqué par Cuvier pour désigner cette partie du canal.

Cette portion du canal est cependant beaucoup plus dilatable et se distend beaucoup plus par l'injection, comme nous l'avons déjà vu. Le manque de distinction bien nette, entre les mots *volume* et *pouvoir de dilatation*, a conduit à cette différence, qui n'est qu'apparente. Sur le plancher du cul-de-sac du bulbe, près de sa partie moyenne, on trouve, quelquefois avec un peu de difficulté, les deux petits orifices des conduits des glandes de Cowper. Le trajet de ces conduits est quelquefois visible immédiatement sous la muqueuse, dans une étendue variant d'un centimètre à 17 millimètres.

Outre ces conduits, on observe plusieurs petites lacunes que nous devons noter ici. Le méat, comme nous l'avons dit, est la portion la plus étroite de tout le canal. On aperçoit facilement quelques fibres résistantes, possédant une direction transversale, situées à l'extrémité du canal; ces fibres ne possèdent qu'une élasticité peu marquée. M. Guthrie dit que la structure du méat ressemble beaucoup à celle du bord des paupières, et M. Hancock la décrit comme formée de fibres musculaires circulaires. La direction du méat est verticale; il a la forme d'une fente étroite de 6 millimètres de longueur, bordée de deux lèvres formées aux dépens du gland et réunies, supérieurement et inférieurement, par une commissure. L'inférieure, plus marquée que la supérieure, est en rapport avec le frein de la verge, de telle sorte que, pendant l'érection, le méat est porté légèrement en bas.

Il est très-fréquent de désigner, sous le nom de *portion bulbeuse*, la partie postérieure de cette division de l'urèthre. Quelques auteurs l'ont quelquefois regardée comme une portion distincte; mais, comme il n'existe pas de caractères anatomiques capables de lui assigner une limite précise, cette division ne doit pas être admise. Il y aurait cependant quelques avantages à l'adopter, pour l'appliquer aux deux derniers centimètres environ de la partie spongieuse.

La *muqueuse* de l'urèthre se continue, d'une part avec celle de la vessie, et d'autre part, au niveau du méat, avec la muqueuse du gland (fig. 1). Elle se prolonge encore dans les conduits prostatiques, les vésicules séminales et plusieurs autres petites poches ou lacunes, dont plusieurs occupent le plancher, tandis que d'autres se trouvent sur la paroi supérieure du canal. Leur ouverture regarde, pour la plupart, du côté de l'orifice extérieur du canal. La plus volumineuse de ces lacunes (*lacune de Guérin*) ou *lacuna magna*, est située sur la paroi supérieure du canal, à 2,50 centim. du méat. Plusieurs d'entre elles ont de 9 à 10 millim. de longueur ; elles se dirigent obliquement sous la muqueuse, et quelquefois pénètrent même jusque dans le tissu fibreux sous-jacent. Leur sécrétion semble ne différer en rien du mucus ordinaire. Outre ces lacunes, toute la muqueuse est couverte de nombreux petits follicules et de glandes à mucus. Son épithélium est en partie cylindrique, mais surtout sphérique, et passe graduellement à la variété d'epithélium pavimenteux stratifié, à mesure que l'on approche de la partie antérieure de l'urèthre. Chez les sujets morts récemment, sa couleur est d'une belle teinte rosée, plus foncée dans les 2 centimètres antérieurs, et aussi dans la portion membraneuse et le cul-de-sac du bulbe; elle diminue d'intensité dans les autres portions du canal. Outre cela, elle

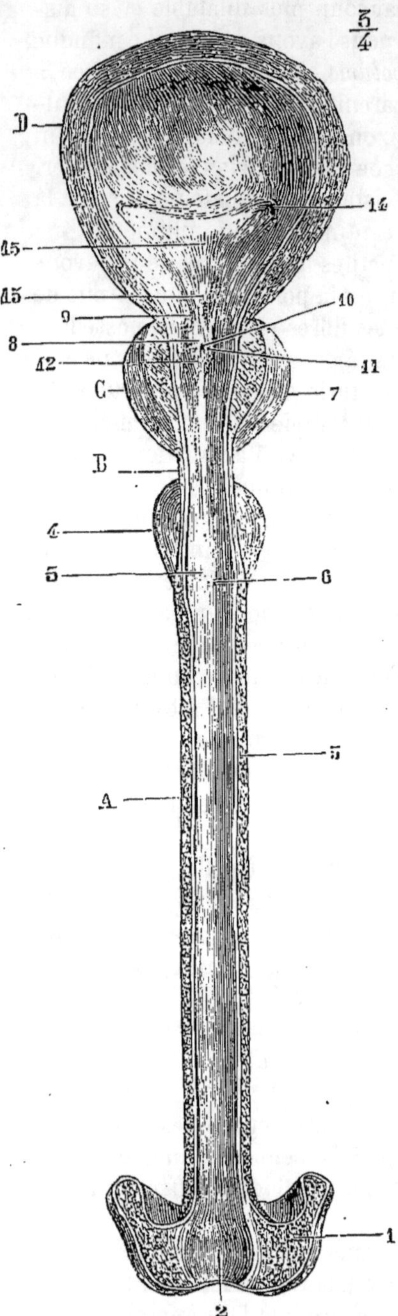

FIG. 1. — Urèthre ouvert par sa paroi supérieure (*).

prend une teinte jaunâtre au point où elle se continue avec la muqueuse vésicale.

Toute la surface que nous venons de décrire, est constamment lubrifiée par du mucus sécrété par la portion glandulaire de ses parois ; elle est aussi excessivement vasculaire. Nous avons déjà fait mention des plis et des rugosités de cette muqueuse, que l'on remarque dans toute la partie du canal antérieure à la région prostatique, dans laquelle il n'existe aucun repli. Au contraire, ils abondent dans les portions membraneuse et bulbeuse, surtout dans cette dernière, où la membrane est disposée en plis longitudinaux, en nombre variable depuis 3 ou 4, jusqu'à 8 ou 9, sur lesquels on peut apercevoir un grand nombre de petites papilles. Au milieu de la portion spongieuse, ces plis sont beaucoup moins développés, mais ils deviennent de nouveau très-saillants au voisinage du gland. Le canal est fermé, ou à peu près, à l'état normal, par suite du contact des parois latérales, et présente, sur une section transversale, une apparence plus ou moins étoilée (1).

Plus près du gland cependant, la section devient presque transversale.

La présence de ces saillies semble être liée, jusqu'à un certain point, à l'existence de nombreuses traînées fibreuses longues et étroites, qui siégent immédiatement sous la muqueuse, possédant pour la plupart une direction transversale. J'ai fréquemment observé que ces brides sont plus

(1) Guthrie, *op. cit.*, p. 20. Représentées aussi par Bauer dans les planches I, II et IV du 3e volume de Sir E Home, *On Stricture in the Urethra*, 3e édit. London, 1821.

(*) A, partie spongieuse ; B, partie membraneuse ; C, partie prostatique ; D, vessie. — 1, gland ; 2, fosse naviculaire ; 3, corps spongieux proprement dit ; 4, bulbe ; 5, cul-de-sac du bulbe ; 6, orifices des glandes de Couper ; 7, prostate ; 8, verumontanum ; 9, freins du verumontanum ; 10, utricule prostatique ; 11, orifices des conduits éjaculateurs ; 12, orifices des glandes prostatiques ; 13, luette vésicale ; 14, orifice de l'urèthre ; 15, trigone vésical. (Beaunis et Bouchard, *Anatomie descriptive*.)

larges et plus fortes aux extrémités du canal, c'est-à-dire dans la portion prostatique et dans l'intérieur du gland, que dans la portion intermédiaire. Dans le bulbe et la portion membraneuse, ces brides sont nombreuses, mais très-fines, ce qui donne moins de résistance à cette partie de l'urèthre. C'est un fait dont il faut se souvenir, lorsqu'on porte des instruments sur ces points du canal. Ces faisceaux de fibres sont formés en bonne partie de tissu élastique, uni au tissu conjonctif aréolaire qui les relie entre elles et les rattache aux fibres musculaires lisses situées sous la muqueuse, ainsi qu'à de nombreux petits vaisseaux sanguins. Le long de la paroi supérieure du canal, presque dans toute son étendue, mais surtout dans la région spongieuse, il existe une bande continue de fibres réunies entre elles, de près de 3 millimètres de largeur, bande qui paraît renforcer cette portion de la paroi. On ne peut bien l'apercevoir qu'en fendant le canal le long de son bord inférieur.

Vaisseaux et Nerfs. — La vascularité de la membrane est rendue très-manifeste au moyen d'injections fines lui donnant une belle couleur de vermillon. Les préparations injectées de Quekett montrent des vaisseaux dirigés longitudinalement, surtout dans les sillons situés entre les plis de la muqueuse qu'on trouve dans la portion bulbeuse ; tandis que plus près du méat, où il existe à peine des replis, la membrane offre un aspect villeux, et l'on peut apercevoir un capillaire formant des anses dans chacune des petites saillies. Le sang est fourni à l'urèthre par de petites branches des *artères du bulbe* dont quelques-unes passent à travers la substance du corps spongieux, pour atteindre cet organe, dans lequel elles forment des plexus, sous la membrane fondamentale (albuginée) et autour des lacunes et cryptes glandulaires. Ces artères sont largement anastomosées entre elles, et s'unissent au niveau du méat, avec de petites branches de l'artère dorsale de la verge. De tous ces points, le sang retourne : en partie par de petites branches qui viennent se jeter dans les veines du bulbe et des corps caverneux, et se rendent ensuite dans les veines sous-pubiennes ; en partie dans la veine dorsale de la verge, qui en reçoit une grande quantité par de nombreuses veines afférentes, et perfore le ligament triangulaire, pour se rendre aux plexus prostatiques (fig. 2). Ceux-ci consistent en de larges canaux situés entre les feuillets des aponévroses qui enveloppent la prostate, surtout de chaque côté de l'organe et sur la ligne médiane, à sa face supérieure. Ces canaux communiquent avec les veines hémorrhoïdales à la base de la vessie ; ils présentent quelquefois un volume considérable, surtout chez les sujets âgés.

Les *nerfs* du bulbe envoient des branches à l'urèthre, de même que le plexus prostatique du sympathique. Ces rameaux n'ont pas été bien décrits jusqu'à leurs extrémités terminales ; on peut cependant déduire de la sensibilité excessive de la muqueuse, qu'elle est amplement pourvue de nerfs, quoiqu'ils soient délicats et fins à leur extrémité.

Des tissus en rapport avec l'urèthre. — Nous arrivons maintenant à la seconde et la plus importante portion de la structure, celle qui comprend l'étude des tissus en rapport avec l'urèthre. Nous avons examiné la muqueue; mais cette membrane, comme nous l'avons déjà dit, est entourée d'autres tissus qui ont une grande influence sur la manière d'être du canal.

$$\frac{6}{9}$$

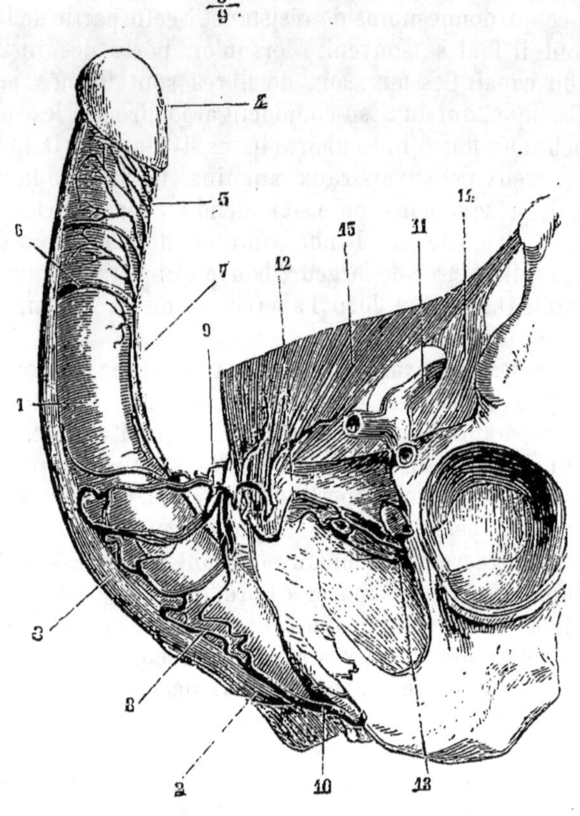

FIG. 2. — Veines de la verge : vue latérale (*).

Nous pouvons les ranger sous trois différents chefs, savoir :

1° Les *aponévroses*.

2° Les *tissus musculaires*, volontaire ou involontaire, avec les fibres non contractiles.

3° Enfin, le *tissu érectile*.

APONÉVROSES. — Nous les examinerons les premières, à cause de leurs rapports avec l'urèthre, et parce qu'il est important de les connaître pour bien comprendre la disposition des autres tissus. Elles servent à maintenir une partie du canal dans une position fixe, et sont intimement liées à la production de certains états pathologiques que nous mentionnerons bientôt.

(*) 1, corps caverneux de la verge; 2, bulbe de l'urèthre; 3, corps spongieux de l'urèthre; 4, gland; 5, veines du gland et de la partie antérieure des corps caverneux; 6, veines circonflexes ; 7, veine dorsale de la verge; 8, veines du bulbe; 9, plexus se jetant dans la veine dorsale de la verge; 10, veines postérieures du bulbe et des corps caverneux allant dans la veine honteuse interne; 11, veine fémorale; 12, anastomose avec la veine obturatrice; 13, veine obturatrice; 14, fascia iliaca; 15, aponévrose du grand oblique. (Beaunis et Bouchard.)

Le *fascia périnéal profond*, comme on l'appelle le plus généralement de nos jours, ou *ligament triangulaire* de l'urèthre, *aponévrose pirénéale*, etc. [*aponévrose moyenne* de M. Richet], est habituellement décrit comme formé de deux feuillets de tissu fibreux dense, étendus au travers de l'espace qui s'étend entre les deux branches descendantes des deux os pubiens, et empiétant sur une portion de la branche ascendante de l'ischion. L'un des feuillets correspond à la face antérieure de ces os, l'autre à la face postérieure. Tous deux sont intimement unis au périoste ; ils limitent un espace dont la dimension d'avant en arrière varie entre 12 et 18 millimètres. Ces deux feuillets s'unissent à leur sommet au ligament souspubien, et leurs fibres s'entrelacent avec les fibres ligamenteuses qu'on remarque en avant et en arrière de la symphyse pubienne.

La portion la plus épaisse de ces aponévroses est située à 3,50 centim., ou un peu plus, de profondeur. En ce point, les deux feuillets se rapprochent et se réunissent en un seul, d'où part une aponévrose très-mince, qui descend en arrière pour couvrir la partie inférieure ou face périnéale du muscle releveur de l'anus. Le feuillet antérieur est en contact, en avant, avec les muscles du périnée, les bulbo-caverneux, les ischio-caverneux, et le transverse ; sous ce dernier muscle, après la jonction des deux feuillets que nous avons décrits, il se continue avec l'aponévrose superficielle des bourses et de l'abdomen, qui se relève pour le rencontrer ; il est aussi uni latéralement aux branches descendantes du pubis, et concourt ainsi à former une poche qui empêche l'urine, infiltrée au devant de ce feuillet, de passer en arrière dans le périnée, et lui permet de se diriger vers l'abdomen, mais non du côté des cuisses, à cause des rapports intimes qui existent entre le *fascia superficialis* et le ligament de Poupart.

Le fascia périnéal profond est traversé par l'urèthre à 2,50 centim. environ au-dessous de la symphyse du pubis ; cette distance varie entre 18 et 28 millimètres, suivant les mesures que j'ai pratiquées moi-même et dont j'ai déjà parlé. Le canal est fixé en partie dans cette position, et sa direction ne peut être modifiée d'une façon notable sans quelque violence, puisque ses parois sont intimement unies à ce fascia. L'enveloppe fibreuse du corps spongieux se continue avec le feuillet antérieur de l'aponévrose tandis que le postérieur envoie un prolongement en arrière, contigu à l'enveloppe de la prostate située immédiatement derrière lui.

L'ouverture de l'aponévrose par laquelle passe la veine dorsale du pénis est située à 12 millim. environ au-dessous de la symphyse pubienne ; et de chaque côté, près de l'os, les branches terminales des nerfs et des artères qui nourrissent la verge perforent le feuillet antérieur de cette aponévrose. Entre les deux feuillets se trouvent la portion membraneuse de l'urèthre, les *muscles compresseurs* (*transverses profonds* du périnée), les artères du bulbe, les vaisseaux et les nerfs que nous avons déjà mentionnés, les glandes de Cowper et leurs conduits. Jusqu'à présent j'ai employé, suivant la coutume la plus générale, le terme de *fascia périnéal profond*, pour désigner les deux feuillets de la membrane qui se réunissent au niveau de l'arcade pubienne. Mais au point de vue anatomique, il est plus correct de désigner seulement sous ce terme le feuillet antérieur, puisque le postérieur doit être plutôt décrit comme faisant partie du fascia pelvien (aponévrose pelvienne), et est maintenant regardé comme tel par quelques-unes de nos autorités les plus considérables. Les rapports importants de ces aponévroses ne se voient qu'après une dissection attentive, qui seule récompense les efforts de ceux qui cherchent à étudier le point en question.

TISSUS MUSCULAIRES (volontaire et involontaire). — Je parlerai d'abord des fibres musculaires de la vie organique, qui forment autour de l'urèthre une enveloppe contractile présentant les mêmes caractères que le tissu musculaire qui entre dans la composition de la vessie, de l'arbre aérien, ou des intestins. L'expérience des chirurgiens leur a déjà fait admettre depuis longtemps l'existence de fibres semblables dans l'intérieur ou autour du canal de l'urèthre. Déjà John Hunter avait accordé au canal uréthral la propriété de contractilité organique. Ses observations sur les propriétés de l'urèthre sain l'avaient conduit à admettre la présence de fibres musculaires organiques dans la composition de cet organe (1).

Sir E. Home, dans le premier volume de son ouvrage, en 1805, émet une opinion semblable (2). Plus tard, il chercha les divers tissus entrant dans la composition de l'urèthre, tissus érectiles et tissus intermédiaires. M. Bauer fit des observations microscopiques sur ce sujet, et dans la troisième édition de l'ouvrage de Home, on trouve des dessins accompagnant le texte (3).

Cependant les figures qui se rapportent aux éléments histologiques du tissu qui enveloppe immédiatement l'urèthre sont imparfaites; les instruments d'optique employés alors étaient bien inférieurs à ceux que nous

---

(1) « Le tissu de l'urèthre est musculaire, et par conséquent ce canal peut se contracter, de même que le tube intestinal, de manière à s'oblitérer complétement. L'urèthre est donc sujet aux maladies qui sont propres aux muscles en général, et c'est même la seule preuve que nous ayons de sa muscularité.

» Dans l'état sain, le tissu musculaire de l'urèthre n'est jamais excité à agir avec violence; son action est simplement celle des muscles sphincters. Mais sous l'influence d'une irritation, il peut agir avec énergie, ainsi qu'on le voit dans quelques cas où l'on fait des injections pour la première fois; souvent alors l'urèthre repousse entièrement le liquide qu'on veut y injecter. Ce phénomène paraît être l'effet d'un mouvement salutaire qui a pour but d'empêcher les corps étrangers de pénétrer dans la vessie. Mais il arrive fréquemment que ce tissu musculaire se contracte dans différents points du canal, au point d'en amener l'oblitération et de faire obstacle à l'écoulement de l'urine, dont souvent il ne peut passer une seule goutte. Ce qui démontre que cette coarctation dépend d'un spasme des fibres musculaires de l'urèthre, c'est que dans quelques cas on peut faire passer une bougie d'un gros calibre, lors même que la contraction est au plus haut degré. » (Hunter, *Traité de la maladie vénérienne*, trad. par G. Richelot. Paris, 1859, p. 296.)

(2) « Ce pouvoir naturel de contraction est commun à tout le canal de l'urèthre, quoiqu'il ne soit sans doute pas égal partout. Cette membrane, comme toute membrane musculeuse, est sujette à des actions spasmodiques produisant un degré de contraction exagéré; dans cet état, le canal perd le pouvoir de se relâcher jusqu'à la fin du spasme ». (Home, *On Strictures in the Urethra*. London, 1865, p. 18, vol. I.)

(3) « L'enveloppe musculaire qui entoure la muqueuse est formée de faisceaux de fibres très-courtes, qui semblent s'entrelacer et se réunir à leur origine et à leurs insertions; toutes ces fibres ont une direction longitudinale. Les faisceaux de fibres sont réunis par une substance élastique de la consistance du mucus. » (Home, *ibid*. London, 1821, vol. III, p. 28.)

possédons aujourd'hui, et les caractères microscopiques qui différencient les diverses fibres musculaires n'étaient pas encore connus, à cause de l'insuffisance des moyens employés. Il s'ensuit qu'il ne décrit qu'une seule espèce de fibres auxquelles il donne le nom de *musculaires*, étendues autour de l'urèthre dans une direction longitudinale ; elles sont représentées comme on les voit avec un grossissement de 15, 25, et 50 diamètres. Il est assez probable que ces figures représentent les fibres élastiques jaunes, et les fibres de tissu conjonctif aréolaire que nous allons décrire entre la muqueuse et la couche du vrai tissu musculaire. M. Wilson a aussi confirmé l'opinion de ces auteurs dans une mention toute particulière qu'il a faite de l'ouvrage de Sir Everard Home (1).

D'un autre côté, un grand nombre d'écrivains ont refusé à l'urèthre l'existence des fibres musculaires, et d'autres ont limité seulement à la portion membraneuse l'existence de ce qu'ils appellent des rétrécissements spasmodiques.

Actuellement, la question ne se juge plus seulement par les opinions tirées de l'action physiologique ou pathologique de l'organe. Des examens microscopiques, pratiqués avec des instruments puissants, et avec les connaissances que nous possédons actuellement sur la structure intime des tissus, ont démontré sans conteste que l'urèthre est entouré dans toute son étendue, par du tissu musculaire de la vie organique que nous venons de décrire. Je crois que c'est à Kölliker que l'on doit la première publication sur l'existence de ce tissu, mais il lui donne une importance qui n'est pas entièrement confirmée par les recherches des anatomistes anglais. Sa description est la suivante (2).

En parlant du tissu musculaire, il dit que ses rapports sont très-compliqués dans la prostate et dans la portion prostatique de l'urèthre, riche en fibres musculaires. Pour lui, la quantité de ce tissu est si considérable dans la glande, que le véritable tissu glandulaire constitue à peine un tiers ou un quart de la totalité de l'organe. En enlevant la muqueuse de la portion prostatique de l'urèthre, on aperçoit d'abord les fibres longitudinales jaunes de la crête uréthrale qui forment la partie inférieure du trigone et ne contiennent que fort peu de fibres musculaires. Des deux côtés de la crête, et s'étendant sur la paroi antérieure de l'urèthre, on retrouve de semblables fibres longitudinales formant une couche résistante au niveau du col de la vessie, mais diminuant peu à peu d'épaisseur, de manière à ne plus former au niveau de la portion membraneuse qu'une couche excessivement mince. Cette couche de fibres longitudinales, que l'on remarque dans la portion prostatique, est en connexion, au niveau du sphincter de la vessie, par le moyen d'une couche de fibres très-mince et peu distincte, avec quelques-unes des fibres musculaires longitudinales de cet organe ; mais la grande majorité de ces fibres n'entre pas en connexion avec la vessie. Cette couche est formée, mi-

----

(1) James Wilson, F. R. S., etc., *Lectures on the Structure and Physiology of the male Urinary and genital Organs*, 1821, p. 149-50.

(2) Kölliker, *Zeitschrift für wissenchaftliche Zoologie*. Leipzig, 1848, dans un article intitulé : *Beïtrage zur Kenntniss der glatten Muskeln.*

partie d'un tissu fibro-cellulaire, riche en fibres à noyaux, mi-partie de fibres musculaires lisses avec des noyaux caractéristiques. Après cette couche, et extérieurement, se trouve en second lieu une couche épaisse de fibres circulaires jaunâtres, formées de tissu musculaire et élastique. Cette couche est unie avec le sphincter de la vessie à la partie *supérieure*, où elle est le plus développée, tandis qu'à la partie inférieure, elle s'amincit graduellement et se perd sous la crête uréthrale, où elle est réduite à un petit nombre de fibres. En enlevant ces différentes couches, nous arrivons enfin au tissu glandulaire de la prostate, dont les divers lobules pénètrent au milieu des fibres circulaires que nous venons de mentionner, leurs canaux excréteurs traversant les fibres longitudinales.

« Dans la portion membraneuse de l'urèthre, les fibres musculaires lisses sont moins développées ; sous la muqueuse, dont le tissu conjonctif est remarquable par l'abondance de ses fibres élastiques, il existe une couche de fibres longitudinales qui se continue avec celles de la portion prostatique. Cette couche est formée, en grande partie, de tissu cellulo-fibreux avec des fibres à noyaux, et ne contient qu'un petit nombre de fibres-cellules ondulées, délicates et recourbées, de la nature des fibres musculaires lisses qui peuvent être isolées en partie. En dehors de ces fibres longitudinales, il existe une couche épaisse de fibres transversales, appartenant, pour la plupart, au muscle transverse profond de l'urèthre. Quelques-unes de ces fibres, cependant, surtout celles qui appartiennent à la couche la plus interne, laissent apercevoir entre elles quelques faisceaux volumineux de fibres musculaires lisses, mélangés à du tissu cellulo-fibreux et à des fibres à noyaux, le tout entremêlé avec les faisceaux du transverse, muscle strié.

» Les fibres musculaires lisses sont encore moins développées dans la portion spongieuse de l'urèthre. Dans quelques cas, elles se montrent avec la même apparence exactement que les fibres longitudinales de la portion membraneuse. Dans d'autres cas on peut apercevoir des fibres longitudinales ; mais il n'existe pas de tissu musculaire mélangé au tissu cellulaire et aux fibres à noyaux qui le constituent à une certaine profondeur ; cependant on peut distinguer quelques fibres longitudinales, plus ou moins mêlées de fibres lisses, qui ne peuvent pas être regardées comme provenant du corps spongieux, puisqu'elles n'ont pas entre elles d'espaces veineux, mais forment plutôt une membrane continue, qui sépare les corps caverneux de l'urèthre de la membrane muqueuse. On peut aussi considérer cette membrane comme une dépendance du corps spongieux, auquel cas il faut refuser à toute cette portion de l'urèthre l'existence d'une couche musculaire. Mais il est bien plus naturel de regarder le corps caverneux, dans son entier, comme une couche musculaire très-développée, pourvue de vaisseaux sanguins d'une nature particulière ; car une quantité considérable de fibres musculaires lisses, unies au tissu cellulaire, aux vaisseaux et aux nerfs, entrent dans la structure de ses parois et de ses trabécules jusqu'au niveau du gland, et rendent ce corps éminemment contractile (1). »

(1) D'après un extrait contenu dans l'article URETHRA de *Cyclopædia of Anatomy and Physiology*. London.

Il paraît aussi que M. Hancock, de l'hôpital de Charing-Cross, aidé de M. Jabez Hogg, a fait, à la même époque, des recherches microscopiques sur le même point, et avec les mêmes résultats, qu'il publia dans un mémoire, lu devant la *Medical Society* de Londres, le 1ᵉʳ février 1851. Sa description est moins détaillée, sur quelques points, que celle de Kölliker, mais mérite d'être prise en considération, ayant été faite à la même époque et sans que M. Hancock ait pris connaissance des recherches de celui-ci. Elle contient des renseignements originaux sur le sujet qui nous occupe, et diffère, dans quelques points, de la description de Kölliker. M. Hancock dit avoir examiné de nouveau ces quelques points, et être bien sûr de ses résultats. Ses opinions sont maintenant publiées en entier, sous forme de *the Lettsomian Lecture*, exposée devant la Société médicale de Londres, le 18 février 1852. C'est ainsi qu'il s'exprime (1) :

« Les fibres musculaires organiques, en rapport avec l'urèthre dans sa portion prostatique, se continuent avec celles de la couche musculaire interne de la vessie, d'où l'on peut les suivre, par un examen attentif, au travers de la prostate. Ces fibres, destinées à recouvrir la portion membraneuse et les autres parties de l'urèthre, me semblent entièrement distinctes des fibres musculaires organiques que l'on trouve en grande quantité dans l'intérieur de la glande, surtout au niveau de l'utricule prostatique et sur le verumontanum, ou crête uréthrale, où s'ouvrent les principaux conduits excréteurs de la glande avec les conduits éjaculateurs. Des fibres musculaires organiques entourent ces divers conduits qui traversent la glande dans toutes les directions; elles peuvent être suivies sur les canaux éjaculateurs, par exemple, à travers toute la glande, depuis le canal déférent, où l'on peut les apercevoir facilement.

» Le même arrangement se retrouve autour des conduits excréteurs de la glande, et se voit très-distinctement lorsqu'il existe des calculs plus ou moins volumineux et nombreux, auquel cas on aperçoit le corps étranger retenu dans le conduit, ou dans quelque cellule, par un cercle de fibres musculaires organiques qui l'enveloppent...... Mais ces fibres sont, comme je l'ai déjà dit, distinctes de celles qui viennent de la paroi interne de la couche musculaire de la vessie, pour former une couche enveloppant la portion prostatique du canal, dont elles sont séparées seulement par du tissu élastique et du tissu conjonctif aréolaire. (Kölliker dit au contraire que la plupart de ces fibres ne s'unissent pas aux fibres musculaires de la vessie.) Le feuillet le plus externe de la couche musculaire de la vessie, au contraire, se continue en dehors de la prostate, et se joint, en bas et sur les côtés, aux fibres venant de la couche interne, pour former une partie de la couche musculaire qui recouvre la portion membraneuse du canal; tandis que, supérieurement, ou à la face supérieure de la glande, ces fibres longitudinales sont réunies en deux ou trois bandes, qui vont s'attacher, comme M. Guthrie l'a montré en 1830, au pubis, près de la symphyse. De la partie anté-

---

(1) Voyez la *Lancet* du 21 février 1852, qui rapporte mot pour mot cette lecture, et plus récemment un petit ouvrage publié en 1852 et intitulé *Strictures of the Urethra,* etc., by H. Hancock Esq.

rieure de la prostate, ces faisceaux de fibres musculaires organiques se rendent au bulbe, en recouvrant la portion membraneuse de l'urèthre, recouverts à leur tour, mais distincts des muscles de cette région, qui sont volontaires et striés. Arrivés au bulbe, les deux faisceaux se séparent de nouveau, et s'étendent en avant sur toute la longueur de la portion spongieuse de l'urèthre. Le feuillet interne est situé entre le corps spongieux et l'urèthre, séparé de ce dernier par du tissu aréolaire. Le feuillet externe est situé en dehors du corps spongieux, séparant le tissu lui-même de son enveloppe fibreuse. En atteignant l'extrémité antérieure de l'urèthre, ces deux faisceaux se réunissent de nouveau, pour former la bande circulaire de fibres musculaires lisses qui constitue ce que l'on appelle généralement les lèvres de l'urèthre, que M. Guthrie croyait entourées d'un tissu fibreux particulier, analogue à celui qui forme le bord des paupières, nécessaire, suivant lui, pour maintenir l'ouverture du méat béante. Ainsi, non-seulement le canal est entouré d'une enveloppe de fibres musculaires involontaires, mais le corps spongieux lui-même est placé entre deux feuillets de fibres musculaires involontaires ; disposition qui est sans doute de la plus haute importance en vue du fonctionnement de ces organes. Cette disposition subsiste partout où nous trouvons du tissu spongieux, que ce tissu soit plus ou moins abondant : ainsi, au niveau du gland, qui est formé non-seulement par un développement considérable, mais encore par un renversement du corps spongieux sur les corps caverneux, ces couches musculaires se multiplient, tandis qu'à la portion supérieure de l'urèthre, où il n'existe qu'une bande étroite de tissu spongieux, la même disposition persiste. Indépendamment de ces couches de tissu musculaire lisse, on trouve quelquefois des fibres à noyaux disséminées çà et là dans le tissu spongieux, mais je crois qu'elles appartiennent plutôt aux artères de la région. »

J'ai passé moi-même quelque temps à rechercher ces fibres sous la muqueuse, pour m'assurer de leur existence. Il n'y a pas de difficulté à les trouver dans la portion prostatique de l'urèthre ; elles paraissent moins abondantes dans les autres portions du canal.

Il est facile de les voir chez le fœtus, mais on peut aussi les trouver chez l'adulte. On les distingue le mieux en procédant de la façon suivante. Ouvrez un urèthre par sa paroi supérieure, tendez une portion du canal avec des épingles, et disséquez soigneusement un petit lambeau de muqueuse dans une portion quelconque du canal, la prostate et le gland étant les points où l'on peut les trouver le plus facilement. Les faisceaux de tissu fibreux et élastique, qui sont situés immédiatement sous la muqueuse, sont mis à nu, puis enlevés peu à peu, et l'on aperçoit une couche de tissu grisâtre. En plaçant une petite portion de ce tissu avec un peu d'eau, sous l'objectif possédant un foyer de 6 millimètres environ, on y reconnaîtra l'aspect particulier aux fibres musculaires non striées, qu'il est inutile de décrire ici. Il y a un point cependant qui demande de nouvelles recherches : comment se fait-il que l'on trouve plus facilement ces fibres chez le fœtus que chez l'adulte, où nous devrions nous attendre à les trouver bien plus développées ? Il est facile de démontrer la présence de fibres musculaires en grand nombre dans l'intérieur même de la prostate ; et leur usage doit être probablement d'aider à l'évacuation de la sécrétion de cette glande, par la contraction qu'elles exercent sur le tissu glandulaire. Leur distribution, non-seulement comme enveloppe complète du corps spongieux, mais aussi comme faisant partie de la structure de ses parois, de ses trabécules et de ses sinus vasculaires, est un fait d'une importance considérable, qui explique quelques points de la pathologie de l'urèthre, qui n'ont pas encore reçu de solution satisfaisante.

Depuis la publication de la première édition de cet ouvrage, le professeur Ellis, de « University College », a donné les résultats de ses recherches anatomiques sur ces points de structure. Il dit qu'une couche de fibres longitudinales, situées sous la muqueuse, entoure l'urèthre dans toute sa longueur, et se continue en arrière avec la couche sous-muqueuse de la vessie. Elle est plus forte au niveau du premier tiers de l'urèthre (celui qui est le plus rapproché de la vessie) et surtout dans la portion prostatique, et devient de plus en plus mince, à mesure qu'on avance vers l'extrémité de la verge. Il existe beaucoup de tissu fibreux mélangé aux fibres musculaires. A la partie antérieure de l'urèthre, ces fibres se terminent sur des tendons de la façon habituelle. Plusieurs de ces tendons s'unissent avec le tissu fibreux situé sous la muqueuse (1). Le professeur Ellis n'a pas trouvé de fibres circulaires dans la couche située sous la muqueuse de l'urèthre. Quand il en trouve dans la portion membraneuse, en dehors des fibres longitudinales, il les considère comme appartenant au système de fibres circulaires qui se continuent avec les fibres de la prostate et celles du col de la vessie. Elles se prolongent en avant, sous la forme d'une couche mince recouvrant la portion membraneuse de l'urèthre, et se placent entre le canal et les muscles volontaires, pour former le muscle constricteur de cette région. Il appelle ce système de fibres, l'*orbiculaire de l'urèthre* (voyez pour une plus ample description de ce muscle la note de la page 29), et enfin, lorsqu'on a découvert des fibres circulaires extérieures à la couche longitudinale dans la partie antérieure de l'urèthre, il les fait rentrer dans la composition du corps spongieux.

Muscles volontaires. — Nous décrirons les principaux *muscles volontaires qui agissent sur l'urèthre*. Ce sont le *releveur de l'onus* (*levator ani*), le *transverse profond* (*compressor* ou *constrictor urethræ*), le *bulbo-caverneux* (*accelerator urinæ*), avec le *transverse du périnée* (*transversus perinei*) et l'*ischio-caverneux* (*erector penis*), à un moindre degré (2).

Le *releveur de l'anus* (*levator ani*) (fig. 3). Ce muscle forme, avec son congénère, un plancher contractile à toute la cavité du bassin. Ses rapports avec

<hr>

(1) G. V. Ellis, *An Account of the arrangement of the muscular Substance in the Urinary and certain of the generative Organs of the human body* (*Medico-Chirurgical Transactions*, vol. XXIX, p. 327).

(2) Pour la description détaillée des rapports de ces muscles sur lesquels tous les anatomistes sont d'accord, voyez les travaux *ex professo* sur l'anatomie descriptive. Il me semble aussi qu'il n'est pas nécessaire de parler des petits muscles du périnée, que l'on trouve décrits dans les ouvrages d'anatomie ; cette description occuperait sans grand avantage une étendue considérable de l'ouvrage.

le col de la vessie et la prostate sont de la plus haute importance, et rendent nécessaire sa description anatomique. Il naît, en avant, d'une ligne oblique occupant la face postérieure de la branche descendante du pubis,

$$\frac{7}{3}$$

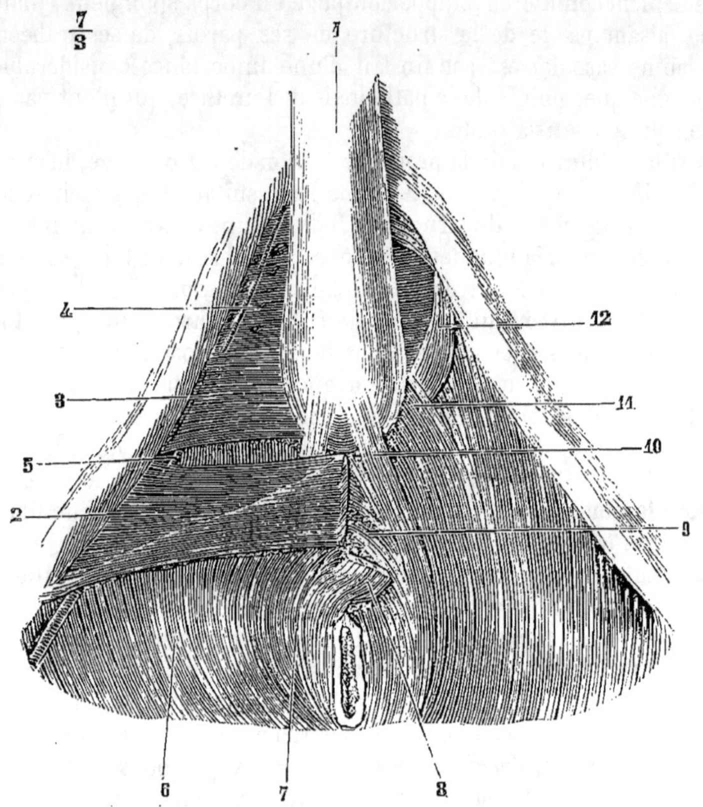

Fig. 3. — Partie antérieure du releveur de l'anus (*).

presque au niveau de la symphyse. Cette portion du muscle descend sur les côtés de la prostate, pour se réunir, au-dessous de cet organe et du col de la vessie, au niveau de la partie centrale du périnée, avec la portion correspondante du muscle du côté opposé ; elle est séparée du reste du muscle par une petite quantité de tissu cellulaire, et a été désignée par quelques anatomistes (Santorini, Albinus et autres) comme un muscle indépendant, sous le nom de *levator* ou *compressor prostatæ*, fait dont l'utilité et l'exactitude seront bientôt démontrées, quand nous examinerons les fonctions qui appartiennent aux muscles de cette région. Postérieurement, les fibres du releveur de l'anus naissent d'une ligne blanche que l'on aperçoit à la face interne du bassin, recouvrant la surface du muscle obturateur interne jusqu'à l'épine de l'ischion. Cette ligne indique le point où l'aponévrose

(*) 1, bulbe de l'urèthre ; 2, transverse superficiel ; 3, transverse profond ; 4, lame supérieure de l'aponévrose moyenne ; 5, artère honteuse interne ; 6, releveur de l'anus ; 7, sphincter externe ; 8, insertions antérieures de sa partie superficielle réclinées en arrière ; 9, sa partie profonde passant sans interruption en avant du rectum ; 10, faisceaux ano-bulbaires du releveur ; 11, faisceaux ano-uréthraux ; 12, muscle adducteur de la prostate.

pelvienne se divise pour former une enveloppe au muscle obturateur et
l'aponévrose *recto-vésicale*. Les fibres naissent aussi de cette dernière aponévrose et de l'épine de l'ischion. Partant de cette origine étendue, la plus
grande partie du muscle converge, pour venir s'insérer sur les côtés du
rectum et s'entrelacer avec les sphincters. Les fibres postérieures s'unissent
sur un raphé médian, situé en arrière de l'anus, jusqu'au niveau du coccyx,
dont le sommet donne lui-même insertion aux fibres les plus postérieures.

Le *compressor* ou *constrictor urethræ* (*constrictor urethræ membranaceæ*,
Müller), *transverse profond du périnée* (fig. 4). Ces noms sont donnés à

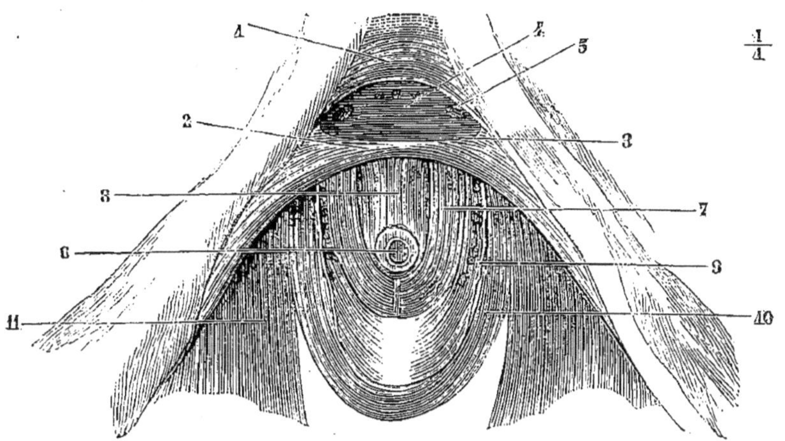

FIG. 4. — Muscle de Wilson (*).

une masse de fibres musculaires volontaires, située entre les deux feuillets
de l'aponévrose profonde du périnée (aponévrose moyenne). Il est très-
important de bien comprendre sa position, parce que, dans aucun autre
point de son étendue, l'urèthre ne se trouve en rapport aussi intime avec
un muscle volontaire. Ce sujet a été entouré d'erreurs et de fausses appréciations, à cause des descriptions incomplètes ou fautives que l'on en a
faites à différentes époques.

Il est très-rare, en effet, de trouver quelqu'un qui ait une idée claire et
correcte de ce muscle, à moins qu'il ne l'ait étudié spécialement par une
dissection faite dans ce but. Les examens, qu'on pratique ordinairement à
l'amphithéâtre de dissection sur le périnée ne permettent pas de le bien
voir. Ces recherches doivent se pratiquer sur un sujet mort récemment.

M. Wilson (1) a décrit soigneusement un muscle dans cette position,
mais d'une façon inexacte, comme on l'a démontré dans la suite; car, arrivant
sur le muscle par les côtés, il commençait par enlever une large portion de ses

(1) Wilson dans le premier volume de *Medico-Chirurgical Transactions*, vol. I, p. 176,
illustré d'une planche, 1809.

(*) 1, ligament sous-pubien ; 2, ligament transverse ; 3, section de ce ligament pour mettre à nu le 4, sinus
veineux sous-pubien ; 5, orifices veineux béants ; 6, urèthre ; 7, muscle de Wilson ; 8, sa partie moyenne ; 9, aponévrose le séparant des fibres du releveur de l'anus ; 10, fibres prostatiques du releveur de l'anus ; 11, releveur
de l'anus. — NOTA. Le bulbe de l'urèthre et la moitié antérieure de la partie membraneuse ont été enlevés.

attaches, c'est-à-dire les branches descendantes du pubis, du côté où il allait pratiquer la dissection. Cependant il est absolument nécessaire de conserver cet os dans sa position normale, pour bien comprendre la disposition du muscle.

M. Guthrie, dans ses leçons au *Royal College* des chirurgiens, en 1830, et après cela dans son ouvrage (1), a donné une description complète de ce muscle chez l'homme et la femme (pages 36 à 48), dont je donne ici le résumé suivant ses propres paroles.

« A la partie supérieure il existe, au niveau de la ligne médiane, un tendon attaché au pubis par une aponévrose. Une moitié de ce tendon se dirige en arrière avec le muscle, pour s'insérer à la partie supérieure de la prostate; l'autre moitié passe, en avant, sur l'urèthre, à travers le ligament triangulaire, pour s'insérer au devant de lui, près de l'union des corps caverneux. A la partie inférieure, il existe une semblable ligne tendineuse, attachée en arrière au fascia aponévrotique situé sous l'extrémité de la prostate, et en avant au point aponévrotique central du périnée.

» Le muscle est recouvert, à sa face supérieure, par une aponévrose venant du pubis. De la ligne tendineuse médiane à la partie supérieure de l'urèthre, les fibres passent de chaque côté du canal, en convergeant graduellement, de manière à former une sorte de jambe de fibres musculaires. La même chose a lieu à la face inférieure ; et une jambe étant ainsi formée de chaque côté par les fibres supérieures et inférieures, nées au-dessus et au-dessous du canal, elles s'unissent pour se diriger en dehors, c'est-à-dire à travers le périnée, et pour s'insérer de chaque côté à l'ischion, près de sa jonction avec la branche descendante du pubis (2). »

En 1836, J. Müller a aussi confirmé les vues de M. Guthrie, et a décrit de plus des fibres musculaires disposées circulairement autour du canal, continues avec les autres, et les a appelées le *stratum internum circulare* (3).

Mais il est absolument certain que ce muscle a été observé à une époque bien antérieure ; il a déjà été dessiné par Santorini, et d'une façon bien plus correcte que par Wilson ; mais le manque de description, accompagnant la figure, rendait sa démonstration bien moins parfaite que celle des observateurs que nous venons de mentionner (4).

(1) Guthrie, *Anatomy and Diseases of the Urinary and sexual Organs*, publié en 1836.

(2) Ce qui précède est la substance de la description donnée par Guthrie en 1830, mais seulement un extrait de ses *Lectures on Strictures of the Urethra*, p. 14. London, 1851.

(3) J. Müller, *Ueber die organischem Nerven der erectilen mannlichen Geschlechts Organe*, etc. Berlin, 1836.

(4) Dans la table xv des *Septemdecim tabulæ* de Santorini, ouvrage posthume, fig. 3, lettre F, on voit clairement représentés le faisceau supérieur et le faisceau inférieur du muscle avec la prostate en arrière. Le dessin est pris de l'intérieur du bassin, et, dans la figure 4 de la même planche, on voit aussi figurées les fibres circulaires décrites par Müller. Je rapporte ici le texte accompagnant ces figures (pages 170-171), qui n'est pas de Santorini, mais l'ouvrage de son éditeur *Michael Girardi*, professeur d'anatomie à Parme, que j'ai traduit sérieusement et littéralement du latin.

«FIG. 3, F. — En comparant avec soin, comme je l'ai fait souvent, ces figures avec ce que l'on observe sur le cadavre, je les ai toujours trouvées parfaitement exactes. En premier lieu, en énlevant avec soin la vessie de la partie inférieure de la face interne du pubis, de façon à voir nettement les ligaments de la prostate, on voit qu'ils prennent leur origine par des fibres minces et étroites, augmentent à mesure qu'ils descendent, se séparent de chaque

Sir Ch. Bell, dans le texte qui accompagne son Atlas (1), parle de l'anatomie de l'organe sain, et, dans une note qu'il ajoute à la description du muscle en question, *compressor urethræ* (note 2, p. 7), s'exprime ainsi : « On peut » en conclure que Santorini connaissait ce muscle, mais ne l'a pas décrit. »

Il est vrai que Santorini n'en avait pas donné une description ; mais le dessin est si complet, qu'il est impossible de lui refuser une vue très-exacte de cet organe. Il faut observer, que ni Santorini, ni Guthrie, n'ont décrit de fibres descendantes dans le système musculaire compris entre les deux feuillets de l'aponévrose, mais seulement des fibres transversales. Cependant les observations de M. Wilson mentionnent l'existence de fibres ayant cette direction. Dans sa description, qu'il n'est pas nécessaire de citer, il parle d'une écharpe musculaire supportant la portion membraneuse de l'urèthre, et descendant verticalement de la portion cartilagineuse de l'arcade du pubis, où elle est attachée par deux tendons. Il dit qu'il est facile de confondre ce muscle avec le releveur de l'anus, parce que les tendons des deux muscles ont la même direction ; cependant ils sont séparés par un intervalle cellulaire et quelques petites veines, quoique l'on aperçoive parfois un mélange de leurs fibres tout à fait inférieurement (2). En

côté en deux parties dont la supérieure et interne va s'attacher de chaque côté de la prostate, tandis que la partie externe et inférieure s'attache au releveur de l'anus.

Sous ces ligaments, après les avoir sectionnés et relevés de chaque côté, on trouve la prostate, les vaisseaux énumérés par notre auteur sous le nom de sinus, etc., etc. » Après les avoir décrits avec soin, il continue ainsi :

« Outre ces sinus de Santorini, dans le cas que j'ai sous les yeux comme dans d'autres, j'ai aperçu des fibres délicates, étendues sur une épaisse membrane, qui répondent parfaitement à la figure, se dirigent transversalement en dehors au-dessus du canal de l'urèthre ; nées de la face interne des branches du pubis et de l'ischion, elles passent du côté opposé du pubis, où elles s'insèrent solidement. Sous ces fibres on en trouve d'autres disposées circulairement, qui entourent la totalité de la portion membraneuse, et il est fort probable que Santorini désirait montrer ces fibres dans la quatrième figure de la planche, à la lettre C. »

Voici, du reste, le texte latin :

Fig. 3, F. — « Quotiescumque una cum cæteris hanc potissimum cum cadaveribus figuram conferrem, hæc habui animadvertenda. Primum dum caute ex infima ossis pubis interna facie vesicam retraheram prostatæ ligamenta adeo aperte mihi occurrere, ut licet ex tenui, acutoque principio originem ducerent, tamen sensim aucta inter descendendum veluti in bina utrinque sejungebantur, quorum interius et superius prostatæ lateribus ; exterius vero, et inferius musculis ani levatoribus adjiciebantur. Infra hæc, hisce discissis, atque ad latera reclinatis, supra prostatam glandulam intuentium oculis vasa, sinus appellata, et plura, et mirifice, invicem complexa, in Santorini labyrinthum composita, ab illis, Præceptore recensita objiciebantur, etc., etc.

» Præter hosce Santorini sinus cum alias, tum etiam in præsentia mihi hæc conscribenti fibræ tenu in latam veluti membranam fusæ occurrunt, quæ huic delineationi plurimum respondentes, ex interna processuum pubis, et ischii facie supra urethræ isthmum in transversum excurrentes, in oppositum pubis latus contendunt, eo valenter insertæ. His aliæ subsunt in orbem ductæ, totumque urethræ isthmum adeo comprehendentes, ut hasce figura hujus tabulæ iv., litt. C. Santorinum exhibere voluisse, conjectura assequi posse existimemus. »

Ces muscles se trouvent encore représentés dans la figure 1, OO et *ii* de la même planche. Les lettres OO indiquent les fibres transversales, les lettres *ii* les fibres circulaires. La description se trouve sous ces lettres et aussi à la lettre L, p. 167-168 de l'ouvrage.

Io. Dom. Santorini Anatom. summi septemdecim Tabulæ, etc., etc. Michael Girardi. Parmæ, 1775.

(1) Charles Bell, *Engravings from specimens of morbid Parts.* London, 1813.

(2) *Med. Chir. Transactions*, vol. I. London.

disséquant soigneusement ces organes, j'ai eu l'occasion d'observer aussi la présence de fibres musculaires descendant de la symphyse pubienne et de la portion voisine de l'os, se rendant à la portion membraneuse de l'urè-thre ; elles paraissaient appartenir à l'appareil musculaire que nous décri-vons actuellement.

Je propose par conséquent de comprendre, sous le nom de muscle *com-pressor urethræ*, la couche musculaire transversale située au-dessus et au-dessous de l'urèthre, ainsi que les fibres obliques et descendantes qui vien-nent se joindre à cette couche, enfin les fibres circulaires profondes que nous avons déjà décrites.

L'*accélerator urinæ, ejaculator seminis*, le *bulbo-caverneux* (fig. 5), est le

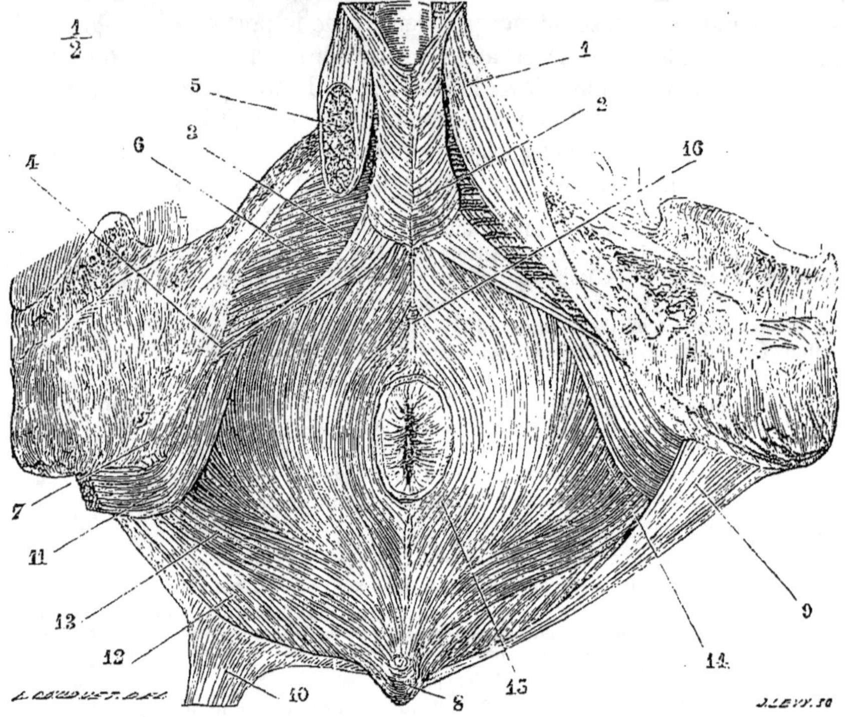

FIG. 5. — Muscle du détroit inférieur du bassin (*).

muscle le plus important qu'il nous reste à décrire. Il est composé de deux moitiés respectives, unies sur la ligne médiane par un tendon qui naît du point tendineux central du périnée, où viennent aussi aboutir le sphincter de l'anus, les muscles transverses du périnée, ainsi que la portion de l'élévateur de l'anus qui agit sur la prostate. Ce tendon, correspondant au raphé du pé-rinée par sa direction, donne naissance à des fibres qui se dirigent hori-zontalement de chaque côté, pour entourer les 5 centimètres postérieurs du

(*) 1, ischio-caverneux ; 2, bulbo-caverneux ; 3, 4, transverse superficiel se perdant en totalité sur le bulbe ; 5, coupe du corps caverneux ; 6, aponévrose moyenne ; 7, ischion ; 8, coccyx ; 9, grand ligament sacro-scia-tique ; 10, le même, incisé et récliné en arrière ; 11, obturateur interne ; 12, ischio-coccygien ; 13, fibres posté-rieures du releveur ; 14, ses fibres moyennes ; 15, sphincter de l'anus ; 16, sphincter sous-cutané. (Beaunis et Bouchard.)

corps spongieux, y compris le bulbe, et se réunissent sur une expansion aponévrotique située à la partie supérieure du canal, c'est-à-dire entre lui et les deux corps caverneux, tandis que les fibres antérieures se prolongent aussi sur ces corps, pour s'insérer sur la couche tendineuse qui recouvre les vaisseaux dorsaux de la verge (1).

Ce muscle peut, par conséquent, comprimer directement le corps spongieux et indirectement l'urèthre, aussi bien que les veines qui ramènent le sang du pénis dans l'érection, et contribue peut-être à rendre cet état plus persistant.

L'*ischio-caverneux* (*erector penis*) et le *transverse du périnée* (fig. 6)

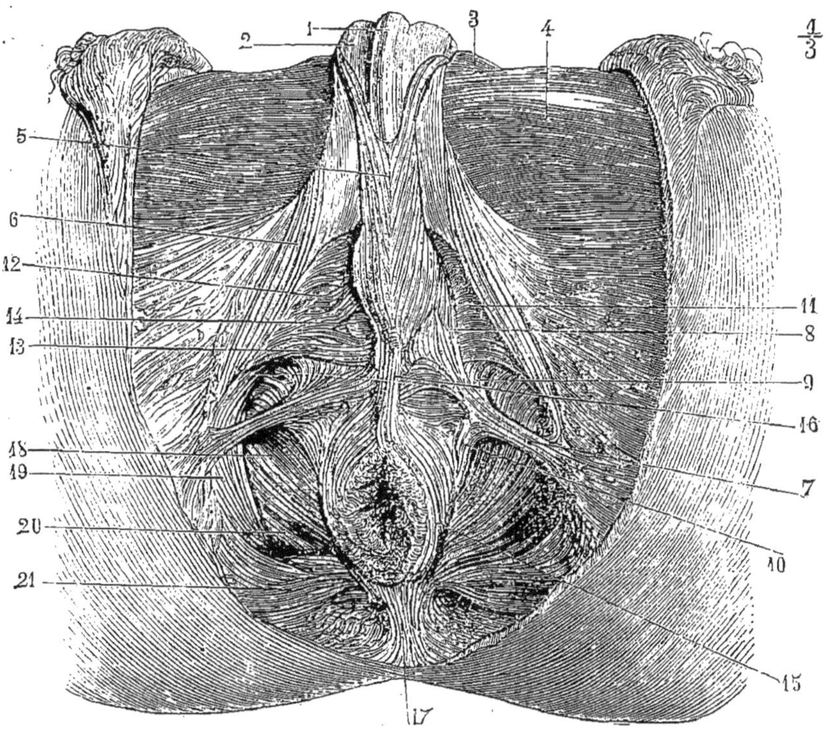

Fig. 6. — Muscles du périnée ; transverse sous-cutané du périnée (*).

n'ont pas besoin d'une description détaillée, n'agissant que fort peu et d'une façon secondaire sur l'urèthre, le seul organe que nous ayons en vue.

Le premier n'a aucune action pour produire l'érection, contrairement à

(1) Kobelt, *De l'appareil du sens génital des deux sexes dans l'espèce humaine, au point de vue anatomique et physiologique*, trad. par Kaula. Paris, 1851.

(*) 1, urèthre; 2, corps caverneux; 3, pubis; 4, aponévrose crurale; 5, bulbo-caverneux; 6, ischio-caverneux; 7, transverse sous-cutané du périnée; 8, les faisceaux antérieurs allant au bulbo-caverneux; 9, faisceaux allant au releveur; 10, faisceaux allant en arrière au sphincter externe et au releveur; 11, aponévrose moyenne du périnée; 12, muscle transverse profond; 13, transverse superficiel, confondu ici avec le transverse profond; 14, glandes de Cowper; 15, sphincter externe; 16, ses fibres antérieures cutanées; 17, ses insertions postérieures; 18, releveur de l'anus; 19, obturateur interne; 20, ischio-coccygien; 21, bord inférieur du grand fessier. (Beaunis et Bouchard.)

ce qu'indique son nom. Il peut, comme le transverse, aider à faire durer cet état, en comprimant quelque peu les corps caverneux, mais il sert plus probablement, ainsi que ce dernier, à maintenir le pénis dans une position ferme et solide pendant l'érection.

Le *transverse du périnée* agit de concert avec les muscles que nous venons de décrire; il aide aussi à maintenir la lame fibreuse médiane du périnée dans une position fixe, ce qui est nécessaire pour l'action combinée de ces muscles.

Action physiologique. — Ayant terminé la description des muscles les plus directement intéressés dans les fonctions de l'appareil génito-urinaire, je dois maintenant, avant d'examiner le tissu érectile, voir de quelle manière ils se comportent, et plus spécialement quelle influence leur contraction peut avoir sur les diverses fonctions de l'urèthre.

Il existe quelque désaccord et un certain manque de netteté dans la détermination des physiologistes, concernant les fonctions spéciales des muscles qui entourent l'urèthre et agissent sur lui. Comme il est très-important, pour notre sujet, d'arriver à des notions précises sur la fonction de ces muscles, j'ai été conduit à les étudier soigneusement, et à rechercher les observations publiées sur ce sujet en dehors des miennes. Malgré le respect que j'ai pour les grandes autorités dont je suis obligé de différer sur quelques points particuliers, je demande la permission de résumer le résultat de ces recherches dans les conclusions qui vont suivre.

1° L'*urèthre*, à l'état naturel, et quand il n'entre pas en fonction, forme un canal fermé, dont les parois membraneuses, pour la plus grande partie repliées, sont en rapport intime les unes avec les autres, et sont maintenues dans cet état par l'action des tissus contractiles.

2° L'*acte de la miction* demande, pour son accomplissement, l'ouverture du canal, et, par conséquent, le relâchement complet de certains muscles formant un groupe distinct, qui sont, la portion antérieure du releveur de l'anus (*levator prostatœ*), le transverse profond (*compressor urethrœ*), le bulbo-caverneux (*accelerator urinœ*) (1), le transverse du périnée et les ischio-caverneux (*erectores penis*).

3° Cet acte s'accomplit par le pouvoir contractile de la vessie elle-même, avant tout et en première ligne. Le diaphragme et les muscles abdominaux agissent aussi, mais dans une proportion qui dépend de la force nécessaire pour accomplir la miction. Cette fonction est, chez l'individu sain et dans les circonstances ordinaires, entièrement sous la dépendance et le contrôle de la volonté.

4° La cessation de cet acte (qu'elle soit involontaire, lorsque la vessie est vide, ou soudaine, par une action de la volonté, avant l'évacuation complète de l'urine) consiste dans la fermeture complète du col de la vessie et de l'urèthre, par la contraction de tous les muscles formant le groupe que nous avons décrit, cet effort produisant aussi du même coup

---

(1) Le terme de *accelerator urinœ* est aussi un terme mal choisi, car le muscle est dans un état de repos pendant la miction.

l'expulsion complète du contenu du canal, qui autrement s'échapperait goutte à goutte (1).

On peut conclure, de ces faits, que l'urèthre dans son entier, ou en tout cas la portion membraneuse et spongieuse, peut se resserrer ou se fermer par le rapprochement de ses parois, au moyen des muscles qui l'entourent, et cela sous l'influence de la volonté. Nous reviendrons encore sur ce fait.

5° L'*émission du sperme*, contrairement à l'acte de la miction, est le résultat d'une série de relâchements partiels et de fortes contractions des muscles qui entrent dans la structure de l'organe mâle. Ce n'est plus le passage, à travers un tube mou, d'un jet continu chassé par un organe musculaire situé derrière lui, mais cette fonction s'accomplit de la même façon que l'expulsion des dernières gouttes d'urine, c'est-à-dire par un rapprochement soudain des parois uréthrales, en avant de l'ouverture des conduits séminifères, combiné avec l'action musculaire qui ferme le col de la vessie et la contraction des fibres musculaires qui font partie de la prostate. Nous avons vu combien, d'après Kölliker, ce tissu entre pour une part considérable dans la formation de cet organe ; aussi est-il probable que le sperme est expulsé non-seulement par l'action des releveurs de l'anus sur les vésicules séminales (ou, comme le pensent quelques auteurs, par une propriété contractile que possèdent ces organes), mais encore par la contraction des muscles qui font partie intégrante de la prostate. Cette contraction resserre le canal qui passe au travers de la glande, et assure la sortie du produit de la sécrétion glandulaire (2).

Il est assez probable que l'usage du verumontanum ne consiste pas seulement à fermer le passage en arrière de l'ouverture des canaux éjaculateurs, pour empêcher la régurgitation, comme on l'a suggéré, et ce qui peut très-bien se concevoir d'après sa forme, surtout celle de sa partie postérieure, mais encore à maintenir un passage ouvert pour la sortie du fluide séminal et prostatique, pendant la contraction des portions environnantes, fonction qu'il paraît très-apte à remplir. Ces liquides sont chassés dans le cul-de-

(1) Ce fait peut être prouvé par l'expérience suivante. Aussitôt après un pareil effort, pressons vigoureusement, avec les doigts, contre le cànal de l'urèthre en avant de l'anus, au niveau du périnée ; laissons ensuite nos muscles se relâcher comme dans la miction ordinaire : on ne verra pas une seule goutte d'urine s'échapper du canal, ce qui indique bien qu'il avait été vidé par le même effort qui avait arrêté le jet d'urine. Malgré cela, la sensation que l'on éprouve, lorsque l'on arrête subitement le jet d'urine, est celle de la persistance d'un peu de liquide dans la portion spongieuse. La présence d'un rétrécissement, dans un point quelconque du canal, empêche, comme nous le verrons bientôt, la contraction parfaite du canal, et occasionne un écoulement d'urine goutte à goutte après la fin de la miction.

(2) Les récentes dissections du professeur Ellis, que nous avons déjà mentionnées, appuient d'une manière remarquable l'opinion que j'avais émise dans ma première édition, sur les fonctions de l'appareil musculaire dans l'émission de l'urine et du sperme, et que je viens encore de rappeler dans le texte. Le professeur Ellis dit que « la prostate est un corps essentiellement musculaire, consistant en fibres circulaires, ou orbiculaires, avec un large trou central pour le passage de l'urèthre et un plus petit, ouvert obliquement, dirigé sous le premier, pour le passage des canaux éjaculateurs jusqu'à leur terminaison dans l'urèthre..... Ses fibres circulaires se continuent directement sans séparation avec les fibres circulaires de la vessie, et, à la partie antérieure, une couche mince, épaisse d'environ quatre cinquièmes

sac du bulbe, pendant que les portions du canal antérieures à la prostate sont dans un état de relâchement partiel. Puis, lorsqu'il s'est accumulé dans ce cul-de-sac une quantité de liquide suffisante pour amener une action réflexe, il se produit une contraction puissante et simultanée de tous les muscles; le transverse profond rompant toute communication avec les portions du canal situées derrière lui en agissant comme un sphincter, les fibres involontaires de l'urèthre fermant presque complétement la portion spongieuse en même temps que le tissu érectile concourt à maintenir l'état de turgescence des parties, aidé par la contraction énergique du muscle bulbo-caverneux (*accelerator urinœ*).

Le reflux du fluide séminal est donc prévenu dans deux différents points de sa progresion, et de deux façons différentes. En premier lieu, pendant l'état de relâchement relatif, où le contenu des vésicules séminales sort par l'orifice des canaux éjaculateurs, en même temps que la glande prostatique laisse échapper le produit de la sécrétion, au moyen de la luette vésicale et de la partie postérieure du verumontanum. En second lieu, pendant l'expulsion du liquide (lorsqu'il existe une contraction musculaire générale et complète) par la barrière que vient former le transverse profond, agissant de concert avec les autres muscles du périnée.

Les conditions différentes, ou plutôt entièrement *opposées*, dans lesquelles se trouvent les muscles dans l'éjaculation et la miction, sont bien démontrées par l'impossibilité, non-seulement de pratiquer ces deux fonctions en même temps, mais même de faire suivre immédiatement la première de la deuxième, tellement sont puissantes et répétées les contractions nécessaires à l'éjaculation. Le fait est dû, en partie à la persistance de l'érection, mais pas entièrement. Cette contraction persistante, qui ne peut être soumise à l'action de la volonté, et qui est le propre des muscles involontaires, semble être la fonction spéciale dévolue aux fibres musculaires lisses, qui entourent le canal de l'urèthre dans toute *son étendue*. Ceci constitue, du reste, un nouveau point de contraste entre ces deux fonctions principales de l'urèthre. Nous arrivons ainsi à la seconde conclusion, qui est que la contraction de l'urèthre peut dépendre simplement d'une action réflexe, que la volonté ne peut contrôler, et d'un caractère différent des contractions volontaires qui se produisent pendant la miction. Nous apprenons ainsi qu'il existe deux sources d'action musculaire, l'une résidant dans les fibres volontaires ou

de millimètre, se prolonge pour entourer la portion membraneuse du canal et séparer l'urèthre du muscle constricteur volontaire qui l'entoure. » Après de plus amples détails, il ajoute : « Des faits anatomiques que nous venons d'indiquer, nous pouvons conclure que la prostate est moins un organe glandulaire que musculaire, et constitue seulement une portion très-développée de la couche musculaire circulaire qui entoure l'urèthre en arrière du bulbe.... Comme la saillie de la prostate ne comprend qu'une partie de la couche musculaire de l'urèthre, je proposerai le nom d'*orbicularis vel sphincter urethrœ*, pour désigner la prostate et ses prolongements autour de la portion membraneuse de l'urèthre, tandis que je réserverai le terme ancien de prostate (sans le mot glande) pour la portion la plus épaisse située près du col de la vessie..... L'usage principal de ce muscle doit être probablement de chasser le sperme au dehors, et de le livrer à l'action des fibres musculaires du constricteur de l'urèthre (transverse profond), extérieures à ce muscle le long de la portion membraneuse de l'urèthre. » (*Medico-Chirurgical Transact.*, vol. XXXIX, p. 331-332).

striées, l'autre dans les fibres lisses et de la vie organique ; il est par conséquent très-possible que chacune de ces actions puisse, une fois ou l'autre,
soit ensemble, soit séparément, se produire d'une manière anormale ou
exagérée, lorsqu'un stimulant d'une puissance suffisante vient s'opposer à
leur mode naturel d'action. Comme exemple fréquent, mais très-frappant
des contractions réflexes qui peuvent se produire sur toute l'étendue du
canal, je n'ai qu'à mentionner le fait que ceux qui ont l'habitude d'introduire des instruments dans l'urèthre ont rencontré fréquemment, surtout
chez les malades soumis pour la première fois au cathétérisme. Non-seulement, chez eux, l'introduction du cathéter est souvent difficile, mais, pendant
qu'on le retire, il est expulsé avec force, tellement est énergique la contraction de l'urèthre sur le corps étranger, même jusque dans les derniers
centimètres. Aucune preuve ne vaut une expérience personnelle. Laissez
quelqu'un s'introduire lui-même une sonde, il sentira bientôt, surtout en
retirant l'instrument, la force considérable de contraction et d'expulsion
mise en jeu par chaque partie du canal. C'est une expérience qui mérite
d'être faite, et je soutiens que personne ne devrait pratiquer le cathétérisme
sur un malade, avant de l'avoir essayé sur lui-même. Chacun sait, en outre,
que plus une sonde est introduite avec douceur, plus elle trouve facilement
sa route ; l'impulsion due à son propre poids suffit souvent, et elle glisse le
long du canal sans être arrêtée dans sa route. Mais appliquez une force inutile, et le tissu musculaire, réagissant, créera un certain obstacle à l'introduction de l'instrument. De même, lorsqu'un irritant chimique quelconque ou
une solution astringente est injectée dans le canal, ou qu'un fragment de
caustique est porté dans un point de l'urèthre, il se développe une contraction énergique, qui, dans le dernier cas, peut saisir l'instrument avec
tant de force, qu'il est nécessaire d'attendre un peu, et de mettre beaucoup de soin en le retirant. Nous verrons plus tard, lorsque nous examinerons les causes donnant lieu à des obstructions temporaires de l'urèthre,
tout ce qui se rapporte à ce sujet, aussi bien que l'explication des actions
nerveuses réflexes.

Avant de quitter ce sujet, remarquons que les anatomistes n'ont pas
établi d'une façon bien nette l'action particulière du *col* de la vessie pendant
la miction. L'existence d'un sphincter a été longtemps un point contesté, et
des observateurs d'égale notoriété ont émis des opinions contraires sur ce
sujet. Quelques-uns croient que l'occlusion de la vessie dépend du tissu
élastique qui entre dans sa composition, immédiatement en arrière de la
prostate. D'autres, et probablement le plus grand nombre, s'accordent à
attribuer ce fait à une action musculaire, mais ne peuvent s'accorder sur le
mécanisme de cette occlusion. Il est évident qu'il existe, en ce point, des fibres
musculaires circulaires et longitudinales, dans une beaucoup plus grande
proportion que dans aucun autre point de la vessie, mais leur disposition
n'est pas celle d'un sphincter. Sans doute, elles jouent un rôle important
dans la fonction d'expulsion de la vessie, et leur accumulation au col est le
résultat nécessaire, surtout pour les fibres longitudinales, de leur conver-
gence en un point. Sans doute, il existe, au niveau du col de la vessie, une

barrière empêchant l'écoulement de l'urine ; la forme et la position de la luette vésicale suggèrent naturellement l'idée que cette proéminence doit constituer cette barrière ; elle n'a qu'à se mettre en contact avec les côtés et la paroi supérieure du canal, pour fermer entièrement le col, ce qui paraît être du reste sa position naturelle à l'état normal. Ce contact, aussi bien que l'action contraire qui détermine l'ouverture du col, est attribué à l'action de certaines fibres musculaires qui sont disposées en arcades, mais non en cercle complet autour du col, et agissent de concert avec les fibres longitudinales de la vessie. Je crois qu'on doit assigner une part importante, dans cette action, aux releveurs de la prostate, muscles qui, je suis disposé à le croire, dans leur état de contraction normale, maintiennent ou aident à maintenir la prostate et la luette vésicale à la hauteur voulue pour fermer le passage, et se relâchent au commencement de la miction. Mais pour accomplir cet acte, il est très-probable que l'action combinée d'autres muscles est nécessaire. Je désire soumettre cette opinion, avec réserves, à l'examen d'autres observateurs ; j'affirme néanmoins qu'elle est basée sur la dissection attentive de ces organes, aussi bien que sur l'observation des phénomènes qui se présentent sur le vivant. Mais à quelque distance du col de la vessie, les fibres musculaires sont disposées en cercle autour de l'urèthre ; disposition qui doit être une forte présomption en faveur de leur rôle comme sphincters, c'est-à-dire comme compresseurs de l'urèthre. En effet, il est probable que la portion membraneuse de l'urèthre est fermée par l'action des muscles à l'état normal, et qu'ils méritent le titre qu'on leur a donné de *sphincters de l'urèthre.*

Le léger obstacle qu'on rencontre souvent, dans le cathétérisme, près ou au niveau du ligament triangulaire, est probablement dû quelquefois à ce fait, et la légère douleur ressentie généralement juste à ce niveau vient parfois de l'écartement des parois par la bougie, et pas toujours d'une irritation morbide de la portion prostatique, à laquelle on l'attribue si fréquemment. Je ne nie point que la portion prostatique ne présente souvent de pareilles conditions. Mais je pense que nous ne sommes pas autorisés à regarder une sensation de douleur et le besoin d'uriner, que l'on remarque souvent aussitôt qu'un instrument arrive à ce niveau, comme une preuve certaine d'une sensibilité morbide de la portion prostatique. Ce dernier symptôme a été attribué aussi à l'irritabilité du trigone vésical, et l'on a supposé qu'il indiquait le contact du cathéter avec cette portion de la vessie ; mais le fait est entièrement faux, comme l'a fait observer M. Guthrie ; car cette sensibilité est perçue bien avant que le cathéter ait franchi la totalité de l'urèthre ; elle est due probablement à la contraction sympathique de la vessie et de tout l'appareil expulseur, par suite de l'irritation du sphincter de l'urèthre, due à la présence d'un instrument dans la portion membraneuse ; plus l'instrument est volumineux, plus cette action réflexe est violente.

L'accord existant entre les fonctions de la défécation et de la miction est digne de remarque, et sert à faire bien comprendre l'usage des muscles que nous examinons. Dans la défécation, le premier acte consiste dans la descente du bol fécal le long du rectum. L'élévateur de l'anus, le sphincter de l'anus et la partie de l'intestin contenant le bol fécal sont relâchés ; au même instant, il existe un relâchement correspondant de l'appareil urinaire, et l'urine s'écoule. L'expulsion est suivie d'une contraction instantanée du sphincter de l'anus, et d'un relèvement de l'extrémité du rectum, dépendant sans aucun doute de la contraction du releveur de l'anus ; cette contraction ne peut pas s'accomplir sans une action simultanée des muscles agissant sur l'urèthre, qui arrête immédiatement le jet d'urine. Parmi ces muscles (en raisonnant d'après leurs rapports anatomiques), il me paraît certain que la partie antérieure du releveur élève en même temps le col de la vessie, et que le transverse profond (*compressor urethræ*) joue le rôle d'un sphincter dans l'expulsion de l'urine, comme le sphincter de l'anus le fait pour l'expulsion des matières fécales (1).

D'autre part, l'arrêt du jet d'urine ne peut pas s'accomplir sans une contraction du sphincter anal, tellement sont unis, au niveau du périnée, les muscles qui président à ces deux fonctions. Nous voyons donc que la défécation ne peut avoir lieu indépendamment de la miction, tandis que cette dernière peut facilement se produire isolément. Cependant ces deux fonctions s'accomplissent sous une influence analogue, un moindre degré de relâchement dans le même groupe de muscles étant suffisant pour permettre à l'urine de s'écouler que pour la défécation. Ainsi, lorsque la miction a lieu isolément, les muscles présidant à la défécation sont relâchés jusqu'à un certain point, pas assez cependant pour permettre à cet acte de s'accomplir. D'un autre côté, la miction précède généralement la défécation. Un degré considérable de relâchement des muscles entraîne nécessairement un relâchement moins considérable. Il en résulte que dans les cas d'obstruction du canal, lorsqu'un effort considérable est nécessaire pour l'expulsion de l'urine, la miction est fréquemment accompagnée d'évacuation alvine, en dépit des efforts faits pour prévenir cette évacuation.

Dans la condition ordinaire de repos, les deux ouvertures sont fermées par la tonicité musculaire. La portion antérieure du releveur de l'anus (*levator prostatæ*), en relevant le col de la vessie, semble maintenir la luette vésicale appliquée contre la paroi supérieure du col, agissant de concert avec les fibres musculaires du col de la vessie, tandis que le transverse profond (*compressor urethræ*) agit probablement comme un sphincter ; de même, au niveau de l'orifice anal, le releveur propre de l'anus (c'est-à-dire la partie du muscle appartenant en propre à cet organe) et le sphincter de l'anus empêchent l'évacuation involontaire, et sont les analogues des deux muscles qui président à l'expulsion de l'urine.

Tissu érectile. — Nous l'avons déjà décrit en partie, dans l'extrait du mémoire de Kölliker que nous avons mentionné plus haut. Il est en rap-

---

(1) Le bord antérieur du muscle transverse profond forme la vraie limite extérieure du *canal urinaire* chez l'homme comme chez la femme. Tout ce qui existe au delà est en somme, chez l'homme, un organe de copulation, de telle sorte que le prolongement de l'urèthre est simplement un fait résultant de la nécessité de l'accomplissement des fonctions sexuelles.

port avec toute la portion de l'urèthre antérieure (au fascia périnéal profond) à l'aponévrose moyenne ; il constitue le corps spongieux et se prolonge un peu plus en arrière, sur la paroi inférieure que sur la paroi supérieure du canal, au niveau du point où il forme le bulbe par sa dilatation. A l'autre extrémité, ce corps présente une semblable augmentation de volume ayant avec l'urèthre des rapports exactement inverses et se plaçant surtout au-dessus de lui pour constituer le gland. Là aussi le tissu musculaire décrit par Kölliker comme faisant partie du corps spongieux se présente en grande abondance, et en fait un tissu éminemment contractile. Outre cela, une mince couche de tissu érectile passe en arrière du bulbe, immédiatement au-dessous de la muqueuse, et entoure l'urèthre dans la portion membraneuse, se mêlant avec les fibres lisses que nous avons mentionnées, et est sans doute la source des hémorrhagies qui accompagnent fréquemment l'usage des instruments dans cette région. Cette couche vasculaire, dérivée du corps spongieux, envoie aussi un prolongement dans le verumontanum (ce qui fait que ce corps possède jusqu'à un certain point des propriétés érectiles), puis ce prolongement vient s'anastomoser avec le réseau musculaire qui entoure le col de la vessie.

Le but et l'étendue de cet ouvrage ne me permettent pas d'entrer dans l'examen détaillé du tissu érectile en lui-même, d'autant plus qu'en dehors de sa grande vascularité et sa contractilité, il ne reste rien d'important à déduire de sa structure, et qu'il existe des travaux détaillés sur sa structure intime, auxquels je renverrai le lecteur pour de plus amples informations (1).

Il est inutile aussi de faire plus que de nommer les corps caverneux, d'autant plus que la seule action qu'ils puissent exercer sur l'urèthre est de l'allonger lorsqu'ils sont gorgés de sang, et de produire ainsi un *changement de direction* que je vais examiner maintenant en lui-même. Il y a cependant un point important, en pratique, relatif à la structure intime du corps spongieux au niveau du bulbe. Considérant la fréquence des anastomoses des vaisseaux entre eux dans cet organe, on a toujours regardé les incisions portées sur le bulbe comme capables de fournir des hémorrhagies abondantes. Mais on a dit aussi que la fréquence de cet accident est rendue beaucoup moins considérable, en pratiquant les incisions sur la ligne médiane, parce qu'avec cette précaution, c'est la ligne fibreuse médiane, formant de chaque côté une barrière au tissu vasculaire, qui reçoit l'incision. Un grand nombre d'anatomistes s'accordent aujourd'hui à admettre la présence de cette cloison fibreuse. Elle est décrite, sous l'autorité de Kobelt, qui publia en 1844 un livre traduit en français en 1851 (2), comme formée par un prolongement de l'enveloppe fibreuse du corps spongieux dans sa portion bulbeuse ; il est situé sur la ligne médiane et se dirige en bas,

____

(1) Voyez l'article PENIS dans la *Cyclop. of Anatomy and Physiology* et dans les livres les plus élémentaires d'anatomie.

(2) Kobelt, *De l'appareil du sens génital des deux sexes dans l'espèce humaine*, traduit de l'allemand par Kaula. Paris, 1851.

ce qui fait que l'on représente le corps spongieux comme formé de deux lobes. D'autre part, l'existence de cette cloison a aussi été niée (1).

J'ai eu plusieurs fois l'occasion de pratiquer des sections transversales du bulbe, et je puis affirmer sans hésitation la présence de cette cloison, que l'on peut voir, dans quelques cas, se prolonger jusqu'à 5 à 7 centimètres du méat externe. On voit distinctement, dans quelques cas, qu'elle est formée de deux feuillets aponévrotiques, avec une faible ligne noire entre eux, indiquant l'union des deux corps sur la ligne médiane pour former un seul corps spongieux. Dans tous les sujets que j'ai examinés, j'ai trouvé des traces de ces deux feuillets plus ou moins marquées. Les rapports de cette cloison avec l'enveloppe fibreuse du bulbe ne me paraissent pas cependant exactement tels qu'ils ont été décrits. Au lieu de la trouver unie à l'enveloppe fibreuse extérieure, je l'ai trouvée, après des dissections répétées, développée principalement dans l'intérieur du bulbe, immédiatement sous l'urèthre, et unie intimement à cet organe, puis devenant de moins en moins marquée, à mesure que l'on approche de la circonférence. Cependant la partie postérieure du bulbe reçoit beaucoup plus de cloisons fibreuses et de prolongements, dans son intérieur, qu'aucune autre partie du corps spongieux. Depuis la publication de la première édition de cet ouvrage, le professeur Ellis a montré, dans le mémoire dont j'ai parlé précédemment, en premier lieu, que les enveloppes des corps spongieux et caverneux sont composées de fibres musculaires organiques ; en second lieu, que la cloison médiane du corps spongieux, quoique plus épaisse au niveau de l'urèthre, va jusqu'à l'enveloppe extérieure, avec laquelle elle se continue dans la portion bulbeuse (2).

Il est donc bien prouvé que cette enveloppe n'est pas formée par un prolongement de l'enveloppe externe, comme le suppose Kobelt. La description des dissections du professeur Ellis, et les dessins qui l'illustrent, doivent être consultés relativement à ce sujet.

Nous allons montrer maintenant de quelle façon la question des hémorrhagies est liée à celle de la structure de ces organes. L'entrée de la branche artérielle qui fournit son sang à l'organe se fait à environ 13 ou 18 millimètres de l'extrémité postérieure du corps spongieux ; elle rend les incisions, dans ce point, capables de donner lieu à des hémorrhagies considérables. L'existence de nombreuses brides fibreuses, dans la partie de l'organe située en arrière de l'entrée de l'artère, et surtout sur la ligne médiane, doit probablement rendre les incisions, dans la portion du bulbe ainsi protégée, moins dangereuses au point de vue des hémorrhagies que dans les points où ces brides font défaut. Mais si l'on considère la difficulté, *pour ne pas dire l'impossibilité*, de rencontrer exactement le point où siége cette mince cloison, comme on peut du reste s'en assurer sur le cadavre, il est impossible que l'on puisse en conclure que le moyen de

<hr>

(1) Le professeur Lizars, dans le *Medical Times*, 16 août 1851, dit qu'il n'a jamais vu cette cloison ; qu'il a dernièrement examiné deux sujets, mais qu'il n'a pas trouvé trace de septum, et il ajoute un dessin démontrant son absence.

(2) Ellis, *Med.-Chir. Transactions*, vol. XXXIX.

prévenir l'hémorrhagie dépend de l'accomplissement d'une opération aussi délicate. Il n'est pas douteux que la ligne médiane du bulbe ne soit une garantie contre l'hémorrhagie. Mais, pourquoi cela? Parce qu'une petite branche de la honteuse interne entre de *chaque côté du bulbe;* et, si l'on pratique une incision à ce niveau, on a de grandes chances pour sectionner l'artère. Mais si la section est pratiquée à égale distance ou à peu près des deux vaisseaux, les fines travées de tissu érectile comprises entre la section et l'artère emprisonnent les caillots dans leurs mailles, les compriment et les retiennent dans leur intérieur, ce qui conduit facilement à l'arrêt de l'hémorrhagie, surtout lorsque cette action est favorisée par des applications froides à l'extérieur.

Il est très-important de se rendre un compte exact des rapports du bulbe avec la surface du périnée, le scrotum et les portions voisines. Dans la dissection ordinaire du périnée, on ne voit pas exactement à quelle distance le bulbe se trouve de la surface (distance très-variable du reste, suivant les points), parce que l'on écarte les couches une à une, jusqu'à ce qu'on ait atteint le bulbe. Les rapports avec le rectum sont aussi présentés d'un façon peu exacte, parce qu'après la dissection des téguments externes, et, plus loin, après le rejet des muscles et la section des attaches du sphincter, le rectum tombe considérablement au-dessous de sa position naturelle. Pour

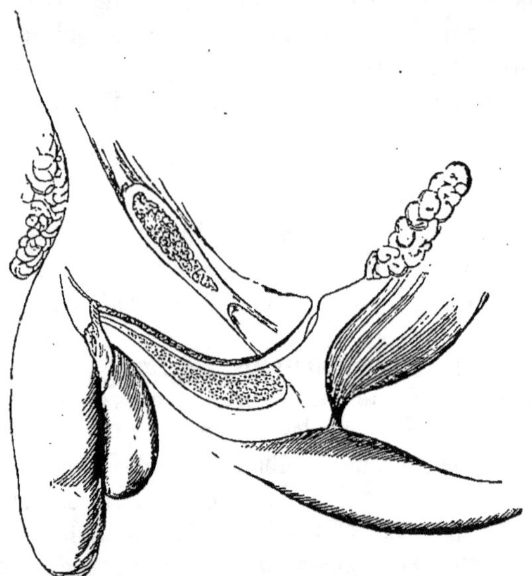

FIG. 7. — Section transversale du bassin.

obvier à ces sources d'erreur, j'ai pratiqué plusieurs fois la dissection suivante. Le sujet étant lié, comme pour la taille, une longue aiguillée de soie ou de fil doit être passée à travers les téguments, juste au devant de l'anus, puis liée de la même façon sous la peau de chaque cuisse, avec le degré de tension nécessaire pour maintenir l'anus dans sa position normale, après avoir enlevé les téguments. On fait alors une incision, de 10 centimètres de longueur environ, à travers les téguments, le long du raphé, et par conséquent suivant l'axe longitudinal du bulbe, jusqu'à 13 millimètres de l'anus; de son extrémité supérieure part une incision semblable, à direction transversale. Les lambeaux angulaires ainsi formés doivent être rejetés en dehors, et l'on continue une dissection soignée des couches plus profondes, divisant le tendon médian du muscle bulbo-caverneux sur la même ligne que la première incision, et le rejetant de façon à mettre le bulbe à nu sans le changer de position. M. H. B. Tuson m'a fait un modèle en cire d'une des meilleures de ces dissections, d'après un moule de plâtre pris sur le cadavre, qui montre les rapports de profondeur et de position d'une manière que l'on ne peut pas rendre par le dessin. J'ai construit sur ce moule un schéma qui montre assez bien les rapports des divers organes mentionnés (fig. 7). J'ai entrepris l'examen complet de cette question, à cause de l'importance qu'elle présente pour l'application de certains procédés opératoires qu'il est quelquefois nécessaire d'employer dans cette région, comme nous le verrons dans la suite de l'ouvrage.

Direction de l'urèthre chez l'homme adulte.—Nous décrirons cette direction dans chacune des portions du canal, ainsi que les autres conditions mécaniques de situation et de mobilité qui s'y rapportent, et qui se présentent constamment à l'état normal. Celles-ci variant considérablement suivant les diverses régions, nous les examinerons chacune en particulier. La *région spongieuse*, comme nous l'avons déjà dit, est la plus mobile du canal, sa moitié antérieure, au moins, prenant (à l'état de flaccidité) la direction que lui communique le centre de gravité, ou une force quelconque appliquée sur ce point. A mesure qu'on se rapproche du pubis, elle devient de plus en plus fixe; le pénis s'y trouve suspendu par un ligament, et les racines des corps caverneux qui le forment sont attachées aux branches du pubis, tandis que le bulbe est en relation intime avec l'aponévrose moyenne. Le canal s'incurve alors pour passer sous la symphyse pubienne, et suit une direction quelque peu variable, suivant qu'il passe plus ou moins près de cette symphyse. Les variations extrêmes que j'ai trouvées chez l'adulte ne montent qu'à 6 millimètres environ, c'est-à-dire que l'urèthre traverse l'aponévrose à une distance au-dessous de l'arcade pubienne qui varie chez les différents sujets entre 22 et 28 millimètres. La *portion membraneuse*, le corps étant dans la position verticale, remonte avec une légère courbe, direction qui se continue à travers la prostate, jusqu'au moment où le canal entre dans la vessie, et prend alors une direction presque verticale. La meilleure méthode de pratiquer une dissection qui fasse bien voir les rapports de ces organes dans l'intérieur du bassin (et il est difficile que l'étudiant qui désire acquérir des connaissances suffisantes sur l'anatomie du bassin puisse se servir plus utilement du scalpel), consiste à disséquer d'abord le périnée jusqu'au feuillet antérieur de l'aponévrose moyenne, et pas plus loin, en séparant du bulbe et des corps caverneux les muscles qui les enveloppent, puis à placer le corps sur le côté droit, et à scier la branche descendante du pubis à 4 centimètres à gauche de la symphyse, de manière à conserver les rapports de la verge, de la prostate et de la vessie avec le pubis intacts. On sépare ensuite avec soin les parties molles jusqu'à l'os, que l'on scie près de la symphyse sacro-iliaque, puis on enlève l'os scié en laissant les parties molles dans une situation convenable, pour ne pas détruire les rapports des muscles et des aponévroses. Enfin l'on pratique une dissection soignée de ces couches, ainsi que l'ouverture de la çavité péritonéale, en prenant bien soin de ne pas changer les rapports de la prostate, de la vessie et du rectum, et de ne pas nettoyer la préparation au point d'enlever les attaches cellulaires réunissant ces divers organes. Les dissections dont nous avons tiré le schéma qui figure à la page 36, sont faites d'après cette méthode, et, quoiqu'on puisse rarement l'obtenir à l'amphithéâtre de dissection, il est bien préférable de pratiquer cette dissection sur un sujet récemment décédé. Les points pratiques à noter sont les suivants.

D'abord, la partie la plus inférieure du canal, dans la position verticale, est celle qui se trouve en contact avec le feuillet antérieur de l'aponévrose moyenne (1). La paroi inférieure forme en ce point une sorte de pivot sur lequel tourne un instrument solide, lorsque l'on abaisse son pavillon pour faire pénétrer son extrémité dans la vessie.

En second lieu, en examinant l'influence des feuillets aponévrotiques sur l'urèthre, on s'aperçoit que le feuillet antérieur est celui qui exerce le plus d'influence pour arrêter la marche des instruments dans le canal, le postérieur devenant rarement un obstacle, à cause du voisinage de la prostate. La portion bulbeuse, à laquelle nous avons déjà accordé une dilatabilité considérable, située immédiatement au devant du feuillet antérieur de l'aponévrose, permet à l'extrémité d'une sonde de se mouvoir plus librement que dans aucun autre point du canal, tandis que le tissu fibreux inextensible, qui entoure le commencement de la portion membraneuse, restreint subitement cette mobilité ; aussi la progression de l'instrument est-elle parfois plus ou moins gênée dans ce dernier point, même lorsqu'il n'existe pas de rétrécissement ; cependant une petite manœuvre suffit en général pour surmonter la difficulté. La portion membraneuse reste ordinairement fermée par l'action du muscle transverse profond, spécialement à l'approche d'un corps étranger. S'il existe en ce point, ou un peu au devant de lui, un rétrécissement organique du canal (ce qui est le cas le plus fréquent dans cette affection), il est bien aisé de comprendre avec quelle facilité une force mal dirigée, lorsqu'elle est fréquemment employée, peut amener, si ce n'est une fausse route, au moins une dépression ou une lacune de l'urèthre en avant du rétrécissement, ce qui augmente beaucoup la difficulté pour conduire la sonde au travers du rétrécissement, et favorise la production des fausses routes à un essai ultérieur (2).

En troisième lieu, l'urèthre suit une direction incurvée au-dessous de la symphyse pubienne, et, en se dirigeant ainsi, décrit l'arc d'un cercle dont le diamètre dépend quelque peu de l'action de diverses causes faisant varier sa

(1) M. Briggs la place en un point situé de 3 à 6 millimètres en arrière de celui que nous indiquons.

(2) La *préparation* n° 2536, parmi beaucoup d'autres, dans le musée de Royal College, est un exemple remarquable de ce fait.

direction (fig. 8). Il s'ensuit que la courbe des instruments solides, employés pour traverser cette portion du canal, doit aussi varier suivant les cas. Cependant il est bon de dire que c'est la courbe la plus ordinaire, celle que l'on rencontre le plus fréquemment, qui devrait servir de modèle pour la construction des instruments dont on se sert habituellement. M. Briggs, dont

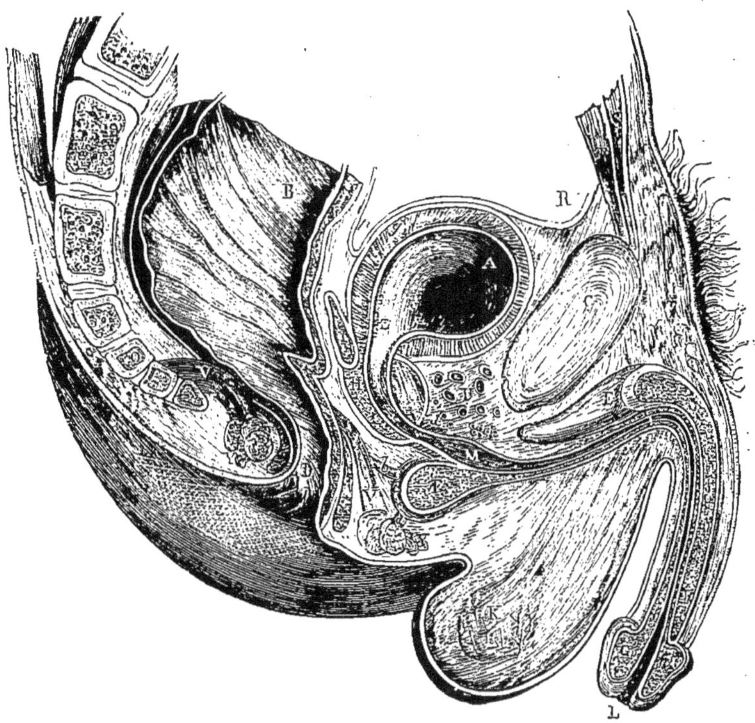

Fig. 8. — Coupe antéro-postérieure et médiane du bassin chez l'homme (*).

nous avons déjà mentionné les recherches, a dit que la courbe moyenne d'un urèthre bien conformé commençait à 37 millimètres en avant du bulbe, et formait, de ce point jusqu'à sa terminaison dans la vessie, un arc de cercle d'un diamètre de 8 centimètres environ, la corde de cet arc étant de 6,8 centimètres, ou d'un peu moins du tiers de la circonférence. J'ai fait des observations répétées sur le cadavre, par des dissections prati- quées de diverses façons, pour arriver à une conclusion sur ce sujet. Je crois que la description est assez exacte, si on l'applique aux cas ordinaires. La figure 7 montre la réduction d'un schéma de grandeur naturelle, dessiné de la manière que nous avons indiquée dans la page précédente, d'après plu- sieurs préparations. A la figure 22, chap. vi, la courbe est dessinée de gran- deur naturelle avec l'esquisse d'un instrument fait pour lui correspondre.

(*) A, vessie; B, rectum; C, symphyse du pubis; D, anus; E, corps caverneux; F, bulbe de l'urèthre; G, gland; H, prostate; I, vésicule séminale; K, testicule; L, méat urinaire; M, cul-de-sac du bulbe; O, coc- cyx; R, péritoine; S, pyramidal; T, grand droit antérieur de l'abdomen; U, plexus de Santorini; V, releveur de l'anus; X, sphincter interne; Y, sphincter externe; Z, col de la vessie. — a, transverse superficiel du péri- née; b, transverse profond; d, orbiculaire de l'urèthre; e, bulbo-caverneux; g, tunique musculeuse de la ves- sie; p, cul-de-sac recto-vésical. (D'après Legendre, *Anatomie chirurgicale homologique*.)

[J. A. Gely, dans un travail posthume, publié par les soins de M. Félix Guyon (1), a étudié avec beaucoup de soin et de détails toutes les questions relatives à la direction et à la courbure de l'urèthre. Nous croyons utile de mentionner ici quelques-uns des résultats qu'il a obtenus, renvoyant pour plus de détails à la partie anatomique de son ouvrage, de la page 39 à 89. Blandin, contrairement à un bon nombre d'auteurs de son époque qui admettaient que le bulbe ne participait que peu à la courbure de l'urèthre formée seulement par les portions spongieuse et membraneuse, avait déjà décrit (2) les dimensions de cette courbure.

Pour lui, « l'ensemble de la portion périnéale de l'urèthre décrit une courbe ineffaçable, à concavité supérieure appartenant à une circonférence de 13 centimètres de diamètre Cette courbure commence au niveau du ligament suspenseur, en avant de la symphyse, pour finir en arrière à l'attache du ligament pubio-prostatique, en passant, vers la partie moyenne, à travers l'ouverture de l'aponévrose périnéale. »

Gely, admettant les conclusions de Blandin, dit que la partie spongieuse concourt à la formation de cette courbe dans une étendue de 4 centimètres au moins. Au moyen de coupes pratiquées sur la ligne médiane du périnée et du bassin, coupes reproduites par le moulage, il a obtenu 60 figures servant de base à son étude, et indiquant les variétés qu'on peut rencontrer dans la courbure et la direction du canal. Pour lui, le canal, né du col de la vessie, descend presque verticalement dans une étendue de 2 centimètres, puis se dirige en bas en avant, pour passer au-dessous de la symphyse à une distance moyenne de 17 millim. A partir de ce point, le canal s'abaisse encore un peu dans une étendue de 25 millim., puis se relève en décrivant une courbe moins profonde qui l'écarte de plus en plus de la symphyse. L'urèthre décrit ainsi un arc de cercle à extrémité postérieure plus élevée que l'antérieure, dont la corde rencontre presque perpendiculairement la symphyse ; l'étendue de cette courbe est de 9 à 12 centimètres, la corde possédant une longueur variant entre 8 et 9,50 centimètres. Dans les canaux types, la courbure s'adapte assez exactement à une circonférence de 11 à 12 centimètres de diamètre. L'étendue de l'arc emprunté *forme constamment le tiers de la circonférence*, quelle que soit la dimension de la courbe. L'auteur indique ensuite que cette courbure varie suivant que l'on considère la surface supérieure ou inférieure du canal. Cette dernière est irrégulière et décrit une ligne brisée, tandis que la paroi supérieure décrit une courbe à peu près uniforme. Enfin il indique les diverses modifications que peut subir cette courbure suivant l'âge du sujet, le volume, la forme de la prostate, etc.

M. Richet, en enfonçant des tiges métalliques au-dessous de la symphyse pubienne jusqu'à la rencontre du sacrum, est arrivé à des conclusions toutes différentes. Le sujet étant dans la position horizontale, il place le col vésical au-dessous d'une ligne horizontale qui passe immédiatement au-dessous de la symphyse pubienne pour se rendre à la quatrième vertèbre sacrée, et au

---

(1) J A. Gely, *Études sur le cathétérisme curviligne, etc.* Paris, 1861.
(2) Blandin, *Anatomie topographique*, 1826, p. 377.

niveau de la ligne étendue du coccyx à la symphyse pubienne, tandis que Blandin, Velpeau, Malgaigne, et après eux Gely, placent l'orifice vésical au niveau de la moitié de la hauteur de la symphyse pubienne. Il en résulte que pour lui l'orifice vésical du canal ne s'élève que de 20 millimètres au-dessus de son point le plus déclive, tandis que pour Malgaigne il s'élève à 35 millimètres, et pour Gely, qui a pris la moyenne de 60 cas, à une hauteur encore plus considérable.

Aussi M. Richet admet-il que lorsqu'on relève la verge de manière qu'elle forme avec l'abdomen un angle de 45 degrés, et qu'on exerce sur elle quelques tractions, l'urèthre est rectiligne depuis le méat jusqu'au-dessous de la symphyse, c'est-à-dire dans ses trois quarts antérieurs ; tandis qu'à partir de ce point, c'est-à-dire dans son quart postérieur, il se relève de 15 à 20 millimètres environ, et décrit une légère courbure à concavité antéro-supérieure (1). M. E. Legendre, dans ses planches sur l'anatomie du périnée, représentées de grandeur naturelle d'après les sections pratiquées sur des cadavres congelés (2), est arrivé aux mêmes résultats que M. Richet.]

A l'état de santé, il existe, chez l'homme adulte, un grand nombre de circonstances capables de faire varier cette direction. Ainsi, chez des hommes chétifs, de petite taille, ayant les épaules et le bassin étroits, le développement général ainsi que le volume des organes génitaux étant au-dessous de la moyenne, j'ai quelquefois observé que la courbe du canal était plus aiguë, et j'ai trouvé que, dans ce cas, il était préférable d'augmenter la courbure de l'instrument pour faciliter son introduction. Chez les sujets gras, la courbe est généralement diminuée, et l'angle que forme le plan de la portion bulbeuse avec celui de la portion prostatique est plus obtus, ces organes étant séparés par une couche de tissu adipeux bien plus considérable.

L'action des muscles abdominaux semble aussi exercer une légère influence sur la courbure du canal, en entraînant en haut le ligament suspenseur de la verge, tandis que le relâchement de ces muscles permet à la verge de s'abaisser quelque peu, ce qui tend à effacer une partie de la courbure. Aussi dans les cas de cathétérisme difficile, nous plaçons le malade dans la position couchée, sur le dos, les épaules et les cuisses légèrement relevées, pour relâcher ces muscles et permettre à la sonde de se diriger en ligne aussi directe que possible jusqu'à l'obstacle à surmonter.

Il y a d'autres circonstances qui rendent fort utile l'emploi d'instruments plus courbés que ceux dont on se sert chez l'homme adulte à l'état de santé. La position plus élevée de la vessie derrière les pubis, chez l'enfant, rend chez lui l'usage de pareils instruments très-nécessaires ; et c'est dans le même but qu'on emploie aussi une courbe plus forte dans les cas d'hypertrophie de la prostate et d'épaississement du col de la vessie, qui se rencontrent si fréquemment chez les personnes âgées. La différence qui existe dans la direction de l'urèthre de l'enfant et de l'adulte tient à une courbe plus considérable de la portion prostatique chez le premier, à partir de la portion

(1) *Traité pratique d'anatomie médico-chirurgicale,* 4ᵉ édit., 1873, p. 499.
(2) E. Q. Legendre, *Anatomie chirurgicale homalographique.* Paris, 1858.

membraneuse, occasionnée par la situation plus élevée de la vessie. Pour la même raison, la portion prostatique est aussi plus longue, comparativement, que chez l'adulte. Le même caractère se retrouve du reste chez le vieillard, en cas d'hypertrophie de la prostate. Le diamètre du canal est aussi plus uniforme chez les enfants. Il présente un calibre proportionnel aux différents âges jusqu'au moment de la puberté. Chez les personnes âgées, l'urèthre est un peu plus large que dans l'âge adulte, condition due apparemment au relâchement ou manque de tonicité des tissus contractiles environnants. La direction normale du canal peut aussi être modifiée par certaines conditions morbides des organes environnants. Ainsi, la déformation de l'un des corps caverneux, par rétraction de la lymphe plastique déposée dans cet organe, peut recourber le canal en l'infléchissant d'un côté ou de l'autre. Nous avons parlé de l'augmentation de volume de la prostate ; l'hypertrophie du lobe moyen, ou troisième lobe, sépare quelquefois le canal en deux branches, se dirigeant de chaque côté de ce lobe. Les abcès, les tumeurs sur le parcours du canal, mais bien plus souvent dans l'intérieur du bassin, que ce soient des hydatides, des tumeurs malignes ou d'autres productions, les hernies scrotales volumineuses, les hydrocèles, toutes ces affections peuvent dévier le canal de sa position normale.

Enfin il ne faut point oublier que, tandis que le canal est naturellement recourbé, un instrument droit peut passer facilement sans le blesser en aucune façon. La courbe est supprimée, dans ce cas, lorsqu'on se sert de la portion antérieure du canal comme point d'appui pour conduire la pointe de l'instrument le long de la paroi supérieure dans le reste de son étendue. Il est nécessaire en même temps d'exercer une légère pression pour changer la direction du canal.

J'ai rédigé ce qui suit sous forme de propositions déduites des faits dont nous avons parlé dans les pages précédentes ; c'est un résumé de l'anatomie et de la physiologie des organes en question, surtout dans leurs rapports avec le sujet que nous avons en vue, fait dans le but de *donner une vue claire et nette* de cette première partie avant d'entamer un nouveau sujet.

1° L'urèthre est composé d'une muqueuse délicate et sensible, excessivement vasculaire, et bien fournie de nerfs, dont la surface est augmentée par un grand nombre de petites glandes et de follicules : elle est intimement unie par le tissu conjonctif aréolaire sous-muqueux, dans toute son étendue, avec des fibres musculaires involontaires qui ne se présentent pas partout avec la même abondance.

2° Entre la muqueuse et les fibres musculaires, dans quelques points, dans quelques autres entrelacés avec ces fibres, mais pour la plupart en faisceaux longitudinaux situés sous la muqueuse et réunis par des fibres transversales, se trouvent, en proportion variable, du tissu fibreux et du tissu élastique jaune.

3° Dans les portions *spongieuse* et *prostatique* de l'urèthre, les tissus érectile et glandulaire, qui sont situés immédiatement sous le tissu musculaire (en procédant de dedans en dehors), sont unis à une proportion considérable de fibres musculaires involontaires. Ces fibres agissent, dans les deux régions, pour expulser le contenu de l'organe, dans un cas les produits de la sécrétion glandulaire, dans l'autre le sang destiné à produire l'érection, mais constituent aussi un système qui agit plus ou moins, dans certains cas, sur la dimension du canal. Cette action peut se trouver augmentée par celle du bulbo-caverneux, qui vient la renforcer.

4° Dans la portion *membraneuse*, il existe aussi des fibres musculaires volontaires en rapport intime avec le canal. La disposition de ces fibres est telle que, sans aucun doute, leur usage est de fermer le canal en ce point. Le caractère du muscle, comme sphincter, se déduit bien plus de sa structure et de son action supposée que des phénomènes naturels et morbides observés pendant la vie.

5° Le tissu vasculaire ou érectile, non-seulement entoure la totalité de la portion spongieuse de l'urèthre, mais même une mince couche de ce tissu se prolonge sur la portion membraneuse. La structure et les fonctions particulières de ce tissu rendent sa déchirure ou sa division susceptibles d'amener une perte de sang considérable.

6° Tandis que la portion *prostatique* est légèrement mobile de haut en bas par suite d'actions musculaires, la portion membraneuse est fixée dans une position presque constante par des tissus inextensibles (aponévrose moyenne), de façon à posséder une mobilité très-limitée. Enfin, la portion *spongieuse* est mobile de tous les côtés dans de certaines limites, la région *bulbeuse* l'étant beaucoup moins que le reste, à cause de sa proximité du feuillet antérieur de l'aponévrose moyenne, qui, ainsi que les corps caverneux et le ligament triangulaire qui unit le pénis aux os pubiens, la maintient en partie fixée. Les deux tiers antérieurs du canal (un peu plus ou un peu moins, suivant les différents sujets) sont presque complétement libres dans toutes les directions.

———

CHAPITRE II

CLASSIFICATION ET ANATOMIE PATHOLOGIQUE DES RÉTRÉCISSEMENTS DE L'URÈTHRE.

Définition du terme *rétrécissement*. — Rétrécissements permanents ou passagers. — Les rétrécissements permanents sont organiques. — Les rétrécissements passagers sont inflammatoires ou spasmodiques. — Classification de John Hunter et de A. Cooper. — Les rétrécissements purement spasmodiques sont très-rares. — Les rétrécissements organiques et permanents constitueront la partie principale du sujet. — Ils doivent être étudiés sur des pièces pathologiques. — L'anatomie pathologique, telle que nous la donnons ici, provient de l'examen de toutes les préparations recueillies à Londres, Édimbourg et Paris. — Rétrécissement simple ou linéaire. — Rétrécissements en brides. — Rétrécissements annulaires. — Rétrécissements annulaires indurés. — Rétrécissements irréguliers ou tortueux. — Du nombre des rétrécissements. — Des parties constituant le rétrécissement organique et des tissus intéressés. — Éléments histologiques du dépôt interstitiel et sa tendance à la rétraction. — *Classification* des rétrécissements organiques d'après leurs caractères anatomiques. — Dépôts à la surface de la muqueuse. — Degré du rétrécisse-

Qu'est-ce qu'un rétrécissement ? — On peut définir ainsi un *resserrement* anormal et organique d'une portion quelconque du canal de l'urèthre.

Les différents auteurs en ont donné de nombreuses définitions, mais toutes, à peu d'exceptions près, reviennent à la même idée. La définition de Sir Charles Bell peut être regardée comme une des plus importantes qui fasse exception. Bell, regardant avec raison l'urèthre à l'état de repos comme un canal fermé, appelait rétrécissement : *la condition dans laquelle ce canal avait perdu la faculté de se dilater.* On ne peut rien objecter à cette définition. Les parois de l'urèthre sont en contact, comme il est facile de s'en assurer, en pratiquant une section transversale de l'organe, et quand une altération quelconque les empêche de s'écarter, il n'existe aucune objection à regarder le canal comme rétréci ; quoique, pour parler rigoureusement, il ait simplement perdu la faculté de se dilater.

Division. — On divise généralement les rétrécissements de l'urèthre en deux classes. Au point de vue de leur durée, ils possèdent une tendance naturelle à être *passagers* ou *permanents.* Les *rétrécissements permanents* sont dus à des dépôts organiques dans l'épaisseur ou autour des parois de l'urèthre. N'ayant aucune tendance à disparaître, ils sont désignés sous le nom de *rétrécissements organiques* ou *permanents.*

Un *rétrécissement passager* peut être dû, soit à une congestion ou à une inflammation locale resserrant passagèrement quelque portion de l'urèthre : dans ces cas on le désigne sous le nom de *rétrécissement inflammatoire* ou *congestif ;* soit à une action inconsciente des fibres musculaires volontaires ou involontaires, auquel cas on le désigne sous le nom de *rétrécissement spasmodique.* On comprendra toute l'obscurité qui a régné dans la classification des différentes espèces de rétrécissements, si l'on considère la fréquence de la complication du spasme et de l'inflammation dans les cas de rétrécissements organiques, et si l'on se rappelle aussi que très-rarement le spasme seul, et assez souvent l'inflammation, peuvent être un obstacle sérieux au cours de l'urine.

Les auteurs ont proposé divers modes de classification, comprenant, les uns deux divisions seulement, d'autres jusqu'à sept. Enfin quelques auteurs n'ont entrepris aucune classification méthodique. John Hunter distingue trois variétés de rétrécissements : 1° *permanents,* 2° *purement spasmodiques,* 3° *mixtes,* c'est-à-dire composés de rétrécissements permanents compliqués de spasme. Il fait remarquer en outre « qu'il existe peu de rétrécissements dans lesquels l'élément spasmodique ne joue pas un rôle plus ou moins important » (1). Cette division laisse de côté une cause de rétrécissement, l'inflammation aiguë. Nous verrons qu'il existe des cas dans lesquels une inflammation survenue très-rapidement peut oblitérer le canal de l'urèthre, et causer une rétention complète d'urine, la cause mécanique de cette oblitération résidant sans nul doute dans la congestion des vaisseaux, et l'exsudation des produits inflammatoires dans les tissus environnants.

Sir A. Cooper distingue « trois espèces de rétrécissements : 1° *permanents*, 2° *spasmodiques*, 3° *inflammatoires*. Les rétrécissements permanents sont la conséquence de l'épaississement de l'urèthre par suite d'inflammation chronique. Les rétrécissements spasmodiques résultent d'une contraction des muscles environnant l'urèthre ou des parois elles-mêmes du canal. Les rétrécissements inflammatoires proviennent d'une inflammation aiguë en général, suite de blennorrhagie suraiguë. »

Je ne crois pas que l'on doive faire rentrer ce dernier cas dans le cadre des rétrécissements. L'obstacle est occasionné, dans ce cas, par une congestion, un gonflement général de la prostate, et point par une constriction limitée dans un point du canal. Ces conditions sont très-semblables à celles que l'on observe dans l'inflammation des amygdales, ou angine tonsillaire, et cependant on ne désigne jamais sous le nom de *rétrécissement du gosier* la gêne de la déglutition que l'on observe dans cette affection, réservant ce mot pour les affections organiques et permanentes qui resserrent cette région. En conséquence je n'adopte pas le terme de *rétrécissement inflammatoire*. La rétention d'urine ou les rétrécissements véritables dus seulement au spasme musculaire sont très-rares, quoique l'influence de l'action musculaire sur l'urèthre soit indiscutable. Il est nécessaire cependant de bien reconnaître cette action spasmodique, qui, dans les cas de lésion organique, intervient souvent comme complication. En effet, les rétrécissements organiques, ou inflammatoires, sont toujours accompagnés, une fois ou l'autre, d'une action spasmodique plus ou moins considérable des tissus musculaires environnants.

Cependant je suis heureux que l'on n'ait jamais reconnu de rétrécissement dû à l'action musculaire seule, et je renonce aussi au terme de *rétrécissement spasmodique*.

Aɴᴀᴛᴏᴍɪᴇ ᴘᴀᴛʜᴏʟᴏɢɪǫᴜᴇ. — Nous étudierons l'anatomie pathologique des rétrécissements organiques ou permanents en examinant sur le cadavre les altérations de l'organe. C'est de beaucoup la plus grande portion du sujet dans son entier, et elle est plus susceptible qu'aucune autre de démonstrations satisfaisantes et soignées, surtout quant à la nature et aux effets des lésions pathologiques. Enfin elle est de la plus haute importance pour le traitement, et occupera par conséquent une place importante dans cet ouvrage. Heureusement qu'en Angleterre nous avons d'amples

(1) John Hunter, *Œuvres*, traduction Richelot. Paris, 1843, t. II, p. 327.

moyens d'étude : le musée du « Royal Collége of Surgeons » est très-riche en préparations de ce genre, et plus que toute autre collection il est accessible. Nous parlerons de plusieurs des préparations de ce musée, en les désignant par le numéro qu'elles portent dans le catalogue, et nous en donnerons des extraits à la fin de ce chapitre. Nous mentionnerons aussi quelques pièces provenant d'autres musées de Londres [et du musée de l'hôpital Necker, à Paris], lorsque nous en aurons besoin pour éclairer la question. Bref, la description pathologique des rétrécissements organiques que l'on trouve dans les pages qui vont suivre, doit être regardée comme provenant de l'examen personnel de plus de *trois cents préparations* de rétrécissements trouvées dans les musées de l'Angleterre et de Paris, et d'un nombre à peu près égal de préparations de vessies et de reins, qui nous renseignent sur les lésions consécutives de ces organes, tout cela joint à l'examen d'un grand nombre de pièces fraîches à l'amphithéâtre.

VARIÉTÉS DE FORME. — *a. Rétrécissement linéaire.* — Le canal de l'urèthre peut être obstrué seulement par un mince diaphragme membraneux percé d'une ouverture à son centre ou sur l'un des côtés, présentant un aspect assez semblable à celui de l'orifice pylorique par rapport au duodénum (1). Un débris de muqueuse peut oblitérer le passage seulement sur un des points du canal, à la partie inférieure, à la partie supérieure, ou sur un des côtés, formant une membrane en forme de croissant, qui obstrue seulement un segment du canal. De semblables brides peuvent se diriger obliquement au lieu de présenter une direction transversale ; toutes peuvent être comprises sous le nom de *rétrécissements linéaires.* Parmi ces derniers, notons le *rétrécissement en bride* de Sir Charles Bell, terme fort employé par les auteurs qui ont écrit sur les rétrécissements, et qui, pour quelques-uns d'entre eux, désigne uniquement le cas très-rare dans lequel un simple filament ou une bande de lymphe plastique traverse l'urèthre de part en part, comme s'il avait existé des adhérences très-limitées entre les parois opposées du canal, adhérences qui auraient peu à peu pris un peu plus d'extension. Du reste, la description originale de Sir Ch. Bell n'indique nullement un mode semblable de formation. Cependant ces brides existent réellement (2). Un exemple remarquable, dans lequel on en a trouvé dix ou onze dans un seul urèthre, est conservé dans le musée de l'hôpital Saint-Barthélemy. Il est probable que ces brides sont quelquefois dues au passage des instruments, et qu'en somme ce sont de très-courtes fausses routes. L'apparence d'une ou deux de celles que l'on remarque sur la préparation dont il est question, donne bien cette impression. Il est très-commun de trouver la portion de l'urèthre qui siége derrière le rétrécissement plus rugueuse qu'à l'état normal, spécialement dans les portions prostatique et membraneuse. Il existe plusieurs préparations dans lesquelles cette portion du canal est

---

(1) Un excellent exemple se trouve maintenant au n° 2528, Roy. Coll. of Surgeons.
(2) On en trouve des exemples dans le musée de l'hôpital Saint-George, n° S, 2. — Musée de Saint-Barthélemy, série XXX, n° 37 ; série XXXVII, n° 28, le cas mentionné dans le texte. — Dans le musée de Saint-Thomas, D D, n°s 7, 9, 10. — Royal College, Edinburgh, n°s 2096, XXXII D, 2132 et 36, XXXII F.

presque fasciculée. Ces faisceaux de brides peuvent facilement être isolés du canal par un petit instrument tranchant, et, dans plusieurs cas, on a attribué aux instruments tranchants la formation de ces brides.

b. Rétrécissements annulaires. — Les cas dans lesquels la partie du canal resserrée est plus épaisse et plus étendue que ne l'indique la description précédente, sont rangés sous le nom de *rétrécissements annulaires*. Dans ces derniers, l'aspect est le même que si l'on avait lié un bout de corde autour du canal en laissant le reste intact (1).

c. Rétrécissements annulaires indurés. — Dans le plus grand nombre des cas de rétrécissements confirmés, on voit l'induration s'étendre aux tissus environnant l'urèthre dans une étendue de 2 à 3 millimètres d'avant en arrière ; pourtant le rétrécissement n'occupe pas plus d'un centimètre sur le canal en longueur. Le centre du rétrécissement est le point le plus étroit, de sorte que la portion malade présente une forme qui ressemble un peu à celle d'un sablier. Il est bon de remarquer que l'induration est généralement bien plus considérable à la partie inférieure qu'à la partie supérieure de l'urèthre. De tels rétrécissements doivent être rangés sous le nom de *rétrécissements annulaires indurés.*

d. Rétrécissements irréguliers ou tortueux. — Dans un petit nombre de cas, quelques-unes des saillies naturelles de l'urèthre sont adhérentes ou même complétement réunies dans une étendue de quelques lignes. Mais le fait peut aussi se présenter sur une grande étendue ; le canal est alors rétréci, et ses parois sont épaissies de tous côtés sur une longueur de plusieurs centimètres (2). Dans ces cas, l'induration s'étend profondément dans les tissus environnants occupant toute l'épaisseur du corps spongieux, et donnant lieu à quelques-uns des rétrécissements les plus opiniâtres et les plus difficiles à dilater. La figure 15, page 58, représente un cas semblable. D'autres fois, l'urèthre est inégalement rétréci, quoiqu'il le soit presque dans toute son étendue ; on rencontre ainsi toutes les variétés, depuis la simple bride jusqu'au cas où presque toute l'étendue du canal est plus ou moins atteinte de rétrécissement. Dans quelques cas très-rares, on observe une sorte de cicatrice ou mouche de tissu induré autour de laquelle la muqueuse est plissée en étoile. Le rétrécissement semble provenir alors d'une perte de substance due à une cause ou à une autre.

[Nous représentons ici un exemple de rétrécissement occupant toute la portion spongieuse de l'urèthre (fig. 9).]

Du nombre des rétrécissements. — Quelquefois on peut observer plusieurs rétrécissements distincts sur le même sujet. John Hunter rapporte un cas dans lequel il trouva 6 rétrécissements sur le même urèthre. Lallemand en a trouvé 7 ; Colot, 8. Ducamp dit qu'il en existe rarement plus de 2, mais

(1) On en trouve d'excellents exemples dans les préparations mentionnées ci-dessous : Royal College of Surgeons, n°s 2529, 2537, 2539, 2540. — Consultez à la fin de ce chapitre une description sommaire de ces préparations et de celles dont il sera parlé dans les notes suivantes.

(2) *Royal College of Surgeons,* n°s 2557, 2552, 2535 et 2536. — *Middlesex Museum,* XI, n° 10. — *Bartholomew's series,* XXVII, n° 28. — *Royal College Edinburgh,* n°s 2108 and 2109, XXXII D. — [N° VII, musée Civiale.]

qu'il en a vu 4 et même 5. Boyer pensait que l'on pouvait en trouver jusqu'à 3. Leroy (d'Étiolles) mentionne un cas dans lequel il en a trouvé 11.

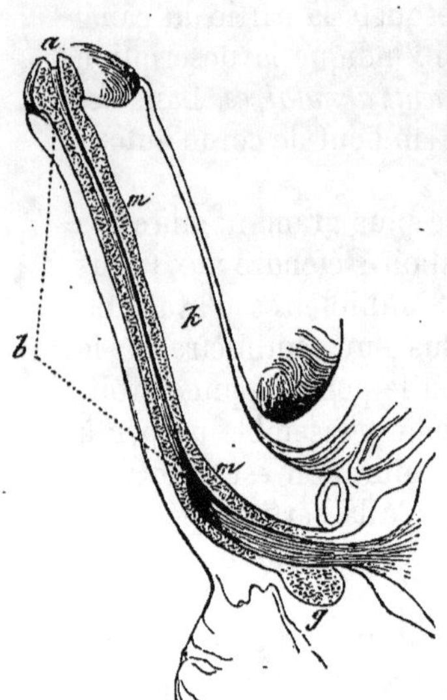

Quelques auteurs ayant prétendu que cette dernière observation provenait de l'examen du canal *post mortem*, il est nécessaire de bien établir que la preuve de ce nombre considérable n'a été fournie que par l'examen du canal, chez le vivant, avec des bougies exploratrices, c'est-à-dire avec de petites bougies de gomme présentant une extrémité en forme d'olive, deux ou trois fois plus larges que la tige. Les rétrécissements siégeaient, au dire de l'auteur, « presque tous dans la portion spongieuse, distants l'un de l'autre d'un centimètre environ ». Cette description donne plutôt l'idée d'une série de rétrécissements irréguliers qu'elle n'établit exactement le nombre de ces derniers. Rokitansky parle de 4 rétrécissements, et dit qu'il ne s'en est jamais présenté un plus grand nombre à son observation.

Fig. 9. — Urèthre rétréci (*).

Mes propres recherches ne m'ont pas fait reconnaître un nombre considérable de rétrécissements distincts sur un seul urèthre. Trois ou quatre, tel est le plus grand nombre que j'aie jamais rencontré, et encore dans des cas exceptionnels. Il existe quelques exemples d'urèthres rétrécis presque depuis le méat jusqu'à la portion membraneuse; dans ces cas, on n'a pas affaire à un grand nombre de rétrécissements distincts, mais plutôt à un épaississement, à un étranglement de tout le canal.

STRUCTURE. — Nous devons maintenant résoudre les questions suivantes : *Quels sont les éléments anatomiques essentiels du rétrécissement organique, et quelle est la disposition de ces éléments au point rétréci?* Ces deux questions gagneront à être étudiées en même temps. Le premier effet de l'inflammation sur la muqueuse uréthrale est un gonflement et un épaississement de cette membrane causés par l'engorgement vasculaire. Puis survient l'exsudation d'un liquide albumineux dans son épaisseur, et surtout dans les tissus sous-muqueux. Ce liquide se résorbe dans les circonstances favorables; mais quand l'action morbide persiste, une partie de ce liquide plastique s'organise, forme un tissu fibreux très-dense autour du canal, et détermine des adhérences entre la muqueuse et les tissus sous-muqueux, infiltre les mailles de ce dernier, et envahit la substance du corps spongieux lui-même. Une inflammation répétée ou longtemps prolongée peut même amener la lésion de ce corps dans son entier, et le rendre, dans certains

(*) *b*, longueur du rétrécissement qui occupe toute la partie pénienne de l'urèthre, depuis le méat jusqu'au bulbe, mais sans changement notable dans la structure du canal, qui paraît seulement racorni; *k, m, n*, corps spongieux et caverneux.

cas, d'une dureté et d'une résistance incroyables. Sir Charles Bell parle d'un rétrécissement dur comme une planche, qu'il avait trouvé dans une de ses préparations, maintenant dans le musée du Collége des chirurgiens d'Édimbourg, 2169, xxxɪɪ, G. En ouvrant un urèthre rétréci après la mort, nous verrons que la structure du rétrécissement n'est pas toujours la même. Dans quelques cas rares, la muqueuse seule est atteinte, et semble seulement épaissie. Ces cas peuvent être regardés comme la forme élémentaire et primitive du rétrécissement. Le rétrécissement disparaît alors en général lors de la section du canal, et laisse, comme seule trace, une ou deux petites lignes blanchâtres (1). On n'observe ni rougeur particulière de la muqueuse, ni congestion de ses vaisseaux, quoiqu'on ait de bonnes raisons pour soupçonner leur existence pendant la vie, en même temps que leur disparition après la mort. Souvent la muqueuse semble avoir perdu sa transparence et son poli, et être indurée, épaissie ou plissée, et en faisant une section des parties rétrécies, on n'aperçoit qu'un léger froncement des tissus sous-muqueux. Cependant la muqueuse est presque toujours plus ou moins adhérente à ces tissus, condition qui, pendant la vie, peut jusqu'à un certain point entretenir l'inflammation à cause des tiraillements que doit nécessairement souffrir la muqueuse pendant l'érection.

Mais le plus fréquemment on aperçoit quelques traînées de fibres blanchâtres, dirigées transversalement sous la muqueuse, enveloppant l'urèthre et le resserrant comme s'il était lié avec un fil. Après les avoir coupées, on trouve la muqueuse plus ou moins libre ; cependant il est un fait certain : c'est qu'un rétrécissement qui a été fort étroit pendant la vie laisse après l'ouverture de l'urèthre, sur le cadavre, moins de traces qu'on ne pourrait le prévoir. La muqueuse au point rétréci semble plus étroite que partout ailleurs ; bien moins cependant que le petit calibre du canal existant avant la section du rétrécissement ne le faisait supposer. Dans quelques cas, la muqueuse semble n'avoir pas été altérée dans sa structure, mais bridée seulement par les faisceaux fibreux que nous venons de décrire.

Dans d'autres cas plus graves, les mailles du tissu cellulaire sous-muqueux sont infiltrées de lymphe plastique qui détruit l'élasticité et la souplesse du tissu, envahit les fibres musculaires organiques qu'on a de la peine à suivre et à distinguer, et s'étend à l'enveloppe fibreuse propre du corps spongieux. Dans les cas les plus graves, le dépôt envahit le tissu érectile lui-même, et forme la masse dure et inflexible que nous avons déjà décrite. Cette circonstance est fréquemment appréciable au toucher ; en suivant du doigt la surface externe de l'urèthre pendant la vie, on sent autour du canal, au niveau du rétrécissement, une masse indurée d'une consistance si ferme et si résistante, qu'on a pu croire à quelque production cartilagineuse (2). Les corps caverneux eux-mêmes peuvent être envahis ; le pénis présente alors dans son entier une apparence dure, noueuse et comme cartilagineuse, et est déformé pendant l'érection.

(1) *Museum of College of Surgeons*, n° 2528.
(2) *University College Museum*, n° 815. — *Museum of Royal College of Surgeons, Edinburgh*, n° 2114, xxxɪɪ, E.

[La figure 10 est un exemple de rétrécissement étendu à la moitié postérieure de la région spongieuse. Les altérations occupaient dans ce cas toute l'épaisseur des corps spongieux.]

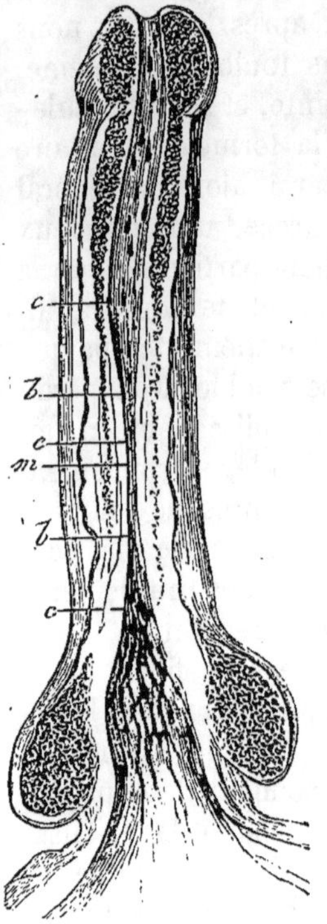

En examinant au microscope les matériaux qui forment le rétrécissement, nous y trouvons la même structure que dans les dépôts inflammatoires déposés dans d'autres organes, formant un tissu que nous avons déjà décrit au point de vue histologique, qui s'épaissit, s'indure et se rétracte avec le temps, mais qui ne tend jamais à disparaître ni à diminuer spontanément. Après un nombre considérable de recherches, je n'ai jamais trouvé de fibres élastiques jaunes appartenant à ce dépôt, et je ne pense pas qu'elles en forment, à proprement parler, un des éléments constituants, quoique l'on en trouve toujours sous la muqueuse formant une des parties constituantes du tissu sous-muqueux. Les propriétés rétractiles de ce produit inflammatoire sont trop bien connues pour réclamer plus de développement. Qu'il nous suffise de dire qu'un dépôt pareil existe dans le foie et produit la cirrhose. Un autre exemple bien connu des propriétés de ce tissu, c'est la rétraction du poumon qui existe fréquemment après la condensation de la lymphe plastique qui a formé un dépôt à sa surface dans la pleurésie. Enfin, la même structure se remarque encore dans les cicatrices suites de brûlures, dont tout le monde connaît les propriétés rétractiles.

Fig. 10. — Rétrécissement étendu à la moitié postérieure de la région spongieuse (*).

Fausses membranes obstruant le canal de l'urèthre. — Quelques auteurs ont rangé, sous le nom de rétrécissement, des altérations essentiellement différentes de celles que nous venons de décrire. Dans quelques cas, peu fréquents à coup sûr, on a parlé d'exsudats déposés à la surface de la muqueuse uréthrale, ayant causé l'obstruction du canal. Certainement les exemples en sont rares. Il y en a très-peu de mentionnés et l'on n'en trouve pas de bien probants dans nos musées. Rokitansky en parle dans les termes suivants : « Dans quelques cas très-rares nous avons trouvé une fausse membrane croupale recouvrant la muqueuse uréthrale. Elle provient d'un exsudat circonscrit ou en nappe, suivant l'intensité du processus, et survient principalement chez les enfants (1). »

M. Hancock dit qu'il a rencontré le fait deux ou trois fois ; il décrit cet

(1) Rokitansky, *Pathological Anatomy*, traduit pour la Société de Sydenham, vol. II, p. 235, (London).

(*) *b,b,* limite du rétrécissement ; *m,* tissu fibreux qui forme la coarctation et s'étend au delà de l'angustie *c,c;* il est recouvert par la membrane muqueuse ; *c,* corps spongieux ; *f.* partie membraneuse notablement dilatée. (Lizars, *Practical Observations on the treatment of Stricture of the Urethra,* 3e édit. London, 1853.)

exsudat comme des fausses membranes délicates possédant les caractères
du tissu cellulaire condensé, adhérant intimement à la surface de la muqueuse dans une étendue de 3 centimètres environ et demandant quelquefois le secours du microscope pour être reconnues ; il dit plus loin avoir
vu trois exemples dans lesquels la partie postérieure de cette membrane
avait été relevée par la pression longtemps continuée de l'urine pendant
la miction, de façon à former une sorte de valvule semi-lunaire dont le
bord libre regardait la vessie. Il est facile de comprendre comment cette
valvule formait un obstacle complet au cours de l'urine, et d'autant plus
énergique que la pression de celle-ci augmentait davantage. On trouve
une préparation qui ressemble beaucoup à ce que nous venons de décrire, dans le musée de Guy's Hospital, n° 2402[10]. Il en existe aussi une
au musée Dupuytren, à Paris, et on l'a décrite comme un cas de rétention d'urine dépendant d'une « valvule sigmoïde » située au niveau de
la portion bulbeuse de l'urèthre. La description est exacte, sans aucun
doute, mais la préparation est vieille maintenant et peu démonstrative. Une
autre préparation qui appartient à cette catégorie est due à Sir Charles
Bell et a été recueillie sur un malade, mort d'infiltration d'urine. Elle se
trouve au n° 2160, xxxii, G, du musée du College of Surgeons d'Edimbourg (voy. à la fin de ce chapitre). Mais, dans ces deux dernières préparations, la valvule, suivant moi, présente bien plus l'apparence d'une lacune
dilatée que d'un débris de fausse membrane. Remarquons en effet que la
vraie fausse membrane vient toujours, comme dans le système respiratoire,
à la suite d'une inflammation d'une intensité considérable. Cependant il
existe un dépôt qui est la conséquence d'une inflammation chronique, que
l'on peut distinguer du dépôt croupal, puisqu'il en diffère essentiellement
dans sa nature et son origine, et qui doit fréquemment jouer un rôle dans
les cas de dépôt à la surface de la muqueuse uréthrale. Rokitansky le décrit
si clairement, lorsqu'il parle de l'inflammation des muqueuses en général,
qu'il nous est impossible de faire mieux que de citer ses propres paroles :
« L'inflammation chronique laisse après elle un gonflement permanent ou
une hypertrophie de la muqueuse, et une sécrétion continue et abondante
d'un mucus gris blanchâtre ou transparent, accompagné, oui ou non, d'une
formation exubérante d'épithélium. Tantôt cet épithélium est rapidement
rejeté au dehors et laisse la muqueuse dépouillée et comme superficiel-
lement excoriée ; tantôt, au contraire, il s'accumule sur la totalité ou
quelques points de la surface de cette membrane, et forme un enduit
complet ou des plaques d'épaisseur variable » (1), disséminées çà et là.
Sir Charles Bell indiqua aussi la formation de dépôts à la surface de
l'urèthre, mais comme résultant de l'inflammation survenant à la suite
des rétrécissements ; il fait observer que non-seulement le rétrécissement en est augmenté, mais que le passage est obstrué plus tard par une
croûte de lymphe plastique déposée en arrière du rétrécissement, et il ajoute
que ce dépôt s'épaissit par des poussées successives d'inflammation (2). Le

____

(1) Charles Bell, *Treatise on the Diseases of the Urethra*, etc., 3ᵉ édit., 1822, p. 109.
(2) Rokitansky, *ouvr. cit.*, vol III, p. 51-52.

cas peut exister; il se rencontre sur plusieurs préparations de vieux rétré-cissements où l'on aperçoit facilement de pareils dépôts siégeant dans la portion dilatée de l'urèthre, derrière le rétrécissement (1) ; mais il ne doit point être confondu avec l'exsudat croupal de l'urèthre, que je crois extrê-mement rare. Cette opinion exprimée en 1852 dans la première édition de cet ouvrage, a été confirmée depuis par de très-nombreuses observations personnelles, et j'ai eu de plus la satisfaction de voir mon opinion concor-der avec les résultats des travaux tout à fait indépendants dus à un autre observateur. M. Alphonse Guérin, chirurgien de l'Hôtel-Dieu, à Paris, a exa-miné soigneusement cent cas d'urèthres malades sur le cadavre : la moitié environ étaient atteints de rétrécissements ; il a publié le résultat de ses re-cherches dans un remarquable mémoire. Il affirme sans hésiter qu'il n'a jamais vu « la moindre trace de tissu inodulaire sur la paroi interne de la muqueuse, toujours le travail plastique s'était opéré, soit immédiatement en dehors de cette membrane, soit dans le tissu spongieux du canal de l'urèthre ». Il ajoute plus loin : « dans aucun des cas nombreux où j'ai examiné le canal de l'urèthre, je n'ai trouvé ni *fausse membrane sur la sur-face libre de la membrane muqueuse*, ni trace de tissu inodulaire (2). » (Les portions en italique sont les termes mêmes du mémoire de M. Alphonse Guérin.) De tout ce qui précède on peut conclure, je pense, que le fait est excessivement rare.

Degrés du rétrécissement, imperméabilité. — D'une manière générale, le calibre du rétrécissement est proportionnel à la durée de la maladie et à l'étendue de l'action inflammatoire qui s'est propagée aux tissus environ-nants, quoique la gravité des symptômes ne soit pas toujours en rapport, il s'en faut, avec l'étroitesse du rétrécissement. Il est très-rare de trouver le canal tout à fait imperméable pendant la vie ; quelque resserré qu'il soit, l'urine coule toujours par un très-petit jet ou par gouttes. La rétention d'urine ne dépend pas d'une imperméabilité absolue du canal ; mais il est facile de comprendre que, lorsque le canal est réduit à la largeur d'un trou d'aiguille, la plus légère cause peut occasionner une obstruction complète ; un léger gonflement, un bouchon de mucus, un petit amas de fibrine, ou même un très-petit calcul, suffisent à fermer l'ouverture, et il peut en résul-ter de fatales conséquences.

Mais les parois du rétrécissement adhèrent-elles quelquefois l'une à l'autre de façon à oblitérer complétement le canal ? Jamais, à moins qu'il ne s'éta-blisse une fistule, et alors, quoique très-rarement, la partie du canal antérieure à l'ouverture fistuleuse se bouche et perd ses fonctions de canal excrétoire. Cependant on observe quelquefois l'oblitération de l'urèthre, mais presque toujours à la suite de traumatisme. L'urèthre peut être coupé en travers par une blessure au périnée, et, faute de soins éclairés, l'urine passe en totalité par l'ouverture artificielle, tandis que le canal naturel est fermé par des

<hr>

(1) *Royal College of Surgeons*, n° 2576. — *Saint Thomas Museum*, DD, n° 16. — *Uni-versity College Museum*, n°ˢ 815, 2185, 2425.

(2) Alphonse Guérin, *Des rétrécissements du canal de l'urèthre* (*Mémoires de la Société de chirurgie*, mai 1854, t. IV, p. 122 et 129).

adhérences. Mais une telle obstruction diffère entièrement d'un rétrécissement et ne doit pas être confondue avec lui. Le fait se présente, du reste, assez fréquemment (1).

J'ai examiné deux fois, à l'amphithéâtre, des rétrécissements infranchissables avec les plus petites bougies, même après que l'urèthre avait été fendu jusqu'au rétrécissement ; il existait des fistules urinaires. La pièce d'un de ces cas doit être maintenant dans la collection particulière d'un chirurgien de Londres. L'autre s'est présenté en 1855 dans ma pratique. Chez ce dernier, l'urine avait passé pendant plusieurs années presque uniquement par de nombreuses fistules. A l'examen cadavérique, quoiqu'il n'y eût pas oblitération absolue, une bougie du plus petit diamètre ne pouvait pas franchir le rétrécissement. J'avais ponctionné la vessie trois mois avant la mort : c'est le seul cas où j'aie employé cette manœuvre pour un rétrécissement infranchissable pendant la vie. Ce cas n'était point dû à un traumatisme, mais à une ancienne blennorrhagie. On trouve dans les musées trois ou quatre cas semblables, mais dans aucun de ces cas il n'est possible de dire, à cause de l'absence des commémoratifs, si l'occlusion a succédé à un traumatisme ou à une autre cause.

LÉSIONS CONCOMITANTES ET CONSÉCUTIVES. — Après avoir examiné la pathologie des rétrécissements organiques de l'urèthre, il est nécessaire de mentionner maintenant avec quelques détails les changements qui surviennent dans l'appareil génito-urinaire comme conséquence de ces rétrécissements.

Autant est grande l'harmonie et la perfection que l'économie humaine

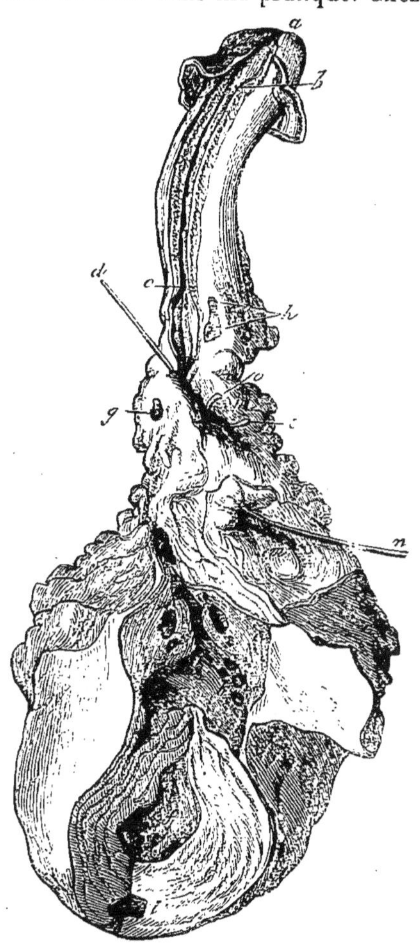

Fig. 11. — Lésions multiples consécutives au rétrécissement (*).

(1) J'ai présenté un cas d'urèthre oblitéré à la suite de traumatisme à la *Pathological Society*, 20 décembre 1853. (Voyez *Transactions of the Pathological Society*, vol. V, p. 212. — *Guy's Hospital*, nos 2412, 2413, 2405 et 2409. — *College of Surgeons, Edinburgh*, no 2139, XXXII, F.)

(*) a, orifice externe de l'urèthre où l'on découvrait les traces d'un chancre ; b et c, commencement et fin d'une coarctation ayant 60 millimètres ; d, stylet engagé derrière la coarctation, dans une masse informe de tissu fongueux profondément altéré ; e, masse confuse du désordre ; f, cavité de la vessie avec ses parois considérablement épaissies ; g, h, orifices de fistules ; i, k, divers abcès dont un est dans l'épaisseur des parois vésicales ; m, face antérieure du rectum, adhérant à la prostate ; n, stylet engagé dans une fistule établie dans la prostate et l'intestin. (Howship, *Practical Observations on the Diseases of the Urinary Organs.*)

met à accomplir ses diverses fonctions ainsi que les rapports existant entre les divers organes, autant sont considérables les altérations qu'un trouble même léger des fonctions, répété fréquemment, peut entraîner sur d'autres organes. Il est vrai que la nature a un pouvoir étonnant pour se prêter aux circonstances; les ressources protectrices du corps humain sont souvent développées à un point extraordinaire et bien remarquable. Mais laissez ces conditions anormales durer longtemps, et le procédé qu'emploie la nature pour se défendre deviendra lui-même une source de danger. Ces remarques peuvent se tirer de l'histoire des lésions organiques de presque chaque organe, mais plus particulièrement de celle des rétrécissements et de leurs conséquences. [Nous donnons, d'après Howship, un exemple qui réunit un grand nombre de lésions consécutives au rétrécissement, groupées sur un même sujet (fig. 11).]

Hypertrophie de la vessie. — Une des premières conséquences des rétrécissements permanents de l'urèthre, c'est l'hypertrophie de la vessie proportionnée au pouvoir qu'elle est obligée de surmonter pour vaincre le rétrécissement. Peut-être avant cette hypertrophie peut-on mentionner un léger degré de dilatation. Les efforts ordinaires de cet organe étant insuffisants pour accomplir la miction, une partie de la force nouvelle se porte sur les parois de la vessie pour la dilater. Mais bientôt le principe de compensation est mis en jeu, les fibres musculaires s'hypertrophient, les tuniques de la vessie s'épaississent, et les fibres prennent la forme de colonnes et de travées qui s'entrecroisent dans toutes les directions, présentant une apparence semblable à celle des muscles pectinés de l'auricule droit ou l'intérieur du ventricule gauche. Il est impossible de dire exactement jusqu'où le changement peut aller; les préparations de la vessie dans lesquelles ses tuniques mesurent de 1 à 2 centimètres et même 3 centimètres par places sont fréquentes (1). L'hypertrophie se fait surtout aux dépens des fibres musculaires, quoique le tissu aréolaire qui les réunit participe aux mêmes conditions; enfin il existe aussi un épaississement de la muqueuse quand une inflammation considérable de ce dernier tissu dure depuis longtemps.

Vessie à cellules. — Comme conséquence de la disposition fasciculée des fibres, on observe des intervalles de dimension variable entre ces faisceaux. Ces dépressions, qui sont quelquefois très-nombreuses, deviennent de plus en plus profondes, et la muqueuse, entraînée par la pression du liquide, forme peu à peu des poches quelquefois d'un volume considérable. Une de ces poches peut, après une dilatation de longue durée, former un véritable réservoir pour l'urine, ayant une capacité égale ou même supérieure à celle de la vessie elle-même. Je me rappelle avoir vu un cas dans lequel on porta remède à une rétention d'urine en ponctionnant la vessie par le rectum; il ne s'écoula qu'une petite quantité d'urine. Après la mort, qui survint peu d'heures après, on trouva une de ces poches encore pleine d'urine et

---

(1) De telles préparations sont nombreuses presque dans tous les musées. Comme exemples de ces extrêmes, voyez les préparations suivantes : *Saint Bartholomew's Hospital,* série xxx, n° 11.—*Saint Thomas,* BB, n° 10. — *Guy's Hospital,* n° 2412 ⁵⁰. — *Edinburgh College of Surgeons,* n° 2021, xxxi, G. [Musée *Civiale,* pièces xx, lvii et lx.]

beaucoup plus grande que la vessie elle-même. Je montrai en 1854-55, à la « Pathological Society » deux cas de ma pratique. Dans l'un d'eux il existait un sac capable de contenir environ 70 à 80 grammes d'urine ; quoique le patient n'eût que quarante-deux ans, il était atteint depuis plusieurs années d'un rétrécissement fort étroit, qu'il avait négligé. Dans un autre cas, chez un malade âgé de soixante-cinq ans, outre une large cellule, il n'y en avait pas moins de quatorze plus petites, variant du volume d'un pois à celui d'une bille (1). Généralement, le sac ainsi formé est beaucoup plus mince que la vessie, et formé d'une muqueuse sur laquelle sont distribuées irrégulièrement quelques fibres musculaires et aréolaires. On a vu quelquefois la rupture de ces cellules suivie de mort rapide. Une préparation qui montre ce cas est maintenant au n° 21 du musée de Saint George's Hospital. Il n'est pas rare de trouver dans ces poches des dépôts de calculs, et c'est ainsi que se forment quelques-uns des calculs enchatonnés qui parfois échappent à l'exploration de la vessie avec la sonde.

Résultats de l'inflammation. — En même temps la muqueuse change de caractère ; nous la trouvons, après la mort, épaissie, présentant une consistance veloutée ou pulpeuse. Sa coloration est augmentée, ou bien elle prend une couleur d'un rouge sombre et terne, au lieu de son brillant et de sa couleur jaunâtre naturelle. On remarque sur la surface libre des colonnes en saillie une belle coloration rouge, tandis que les côtés ne présentent pas une coloration aussi voyante. Dans d'autres cas on aperçoit quelques points de la muqueuse évidemment plus congestionnés que le reste. Par points la muqueuse peut être exulcérée ou ramollie à sa surface. Fréquemment on observe des dépôts de lymphe plastique, résultats de l'inflammation de la muqueuse ; tantôt ils recouvrent toute sa surface, tantôt au contraire ils sont disséminés par places en îlots d'épaisseur variable (2). Après la mort, dans quelques cas très-graves d'infiltration urineuse, on trouve de larges plaques gangréneuses de la muqueuse, d'une coloration verdâtre ou noirâtre. Plus souvent dans les cas graves et anciens presque toute la muqueuse présente une coloration grisâtre, signe d'inflammation chronique.

Fréquemment aussi une quantité assez considérable de mucus épais, tenace et de couleur foncée, adhère à la surface entière de la muqueuse ; quelquefois il est *mélangé de petits graviers* (3).

Capacité de la vessie. — La capacité de cet organe peut être diminuée ou augmentée. [Nous représentons ici un cas de vessie dont les parois sont hypertrophiées, avec diminution considérable de la cavité (fig. 12)]. Il ne manque pas d'exemples de vessie contenant 20 ou au plus 30 grammes d'urine. Dans ces cas il existe pendant la vie une irritabilité considérable de cet organe. La sensibilité de la muqueuse est telle, que depuis longtemps l'urine est rejetée aussitôt après son entrée dans la vessie. Cet organe, n'étant jamais distendu par son contenu, finit par se contracter d'une manière permanente, tandis que les efforts spasmodiques qui déterminent de fréquents

____

(1) *Transactions of the Pathological Society,* vol. VII, p. 248, et vol. VI, p. 246.
(2) *Bartholomew's Hospital,* série xxx, n° 12.
(3) *Royal College of Surgeons,* n° 2557. — Musée *de Guy's Hospital,* n° 2091 [40].

besoins d'uriner, tendent à augmenter l'épaisseur des parois vésicales. Dans d'autres cas, le pouvoir de la vessie à conserver l'urine n'est pas diminué de telle sorte, que le liquide s'accumule dans cet organe et le distend au point de le dilater d'une façon permanente; la capacité augmente alors considérablement, et une portion seulement de son contenu s'échappe à chaque miction. Dans ce cas on peut aussi trouver de l'hypertrophie des parois vésicales. Ces dernières altérations ne sont pas cependant aussi fréquentes chez les malades atteints de rétrécissements que chez ceux qui ont une rétention d'urine causée par une hypertrophie de la prostate.

Effets sur les uretères et les reins. — La dilatation ne limite pas son action à la vessie. Les uretères subissent aussi cette influence au bout de peu de temps. Ces conduits, qui à l'état normal présentent le volume d'un fétu de paille environ, deviennent de plus en plus volumineux et sont bientôt transformés en réservoirs supplémentaires pour l'urine sécrétée par les reins. On peut les rencontrer de n'importe quel volume jusqu'à celui du pouce, et dans quelques cas très-rares on les a trouvés deux fois aussi larges et présentant des circonvolutions comme l'intestin. En même temps leurs parois augmentent quelquefois d'épaisseur, quoique ce ne soit pas toujours le cas. Le bassinet et les calices du rein peuvent être eux-

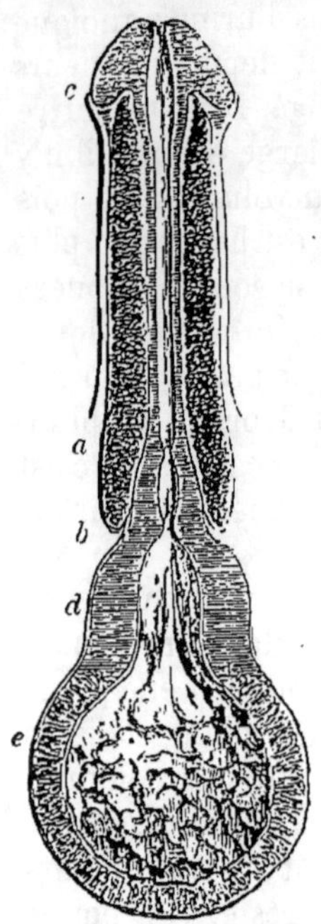

Fig. 12.—Hypertrophie de la vessie, et rétrécissement du canal de l'urèthre (*).

mêmes considérablement dilatés; peu à peu les papilles disparaissent, en même temps que les calices se dilatent sous l'influence de l'accumulation de l'urine, jusqu'à former un réservoir considérable. J'ai vu environ 600 grammes d'urine rendus par un seul bassinet : le cas est exceptionnel; mais il n'est pas rare d'en trouver contenant le tiers ou le quart de cette quantité. Dans un cas que j'ai présenté à la « Pathological Society » en 1853, le bassinet du rein droit, fortement distendu, mesurait 15 centimètres dans son plus grand diamètre et l'uretère correspondant au moins 5 centimètres (1). La pression exercée sur le rein porte bientôt sur la substance même de l'organe, qui s'atrophie et diminue tellement, qu'elle finit par disparaître entièrement et être remplacée par un sac membraneux (2) (fig. 13).

(1) *Transactions of the Pathological Society*, vol. V, p. 210.
(2) Quelques beaux spécimens de l'effet de la pression du liquide sur les reins se voient au *Royal College of Surgeons*, n° 1868. — *King's College* : une préparation décrite plus loin, sans son numéro, est très-belle. — *Saint George's Hospital*, R 5, cas très-remarquable. — *Middlesex*, préparation sans numéro, décrite plus loin. — Effets très-bien mis en lumière par les préparations d'*Edinburgh College of Surgeons*, xxxi F, n°s 1992, 1975 et 1978. Un

(*) *a* et *b*, deux rétrécissements : le premier à la région spongieuse, le second derrière le bulbe; *c*, fosse naviculaire élargie; *d*, dilatation des portions membraneuse et prostatique; *e*, vessie dont la cavité est considérablement rétrécie. (Cruveilhier, *Anatomie pathologique*, livr. xxxix, planche I.)

Dilatation de l'urèthre. — Un effet constant de cette même pression du liquide, c'est la dilatation de toute la portion du canal de l'urèthre siégeant en arrière du rétrécissement. Elle est très-considérable quand le rétrécissement existe de longue date. Elle est très-variable dans son étendue et atteint une dimension telle, que souvent l'index et presque toujours le petit doigt peuvent pénétrer depuis la vessie jusqu'à l'endroit rétréci. Rarement cette dilatation est plus considérable. Le cas si connu et si souvent mentionné de Sir B. Brodie est le plus remarquable à cet égard. Parlant du malade, il disait que la partie postérieure de son canal était tellement dilatée, que, chaque fois qu'il urinait, on observait au périnée une tumeur du volume d'une petite orange, présentant une fluctuation bien évidente (1). La portion prostatique, comme je l'ai dit dans le chapitre relatif à l'anatomie de l'organe, est la portion la plus dilatable du canal, celle qui offre généralement le degré le plus considérable d'expansion ; on observe quelquefois avec cette dilatation la disparition du verumontanum, probablement due à la continuité de la pression. Cette tendance à l'expansion atteint aussi toutes les ouvertures

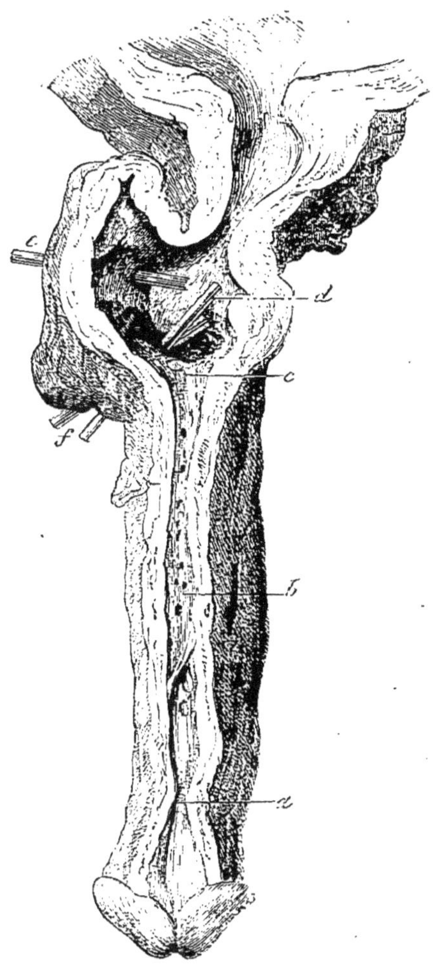

Fig. 13. — Dilatation du canal de l'urèthre en arrière du rétrécissement (*).

naturelles qui se rendent à l'urèthre, telles que les lacunes et quelques-unes des ouvertures glandulaires les plus volumineuses, les conduits éjaculateurs et prostatiques. Tous acquièrent fréquemment plusieurs fois leur volume habituel. Il en est plus particulièrement ainsi des lacunes situées au niveau ou dans les environs du rétrécissement. Il se forme

bon exemple de dilatation kystique du rein résultat de rétrécissement, avec le pénis, accompagnait ce livre à l'époque où il fut présenté pour le prix Jackson ; il est maintenant déposé au Collége des chirurgiens, et appartient à l'un des cas exposés en détail dans les éditions précédentes.

(1) *Ouvr. cité*, p. 8.

(*) *a*, *b*, *c*, limites du rétrécissement. Il y a plutôt deux rétrécissements, dont le plus fort est près de la fosse naviculaire ; *d*, *e*, *f*, bougies qui traversent des trajets fistuleux situés en arrière du rétrécissement, soit dans l'urèthre. soit dans la vessie. (José Pro, *Anatomie pathologique des rétrécissements de l'urèthre*. Paris, 1830. planche IV.

ainsi des cavités capables de retenir l'extrémité d'une bougie ou d'une sonde. Il faut remarquer qu'elles sont presque toutes situées sur le plancher de l'urèthre. Quelquefois on trouve des dépôts calcaires dans leur intérieur. Les ouvertures qui se trouvent de chaque côté du verumontanum sont aussi, dans beaucoup de cas, considérablement augmentées, faisant croire à une augmentation considérable de ce corps, tandis que les cloisons situées entre les orifices dilatés des glandes prostatiques présentent souvent l'apparence de bandes fibreuses très-étroites, s'entrecroisant dans toutes les directions et formant un labyrinthe, une sorte de filet, bien fait pour arrêter un instrument, surtout après qu'il a franchi un rétrécissement étroit qui limite les mouvements que l'on peut lui imprimer. La dilatation qui existe fréquemment en arrière du rétrécissement est bien représentée dans les dessins suivants, tirés de deux exemples en ma possession. Un d'entre eux est un bon exemple de rétrécissement annulaire ; l'autre représente d'une façon imparfaite un rétrécissement long et tortueux.

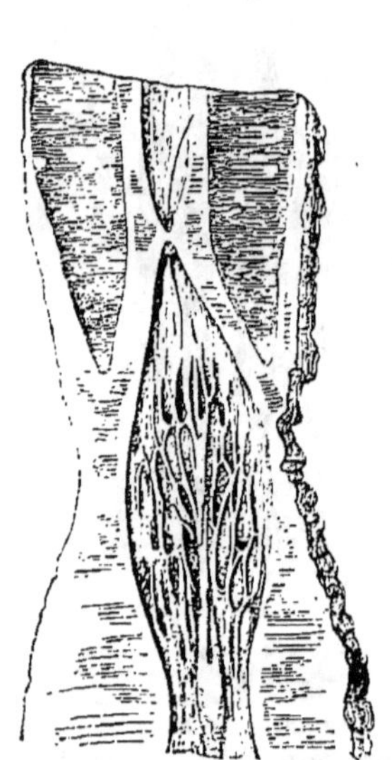

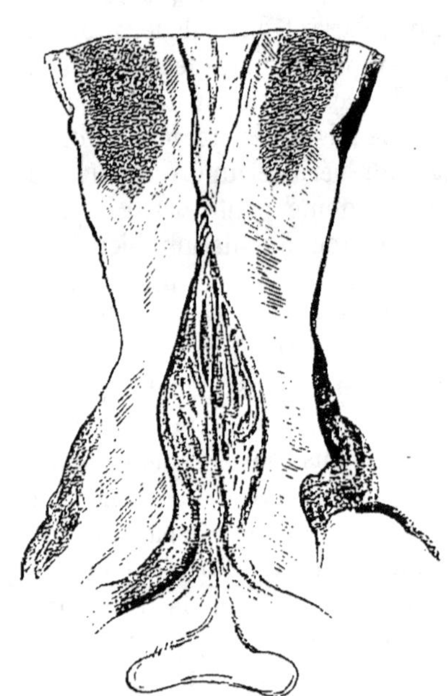

FIG. 14. — Rétrécissement de l'urèthre.   FIG. 15. — Rétrécissement de l'urèthre.

On rencontre aussi, dans quelques cas, une distension des conduits éjaculateurs et des vésicules séminales elles-mêmes. Ces dernières peuvent être altérées par l'inflammation (1). En avant du rétrécissement, l'urèthre, est plutôt plus étroit que d'habitude, mais ce n'est pas toujours le cas. Une pareille étroitesse résulte peut-être de l'absence de pression due au jet d'urine normal. Quand il existe plusieurs rétrécissements, on trouve quelquefois entre eux une dilatation peu considérable du canal.

(1) *Guy's Hospital Museum*, nᵒˢ 2398, 2407 50

Ulcération de l'urèthre. — Tels sont quelques-uns des effets mécaniques de la pression du liquide agissant sur les diverses portions de l'appareil uri-naire. Un autre résultat de cette pression, c'est l'ulcération qui débute par la muqueuse. Les tissus eux-mêmes se laissent entamer par l'agent destructeur qui les mine lentement. D'abord la muqueuse située en arrière du rétrécissement, point où elle adhère intimement aux tissus subja-cents, violentée et irritée par la fréquence de la miction et le contact fréquent ou plu-tôt presque continuel de l'urine, devient le siége d'une inflammation chronique. La sécrétion naturelle augmentée s'écoule au dehors, mêlée d'un peu de pus. Souvent la muqueuse se dépouille de son revêtement épithélial, et nous trouvons après la mort que, tandis que la muqueuse de la portion rétrécie est blanche, opaque et épaissie, celle qui est située en arrière du rétrécisse-ment est très-mince et injectée de vaisseaux

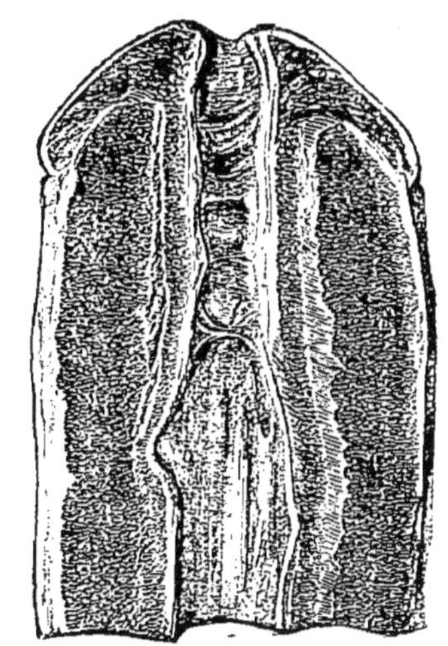

Fɪɢ. 16. — Rétrécissement affec-tant la partie antérieure de l'u-rèthre.

très-fins présentant une disposition arborescente. L'ulcération commence, et l'on peut difficilement se représenter des conditions plus défavorables à la guérison que celles auxquelles sont exposées ces portions nouvelle-ment atteintes. Elle s'étend soit en profondeur, soit en superficie : on rencontre des exemples des deux cas. Des excavations larges et déchi-quetées sont attribuées à cette cause dans de nombreuses préparations (1). Le processus ulcératif peut même amener la destruction du rétrécissement lui-même. On en trouve des exemples au College Museum (2). Sir B. Brodie dit qu'il a rencontré des cas semblables.

Abcès et fistules. — Ces deux lésions sont aussi des causes de l'infiltration d'urine. L'irritation causée par la petite quantité de liquide qui s'est échap-pée par un point de la muqueuse ulcérée dans le tissu sous-muqueux donne lieu à la production d'une petite quantité de pus qui se circonscrit par de la lymphe plastique. Peu à peu la collection purulente augmente, envahit les tissus environnants, et apparaît enfin au périnée. Laissée à elle-même, la collection envahit peu à peu les téguments, qui rougissent, jusqu'à ce qu'une ouverture spontanée se produise et que le pus soit évacué au dehors. Une quantité d'urine plus ou moins considérable sort par l'ouverture quand la miction s'accomplit, et établit ainsi une fistule urinaire qui s'ouvre chaque jour davantage, et peut devenir à la fin le canal principal pour l'excrétion de l'urine. Telle est fréquemment la marche d'une *fistule périnéale*. Cependant il n'en est point toujours ainsi. Un abcès peut se former au voisinage de

(1) Voyez les notes sur les préparations suivantes, *Royal College of Surgeons*, nᵒˢ 2556 et 2557.

(2) *Royal College of Surgeons*, nᵒˢ 2542 et 2543.

l'urèthre sans que les parois du canal aient été préalablement lésées ; comme cela arrive autour du rectum sans que l'on observe tout d'abord de communication directe avec ce conduit. Cet abcès ouvert par le chirurgien, on n'observe d'abord aucune communication avec l'urèthre. Deux ou trois jours après, quelques gouttes d'urine se présentent à l'ouverture périnéale, puis il en passe chaque jour davantage, si le rétrécissement n'est pas traité. S'il avait existé dès le début une communication entre l'urèthre et l'abcès, l'urine se serait écoulée au dehors tout de suite après l'ouverture de ce dernier. Un abcès qui n'a pas été ouvert au dehors s'ouvre quelquefois du côté de l'urèthre ; l'urine s'écoule alors dans sa cavité et l'élargit considérablement. Plus tard, si cette cavité est ouverte ou s'ouvre spontanément à l'extérieur, il en résulte nécessairement une fistule. La route que suivent ces canaux anormaux est souvent fort contournée (1).

Le point de départ de ces fistules peut avoir lieu dans un point quelconque de l'urèthre ; extérieurement elles peuvent s'ouvrir dans tous les points du scrotum et du périnée et même dans le rectum ; elles constituent alors des fistules recto-uréthrales. On les voit passer à travers les muscles fessiers et s'ouvrir au niveau des fesses ou sortir à travers les muscles de la cuisse, on les voit même quelquefois traverser les parois abdominales. Il existe une préparation au nᵒ 895 du musée de King's College, dans laquelle on voit une fistule urinaire traverser le foramen thyroïde. On voit encore un cas remarquable conservé dans le musée de Guy's Hospital, dans lequel une fistule urinaire ouverte à l'ombilic donnait écoulement à la presque totalité de l'urine ; dans ce cas, les restes de l'ouraque s'étaient évidemment ouverts et dilatés par la pression de l'urine. La plus grande quantité de l'urine ou presque toute s'écoulait par les points que nous avons indiqués.

Ces fistules sont bientôt tapissées par une membrane muqueuse que nous n'avons pas l'intention de décrire ici ; des dépôts de lymphe plastique se forment lentement, mais continuellement, dans le tissu cellulaire qui les entoure. Leurs orifices sont habituellement entourés de granulations exubérantes, et la peau des environs est rougie et épaissie par le contact de l'urine. Quand ces conditions ont persisté longtemps sans amélioration, l'infiltration des parties avoisinantes, par les produits de l'inflammation, amène souvent des déformations considérables ; le prépuce est distendu par ces dépôts ; le scrotum est transformé en une large masse irrégulière et informe de tissus indurés, dans laquelle le pénis est presque entièrement caché. On trouve des abcès dans toutes les régions voisines, dans les corps spongieux, au-dessous et autour de la portion membraneuse, autour de la prostate, et fréquemment dans l'intérieur même de cet organe, qui est infiltré de pus dans toute son étendue, quelquefois même entièrement détruit. On en trouve dans le tissu cellulaire qui entoure la base de la vessie, dans les parois mêmes de cet organe, aussi bien que dans d'autres régions plus éloignées, en suivant le trajet des fistules que nous avons déjà décrit. Quelquefois le passage constant d'une urine altérée à travers ces

(1) Voyez les notes relatives à la préparation 2555 du *Royal College of Surgeons;* six à huit autres exemples sont mentionnés à la suite.

conduits anormaux et compliqués favorise le dépôt de sels calcaires dans quelque point de leur parcours. Ce dépôt se forme surtout près de l'origine des trajets fistuleux, c'est-à-dire au voisinage de leur ouverture dans l'urèthre; il présente l'apparence et la consistance du mortier, et est enfermé dans les tissus qui enveloppent les trajets fistuleux. Les mêmes dépôts se remarquent dans l'intérieur de la prostate.

Infiltration d'urine. — Il n'est pas très-rare de voir une infiltration d'urine étendue et rapide succéder à une rupture de l'urèthre pendant une rétention d'urine; bien plus rarement le fait se présente à la suite d'une rupture de la vessie. L'urine infiltrée n'étant pas, comme dans les cas chroniques, entourée par les produits inflammatoires, on observe tous les symptômes d'une vive inflammation suraiguë, suivie d'un sphacèle étendu de la peau, du tissu cellulaire, du pénis, du scrotum et des parties voisines. Il est inutile de détailler ici les diverses formes que l'on observe le plus fréquemment en pareil cas; qu'il nous suffise de dire que souvent il existe une désorganisation très-étendue, qui peut gagner le pourtour de la vessie et du bassin dans la profondeur, aussi bien que les parois abdominales à la superficie. Les différences que l'on remarque dans les différents cas dépendent bien plus de l'étendue que de la nature des lésions. Il faut remarquer que la distension mécanique n'est que secondaire pour amener la rupture de l'urèthre ou de la vessie, et que la cause principale réside dans une ulcération ou une mortification des tissus en contact avec l'urine concentrée et altérée: ces états sont la conséquence de l'inflammation de mauvaise nature à laquelle a donné lieu la présence de matières irritantes.

Excroissances. — Les anciens anatomistes et chirurgiens attribuaient, dans leurs écrits, la présence des rétrécissements à un état pathologique tout différent de celui que les recherches anatomo-pathologiques ont fait reconnaître aux observateurs modernes. Ils supposaient que le cours de l'urine était interrompu par quelque excroissance de l'intérieur de l'urèthre analogue à celles que l'on rencontre dans d'autres canaux tapissés par une muqueuse; aussi appelaient-ils ces corps supposés, *fongosités, carnosités, caroncules* et *excroissances*, et les regardaient-ils comme la cause la plus fréquente de la rétention d'urine (1). Dans un petit nombre de cas, ces excroissances existent réellement, et je considère comme très-légitime de les faire rentrer dans la classe des rétrécissements organiques, position que leur origine et leur nature leur permettent d'occuper. Leur rareté, cependant, doit se déduire, non-seulement du petit nombre de préparations que l'on rencontre dans nos musées, mais encore de l'expérience des anatomistes modernes. Je citerai rapidement les observations de quelques auteurs auxquels on n'aura qu'à recourir pour plus de détails. Hunter dit qu'il n'en a vu que deux cas : un d'eux forme la 2577e préparation du musée du Royal College of Surgeons, et est désigné sous le nom de *caroncule.* Sir Charles

---

(1) On les a considérés ainsi jusqu'à la fin du xviie siècle. Brunner, médecin de l'électeur palatin en 1690, et plus tard Dionis, croyaient les rétrécissements dus à une cicatrice suite d'ulcération, opinion qui a été généralement adoptée jusqu'à nos jours. (Dionis, *Cours d'opérations,* 2e édit. Paris, 1716, 3e démonstration).

Bell en a vu quelquefois et en a figuré dans la planche IV, fig. 1, de ses *Engravings from Specimens of morbid Parts*, etc. ; il les appelle certains petits corps blancs analogues aux caroncules. Il y en a cinq de représentés dans cette planche, variant du volume d'un grain de riz à celui d'un petit pois ; ils sont situés dans la portion bulbeuse. Dans la planche V, fig. 5, on voit de « petites excroissances verruqueuses » très-imparfaitement représentées par le peintre, au dire de l'auteur. Il existe deux ou trois rétrécissements dans la même préparation, et ces petits corps sont situés derrière le rétrécissement le plus éloigné du méat.

Arnaud, dans un ouvrage publié à Londres en 1769, décrit tout au long, dans sa 10e observation, un cas dans lequel il existait une excroissance polypeuse qui fit une saillie longue d'un centimètre et demie environ au méat urinaire (1). Cette production était rouge, fibreuse et molle ; elle remplissait presque entièrement l'orifice de l'urèthre. Il en mentionne deux autres cas dans le même ouvrage. Morgagni, dans sa XLIIe lettre, dit n'en avoir jamais rencontré qu'un seul cas. Pascal, dans son *Traité sur la gonorrhée*, art. 3, relate l'histoire de deux soldats malades à l'hôpital de Milan, en 1718, dont l'urèthre, après la mort, fut trouvé plein d'excroissances fongueuses et calleuses, et attribue leur mort à cette affection.

Parmi les auteurs plus récents, Desault n'en a jamais rencontré un seul exemple dans toute sa carrière médicale (2). D'un autre côté, Amussat, Civiale, Lallemand et d'autres, en ont cité des cas. Amussat en a montré un bel exemple à l'Académie de médecine de Paris (3). Velpeau en a vu seulement deux cas ; il les décrit tous les deux comme des excroissances vasculaires situées en arrière du méat urinaire. Ph. Ricord en a rencontré quelquefois, et les décrit de la même façon. Mercier en a rencontré un exemple remarquable dans lequel il existait douze ou treize petites excroissances, chacune du volume d'un grain d'orge environ, possédant un pédicule étroit, situées entre la portion prostatique de l'urèthre et le méat (4). Chelius dit qu'il n'en observa qu'un seul cas : la fosse naviculaire était la partie affectée. Leroy (d'Étiolles) en relate trois exemples : dans l'un d'eux, il trouva une excroissance du volume d'un pois après la mort ; les deux autres avaient été enlevées pendant la vie. Il en figure aussi une dans son ouvrage, et fait remarquer, relativement à ces productions en général, que lorsqu'elles sont situées près du col de la vessie, elles prennent la forme de petits polypes, tandis que dans le reste du canal elles présentent une apparence semblable aux végétations que l'on remarque fréquemment à la surface du gland. Ces remarques reçoivent une confirmation de la forme que présente le petit nombre d'excroissances polypeuses conservées dans les musées de Londres. Il en existe seulement un exemple dans le

(1) G. Arnaud, *Mémoires de chirurgie.*
(2) Desault, *OEuvres chirurgicales*, t. III, p. 270. Paris, 1803.
(3) Amussat, Mémoire lu à l'Académie de médecine en 1823, paru en 1832 sous le titre de *Leçons sur les rétentions d'urine.*
(4) L. Auguste Mercier, *Recherches anatomiques, pathologiques et thérapeutiques sur les maladies des organes urinaires et génitaux*. Paris, 1841, p. 121.

Royal College of Surgeons, au n° 2000. Dans cet exemple, les végétations sont limitées au col de la vessie et à la portion prostatique de l'urèthre; le reste du canal est entièrement libre.

Un des plus beaux exemples se trouve dans le musée de Guy's Hospital, au n° 2411. Dans ce cas, une seule excroissance, mesurant 18 millimètres de long sur 8 de large, se trouve à la réunion des portions membraneuse et prostatique. Cette production donna lieu à tous les symptômes des rétrécissements pendant la vie, et fut traitée comme tel. La figure 17 la représente dans sa dimension naturelle (1).

J'ai trouvé dernièrement, au niveau de la prostate d'un homme âgé de cinquante-quatre ans, à l'infirmerie de Saint-Marylebone, un bel exemple de tumeur née au niveau du verumontanum. Cette tumeur ressemblait beaucoup, sous tous les rapports, aux polypes que l'on trouve si fréquemment sur la muqueuse du pharynx ou des narines. Le seul signe qui pût la faire reconnaître pendant la vie, était un besoin fréquent d'uriner. Il est

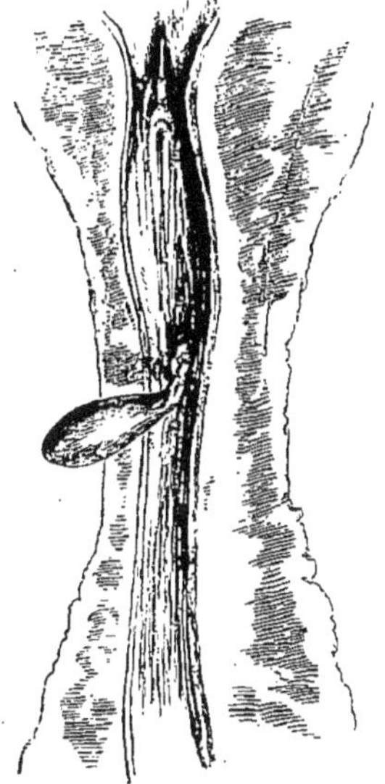

FIG. 17. — Polype dans l'urèthre.

décrit en détail dans les *Transactions of the Pathological Society of London* (vol. VII, p. 250), et est maintenant dans ma collection. Il est représenté de grandeur naturelle dans la figure 18. Rokitansky dit que « les polypes ou condylomes de la muqueuse de l'urèthre sont une conséquence de la gonorrhée, mais qu'il les a observés très-rarement. » M. H. B. Norman (2) décrit un cas de la pratique de M. Erichsen à University College Hospital. Je ne puis faire mieux que de transcrire ici la description de M. Erichsen, qui est courte et nette, d'autant plus que son cas est un type de cette classe de tumeurs. Il dit :

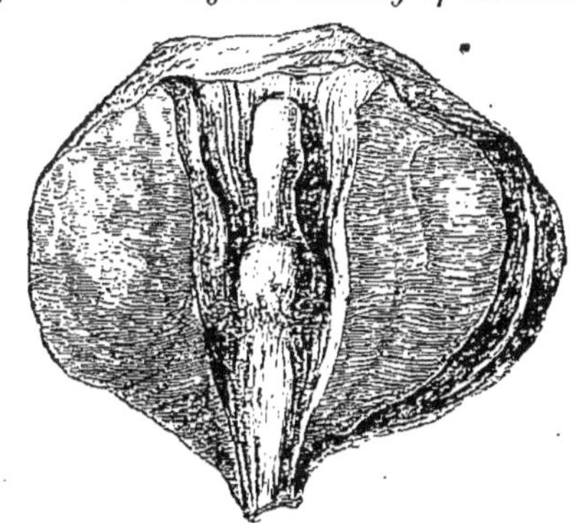

FIG. 18. — Polype du verumontanum. (*Transactions of the Pathological Society of London*, vol. VII, p. 250.)

« Robert M..., âgé de vingt-deux ans, vint à l'hôpital pour un rétrécissement. En examinant l'urèthre, je trouvai une excroissance d'un rouge vif, très-vasculaire, située en dedans de l'orifice de l'urèthre; elle était bosselée comme une framboise et saignait au moindre contact; ses attaches n'étaient pas ou très-peu pédiculées,

(1) Voyez aussi n° 2578 au musée de *Saint Bartholomew's Hospital*, série, XXIX n° 9; et série XXX, n° 13. —Musée de *Middlesex Hospital*, n° XL, 2.—Musée de *Saint-Thomas*, BB, n°s 8 et 9.[Musée *Civiale*, n° XLVII].

(2) Norman, *London Journal of Medicine*, vol. I, 1852.

et la masse, du volume d'un petit noyau de cerise, était entièrement contenue dans l'intérieur du canal. »

M. Guthrie en a vu plusieurs du même genre, près de l'orifice du méat, mesurant de 6 à 10 millimètres de longueur, et ressemblant à une grappe de granulations. Il n'a pas vu sur le cadavre de caroncules ou d'excroissances siégeant sur aucune autre partie de l'urèthre.

Dernièrement j'ai rencontré un cas du même genre : c'était une excroissance granuleuse née derrière le méat, faisant saillie au dehors, chez un jeune homme chez lequel elle avait succédé à une gonorrhée et à une balanite négligée; elle était accompagnée d'une petite masse de verrues à la surface du gland, auxquelles elle ressemblait beaucoup au point de vue de la structure, quoiqu'elle fût d'une couleur rouge plus foncée. Mais dans l'examen que j'ai fait sur le cadavre d'un grand nombre d'urèthres rétrécis, je n'ai jamais rien trouvé qui ressemblât à des *caroncules*. Il n'est pas rare de trouver à la muqueuse un aspect rugueux et granuleux. Cette membrane peut être épaissie par places, mais il ne m'a pas été donné de trouver un exemple des altérations que nous venons de décrire. On pourrait encore s'étendre sur ce sujet, mais ce qui précède suffit pour montrer que ces productions font bien rarement obstacle à l'écoulement de l'urine. Peu de chirurgiens, dans tout le cours de leur pratique, en ont rencontré deux ou au plus trois exemples. La nature des productions que l'on rencontre à la partie antérieure du canal, presque limitées à la fosse naviculaire, est assez semblable aux granulations exubérantes que l'on rencontre dans d'autres points; mais ees productions possèdent aussi quelques-uns des caractères des tumeurs vasculaires. Elles sont habituellement *molles*, d'une couleur rose foncée; elles saignent facilement, et ne sont pas très-sensibles. Elles ressemblent aux végétations que l'on voit en si grande abondance sur le gland et les parties voisines; mais elles sont plus vasculaires et recouvertes d'une enveloppe plus mince, parce qu'elles sont plus protégées par leur situation. La proximité de leur insertion avec les tissus érectiles peut être avec raison invoquée comme une cause de leur vascularité considérable. Il semble prouvé, par quelques-unes des préparations que nous avons mentionnées, que ces productions peuvent se rencontrer aussi, quoique plus rarement, dans les parties profondes du canal de l'urèthre. Il est évident aussi qu'elles sont quelquefois la cause d'hémorrhagies lors du passage des instruments.

D'un autre côté, dans presque tous les exemples de vraies tumeurs polypeuses que j'ai examinés, ces produits étaient limités à la portion prostatique de l'urèthre et accompagnés d'autres tumeurs semblables siégeant au niveau du col et dans l'intérieur de la vessie, auxquelles elles paraissaient succéder. Enfin, dans la majorité des cas, elles sont limitées à la vessie et n'empiètent pas sur le canal de l'urèthre. Dans ces cas, leur structure revient à quelque chose de plus qu'une simple hypertrophie de la muqueuse. Les observations de Rokitansky sur l'origine des productions polypeuses des muqueuses en général méritent d'être rappelées.

Après avoir décrit quelques-uns des effets de l'inflammation chronique sur une muqueuse, il ajoute que « parfois, par l'augmentation considérable de ses papilles et ses follicules, cette membrane devient inégale et verruqueuse, et que dans les cas extrêmes on remarque des plis et des prolongements à sa surface. Ces deux dernières inégalités de la muqueuse sont permanentes et constituent ce qu'on appelle, soit les polypes muqueux ou cellulaires, soit les polypes vésiculaires. Ces polypes sont des prolongements de la muqueuse d'une épaisseur et d'une longueur variables. Leur forme est allongée ou arrondie, ou ressemble à des quilles ou à des cylindres, et leur extrémité libre est épaisse et émoussée. La muqueuse et les tissus sous-jacents augmentent d'épaisseur dans un espace arrondi et circonscrit, formant une tumeur convexe et aplatie se transformant peu à peu en un tissu cellulaire de forme réticulée. Peu à peu la tumeur envahit la cavité de l'organe, entraînant avec elle la muqueuse qui la recouvre et à laquelle elle est attachée par un pédicule plus ou moins allongé..... Les polypes ne se rencontrent pas avec la même fréquence sur toutes les muqueuses ; ils se remarquent surtout sur les membranes et les portions de membranes épaisses et denses qui présentent des follicules abondants et sont fréquemment le siége de catarrhe (1). »

En énumérant le siége de ces tumeurs, l'auteur place l'urèthre presque en dernier lieu sous le rapport de la fréquence. Si le lecteur accepte le processus qu'il décrit comme le mode habituel de développement de ces tumeurs, il trouvera bientôt, dans le rapprochement des parois uréthrales, la cause, qu'il ne donne pas, de leur peu de fréquence dans cet organe, puisqu'il paraît que l'existence d'une cavité libre où elles puissent pendre est presque nécessaire à leur développement. Voilà pourquoi on les trouve presque uniquement dans la portion prostatique, et pourquoi elles se dirigent habituellement vers la vessie, ou pendent dans son intérieur. Enfin, dans quelques cas, elles paraissent se combiner avec une augmentation de volume de la prostate. Il n'est pas rare de trouver une excroissance pédiculée insérée sur la prostate et renfermant du tissu glandulaire de même nature que cet organe.

Les conclusions à tirer des faits connus actuellement relativement aux excroissances de l'urèthre sont les suivantes :

1° Tandis que l'on rencontre fréquemment des granulations sur la muqueuse en arrière du rétrécissement, il est très-rare de trouver une excroissance assez volumineuse pour attirer l'attention comme tumeur indépendante obstruant le canal de l'urèthre.

2° Ces productions consistent, soit en *granulations vasculaires* déjà décrites, soit en *granulations ordinaires*, qu'on observe quelquefois faisant saillie à la surface de la muqueuse dépouillée ou ulcérée qui est située en arrière du rétrécissement, soit en *polypes*, remarqués surtout dans la portion prostatique de l'urèthre, soit enfin, très-rarement, en masses d'origine *tuberculeuse* ou *cancéreuse*.

3° Il est certain que la première et la deuxième variété de ces produits sont beaucoup plus fréquentes que la troisième, et que, quant aux dépôts

(1) Rokitansky, *Pathological Anatomy*, vol. III, p. 52.

tuberculeux et cancéreux, ils se développent toujours consécutivement à une affection primitive d'une autre portion de l'appareil génito-urinaire, et jamais primitivement dans l'urèthre, où ils n'apparaissent au contraire que lorsque la maladie a déjà atteint des proportions considérables sur d'autres points des organes urinaires (1).

SIÉGE DU RÉTRÉCISSEMENT. — Il y a quelques divergences d'opinion parmi les auteurs sur la portion de l'urèthre qui est le siége le plus fréquent des rétrécissements. Pour arriver à une idée exacte sur le sujet en litige, il est nécessaire d'analyser d'abord les opinions des auteurs les plus autorisés. Je commencerai donc par rappeler les travaux des hommes dont l'habileté et le soin dans l'observation sont incontestables ; je dirai ensuite ce que je crois être la vérité, en m'appuyant aussi sur mes propres recherches.

La première chose dont il faut se souvenir en comparant les observations des différents auteurs sur ce sujet, c'est que les uns donnent la distance en pouces qui sépare le rétrécissement du méat en mesurant l'urèthre après la mort, tandis que d'autres font cette mensuration pendant la vie en faisant pénétrer un instrument jusqu'au point rétréci. Il est facile de déduire de la différence que l'on observe en mesurant l'urèthre normal de ces deux façons différentes combien les résultats doivent différer. Nous voyons que l'urèthre normal mesure 2 centimètres de moins en le mesurant par la seconde méthode que par la première ; cette différence peut être doublée à cause de l'allongement involontaire de cet organe. Quelques auteurs, sachant que la longueur du canal et même les proportions relatives de ses diverses parties varient suivant les individus, se sont abstenus de pareilles mensurations, mais ont spécifié le siége du rétrécissement par ses rapports anatomiques. C'est de beaucoup le meilleur mode de procéder et le plus exact sur le cadavre. Il n'est pas cependant complétement exempt d'erreurs, à moins qu'il ne soit fait avec beaucoup de soin et que les yeux de l'observateur soient bien accoutumés à marquer les distances sur l'urèthre sain et l'urèthre malade. Le siége du rétrécissement se déduit difficilement de l'examen pendant la vie, à moins que l'on désire seulement un résultat approximatif.

Les extraits suivants, aussi courts que possible, indiquent les opinions des auteurs sur ce point.

John Hunter s'exprime ainsi : « Toutes les parties de l'urèthre ne sont pas également sujettes aux rétrécissements ; en effet. il est une région qui paraît y être plus disposée que tout le reste du canal, c'est la portion bulbeuse. On en trouve cependant quelquefois entre le bulbe et l'orifice interne de l'urèthre, mais très-rarement au delà du bulbe. Je n'en ai jamais vu dans la portion de l'urèthre qui traverse la prostate (2). »

Pour Sir E. Home : « Les rétrécissements de l'urèthre se rencontrent le plus fréquemment immédiatement derrière le bulbe ; ils sont alors distants de l'orifice extérieur de l'urèthre de 15 à 16 centim. Le point de l'urèthre le

(1) On trouve des exemples de ces remarques dans le musée du *Royal College*, préparation n° 2010, et de *Saint Thomas's Hospital*, BB, n⁰ˢ 17 et 19.
(2) Hunter, *OEuvres complètes*, trad. par G. Richelot, t. II : *Traité de la syphilis*, partie III, chap. II, p. 298.

plus communément atteint de rétrécissement après le bulbe, se trouve à 11 centimètres environ du méat. On en trouve aussi à 7,5 centim., et quelquefois enfin tout près de l'orifice extérieur (1). »

Pour Sir B. Brodie : « L'affection débute dans la majorité des cas à la partie antérieure de la portion membraneuse de l'urèthre, derrière le bulbe, au niveau du ligament triangulaire du périnée. Il ajoute que dans d'autres cas l'affection commence sur quelque autre point du canal, entre le bulbe et le méat ; enfin rarement elle est limitée à cet orifice externe lui-même et aux parties adjacentes (2). »

Pour Liston : « Le canal est rétréci dans divers points ; le plus fréquemment à 10 centimètres environ du méat, parfois beaucoup plus près de cet orifice ou même à son niveau. L'urèthre présente souvent un degré assez marqué de rétrécissement à son passage à travers l'aponévrose moyenne, entre le cul-de-sac du bulbe et le sommet de la prostate (3). »

M. Shaw s'exprime ainsi : « Sur plus de cent dissections que j'ai pratiquées sur des urèthres malades, je n'ai jamais vu de rétrécissement du canal en arrière du collet du bulbe, et je n'ai jamais pu en trouver un seul exemple dans les préparations du College Museum (4). »

Sir Charles Bell exprime exactement la même opinion (5).

M. Benjamin Phillips, « sur 163 cas, trouve les rétrécissements situés aux distances suivantes du méat externe :

Dans 9 cas,	la distance était de	2,5 centim.
8	—	— 2,5 à 5 centim.
13	—	— 5 à 7,5
11	—	— 7,5 à 10
98	—	— 10 à 11,5
40	—	— 12,5 à 15
10	—	— 15 à 17,5

Quand le rétrécissement siégeait à plus de 9 centimètres, il se trouvait soit au niveau de la courbure du canal, soit entre ce point et la portion prostatique du canal, et la différence des mesures dans ce cas dépendait de la longueur différente de l'organe (6). »

Civiale : « Les rétrécissements organiques de l'urèthre siégent spécialement dans les régions suivantes :

« 1° L'orifice extérieur ;

» 2° Les deux extrémités de la fosse naviculaire ;

» 3° La région spongieuse ;

» 4° La courbure sous-pubienne, à la jonction des parties bulbeuse et membraneuse.

» En d'autres termes, les rétrécissements siégent parfois à l'extrémité du

---

(1) Home, *ouvr. cité*, vol. I, p. 26-27.

(2) Benj. Brodie, *ouvr. cité*, p. 4.

(3) D. Liston, *Practical Surgery*, 4e édit., p. 468.

(4) John Shaw, *A paper on Stricture* (*Medico-Chirurgical Transactions*, vol. XII, 1823).

(5) Sir Charles Bell, *Treatise on Diseases of the Urethra*, 3e édition, p. 184. London, 1822.

(6) Benjamin Phillips, *Treatise on the Urethra*. London, 1832, p. 149-150.

canal, d'autres fois à une profondeur qui varie de 2,5 à 7,5 centim., et parfois à 12 centimètres (1). »

Amussat dit que « le siége le plus ordinaire de la lésion est au devant de la jonction des portions membraneuse et bulbeuse » (2):

Vidal « les place le plus fréquemment à la jonction de la portion membraneuse avec la portion bulbeuse, surtout au commencement de cette dernière portion » (3).

Ducamp dit que « dans 5 cas sur 6 on les trouve à environ 11 ou 13,5 centim. du méat, mais surtout entre 11,5 centim. et 13 centim. (4). »

Pour Leroy (d'Étiolles) « les 19/20 des rétrécissements existent à une profondeur variant de 12,5 centim. à 15 centim., c'est-à-dire immédiatement en arrière du bulbe, au commencement de la portion membraneuse, au-dessous du pubis..... En second ordre se présentent pour la fréquence les rétrécissements de la lèvre postérieure de la fosse naviculaire; en troisième ordre, ceux du méat urinaire. Enfin en quatrième ordre viennent les rétrécissements de la portion spongieuse situés à 5 ou 6 centimètres de distance du méat urinaire, à la racine de la verge; il en a aussi observé dans la région prostatique un cas qu'on peut voir parmi les pièces de sa collection (5). »

Ricord affirme aussi avoir trouvé des rétrécissements de la portion prostatique.

En passant en revue les résultats que nous venons d'énumérer, et en nous rappelant les remarques que nous avons faites précédemment sur les divers modes de mensuration, il ne nous sera pas difficile de concilier les différences observées dans ces résultats. Sauf une seule exception, toutes les autorités que j'ai citées s'accordent sur un point, c'est que les rétrécissements siégent surtout à la courbure sous-pubienne. En même temps il faut nous souvenir que ces résultats ne sont pas généralement basés sur des recherches anatomiques bien précises; il faut en excepter cependant les observations de M. Shaw. Les résultats qu'il donne sont basés sur de nombreuses dissections très-précises, et en rapport avec la précision des expériences modernes. Il n'existe pas de doute sur le fait observé par John Hunter, que les rétrécissements organiques siégent presque toujours en avant de l'aponévrose moyenne. Ajoutez à ce fait ce que l'observation démontre aussi, c'est que les deux points les plus atteints par l'inflammation de la gonorrhée sont la fosse naviculaire et le bulbe. J'ai eu l'occasion d'observer ce fait deux fois sur les cadavres de sujets atteints de blennorrhagie au moment de leur mort. On trouve alors dans les points indiqués, surtout lorsque l'affection date d'un certain temps, une vascularisation anormale, tandis que les portions intermédiaires du canal sont relative-

(1) Civiale, *Traité pratique sur les maladies des organes génito-urinaires*, 3e édit. Paris, 1858, p. 133, et 1837, p. 124.
(2) Amussat, *Leçons sur les rétentions d'urine*, etc. Paris, 1832.
(3) Vidal (de Cassis), *Pathologie externe*, t. V, p. 52, 2e édit., Paris, 1846 ; 5e édit. ; Paris, 1860, t. IV, p. 628.
(4) Ducamp, *Traité des rétentions d'urine*, etc. Paris, 1825, 3e édit., p. 56.
(5) Leroy (d'Étiolles), *Des angusties ou rétrécissements de l'urèthre*. Paris, 1845, p. 82 et 83.

ment saines. Rokitansky confirme la vérité de ces observations. En parlant des uréthrites, il dit que « tantôt l'inflammation est répandue uniformément sur l'urèthre dans son entier, tantôt limitée à un ou plusieurs points. Ce dernier cas se présente surtout dans les gonorrhées affectant l'urèthre de l'homme. On trouve alors, non-seulement la fosse naviculaire, mais tous les points du canal jusqu'à la prostate, et *spécialement le voisinage du bulbe*, capables de devenir le siége du mal (1). »

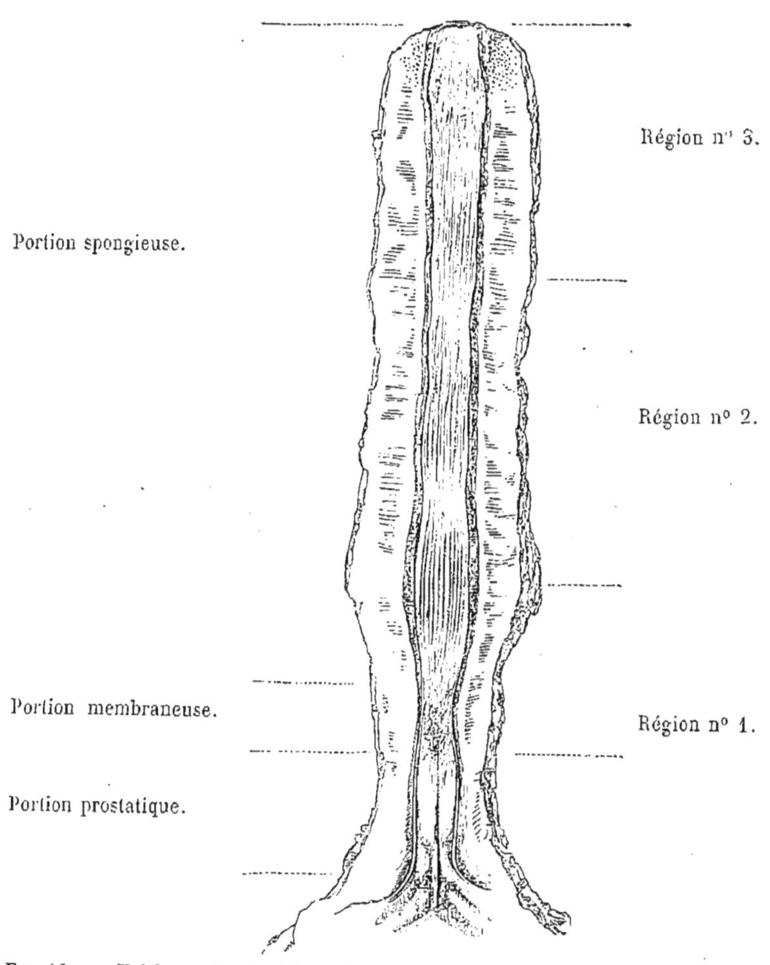

Fig. 19. — Urèthre sain de 18 centimètres de long, ouvert par la partie supérieure, et réduit avec soin d'après un dessin fait sur nature, demi-grandeur naturelle. *A gauche*, on trouve indiquées les divisions anatomiques de l'urèthre. *A droite*, les limites des régions mentionnées dans l'histoire du siége des rétrécissements.

Il y a, dans le musée de Saint George's Hospital, une préparation montrant l'urèthre d'un malade qui mourut étant atteint de gonorrhée, chez

____

(1) Rokitansky, *Pathological Anatomy*, in *Sydenham Society*, translated by Dr Day. London, vol. II, p. 233.

lequel il existait un ulcère unique au commencement de la portion membraneuse.

M. Alphonse Guérin suggère très-ingénieusement que la raison de la plus grande fréquence des rétrécissements au niveau du bulbe doit se tirer du fait que le corps spongieux est plus large et plus vasculaire dans cette portion du canal que dans aucune autre (1). En supposant l'abondance du dépôt inflammatoire en rapport avec la richesse vasculaire de la région, le dépôt de lymphe plastique sera plus abondant au bulbe que dans aucune autre portion antérieure *du canal*.

Il résulte des recherches de Phillips, faites dans le but de résoudre la question du siége des rétrécissements, que, s'ils ne sont pas toujours situés en avant de l'aponévrose moyenne, ils sont bien plus fréquents en avant qu'en arrière de cette membrane, et, par conséquent, siégent dans la portion bulbeuse de préférence. Le résultat qui diffère le plus de celui-là est celui de M. Liston, qui déclare que la portion de l'urèthre distante de 10 centimètres du méat est le siége favori du rétrécissement. Ces mots s'appliquent évidemment à l'observation sur le vivant et non sur le cadavre; ils indiquent bien plutôt une impression générale fondée sur la propre expérience de l'auteur que le résultat de recherches approfondies fondées sur des mensurations. La différence, après tout, est plutôt apparente que réelle; les points qu'il désigne sont ceux que le résultat des recherches que nous allons décrire indique comme étant, non pas le plus fréquemment, mais presque le plus fréquemment atteints de l'affection qui nous occupe. Ma propre expérience est basée sur un grand nombre de cas. On trouvera la preuve de l'étendue de mes recherches dans les nombreux exemples cités à la fin de ce chapitre, exemples tirés de préparations recueillies dans presque tous les musées publics de Londres, aussi bien que dans le musée du Royal College d'Edimbourg, qui renferme la collection de Sir Charles Bell, et enfin du petit nombre que contient le musée Dupuytren de Paris (les seules préparations recueillies dans cette ville).

[Depuis la publication de cet ouvrage, une collection de pièces anatomiques sur les maladies des organes génito-urinaires a été recueillie à l'hôpital Necker, dans le musée Civiale, par les soins de M. Félix Guyon. Elle contient déjà dix-sept pièces sur les rétrécissements de l'urèthre. Nous nous proposons de donner un résumé des cas les plus importants à la suite de ce chapitre.]

Ces nombreuses observations me permettent de m'associer sans hésitation à l'opinion de ceux qui donnent la première place, au point de vue de leur fréquence, aux rétrécissements siégeant à la partie postérieure de la portion spongieuse de l'urèthre. J'ai déjà dit que la seule méthode de s'assurer du siége exact du rétrécissement consiste à examiner ses rapports avec les différentes régions de l'urèthre, et qu'il ne fallait pas se fier aux mesures prises à partir de l'orifice externe. Ce principe a été adopté comme base de la classification des rétrécissements, par rapport à leur siége, que

____

(1) Alphonse Guérin, *Des rétrécissements du canal de l'urèthre* (*Mémoires de la Société de chirurgie*. Paris, 1854, t. IV, p. 131.

je donne dans cet ouvrage. Après de mûres réflexions, j'ai pensé qu'il valait mieux faire aussi peu de classes que possible dans les divisions des rétrécissements, suivant le siége, en rapport avec la reproduction exacte des faits. Ces classifications ne résultent pas d'une division arbitraire de l'urèthre; mais j'ai suivi quelques indications naturelles, d'autant plus que certaines parties du canal sont incontestablement plus fréquemment atteintes que d'autres. Dans les musées que je viens de nommer, je n'ai pas soumis moins de 300 préparations de rétrécissements de l'urèthre à un examen soigné et approfondi. Je possède des notes, prises sur les lieux, de 260 cas. Je n'ai pu classer les autres à cause de leur altération ou pour quelque autre circonstance.

Tous ces cas seront compris dans les trois classes suivantes.

I. *Rétrécissements siégeant au niveau de la courbe sous-pubienne*, c'est-à-dire à la jonction de la portion spongieuse et de la portion membraneuse ou à peu de distance (dans une étendue d'un demi-centimètre en avant et de 2 centimètres en arrière de ce point). Cet espace comprend de la sorte toute la portion membraneuse. La partie du canal la plus fréquemment atteinte de rétrécissement est celle qui est comprise dans les 2 centimètres avant l'union des portions membraneuse et spongieuse, c'est-à-dire dans la partie postérieure ou bulbeuse de la portion spongieuse. Cette fréquence tend à diminuer à mesure que l'on se rapproche de la jonction avec la portion membraneuse où les rétrécissements sont le plus rares. Enfin en arrière de cette jonction, c'est-à-dire dans la portion membraneuse, il n'existe peut-être jamais de rétrécissement, excepté à la suite d'un traumatisme (1).

II. *Rétrécissements occupant le centre de la région spongieuse*, c'est-à-dire une portion du canal étendue de la limite antérieure de la région précédente jusqu'à 6,25 centim. du méat externe; et mesurant de 6 à 7 centimètres de long.

III. *Rétrécissements siégeant à l'orifice du méat et dans une étendue de 6,25 centimètres à partir de ce point.*

Ce qui suit est une analyse de 270 préparations; elles donnent le siége de 320 rétrécissements distincts.

Nombre total des rétrécissements : 320.

—	de la région I.. 215 ou 67 p. 100 du nombre total.	
—	de la région II.. 51 ou 16	id.
—	de la région III.. 54 ou 17	id.

320

(1) Il en existe un cas dans le musée de *Saint Thomas's Hospital*, la préparation porte le chiffre D D, 3.

Il est très-important de se rappeler que le terme de « portion membraneuse » est employé d'une façon très-inexacte dans les catalogues des musées, et spécialement dans celui du *College of Surgeons*, pour indiquer le siége du rétrécissement. M. Shaw, en 1823, n'en a pas trouvé un seul exemple. Sir Charles Bell a émis la même opinion. Les seuls exemples qui, après un examen approfondi, semblent être des rétrécissements de la portion membraneuse, sont les nᵒˢ 2553 et 2560. Les corrections nécessaires ont été ajoutées aux descriptions tirées du catalogue de Hunter, tandis que les préparations du musée conservent encore ces désignations erronées.

Sur ces 270 préparations :

Il y a eu 185 exemples de rétrécissements uniques siégeant dans la région I.
— 17 — — dans la région II.
— 24 — — dans la région III.

Il y a 8 cas dans lesquels l'urèthre était rétréci dans les trois régions.
10 — — dans les régions I et II seulement.
10 — — dans les régions I et III seulement.
13 — — dans les régions II et III seulement (1).

Enfin, je puis affirmer en confiance qu'il n'existe pas un seul cas de rétrécissement de la portion prostatique de l'urèthre dans les musées publics de Londres, d'Edimbourg et de Paris. Je suis disposé à croire que quelques observateurs ont été trompés ou ont déduit leur existence de l'examen sur le vivant. Deux exemples seulement ont été regardés quelquefois comme rétrécissement de la portion prostatique. Ce sont les n°ˢ 3 D D, du musée de Saint Thomas's Hospital et 2110, XXII, E, du musée du Royal College of Surgeons d'Edimbourg. Je renvoie le lecteur aux notes concernant ces deux cas que l'on trouvera plus loin. Jusqu'ici cependant l'existence des rétrécissements de la portion prostatique semble reposer seulement sur les observations de Leroy (d'Étiolles) et de Ricord (2). En tout cas, l'excessive rareté, pour ne pas dire plus, des rétrécissements *de cette région, est bien démontrée*. Il est à peine nécessaire d'ajouter que l'augmentation de la prostate rétrécit quelquefois et plus souvent rend contournée et tortueuse la portion du canal de l'urèthre qui traverse cette région. Mais il est impossible de faire rentrer ces cas-là dans le cadre des rétrécissements. Il est bien entendu que ce sont seulement les rétrécissements organiques débutant dans les parois de l'urèthre, et non ceux qui sont causés par des tumeurs extérieures, qui constituent le genre de rétrécissement qui affecte fréquemment les autres portions de l'urèthre et ne se trouve pas dans la portion prostatique du canal.

On trouvera peut-être que les travaux entrepris pour reconnaître les faits relatifs à la situation des rétrécissements organiques dépassent l'importance du sujet. Je ne regrette pas cependant la peine que je me suis donnée

---

(1) Les préparations nombreuses et importantes de rétrécissements contenues dans le musée du *Royal College of Surgeons* à Dublin ont été soigneusement examinées par M. Walsh. Les conclusions de ce chirurgien ont paru dans une note ajoutée à une série de leçons qu'il a publiées dans le *Dublin Medical Press*, au commencement de 1856, et j'ai été très-heureux de voir que ces conclusions correspondaient avec ce que j'ai trouvé. M. Walsh dit que les deux tiers des rétrécissements étaient situés à la partie antérieure du bulbe ; un sixième à l'orifice de l'urèthre ; un sixième à 5 centimètres du méat ; un neuvième à 10 pouces de cet orifice, et un douzième dans la portion membraneuse. Il ajoute qu'il a trouvé une préparation digne de mention, à cause de sa rareté et parce qu'on a souvent refusé ce siége aux rétrécissements. C'est un rétrécissement commençant à la partie postérieure de la portion membraneuse et s'étendant à la portion prostatique, où il devient très-marqué. Il dit aussi que « en classant la collection du Musée de Dublin suivant la division de M. Thompson, le plus grand nombre des rétrécissements siégent dans la première division, puis vient la troisième au point de vue de la fréquence, et enfin la deuxième. Ceci concorde, ajoute-t-il, avec l'expérience de M. Thompson ». (*Dublin Medical Press*, janvier 1856, p. 51.)

M. Walsh (de Dublin) décrit un rétrécissement s'étendant depuis la portion membraneuse jusqu'à la portion prostatique.

pour élucider un point qui a des connexions importantes avec la question des opérations sanglantes, que nous discuterons plus loin dans le chapitre du traitement, cette question, je dois le dire, ne pouvant être éclaircie sans les informations qui découlent de l'examen approfondi que nous venons de faire.

NOTES SUR LES CAS DE RÉTRÉCISSEMENTS ORGANIQUES ET LEURS CONSÉQUENCES
MENTIONNÉS PLUS HAUT

MUSÉE DU ROYAL COLLEGE OF SURGEONS.

Les notes qui vont suivre ont trait à des préparations contenues dans le musée du *Royal College of Surgeons* de Londres. — Les parties contenues entre guillemets sont des citations du catalogue imprimé.

N° 2528. — « Rétrécissement de l'urèthre à 5 centimètres du méat. Le rétrécissement est produit par une simple contraction linéaire sous laquelle on aperçoit quelques faisceaux très-fins, étendus transversalement et ondulés, de tissu fibreux nacré. Le tissu sous-muqueux autour du rétrécissement est induré et uni intimement au tissu du corps spongieux. Immédiatement au devant et en arrière du rétrécissement, l'urèthre possède son diamètre normal. » Cette préparation est représentée dans l'ouvrage de Hunter (pl. IX, fig 1). C'est un exemple de « rétrécissement linéaire ».

N° 2529. — « Rétrécissement annulaire très-prononcé à 5 centimètres du méat. » Dans ce cas, les tissus profonds sont plus atteints, et conséquemment le rétrécissement ne disparaît pas lorsque l'on ouvre le canal.

N° 2531. — « Rétrécissement de l'urèthre très-étroit à la partie antérieure de la région membraneuse. Le canal semble être entièrement fermé. » Il pourrait cependant n'en être pas ainsi, puisqu'il n'existe ni fistules ni autre ouverture, excepté le canal uréthral. (Il est antérieur, du reste, à la portion membraneuse.)

N° 2534. — « Rétrécissement siégeant près du bulbe..... Le canal est irrégulièrement rétréci dans une étendue de plus de 2,5 centim. »

N° 2535. — « Presque toute la longueur de l'urèthre est malade. — La muqueuse est épaissie, rétrécie et plissée en plusieurs points; avec des faisceaux fibreux, brillants, ondoyants, disposés de diverses manières dans la muqueuse ou au-dessous d'elle. »

N° 2536. — « Deux rétrécissements étroits et serrés, l'un siégeant à 3,5 centim., l'autre à 10 centimètres du méat externe..... Tout le reste de l'urèthre est rendu inégal et rugueux par de petits faisceaux en forme de cordes épaississant ses parois. Il présente aussi une foule de petits orifices et de dépressions peu profondes dont quelques-unes sont probablement des lacunes dilatées. »

N° 2537. — Rétrécissement annulaire de l'urèthre près de la jonction du bulbe et de la portion membraneuse, avec un calcul en arrière du rétrécissement, chez un enfant de six ans. Sir E. Home (1) dit, pour rendre compte de la présence d'un rétrécissement chez un aussi jeune garçon, qu'il est dû à l'inflammation causée par la présence du calcul.

N° 2539. — « Rétrécissement annulaire », immédiatement en avant du bulbe.

N° 2540. — « Rétrécissement annulaire très-étroit, siégeant à la partie antérieure de la portion membraneuse. Immédiatement en avant du rétrécissement se trouve une dépression petite, ronde et profonde, siégeant sur la paroi inférieure de l'urèthre et produite probablement par l'usage des instruments. Il existe aussi un calcul

____

(1) E. Home, *On Stricture in the Urethra*, 3e volume, p. 55. London, 1821.

épais et rugueux de 20 millimètres sur 12, emprisonné derrière le rétrécissement. »
(Il semble siéger à la jonction des portions spongieuse et membraneuse.)

N° 2541. — Rétrécissement étroit de l'urèthre à 5 centimètres environ « du méat,
et un second dans la portion membraneuse ». Tous les deux irréguliers (aussi à la
jonction des deux portions, comme dans le n° 2536). Tout le canal est très-rugueux
et inégal.

N°ˢ 2542 et 2543. — Cas dans lesquels il existe des ulcérations étendues, siégeant surtout au niveau des rétrécissements, qui ont été de cette façon entièrement
détruits.

N°ˢ 2544, 2545, 2546, 2547, 2548. — Ulcérations étendues, fausses routes, etc.
Le n° 2546 est représenté dans l'ouvrage de John Hunter comme un exemple de
fausse route (1).

N° 2549. — « Rétrécissement de l'urèthre court, mais très-étroit, situé à 12 millimètres à peu près au devant du bulbe..... Des abcès se sont formés dans l'intérieur et autour de la prostate et des vésicules séminales. .... Aucun d'eux ne semble
s'être ouvert ni au dehors ni dans l'urèthre. »

N° 2550. — « Rétrécissement court, mais très-étroit, siégeant à la jonction du
bulbe et de la portion membraneuse (ou plutôt un peu en avant de cette région).
Immédiatement au-dessous et en avant du rétrécissement on remarque une vaste
cavité, comme celle d'un abcès dans les tissus enveloppant le bulbe et le corps
spongieux. Il n'existe pas de communication apparente entre cet abcès et le canal
de l'urèthre. »

N° 2551. — « Petit abcès dans l'intérieur du bulbe, communiquant par un orifice large
et de forme ovale avec l'urèthre. » Devant lui se trouve une portion du canal rétrécie et
quelques points ulcérés. — « Une couche de lymphe plastique siégeant à la partie postérieure du col de la vessie, indique le point sur lequel une sonde a reposé pendant
quelques jours. » Le malade, un vieillard, avait un rétrécissement très-grave. Une
sonde fut introduite avec peine et laissée à demeure dans la vessie. Le malade
était en voie de guérison lorsqu'il fut atteint de « typhus fever » et mourut.

N° 2552. — Rétrécissement de la portion spongieuse un peu en avant de la réunion
des portions bulbeuse et membraneuse, de 37 millimètres de longueur environ.
Fausses routes ; larges abcès au périnée.

N° 2553. — « Toute la portion membraneuse de l'urèthre est très-rétrécie. » Il
existe une fistule en avant du rétrécissement. (Rétrécissement de la portion membraneuse.)

N° 2554. — « Rétrécissement annulaire étroit de l'urèthre, à plus de 6 centimètres
du méat. » La portion membraneuse est dilatée et fasciculée.

N° 2555. — « Rétrécissement annulaire étroit, fermant presque complétement
la partie antérieure de la portion membraneuse de l'urèthre. — Une partie de la
muqueuse est ulcérée..... Derrière le rétrécissement, les portions prostatique et
membraneuse de l'urèthre sont dilatées, la muqueuse de la région membraneuse
est épaissie et plissée. — A un pouce en arrière du rétrécissement, on remarque
l'orifice d'un petit trajet fistuleux qui s'ouvre au périnée. » (Le rétrécissement siége
en avant de la portion membraneuse.) C'est un excellent exemple des trajets contournés que suivent fréquemment les fistules urinaires ; le trajet que l'on remarque
dans cette préparation n'a pas moins de 13 à 15 centimètres de long. La vessie est
aussi disposée en colonnes d'une façon extraordinaire (2).

N° 2557. — « L'urèthre est rétréci par un épaississement irrégulier de ses parois,

______

(1) John Hunter, *OEuvres complètes*, trad. par G. Richelot. Paris, 1843, Atlas et planche.
(2) Dessiné dans Baillie, fascic VIII, pl. V, fig. 2.

dans toute sa longueur, excepté au niveau de la portion prostatique et immédiatement derrière le méat externe. — Dans ces deux points il est dilaté. Dans la portion membraneuse, les parois de l'urèthre sont détruites par une ulcération très-étendue. » Il existe, outre cela, des trajets fistuleux qui conduisent au périnée. — Les parois de la vessie sont considérablement épaissies et recouvertes d'un dépôt irrégulier de fibrine et de matières calcaires.

N° 2558. — Rétrécissement, abcès et fistules.

N° 2559. — Rétrécissement et fistules.

N° 2560. — Rétrécissement au niveau du méat, fistules immédiatement en arrière du rétrécissement et resserrement du canal dans une étendue de 5 centimètres en arrière. « La surface est fasciculée comme une cicatrice. » « Rétrécissement dans la portion membraneuse », (il semble avoir été décrit exactement), avec une fausse route immédiatement au devant de lui. La vessie est contractée, très-hypertrophiée ; il existe quelques petites excroissances en forme de polypes, insérées sur quelques points de la muqueuse.

N° 2566. — « Presque toute la portion membraneuse de l'urèthre est rétrécie par une contraction irrégulière et des replis de la muqueuse. » « Immédiatement en avant du rétrécissement, on observe une fausse route formée par l'usage des caustiques. » Cette fausse route forme à l'intérieur du bulbe un cul-de-sac long de plus de 2,5 centim., et assez large pour admettre une sonde du n° 15. [N° 26 de la filière française.]

N° 2567. — « Toute la portion membraneuse et une portion de la région bulbeuse de l'urèthre sont rétrécies irrégulièrement de façon à ne pas avoir plus de 2 millimètres de diamètre. » (Le rétrécissement semble siéger à la réunion des portions spongieuse et membraneuse.) En avant du rétrécissement, le canal est « dilaté de façon à posséder près du double de son calibre ordinaire.... Le fait est dû sans aucun doute à des bougies appliquées contre le rétrécissement ou les portions du canal situées au devant de lui. »

Les nᵒˢ 2568 à 2574 inclusivement sont des exemples de fausses routes à la suite de mauvais usage des instruments. Quelques-unes de ces pièces sont d'excellents spécimens d'hypertrophie de la vessie à la suite d'anciens rétrécissements.

N° 2576. — Ulcération avec « des faisceaux longs, irréguliers et aplatis de lymphe plastique dans l'intérieur du canal. » Il existe une sorte de membrane recouvrant la surface interne de la muqueuse.

N° 2577. — « Une *caroncule.* » C'est un des deux cas vus et décrits sous ce nom par Hunter.

N° 2578. — Excroissance en forme de poire, longue de 5 centimètres environ, sur le verumontanum d'un bœuf.

N° 1868. — Atrophie de la substance rénale ; dilatation du bassinet, des calices et des uretères, résultat d'un rétrécissement uréthral (1).

N° 1927. — Dilatation de l'urèthre, suite d'un rétrécissement de l'urèthre.

N° 1983. — Exemple remarquable de vessie à cellules et à colonnes, résultant au début de hernie de la muqueuse entre les fibres musculaires. Suite de rétrécissement de l'urèthre.

N° 2000. — « Polypes de la muqueuse du col de la vessie et de la portion prostatique de l'urèthre. Plusieurs d'entre eux ont un pédicule étroit et sont longs de 12 à 13 millimètres environ. »

N° 2010. — Tuberculisation de tout l'appareil urinaire. « La prostate presque

---

(1) Représenté dans les *Œuvres* de Hunter, trad. par Richelot, (pl. XIV.) Paris, 1843, et dans son *Traité de la maladie vénérienne.*

dans sa totalité est détruite par ulcération, et il existe des dépôts de tubercules et des ulcérations de la portion membraneuse de l'urèthre. »

MUSÉE DE GUY'S HOSPITAL.

N°s 2087[50], 2087[75] et 2089. — Béaux exemples de « cellules de la vessie » ou de dilatations de la muqueuse formant des poches volumineuses; tous sont la conséquence de rétrécissements de l'urèthre.

N° 2090. — Ulcération de la vessie et rupture à la suite de rétention d'urine.

N° 2091[10].—« Vessie et urèthre montrant les effets des rétrécissements. La vessie est volumineuse et très-épaissie; la muqueuse est recouverte de fausses membranes et infiltrée de sels calcaires. »

N° 2398. — Rétrécissement de « la portion membraneuse de l'urèthre. » «Une poche du volume et de la forme de la moitié d'une petite noisette occupe chaque lobe latéral de la prostate; ces poches distendues par l'urine rendaient la miction fort difficile depuis plusieurs années. Le malade se servait de la pression sur le périnée pour les vider. Elles semblent avoir succédé à un rétrécissement de l'urèthre. »

N° 2399. — Dilatation considérable de l'urèthre en arrière d'un rétrécissement.

N° 2402[10]. — « Rétrécissement de la portion membraneuse. Il existe un repli en forme de valve » immédiatement en arrière du rétrécissement; elle ressemble quelque peu aux valvules des veines, et est produite sans aucun doute par la dilatation d'une lacune. Dans le catalogue et le « Livre d'inscriptions », il est dit que c'est « probablement une fausse route cicatrisée ».

N° 2405. — Est décrit comme « rétrécissement imperforé », et a bien l'air de l'être en effet. Il n'existe aucune mention de ce cas dans le « Livre d'inscriptions ».

N° 2407[50]. — Vessie distendue et « canaux terminés en cul-de-sac dans l'urèthre. » Ces derniers sont probablement des conduits ou des lacunes fort dilatés par la pression de l'urine.

N° 2407[75]. — Bel exemple de distension de la vessie et de fausses routes, suites de rétrécissements.

N° 2405. — « Rétrécissement infranchissable, fausses routes et abcès périnéal..... Petites caroncules dans l'urèthre un peu au devant de la portion membraneuse. » Leur véritable nature n'est pas bien déterminée; elles sont très-petites et ressemblent à des granulations, ou aux noyaux de lymphe plastique que l'on observe quelquefois dans un urèthre ulcéré ou très-enflammé en arrière d'un rétrécissement.—En se reportant aux notes prises sur cette pièce, à l'autopsie, sur les pièces fraîches, on voit qu'il n'est pas fait mention de ces « caroncules ». Mais il est dit que « le canal normal de l'urèthre était complétement oblitéré ». — (*Saint Green Inspection Book*, pp. 143-4.)

N° 2410. — « Caroncules et fausses routes », avec les mêmes doutes que dans le cas précédent.

N° 2411. — « Caroncule volumineuse, ou prolongement papilliforme de la muqueuse, un peu en avant du verumontanum. Le malade avait eu pendant la vie des symptômes de rétrécissements, améliorés par le passage de bougies. » Ce corps présente la forme d'un polype de 18 millimètres de long sur 6 à 8 dans la portion la plus large, avec un pédicule étroit (voy. fig. 4, p. 72).

N° 2412[9].—Vessie resserrée avec un urèthre rétréci et des *ouvertures fistuleuses à l'ombilic*.

N° 2412[10]. — « Vessie et urèthre. Fausses routes et abcès situés entre l'urèthre et le rectum, suites de rétrécissement. — On avait fait une tentative pour ponctionner la vessie par le rectum, mais le trocart avait seulement pénétré jusque

dans l'abcès. Les reins sont malades. Le malade est mort de péritonite. » La vessie
semble dans ce cas avoir été écartée du trocart, à la fois par l'augmentation de
volume de la prostate et les abcès siégeant en ce point.

N° 2412⁴⁵. — Vessie déplacée de la même façon que dans la pièce précédente,
par un abcès situé derrière elle, et une hypertrophie de la prostate.

N° 2412⁵⁰. — « Hypertrophie considérable avec diminution de capacité de la vessie.
— Fausses routes. »

N° 2412⁶³. — « L'urèthre est oblitéré en avant du bulbe dans l'étendue de 2,5 centimètres... Une fausse route a détruit le canal dans une étendue de 5 centimètres. »
En consultant les notes prises à l'autopsie, on dit que « le canal était oblitéré en un
point au devant du bulbe ». (*I^st Miscellaneous Inspection Book*, p. 136.)

N° 2412⁹⁰. Rétrécissement. Calculs dans des lacunes de l'urèthre et des cellules
de la prostate. — Vessie très-volumineuse et à cellules. — Fausses routes traversant la prostate.

Musée de Bartholomew's Hospital.

Série xxvii. N° 10. — Bel exemple de vessie à cellules.

N° 28. — Vessie et urèthre : la première avait été ponctionnée au-dessus du pubis
douze ans avant la mort. L'ouverture avait persisté pendant tout ce temps et formait le canal qui livrait passage à l'urine. « L'urèthre est rétréci dans toute son
étendue ; une bande fibreuse et résistante de 2,5 centim. de longueur, attachée seulement par ses extrémités, s'étend du verumontanum à la portion membraneuse de
l'urèthre. »

N° 33. — Bel exemple de vessie à cellules à la suite d'un rétrécissement de l'urèthre. « Il existe du côté droit deux sacs volumineux épais et circonscrits, chacun de
8 à 10 centimètres de diamètre, séparés l'un de l'autre par la réunion de leurs
parois adjacentes. — Ils semblent formés par une portion de la muqueuse faisant
hernie entre les faisceaux de la couche musculaire. »

Série xxix. N° 9. — Polypes pédonculés de la prostate, faisant surtout saillie du
côté de la vessie.

Série xxx. N° 11. — Vessie dont les parois ont près de 2,5 centim., d'épaisseur.
— A la suite d'un rétrécissement et de calcul en arrière du rétrécissement.

N° 12. — « Hypertrophie considérable de la couche musculeuse de la vessie »,
suite de rétrécissement. « La cavité est recouverte d'une épaisse couche de lymphe
plastique sur laquelle existent des dépôts de matières calcaires. La couche de
lymphe plastique a été séparée de la muqueuse et repliée comme une membrane
continue. »

N° 13. — Rétrécissement en avant du bulbe. « Depuis le bulbe jusqu'à la vessie,
la muqueuse de l'urèthre est ulcérée par places et couverte ailleurs de fongosités
imprégnées de dépôts calcaires. — La vessie est excessivement diminuée. »

N° 16. — Rétrécissements et ulcération de la muqueuse bien visible au niveau
du rétrécissement. — Ulcération au niveau de la prostate et des portions voisines
de la vessie conduisant à une cavité située dans le tissu cellulaire siégeant entre
la vessie et le rectum.

N° 18. — Rétrécissement annulaire à 5 centimètres du méat. Toute la portion
de l'urèthre en arrière du rétrécissement est dilatée. « Une fausse route produite
par les sondes se continue depuis le rétrécissement, le long des côtés de l'urèthre,
dans le corps spongieux et à travers la prostate, jusque dans la vessie. » Elle présente une longueur de 15 à 17 centimètres.

Les n°ˢ 18 et 21 montrent l'épaississement de la muqueuse et l'augmentation de ses replis que l'on observe si souvent le long de l'urèthre, en arrière des rétrécissements.

N° 34. — Le rétrécissement lui-même est détruit par ulcération, et une large ouverture se remarque dans les portions avoisinantes, pour se terminer en fistule au niveau du périnée.

N° 37. — « Verge dans laquelle le canal de l'urèthre est traversé par onze bandes ou faisceaux distincts. Ces faisceaux sont plats et étroits, de 3 à 12 millimètres de longueur, et réunis à leurs deux extrémités aux parois de l'urèthre. Ils suivent de près les parois du canal, mais sont actuellement soulevés par des morceaux de verre passés au-dessous d'eux. Ils sont tous situés entre la portion prostatique de l'urèthre et le point du canal situé à 5 centimètres au devant du bulbe. Ils proviennent d'un homme chez lequel on avait très-fréquemment passé des instruments pour traiter son rétrécissement. »

MUSÉE DE SAINT GEORGE'S HOSPITAL.

N° S 2. — « Rétrécissement de l'urèthre à 7,5 centim., environ du méat externe. On aperçoit en ce point deux brides transversales. »

N° S 3. — « Rétrécissement de l'urèthre à 5 centimètres du méat. Tout le canal en arrière du rétrécissement présente un aspect rugueux. »

N° S 21. — « Urèthre rétréci dans toute son étendue ; il existe même un rétrécissement dans la portion membraneuse. La vessie est considérablement dilatée et disposée en colonnes ; il existe en plusieurs points de petites poches ou cavités dans l'intérieur de ses parois. Près de son sommet on voit une volumineuse cellule dont la rupture a occasionné l'épanchement de l'urine dans la cavité abdominale et la mort. »

Les n°ˢ S 50, 51 et 70 sont de beaux exemples de cellules et de dilatation de la vessie, suites de rétrécissement.

N° S 52. — Rétrécissement : hypertrophie considérable de la vessie et nombreuses cellules, dans l'une desquelles s'ouvre l'uretère droit.

N° S 78. — « Rétrécissement de l'urèthre au niveau du méat, suivi d'une ulcération étendue et de destruction de la plus grande partie de la muqueuse du canal et d'une hypertrophie considérable de la couche musculeuse de la vessie. On suppose que le rétrécissement a succédé à une plaie de la verge survenue environ deux ans et demi avant la mort. Le malade fut reçu à l'hôpital le 28 juillet 1847, très-affaibli ; ses urines s'écoulaient goutte à goutte ; elles étaient alcalines et chargées de mucus et de pus. Il mourut un mois environ après son admission. Les reins étaient très-malades et diminués de volume ; il existait au périnée plusieurs abcès communiquant avec l'urèthre. »

MUSÉE DE SAINT THOMAS HOSPITAL.

N° BB 7. — « Polype de la vessie à l'entrée de l'uretère gauche. »

N° BB 8. — « Polype de forme allongée adhérant à la partie supérieure du verumontanum..... de 12 millimètres de long et de 4 millimètres de diamètre. »

N° BB 9. — « Polypes pédonculés de la vessie, chez un enfant. Un d'eux siége près du verumontanum et proémine de façon à obstruer l'orifice de l'urèthre. L'urèthre présente une apparence verruqueuse au niveau de la portion prostatique. »

N° BB 10. — Hypertrophie considérable de la vessie, suite de rétrécissement. Les parois présentent près de 2,5 centim., d'épaisseur. L'urèthre près du bulbe est presque oblitéré dans une étendue de 12 millimètres environ.

N° BB 17. — Exemple de tuberculisation de tout l'appareil urinaire, occupant l'urèthre et ayant ulcéré la portion prostatique du canal, évidemment à une période ultérieure à la lésion des autres organes.

N° BB 19. — Préparation semblable.

N° DD 3. — Cette préparation est au n° 1743 de l'ancien catalogue, dans lequel elle est décrite « *comme un rétrécissement de la portion prostatique* de l'urèthre ». — Dans le nouveau catalogue, elle est désignée sous le nom de « *rétrécissement de la portion membraneuse* », à laquelle elle appartient certainement, quoique située à la partie postérieure de cette région.

N° DD 4. — « Rétrécissement de la portion membraneuse de l'urèthre..... Un sac large et à parois minces, mesurant 15 centimètres dans son diamètre vertical et 8,5 centim. dans son diamètre transversal, conduit dans la vessie, avec laquelle elle communique par une ouverture du volume d'un shilling. Une couche mince et incomplète de fibres musculaires s'étend sur la surface externe du sac. — La pièce provient d'un homme âgé de soixante ans, qui avait souffert pendant dix-huit ans de rétrécissement. »

N° DD 7. — Deux rétrécissements siégeant à la partie antérieure de l'urèthre. Il existe plusieurs bandes transversales et longitudinales dans la portion membraneuse du méat, de 12 à 25 millimètres de longueur, adhérant seulement par leurs extrémités. Dilatation de toute la portion de l'urèthre située en arrière du rétrécissement.

N° DD 9. — Rétrécissement. « Une bande fibreuse solide » traverse le canal dans la portion prostatique ; elle semble avoir été pratiquée par un instrument.

N° DD 10. — Rétrécissement. — Faisceaux membraneux situés dans la portion bulbeuse de l'urèthre. La muqueuse est plissée dans une étendue considérable de la portion spongieuse. Ces faisceaux semblent avoir été causés par le passage d'un instrument qui a isolé des parois de l'urèthre un faisceau de fibres ou une portion de la muqueuse séparant deux ou plusieurs lacunes, contre lesquelles avait buté la pointe.

N° DD 14. — Rétrécissement confirmé ; le tissu résistant qui le forme a 6 millimètres d'épaisseur bien visibles sur la section. — Il existe une dilatation considérable de l'urèthre en arrière du rétrécissement et un commencement de fausse route, abcès et fistule périnéale. La portion prostatique est quelque peu rugueuse, comme dans les cas les plus anciens de rétrécissement. La vessie est très-hypertrophiée et l'on aperçoit à sa surface de la lymphe plastique déposée par places.

N° DD 16. — Rétrécissement, etc. La muqueuse de l'urèthre est recouverte d'une fausse membrane peu adhérente. « Au microscope on voit qu'elle est formée entièrement d'épithélium. »

N° DD 17. — Rétrécissement, et rupture de l'urèthre en arrière de lui.

N° DD 23. — Rétrécissement à 2,5 centim. du méat. Tout le canal en arrière est largement dilaté ; il est aussi ulcéré et présente une apparence déchiquetée et floconneuse.

MUSÉE DE UNIVERSITY COLLEGE.

N° 782. — Deux rétrécissements sur le même urèthre. Excellent exemple d'hypertrophie de la vessie.

N° 800. — Rétrécissement et abcès. Bel exemple d'hypertrophie de la vessie.

N° 815. — Deux rétrécissements. — Corps spongieux presque solidifié dans toute son étendue par des dépôts interstitiels. Couches épaisses et étendues de lymphe plastique recouvrant la surface de la muqueuse vésicale, ainsi que la portion prostatique et membraneuse de l'urèthre.

N° 1063. — Un des plus beaux exemples que l'on puisse rencontrer de vessie à cellules. — Il existe deux cavités d'un volume à peu près égal, capables chacune de contenir de 20 à 30 onces de liquide. Elles sont placées côte à côte, et communiquent par une ouverture circulaire de 2,5 centim. environ de diamètre.

N° 1228. — Trois rétrécissements sur le même urèthre. Dilatation entre chacun d'eux. Fistule et vessie à colonnes.

N° 2185. — Rétrécissement étroit de l'urèthre. Fausse membrane déchiquetée en arrière de lui.

N° 2300. — Dilatation considérable, et cellules de la vessie.

N° 2425. — Rétrécissement à 7 centimètres du méat. — Tout le canal en arrière du rétrécissement est recouvert de lymphe plastique formant une couche épaisse et déchiquetée. En avant du rétrécissement il est normal.

MUSÉE DE MIDDLESEX HOSPITAL.

N° XI. 2. — Petit polype de l'extrémité vésicale de la portion prostatique, du volume d'un grain de blé; il regarde du côté de la vessie. — Pas d'historique.

N° XI. 7. — Dilatation et cellules de la vessie.

N° XI. 10. — Urèthre rétréci dans *toute l'étendue de la portion spongieuse*. Traces d'ulcération dans la portion membraneuse.

N° XI. 17. — Rétrécissement dans la portion membraneuse en avant duquel se trouve une fausse route évidemment produite par un instrument. — Elle pénètre profondément dans le plancher et passe au-dessous du rétrécissement.

N° XI. 27. — Le gland et les portions voisines de la verge sont détruits par une ulcération cancéreuse. L'orifice de l'urèthre est en conséquence considérablement rétréci.

Il existe aussi une belle préparation de Sir Charles Bell, non mentionnée dans le catalogue, et qui représente un rétrécissement siégeant à la jonction des portions spongieuse et membraneuse, avec une dilatation considérable du canal en arrière de lui. Le canal en ce point permet l'introduction du petit doigt. — Une autre préparation, qui n'est pas mentionnée, représente un exemple remarquable de la pression du liquide comme résultat d'un rétrécissement. Il consiste en un rétrécissement de l'urèthre près de la jonction des portions membraneuse et spongieuse; la vessie est contractée; les uretères dilatés par places jusqu'à présenter un diamètre de 2,5 centim. à 3 centim. Rein dilaté, avec disparition d'une portion considérable du tissu propre de l'organe remplacé par des cavités en cul-de-sac capables de contenir plusieurs onces de liquide.

MUSÉE DE KING'S COLLEGE HOSPITAL.

Les n°s 893, 894 sont de bons exemples de rupture de la vessie par ulcération de ses parois en un point limité.

N° 895. — Fistule urinaire de la vessie conduisant à travers le *foramen thyroïde*. Suite de rétrécissement de l'urèthre.

N° 915. — Exemple excellent des poches formées dans les vessies hypertrophiées; une d'elles est aussi large qu'un œuf de poule.

N° ? . — Cette préparation n'a pas de numéro. Elle est ancienne et l'histoire est égarée. — C'est une des meilleures qui existent pour montrer à quel point un obstacle dans une portion quelconque de l'appareil urinaire peut déterminer une dilatation des reins et des uretères. Dans ce cas, l'obstacle siége dans l'uretère gauche, près de son entrée dans la vessie. En arrière et au-dessus de ce point, l'uretère est aussi volumineux que l'intestin grêle. Le rein, distendu et kystique, dans lequel il semble ne rester aucune trace de la substance sécrétante, est capable de contenir de 25 à 30 onces de liquide. Il semble qu'il ait existé en même temps un rétrécissement de l'urèthre.

N° 931. — Urèthre énormément dilaté en arrière du rétrécissement qui siége au milieu de la portion spongieuse.

MUSÉE DU LONDON HOSPITAL.

Parmi un certain nombre de pièces de rétrécissements, nous n'en signalerons qu'une seule.

E. d. 47. — Vessie à cellules indiquée comme résultant d'un rétrécissement de l'urèthre; le sac adventif a presque atteint le volume de la vessie; la seule distinction apparente entre les deux poches est la minceur des parois de la cellule, comparées à celle de l'organe de sécrétion. L'ouverture qui les relie est si petite, qu'une plume d'oie ordinaire pourrait l'oblitérer.

MUSÉE DU ROYAL COLLEGE OF SURGEONS, EDIMBOURG (1).

N° 1992, xxxi, F. — « Bel exemple des effets d'un rétrécissement de l'urèthre sur l'uretère, qui se trouve dilaté, ainsi que les calices. »

Les n°s 1975 et 1978, xxxi, F, sont des exemples semblables, mais moins.prononcés. B.

N° 2020, xxxi, G. — « Vessie d'une femme de trente-neuf ans, ulcérations, rupture. On voit que l'urèthre est rétréci. Le tissu cellulaire qui sépare le péritoine des muscles abdominaux est infiltré d'urine. » Le rétrécissement est très-prononcé; la vessie est hypertrophiée. B.

N° 2050, xxxii, A. — « Vessie à cellules. Le sac a un volume égal à celui de la vessie : il communique par une ouverture de 2,5 centim., de diamètre. — Suites du rétrécissement du canal. » B.

N° 2054, xxxii, B. — « Vessie fort dilatée par suite d'un rétrécissement. On voit deux poches remarquables, faisant saillie en dehors de sa cavité. L'une de ces poches mesure 10 centimètres de diamètre. » B.

N° 2079, xxxii, C. — « Abcès volumineux de la prostate. Le malade souffrait depuis longtemps d'un rétrécissement. L'irritation causée par les bougies a amené entre la vessie et le rectum la formation d'un abcès; celui-ci s'est rompu dans la cavité de l'abdomen. » Toutes ces particularités se voient parfaitement.

N° 2093, xxxii, D. — « Rétrécissement fort étroit au niveau du méat. Larges abcès autour de la racine de la verge, et à la partie la plus déclive de la cavité abdominale, suite du rétrécissement. » B.

N° 2096, xxxii, D. — « Rétrécissement en bride de l'urèthre. » B.

N° 2096, a. — « Bougie coupée par la bride de la dernière pièce. » L'extrémité de l'instrument a été enlevée par suite de la compression qu'exerçait cette bride. B.

N° 2108, xxxii, D. — « Urèthre épaissi et resserré dans toute son étendue. Le canal est si étroit en un point, qu'on n'y peut faire passer qu'une soie. » B.

N° 2109. — Pièce semblable. B.

(1) La belle collection de Sir Ch. Bell est devenue la propriété du « Royal College of Surgeons ». Toutes les préparations indiquées ici, sauf quatre, lui appartenaient. Elles ont été décrites dans son *Treatise on the Diseases of the Urethra*, et plusieurs ont été figurées dans ses *Engravings from Specimens of Morbid Parts* (London, 1813). On les distinguera par la lettre B placée à la suite de la description.

N° 2110, XXXII, E. — Rétrécissement prononcé à la partie antérieure du *caput gallinaginis*, dessiné dans la *Morbid Anatomy of the Urethra*, pl. IV, fig. 3. C'est un rétrécissement étroit, bien marqué, situé dans la portion membraneuse, et non pas au niveau de la prostate, comme on pourrait le croire à un examen superficiel. On peut suivre aisément la ligne blanche ou verumontanum au travers du rétrécissement dans la portion membraneuse. La portion prostatique, dilatée, située en arrière du rétrécissement, mesure 3,5 centim., de longueur. B.

N° 2114, XXXII, E. — « Rétrécissement et ulcération : les nodosités s'étendent au tissu spongieux environnant. » Ce dernier état ne se voit que très-rarement. Sir Ch. Bell, qui a figuré cette pièce dans sa *Morbid Anatomy*, s'exprime ainsi : « On n'aurait pas pu détruire ce rétrécissement au moyen d'un caustique. » — Bell's *Treatise on the Urethra*, 3ᵉ édit., page 383.

N° 2120, XXXII, E. — « Ulcération cancéreuse de l'orifice de l'urèthre ayant produit un rétrécissement. » Ce qui veut dire une ulcération chancreuse ; elle est du reste décrite sous ce nom dans les *Œuvres* de Bell, 3ᵉ édit., page 385. B.

N° 2130, XXXII, E. — Cas dans lequel un petit calcul logé en arrière du rétrécissement produisait une obstruction complète. Dépôt abondant de lymphe plastique sur la muqueuse de l'urèthre en arrière du rétrécissement et dans la vessie, suite d'inflammation. B.

N° 2132, XXXII, F. — « Urèthre affecté de deux rétrécissements en bride, de plusieurs caroncules et d'excroissances verruqueuses au niveau du cul-de-sac du bulbe. B.

N° 2133, XXXII, F. — « Moulage du précédent. » Les caroncules, etc., sont très-petites dans la préparation précédente, mais le moule indique qu'elles ont probablement un peu diminué de volume après l'immersion de la pièce dans l'alcool.

B. N° 2135, XXXII, F. — Rétrécissement étroit. L'urèthre, en arrière du rétrécissement, est très-dilaté et présente de nombreuses brides transversales.

B. N° 2136, XXXII, F. — « Rétrécissement en bride de la région membraneuse. »

B. N° 2137, XXXII, F. — « Urèthre offrant une fausse route très-étendue. » (Sur une longueur de 10 centimètres elle est revêtue d'une membrane à peine distincte de celle de l'urèthre lui-même.)

N° 2139, XXXII, F. — « Rétrécissement si étroit, qu'on n'y peut faire passer une soie de sanglier. » Fausse route. Ce sont les termes mêmes employés par Sir Ch. Bell pour décrire cette pièce. — Voyez son ouvrage, page 404. B.

N° 2144, XXXII, F. — « Rétrécissement de l'urèthre ; ulcération et infiltration d'urine dans le scrotum. L'urèthre est dilaté en forme de poche derrière le rétrécissement. Cette poche est traversée par une corde de lymphe plastique ; la prostate est convertie en deux loges évidées. » — Vessie à cellules.

N° 2159, XXXII, G. — Rétrécissement fort étroit à 2,5 centim., du gland ; toute la partie de l'urèthre qui est en arrière est considérablement dilatée. — La partie inférieure du canal est obstruée par des brides transversales et l'augmentation des conduits prostatiques. B. — Ces deux exemples viennent confirmer les remarques déjà faites pages 52 et 56, au sujet des bandes libres qu'on a parfois observées.

N° 2160, XXXII, G. — Vessie et urèthre d'un malade apporté à Middlesex Hospital avec une infiltration d'urine dans le scrotum et la vessie. Il mourut avec un gonflement énorme des parties. La vessie, dont la surface interne est désorganisée, ne contenait que du pus ; abcès de la prostate et du corps spongieux aux environs du bulbe. « Le rétrécissement est exactement semblable à une toile tendue au-dessus du canal de l'urèthre ; on ne pouvait y introduire la plus petite soie de sanglier. » B.

Cette pièce semble être un exemple d'un repli valvulaire produit par une lacune dilatée.

[Musée Civiale a l'hôpital Necker, Paris.

N° xxx. — Rétrécissement au niveau du bulbe; petit calcul du volume d'un pois siégeant immédiatement en arrière du rétrécissement. La partie membraneuse de l'urèthre, excessivement dilatée, présente des faisceaux longitudinaux.

N° vii. — *Rétrécissement infranchissable ; fistules urinaires.* — Hypertrophie de la vessie. — Destruction de l'urèthre dans une étendue de 7 centimètres à la région bulbeuse et en avant de cette région.

N° xx. — Rétrécissements multiples. Le premier siége à 6 centimètres du méat; le deuxième offre des limites antérieures peu accusées et se termine à 4 centimètres du bulbe. Les régions prostatique et membraneuse de l'urèthre sont considérablement dilatées; cette dernière hérissée de saillies antéro-postérieures. — Hypertrophie considérable de la vessie. — Colonnes vésicales.

N° xxviii. — Rétrécissement du l'urèthre. Fistule urinaire s'ouvrant à la fesse gauche près de l'anus. Le rétrécissement s'étend du point où le canal pénètre dans le scrotum, c'est-à-dire à 7 centimètres. du méat, jusqu'à l'union du bulbe et de la portion membraneuse. Le point le plus rétréci est au bulbe.

N° xxxvi. — Rétrécissement de l'urèthre au niveau de la région bulbeuse. Second rétrécissement moins étroit au niveau de la partie moyenne de la région spongieuse. Le canal est dilaté entre les deux rétrécissements, et la muqueuse est en partie détruite *à ce niveau.* Dilatation considérable des régions spongieuse et membraneuse du canal.

N° xlii. — *Rétrécissements multiples.* — Infiltration urineuse. — Le rétrécissement siégeant au niveau du bulbe est le plus étroit. La muqueuse des portions membraneuse et prostatique est ramollie et presque entièrement détruite. La prostate est remplacée par une vaste cavité pleine de pus.

N° xliii. — *Rétrécissements multiples.* — Divulsion. Trace des déchirures. Fausse route de chaque côté du verumontanum. — Hypertrophie considérable de la prostate. — Colonnes et cellules de la vessie.

N° xliii *bis.* — Dilatation considérable de la vessie des uretères et des bassinets, suite de rétrécissement. Colonnes de la vessie. Rétrécissement très-étroit siégeant dans la portion spongieuse en avant du bulbe; la bougie, pour arriver dans la vessie, doit passer au-dessous d'une *bride transversale* très-épaisse, située derrière le rétrécissement. — Ancienne fausse route à droite.

N° xliv. — Rétrécissement très-étroit au niveau du bulbe. Vaste poche abcédée et gangrenée en arrière du rétrécissement, et infiltration urineuse dans le tissu cellulaire ambiant.

N° xlv. — Rétrécissement du méat et adhérence du prépuce à ce méat. — Infiltration urineuse et gangrène de la paroi inférieure du canal uréthral. Les adhérences du prépuce se font sur le gland même et sont très-intimes.

N° xlvii. — Petit polype *pédiculé,* du volume d'un grain de blé, au niveau de la région membraneuse de l'urèthre. La prostate est hypertrophiée. La vessie hypertrophiée présentait des colonnes avec une cellule contenant un calcul phosphatique dans son intérieur.

N° xlix. — *Déchirure traumatique* de l'urèthre au niveau de la région spongieuse à 4 centimètres du bulbe... Écartement de 3 à 4 centimètres des deux bouts du canal déchirés; poche urineuse entre les deux extrémités du canal formée aux dépens du tissu cellulaire épaissi. Dilatation de la partie postérieure du canal. Vessie épaissie. Abcès du rein.

N° lvii. — *Rétrécissements multiples.* — Uréthrotomie interne. Mort dix jours après l'opération. Pas trace de l'incision à la partie supérieure du canal; le rétrécissement commence à 5,5 centim., du méat et se continue avec un intervalle de 2 centimètres jusqu'au niveau du cul-de-sac du bulbe. Hypertrophie de la vessie. — Reins couverts d'abcès à leur surface.

N° LX. — Bel exemple d'hypertrophie de la vessie, suite de rétrécissement très-ancien. La vessie présente à sa partie supérieure une épaisseur de 4 à 5 centimètres et une cellule considérable contenant des calculs phosphatiques dans son intérieur.

N° XXXVIII. — Rétrécissement de l'urèthre, fistule uréthro-périnéale. — L'ouverture interne de la fistule, très-volumineuse et arrondie, siége au niveau du cul-de-sac du bulbe. La sonde pénétrait presque constamment dans la fistule, qui présente un trajet à peu près rectiligne, et allait s'ouvrir au périnée, sur la ligne médiane, à 4 centimètres en avant de l'anus.]

<hr>

CHAPITRE III

SYMPTOMES ET EFFETS PATHOLOGIQUES DES RÉTRÉCISSEMENTS ORGANIQUES.

Premiers symptômes observés. — Fréquence de la miction. — Douleurs locales et générales. — Affections concomitantes du rectum, etc. — Écoulement par l'urèthre. — La rétention d'urine est quelquefois le premier symptôme observé, quelquefois le symptôme principal. — Tendance à la rétraction. — Modifications de l'urine. — Hématurie. — Incontinence avec distension de la vessie. — Changements organiques dans la vessie. — Abcès urinaires chroniques. — Fistules urinaires. — Rupture de l'urèthre. — Rupture de la vessie. — Effets du rétrécissement sur la constitution générale. — Frissons. — Fièvre uréthrale. — Effets désastreux de légères lésions de l'urèthre dans quelques cas. — Classification des rétrécissements suivant leurs tendances pathologiques prédominantes.

Je vais m'efforcer de donner une esquisse de l'origine et des progrès des rétrécissements, avec la façon dont se montrent généralement les complications, afin de présenter un abrégé général des cas si fréquents que les annales de la chirurgie peuvent offrir.

PREMIERS SYMPTÔMES. — On observe rarement la première série des phénomènes qui conduit les premières lésions du canal de l'urèthre jusqu'au moment où le rétrécissement se manifeste au malade et le conduit chez le chirurgien. Il n'est pas toujours possible non plus de savoir quelle a été la lésion originelle, quand elle s'est produite, et enfin si on lui a reconnu quelque cause ou quelque origine. Cependant, dans la grande majorité des cas, nous voyons ces phénomènes désignés par le malade lui-même comme étant la suite d'une attaque d'uréthrite à une période antérieure, l'intervalle entre cette attaque et les premiers symptômes de rétrécissement variant beaucoup suivant les cas. Ainsi, dans quelques cas, on a vu le rétrécissement survenir un mois ou six semaines après le commencement de la gonorrhée, tandis que d'autres malades affirment qu'ils sont restés pendant vingt ans sans observer aucun symptôme après l'uréthrite, et qu'à cette époque, sans aucune cause appréciable, ils ont découvert pour la première fois un rétrécissement du canal. Dans de pareilles estimations il faut tenir compte de l'indifférence et du peu d'acuité dans les sensations que présentent certains individus, comparées avec la sensibilité excessive d'autres malades, et

l'attention avec laquelle ils s'étudient. Ainsi les laboureurs, par exemple,
sont généralement peu soigneux sur ce qui touche à l'état de leur santé ou
l'accomplissement imparfait de leurs fonctions, pourvu qu'ils ne ressentent
pas de grandes douleurs. Souvent ils supportent de grands inconvénients
sans s'inquiéter d'en rechercher la cause ou sentir la nécessité de demander
le secours de la médecine. Les habitants des villes, au contraire, s'inquiètent
beaucoup plus du moindre trouble apporté dans leur état de santé, et sont
plus enclins à s'en occuper sérieusement, aussi bien que de toutes les autres
indispositions qu'ils ressentent. Il est nécessaire de se souvenir de ces faits,
pour tirer des conclusions satisfaisantes de ce que vous raconte le malade et
pour obtenir l'exacte vérité. Ces remarques ne sembleront pas déplacées si
l'on se rappelle l'importance et la difficulté que l'on a à obtenir du malade
son histoire exacte. Ceux qui ont le plus d'expérience pour compiler les
récits qui leur sont faits par les malades, surtout par ceux qui appartiennent
à la classe la moins instruite, comprendront l'importance de ces remarques.
Dans aucun cas, on ne saurait être trop scrupuleux (surtout à une époque
où les tables statistiques réclament autant d'attention qu'actuellement), non
pas tant pour recueillir un *grand nombre d'observations* que pour être certain
de l'exactitude de celles que l'on rapporte ; et il sera bien difficile d'obtenir
l'exacte vérité, malgré tout le désir de l'observateur de rappeler honnête-
ment et simplement les faits, à moins d'examiner avec le plus grand soin
et beaucoup de patience tout ce que raconte le malade.

Voici les premiers symptômes que mentionne en général le malade. C'est
d'abord un léger écoulement de pus presque constant et plus ou moins
abondant ; il ressent en même temps un peu de malaise, et parfois un léger
picotement dans un point de l'urèthre, ou une légère cuisson au moment de
la miction. Le contenu de la vessie se vide plus fréquemment qu'à l'état
normal ; le jet est un peu altéré dans sa forme, il n'a plus le caractère
arrondi qu'il présente dans l'état de santé, mais il est plus ou moins
aplati ; il peut être contourné, fourchu ou même divisé, conditions qui viennent de la force et du volume du jet ; celui-ci est insuffisant pour dilater
et distendre les lèvres du méat externe, de sorte que la forme de cet orifice
le modifie. Si le jet devient insuffisant pour séparer les lèvres du méat,
l'urine sort à la partie inférieure et supérieure du méat, de telle sorte qu'il se
produit deux petits jets au lieu d'un seul. Cependant il ne faut pas conclure
de l'existence d'un double jet à celui d'un rétrécissement, puisque beaucoup
de personnes en ont habituellement un semblable par suite d'une simple
tuméfaction du méat. Plus tard, à mesure que le rétrécissement augmente
ou qu'il se présente de nouveaux obstacles dans d'autres points de l'urèthre,
le jet diminue, puis l'urine finit par couler goutte à goutte ; ou bien, en
même temps que l'on observe un faible jet, on aperçoit des gouttes tombant
directement de l'orifice. Quoique la force de propulsion, c'est-à-dire le pouvoir de contraction de la vessie soit augmenté, le jet possède une faible force
au moment où il sort du méat, et l'urine ne peut être projetée à distance.
Souvent les efforts de miction durent quelques instants, quelquefois même
une ou deux minutes avant que l'urine puisse s'écouler. Après l'arrêt du jet

d'urine et des contractions des muscles de la vessie et de l'abdomen, quelques gouttes s'échappent encore du canal, après même que le patient a rajusté ses vêtements. Ce fait est dû à la fermeture imparfaite du canal à cause de l'obstacle apporté par la présence du tissu induré du rétrécissement, à l'action du tissu contractile qui ne peut plus rapprocher exactement les parois du canal. De plus, la légère dilatation qui existe quelquefois en arrière du rétrécissement contient un peu de liquide qui n'a pas été expulsé au moment de la miction, et qui s'écoule par l'action de la pesanteur, quand la verge est pendante. D'une façon générale, la miction se prolonge pendant un temps qui varie avec le degré du rétrécissement.

SYMPTÔMES DE LA MALADIE CONFIRMÉE. — Un des symptômes les plus dououreux peut-être dont souffre le malade, c'est le besoin constant d'uriner qui se remarque presque toujours dans les cas sérieux donnant lieu à des mictions fréquentes et pénibles. Le sommeil en est interrompu, ou même presque aboli ; quelques malades sont obligés de se lever dix ou douze fois par nuit ; dans les cas les plus graves ou lors d'exacerbations passagères, ils emploient la plus grande partie du temps en efforts pénibles et infructueux, pour obtenir quelque soulagement en changeant de place ou en poussant violemment. Ces besoins répétés peuvent tenir soit à la diminution de capacité de la vessie, bien plus fréquemment à une augmentation de l'irritabilité de l'organe qui peut déterminer une cystite chronique ou en être le résultat, soit à des modifications dans l'urine que nous allons mentionner à présent, soit enfin, et c'est le cas le plus fréquent, à l'action combinée de ces trois causes. Avec ces symptômes, on observe un sentiment de chaleur, de douleur ou de cuisson, surtout au niveau du col de la vessie, très-augmenté par l'acidité de l'urine, par le froid ou une imprudence quelconque agissant sur ces organes. Les malades ressentent quelquefois une douleur siégeant juste au-dessus et en arrière du pubis, symptôme accompagnant fréquemment les rétrécissements, et indiquant en général l'existence d'un léger degré d'inflammation chronique occupant la muqueuse vésicale. Quelquefois ils se plaignent d'une vive douleur au périnée ou dans le dos et les lombes ; dans certains cas, la douleur siége dans un ou dans les deux testicules, s'étendant au cordon spermatique ou au niveau des aines. On observe aussi de fréquentes douleurs au niveau du gland. L'inflammation générale des organes génitaux, s'étendant plus ou moins aux vésicules séminales, occasionne par sympathie des contractions exagérées de leurs parois ; de la même façon surviennent aussi du ténesme et des efforts du côté de l'intestin. On observe souvent de la douleur dans le coït ; si le rétrécissement est étroit, le sperme passe en partie ou en totalité dans la vessie, d'où il s'écoule ensuite au dehors, de telle sorte que l'obstacle mécanique à l'éjaculation peut faire perdre le pouvoir de fécondation. L'érection peut aussi être rendue imparfaite par la lymphe infiltrée entre les mailles du corps spongieux, qui gêne la libre circulation du sang entre ces mailles. Quelquefois un écoulement purulent, ressemblant à celui de la gonorrhée, mais plus modéré, peut suivre l'accomplissement des fonctions génératrices. Le ténesme rectal que nous venons de mentionner entraîne comme conséquences inévitables, au niveau de l'anus, une chute plus ou moins considérable de la muqueuse anale ; de la chaleur, de l'inflammation, et finalement un épaississement inflammatoire. Il en résulte que les hémorrhoïdes et le prolapsus de la muqueuse sont des conséquences fréquentes des rétrécissements anciens ou étroits du canal uréthral. Quelques malades essayent rarement d'uriner sans aller au cabinet, à cause de la difficulté qu'ils éprouvent à retenir le contenu de leur rectum, pendant les efforts de miction. On a même vu, dans quelques cas, des hernies intestinales survenir à la suite des efforts musculaires nécessaires pour opérer la miction. Il y a aussi, dans le plus grand nombre des cas, une augmentation de la sécrétion muqueuse du canal. Cette sécrétion est plus ou moins mélangée de pus et présente une apparence opaque et jaunâtre ; quelquefois elle est transparente ou à peu de chose près, et elle contient un grand nombre de fragments fibrillaires, comparés à des morceaux de vermicelle. Cette matière s'écoule en bavant du méat et souille le linge ; sa présence est très-fréquemment accompagnée de rétrécissement. En effet, l'existence d'un écoulement de pus durant depuis longtemps et rebelle au traitement (goutte militaire, comme on l'appelle) doit toujours donner l'éveil sur la possibilité de l'existence d'un rétrécissement, et engager à passer une sonde pour s'assurer du calibre du canal, si cette exploration n'a pas encore été pratiquée.

J'ai connu des cas dans lesquels ce symptôme était si prédominant, que le malade avait été traité de gonorrhée pendant longtemps, sans que l'on eût soupçonné l'existence d'un rétrécissement, seule cause de l'écoulement. Plus tard le diagnostic et le traitement du rétrécissement furent suivis de la cessation complète de cet écoulement.

Rétention d'urine. — Quelquefois le premier symptôme indiquant la présence du rétrécissement est une rétention complète d'urine. Jusqu'alors le rétrécissement n'a pas appelé l'attention du malade ; mais soit à la suite d'une exposition au froid, d'un écart de régime ou d'un abus de boissons alcooliques, ou de l'acte vénérien, ou enfin à la suite d'excès des deux genres, le malade est pris d'un besoin urgent de vider sa vessie (qui s'est remplie rapidement à cause de l'excitation qui s'est portée sur ses reins), et est tout étonné et alarmé de se trouver dans l'impossibilité de faire écouler plus de quelques gouttes d'urine. Cette rétention d'urine peut être, quoique peu fréquemment, le premier symptôme de rétrécissement observé par le malade, symptôme qui a pris de la gravité à cause des excès auxquels il s'est livré. Mais quoiqu'il soit nécessaire de mentionner ici un pareil début, nous examinerons plus à propos ce symptôme dans un autre chapitre, d'autant plus que ce phénomène peut se présenter même sans qu'il existe de rétrécissement organique antérieur. Il y a aussi quelques cas dans lesquels la rétention d'urine est le symptôme dominant pendant toute la durée de la maladie. Il peut n'y avoir que peu d'irritabilité de la vessie, et le jet d'urine peut n'être pas très-petit ; une sonde du n° 6 ou 7 peut passer à travers le canal [n° 12 à 15 de la filière française], mais il existe un vrai rétrécissement organique que l'on peut vérifier par la palpation, qui fait découvrir un anneau de tissu induré le long du canal. Le malade est à tout moment sujet à la rétention d'urine et n'éprouve du soulagement que dans le cathétérisme. Les essais de dilatation sont toujours suivis d'une impossibilité d'uriner plus ou moins prolongée, jusqu'à ce qu'on soit arrivé à passer un instrument volumineux dans le canal. En relation intime avec ce symptôme, il en existe un autre qui accompagne quelques formes de la maladie et surtout les cas très-anciens : je veux parler d'une tendance du rétrécissement à se reformer très-rapidement après la dilatation. Ce traitement peut avoir assez bien réussi pour que l'on puisse introduire des instruments d'un calibre moyen ou même volumineux; mais, après une interruption de quelques jours, le rétrécissement est devenu aussi étroit que jamais et l'on peut seulement passer un petit instrument. Les symptômes sont souvent sérieux et la dilatation n'est qu'un palliatif de courte durée. Ce phénomène semble provenir d'une sorte d'élasticité que possède le tissu du rétrécissement, qui paraît presque avoir les propriétés mécaniques du caoutchouc. Cette variété de rétrécissement, dans sa forme la plus accentuée, a été appelée par M. Syme le rétrécissement récidivant. Ce caractère se retrouve surtout dans les rétrécissements du méat externe et du milieu de la portion spongieuse.

Modifications dans les caractères de l'urine. — L'urine elle-même tend à se modifier d'autant plus que le cas est grave et n'a pas été traité. La rétention d'une portion de l'urine dans la vessie (cet organe ne pouvant se vider complétement à chaque miction) entraîne une décomposition partielle du liquide qui irrite la muqueuse avec laquelle il est en contact; aussi une urine trouble, présentant une odeur ammoniacale et laissant, lorsqu'elle se refroidit, un dépôt de pus et de mucus (produits de l'inflammation de la vessie), n'est point un accompagnement très-rare des rétrécissements (1).

Telle est l'origine des dépôts visqueux et tenaces que l'on trouve au fond et sur les côtés du vase contenant l'urine, et qui sont bien caractéristiques et très-connus. Cette urine présente en général une réaction alcaline au papier de tournesol et laisse un dépôt épais et pâle que l'on trouve surtout composé, au microscope, de cristaux prismatiques de phosphate tribasique ammoniaco-magnésien, d'un exsudat de corpuscules granuleux agglomérés d'épithélium et de pus (2), tandis que sa surface est recouverte d'une couche irisée ou pellicule consistant en général en phosphate triba-

---

(1) Le procédé au moyen duquel le carbonate d'ammoniaque se montre dans l'urine et la rend non-seulement alcaline, mais aussi extrêmement irritante, s'explique ainsi : L'urée, principe contenu dans l'urine, $C^2H^4N^2O^2$, sel organique assez complexe, contient les éléments du carbonate d'ammoniaque, moins de l'eau (HO). Elle peut se décomposer, prendre cette eau, et produire ainsi ce dernier sel. Ainsi l'urée $C^2H^4N^2O^2 + 2HO = 2NH^3CO^2$, ou carbonate d'ammoniaque. Celui-ci, en contact des tissus contenus dans la vessie, les irrite et les enflamme. Ce n'est pas à dire que l'urine soit sécrétée alcaline; au contraire, elle est acide; mais, en arrivant dans la vessie, elle se mêle avec de l'urine dans laquelle le changement commence à se produire, et qui contient beaucoup de sécrétion muqueuse provenant de la vessie elle-même. La présence de cette urine détermine la décomposition par une sorte d'action catalytique, beaucoup plus rapidement que cela n'aurait lieu sans cela.

(2) On trouvera en tête de ce livre quelques indications sur l'examen de l'urine au point de vue clinique.

sique et quelquefois en phosphate de chaux. L'urine n'est cependant pas
toujours alcaline quand il existe un dépôt de mucus; cependant ce dépôt,
étant alcalin, peut, s'il est en quantité suffisante, communiquer un certain
degré d'alcalinité à l'urine qui n'est que légèrement acide. Il n'est pas rare
de trouver dans les cas chroniques le dépôt de mucus parcouru de stries
d'un blanc opaque de phosphate de chaux. Dans ces circonstances les conditions favorables pour la formation des calculs existent, et l'on trouve quelquefois la coexistence de dépôts phosphatiques dans la vessie avec des
rétrécissements de l'urèthre très-anciens. Dans d'autres cas, lorsque la
décomposition chimique n'a pas eu lieu, ou du moins a été peu considérable, l'urine n'étant pas ammoniacale ni même alcaline peut cependant
être très-fétide, à ce qu'il me semble, à cause de la formation de gaz hydro-
gène sulfuré, produit de décomposition des matières organiques, telles que
l'épithélium venant des canaux urinaires et mélangé à l'urine. Pendant que
nous examinons les caractères de l'urine, je veux parler de l'hématurie qui
accompagne parfois les rétrécissements. Le sang vient quelquefois de la
vessie en petite quantité dans les inflammations chroniques de cet organe
que nous venons de mentionner, communiquant une teinte foncée à l'urine.
Il suit souvent le passage de la sonde, mais peut aussi se présenter dans certains cas où l'on ne peut invoquer l'usage des instruments. Dans ce dernier
cas, il est dû probablement à la rupture de quelques vaisseaux pendant
l'érection de la verge, l'urèthre étant anormalement maintenu par la présence du rétrécissement et tiraillé par l'érection. Ainsi peuvent se présenter
ces érections douloureuses et comme cordées; dans ce cas le sang se trouve
bien moins intimement mêlé à l'urine que lorsqu'il vient de la vessie; ou
bien il peut apparaître seul en dehors de la miction. Enfin il peut former
seulement un caillot dans l'urèthre et être chassé sous cette forme pendant
la miction.

Rétention et engorgement. — A mesure que la maladie fait des progrès, les
accès de rétention d'urine complète, dépendant des causes que nous venons
de mentionner, deviennent de plus en plus fréquents, car chaque accès,
pour diverses causes, laisse après lui le rétrécissement plus étroit qu'auparavant. A la fin, l'urine s'écoule goutte à goutte, de sorte que l'on ne peut
pas dire qu'il existe de véritable jet. Quelquefois l'urine s'écoule involontairement pendant le sommeil, et à la fin le malade perd complétement le
pouvoir de retenir ses urines. A cette période, on dit souvent qu'il survient
de l'incontinence, terme qui ne s'applique pas dans ce cas à un état d'irritation ni d'atonie de la vessie, comme on l'a prétendu à tort. L'urine, qui
s'écoule constamment goutte à goutte, rend la position du malade évidente
à tous ceux avec lesquels il se trouve en rapport. Une odeur urineuse l'infecte, et, en dépit de toutes les précautions, l'urine s'échappe à travers tous
les bandages et toutes les entraves appliquées pour l'absorber ou la retenir;
elle excorie la peau, souille ses vêtements et le condamne à une existence
insupportable pour lui et pour les autres. Jour et nuit il doit lutter contre
ce mal, et est sans cesse à travailler pour détourner ses conséquences en-
nuyeuses et dégoûtantes. Souvent il est tourmenté autant par les effets de

son état malheureux sur ses parents et ses amis intimes et par la conscience d'être devenu une source d'ennuis pour eux que par les souffrances corporelles que lui procure sa maladie. Ces symptômes, dans 9 cas sur 10, indiquent que la vessie est distendue et que ce n'est que le surplus qui s'écoule goutte à goutte, tandis qu'elle reste constamment remplie de la portion de l'urine la plus vieille et la plus nuisible, à moins qu'on ne la vide fréquemment par le cathétérisme. Ainsi c'est plutôt un cas de rétention ou d'engorgement que de véritable incontinence d'urine. L'étendue de la matité à la percussion au-dessus du pubis indiquera, non-seulement que la rétention existe, mais encore le volume de la tumeur formée par la vessie distendue. Dans ces circonstances, les altérations de la vessie augmentent, et cet organe se désorganise avec bien plus de facilité qu'auparavant.

Abcès chroniques et fistules. — Fréquemment il survient de la suppuration résultant de l'action inflammatoire exercée sur les tissus qui entourent la partie rétrécie. Cette suppuration se manifeste par des abcès que nous avons déjà décrits dans le chapitre traitant de l'anatomie pathologique des rétrécissements. Une tumeur circonscrite ne se manifestant d'abord que par peu de symptômes bien accusés, quoique donnant lieu parfois à des frissons, apparaît dans un point du périnée ; puis après une augmentation de volume lente et graduelle, rougit, devient très-douloureuse et se rompt en présentant une petite ouverture. Le pus s'écoule, et l'urine le suit bientôt en plus ou moins grande quantité, et ainsi se forme une fistule urinaire qui donne un soulagement partiel et momentané et diminue quelques-uns des symptômes pénibles du rétrécissement. D'autres fistules peuvent accompagner la première, et le scrotum et le périnée sont criblés d'ouvertures ; il peut s'en former aussi au niveau des cuisses, des fesses et même des muscles du bassin. Tous les tissus autour de ces fistules se tuméfient, s'épaississent et s'indurent par le dépôt interstitiel qu'y forme le processus inflammatoire longtemps continué, et l'urine finit par s'écouler en grande quantité et quelquefois en totalité par ces trajets anormaux. D'autres fois la petite tumeur observée au début reste stationnaire, ou même disparaît sans se rompre, pour reparaître ou non plus tard. Ceci dépend en général du traitement ; la tumeur commence à se former, mais la cause, c'est-à-dire le rétrécissement, disparaissant par le fait d'un traitement approprié, les effets disparaissent avec le temps. Il existe de bonnes raisons pour croire que beaucoup de ces abcès sont occasionnés par l'irritation ou l'inflammation des parties avoisinantes, sans communication directe avec l'urèthre, du moins à leur début. Le même cas se présente constamment dans la fosse ischio-rectale, où les abcès proviennent d'une inflammation du rectum, mais où il n'existe pas de communication au début avec l'intestin. En effet il arrive souvent, comme je l'ai déjà dit, que lorsque la collection est ouverte au périnée, il n'en sort que du pus, ce n'est que quelques jours après qu'apparaît une goutte d'urine et que se forme la fistule urinaire.

Rupture de l'urèthre. — Mais diverses circonstances peuvent amener un état plus grave et bien plus aigu à la suite d'une lésion du canal assez semblable à celle que nous venons de décrire. Ainsi, pendant un des accès de

rétention d'urine (qui surviennent si fréquemment dans les cas de rétrécissement organique), alors que le malade fait tous ses efforts pour vider sa
vessie, efforts qui ne sont pas entièrement volontaires, car les contractions
pénibles et douloureuses auxquelles participe tout le système contractile,
et qui proviennent de la distension de la vessie, sont en bonne partie réflexes
et involontaires; au milieu de ces efforts, dis-je, le malade sent un soulagement soudain; il ressent tout à coup la sensation particulière et indescrip-
tible qui accompagne une distension considérablement diminuée. Il a la
conscience que quelque chose a donné passage à l'urine, quoiqu'il ne voie
pas d'urine s'écouler par l'urèthre. La fatigue antérieure et la satisfaction
que procure un répit momentané de ses souffrances se combinent probablement pour lui donner un peu de repos et de sommeil; mais bientôt se
manifestent les symptômes de l'accident qui est survenu. L'urèthre, par suite
de la pression considérable exercée sur ses parois, livre passage à l'urine
en arrière du rétrécissement; soit par une rupture de ses parois amincies et
ulcérées, soit par l'ouverture d'un abcès communiquant avec le canal. La
même pression pousse, dans différentes directions, le contenu nuisible et
irritant de la vessie. L'urine pénètre dans le tissu cellulaire partout où elle
n'en est pas empêchée par les lames aponévrotiques, distend énormément
le scrotum et la verge, rompt les attaches cellulaires, et donne lieu d'abord
à une inflammation aiguë avec tous les symptômes qui l'accompagnent,
puis rend inévitable la mortification d'une portion étendue des téguments
et des tissus sous-jacents. En même temps surviennent de grands frissons,
une grande dépression des forces, et, si les parties distendues ne sont pas
débridées par de grandes incisions, le liquide gagne les parois abdominales,
et peut même atteindre le thorax, à cause de la continuité du tissu cellulaire de ces régions. Nous avons déjà fait voir qu'il ne peut pas, dans ces
cas, descendre dans les cuisses, à cause des rapports de l'aponévrose crurale, au niveau des aines, avec le ligament de Poupart. On observe d'abord
une décoloration et une couleur livide des portions infiltrées, puis des
plaques noires de gangrène accompagnées d'une augmentation des symptômes généraux et d'un affaiblissement général. Le pouls est petit, faible,
et souvent intermittent, la face couverte de sueurs froides; le délire, le
coma et la mort terminent la scène. Quelquefois on observe des guérisons
merveilleuses dans certains cas d'infiltration avancée, pourvu que l'on
donne une large issue à l'écoulement de l'urine, et que le malade supporte
bien les moyens de guérison naturelle.

Rupture de la vessie. — Un autre accident encore plus effrayant peut survenir dans le cas de vessie distendue depuis longtemps. La vessie elle-
même peut s'ulcérer et se vider, et son contenu se répandre dans le tissu
cellulaire du bassin et dans celui qui se trouve immédiatement au-dessous
du péritoine ou même dans la cavité péritonéale. Heureusement que le fait
est très-rare; cependant il s'est vu, et nous n'avons pas besoin de dire qu'il
en est résulté une des formes les plus graves de péritonite dont l'issue a été
bientôt fatale. La rareté de cet accident peut encore se déduire du fait qu'il
existe un seul exemple de rupture par *rétention d'urine* dans le musée du

College of Surgeons, et ce cas n'a pas succédé à un rétrécissement, il s'est montré chez une femme (1).

SYMPTÔMES GÉNÉRAUX. — Jusqu'ici nous n'avons eu en vue que les symptômes locaux des rétrécissements. Rien n'est plus visible pour le chirurgien que la relation intime qui existe entre les organes urinaires et la constitution générale du sujet; il en résulte que les affections de ces organes, lorsqu'elles durent longtemps, sont presque toujours accompagnées de symptômes généraux aussi bien que de symptômes locaux indiquant leur présence.

Ainsi, on remarque en général plus ou moins de troubles digestifs avec les divers symptômes concomitants, et, plus tard, les conséquences d'une nutrition incomplète. Le malade devient pâle, perd ses forces et la fermeté de ses chairs; il devient inquiet et soucieux, abattu et apathique, ou très-irritable, se plaignant de douleurs dans le dos et les lombes; il est quelquefois sujet à des accès de fièvre débutant par un frisson, et suivis de sueurs qui ressemblent quelque peu à ceux de la fièvre intermittente, quoiqu'ils possèdent évidemment des caractères bien particuliers.

Fièvre uréthrale. — Il y a des malades atteints de rétrécissement qui ont un frisson chaque fois qu'on leur passe une sonde ou un instrument d'un numéro plus fort que celui que l'on passe d'habitude. Quelquefois le fait survient sans cause déterminante bien appréciable, surtout chez ceux qui ont habité quelque temps des pays chauds. L'application des irritants ou des caustiques sur le canal est aussi suivie assez fréquemment d'accès de fièvre. Ce phénomène est si caractéristique et si bien connu, qu'il a reçu le nom spécial et bien approprié de « fièvre uréthrale intermittente ». Cette fièvre peut aussi se rencontrer en l'absence de rétrécissement dans différents cas d'irritation du canal (2).

Dans bon nombre de cas, elle survient seulement après la première miction qui suit l'application du corps irritant, comme si le contact de l'urine avec une éraillure du canal ou avec une plaie, dans les cas où l'on a pratiqué des incisions, donnait lieu à cet accident. J'ai fréquemment observé cependant que, lorsqu'il existe une affection rénale bien évidente, les symptômes que nous venons de décrire surviennent presque constamment, à tel point que nous pouvons soupçonner la présence d'une lésion rénale quand de violents frissons suivent constamment la moindre irritation du canal chez des malades qui ne sont pas prédisposés par le climat ou quelque autre raison à avoir de ces accès de fièvre, et qui sont atteints de rétrécissement depuis un certain temps. J'ai observé plus d'une fois une rétention d'urine suivie rapidement de mort, après l'introduction d'un instrument

---

(1) On trouve dans le musée de *Guy's Hospital,* au n° 2050, et dans le musée de *Saint George's Hospital,* S, 21, des préparations de rupture de la vessie à la suite de rétrécissement.

(2) M. Chassaignac a observé que la fièvre *intermittente uréthrale* succède à un contact irritant avec les portions *bulbeuse et antérieure* du canal, et point avec les portions membraneuse et prostatique; il fait remarquer qu'ainsi elle ne se présente jamais chez les femmes, quelle que soit la durée de l'application des instruments (*Moniteur des hôpitaux,* 1857, n° 135).

plus volumineux que le malade n'en avait l'habitude, par un chirurgien qui remplaçait accidentellement le chirurgien ordinaire, et qui avait à son insu porté la dilatation au delà de ses limites ordinaires, ou encore lorsque l'instrument ordinaire avait été employé avec moins d'adresse, et qu'il en était résulté une légère ulcération très-superficielle de la muqueuse de l'urèthre. La rapidité avec laquelle survient la mort, chez les malades qui sont atteints d'altérations étendues des reins à la suite d'une lésion insignifiante, est véritablement incroyable. Elle semble survenir à la suite d'un empoisonnement de l'organisme par l'urée. L'examen du sujet, après la mort, à l'œil nu, ne résout pas le problème dans les cas que nous venons de mentionner, ne montrant aucune trace d'affection aiguë, ni aucune lésion particulière. On pourrait supposer que la fonction qui détermine l'élimination de l'urée cesse tout à coup et complétement d'agir après la moindre lésion de l'urèthre, comme par propagation d'un choc sur l'organe sécrétoire déjà profondément désorganisé. J'ai même vu un cas de rétrécissement étroit et ancien dans lequel la mort survint cinquante-quatre heures après le passage d'un instrument que l'on avait déjà employé plus de cent fois auparavant, et cependant cet instrument n'avait déterminé aucune lésion du canal, comme plusieurs observateurs distingués l'ont vérifié en faisant l'examen attentif des pièces après la mort. Le frisson et les vomissements commencèrent une heure environ après le cathétérisme; depuis ce temps, le malade ne sécréta plus une once d'urine jusqu'au moment de sa mort. Les reins étaient extraordinairement congestionnés, et leur substance, molle et friable, se laissait écraser à la moindre pression. Évidemment il devait s'être opéré des changements rapides dans ces organes; mais il n'existait pas de signes d'inflammation dans aucun autre point de l'appareil urinaire. Une autre affection également fatale, mais moins rapidement, peut compliquer les rétrécissements, c'est l'infection purulente avec dépôts dans les jointures ou dans d'autres organes, qui peut succéder parfois à une lésion du canal dans les cas de dilatation rapide ou forcée. Ce sujet sera traité plus en détail dans le chapitre du traitement.

Des douleurs évidemment sans liaison aucune avec le siége du mal existent quelquefois en même temps que ce rétrécissement : ainsi des douleurs persistantes au niveau de la plante du pied peuvent quelquefois se rattacher à cette cause; on prétend même qu'elles ont dans quelques cas aidé à découvrir la lésion de l'urèthre. Des douleurs névralgiques au niveau des cuisses ou dans d'autres points du corps paraissent quelquefois liées à la même cause. J'ai vu traiter pendant longtemps, sans succès, des douleurs de ce genre, jusqu'à ce qu'on ait redonné au canal son calibre, et cesser immédiatement avec la disparition du rétrécissement. Il est inutile de faire plus que de mentionner sans aucun détail le fait que les signes généraux et locaux de l'inflammation de la vessie ou d'autres portions de l'appareil urinaire peuvent se présenter comme complication des rétrécissements organiques et dépendent souvent de ces rétrécissements. Quant aux affections de la prostate, une hypertrophie inflammatoire chronique de l'organe, ou des abcès, peuvent être la suite des rétrécissements. Inutile d'ajouter que l'hypertrophie de la prostate que l'on trouve si fréquemment chez les gens âgés est totalement indépendante et sans aucune relation avec les rétrécissements.

Classification pathologique des rétrécissements. — Je crois que nous pouvons établir trois classes de rétrécissements en résumant les symptômes principaux auxquels ils donnent lieu. Ces trois classes embrasseront toutes les variétés et serviront de point de repaire pour décrire en peu de mots tous les cas particuliers. Ces divisions sont fondées non pas sur les caractères anatomiques, les seuls appréciables pour l'anatomo-pathologiste (voy. chapitre II, page 46), mais sur les symptômes, ce qui rend la classification fort utile chez le vivant. Déjà mentionnée dans le précédent, cette classification a été exposée dans le présent chapitre et peut être avantageusement placée ici.

CLASSIFICATION DES RÉTRÉCISSEMENTS ORGANIQUES, D'APRÈS LEURS TENDANCES PATHOLOGIQUES PRÉDOMINANTES.

I. *Rétrécissements simples :*
Leur principal symptôme est la diminution du jet ; il y a aussi en général une augmentation de fréquence de la miction, quoique cela varie beaucoup suivant les cas.

II. *Rétrécissements sensibles et irritables :*
Tendance aux troubles du système nerveux, qui se manifestent par des frissonnements, une circulation irrégulière, ou même des frissons ou une légère fièvre. Vives douleurs causées par la moindre application des instruments et durant longtemps encore après. Dans quelques cas même, tendance aux hémorrhagies.

III. *Rétrécissement contractile et récidivant (resilient de Syme).*
Tendance constante du rétrécissement à se rétrécir en l'absence de traitement ; le rétrécissement reparaît rapidement après avoir été traité par la dilatation.

CHAPITRE IV

DES CAUSES DES RÉTRÉCISSEMENTS ORGANIQUES

Opinion de Hunter sur les causes des rétrécissements. — Opinions de Sir A. Cooper, de Sir E. Home, d'Abernethy, de Charles Bell, de Brodie, de Lawrence, de Liston, de Chelius, de Ducamp, de Civiale, de Leroy (d'Étiolles). — *Analyse de 220 cas.* — Causes. — I. Inflammation. — La gonorrhée. — Relation entre l'uréthrite et les rétrécissements. — Siége de la gonorrhée et du rétrécissement. — Inflammation venant de causes non spécifiques. — Injections ; caustiques. — Exercice du cheval, etc. — Tendances constitutionnelles ou idiopathiques. — Diathèse tuberculeuse. — Irritabilité congénitale des organes urinaires. — Goutte et rhumatisme. — Influence du climat. — Usage des liqueurs fermentées. — II. Cicatrices et adhérences. — Cicatrices à la suite de chancres. — Abcès consécutifs. — Blessures de l'urèthre. — Déchirures de l'urèthre. — III. Excroissances. — IV. Vices congénitaux. — Malformation. — Occlusion. — Analyse des cas.

Nous voici arrivés à l'examen des causes des rétrécissements permanents ou organiques. Ce sujet n'a peut-être pas été examiné comme il le mérite, d'autant plus que les opinions exprimées par divers auteurs éminents diffèrent quelque peu. Nous essayerons, dans ce chapitre, d'élucider la question plus à fond et d'expliquer les divergences, d'abord en rapportant les opinions des hommes autorisés, et ensuite en y ajoutant le résultat de nos propres travaux entrepris dans le but spécial de résoudre cette question.

John Hunter dit : « Il est impossible de dire quelle est la cause de l'altération de structure qui amène la diminution du canal de l'urèthre. On a considéré cette altération comme un effet de la maladie vénérienne, et souvent on l'a attribuée à la méthode curative ; mais je doute beaucoup qu'elle soit produite communément par de telles causes, si même elle en est jamais un effet. » Plus loin il s'exprime ainsi : « Les rétrécissements s'observent fréquemment dans la plupart des canaux du corps humain : on les rencontre souvent dans l'œsophage ; dans les intestins, et surtout dans le rectum ; dans l'anus ; au prépuce, ce qui produit le phimosis ; dans le conduit lacrymal, ce qui donne naissance à une maladie qu'on appelle fistule lacrymale, bien qu'aucune maladie n'ait existé préalablement dans ces divers organes. Ils se forment quelquefois dans l'urèthre chez des sujets qui n'ont jamais eu aucune maladie vénérienne. J'en ai vu un exemple chez un jeune homme de dix-neuf ans qui était atteint de rétrécissement depuis huit années, et chez qui, par conséquent, la maladie avait commencé lorsqu'il n'était âgé que de onze ans. On l'avait cru d'abord atteint de la pierre ou de la gravelle, et on l'avait traité en conséquence. Il était de constitution scrofuleuse ; il avait les lèvres épaisses et les yeux malades ; il était atteint d'une opacité de la cornée d'un côté ; sa complexion générale était débile ; le rétrécissement était situé dans la région du canal qu'il occupe ordinairement, c'est-à-dire vers la portion membraneuse (1). »

J'ai donné ce passage dans son entier, parce que le cas qu'il rapporte indique une des causes que nous mentionnerons bientôt, quoique John Hunter ne l'ait pas indiquée. Cependant ce grand pathologiste est presque seul de son opinion. C'est ainsi que s'exprime sir A. Cooper : « Au sujet de la manière dont se produisent les rétrécissements, je suis d'une opinion contraire à celle de M. Hunter, une des plus grandes autorités chirurgicales qui aient jamais existé ; et si l'on me demande quelle est la cause des rétrécissements, je dirai que, quatre-vingt-dix-neuf fois sur cent, ils proviennent de gonorrhée ou de quelque excès chez un malade atteint de cette affection (2). »

Sir E. Home dit que « si fréquemment les symptômes de rétrécissement ont été précédés immédiatement d'une gonorrhée intense, dont la muqueuse ne s'est jamais complétement rétablie, que depuis longtemps il existait peu de doutes dans son esprit sur l'influence de la gonorrhée comme cause très-fréquente de rétrécissement (3). »

Abernethy croit que « la gonorrhée mal soignée est une cause très-fréquente de rétrécissement » (4).

Sir Charles Bell s'exprime ainsi : « La cause la plus fréquente des rétrécissements, c'est la gonorrhée. Cependant l'inflammation spécifique de l'urèthre

---

(1) Hunter, *Traité de la maladie vénérienne*, traduit de l'anglais par G. Richelot, 3e édit. Paris, 1859, p. 207-208.
(2) Sir Astley Cooper, *Surgical Lectures*, publiées dans la *Lancet*, vol. III-IV, p. 222.
(3) E. Home, *Practical Observations on Treatment of Strictures*, etc., 3e édit., vol. I, p. 33, 34.
(4) Abernethy, *Surgical Lectures*, publiées dans la *Lancet*, vol. III, p. 323.

n'est pas toujours suivie de rétrécissement.... L'inflammation est si fréquemment le précurseur du rétrécissement, que l'on peut établir comme parfaitement évident que l'origine de tous les rétrécissements de l'urèthre est à l'inflammation du canal ce que sont les adhérences de la plèvre à l'inflammation de cette membrane (1). »

Pour Sir B. Brodie : « Les rétrécissements sont parfois la conséquence de gonorrhées intenses et de longue durée (2). »

M. Lawrence dit que « le rétrécissement provient d'un changement de structure dans quelques points du canal, à la suite d'un dépôt inflammatoire, ou de la cicatrisation d'une surface ulcérée..... » Il ajoute que « l'inflammation gonorrhéique est sans doute la cause la plus fréquente » (3).

Pour M. Liston : « Les rétrécissements de l'urèthre viennent très-fréquemment d'une inflammation spécifique, ou gonorrhée de longue durée, négligée ou mal traitée, et aggravée, dans la première période, par des injections âcres et excitantes, et le manque de précaution (4). »

Chelius dit que « les rétrécissements s'observent fréquemment après la blennorrhagie, surtout lorsqu'elle a été de longue durée et mal traitée. Cependant les rapports de cause, qui existent entre le rétrécissement et les blennorrhagies antérieures, sont souvent méconnus, car on l'observe après de légères comme après de violentes chaudepisses, qu'elles aient été traitées ou non par les injections (5). »

Ducamp s'exprime ainsi : « Si l'on interroge avec soin les individus affectés de cette dernière maladie, on apprend qu'ils ont eu une ou plusieurs gonorrhées ; que celle qui a précédé le rétrécissement s'est prolongée indéfiniment (6). »

Civiale discute avec quelque détail l'influence de l'uréthrite et conclut que dans son opinion « elle doit être placée au premier rang parmi les causes des rétrécissements » (t. I, p. 166). En résumant ses remarques sur ce point, il ajoute ce qui suit : « En apportant un grand soin à l'examen du malade, on finit presque toujours par découvrir qu'il a existé un écoulement plus ou moins prolongé et suffisant pour tacher le linge (7). » Il dit ensuite, que cette affection *peut* n'avoir jamais été aiguë mais chronique dès son début, et qu'elle n'a pas succédé nécessairement à un rapprochement impur, ni même à aucune espèce de rapprochement sexuel. Il énumère d'autres causes beaucoup moins importantes, mais dont l'influence n'est pas contestable. Ce sont « le mauvais emploi des instruments mis en usage dans les affections de l'urèthre ; les coups et chutes sur le périnée ;

---

(1) Sir Charles Bell, *Treatise on Diseases of the Urethra*, etc., 3ᵉ édit., Schaw, p. 106 et 107, 1822.

(2) B. Brodie, *Lectures on Diseases of the Urinary Organs*, 4ᵉ édit., p. 2.

(3) Lawrence, *Lectures*, reported in the *Lancet* (*Lecture* n° 76), Aug. 14, 1830.

(4) Liston, *Practical Surgery*, 4ᵉ édit., p. 467.

(5) Chelius, translated by South, vol. II, p. 355.

(6) Ducamp, *Traité des rétentions d'urine*, etc. Paris, 1822, p. 45.

(7) Civiale, *Traité pratique sur les maladies des organes génito-urinaires*, 3ᵉ édit. Paris, 1858, t. I, p. 172.

l'arrêt des calculs dans l'urèthre ; la section périnéale ; enfin, l'abus du coït et les érections prolongées » (1).

Leroy (d'Étiolles) dit que « tout ce qui produit une inflammation d'un point de l'urèthre est une cause de rétrécissement. Au premier rang se place la blennorrhagie. Ce sont particulièrement les écoulements anciens et invétérés qui, produisant à la longue des ulcérations, laissent après eux les germes de rétrécissements. Prévenir ces ulcérations en arrêtant l'écoulement dès le début, c'est, en apparence du moins, agir d'une manière rationnelle. Les injections astringentes sembleraient un préservatif des rétrécissements plutôt qu'une cause. » Cependant, à la page suivante, il reconnaît que les « injections trop irritantes » peuvent produire des rétrécissements et d'autres complications (2).

Il faut observer que tous les extraits précédents proviennent d'opinions fondées sur l'expérience des auteurs, mais non pas établies par des recherches spéciales, dirigées dans ce but, comme, par exemple, sur l'analyse d'un grand nombre de cas faite pour établir l'influence respective que possèdent les différentes causes sur la production des rétrécissements, avec les proportions indiquées en chiffres. J'ai dirigé tout spécialement mon attention sur ce dernier point. Dans ce but, j'ai réuni avec soin et mis en ordre 220 cas, dont 143 sur des malades *soignés à l'hôpital*, de leurs rétrécissements ou d'autres accidents, tels que la rétention d'urine et autres, recueillis sur des observations inédites des cahiers de « University College Hospital » ; un grand nombre ont été soignés et observés par moi ; tous leurs détails possèdent le degré le plus élevé d'authenticité. En second lieu, 49 autres cas proviennent d'observations très-exactes rapportées dans les journaux, et relatives au même sujet ; presque toutes ont été prises sur des malades traités dans les hôpitaux. Il est facile de comprendre que ces 192 cas ne représentent pas les cas les plus ordinaires, mais les plus graves de rétrécissements ; d'autant que les malades atteints des formes légères sont rarement admis dans les hôpitaux, et qu'ils viennent plutôt consulter pour se faire traiter. Pour estimer ces cas à leur juste valeur, on doit les regarder, pour la plupart, comme représentant la maladie aggravée par la négligence, la débauche ou les privations, à un point qui se retrouve rarement dans les classes moyennes, à moins que ce ne soit chez des personnes empêchées par les devoirs de leur profession de profiter des bénéfices du traitement chirurgical, ou obligées de remplir des engagements incompatibles avec un traitement suivi. C'est ainsi que nous rencontrons quelques-uns des cas les plus graves chez des officiers des armées de terre et de mer. Il est certain que, si les rétrécissements étaient traités avec jugement aussitôt après l'apparition des symptômes, peu d'affections pourraient être aussi facilement soulagées et amendées, et, dans aucune affection, peut-être, la différence entre la négligence et un traitement judicieux n'est aussi sensible pour le malade.

(1) *Traité prat. sur les malad. des organes génito-urin.* Paris, 1858, t. I, p. 163-176.
(2) Leroy (d'Étiolles), *Des angusties ou rétrécissements de l'urèthre*, etc. Paris, 1845, p. 67-69.

Les 28 cas qui restent présentent des caractères différents et ont été mis à la suite pour cette raison ; quelques-uns d'entre eux sont des cas presque particuliers à la classe de malades chez lesquels nous les avons trouvés, c'est-à-dire à la classe moyenne et supérieure de la société. Tous ces cas, directement ou indirectement, ont été soumis à mon observation. En sorte que si nous tenons grand compte d'une augmentation considérable dans la classe pauvre des cas légers qui ne constituent pas une affection assez grave pour permettre de recevoir le malade à l'hôpital, nous pourrons, par une analyse des tableaux donnés à la fin du chapitre, arriver à une estimation exacte des caractères de cette affection au point de vue de sa gravité et de ses conséquences, en même temps que de ses causes prédisposantes et occasionnelles. Les points que j'ai recherchés dans ces divers cas sont les suivants : l'âge du malade ; le nombre et les dates des blennorrhagies antérieures ou des autres lésions, la durée du premier écoulement (dans un nombre de cas aussi nombreux que possible) ; la date de la première découverte du rétrécissement ; quelques détails sur les symptômes qui ont suivi et l'état actuel. Ces points sont relatés sur cinq colonnes, de sorte que l'histoire abrégée de chaque cas se trouve résumée sous une forme facile à saisir, et que les principaux faits peuvent se remarquer d'un simple coup d'œil (voyez les tableaux à la fin du chapitre). Ces tableaux sont analysés et tous les résultats réunis en une seule page, à la fin du paragraphe suivant, qui traite des causes des rétrécissements organiques et permanents. Avant de mentionner chacune des causes des rétrécissements organiques en détail, je les rangerai avec leurs subdivisions sous forme de résumé.

CAUSES DES RÉTRÉCISSEMENTS ORGANIQUES.

I. — INFLAMMATION DE L'URÈTHRE ET DES TISSUS ENVIRONNANTS.

    1. *Spécifique ou blennorrhagique, aiguë et chronique.*

    2. *Inflammation provenant de causes non spécifiques.*

CAUSES LOCALES NON SPÉCIFIQUES :

α. Sécrétion non spécifique des organes génitaux de la femme, comme le fluide menstruel, etc.

β. Caractères anormaux de l'urine et matériaux accidentels qu'elle contient.

γ. Excès vénériens.

δ. Injections (?) ; caustiques.

ε. Abus du passage des instruments.

CAUSES CONSTITUTIONNELLES OU IDIOPATHIQUES.

Inflammation catarrhale simple ou dépendant de la scrofule, de la goutte, du rhumatisme.

II. — CICATRICES ET ADHÉRENCES, à la suite de :

    1. Chancre de l'urèthre.

    2. Ulcères simples et ouverture d'abcès, de fistules.

    3. Blessures causées par des coups sur le périnée, des ponctions, des déchirures à la suite de l'équitation, de rupture de corde, d'abus d'instruments émoussés ou tranchants, du passage des calculs, des opérations pratiquées sur l'urèthre par le périnée, d'amputation de la verge.

III. — EXCROISSANCES DANS L'URÈTHRE

    Granulations exubérantes.

    Polypes.

    Productions tuberculeuses et malignes.

IV. — MALFORMATIONS CONGÉNITALES.

Comme on le voit, l'inflammation du canal est placée, sans aucune hésitation, au premier rang, et de beaucoup, parmi les causes des rétrécissements organiques, quelles que soient sa source et son origine. Aucun fait
n'est mieux établi que celui-là.

I. INFLAMMATION SPÉCIFIQUE OU GONORRHÉE. — Le rapport qui existe
entre l'inflammation de l'urèthre et les rétrécissements organiques qui lui
succèdent, est à peu près le même, quelle que soit la cause de cette inflammation. C'est pourquoi je vais m'efforcer d'indiquer actuellement ce rapport
d'une façon générale, sans distinguer les diverses classes d'inflammation
que nous mentionnerons ensuite. Les liens qui unissent l'inflammation au
rétrécissement ne sont pas toujours très-évidents ni très-faciles à saisir. Il
s'ensuit que cette liaison a été niée par quelques auteurs, entre autres par
Hunter. Un auteur moderne a aussi émis récemment la même opinion (1).
Hunter n'admet pas l'inflammation spécifique comme cause des rétrécissements; il explique leur existence en admettant une tendance générale des
canaux à se rétrécir, et en disant que « *les rétrécissements se remarquent sur un
grand nombre de conduits du corps humain….. dans lesquels aucune affection n'a
préexisté* » (2). Il cite les rétrécissements de l'œsophage, des intestins, des
conduits lacrymaux, etc., comme exemples. Cependant la pathologie moderne ne considère pas cette assertion comme exacte, et n'accepte pas
qu'une disposition à se contracter suffise pour rendre compte des rétrécissements, même de ceux de l'œsophage ou des intestins. En outre, l'a-
nalogie qu'il établit entre ces divers rétrécissements est spécieuse et peu
exacte.

La réunion de « tous les conduits du corps humain » en une seule classe,
par le fait même que ce sont des conduits, ne prouve nullement qu'ils
soient susceptibles de subir les mêmes influences ni les mêmes états morbides. Ils varient beaucoup dans leur structure, leurs fonctions et leurs
rapports avec les organes avoisinants. Prenez, par exemple, l'intestin : sa
fonction consiste en une contraction continue de ses parois musculaires,
pour faciliter le passage des substances qu'il contient. Paralysez cette
action, et il se produit une obstruction. Est-ce que le contraire n'a pas lieu
dans les cas de rétrécissements de l'urèthre, quelle que soit leur cause ?
Un relâchement des fibres musculaires est, comme nous l'avons vu précédemment, nécessaire pour que le passage soit libre, et la contraction musculaire ferme ce passage. Il est vrai que, dans les deux cas, l'obstruction
peut être causée par une contraction exagérée des muscles, quoique, pour
l'intestin, ce fait ne doive se présenter que très-rarement. Certainement il
est rétréci parfois par les cicatrices d'ulcères, à la suite de l'inflammation,
comme après la dysenterie ou la fièvre typhoïde, etc; nous verrons qu'il
en est de même pour l'urèthre. L'intestin est aussi fréquemment rétréci
par des excroissances qui occupent sa cavité et qui ont le plus souvent un

---

(1) Francis Rynd, *Pathological and Practical Observations on Strictures*, etc. London,
1849, p. 6 et seq.
(2) Hunter, *Traité de la maladie vénérienne*, trad. de l'anglais par le docteur G. Richelot,
déjà mentionné, 3ᵉ édit. Paris, 1859, p. 207.

caractère malin. Le cas se présente aussi pour l'urèthre, où ces productions sont cependant beaucoup plus rares.

Probablement que l'application générale du terme de RÉTRÉCISSEMENT à des affections si essentiellement différentes dans leur nature, a donné l'idée de généraliser et de chercher des analogies qui n'existent pas. Quelle relation y a-t-il, par exemple, entre le rétrécissement du canal de l'urèthre résultant de la rétraction des produits inflammatoires autour de ce conduit, et le rétrécissement de l'œsophage ou du rectum par des productions cancéreuses? Cependant ces deux affections sont connues sous le nom de rétrécissement. Quelques auteurs ont remarqué que tous les canaux possèdent une certaine tendance naturelle à se rétrécir, surtout près de leurs orifices. Le fait provient simplement de ce que ces points sont les portions du canal les plus exposées à être lésées soit par les violences extérieures, soit dans l'exercice de leurs fonctions expultrices; il en résulte que c'est seulement dans cette signification que les rétrécissements sont communs à tous les orifices. Ainsi, pour parler seulement des conduits urinaires, nous trouvons que les uretères sont comparativement très-rarement rétrécis, tandis que l'urèthre l'est beaucoup plus fréquemment; en effet, il est bien plus exposé aux causes d'inflammation, aussi bien qu'aux coups et aux déchirures. De même, dans les conduits alimentaires, le pharynx et l'œsophage courent plus de dangers à cause de leur position, et se rétrécissent par suite des effets du contact des substances corrosives. A l'extrémité anale, des efforts violents, volontaires ou réflexes, quelquefois nécessaires pour la défécation, surtout en cas de constipation, efforts produits par des muscles volontaires puissants que l'on ne retrouve dans aucune autre portion du canal, produisent parfois des lésions particulières au voisinage de cet orifice; tandis qu'un grand nombre de causes d'inflammation chronique n'agissent que sur une des deux extrémités du canal, exposée par sa situation aux influences extérieures, et ne peuvent pas affecter les parties profondes. Ce n'est pas le lieu de discuter ces questions à fond. Qu'il nous suffise d'avoir indiqué quelques points de dissemblance, et d'avoir montré que l'analogie qui existe entre l'urèthre et les autres conduits du corps humain n'est point assez grande pour nous permettre de déduire (en opposition avec l'expérience) aucune conséquence pour ce canal tirée seulement de l'observation de ce qui se passe dans d'autres organes. Qu'on nous permette seulement cette question : Voyons-nous souvent une poussée inflammatoire aiguë affecter quelque portion de l'œsophage ou de l'intestin, et être suivie de dépôts inflammatoires dans les tissus environnants, de suppuration et d'une persistance plus ou moins considérable de l'inflammation à forme chronique? Cependant c'est une affection à laquelle (comme nous l'avons vu) l'urèthre est constamment et communément exposé, et tout le monde reconnaît que sa fréquence dans l'urèthre n'est égalée que par sa rareté dans l'intestin. Avec un manque aussi complet d'analogie dans les affections respectives des organes en question, comment pouvons-nous nous attendre à trouver des ressemblances dans les conditions pathologiques? Au sujet des conduits lacrymaux, dont

parle Hunter, il est digne de remarque que l'inflammation catarrhale, à
laquelle ils sont sujets, est une cause de rétrécissement et même d'oblitération complète de ces conduits.

Mais je penche à croire que Hunter a été en partie mal compris et mal
interprété sur ce point.

Lorsqu'il ne reconnaît pas la gonorrhée comme une cause de rétrécissement, il semble qu'il voulait seulement indiquer par ce terme son caractère
spécifique supposé; car il dit, à la page 160 de l'ouvrage mentionné ci-
dessus, que « si ces affections (désignant surtout les rétrécissements)
ont pour point de départ la gonorrhée, il est très-probable qu'elles ne sont
la conséquence d'aucune propriété spécifique du poison vénérien, mais
qu'elles sont de telle nature qu'elles auraient pu être produites par l'inflammation commune des mêmes parties (1). » Essayons maintenant de
découvrir le degré de relation que l'on peut établir entre l'inflammation de l'urèthre et le rétrécissement organique. Un homme est atteint de
blennorrhagie : si le traitement est judicieux, et, avant tout, si le malade
est soigneux et tempérant, même pendant quelque temps après la disparition de tous les symptômes du mal, il n'en résulte généralement aucun
mal pour lui. Il peut avoir dans la suite une seconde, une troisième blennorrhagie; s'il les soigne avec le même soin, elles disparaîtront probablement en laissant le malade parfaitement indemne, à moins qu'il ne possède en lui quelque prédisposition aux inflammations chroniques et aux
diathèses, qui, comme nous le verrons plus tard, exercent une influence
importante dans ce cas. Mais l'histoire que nous racontent la plupart des
malades atteints de rétrécissement est-elle celle que nous venons de rappeler? Certainement non. Examinez les résultats des tableaux. Sur 164 cas
de rétrécissements suites de chaudepisse, il est dit, dans 90 cas, que l'affection a été chronique, et que l'écoulement a persisté longtemps après la disparition des symptômes aigus ; et ceci, dans une liste de cas où les auteurs
n'avaient nullement en vue d'établir plus particulièrement telle ou telle
manière de voir. Parmi tous les autres cas, il est dit seulement six fois que
les malades ont été « vite guéris » de leur écoulement. Dans les cas où l'on
ne parle pas de la durée de l'écoulement, c'est simplement parce que la question n'a pas été posée et que le fait n'est pas connu. On ne doit pas toutefois en conclure à une courte durée de l'affection. On trouvera que dans
bon nombre de cas l'histoire du malade est à peu près la suivante. Il a eu la
chaudepisse quelques années auparavant; elle peut avoir ou ne pas avoir
été rapidement guérie. Quelque temps après est survenue une seconde
chaudepisse, puis une troisième. La dernière a été la moins bien soignée
des trois, parce qu'elle a occasionné moins de douleurs et un écoulement
moins abondant que les deux premières; quoique cet écoulement n'ait
pas persisté bien longtemps et ait même cessé d'être abondant plus tôt que
les deux premières fois, le malade n'est pas bien sûr qu'il n'ait pas eu

---

(1) J. Hunter, *Traité de la maladie vénérienne*, trad. de l'anglais par G. Richelot. Paris,
1859, p. 195.

depuis lors un suintement léger observé surtout le matin. Il a remarqué que le suintement augmentait après une excitation, et devenait alors plus abondant pendant un jour ou deux. Après un dîner, ou une occasion dans laquelle il a usé largement des boissons alcooliques, la même augmentation s'est manifestée. Mais pendant longtemps il a cessé de s'occuper de cet écoulement, qui n'était pas suffisant pour constituer un véritable inconvénient et ne l'inquiétait nullement. Parfois il a ressenti aussi un léger picotement, assez profondément dans le canal, d'autres fois un sentiment de chaleur ou de cuisson à ce niveau.

C'est ainsi que s'écoule une période de trois ou quatre ans, au bout desquels, si le malade a pris garde à la manière dont s'accomplissaient ses fonctions, il a remarqué d'abord que le jet d'urine avait une tendance à couler d'une façon bizarre, déformée et saccadée, qu'il n'avait point encore aperçue, et peut-être avec un volume moins considérable qu'il ne devrait être. Son attention se porte alors sur ce point, et il découvre plus tard, avec évidence, l'existence d'un rétrécissement. Quelquefois, comme nous l'avons déjà dit en parlant des symptômes, si le malade est peu soigneux et s'occupe peu de sa personne, une attaque de rétention d'urine est le premier symptôme du rétrécissement qu'il perçoive ; les autres symptômes s'accusent toujours davantage après cette rétention.

Dans beaucoup de cas, l'époque écoulée entre l'inflammation et l'apparition des premiers symptômes est excessivement courte, quelquefois de quatre à huit semaines seulement. Dans de pareils cas, on peut dire qu'aucun intervalle véritable n'a existé entre les deux ; car le début ou le plus léger degré de rétrécissement peut à peine être apprécié par le malade. D'un autre côté nous avons de nombreux exemples, de l'authenticité desquels nous n'avons pas le droit de douter, dans lesquels vingt-deux ans se sont écoulés sans symptômes apparents. Dans de pareils cas, existe-t-il quelque relation entre la cause et l'effet produit ? Cependant il me semble naturel qu'après de nombreuses attaques d'uréthrite aiguë, ou même après une seule ayant persisté longtemps sous la forme chronique, il existe une prédisposition à la congestion et à un certain degré d'inflammation, de même qu'après une bronchite ou une pharyngite aiguë, la muqueuse des bronches et du pharynx est plus sujette qu'auparavant à de semblables affections. De plus légères causes que celles qui ont donné lieu à la première attaque suffisent pour modifier la muqueuse d'une façon un peu différente de la première fois, et amener une inflammation subaiguë. Tout ce qui rend l'urine irritante ou toute autre cause d'irritation locale, l'action du froid extérieur qui produit une congestion interne ; toutes ces causes, en agissant de temps à autre, maintiennent la muqueuse pendant des années dans un état tel, que la moindre excitation, qui serait sans inconvénient si elle agissait sur un urèthre sain, donne lieu à la production d'exsudats plastiques dans les tissus environnants ; en se rétractant peu à peu, ces exsudats produisent les rétrécissements de l'urèthre. L'abus des stimulants, surtout de la bière, est favorable sans aucun doute à la persistance de l'inflammation subaiguë.

On fait souvent une objection que nous devons mentionner ici. On vous dira, si la blennorrhagie est une cause de rétrécissement, comment se fait-il que, tandis que c'est la portion antérieure de l'urèthre qui est surtout enflammée, on trouve généralement le rétrécissement à une distance de 12 à 14 centimètres du méat? La blennorrhagie, considérée comme une inflammation aiguë des 8 à 10 centimètres antérieurs de l'urèthre seulement, n'est pas, en effet, une cause fréquente de rétrécissement; et il est bien connu que la majorité des blennorrhagies ne sont pas suivies de rétrécissement. Mais si l'on considère les circonstances qui se présentent fréquemment chez les sujets atteints de certaines constitutions particulières, ou chez lesquels la maladie a été négligée ou mal traitée, on verra que la blennorrhagie est une cause bien fréquente de rétrécissement. Dans ces cas, l'inflammation, au lieu de disparaître au bout de quatre ou cinq semaines après son apparition, s'étend graduellement jusqu'à la portion bulbeuse, qu'elle affecte principalement d'une manière subaiguë, et où elle dure pendant plusieurs mois; elle occasionne un léger écoulement qui persiste en dépit du traitement constitutionnel ou des injections. Ces dernières peuvent avoir été pratiquées librement et avec succès, aussi loin que leur application est possible, c'est-à-dire jusqu'à 10 à 12 centimètres du méat; mais derrière ce point, l'état inflammatoire continue, et le traitement peut rarement l'atteindre. Voilà pourquoi on a imaginé des instruments pour porter des injections en arrière du canal, et comment leur usage a été très-utile, pour arrêter un ancien écoulement qui ne voulait céder à aucun autre remède. Ce n'est pas tant la blennorrhagie du début que l'existence prolongée d'une inflammation subaiguë dans la portion bulbeuse du canal (où l'action morbide est probablement entretenue par la grande vascularité des tissus, comme nous l'avons déjà dit) qui doit être regardée comme la cause du dépôt qui se forme dans l'intérieur et sous la muqueuse; dépôt qui, en se rétractant, produit si fréquemment des rétrécissements.

Les *causes locales non spécifiques*, énumérées dans le tableau de la page 98 n'ont pas besoin d'être détaillées ici. Toutes, par rapport à la production du rétrécissement, agissent de la même manière, c'est-à-dire par l'inflammation chronique, dont nous avons déjà décrit en détail le mode d'action. Tout ce qui peut occasionner cette inflammation peut être placé dans cette liste.

Les *tendances constitutionnelles* ou *idiopathiques* peuvent être regardées, soit comme causes efficientes, soit, plus fréquemment, comme causes prédisposantes. Certains individus sont infiniment plus sujets que d'autres à l'inflammation des muqueuses. L'observation nous conduit à rattacher, jusqu'à un certain point, cette prédisposition à l'existence de la scrofule et quelquefois à une tendance aux attaques de goutte ou de rhumatisme. Le gonflement de la muqueuse de Schneider, de la muqueuse pharyngienne ou de l'oreille interne, que l'on rencontre si fréquemment chez les sujets scrofuleux, accompagné d'écoulement muqueux ou muco-purulent abondant, semble pouvoir se rencontrer aussi, avec des caractères analogues, au niveau de la vessie et de l'urèthre.

Le cas cité par John Hunter, pour prouver que le rétrécissement n'était pas toujours la suite d'une blennorrhagie, était sans doute un cas de ce genre. Je l'ai déjà mentionné plus haut à la page 95. Un jeune homme de dix-neuf ans, d'un extérieur évidemment scrofuleux, souffrait depuis huit ans d'une affection des voies urinaires : il avait été traité pour « la pierre ou la gravelle », et avait un rétrécissement de la portion membraneuse de l'urèthre. Il est très-probable que ce dernier pouvait être en rapport avec l'état de la constitution du malade, qu'indiquaient également d'autres manifestations locales. Rien n'est plus certain que le fait qu'une disposition à uriner difficilement, et même un certain degré de rétrécissement, peuvent parfois, quoique très-rarement, se rencontrer chez les jeunes gens. Il semble y avoir une tendance très-marquée chez certains individus à l'inflammation des organes urinaires ; cette tendance se remarque dès l'enfance sans que l'on puisse en donner l'explication, et précède quelquefois la formation des rétrécissements à l'âge adulte. Ces sujets souffrent, dans leur enfance, d'incontinence d'urine rebelle, surtout pendant le sommeil. Ils urinent toujours plus fréquemment que les autres ; le jet est plus petit qu'à l'état normal, et l'urine présente un caractère d'acidité exagérée. Avec ces symptômes, et peut-être comme conséquence de ces symptômes, on observe parfois un peu d'écoulement, ou plutôt un léger degré de balanite. Plus tard l'habitude de mouiller son lit se change contre celle de se lever deux ou trois fois par nuit pour uriner. Le malade fait des efforts plus qu'ordinaires pour expulser l'urine, et la difficulté qu'il éprouve est quelquefois beaucoup plus considérable que d'autres fois. Si de pareils individus sont atteints de blennorrhagies, les symptômes de cette affection sont plus graves et plus angoissants que d'habitude, et il en résulte des rétrécissements permanents. On peut dire que cet état provient d'une irritabilité congénitale de l'appareil urinaire ; mais il m'est impossible, à l'heure qu'il est, d'en donner l'explication. De pareils cas méritent d'être soignés et pris en considération de bonne heure ; ils bénéficieront surtout d'un traitement général et d'une attention toute spéciale à assurer l'activité fonctionnelle de la peau. Je crois qu'il est à peu près certain que certaines particularités de la constitution individuelle font que, chez les uns, l'inflammation est suivie de rétrécissement, et ne l'est pas chez d'autres. Cette idée se tire de ce fait que j'ai plusieurs fois remarqué, c'est que cette affection se montre parfois chez plusieurs membres de la même famille, par exemple chez des frères : j'en ai connu trois affectés d'une façon sérieuse. De pareils faits sont trop remarquables pour être regardés comme de simples coïncidences.

L'influence de la goutte et du rhumatisme sera discutée avec plus d'àpropos au chapitre du spasme, dont ils sont souvent la cause. C'est de cette manière que ces diathèses *prédisposent* à la maladie organique. On a prétendu que le rhumatisme des muscles du périnée était quelquefois une cause directe de rétrécissement ; mais ce fait n'a pas été suffisamment démontré. Une inflammation d'un genre particulier se remarque alors dans tous les tissus fibreux et musculaires du corps humain. Lorsqu'elle envahit les jointures, ou l'enveloppe des os, ou les tissus de l'œil, ou d'autres organes, elle leur est, comme chacun le sait, particulièrement nuisible. Il en est de même lorsqu'elle envahit les muscles ou les aponévroses. Il est possible que la même condition puisse se rencontrer au niveau des tissus musculaires et tendineux du périnée et de l'urèthre. Leroy (d'Etiolles) croit avoir reconnu le fait.

Après avoir ainsi mentionné les principales formes d'inflammation qui peuvent atteindre l'urèthre, et indiqué le rapport qui existe entre cette inflammation, surtout si elle est fréquemment répétée et de longue durée, et la formation des rétrécissements permanents du canal, je ne puis omettre certaines conditions qui, outre celles que nous venons de nommer, jouent le rôle de causes prédisposantes. Parmi elles se rencontre la résidence dans des pays très-chauds ou très-froids. Les Indes orientales et occidentales sont surtout favorables, dit-on, au développement de cette maladie. Je suis quelque peu disposé à me demander si cela ne provient pas de causes très-indirectes. Ainsi la chaleur du jour, dans la zone torride, est souvent suivie de nuits dans lesquelles l'abaissement de la température est considérable. On doit peut-être voir quelque rapport entre ces brusques transitions de température et l'affection qui nous occupe, plutôt que de l'attribuer à la chaleur seule. Les habitudes de la vie, aux Indes, sont aussi favorables à la production des inflammations internes, surtout chez les Européens, tandis que le traitement de cette affection est souvent très-négligé par les indigènes. On prétend aussi qu'ils souffrent de la blennorrhagie bien plus cruellement que les habitants des zones tempérées. La même influence, qui prédispose à la dysenterie, affecte aussi sans aucun doute la muqueuse uréthrale et dispose ainsi à la formation des rétrécissements.

J'ai dit que, dans l'opinion de tous ceux que leur expérience au loin rendait capables de juger la question, tous les climats chauds avaient quelque influence prédisposante (quoique peu considérable) sur la production de l'affection qui nous occupe.

Indépendamment des climats, certaines habitudes nationales semblent exercer dans les divers pays une influence indirecte considérable sur la production des rétrécissements. Tous ceux qui ont eu l'occasion de comparer les hôpitaux anglais et français n'auront pas manqué d'observer que, dans ces derniers, la proportion des malades atteints de rétrécissements organiques semble moins considérable que dans les premiers. En discutant avec d'autres observateurs les circonstances qui peuvent rendre compte de ce fait, il a été dit, probablement avec beaucoup de vérité, que les habitudes différentes, relatives à la nature, et la quantité de liqueurs fortes absorbées par les classes pauvres, dans les deux pays, doivent certainement exercer une certaine influence sur ces résultats.

II. Cicatrices et Adhérences. — Lorsque, sur un sujet bien portant, une solution de continuité a occasionné une perte de substance des parties molles, le résultat final du bourgeonnement et de la guérison, c'est la rétraction du tissu nouveau qui forme la cicatrice. Comme la substance perdue ne peut pas se reproduire, il en résulte une diminution de volume dans une direction ou une autre. On observe journellement des exemples de ce processus sur les cicatrices suites de brûlures, d'ulcères, etc.

La même chose se présente aussi à l'intérieur. Une perte de substance d'une muqueuse, aussi bien que de la peau, est suivie d'un semblable processus curatif et du dépôt des mêmes matériaux rétractiles, de sorte qu'il est fréquent de trouver un rétrécissement dans un canal tapissé par une muqueuse, après la guérison d'une ulcération. L'urèthre, entre autres, est parfois rétréci de cette façon. Nous avons quelquefois l'occasion de le voir directement, lorsque l'ulcération siége, soit à l'orifice externe, soit à une petite distance de cet orifice, ce qui se présente assez fréquemment (1). Il y a quelques années, j'ai vu, à l'hôpital du Midi, à Paris, un cas très-remarquable de chancre unique entourant le méat externe dans sa totalité, et qui aura sans doute déterminé un rétrécissement de cet orifice. Une esquisse de ce cas, que j'ai faite sur les lieux, est maintenant au « College of Surgeons », dans le portefeuille des dessins qui accompagnent cet ouvrage. Depuis lors, j'ai vu plusieurs cas dans lesquels l'ulcération du méat avait produit un rétrécissement. Mais on peut trouver des chancres aussi bien dans l'intérieur du canal qu'à son orifice; ils donnent lieu à des écoulements qui, pris au début pour blennorrhagiques, ont été suivis plus tard d'accidents syphilitiques secondaires ; les cicatrices, qui leur succèdent, rétrécissent le canal. Outre cela, des surfaces ulcérées peuvent se cicatriser par adhérence. La muqueuse de l'urèthre est, comme nous l'avons vu, disposée en replis appliqués les uns contre les autres, et en se rappelant qu'ils sont constamment en contact, excepté pendant la miction, on comprend qu'ils peuvent facilement s'unir par adhérence. J'ai observé des replis longitudinaux de la muqueuse qui semblaient formés de cette façon. J'ai quelquefois rencontré des chancres de l'orifice uréthral qui, au lieu de produire un rétrécissement, se terminaient par une dilatation considérable de cet orifice. Dans ce cas, le chancre occupait seulement la partie inférieure du méat et le gland au-dessous de lui, et il produisait une destruction des parties molles. Ces exemples sont intéressants comme faisant exception à la loi connue depuis longtemps, et relative à l'action des ulcérations du méat. La muqueuse du canal peut encore, sans aucun doute, être atteinte par les érosions et les ulcérations que l'on remarque sur d'autres muqueuses. Elle peut être exposée à ces lésions par diverses causes mécaniques. On a observé que l'écoulement du pus, provenant d'un abcès de l'urèthre, était suivi parfois des symptômes de rétrécissement, sans doute à cause de la destruction de la muqueuse, de la fermeture de l'orifice de l'abcès et de la cicatrice qui en résulte.

Les coups sur le périnée et les déchirures de l'urèthre sont une cause fréquente de rétrécissements très-étroits et graves. Ces coups, ces chutes sont reçus de diverses manières; ils se présentent fréquemment chez les

____

(1) Voyez la préparation nº S. 78, dans le musée de *Saint George's Hospital*, décrite dans le 3ᵉ chapitre; un abrégé de l'histoire du malade l'accompagne et forme un complément excellent du texte.

marins. Un homme tombe des agrès d'un vaisseau, et arrive, les jambes écartées, sur une barre, une poutre ou autre chose semblable; une hémorrhagie par le méat, parfois très-considérable, indique que l'urèthre a été lésé. Souvent il survient une rétention d'urine, que l'on peut difficilement vaincre au moyen de sondes sans courir la chance d'augmenter les désordres. En général, au bout de peu de semaines, apparaissent les symptômes de rétrécissement, et dès lors le malade est atteint d'un des rétrécissements les plus fermes, les plus durs et les plus opiniâtres que nous ayons jamais à traiter. Un pareil malade n'est jamais en sûreté. Le moindre écart de régime, l'exposition au froid, etc., suffisent pour lui procurer une rétention d'urine et ses conséquences. Dans ce cas, le rétrécissement est dû à la rétraction de la cicatrice, et, jusqu'à un certain point aussi, aux adhérences irrégulières des parois déchirées.

Une chute faite sans que le coup porte directement sur le périnée ou les parties voisines, peut aussi déchirer l'urèthre. J'ai récemment observé un cas de rétrécissement dû à cette cause. Il provenait d'une chute d'une hauteur de plusieurs mètres; le malade était tombé sur ses pieds, les jambes fortement écartées, sans que le périnée eût porté. Il en était résulté les symptômes ordinaires d'une déchirure de l'urèthre.

Ce n'est pas seulement de la façon que nous venons de décrire, mais de bien d'autres manières que se produisent des contusions et d'autres lésions en ce point. Des coups, des chutes, en glissant d'un échafaudage ou d'une échelle, ou sur les roues d'une voiture en montant ou en descendant, toutes ces choses, je les ai observées dans ma pratique. L'urèthre peut être déchiré ou coupé par des instruments piquants ou d'autres blessures, et peut être ainsi oblitéré. J'ai connu des enfants, blessés de cette façon, en brisant des ustensiles de terre sous eux. On rencontre de semblables lésions chez l'adulte à la suite de chutes sur des palissades, ou à la campagne, en traversant des clôtures formées de pieux terminés en pointe, etc. Fréquemment j'ai observé que ces causes donnaient lieu à la production de rétrécissements très-tenaces. Les accidents qui amènent des fractures du bassin produisent aussi quelquefois des déchirures de l'urèthre. Les mineurs et ceux qui travaillent dans des tunnels ou des excavations sont particulièrement sujets à des accidents de ce genre, à la suite d'éboulements ou d'autres causes de même nature. Dans l'exercice violent du cheval ou en franchissant des obstacles, comme dans les chasses à courre, un coup sur le pommeau de la selle peut produire les mêmes effets. Mais l'exercice du cheval moins violent peut aussi être une cause de rétrécissement en entretenant une inflammation antérieure, ou quelquefois aussi d'une façon plus directe, comme je l'ai observé sur des militaires, à cause de la forme des selles et de la nature des manœuvres.

De violentes chaudepisses cordées ont quelquefois été suivies de déchirures de l'urèthre, parfois spontanées, et parfois, comme on l'a dit, résultant de l'effort fait par le malade lui-même pour briser la corde, à seule fin de se guérir. J'ai eu l'occasion de voir un exemple du premier fait. Une hémorrhagie abondante a soulagé pour un temps un malade atteint de chaudepisse cordée; bientôt après apparurent les symptômes de rétrécissement. Il est assez probable qu'en pareil cas, l'urèthre est brisé et le tissu érectile du corps spongieux lui-même déchiré. Il est difficile d'expliquer autrement l'écoulement de sang rapide et abondant qui suit l'accident. Cette opinion est confirmée par le caractère d'opiniâtreté du rétrécissement qui en résulte à une période peu éloignée.

L'application des instruments dans le traitement des maladies de ces organes est aussi, il faut l'avouer, une des causes des rétrécissements. Il est impossible de trop insister sur le soin excessif, le tact et la délicatesse avec lesquels on doit se servir des sondes et des cathéters. On ne saurait trop réprouver l'habitude de passer ces instruments sans ménagement et sans nécessité. Le pire de tout, c'est l'emploi de la force dans les cas de rétention d'urine ou de rétrécissement étroit, cas dans lesquels le soin, la douceur, la patience et la prudence de l'opérateur doivent égaler la gravité des obstacles et des difficultés qu'il aura à rencontrer. La' tentation d'employer la force est très-grande, surtout chez un homme qui n'est pas habitué à pratiquer le cathétérisme. Quoi qu'il arrive, rien n'est plus dangereux. L'histoire d'un grand nombre de cas démontre que l'aggravation des symptômes observés après chaque attaque de rétention d'urine est due, en bonne partie, aux manœuvres pratiquées dans le but de franchir le rétrécissement à ce moment-là, et aux essais répétés pour passer une sonde, tentés d'abord par un chirurgien, puis par un second, puis par un troisième, chacun d'eux désirant devenir l'opérateur heureux. Ceux qui ont été témoins de pareilles scènes et de leurs conséquences désastreuses comprendront bien la force de ces remarques. Je pourrais m'étendre davantage sur les conséquences fâcheuses du cathétérisme forcé et les complications qu'il procure dans les cas de simples rétrécissements. Mais l'examen d'un grand nombre de préparations que l'on remarque dans chaque musée suffira pour avertir le jeune chirurgien du malheur irréparable qu'il peut infliger à un malade, en un instant, s'il vient à se départir de sa patience habituelle ou à oublier les règles d'or du cathétérisme : *Arte, non vi.*

Une division de l'urèthre, à partir du périnée ou de quelque autre point, qui n'a pas été traitée ensuite d'une manière suffisante par la dilatation, peut donner lieu à une adhérence irrégulière des surfaces sectionnées, et par suite à un rétrécissement du canal. Il en résulte qu'il est important, en pareil cas, de ne pas perdre son malade de vue pendant un certain temps après la section. Les bienfaits de l'opération peuvent être perdus par manque d'un peu de soin. D'après un certain auteur américain, la section pratiquée dans la taille latéralisée a donné lieu, dans un ou deux cas, à un rétrécissement. Ce fait doit se présenter très-rarement, et, pour ma part, je ne l'ai jamais rencontré. En admettant les cas que nous avons mentionnés, la rareté du fait prouve la constance de la règle d'après laquelle la taille ne donnerait pas lieu au rétrécissement.

L'amputation de la verge par un couteau, ou la perte d'une portion de cet organe par une ulcération phagédénique ou cancéreuse est fréquemment suivie d'un rétrécissement de l'orifice de l'urèthre, très-difficile à guérir, à moins que l'on ne cherche à le prévenir avec soin et constance, soit par des manœuvres opératoires, soit en le dilatant à une époque suffisamment reculée, et encore, dans ces cas, l'ouverture peut se resserrer. Il existe une préparation d'ulcération cancéreuse de la verge, ayant causé un rétrécissement de l'urèthre, dans le musée de Middlesex Hospital (n° X, 127).

III. Excroissances. — Ce sujet a été suffisamment développé au chapitre de l'*Anatomie pathologique des rétrécissements organiques ou permanents* (pages 61 et suivantes.)

IV. Rétrécissements congénitaux.—Les rétrécissements du méat proviennent quelquefois d'un vice de conformation; ils compliquent aussi parfois le phymosis congénital. Ces rétrécissements peuvent siéger, soit à l'orifice du canal, soit à une distance de cet orifice qui varie de 1 à 2 centimètres. Dans presque tous les cas, ils consistent en une simple membrane qui traverse l'urèthre dans une étendue plus ou moins grande, et naît du plancher de cet organe. Quand il existe un hypospadias congénital, l'orifice est presque toujours étroit.

On rencontre aussi parfois une absence totale de la partie antérieure du canal, sur une étendue qui varie suivant les cas.

Avant de passer à une autre partie de notre sujet, je donnerai ici une analyse complète des tableaux relatifs aux *causes des rétrécissements*, et à l'influence qui existe entre la blennorrhagie et les rétrécissements consécutifs.

ANALYSE DES CAS DE RÉTRÉCISSEMENTS QUI FORMENT LES TABLEAUX
DE LA FIN DE CE CHAPITRE.

ANTÉCÉDENTS OU CAUSES SUPPOSÉES DES RÉTRÉCISSEMENTS ORGANIQUES ET PERMANENTS.

Inflammation spécifique, dans..	164
Lésions du périnée...	28
Cicatrices de chancres..	3
Cicatrices suite de phagédénisme...	1
Rétrécissements congénitaux, y compris les cas dans lesquels l'urèthre est diminué à la suite de malformation, et ceux dans lesquels une inflammation notable des organes urinaires existe depuis l'enfance, accompagnée d'un jet d'urine peu considérable...	6
Empoisonnement par le nitrate de potasse, la lithotritie, la masturbation, de chaque un cas (Lallemand), trouvé parmi les cas ordinaires publiés dans les journaux (j'ose mettre en doute l'exactitude de chacune de ces observations)............	3
Rétrécissement inflammatoire, y compris les rétrécissements *passagers* et la rétention d'urine suite d'une inflammation aiguë et subite, en général causée par quelque excès et se terminant par résolution....................................	8
Rétrécissement spasmodique causé par une irritation au niveau du rectum........	2
— — sans cause......................................	2
— — causé par une acidité ou une alcalinité excessive de l'urine.	3
Total.................	220

Relativement au premier groupe, les faits suivants ont été distingués :

Sur les........ 164 cas de rétrécissements suites de blennorrhagie :

Dans.......... 90 cas, il est dit que l'affection a été *chronique* ou *négligée*.

Dans.......... 3 cas, elle a été attribuée par les malades à des injections très-concentrées.

Dans . . . . 6 cas, il est dit que l'écoulement avait cessé entièrement et promptement à la suite du traitement ; mais dans 5 de ces cas le rétré-
cissement avait apparu presque immédiatement après la disparition de l'écoulement.

Dans . . . . 4 autres cas, le rétrécissement s'est montré presque en même temps
que la blennorrhagie.

Dans les . . . . 61 autres cas qui restent, il n'est pas fait mention de la durée de l'é-
coulement, etc.

Sur les 164 cas attribués à la blennorrhagie :

    10 fois le rétrécissement est survenu immédiatement après ou pendant
la maladie.
    71 fois 1 an *après* la maladie.
    41 fois 3 ou 4 ans *après*.
    22 fois 7 ou 8 ans *après*.
    20 fois enfin, à une période qui varie entre 8, 20 et même 25 ans
après.

[Les résultats que nous avons obtenus en analysant 226 observations de rétrécissements
recueillies à l'hôpital Necker, dans le service de M. Félix Guyon (fondation Civiale), et où
l'on a recherché avec soin la cause, concordent sur le plus grand nombre de points avec ceux
qu'a obtenus M. Thompson. Nous croyons utile d'en donner ici un résumé, en nous réservant
de les réunir sous forme de tableaux à la suite de ceux de M. Thompson.

Sur . . . . 226 observations de rétrécissements :

Dans . . . . 187 cas, l'affection a succédé à la blennorrhagie.
Dans . . . . 27 cas, à un traumatisme, coups, chute sur le périnée, rupture de
l'urèthre.
Dans . . . . 5 cas, à la cicatrice de chancres.
Dans . . . . 2 cas, au spasme suite d'une très-vive inflammation ?
Dans . . . . 1 cas, la cause est restée inconnue.
Dans . . . . 1 cas, la masturbation a été la seule cause mentionnée.
Enfin dans . . . . . . 3 cas, au dire des malades, on n'a pas à invoquer d'autres causes
que des excès alcooliques répétés.

Sur les . . . . 187 cas de rétrécissements attribués à la blennorrhagie, il est dit que :

Dans . . . . 89 cas, la maladie a été de longue durée ou mal soignée.
Dans . . . . 17 cas, la maladie a été de courte durée.
Dans . . . . 81 cas, il n'est pas fait mention de la durée ni du traitement.

Sur les 142 cas dans lesquels il est fait mention du temps écoulé entre la première blennorrhagie et l'apparition des premiers symptômes du rétrécissement,
nous trouvons que le rétrécissement s'est montré :

    Dans 4 cas, moins d'un an après la blennorrhagie.
    10 cas, 1 à 2 ans *après* la maladie.
    12 cas, 2 à 4 ans *après*.
    20 cas, 4 à 6 ans *après*.
    16 cas, 6 à 8 ans *après*.
    11 cas, 8 à 10 ans *après*.
    49 cas, 10 à 20 ans *après*.
    20 cas, plus de 20 ans *après*.

Ces derniers chiffres diffèrent assez notablement de ceux qu'a obtenus M. Thompson. En
effet, ce chirurgien, dans la majorité des cas, indique un temps beaucoup plus court pour
l'apparition des premiers symptômes ; la différence est due en partie, probablement, à ce que
nous avons toujours compté le temps écoulé à partir de la première blennorrhagie.]

Sur les 220 cas qui suivent, les 143 premiers sont tirés des observations non publiées recueillies dans le registre de « University College Hospital ».

Les 28 cas suivants, du n° 144 au n° 171 inclusivement, sont surtout des cas non publiés, provenant de notre pratique personnelle, auxquels nous adjoignons un petit nombre de cas dont nous avons eu connaissance, mais provenant de la pratique d'autres chirurgiens.

Les 49 derniers cas, du n° 172 au n° 220 inclusivement, sont les plus remarquables et les plus certains au point de vue qui nous occupe, publiés dans les journaux.

RÉSUMÉ DES OBSERVATIONS INÉDITES TIRÉES DES REGISTRES DE « UNIVERSITY COLLEGE HOSPITAL. »

Initiales des malades.	Age.	Antécédents et causes supposées.	Début et progrès de la maladie.	État à l'entrée à l'hôpital.
1. C. H.	42	Blennorrhagie à 17 ans, durée de plusieurs mois.	Le malade vit pour la première fois son jet d'urine diminuer quinze années après. Rétention d'urine habituelle après l'exposition à l'humidité et les excès de boisson.	Rétrécissement assez étroit.
2. J. D.	25	Blenn. quatre ans auparavant. — Forme chronique.	Il vit pour la première fois son jet d'urine diminuer de volume trois ans après. Rétention d'urine quand il prend froid.	Rétrécissement assez étroit.
3. J. H.	45	Blenn. une fois, quelques années auparavant.	Le jet d'urine diminua de volume pour la première fois un an après. La rétention d'urine se présenta pour la première fois deux années après.	Rétrécissement très-étroit. L'urine ne sort que goutte par goutte.
4. R. X.	31	Blennorrhagie à 16 et à 24 ans.	Il vit diminuer pour la première fois son jet d'urine après sa seconde gonorrhée. Rétention pour la première fois quatre ans après. Elle se présente à l'occasion des grands changements de température.	Rétrécissement assez étroit.
5. J. W.	67	Blenn. plusieurs fois ; syphilis. Rien depuis l'âge de 34 ans.	Le jet d'urine est mince depuis « bien des années ». Jamais de rétention.	Rétrécissement assez étroit. Lésions rénales déjà anciennes.
6. J. M.	40	Blenn. treize ans auparavant, apparence de guérison rapide.	Six mois après, il éprouva, en pissant, une vive douleur du côté du périnée. Bientôt le jet diminua notablement.	Rétrécissement assez étroit.
7. C. H.	25	Plusieurs blennorrhagies.	Les signes de rétrécissement ont débuté il y a trois ans.	Rétrécissement.
8. L. B.	66	Plusieurs blennorrhagies, syphilis.	Douleur et difficulté à uriner vingt-cinq ans après la dernière gonorrhée. Rétention quatre ans plus tard.	Rétrécissement étroit.
9. D. M. G.	69	Jamais de blennorrhagie. Est sujet à des accès d'asthme.	Le jet d'urine diminué de volume déjà depuis neuf ans. La rétention se présente souvent.	Très-léger degré de contraction habituelle.
10. J. P.	32	Point de blennorrhagie. Blessure de l'urèthre par un coup reçu sur le périnée.		Rétrécissement infranchissable. Abcès et fistule au périnée.
11. W. P.	28	Blenn. suraiguë à l'âge de 20 ans ; habitudes d'intempérance. — Écoulement chronique, négligé.	Le jet d'urine diminua de volume et la miction devint douloureuse, quinze mois après le début des accidents. La rétention s'est présentée deux ou trois fois dans les deux dernières années.	Rétrécissement étroit.
12. J. D.	45	Blenn. suraiguë et cordée à 28 ans, puis à 30 ans. Habitudes d'intempérance. Très-exposé au froid et à l'humidité. Écoulement chronique.	Il remarqua pour la première fois qu'il avait de la peine à uriner huit ans après la dernière gonorrhée. La rétention se montra un an après.	Rétrécissement étroit.
13. J. K.	47	Coup violent sur le périnée à la suite d'une chute du gréement sur le pont d'un vaisseau, à l'âge de 41 ans.	Rétention deux ans après à la suite de l'ingestion d'une grande quantité de bière. Cathétérisme forcé. Hémorrhagie consécutive abondante. Rétention fréquente depuis lors.	Rétrécissement très-difficile à franchir.

Initiales des malades.	Age.	Antécédents et causes supposées.	Début et progrès de la maladie.	État à l'entrée à l'hôpital.
14. T. A.	28	Coup violent sur le périnée à l'âge de 21 ans.	Le jet d'urine diminua graduellement pendant les quatre ou cinq années qui suivirent l'accident. Puis la rétention apparut pour la première fois.	Rétrécissement fort étroit, qui n'admet aucun instrument. La pression exercée avec le bec de la sonde contre le rétrécissement apporte quelque soulagement pendant la rétention.
15. T. S.	30	Blenn. à l'âge de 23 ans. L'écoulement a persisté pendant long-temps.	Le jet d'urine diminua, d'après le malade, environ un an après; la rétention fut le premier signe qui se présenta, moins d'une année après, à la suite de l'exposition au froid et d'excès de boisson.	Rétrécissement étroit.
16. J. D.	16	Blenn. un mois auparavant.		Rétrécissement inflammatoire amenant de la rétention.
17. J. D.	33	Chute sur le périnée.	Les signes de rétrécissement se montrèrent presque immédiatement après l'accident.	Rétrécissement étroit, invincible, trois mois et demi après.
18. J. W.	33	Blenn. à 34 ans; intempérance. Écoulement continuel.	Le jet d'urine a commencé à diminuer il y a un an et demi; la rétention s'est montrée plusieurs fois dans le courant de l'an dernier, après les excès de boisson et l'exposition au froid.	Rétrécissement.
19. G. D.	26	Blenn. à 20 ans. Guérison rapide.	Les signes de rétrécissement apparurent moins de deux mois après.	Rétrécissement étroit, abcès périnéal et fistule uréthro-rectale.
20. G. B.	27	Blenn. six ou sept fois, la dernière il y a neuf mois.	Le jet d'urine a un volume suffisant d'ordinaire; mais il est très-variable et change souvent; rétention trois fois, dans les trois derniers mois.	Rétrécissement.
21. C. M.	43	Blenn. fréquentes; syphilis, intempérance; séjour aux Indes orientales. Écoulement habituel.	Il s'aperçut pour la première fois que son jet d'urine diminuait, dix-huit ans auparavant; plusieurs abcès au périnée dans les quinze dernières années.	Urèthre rétréci en deux ou trois points; deux fistules.
22. J. W.	50	Blenn. vingt ans auparavant.	Le jet d'urine a commencé à diminuer il y a environ deux ou trois ans; depuis quelque temps, douleur à la miction.	Trois ou quatre rétrécissements; la sonde n° 1 passe difficilement [n° 7 fil. franc.]
23. J. R.	68	Plusieurs blennorrhagies; la dernière, suraiguë, il y a deux ans.	Il remarqua pour la première fois que le jet diminuait, il y a environ neuf ans.	Rétrécissement étroit. Rétention. Urine par regorgement.
24. T. S.	30	Plusieurs blennorrhagies chroniques.	Les symptômes de rétrécissement se sont montrés depuis environ neuf ans.	Rétrécissement avec blennorrhagie.
25. G. F. S.	54	Blessé, à cheval, par le pommeau de la selle, trente-deux ans auparavant.		Rétrécissement étroit, et fistules périnéales.
26. D. B.	41	Blenn. dix-sept ans auparavant. État chronique.	Rétention sept ans après; c'était le premier signe. Elle revient fréquemment	Rétrécissement étroit.
27. F. J. M.	17	Coup sur le périnée à l'âge de 8 ans.	Le jet d'urine a presque toujours diminué depuis lors.	Rétrécissement étroit, fistules; rétention.
28. H. G.	23	Blennorrh. suraigu et cordée dix-huit mois auparavant. Écoulement chronique.	Le jet est devenu plus fin cinq ou six semaines après.	Rétrécissement étroit; il urine par gouttes; rétention et regorgement depuis dix mois.
29. G. S.	43	Plusieurs blennorrhagies entre 18 et 22 ans. Écoulement presque continuel.	La difficulté à uriner apparut peu après la dernière gonorrhée; plusieurs fois rétention d'urine dans les quinze dernières années.	Rétrécissement peu étroit.
30. H. S.	23	Blenn. à 19 ans, puis à 22 ans; la dernière fort tenace.	Difficulté à uriner depuis six mois; le calibre du jet est variable.	Rétrécissement très-étroit.
31. G. K.	32	Blenn. dix ans auparavant. Chronique.	On s'aperçoit que le jet est plus faible que d'habitude deux mois après.	Rétrécissement étroit; rétention.
32. J. P.	25	Blenn. il y a environ six mois, corde très-prononcée; l'écoulement a persisté jusqu'ici.	Il vit le jet diminuer à peu près il y a trois mois.	Rétention d'urine remplaçant sur-le-champ la suppression brusque et complète de l'écoulement.

Initiales des malades.	Age.	Antécédents et causes supposées.	Début et progrès de la maladie.	État à l'entrée à l'hôpital.
33. D. P.	33	Blenn. douze ans auparavant ; a été soumis à plusieurs traitements.	Il observa huit ans auparavant la diminution de son jet.	Rétrécissement remarquablement étroit, invincible.
34. J. F.	36	Deux blennorrhagies depuis environ sept ou huit ans.	Il observa peu après la diminution de son jet.	Rétrécissement ; abcès au périnée.
35. J. B.	63	Blenn. très-négligée, il y a vingt-quatre ans. Chronique.	Les signes de rétrécissement se montrèrent quatre ans environ plus tard ; rétention après l'exposition au froid.	Rétrécissement et abcès au périnée.
36. H. B.	50	Coup violent sur le périnée, en montant un cheval rétif ; hémorrhagie uréthrale consécutive il y a sept ans.	Le rétrécissement s'est montré tout de suite ; la dilatation y a remédié ; aucun traitement pendant les deux dernières années ; le mal a empiré depuis lors.	Rétrécissement très-étroit, infranchissable ; abcès périnéaux.
37. J. L.	41	Blenn. vingt ans auparavant.	Les signes de rétrécissement se sont montrés pour la première fois trois ans après environ ; plusieurs rétentions depuis lors : première rétention d'urine il y a quatorze ans.	Rétrécissement étroit ; infiltration d'urine ; plusieurs abcès au périnée.
38. C. P.	23	Deux mois auparavant coup sur le périnée, rétention d'urine consécutive.		Rétrécissement déjà étroit.
39. E. S.	40	Blenn. dix-sept ans auparavant et syphilis.	Premiers signes de rétrécissement trois ou quatre ans après.	Rétrécissement, rétention, la première fois après un excès de boisson.
40. J. B.	35	Trois ou quatre blennorrhagies dans les dix dernières années ; toujours chroniques, jamais de traitement.	Il y a six ans que l'urine s'écoule difficilement ; première rétention d'urine il y a deux ans ; fréquents retours de la rétention depuis lors.	Rétrécissement.
41. J. H.	33	Blenn. il y a quinze ans. Durée, six mois.	Le jet d'urine a diminué un an après.	Rétrécissement et incontinence.
42. L. H.	29	Blenn. il y a sept ou huit ans ; vieilles habitudes d'intempérance : la première gonorrhée était chronique.	Il s'aperçut que son jet d'urine diminuait il y a environ un an et demi ; depuis lors, rétentions fréquentes.	Rétrécissement et incontinence.
43. M. P.	27	Blenn. il y a cinq ans ; sujet fort exposé au froid et à l'humidité. Écoulement plus ou moins abondant depuis lors.	Plusieurs rétentions dans les deux ou trois dernières années.	Rétrécissement et rétention.
44. T. S.	36	Blenn. six mois environ auparavant.	Arrêt brusque de l'écoulement ; les signes de rétrécissement apparurent le lendemain ou le surlendemain ; ils ont persisté depuis.	Rétrécissement peu prononcé.
45. J. H.	37	Blenn. il y a environ seize ans. Durée, douze mois.	Signes de rétrécissement environ neuf mois après la cessation de l'écoulement ; plusieurs rétentions depuis.	Rétrécissement et albuminurie.
46. E. B.	40	Trois blennorrhagies, la dernière il y a quinze ans. Écoulement purulent prolongé.	Les signes de rétrécissement apparurent un an environ après la dernière gonorrhée ; fréquentes rétentions pendant les dix dernières années.	Rétréc. fort étroit ; fistule au périnée ; a été traité dans presque tous les hôpitaux de Londres.
47. W. N.	40	Quatre ou cinq blennorrhagies.	Signes de rétrécissement observés pour la première fois environ quatre ou cinq ans après.	Rétrécissement.
48. J. G.	23	Chute à cheval sur une poutre : hémorrhagie uréthrale et rétention d'urine consécutives, il y a environ un an et demi.	Les signes de rétrécissement se montrèrent bien vite.	Rétrécissement étroit ; état général mauvais.
49. J. B.	26	Blenn. six ans auparavant ; durée de plusieurs mois.	Le jet diminua quelques années plus tard ; la miction est difficile depuis douze mois.	Rétrécissement étroit ; l'urine vient goutte à goutte.
50. W. S.	40	Blenn. et chancres il y a neuf ans.	Obstacle à la miction il y a sept ans.	Rétrécissement étroit ; abcès périnéaux.

Initiales des malades.	Age.	Antécédents et causes supposées.	Début et progrès de la maladie.	État à l'entrée à l'hôpital.
51. W. F.	42	Blenn. il y a vingt-quatre ans ; une seconde un an après environ ; celle-ci chronique.	Il trouve qu'il n'a jamais uriné aussi librement depuis la dernière gonorrhée ; rétention il y a dix-sept ans ; elle revient quand il prend froid.	Rétrécissement et rétention.
52. R. L.	34	Cinq blennorrhagies, la dernière il y a deux ans.	Rétention un mois après la dernière gonorrhée : elle revient souvent depuis, d'habitude après des excès de boisson.	Rétrécissement et rétention.
53. W. R.	48	Trois blennorrhagies, la dernière il y a quatre ans. Depuis lors écoulement purulent.		Rétrécissement opiniâtre ; fistules urinaires.
54. J. H.	44	Blenn. il y a quinze ans. Ecoulement chronique.	Signes de rétrécissement observés environ six mois après ; rétention il y a dix ans, à la suite d'un exercice violent.	Rétrécissement étroit.
55. D. B.	37	Blenn. « il y a bien des années ».	Dix ans après environ, voyage aux Indes occidentales : là, pour la première fois, difficulté à uriner ; elle a toujours augmenté depuis ; abcès au périnée il y a sept ans.	Rétrécissement étroit ; infiltration d'urine ; abcès au périnée et au-dessus du pubis.
56. J. W.	42	Coup violent sur le périnée ; hémorrhagie uréthrale consécutive. Paraît avoir guéri vite.	Le jet commença à diminuer peu de temps après, rétention au bout de trois ans, à la suite d'excès de boisson.	Rétrécissement et rétention.
57. J. W.	63	Blenn. et chancres il y a trente-sept ans ; très-grande négligence dans ses habitudes. Persistance d'un écoulement.	A été traité d'un rétrécissement il y a vingt-trois ans ; abcès au périnée peu de temps après.	Rétrécissement, fistules et lésion rénale.
58. R. T.	43	Blenn. douze ans auparavant, négligée ; écoulement pendant deux ou trois ans.	Les signes de rétrécissement apparurent pour la première fois pendant ce temps.	Rétrécissement, syphilis, cachexie, albuminurie.
59. H. S.	61	Blenn. suraiguë et chancres à 20 ans ; habitudes d'intempérance.	Le jet diminua un ou deux ans auparavant, et il y a eu deux ou trois rétentions dans le même temps.	Rétrécissement et rétention ; albuminurie.
60. J. M.	42	Plusieurs blennorrhagies depuis l'âge de 20 ans. Intempérance. Écoulement uréthral presque constant.	Les signes de rétrécissement existent depuis plus de dix ans ; plusieurs fois rétention d'urine.	Rétrécissement étroit ; rétention et abcès périnéaux.
61. R. M.	40	Blenn. suraiguë et phimosis à 21 ans ; depuis, séjour de plusieurs années aux Indes occidentales.	Point de signes de rétrécissement pendant dix-sept ans, alors rétention subite, après avoir bu de la bière et fait un exercice exagéré.	Rétrécissement étroit ; état général mauvais.
62. J. P.	47	Blenn. dix ans auparavant ; une seconde il y a sept ans ; écoulement uréthral persistant depuis la dernière gonorrhée ; il augmente avec le froid.	Difficulté à uriner depuis six ans.	Rétrécissement fort étroit ; l'urine s'écoule goutte à goutte et d'une façon involontaire.
63. W. B.	49	Blenn. il y a quinze ans ; écoulement ayant persisté pendant un an et demi.	Difficulté à uriner depuis quatorze ans ; plusieurs accès de rétention d'urine.	Rétrécissement et rétention.
64. H. D.	38	Trois ou quatre blennorrhagies ; la dernière il y a douze ans. Depuis lors douleur dans l'urèthre, et légères hémorrhagies.	Signes de rétrécissement depuis cinq ou six ans ; plusieurs fois rétention d'urine.	Deux rétrécissements ; fistules périnéales et recto-vésicales.
65. C. ?.	49	Blenn. quand il était jeune ; écoulement presque continuel, augmenté par les excès de boisson.	Le jet d'urine sembla diminuer pour la première fois il y a environ six ans, à la suite d'une débauche qui amena de la rétention.	Rétrécissement.

Initiales des malades.	Âge.	Antécédents et causes supposées.	Début et progrès de la maladie.	État à l'entrée à l'hôpital.
66. J. Q.	33	Blenn. à l'âge de 20 ans; l'écoulement guérit vite.	Le jet d'urine a diminué depuis un mois; rétention, il y a un an environ amenée par la boisson.	Rétrécissement très-étroit; fistules périnéales et scrotales, par où passe toute l'urine.
67. H. P.	24	Blenn. il y a quatre ou cinq ans; et écoulement ayant duré douze mois.	Abcès et inflammation neuf mois après; fistule qui donne passage à l'urine; après la guérison, se montrèrent les signes du rétrécissement.	Rétrécissement peu étroit.
68. A. R.	32	Plusieurs blennorrhagies, la dernière il y a trois semaines. L'écoulement a vite cessé.		Rétention produite par un rétrécissement inflammatoire, après un excès de boisson.
69. C. S.	58	Blenn. suraiguë avec phimosis à 17 ans. Écoulement chronique.	Le jet d'urine a toujours été plus petit depuis lors; il s'est encore amoindri dernièrement.	Rétrécissement et rétention.
70. J. D.	58	Dernière blennorrhagie six ans auparavant. Rapide guérison.	On observa les premiers signes de rétrécissement il y a un an.	Rétrécissement.
71. J. R.	38	Blenn. suraiguë il y a seize ans, négligée. Écoulement continu pendant de longs mois.	On vit le jet d'urine décroître peu de temps après.	Rétrécissement étroit et rétention.
72. J. T.	48	Deux ou trois blennorrhagies; la dernière il y a seize ans.	On s'aperçut après la dernière gonorrhée que le jet d'urine diminuait.	Rétrécissement étroit et opiniâtre.
73. J. W.	56	Blenn. à 16 ans, unique. Beaucoup d'exercice à cheval; n'a jamais éprouvé aucun choc sur le périnée, dont il se soit aperçu.	Il observa pour la première fois de la difficulté à uriner il y a environ douze mois.	Rétrécissement étroit; l'urine ne s'écoule que goutte à goutte.
74. J. W.	55	Dernière blennorrhagie il y a seize ans, attribuée à l'emploi d'injections actives.	La difficulté à uriner apparut un mois après le début de la maladie.	Rétrécissement, dilaté à plusieurs reprises. Affection rénale.
75. R. C.	22	Blenn. suraiguë il y a deux ans.	Plus ou moins de peine à uriner depuis lors, surtout après avoir bu ou s'être exposé au froid.	Rétrécissement peu étroit; rétention d'urine (c'est la première).
76. W. K.	84	Nombreuses cystites depuis l'âge de 14 ans; sans cause appréciable; blennorrhagie à 20 ans.	Signes de rétrécissement à 34 ans; incision au périnée il y a quatre ans; depuis lors fistule, qui laisse passer l'urine.	Rétrécissement très-étroit; fistule et abcès au périnée.
77. J. B.	30	Blenn. et chancres, 13 ans auparavant.	Peu après, il vit le jet d'urine diminuer.	Rétrécissement fort étroit; rétention.
78. J. C.	13	Coup sur le périnée il y a deux ans; hémorrhagie.	Incontinence partielle une semaine après, persistant plus ou moins depuis.	Rétrécissement; néphrite, mort.
79. J. T.	63	Blenn. à 20 et 26 ans. Écoulement chronique.	Le jet a commencé à diminuer quand l'écoulement est venu à décroître; traité depuis, à plusieurs intervalles dans divers hôpitaux.	Rétrécissement étroit, infranchissable; fausses routes; l'urine s'écoule goutte à goutte.
80. J. M.	56	Blenn. à 21 ans, avec chancres; puis à 34 ans; la corde était très-prononcée.	Le jet commença à diminuer après la dernière gonorrhée; peu après rétention; plusieurs traitements à diverses époques.	Rétrécissement étroit et fistules périnéales.
81. J. D.	45	Coup sur le périnée trois mois auparavant; rétention d'urine consécutive.	Le jet d'urine a commencé à diminuer presque tout de suite.	Rétrécissement fort étroit; l'urine s'écoule goutte par goutte.
82. J. C.	30	Trois blennorrhagies depuis six ans; écoulement persistant plus ou moins prononcé.	Le jet est devenu plus fin depuis la seconde gonorrhée; la rétention s'est montrée pour la première fois il y a trois ans et demi.	Rétrécissement étroit.
83. H. W.	28	Blenn. cordée il y a neuf ans, durée douze mois.	Rétention il y a huit ans; fréquemment revenue depuis; en outre, coup sur le périnée, avec hémorrhagie.	Rétrécissement étroit.

Initiales des malades.	Âge.	Antécédents et causes supposées.	Début et progrès de la maladie.	État à l'entrée à l'hôpital.
84. J. G.	54	Plusieurs blennorrha-gies, la dernière il y a sept ans ; négligée et à forme chro-nique.	Le jet d'urine diminua lors de la cessation du dernier écoulement ; rétention il y a trois ans ; abcès périnéal il y a un an.	Deux ou trois rétrécis-sements ; fistules au périnée, albuminurie.
85. J. A.	27	Blenn. il y a six ou sept ans.	On vit le jet diminuer avec la cessation de l'écoulement.	Rétrécissement peu étroit, mais tendance à devenir infranchis-sable après les excès de boisson et l'expo-sition au froid.
86. E. B.	?	Plusieurs blennorrha-gies : cinq fois.	Le jet d'urine a commencé à diminuer après la seconde gonorrhée, il y a douze ans ; le mal a empiré après cha-cune des suivantes.	Rétrécissement étroit ; l'urine s'écoule goutte à goutte ; abcès au périnée.
87. S. B.	46	Blenn. à 21 ans.	On vit le jet diminuer au bout d'un an ; peu à peu il s'est aminci pendant dix ans.	Rétrécissement étroit, albuminurie ; état gé-néral déplorable.
88. J. A.	38	Plusieurs blennorrha-gies entre 20 et 30 ans.	Il y a environ dix ans qu'il a vu dimi-nuer son jet.	Rétrécissement étroit ; lésion rénale.
89. J. W.	47	Blenn. huit ans aupa-ravant. Durée, plu-sieurs mois.	Peu après il vit le jet diminuer ; incon-tinence nocturne depuis quelque temps.	Rétrécissement étroit, invincible ; l'urine s'écoule goutte à goutte.
90. P. H.	62	Blenn. et chancres il y a trente ans. Écoule-ment continuel pen-dant de longs mois.	Les signes de rétrécissement apparurent pour la première fois il y a vingt ans ; première rétention il y a quatre ans ; plusieurs depuis.	Rétrécissement étroit ; rétention ; abcès pé-rinéaux.
91. R. O.	28	Blenn. et chancres il y a environ un an ; abus de l'exercice du cheval peu de temps après.	Les signes de rétrécissement se montrè-rent peu après, accompagnés d'un abcès et d'une fistule.	Rétrécissement étroit ; fistule au périnée ; blennorrhagie.
92. J. S.	39	Blenn. il y a cinq ans ; écoulement purulent pendant près de douze mois.	Envies fréquentes d'uriner pendant les deux mois qui suivirent : puis amin-cissement du jet ; irritabilité de la ves-sie après les excès de boisson et l'ex-position au froid.	Rétrécissement peu étroit ; incontinence.
93. J. L.	23	Blenn. il y a environ un an et demi ; une seconde il y a envi-ron un mois.	Rétention complète il y a une quinzaine de jours ; récidive quelques jours après.	On apporta remède à la troisième réten-tion par la sonde n° 8 ; écoulement uré-thral ; pas de rétré-cissement organique appréciable, pendant le traitement qui sui-vit.
94. J. F.	51	Blenn. suraiguë à 24 ans ; corde, orchite, etc. Écoulement pu-rulent consécutif pen-dant quelque temps.		Rétrécissement ancien peu étroit ; urine al-bumineuse.
95. J. P.	52	Blenn. suraiguë 18 ans auparavant. L'écoule-ment n'a jamais com-plétement cessé.	Le jet d'urine a toujours continué à di-minuer depuis lors.	Rétrécissement étroit, rétention ; abcès au périnée.
96. C. M.	28	Plusieurs blennorrha-gies ; habitudes d'in-tempérance très-grandes. Il est rare qu'il n'ait pas un écoulement uréthral.	La rétention se montra pour la pre-mière fois entre six et sept ans aupa-ravant ; elle revint plusieurs fois ; di-minution du jet d'urine depuis lors.	Rétrécissement très-étroit, opiniâtre.
97. B. S.	30	Blenn. il y a quatre ans.	Premiers signes de rétrécissement il y a trois ans.	Rétrécissement étroit ; rétention à la suite de débauche et de l'exposition au froid.
98. C. W.	27	Blen. il y a deux ou trois ans ; puis il y a cinq mois, avec chancres.	Raconte qu'il lui est impossible de « rete-nir ses urines plus d'une heure ou deux depuis sa première gonorrhée ».	Rétrécissement ; vessie irritable.
99. T. C.	44	Blenn. et chancres il y a vingt-cinq ans ; ha-bitudes d'intempé-rance ; très-exposé au froid.	N'a pas remarqué la diminution de son jet, sauf depuis six mois ; abcès au pé-rinée.	Rétrécissement étroit, incontinence.

Initiales des malades.	Age.	Antécédents et causes supposées.	Début et progrès de la maladie.	État à l'entrée à l'hôpital.
100. W. W.	46	Blenn. à 18 ans, ayant duré neuf mois; toujours plus ou moins d'écoulement depuis.	Il s'aperçut de difficulté à uriner il y a environ huit ans; depuis lors il a employé maladroitement un grand nombre d'instruments.	Rétrécissement étroit; hémorrhoïdes; vessie irritable.
101. G. B.	52	Blenn. suraiguë, quand il était jeune, orchite, etc. Résidence aux Indes.	Treize ans auparavant rétention, traitée par le cathétérisme; le jet d'urine conserva son volume ordinaire presque jusqu'à ces derniers temps; mais alors il décrut rapidement.	Rétrécissement étroit; abcès et fistule au périnée.
102. J. S.	62	Jamais de blennorrhagie; très-exposé au froid et à l'humidité; sujet à des accès de dyspnée.	Il y a dix ans, rétention, sans aucune cause connue du malade; fréquentes rétentions en dernier lieu.	Rétrécissement peu étroit; rétention.
103. J. D.	30	Blenn. répétées pendant les dix dernières années; chancres; l'uréthrite a été très-augmentée par l'exercice du cheval; écoulement continuel, en petite quantité.		Deux rétrécissements étroits. Irritabilité extrême de la vessie et de l'urèthre.
104. J. P.	61	Choc violent contre le pommeau d'une selle, à cheval; le traitement vint remédier aux effets immédiats.	Puis, le jet d'urine a diminué lentement de volume; fréquentes rétentions après les excès de boisson.	Rétrécissement étroit; abcès périnéaux; infiltration d'urine; perforation de la vessie; mort.
105. C. T.	64	Blenn. suraiguë quand il était jeune; écoulement purulent fort long.	Il vit son jet diminuer peu après. Guéri par la dilatation; quelques années après, les symptômes reparurent avec des attaques de goutte, maladie à laquelle il est sujet.	Rétrécissement variable, suivant les périodes.
106. W. B.	27	Blenn. il y a quelques années. Longue persistance.	Il y a un peu plus de trois ans, signes de rétrécissement; depuis, rétention sous l'influence d'une vive exaltation, sans liens de connexion avec la boisson.	Rétrécissement étroit; rétention.
107. G. S.	27	Blenn. il y a trois ans. Guérison rapide.	La difficulté à uriner se montra avec la cessation de l'écoulement; augmenté chaque fois qu'il buvait.	Rétrécissement peu étroit; rétention.
108. W. W.	68	Blenn. multiples quand il était jeune.	Rétrécissement ayant une durée de quarante-deux ans; le volume du jet varie beaucoup.	Rétrécissement peu étroit; affection rénale.
109. C. R.	65	Blenn. quand il était jeune. Guérison rapide.	Miction difficile presque tout de suite; première rétention il y a dix ans; incision au périnée, fistule.	Rétrécissement et affection rénale.
110. E. C.	31	Blenn. il y a neuf ans. Habitudes d'intempérance. L'écoulement purulent persiste encore.	Dernièrement le jet d'urine a paru diminuer.	Rétrécissement et rétention.
111. H. E.	35	Blenn. il y a quinze ans; deux autres dans les quatre dernières années.	Le jet a diminué visiblement depuis la dernière gonorrhée.	Rétrécissement et rétention.
112. R. S.	41	Blenn. il y a neuf ans; l'écoulement uréthral reparait après les excès de boisson; habitudes d'intempérance.	La rétention se montra pour la première fois il y a trois ans, après des excès de boisson; il vit depuis lors son jet diminuer. Plusieurs fois rétention.	Rétrécissement peu étroit.
113. G. C.	30	Blenn. il y a quelques années; très-exposé au froid et à l'humidité.	La rétention a suivi l'exposition au froid; cathétérisme forcé.	Rétrécissement.
114. J. W.	63	Blenn. « il y a près de trente ans ».	Aucune difficulté à uriner jusqu'aux environs des deux dernières années; à cette époque, dépôts abondants dans l'urine; depuis lors le jet a toujours diminué.	Rétrécissement, rétention, infiltration d'urine; mort.
115. R. D.	40	Blenn. il y a bien des années.	Premiers symptômes de rétrécissement notés il y a cinq ans; aggravation continuelle par des indispositions de toutes sortes.	Rétrécissement, rétention, abcès périnéal.

Initiales des malades.	Age.	Antécédents et causes supposées.	Début et progrès de la maladie.	État à l'entrée à l'hôpital.
116. T. H.	52	Dans l'Inde ; dix-sept ans auparavant, chute sous son cheval, rétention d'urine consécutive. Quatre ans de santé parfaite, après s'être rétabli de cet accident.	La rétention vint pour la première fois à la suite de l'exposition au froid et à l'humidité ; puis apparurent les signes de rétrécissement ; traitement prolongé, soulagement faible.	Rétrécissement étroit, infranchissable ; état général mauvais.
117. W. J.	61	Blenn. il y a trente ans. Intempérance ; très-exposé au froid et à l'humidité ; écoulement purulent pendant deux ou trois ans.	On vit le jet diminuer peu de temps après ; la rétention d'urine s'est montrée accidentellement.	Rétrécissement ancien et étroit ; affection rénale ; calcul vésical volumineux ; mort.
118. J. B.	28	Blenn. neuf ans auparavant.	Traité pour la première fois, il y a deux ans, pour un rétrécissement.	Rétrécissement étroit, abcès urineux ; mort.
119. J. A.	39	Assure n'avoir jamais eu de blennorrhagie (?) il y a sept ans, sensation de brûlure pendant la miction, sans cause appréciable.	A la suite, difficulté à uriner.	Rétrécissement, mais fort peu étroit.
120. J. E.	40	Raconte qu'étant enfant, jamais il n'a eu un jet d'urine aussi volumineux que les autres ; blenn. il y a vingt ans.	Difficulté croissante à uriner depuis douze ans ; éprouve un retour de l'écoulement chaque fois qu'il boit trop ou qu'il s'expose au froid.	Rétrécissement, rétention.
121. G. R.	43	Blenn. six ans auparavant.	Depuis lors il a toujours vu son jet diminuer ; première rétention deux ans auparavant.	Rétrécissement et rétention.
122. J. B.	43	Blenn. treize ans auparavant.	Depuis les six dernières années, rétention chaque fois qu'il boit avec excès.	Rétrécissement et rétention.
123. T. C.	52	Deux blennorrhagies, la dernière il y a environ vingt-cinq ans.	Il vit son jet diminuer il y a environ quinze ans ; trois ans auparavant, rétention, incision au périnée ; depuis lors le jet a encore diminué.	La sonde n° 3 passe maintenant, mais avec difficulté.
124. E. F.	?	Plusieurs blennorrhagies.	Premiers signes de rétrécissement il y a vingt ans ; exacerbation considérable des symptômes, quand l'urine est acide.	Rétrécissement peu prononcé, rétention.
125. H. B.	39	Blenn. il y a quatorze ans ; écoulement uréthral après la plus légère irritation ; écoulement habituel plus ou moins abondant.	Premiers signes de rétrécissement notés il y a environ trois ans.	Rétrécissement peu étroit.
126. J. W. S.	44	Blennorrh. à 18 ans ; l'écoulement n'a jamais cessé.	Premiers signes de rétrécissement très-peu après la blennorrhagie ; deux ou trois rétentions depuis.	Rétrécissement et rétention.
127. C. H.	48	Blenn. il y a vingt-cinq ans.	Pendant quelque temps signes de rétrécissement, il y a environ dix ans ; puis ils disparurent ; il y a environ trois ans le mal a empiré à la suite d'un effort de travail.	Rétrécissement étroit et rétention.
128. S. K.	34	Blenn. il y a cinq ans ; durée, trois mois.	Il y a un an et demi qu'ont apparu les premiers signes.	Rétrécissement assez étroit.
129. P. G.	64	Plusieurs blennorrhagies, la dernière à l'âge de 40 ans.	Les signes de rétrécissement se montrèrent avec la dernière blennorrhagie ; dernièrement ils se sont prononcés.	Rétrécissement fort étroit.
130. W. R.	52	Deux fois des chancres sur le gland ; épispadias congénital.	Le jet d'urine s'est mis à diminuer après la dernière atteinte ; dernièrement un abcès au périnée.	Etroitesse extrême du méat par suite de la cicatrisation des chancres ; l'urine ne vient que goutte à goutte ; fistule au périnée.
131. C. T.	38	Trois ou quatre blennorrhagies il y a douze ou quinze ans.	On s'aperçut de diminution du jet d'urine il y a dix ans environ ; abcès au périnée et rétention il y a quatre ans.	Rétrécissement étroit.
132. B. W.	26	Deux blennorrhagies, la dernière il y a deux ans. Ecoulement purulent consécutif.	Il s'aperçut de la difficulté à uriner il y a environ six mois, après des excès de boisson et l'exposition au froid ; depuis lors le jet a toujours diminué.	Rétrécissement.

Initiales des malades.	Age.	Antécédents et causes supposées.	Début et progrès de la maladie.	État à l'entrée à l'hôpital.
133. W. O.	20	Blenn. et chancres il y a un an et demi ; fort mauvaises habitudes ; l'écoulement n'a jamais cessé.	Le jet d'urine est devenu très-mince au bout de douze mois.	Rétrécissement très-étroit ; l'urine s'écoule involontairement ; affection avancée des reins ; mort.
134. R. T.	48	N'a jamais eu de blennorrhagies.	Le jet d'urine s'amoindrit quand le temps est froid et humide.	Resserrement de l'urèthre, causé par un état subinflammatoire ; abcès au périnée.
135. S. H.	?	Violence extérieure ayant porté sur le périnée, deux fois depuis deux ans.	Le jet diminua rapidement après le premier accident.	Rétrécissement *inopérable*.
136. W. J.	35	Blenn. il y a bien des années ; une seconde il y a deux mois.		Rétrécissement inflammatoire et rétention.
137. G. T.	53	Ulcération syphilitique ayant détruit, il y a vingt ans, la plus grande partie du pénis.		Rétréciss. au méat ainsi qu'à la partie profonde de l'urèthre ; abcès et fistules ; impossibilité de franchir le méat, par suite incision au périnée.
138. J. E.	33	Blenn. il y a six semaines.		Rétrécissement et abcès périnéal.
139. W. E.	24	Deux ou trois blennorrhagies, la dernière il y a six mois. Ecoulem. chronique.	Inflammation ramenée par des rapports sexuels.	Rétrécissement inflammatoire.
140. G. L.	68	Blenn. il y a déjà bien des années.	Le jet diminua beaucoup pendant et après la gonorrhée, mais il reprit son calibre normal.	Rétrécissement temporaire ; rétention après les excès de boisson.
141. G. H.	35	Il y a environ treize ans, blennorrhagie, dont il guérit parfaitement bien.	Rétention subite, il y a six ans, sans cause connue ; plusieurs autres depuis, après des excès de boisson, etc.	Léger rétrécissem. organique ; le spasme et l'inflammation amènent la rétention.
142. G. H.	32	Blenn. il y a environ quatorze ans.	Dans les sept dernières années, le jet est devenu plus fin.	Rétrécissement, rétention, infiltration ; mort.
143. W. W.	52	Plusieurs blennorrhagies autrefois ; d'autant plus exposé au froid qu'il est marin. Gonorrhée négligée et de longue durée.	Les signes de rétrécissement se montrèrent en quelques années ; première rétention il y a dix-sept ans ; grand nombre de traitements à diverses époques ; fistule au périnée guérie depuis.	Deux rétrécissements étroits, infranchissables ; l'urine s'écoule goutte à goutte.

OBSERVATIONS TIRÉES DE LA PRATIQUE DE L'AUTEUR, OU DE CELLE D'AUTRES CHIRURGIENS, ET DONT L'AUTEUR A EU CONNAISSANCE.

Initiales des malades.	Age.	Antécédents et causes supposées.	Début et progrès de la maladie.	État à l'entrée à l'hôpital.
144. A. B.	19	Rupture et division de l'urèthre pendant l'enfance par une violence extérieure.	L'urine s'est toujours écoulée depuis par une fistule au périnée.	Oblitération absolue du canal ; fistule au périnée.
145. W. D.	49	Quatre ou cinq blennorrhagies dans son jeune âge ; la dernière il y a vingt ans ; toujours quelque écoulement uréthral depuis.	Rétention il y a neuf ans, à la suite d'efforts prolongés et volontaires pour retenir son urine. Depuis cette époque le jet a commencé à diminuer.	Deux ou trois rétrécissements, dont un fort étroit.
146. E. M.	18	Aucune violence extérieure, ni aucune autre cause quelconque que l'on puisse indiquer.	Il y a toujours eu du rétrécissement depuis l'âge de huit ans ; rétention tous les trois ou quatre mois ; depuis peu elle a toujours suivi les excès de boisson.	Rétrécissement non étroit ; persistance de la rétention.

Initiales des malades.	Age.	Antécédents et causes supposées.	Début et progrès de la maladie.	Etat à l'entrée à l'hôpital.
147. E. L.	23	Blenn., la dernière il y a six mois; intempérance. — Ecoulement purulent qui persiste encore.	Depuis peu, le jet a semblé décroître.	Rétention à la suite de débauches; rétrécissement peu étroit.
148. M. M.	60	Blenn., la dernière il y a vingt ans; durée de plusieurs mois.	Le jet a toujours décru depuis, à divers degrés, suivant les périodes.	Rétrécissement étroit, infranchissable. Rétention.
149. J. T.	49	Blenn. il y a vingt-cinq ans. Chronique.	La rétention fut le premier signe noté, elle s'est montrée après le passage d'une température très-chaude à un milieu très-froid; plusieurs récidives.	Rétrécissement fort étroit, infranchissable.
150. H. H.	37	Il y a neuf ans, il fut serré contre un mur par des chevaux; malade pendant les trois mois suivants.	Depuis lors, l'urine est venue plus ou moins difficilement; rétention occasionnelle; dernièrement incontinence.	Rétrécissement fort étroit; lésions avancées des organes urinaires; mort.
151. J. B.	27	Cinq ou six blennorrhagies entre 18 et 24 ans, aux Indes orientales. Ecoulement chronique.	Le jet devint un peu plus fin que d'habitude environ deux ans plus tard.	Rétrécissement peu étroit.
152. C. H.	49	Blenn. à 16 ans, plusieurs fois depuis; léger écoulement uréthral, fréquent mais non aigu. Grandes habitudes d'intempérance. Ecoulement négligé.	Il nota pour la première fois la diminution de son jet d'urine il y a six ans; plusieurs rétentions après avoir bu d'une façon immodérée.	Rétrécissement étroit, opiniâtre.
153. R. E.	44	Dernière blennorrhagie à l'âge de 40 ans; écoulement purulent consécutif.	Premiers signes de rétrécissement il y a trois ans.	Rétrécissement peu étroit.
154. G. W.	54	Blenn. étant jeune, puis à l'âge de 41 ans; l'écoulement n'a jamais entièrement cessé après la dernière.	Premiers signes de rétrécissement il y a environ dix ans.	Rétrécissement peu étroit; fistule périnéale.
155. C. T. B.	26	Exposition au froid après un exercice violent; blenn. récente paraissant presque guérie.		Rétrécissement inflammatoire brusque; rétention consécutive.
156. A. J.	53	Jamais de blennorrhagie; urine acide; diathèse goutteuse.		Amoindrissement considérable du jet d'urine depuis quelque temps.
157. C. W.	29	Quatre ou cinq blennorrhagies; écoulement chronique négligé.	Il pense que son jet a diminué peu de temps après sa dernière gonorrhée.	Rétrécissement à deux endroits peu prononcé.
158. W. M.	37	Trois blennorrhagies, dont une avec chancres; la dernière, il y a huit ans, laissa après elle un écoulement purulent.	Environ douze mois après, le jet se mit à diminuer; alternatives sous ce rapport.	Rétrécissement assez étroit; irritabilité et sensibilité de l'urèthre.
159. T. B.	26	Plusieurs blennorrhagies; écoulement permanent.	Diminution du jet il y a environ trois ans; rétention depuis douze mois.	Rétrécissement.
160. P. O.	48	Jamais de blennorrhagie; urine acide, goutte, rhumatisme. Ecoulement uréthral de temps à autre.	Après l'exposition au froid, le jet est devenu plus mince.	Rétréciss. siégeant à environ 15 centimètres du méat, irritabilité de l'urèthre.
161. G. M. K.	24	Une blennorrhagie; autant qu'il peut se rappeler, son jet a toujours été plus mince que d'habitude; irritabilité de la vessie.	Immédiatement après la gonorrhée, diminution du jet, et les signes se prononcèrent.	Rétrécissement étroit.

Initiales des malades.	Âge.	Antécédents et causes supposées.	Début et progrès de la maladie.	État à l'entrée à l'hôpital.
162. C. Y.	36	Blenn. à 20 ans, puis il y a deux années; il monte souvent à cheval : la dernière gonorrhée était chronique.	Exacerbation des symptômes après l'exercice du cheval : le jet a diminué pendant les deux ou trois derniers mois.	Rétrécissement.
163. B. J.	40	Trois ou quatre blennorrhagies, la dernière il y a dix ans. Chronique. Il boit beaucoup.	Rétrécissement depuis sept ans; plusieurs fois en traitement; deux fois rétention.	Rétrécissement étroit, très-irritable.
164. D. J.	32	Deux blennorrhagies six ans auparavant. Il y a quatre ans, « étant monté sur un cheval sans selle », il ressentit une douleur brusque et perdit du sang par le canal.	Le jet d'urine devint plus petit peu de temps après cette époque, on a passé des instruments; mais avec difficulté.	Rétrécissement étroit.
165. J. J. T.	36	Deux ou trois blennorrhagies; l'écoulement a persisté longtemps.	Jet plus fin et difficulté considérable à uriner depuis les deux ou trois dernières années.	Rétrécissement peu étroit.
166. G. F.	29	Une seule blennorrhagie il y a trois ans. Négligée et chronique.	Le jet d'urine est divisé en deux; depuis quelque temps vives douleurs à l'hypogastre et dans les reins.	Resserrement de l'urèthre peu considérable, à environ 2 centimètres et demi du méat.
167. T. P.	23	Chute sur les barreaux d'une échelle en travaillant; légère hémorrhagie uréthrale consécutive.	Depuis deux mois le jet d'urine est très-mince.	Rétrécissement peu étroit.
168. T. G.	30	Trois blennorrhagies, la dernière il y a trois ans. Écoulement continuel depuis.	Le jet d'urine a commencé à diminuer peu de temps après la dernière blennorrhagie; depuis, la difficulté à uriner a toujours été en augmentant.	Rétrécissement étroit.
169. B. K.	58	Une seule blennorrhagie étant jeune; plusieurs fois, dernièrement, il a été pris d'un léger écoulement uréthral, sans savoir à quoi en attribuer la cause.	Urine alcaline; état général fort compromis depuis peu; parfois l'urine ne vient qu'après les plus grands efforts.	Léger rétrécissement au niveau du bulbe; irritabilité de l'urèthre; dérangement de toutes les fonctions digestives.
170. W. J.	26	Trois blennorrhagies, la dernière il y a deux ans de cela; léger écoulement ayant duré six mois, sans jamais disparaître entièrement.	Depuis douze mois, certaine difficulté à uriner; en même temps douleurs dans les reins et le long de l'urèthre.	Rétrécissement peu étroit, mais excessivement sensible.
171. C. B.	41	Plusieurs blennorrhagies; habitudes fort irrégulières; fréquence de l'écoulement, qui a toujours été négligé.	A son rétrécissement depuis sept ans, plus ou moins; rétention il y a trois ans.	Rétrécissement assez étroit; gonflement au périnée.

OBSERVATIONS TIRÉES DES JOURNAUX DE MÉDECINE.

Initiales des malades.	Age.	Antécédents et causes supposées.	Début et progrès de la maladie.	État à l'entrée à l'hôpital.
172. W. K.	43	Violence extérieure sur le périnée, il y a treize ans.	Depuis lors rétrécissement; depuis douze ans, l'urine s'écoule entièrement par des orifices fistuleux siégeant sur le scrotum.	Rétrécissement étroit; fistules.
173. W. B.	60	Jamais de blennorrhagie, sujet aux hémorrhoïdes depuis vingt ans.	La difficulté à uriner existe depuis douze ans; première rétention il y a un an.	Rétrécissement et rétention.
174. W. D.	?		Ne peut se rappeler avoir eu un jet de grosseur ordinaire.	Rétrécissement étroit au méat externe, probablement d'origine congénitale.
175. G. B.	28	Blenn. il y a six ans.	Bientôt après, difficulté à uriner.	Rétrécissement.
176. ?.	61	Blenn. il y a seize ans; l'écoulement n'a jamais cessé.	Difficulté à uriner depuis les deux dernières années.	Rétrécissement et rétention.
177. S. S.	42	Blenn. suraiguë il y a quinze ans; écoulement purulent consécutif, d'une durée de plusieurs années.	Difficulté à uriner depuis de longues années.	Rétrécissement et rétention.
178. ?. C.	49	Dix ou onze blennorrhagies; la dernière suivie d'un abondant écoulement chronique.	Le rétrécissement existe depuis plusieurs années.	Rétrécissement et rétention.
179. W. L.	55	Blenn. il y a bien des années.	La difficulté à uriner ne s'est montrée qu'il y a quatre ans.	Rétrécissement, abcès, rétention.
180. ?.	36	Blennorrhagie à 19 ans; écoulement plus ou moins abondant pendant dix ans.	Les signes de rétrécissement apparurent quand il vint à cesser.	Rétrécissement et rétention.
181. W. R.	38	Coup sur le périnée il y a dix ans; hémorrhagie.	Peu après, miction difficile; incontinence depuis cinq ou six ans.	Rétrécissement et fistules.
182. H. J.	34	Coup violent sur le périnée six mois auparavant; hémorrhagie.	Bientôt après, miction difficile.	Rétrécissement étroit.
183. A. B.	50	Blenn. il y a vingt ans.	Diminution du jet au bout de peu de mois; depuis, emploi plus ou moins fréquent de la sonde.	Rétrécissement; l'urine ne vient que goutte à goutte.
184. S. N.	31	Il y a deux ans, chancres, dont un au méat externe.	Cicatrice au niveau du méat; la rétraction graduelle a amené de la difficulté à uriner.	Rétrécissement; abcès périnéal.
185. B. M.	32	Blenn. il y a cinq ans. Guérison rapide.	Très peu de temps après, apparition des signes de rétrécissement.	D'abord rétrécissement et rétention; mort par rupture de la vessie.
186. M. D.	33	Blenn. il y a 4 mois; injections concentrées de sulfate de cuivre; vives douleurs.	Peu après miction difficile; cette difficulté s'accroît toujours.	Rétrécissement.
187. J. W.	42	Deux blennorrhagies : il y a quatre ans, il est tombé d'omnibus; urines sanglantes.	Bientôt après, difficulté de la miction; fréquentes rétentions, surtout après avoir bu.	Rétrécissement.
188. R. P.	46	Blenn. il y a quatorze ans.	Bientôt après, le jet devint plus fin.	Rétréciss., fistules; incision au périnée; mort; reins malades.
189. S. E.	42	Blennorrhagies répétées.	Il y a douze ans que l'urine passe difficilement.	Rétrécissement, rétention; nombreux abcès périnéaux.
190. J. M.	48	Blenn. il y a trente ans; pas depuis.	Il vit son jet diminuer il y a environ dix ans, sans cause appréciable.	Rétrécissement, rétention et insuffisance.
191. E. G.	59	Trois blennorrhagies, la dernière fort longue.	Il vit son jet diminuer quinze mois après la dernière; rétention après des excès de toute sorte.	Rétrécissement étroit, infranchissable.

Initiales des malades.	Age.	Antécédents et causes supposées.	Début et progrès de la maladie.	État à l'entrée à l'hôpital.
192. ?.	52	Trois blennorrhagies.	L'urine ne s'écoule qu'avec difficulté environ douze mois après la dernière gonorrhée; irritabilité de la vessie; rétention et infiltration.	Rétrécissement fort étroit, fistule périnéale.
193. ?.	36	Etant enfant, le jet était déjà plus fin que d'habitude ; incontinence à cette époque: légère blenn. il y a dix ans.	La difficulté à uriner a beaucoup augmenté depuis la blennorrhagie : rétention un an auparavant; depuis, incontinence.	Impossible d'introduire une sonde ; incision au périnée : mort.
194. J. S.	43	Ponction par le périnée à l'âge de 13 ans; l'urine s'écoule par là.	La plaie guérit en trois mois ; peu après, le jet devint plus fin ; la plaie se rouvrit, et la fistule persista.	Rétrécissement étroit; calcul vésical.
195. G. M.	26	Blenn. chronique.		Rétrécissement datant de trois ans.
196. T. S.	30	Blenn. grande intempérance. Ecoulement chronique, aggravé par l'exercice du cheval.		Rétrécissement étroit; l'état général en a beaucoup souffert.
197. J. W.	?	Blenn. il y a vingt-cinq ans.	Peu de temps après, il s'exposa au froid et à l'humidité ; trois semaines après, difficulté à uriner, ayant toujours été depuis en augmentant.	Rétrécissement. infiltration d'urine.
198. W. P.	44	Blenn. à 13 ans; écoulement purulent pendant un an.	Signes de rétrécissement six ans plus tard.	Rétrécissement étroit.
199. G. B.	24	Blenn. il y a neuf mois.	Le jet est devenu plus fin depuis que l'écoulement a cessé.	Rétrécissement étroit; l'urine vient goutte à goutte.
200. J. W.	moyen	Blenn. il y a seize ans; le jet d'urine a toujours été plus fin que l'état normal depuis l'enfance. Blenn. aiguë et longue.	Les signes de rétrécissement ont suivi de près la blennorrhagie.	Rétrécissement fort étroit ; infiltration d'urine.
201. R. B.	30	Blenn. il y a deux ans: à cette époque, difficulté à uriner, bientôt disparue: nouvelle blenn. il y a trois semaines.		Rétention complète par suite d'obstacle inflammatoire, siégeant à 7 centimètres et demi environ du méat.
202. J. M.	25	Plusieurs blennorrhagies, la dernière il y a un an et demi. Durée quatre mois.	Après cela, on observa pour la première fois de la difficulté à uriner.	Rétrécissement étroit, infiltration d'urine.
203. L. S.	40	Blenn. suraiguë il y a trois ans.	Depuis, le jet a diminué par degrés.	Rétrécissement étroit; l'urine ne s'écoule que goutte par goutte.
204. ?. W.	47	Blenn. il y a vingt ans; usage d'injections concentrées.	Deux ans plus tard, apparition des signes de rétrécissement ; beaucoup de traitements.	Rétrécissement étroit; l'urine ne s'écoule que goutte par goutte.
205. ?. C.	53	Blennorrh. à 21 ans; chronique, suivie d'un écoulement purulent.	Peu après, le jet diminua.	Trois rétrécissements sur le canal.
206. T. H.	50	Coup sur le périnée, lorsqu'il apprenait à monter à cheval au régiment, à l'âge de 19 ans.	Subséquemment, quelque difficulté dans la miction; depuis, des blennorrhagies répétées ont aggravé les signes: beaucoup de traitements.	Deux ou trois rétrécissements étroits; l'urine vient goutte à goutte.
207. T. C.	32	Chute sur le périnée dans les agrès d'un navire, deux ans auparavant.	Depuis lors le jet est fin, et il y a parfois de la rétention.	Rétrécissement très-étroit; incontinence; état général mauvais.
208. ?. R.	47	Blenn. fort mal traitée étant jeune, chronique.	Les signes de rétrécissement se montrèrent il y a dix-neuf ans ; rétention deux ans après.	Deux rétrécissements; altération générale de la santé.
209. M. D.	29	Plusieurs blennorrhagies entre 18 et 25 ans.	Le jet diminua très-peu après la dernière blennorrhagie ; et très-vite, l'urine ne vint plus que goutte à goutte.	Deux rétrécissements étroits.

Initiales des malades.	Age.	Antécédents et causes supposées.	Début et progrès de la maladie.	État à l'entrée à l'hôpital.
210. ?	37	Ténia dans l'intestin.		Produisait un rétrécissement spasmodique dont tous les signes ont disparu après son expulsion. Noté à la page 142.
211. ?	?	Uréthrite à la suite de l'administration d'une trop forte dose de nitrate de potasse.		Rétrécissement infranchissable.
212. J. W.	45	Chronique. Quatre blennorrhagies il y a un grand nombre d'années : après la dernière, écoulement qui a duré douze mois.	Il y a environ quinze ans qu'ont apparu les signes de rétrécissement.	Rétrécissement fort étroit, invincible.
213. J. H.	52	Il y a quatre ans, coup de pied sur le périnée ; rétention consécutive.	A déjà été traité de son rétrécissement.	Rétrécissement infranchissable.
214. J. L.	43	Blenn. il y a vingt-cinq ans.	Les premiers signes de rétrécissement ont été notés environ cinq ans après ; plusieurs rétentions dans les sept dernières années.	Rétrécissement infranchissable ; fistule.
215. A. B.	25	Coup sur le périnée, il y a deux ans ; vive douleur.	Rétention un mois après.	Rétrécissement infranchissable ; fistules abdominales et périnéales ; calcul vésical.
216. H. L.	24	A l'âge de 7 ans, il fut pris sous un sac de farine, qui lui replia le tronc sur les cuisses ; rétention immédiate.	Depuis l'urine n'a jamais coulé librement ; environ huit ans après, rétention par un froid très-violent ; il y a cinq mois un coup de pied vint aggraver la situation.	Rétrécissement et rétention.
217. A. C.	26	Gros fragment angulaire de calcul arrêté dans la portion membraneuse de l'urèthre après la taille ; il y séjourna quelques jours, puis il rentra dans la vessie.	Six semaines après, on découvrit un rétrécissement, qui ne laissait pas passer la sonde.	La semaine suivante, on pratiqua une incision sur le périnée, vu que le rétrécissement était inaccessible à la plus petite sonde.
218. M. N.	?	Chancres du prépuce et du méat externe.		Trois mois après, le méat était réduit au tiers de son calibre normal ; division de la cicatrice.
219. F. C.	27	Écoulement uréthral abondant il y a cinq ans, produit par la masturbation ; jamais de rapport sexuel jusque-là. Plusieurs autres blennorrhagies à la suite de coït.	Diminution graduelle du jet.	Rétrécissement étroit, découvert après la mort, à la limite antérieure de la portion prostatique. [Lallemand.]
220. A. B.	27	Blenn. suraiguë il y a douze ans ; corde ; coup violent sur le pénis, hémorrhagie consécutive.	Trois mois après, un abcès au devant du scrotum.	Rétrécissement à l'endroit où siégeait l'abcès.

[Cas recueillis a l'hôpital Necker a Paris.

Initiales des malades.	Age.	Antécédents et causes supposées.	Début et marche de la maladie.	État à l'entrée à l'hôpital.
1. R. J.	45	Première blennorrhagie il y a dix-sept ans; durée, quatre ans. Quatre autre blenn.	Il y a sept ans (dix ans après la première blennorrhagie) difficulté d'uriner; rétention d'urine il y a cinq ans.	Rétréc. étroits laissant passer le n° 8 (1).
2. ?.	?	Blenn. avec rupture de corde datant de ?.		Rétrécissement étroit, le n° 6 passe. Portion pénienne.
3. T. R.	64	Première blennorrhagie il y a trente ans; dure deux ou trois mois.	Il y a cinq mois, difficultés pour uriner (vingt-neuf ans après blenn.).	Rétrécissement très-étroit laissant passer le n° 6.
4. A. L.	21	Première blennorrhagie il y a deux ans; dure six mois. Deuxième blennorrhagie; dure quinze mois.	Hématurie; difficulté pour uriner depuis un mois, (deux ans après).	Deux rétrécissements étroits à 4 et 6 centimétres du méat.
5. A. J.	27	Première blennorrhagie il y a onze ans; dure très-longtemps.	Il y a sept ans (quatre ans après la première blenn.), diminution du jet; orchite double, écoulement persistant.	Rétrécissement très-étroit, le n° 2 passe difficilement.
6. F. J.-B.	45	Première blennorrhagie il y a vingt-cinq ans; dure trois mois. Deuxième blennorrhagie il y a vingt ans; dure sept mois. Troisième blennorrhagie il y a quinze ans; dure six mois.	Difficulté d'uriner il y a quinze ans (dix ans après la première blenn.); dilatation; récidive quatre ans après.	Rétrécissement.
7. C. L.	33	Première blenn. il y a dix ans; dure huit mois; non traitée. Deuxième blenn. il y a sept ans. Troisième blenn. il y a quatre ans.	Rétention d'urine il y a quatre ans; difficulté pour uriner depuis ce temps-là.	Deux rétrécissements; un à 6 cent., l'autre au bulbe. Le n° 4 passe.
8. M. V.	27	Blennorrhagie.	Depuis trois ans difficulté pour uriner.	Le n° 4 passe facilement.
9. W. A.	52	Blenn. niée par le malade; chancre induré il y a vingt-trois ans.	Difficulté pour uriner il y a sept ans; rétention complète; infiltration urineuse; fistule.	Rétrécissement infranchissable pendant trois mois. Uréthrotomie externe.
10. B. P.	37	Première blenn. il y a seize ans; dure trois ans.	Urine mal depuis douze ans (quatre ans après la blenn.); dilatation il y a dix ans; récidive.	Le n° 6 passe; rétrécissements multiples.
11. B. J.	42	Première blenn. il y a vingt-trois ans; dure deux ou trois ans.	Il y a onze ans (douze ans après), urine goutte à goutte; dilatation; abcès urineux, fistules urinaires.	Rétrécissements infranchissables. Uréthrotomie externe; mort.
12. M. E.	30	Première blenn. il y a dix ans; dure plusieurs mois. Deuxième blenn. il y a cinq ans; mal soignée.	Urine mal depuis dix-huit mois.	Le n° 6 passe; rétrécissements multiples.
13. L. A.	49	Première blenn. il y a vingt et un ans; injections caustiques.	Difficulté d'uriner huit mois après; rétention complète il y a trente mois; infiltration d'urine.	Le n° 4 passe; rétrécissements multiples.
14. B. C.	53	Il y a trente-neuf ans première blenn.; dure six mois. Deuxième blenn. il y a trente-cinq ans; dure dix mois.	Difficulté d'uriner il y a dix ans; fistules urinaires. Dilatation, récidive; uréthrotomies multiples.	Rétrécissements multiples.
15. G. P.	55	Première blenn. il y a trente-sept ans; dure deux mois.	Difficulté d'uriner quatorze ans après; dilatation; récidive.	Rétrécissement très-étroit.
16. B. J.-B.	53	Première blenn. à 35 ans; dure trois mois.	Rétention d'urine depuis quatre ans (trente ans après blenn.).	Le n° 9 passe; rétrécissements multiples.
17. D. A.	46	Première blenn. à 20 ans (il y a vingt-six ans).	Urine mal depuis vingt ans (six ans après la blenn.).	Rétrécissem. étroits; le n° 4 passe.

(1) Tous les chiffres de ces tableaux se rapportent à la filière française.

Initiales des malades.	Âge.	Antécédents et causes supposées.	Début et marche de la maladie.	État à l'entrée à l'hôpital.
18. D. F.	40	Six blenn.: première il y a vingt ans; dernière il y a sept ans.	Urine difficilement depuis quinze mois (dix-neuf ans après blenn.).	Le n° 8 passe; rétrécissements multiples.
19. D. A.	43	Première blenn. il y a vingt ans; dure trois semaines.	Il y a quinze ans difficulté d'uriner; dilatation, récidive.	Rétrécissements multiples; le n° 2 passe.
20. B. C.	32	Première blenn. il y a deux ans; rupture de corde.	Difficulté d'uriner depuis vingt mois (quatre mois après l'accident).	N° 6.
21. B. N.	47	Première blenn. il y a quinze ans; dure six mois.	Infiltration urineuse il y a deux ans; uréthrotomie interne. Récidive; urine difficilement depuis quatre ans.	Rétrécissement très-étroit; bougie filiforme passe.
22. P. A.	41	Première blenn. il y a quinze ans.	Depuis dix ans difficulté pour uriner; dilatation.	Le n° 6 passe; rétrécissements multiples.
23. B. C.	59	Blennorrhagie.	Depuis quinze ans le jet diminue.	Rétrécissement au bulbe.
24. C. et C. H.	37	Blenn. il y a dix-neuf ans.	Difficulté pour uriner depuis quatre ans (quinze ans après blenn.); dilatation.	Rétrécissement au niveau des bourses, laisse passer le n° 14.
25. Q. P. I.	59	Première blenn. il y a trente-quatre ans; deuxième blenn. il y a trente ans.	Difficulté pour uriner depuis un an (trente-trois ans après blenn.); rétention d'urine, infiltration.	Rétréciss. à 6 centim. du méat et au bulbe. Uréthrotomie d'avant en arrière; mort.
26. H. P.	30	Blenn. il y a huit ans; dure six à sept mois.	Il y a cinq ans (trois ans après blenn.), rétention d'urine; difficulté pour uriner depuis ce temps-là; dilatation, récidive.	Rétrécissements; le n° 3 seulement passe.
27. D. Q.	43	Blenn. multiples.	Uréthrotomisé huit fois.	Rétrécissements multiples très-étroits.
28. B. B.	51	Trois blenn. de 18 à 21 ans (première blenn. il y a trente-trois ans).	Difficulté à uriner depuis seize ans (dix-sept ans après blenn.); dilatation, récidive; uréthrotomie il y a six ans; abcès urineux.	Rétrécissem. étroits; le n° 16 arrêté au scrotum; le n° 8 au bulbe; le n° 3 passe.
29. G. H.	34	Première blenn. il y a dix-neuf ans, dure deux ans; deuxième blenn. il y a douze ans; troisième blenn. il y a onze ans.	Rétention d'urine il y a cinq ans; dilatation, depuis lors diminution du jet: récidive, uréthrotomie.	Rétrécissement unique, le n° 4 passe.
30. L. Q. E.	54	Première blenn. il y a trente-quatre ans (à l'âge de 20 ans). Écoulement, persiste jusqu'en 1860 avec exacerbations.	Difficulté pour uriner depuis plus de quatorze ans (vingt ans après la première blenn.); uréthrotomie, cystite, incontinence d'urine.	Rétrécissements multiples: le premier à la racine de la verge, laisse passer le n° 13; le deuxième au scrotum, laisse passer le n° 8; le troisième au bulbe; une bougie n° 5 franchit tous les rétrécissements.
31. K. L. F. A.	54	Première blenn. il y a vingt-trois ans, dure deux mois; deuxième blenn. il y a quinze ans, dure trois mois.	Urine moins bien depuis deux ans seulement (vingt et un ans après la première blenn.); urine goutte à goutte.	Rétrécissements multiples: le premier à la racine de la verge, laisse passer le n° 8; le deuxième au bulbe, laisse passer le n° 4.
32. P. C.	20	Chute sur une barre de fer il y a dix mois.	Eschares au périnée; rétrécissement quatre mois après l'accident, dilatation.	Rétrécissement en avant du bulbe, laisse passer le n° 8.
33. R. E.	60	Première blenn. il y a quarante ans; plusieurs autres pendant cinq ans.	Il y a vingt-quatre ans (seize ans après la première blenn.), difficulté pour uriner; dilatation. Uréthrotomie il y a vingt-cinq ans.	Rétrécissements multiples: le n° 15 arrêté à la racine de la verge; le n° 12, au bulbe; le n° 10 passe.
34. B. F.	20	Chute sur une barrière il y a un mois.	Hématurie; sonde à demeure, rétention d'urine.	Rétrécissement unique au bulbe, le n° 6 le franchit.
35. M. H.	67	Première blenn. il y a quarante-cinq ans; depuis lors quatre ou cinq; la dernière blenn. il y a vingt-huit ans.	Urine difficilement depuis cinq ans (quarante ans après la première blenn.); pas de traitement antérieur.	Rétrécissements multiples: le plus étroit, au niveau du bulbe, franchi au bout de dix jours.

Initiales des malades.	Âge.	Antécédents et causes supposées.	Début et marche de la maladie.	État à l'entrée à l'hôpital.
36. R. A.	29	Chute sur une poutre, il y a sept mois.	Hématurie, rétention d'urine quinze jours après l'accident : accès de fièvre.	Rétréciss. à 12 cent. du méat; bougie n° 4 passe après huit jours d'essais infructueux.
37. D. F.	32	Première blenn. à 14 ans (il y a dix-huit ans), dure plus de deux ans. Plusieurs autres depuis, la dernière il y a six mois.	Urine difficilement depuis trois ans (onze ans après blenn.); jet bifide et petit : dilatation.	Rétrécissement en arrière des bourses, laissant passer le n° 8.
38. D. C.	27	Une seule blenn. il y a sept ans; dure dix-huit mois.	Le jet commence à diminuer il y a deux ans (cinq ans après blenn.); incontinence d'urine.	Rétrécissements multiples; le n° 9 passe.
39. L. H.	35	Blenn. il y a dix-neuf ans; dure un mois.	Urine difficilement (sept ans après blenn.). Un an plus tard, rétention d'urine sans cause appréciable; dilatation, uréthrotomie : récidive.	Rétrécissements multiples, le plus étroit au bulbe; le n° 5 passe.
40. C. P.	39	Première blenn. en 1850 (il y a dix-neuf ans); dure longtemps. Deuxième blenn. il y a quinze ans. Troisième blenn. il y a huit ans, mal soignée.	Urine mal depuis huit ans (onze ans après la première blenn.); divulsion, récidive.	Rétrécissement bulbaire, laisse passer le n° 4.
41. H. E.	45	Blenn. il y a vingt-cinq ans; dure longtemps, mal soignée.	Dix ans après la première blenn. première gêne de la miction; dilatation; récidive.	Rétrécissements multiples; le plus étroit au bulbe, infranchissable pendant huit jours.
42. M. F.	37	Blenn. il y a dix-neuf ans; dure deux ans. Écoulement : dure douze ans; injections douloureuses.	Rétention d'urine il y a dix-huit ans (un an après la première blen.); dilatation récidive après sept ans sans traitement.	Rétrécissements multiples; le n° 6 passe au bulbe.
43. S. P.	39	Blenn. il y a dix-sept ans, cordée; dure six mois.	Rétention d'urine il y a quinze ans (deux ans après la première blenn.); urine mal depuis treize ans (quatre ans après blenn.); dilatation; abcès urineux, récidive.	Rétrécissements multiples; le n° 8 passe au bulbe.
44. Q. P.	37	Blenn. il y a quatorze ans; dure six mois. Deuxième blenn. il y a douze ans, puis quatre autres jusqu'en 1865.	Difficulté à uriner depuis cinq ans (neuf ans après la première blenn.); rétention d'urine il y a quatre ans; dilatation.	Rétrécissements multiples; le n° 8 franchit.
45. D. M.	51	Blenn. il y a vingt-trois ans; dure trois semaines.	La gêne de la miction débute six ans après la première blenn.; dilatation, récidive.	Rétrécissements multiples; le n° 8 passe.
46. D. C.	31	Blenn. il y a trois ans.	Urine mal depuis un an, deux ans après la première blenn.	Rétrécissement infranchissable à la racine de la verge.
47. D. I.	35	Première blenn. il y a dix ans.	Commence à uriner difficilement quatre ans après. Uréthrotomie du méat, dilatation récidive.	Rétrécissements multiples.
48. Q. Q.	43	Blenn. il y a vingt-six ans.	Urine mal depuis..... Uréthrotomie : récidive.	Rétrécissements multiples très-étroits.
49. E. Q.	44	Chute sur une pièce de fonte il y a vingt-quatre ans.	Rétention d'urine huit jours après. Dilatation; récidive.	Rétrécissement unique; laisse passer le n° 6.
50. R. R.	45	Coups sur le périnée il y a vingt-deux ans.	Le jet diminue depuis dix ans (douze ans après); rétention d'urine.	Rétrécissement unique; laisse passer le n° 3.
51. D. M.	48	Blenn. il y a vingt-huit ans; dure huit mois.	Difficulté pour uriner depuis vingt-deux ans (six ans après la première blenn.); diminution du jet depuis.	Rétrécissements multiples; le n° 6 passe.
52. P. L.	55	Blenn. il y a trente-deux ans.	Urine difficilement depuis quinze ans (six ans après la blenn.); rétention d'urine.	Rétrécissements multiples très-étroits.
53. M. A.	32	Blenn. il y a onze ans.	Urine mal depuis huit ans (trois ans après blenn.).	Rétrécissements multiples étroits.

Initiales des malades.	Age.	Antécédents et causes supposées.	Début et marche de la maladie.	État à l'entrée à l'hôpital.
54. B. T.	48	Première blenn. il y a vingt-cinq ans; deuxième blenn. il y a quinze ans; troisième blenn. il y a cinq ans; quatrième blenn. il y a quelques mois.	Le jet d'urine diminue depuis quinze ans (dix ans après la première blenn.); rétention complète il y a dix ans.	Rétrécissements multiples; le n° 6 passe dans la vessie.
55. G. C.	54	Première blenn. il y a vingt-sept ans; depuis lors neuf autres, la dernière il y a vingt ans.	Le jet diminue depuis quatorze ans (treize ans après la première blenn.).	Rétrécissements multiples; le n° 6 passe.
56. L. C.	49	Chute sur une barre de fer (traumatisme).	Hématurie; rupture complète de l'urèthre. Uréthrotomie externe.	Rupture du bulbe et de la partie spongieuse de l'urèthre; guérison.
57. A. E.	31	Rétrécissement traumatique, chute datant de ?.		Rétrécissement traumatique très-étroit.
58. D. C.	39	Blenn. il y a douze ans.	Difficulté pour uriner depuis trois ans (neuf ans après).	Rétrécissements multiples.
59. D. E.	37	Blenn. datant de ?.	Urine avec difficulté depuis trois ans.	Rétrécissements multiples.
60. B. L.	54	Blenn. il y a huit ans.	Le jet d'urine diminue depuis un an (sept ans après blenn.); infiltration urineuse depuis huit jours.	Rétrécissement unique peu étroit.
61. M. F.	42	Blenn. il y a vingt-sept ans; dure longtemps.	Difficulté pour uriner depuis vingt ans (sept ans après blenn.); rétention d'urine il y a un mois.	Rétrécissements multiples très-étroits.
62. L. C.	36	Première blenn. il y a seize ans; deux autres, la dernière il y a six ans.	Le jet diminue depuis quatre ans (donze ans après la première blenn.) : rétention d'urine; infiltration datant de quinze jours.	Rétrécissements multiples très-étroits.
63. N. A.		Blenn. il y a vingt-six ans.	Jet d'urine diminue depuis deux ans (vingt-quatre ans après blenn.).	Rétrécissements multiples; le n° 6 passe.
64. B. J.	55	Blennorrhagie.	Urine mal depuis longtemps. Deux uréthrotomies par Civiale.	Rétrécissements multiples; le n° 7 passe.
65. F. A.	36	Blenn. il y a onze ans; jamais bien guérie.	Rétention d'urine, premier symptôme du rétrécissement.	Rétrécissements multiples et uréthrotomie.
66. F.	46	Blenn. très-ancienne.	Rétrécissement débute il y a huit ans.	Rétrécissements multiples; le n° 4 passe difficilement.
67. C. J.	28	Blenn. il y a sept ans; dure longtemps. Deuxième blenn. il y a un an.	Difficulté pour uriner depuis dix-huit mois (cinq ans et demi après la première blenn.).	Rétrécissements multiples.
68. L. C.	34	Blenn. il y a huit ans.	Difficulté pour uriner; rétention d'urine.	Rétrécissements multiples; le n° 7 passe.
69. P. E.	45	Blenn. cordée il y a vingt-cinq ans.	Urine mal depuis très-longtemps. Dilatation, récidives.	Rétrécissements multiples, le n° 6 passe.
70. L. F.	32	Chute sur le périnée (traumatisme).	Hématurie, douleur en urinant et fréquence de la miction depuis l'accident.	Rétrécissement unique très-étroit.
71. O. P.	67	Première blenn. il y a quarante-sept ans, suivie de plusieurs autres, la dernière il y a trente-sept ans.	Urine difficilement depuis vingt ans (vingt-sept ans après la première blenn.); rétention d'urine.	Rétrécissements multiples; le n° 4 passe.
72. A.	60	Blenn. il y a trente ans, dure longtemps; habitudes alcooliques.	Difficulté pour uriner depuis huit ans (vingt-deux ans après la première blennorrhagie): incontinence d'urine. Dilatation et récidives.	Rétrécissement étroit, le n° 4 passe difficilement.
73. D. G.	51	Blenn. il y a trente-cinq ans, dure un an.	Rétention d'urine il y a un an; urine moins facilement depuis plusieurs années.	Rétrécissements multiples; le n° 6 passe.
74. Q. G.	42	Blenn. cordée; hypospadias.	Urine difficilement depuis six mois.	Rétrécissement très-étroit.
75. C.	33	Première blenn. il y a quinze ans, dure huit mois. Deuxième il y a quatre ans.	Difficulté et douleur en urinant depuis quatre ans (onze ans après la première blennorrhagie); incontinence d'urine.	Rétrécissements multiples; le n° 6 passe.

Initiales des malades.	Âge.	Antécédents et causes supposées.	Début et marche de la maladie.	État à l'entrée à l'hôpital.
76. D. J.	25	Jamais de blennorrhagie. Il y a un an, exercices forcés à cheval: léger écoulement pendant trois jours; hématurie peu abondante il y a trois ans.	Difficulté pour uriner depuis treize mois.	Rétrécissement très-étroit au bulbe; le n° 3 passe.
77. A. A.	53	Rétention d'urine, suite de chute sur les pieds, il y a vingt-cinq ans. Il y a vingt-trois ans, blennorrhagie peu intense.	Difficulté pour uriner et fistule urinaire depuis quatre ans; dilatation, récidive.	Rétrécissement peu étroit; fistules périnéales et scrotales.
78. B. E.	40	Rétrécissement traumatique?, spasme de l'urèthre?: pas de blennorrhagie antérieure.	Rétention d'urine, difficulté pour uriner.	Rétréciss. en avant du bulbe; fausse route.
79. Th.	58	Blenn. il y a vingt-huit ans.	Difficulté pour uriner six mois après blennorrhagie, puis vingt et un ans presque sans traitement; plus tard trois uréthrotomies.	Rétrécissements multiples; le n° 5 passe.
80. R.	62	Blennorrh. ancienne.	Rétention d'urine, tumeurs urineuses.	Rétrécissement peu étroit; fistules périnéales.
81. M. E.	38	Blenn. antérieure.	Infiltration d'urine.	Rétrécissement peu étroit.
82. H.	42	Blenn. antérieure et chancre au niveau du méat.	Urine difficilement depuis trois ans.	Rétrécissements multiples; le n° 4 passe.
83. S. J.	25	Coup sur le périnée il y a deux mois et demi.	Petite plaie périnéale; difficulté pour uriner un mois à peine après l'accident.	Rétrécissement très-difficile à franchir.
84. C. A.	31	Rupture incomplète de l'urèthre pendant le coït, il y a six jours.	Hématurie.	Rétrécissement peu étroit.
85. R. A.	51	Rétrécissement traumatique de l'urèthre.		Rétrécissement très-étroit sous le pubis; le n° 4 passe difficilement.
86. V. P.	66	Blenn. ancienne; dure longtemps.	Difficulté pour uriner depuis trente-deux ans; dilatation, récidive.	Rétrécissement bulbaire infranchissable depuis deux ans; fistule périnéale.
87. G.	42	Blenn. il y a sept ans.	Urine avec difficulté un an après la blennorrhagie. Il y a huit ans, uréthrotomie: récidive.	Rétrécissements multiples; le n° 6 passe.
88. L.	65	Coup sur le périnée il y a plusieurs années.	Fistules urinaires.	Rétrécissement étroit.
89. D. A.	66	Blenn. antérieure.	Rétention d'urine, diminution du jet.	Rétrécissements multiples.
90. D. L.	70	Plusieurs blennorrhagies mal soignées; la dernière date de quinze ans.	Urine difficilement depuis longtemps; première rétention d'urine il y a huit mois (neuf ans après blennorrhagie).	Rétrécissements multiples; infiltration urineuse.
91. C. H.	30	Première blennorrhagie il y a trois ans, mal soignée; dure longtemps.	Difficulté pour uriner depuis quatre ans; rétention d'urine.	Abcès urineux, fistule, rétrécissements multiples.
92. R.	31	Blenn. cordée, il y a treize ans.	Urine difficilement depuis sept ans (six ans après blennorrhagie); dilatation, récidive.	Rétrécissements multiples laissant passer le n° 3; rétention d'urine.
93. G. F.	44	Blenn. il y a dix-sept ans; dure quatre ans.	Rétention d'urine (trois ans après blennorrhagie); dilatation, récidive au bout de huit ans. Nouvelle rétention; quatre uréthrotomies internes.	Rétrécissements multiples; abcès urineux.
94. G.	31	Plusieurs blennorrhagies.	Urine difficilement depuis plusieurs années.	Rétrécissements multiples.
95. L. J.	51	Blenn. il y a trente-six ans.	Rétention d'urine il y a vingt-deux ans; dilatation, récidive.	Rétrécissements multiples laissant passer le n° 5.
96. G.	36	Chute à cheval sur une planche.	Hématurie; rétention d'urine.	Déchirure complète de l'urèthre; uréthrotomie externe, guérison.

Initiales des malades.	Age.	Antécédent et causes supposées.	Début et marche de la maladie.	État à l'entrée à l'hôpital.
97. M.	70	Blenn. antérieure.	Urine mal depuis six ans ; dilatation, récidive.	Rétrécissements multiples laissant passer le n° 5.
98. B. P.	26	Blenn. il y a quatre ans.	Difficulté pour uriner depuis plus d'un an.	Rétrécissement unique ; le n° 4 passe.
99. D.	35	Blenn. il y a douze ans, mal soignée ; dure six mois.	Miction difficile six ans après ; divulsion, récidive (cinq ans après blenn.).	Rétrécissements très-étroits ; le n° 3 passe difficilement.
100. S.	33	Première blennorrhagie il y a seize ans ; trois ou quatre depuis lors.	Rétention d'urine il y a onze ans ; urine difficilement depuis un an.	Rétrécissements multiples ; le n° 5 passe.
101. M.	38	Première blennorrhagie il y a vingt ans.	Difficulté pour uriner il y a sept ans (treize ans après blennorrhagie).	Rétrécissements multiples ; le n° 6 passe.
102. B.	22	Écoulement et difficulté dans la miction à l'âge de douze ans ; pas de blennorrhagie, masturbation ?.	Jet petit, miction fréquente il y a cinq ans ; dilatation, récidive.	Rétrécissement très-sensible au niveau du bulbe : laisse passer le n° 6.
103. A.	36	Passage d'une roue de voiture.	Hématurie, rétrécissement quelque mois après (cinq ans après blennorrhagie).	Rétrécissement très-étroit ; le n° 5 passe difficilement.
104. M.	51	Première blennorrhagie il y a dix-sept ans.	Difficulté pour uriner depuis douze ans ; dilatation, récidive.	Rétrécissements multiples ; fistules urinaires.
105. C.'	47	Plusieurs blennorrhagies, la première il y a vingt ans, la dernière il y a quinze ans.	Urine difficilement depuis plusieurs années : dilatation, récidive (neuf ans après blennorrhagie).	Rétrécissements peu étroits.
106. H. P.	38	Première blennorrhagie il y a seize ans ; la deuxième dure trois mois ; troisième et quatrième, la dernière il y a onze ans.	Rétention d'urine il y a sept ans ; dilatation, récidive.	Rétrécissements multiples ; le n° 4 passe.
107. M.	31	Blenn. il y a onze ans ; dure deux mois. Un an après, coup sur la région périnéale.	Rétention d'urine quinze jours après l'accident ; pas d'hématurie ; difficulté pour uriner et nouvelle rétention depuis deux ans.	Rétrécissement difficile à franchir au bout de deux mois ; le n° 3 passe.
108. C. L.	66	Blenn. il y a trente ans ; dure longtemps.	Difficulté pour uriner depuis bien des années.	Rétrécissements multiples ; le n° 6 passe.
109. L.	63	Blenn. multiples et mal soignées.	Difficulté pour uriner depuis vingt-cinq ans.	Rétrécissements multiples.
110. B.	44	Blenn. il y a vingt et un an ; dure neuf mois.	Rétention d'urine depuis trois ans (dix-huit ans après la première blennorrhagie) ; le jet diminue depuis cinq ou six ans.	Rétrécissements multiples laissant passer le n° 3.
111. G. J.'	40	Blenn. il y a vingt-cinq ans ; dure trois ans. Un an après, chute sur le périnée, hématurie ; deuxième chute il y a quinze ans.	Urine moins bien depuis sa première chute ; abcès urineux, fistules depuis deux ans et demi ; depuis trois mois urine goutte à goutte.	Rétrécissements multiples, infranchissables pendant six mois.
112. P.	50	Blenn. il y a trente ans ; dure huit mois ; pas de traumatisme.	Difficulté pour uriner depuis deux ans (vingt-huit ans après) ; infiltration d'urine il y a quatre mois.	Rétrécissements multiples ; le n° 4 passe ; fistules urinaires.
113. L.	50	Blenn. il y a trente ans ; dure longtemps.	Gêne dans la miction depuis huit mois (vingt-neuf ans après blenn.) : rétention d'urine il y a quinze jours.	Rétrécissements multiples peu étroits.
114. V.	24	Première blenn. il y a neuf ans ; deuxième blenn. il y a deux ans.	Difficulté pour uriner depuis un an et demi (sept ans après blenn.) ; pas de rétention.	Rétrécissements multiples ; le n° 4 passe.
115. H. L.	45	Il y a quatorze ans, fatigues d'équitation excessive. Première blenn. il y a dix ans ; dure deux mois. Deuxième blenn. il y a trois ans.	Abcès urineux il y a quatorze ans ; incision, sonde à demeure, guérison. Le jet diminue depuis cinq ans ; urine goutte à goutte depuis trois ans.	Rétrécissement unique très-étroit ; le n° 3 passe.
116. L.	36	Première blenn. il y a vingt-deux ans ; deuxième blenn. il y a seize ans.	Difficulté pour uriner depuis onze ans ; fistules urinaires. Uréthrotomie ; récidive.	Rétrécissements multiples, le n° 5 passe.

Initiales des malades.	Âge.	Antécédents et causes supposées.	Début et marche de la maladie.	État à l'entrée à l'hôpital.
117. B. E.	33	Jamais de blennor-rhagie?, ni de trau-matisme : chancres, syphilis.	Urine difficilement depuis deux ans.	Rétrécissement bul-baire; le n° 6 passe.
118. Y.	56	Première blenn. il y a trente ans ; deuxième blenn. il y a vingt-cinq ans.	Le jet diminue depuis douze ans; fausse route il y a onze ans. Dilatation, di-vulsion ; récidive.	Rétrécissements mul-tiples; le n° 3 passe.
119. M.	44	Première blennorrh. il y a quatorze ans.	Difficulté pour uriner il y a deux ans, divulsion ; récidive.	Rétrécissements mul-tiples ; le n° 5 passe.
120. G.	56	Blenn. il y a trente-six ans.	Urine difficilement depuis vingt-cinq ans, a subi plusieurs traitements an-térieurs; dilatation, récidive.	Rétrécissements mul-tiples; le n° 5 passe.
121. C.	28	Première blenn. il y a neuf ans; dure neuf mois. Deuxième blen. il y a deux ans; dure sept mois	Urine moins bien depuis un an (huit ans après blenn.).	Rétrécissements mul-tiples; le n° 3 franchit difficilement.
122. S.	45	Première blenn. il y a trente ans ; dure longtemps.	Difficulté pour uriner depuis quatorze ans (seize ans après blenn.); dilatation, récidive.	Rétrécissement mul-tiples; le n° 7 passe.
123. P. Q.	41	Blenn. il y a dix-huit ans; dure quatre mois; orchite double.	Le jet diminue depuis dix ans (huit ans après blenn.).	Rétrécissements mul-tiples ; le n° 8 passe.
124. C. A.	52	Blenn. il y a vingt ans, duré très-long-temps, mal soignée.	Urine difficilement depuis deux ans (dix-huit ans après blenn.).	Rétrécissements mul-tiples; le plus étroit au bulbe, infranchis-sable pendant trois mois.
125. J. M.	33	Blenn. il y a dix ans; dure cinq mois.	Le jet d'urine diminue depuis quatre ans (six ans après blenn.).	Rétrécissements mul-tiples, infranchissa-bles pendant deux mois.
126. L.	30	Rupture du canal pen-dant le coït; héma-turie il y a quatre ans.	Six mois après, rétention d'urine; le jet commence à diminuer; divulsion il y a deux ans ; récidive.	Rétrécissement infran-chissable pendant un mois; le n° 4 finit par passer.
127. M. C.	60	Dit n'avoir jamais eu de blenn.; cause in-connue.	Difficulté pour uriner depuis quinze ans, dilatation récidive.	Rétrécissements mul-tiples ; le n° 5 passe.
128. J. C.	50	Blenn. il y a vingt-cinq ans.	Urine difficilement depuis cinq ans (vingt ans après blenn.): dilatation. ré-cidive.	Rétrécissements mul-tiples ; le n° 6 passe.
129. R. A.	64	Blenn. il y a bien des années.	Difficulté pour uriner depuis quatre ans.	Rétrécissements mul-tiples, fistules péri-néales et scrotales.
130. R. A.	53	Blenn. il y a vingt-cinq ans; dure un an, mal soignée.	Le jet commence à diminuer à 22 ans (trois ans après blenn.); dilatation, ré-cidive.	Rétrécissements mul-tiples, fistules uri-naires.
131. R. A.	45	Blenn. il y a vingt-six ans.	Diminution du jet depuis dix ans (seize ans après blenn.).	Rétrécissements mul-tiples peu.étroits.
132. C. J.	45	Première blenn. il y a trente ans; plusieurs autres depuis ce temps-là.	Difficulté pour uriner (douze ans après blenn).	Rétrécissements mul-tiples très-étroits.
133. D. F.	30	Blenn. il y a cinq ans; dure deux mois.	Rétention d'urine il y a huit jours, in-filtration urineuse; jamais de diffi-culté pour uriner avant ce temps-là.	Rétrécissement pénien peu étroit.
134. D. M.	64	Première blennorrh. il y a trente-sept ans ; deuxième blenn. il y a vingt-six ans.	Urine difficilement depuis onze ans (vingt-six ans après blenn.); dilatation récidive.	Rétrécissement diffi-cile à franchir.
135. J. P.	52	Première blenn. il y a trente ans ; deuxième blenn. il y a vingt-huit ans.	Difficulté pour uriner depuis douze ans (dix-huit ans après blenn.).	Rétrécissements mul-tiples ; le n° 9 passe.
136. R. A.	62	Blenn. il y a bien des années.	Urine difficilement depuis vingt-cinq ans ; dilatation forcée, récidive.	Rétrécissements mul-tiples étroits.
137. T. A.	65	Blenn. il y a quarante-neuf ans ; chute sur le périnée il y a quatre ans.	Rétention d'urine il y a trente-trois ans; pas d'autres accidents pendant trente ans. Il y a trois ans et demi, fistules périnéales et nouvelle rétention d'u-rine.	Rétrécissement peu étroit au niveau du bulbe.
138. F. J.	33	Blenn. il y a cinq ans; dure deux mois.	Le jet diminue un an après ; urine diffi-cilement depuis deux ans.	Rétrécissement bul-baire; le n° 7 passe.

Initiales des malades.	Age.	Antécédents et causes supposées.	Début et marche de la maladie.	État à l'entrée à l'hôpital.
139. D. R.	48	Première blenn. il y a trente-deux ans; dure six mois. Plusieurs autres depuis.	Rétention d'urine deux ans après, urine moins bien depuis ce temps-là. Dilatation, récidive.	Rétrécissements multiples.
140. C. J.	30	Première blenn. il y a quatre ans.	Urine difficilement presque immédiatement après blenn.	Rétrécissement bulbaire ; le n° 7 passe.
141. B. J.	46	Blenn. ancienne.	Difficulté pour uriner depuis sept ans.	Rétrécissements multiples.
142. A. Q.	60	Première blenn. il y a quarante-deux ans.	Difficulté pour uriner depuis trente-quatre ans (huit ans après blenn.). Deux uréthrotomies internes; récidive.	Rétrécissement peu étroit.
143. D. H.	27	Première blenn. il y a trois ans et demi; deuxième blenn. il y a un an.	Difficulté pour uriner depuis six mois.	Rétrécissements multiples ; le n° 8 passe.
144. B. R.	58	Blennorrh. il y a...?	Difficulté pour uriner depuis dix ans.	Rétrécissements multiples ; le n° 9 passe.
145. R. C.	52	Blenn. il y a vingt ans, mal soignée.	Urine difficilement depuis seize ans (quatre ans après blenn.); abcès urineux, fistules urinaires depuis quatre ans.	Rétrécissements multiples laissant passer le n° 8.
146. Ch. H.	33	Blennorrh. il y a...?	Le jet diminue depuis six ans. Uréthrotomie interne ; récidive.	Rétrécissements multiples ; le n° 5 passe.
147. L. A.	22	Blenn. il y a six ans ; dure longtemps ; non traitée.	Urine difficilement depuis six mois et avec un très-petit jet depuis deux mois (cinq ans et demi après blenn.).	Rétrécissements multiples ; le n° 5 passe.
148. C. A.	30	Blenn. il y a onze mois ; écoulement persistant.	Fréquence dans la miction; difficulté pour uriner depuis six mois.	Rétrécissement peu étroit ; uréthrite, cystite.
149. M. J.	40	Première blenn. il y a vingt ans ; plusieurs depuis ce temps-là, la dernière il y a six ans.	Difficulté pour uriner depuis trois ans (dix-sept ans après blenn.).	Rétrécissements multiples très-étroits.
150. U. T.	72	Blenn. il y a bien des années.	La gêne de la miction date de douze ans.	Rétrécissement peu étroit; cystite, néphrite.
151. D. P.	46	Première blenn. il y a vingt-cinq ans? plusieurs autres depuis, la dernière il y a huit ans.	Difficulté pour uriner depuis un an.	Rétrécissements multiples; le n° 5 passe.
152. L. C.	62	Plusieurs blenn., la dernière il y a vingt-deux ans.	Difficulté pour uriner depuis quinze ans. Dilatation, uréthrotomie interne ; récidive.	Rétrécissements multiples.
153. H. J.	48	Première blenn. il y a vingt-cinq ans ; plusieurs autres, la dernière il y a trois ans.	Difficulté pour uriner depuis trois ans : tumeur urineuse datant de quatre mois.	Rétrécissements multiples, très-étroits.
154. M. H.	54	Blenn. il y a vingt-cinq ans.	Difficulté pour uriner depuis quinze ans (dix ans après blenn.).	Rétrécissements multiples ; le n° 4 passe.
155. B. L.	57	Blenn. il y a trente-sept ans ; dure trois semaines.	Diminution du jet et difficulté pour uriner depuis quatre ans (trente-trois ans après blenn.).	Rétrécissements multiples ; le n° 5 passe.
156. M. A.	25	Rupture de l'urèthre ; chute d'un échafaudage.	Gêne dans la miction, trois semaines après l'accident.	Rétrécissement unique ; le n° 9 passe.
157. M. V.	28	Première blenn. il y a dix ans.	Le jet est fin depuis trois ans, mais le malade urine moins facilement depuis six ans (quatre ans après blenn.).	Rétrécissements multiples ; le n° 4 passe.
158. C. J.	47	Blenn. il y a vingt-de ans ; dure peu.	Difficulté pour uriner depuis deux mois.	Rétrécissement peu étroit, cystite du col.
159. B. L.	45	Blenn. il y a quatorze ans; dure cinq mois.	Difficulté pour uriner depuis deux ans (douze ans après blenn.); miction fréquente depuis deux mois.	Rétrécissement peu étroit.
160. B. B.	55	Blenn. il y a trente ans, dure six mois ; mal soignée.	Le jet diminue depuis vingt ans, dix ans après blennorrhagie; difficulté pour uriner depuis six ans; jamais de rétention complète. Dilatation il y a seize ans ; récidive.	Rétrécissements multiples ; le n° 4 passe.
161. F. L.	27	Première blennorrhagie il y a sept ans ; deuxième il y a un an.	Difficulté pour uriner depuis trois mois, (sept ans après la première blennorrhagie).	Rétrécissements multiples, peu étroits.

Initiales des malades.	Age	Antécédents et causes supposées.	Début et marche de la maladie.	État à l'entrée à l'hôpital.
162. R. E.	35	Blennorrh. il y a…?	Le jet diminue depuis sept mois.	Rétrécissements multiples ; le n° 8 passe.
163. D. P.	41	Première blennorrhagie il y a vingt-cinq ans; deuxième, puis troisième il y a quinze ans.	Urine moins bien depuis quinze ans, dix ans après blennorrhagie ; rétention d'urine il y a huit jours.	Rétrécissement unique, laisse passer le n° 4.
164. R. D.	57	Première blennorrhagie il y a vingt-neuf ans, deuxième il y a vingt ans.	Le jet diminue depuis sept ans (vingt-deux ans après blennorrhagie); rétention d'urine depuis un an.	Rétrécissements multiples ; le n° 5 passe difficilement.
165. A. L.	60	Première blennorrhagie il y a quarante ans; trois autres depuis ; l'écoulement persiste longtemps.	Le jet diminue depuis trente-cinq ans, (cinq ans après blennorrhagie); dilatation, récidive.	Rétrécissements multiples laissant passer le n° 8.
166. L. E.	33	Blenn. il y a seize ans.	Rétention d'urine il y a six ans (dix ans après blennorrhagie) ; dilatation, récidive.	Rétrécissements multiples peu étroits.
167. P. C.	22	Blenn. il y a cinq ans; dure un mois.	Le jet diminue depuis cinq mois, quatre ans et demi après blennorrhagie; difficulté considérable pour uriner depuis cinq semaines.	Rétrécissements multiples peu étroits; le n° 15 passe.
168. P. G.	69	Blenn. il y a trente-cinq ans.	Difficulté pour uriner depuis dix ans (vingt-cinq ans après blennorrhagie).	Rétrécissements multiples.
169. D.	39	Première blennorrhagie il y a vingt ans; deuxième il y a quinze ans; troisième il y a dix ans ; quatrième il y a un mois.	Le jet diminue depuis dix ans (dix ans après blennorrhagie); difficulté considérable pour uriner depuis un mois.	Rétrécissements multiples peu étroits ; le n° 11 passe.
170. Q. A.	39	Première blennorrhagie il y a dix-sept ans ; deuxième il y a quatre ans.	Difficulté pour uriner depuis trois ans (quatorze ans après blennorrhagie), rétentions d'urine ; n'a jamais été sondé.	Rétrécissements multiples; le n° 7 passe.
171. R. H.	33	Première blennorrhagie il y a cinq ans ; deuxième six mois après, dure encore.	Rétention d'urine il y a huit jours, urine moins bien depuis ce temps-là.	Rétrécissements multiples peu étroits.
172. C. F.	56	Blenn. il y a quarante ans, dure deux ans, mal soignée.	Difficulté pour uriner depuis trente ans (dix ans après blennorrhagie) ; rétention d'urine. Dilatation, récidive.	Rétrécissements multiples ; le n° 5 passe difficilement.
173. L. E.	55	Première blennorrhagie il y a quarante ans ; quatre ou cinq depuis ce temps là, la dernière il y a vingt-cinq ans.	Difficulté pour uriner depuis dix ans; pas de traitement antérieur ; rétention d'urine.	Rétrécissements multiples; le n° 6 passe.
174. C. J.	24	Blenn. il y a neuf ans, mal soignée ; l'écoulement persiste.	Rétention d'urine il y a huit ans ; nouvelles rétentions depuis lors; difficulté pour uriner depuis deux mois.	Rétrécissements multiples; le n° 6 passe.
175. S. J.	66	Jamais de blennorrhagie? Écoulement il y a quarante-cinq ans, après une ingestion considérable de bière.	Difficulté pour uriner depuis trente ans (quinze ans après blenn.). Dilatation, récidive; uréthrotomie, récidive.	Rétrécissements multiples; le n° 6 passe.
176. D. A.	46	Blenn. il y a trente ans.	Jet d'urine moins volumineux depuis vingt-neuf ans (un an après blenn.); grande difficulté pour uriner depuis quatre mois.	Rétrécissements multiples; le n° 8 passe.
177. P. L.	34	Première blenn. il y a dix ans. Deuxième blenn. deux ans après; l'écoulement persiste.	Difficulté pour uriner depuis cinq ans (cinq ans après blenn.); rétention d'urine il y a deux ans.	Rétrécissement peu étroit.
178. P. A.	29	Blenn. il y a treize ans; dure six mois. Écoulement persistant.	Difficulté pour uriner depuis six ans (sept ans après blenn.); dilatation, rétention d'urine.	Rétrécissement bulbaire; le n° 10 passe.
179. Ch. L.	24	Première blenn. il y a cinq ans. Deuxième il y a un an ; dure encore.	Rétention d'urine il y a deux mois (cinq ans après blenn.); difficulté pour uriner depuis ce temps-là.	Rétrécissements multiples; le n° 12 passe.
180. L. F.	45	Blenn. il y a quinze ans; dure trois semaines.	Difficulté pour uriner depuis dix ans (cinq ans après blenn.); dilatation, récidive.	Rétrécissements multiples; le n° 2 passe.

Initiales des malades.	Age.	Antécédents et causes supposées.	Début et marche de la maladie.	État à l'entrée à l'hôpital.
181. L. O.	45	Blenn. il y a vingt-six ans.	Le jet diminue depuis dix-sept ans (neuf ans après blenn.); dilatation, récidive.	Rétrécissements multiples ; le n° 6 passe.
182. J.	36	Première blenn. il y a quinze ans. Troisième blenn. il y a un an.	Urine difficilement depuis quatre ans (onze ans après blenn.).	Rétrécissements multiples ; le n° 2 passe difficilement.
183. H. D.	40	Plusieurs blenn. mal soignées.	Difficulté pour uriner depuis six ans; abcès urineux, fistules. Uréthrotomie interne, récidive.	Rétrécissements multiples; le n° 5 passe.
184. Ch.	53	Blenn. il y a trente-neuf ans; mal soignée.	Difficulté pour uriner depuis vingt-quatre ans (seize ans après blenn.). Uréthrotomie interne, récidive; divulsion.	Rétrécissement unique; le n° 5 passe.
185. B.	39	Blenn. il y a dix-neuf ans; dure longtemps, mal soignée.	Difficulté pour uriner depuis onze ans (huit ans après blenn.).	Rétrécissement bulbaire; le n° 8 passe.
186. D.	26	Blenn. il y a six ans; dure un an. Deuxième blenn. il y a deux mois.	Rétention d'urine depuis huit jours; urine mal depuis ce jour-là (six ans après blenn.).	Rétrécissement bulbaire peu étroit; le n° 15 passe.
187. P. A.	46	Blenn. il y a vingt-six ans; dure longtemps. Écoulement chronique.	Pisse mal depuis quatorze ans (douze ans après blenn.): dilatation, récidive.	Rétrécissements multiples; le n° 5 passe.
188. J. J.	45	Choc contre le périnée il y a vingt-six ans; blenn. il y a dix-huit ans; dure longtemps.	Miction difficile tout de suite après le choc; dure six mois. Le jet diminue de nouveau il y a douze ans. Uréthrotomie, récidive.	Rétrécissement bulbaire très-étroit; fistule urinaire.
189. B. H.	64	Pas de blenn. Excès de table.	Rétention d'urine; difficulté dans la miction depuis quinze jours.	Rétrécissem. spasmodique; le n° 13 passe.
190. D.	41	Blenn. il y a quinze ans.	Douleurs en urinant; incontinence d'urine depuis trois mois; le jet diminue depuis plusieurs années.	Rétrécissement bulbaire; le n° 7 passe.
191. S. A.	47	Première blenn. il y a vingt ans; trois autres depuis.	Difficulté pour uriner depuis un an (dix-neuf ans après blenn.); rétention d'urine il y a trois mois.	Rétrécissements multiples; le n° 7 passe.
192. C.	56	Blenn. il y a vingt-huit ans; dure longtemps.	Difficulté pour uriner depuis dix-sept ans (onze ans après blenn.).	Rétrécissements multiples ; le n° 6 passe,
193. G.	35	Blenn. il y a vingt ans; dure trois mois. Excès de boisson.	Rétention d'urine il y a six ans (quatorze ans après blenn.); depuis lors, gêne dans la miction et diminution du jet.	Rétrécissements multiples; le n° 5 passe,
194. F. L.	44	Pas de blenn. antérieure. Chancres sur le gland, mais pas au méat.	Difficulté pour uriner depuis huit ans; miction douloureuse.	Rétrécissements multiples du méat et du milieu de la portion pénieune.
195. Th.	?	Pas de blenn. antérieure.	Difficulté pour uriner depuis sept ans.	Rétrécissement spasmodique (portion membraneuse).
196. B.	19	Première blenn. il y a cinq ans; deuxième blenn. il y a deux ans; mal soignées.	Rétention d'urine il y a un an (quatre ans après blenn.); depuis ce temps-là le jet diminue.	Rétrécissements multiples ; le n° 8 passe.
197. M. A.	28	Blenn. il y a cinq ans.	Diminution du jet il y a deux ans (trois ans après blenn.).	Rétrécissements multiples ; le n° 6 passe.
198. B.	41	Dit n'avoir jamais eu de blenn., ni chutes, ni coups sur le périnée; alcoolisme.	Difficulté pour uriner; rétention d'urine il y a cinq ans. Uréthrotomie; récidive.	Rétrécissement infranchissable.
199. M. L.	24	Blenn. il y a deux mois; dure encore. Chute d'un troisième étage.	Rétention d'urine; dure huit jours de suite après chute, hématurie. Trois mois plus tard, nouvelle rétention.	Rétrécissement très-court, laisse passer le n° 12.
200. B.	50	Première blenn. il y a vingt-quatre ans.	Difficulté pour uriner depuis trois mois. Jet diminué depuis un an (vingt-trois ans après blennorrhagie); rétention d'urine.	Rétrécissements multiples; le n° 13 passe.
201. C. O.	38	Trois blennorrhagies. Première il y a vingt et un ans; deuxième il y a dix-sept ans; troisième il y a deux ans. Mal soignées.	Difficulté pour uriner depuis...?	Rétrécissements multiples ; le n° 6 passe.

Initiales des malades.	Âge.	Antécédents et causes supposées.	Début et marche de la maladie.	État à l'entrée à l'hôpital.
202. B. M.	53	Chute sur une pièce de bois, il y a quinze ans.	Hématurie ; difficulté pour uriner depuis quatorze ans (un an après chute). Dilatation, récidive ; uréthrotomie.	Rétrécissement bulbaire ; le n° 5 passe.
203. J. C.	31	Première blenn. il y a neuf ans ; deux autres depuis.	Le jet diminue depuis quatre ans (cinq ans après blenn.) ; première rétention d'urine il y a deux ans ; nouvelle rétention il y a huit jours.	Rétrécissement bulbaire ; le n° 8 passe.
204. L. A.	28	Blenn. il y a huit ans ; dure deux ans. Mal soignée.	Difficulté pour uriner depuis deux ans (six ans après blenn.) ; rétention d'urine.	Rétrécissements multiples ; le n° 8 passe.
205. G.	45	Première blenn. il y a trente ans ; trois ou quatre depuis. Excès de boisson.	Difficulté pour uriner depuis sept ans (vingt-trois ans après blenn.).	Rétrécissements multiples ; le n° 6 passe.
206. B. A.	28	Blenn. il y a trois ans. Il y a six semaines, coup de pied au périnée : écoulement, pas d'hématurie.	Difficulté et douleur en urinant depuis six semaines.	Rétrécissement bulbaire, peu étroit ; le n° 12 passe.
207. P. R.	44	Première blenn. il y a vingt-huit ans ; vite guérie. Deuxième blenn. trois ans plus tard.	Urine difficilement depuis quatorze ans (quatorze ans après blenn.) ; dilatation, récidive.	Rétrécissements multiples ; le n° 5 passe.
208. S.	40	Dit n'avoir jamais eu de blenn.? Chancres il y a dix ans. On distingue encore les cicatrices sur la verge.	Difficulté pour uriner depuis six ans (quatre ans après blenn.) ; chancres.	Rétrécissement bulbaire ; le n° 11 passe.
209. B.	30	Blenn. il y a quinze ans.	Diminution du jet depuis un an ; difficulté pour uriner depuis cinq mois.	Rétrécissement bulbaire ; le n° 13 passe.
210. B.	40	Blenn. il y a huit ans.	Diminution du jet depuis un an (sept ans après blenn.).	Rétrécissement bulbaire ; le n° 11 passe.
211. M.	63	Blenn. il y a quarante ans.	Difficulté pour uriner depuis cinq mois (trente-neuf ans après blenn.).	Rétrécissements multiples peu étroits ; le n° 13 passe.
212. L.	59	Blenn. il y a sept ans ; dure deux mois.	Difficulté pour uriner depuis un an (six ans après blenn.).	Rétrécissement bulbaire ; le n° 13 passe.
213. D.	43	Blenn. il y a dix-sept ans.	Urine difficilement peu de temps après. Uréthrotomie, récidive.	Rétrécissement au niveau des bourses ; le n° 9 passe.
214. H.	54	Dit n'avoir jamais eu de blenn. ; pas de traumatisme.	Depuis un an, miction fréquente ; difficulté pour uriner.	Rétrécissement bulbaire ; le n° 14 passe.
215. L.	60	Première blenn. il y a treize ans ; dure un an.	Difficulté pour uriner depuis dix ans (trois ans après blenn.).	Rétrécissements multiples ; le n° 8 passe.
216. P. J.	44	Première blenn. il y a vingt ans ; dure trois ans.	Urine difficilement depuis deux ans (dix-huit ans après blenn.) ; dilatation, récidive.	Rétrécissement ; le n° 15 passe.
217. G.	29	Première blenn. il y a quatorze ans ; trois ou quatre depuis.	Difficulté pour uriner depuis deux ans (douze ans après la première blenn.) ; dilatation, récidive.	Rétrécissements multiples ; le n° 8 passe.
218. F. J.	51	Première blennorrhagie il y a trente ans ; deuxième blenn. il y a dix ans. Chancre du méat à la même époque.	Difficulté pour uriner et diminution du jet depuis neuf ans.	Rétrécissement du méat, le n° 5 passe ; uréthrotomie du méat ; pas de rétrécissement dans le reste du canal.
219. B.	51	Blenn. il y a trente ans ; dure très-longtemps.	Urine difficilement depuis vingt-cinq ans (cinq ans après blennorrhagie) ; dilatation, récidive ; rétention d'urine, fistules urinaires.	Rétrécissement infranchissable depuis deux ans.
220. M. F.	55	Coup de pied de cheval il y a huit mois ; hématurie.	Difficulté pour uriner deux mois après l'accident ; abcès urineux, infiltration d'urine.	Rétrécissements difficiles à franchir ; infiltrations urineuses.
221 C. S.	45	Blenn. il y a trente ans.	Difficulté pour uriner depuis quinze ans ; dilatation, récidive.	Rétrécissements multiples ; le n° 7 passe.
222. D.	26	Première blennorrhagie il y a six ans ; plusieurs autres depuis.	Diminution du jet il y a deux ans, quatre ans après première blennorrhagie.	Rétrécissement unique ; le n° 11 passe.
223. L.	28	Blenn. il y a six ans ; mal soignée.	Difficulté pour uriner depuis six mois ; abcès urineux.	Rétrécissement bulbaire ; fistules urinaires.

Initiales des malades.	Age.	Antécédents et causes supposées.	Débat et marche de la maladie.	État à l'entrée à l'hôpital.
224. C.	54	Première blennorrhagie il y a vingt ans; deuxième blenn. il y a dix ans.	Urine difficilement depuis dix ans (dix après première blennorrhagie).	Rétrécissements multiples; le n° 4 passe.
225. M.	37	Première blennorrhagie il y a dix ans; deuxième blenn. il y a sept mois.	Difficulté pour uriner depuis six mois (neuf ans après première blenn.); tumeur urineuse il y a six mois.	Rétrécissements multiples; le n° 8 passe.
226. S. S.	35	Blenn. il y a trois ans.	Jet diminue depuis deux ans (un an après blennorrhagie).	Rétrécissement unique; le n° 8 passe.

CHAPITRE V

DU SPASME ET DE L'INFLAMMATION CONSIDÉRÉS COMME CAUSES DE RÉTRÉCISSEMENT DE L'URÈTHRE.

État des parois musculaires de l'urèthre, influant sur le calibre du canal. — *Autorités citées.*—Causes des rétrécissements musculaires.—Effets de l'inflammation sur l'urèthre.

Le lecteur aura observé qu'en détaillant les symptômes locaux des rétrécissements permanents, nous avons fait allusion à ce fait que de fréquentes variations dans le volume du jet de l'urine peuvent se présenter, et se présentent, indépendamment des attaques de rétention complète. Souvent un malade raconte de lui-même que, quoique son jet d'urine soit toujours beaucoup moins considérable qu'il ne l'était normalement, cependant *il est beaucoup plus libre certains jours que d'autres.* A quoi attribuer le fait? D'abord c'est un fait certain et même assez fréquent; son explication se tire de la structure anatomique des organes, que nous avons, pour cette raison, décrite avec tant de détails dans une autre partie de l'ouvrage, et nous renvoyons le lecteur à quelques propositions que nous avons établies en peu de mots, mais d'une façon claire et facile à comprendre, afin de résumer les faits relatifs à ce sujet et de faciliter la mémoire et les recherches (voy. pages 42 et 43).

Ainsi, il est bien démontré actuellement (fait entrevu depuis longtemps par un grand nombre d'auteurs) qu'une portion de l'urèthre déjà rétrécie par un dépôt plastique peut avoir son calibre momentanément diminué par l'action des fibres musculaires qui l'entourent, dans n'importe quelle portion de son parcours. Cette circonstance ne dépend pas d'un effort volontaire, mais provient d'une irritation des nerfs sensitifs de l'organe, transmise aux centres nerveux, qui, par leurs rapports, soit avec la moelle épinière, soit avec quelque ganglion, réagissent sur les branches nerveuses motrices, lesquelles ont pour action de déterminer la contraction des fibres musculaires.

Cette irritation peut provenir parfois d'une exulcération de la muqueuse au niveau du point rétréci, ou simplement de la sensibilité exagérée; de telle sorte qu'une augmentation de l'acidité ou l'âcreté de l'urine suffit complétement, chez quelques malades, pour exciter l'action réflexe que nous venons de décrire. C'est ainsi que la présence d'un corps étranger, tel qu'un petit calcul, une sonde, une injection, etc., etc., combinée avec la sensibilité locale et générale, la constitution et l'idiosyncrasie du malade, pourra déterminer de ces contractions réflexes.

De plus, non-seulement les influences locales agissent sur le calibre de l'urèthre, mais il en est de même de l'état général du système nerveux qui, par son influence sur toutes les fibres musculaires du corps, peut aussi dilater ou resserrer ces muscles en particulier et manifester ainsi la *tonicité* ou l'absence de tonicité. Le froid et la chaleur produisent des effets contraires. Un frisson s'accompage d'une diminution du jet de l'urine ; et réciproquement, lorsque le corps est relâché par la chaleur, on observe un jet plus volumineux. La congestion vasculaire interne qui se produit en même temps doit avoir une grande part dans la production de ces symptômes (1). Nous devons par conséquent nous attendre à trouver peu de cas de rétrécissements organiques qui n'aient pas une fois ou l'autre subi l'influence du spasme ; l'observation est sur ce point pleinement d'accord avec le fait.

Ces remarques nous conduisent tout naturellement à la question que nous devons examiner maintenant : le spasme de l'urèthre se présente-t-il en dehors de l'existence d'un rétrécissement organique antérieur, quelque léger qu'il soit ? Le fait peut avoir lieu peut-être dans des circonstances exceptionnelles ; mais, dans la grande majorité des cas, il existe quelque lésion antérieure. On observe certains cas où la cause du spasme échappe à l'action des sens, et qu'on ne peut expliquer qu'en supposant qu'il prend son origine dans les centres nerveux eux-mêmes, et qu'il est le produit d'une action centrale plutôt que d'une action extérieure. Cette conjecture est tout à fait en harmonie avec ce que nous savons des lois qui gouvernent le système nerveux et avec les analogies qui se présentent dans l'action irrégulière des muscles des autres parties du corps. On peut ranger, sans aucun doute, dans cette catégorie les cas décrits par quelques auteurs comme des exemples de *rétrécissement spasmodique pur*, qu'ils regardent du reste comme extrêmement rares.

C'est ainsi que s'exprime à ce sujet Sir B. Brodie : « Il ne manque pas d'exemples de personnes sujettes depuis longtemps à des accès de rétention d'urine, suites de rétrécissements spasmodiques, quoique dans l'intervalle de ces accès le jet d'urine n'ait pas subi de diminution notable. Nous pouvons en conclure qu'un rétrécissement spasmodique peut exister en dehors de toute affection organique actuelle. Cependant il faut reconnaître que

---

(1) L'exemple suivant est un type qui se retrouve fréquemment :

Un policeman, atteint depuis trois ou quatre ans d'un rétrécissement organique peu étroit, et plus tard soigné par l'auteur, raconte qu'il faisait son service le matin de bonne heure, et souffrait beaucoup du froid en hiver. La présence de son rétrécissement se faisait sentir surtout à cette période du jour ; au contraire lorsqu'il était réchauffé, la difficulté d'uriner disparaissait presque entièrement. Peu après, il fut atteint d'une rétention d'urine opiniâtre, dans une de ces froides matinées, et depuis lors, le rétrécissement se prononça de plus en plus.

l'existence d'un rétrécissement purement spasmodique se présente rare-
rement (1). » M. Guthrie dit qu'il n'a rencontré qu'un seul cas semblable (2).
Tous les deux expliquent le phénomène par le spasme dû à l'action des
muscles transverso-uréthraux. John Hunter dit : « qu'il arrive fréquemment
que ce tissu musculaire se contracte dans *différents points* du canal, au
point d'en amener l'oblitération et de faire obstacle à l'écoulement de l'u-
rine, dont souvent il ne peut passer une seule goutte (3). » M. Phillips s'exprime ainsi : « En dépit des négations méprisantes de certains auteurs qui
nient l'existence des rétrécissements spasmodiques de l'urèthre et des objections qu'ils ont présentées, les rétrécissements spasmodiques existent en
réalité, et méritent de fixer l'attention du chirurgien. Parfois, en pratiquant
le cathétérisme sur des sujets irritables, on observe que la sonde est comme
saisie et maintenue avec force contre les parois du canal, de façon à empêcher presque complétement tout mouvement de progression ou de
recul (4). » Et plus loin : « Quoique je croie que le siége des rétrécissements
spasmodiques se trouve dans la portion du canal si intimement et dans
quelques cas si complétement entourée par les muscles bulbo-caverneux
et de Wilson, cependant, sur des urèthres très-irritables, il n'est pas rare
de trouver un engorgement de la muqueuse assez considérable pour arrêter
l'instrument à 5, 8 ou 10 centimètres de l'orifice, et simuler les *caractères*
d'un vrai rétrécissement. Nous avons vu et recueilli nous-même des exemples de ces diverses situations, le malade ne présentant aucun autre *obstacle*
que son rétrécissement spasmodique (5). » M. Hancock « croit, contrairement à l'opinion émise par Sir B. Brodie, qu'une contraction spasmodique
des muscles de la vie organique peut se présenter aussi dans la portion antérieure du canal de l'urèthre, même à 2,5 centimètres de l'orifice et que,
cette contraction peut avoir lieu primitivement et indépendamment de toute
affection spasmodique coexistante dans la portion membraneuse » (6).
Il n'est pas nécessaire d'ajouter d'autres témoignages pour confirmer
l'existence des rétrécissements spasmodiques et temporaires de l'urèthre.
Il est évident cependant, d'après les opinions énoncées ci-dessus, pour
tous ceux qui ont examiné l'historique de cette question, que, tandis que
l'existence des rétrécissements spasmodiques de l'urèthre est généralement
admise, il existe pourtant peu de clarté au sujet des conditions anatomo-
pathologiques impliquées par ce fait. Comme nous venons de le voir,
Sir B. Brodie et M. Guthrie reconnaissent la nécessité d'un appareil musculaire pour produire le spasme, l'attribuent à l'action du transverse profond, et limitent par conséquent cette action spasmodique à la petite portion
du canal, longue d'environ 2 centimètres, située entre les deux feuillets de
l'aponévrose moyenne; tandis que d'autres auteurs plus récents sont dis-

<hr>

(1) Sir B. Brodie, *On the Urinary Organs*, 4ᵉ édit., p. 6.
(2) Guthrie, *loc. cit.*, p. 45.
(3) John Hunter, *OEuvres complètes*, t. II de la *Syphilis*, trad Richelot, Paris, 1843,
chap. VII, p. 362.
(4) Phillips, *On the Urethra*, p. 131.
(5) Idem, *ibid.*, p. 132-133.
(6) M. Hancock's *Lettsomian Lecture*, for 1852.

posés à attribuer l'influence principale aux muscles de la vie organique qui entourent la totalité du canal. Enfin, quelques auteurs attribuent ce phénomène à l'action spasmodique du bulbo-caverneux ; mais je pense qu'un petit nombre de ceux qui ont quelque expérience dans le cathétérisme hésiteront à reconnaître que l'urèthre exerce souvent une action contractile sur un instrument avant que celui-ci ait pénétré jusqu'au niveau du muscle. De plus, il est douteux que ce muscle puisse exercer une grande influence sur le calibre de l'urèthre. J'incline à croire que ce pouvoir est peu considérable, à cause de la masse du tissu érectile interposé entre le muscle et le canal. En tout cas, l'influence de sa contraction doit être en partie amortie et diffuse ; elle est certainement incapable de produire cette étreinte si énergique qui forme une sensation impossible à décrire, quoiqu'elle soit parfaitement connue de tous ceux qui possèdent des connaissances pratiques sur le sujet. En résumé, il me semble suffisamment prouvé que le canal étant doué de propriétés contractiles dans toute son étendue, et possédant outre cela un muscle circulaire qui agit spécialement sur un point de son trajet, nous avons la clef du phénomène dont il nous reste maintenant à examiner les causes.

Les *causes efficientes* qui peuvent donner lieu à un rétrécissement spasmodique de l'urèthre sont nombreuses. Nous avons déjà dit qu'elles se divisent naturellement en causes résultant d'une lésion locale, que, pour mettre en accord avec les lois des actions réflexes, nous avons appelées causes excentriques ; et en causes, dans lesquelles la lésion locale fait défaut ou n'est pas appréciable, et que nous supposons avoir une origine centrale. Dans ces dernières se rangent les cas rares de rétrécissements purement spasmodiques, terme qui, quoique bien compris, n'est point correct, s'il est destiné à désigner un cas où l'action spasmodique est pure et dégagée de toute complication, tandis qu'il désigne simplement un cas dans lequel la cause efficiente nous a échappé.

Parmi les causes excentriques ou extérieures, il n'en est pas de si commune qu'un rétrécissement organique partiel ; c'est-à-dire que, lorsqu'un rétrécissement permanent préexiste, quelque faible que soit son étendue, le canal peut se rétrécir ou même s'obstruer parfois. D'où, chez ces malades, la différence dans le volume du jet, différence à laquelle nous avons déjà fait allusion. Si le seul fait du rétrécissement organique peut donner lieu à une contraction spasmodique, ce dont nous n'avons aucun doute, à plus forte raison le fait a lieu quand il s'y ajoute une éraillure ou une ulcération de la muqueuse en ce point. Ces conditions peuvent aussi se rencontrer en dehors de l'existence d'un rétrécissement ; il peut exister dans l'urèthre une ulcération, une lésion traumatique donnant lieu au spasme ; les éraillures provenant de l'usage des instruments sur le canal, comme par exemple des bougies simples ou armées, ou d'instruments tranchants de tout genre, ou des instruments de dilatation, etc., conduisent au même résultat. Le passage de l'urine sur des surfaces dénudées et sensibles agit de concert avec ces lésions et devient une cause encore plus efficace, si ce liquide est altéré. Elle peut être très-acide, ou ammoniacale ; cette dernière condition est pire que la première. L'urine peut être seulement plus concentrée que d'habitude : dans tous ces cas, la membrane malade est irritée, et le spasme est fréquent. C'est de cette façon qu'on explique la diminution du jet dans la goutte, coexistence bien établie par les faits. Cependant il est une cause qui n'a pas été suffisamment indiquée, et encore moins expliquée par les auteurs, en partie parce que sa raison d'être n'était pas évidente, mais constituait plutôt une simple hypothèse, tant que le fait de la structure musculaire de l'urèthre n'était qu'une théorie, et non pas une vérité établie. Il existe une certaine diathèse, connue sous le nom général de diathèse goutteuse, qui présente certains caractères principaux dont les plus marquants et les plus reconnaissables sont les suivants. Ces symptômes se montrent généralement chez des individus approchant de l'âge moyen (quoiqu'il existe des exceptions à cette règle), ayant vécu habituellement d'une façon large et sans se refuser rien ; point nécessairement adonnés, même par occasion, à des excès, mais au contraire dont les habitudes peuvent être très-régulières, cette régularité comprenant l'usage modéré, mais constant, de toutes les jouissances que peut procurer une table abondamment pourvue. Chez ces sujets, il existe fréquemment une tendance à l'irritabilité excessive de toutes les muqueuses du corps, d'abord marquée surtout sur les muqueuses gastro-intestinale et pulmonaire, et principalement sur la première, où elle se manifeste par une dyspepsie acide, à laquelle ces personnes sont sujettes. Il survient une exagération très-marquée dans l'acidité des sécrétions, mais elle est variable suivant les époques. Ainsi, dans les saisons favorables à l'activité des fonctions des organes excrétoires et spécialement de la peau, ils ne s'en plaignent pas beaucoup ; mais, si la transpiration cutanée est supprimée, les reins et le foie agissent davantage, l'urine devient fort acide, se charge de dépôts analogues à de la brique, et même de matériaux calcaires en quantité considérable. Au printemps, les vents d'est secs et froids affectent péniblement de pareils malades ; ils ressentent des douleurs rhumatismales, souffrent de dérangements dans les viscères abdominaux, et les résultats d'une mauvaise assimilation des aliments se manifeste dans l'urine, de la façon que nous venons d'indiquer. Enfin, comme la muqueuse de leurs organes génito-urinaires semble posséder, comme les autres, une sensibilité extrême aux agents d'irritation, on trouve fréquemment le jet d'urine considérablement diminué de volume, quelquefois une difficulté exagérée dans la miction et un besoin plus fréquent d'uriner, qui conduisent le malade auprès du chirurgien. Si ce dernier ne considère pas ces symptômes comme appartenant à une affection primitive, mais est conduit, par l'examen du malade, à les regarder comme un signe du défaut d'assimilation auquel nous avons fait allusion, il n'aura pas de difficulté à en venir à bout ; tandis que s'il traite seulement l'affection organique locale supposée, il échouera par les moyens mis communément en œuvre dans de pareils cas, et l'urèthre ne retirera aucun bénéfice des efforts répétés, tentés pour le guérir seulement par un traitement mécanique.

Il est bon de se rappeler que, chez de pareils malades, on doit rechercher d'autres signes de la diathèse. Ils n'ont pas toujours, on peut même dire assez rarement, souffert de véritables attaques de goutte. Cependant ils présentent des symptômes qui ne laissent aucun doute sur la nature réelle de l'affection, et qui sont ceux qu'on désigne généralement comme caractéristiques de la maladie dans ses formes les moins évidentes. Ainsi on observe fréquemment des palpitations, des agitations la nuit, mais surtout les premières, qui indiquent, avec les autres symptômes que nous avons mentionnés, une tendance marquée à la goutte, et doivent conduire le médecin à examiner d'une façon toute spéciale les caractères de l'urine. On remarque fréquemment une grande irritabilité et une vascularité de la peau, ainsi que la coexistence d'affections éruptives présentant un caractère chronique, psoriasis, acné, etc. Dans quelques cas, la difficulté de la miction est précédée de la disparition de l'éruption, fait qui n'avait pas échappé à quelques-uns des anciens auteurs qui ont écrit sur les maladies des voies urinaires. Dans d'autres cas, l'inflammation de l'urèthre peut donner lieu à un écoulement puriforme, que l'on peut ranger dans les affections catarrhales de la muqueuse, de la même façon que le catarrhe qui atteint si fréquemment les bronches et les narines dépend d'un état inflammatoire de ces organes. La cause première de cet écoulement résulte d'un arrêt de la transpiration cutanée, par suite d'une exposition au froid, tandis que la cause locale immédiate ou déterminante, c'est l'irritation d'une muqueuse présentant une sensibilité exagérée par une urine très-acide. Nous savons qu'un refroidissement peut, de la même façon, déterminer une gastrite subaiguë avec dyspepsie, de la diarrhée, ou simplement une affection de la gorge, ou enfin une irritation de la vessie. L'affection se développe sur la muqueuse la plus faible, suivant l'idiosyncrasie de l'individu.

Les cas que nous venons de décrire se voient rarement à l'hôpital ; on les trouve généralement dans les classes les plus élevées de la société. Peut-être que leur peu de fréquence dans les observations prises à l'hôpital, observations si importantes pour les recherches, est une autre raison qui explique pourquoi les auteurs ont porté moins d'attention qu'ils ne l'auraient dû sur les rapports existant entre l'inflammation de l'urèthre et la diathèse urique. Cependant, au point de vue qui nous occupe, ces rapports sont de la plus haute importance pour aider à résoudre un grand nombre de phénomènes qu'on a considérés comme anormaux ou irréguliers. Une nouvelle preuve de la vérité de cette opinion, relative aux rapports qui existent entre la goutte et quelques affections vésicales et uréthrales, c'est qu'elles s'amendent par le traitement le plus en usage dans les formes les mieux connues et les plus communes de la goutte. Tous les symptômes d'un calcul dans la vessie (excepté naturellement ceux qui résultent du contact de la sonde avec le calcul), aussi bien que les symptômes de rétrécissements de l'urèthre, peuvent provenir d'un dérangement des organes digestifs, et disparaître par un traitement approprié à ces affections.

Sous la dénomination d'urine altérée, comme cause de spasme, nous devons noter les effets des cantharides, de la térébenthine, des épices, des condiments, etc., qui tous, probablement par le fait du contact direct, enflamment le canal et le rétrécissent. On ne peut pas dire d'une façon certaine que le contact local direct soit nécessaire pour produire cet effet, puisqu'il peut provenir de l'action du corps irritant sur le système nerveux. Ainsi on a obtenu les mêmes résultats en appliquant les cantharides sur la peau qu'en les prenant à l'intérieur. Ou bien l'élimination du principe actif par les urines peut occasionner le spasme, en le mettant en contact direct avec la muqueuse ; mode d'action que nos connaissances sur les conditions pathologiques de ces organes, en cas d'empoisonnement, nous conduiraient plutôt à admettre en pareil cas. Raisonnant par analogie, nous devons nous attendre à voir certains irritants déterminer la contraction des fibres musculaires involontaires de l'urèthre. Ainsi le rétrécissement passager de l'œsophage est bien connu, et sa source spasmodique est facile à reconnaître aux mêmes caractères, c'est-à-dire à son peu de durée.

Je n'ai indiqué jusqu'ici que des causes qui déterminent une irritation de l'intérieur du canal, ou qui altèrent l'urine. Mais le spasme musculaire peut aussi provenir de causes d'irritation existant autre part que dans le système génito-urinaire.

1° *Obstacle à la miction provenant de contraction musculaire sympathique.* —La présence d'hémorrhoïdes, et surtout d'hémorrhoïdes enflammées causant du ténesme et des contractions exagérées du sphincter anal, est quelquefois une cause de spasme. Il en est de même des fistules rectales. Les opérations sur l'anus, particulièrement la ligature des hémorrhoïdes sont fréquemment suivies de rétention d'urine par contraction musculaire sympathique. La fissure à l'anus, cette affection si douloureuse, ou les ulcérations enflammées, peuvent également déterminer les mêmes accidents. Les rapports et la sympathie qui existent entre le sphincter anal et le transverse profond ont déjà été mentionnés (pages 32 et 33) ; de pareils cas ne font que les confirmer. Une complication semblable est résultée de la présence d'un ver solitaire dans l'intestin (1), et aussi d'ascarides dans le rectum, à cause des démangeaisons excessives que procurent ces derniers. Le prurigo de l'anus et des organes génitaux, qui se rencontre surtout chez les personnes âgées, est une cause non douteuse de spasme. Il ne paraîtra pas surprenant que les émotions morales puissent parfois influer sur la miction, si l'on se rappelle l'union intime qui existe entre la vessie, l'urèthre et leurs muscles, non-seulement avec les centres cérébro-spinaux, par les nerfs spinaux, mais encore avec tous les autres viscères abdominaux et pelviens, par un abondant réseau de fibres nerveuses de la vie organique.

(1) Un exemple de ce genre est relaté dans le *Medical Times* du 26 avril 1848. — Il avait été d'abord rapporté par M. Tuffnell dans le *Dublin Medical Press*. Ce praticien dit que le malade présentait des symptômes bien accusés d'inflammation de la vessie et de rétrécissement de l'urèthre, lorsqu'il vint réclamer ses soins. Il reconnut que l'affection siégeait « au niveau de la portion membraneuse ». Après du repos et un traitement médical, qui semblait fortement indiqué, l'état du malade fut notablement amélioré ; mais après l'abandon du traitement, il survint une rechute. A la fin on soupçonna la présence d'un ver solitaire, on administra le remède approprié, et « le malade rendit un ver long de 30 pieds». L'observation se termine par ce qui suit : « Tous les symptômes antérieurs cessèrent immédiatement ; l'urine devint claire et naturelle, et le malade fut bientôt complétement rétabli d'une façon définitive. »

Ce système et ses nombreux ganglions propagent les influences et les sympathies qui existent entre ces viscères, de telle façon qu'un organe peut à peine être lésé sans qu'un autre s'en ressente. Quoique ces cas puissent paraître simples à un observateur qui ne les examine qu'en passant, ils peuvent résulter d'un manque d'harmonie dans la série des actes nécessaires pour produire le plus de mouvements dans l'économie animale. De temps à autre se présentent des cas qui semblent ne pouvoir admettre aucune autre explication (1). Rarement un rétrécissement de l'urèthre se montre à intervalles périodiques de vingt-quatre ou quarante-huit heures, et cède, après que d'autres moyens ont échoué, à l'administration de la quinine. Un cas pareil est rapporté sous l'autorité de Sir B. Brodie dans un mémoire qui a paru dans la *Medical Gazette*, vol. I, page 107. J'ai eu l'occasion d'observer un cas identique, guéri de la même manière. Le grand caractère qui distingue les phénomènes liés à un rétrécissement musculaire spasmodique, et les sépare entièrement de ceux qui sont liés aux rétrécissements organiques, c'est leur caractère passager. Les symptômes de rétrécissement peuvent se présenter plusieurs fois, mais il est bien évident parfois que le canal possède sa largeur normale. Ce n'est jamais le cas lorsqu'il existe un rétrécissement organique ; la largeur du canal peut varier, mais jamais elle n'atteint le volume normal.

Il est bien évident, quant à ce qui touche au traitement, que l'on prendra l'état général du malade en sérieuse considération et qu'on fera varier le traitement suivant les indications particulières à chaque cas. Le traitement local de l'urèthre n'est que d'une importance secondaire, souvent inutile, ou même préjudiciable. La première et la principale chose, comme dans toutes les affections spasmodiques, n'est pas tant de rechercher les signes et les symptômes, que la cause des désordres dont la connaissance exacte peut seule mettre sur la voie d'un traitement heureux. Cette cause doit être recherchée non-seulement du côté des organes génito-urinaires, mais encore dans les organes voisins et contigus, et même dans l'état général du sujet. D'une façon générale, on trouvera que l'attention dirigée du côté des fonctions organiques de l'individu, de l'état des sécrétions, et la régularité dans le régime et les habitudes du malade, feront disparaître les symptômes locaux bien plus qu'un traitement plus direct ou spécial. Nous trouverons, en parlant du traitement des rétrécissements organiques, des preuves abondantes de la vérité de ces remarques.

2° *Obstacle à la miction provenant d'une inflammation.* — J'ai déjà dit que je n'emploierai pas le terme de *rétrécissement inflammatoire*. De quelle façon l'inflammation met-elle donc obstacle aux fonctions de l'urèthre ? Je crois que l'inflammation de l'urèthre ne gêne que fort peu ou point la miction, à moins que la prostate ne soit atteinte. Ainsi, dans la blennorrhagie aiguë, tant que l'action est limitée, comme au début, à la portion antérieure du canal, quoique la miction soit douloureuse, il n'existe pas d'obstacle matériel au cours de l'urine. — Plus tard, à la suite d'impru-

---

(1) Sir A. Cooper s'exprime ainsi dans ses *Leçons* : « Même un état d'excitation de l'esprit, ou un esprit tout entier livré à l'étude peut parfois influer à un tel degré sur le système nerveux, qu'il en résulte un rétrécissement spasmodique de l'urèthre. »

dence ou d'un traitement non approprié, ou même, chez quelques malades, dans les circonstances les plus favorables, il peut survenir une rétention d'urine qui nécessite l'usage de la sonde. L'obstacle ne siége pas cependant dans le point où se rencontrent les véritables rétrécissements, mais près du col de la vessie. Il est en effet produit par un gonflement inflammatoire de la prostate, et je suis persuadé que telle est la véritable condition pathologique de ce que l'on a désigné autrefois sous le nom de *rétrécissement inflammatoire*. Par exemple, un jeune homme a une blennorrhagie datant de deux ou trois semaines; se trouvant beaucoup mieux, il s'est permis d'enfreindre le régime prescrit. Peut-être a-t-il usé de boissons alcooliques ou s'est-il livré à un exercice forcé, ou a-t-il subi l'influence d'une vive émotion? Tout à coup son jet diminue, les difficultés de la miction augmentent, et il souffre d'une rétention complète accompagnée de fièvre et d'agitation. L'examen démontre bientôt que tout cela est dû à une prostatite aiguë dont nous parlerons plus en détail en décrivant cette affection. Plus tard, en parlant de la rétention d'urine, nous ferons encore allusion à cette affection, quoique ce sujet appartienne à l'étude des maladies de la prostate.

CHAPITRE VI

DIAGNOSTIC ET TRAITEMENT DES RÉTRÉCISSEMENTS DE L'URÈTHRE. — DILATATION.

Diagnostic des rétrécissements constants. — Moyens de l'obtenir. — Instruments flexibles et rigides. — Leurs qualités respectives. — Instruments français et anglais. — Des courbures que l'on doit employer. — Celle que recommande Sir Charles Bell. — Différence entre les cathéters et les sondes. — Manière d'introduire une sonde d'argent. — Manière d'introduire une sonde anglaise de gomme et une sonde française. — Filière française. — Traitement. — Objet des divers modes de traitement. — Dilatation. — Agents chimiques et incisions. — Dilatation. — Historique de la dilatation. — Son application aux cas simples; — aux cas plus compliqués. — Manière d'agir contre les rétrécissements rebelles. — Bougies empreintes. — Uréthroscope. — Méthode de Dupuytren ou « dilatation vitale ». — Dilatation permanente. — Résultats exceptionnels. — Résultats ordinaires. — Variétés de sondes que l'on doit employer. — Autres instruments. — Instruments du docteur Arnott; de Perrève. — Méthode de M. Holt par la dilatation brusque. — Divulsion. — Usage du chloroforme. — Avantages à retirer du repos et du régime. — Importance de l'examen des urines. — Indications pour le traitement. — Dilatation méthodique.

Les *symptômes fonctionnels* des rétrécissements, quoique bien accusés, ne suffisent pas pour démontrer leur présence. Pour y arriver, nous devons procéder à l'examen de l'urèthre lui-même, et nous assurer s'il existe, oui ou non, quelque obstacle. S'il en est ainsi, quels sont le siége, la nature de l'obstacle, autant que nous pouvons le déduire du contact d'un instrument; enfin si ces obstacles sont uniques ou multiples, et s'ils occupent une portion peu considérable ou étendue du canal.

Dans ce but, on doit se servir d'une bougie flexible d'un volume moyen, des n°s 7 à 9 de la filière anglaise [n°s 15 à 20 de la filière française], d'une forme légèrement recourbée et émoussée, et non point conique à la pointe. Quoi qu'en dise le malade, on doit toujours suivre cette règle. Si l'on se sert d'un petit instrument, il peut franchir le rétrécissement sans donner aucun signe de son existence, et être insuffisant pour le diagnostic ; mais, si un n° 8 [n° 17 de la filière française] passe facilement jusque dans la vessie, nous pouvons être sûrs qu'il n'existe pas de rétrécissement, ou du moins un degré bien léger. Cette bougie peut être graduée en centimètres, afin de noter à quelle distance du méat on rencontre l'obstacle. On soulève légèrement la verge de la main gauche, l'instrument huilé est introduit doucement et conduit légèrement jusqu'à ce qu'il s'arrête : si l'arrêt se fait à 12 ou 13 centimètres de l'orifice, il existe peu de doute sur la présence d'un rétrécissement ; mais, si l'instrument est arrêté à 15 centimètres ou plus, probablement que l'on a affaire à un obstacle naturel que l'on rencontre fréquemment sur un urèthre sain, dans la portion membraneuse, ou au col de la vessie. Dans le dernier cas, on retirera l'instrument, on courbera fortement sa pointe, et alors il pénétrera sans doute du premier coup jusque dans la vessie. Supposons cependant qu'il existe un obstacle bien évident à une distance quelconque, variant entre 12 et 15 centimètres, il faut en conclure que cet obstacle est dû à un rétrécissement, et il est nécessaire de l'examiner plus sérieusement. Nous avons trouvé et noté son siége ; il est nécessaire ensuite de connaître son calibre : on peut le déduire d'abord de la dimension du jet d'urine, si l'on peut en juger exactement, ce qui n'est pas commode par un seul examen ; cependant si le malade peut uriner en présence du chirurgien, la dimension du jet peut nous renseigner sur le calibre du rétrécissement. D'une façon générale, on peut dire que ce calibre est un peu moindre que la colonne du jet, pourvu qu'il existe dans la vessie une quantité d'urine suffisante pour qu'elle s'échappe avec une certaine force. Une petite sonde flexible correspondant à la dimension du jet, en suivant le principe que nous venons d'énoncer, peut alors être passée au travers du rétrécissement jusque dans la vessie, et un flot d'urine indiquera qu'elle a suivi la bonne voie. Dans le plus grand nombre des cas, on ne rencontre qu'un seul rétrécissement, et cela habituellement à 10 ou 12 centimètres du méat ; quelquefois on le rencontre à 5 ou 6 centimètres et, plus rarement encore, uni à un second siégeant à l'endroit que nous avons mentionné en première ligne, c'est-à-dire au bulbe. Le second peut être reconnu après dilatation du premier, ou au moyen d'un instrument étroit, terminé en olive, qui franchira le premier rétrécissement. Si le second rétrécissement est étroit, cet instrument pourrait être métallique et présenter différentes dimensions (fig. 20). De même, pour un rétrécissement peu étroit, comme, par exemple, au début de l'affection, une bougie flexible, avec une extrémité effilée surmontée d'une boule, des n°s 8, 9 ou 10 de la filière anglaise [n°s 15 à 20 de la filière française], indiquera facile-

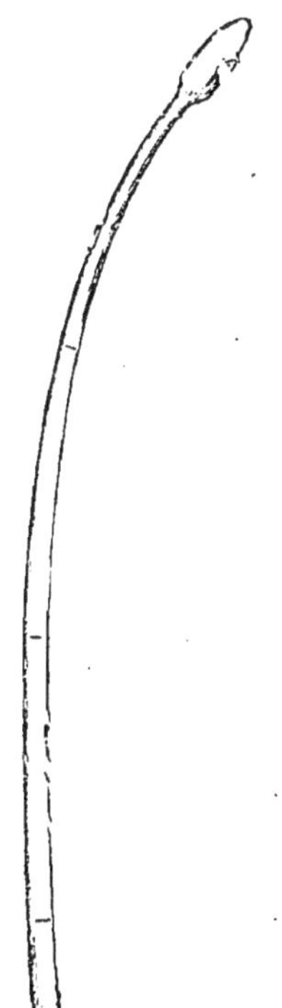

FIG. 20. — Sonde métallique terminée par une boule pour le diagnostic des rétrécissements.

ment, au moment où on la retire, le moindre changement de calibre de l'urèthre; en effet, elle est serrée au moment où elle franchit le point rétréci. Le degré de coarctation ainsi exercé indique évidemment le rapport de calibre entre l'instrument et le point rétréci, et devra être noté, ainsi que la douleur ressentie par le malade pendant qu'on pratique l'examen de l'urèthre. Plus tard nous rechercherons si le passage de cet instrument entraîne quelque augmentation de douleur ou de fréquence dans la miction, ou l'existence d'un frisson.

[M. Félix Guyon (1) indique, d'une façon très-précise, la méthode à suivre pour explorer le canal de l'urèthre. Nous ne pouvons mieux faire que de citer ses propres paroles :

« Les bougies à bout olivaire sont les véritables explorateurs de l'urèthre. Le chirurgien doit être muni d'olives de différents calibres; il doit avoir soin de choisir des olives bien régulières. Il est, en effet, important que le corps de l'olive soit parfaitement régulier, ne présente pas d'arête vive vers sa base ; car il ne faut pas oublier que, lorsque l'olive aura franchi un point rétréci, elle devra être ramenée d'arrière en avant à travers ce même point. Il faut donc que sa base, de même que sa partie libre, soit disposée de façon à ne pas accrocher les bords du rétrécissement, à les contondre ou à les déchirer.

» L'urèthre normal doit aisément donner passage à un explorateur de 7 millimètres, c'est-à-dire à celui qui correspond au nº 21 de la filière Charrière..... L'explorateur de 7 millimètres, engagé dans un urèthre normal, doit librement le parcourir dans toute son étendue, si ce n'est à la jonction de la portion membraneuse et de la fin de la portion spongieuse, c'est-à-dire lors du passage de l'urèthre à travers le ligament de Carcassonne. A ce niveau, dans l'urèthre le plus normal, l'explorateur de 7 millimètres, quelquefois même celui de 6 millimètres, fait percevoir une légère résistance, et ne franchit le point indiqué qu'en déterminant un degré de douleur. En un mot, l'urèthre examiné sur le vivant est, en ce point, plus étroit et plus sensible que dans le reste de son parcours.....

» L'explorateur à boule olivaire donne, en effet, des sensations exactes, parce qu'il ne distend et ne touche qu'une seule partie du canal. Le relief, relativement grand de la boule par rapport à la tige, annihile complétement celle-ci au point de vue de l'exploration, ou tout au moins de l'exploration de contact.

» C'est par l'intermédiaire de la tige que sont accusées les sensations de résistance ; cependant il importe que cette tige soit flexible..... La condition nécessaire de l'exploration ainsi pratiquée, c'est d'être conduite de telle façon que les sensations perçues soient délicates et nettes. On n'arrive à ce résultat qu'en conduisant l'instrument explorateur avec beaucoup de lenteur et en lui communiquant une faible impulsion. Si la boule de l'instrument s'arrête, il est temps alors de fournir une impulsion un peu plus forte, afin de se bien assurer que l'on a affaire à un obstacle réel.

____

(1) Félix Guyon, *Éléments de chirurgie clinique*, p. 59 et suiv.

Mais, comme il est tout à fait inutile d'employer de la force pour franchir un point rétréci dont la lumière n'est pas proportionnée au volume de l'olive exploratrice, la tige souple sera parfaitement suffisante pour communiquer l'impulsion nécessaire. Nous le répétons, avec une impulsion trop vive ou trop forte, on n'a pas de sensations exactes.

» Les *règles de l'introduction des explorateurs* sont faciles à déduire après l'exposé de ces préceptes. L'instrument ayant été huilé et présenté au méat, la verge, saisie entre les deux doigts de la main gauche, est médiocrement tendue. Il n'est pas nécessaire, en effet, comme pour le cathétérisme avec les instruments rigides, d'attirer fortement le canal sur la sonde. Il faut au contraire que l'explorateur soit poussé vers l'urèthre. Il suffit d'ailleurs de le faire pénétrer graduellement, sans se préoccuper de la direction à parcourir ; l'instrument, étant flexible, s'accommodera au trajet dans lequel il pénètre.

» Si l'explorateur subit un temps d'arrêt, il faut rendre l'impulsion un peu plus vive, ou bien la soutenir pendant quelques instants ; si l'arrêt est bien définitif, il faut déterminer le point où a lieu cet arrêt, et le degré du rétrécissement. Pour déterminer le point où a lieu l'arrêt, on a souvent l'habitude de retirer l'instrument après avoir exactement noté le point de la tige qui répond au méat. On pratique alors une mensuration exacte, et l'on conclut que l'arrêt, siégeant à telle profondeur, doit correspondre à tel ou tel point du canal. C'est là une méthode tout à fait défectueuse ; on sait, en effet, que la longueur de la verge est très-variable. Il faut, avant de retirer l'explorateur, reconnaître le relief de son olive, à travers les tissus ; cela est facile pour toute l'étendue de la portion spongieuse de l'urèthre, c'est-à-dire pour celle qui est le siége habituel des rétrécissements. On a alors un renseignement de tous points exact, car rien n'est plus facile que de désigner dans l'observation le point du parcours de d'urèthre où l'on a constaté le relief de la boule exploratrice.

» Pour déterminer le degré du rétrécissement, il faut, après avoir noté sur la filière le diamètre de la boule exploratrice, en choisir une d'un numéro inférieur ; ce n'est que lorsqu'on aura franchi, avec un léger frottement, le point rétréci, que ses dimensions seront déterminées ; elles correspondront évidemment à celles de l'olive qui l'aura traversé. L'exploration avec la bougie olivaire renseigne encore mieux que toute autre sur le degré de résistance, de sensibilité, sur l'état de la muqueuse, etc. »

» En explorant de la sorte, et méthodiquement, le canal, M. Félix Guyon est arrivé aux résultats suivants, consignés dans les observations recueillies dans son service, à l'hôpital Necker, à Paris. Sur 168 *cas* de rétrécissements suites de blennorrhagie, dans lesquels il est fait mention du nombre des rétrécissements, 137 *fois* il en a trouvé plusieurs sur le même urèthre ; 31 fois seulement il existait un seul rétrécissement. Dans les cas de rétrécissements multiples, le plus étroit siégeait presque toujours au niveau du bulbe, le moins étroit étant en même temps le plus rapproché du méat. Dans les cas, au contraire, où il est unique, il siége soit au niveau du bulbe, soit au niveau de la portion scrotale de la région spongieuse. Tout ceci se rapporte, bien entendu, aux rétrécissements suites de blennorrhagie, et non pas à la forme traumatique, dans laquelle on rencontre plus fréquemment un seul rétrécissement. »]

Maintenant, avant d'entamer le sujet du traitement des rétrécissements, je discuterai la question des instruments, leurs variétés et la manière dont on doit les conduire dans un urèthre sain. Une longue et attentive expérience a changé mes opinions premières sur quelques points importants de ce sujet. Car tandis qu'il y a douze ou quinze ans, j'étais porté par la tendance prédominante des chirurgiens anglais, à préférer les instruments rigides aux instruments flexibles, peu à peu, et involontairement d'abord, je dois le dire, je suis arrivé à préférer les instruments mous et flexibles, dans tous les cas où ils peuvent remplacer les instruments rigides. En deux mots, l'instrument flexible peut faire tout le bien que l'on peut obtenir d'un instrument métallique, et cela avec infiniment moins de douleur pour le malade et d'irritation du canal. La différence entre les deux instruments, dans beaucoup de mains, se monte à la différence qui existe entre faire et ne pas faire saigner le canal, entre une véritable douleur et un très-léger désagrément, et enfin à l'absence d'inflammation consécutive, d'accès de fièvre et de frissons. Enfin, pour résumer ces différences, ce traitement conduit à un succès sûr, facile et rapide, au lieu d'un traitement long et douloureux. Dans quelques cas, je préfère encore les instruments d'argent ; nous verrons plus loin dans quelles circonstances. Les variétés principales d'instruments flexibles non métalliques consistent dans les sondes et bougies anglaises de gomme élastique, et les sondes et bougies françaises, molles, flexibles, mais non élastiques pour la plupart. Je dois mentionner encore la bougie de cire, très-employée autrefois, remplacée presque entièrement par les autres bougies que je viens de mentionner. Les principales variétés d'instruments métalliques sont la sonde ordinaire d'argent, la sonde ou bougie d'acier, plaquée ou non, d'un calibre uniforme ou conique, et d'autres sondes faites d'alliage, douées d'une légère flexibilité :

1° La sonde anglaise de gomme élastique, à laquelle on peut donner toute espèce de calibre, depuis un calibre très-petit, est maintenue dans sa forme par un mandrin ou un fil de fer, ce qui présente une certaine importance, puisqu'on peut modifier sa courbure suivant les cas. Elle a aussi une qualité importante qui n'est pas assez appréciée, c'est de conserver une courbure quelconque sans le mandrin. Si on lui donne cette courbure pendant qu'elle est ramollie dans l'eau chaude, et qu'on la plonge ensuite dans l'eau froide, elle en ressort rigide, quelque peu élastique, et légèrement flexible. Les mêmes caractères se retrouvent, à un moindre degré, dans les bougies de gomme élastique.

2° La sonde française est beaucoup plus flexible, mais beaucoup moins élastique que l'anglaise. De plus elle ne peut pas changer de forme comme la précédente. Son passage dépend non pas tant de la main qui la guide, que de sa forme et de sa parfaite flexibilité : voilà pourquoi on la fait droite et non pas incurvée ; elle se termine en pointe à son extrémité.

Mais comme cette pointe pourrait entrer dans une lacune et empêcher sa
progression, elle se termine par un renflement arrondi,
qui prévient cet accident ; ce renflement se trouve habituellement d'un volume une ou deux fois moins
considérable que la tige de l'instrument (fig. 21). Les
sondes et les bougies sont fabriquées sur les mêmes
principes ; la même composition est employée pour les
instruments courbes aussi bien que pour les droits ; ces
derniers étant de beaucoup les plus employés.

3° Quant aux instruments d'argent, dont la courbure
est presque fixe, quoique de bonnes sondes d'argent
puissent subir quelque légère déformation, il est nécessaire qu'elles présentent une bonne forme. Car il est
évident qu'une courbure peut être trop petite, l'autre
trop grande, et il doit exister une moyenne applicable
à la plupart des cas.

S'il était nécessaire de construire une sonde ou une
bougie à priori, sur certains principes, on adapterait
tout naturellement sa courbe à celle de la portion la
plus fixe de l'urèthre. Dans la partie anatomique de cet
ouvrage, nous avons montré que cette courbe était égale
aux trois dixièmes environ de la circonférence d'un cercle qui aurait un

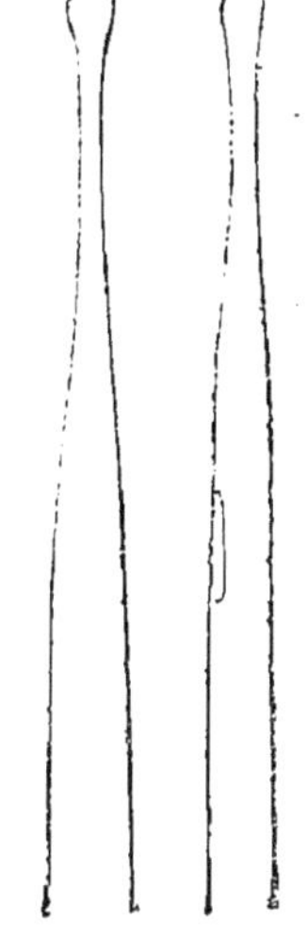

Fig. 21. — Bougies
et sondes françaises
flexibles avec bouts
renflés.

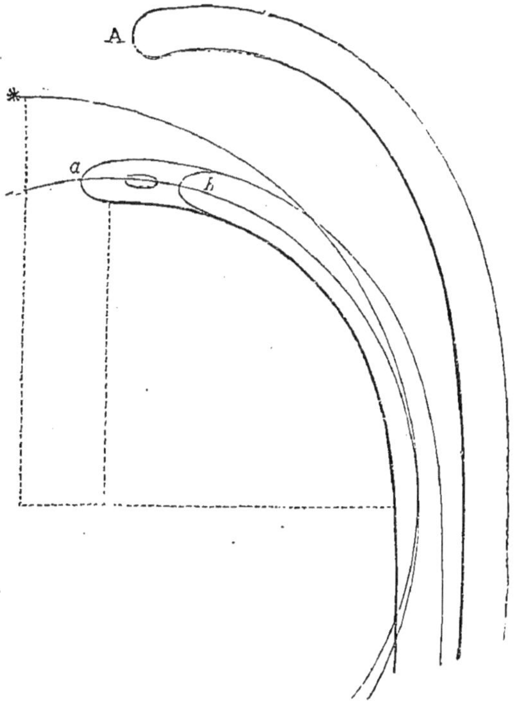

Fig. 22. — Ligne courbe formant l'arc d'un cercle de 8 centimètres de diamètre (*)

(*) a, une sonde, et b, un cathéter appliqués contre cette courbe. — *, ligne courbe formant un arc de cercle de
10 centimètres de diamètre. — A, sonde de Sir Charles Bell, « possédant une courbure convenable à son extrémité
pour éviter les obstacles naturels ». (*Morbid Anatomy of the Urethra.*)

diamètre d'à peu près 8 centimètres. Comme nous verrons que cet instrument doit, en passant dans la vessie à travers un urèthre sain, décrire une courbe et tourner autour d'un axe imaginaire, situé près du centre de la symphyse pubienne, il s'ensuit qu'il le décrira d'autant plus facilement que sa courbure répondra à celle que nous venons de mentionner. Il en résulte que ce principe doit être recommandé en toute sûreté comme celui sur lequel doit se baser la construction des instruments.

Ces principes se comprendront facilement, si l'on examine la figure 22, qui représente une portion de cercle d'un diamètre de 8 centimètres. Un arc de ce cercle, dont la corde est de 6,50 centim. environ, représente la courbure sous-pubienne de l'urèthre à l'état normal. Deux instruments sont appliqués contre cet axe : *a*, une sonde, et *b*, un cathéter, possédant la courbure voulue. On verra que ces instruments sont plus incurvés, c'est-à-dire décrivent des arcs de cercle d'un plus petit diamètre que ceux qui sont employés habituellement. Je dis habituellement, parce que quelques chirurgiens ont adopté cette forme. Examinons pour le moment les conseils donnés ordinairement par les auteurs et les professeurs, relativement au passage de la sonde. Il n'est pas nécessaire de faire des citations, mais les principaux points sont présentés à l'élève à peu près de cette façon. « Il est désirable que vous portiez le bec de l'instrument contre la paroi supérieure de l'urèthre ; les obstacles que l'on y rencontre, sous forme de lacunes, etc., sont moins nombreux. Vous franchirez aussi plus facilement les points rétrécis, siégeant à l'union du bulbe et de la portion membraneuse. Si vous rencontrez quelque difficulté en ce point, retirez un peu le bec de votre instrument, et passez-le de nouveau, en l'élevant un peu plus ; car il était probablement retenu par la dépression du cul-de-sac du bulbe et la saillie de l'aponévrose moyenne. Plus loin, si vous voulez éviter le veru-montanum, les sinus prostatiques et surtout l'hypertrophie de la glande elle-même, au niveau du col vésical, où une bride transversale qu'on rencontre quelquefois en ce point, dirigez également vos manœuvres de manière à conserver encore le bec de la sonde contre la paroi supérieure. »

Tout ceci est un sage conseil et s'applique tout naturellement à l'usage d'un instrument dont la courbe est beaucoup plus considérable que celle du conduit qu'il est destiné à franchir, de telle sorte que son bec a de la tendance à se mettre au contact avec le plancher du canal, et qu'il faut user de ménagements pour éviter une rencontre avec les obstacles siégeant en ce point. La courbe des instruments que l'on trouve généralement

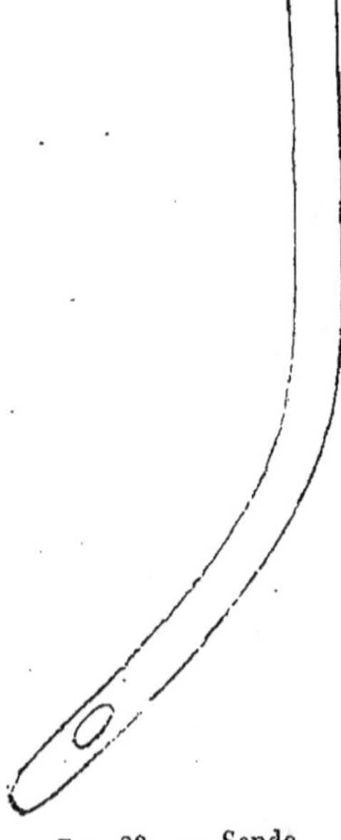

Fig. 23. — Sonde.

chez les fabricants décrit à peu près un arc de cercle dont le diamètre est de 10 à 11 centimètres, et ces arcs comprennent plutôt moins d'un quart de cercle de circonférence. Quelquefois, ce qui est pire, les deux derniers centimètres de la sonde sont à peine recourbés, mais forment une ligne droite à l'extrémité de la courbe, comme cela est représenté dans la fig. 23, forme de sonde qui n'est point faite pour franchir l'urèthre avec sûreté et facilité.

C'est sans doute sous l'influence de pareilles convictions que Sir Charles Bell, dans ses planches sur l'anatomie pathologique de l'urèthre, a présenté une sonde beaucoup plus recourbée que l'instrument qui était alors en usage; il considérait que cette forme indiquait « la courbe que l'on devait donner à la pointe d'une bougie pour éviter les obstacles naturels » venant de l'aponévrose moyenne et de la prostate à l'état normal. Son instrument ressemble beaucoup à celui que nous recommandons. — Voyez les *Œuvres* de Sir Charles Bell, pl. II, fig. 3 ; ainsi que la figure 22, A, de cet ouvrage, où l'on a reproduit ce dessin.

[Gely, après avoir déterminé la courbe normale du canal de l'urèthre, comme nous l'avons indiqué à la fin du chapitre Ier, établit que « les sondes habituelles mises en usage ne parcourent pas l'urèthre en vertu du principe fondamental du cathétérisme curviligne, savoir : une exacte concordance entre les courbures permettant de réaliser le mécanisme de deux arcs de même forme glissant facilement l'un sur l'autre ». Il arrive aux conclusions suivantes sur la courbure que doivent présenter les sondes pour satisfaire à ce principe. « Pour les plus petits canaux, la sonde la plus favorable paraîtrait celle qui présenterait le tiers d'un cercle de 10 centimètres de diamètre. Pour les sujets de haute taille, lorsqu'il existe une hypertrophie très-marquée de la prostate, la courbure de la sonde doit offrir le tiers d'un cercle de 13 centimètres de diamètre, la longueur de la courbure se trouve ainsi augmentée d'un tiers par rapport aux cas précédents. Voilà pour les conditions extrêmes. Les dispositions moyennes qui sont beaucoup plus communes sont aussi restreintes dans des limites plus étroites. Certains canaux s'accommodent évidemment très-bien de l'usage d'une sonde formant le tiers d'un cercle de 11 centimètres de diamètre. Chez d'autres sujets qui sont peut-être en plus grand nombre, le diamètre doit être porté à 12 centimètres. C'est à cette mesure que répondait celle qui a été dans nos mains l'occasion d'un succès si inattendu (1), etc. »]

La direction de la pointe d'un instrument solide, dans ses rapports avec la direction du corps de l'instrument, est importante dans la construction. A moins qu'il n'existe quelque relation constante et bien connue, il est impossible à l'observateur de reconnaître parfaitement le point où s'exerce la pression lorsqu'on applique la force sur le pavillon de la sonde. Dans la première sonde que nous avons décrite, la direction du bec est toujours à angle droit avec l'axe du corps de l'instrument. En se souvenant de ces rapports, il est facile de se rendre compte des progrès et de la situation du bec de la sonde, au moins par les yeux de l'esprit, quelque profondément que soit engagée cette sonde. Ainsi, quand le corps de la sonde est horizontal, on sait que le bec doit avoir une direction perpendiculaire. Quand

____

(1) Gely, *Études sur le cathétérisme curviligne*, p. 157.

ce corps fait un angle de 45 degrés avec l'horizon, la pointe est dirigée suivant une ligne qui forme un angle de même dimension exactement, et ainsi de suite.

Tous les instruments devraient présenter un rapport exact entre l'axe de leur corps et leur pointe. Les sondes solides varient, comme nous l'avons indiqué plus haut, l'axe de leur bec, au lieu de former un angle droit avec le corps, pouvant en former un plus obtus de 20 à 30 degrés (fig. 24). De même, dans une sonde qui nécessite une courbure plus

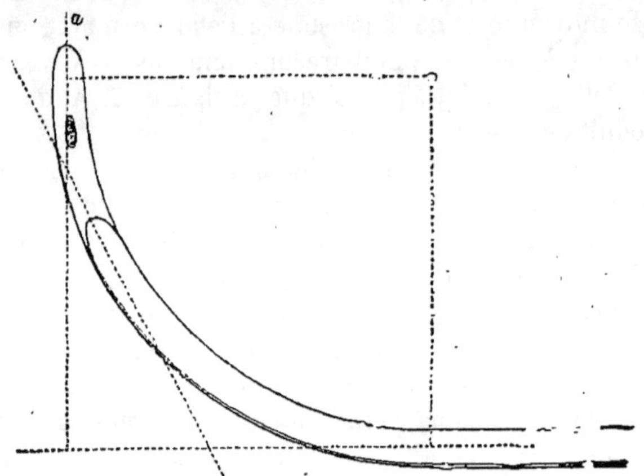

FIG. 24. — Rapports des axes du pavillon et de la pointe (*).

marquée que celle que nous avons dessinée, comme pour sonder un malade atteint d'hypertrophie de la prostate, la même relation peut cependant être encore maintenue avec avantage entre les axes du corps et de la pointe, en recourbant le corps en arrière d'un nombre de degrés exactement égal à celui dont on recourbe le bec ; la direction du bec reste encore indiquée par la ligne que suit le pavillon. En suivant ce principe dans la construction de ces instruments, on obtiendrait beaucoup plus de sûreté dans leur emploi. Il n'est pas nécessaire de dire qu'on n'en prend aucun souci dans la construction des sondes que l'on achète ordinairement, et que ce n'est qu'en faisant attention à la direction respective des deux axes de la pointe et du corps qu'il est possible de prévoir avec quelque certitude la direction que prend le bec de l'instrument, caché dans l'urèthre ou la vessie.

Il me reste quelque chose à dire du pavillon de la sonde. Les sondes rigides peuvent avoir des pavillons larges, aplatis et quelque peu rugueux, de métal, de bois, ou d'ivoire, qui sont très-commodes parce qu'ils fournissent un point d'appui solide à l'opérateur et indiquent exactement la direction latérale de l'instrument ; celui-ci ne peut pas tourner ou se contourner, même d'un faible degré, sans que la déviation soit bien évidente. Un anneau de chaque côté, ovale et suffisamment large, répond également bien au but, ou presque aussi bien. Quelques auteurs ont objecté qu'il n'est

<hr>

(*) a, un instrument dans lequel l'axe de la pointe forme un angle de 90 degrés, ou un angle droit, avec l'axe du corps de l'instrument ; b, un instrument (une sonde) dans lequel l'axe de la pointe forme un angle de 120 degrés avec l'axe du corps de l'instrument, ou un angle droit, plus un quart de cet angle.

pas désirable de fournir les moyens de tenir ferme son instrument, puisque le pouvoir de l'opérateur en est augmenté et que l'emploi de la force est évidemment très-dangereux. Je réponds à ceci que la précision fournie par ce moyen permet de saisir l'instrument avec plus de légèreté, et rend appréciable aux doigts des sensations plus délicates; il en résulte que l'emploi de la force est moins nécessaire que lorsqu'on ne profite pas de ces avantages. De plus, la possession d'une certaine force n'implique nullement son usage et encore moins son abus. La forme des yeux, ou des ouvertures à travers lesquelles passe l'urine, est aussi assez importante. S'ils sont trop larges, ils constituent un obstacle au passage de la sonde, la muqueuse de l'urèthre venant faire saillie dans leur intérieur, ce qui est une raison pour préférer les instruments pleins, lorsque l'indication de retirer l'urine de la vessie n'existe pas. Une petite ouverture de chaque côté de la sonde est suffisante, proportionnelle au volume de l'instrument, et pouvant avantageusement être un peu plus petite qu'on ne les fait généralement. Ces ouvertures devraient être placées, l'une à la distance de 12 millimètres, l'autre de 2,50 centim. de l'extrémité. Les bords doivent être nets et unis.

Introduction de la sonde d'argent. — Il est désirable de suivre toujours la même méthode. On obtient ainsi bien plus vite une habileté de main parfaite qu'en n'en suivant aucune. Voyons d'abord la position du malade. Dans beaucoup de cas, on a l'habitude de le placer le dos contre la muraille, les talons écartés de 20 à 25 centimètres et à 10 ou 12 centimètres de la muraille, de façon que les fesses reposent légèrement contre elle en arrière, les orteils tournés un peu en dehors; de cette façon on favorise le relâchement des parties. Après avoir choisi un instrument convenable, on l'échauffe un peu si le temps est froid, et on l'enduit d'huile. Pour l'introduire, on tient légèrement le pavillon entre le pouce, l'index et le médius de la main droite, la concavité de la courbe regardant du côté de l'aine gauche du malade, et la direction de la pointe étant presque horizontale. On soulève légèrement la verge de la main gauche pendant qu'on introduit le bec de l'instrument dans l'urèthre et qu'on le conduit jusqu'à ce que 10 à 12 centimètres de l'instrument aient disparu; le pavillon est en même temps reporté peu à peu sur la ligne médiane, et maintenu contre l'abdomen du malade, jusqu'à ce qu'il ait atteint la perpendiculaire; on l'abaisse alors légèrement. Lorsqu'on sent que le bec a franchi la courbure sous-pubienne, on abaisse peu à peu le pavillon, jusqu'à ce qu'il ait dépassé l'horizontale. À ce moment l'extrémité opposée doit se trouver libre dans la vessie. Plus ces manœuvres seront accomplies avec tranquillité, douceur et absence de grands mouvements, plus l'opérateur obtiendra la réputation de posséder une main douce et légère, réputation généralement très-appréciée des malades. Quelque obstacle que l'on rencontre, on ne doit jamais commencer par user de force. Si l'on rencontre quelque difficulté, il ne faut pas l'annoncer au malade par un changement de conduite, par quelque hésitation, ou tâtonnement avec la sonde. On doit plutôt détourner adroitement son attention par quelque question ou quelque remarque étrangère à l'opération, tandis que l'on tend légèrement la verge sur l'instrument dont on

fait varier la direction. S'il survient quelque difficulté lorsqu'on abaisse le
pavillon, après qu'il a atteint la perpendiculaire, cela vient probablement

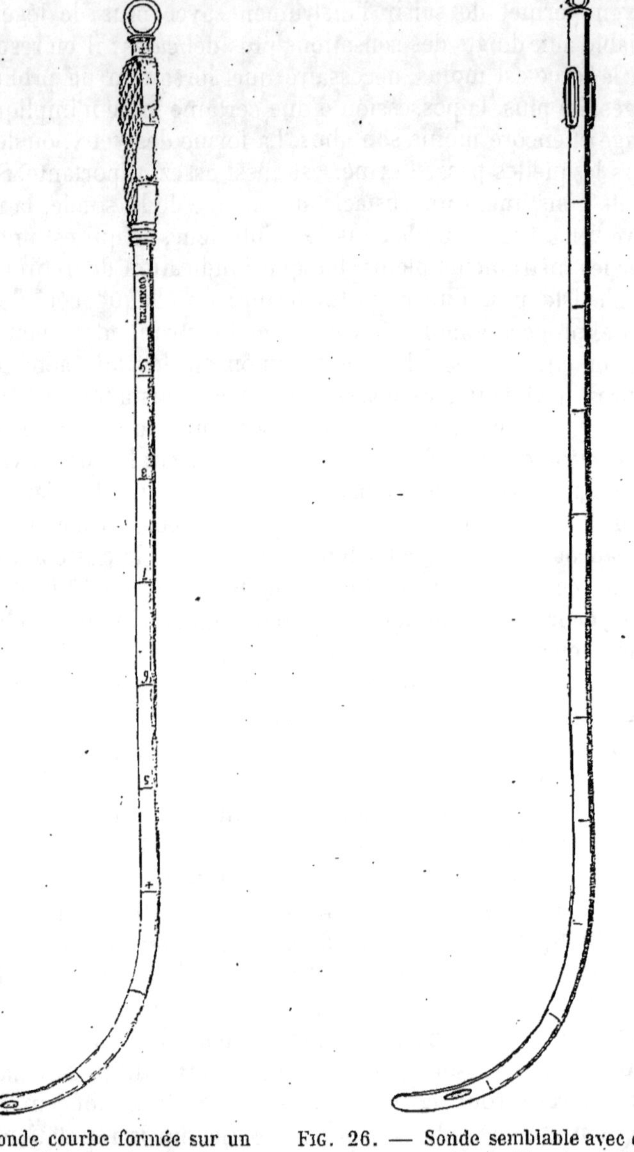

FIG. 25. — Sonde courbe formée sur un
cercle de 8 centimètres de diamètre ;
direction de la pointe à angle droit avec
celle du corps. — Échelle de la moitié
du volume actuel d'après les principes
énoncés ci-dessus.

FIG. 26. — Sonde semblable avec de larges
anneaux ovales au lieu du pavillon.

(en supposant qu'il n'existe pas de rétrécissement organique) de ce que
l'on pratique trop tôt cet abaissement. Si l'instrument est replacé dans la
direction perpendiculaire et repoussé plus loin, avant de pratiquer l'abais-

sement, sans doute que tout ira bien. Si l'on se sert d'un instrument rigide
d'un volume considérable, et que l'urèthre soit sain, son seul poids suffira
pour lui faire franchir le canal. En tout cas, une très-légère pression sur
le pavillon avec l'indicateur, suffira amplement s'il est nécessaire d'augmenter la force. Il ne faut jamais oublier que, lorsqu'on abaisse le pavillon,
on a affaire à un levier d'une grande puissance, dont l'extrémité est entre
les mains de l'opérateur, le point d'appui au niveau de la convexité de la
courbe, et la résistance au niveau des tissus avec lesquels la pointe est en
contact, tissus qui peuvent être lésés, si l'on se sert mal à propos de sa
force. Quel que soit l'obstacle, on ne doit jamais le prendre d'assaut. Un
esprit patient, persévérant et calme, et une main légère et adroite opèrent
des miracles dans les cas de cathétérisme difficile. Tout essai de parade, de
manœuvre brillante, ou d'exécution rapide, est entièrement déplacé, plein
de danger pour le malade, et par conséquent fait pour jeter une fois ou
l'autre du discrédit sur l'opérateur.

La manière de passer une sonde, qu'on a appelée le *tour de maître*, est
quelque peu sujette à ces objections. Elle consiste à introduire l'instrument, la convexité de sa courbure regardant en haut et le pavillon dirigé
perpendiculairement en bas ; à conduire la sonde dans cette direction jusqu'à l'aponévrose moyenne, et, lorsqu'elle est arrivée en ce point, à la
porter rapidement et adroitement de manière à lui faire décrire un demi-
cercle, dont l'axe est le bec de l'instrument, en même temps qu'on abaisse
peu à peu le pavillon, afin de faire traverser à l'instrument la courbure
sous-pubienne. C'est la même opération que celle que nous venons de
décrire, mais faite plus rapidement et en commençant par un mouvement
assez brusque en dessous. Elle n'est nécessaire que lorsque le malade est
extrêmement corpulent. Dans beaucoup de cas, nous devons préférer placer le patient dans le décubitus dorsal. L'opérateur et le malade sont moins
gênés, ce qui est important si l'opération doit durer longtemps. Dans quelques cas, c'est presque nécessaire : par exemple lorsque le malade a de la
disposition à tomber en syncope, ou lorsqu'il est condamné à garder le lit.
La tête et les épaules doivent être peu élevées, et les genoux un peu relevés
et écartés l'un de l'autre. L'opérateur se placera au côté gauche du lit,
tiendra la sonde comme nous l'avons déjà indiqué, l'introduira sur l'aine
gauche du malade, le pavillon dirigé horizontalement ; il soutiendra la
verge avec la main gauche, en la relevant légèrement entre le pouce d'un
côté, l'indicateur et le médius de l'autre, ou la paume de la main regardant en haut, de façon que le médius et l'annulaire soutiennent la verge
au niveau de la couronne du gland ; l'index et le pouce sont alors en
liberté, ou employés à écarter le prépuce, si cela est nécessaire. Le bec
de l'instrument étant introduit, il faut se souvenir que, pendant les 5 premiers centimètres, on doit le maintenir contre la paroi inférieure du canal
pour éviter tout arrêt au début contre une lacune souvent très-développée siégeant à la paroi supérieure ; accident qui cause de la douleur
au malade, a une apparence maladroite et déconcerte quelquefois beaucoup un jeune opérateur. Les doigts de la main gauche conduisent douce-

ment la verge sur l'instrument, pendant qu'il glisse avec facilité jusqu'au bulbe; le pavillon reste dans la position horizontale ou à peu près; arrivé en ce point, si l'on ressent quelque obstacle, on retire l'instrument de 2 ou 3 centimètres, et l'on avance de nouveau, en ayant soin de ne pas relever si tôt le pavillon; après quoi, en l'élevant doucement et en lui faisant décrire une courbe sur la ligne médiane, l'extrémité glisse doucement, jusque dans la vessie, à mesure que la main s'abaisse entre les cuisses du malade. Si cette manœuvre ne suffit pas pour franchir la courbure sous-pubienne, l'opérateur peut déterminer, avec les doigts de la main gauche, une légère pression sur la portion recourbée de l'instrument à travers les parties molles du périnée, après avoir quelque peu retiré sa pointe et l'avoir conduite de nouveau vers le siége de l'obstacle. Il est aussi placé convenablement pour se servir de son index gauche dans le rectum, comme cela est nécessaire dans certains cas, en continuant à maintenir la sonde de la main droite.

Lorsqu'on explore l'urèthre, surtout si les symptômes fonctionnels ne rendent pas la présence d'un rétrécissement plus que probable, il ne faut pas se hâter de conclure, de ce qu'un léger obstacle s'est présenté au passage, à la présence nécessaire d'un rétrécissement organique. L'urèthre est très-sensible et résiste même aux efforts modérés tentés pour le traverser, surtout lors de la première introduction de l'instrument. Les fibres musculaires involontaires se resserrent autour de l'instrument, comme pour empêcher son introduction, et les muscles du périnée sont prêts à se contracter à l'approche de cette excitation inaccoutumée. Quelques personnes présentent toujours cette résistance involontaire, même quand elles sont en quelque mesure habituées à l'usage de la sonde. Dans ce cas, on ne doit pas user de violence; tout essai pour forcer le passage ne ferait qu'augmenter la difficulté.

Arrivé au col de la vessie, nous pouvons y rencontrer un obstacle, sans qu'il existe de rétrécissement. En effet, il est assez fréquent de trouver le

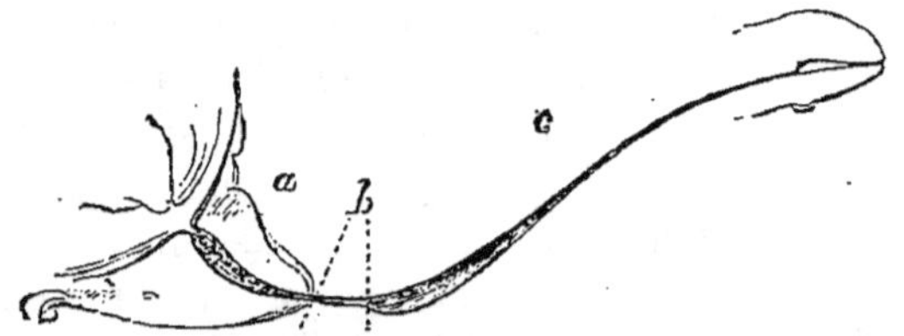

Fig. 27. — Diagramme de l'urèthre dans l'état normal (*).

bec de l'instrument arrêté, juste au moment où l'opérateur croit avoir surmonté toutes les difficultés. Le fait arrive plus fréquemment avec un petit qu'avec un volumineux instrument, et lorsqu'il est légèrement recourbé que s'il présente une grande courbure. Il m'est arrivé parfois de rencontrer ce cas sur le vivant, et j'ai quelquefois, quoique très-rarement, observé sur le cadavre une cause suffisante pour me rendre compte de cet arrêt

(*) a, b, c, représentent respectivement les portions prostatique, membraneuse et spongieuse.

chez des sujets qui n'avaient jamais été atteints d'affections des voies urinaires ni d'hypertrophie de la prostate, cause d'obstacle en ce point, bien connue de tout le monde. A ce niveau, le plancher du canal, qui appartient aussi bien à la vessie qu'à l'urèthre, peut se trouver parfois légèrement surélevé; la luette vésicale s'avance, plus que d'habitude, dans l'intérieur du méat interne, ou bien parfois une bande de muqueuse étendue transversalement, au niveau de cet orifice, fait une légère saillie. On conçoit que chacun de ces obstacles est bien propre à retenir une sonde qui n'est pas assez large pour dilater le passage, surmonter l'obstacle, ou qui possède une courbure assez petite pour suivre trop intimement la paroi inférieure. (Voy. fig. 27.)

Introduction du cathéter anglais de gomme élastique. — Lorsqu'on a affaire à un urèthre sain, la sonde est d'abord séparée de son mandrin, et l'on examine si la courbe qu'elle présente est suffisante : dans le cas où elle ne le serait pas, on l'augmente, puis on plonge l'instrument dans l'eau froide pour maintenir la fixité de la courbe. Ce que l'on doit avoir surtout en vue en introduisant l'instrument, c'est de ne pas détruire ni modifier la courbe en traversant la partie antérieure de l'urèthre, mais de la conserver pour le passage de la partie postérieure, dans laquelle il est nécessaire de l'avoir intacte. De plus, en supposant le malade debout, la verge est simplement maintenue et non relevée de la main gauche pendant l'introduction de la sonde, le pavillon étant perpendiculaire et maintenu dans cette position en se rapprochant peu à peu de l'abdomen, pendant que la sonde pénètre dans les 10 ou 15 centimètres antérieurs de l'urèthre. Après avoir maintenu l'instrument dans cette position jusqu'à ce que la pointe ait franchi la courbure sous-pubienne, on abaisse doucement son pavillon, et on l'enfonce légèrement en même temps jusqu'à ce qu'il ait dépassé l'horizontale et que l'urine s'écoule.

Que l'on passe cet instrument ou une bougie de gomme élastique, on est presque sûr du succès, et l'instrument passe facilement et sans douleur si l'on conserve sa pointe dans une bonne direction, de façon à éviter les obstacles naturels qui se rencontrent plus ou moins sur un urèthre sain. La chaleur du corps tend à augmenter la flexibilité de l'instrument et à déformer la courbure qu'on lui a donnée, de sorte qu'il est souvent nécessaire de le retirer, de rétablir la courbe et de le raffermir dans l'eau froide, après s'en être servi deux ou trois minutes sans succès. L'instrument français flexible, avec une extrémité renflée, doit être simplement enfoncé doucement dans une direction horizontale, si le malade est debout, et il trouve facilement et sans secousse son chemin jusque dans la vessie, lorsqu'il réussit à y pénétrer.

Il y a encore un point à noter dans la comparaison des instruments anglais et français, et dans lequel ces derniers ont un avantage réel, c'est la graduation de leur calibre. L'échelle anglaise va de 1 à 12, et l'on peut dire qu'elle est à peine construite sur un système uniforme; les mesures sont arbitraires et varient suivant les fabricants. Ainsi la filière écossaise diffère d'un numéro et demi avec la filière anglaise, de sorte que le malade qui se sert du n° 12 de la première n'emploie que le n° 10 1/2 de la seconde. Les Français se servent du millimètre comme base de leur graduation ; les nombres marqués sur la filière donnent le volume exact de l'instrument, et par conséquent du rétrécissement en millimètres. Le n° 1 représente 1 millimètre de circonférence ; le n° 2, 2 millimètres, et ainsi de suite, de telle sorte que l'augmentation de volume est uniforme aussi bien que graduelle. De plus, au lieu d'une série allant du n° 1 au n° 12, les Français en ont une qui va du n° 1 au n° 30 (voy. fig. 28 et 29). Elle commence plus bas et va plus loin que la série anglaise ; les échelons sont plus réguliers, ce qui est d'une grande valeur pour la pratique, en permettant au chirurgien de dilater plus facilement son malade. Le n° 3 de la filière métrique correspond, à peu près, à notre n° 1, et le n° 21 à notre n° 12. Je n'hésite pas à trouver ce système supérieur au nôtre et à conseiller ici son adoption ; comme il est préférable sans aucun doute, ce sera simplement de notre part une affaire de temps (1).

TRAITEMENT. — Maintenant passons au *traitement.* Pour faire disparaître un rétrécissement permanent, il se présente deux indications que nous allons indiquer brièvement. D'abord réta-

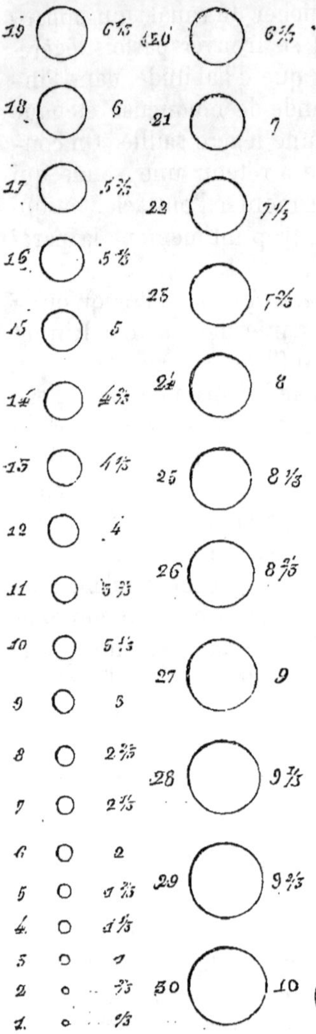

FIG. 28. — Filière française de Charrière.

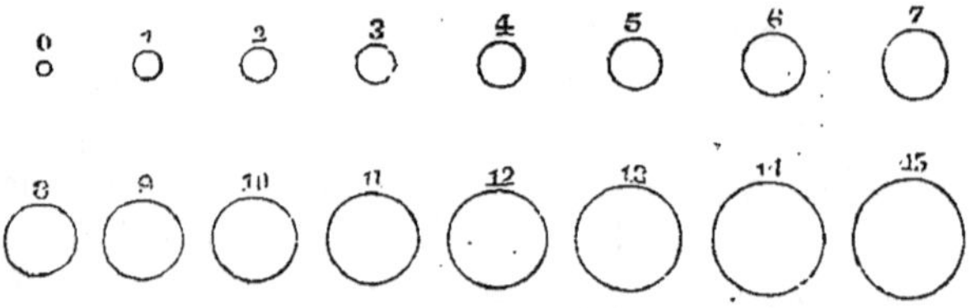

FIG. 29. — Filière anglaise de Weiss.

blir le calibre normal du canal, ou du moins, autant que faire se peut, sans inconvénient ni danger pour le malade. En second lieu, maintenir ensuite le canal au même degré de dilatation.

Ces rétrécissements, comme nous l'avons déjà vu, peuvent présenter des degrés variables, soit dans leur volume, soit dans leur étendue, c'est-à-dire leur longueur d'avant en arrière ; soit dans leur dilatabilité et leur disposition à se réduire ; soit enfin dans leur sensibilité locale et leur tendance

(1) MM. Weiss et fils (de Londres), sur ma recommandation, font maintenant tous les instruments d'après le système millimétrique

aux actions sympathiques sur les autres parties du corps par l'intermédiaire du système nerveux, et d'autres particularités de moindre importance. Il s'ensuit que divers modes de traitement sont nécessaires suivant les différents cas. On a décrit des inventions innombrables faites dans le but de remplir ces indications et proposé bien des modes de traitement. Ce serait perdre son temps que de les passer tous en revue, même en admettant que cela soit possible. Leur nombre est légion. Chaque journal de médecine, ou au moins chacun de ses volumes annuels nous présente des mémoires dans lesquels un auteur recommande quelque traitement favori, met en lumière quelque nouvel instrument, en fait revivre un ancien, ou insiste sur l'utilité de quelque nouvelle application. C'est un fait important, qui nous montre la fréquence et la gravité de cette affection, et le manque, soit d'un mode de traitement efficace, soit d'une application régulière et systématique du mode de traitement actuellement en usage dans les cas auxquels il convient, soit peut-être, jusqu'à un certain point, du manque des deux choses.

Tous ces divers modes de traitement peuvent cependant se réunir en trois classes. Le tissu du rétrécissement peut être dilaté (ce qui implique, dit-on, la disparition de quelques-uns de ses éléments constituants par l'absorption, résultat de la pression), ou bien il peut être détruit totalement, ou en partie, par des agents chimiques, ou bien enfin il peut être fendu et déchiré de force ou divisé par un instrument tranchant.. Naturellement tous ces procédés peuvent se combiner, plus ou moins, avec un traitement général ou constitutionnel.

Pour faire la dilatation, nous avons des instruments solides, cylindriques, comme les bougies de cire, de plâtre, de corde à boyau, d'ivoire poli, de gomme élastique, de baleine et de métal, ces dernières flexibles ou résistantes ; bougies et sondes que nous avons déjà décrites. Il existe

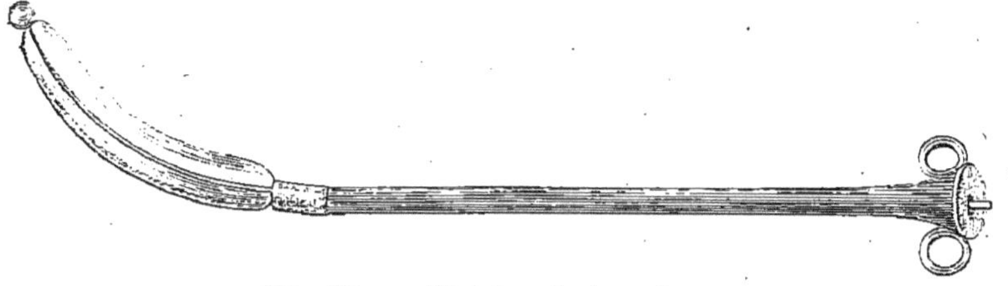

Fig. 30. — Dilatateur à air ou à eau.

encore des tubes faits pour glisser les uns sur les autres, des instruments métalliques de dilatation ou d'expansion, et des tubes mous, dilatables par l'air ou l'eau (fig. 30).

En second lieu, pour détruire le rétrécissement par des agents chimiques, on emploie de diverses manières que nous allons décrire, soit la pierre infernale, soit le caustique à la potasse.

Enfin il existe de nombreux instruments pour déchirer ou rompre, et aussi pour inciser le rétrécissement : par exemple un grand nombre d'*uréthrotomes*. Il existe aussi des opérations destinées à mettre à nu le rétrécissement, en général depuis quelque point du périnée, et le diviser à partir de là.

TRAITEMENT DES RÉTRÉCISSEMENTS PAR LA DILATATION. — Comme c'est le moyen de traitement le plus doux, c'est aussi celui qu'il est préférable d'employer lorsque le cas le permet. En même temps, c'est de beaucoup le plus généralement applicable, comme étant, sans aucun doute, destiné à guérir un très-grand nombre de cas, du moins au début. C'est la méthode que presque tous les chirurgiens emploient ordinairement, et ils ne se servent d'autres moyens que lorsque son action ne suffit pas pour maintenir dilaté le calibre du canal, à cause de la nature résistante du rétrécissement, ou qu'il y faut renoncer à cause de la sensibilité excessive de l'urèthre, et des douleurs qui en résultent pendant et après l'opération. L'histoire de la chirurgie montre aussi que ce traitement a reçu le témoignage de l'expérience depuis plus longtemps que toute autre méthode, qu'il a été employé pour la destruction des « carnosités » déjà du temps de Galien, et qu'il n'a jamais été abandonné depuis, quoiqu'on ait successivement inventé et oublié d'innombrables moyens de guérison depuis lors.

Il est intéressant et utile en même temps de dire en quelques mots quelles ont été les diverses méthodes de dilatation employées, à des époques différentes, pour la guérison des rétrécissements. On s'est servi de sondes pour vider le contenu de la vessie depuis deux mille ans. Quelques-uns de ces instruments, de bronze ou de cuivre, ont été retrouvés dans les ruines d'Herculanum et de Pompéi. Celse parle de sondes faites de cuivre (1). Trois ou quatre siècles plus tard, l'argent a été substitué à ces métaux, et a continué dès lors à être le métal favori pour cet usage. Cependant on a fabriqué parfois des instruments de corne ou de cuir. Entre le VIIe et le XIIe siècle, les sondes d'argent courbées ou droites ont été employées par les chirurgiens arabes (2). A la fin de cette période, nous entendons, pour la première fois, parler de sondes de plomb, qui devinrent d'un usage général pour le traitement des rétrécissements au XVe et au XVIe siècle. Des bougies de cire d'un petit diamètre furent aussi employées, dans le même but, à partir du milieu du XVIe siècle, par Aldereto, Amatus Lusitanus, Philippus et Andrea Laguna. Mais ces bougies étaient employées à cause d'une certaine influence qu'on leur attribuait, grâce à l'addition de certaines drogues qu'on faisait entrer dans leur composition, ou dont on oignait leur surface immédiatement avant leur introduction (Petronius, Paré). Wiseman, qui florissait dans la dernière moitié du XVIIe siècle, se servait de bougies de

(1) Celse décrit le cathétérisme pratiqué sur un malade couché, le chirurgien se plaçant à droite. (*Traité de médecine*, livre VII, p. 26.)

(2) Paul d'Égine, au VIIe siècle, donne beaucoup de directions sur le moyen de pratiquer le cathétérisme dans les cas difficiles. (Livre VI, chap. LIX. Venetiis, fol., 1528.) §

Rhazès, de Bagdad, au Xe siècle, entre dans des détails encore plus circonstanciés sur ce point.

Albucasis, au XIIe siècle, recommande les instruments d'argent (*Chirurgia*, II, 59); mais on suppose qu'il a inventé aussi des sondes métalliques flexibles, faites probablement de plomb.

cire, non médicamenteuses, pour la guérison des « caroncules » récentes. Si elles étaient anciennes ou difficiles à guérir, il appliquait des bougies d'un volume approprié, apointies à leur extrémité et plongées dans une solution chaude d'un emplâtre médicamenteux, jusqu'à ce qu'elles fussent recouvertes de cette matière. Les substances ainsi employées étaient des poudres de grenadier, d'alun, d'oxyde de plomb, de calamine, de sulfate de cuivre, etc. (1). Dans d'autres cas, des bougies de plomb étaient passées jusqu'au niveau ou au travers du rétrécissement, et maintenues à demeure pendant quelques heures, pour provoquer « une suppuration salutaire ». Souvent la bougie de plomb servait seulement à maintenir le canal ouvert après l'usage des caustiques ; fréquemment elle était enduite de mercure non digéré avant son introduction (2). Au milieu du siècle dernier, Daran acquit une pratique étendue et lucrative, en prétendant avoir découvert un agent chimique d'une efficacité extraordinaire, qu'il appliquait en l'incorporant à la substance de la bougie, et sur la composition duquel il garda un profond secret, tout en attribuant ses succès à cette composition. La manière de se servir des bougies, qui fut bientôt connue sous le nom de « méthode de suppuration », consistait à passer un de ces instruments dans l'urèthre, aussi loin que possible, et à le fixer en ce point pendant quatre, six ou huit heures au moyen d'emplâtres adhésifs. Il répétait ce procédé jusqu'à ce qu'il eût déterminé une suppuration abondante, qu'il attribuait aux résidus des caroncules ou de la cicatrice. Daran déclarait qu'un résultat semblable ne se produisait pas par l'usage de sa bougie sur un urèthre sain, que cet écoulement était de nature contagieuse et spécifique, et il démontrait ainsi le pouvoir extraordinaire de son instrument pour extirper le mal (3). M. Sharp, de Bartholomew's Hospital, mit en doute de pareilles prétentions, et montra que les effets de ces bougies étaient dus, en bonne partie du moins, à la simple pression, et non pas à la propriété particulière de la composition de Daran. Cependant il pensait qu'il était bon d'ajouter une petite quantité d'antimoine ou de quelque préparation mercurielle à l'instrument dont il se servait lui-même, à cause de l'action spécifique de ce dernier métal (4). La dilatation simple avait, du reste, été essayée, peu de temps avant cette époque, par quelques chirurgiens, en introduisant à travers une canule, jusque dans le point rétréci de l'urèthre, de petits rouleaux composés de substances qui devaient gonfler avec la chaleur et l'humidité de la région, méthode qui fut bientôt abandonnée à cause des accidents auxquels elle donnait lieu.

Daran fut suivi par Goulard, qui employait le plomb dans la composition de ces « bougies saturnines », dont l'efficacité fut hautement vantée pendant un certain temps. La notoriété qu'obtint le traitement par les bougies médicamenteuses, et surtout les prétentions de Daran, furent, comme nous

(1) Wiseman's *Chirurgical Treatise*, 4e édition. London, 1705, book VIII, p. 534.
(2) Dionis, *Cours d'opérations de chirurgie*. Bruxelles, 1707, p. 188-189.
(3) J. Daran, *Observations chirurgicales sur les maladies de l'urèthre*. Paris, 1748.
(4) S. Sharp, F. R. S., *A Critical Inquiry into the present State of Surgery*. London, 1750, chap. iv.

le dit Hunter, ce qui conduisit les chirurgiens à découvrir que « tout corps étranger de même forme et de même consistance devait agir de la même manière » (1). Aussi pendant la dernière moitié du siècle dernier, les bougies et les sondes de métal ont été presque partout employées pour la guérison des rétrécissements, non pas parce qu'elles servent à introduire dans le canal quelque substance médicamenteuse, mais parce qu'elles exercent un certain degré de pression sur la portion rétrécie de l'urèthre, procédé qui, d'un commun accord, a reçu le nom de dilatation, et dont nous examinerons plus tard le mécanisme.

Pour décrire ce traitement, tel qu'on le pratique actuellement, supposons un cas dans lequel nous admettons que le diagnostic a été fait, et que l'on a passé, avec plus ou moins de difficulté, un instrument de petite dimension, au travers d'un obstacle situé au niveau de la portion bulbeuse de l'urèthre, point que nous avons déjà démontré être le siége le plus fréquent du rétrécissement. Nous examinerons ensuite séparément le traitement des rétrécissements siégeant dans d'autres points. A moins que le rétrécissement ne promette d'être plus rebelle que d'habitude, le pronostic d'un pareil cas, aussi bien que la méthode à suivre, est assez net, autant du moins que se vérifiera cette maxime assez généralement acceptée, « que le rétrécissement franchi, la guérison est entre nos mains ». Cependant il faut bien admettre qu'il existe de nombreuses exceptions à cette règle.

D'abord examinons le pronostic ; car il est à peu près certain que le malade demandera que l'on émette une opinion sur la chance de succès liée au traitement qu'on lui propose, et la durée de ce traitement ; ou même, s'il ne le fait pas, il est du devoir et de la bonne politique de celui qu'il consulte de lui donner un avis sur ce point. La réponse devra dépendre des points suivants. S'il n'existe qu'un rétrécissement datant de peu d'années, qui ne soit compliqué d'aucune des affections bien connues qui accompagnent les vieux rétrécissements ; s'il ne présente pas ce caractère de dureté et de manque de souplesse excessives qui le fait souvent désigner sous le nom de « rétrécissement cartilagineux » ; s'il n'occupe pas une portion de l'urèthre plus étendue que 6 à 8 millimètres ; enfin si l'urèthre ne présente pas une irritation et une intolérance inaccoutumées au contact de la sonde, on peut prédire avec confiance une issue favorable. Si, d'un autre côté, l'usage des bougies n'amène que des progrès peu rapides, produit de grandes douleurs, des accès de fièvre et de rétention d'urine, la dilatation donnera en dernier lieu un résultat peu satisfaisant, et s'il survient une amélioration, elle ne sera que passagère. Dans de pareilles circonstances, il est nécessaire d'en venir à un traitement plus efficace que la dilatation.

Traitement d'un cas simple. — Habituellement une bougie flexible, aussi large que pourra l'admettre le rétrécissement, sera passée puis retirée. L'instant où l'on doit retirer la bougie est un point sur lequel il existe quelque divergence d'opinion parmi les chirurgiens, et sur lequel nous revien-

(1) J. Hunter, *Œuvres complètes*, traduites par G. Richelot. Paris, 1843, t. II, p. 303.

drons lorsque nous examinerons la façon dont agit la dilatation (1). L'instrument doit être retiré avec autant de soin et de douceur qu'on en a mis à l'introduire ; on notera le volume de la bougie et l'on demandera au malade de revenir deux ou trois jours après. On doit alors repasser la même bougie, qui pénètre généralement plus facilement que la première fois ; s'il en est ainsi, on introduit une bougie d'un numéro au-dessus, puis une troisième encore plus large, s'il y a de la place pour la faire passer facilement. Les différences, entre les numéros de la filière française étant peu considérables, permettent au chirurgien de pratiquer cette dilatation graduelle sans aucune difficulté. Les séances seront répétées généralement tous les trois jours, au plus tous les deux jours, s'il n'existe ni douleur, ni saignement, ni violentes cuissons pendant la miction à la suite de l'opération. Quelquefois il survient un frisson, ou le malade peut être faible ou indisposé, ce qui se remarque assez fréquemment après le passage d'un instrument, surtout la première fois. Si quelqu'un de ces phénomènes se présente et se répète, augmentez d'un jour ou deux l'intervalle entre les séances et surveillez l'état général. S'il existe quelque raison pour soupçonner que l'estomac et les intestins sont chargés, prescrivez un apéritif actif, après quoi l'administration de deux ou trois grains de quinine [10 à 15 centigrammes] deux fois par jour, pour prévenir le retour de ces accidents. Il est bon d'engager le malade à ne pas uriner pendant une heure ou deux après le passage de la sonde. De plus le malade ne se livrera à aucun exercice violent pendant le traitement, surtout de ceux qui tendent à congestionner ces organes, tels que la course, le saut et l'exercice du cheval.

S'il se plaint de picotement ou de douleur dans l'urèthre, ou que la miction soit pénible, il faudra examiner l'état de son urine, voir si elle est plus acide qu'à l'état normal, et régler en conséquence son régime et son mode de vivre, de façon à rendre à ses sécrétions leur caractère naturel. En même temps, s'il en est ainsi, le malade bénéficiera généralement de

(1) On avait, et je crois que l'on a encore fréquemment l'habitude, à Londres, de laisser la sonde ou la bougie quelques minutes, ou même une demi-heure dans l'urèthre du malade, à chaque visite. L'expérience me porte à croire qu'il ne résulte aucun avantage de cette pratique, tandis qu'elle peut occasionner parfois de véritables malheurs. Un excellent observateur, qui a publié un ouvrage sur les rétrécissements, il y a environ cinquante ans, contenant un grand nombre d'informations pratiques très sérieuses, écrit avec tant de raison et de justesse sur ce point, que je ne puis m'empêcher de citer ses propres paroles : « Nous devrons nous conduire avec assez de prudence pour ne pas laisser une bougie, une fois introduite dans l'urèthre, plus longtemps que le malade ne peut la supporter facilement ; car c'est une grande faute, chez ceux qui s'occupent du traitement de ces affections, que de croire qu'une bougie, une fois introduite dans l'urèthre, ne peut pas y être laissée trop longtemps. Ils ne considèrent pas que l'introduction d'un excitant étranger, continuée trop longtemps, ou trop fréquemment répétée, peut, jusqu'à un certain point, déterminer des actions malfaisantes, aussi bien qu'une action salutaire (et si les premières l'emportent, elles produiront une nouvelle inflammation) ; il se déposera de nouveau de la lymphe plastique et un nouveau tissu cicatriciel s'organisera. Donc, au lieu de vingt minutes ou une demi-heure (qui est le temps que l'on emploie habituellement pour chaque application de bougie), je continue rarement cette application plus d'une ou deux minutes à chaque séance. Ayant passé une bougie doucement et prudemment à travers le rétrécissement, je crois qu'il est rarement nécessaire de laisser cet instrument plus longtemps dans le canal. » (Luxmoore, *On Stricture of the Urethra*. London, 1809, p. 55 et 56.)

l'usage des alcalins, tels que la dissolution de potasse, le citrate de potasse avec ou sans teinture de jusquiame, suivant les circonstances.

Ou bien la dissolution de potasse peut être donnée dans une décoction d'uva-ursi ou une infusion béchique, si la muqueuse vésicale semble être irritée ou disposée à sécréter trop abondamment. L'irritation de l'urèthre est bien diminuée par le maniement souple et délicat des instruments. Même lorsque la souffrance a été vive, lors de la première introduction, elle devient notablement moins considérable à chaque passage successif d'une bougie flexible.

Supposons qu'aucun accident ne survienne, la même méthode devra être suivie à chaque visite, c'est-à-dire que l'on introduira d'abord la bougie dont on s'est servi à la visite précédente, puis une bougie d'un volume plus considérable avec de grands ménagements, comme la première fois. De cette façon on atteindra facilement les nos 10 ou 11 de la filière anglaise [nos 18 à 20 de la filière française], dans les cas que nous venons de décrire. Quand on a obtenu un degré de dilatation assez considérable, lorsque les derniers ou les deux derniers degrés de progression auront été obtenus facilement, sans douleur ni inconvénient pour le malade, il sera bon de monter jusqu'à deux ou trois numéros de plus. Le jugement de l'opérateur est le seul guide dans ces matières. D'une façon générale, tout instrument que le méat externe laisse passer sans distension violente peut être employé avec sûreté.

Il nous reste un devoir important à remplir. Il existe fort peu de rétrécissements qui ne possèdent pas une certaine tendance à se resserrer. Aussi quelques chirurgiens français ont-ils proposé de contrebalancer cette tendance, en introduisant un instrument pour distendre outre mesure le canal, surtout au point rétréci. A cet effet, ils ont employé des instruments d'une forme conique particulière, appelés *bougies à ventre* (fig. 31), qui sont simplement des sondes dont le diamètre est de 2 à 4 millimètres plus considérable, à 3 centimètres environ de la pointe, qu'en aucun autre point.

Pratiquement, il semble qu'il n'y ait aucun avantage à retirer de l'usage de cet instrument. Mais il est sans aucun doute avantageux dans quelques cas, lorsque la tendance au retrait est considérable, de pousser graduellement la dilatation aussi loin que possible, et pour cela il est parfois utile d'inciser légèrement le méat externe. De cette façon j'ai atteint le n° 16, au moyen de sondes coniques de fer, avec des résultats très-satisfaisants; une dilatation considérable du rétrécissement paraissant détruire quelque peu sa propriété contractile (fig. 32). En tout cas, le maximum de la dilatation obtenu, quel qu'il soit, sera maintenu pendant quelque temps; l'instrument le plus volumineux sera introduit à des intervalles qu'on éloignera graduellement, pour maintenir le terrain conquis. Puis on diminue graduellement la fréquence du traitement; on introduit l'instrument une ou deux fois par semaine, puis une ou deux fois tous les quinze jours, et finalement une ou deux fois par mois. Le malade est très-porté à négliger cette partie très-nécessaire de son traitement. Comme il jouit de l'absence de tous les symptômes de rétrécissement, qu'il urine avec un aussi beau jet que jamais, il lui semble peut-être peu raisonnable de continuer à demander

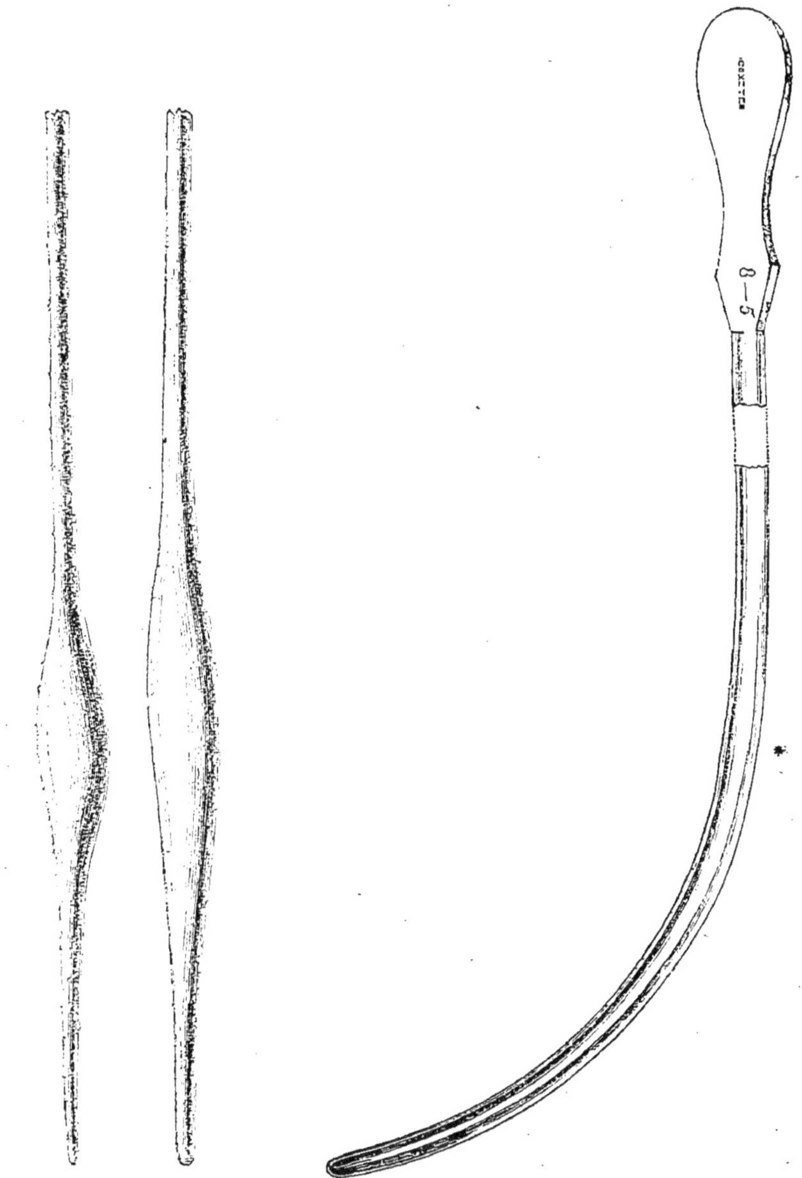

Fig. 31. — Bougies à ventre.   Fig. 32. — Sonde conique.

l'aide du chirurgien. Tout ce que l'on peut faire, c'est de lui expliquer la marche naturelle de son mal, et lui dire qu'il souffrira des suites de sa manière d'agir. Ce ne sera pas notre faute ensuite s'il revient, après un laps de temps de quelques mois, nous dire qu'il craint la réapparition de l'ancien ennemi.

Finalement, je crois que nous devons enseigner au malade à se passer une bougie lui-même lorsque l'urèthre est dilaté, et que le passage d'une sonde est assez facile. La possibilité de maintenir ainsi son canal dans un état convenable est souvent de la plus haute importance, et peut s'acquérir facilement. Lorsqu'un homme a souffert pendant des années d'un rétrécissement, et qu'on lui a enseigné à se sonder lui-même, il acquiert parfois une habileté surprenante dans cette manœuvre. Je me rappelle avoir vu un marin réussir à traverser son urèthre, après que le chirurgien eut échoué, avec une sonde de sa façon, et des manipulations d'une apparence très-peu orthodoxe : c'était le résultat de quelques années de pratique sur la même route, dont une longue expérience lui avait fait connaître tous les détours.

Traitement dans un cas difficile. — Supposons un cas dans lequel l'exploration indique l'existence d'un rétrécissement; mais après l'essai d'instruments peu volumineux, il n'est pas possible de franchir l'obstacle. Il est désirable alors de voir uriner le malade : si le jet est petit, la dimension de l'instrument devra correspondre avec lui, c'est-à-dire qu'elle n'excédera pas celle du jet, et même sera en général un peu moindre; si le jet n'est pas petit, le rétrécissement ne peut pas être considérable, et quelque pli de la muqueuse ou peut-être une fausse route a obstrué ce point du canal. Mais, en supposant que l'urine ne coule qu'à très-petit jet ou goutte à goutte, on introduira doucement et légèrement une bougie de gomme élastique d'un volume très-peu considérable, sans stylet, et fréquemment on pourra la faire pénétrer jusque dans la vessie. Mais on ne réussira point dans tous les cas ; pas même dans le plus grand nombre, si le rétrécissement est très-dur et étroit. Cependant il est toujours bon de commencer par essayer ce moyen; en supposant qu'il ne réussisse pas, l'instrument tout spécialement utile dans un cas de difficulté réelle provenant d'un rétrécissement très-étroit est une sonde d'argent très-mince, avec un corps moins mince et d'une certaine résistance. Un pareil instrument doit toujours être employé avec le plus grand soin et une extrême légèreté de main; il serait dangereux entre les mains d'un opérateur inexpérimenté. En l'introduisant, il faut essayer d'éviter le plancher du canal, aussi bien que toute déviation latérale dans sa progression, mais surtout la paroi inférieure, qui est, comme nous l'avons déjà dit, le siége favori des fausses routes. Si l'on ne réussit pas dans la première direction imprimée à l'instrument, on porte avec précaution sa pointe successivement dans tous les points du canal, en essayant patiemment de l'introduire, soit au-dessus, soit au-dessous, soit de chaque côté du passage, si la moindre sensation d'engagement de l'instrument indique la probabilité de l'existence d'une ouverture dans une de ces directions. Lorsque l'instrument est engagé, on doit essayer de faciliter son passage par des pressions continues et modérées. On doit consacrer quelques minutes à cet essai, et le succès dépendra beaucoup de la persévérance et de la continuité de nos efforts. Un mode opératoire sans suite et variable, dans lequel une manœuvre différente est à chaque instant substituée à une autre, de façon qu'on ne puisse en essayer complétement aucune, doit être rejeté comme conduisant rarement au but que l'on se propose. On doit aussi avoir toujours présents à l'esprit les rapports anatomiques des organes, assez nettement pour pouvoir, en dépit des rétrécissements, se figurer exactement les rapports du canal avec les parties avoisinantes. On ne peut étudier trop assidûment et avec trop de soin l'anatomie du bassin et des organes urinaires, afin d'en acquérir cette connaissance intime si nécessaire à un bon opérateur, mais qui n'est pas suffisante cependant pour en faire un chirurgien complet. Un toucher léger, délicat et sensible est une des qualités principales pour réussir dans les cas de cathétérisme difficile. Souvent l'introduction de l'index gauche préalablement huilé, dans le rectum, facilitera le passage de l'instrument, soit en permettant au bec de celui-ci de se relever légèrement, soit en faisant juger plus exactement de son siége précis et de ses rapports avec les parties environnantes. Lorsqu'on aura essayé pendant quinze ou vingt minutes sans succès de franchir le rétrécissement, on renverra d'autres essais jusqu'à une prochaine séance ; car pendant ce temps on aura probablement déterminé un peu de congestion à ce niveau et augmenté ainsi la difficulté. Cependant on peut faire de plus longues séances, souvent même avec avantage, pourvu que les manœuvres n'aient occasionné ni souffrance ni hémorrhagie, pourvu, en un mot, qu'elles aient été pratiquées avec cette douceur de main et ce soin qui seuls conduisent au succès. On doit attendre quelques jours avant de faire un nouvel essai, que l'on pratiquera en sachant de quel instrument on doit se servir au début, et en adoptant le même mode opératoire. Si l'on n'est pas plus heureux à un second essai, on en fera encore d'autres, et finalement on réussira si l'on a eu bien soin de ne pas léser le canal. Il n'est pas possible d'apprécier toute la valeur pour le malade d'un pareil traitement, qui est, je l'avoue, le plus difficile à pratiquer, surtout par un homme d'un tempérament énergique et ardent, désireux avec raison de surmonter les difficultés, et de délivrer promptement son malade de la présence d'un rétrécissement infranchissable. *Festina lente*, tel est le proverbe qu'on ne doit jamais oublier. Un moment de perte de sang-froid, et l'on peut commettre une faute irréparable.

L'emploi d'une pression continuelle sur la partie antérieure ou le vestibule d'un rétrécissement induré et peu sensible est quelquefois très-utile par son action mécanique sur les parties mobiles du rétrécissement. Dans ce cas, l'opérateur doit être bien certain qu'il agit réellement sur le rétrécissement et ne suit pas ou ne pratique pas une fausse route. Il est important de se rappeler, comme une règle invariable dans ces essais, que lorsque l'instrument est serré fortement, l'opérateur doit en conclure que la pointe est engagée dans le rétrécissement, tandis que lorsqu'elle est libre, mobile, et peut être retirée sans grand effort, elle doit être dans une fausse route. Si après avoir été maintenu, l'instrument avance tout à coup sous l'influence de la pression, et devient mobile, il est très-probable qu'il s'est fait une fausse route, et que les parois du canal sont perforées. Après un pareil accident, on doit abandonner toute nouvelle tentative, du moins pendant quelques jours, et, lors d'un nouvel essai, on conduira l'instrument avec grand soin pour éviter de rouvrir la partie déchirée.

Les étudiants remarquent souvent que, quoique dans les cours on rejette invariablement l'emploi de la force comme incompatible avec l'usage des instruments dans l'urèthre, cependant, au lit du malade, le chirurgien l'emploie parfois sans hésitation, comme si la théorie différait entièrement de la pratique, ou comme s'il la réservait comme dernière ressource ou dernier moyen qui ne devait être employé que par lui. Il est impossible d'expliquer ce que l'on entend par le mot *force;* mais si l'on doit jamais appliquer une pression un peu forte sur l'instrument, cela ne peut être que lorsque le bec a pénétré dans le rétrécissement; on ne doit jamais user de force pour pénétrer dans son intérieur. Enfin, plus le rétrécissement est dur, étroit et difficile à combattre, moins on a de raisons pour employer la force ou même toute espèce de pression. Le petit instrument d'argent, le seul utile en pareil cas, doit être introduit avec la plus grande douceur. Une extrémité aussi mince que celle qu'il possède est aisément conduite en dehors du canal, et plus tard la difficulté du succès en est considérablement augmentée.

CONDUITE A TENIR DANS UN CAS DE DIFFICULTÉ EXCESSIVE. — Après avoir fait de nombreuses tentatives à plusieurs reprises sans pouvoir trouver l'orifice du rétrécissement, ou après avoir engagé l'instrument quelque peu dans l'angustie sans pouvoir le faire avancer, il reste à essayer d'autres méthodes. Le principal, c'est de *franchir le rétrécissement*, en évitant de faire ou de suivre des fausses routes. Continuer la dilatation, lorsque la voie est frayée, demande bien moins de dextérité et de patience. C'est dans la première partie de l'opération que l'habileté de l'opérateur est mise à l'épreuve. Dans un cas pareil, on devra d'abord essayer d'entretenir la santé générale du malade dans un état satisfaisant, et les sécrétions dans leur état normal, par des moyens généraux que nous mentionnerons ensuite. Quelques jours après un essai précédent, on doit s'aider du concours d'autres personnes, pour tâcher de passer une sonde. Au lieu de permettre au malade, même s'il en est capable, de sortir de chez lui pour se faire traiter, il vaut mieux l'examiner dans son lit, bien couvert, alors que sa peau est chaude et moite. Il est quelquefois avantageux de lui donner un bain de siége chaud immédiatement avant la visite.

En introduisant l'instrument, il faut prévenir tout frisson : toute exposition au froid qui n'est pas indispensable, devra être évitée avec soin. En admettant que la situation exacte du rétrécissement ait été vérifiée avec soin, on choisit une sonde d'argent d'un volume un peu moindre que le jet d'urine. Il est quelquefois utile d'appliquer directement de l'huile dans l'urèthre lui-même, plutôt que sur l'instrument. Pour le faire, on introduira aussi loin que possible dans l'urèthre le bout d'une seringue de verre, contenant de 15 à 20 grammes d'huile d'olive pure, en ayant soin d'appliquer en même temps les lèvres du méat externe contre le bec de la seringue avec l'index et le pouce de la main gauche, afin de ne pas en laisser échapper. En pressant légèrement sur le piston, l'huile pénètre peu à peu

jusqu'au rétrécissement. S'il est très-étroit, l'urèthre, en avant du rétrécissement, se remplit et se distend légèrement, puis, le piston continuant à
descendre, l'huile passe graduellement au travers du rétrécissement, jusque
dans la vessie, en lubrifiant, toute l'étendue du canal. Au moment où l'huile
traverse le rétrécissement, l'opérateur perçoit quelquefois distinctement
une sensation, très-légère, mais bien évidente, de résistance vaincue, qui
se communique à la main, et une diminution de la tension du canal en
avant du rétrécissement. On retire alors la seringue, l'index et le pouce
maintenant toujours le méat fermé, afin qu'il ne s'échappe pas d'huile. On
introduit ensuite la plus petite bougie, et l'on essaye de lui faire traverser le
canal, tout au moins jusqu'au rétrécissement, sans faire pénétrer sa pointe
dans les parois du canal; lorsqu'on arrive au rétrécissement, l'instrument,
s'il est d'une dimension convenable, passera quelquefois sans grande difficulté. Le canal rétréci a été non-seulement lubrifié, mais encore quelque peu
distendu par la pression mécanique de la colonne d'huile, qui a passé au
travers. Quelquefois ce fait se remarque sur une étendue suffisante pour venir
grandement en aide à l'opérateur. D'un autre côté, en adoptant la méthode
ordinaire d'huiler ou de graisser une petite sonde, il est évident que toute
la substance lubrifiante a disparu bien avant que l'instrument atteigne le
siége ordinaire du rétrécissement; il est évident aussi que, dans beaucoup
de cas, le mucus naturel répond aux mêmes indications.

Pour en revenir à la question du volume de la sonde que l'on doit employer, nous répéterons une loi dont on ne peut être trop pénétré : c'est
que le danger augmente en raison inverse de la dimension de l'instrument
que l'on emploie, et cependant on ne doit point oublier que quelques-unes
des formes les plus graves et les plus rebelles de rétrécissement ont con-
sisté, d'après l'examen fait après la mort, dans une étroitesse du canal si
prononcée, qu'on ne pouvait fabriquer aucun instrument creux assez petit
pour le franchir et agir comme une sonde. Quand un cas pareil s'est présenté, j'ai pu réussir par l'emploi d'instruments plus petits que ceux dont
on se sert généralement. Mais il me paraît très-utile, dans de pareils cas, de
se servir, si possible, d'instruments creux, pouvant laisser écouler l'urine
au dehors, et donner ainsi au chirurgien la preuve qu'il a franchi avec
succès le rétrécissement et a pénétré dans la vessie. En effet, plus l'instrument est de petite dimension, plus il est désirable d'avoir ce témoignage
pratique de sa position. J'ai éprouvé depuis longtemps combien il est nécessaire de combiner dans un instrument les avantages de la tubulure avec
la petitesse du volume, c'est-à-dire la possibilité de le faire suffisamment
petit pour pénétrer dans les rétrécissements les plus étroits, et en même
temps assez fort et ferme dans la main pour ne pas se plier comme des
bougies flexibles, et tromper ainsi l'opérateur.

J'ai essayé d'obvier à ce desideratum au moyen d'un instrument qui
qui pourrait être appelé *sonde à extrémité en bougie*. Je l'ai fait faire pour
la première fois il y a plusieurs années, pour un cas difficile, dans lequel le
rétrécissement était regardé comme infranchissable, et en effet l'avait été
pour toutes les tentatives pratiquées à Londres et à Paris, pendant de nom-

breuses années. Cependant quelques gouttes d'urine passaient par le méat, et j'étais convaincu que, si je possédais un instrument suffisamment petit, ayant une solidité suffisante pour me guider, il ne me serait pas impossible de lui faire franchir le rétrécissement. A mon second essai avec cet instrument, je réussis à passer. Malgré sa finesse, il était fortement serré ; mais en le poussant doucement et avec précaution dans une petite étendue, l'urine s'écoula par gouttes après que j'eus retiré le stylet. Je crois sérieusement que jamais je n'aurais réussi à franchir le rétrécissement, si je n'avais possédé cet instrument de petite dimension (fig. 33). La construction est la suivante : Cet instrument ressemble, pour la forme, la longueur et la courbure, à une sonde ordinaire ; il est d'argent. Dans les cinq derniers centimètres cependant, il est parfaitement solide, son extrémité étant en somme une bougie fine de métal. Cette extrémité amincie peut être faite aussi petite que cela est nécessaire. La partie creuse de la sonde commence à 6,50 centim. environ de la pointe, et une petite ouverture est placée à la partie interne de la courbe. A partir de ce point, l'instrument augmente peu à peu de volume, de manière à acquérir celui du n° 1, puis celui du n° 2 de la filière anglaise [n°s 5 et 7 de la filière française], volume qu'il conserve ensuite dans tout le reste de la sonde. Le tout est fortifié par la présence d'un petit stylet d'acier qui remplit exactement l'intérieur de la sonde et auquel est fixé le corps de l'instrument. Il en résulte que la petite ouverture ne peut être bouchée, ni par le mucus, ni par d'autres matières. De plus, ce stylet est vissé dans la sonde et donne une solidité parfaite à l'instrument. Un mécanisme très-simple, bien plus facile à comprendre en

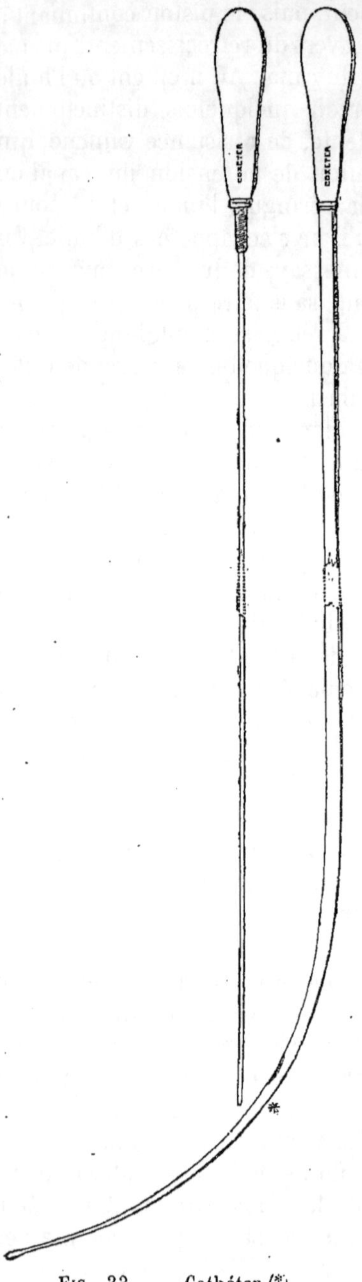

FIG. 33. — Cathéter (*).

(*) La figure de droite montre l'instrument complet. L'astérisque * placé au-dessous de l'œil de la sonde indique le point où l'instrument devient solide jusqu'à son extrémité. La figure de gauche représente le stylet d'acier dévissé et enlevé de l'instrument.

examinant l'instrument, qu'à décrire, permet au pavillon de glisser et d'être fixé sur un point quelconque du corps de l'instrument, de façon qu'on puisse s'en servir comme d'une bougie longue ou courte, cette dernière condition étant très-utile lorsqu'il existe un rétrécissement situé près du méat externe.

Lorsqu'on a franchi le rétrécissement, il faut prendre de grandes précautions, en guidant la pointe de l'instrument, pour l'empêcher de s'engager dans les lacunes augmentées de volume, que l'on trouve généralement dans la portion de l'urèthre dilatée en arrière d'un vieux rétrécissement. Ceci étant exécuté et le stylet enlevé, l'urine sortira seulement goutte à goutte, à cause du peu de dimension des yeux, mais cependant assez pour soulager bientôt le malade et assurer le chirurgien de la réalité de son succès. L'augmentation légère et graduelle que présente l'extrémité de l'instrument suffit aussi pour dilater quelque peu le rétrécissement, et une sonde n° 1 [n° 5 de la filière française] pourra pénétrer après que l'on aura retiré le premier instrument, c'est-à-dire un jour environ après son introduction.

Il y a un point d'une importance considérable que l'on ne doit point oublier en appliquant cet instrument, ou quelque autre instrument solide d'une petite dimension, sur un rétrécissement étroit ; c'est le fait déjà mentionné que l'orifice du rétrécissement ne siége pas toujours dans l'axe de l'urèthre, mais à droite ou à gauche au-dessus ou au-dessous de la ligne normale du canal. Fréquemment le fait est si évident, que, dans quelques cas particuliers, en se souvenant du fait, on peut rendre facile le passage d'un instrument, tandis que son oubli rend le succès extrêmement difficile. Lorsqu'on essaye de trouver l'orifice du rétrécissement, une simple pression sur la partie antérieure de l'obstacle avec la pointe d'un instrument, est non-seulement inutile, mais nuisible, à moins que cette extrémité ne soit engagée dans le rétrécissement et retenue par ses parois. Mais en retirant l'instrument de 2 à 3 centimètres environ et en le glissant deux ou trois fois *le long d'un des côtés du canal*, puis en répétant la manœuvre du côté opposé, et si l'on ne réussit pas, en tenant la pointe appliquée intimement contre la paroi supérieure, puis contre la paroi inférieure, et en explorant ainsi d'une façon méthodique chaque point des parois du canal, on finit souvent par réussir à s'engager dans un rétrécissement dans lequel on ne pourrait pénétrer d'aucune autre façon, ou sinon par hasard. Si l'on se rappelle le point où l'on a réussi une première fois, on pourra sans grande difficulté introduire l'instrument à une prochaine séance. J'ai si fréquemment vérifié l'utilité de ce procédé, que je prête une attention toute particulière à l'existence de ces déviations qui me paraissent le cas le plus fréquent, quoique leur étendue varie considérablement suivant les cas. Dans un bon nombre de cas difficiles que j'ai eu à traiter, j'ai pris note du côté de l'urèthre par lequel on pénètre le plus facilement dans le rétrécissement, et j'ai trouvé une très-grande utilité à une pareille notation ; car elle me permet, lorsque le malade revient, de lui passer un instrument sans grande difficulté. On peut de la même manière éviter d'entrer dans une fausse route, lorsqu'on a reconnu sa présence et sa situation. La même annotation a été également utile à d'autres opérateurs, auxquels on a pu confier plus tard les malades. Par exemple, si l'on a noté dans un cas particulier, que l'obstacle se trouve à 14 centimètres du méat et qu'il est franchi le plus facilement en laissant le bec de la sonde glisser légèrement le long du côté droit du passage, jusqu'au point indiqué, on pourra rendre un chirurgien, qui voit le cas pour la première fois, capable d'introduire l'instrument dans la vessie aussi facilement que son prédécesseur, qui n'a vérifié la condition indiquée qu'après plusieurs observations. C'est la connaissance de ces variétés (qui constituent souvent la difficulté dans les cas de rétrécissements difficiles à franchir) qui a conduit Sir B. Brodie à recommander un instrument dont la pointe est faite de manière à pouvoir s'écarter de l'axe de l'instrument, comme il l'a figuré dans son ouvrage bien connu. Leroy (d'Étiolles) cependant semble s'être servi largement et systématiquement de bougies de gomme élastique, d'un très-petit volume, possédant une pointe tortillée en forme de tire-bouchon (1). Il recommande de les recourber dans diverses directions, jusqu'à ce que la chance conduise la pointe dans le canal dévié : il dit avoir ainsi obtenu de grands succès, résultat qui paraît assez naturel.

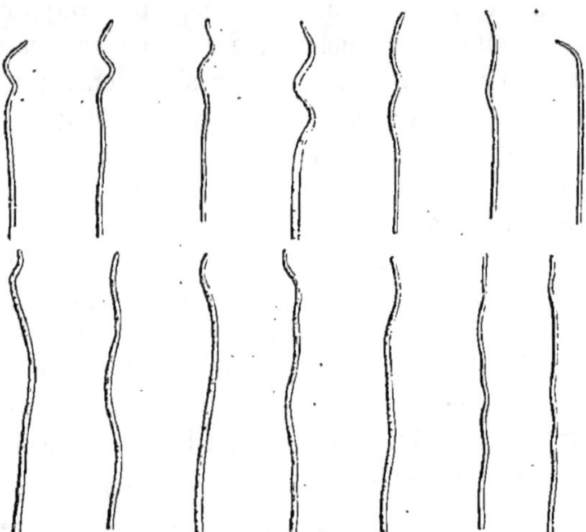

FIG 34. — Bougies tortillées de Leroy (d'Étiolles).

Mais il est clair qu'à chaque application, on devra employer le même tâtonnement; car, avec les filaments longs et minces, que la main ne peut guider que fort peu en dehors du mouvement de rotation, il est impossible de connaître la nature de la déviation, ou de préciser la nature du mouvement qui conduira au succès. D'une façon générale l'instrument solide est préférable à l'instrument flexible, pour le premier traitement de ces cas

(1) Leroy (d'Étiolles), *Sur les avantages des bougies tortillées et crochues dans les rétrécissements, etc.* Paris, 1852, et une seconde communication à l'Académie de médecine dans la séance du 18 avril 1854 (*Bulletin de l'Académie de médecine,* t. XIX, p. 553).

difficiles ; mais la solidité est particulièrement utile lorsque l'orifice du rétrécissement est situé en dehors de l'axe de l'urèthre.

Nous avons fait mention de l'existence des fausses routes. Elles forment sans aucun doute une des complications les plus gênantes que puisse rencontrer l'opérateur, d'autant plus que la difficulté de pénétrer dans la véritable ouverture est fortement augmentée par la facilité avec laquelle l'instrument entre dans la fausse route. Il y a toutefois avantage à se rappeler, lorsqu'on a à traiter de pareils cas, d'abord que les fausses routes présentent généralement leur orifice sur un plan *inférieur* à celui de l'orifice du rétrécissement (1), et, en second lieu, que le doigt de l'opérateur, introduit dans le rectum, près duquel circulent presque toujours les fausses routes, donnera des informations sur la route que prend le cathéter, s'il est trop près de l'intestin, ou dévié à droite, ou à gauche de la ligne médiane ; il pourra, en outre, aider à conduire la pointe de l'instrument dans la bonne direction.

[Dans les cas de rétrécissements très-étroits ou difficiles à franchir, les chirurgiens français se servent rarement de sondes métalliques, bien plus fréquemment de petites bougies de gomme ou de baleine. Dans le cas où le canal est dévié, M. Guyon se sert avec avantage de petites bougies de gomme recourbées en baïonnette, dont l'extrémité est durcie par un vernis collodionné dans une étendue d'un centimètre environ, suivant les indications de M. le docteur Curtis. — Voyez, pour plus de détails, la thèse de M. T. B. Curtis sur le *Traitement des rétrécissements de l'urèthre par la dilatation progressive*, Paris, 1873, p. 34, et les *Éléments de chirurgie clinique* de M. Félix Guyon, Paris, 1873, p. 404.]

DIFFICULTÉS EN ARRIÈRE DU RÉTRÉCISSEMENT. — Il est aussi important de se rappeler, dans le traitement des vieux rétrécissements indurés, que, lorsqu'on a passé un petit instrument à grand'peine, il faut prendre garde, en traversant la portion du canal en arrière du rétrécissement, aux irrégularités des parois de l'urèthre, que l'on rencontre si fréquemment en pareil cas. J'ai montré, à la *Pathological Society*, plusieurs exemples présentant les caractères que je mentionne (2). Il existe souvent, en arrière des vieux rétrécissements organiques, une dilatation considérable de l'urèthre et un aspect fasciculé de ses parois dans la région prostatique. On voit de nombreuses bandes fibreuses proéminer sous la muqueuse, avec des intervalles d'une profondeur et d'une étendue proportionnelles entre ces bandes (voy. fig. 14 et 15, p. 58). Quelquefois le sac ouvert d'un abcès de la prostate, ou d'une collection située au devant de cet organe, forme un diverticulum qu'il n'est point facile d'éviter. Il est aisé de comprendre que, dans ce cas, la difficulté n'est point complétement vaincue, alors que la pointe de l'instrument a pénétré dans le rétrécissement. On ne doit pas pousser devant soi, comme si toute difficulté avait cessé, car il peut exister quelquefois, dans ce point, des passages plus dangereux que ceux

(1) Voyez les notes d'un grand nombre de préparations à la suite du chapitre II.

(2) Voyez *Transactions of the Pathological Society of London*, vol. VI, p. 245, 246, 263 ; *ibid.*, vol. V, p. 208-210.

que l'on a déjà rencontrés. Enfin l'appréciation de l'obstacle est beaucoup moins facile à faire, lorsque la sonde a franchi le rétrécissement, à cause de la constriction que celui-ci exerce sur l'instrument.

On a employé plusieurs méthodes pour se rendre compte des conditions dans lesquelles se trouve le canal dans les cas de rétrécissements très-étroits, afin d'obtenir des renseignements sur la manière d'introduire une sonde. J'en rappellerai deux : le passage de « bougies à empreinte », et l'emploi du spéculum de l'urèthre.

Autrefois on a beaucoup parlé et écrit sur l'usage des « bougies à empreinte », inventées dans le but de recevoir et de montrer une empreinte de la partie antérieure du rétrécissement, et d'indiquer à l'opérateur la direction prise par le véritable canal, aussi bien que par les fausses routes. Je crois qu'il n'y a rien à gagner à l'application de ces instruments; cependant je dois les mentionner ici. Il y a plusieurs ma-

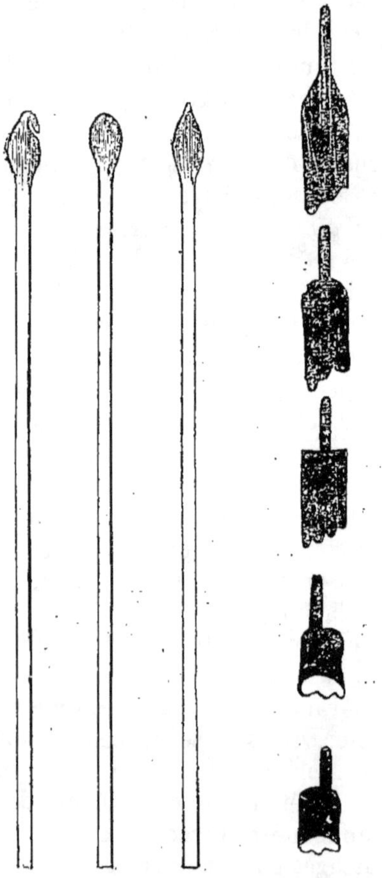

nières de mouler l'empreinte d'un rétrécissement, et l'on a employé diverses substances pour cet usage. On prétend qu'une des meilleures est une bougie de cire, faite de la façon ordinaire, mais d'une substance plus molle que d'habitude; de pareilles bougies ont été recommandées à diverses époques pendant les trois derniers siècles. Une composition favorite, mais d'une mode déjà ancienne, contient parties égales de cire d'abeille, de diachylon et de poix de cordonnier : l'extrémité se ramollit facilement sous l'influence d'une chaleur modérée. Ducamp recommande une bougie de gomme élastique dont on garnit l'extrémité avec de la cire à modeler traitée de la même façon; mais je n'ai aucune expérience sur l'usage de cet instrument. [La fig. 35 représente les sondes à empreinte de Ducamp; la figure 36 représente l'extrémité de sondes à empreinte après leur séjour dans un rétrécissement. Il recommande de ne pas donner au morceau de cire à mouler plus de deux lignes et demie de longueur, sans cela la petite tige qui pénètre dans le rétrécissement serait exposée

Fig. 35 et 36. — Sondes à empreinte de Ducamp.

à se briser; il recommande aussi de pousser la sonde par une pression modérée, mais bien soutenue et sans secousse, afin que l'empreinte soit

.aussi nette que possible (1). La figure 37 représente des empreintes prises

(*) 1. Bougie rapportant l'empreinte d'un rétrécissement long, situé à la courbure de l'urèthre, et dont la dilatation était déjà fort avancée ; le point rétréci avait agi sur la cire avec assez de force pour que la bougie conservât la dépression d'une manière très-marquée.

2. Empreinte produite par une carnosité située à la région supérieure de la partie membraneuse de l'urèthre. Civiale introduit un grand nombre de bougies qui ont rapporté des déformations analogues ; il fait représenter celle dont l'empreinte était la plus nette.

3. Autre empreinte d'un rétrécissement très-long, situé à la courbure, et dont la dilatation était aussi déjà fort avancée. Ce rétrécissement occupait la face supérieure du canal. En bas, la bougie n'était point déprimée. Sur ces bougies, ainsi que sur plusieurs autres, on voit la cire refoulée par le rétrécissement, tout comme elle le serait par une filière ; mais ce qui exprime surtout la contraction du point rétréci sur la bougie, c'est le rebord qu'on remarque sur l'extrémité qui se trouvait au delà du rétrécissement, et qui, au moment de l'extraction, a pu traverser celui-ci sans se déformer.

4. Empreinte d'un rétrécissement circulaire situé à la courbure.

5. Autre empreinte d'un rétrécissement situé au même lieu et occupant le côté supérieur.

6. Empreinte d'un rétrécissement dur et en partie dilaté ; on y remarque les effets d'une contraction irrégulière des parois uréthrales sur la cire.

7. Rétrécissement long, situé à la partie spongieuse de l'urèthre et déjà dilaté en partie. La bougie, introduite avec force, après six minutes de séjour, rapporta l'empreinte reproduite ici.

8. Empreinte remarquable, qui constate une dépression considérable de la paroi inférieure de la partie spongieuse de l'urèthre, près du bulbe. Le malade se plaignait d'une sorte de gêne pour uriner ; mais il n'avait pas de rétrécissement proprement dit. Rien d'apparent ne rendait raison de cette anomalie, dont plusieurs bougies rapportèrent l'empreinte.

9. Rétrécissement double, situé à la face supérieure de la partie spongieuse.

10. Empreinte d'un rétrécissement linéaire et circulaire situé à la partie spongieuse. Dans cette empreinte, ainsi que dans plusieurs autres, le point rétréci n'a pas agi

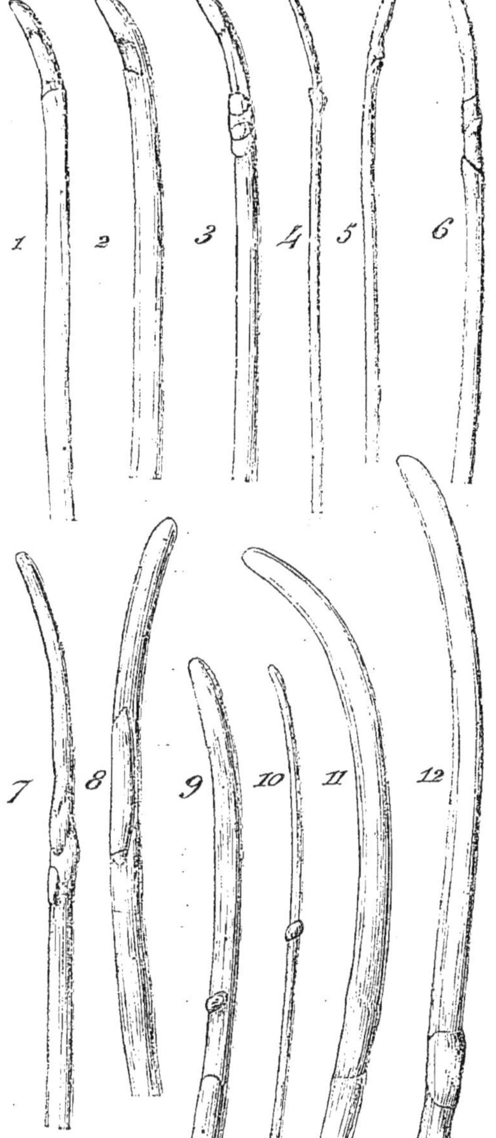

FIG. 37. — Empreintes prises par Civiale (*).

fortement sur la bougie pendant son séjour ; aussi celle-ci a-t-elle été retirée comme si on l'avait introduite dans une filière inerte.

11 et 12. Rétrécissements longs, durs, calleux, après un long traitement. Les malades urinaient très-bien, sans effort, sans la moindre gêne ; ils se croyaient entièrement guéris. Mais de grosses bougies, introduites avec quelque force et laissées un quart d'heure en place, furent retirées telles que Civiale les a fait représenter ; on ne pouvait pas conserver le moindre doute que la partie malade n'eût point encore recouvré toute sa dilatabilité. (Civiale.)

(1) Ducamp, *Traité des rétentions d'urine causées par le rétrécissement de l'urèthre*, 1822.

par Civiale.] Avant cela, le docteur James Arnott avait l'habitude de se servir d'une bougie de cire blanche, qu'il conduisait jusqu'au niveau du rétrécissement dans une canule d'argent, de façon à protéger l'extrémité de la bougie au moment où il la retirait (1). Il y a de bonnes raisons pour croire que Ducamp se servait de cette bougie, aussi bien que de tous les autres instruments proposés par le docteur Arnott, pour le traitement des rétrécissements, sans connaître la source de ces inventions. Un chirurgien américain a recommandé la gutta-percha comme une des substances les plus utiles. Il se sert d'un cylindre de cette substance du volume des n⁰ˢ 9 ou 10 environ [n⁰ˢ 20 et 21 de la filière française], ramolli à son extrémité, dans une étendue de 8 millimètres environ, en le plaçant sur la flamme d'une lampe à esprit-de-vin; il le porte alors jusqu'au rétrécissement, et le maintient ferme contre sa face antérieure pendant deux minutes environ (2). J'ai été conduit par ces indications à faire un essai de cette substance, et je suis forcé de dire que je ne puis nullement en recommander l'emploi. Lorsque la bougie de gutta-percha est restée une ou deux minutes exposée à la chaleur de l'urèthre, elle devient si molle, que, s'il existe un léger rétrécissement du canal en avant de celui qu'on explore, ce qui était le cas de l'essai dont je parle, et ce qui peut se présenter fréquemment, la bougie s'allonge considérablement lorsqu'on la retire; et à moins que l'on ne prenne de grandes précautions, on peut en laisser une partie dans l'urèthre. Cet accident s'est présenté plusieurs fois (3).

Il est remarquable de voir la facilité avec laquelle cette substance se moule sur les organes. Je n'ai jamais vu une bougie de cire aussi profondément déformée par un rétrécissement que l'un des instruments en question.

La substance vendue habituellement en Angleterre pour de la gutta-percha paraît ne pas posséder une cohésion suffisante pour empêcher son élasticité de donner lieu à des accidents, et l'on ne devrait jamais se servir d'un instrument fait de cette matière dans l'urèthre.

Les chirurgiens ont aussi essayé fréquemment de voir les rétrécissements, espérant que la vue pourrait les aider à passer un petit instrument à travers un obstacle qui a déjoué tous les efforts de la main. On a adopté diverses méthodes en France et en Amérique, aussi bien que dans notre pays; mais le spéculum que l'on fait maintenant dans ce but est celui qui est employé à Londres par M. Avery, de Charsng-Cross Hospital, depuis vingt-cinq ans. La manière d'appliquer la lumière artificielle à cet instrument a été modifiée par A. Désormeaux chirurgien de l'hôpital Necker, de

(1) James Arnott, *A Treatise on Stricture of the Urethra*. London, 1819, p. 76-77.
(2) Dʳ H. I. Bigelow, professeur de chirurgie à l'Université d'Harvard (États-Unis), *Boston Medical and Surgical Journal*, February 7, 1849.
(3) On en a rapporté plusieurs exemples. Voyez, entre autres, le *Dublin Medical Gazette*, 24 janvier 1855, au sujet de quatre cas ayant nécessité une opération après un pareil accident.

Paris, et Cruise, de Dublin. [L'endoscope de Désormeaux (fig. 38) se compose d'une lampe dont la flamme est située au centre de courbure d'un réflecteur concave sphérique; d'une lentille qui reçoit la lumière directe et

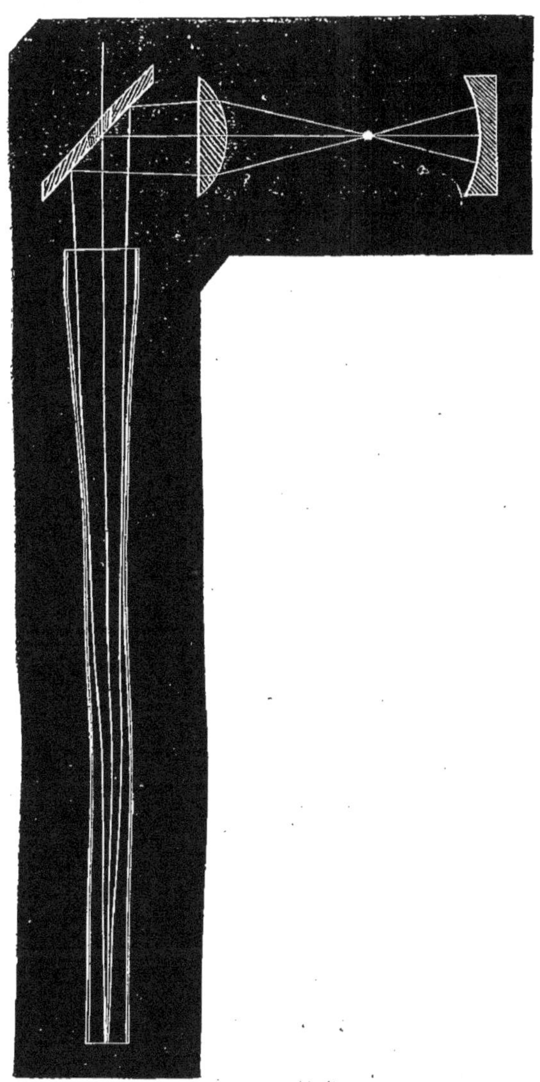

Fig. 38. — Théorie de l'endoscope de Desormeaux.

celle qui est renvoyée par le réflecteur, et la concentre sur le point à éclairer: d'un miroir plan percé au centre et qui, recevant le faisceau lumineux sous un angle de 45 degrés, le réfléchit à angle droit dans la direction d'une sonde introduite dans les parties à examiner (1).] Une

(1) A. Desormeaux, *De l'endoscope et de ses applications au diagnostic et au traitement des affections de l'urèthre et de la vessie*, leçons faites à l'hôpital Necker. Paris, 1865, in-8. — *Nouveau Dictionnaire de médecine et de chirurgie pratiques.* Paris, 1870, t. XIII, p. 309, art. ENDOSCOPE.

nouvelle forme très-simple et très-commode, dans laquelle on peut se servir de la lumière du soleil ou du gaz, aussi bien que de celle d'une lampe à esprit-de-vin, a été inventée dernièrement par M. Warvick (fig. 39). Après une longue et consciencieuse étude de cet instrument, je suis forcé d'avouer que l'on a dit en sa faveur beaucoup plus qu'il ne mérite. Je n'ai jamais trouvé qu'il ait rendu le plus petit service dans le cas de rétrécis-

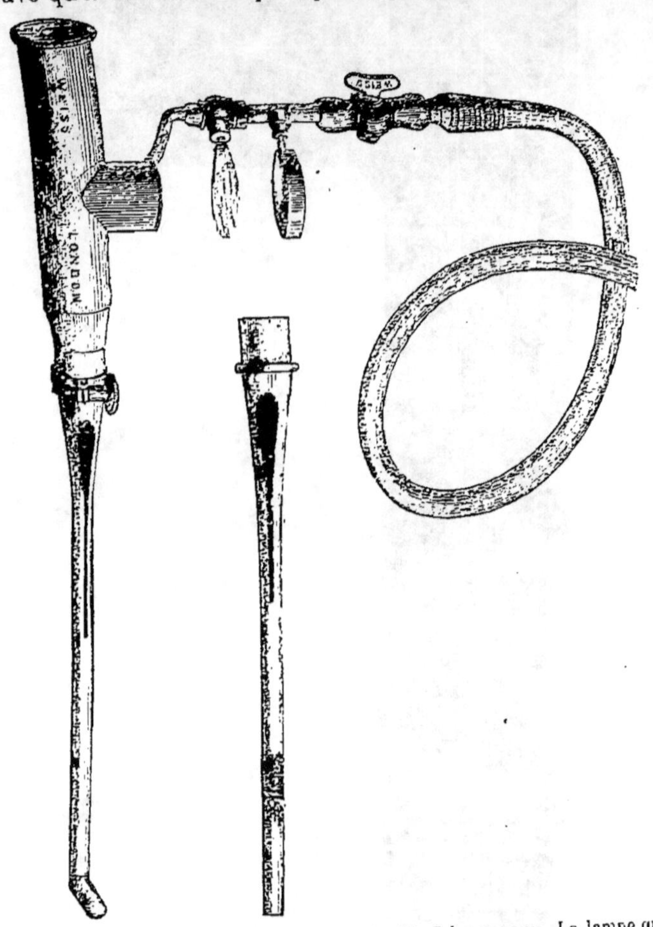

Fig. 39. — Endoscope dont s'est servi le premier M. Désormeaux. La lampe qu'il a adoptée est remplacée par un jet de gaz et un réflecteur (imaginé par M. B. Hill). Le même appareil optique est employé par le docteur Cruise, avec une puissante lampe *en paroffine*, enfermée dans une boîte d'acajou.

sement. Je ne peux pas exprimer ma conviction sur la valeur de cet instrument dans l'affection qui nous occupe, d'une façon plus véridique et plus pratique que par les paroles que j'ai prononcées dans une clinique, à ce sujet, l'année dernière, à University College Hospital, et que je citerai ici : « Si quelqu'un a la main légère et un peu habituée à la pratique, avec une bonne dose d'intelligence, je ne crois pas qu'il gagne grand'chose à se servir de l'endoscope; s'il n'a pas ces qualités, il ne lui servira à rien. Il y a quelques cas exceptionnels dans lesquels on peut lui accorder quelque valeur; mais ne vous attendez pas à ce que l'endoscope fasse merveilles dans le diagnostic des affections chirurgicales des voies urinaires. Dans 19 cas sur 20, vous pourrez arriver aux informations nécessaires sans son secours, et ce n'est point la chose la plus facile du monde que de l'appliquer. Comme je l'ai déjà remarqué, un homme ne doit pas être soumis, sans nécessité, aux douleurs et aux inconvénients que lui procure une sonde ou un cathéter; mais l'examen avec l'endoscope est quelque chose de bien plus irritant et plus fatigant. Dans certains cas exceptionnels, dans lesquels vous ne pouvez pas arriver à une conclusion sans lui, vous pouvez l'employer avec quelque avantage. Maintenant voici un malade sur lequel je ne me suis jamais servi de cet instrument, et dont le cas offrirait une preuve à l'appui de son utilité. L'homme qui est devant vous a un rétrécissement de l'urèthre très-grave, que j'ai opéré il y a jeudi huit jours par l'uréthrotomie interne. Il est maintenant parfaitement bien. Il ne pouvait pas uriner avant l'opération; maintenant l'urine s'écoule librement. Vous devez vous trouver d'accord avec moi pour dire que l'on a dû faire beaucoup, il y a eu jeudi huit jours, pour opérer ce changement. J'ai incisé profondément le rétrécissement; voyons maintenant si nous pouvons trouver les cicatrices. Je me servirai de l'endoscope de M. Désormeaux, éclairé par la lampe du docteur Cruise. Vous voyez que nous avons fait un examen soigneux et prolongé. L'urèthre est d'un rouge plus foncé autour des points malades, mais c'est tout ce que l'on peut voir. Les changements de couleur et de texture de la muqueuse de l'urèthre et de la vessie, voilà ce que l'on peut voir le plus facilement et ce qu'il y a de plus important à noter. On peut apercevoir quelquefois l'orifice d'un rétrécissement, mais cela n'a pas d'utilité pratique. Une pierre dans la vessie peut se voir facilement, ou plutôt la petite portion de la pierre sur laquelle donne l'extrémité de la sonde; mais jamais je n'ai rien gagné à cette vue. Un calcul plus petit qu'un pois peut être reconnu facilement par une exploration délicate avec la sonde, et vous pourrez en tirer un son plus aisément que vous ne pourrez l'apercevoir au travers de la sonde endoscopique. Je dois dire encore que personne n'a été capable de reconnaître par ce moyen le verumontanum; et si l'on ne peut pas voir le verumontanum, je pense qu'il est très-possible que des modifications pathologiques peu étendues vous échappent souvent. (*Première leçon clinique.*)

Le terme de *dilatation vitale* a été employé autrefois par Dupuytren pour désigner un mode de traitement, dans les cas de rétrécissements opiniâtres, qu'il croyait surtout bon à employer lorsqu'il n'avait pas réussi à les franchir. Ce traitement consistait simplement à laisser la pointe d'une bougie, de gomme ou de métal, en contact intime avec le rétrécissement, et à maintenir, si possible, un certain degré de pression contre le rétrécissement, pendant quelques heures. Dans ce but, il est préférable, si le rétrécissement est situé très en arrière, d'employer une courte sonde de gomme élastique, du n° 1 environ [n° 5 de la filière française], dont on a enlevé le mandrin, afin de la laisser dans la vessie pendant quelques heures, si l'on a pu pénétrer aussi loin. Cette méthode est utile également dans les cas où l'on ne peut pas pénétrer dans le rétrécissement, et dans ceux où l'on ne peut pas encore le franchir, quoiqu'on en ait déjà traversé une partie. Mais elle est évidemment inapplicable, lorsqu'il existe une fausse route ; tout séjour d'un instrument ne pouvant, dans ce cas, que produire de graves désordres. Quelquefois elle a été suivie de succès, dans des cas où d'habiles opérateurs avaient échoué par les manœuvres ordinaires. Ainsi Velpeau, dans sa *Médecine opératoire*, dit que « cette méthode, suivie par Dupuytren, a procuré de nombreux succès, des succès parfois inespérés » (1). Dupuytren ne croyait pas que le principe de cette action fût mécanique, et il l'expliquait en disant que les rétrécissements du canal de l'urèthre, qui résistaient souvent à un effort actif, étaient connus pour livrer passage à une pression passive longtemps continuée ; qu'il était habituel d'observer comme premier résultat un écoulement abondant de mucosités, venant de ce point, après quoi la sonde pouvait pénétrer. Voilà pourquoi il désignait ce procédé sous le nom de *dilatation vitale* (2). De cette manière, on peut parfois avancer notablement en deux ou trois heures. Il faut ajouter que, lorsqu'on adopte cette méthode, quoique l'on n'ait pas franchi le rétrécissement, le retrait de l'instrument est souvent suivi du passage de l'urine, en jet plus volumineux qu'auparavant.

Dilatation continue ou permanente. — Parmi les divers moyens, non pas de franchir un rétrécissement opiniâtre, mais de le dilater après l'avoir franchi, un des plus sûrs, et en même temps un des plus expéditifs, consiste à laisser la sonde à demeure dans l'urèthre pendant vingt-quatre, quarante-huit ou soixante-douze heures, sans la retirer. C'est surtout lorsque l'on a rencontré de grandes difficultés dans son introduction, et qu'il y a des raisons de croire qu'une nouvelle introduction serait également difficile, que ce mode de traitement a souvent une grande valeur. Il en est de même s'il existe des fausses routes, et que la dilatation temporaire ne produise que peu de résultats, ou si le canal présente une sensibilité excessive, et si chaque introduction de l'instrument est accompagnée de tant de douleur et d'anxiété pour le malade, et maintient le canal dans un état d'irritation si considérable, que les intervalles entre les séances doivent être trop espacés ; enfin, si chaque introduction est presque invariablement suivie d'un frisson et d'un accès de fièvre (lesquels, répétés fréquemment, affaiblissent le malade). Dans tous ces cas, ce traitement est peut-être un des meilleurs que l'on puisse employer. Pour le mettre à exécution, il faut exiger du malade une semaine ou deux de repos à la maison.

Il est presque inutile de dire qu'au début on doit choisir une sonde et non pas une bougie pour cette dilatation. Après avoir réussi à la faire pénétrer jusque dans la vessie, il ne reste plus qu'à la fixer en ce point. Pour le faire efficacement avec un instrument métallique, placez autour du malade un simple tour d'une bande de fort calicot, et attachez-le en

(1) Velpeau, *Nouveaux Éléments de médecine opératoire*, 2ᵉ édition. Paris, 1839, t. IV, p. 708.

(2) Dupuytren, *Leçons orales de clinique chirurgicale*. Paris, 1833, t. III, p. 141-168.

avant; puis, dans un point correspondant à peu près à la crête iliaque, faites une petite ouverture au bandage, et passez au travers une bande plus étroite d'une longueur de 1^m,50 ; portez un des chefs de cette bande le long de l'aine sous la cuisse, puis derrière la fesse, pour rencontrer, au niveau de la même ouverture, l'extrémité opposée de la bande, à laquelle on doit le lier. Répétez le même procédé de l'autre côté. Passez ensuite un morceau de ruban étroit à travers chaque anneau de la sonde, et liez-le de chaque côté à la bande étroite au niveau de l'aine correspondante. Un petit fosset de bois ou d'os sera appliqué contre l'orifice de la sonde, afin d'empêcher l'écoulement constant de l'urine, ou mieux encore on peut attacher, à l'extrémité de la sonde, un morceau de gomme élastique. On ne laissera pas l'instrument s'enfoncer dans la vessie ; son extrémité pourrait léser les parois de cet organe, et produire de l'inflammation, ou du moins une vive douleur. L'instrument est beaucoup mieux supporté et bien plus longtemps, quand son extrémité atteint juste au col de la vessie, et demande à être enfoncée de 12 millimètres environ, lorsque le malade désire uriner. Des sondes, un peu moins longues que celles qu'on emploie habituellement, répondent plutôt mieux à cette condition, puisque l'instrument est plus en sûreté et mieux supporté par le malade lorsqu'une petite portion seulement fait saillie en dehors du méat externe.

Le malade est couché sur le dos, les épaules un peu élevées, les genoux relevés et portés en dehors. Il sera plus à son aise si les genoux sont soutenus par des oreillers, et si les pieds ont aussi un point d'appui. On doit placer au-dessus du centre du corps le cerceau en demi-cercle dont on se sert ordinairement pour soutenir les couvertures et protéger les organes contre toute pression. Le temps pendant lequel on laissera l'instrument dépend beaucoup de la tolérance du malade. Quelquefois les malades souffrent tellement, qu'il leur est presque impossible de supporter la présence de l'instrument dans le canal. Cependant en retirant un peu le cathéter, cette douleur est bien diminuée. S'il est nécessaire, on pourra la calmer en donnant 20 à 25 gouttes de teinture d'opium sédative de Battley, ou en se servant de suppositoires à la morphine ou à l'opium, ou aussi en administrant fréquemment des diluants, comme l'eau d'orge, rendue alcaline ou acide, suivant les circonstances. Si cependant la douleur continue à être très-vive au bout de dix à douze heures, il est plus sûr de retirer le cathéter et d'essayer de l'introduire de nouveau après un ou deux jours de repos.

Quelquefois il survient une orchite, comme après le passage d'une sonde ou le séjour de cet instrument quelques minutes dans le canal. On doit toujours, dans ce cas, supprimer d'abord la cause de l'affection, puis la combattre de la façon ordinaire. Un frisson peut se produire une heure après l'introduction d'un instrument ; dans ce cas, on doit couvrir le malade, le réchauffer avec des boules d'eau chaude et lui administrer une forte dose d'opium. Si le frisson continue ou devient très-intense, il est nécessaire d'enlever la sonde ; cependant, surtout dans le cas où l'on a eu de la peine à franchir le rétrécissement, il n'est pas avantageux de l'enlever pour un léger frisson qui peut être dû à un effet passager de cette opération. Ayons toujours présent à l'esprit, puisque c'est une indication pour adopter ce mode de traitement, que certains malades ont une constitution particulière qui fait que toute tentative pour passer un instrument est suivie presque inévitablement de frisson. Quand on rencontre cette idiosyncrasie, le moyen le plus efficace de surmonter la difficulté est souvent de laisser la sonde à demeure pendant longtemps. Ce frisson semble provenir alors du passage de l'urine sur le canal, antérieurement exulcéré ou rendu délicat par le passage d'un instrument, ce que l'on évite pendant quelque temps, en lui permettant de s'écouler au travers de la sonde. J'ai observé ainsi que le frisson survient rarement immédiatement après l'introduction de l'instrument, mais qu'il succède à la première miction qui la suit, et peut par conséquent ne se montrer que quelques heures plus tard. S'il survient de violents frissons pour la première fois, après plusieurs heures de séjour du cathéter dans la vessie, enlevez-le et appliquez le traitement que nous venons d'indiquer ; ce frisson indique alors que l'on a suivi le traitement aussi longtemps qu'on peut le faire sans nuire au malade. Quelquefois on observe de vives douleurs dans le ventre et de la diarrhée, que l'on traitera de la même façon avec quelque *absorbant*, quelque boisson aromatique et des préparations opiacées. L'expérience m'a aussi enseigné que lorsque l'urine se teinte fortement de sang, comme cela arrive quelquefois après quarante-huit heures ou soixante-douze heures, il est indiqué de retirer le cathéter et de discontinuer le traitement pendant quelques jours.

Mais tous ces faits sont exceptionnels. Habituellement la douleur n'est pas vive, et après vingt-quatre ou trente-six heures on aperçoit un peu de pus autour de l'instrument, qui bientôt devient libre dans le canal et peut facilement sortir, s'il n'est pas soigneusement attaché, quoiqu'il fût retenu solidement par le rétrécissement au moment de son introduction. D'une façon générale (car il est évident qu'on ne peut donner aucune indication positive relativement au temps), au bout de vingt-quatre à trente-six heures après son introduction, on doit le retirer et le remplacer par un autre deux fois plus volumineux, qui entrera probablement avec facilité. Si l'écoulement continue à être abondant et que l'urine s'écoule sur le côté du cathéter, on doit le changer de nouveau contre un plus volumineux. D'habitude cependant, après trois ou quatre jours, il est prudent de laisser le malade se reposer quelque temps et jouir pendant une ou deux nuits d'un sommeil tranquille ; après quoi on replacera la sonde trente-six ou quarante-huit heures. L'écoulement deviendra de nouveau abondant et le canal plus ouvert. Le temps pendant lequel il est nécessaire de continuer ce procédé dépend de l'état général du malade, de l'absence des symptômes de cystite et des progrès de la dilatation. Ayant atteint les n°ˢ 8 ou 9 [n°ˢ 16 à 18 de la filière française], ce qui arrivera probablement au bout de peu de jours, on permettra au malade de quitter son lit et de marcher. On se contentera alors d'introduire un instrument d'abord tous les jours, puis tous les deux ou trois jours, pour assurer la durée des résultats que l'on a déjà obtenus, en augmentant peu à peu l'intervalle entre les séances, mais sans abandonner l'usage de la sonde avant un temps assez long ; car il ne faut pas oublier que la tendance à la rétraction est souvent très-forte, quoiqu'en agissant de cette façon on puisse généralement en combattre les effets.

Quant à la description de la sonde que l'on doit employer dans ces cas-là, on doit souvent se servir au début d'un instrument très-fin d'argent, le seul qui puisse franchir le rétrécissement. On doit s'en servir avec ou sans tube mobile recourbé, selon les divers cas (voy. fig. 40). Aussitôt qu'il est possible de remplacer cet instrument par une bougie de gomme, on devra se servir de celle-ci, qui est moins douloureuse et moins irritante et tout aussi efficace. On peut la maintenir en place au moyen d'un morceau de fil lié lâchement autour de la verge, derrière la couronne du gland. En outre, aussitôt que l'on emploie l'instrument flexible, le malade peut se lever sur un sofa ou une chaise, et n'est plus obligé de passer sa journée au lit. Il est facile d'adapter à tous les instruments, au lieu du tube recourbé, un morceau de tube de gomme élastique long de 15 centimètres environ et de 4 à 5 millimètres de diamètre, pour laisser échapper l'urine. Une extrémité de ce tube doit être conduite sur l'extrémité du cathéter et assujettie par un lien, si cela est nécessaire ; l'autre est placée dans le vase qui sert de réservoir.

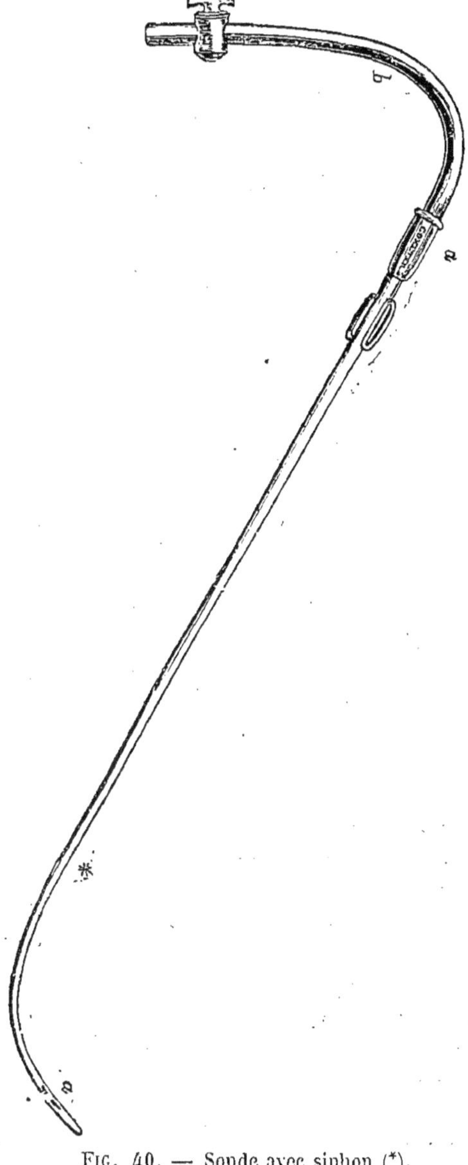

Fig. 40. — Sonde avec siphon (*).

(*) *a*,*a*, sonde n° 1 (n° 5 de la filière française), dessinée de la moitié environ de sa grandeur naturelle. L'extrémité supérieure, ou ouverte, est élargie pour s'adapter au siphon mobile *b*. Chaque sonde de cet assortiment possède une extrémité supérieure exactement de la même dimension. L'astérisque indique le point au niveau duquel le corps de l'instrument commence à augmenter de volume, du côté de l'extrémité supérieure. Au-dessous de ce point l'instrument a un volume uniforme sur une longueur de 7 à 8 centimètres. Le corps de l'instrument, dessiné ici, augmente peu à peu de volume depuis le n° 1 jusqu'au n° 3 environ, à l'extrémité opposée (n°s 5 à 9 de la filière française), ce qui augmente la résistance de l'instrument.— *b*, tube ou siphon recourbé avec un robinet. Un morceau de tube de caoutchouc convient presque aussi bien. J'ai fréquemment observé, et je pense que d'autres en ont fait autant, l'inconvénient considérable qu'il y a à voir le corps de l'instrument se

Quant à la nature de l'action produite sur l'urèthre par la présence *continuelle* d'une sonde, on a prétendu fréquemment que les vaisseaux absorbants étaient excités d'une façon anormale, et que, de cette manière, les tissus disparaissaient. Nous n'avons pas le moyen de déterminer l'exactitude de cette théorie, et je ne crois pas qu'elle soit prouvée. Il ne faut pas oublier qu'une dérivation abondante et rapide de matériaux organiques se fait en même temps par les parois du canal, ce qui peut concourir au même résultat. Cet écoulement, souvent très-abondant, est formé essentiellement de pus, avec des débris de tissus, d'épithélium et quelques corpuscules sanguins. Il est fréquent d'en observer un semblable à la suite d'une plaie, non pas en voie de cicatrisation, mais dans laquelle il survient quelque décomposition, et il est raisonnable de supposer que la disparition d'une partie du rétrécissement est due, jusqu'à un certain degré du moins, à une désagrégation moléculaire résultant de la désorganisation des tissus qui possèdent un faible degré de vitalité, et déterminée par l'influence de la pression. Il semble que le processus agisse plus énergiquement sur les portions rétrécies que sur tout autre point du canal, la pression étant plus considérable à ce niveau. Certainement la pression ne refoule pas les vieux matériaux fibreux du rétrécissement qui siégent en dehors de la muqueuse, ni les dépôts siégeant dans le corps spongieux lui-même; on les retrouve au périnée aussi distinctement avant qu'après le traitement. Ce sont les parties les plus internes qui sont éliminées; mais la persistance des couches extérieures, qui possèdent autant de contractilité que jamais, rend compte de la tendance du rétrécissement à se reformer, souvent peu après le traitement. Ce fait devient bientôt très-gênant pour le malade, à moins que l'on n'ait soin de maintenir le calibre de l'urèthre par la dilatation temporaire longtemps continuée. Quelques auteurs supposent qu'une autre cause de cette récidive rapide doit provenir du processus réparatif qui suit, au niveau des portions rétrécies, le retrait de la sonde. Par sa présence, la muqueuse, du moins en ce point, aurait été éraillée et même ulcérée, ou en tout cas placée dans des conditions telles que de la lymphe plastique se serait déposée à sa surface, et aurait formé un tissu contractile. Mais ceci doit survenir moins fréquemment qu'on ne le suppose à première vue, puisqu'il n'y a pas de rétraction consécutive, à moins qu'il n'existe une destruction de toute l'épaisseur de la muqueuse. Une simple éraillure ne peut donner lieu à rien de plus que ce qu'elle occasionne sur la peau. Il en est de même d'une plaie en suppuration, à moins qu'il n'existe une perte de substance de la peau; nous n'observons pas de rétraction à la suite de l'emploi d'un simple vésicatoire.

Tubes introduits sur conducteur. — Parmi les divers appareils spéciaux

recourber lorsqu'on se sert d'une sonde de petit calibre, ce qui détériore plus ou moins l'instrument et trompe l'opérateur. Or, ces instruments étant creux, leurs parois doivent nécessairement présenter une très-faible épaisseur; voilà pourquoi j'ai cru utile d'employer, pour le n° 1 et les deux instruments plus petits dont je me sers, des sondes dont le corps ait un volume égal au n° 2 (n° 7 de la filière française), et dont les 8 ou 10 derniers centimètres seulement présentent le volume indiqué par le registre. Ce mode de construction donne de la fermeté à l'instrument et ne gêne nullement le passage de la portion de l'instrument, qui doit franchir le rétrécissement pour pénétrer dans la vessie, à moins cependant que le rétrécissement, ne siége dans la partie antérieure du canal, auquel cas une sonde ordinaire conviendra parfaitement. Pour toutes les sondes de dimension plus considérable, le calibre doit rester le même dans toute leur étendue.

employés pour la dilatation des rétrécissements, je dois décrire ici une invention introduite dans la pratique par M. Thomas Wakley pour combattre une des difficultés déjà mentionnées comme une indication de laisser la sonde à demeure; je veux parler de l'incertitude où l'on est, après l'avoir retirée, de pouvoir replacer un petit instrument que l'on a eu beaucoup de peine à faire pénétrer jusque dans la vessie. Dans le traitement d'un rétrécissement étroit par cette méthode, on passe d'abord avec soin une très-petite sonde dans la vessie; à l'extrémité de cet instrument est vissée une petite tige d'acier : le tout forme ce que l'on appelle le *conducteur uréthral*. Une sonde étroite d'argent est passée sur ce conducteur au travers du rétrécissement, de telle sorte que la route exacte étant prise une première fois, tous les efforts subséquents seront, sans aucun doute, dirigés dans le même sens, et cela avec bien plus de facilité que si le conducteur uréthral n'existait pas.

Le même principe dirige chaque degré de la dilatation, c'est-à-dire que chaque instrument successivement peut être glissé au travers du rétrécissement sur celui que l'on introduit le premier. Pour traiter un rétrécissement par la dilatation continue ou permanente, une sonde de gomme élastique est introduite de la même façon, et l'on retire le conducteur.

Sans doute cette méthode paraît posséder quelques avantages pour ceux qui ne sont pas habitués à l'usage des instruments sur le canal de l'urèthre; car, pourvu que le conducteur soit bien dans la vessie, la même route est invariablement parcourue par les sondes qui suivront. Mais le premier point, c'est-à-dire l'introduction du conducteur, est précisément celui par lequel débute toute espèce de traitement, quel qu'il soit, et c'est le point le plus difficile et le plus important. Une fois accompli, le reste du traitement est moins difficile, souvent même comparativement facile, quelle que soit la méthode employée, et le succès dépend moins d'un appareil particulier que du tact et de l'habileté de l'opérateur, qui constituent, après tout, le point essentiel dans le traitement des rétrécissements.

Le docteur Buchanan (de Glasgow) avait employé précédemment une autre méthode de se servir des bougies sur conducteur. Son instrument, qui était appelé le *cathéter composé*, consistait en une bougie métallique pointue, sur laquelle glissait un petit tube d'argent; sur celui-ci glissait un second tube, et sur le second un troisième de la même façon. Chaque tube était un segment de cercle de 6 décimètres de diamètre environ, en sorte que, lorsque l'instrument était recourbé, le glissement pût se faire facilement. L'extrémité uréthrale des tubes était coupée à angle, et l'appareil introduit et employé comme un instrument complet, le but étant d'introduire au travers du rétrécissement tous les tubes qu'il voudrait bien laisser passer, puis plus tard de passer des tubes plus larges sur les premiers (1). Cet appareil a néanmoins été décrit, ces dernières années, comme une invention anglaise moderne.

____

(1) *London Medical Gazette*, 1841, p. 916, planches. Le docteur Buchanan dit qu'il s'est servi pour la première fois de cet instrument en 1831.

M. Maisonneuve (de Paris) a employé à la fois les sondes sur conducteur et l'action du coin, dans le traitement des rétrécissements. Dans un mémoire adressé par lui, en janvier 1845, à l'Académie des sciences, il décrit ainsi la méthode suivante, qu'il avait adoptée, dans les cas de rétention d'urine suite de rétrécissements au travers desquels il était difficile de passer une sonde. « Ce moyen consiste à introduire d'abord dans l'urèthre une bougie de gomme élastique n° 1 ou n° 2 (excessivement fine), à faire glisser ensuite sur cette bougie une sonde ouverte à ses deux bouts et proportionnée au calibre du canal. Cette introduction de la sonde est rendue facile au moyen d'un fil de soie ou de métal que l'on fixe à l'extrémité externe de la bougie, après l'avoir préalablement passé dans le canal de la sonde. Il suffit, en effet, de pousser doucement la sonde sur la bougie conductrice, en tendant préalablement le fil, pour la faire pénétrer jusque dans la vessie (1). » Il est remarquable de voir combien l'application de ce principe a été inventée par les chirurgiens de divers pays indépendamment les uns des autres. Ainsi, cette méthode a été employée par le docteur Hutton, de Richmond Hospital, à Dublin, en 1835 (2). Plusieurs chirurgiens français, et, parmi eux, M. Maisonneuve, ont à diverses époques réclamé cette méthode comme une invention nouvelle. On avait oublié le fait qu'elle avait été employée par Desault au siècle dernier. Lorsqu'il existait des fausses routes, et que l'on avait plus de difficulté que de coutume à introduire un instrument dans la vessie, il se servait d'une petite sonde élastique, ouverte aux deux bouts, contenant un stylet, avec une extrémité en olive, pour boucher l'extrémité de la sonde introduite dans l'urèthre; ayant atteint le rétrécissement, il enlevait ce stylet, et en passait un autre long de deux pieds, à travers la sonde, jusque dans la vessie, puis il retirait la sonde sur ce conducteur, et s'en servait ensuite pour introduire des sondes de plus en plus volumineuses (3).

Plus récemment, M. Maisonneuve a montré un procédé pour dilater des rétrécissements très-étroits, en se servant d'une façon différente de sa petite bougie conductrice. L'ayant passée au travers de l'urèthre, il vissait, sur l'extrémité saillante au niveau du méat, une autre bougie flexible plus volumineuse que la première, et la repoussait aussi au travers de l'urèthre, la bougie conductrice entrant avec elle dans la vessie, et s'enroulant dans cet organe, à ce qu'il supposait. Le second instrument était remplacé par un plus volumineux, et ainsi de suite, jusqu'à ce que, par une série de bougies, le rétrécissement fût largement dilaté en une seule séance (4).

<hr>

(1) Maisonneuve, *Comptes rendus de l'Académie des sciences*, séance du 13 janvier 1845.

(2) R. J. Graves, *Leçons de clinique médicale*, ouvrage traduit par Jaccoud, 3ᵉ édition. Paris, 1871, t. I, p. 715.

(3) Pour plus de détails, voyez le *Traité des maladies des voies urinaires*, par P. J. Desault (Paris, 1797, p. 310), édité par Bichat, réimprimé dans ses *OEuvres chirurgicales* (Paris, 1830). M. Pichauzel a même reçu un prix de l'Académie de médecine de Bordeaux, en 1810, pour cette méthode. Après lui, Amussat l'a employée et M. Rigal l'a recommandée (*De la pierre*, Paris, 1829, p. 22).

(4) Maisonneuve, *Nouveau procédé pour l'uréthrotomie d'avant en arrière* (*Comptes rendus de l'Académie des sciences*, séance du 14 mai, 1855; — l'*Union médicale*, 26 mai 1855).

MÉTHODE PAR EXPANSION. — On a soulevé quelques objections contre tous les instruments que nous avons décrits jusqu'à présent, à cause de l'érosion de la muqueuse que peut produire le passage, avec une certaine difficulté, même d'une sonde ou d'un cathéter au travers d'un rétrécissement. Cette objection s'applique aussi aux instruments à bout coupé que nous venons de décrire, quels que soient le soin et le fini que le fabricant ait mis dans son travail, puisque tous déploient nécessairement sur les parois du canal une certaine force proportionnelle à l'effet qu'ils doivent produire. Il en résulte que plusieurs chirurgiens ont imaginé des instruments qui, introduits facilement dans les portions rétrécies, peuvent être dilatés dans ce point, et agir ainsi seulement par dilatation excentrique, sans courir le risque de léser le canal par le frottement.

C'est dans ce but que le docteur James Arnott a essayé, il y a cinquante ans environ, d'appliquer la pression d'un liquide à la dilatation des rétrécissements. Il atteignait ce but en passant une sonde de soie vernie, doublée de corde à boyau, au travers du rétrécissement, et en la distendant avec de l'air, de l'eau ou un liquide mucilagineux, et en exerçant des pressions au moyen d'une seringue attachée à cette sonde (1). On ne peut pas dire grand' chose en faveur de ce moyen, pour l'usage quotidien. Il faut que le rétrécissement ne soit ni bien étroit, ni bien difficile à traiter, pour admettre le passage de pareils instruments, et l'on peut aussi bien, dans ces cas-là, le dilater avec une sonde ordinaire. Dans un petit travail, publié récemment par le docteur Arnott, il est dit que cet appareil, « lorsqu'il est fabriqué spécialement dans ce but, peut pénétrer dans un rétrécissement très-dur et très-étroit » (page 16). Il est bon de donner ici cependant les remarques suivantes qu'il ajoute à ce qu'il vient d'énoncer : « Il est plus difficile de se servir d'un dilatateur liquide que d'une bougie, et le chirurgien devrait, s'il voulait avoir un instrument parfait, être jusqu'à un certain point son propre fabricant » (p. 19). Mais, les cas de rétrécissements faciles à franchir ne sont généralement pas difficiles à traiter, et il est inutile de se servir d'appareils compliqués pour leur traitement. — Le principe qui a pour objet de substituer l'expansion à la dilatation au moyen d'instruments coniques, sur laquelle repose l'action mécanique des sondes, est excellent en lui-même; mais, en pratique, un moyen simple et en même temps efficace d'appliquer ce traitement aux rétrécissements étroits est et sera probablement encore longtemps un desideratum (2).

M. Luxmoor a essayé, il y a soixante ans environ, de remédier à cet

(1) James Arnott, M. D., *Stricture of the Urethra*. London, 1819, p. 96 et suiv.

(2) Pour les autres méthodes d'appliquer l'expansion, voyez :

Des instruments à lames saillantes, par Civiale (*De l'uréthrotomie*, Paris, 1849, in-8 avec planches).

Méthode de Leroy (d'Étiolles) par plusieurs tiges métalliques (*Thérapeutique des rétrécissements de l'urèthre*, Paris, 1849, planche, p. 28).

Méthode de Reybard par deux tiges métalliques (*Traité pratique des rétrécissements du canal de l'urèthre*, Paris, 1853, p. 229, 230, planche).

Éponge préparée (*Gazette des hôpitaux*, juin 1854).

inconvénient en se servant d'un instrument métallique à quatre lames, qui peuvent s'écarter, au moyen d'un écrou, de la quantité désirée, dans quatre directions opposées (1). Bien des années après, Leroy (d'Étiolles) a adopté le même principe dans la construction de quelques instruments de dilatation, et, plus récemment, M. Perrève (de Paris) a essayé d'at-

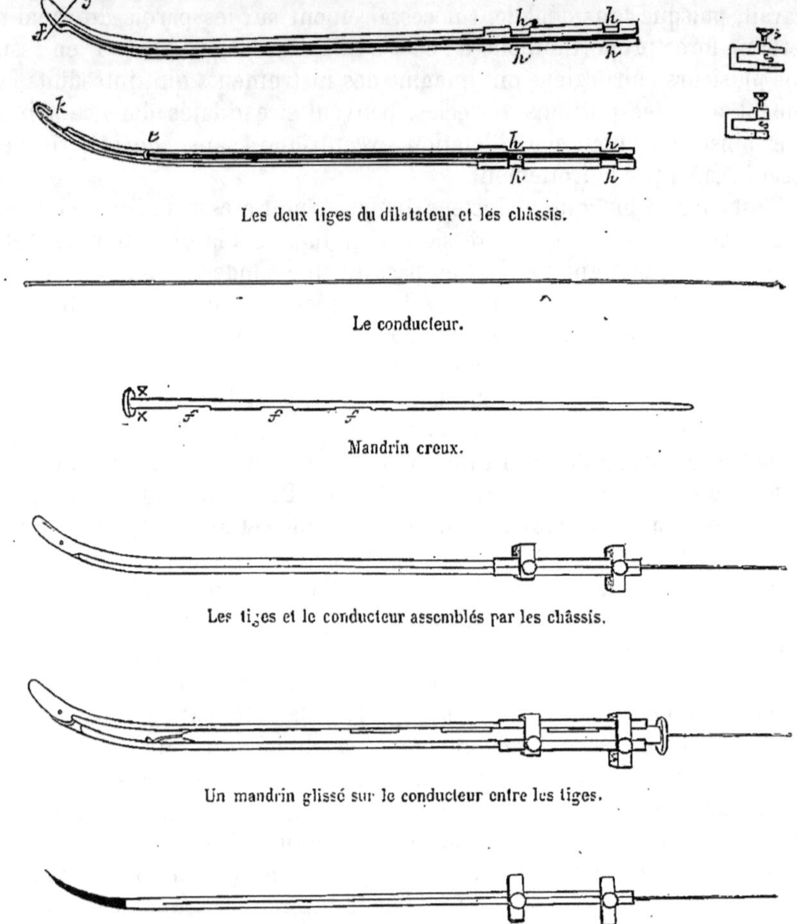

Les deux tiges du dilatateur et les châssis.

Le conducteur.

Mandrin creux.

Les tiges et le conducteur assemblés par les châssis.

Un mandrin glissé sur le conducteur entre les tiges.

Dilatateur muni d'une bougie conductrice.

FIG. 41. — Dilatateurs de Perrève.

teindre le même but au moyen d'un instrument formé de deux lames unies à leur extrémité, qui peuvent s'écarter l'une de l'autre au moyen d'une vis, après qu'elles ont franchi le rétrécissement (fig. 41). L'imperfection de cette méthode provient de ce que la dilatation ne se fait que dans une

(1) Thomas Luxmoor, Surgeon Extraordinary to the Prince Regent, etc., *Practical Observations on Strictures*, with plates. London, 1812.

direction seulement, c'est-à-dire latéralement, et de ce qu'il existe entre
les deux lames un intervalle dans lequel la muqueuse de l'urèthre tend
à faire hernie, et peut alors être lésée par leurs bords. Il remédie à cet
inconvénient en passant entre les lames un tube sur un conducteur, de
telle façon que, pendant que la dilatation s'opère latéralement par l'écartement des lames, l'intervalle est rempli par le tube. Peu à peu il passe
des tubes plus volumineux, de façon à pratiquer la dilatation sur le même
principe, depuis le n° 3 [n° 9 de la filière française], qui est le plus petit
calibre que puisse avoir son instrument, jusqu'au calibre que l'on désire
obtenir (1).

DE LA RUPTURE (DIVULSION). — Le même instrument a été, dans ces dernières années, employé par M. Holt d'une façon différente, c'est-à-dire
non pas pour dilater, mais pour rompre violemment le rétrécissement
(fig. 42). Son procédé est le suivant : Ayant introduit l'appareil à travers
et derrière le rétrécissement, qui doit être supposé capable de laisser
passer le n° 3 [n° 9 de la filière française], il glisse d'un seul coup un tube du
volume du n° 10 [n° 21 de la filière française], qui, avec l'expansion des

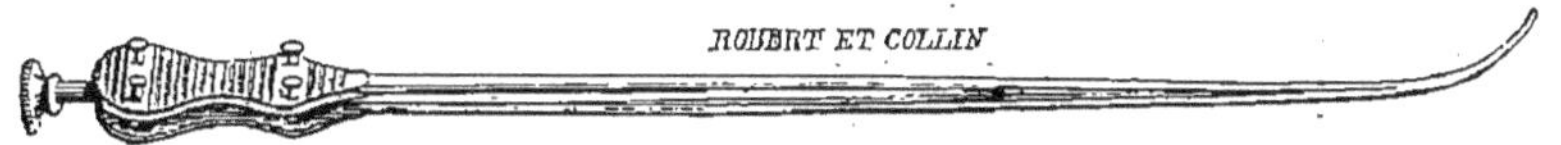

FIG. 42. — Dilatateur de Holt (de Westminster).

lames, dilate le rétrécissement jusqu'au n° 12 [n° 23 de la filière française]
au moins. Cette opération, pratiquée avec le chloroforme, demande souvent
une force considérable. On retire alors l'instrument, et l'on passe facilement dans la vessie une sonde du n° 10 [n° 21 de la filière française], que
l'on retire aussitôt. Cette opération détermine une hémorrhagie, qui continue pendant quelques heures, rarement plus de vingt-quatre heures, et qui
est peu considérable. Le jet est considérablement augmenté, et, contrairement à ce que l'on pourrait attendre, il n'existe ni frisson ni fièvre. M. Holt
passe un n° 10 [n° 21 de la filière française] le second jour après l'opération,
puis le cinquième ou sixième jour, puis une fois par semaine pendant
deux ou trois semaines ; puis une fois tous les quinze jours, et enfin une
fois par mois. Pendant les trois ou quatre premiers mois, la tendance à
la récidive ne paraît pas très-considérable ; plus tard il est probable qu'il
en est de même qu'après la dilatation ordinaire. Grâce à la complaisance
de M. Holt, j'ai eu, il y a plusieurs années, l'occasion de surveiller avec
soin et d'examiner six cas opérés ainsi par lui à l'hôpital. Dans un cas
seulement se sont produits des symptômes fébriles très-légers, qui ont
disparu en moins de quarante-huit heures. Ces résultats sont plus favorables que je ne l'aurais cru alors à priori. Il y a un fait digne d'être noté,
c'est que la rupture complète d'un rétrécissement semble, dans certains
cas, être moins sujette à produire des frissons et les autres symptômes

(1) V. Perrève, *Traité des rétrécissements organiques de l'urèthre*, etc. Paris, 1847, in-8,
avec 3 planches et 32 figures.

généraux de la fièvre uréthrale que le simple cathétérisme. Ce dernier, porté seulement à un numéro de la filière plus élevé que la limite marquée, produit, dans certains cas, des symptômes généraux graves et beaucoup de douleur, quoique la force nécessaire à la rupture, exercée de dedans en dehors et par un instrument plus volumineux, ne soit suivie d'aucun de ces symptômes.

Cette méthode est maintenant très-fréquemment employée, et plusieurs centaines de cas opérés de cette façon permettent de formuler des conclusions sur sa valeur. Elle a le mérite de la simplicité, car, pourvu que l'on ait passé le premier instrument, le conducteur, à travers le rétrécissement, jusque dans la vessie, l'introduction du large tube qui pratique la rupture n'est qu'une affaire de force. Aucune autre opération pour la cure des rétrécissements ne se fait aussi facilement, et n'est aussi peu susceptible d'échouer. Il faut beaucoup plus de connaissances, de pratique et de tact pour opérer un rétrécissement par une des méthodes d'incision ; mais cette dernière est, je crois, meilleure dans ses résultats que la divulsion dans les cas de rétrécissement vraiment dur, ancien et contractile. Sans doute, l'uréthrotomie externe ou interne (et c'est surtout cette dernière que nous avons en vue ici) est infiniment plus difficile à pratiquer d'une façon soignée et complète. La question de la durée des résultats obtenus après la divulsion est, jusqu'à un certain point, en litige. Mais aucune opération pour guérir un rétrécissement ne peut débarrasser un malade de la récidive. Tôt ou tard les tissus divisés ou rompus reprennent leur influence sur le calibre de l'urèthre, et reproduisent le rétrécissement.

[Parmi les chirurgiens français qui ont employé la divulsion, M. Voillemier, ancien chirurgien de l'Hôtel-Dieu de Paris, est certainement un de ceux qui ont fait le plus fréquent usage de cette méthode ; il se servait d'un instrument qu'il appelle lui-même *divulseur cylindrique* (fig. 43), composé, comme il le dit : « 1° D'un conducteur formé de deux petites lames d'acier, soudées à leur extrémité vésicale dans l'étendue de 4 centimètres, et courbées dans cette partie comme une sonde. Ces lames sont très-minces, planes en dedans et convexes au dehors, de façon que, réunies, elles forment un petit cathéter fendu dans sa longueur, et dont le diamètre n'est que de 2 millimètres ; 2° d'un mandrin se terminant par une extrémité conique et portant sur son talon un couteau plat. Ce mandrin est plein et cylindrique dans presque toute sa longueur ; deux de ses côtés opposés sont creusés d'une gouttière longitudinale plate, peu profonde, destinée à recevoir les lames du conducteur qui la remplissent entièrement. Les bords de la gouttière étant légèrement rapprochés, la transforment en une véritable rainure en queue d'aronde, d'où les lames du conducteur ne peuvent s'échapper une fois qu'elles y sont engagées. Quand l'instrument est armé, il est parfaitement cylindrique. »

Le conducteur ne varie pas de volume. On peut lui adapter des mandrins de toute grosseur ; mais celui dont se sert généralement M. Voillemier a 7,65 millimètres de diamètre.

La manœuvre opératoire est des plus faciles. « On commence par introduire le conducteur jusque dans la vessie. Cela fait, on écarte un peu ses
deux branches et on les engage dans les rainures du mandrin, qu'on enfonce d'un seul coup dans l'urèthre. Alors on retire l'instrument tout
armé, ou, si l'on rencontre un peu de résistance, on enlève le mandrin, et
ensuite le conducteur.

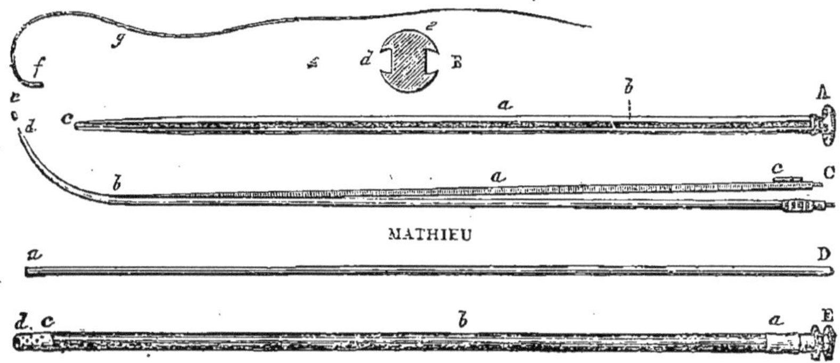

FIG. 43. — Divulseur cylindrique de Voillemier (*).

» L'opération terminée, on place dans l'urèthre une sonde, qu'on laisse
à demeure pendant vingt-quatre heures. Vers le dixième ou le quinzième
jour, on peut commencer à faire usage des bougies d'étain, pour calibrer
le canal, et l'on en prolonge l'emploi suivant les résultats qu'on a obtenus.
Le conducteur n'ayant que 2 millimètres de diamètre, son introduction
dans l'urèthre est ordinairement très-facile. Pour plus de sécurité, on peut
ajouter à son extrémité une petite bougie. Quand on a largement ouvert le
rétrécissement avec un gros mandrin, on y fait passer très-aisément une
sonde de moyenne grosseur, pour peu qu'on ait l'habitude du cathétérisme.
Mais si l'on craint de rencontrer quelque difficulté, comme le talon du conducteur porte un pas de vis, on peut y ajouter un long stylet, qui se virra à
faire glisser jusque dans la vessie une sonde percée par les deux bouts. Une
sonde toute de gomme élastique suffirait à la rigueur, mais il vaut mieux
que son extrémité vésicale soit munie d'un ajutage d'argent de 2 centimètres. Ce bout de métal s'ajuste plus exactement sur le stylet, et ses bords
connexes risquent beaucoup moins d'érailler le canal; il est en outre percé
sur les côtés de trous nombreux pour assurer la sortie des urines (1). »]

(1) [Voici quels sont quelques-uns des avantages de cette opération, suivant les termes
même, de l'auteur : « La douleur éprouvée par les malades est très-modérée, à cause de la
rapidité avec laquelle on enfonce le mandrin. La quantité de sang qui s'échappe est d'une
demi-cuillerée à café; quelquefois plus et souvent moins; du reste, la petite hémorrhagie
est arrêtée bien vite par la sonde qu'on place à demeure dans le canal. Celle-ci, qui doit

(*) A. *Mandrin plein avec bouton au talon* : a, corps cylindrique du mandrin; b, rainure longitudinale :
c, extrémité conique du mandrin. — B. *Coupe du mandrin dans son milieu :* c, côtés arrondis ; d, rainure en
queue d'aronde. — C. *Conducteur d'acier :* a, lames du conducteur légèrement écartées ; b, point où elles sont
soudées; c, petite plaque servant à saisir le talon de l'instrument ; d, pas de vis s'ajustant à la bougie ; e, petit
ajutage se vissant au bout du conducteur ; f, ajutage de la bougie se vissant sur le conducteur ; g, petite bougie.
— D. *Long stylet :* a, extrémité creuse pouvant s'ajuster par un pas de vis sur le talon du conducteur. —
E. *Sonde un peu moins grosse que le mandrin :* a, ajutage mécanique ; b, corps de la sonde ; c, ajutage métallique percé de trous ; d, trou assez grand pour laisser passer le stylet conducteur.

Je suis disposé à croire maintenant qu'une uréthrotomie interne bien faite est suivie de résultats plus durables que tout autre procédé opératoire; mais nous reviendrons sur ce point.

Le docteur Richardson (de Dublin) a imaginé une modification de l'instrument de Perrève, que l'on ne peut omettre ici, puisque, sans aucun doute, son action est plus parfaite que celle de l'original. L'instrument s'emploie de la même façon que celui de M. Holt. Je m'en suis servi plusieurs fois en employant toujours le plus grand calibre, du n° 15 environ de la filière anglaise [n° 26 de la filière franç.], ce qui est nécessaire, selon moi, pour obtenir de bons résultats. Après l'opération, je préfère laisser une sonde de gomme vingt-quatre heures à demeure, en recommandant au malade de garder le lit pendant ce temps-là.

J'ai aussi adopté moi-même une méthode à laquelle j'ai donné le nom de *over distension*, et qui consiste dans l'application de la force de dedans en dehors, au moyen de deux lames passées d'abord au travers du rétrécissement; mon but est de le distendre outre mesure ou de le rompre, si l'on préfère, plus qu'on ne peut le faire au moyen d'instruments dont le volume est limité par la largeur du méat.

Cet instrument, qui n'est point nouveau dans sa construction, car on l'a fréquemment employé pour pratiquer la dilatation, me sert à dilater l'urèthre en une séance. Un coup d'œil sur la figure 44 expliquera son mode de construction. La raison que j'ai de porter la distension au delà du volume du méat tient au fait, trop souvent oublié, que la grande majorité des rétrécissements occupent une portion du canal (la portion bulbeuse) qui possède naturellement un calibre des n°s 16 ou 18 de la filière anglaise [n°s 26 à 30 de la filière française], et que la dilatation ordinaire, portée jusqu'au n° 10 ou 12 [n°s 21 à 23 de la filière française], agit sur eux avec peu d'efficacité. La manière d'appliquer la force au moyen de cet instrument diffère essentiellement des autres méthodes en ce qu'elle est appliquée lentement (et, par conséquent, le malade étant sous l'influence du chloroforme), de

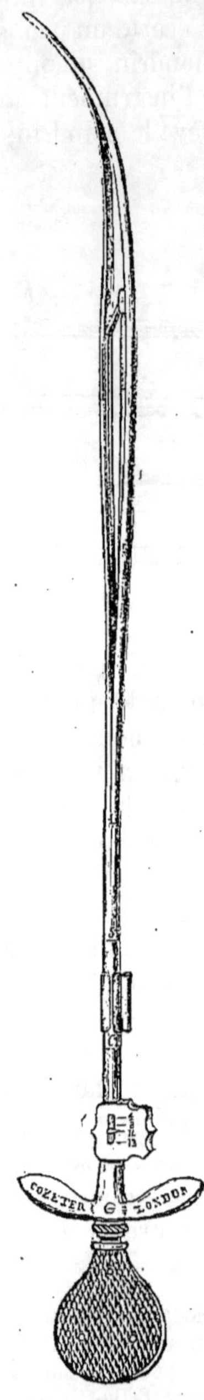

Fig. 44. — Instrument de l'auteur pour pratiquer la divulsion.

être de 1 millimètre à 1 millimètre et demi moins grosse que l'instrument armé, est assez bien supportée. Quand on la retire au bout de vingt-quatre heures, sa sortie est suivie d'une très-petite quantité de muco-pus; mais cet écoulement diminue rapidement, et il cesse vers le troisième ou quatrième jour. » (Voillemier, *Maladies des voies urinaires*, t. I. p. 204.)]

telle sorte que l'on emploie de sept à dix minutes à atteindre peu à peu le point maximum de la distension. Le but est de distendre autant que possible les tissus morbides, et de les déchirer aussi peu que possible, afin de détruire ou tout au moins de diminuer beaucoup la tendance naturelle du rétrécissement à se resserrer. Avant l'opération, on mesure la distance qui sépare le rétrécissement du méat, en passant une bougie volumineuse jusqu'au rétrécissement : le curseur est placé sur la tige de l'instrument, au point qui indique cette distance. L'instrument est alors passé jusqu'à ce que ce curseur arrive au niveau du méat. Lorsqu'on a obtenu le maximum de distension, on retourne un peu l'écrou en arrière, de façon que les lames ne se ferment pas, puis on retire l'instrument. On passe une sonde de gomme volumineuse, et on la laisse vingt-quatre heures à demeure. Le troisième jour après l'opération, on passe une grosse sonde métallique, et ainsi de suite, à de plus longs intervalles.

S'il est préférable de déchirer, au lieu de distendre d'un même degré, on peut tourner rapidement le pavillon de l'instrument, et atteindre en quelques secondes le maximum de dilatation.

Je m'en suis servi maintenant dans un grand nombre de cas, et je ne connais pas d'autre meilleur moyen d'intervention dans quelques-uns des cas les plus graves. L'instrument n'est pas si facile à appliquer que dans la méthode de M. Holt, puisqu'il faut quelque soin pour ajuster le centre de la portion dilatée de l'instrument au siége précis du rétrécissement, où l'on doit la maintenir pendant la distension. Ce traitement s'applique surtout aux rétrécissements opiniâtres siégeant à 10 ou 12 centimètres du méat, et, comme la rupture, il ne convient pas aux rétrécissements situés entre 3 et 5 centimètres du méat, qui sont toujours traités avec plus de succès au moyen des incisions.

Dilatation rapide. — Ce terme et le mode opératoire qu'il désigne peuvent tomber maintenant dans l'oubli. Le procédé de la divulsion, quelle que soit, du reste, la manière dont on le pratique, rend, de toute nécessité, l'emploi de ces mesures violentes, désignées sous le nom de *dilatation rapide*, complétement inutile. Fréquemment préconisée autrefois, surtout par les chirurgiens français, un usage fréquent de cette méthode a toujours reçu la réprobation d'autres auteurs en tout temps. Il est certain que des essais violents de dilatation, surtout au moyen d'instruments métalliques, sont non-seulement inutiles, mais dangereux.

Des malheurs irréparables peuvent en résulter très-facilement, comme nous l'avons déjà fait remarquer. L'inflammation de l'urèthre et de la vessie, qui, chez des malades souffrant d'affection chronique des reins, peut bientôt s'étendre à ces organes et être suivie de conséquences fatales, provient souvent d'un manque de précautions. J'ai eu plusieurs fois l'occasion de noter des exemples plus ou moins frappants de ces remarques. Un fait instructif, c'est que, dans presque tous les cas en question, ces conséquences fâcheuses ont succédé à des efforts pour dilater l'urèthre déjà considérablement dilaté, c'est-à-dire au moment où le maximum de la distension avait été atteint, ou lorsqu'un opérateur avait essayé, dans le traitement de rétrécissements anciens, de dilater le canal plus qu'il ne l'avait été auparavant, quoique d'une quantité répondant seulement à un ou deux numéros de la filière (1).

Avec des malades âgés, atteints depuis longtemps de rétrécissements, avec ceux surtout qui possèdent un tempérament irritable, et qui sont facilement éprouvés par les changements de temps et de saison, avec ceux qui ont habité longtemps dans des pays chauds, ou dont les forces sont épuisées par l'exercice immodéré de leurs passions, avec ceux qui ont usé largement des alcooliques; en un mot, avec tous ceux dont le système nerveux a été fatigué d'une manière ou d'une autre, il est nécessaire d'user de plus de précautions encore qu'à l'ordinaire dans l'usage des instruments, et de se contenter d'un état du canal permettant de laisser passer les nᵒˢ 6, 7 ou 8 [nᵒˢ 15 à 18 de la filière française], si la plus légère indication, sous forme de frisson revenant invariablement à chaque tentative pour dépasser cette limite, nous avertit de ne pas la franchir. Il existe quelques rétrécissements anciens qui ne peuvent pas être dilatés au delà de ces limites. Ces malades se portent assez bien, s'ils ne négligent pas de passer chaque semaine un instrument pour empêcher le resserrement du canal, qui se reproduira inévitablement s'ils négligent cette précaution. Ceci concerne nécessairement les malades dont l'affection ne permet pas l'emploi d'autres moyens opératoires.

Du chloroforme. — L'influence du chloroforme est parfois utile pour faciliter le passage d'une sonde ou d'un cathéter à travers l'urèthre, surtout lorsque cet organe est plus sensible qu'à l'ordinaire, et que la douleur occasionnée par l'instrument détermine des efforts involontaires de résistance que le malade ne peut maîtriser. Que l'on se souvienne que le chloroforme n'est pas administré dans le but de permettre au chirurgien de déployer plus de force qu'auparavant, mais pour produire une anesthésie parfaite et un relâchement des muscles. Aussi doit-on en donner suffisamment pour produire ce résultat.

On a beaucoup parlé de la valeur de la belladone, appliquée en extrait à la partie antérieure du rétrécissement au moyen d'une bougie, ou à l'extérieur au périnée, pour aider à franchir des rétrécissements difficiles, et l'on a expliqué les résultats heureux, en supposant que, dans les cas où la dif-

---

(1) On trouve un nombre considérable de cas, qui n'ont pas été recueillis, dans lesquels des symptômes appelés *rhumatismaux* et la suppuration d'une ou plusieurs jointures ont suivi la dilatation d'un rétrécissement. Il n'y a pas de doute que ce ne soient surtout des cas semblables à ceux que nous avons mentionnés dans le texte. Qui pourrait douter que le cas suivant, tiré au hasard, de la *Médecine opératoire* de Velpeau, n'en soit un exemple? C'est un type dont on retrouve un ou deux cas dans les ouvrages d'un grand nombre d'auteurs : « Un malade que j'y ai soumis à la Pitié a cependant été pris de symptômes qu'il convient de signaler. Une bougie conique avait été passée après plusieurs tentatives. Un matin cet homme, voulant la remettre de son chef, ne put y parvenir et se fit saigner le canal. L'accès de fièvre qui avait accompagné les premiers essais s'est renouvelé, a duré trois jours, et n'a cessé le quatrième que pour faire place à une arthrite tibio tarsienne violente qui a été suivie d'un vaste abcès, puis d'une ankylose. Il est vrai que cette jambe avait été fracturée au-dessus des malléoles six semaines auparavant. Est-ce une coïncidence? est-ce un effet du même genre que celui que produit assez souvent la blennorrhagie? » (Velpeau, *Éléments de médecine opératoire*, 2ᵉ édition. Paris, 1839, livre IV, p. 711.)

ficulté résulte surtout d'une action musculaire spasmodique, ce médicament agit en relâchant les tissus musculaires comme il le fait dans l'iris.

Il est inutile d'énumérer tout ce qui a paru en faveur de son emploi ; mais disons qu'en Angleterre, M. Tyrell, autrefois à Saint Thomas's Hospital, et en France, Velpeau, ont donné des preuves en faveur de son efficacité. Dans le plus grand nombre des observations, sinon dans toutes celles dont j'ai eu connaissance, son emploi a été accompagné d'un autre traitement, de sorte qu'il n'est pas possible de se former une opinion sur son action isolée. Ainsi dans un des cas de M. Tyrell, il est dit qu'il « essaya de passer dans l'urèthre une bougie enduite de belladone et d'huile. Peu après que le malade sortit du bain, cet essai fut pratiqué, et après deux ou trois tentatives, cette bougie (plus volumineuse que celle dont on s'était servi précédemment) traversa facilement le rétrécissement et la vessie fut débarrassée de son contenu » (1). Pour ma part, je n'ai pas de raison suffisante pour ajouter foi à la valeur de cet agent.

TRAITEMENT GÉNÉRAL. — De quelque façon que l'on agisse localement dans les cas difficiles, il est bon de se souvenir de la nécessité d'un repos pour le malade, et de l'attention que l'on doit mettre à surveiller l'état général. Lorsqu'un cas difficile se présente (et l'on a parfois l'occasion de rencontrer des malades qui vous assurent que, depuis cinq ou dix ans, aucun instrument n'a pu pénétrer dans leur vessie, malgré de fréquents essais pour y arriver), et lorsque l'opérateur est persuadé après deux ou trois essais que des difficultés plus qu'ordinaires se présentent, la meilleure méthode à suivre est de recommander un repos absolu, pendant quelques jours ou même une ou deux semaines, dans le décubitus dorsal, avec un régime doux et non excitant, et tous les médicaments indiqués pour diminuer l'inflammation des organes génito-urinaires. L'urèthre, dans les cas de rétrécissement confirmé, est ou devient quelquefois très-irritable, c'est-à-dire qu'il présente une sensibilité excessive et une disposition à se contracter plutôt qu'à se laisser élargir pendant le traitement par la dilatation ordinaire. Dans ces circonstances, il est presque certain que la santé générale réclame l'attention du médecin, soit qu'il doive modifier le genre de vie habituel du malade, soit qu'un repos complet non-seulement du malade, mais dans l'intervention locale, soit nécessaire pendant un certain temps. En même temps on peut obtenir de grands avantages de l'emploi des bains de siége chauds, ou de l'application des fomentations chaudes au périnée et à l'hypogastre. La méthode la plus efficace d'employer les premiers est de faire asseoir le malade dans un bain à une température qui peut varier, suivant les circonstances, de 37°,7 à 40° centigrades, pendant cinq ou six minutes au plus. On obtient souvent plus de soulagement par ce moyen qu'en restant plus longtemps dans un bain à une température moins élevée. On détermine ainsi une certaine impression sur la peau, les vaisseaux se gonflent et favorisent la dérivation du sang provenant des organes du bassin. Le contraire a lieu sous l'influence d'un bain prolongé, et en même temps l'usage journalier des

____

(1) *Medical Gazette*, vol. V, p. 735.

bains pris de cette façon et peu prolongés est d'un effet beaucoup moins débilitant. Un pareil traitement augmente beaucoup les chances de succès; tandis que, lorsque l'urèthre est congestionné ou peut-être même déchiré, par des tentatives récentes, il y a peu de bien à espérer de l'emploi des instruments. L'état des urines fournira aussi des indications sur la nature du traitement à employer; elles devront être soumises à l'examen chimique et microscopique. Pour les réactifs que l'on doit employer et les caractères que l'on doit rechercher, voyez en tête de ce livre le chapitre où nous donnons des directions brèves, mais claires, pour faire ces importantes recherches, promptement et sûrement. Je peux certifier, d'après mon expérience personnelle, que ces directions suffisent amplement pour la pratique. Ce sujet est accompagné de dessins gravés, représentant les dépôts que l'on rencontre le plus fréquemment dans les urines en cas d'obstacle à l'écoulement de l'urine.

Si l'urine présente une acidité exagérée, et dépose beaucoup d'acide urique ou d'urate d'ammoniaque, les préparations alcalines sont en général indiquées, et doivent être administrées sous forme de carbonate de soude ou de potasse, ou, d'une façon plus agréable, par les citrates de potasse ou de magnésie, lorsque l'origine de cette acidité provient surtout des organes digestifs. Si l'urine est alcaline, ce qui peut tenir à plusieurs causes que nous avons déjà indiquées, ou s'il existe un écoulement muqueux ou muco-purulent abondant, qui indique un certain degré de cystite, et coexiste avec des cristaux de phosphate tribasique, les acides minéraux, parmi lesquels l'acide nitrique et l'acide muriatique sont les meilleurs, seront prescrits en général avec la décoction de pareira brava, ou celle d'uva-ursi, ou les infusions béchiques, suivant les circonstances. Il est bien certain cependant que ces acides minéraux n'ont pas une influence directe sur l'urine, et ne modifient pas sa réaction, comme le font les remèdes alcalins : il faut se souvenir aussi que ces derniers sont quelquefois beaucoup plus utiles que les acides, même en cas d'urines alcalines. Le docteur Owen Rees, qui a appelé depuis longtemps l'attention sur ce point, a donné en détail ses opinions dans un volumineux et important mémoire (1). J'en donne un extrait dans les notes au bas de cette page (2). Il recommande les sels dans lesquels l'alcali est combiné avec un acide végétal, particulièrement le citrate de potasse et le tartrate de soude et de potasse, ce dernier si l'état des intestins réclame un laxatif, et le premier si ce n'est pas le cas. Tous les deux exercent une influence puissante pour neutraliser l'acidité de l'urine, malgré l'effet apéritif qu'exerce l'un des deux. J'ai eu l'occasion

(1) *Guys' Hospital Reports*, 1855.

(2) Le docteur Rees dit que ces observations l'ont conduit « à penser que l'alcalinité de l'urine provient très-souvent d'affections des muqueuses sur lesquelles l'urine doit passer avant de s'écouler au dehors et que de l'urine sécrétée avec un degré d'acidité normale peut, grâce à cet état de la muqueuse, posséder une réaction alcaline bien marquée et contenir un dépôt de phosphates calcaires. Les malades sécrètent en somme une urine normale......... et la différence tient à ce que cette urine devient alcaline à cause d'une affection de la muqueuse des conduits urinaires. J'ai prouvé, par une expérience sur la surface enflammée du fond d'une vessie retournée, dans un cas d'absence de parois antérieures de l'abdomen (difformité congénitale que l'on rencontre quelquefois), que l'écoulement de la muqueuse urinaire pré-

d'expérimenter les bons effets qui résultent de leur emploi, quoique je ne pense nullement que le traitement alcalin soit toujours suivi de succès. Pour rendre directement l'urine acide, le jus de citron est peut-être le meilleur agent ; l'acide benzoïque est encore un autre médicament acide, mais moins maniable.

Choisissons ce moment comme un des plus favorables pour nous faire l'avocat du principe qui conseille de porter une grande attention à l'état général du malade dans tous les cas de rétrécissement. Cette maxime a peut-être été trop négligée. Les troubles des organes digestifs en particulier exercent une influence sur l'urèthre de plusieurs manières. On doit alors adopter un mode de traitement tendant à diminuer la congestion des organes pelviens, les vaisseaux de ces organes étant hypérémiés. On déterminera, au moyen de la diète et des purgatifs légers, une évacuation quotidienne facile, mais pas trop active, et l'on stimulera les fonctions de la peau par des ablutions et des frictions journalières, pour alléger, autant que possible, les fonctions des reins.

Il n'y a pas de doute que le passage de l'urine sur un urèthre malade et très-sensible ne tende à aggraver l'état du rétrécissement, et que, si l'on pouvait provisoirement faire passer cette sécrétion d'un autre côté, l'urèthre s'en trouverait beaucoup mieux. M. Cock a, dans cette idée, employé la ponction de la vessie comme un moyen de traitement, et un moyen qui a été suivi de succès dans quelques cas. Il ne peut être vraiment conseillé, je le pense, que dans les cas où un cathétérisme pratiqué avec persévérance n'a pas été suivi de succès. L'indication est plus pressante s'il existe de nombreuses fistules et une grande inflammation du périnée. Croyant, comme je le sais, que les cas dans lesquels une bougie ne peut pas être introduite dans la vessie sont très-rares, je pense que l'emploi du trocart doit aussi en conséquence être exceptionnel.

Moyen d'action de la dilatation. — Ce mode de traitement, reconnu généralement comme pouvant s'appliquer au plus grand nombre des cas de rétrécissement, a fréquemment été un sujet de discussion entre les chirurgiens. Quelques-uns ont regardé l'action de l'instrument sur le rétrécissement comme purement mécanique; ils pensent que la sonde dilate ce conduit, dont les parois sont composées de matériaux extensibles, de la même façon qu'un gant étroit ou un chapeau trop petit peuvent être élargis, pour s'accommoder aux proportions de ceux qui les portent. D'autres ont attribué à la pression un certain pouvoir pour produire l'absorption, et, par conséquent, pour faire disparaître les matériaux organisés du rétrécisse-

---

sentait, en cas d'inflammation, un caractère d'alcalinité très-marqué et suffisant pour neutraliser l'acidité de l'urine normale. — Pour confirmer ces opinions, j'ajouterai que, dans beaucoup de cas d'urine alcaline, j'ai réussi à obtenir la sécrétion avec sa réaction acide normale, en administrant des préparations alcalines. Elles diminuaient l'inflammation de la muqueuse et rendaient l'urine moins acide au moment de sa sécrétion, et par conséquent moins irritante. En continuant l'usage des alcalis jusqu'à ce que l'inflammation ait diminué, j'ai obtenu parfois la réaction acide normale. » By G. Owen Rees, M. D. F. R. S., *On the Pathology and Treatment of Alkaline Conditions of the Urine.* (*Guy's Hospital Reports*, 3rd series, vol. I, 1855, p. 300, 301).

ment ; ceux-là repoussent l'idée de faire disparaître un rétrécissement permanent par l'action mécanique seule, comme insoutenable, ou du moins peu probable.

J'ai cherché longtemps pour obtenir au moyen de l'observation quelques indications sur le mode d'action de la dilatation, comme moyen de traitement des rétrécissements. Je crois qu'en observant attentivement certains phénomènes qui accompagnent son emploi, on peut obtenir quelque éclaircissement sur ce sujet et une ou deux idées utiles en pratique.

Le premier effet produit par le passage d'un instrument avec douceur à travers un rétrécissement étroit (nous parlons en général et non pas des cas exceptionnels), à travers un rétrécissement, par exemple, qui ne laisserait passer qu'un instrument du volume du n° 2 ou 3 [u⁰ˢ 7 à 9 de la filière française], sans beaucoup de douleur ni d'irritation, c'est une augmentation dans le volume du jet noté par le malade, à la première miction qui suit l'introduction de l'instrument. Mais quelques heures après, il observe que le jet est plus étroit qu'il ne l'était avant l'introduction de l'instrument : il peut même y avoir une rétention d'urine passagère. Plus tard le jet reprend peu à peu son volume et sa force primitive, et au bout d'un jour ou deux, présente souvent un léger degré d'augmentation comme résultat final du cathétérisme. L'augmentation est rarement aussi considérable, cependant, qu'elle l'était après la première miction succédant à l'opération.

Ce premier effet immédiat est dû sans aucun doute à l'action mécanique du corps dilatant sur le rétrécissement. Personne ne s'imaginera que l'absorption puisse se produire assez rapidement pour déterminer cet effet : sans aucun doute, il est purement mécanique. Le résultat que l'on observe ensuite, la diminution du jet, peut être regardé comme la conséquence d'une congestion passagère, combinée peut-être avec un peu de spasme venant du léger degré d'irritation occasionné nécessairement par l'introduction du corps étranger, phénomène que l'on pourra désigner par le terme de *réaction*. L'intensité de cette réaction correspondra, toutes choses égales d'ailleurs, avec le degré de pression exercée et la sensibilité de l'urèthre. Le troisième et dernier résultat, c'est l'augmentation graduelle du volume du jet d'urine qui indique la période de diminution de la réaction. Durant cette période, la congestion disparaît, et en même temps peut se produire parfois l'absorption d'une partie du dépôt qui forme le rétrécissement ; mais à cause de la tendance énergique que possèdent tous les rétrécissements à se reproduire, il n'est pas certain, après tout, que l'action de la bougie ait été plus que mécanique. La rapidité avec laquelle se suivent ces résultats et l'étendue de leur développement varient beaucoup, suivant les différents individus. C'est l'existence d'une sensibilité excessive de l'urèthre et sa disposition à présenter avec promptitude et force les phénomènes de réaction, qui constituent en bonne partie cette condition des rétrécissements connue fréquemment sous la dénomination de *rétrécissement irritable* ; une pareille irritabilité prolonge ou retarde les progrès de la cure pendant une période de temps proportionnelle à son intensité. C'est pendant la troisième période, celle qui succède à la réaction, que l'on obtient l'effet vital ou permanent, que l'on doit bien distinguer de l'effet purement mécanique ou transitoire. C'est alors que se montre le vrai bénéfice de l'emploi de la dilatation.

Ces observations, dont je garantis l'exactitude, fournissent l'explication du fait que l'on ne gagne rien à rapprocher outre mesure les séances; mais qu'au contraire on peut déterminer une irritation considérable en passant trop fréquemment l'instrument. En se rappelant que la nature essentielle du rétrécissement organique est un dépôt de matières organisées au dedans et autour de l'urèthre, suite d'inflammation, on devrait ériger en principe, dans le traitement, d'éviter de produire toute récidive de cette inflammation. On ne devrait jamais répéter le cathétérisme avant que ce que l'on a appelé la période de réaction ait cédé et que ses effets aient disparu. Si nous passons un instrument pendant cette période, nous augmentons ou prolongeons la réaction, sans obtenir le bénéfice durable de la période subséquente. Nous pouvons passer chaque jour des instruments ; mais si chaque fois cela se fait avant la disparition de la période de réaction, non-seulement nous n'avancerons pas, mais nous augmenterons probablement cette réaction, ou nous la convertirons en une véritable inflammation, et nous augmenterons ainsi un mal avec le même traitement qui, moins fréquemment employé, le combattrait efficacement. La règle immuable qui doit nous guider dans la dilatation, soit au sujet du point auquel elle doit être conduite, soit au sujet du temps exact que l'on doit laisser écouler entre chaque séance, c'est d'exercer une pression mécanique qui ne procure ni douleur ni malaise, et surtout aucun signe évident d'inflammation, et de ne jamais réappliquer l'instrument pendant la période de réaction, c'est-à-dire jusqu'à ce que toute excitation produite par le précédent cathétérisme ait complétement disparu. L'observation de ces indications nous conduira souvent, et le plus promptement possible, à un résultat heureux.

Partant de ce point de vue, nous pouvons comprendre comment il se fait que la dilatation faite rudement et trop rapidement, quoiqu'elle réussisse du moins en apparence pour un temps, augmente le mal que l'on désire combattre. Ainsi un malade atteint d'un rétrécissement confirmé et de longue date observe souvent que son mal a reparu avec la plus grande rapidité et la plus grande violence après chaque tentative successive de traitement. On verra probablement qu'en pareil cas, on a employé le cathéter avec force ou trop fréquemment, ou que l'on a usé avec trop d'énergie de quelque caustique. Toute application qui réussit à ouvrir le passage pour un temps, mais qui peut aussi déterminer une nouvelle inflammation, et par conséquent de nouveaux dépôts autour et dans l'intérieur du rétrécissement déjà existant, est destinée inévitablement à rendre le rétrécissement, dans une époque future, plus serré qu'auparavant.

Si la dilatation a été si peu estimée par certains médecins comme agent thérapeutique, cela est dû en bonne partie au mépris des lois énoncées ci-dessus. Et voilà pourquoi on a inventé des instruments compliqués, en nombre presque infini, pour opérer la dilatation forcée, et même la section des rétrécissements de l'urèthre. La construction de ces appareils semble être basée, pour la plupart, sur le fait que l'urèthre est un tube possédant surtout des propriétés simplement mécaniques, et que les rétrécissements doivent, en conséquence, être traités par l'application de puissances agissant simplement d'une façon mécanique. Si cependant on emploie la dilatation par degrés suffisamment rapprochés, et avec le soin tout particulier de ne pas produire d'irritation, ainsi, par exemple, en se servant des instruments les plus doux, le résultat sera généralement satisfaisant, non-seulement dans les cas légers, mais encore dans ceux qui présentent une gravité ordinaire. Mais si, en même temps que l'on dilate le rétrécissement, on l'enflamme sans nécessité, c'est à peine si l'on procure un soulagement passager au malade aux dépens d'une augmentation de son rétrécissement dans la suite. Employée de cette manière, la dilatation n'est certainement pas un bon moyen de guérir le rétrécissement.

Raisonnant d'après les symptômes observés, on pourrait peut-être en conclure que bon nombre de rétrécissements contiennent, au point de vue physiologique, deux éléments dans leur structure, ou un élément à deux différents degrés de développement (ce qui revient au même, au point de vue qui nous occupe); l'un de ces éléments est absorbable et pas l'autre. Le premier peut disparaître par l'action de la dilatation, mais non pas l'autre, qui est seulement capable d'une distension mécanique dont l'effet est passager. La proportion relative de ces deux éléments détermine le degré de succès auquel peut conduire la dilatation. Il est probable que les rétrécissements à leur début sont composés surtout de matériaux absorbables, tandis que, d'un autre côté, les progrès du temps produisent le tissu résistant, qui n'est que distendu passagèrement par la dilatation. Il est probable que, dans tous les cas, il reste une proportion plus ou moins considérable de tissu susceptible d'être résorbé, et que sa disparition au moyen de la dilatation produit un degré correspondant de soulagement. Lorsque ce mode de traitement ne réussit pas à procurer un certain avantage, comme par exemple dans les rétrécissements annulaires indurés de la partie antérieure de l'urèthre, bien connus pour leur contractilité bien marquée, il est probable que l'élément susceptible d'être résorbé n'existe que dans de petites proportions, et qu'une section est nécessaire pour amener un soulagement suffisant.

En résumant le sujet de la dilatation, nous dirons que, quoiqu'il existe peu de cas dans lesquels on ne puisse avec soin et persévérance franchir le rétrécissement, et par conséquent dans lesquels on ne puisse se servir de ce mode de traitement, il en existe sans doute quelques-uns dans lesquels ces effets sont si passagers, qu'on peut à peine les regarder comme une guérison. Ceci est actuellement un fait bien admis. Tous les chirurgiens qui ont une certaine expérience dans le traitement des rétrécissements ont rencontré des cas semblables. Le rétrécissement se reproduit et cela si rapidement, que pour maintenir le canal suffisamment large pour l'accomplissement de ses fonctions, on doit passer un instrument tous les deux jours, ou même plus souvent, et qu'ainsi le malade est soumis à un traitement perpétuel et assujetti à tous les désagréments qui en sont la conséquence.

Dans certains cas, l'urèthre est sensible à un tel point, que l'existence en devient misérable, à cause des douleurs que le patient a constamment à supporter. Dans ces cas, l'introduction des sondes, au lieu de produire aucun soulagement, augmente les douleurs et exagère les symptômes.

Aussi la question suivante se présente-t-elle inévitablement. Peut-on obtenir une amélioration durable dans de pareils cas, et, s'il en est ainsi, par quels moyens? L'examen de ces moyens me conduit tout naturellement aux chapitres suivants et, en les examinant, je commencerai par celui qui vient ensuite par ordre, c'est-à-dire par l'examen des moyens chimiques employés dans le traitement des rétrécissements.

CHAPITRE VII

DE L'EMPLOI DES AGENTS CHIMIQUES DANS LE TRAITEMENT DES RÉTRÉCISSEMENTS

Agents chimiques. — Leur emploi par les anciens chirurgiens. — Pratique d'Ambroise
  Paré. — Méthode de Wiseman dans l'usage des caustiques. — Dionis. — Hunter. —
  Home. — Whateley et la potasse fondue. — Méthode du docteur Arnott, — de Ducamp,
  — de M. B. Phillips, dans l'usage des caustiques. — Pratique de Leroy (d'Étiolles), —
  de M. Wade. — Difficulté pour arriver à des conclusions exactes sur les effets des caustiques. — Comparaison entre l'action des deux caustiques sur les muqueuses.

Il n'existe pas de meilleure preuve, s'il est nécessaire d'en donner, du fait que la dilatation n'est pas un remède complet et applicable à tous les cas, que les innombrables méthodes qui ont été recommandées par de grandes autorités pour suppléer à ce qu'elle a de défectueux. Ainsi, nous trouvons, dans les écrits des chirurgiens anciens, des mentions déjà très-anciennes sur les procédés qu'ils mettaient en usage lorsque des bougies de cire ou des sondes de plomb étaient insuffisantes pour franchir les obstacles qu'ils croyaient tenir à la présence de *caroncules* et de *carnosités*. On prati-quait des incisions, au niveau de la partie rétrécie, au moyen d'instruments passés au travers d'une canule, et l'on appliquait aussi, de la même façon, des escharotiques. Ceux-ci, fort nombreux et puissants, sont énumé-rés, et leur mode d'application est décrit en détail par plusieurs auteurs du xvie siècle, parmi lesquels nous citerons Alphonzo Ferri, Amatus Lusi-tanus, Andrea Lacuna, Philippus, Christophez de Vega et Francesco Diaz. Les trois premiers que nous venons de nommer semblent avoir été les plus anciens auteurs de monographies sur ce sujet, et c'est d'eux que nous apprenons que l'on se servait alors de bougies recouvertes d'un enduit con-tenant du vert-de-gris, du beurre d'antimoine, de la chaux vive, de l'ar-senic, de l'alun, du vitriol, etc., etc. (1). En l'année 1603, Mayerne (de France) opéra par incision Henri IV, et en fut réprimandé sévèrement

_____

(1) A. Ferrius, *De caruncula sive callo*, 1551, chap. ix. — Uffenbach, *Thesaurus chirur-giæ*. Francfort, 1610, p. 1015. — Amatus Lusitanus, *Curationum med. Cent. quat.* Venet., 1557, p. 537-542. — A. Lacuna, *Method cognosc. et extirp. excresc.* Romæ, 1551.

par la Faculté de médecine de Paris. Jean-Baptiste Loyseau (de Bordeaux), après cela, traita avec succès le royal patient au moyen des escharotiques, c'est-à-dire au moyen de bougies contenant de la sabine, ce qui lui valut le titre de chirurgien de Sa Majesté... Plus tard encore, dans ses *Œuvres*, Ambroise Paré fait les recommandations suivantes : « On pourra aussi user de quelques sondes propres pour tel effet, dedans lesquelles y aura un fil d'argent, et à l'extrémité d'iceluy une petite rondeur qui sera tranchante et cave vers le bout de la sonde, à fin qu'elle se joigne contre, pour la mettre sans violence dedans la verge, à l'endroit des carnosités : et lors on poussera ladite verge de contre la sonde, tant et si peu que l'on voudra : car l'ayant ainsi poussée, on la retire tant de fois qu'on veut. Ce faisant, on pince et comminue de ladite carnosité tant qu'il semble être bon pour une fois. Je te puis assurer que j'en ai fait de belles cures.

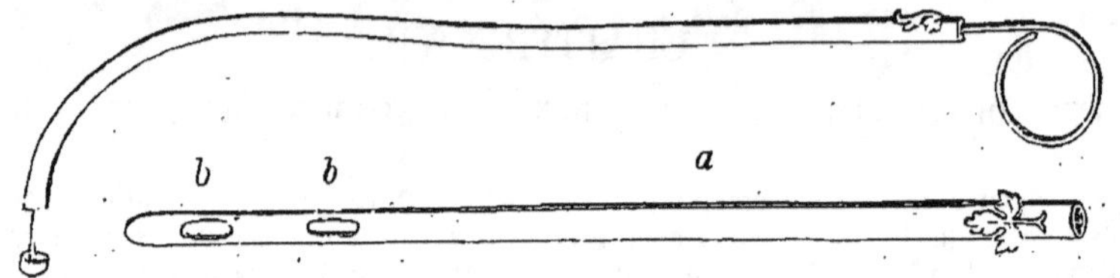

Fig. 45. — Sondes et canules propres à couper les carnosités (Ambr. Paré, t. II, p. 569).

» La cannule marquée (fig. 45) t'est semblablement utile pour tel effet. Son usage est tel : il la faut mettre en la verge, et ses ouvertures marquées *b b* servent pour couper et comminuer les carnosités, lorsqu'elles sont posées dedans, parce qu'elles sont tranchantes ; et alors on doit tourner la cannule, et comprimer des doigts l'endroit de la verge où sont les carnosités.

» Après faudra user de la poudre suivante, laquelle est prompte à consumer lesdites carnosités et excroissances de chair ès parties honteuses, tant à l'homme qu'à la femme, sans notable douleur :

> ℞ Herbæ sabinæ in umbra exsiccatæ, ℥ ij.
> Ochræ, antimon. tuthiæ præparat., ana ℈ß.
> Fiat pulvis subtilis, ut alcohol.

Il faut appliquer ladite poudre avec la susdite cannule, et avec une verge d'argent (qui sera de la proportion de la cavité de ladite cannule) au bout de laquelle tu auras lié une petite pièce de linge délié : et ladite cannule étant mise la fenêtre contre-mont, à fin que ladite poudre ne tombe au conduit de l'urine, tu addresseras ladite fenêtre sur la carnosité : car en poussant avec ladite verge, tu pousseras hors de ladite cannule la poudre : puis après tu retireras ladite cannule, ayant retourné la fenêtre de l'autre part de la carnosité, à fin de ne rapporter en ladite fenêtre la poudre : afin qu'elle demeure sur la carnosité le plus longtemps qu'il sera possible (1). »

Richard Wiseman, qui pratiquait à la fin du XVIIe siècle, et qui était chirurgien de Charles II, donne des instructions détaillées (tirées d'une longue carrière médicale) sur la composition et l'usage des bougies médi-

______

(1) Paré, *Œuvres*, chap. XXVII, édit. Malgaigne. Paris, 1840, t. II, p. 569.

camenteuses, pour l'extirpation des « caroncules et des carnosités » de l'urèthre ; il ajoute que dans les cas où ce traitement ne réussirait pas, « on pouvait passer une canule dans l'urèthre jusqu'à la tumeur, et pendant qu'on la maintenait solidement....., glisser dans son intérieur un grain de caustique, le pousser jusqu'au point malade, et juger de son action en faisant progresser la canule (1). »

Tout à fait au commencement du xviiie siècle, Dionis, dans son *Cours d'opérations de chirurgie* bien connu, donna les instructions suivantes sur l'application des caustiques aux rétrécissements qui ne pouvaient être franchis avec une bougie. Il appliquait le caustique à l'extrémité d'une bougie de cire, et l'introduisait jusqu'au rétrécissement, en le laissant quelques instants en ce point. Il disait que, par ce moyen, une petite portion du rétrécissement était détruite et rejetée au dehors. On devait répéter l'opération chaque jour, et continuer jusqu'à ce que le canal redevînt libre. Il avertissait aussi le chirurgien de ne pas trop se hâter, et de ne pas se servir de caustiques trop énergiques, qui détermineraient de l'inflammation et retarderaient la guérison. Après cela, il employait, pendant quelque temps, la dilatation, et l'application de liqueurs desséchantes, au moyen d'une bougie de plomb recouverte de vif-argent, afin de maintenir le passage ouvert jusqu'à ce qu'il fût entièrement cicatrisé (2).

A la fin du xviiie siècle, John Hunter appela l'attention sur l'usage des caustiques par ses écrits (3) et sa pratique. L'idée de cautériser les rétrécissements semble avoir été, chez lui, une idée originale. Après avoir essayé les effets du précipité rouge dans quelques cas, sans succès, il se décida à employer le nitrate d'argent, et, en exposant ses vues sur l'action de ce médicament, il commence par poser cet axiome, que, dans le cas où une bougie peut facilement passer, il n'est d'aucune utilité de se servir d'une autre méthode; mais que, dans le cas où le rétrécissement est trop serré pour en laisser passer une, ce qui, dit-il, « se présente très-rarement », ou n'est pas dans l'axe du canal, ou enfin dans lequel le canal est entièrement oblitéré, le caustique est d'une efficacité incontestable.

Son mode d'application était le suivant : Il passait d'abord une canule jusqu'au niveau du rétrécissement, et introduisait dans son intérieur un petit porte-crayon contenant un morceau de caustique, qu'il laissait au contact du rétrécissement pendant une minute, en répétant le même procédé tous les deux jours, s'il ne survenait aucun accident. Aussitôt que le rétrécissement laissait passer une bougie, le traitement consistait dans la dilatation (4). Il avoue que, lorsque le rétrécissement était long et irrégulier, il redoutait de continuer l'usage du caustique assez longtemps pour en venir à bout. Après une longue expérience, convaincu de la difficulté d'appliquer convenablement les caustiques aux rétrécissements situés au niveau de la

____

(1) Richard Wiseman, *Works*, publication posthume, 6e édition. London, 1734, vol. II, p. 413.

(2) Dionis, *Cours d'opérations de chirurgie*. Paris, 1708, p. 189.

(3) John Hunter, Œuvres, trad. Richelot. Paris, 1843, t. II, p. 313.

(4) John Hunter, Œuvres complètes : *Traité de la syphilis*, trad. Richelot. Paris, 1843, chap. II.

courbure sous-pubienne, Hunter abandonna la canule et se servit de ce que l'on a appelé plus tard une « bougie armée ». Elle consistait en une bougie de cire ordinaire, à l'extrémité de laquelle était fixé un petit morceau de nitrate d'argent; on passait rapidement la bougie jusqu'au rétrécissement, on la maintenait une minute environ contre ce point, avec une légère pression, puis on la retirait. Ce mode d'application semble être tout à fait semblable à celui de Dionis.

Plus tard, Sir Everard Home, qui était un élève de Hunter, non-seulement continua l'emploi de cet agent suivant les indications de son maître, mais étendit son application aux rétrécissements franchissables, en faisant un usage habituel des caustiques et en ne se servant qu'exceptionnellement de la dilatation simple, qu'il ne pensait convenir qu'aux cas légers et récents.

Au commencement de ce siècle, M. Whateley publia un petit ouvrage pour réclamer la supériorité de la potasse caustique sur le nitrate d'argent (1). Il déclare que « l'on ne doit se servir de caustiques d'aucune espèce, et dans aucune proportion, jusqu'à ce qu'une bougie un peu plus large que les bougies les plus fines ait pénétré à travers tous les rétrécissements jusque dans la vessie », de peur de causer une rétention d'urine. Il fait de ce procédé une condition indispensable à la réussite de l'opération, et il ajoute « que dans les cas les plus graves et dans les rétrécissements les plus étroits qu'il ait jamais rencontrés, il a presque toujours réussi, tôt ou tard, à pénétrer avec une bougie fine jusque dans la vessie ». Sa méthode est la suivante. Il choisit une bougie de plâtre, possédant une résistance suffisante pour ne pas se ramollir et se recourber dans l'urèthre, et d'un volume juste assez considérable pour pouvoir pénétrer dans le rétrécissement. Il passe cette bougie jusqu'au point rétréci, et fait une marque avec l'ongle à un centimètre environ de l'extrémité de la verge. Après l'avoir retirée, il traverse son extrémité avec une grosse épingle et place dans l'ouverture ainsi pratiquée un morceau de potasse caustique, frais et dur, plus petit que le volume d'une petite tête d'épingle, pour la première application; il l'enfonce un peu au-dessous du rebord du trou, presse autour de lui l'extrémité de la bougie, et remplit les vides avec du lard afin d'éviter la possibilité de la chute du caustique. Il recouvre d'huile l'instrument, et le passe doucement jusqu'au rétrécissement, en ayant soin de s'assurer qu'il est arrivé au point voulu en examinant la marque et ses rapports avec l'extrémité de la verge; il laisse la bougie en ce point pendant quelques secondes, puis l'enfonce doucement de 3 millimètres environ, la laisse de nouveau en ce point, et ainsi de suite avec la même douceur, jusqu'à ce qu'il ait franchi le rétrécissement. Lorsqu'il a terminé, il le conduit de nouveau deux ou trois fois doucement au travers du rétrécissement, puis il l'enlève. Le même procédé doit se répéter à intervalles d'une semaine, en augmentant le volume de la bougie suivant la dimension du rétrécissement, mais en ayant bien soin de passer toujours la bougie au travers du rétrécissement avant de l'armer, afin de s'assurer qu'elle passe bien. Jamais le morceau de potasse caustique ne doit dépasser en poids le douzième d'un grain ($0^{gr},005$).

(1) Whateley's, *Improved Method of treating Strictures in the Urethra*, etc. London, 1804.

Dans les cas très-rares où il ne pouvait pas réussir à passer une bougie fine jusque dans la vessie, M. Whateley avait l'habitude d'attacher une petite quantité de nitrate d'argent, une fraction d'un grain, à l'extrémité d'une bougie, et de l'appuyer contre le rétrécissement. Il préférait cet agent à la potasse caustique, qui, disait-il, ne devait être employée que si le premier ne réussissait pas, et alors en quantité excessivement peu considérable; il considérait ce caustique comme trop actif pour être employé sur une surface d'une étendue aussi limitée que la partie antérieure seulement d'un rétrécissement. Il semble aussi que ce soit lui qui ait le premier appliqué systématiquement un caustique à la face interne d'un rétrécissement, ce qu'il faisait en mettant d'abord un peu de colle à l'extrémité d'une bougie d'un très-petit volume, puis un peu de nitrate d'argent en poudre très-fine; après quoi on pouvait, disait-il, faire « facilement passer cette bougie au travers ou un peu au delà de rétrécissements fort étroits » (1). Plus tard le docteur Jas. Arnott a conseillé une semblable méthode un peu améliorée. Son mode opératoire était le suivant : Après s'être bien rendu compte de la situation et du calibre du rétrécissement, au moyen d'une « bougie-empreinte » de cire molle, il passait jusqu'à ce point une canule ayant son extrémité terminée et enveloppée par un bouton, qui était fixé à l'extrémité d'un stylet, à l'autre extrémité duquel était attaché un bourdonnet de charpie. Le stylet retiré, il introduisait la charpie pour absorber l'humidité, et après l'avoir enlevée, il passait une fine baguette métallique sur laquelle on avait fait adhérer par fusion une couche de caustique près de la pointe. La baguette était un peu plus fine au point où le caustique était fixé, de façon qu'après être revêtu du caustique, le volume de l'instrument fût égal dans toute son étendue, que la couche de caustique ne fît pas saillie en dehors de la surface de la baguette, et ne fût pas enlevée au moment de son introduction dans le rétrécissement (2).

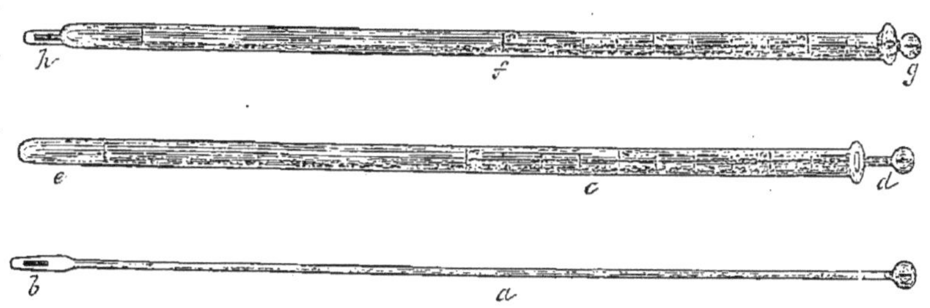

FIG. 46. — Porte-caustique de Ducamp (*).

En France, l'emploi des caustiques fut remis en honneur dans les temps modernes par Th. Ducamp, qui, dans un travail sur la *rétention d'urine*,

(1) Whateley, *Observations on Home's Treatment of Strictures*, etc. London, 1801, p. 68.

(2) Arnott, *A Treatise on Stricture of the Urethra*. London, 1819; 2ᵉ édit., 1840, p. 15.

(*) *a, b.* stylet d'argent intérieur, avec une cuvette en *b*; *c, c, d,* canule de gomme, avec les divisions du mètre; terminée en *c*, par une extrémité de platine, qui laisse passer en *h* la petite cuvette remplie de caustique; en *g*, ajutage d'argent qui pousse le stylet; en *d*, même ajutage non poussé.

publié en 1822 (1), fait l'éloge du traitement du docteur Arnott sans en connaître l'auteur et fait de légères additions de son invention. Plus tard Lallemand, Ségalas et autres ont imaginé de nombreuses modifications de ces instruments.

[Pour se servir du porte-caustique de Ségalas (fig. 47), on l'introduit fermé dans le canal de l'urèthre jusqu'à ce que sa grosse extrémité soit arrêtée par la coarctation; alors, maintenant la première canule immobile contre le rétrécissement, le chirurgien fait avancer la seconde avec le mandrin jusqu'à ce que la curette soit dans le rétrécissement : ce temps une fois accompli, le chirurgien démasque la curette, en faisant reculer la seconde canule. Avec le porte-caustique de Ségalas, il n'est pas possible de se tromper sur le siége du rétrécissement, et, par conséquent, la cautérisation ne peut porter sur des parties saines.]

Actuellement les caustiques ne sont pas fréquemment employés, et il est difficile de dire lequel d'entre eux est le plus en vogue. M. B. Phillips a dernièrement fait un grand éloge des propriétés curatives du nitrate d'argent. Mais il approuve seulement son introduction dans l'intérieur du rétrécissement et son application sur les parties malades, et réprouve son emploi sur la partie antérieure d'un rétrécissement infranchissable. Dans un pareil cas, il recommande de pratiquer une légère incision du rétrécissement dans l'urèthre, pour faciliter le passage du caustique. La méthode qu'il emploie est celle qui a été indiquée par Arnott et modifiée par

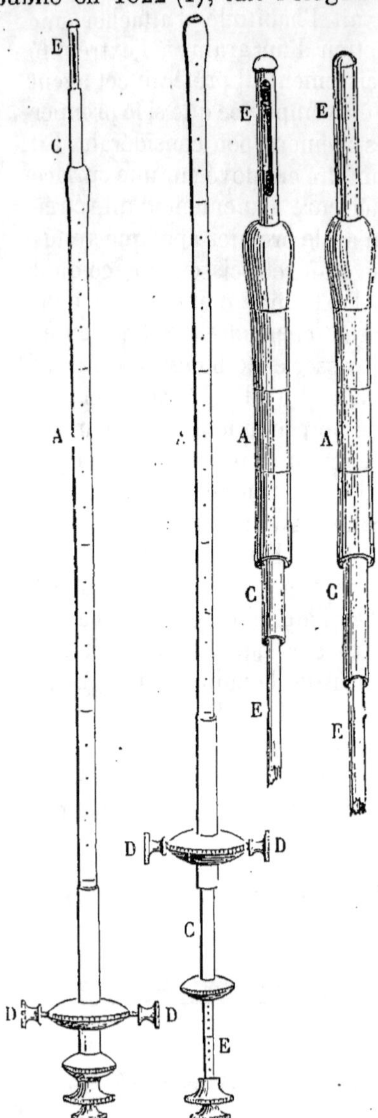

Fig. 47. — Porte-caustique de Ségalas (*).

(1) Théodore Ducamp, *Traité des rétentions d'urine*. Paris, 1822.

(*) Il se compose d'un mandrin recouvert de deux canules s'emboîtant l'une dans l'autre. La première canule A est graduée et renflée à son extrémité vésicale. La seconde canule C est semblable à celle de Lallemand. Le mandrin porte-caustique E E est semblable aussi, à quelques détails de structure près. Toutes les pièces de l'instrument traversent un disque muni de vis de pression D D, qui les maintiennent dans la position relative choisie par le chirurgien. Le porte-caustique de Ségalas peut être courbé; ce chirurgien a remplacé la chaîne à la Vaucanson par un faisceau de fils de platine goupillés par un bord et sans soudure.

Ducamp et Lallemand. L'instrument consiste en une canule et un fort stylet, dont l'extrémité est terminée par une petite capsule contenant un peu de nitrate solide qui a été coulé dans son intérieur. On le projette sur le point rétréci et on le fait tourner sur place en ayant soin de ne pas laisser le caustique au dehors de la canule plus d'une minute. Cet instrument, qui porte le nom de Lallemand, est assez connu pour ne pas nécessiter une description plus complète, une forme plus volumineuse étant d'un usage journalier pour des applications à la partie postérieure de l'urèthre dans d'autres maladies (fig. 48 et fig. 49). Mais les remarques suivantes de M. Phillips, sur l'usage des caustiques, sont importantes comme exprimant une opinion plus mûrie.

« Il était un temps où j'avais la conviction intime que les caustiques étaient les agents curatifs les plus sûrs dans le traitement des rétrécissements; une plus ample expérience m'a prouvé que cette conviction n'était pas bien fondée. Je crois que nous ne connaissons aucun moyen de guérir, d'une façon permanente, les cas de rétrécissement confirmé; mais je pense que le meilleur moyen que nous possédions est l'emploi de la dilatation pratiquée prudemment. Vous pouvez toujours, par ce moyen, rendre le canal libre, et quoiqu'il possède généralement une tendance à se resserrer de nouveau, l'introduction d'une bougie, pratiquée de temps à autre, peut empêcher cette disposition de se produire au point de procurer de graves inconvénients. Je suis persuadé que les guérisons que l'on a attribuées aux caustiques proviennent uniquement de la dilatation exercée par les bougies et les porte-caustique employés dans le traitement. Je crois que le bénéfice qui résulte de l'usage des caustiques n'est dû qu'à la modification de la sensibilité du canal, qui permet un usage des instruments de dilatation plus fréquent qu'auparavant (1). »

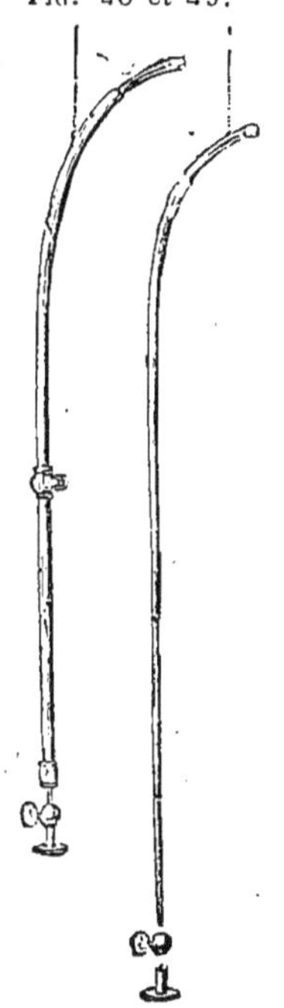

Fig. 48 et 49.

Fig. 48. — Mandrin de la sonde à cautériser de Lallemand.

Fig. 49. — Porte-caustique de Lallemand.

Quelques-uns des chirurgiens français modernes semblent avoir usé largement du nitrate d'argent. Leroy (d'Étiolles) a écrit en détail sur ce sujet, et décrit des méthodes particulières pour son emploi. Il exige aussi, pour s'en servir, que le rétrécissement puisse admettre un instrument; car il cherche à éviter avec soin tout contact entre les tissus sains et cet agent, qui, dit-il, en les enflammant, tendrait à convertir un rétrécissement court et simple en un autre plus long. Il désapprouve l'instrument de Lallemand, parce que la cuvette peut être retenue dans le rétrécissement par l'action spasmodique qui se produit autour d'elle, à la suite de l'irritation causée par le caustique, et parce qu'il est difficile de la retirer avant que tout le

____

(1) *Medical Gazette,* décembre 1843.

caustique soit dissous. Aussi emploie-t-il une canule ayant deux ou trois ouvertures latérales près de son extrémité, qui est formée par un renflement olivaire. Il choisit une canule d'un volume tel qu'elle puisse juste passer à travers le rétrécissement, et la fait pénétrer jusqu'au niveau de la région prostatique, puis, retirant cette canule, il se rend compte de la situation exacte du rétrécissement au moyen de l'extrémité renflée, et s'arrête là. Il passe alors un peu de nitrate d'argent attaché à un stylet flexible et cautérise les portions exposées au niveau des ouvertures en faisant tourner le stylet. Quand on est obligé de se servir de petits instruments, le stylet ne porte nécessairement qu'une petite quantité de caustique. Aussi recommande-t-il, dans ces cas-là, de préparer deux ou trois stylets prêts à être passés successivement dans la canule, puis de la retirer ensuite doucement. Il distingue sa méthode en ces termes : *cautérisation latérale rétrograde.*

Le plus petit volume que l'on puisse donner à son instrument est celui du n° 3 (n° 9 de la filière française), de telle sorte que s'il est nécessaire de se servir des caustiques dans un cas de rétrécissement très-droit, il est préférable de se servir de la méthode très-simple du docteur Arnott. Mais il est juste d'ajouter que les médecins français réprouvent presque universellement, actuellement, l'usage des caustiques (fig. 50).

M. Wade surtout s'est servi, dans ces derniers temps, de la potasse caustique, et s'est prononcé très-fortement en sa faveur. Il l'applique d'après la manière recommandée par Whateley, que nous avons déjà décrite en détail, mais en quantité plus considérable, variant, suivant les circonstances, d'un huitième de grain à un grain (de 8 milligrammes à 6 centigrammes), et le plus fréquemment il se sert d'un sixième de grain

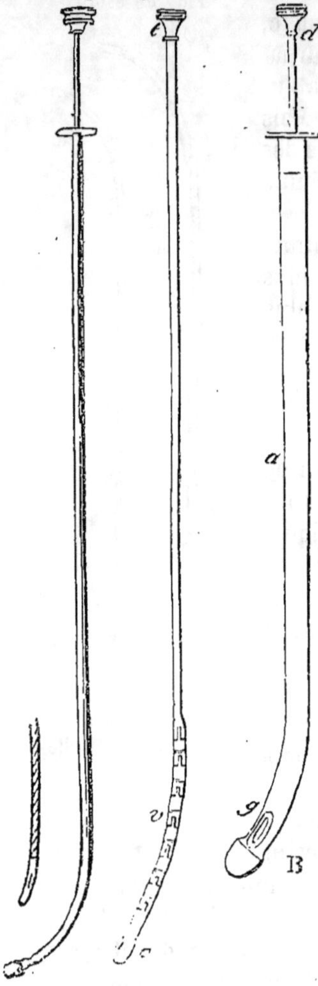

FIG. 50. — Porte-caustique rétrograde de Leroy (d'Étiolles) (*).

environ (1 centigramme). Il la regarde comme un remède à presque toutes les variétés de rétrécissements, excepté ceux qui sont légers, et il hésite à employer tout autre traitement dans les cas de rétrécissement infranchissable, à moins qu'il n'échoue après plusieurs essais. Dans les cas où il existe une très-grande irritabilité de l'urèthre et dans lesquels se mani-

(*) B, demi-olive ou demi-sphère terminant le porte-caustique ; *g*, ouverture à travers laquelle agit le caustique ; *c*, cuvette latérale contenant le caustique ; *v*, chaîne à la Vaucanson supportant la cuvette.

feste une tendance très-marquée à la rétraction, il recommande la potasse caustique comme tout particulièrement indiquée.

M. Henry Smith a écrit en faveur de son emploi dans quelques cas, comme un adjuvant à la dilatation, mais il réduit la valeur de ce traitement à des proportions beaucoup plus modestes, son mode d'application restant le même. Il réserve ce caustique, d'abord pour les cas dans lesquels il ne réussit à passer aucun instrument; il l'applique alors à la partie antérieure du rétrécissement, en ayant bien soin que ce ne soit pas sur une fausse route, l'application du caustique sur ce point, au lieu du rétrécissement, pouvant amener de graves accidents ; et c'est, ajoute-t-il, « un accident qui peut très-bien arriver » (1). En second lieu, il l'applique dans certains cas où il a réussi à franchir le rétrécissement, mais dans lesquels « la dilatation ne peut pas être continuée avec satisfaction ni certitude », ainsi que dans certains cas de « rétrécissements anciens compliqués de fistules et d'induration concomitantes des parties avoisinantes ». Cependant, dans la majorité de ces derniers cas, il ne préconise pas l'usage du caustique, croyant que « l'incision, et cela seulement, peut être un remède vraiment efficace ». Son plaidoyer semble se résumer en quelque sorte dans ce qu'il dit dans le dernier paragraphe sur ce sujet. « Avant tout », écrit M. Smith, « il est nécessaire de se souvenir que les caustiques, et la potasse caustique en particulier, ne doivent être employés qu'avec une *extrême prudence*, soit dans ce qui regarde leur application, soit dans le choix des cas où il est nécessaire de les employer. »

En dehors de ces méthodes d'appliquer les caustiques à un rétrécissement, il n'y en a pas d'autres importantes. Toutes peuvent se placer dans une des deux catégories suivantes : Ou bien un petit instrument contenant le caustique est introduit dans le rétrécissement, qui généralement n'est pas alors bien étroit; ou bien une petite portion de cette substance est portée jusqu'à la face antérieure du rétrécissement et maintenue contre elle.

En considérant les avantages de ces deux méthodes, il est bien évident qu'il est fort difficile d'obtenir les résultats nécessaires pour nous permettre de nous former une opinion sur leur valeur respective. Comme nous n'avons aucun moyen de nous assurer *de visu* des effets du caustique sur le point auquel il est appliqué, et comme il est difficile, si ce n'est presque impossible, d'indiquer sûrement ce point avant de faire l'application, ou, après l'application, de dire positivement quelle étendue on lui a donnée, et comme, de plus, son usage comprend aussi celui de la dilatation, qui est un agent de la plus grande valeur dans le traitement des rétrécissements, ainsi que nous l'avons déjà vu; pour toutes ces raisons, les conclusions que l'on peut tirer sur la valeur de ce traitement (à moins que l'on n'ait l'occasion de faire des recherches comparatives étendues) sont excessivement trompeuses. Il n'y a rien de plus facile que de faire des tables statistiques, d'après les journaux ou d'autres publications, basées sur des cas traités par différents opérateurs sur des principes différents, chacun

______

(1) Wade, *Stricture of the Urethra. Nature and Treatment of Pathology.* London, 1857, p. 129, 134, 154.

rapportant des cas dans le but de faire valoir exclusivement sa méthode, quelle qu'elle soit. De pareilles données sont quelquefois trompeuses, non pas tant à cause de la présence d'erreurs intentionnelles dans les observations, que par suite d'une certaine prédilection ou d'une certaine faveur accordée par l'auteur à un mode de traitement particulier qu'il a adopté. La seule manière de s'assurer de ce que sont les véritables résultats du traitement, c'est d'avoir des occasions nombreuses de pratiquer systématiquement deux ou trois méthodes, ces recherches étant conduites par des personnes impartiales, qui désirent apporter la même dextérité dans l'une que dans l'autre de ces opérations. Car il est évident que si un opérateur suit seulement la méthode des cautérisations et un autre la dilatation, la différence dans les résultats peut être due en bonne partie à une dextérité inégale entre les deux opérateurs.

Cependant il n'est guère possible à un homme d'établir à lui seul cette comparaison, et il ne lui est pas possible d'obtenir, excepté au moyen de quelque combinaison, les résultats nécessaires dans ce but. Toute autre manière de poursuivre cette recherche, moins étendue et moins sûre, ne conduirait pas à des résultats précis, et serait plutôt mauvaise qu'utile. Cependant des aveux pareils à ceux que M. Philipps a faits si naturellement (voy. p. 206) sont d'une grande valeur, et peut-être est-il impossible, dans de pareilles circonstances, d'obtenir sur ce sujet des informations auxquelles on puisse accorder une plus grande confiance.

C'est pourquoi, en l'absence de pareilles données, il est bon de chercher par quelque moyen les effets des agents employés comme caustiques, spécialement sur les muqueuses. C'est dans ce but que j'ai été conduit à faire des expériences comparatives sur l'action respective du nitrate d'argent et de la potasse caustique sur d'autres points de la muqueuse où l'on puisse facilement suivre les résultats *de visu;* et quoique ces expériences ne possèdent peut-être pas une grande valeur, cependant elles contribueront, je le crois, au progrès de nos connaissances sur les effets de ces substances, et donneront par analogie un aperçu de leur mode d'action lorsqu'elles sont appliquées sur quelques points de la même membrane placés en dehors du champ de la vision.

Le nitrate d'argent et la potasse caustique diffèrent essentiellement, nonseulement dans leur composition, mais encore, comme on le sait bien, dans l'intensité de leur action sur les tissus organisés; cette action possédant pour le premier un caractère chimique, et pour le second un caractère vital. Laissez un morceau de nitrate d'argent solide appliqué pendant vingt ou trente secondes contre une muqueuse située dans un point où ses effets puissent être observés (la face interne des joues à 3 centimètres de la lèvre est une bonne place pour cette expérience). Immédiatement, au moment où l'on enlève le caustique, on aperçoit une tache blanche causée par la coagulation des substances albumineuses en contact avec le nitrate. Cette tache, simple pellicule au début, s'épaissit évidemment, et devient plus blanche pendant deux ou trois minutes, comme par imbibition du sel en solution, causée par la présence de l'humidité. A la partie inférieure, la tache s'étend en suivant les effets de la pesanteur. Le point cautérisé est sensiblement plus élevé que les surfaces environnantes. Sur le moment, le malade ne ressent aucune douleur. En moins de dix minutes, la surface a acquis une couleur d'un gris pâle, et, au bout d'une heure ou deux, il est évident que la partie saillante est constituée par une mince couche d'épithélium, détachée de la muqueuse avec une petite quantité de liquide au-dessous. Un très-léger picotement peut avoir été, oui ou non, ressenti par le malade. Au bout de vingt-quatre heures, la pellicule mortifiée commence à disparaître, et au-dessous on aperçoit une surface blanchâtre, entourée d'un bord rouge, qui est évidemment une petite plaie recouverte de granulations. Au bout de quarante-huit heures, la pellicule a complétement disparu, la plaie a diminué; elle est légèrement déprimée. Au bout de soixante-douze heures, la plaie est réduite à un point ; la même dépression persiste, et de légères lignes rayonnantes, convergeant vers le centre, indiquent un certain degré de rétraction autour de la plaie. On observe encore des traces de cette dernière apparence six jours après l'application du caustique.

La potasse caustique, d'après M. Whateley, ne devrait pas être employée en quantité dépassant le douzième d'un grain (5 milligrammes). Ceux qui n'ont aucune expérience sur la puissance de son action ont bien souvent remarqué que l'application de quantités aussi peu considérables doit être tout à fait inappréciable, et que tous les bons effets de ce traitement sont dus à la dilatation que l'on pratique en même temps. Ceci n'est pas nécessairement vrai. Rien n'est plus facile cependant que de déterminer pratiquement la question de la même façon que pour le premier agent. Prenez un morceau de potasse caustique, frais et dur, et pesez-en un grain. Plusieurs personnes seront surprises de voir quelle proportion considérable cela doit être, si l'on considère la puissance de cette substance. Coupez-le en fragments, et choisissez-en un qui pèse un douzième de grain (5 milligrammes). Armez une bougie avec cette substance, et appliquez-la pendant trente secondes sur la muqueuse de la joue avec un certain degré de pression. On ressentira immédiatement une vive brûlure, et au moment où l'on enlève l'instrument, on aperçoit un espace blanc, plutôt plus large que le morceau de potasse dont on se sert, et la douleur cesse. Ce point devient noir peu à peu, et est en entier de cette couleur au bout de trois ou quatre minutes. On aperçoit un petit exsudat sanguin sous l'épithélium, autour du point ulcéré, tandis que l'espace noir, augmentant de dimension, est devenu du volume environ d'un pois. En examinant la bougie, on trouve que le tiers à peine de la potasse est dissous. Une heure après, une eschare grisâtre se remarque au point que nous venons d'indiquer, et la muqueuse qui l'entoure est gonflée et rouge. Vingt-quatre heures après, l'eschare est plutôt plus large qu'une heure après l'opération ; elle est d'une couleur jaunâtre, et il existe, à son centre, un petit trou assez profond, indiquant le point où le caustique a agi le plus énergiquement. Les parties environnantes sont encore un peu enflammées et ramollies. Quarante-huit heures après, l'eschare reste telle qu'elle était précédemment, mais plus déprimée au-dessous du niveau des tissus environnants : l'inflammation a disparu. Soixante-douze heures après, l'eschare s'est éliminée par degrés, la dépression est plus marquée ; il existe une cavité d'un millimètre et demi environ de profondeur. Les bords sont encore épaissis, mais non ramollis. Cinq jours plus tard, la cavité se resserre sur les côtés, mais reste aussi profonde qu'auparavant, et il existe un léger épaississement des bords. Sept jours après, la cavité diminue, ses bords sont encore un peu élevés au-dessus de la surface environnante. Quinze jours après, la dépression est encore très-visible, de même que l'épaississement des parties environnantes, quoique moins évidente que précédemment. J'avoue que je ne m'attendais pas à un résultat aussi actif et aussi durable de la part d'un morceau de potasse caustique qui ne pesait certainement pas plus que la trente-sixième partie d'un grain (1 milligramme environ). Ces observations ont été recueillies avec soin et résultent dans les deux cas d'expériences répétées.

Il y a un point sur lequel presque tous les observateurs sont d'accord, c'est que le nitrate d'argent n'a pas une puissance suffisante pour détruire un rétrécissement long et étroit ; et s'il est prouvé que la potasse caustique est suffisamment active pour un pareil but, je crois que peu de chirurgiens oseraient entreprendre raisonnablement de donner une preuve pratique de sa puissance. Il n'y a pas d'hésitation à caractériser ce procédé de dangereux et peu pratique à l'extrême.

Comme preuve de cette assertion, il ne faut pas oublier que ses plus chauds partisans n'hésitent pas à émettre leur opinion sur son inutilité, pour ne pas dire plus en pareil cas. J'ai déjà mentionné l'opinion de Hunter (p. 202). Home, qui s'est servi des caustiques plus souvent, plus énergiquement et avec plus de constance que personne, dit que « certains cas demandent une plus grande persévérance de la part du chirurgien et une plus grande soumission de la part du malade, pour amener la guérison qu'on n'en trouve généralement ». Il dit ensuite qu'il a eu connaissance de 12 cas qui n'ont pas été guéris par les caustiques, et renvoie à un chapitre du second volume de son ouvrage pour un examen plus détaillé de ces cas dans lesquels « le malade refusa de continuer ce mode de traitement », et il finit « en regrettant que nous ne possédions pas un caustique plus actif », puisque « dans les cas où le rétrécissement devient ligamenteux ou presque cartilagineux, la pierre infernale *agit moins énergiquement sur le rétrécissement qu'on ne pourrait le penser d'après une opinion préconçue sur ce sujet* » (1).

Peut-il y avoir une réfutation plus complète que ces paroles, de l'idée que le nitrate d'argent est un remède contre les formes les plus graves de rétrécissement ? Mais revenons, pour un moment, aux cas dans lesquels le manque de persévérance de la part du malade a été si malheureux pour lui et si désappointant pour l'opérateur. L'histoire du dernier cas, rapporté en détail, se termine par l'information donnée par l'auteur que, pendant six ans, on lui passa 486 fois le caustique, après quoi le malade se trouva débarrassé des rechutes du mal, mais fut *obligé de se passer chaque jour une*

(1) *Stricture of the Urethra*, vol. I, p. 524.

bougie, et de la laisser une demi-heure dans l'urèthre, pour maintenir le canal dans un état de tranquillité (1). On trouve d'autres exemples semblables, démontrant le peu d'influence du nitrate d'argent sur les rétrécissements opiniâtres ; nous n'avons aucun besoin de les mentionner ici. Mais je ne peux résister à l'envie de revenir au chapitre sur *.les rétrécissements difficiles traités.par la persévérance*, dans lequel on rappelle, sous forme d'observation, un cas dans lequel « on mit vingt-deux ans à guérir un rétrécissement ». Dans le chapitre suivant, on parle d'un cas dans lequel le malade reçut les soins de sir E. Home, en l'année 1800, et auquel on appliqua 222 fois le caustique pendant les dix-huit mois qui suivirent. Après cela il continua à être en traitement, à diverses époques, chaque année, jusqu'en 1815, le 8 mai, jour où une bougie pénétra pour la première fois dans la vessie, après 1258 applications de caustique ! Ces cas, il faut bien le savoir, sont tirés de ceux qui ont été suivis de succès.

Sir Charles Bell, qui approuvait l'usage des caustiques, estimait qu'ils ne convenaient point aux rétrécissements « de plus d'un centimètre de long ».

Sir B. Brodie et M. Guthrie exprimèrent aussi de pareilles opinions, et se servirent rarement de caustiques dans leur pratique.

Depuis la publication de la seconde édition de cet ouvrage, l'usage des caustiques n'a pas, du moins autant que j'ai pu le savoir, acquis la faveur des praticiens. D'autre part, je n'ai rien à dire en leur faveur, d'après ma propre expérience sur les résultats obtenus par d'autres chirurgiens, dans quelques cas traités par cette méthode. En même temps je dois mentionner le fait qu'un ou deux auteurs, dont on doit accueillir l'opinion avec respect et attention, ont quelque peu parlé en faveur du traitement par la potasse caustique dans ces derniers temps. Cependant je ne peux que corroborer ici l'opinion que j'ai exprimée précédemment sur l'infériorité du traitement par les caustiques sur les autres moyens de traitement, et je n'ajouterai rien de plus aux indications détaillées sur l'emploi de ces caustiques, que j'étais obligé de mentionner dans un traité de cette nature, si ce n'est l'expression de mon opinion en ces termes : Je considère l'application du nitrate d'argent ou de la potasse caustique à un rétrécissement franchissable de l'urèthre comme inutile en tant que moyen de guérison, puisqu'il existe d'autres meilleures méthodes de traitement en pareils cas, et l'imperméabilité, ou ce que l'on désigne ainsi, est une condition que l'on doit toujours vaincre par l'usage attentif d'instruments ordinaires et qu'il faut bien se garder d'attaquer par des agents caustiques ou escharotiques.

(1) *Stricture of the Urethra*, vol. II, p. 113.

CHAPITRE VIII

TRAITEMENT DES RÉTRÉCISSEMENTS PAR LES INCISIONS INTERNES

Du traitement des rétrécissements par l'incision. — Deux méthodes : incisions interne et externe. — Pratique des anciens chirurgiens. — Histoire des nombreuses variétés d'instruments mis en usage. — 1° Instruments coupant d'avant en arrière. — Méthode employée pour les rétrécissements situés en avant des bourses. — 2° Instruments coupant d'arrière en avant. — Différentes méthodes et divers instruments. — Excision du rétrécissement. — Rétrécissement de l'orifice de l'urèthre. — Divers modes de traitement. — Indications pour l'emploi des incisions intra-uréthrales.

Nous arrivons à la troisième méthode de traitement, c'est-à-dire à la section du rétrécissement par le moyen des instruments tranchants.

Cette opération se pratique de deux façons tout à fait distinctes l'une de l'autre, soit au moyen d'incisions pratiquées dans l'intérieur du canal, soit au moyen d'incisions commençant à l'extérieur, habituellement au périnée, et portées jusque dans l'urèthre, au travers des portions rétrécies. La première, ou l'uréthrotomie interne, fera le sujet de ce chapitre.

DES INCISIONS INTERNES. — Il n'est pas surprenant de trouver cette méthode mise en pratique à une époque déjà fort ancienne de l'histoire du traitement des rétrécissements ; car l'idée de sectionner l'obstacle doit s'être présentée fréquemment à l'esprit des chirurgiens, trompés dans leurs efforts pour le franchir au moyen d'une simple bougie.

Nous avons déjà noté la pratique de Diaz, de Vega, de Paré et autres, aux XVIe et XVIIe siècles, lesquels combinaient fréquemment les incisions avec l'usage des caustiques. Chopart parle de l'incision dans l'intérieur de l'urèthre, comme convenant aux cas très-rares de rétrécissements infranchissables, qui ne sont pas situés trop profondément, et cite Allies (*Traité des maladies de l'urèthre*, Paris, 1755, p. 73), qui raconte avoir réussi à traverser avec un trocart et une canule un rétrécissement situé au niveau du gland (1). Le docteur Physick, de Philadelphie, employa avec succès un stylet en forme de lame, qu'il faisait saillir d'une canule d'argent d'abord en l'année 1795, et plus tard dans divers cas. Les deux instruments dont il se servait, l'un droit et l'autre recourbé, sont représentés dans les *Eléments of Surgery* du docteur Dorsey (2). John Bell recommande, dans un cas de rétrécissement long et opiniâtre, compliqué de fistules périnéales, de traverser l'obstacle avec un trocart terminé en pointe placé dans une canule (3). Sir Charles Bell décrit un instrument pour sectionner le rétrécissement d'arrière en avant après l'avoir franchi (4). Dœrner et Dzondi, en Allemagne, se sont servis, au commencement de ce siècle, d'un couteau en forme de lancette, caché dans un tube pour le même usage.

Plus tard, M. Mac Ghie, de Dumfries, publiait un article recommandant

---

(1) Chopart, *Traité des maladies des voies urinaires*. Paris, 1821, vol. II, p. 327, 328.
(2) Dorsey, 3e édition. Philadelphie, 1823, p. 155, 170, planche XIX.
(3) John Bell, *Principles of Surgery*, vol. II, p. 250. London, 1806.
(4) Charles Bell, *Operat. Surgery*, vol. I, p. 117. London, 1807.

une méthode qu'il avait inventée lui-même, et qui consistait à passer une tige métallique à travers le rétrécissement dans l'intérieur d'une canule introduite au préalable. L'extrémité de cette tige était libre dans une étendue de 2 centimètres et demi, pour entrer dans la portion rétrécie.; au-dessous d'elle, était vissé un petit instrument que l'on devait pousser au travers du rétrécissement. Des gravures de cet appareil sont jointes à son mémoire (1).

En 1827, M. Stafford fit voir à la *Westminster Medical Society* deux instruments qu'il avait construits, l'un pour sectionner, d'avant en arrière, des rétrécissements infranchissables, en projetant une lame de lancette. L'autre devait donner plus de sécurité à l'opération dans les cas où une sonde, quoique étroite, pouvait franchir le rétrécissement. « Dans ces cas il introduisait une petite tige jusque dans la vessie, et sur cette tige comme conducteur, il introduisait un tube creux avec une extrémité ouverte pour recevoir la tige légèrement recourbée. Cet instrument était alors passé jusqu'au niveau du rétrécissement, et une petite lancette était faite de manière à se projeter de chaque côté de son extrémité, afin de sectionner le rétrécissement, tout en étant maintenue par le conducteur dans l'intérieur du canal (2). »

Plus tard M. Stafford, en 1836, publia un petit ouvrage dans lequel il ajouta la description d'un troisième instrument pour sectionner le rétrécissement d'arrière en avant, en retirant l'instrument (3).

Ces instruments sont bientôt devenus la base d'un grand nombre de modifications en Angleterre ; mais cette méthode a été pratiquée bien plus fréquemment en France, où l'on a imaginé diverses formes d'uréthrotomes, les uns droits, les autres courbes, les uns incisant sur le côté, d'autres par la pointe, au moment où l'on pousse la lame en avant ; d'autres au moment où l'on retire cette lame ; d'autres enfin, présentant une action plus limitée, sont décrits sous le nom de scarificateurs.

Tous peuvent appartenir à l'une des deux catégories suivantes. Dans la première, la section est pratiquée en poussant la lame dans le fond du canal, que l'instrument possède ou non un conducteur métallique placé d'avance dans le rétrécissement que l'on doit sectionner. *C'est l'incision d'avant en arrière.* Dans la deuxième catégorie, une partie de l'instrument contenant une petite lame cachée est d'abord portée au delà du rétrécissement, puis l'opérateur sectionne le rétrécissement en faisant saillir la lame, et en la retirant à soi dans toute l'étendue de la portion rétrécie. *C'est l'incision d'arrière en avant.*

INSTRUMENTS PRATIQUANT LA SECTION D'AVANT EN ARRIÈRE. — Une objection, que méritent jusqu'à un certain point la plupart de ces instruments, c'est que l'opérateur n'a aucun moyen de juger facilement combien et jusqu'où

---

(1) M. Mac Ghie, *Edinburgh Medical and Surgical Journal*, juin 1823, volume XIX, p. 361 et suiv.

(2) *Report of Medical Society of Westminster* (Lancet, 8 décembre 1827, vol. XIII).

(3) Stafford, *On perforation and division of permanent Stricture of the Urethra*, etc. London, 1836.

il coupe. Il est vrai que l'on a fait subir tant d'améliorations à quelques-uns d'entre eux, qu'il est possible de déterminer avec un degré assez considérable de précision l'étendue de l'incision. Pour d'autres, ce n'est point le cas. Ainsi les essais tentés pour perforer un rétrécissement infranchissable, en poussant en avant une lame effilée, sans conducteur préalable, seront toujours hasardeux; ils le seront surtout à un haut degré dans la portion recourbée de l'urèthre, car quelles que soient les précautions prises par l'opérateur, il est facile de pousser la lame en dehors du canal dans les tissus environnants, et il peut en résulter de très-graves accidents. Voilà pourquoi je me sens obligé de déconseiller l'usage de tous les instruments courbes construits sur ce principe, et s'il est jamais nécessaire d'appliquer un instrument pareil sans conducteur (ce que je n'ai jamais eu l'occasion de faire), son emploi doit être restreint à la portion de l'urèthre qui est tout à fait mobile et où l'on peut contrôler quelque peu la direction de l'instrument à l'aide de la main qui n'est pas employée à le faire mouvoir. Il est moins dangereux, comme nous le verrons bientôt, de diviser le périnée, et de pratiquer l'incision à partir de l'extérieur, en donnant ainsi un libre cours aux liquides irritants de toute nature, que de léser au hasard l'urèthre à partir du dedans, au niveau ou en arrière du bulbe, comme nous courons grand risque de le faire en opérant à 15 centimètres du méat externe, créant ainsi un passage pour ces liquides jusque dans les cavités du tissu érectile et les autres organes avoisinants.

Pour la section des rétrécissements du canal siégeant dans la partie mobile de l'urèthre, un instrument de cette nature peut s'employer depuis l'intérieur du canal pour remédier aux cas rares dans lesquels une pareille division est indiquée. Cependant, dans la grande majorité des cas, quelque étroit que soit le rétrécissement, on peut pratiquer un léger degré de dilatation, et introduire un instrument sur un conducteur très-fin, ce qui est beaucoup plus sûr; aussi ne doit-on négliger aucun moyen pour arriver à ce but. Si cependant l'opérateur échoue après des tentatives répétées, une incision d'une étendue limitée peut être pratiquée sur sa face ou partie antérieure, qui, comme l'a fait remarquer M. Guthrie, est celle qui présente le plus de résistance, surtout si l'on a déjà employé un traitement antérieur pendant longtemps. Cette incision est pratiquée dans l'espoir et le désir de passer une petite sonde; auquel cas l'opération peut se compléter au moyen d'un instrument coupant d'arrière en avant, ou au moyen de la dilatation seule, suivant les circonstances. — L'incision préliminaire demande un instrument semblable à celui qui a été décrit sous le nom de stylet droit en forme de lance, de Stafford. On le passe jusqu'au rétrécissement, puis maintenant solidement la verge de la main gauche, on fait saillir la lame dans la direction du canal. Il n'est pas possible de dire grand' chose en faveur de l'adoption d'une pareille méthode, et des chances de succès qu'elle procure, tant est grande l'incertitude qui règne en pratiquant la section sans aucune espèce de guide, et tant on a de puissance pour vaincre les rétrécissements les plus étroits avec un instrument plus délicat et de patients efforts.

Lá dilatation étant portée jusqu'à un certain point, on peut faire précéder la lame d'un conducteur étroit. J'ai employé, dans de pareils cas, un instrument construit de façon à empêcher la lame de quitter l'urèthre (fig. 51).

Il existe un conducteur a, que l'on peut faire saillir en dehors de la canule dont il fait partie, et une rigole le long de laquelle se meut la lame. L'extrémité de l'instrument constitue une portion séparée qui se visse solidement sur la canule. Elle doit être faite d'acier, et non pas d'argent, comme le reste de la canule, parce que, dans ce dernier cas, elle ne pourrait pas présenter un volume aussi peu considérable que les nᵒˢ 1 ou 2 [nᵒˢ 5 à 8 de la filière française], sans être trop flexible, et devenir ainsi capable de se recourber assez pour empêcher le libre passage de la lame. En acier, on peut en faire du nᵒ 2 [nᵒ 8 de la filière française], se terminant en pointe du volume du nᵒ 1 [nᵒ 5 de la filière française]. L'étendue dont la lame fait saillie est réglée exactement au moyen d'un anneau vissé au manche de l'instrument. Après avoir réglé cette saillie à volonté, l'opérateur passe le conducteur au travers du rétrécissement, puis presse sur la poignée de l'instrument, ce qui force la lame à sortir de l'instrument de la distance voulue, et à couper en profondeur environ 2 millimètres et demi de chaque côté du conducteur. Il retire ensuite la lame dans la canule au moyen d'un ressort pratiqué dans la poignée, au moment où il cesse la pression. Cependant, avant de faire l'incision, la portion rétrécie doit être fixée entre les doigts et le pouce de la main gauche, afin de maintenir les organes appliqués intimement contre l'instrument tranchant, de façon

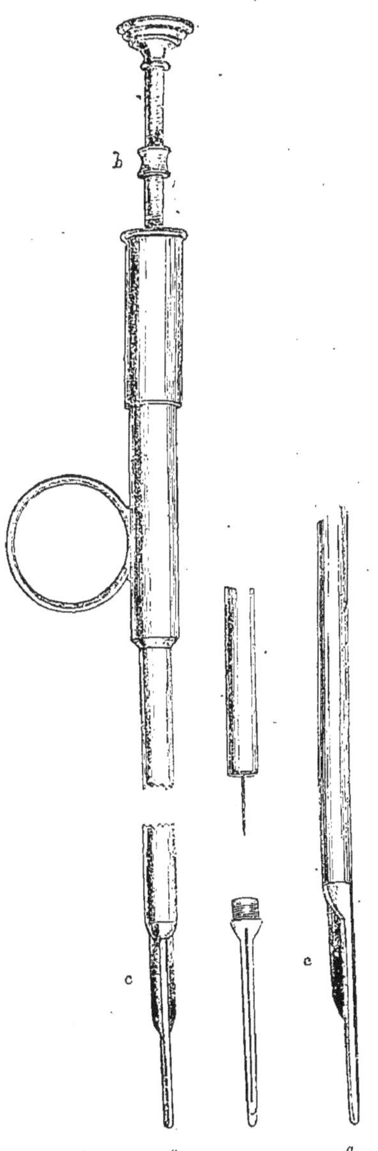

FIG. 51.— Instruments de section avec un conducteur (*).

FIG. 52. — *Idem*, pour les sections latérales (**).

(*) a, le conducteur; b, anneau sur la poignée réglant la distance à laquelle on projette la lame; c, la lame d, vue de profil, du même instrument, extrémité métallique détachée laissant voir la fente.

(**) a, le conducteur; c, la lame.

qu'ils ne soient pas repoussés plutôt que sectionnés par la lame saillante. Si l'incision, pratiquée ainsi, est insuffisante, on peut introduire au travers du rétrécissement un instrument qui coupe d'arrière en avant, afin de pratiquer l'incision nécessaire.

Dans la première édition de cet ouvrage, j'ai décrit une modification de cet instrument (fig. 52, *a*), destinée à pratiquer la section seulement d'un seul côté de l'urèthre, dans les cas où cela est préférable. L'instrument possède tous les avantages de celui que je viens de décrire, et l'on s'en sert exactement de la même manière. Un instrument très-semblable à celui-là est employé par M. Ricord (fig. 53); la seule différence qui existe, c'est que la lame est plutôt plus large et nécessite une portion saillante pour la recouvrir. Le conducteur en avant de la lame, et la position de cette dernière, restent les mêmes (1). Dernièrement, j'y ai ajouté une dernière modification. Le conducteur est plus long, recourbé et creux comme une sonde, et le canal se continue au travers de l'instrument avec un petit robinet à l'extrémité, de façon que l'urine puisse s'écouler au travers, et que l'on puisse vérifier la position de l'instrument dans la vessie. La partie saillante est destinée à reposer solidement contre le rétrécissement, que divise la lame, lorsque l'on presse sur la poignée. Une autre addition, c'est que, par le moyen d'un autre arrangement très-simple que nous n'avons pas besoin de décrire, la lame peut faire une saillie plus ou moins considérable, suivant le désir de l'opérateur. Cet in-

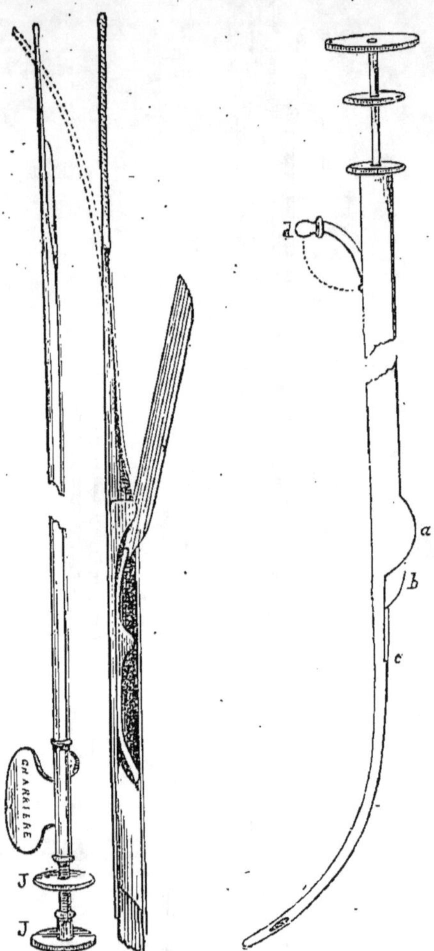

FIG. 53. — Uréthrotome mixte de Ricord (*).

FIG. 54.— Instrument avec un conducteur creux pour inciser d'avant en arrière (**)

(1) Dessiné et décrit dans *Lancet*, 12 janvier 1856 (fig. 54).

(*) J, J, rondelles que l'on rapproche l'une de l'autre pour faire saillir la lame.

(**) *a*, le bulbe qui repose contre la face antérieure du rétrécissement; la portion située immédiatement au-dessous possède le volume du cathéter n° 3 (n° 9 de la filière Charrière); *b*, la lame en partie visible; *c*, point jusqu'où peut être poussée la lame : immédiatement au-dessous de ce point commence la courbure; *d*, point par où s'écoule l'urine, qui passe à travers cet instrument comme à travers une sonde, par le moyen d'un second anneau placé sur la poignée; la lame peut aussi être plus ou moins saillante et être poussée le long de la rainure.

strument peut s'employer pour les rétrécissements siégeant au niveau de la courbe sous-pubienne, toutes les fois qu'on désire, dans ce point, pratiquer la section d'avant en arrière. Par exemple, lorsqu'un rétrécissement siégeant en ce point ne peut pas être suffisamment dilaté pour permettre le passage d'un instrument qui pratique la section d'arrière en avant, et qu'il y a des raisons pour ne pas pratiquer l'uréthrotomie externe; en pareil cas, la section peut se pratiquer avec l'uréthrotome courbe que nous venons de décrire, ou bien on peut employer une autre méthode : après avoir passé un instrument du n° 4 [n° 5 de la filière française] jusque dans la vessie, cette sonde peut former un conducteur sur lequel on peut glisser un uréthrotome avec facilité et certitude, et arriver au même résultat. J'ai fait construire, il y a quelque temps, un instrument semblable pour un malade; mais il est inutile de le décrire plus en détail. Les cas nécessitant ce traitement sont rares, et l'expérience prouve que l'incision d'arrière en avant, au niveau de la courbe sous-pubienne, est bien moins fréquemment suivie d'abcès et d'infiltration que celle d'avant en arrière; les parois de l'urèthre sont aussi bien plus sûrement et plus également divisées, résultat semblable à celui de l'uréthrotomie externe. D'une façon générale, l'incision d'avant en arrière, lorsqu'elle est nécessaire, s'applique surtout aux rétrécissements étroits et difficiles à franchir qui se rencontrent dans la portion de l'urèthre située en avant du scrotum. Ces rétrécissements se trouvent en général à 6 ou 8 centimètres et demi du méat, et sont formés, pour la plupart, d'un anneau de tissu induré extrêmement peu dilatable. L'incision est presque toujours nécessaire pour leur traitement, et doit être, soit interne, soit très-rarement externe. La première est la méthode la moins grave. Les incisions externes, pratiquées en avant du scrotum, sont aussi parfois assez longues à guérir, et peuvent donner lieu à des ouvertures fistuleuses rebelles. Cela est dû en partie au peu d'épaisseur, en ce point, des enveloppes de l'urèthre, qui sont incapables, en conséquence, de fournir une couche épaisse de granulations, et en partie à la position pendante de la verge, l'angle qu'elle fait immédiatement en avant du scrotum tendant à maintenir écartées les lèvres de la plaie. En maintenant le malade dans la position horizontale, et en ayant bien soin de rapprocher les bords de la plaie, on peut souvent surmonter cet obstacle. Cependant, toutes ces précautions sont inutiles avec la méthode interne.

Ces rétrécissements, siégeant en avant des bourses, peuvent quelquefois être sectionnés facilement au moyen de l'instrument imaginé pour inciser les rétrécissements du méat externe, que nous décrirons à la fin de ce chapitre. Cette dernière méthode, ou tout autre mode d'incision d'arrière en avant, est évidemment préférable à la méthode que nous examinons actuellement, lorsque le calibre du rétrécissement permet son application. Quelle que soit la méthode adoptée, il faut passer, après l'opération, dans la vessie, une sonde du n° 9 ou 10 [n°ˢ 19 à 21 de la filière française], et la maintenir à demeure vingt-quatre ou trente-six heures, pendant lesquelles le malade doit rester tranquille dans son lit. Cette sonde empêche le contact de l'urine avec les parties incisées, jusqu'à ce que la lymphe soit venue recouvrir la blessure, et la protéger contre l'inflammation, et aussi peut-être empêcher le frisson, ou même une grave attaque de fièvre uréthrale, qui survient fréquemment lorsque l'on néglige cette précaution. Ces accidents peuvent toujours accompagner les lésions pratiquées sur le canal de l'urèthre, mais surviennent moins fréquemment si l'on a soin d'empêcher l'urine de passer sur la surface sectionnée. Après ce temps, l'instrument est retiré, puis introduit de nouveau deux jours après, et l'on répète le même procédé tous les deux jours, pendant deux ou trois semaines au moins, afin d'empêcher la réunion par adhérences, et de distendre le tissu de nouvelle formation qui se forme entre les lèvres de l'incision. Après ce temps, on répète la même manœuvre à de plus longs intervalles pendant deux mois.

Instruments pour sectionner le rétrécissement d'arrière en avant. — Nous avons à examiner un plus grand nombre d'instruments dans cette seconde catégorie, qui comprend tous les instruments qui, passés au travers d'un rétrécissement, doivent le sectionner au retour.

Ce principe de construction est adopté par presque tous les chirurgiens qui pratiquent l'uréthrotomie interne, très-fréquemment mise en usage par les chirurgiens du continent ; les formes usitées sont très-nombreuses, puisque chaque opérateur célèbre a fait quelque modification suivant son goût et ses convenances. Il en résulte une longue liste d'uréthrotomes et de scarificateurs, d'instruments pour pratiquer de longues et de courtes incisions, des incisions profondes et superficielles, uniques ou multiples ; des instruments munis d'appareils pour tendre et immobiliser l'urèthre au moment où la lame pénètre, afin d'assurer une section suffisante ; quelques-uns dans lesquels la lame se meut librement dans sa gaîne ; d'autres dans lesquels l'instrument lui-même doit être retiré pour pratiquer l'incision. Quelques-uns sont droits, d'autres recourbés ; les uns ont des pointes flexibles, d'autres sont entièrement rigides. Les uns sont munis de deux lames, ou plus, d'autres n'en ont qu'une ; chacun de ces instruments peut être pourvu d'une extrémité renflée dans laquelle la lame est en général cachée, de façon qu'on puisse s'en servir comme d'une sonde à boule, pour indiquer la position du rétrécissement, ce qui est d'une utilité réelle.

La supériorité de cette classe d'instruments sur les précédents, pour l'usage habituel, est évidente, le principe de leur construction offrant à l'opérateur la certitude qu'il pratique exactement sa section dans le trajet de l'urèthre. Aussi peut-on s'en servir avec sûreté dans toute l'étendue du canal, aussi bien à la partie antérieure qu'à la partie postérieure. Il y a cependant un inconvénient à ce procédé, c'est qu'il est nécessaire, avant de l'employer, de faire franchir au rétrécissement au moins une sonde du volume des n°s 3 ou 4 [n°s 8 à 10 de la filière française], sans cela il est impossible de faire passer l'uréthrotome. Il en résulte que dans un bon nombre de rétrécissements, il est nécessaire de pratiquer d'abord la dilatation. Ceci est cependant une objection plus apparente que réelle ; car nous ne devons pas oublier que l'indication pour pratiquer la section *ne réside pas dans le calibre du rétrécissement, mais dans sa rigidité et sa difficulté à se laisser dilater.* Un rétrécissement peut être très-étroit, ne pas même laisser passer un n° 1 [n° 5 de la filière française], au commencement du traitement, et être cependant facilement et promptement dilaté jusqu'à son volume normal. D'un autre côté, il n'est pas moins certain qu'un rétrécissement peut laisser passer les n°s 4 ou 5 [n°s 10 à 12 de la filière française], quoiqu'il produise des symptômes graves, et ne puisse être que fort peu ou pas du tout amélioré par la dilatation, malgré tous les soins et la persévérance que l'on mette dans ce traitement. Tels sont les cas, exceptionnels il est vrai, qui réclament l'incision par un moyen ou un autre.

Il est toujours bon, avant de pratiquer l'uréthrotomie interne, de se rendre un compte exact de la longueur du rétrécissement d'avant en arrière, de s'assurer du point du canal où il est le plus étroit, et de voir s'il existe un rétrécissement ou une induration dans plusieurs points. Cela se fait aisément en se servant d'une sonde exploratrice munie d'une extrémité renflée (voy. fig. 20, p. 145); les sensations communiquées par cette sonde, lorsqu'elle passe à frottement dur au travers du rétrécissement, lorsqu'elle redevient libre de l'autre côté, et lorsqu'elle repasse au moment où on la retire, nous permettent d'obtenir des notions très-précises sur tous ces points.

Deux des formes les plus anciennes, employées pour pratiquer la section d'arrière en avant, se voient dans les figures 55 et 56. Pendant ces dernières années ils ont été beaucoup améliorés, et nous possédons actuellement des uréthrotomes réunissant toutes les qualités nécessaires de sûreté et de commodité. Parmi les chirurgiens français qui se sont occupés de ces instruments et leur ont donné leur perfection actuelle, se trouvent les noms bien connus de Civiale (dont les instruments et le procédé seront décrits en détail dans les pages suivantes), de Leroy (d'Étiolles), de Sédillot, de Mercier, de Ricord, de Maisonneuve et de Bonnet (fig. 57). Les instruments de Reybard, de Boinet (fig. 58), et d'autres, sont aussi très-connus.

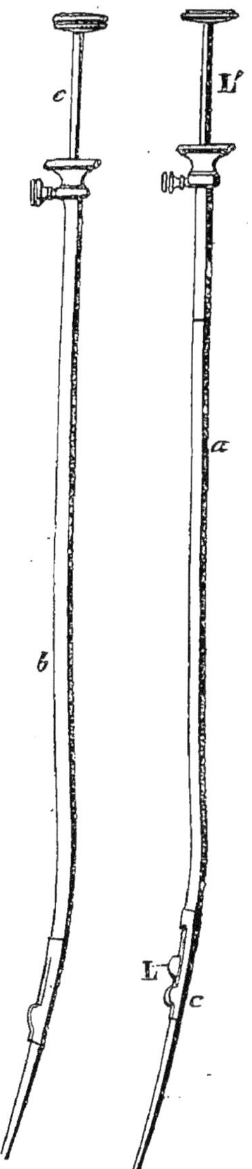

Fig. 55 et 56.

Fig. 55. — Uréthrotome de Leroy (d'Étiolles), dont la lame est cachée.
Fig. 56. — Uréthrotome dont la lame est saillante (*).

(*) L', mandrin portant à son extrémité L la lame de l'uréthrotome; a, canule externe portant à l'extrémité c une partie saillante derrière laquelle se cache la lame de l'uréthrotome.

Après une étude attentive du sujet et quelque expérience sur les méthodes employées, je suis persuadé que l'uréthrotomie interne est un moyen très-efficace de traiter certains cas de rétrécissements qui ne se laissent pas dilater. Parmi les nombreux procédés, un des meilleurs me semble être celui de Civiale que j'ai moi-même employé très-fréquemment. L'instrument est représenté à la figure 59. La lame est cachée dans l'extrémité renflée, d'où elle peut, par le moyen d'un petit mécanisme situé à l'extrémité supérieure de la gaîne de la canule, être projetée de 1, de 2, de 3 ou 4 degrés, suivant la profondeur de l'incision qu'on veut pratiquer. Le procédé est le suivant : Après avoir d'abord suffisamment dilaté le rétrécissement, de façon qu'il laisse passer une bougie du n° 4 ou 5 [n°s 10 à 12 de la filière française], le chirurgien se rend un compte exact de la situation et de l'étendue du rétrécissement au moyen de l'uréthrotome lui-même, dont l'extrémité renflée forme un explorateur très-utile ; il recherche avec soin si le rétrécissement est plus marqué d'un côté que de l'autre, en conduisant doucement, en avant et en arrière de chaque côté, la portion renflée de l'instrument, de la manière que nous avons déjà mentionnée. Ayant vérifié

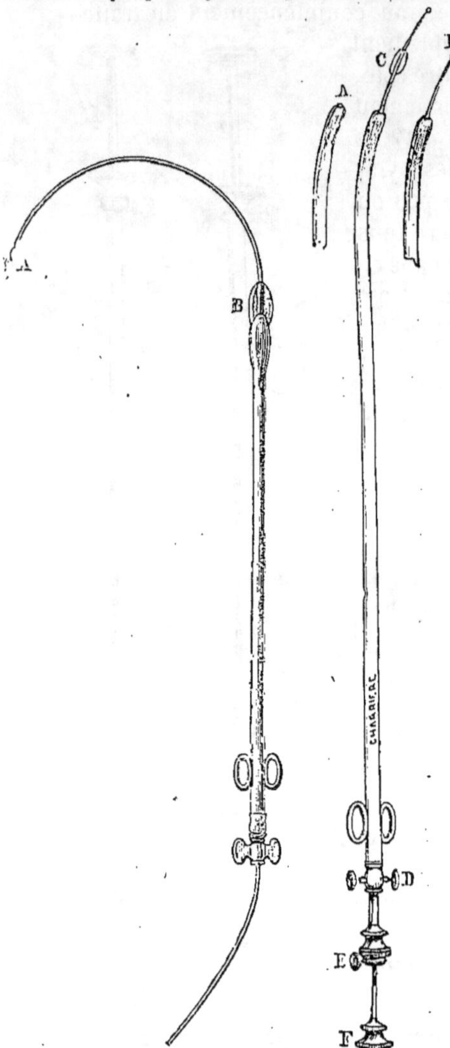

FIG. 57 — Uréthrotome   FIG. 58.— Uréthrotome
de Bonnet (de Lyon) (*).   de Boinet (**).

le fait, il porte cette portion à 8 millimètres environ ou un peu plus en arrière du rétrécissement ; il fait saillir la lame, puis pratique l'incision, en retirant l'instrument lentement, mais directement, du côté du méat externe, dans une étendue de 3,50 à 5 centimètres, de façon à inciser le rétrécissement dans son entier, et une petite étendue de l'urèthre sain, en

(*) A, mandrin métallique ; B, uréthrotome. La lame, cachée dans un renflement olivaire, est poussée en avant par une tige métallique.

(**) A, canule légèrement courbe à son extrémité vésicale ; E, deuxième canule de petit calibre, possédant à son extrémité deux lames tranchantes C ; F, stylet conducteur terminé par un petit bouton B.

avant et en arrière de lui. Civiale était d'avis que, dans tous les cas, quelle que fût la situation du rétrécissement, il valait mieux inciser trop que trop peu. La longueur de l'incision n'augmente pas la fréquence des complications; celles au contraire qui sont trop profondes sont plus sujettes à donner lieu à la production d'abcès ou d'infiltration. S'il y a deux ou trois rétrécissements dans le même urèthre, tous sont sectionnés en même temps. S'il est nécessaire de pratiquer une autre incision, après quelques jours d'intervalle, on peut en pratiquer une seconde, puis plus tard une troisième. Après l'opération, on passe une sonde de gomme élastique ou une sonde métallique du volume du canal, et on la laisse vingt-quatre heures à demeure. Pendant les quinze premiers jours, une sonde métallique est passée tous les deux jours, en ayant soin de presser la convexité de la courbe contre la paroi inférieure du canal, au niveau de la blessure, de façon à séparer les deux lèvres de l'incision ou du moins à distendre la cicatrice. Après cela, on doit passer la sonde tous les trois jours, tous les quatre jours, puis chaque semaine, et enfin deux fois par mois. Cette

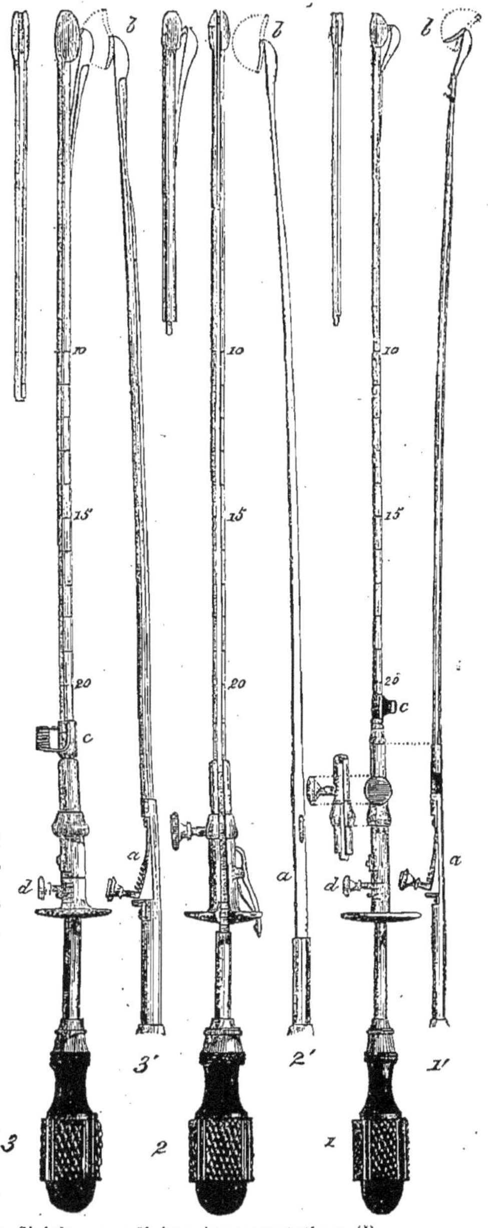

FIG. 59. — Instruments de Civiale pour diviser les coarctations (*).

(*) 1. Uréthrotome monté et armé au deuxième degré, et 1° la tige porte-lame *a*, avec le bouton et la crémaillère *d*; la lame *b*, fixée au porte-lame par une charnière. Cet instrument est muni d'un curseur *c*. A côté se trouve une portion de la tige à laquelle est fixée la vis de pression. — 2. Le même instrument, plus gros; la lame fait corps avec la tige porte-lame, et le mécanisme de la crémaillère est en dehors. Sur la tige du porte-lame 2 est une entaille dans laquelle la vis de pression fait arrêt pendant la manœuvre, et empêche l'instrument d'être désarmé. — 3. Gros uréthrotome. Le talon de la lame est recouvert, afin de diminuer l'étendue du tranchant. Le bouton *d* porte une aiguille couchée qui fait connaître le degré d'écartement de la lame. — 3'. Tige porte-lame avec la crémaillère et le bouton en saillie. La tige de cet uréthrotome présente assez de résistance pour qu'on puisse appuyer fortement la lame contre les tissus et les diviser comme on le ferait avec le bistouri. — A côté de chaque bout olivaire des instruments se trouve une autre figure représentant le même bout, mais sous une autre face.

opération n'est certainement pas douloureuse, et le chloroforme n'est pas nécessaire, excepté chez les sujets irritables et sensibles. L'existence d'une vive douleur, en passant des sondes dans la dilatation consécutive, est en général un signe indiquant que la division n'a pas été aussi complète qu'elle doit l'être. Une hémorrhagie d'une certaine abondance est excessivement rare; si elle se présente, un instrument remplissant le canal de l'urèthre et des applications froides à l'extérieur l'arrêteront. Des symptômes fébriles se montrent parfois après l'opération, comme dans d'autres modes de traitement, puis disparaissent, sans aucun traitement. Je n'ai jamais appris qu'elle ait eu un résultat fâcheux. On peut aussi l'employer à un très-léger degré en même temps que la dilatation, pour les rétrécissements opiniâtres de la portion pénienne de l'urèthre; cette opération réussit admirablement (1). Je crois que c'est un traitement simple, très-sûr et efficace de beaucoup de rétrécissements opiniâtres qui résistent à la dilatation ordinaire.

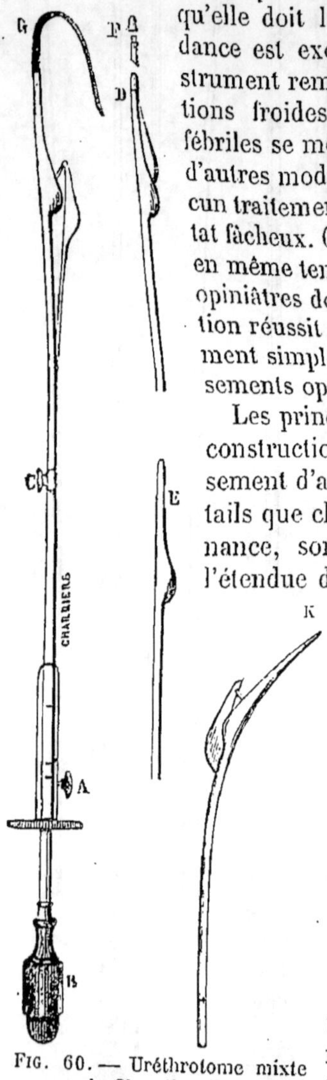

Les principes qu'il faut nécessairement adopter dans la construction de l'uréthrotome pour sectionner le rétrécissement d'arrière en avant, quels que soient les légers détails que chaque opérateur peut modifier suivant sa convenance, sont d'abord la faculté de régler avec précision l'étendue dont la lame peut sortir de sa gaîne, ainsi que sa parfaite fixité et sa solidité dans la position requise, et secondement la possibilité d'examiner la situation et l'étendue du rétrécissement au moyen de l'instrument avec lequel l'incision doit être faite. Ces qualités doivent se combiner naturellement avec un calibre aussi petit qu'une solidité suffisante et le mécanisme voulu permettent de le pratiquer.

L'uréthrotome de Civiale a subi une très-légère modification imaginée par son condisciple, le docteur Caudmont, qui le rend préférable, au dire de quelques opérateurs.

Charrière a imaginé aussi une modification fort ingénieuse, qui permet de l'employer d'arrière en avant, aussi bien que d'avant en arrière (fig. 60).

L'instrument et la méthode de M. Reybard ont attiré l'attention dans ces derniers temps; ils ont obtenu le prix d'Argenteuil en 1851, et sont, outre cela, le fruit de beaucoup de travail et d'études sur ce sujet.

Fig. 60. — Uréthrotome mixte de Charrière (*).

(1) Voyez aussi Civiale, *De l'uréthrotomie*. Paris, 1845.

(*) A, vis destinée à assurer les positions respectives du mandrin et de la canule; B, manche du mandrin qui porte la lame; E, instrument fermé; D, position prise par la lame lorsqu'on presse sur le manche B du mandrin; G, tige amincie qui sert de conducteur et à laquelle on peut visser une bougie conductrice; K, uréthrotome curviligne.

M. Reybard exprime l'opinion qu'aucun rétrécissement ne peut être guéri par la dilatation, et que l'emploi des bougies et des sondes dans ce but doit être regardé comme tout à fait secondaire (1).

Après avoir passé une bougie au travers du rétrécissement, et l'avoir dilaté jusqu'à ce qu'il admette un instrument des n°s 9 ou 10 de notre filière [n°s 19 à 21 de la filière française], il passe l'uréthrotome portant une longue lame, de façon à diviser la totalité du rétrécissement, et même une partie du canal de l'urèthre dans l'étendue de plus de 2 centimètres en avant et en arrière de lui; faisant en général une plaie de plus de 7 centimètres de long et d'une profondeur considérable. Le traitement consécutif consiste à passer une bougie remplissant tout le canal, ou quelque instrument dilatateur spécial, deux fois par jour pendant pas moins de trente à quarante jours consécutifs, pour séparer les bords de l'incision de l'urèthre, empêcher leur réunion par première intention, assurer la production des granulations qui doivent constituer ensuite une longue cicatrice intermédiaire et refaire ainsi un canal élargi d'une façon permanente, à cause de la formation de toutes pièces d'une partie des parois du canal. Il pensait que ce mode de traitement procurait la guérison définitive du rétrécissement.

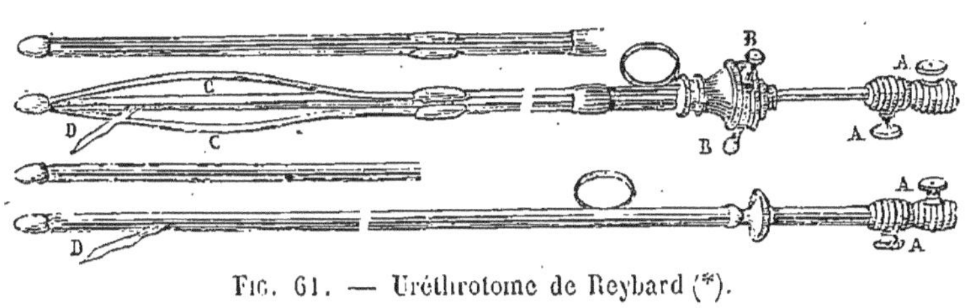

Fig. 61. — Uréthrotome de Reybard (*).

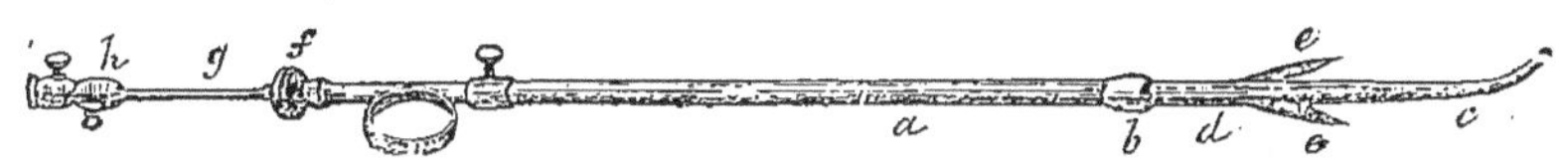

Fig. 62. — Uréthrotome à deux lames de Reybard (**).

Cet uréthrotome a aussi un appareil dilatateur, uni à ses côtés, consistant en deux minces barres plates d'acier, qui peuvent refouler et dilater l'urèthre par un mécanisme très-ingénieux, afin de tendre la muqueuse avant de commencer l'incision, pour en assurer la section complète, dans les cas où le rétrécissement n'est pas suffisamment étroit pour saisir et maintenir l'instrument en place. Le volume de l'instrument égale le n° 9 de notre filière [n° 19 filière française], mais l'action dilatante de la lame surajoutée peut augmenter de beaucoup ce volume (fig. 61 et 62).

(1) Reybard, *Traité pratique des rétrécissements du canal de l'urèthre,* ouvrage couronné par l'Académie de médecine, qui lui décerna en 1852 le grand prix d'Argenteuil. Paris, 1853, p. 205.

(*) A, B, boutons au moyen desquels on fait saillir et mouvoir la lame ; D, lame de 3 centimètres de longueur; C, C, branches dilatatrices que l'on écarte en faisant tourner l'écrou B B.
(**) a, corps de la canule fendue sur les côtés dans une partie de sa longueur ; b, renflement de la canule destiné à s'arrêter contre le rétrécissement; c, extrémité pleine et courbe de la canule; d, fentes de la canule ; e, e, petites lames sorties de chaque côté par la fente de la canule; f, talon de la canule; g h, double mandrin. En écartant ou en rapprochant les viroles g et h, on fait sortir les lames de la gaîne ou on les y fait rentrer.

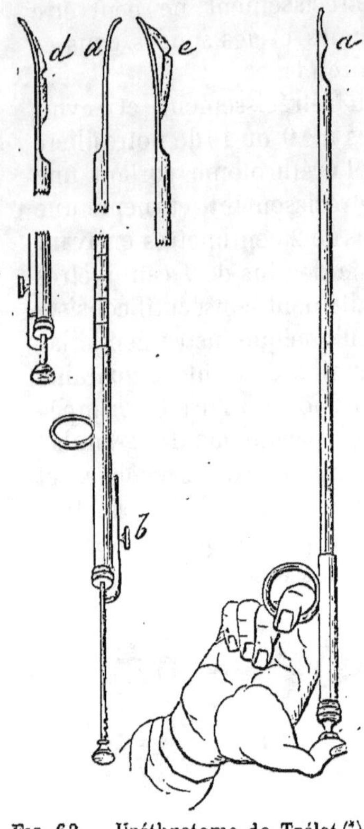

FIG. 63.—Uréthrotome de Trélat (*).

Cette méthode est tombée en désuétude, elle n'a jamais été employée d'une façon générale, à cause de la gravité de l'opération.

Le principe des incisions longues et étendues combinées à la dilatation de la plaie, est sans doute fort correct en ce qui concerne du moins la durée du résultat. Mais les dangers auxquels elle expose, sont regardés comme trop considérables, et avec raison, puisque l'on peut se servir d'autres moyens moins hasardeux.

Plus tard de nouveaux uréthrotomes, différant quelque peu les uns des autres, ont été inventés. Quelques-uns des plus importants sont ceux qui portent les noms de Maisonneuve (fig. 64), de Charrière (fig. 58) et de Trélat (fig. 63). Ce dernier est très-ingénieusement organisé pour pratiquer la section d'un rétrécissement d'avant en arrière et compléter ensuite l'opération en l'incisant plus complétement d'arrière en avant.

[Un des uréthrotomes le plus fréquemment employés par les chirurgiens fran-

(*) La longueur totale est de 26 centimètres. Il se compose essentiellement d'une tige qui fait mouvoir la lame, d'une partie qui sert de manche, et d'une gaine graduée, large de 5 millimètres, épaisse de 3 millimètres et brusquement évidée sur l'un de ses côtés, à 17 centimètres de son origine. Cet évidement transforme la gaine en un stylet cannelé a, épais de moins de 2 millimètres, et terminé par un bouton olivaire, ou, si l'on veut, par une bougie conductrice. Ce stylet, qui doit être entièrement engagé dans le rétrécissement, a une longueur de 5 centimètres. Au repos de l'instrument, la lame est complétement cachée dans la gaine. Quand on pousse la tige, la lame, longue de 35 millimètres, haute de 2 millimètres, parcourt le stylet cannelé d'avant en arrière, et vient buter contre la terminaison de la cannelure. Le chirurgien est averti de cette situation par la chute d'un ressort b dans un petit cran de la tige. A ce moment, comme la lame est moins longue que le stylet cannelé, un petit espace d'un centimètre figure une excavation limitée en bas par le stylet, en arrière par la gaine, en avant par le talon de la lame; c'est là que siége le tissu de la coarctation déjà incisée d'avant en arrière. La lame est brisée par une articulation vers la jonction de son tiers antérieur avec ses deux tiers postérieurs d. En continuant à pousser la tige, on détermine la coudure de l'articulation, et un second cran de la tige donne une lame de 4 millimètres de hauteur; un troisième cran indique 6 millimètres de saillie de la lame c. Dans ces dernières positions, e, l'extrémité postérieure de la lame qui est destinée à couper d'arrière en avant affecte une direction très-oblique, éminemment favorable à la régularité et à la facilité de la section. Dès que la section ou les sections sont opérées, il suffit de presser un bouton situé sur la portion qui sert de manche pour que la lame rentre immédiatement dans la gaine. Trélat s'est arrêté à une hauteur maximum de 6 millimètres, parce que cette dimension lui a paru largement suffisante dans la majorité des cas; mais il est clair qu'en ajoutant un nouveau cran à la tige motrice, on pourrait aller à 8 et à 10 millimètres. L'instrument est droit; mais le stylet cannelé est assez flexible pour qu'on puisse le courber avec les doigts, comme on courbe un stylet de trousse. Cette courbure n'entrave en rien la marche de la lame. Pour faire agir cet uréthrotome, il faut engager le stylet cannelé dans le rétrécissement; on se passera, pour ce temps de l'opération, de la bougie conductrice, et l'on s'en rapportera aux sensations très-précises que donne une tige mousse, mais rigide; néanmoins, si l'on croit mieux réussir avec la bougie vissée au bout du stylet, rien n'est plus aisé que de s'en servir. Dès que le stylet a franchi le rétrécissement, le brusque ressaut de la gaine vient buter sur l'extrémité antérieure de celui-ci, et l'on constate sur l'échelle graduée que la distance du bout de la gaine au méat est bien celle qui a été précédemment reconnue pour le rétrécissement. Dès lors, et sans aucune crainte d'erreur, l'instrument est en place et est maintenu immobile. En poussant la tige motrice jusqu'au premier cran, le rétrécissement est incisé d'avant en arrière sur une hauteur de 2 millimètres. On peut borner là l'opération; si, au contraire, on veut augmenter l'incision, on pousse la tige au second ou au troisième cran; la lame acquiert 4 ou 6 millimètres de saillie, et en tirant à soi l'instrument, on incise d'arrière en avant comme avec tout uréthrotome fonctionnant de cette façon. Aussitôt l'incision achevée, ce qu'on sent parfaitement au défaut de résistance, on presse sur le bouton du manche, la lame rentre dans la gaine, et l'on retire l'instrument désarmé. Cet uréthrotome parait à Trélat présenter les avantages suivants : « Le volume du stylet cannelé est le même que celui des uréthrotomes les plus fins; il passera donc partout où ceux-ci passeront. L'extrémité de la gaine permet de reconnaître sûrement le siége du rétréci-

çais, est sans contredit celui de M. Maisonneuve, qui réunit les avantages
de l'uréthrotomie d'avant en arrière et d'arrière
en avant. Il se compose d'une bougie flexible,
munie à son extrémité d'un pas de vis, d'un
conducteur cannelé, qui s'adapte à cette bougie,
et d'un mandrin portant à son extrémité une lame
tranchante (fig. 64). La bougie conductrice rend
les fausses routes impossibles. La courbure du
cathéter permet à l'instrument de pénétrer facilement dans toutes les parties du canal, et la
lame est disposée de façon à ne sectionner que
les portions du canal rétrécies. —Voyez, pour plus
de détails sur cet instrument et le mode opératoire, la thèse du docteur J. L. Reverdin : *Étude
sur l'uréthrotomie interne*, dans laquelle on trouvera aussi très-nettement posée la question des
indications et contre-indications de l'uréthrotomie
interne.]

Les uréthrotomes de MM. Sédillot et Voillemier, que nous représentons ici (fig. 65 et 66),
ne sont que des modifications de celui de M. Maisonneuve.

Il y a encore un autre moyen d'appliquer les
incisions internes à la guérison des rétrécissements, que nous allons examiner actuellement.
C'est ce que l'on a appelé l'excision ou résection
d'un rétrécissement. Ce procédé a été proposé par
le docteur James Arnott (1). Mais il ne semble pas
qu'il l'ait employé à cette époque. Son idée consistait à passer d'abord à travers la portion rétrécie du canal un instrument dont il décrit l'action
de la façon suivante : « Elle ressemble quelque
peu à la section du crâne avec le trépan ; toute la
substance faisant partie du rétrécissement est
enlevée d'un seul coup en poussant et faisant
tourner un couteau circulaire que l'on dirige contre le rétrécissement. » Après lui M. Phillips, (2)
proposa un instrument destiné à agir de la même

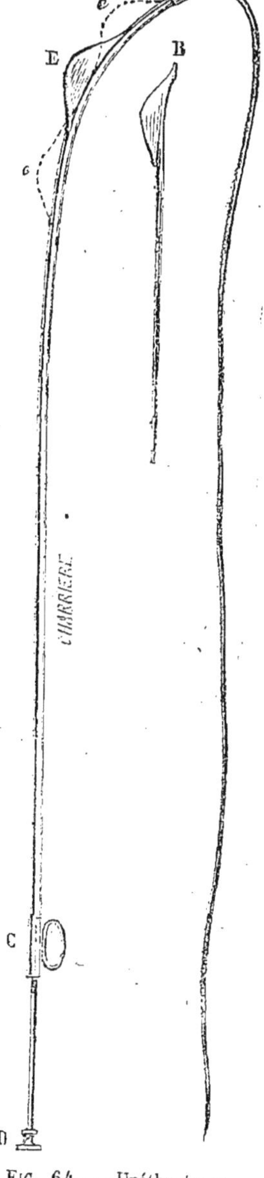

FIG. 64. — Uréthrotome
de Maisonneuve (*).

(1) J. Arnott, *A Treatise on Stricture of the Urethra.*
London, 1819, p. 155, 156.
(2) Phillips, *On Stricture*, p. 221, 223.

sement. La lame n'est en contact avec l'urèthre que sur les points où elle doit agir. Qu'elle coupe d'avant en
arrière ou d'arrière en avant, elle est très-inclinée et ne peut refouler la muqueuse au lieu de la couper. Elle
n'offre jamais de pointe saillante et libre, disposition favorable à la sécurité et à la solidité. Dès que l'instrument
est en place, il n'y a plus à lui faire exécuter aucun mouvement de totalité pour transformer la section antéro-
grade en section rétrograde. Enfin, une seule tige, agissant toujours dans le même sens, porte la lame dans ses
différentes positions. » (Trélat, *Bulletin de la Société de chirurgie*, 2e série, 1863, t. IV.)

(*) A, extrémité du conducteur sur laquelle on visse l'instrument; B, couteau de l'uréthrotome; E, e, diverses
positions de la lame.

façon (1). M. Leroy (d'Étiolles) fit revivre cette pratique, et s'en servit dans diverses circonstances depuis 1838. En août 1855, il lut un mémoire à l'Académie de médecine, préconisant ce traitement dans quelques cas (1).

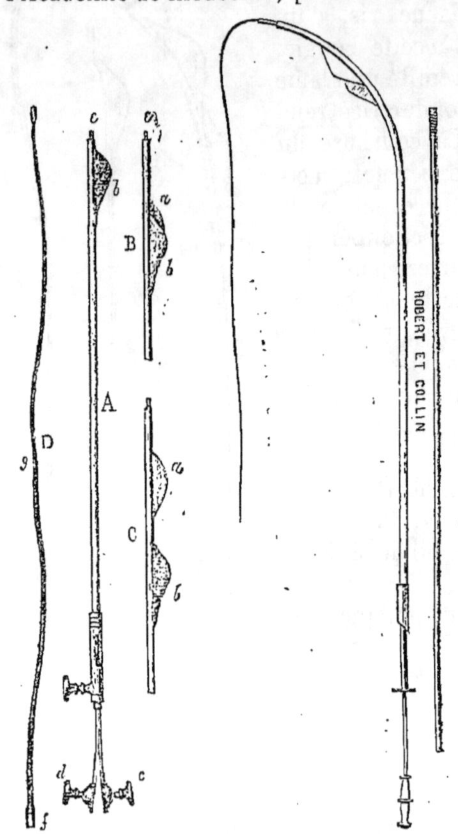

Fig. 65. — Uréthrotome de Sédillot (*).

Fig. 66. — Uréthrotome de Voillemier.

Voici le principe sur lequel il s'appuyait pour démontrer l'avantage de cette méthode. Il disait que « les rétrécissements fibreux et contractiles, résistant obstinément à la dilatation méthodique, devaient être considérés comme semblables aux cicatrices vicieuses que l'on remarque à la surface du corps, et devaient être traités comme tels; il était par conséquent *nécessaire de les enlever entièrement* (2). »

Il existe deux objections très-sérieuses à cette pratique. La première, c'est que le dépôt organisé se remarque bien au delà des limites du diamètre du canal, embrasse une portion considérable du corps spongieux, et ne peut, par conséquent, être enlevé par aucun appareil semblable au trépan. La seconde, c'est que la plaie nécessaire pour enlever une portion de la muqueuse doit inévitablement être suivie d'une véritable cicatrice, qui, d'après la théorie mentionnée ci-dessus, peut produire une des formes les plus graves de rétrécissement, c'est-à-dire un rétrécissement traumatique, au lieu de celui qui a été enlevé.

Rétrécissement du méat externe. — Il est fréquent de rencontrer des rétrécissements siégeant au niveau ou très-près de l'orifice de l'urèthre. Ils peuvent être congénitaux, ou résulter d'inflammation ou de cicatrices de chancres, ou d'autres lésions en ce point. Ils peuvent constituer le seul

(1) Leroy (d'Étiolles), *Bulletin de l'Académie de médecine*, t. XX, séance du 14 août 1855 (*Union médicale*, 21 août 1855).

(2) Plus récemment, M. Leroy a décrit le procédé, ainsi que celui de la section du rétrécissement par l'écrasement linéaire (*Bulletin de l'Académie de médecine de Belgique*, 1858, t. I, n° 2, p. 77).

(*) *a, a*, lame tranchante ; *b, b*, gaine protégeant cette lame ; *d*, tige que l'on pousse pour faire sortir la lame *a, a*, de la gaine *b, b* : elle apparaît dans le tiers B ou la totalité C de sa longueur ; *f*, cheville destinée à fixer la bougie conductrice D à l'extrémité *c* du cathéter A.

obstacle que l'on rencontre dans toute l'étendue du canal, et donner lieu cependant à des symptômes pénibles et sérieux, et même à un résultat fatal. J'ai déjà fait mention d'un cas de ce genre. J'ai procuré un soulagement complet à des symptômes douloureux datant de longtemps et dont on ne soupçonnait pas la cause, en sectionnant le méat, qui laissait passer cependant une sonde du n° 6 [n° 14 de la filière française]. J'ai rencontré trois exemples bien marqués dans lesquels cette opération fort simple fut suivie d'une disparition complète de la difficulté pour uriner, que l'on avait regardée longtemps comme provenant d'une cause très-obscure. Lorsque le rétrécissement est plus étroit que dans les cas auxquels nous faisons allusion, la cause est assez visible ; mais il ne faut point oublier les cas exceptionnels. Dans de pareils cas, les bords de l'orifice sont très-élastiques, de telle sorte que, quoique l'on puisse passer une bougie dès n° 6 ou 7 [n° 14 à 16 de la filière française], l'orifice est bien plus étroit.

Tous ces rétrécissements du méat sont extrêmement opiniâtres, et généralement la dilatation est sans utilité, en même temps qu'elle est excessivement douloureuse. Les incisions, pour amener un succès durable, doivent être larges. On peut les pratiquer avec un conducteur et avec un bistouri droit à lame étroite; mais le mode le plus efficace, c'est un petit *bistouri caché* (fig. 67), que l'on passe au travers des portions rétrécies du canal. En pressant sur la poignée, la lame fait saillie dans une étendue déterminée d'avance, et l'on pratique la section en retirant l'instrument. Il faut bien prendre garde à ce que le tranchant soit tourné directement en bas, c'est-à-dire du côté du frein. Une pièce de linge sec roulée à l'instar d'une bougie des n° 12 ou 14 [n° 23 à 25 de la filière française], introduite dans une étendue de 2 centimètres et demi environ et laissée à demeure, arrête le sang, et peut être changée, après quelques heures, contre un tampon semblable de linge huilé. Après un jour ou deux, le malade peut introduire lui-même une courte bougie conique de 7 centimètres et demi de long, et pourvue d'un pavillon suffisamment large pour l'empêcher de glisser dans l'urèthre. Si l'incision n'est pas assez large, les lèvres de la plaie peuvent se réunir, et le rétrécissement se reproduire. La dilatation consécutive doit aussi être continuée pendant quelques semaines.

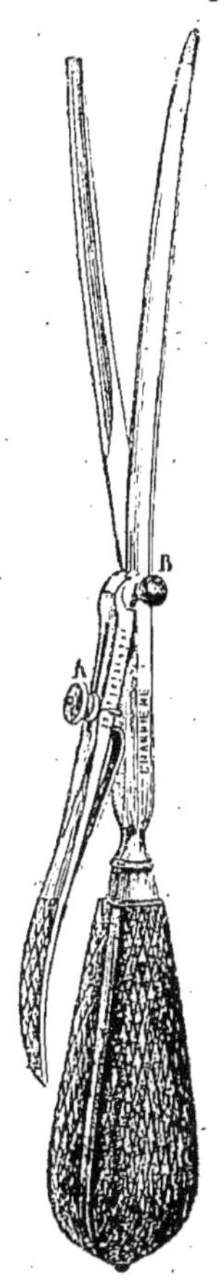

Fig. 67. — Bistouri caché, pour les rétrécissements siégeant au niveau ou près du méat.

Feu M. Colles (de Dublin) a adopté pour le traitement de ces cas une méthode qui mérite d'être signalée. Elle a été aussi employée par M. Williams, de la même ville, qui mentionne les résultats favorables obtenus dans trois cas où il l'a employée. M. Williams a été assez bon pour me faire savoir que, dans un cas, il a reçu dernièrement son malade, et a trouvé l'orifice uréthral parfaitement libre de tout rétrécissement (1). M. Colles décrit ainsi le procédé. Après avoir indiqué que le rétrécissement qui suit les ulcérations chancreuses du méat est, de toutes les variétés, une des plus rebelles, il s'exprime ainsi : « Ayant détaché la peau (du prépuce) de l'extrémité de l'urèthre à laquelle elle adhère intimement, je divise l'urèthre en dessous, dans une étendue de plus de 12 millimètres. Je soulève la muqueuse sur chaque lèvre de l'incision, puis j'enlève une portion du corps spongieux qui forme l'obstacle dans une étendue qui permette à la muqueuse soulevée de recouvrir le pont de substance enlevé. Je réunis par un point de suture cette membrane sur le corps spongieux, et ainsi, ayant recouvert chaque lèvre de l'incision par une muqueuse, je me suis prémuni contre la possibilité d'une réunion des lèvres de la plaie et contre un nouveau rétrécissement de l'orifice. L'ouverture de l'urèthre ainsi pratiquée est évidemment plus large que celle de l'état normal (2) ».

Les rétrécissements congénitaux varient beaucoup dans leur degré, souvent peu étendus, et n'exigeant aucun traitement, quoiqu'il soit quelquefois nécessaire de les diviser pour passer un lithotriteur, ou un instrument pour le traitement des rétrécissements. Il est aussi très-fréquent de trouver des rétrécissements congénitaux à 12 ou 15 centimètres du méat ; mais l'obstruction n'est alors qu'une simple membrane s'étendant au travers d'une portion du canal. On peut la traiter par l'incision avec l'instrument que nous venons de décrire.

Les conclusions suivantes formeront un résumé du présent chapitre. L'*uréthrotomie interne* est indiquée dans presque tous les cas de rétrécissements occupant le méat externe de l'urèthre ; dans un grand nombre de cas de rétrécissements situés au milieu de la portion spongieuse, où la dilatation a été inefficace, c'est le meilleur mode de traitement qui existe.

Elle est utile aussi dans quelques cas de rétrécissements situés au niveau de la portion bulbeuse, qui ne peuvent pas se guérir par la dilatation ; une simple incision peu profonde étant dépourvue de tout danger, et rendant ensuite le rétrécissement très-susceptible de dilatation. Enfin elle est utile dans les cas rares où l'urèthre est rétréci et induré dans plusieurs points, ou dans une grande étendue de son cours, la dilatation étant alors inefficace. Mais dans ces deux dernières classes, le traitement par divulsion est peut-être aussi utile dans un bon nombre de cas et plus facile à exécuter.

<hr>

(1) *Dublin Medical Press*, 28 avril 1841, vol. V, p. 255, 260. — La méthode adoptée par Ricord (de Paris), Weber (de Bonn), diffère un peu dans les détails, mais est la même en principe (*Bulletin de thérapeutique*, 1855, vol. XLIX, p. 333).

(2) Abr. Colles, *Practical Observations on the Venereal Disease*, etc. London, 1837, p. 94, 95.

CHAPITRE IX

TRAITEMENT DES RÉTRÉCISSEMENTS PAR LES INCISIONS EXTÉRIEURES

Uréthrotomie externe. — Historique. — Wiseman. — Solingen. — Pratique des anciens chirurgiens français. — La boutonnière. — Mode opératoire de Colot et Tolet. — Palfin. — Col de Villars. — Opérations de J. L. Petit et de Ledran. — Astruc. — Sharp. — — Chopart et Desault. — Opérations pratiquées par John Hunter. — Grainger. — Les Bell. J. M. Arnott. — Guthrie. — De la section périnéale. — Opération de M. Syme. — Son but et son histoire. — Rétrécissements imperméables. — L'urèthre est parfois entièrement oblitéré. — La dilatation échouant, on peut quelquefois avoir recours à l'uréthrotomie externe. — Raison de son action. — Résultats de l'expérience relativement à cette opération. — L'infection purulente est une des causes de mort. — Fièvre uréthrale. — Hémorrhagie. — Infiltration urineuse. — Valeur de l'opération comme moyen de guérison. — Causes de rechutes énumérées par M. Syme. — Expérience des autres opérateurs. — Circonstances dans lesquelles convient l'opération. — Contre-indications. — Remarques pratiques sur la manière de pratiquer l'opération. — Conclusions.

Certains cas de rétrécissements confirmés sont si difficiles à traiter et si opiniâtres, et la dilatation seule leur convient si peu, qu'il n'est pas étonnant que l'on ait imaginé, pour y porter remède, des opérations plus graves et plus périlleuses que celles que nous avons déjà décrites. A des époques différentes, depuis longtemps et jusqu'à nos jours, on a pratiqué des incisions à partir de la surface du périnée jusqu'à l'urèthre inclusivement, dans le but de diviser complétement tous les tissus malades, et d'assurer ensuite une réunion graduelle des lèvres de la blessure. Tous ces procédés sont réunis sous le nom d'*uréthrotomie externe*.

HISTORIQUE. — La première mention d'un pareil traitement se trouve, dit-on, dans les écrits de Rhazès (xe siècle) et d'Avicenne (xie siècle). Tous les deux décrivent la ponction de la vessie par le périnée, pour remédier à une rétention d'urine, mais rien de plus. Or cette opération diffère autant de la section pratiquée dans le but de guérir un rétrécissement que de l'opération de la taille. Je ne crois pas que l'on ait fait mention d'une opération consistant dans l'incision à partir de la surface du périnée, pratiquée *dans le but de guérir un rétrécissement, et non pour remédier à une rétention d'urine*, avant une époque plus éloignée de nous que deux cents ans environ. Richard Wiseman, dans son livre VIIIe, sur *the ill consequences of Gonorrhea* (*Des conséquences fâcheuses de la blennorrhagie*), raconte qu'en 1652, étant assistant du « célèbre chirurgien Edward Molins », celui-ci fit, dans un cas de rétention d'urine, une opération consistant dans une « incision de l'urèthre » pratiquée près du col de la vessie. Il dit que le « bistouri ne divisa pas facilement cet organe, qui était dur comme du cartilage ». L'urine s'écoula par la plaie, mais celle-ci dégénéra en fistule. Pendant ce temps les chirurgiens essayèrent en vain, au moyen de « bougies et d'explorateurs », de trouver un passage à travers l'urèthre. Quelque temps après, à la demande du malade, qui était fatigué de la présence de sa fistule, *il fendit, à partir du dehors, toute la longueur de l'urèthre ou à peu près, au moyen d'incisions pra-*

tiquées sur la ligne médiane en divisant le scrotum. « L'urine continua, malgré cela, à s'écouler par l'ouverture pratiquée au périnée (1). »

A la fin du même siècle, une opération semblable fut pratiquée par un chirurgien hollandais, nommé Solingen, qui fendit la presque totalité de l'urèthre, simplement dans le but d'appliquer des caustiques sur des carnosités siégeant dans le canal. Le canal fut ensuite refermé, au moyen de sutures entortillées, et l'on dit que le résultat fut satisfaisant. On sait que Solingen pratiqua la même opération auparavant à Livourne (2).

La relation qui vient ensuite comme date, se trouve dans les annales de la chirurgie française. A la fin du XVIIe siècle, une opération, appelée *boutonnière*, était pratiquée parfois dans diverses formes d'obstacle uréthral, et pour différentes complications. Elle consistait en une opération pratiquée dans un point quelconque de l'urèthre, à partir de la surface extérieure, avec ou sans conducteur cannelé, pour conduire le bistouri, suivant que les circonstances le permettaient. Elle était habituellement pratiquée sur la ligne médiane, lorsqu'elle était antérieure au scrotum, et sur le milieu ou sur un côté du raphé, lorsqu'elle était au périnée. On l'employait dans diverses circonstances. François Colot, le lithotomiste, l'employa fréquemment, pour enlever des calculs engagés dans la partie postérieure de l'urèthre, pour laver la vessie, pour remédier à des rétentions d'urine, et dans certains cas de rétrécissements opiniâtres ou infranchissables, compliqués de nombreuses fistules. Il rapporte deux cas de ce genre qu'il opéra tous deux dans l'année 1690. Une canule fut placée ensuite dans la vessie, pour donner écoulement à l'urine par l'ouverture périnéale. L'urèthre fut dilaté, les fistules cautérisées; finalement tous deux guérirent (3).

François Tolet, le célèbre lithotomiste de *la Charité*, qui florissait un peu avant Colot, a été cité par les auteurs français comme ayant pratiqué l'opération de l'uréthrotomie externe. Il ne la fit jamais, néanmoins, dans le but de guérir un rétrécissement, mais seulement pour remédier à une rétention d'urine. Il dit que la boutonnière était pratiquée alors par « des hommes d'une grande habileté et très-connus », mais seulement dans le cas de rétention d'urine. Il introduisait une sonde cannelée dans l'urèthre le plus avant qu'on pouvait, sans rien forcer, puis poussait un « gorgeret » dans la direction de la vessie, et le remplaçait ensuite par une canule. D'autres fois il faisait la ponction de la vessie par le périnée en se servant d'un trocart de son invention (4).

Jean Palfin recommande la méthode de Colot pour pratiquer l'incision du périnée dans les cas de rétrécissements opiniâtres avec fistules; cette méthode permettant au chirurgien de faire passer l'urine irritante par la plaie, et d'introduire depuis le méat jusqu'à l'ouverture périnéale un séton

<hr>

(1) R. Wiseman, *Chirurg. Treatises.* London, 1692, vol. II, p. 427-428.

(2) Stalpart van der Wiel, *Observ. rar. med.* Cent. post., pars prior. Lugd. Batav., 1727, p. 410

(3) F. Colot, *Traité de l'opération de la taille*, ouvrage posthume. Paris, 1727, p. 235, cas 241, 243.

(4) François Tolet, *Traité de la lithotomie.* Paris, 1708, 5e édition, chap. XXVI, p 300, 301 (la première édition a paru en 1681).

(que l'on devait changer chaque jour), dans le but de dilater tous les rétrécissements et de laver la vessie, si cela était nécessaire. Il dit que cette
méthode était fréquemment employée par Colot, et qu'il la considérait
comme « plus sûre » que les bougies caustiques, qui ne sont « souvent
qu'un remède palliatif » (1). Col de Villars parle de cette méthode comme
utile en cas de rétention d'urine, mais croit que l'on ne doit pas la conseiller
dans d'autres circonstances (2).

Le fameux J. L. Petit semble avoir pratiqué la boutonnière, en cas de
rétention d'urine, dans de nombreuses circonstances, et dans quelques cas,
lorsque cela lui a été possible, il a sectionné le rétrécissement du même
coup. Il rapporte aussi un cas dans lequel il a appliqué cette méthode à la
guérison d'un rétrécissement au travers duquel, ni lui, ni aucun autre chirurgien ne put faire passer un instrument, sans qu'il existât ni rétention
d'urine ni fistule. Dans ce cas, il pratiqua une incision de 5 centimètres de
longueur, au périnée, « comme pour la taille », sur un cathéter cannelé
passé jusqu'au niveau du rétrécissement ; la pointe de l'instrument étant
ainsi mise à nu, il poussa un trocart jusque dans la vessie, en suivant avec
soin le trajet supposé de l'urèthre. L'urine s'étant écoulée, il retira le cathéter cannelé, « et la canule du trocart servit à guider le bistouri pour
sectionner le point rétréci ». Il plaça ensuite une sonde, et la fixa à demeure ; la blessure se cicatrisa sur elle en un mois, et le malade fut « parfaitement guéri ». Il raconte que, peu après, il répéta l'opération à peu
près dans les mêmes circonstances, avec succès, et il ajoute : « Tous ceux
sur lesquels j'ai pratiqué la boutonnière, pour une rétention d'urine, ont
récupéré la liberté de leur canal, lorsque je comprenais l'obstacle lui-même
dans l'incision (3). » Il propose même de pratiquer la boutonnière lorsque
l'urèthre laisse passer une bougie, et par conséquent sur un cathéter cannelé
introduit dans la vessie ; mais seulement dans des circonstances particulières qu'il indique ainsi : Ayant établi comme règle, qu'« il faut éviter de
faire l'incision appelée boutonnière quand l'introduction de la sonde est
possible », il suppose un cas d'inflammation aiguë de la vessie, avec un
rétrécissement de l'urèthre, à travers lequel on a pu faire passer un instrument pour évacuer le liquide, mais qui ne saurait supporter la présence
continuelle de la sonde. Dans ce cas, il conseille de pratiquer la boutonnière
sur la sonde, avant de la retirer, de peur que sa réintroduction ne soit impossible. « Auquel cas, dit-il, on est obligé de pratiquer l'opération sans
conducteur, ce qui est une circonstance très-sérieuse, puisqu'il n'y a plus
rien pour servir de guide (4). »

Ledran employait l'incision périnéale dans les cas de rétention et parfois
dans les cas de rétrécissement infranchissable avec fistule périnéale ; il se
servait généralement du gorgeret. Il raconte un cas dans lequel, en 1730,

(1) J. Palfin, *Anatomie du corps humain*. Paris, 1726, 1ʳᵉ partie, chap. xx, p. 174.

(2) Col de Villars, *Cours de chirurgie*. Paris, 1741, t. IV, p. 221.

(3) *Mémoires de l'Académie royale de chirurgie*. Paris, 1743, t. I, 2ᵉ partie, p. 338,
340.

(4) J. L. Petit, *Traité des maladies chirurgicoles : Des maladies où le cours des urines
est affecté*, vol. III, chap. xi, p. 79. Paris, 1774 ; nouv. édit., Paris, 1837, p. 780.

il fit une longue et profonde incision au périnée, lequel était déformé et criblé de fistules. Ne réussissant pas à distinguer l'urèthre, il choisit, le jour suivant, une fistule près de l'incision, y introduisit, y laissa même une bougie qu'il poussa aussi loin qu'il le put du côté de l'urèthre; mais échouant encore, il continua chaque jour à enfoncer cette bougie jusqu'à ce qu'elle entrât enfin dans l'urèthre, ce qui eut lieu le cinquième jour. Il fit couler alors le long de cette bougie une petite sonde cannelée, fendit avec un bistouri tout le trajet, jusqu'au col de la vessie; l'urine coula librement par la canule, et finalement on substitua à la sonde cannelée une canule creuse. Le cours de l'urine étant ainsi détourné, le rétrécissement put se dilater et les fistules se cicatrisèrent. Il guérit son malade et « lui recommanda l'usage des bougies, ou d'une sonde de plomb, faute de quoi l'urèthre pourrait se rétrécir peu à peu, la cicatrice se rouvrir et la maladie recommencer » (1).

Astruc décrit cette opération comme ayant été pratiquée de son temps, mais il la regarde comme dangereuse et sans utilité. Quand on a déterminé le siége du rétrécissement, et que l'on a fait une marque au périnée pour indiquer sa situation, « on introduit une sonde cannelée aussi loin que possible dans le canal, et l'on fait de chaque côté du périnée, parallèlement au raphé, une incision qui commence au niveau de la pointe de l'instrument. Puis, les organes étant bien en vue, on applique des caustiques ou des détersifs sur les caroncules ou l'ulcération que l'on suppose exister, et, quand tout semble être sain, on laisse la plaie se fermer (2). » Daran parle du même procédé et le rejette (3).

C'est à cette époque que nous trouvons la méthode décrite par Wiseman et Astruc, méthode encore en vogue en Angleterre. Sharp, de Bartholomew's Hospital, nous dit qu'à cause des mauvais résultats qui avaient suivi l'emploi des caustiques à cette époque, on avait recherché, à leur place, un autre procédé qui, au point de vue de la gravité, était presque, sinon tout à fait, aussi sujet à la critique. Ce procédé consistait à pratiquer une section *au périnée*, si possible sur un conducteur, et à introduire au moyen d'un gorgeret une canule d'argent couverte d'un fin morceau de toile, que l'on devait laisser deux ou trois jours à demeure, puis retirer. — Après cela, on devait détruire les obstacles au moyen de résolutifs et d'escharotiques. En même temps on passait un séton, depuis la plaie dans l'urèthre jusqu'à l'extrémité pénienne. Ce séton devait être enduit, chaque jour, de poudres escharotiques ou de résolutifs puissants, pour détruire les rétrécissements de cette portion du canal. Lorsque cela était fait, on introduisait une sonde dans la vessie, et on la maintenait à demeure, afin que l'urine, s'écoulant par cette voie, permît à la plaie de se cicatriser plus facilement. La blessure cicatrisée, on pouvait retirer la sonde (4). »

(1) H. F. Ledran, *Traité des opérations de chirurgie.* Paris, 1742, p. 368-371 ; Bruxelles, 1745, p. 240.
(2) J. Astruc, *De morbis venereis.* Paris, 1738, lib. III, cap. xiv, p. 243.
(3) *Observ. chirurg.* Paris, 1748, p. 101 et ailleurs.
(4) *A Critical Enquiry.* London, 1751, p. 151.

Chopart employa la boutonnière dans un cas compliqué de fistules, en 1786. Ayant ouvert l'urèthre, il ne put réussir à faire pénétrer un instrument au travers du rétrécissement ; les ouvertures fistuleuses qui avaient existé antérieurement se cicatrisèrent, mais la plaie de l'opération resta ouverte, et c'est par elle que toute l'urine s'écoula dans la suite (1). Sabatier dit qu'il suivait la méthode de Ledran et se servait du gorgeret (2). Desault décrit les divers procédés connus sous le nom de *boutonnière*, et les divers buts dans lesquels ils étaient employés ; il taxe cette opération d'inutile ou dangereuse, lorsqu'elle est appliquée à la guérison des rétrécissements (3).

Mais, avant le cas de Chopart, John Hunter avait pratiqué l'incision périnéale dans un cas où il existait une fausse route qui empêchait l'emploi de la dilatation avec succès. Il ouvrait l'urèthre derrière le rétrécissement, poussait une canule jusqu'au point rétréci, introduisait une autre canule par l'orifice naturel de l'urèthre, et la dirigeait également vers le rétrécissement, jusqu'à ce que les deux canules se trouvassent opposées l'une à l'autre, n'ayant entre elles que le rétrécissement. Il passait alors dans la canule supérieure un stylet avec lequel il perforait le rétrécissement, et qui pénétrait ainsi dans la canule inférieure. Cela fait, on retirait le stylet et l'on introduisait une bougie par la même canule et de la même manière, en ayant bien soin qu'elle passât dans la canule inférieure. Alors on retirait la canule inférieure, et l'extrémité inférieure de la bougie apparaissait dans la plaie. On saisissait cette extrémité, et l'on retirait la canule supérieure sur la bougie, en laissant cette dernière dans l'urèthre. Ensuite on dirigeait l'extrémité inférieure de cette bougie dans la portion de l'urèthre qui conduit à la vessie, et on la poussait jusque dans la cavité de ce viscère, l'y laissant séjourner. La grosseur des bougies était augmentée graduellement jusqu'à ce que la plaie fût cicatrisée (4). Lorsqu'il existait une infiltration d'urine, il passait aussi un conducteur dans l'urèthre, et ouvrait le canal sur ce conducteur (5).

Mais J. Hunter pratiqua, en 1783, à Saint-George's Hospital, l'opération connue ces dernières années sous le nom de *section périnéale*, pour la *guérison des rétrécissements et des fistules périnéales*, et non pour remédier à une rétention ou à une infiltration d'urine. Quand il n'avait pas réussi à franchir le rétrécissement avec les bougies les plus fines, et qu'il avait employé sans succès les caustiques, il procédait de la façon suivante : « Il introduisait tout d'abord un cathéter aussi loin qu'il le pouvait, comme conducteur ; il ouvrait toutes les fistules sur le cathéter, ce qui mettait à nu près de 2,5 centim. de longueur de cet instrument ; il retirait alors le

---

(1) Chopart, *Traité des maladies des voies urinaires*, revu par Pascal. Paris, 1830, vol. II, p. 364.

(2) Sabatier, *De la médecine opératoire*, 2ᵉ édit. Paris, 1810, t. I, p. 348 ; nouv. édit. par Sanson et Bégin. Paris, 1832, t. II, p. 441.

(3) Desault, *Traité des maladies des voies urinaires*, édité par Bichat. Paris, 1799, p. 325-329. — *Œuvres chirurgicales*. Paris, 1830, t. III, p. 330-333.

(4) J. Hunter, *Œuvres complètes*, t. II : *Traité de la syphilis*, trad. Richelot, 3ᵉ partie, chap. v, p. 334, 335.

(5) J. Hunter, *Traité de la syphilis*, trad. Richelot, p. 343, 344.

cathéter en partie pour bien voir la portion du canal qui était découverte. Après avoir épongé le sang, il recherchait l'orifice du rétrécissement, et, lorsqu'il l'avait trouvé, il le dilatait. Il poussait ensuite le cathéter jusque dans la vessie, quoique avec quelque difficulté. » Cet instrument restait à demeure ; les fistules finissaient par se cicatriser, et, plus tard, un jet assez considérable d'urine pouvait s'écouler par le canal (1). Lassus pratiqua une opération à peu près semblable en 1786, à l'hôpital Saint-Côme, à Paris, sur un sujet présentant de nombreuses fistules au périnée, à la suite d'un coup. Il introduisit une sonde jusqu'au rétrécissement, incisa toutes les fistules ; depuis la pointe de l'instrument jusqu'à la vessie, et passa une sonde de gomme, depuis le méat jusque dans la vessie, où il la laissa quelque temps à demeure ; le malade fut guéri. Ce cas ne fut publié qu'en 1825, d'après des notes manuscrites que possédait M. Dolivera (2).

L'application du procédé décrit par Hunter semble avoir été limitée, pendant de nombreuses années, aux cas dans lesquels il existait plusieurs fistules périnéales jointes à un rétrécissement opiniâtre. C'est ainsi que Sir Charles Bell, un quart de siècle environ plus tard, ne le recommande que dans ces cas-là seulement.

L'opinion que cette méthode était surtout applicable dans les cas de rétention d'urine gagna du terrain, parce que l'on pouvait, en une opération, atteindre deux buts importants, c'est-à-dire l'évacuation de la vessie et la cure radicale du rétrécissement par sa section. C'est en se fondant sur ces principes, comme nous l'avons vu, que J. L. Petit avait agi dans quelques cas. Cependant, après l'ouverture de l'urèthre, on ne se servit plus du gorgeret et du trocart, mais on fit des recherches attentives au moyen d'une bougie fine, pour retrouver l'orifice du rétrécissement, afin que la portion rétrécie du canal pût elle-même être divisée, et que l'on pût passer une sonde volumineuse, depuis le méat externe jusque dans la vessie. L'opération était parfois ennuyeuse et difficile, surtout lorsqu'on avait l'habitude de rechercher l'urèthre au milieu d'incisions commencées sur les côtés du raphé, comme dans l'opération de la taille latéralisée, et non sur la ligne médiane du périnée.

La pratique de cette opération, dans les cas de rétention, semble avoir été généralisée en Angleterre au commencement de ce siècle. Le premier récit publié a paru en 1815, dans un petit ouvrage de M. Grainger (de Birmingham), qui en recommande l'emploi, et rapporte plusieurs cas dans lesquels il l'avait pratiquée soit sur la ligne médiane du périnée, soit sur les côtés du raphé (3). John Bell l'indiqua brièvement pour les cas de rétention d'urine ; mais il ne l'a jamais pratiquée lui-même (1806) (4). Sir Charles Bell recommanda aussi cette opération, soit dans une publication, soit antérieu-

(1) Hunter, *ibid.*, chap. VI.
(2) *Archives générales de médecine*, vol. IX, p. 411 et 414. Paris, 1825. Il y est dit que Vanier (de Cherbourg) pratiqua la même opération pour des fistules ; mais ceci eut lieu en 1819, et n'a par conséquent aucune valeur historique (quoique l'on en ait pris possession récemment à Paris, ce qui est la seule raison qui me le fait rappeler ici).
(3) E. Grainger, *Medical and Surgical Remarks*, chap. I. London, 1815.
(4) John Bell, *Principles of Surgery*, vol. II, p. 285. London, 1806.

rement, dans ses leçons orales (1). En 1811, le docteur Thomas Chevalier
lut, à la *Medical and Chirurgical Society*, un mémoire dans lequel il rappelle un cas de rétrécissement opiniâtre du canal, où il pratiqua une incision jusque dans l'urèthre, derrière le rétrécissement, non point pendant
une attaque de rétention d'urine, mais dans un double but qu'il indique :
d'abord pour empêcher l'urine de s'écouler sur les parties malades, en lui
donnant un nouveau cours, parce qu'il avait observé qu'il en résultait un
grand avantage dans les cas de ponction de la vessie, par exemple ; secondement, pour débarrasser le canal de la pression occasionnée au périnée par
les tissus indurés.

Il faut observer que toutes ces opérations, excepté les deux mentionnées
par J. L. Petit, étaient employées pour guérir quelque complication sérieuse
du rétrécissement, et non le rétrécissement lui-même, ou, si elles étaient
dirigées contre le rétrécissement, c'était pour mettre les organes en vue, et
appliquer directement quelque caustique. Dans les autres cas, il y avait
toujours de la rétention d'urine, de l'infiltration urineuse, de fausses
routes ou des fistules. Dans aucun cas, la seule indication de guérir un
rétrécissement opiniâtre n'avait conduit à pratiquer la section. Petit seul
avait pratiqué la section dans ce but ; mais, ayant mis à nu le bec de la
sonde, il forçait le passage au hasard, au moyen d'un trocart, procédé différant totalement d'une dissection soignée du rétrécissement.

La première mention (autant du moins que j'en aie connaissance) de
l'application de cette dernière opération, pour remédier à un rétrécissement
infranchissable, sans les complications que nous avons mentionnées, se
trouve dans un mémoire de M. G. M. Arnott, alors chirurgien de Middlesex
Hospital, lu à la *Medical and Chirurgical Society*, en juin 1822 (*Transactions*, vol. XII, p. 351) (2). L'auteur mentionne un cas dans lequel, ne
réussissant pas, après des efforts répétés, à passer un instrument au travers
du rétrécissement, par le méat externe, il opéra, et obtint les résultats les
plus satisfaisants ; il conseille l'adoption d'une méthode semblable en pareil
cas. — Dans ce cas, après avoir pratiqué la section sur le bec de la sonde,
conduit jusqu'au niveau du rétrécissement, M. Arnott réussit à passer un
très-petit conducteur cannelé au travers, et à diviser sur lui le rétrécissement. Il conduisit alors une sonde d'argent dans la vessie, et la fixa à
demeure, en la retirant seulement à intervalles éloignés. La plaie se cicatrisa sur la sonde. Le malade fut complétement guéri ; car, pendant six ou

---

(1) Charles Bell, *Surgical Observations*, 1re partie, p. 56. London, 1816. — Plus d'un
auteur français a attribué à Eckström l'honneur d'avoir pratiqué le premier cette opération.
Or, son premier cas (pour un cas de rétention d'urine et non pour la guérison d'un rétrécissement) a été publié dans les *Froriep's Notizen*, vol. XVIII, p. 155, Weimar, 1827,
M. J. Chelius en donne un résumé dans son *Handbuch der Chirurgie*, chapitre RÉTENTION
D'URINE, mais il oublie que l'opération avait été décrite en Angleterre douze ans auparavant.
Le traducteur anglais des livres de Chelius, M. South, dit dans une note qu'Eckström avait
séjourné à Londres quelques mois vers 1821-1822, et qu'il doit l'avoir vu pratiquer plusieurs
fois exactement de la manière dont il l'a décrite. — Chelius, *System of Surgery*, translated
by South. London, 1835, vol II, p. 428.

(2) Les indications de cette opération sont examinées, en vue de la pratique future, par
Sir Charles Bell, dans son *Treatise on the Urethra*, etc. London, 1822, 3e édit., p. 184.

sept ans, pendant lesquels M. Arnott put l'observer, l'affection ne récidiva nullement. Depuis ces dernières années, ce procédé est connu sous le nom de l'opération de la *section périnéale*, et c'est sous cette dénomination que j'en parlerai dorénavant.

Feu M. Guthrie, dans un ouvrage publié en 1836, contenant une partie de ses leçons professées en 1830 au Royal College of Surgeons, recommanda d'ouvrir l'urèthre derrière le rétrécissement dans les cas de rétention d'urine. Si le rétrécissement était d'une épaisseur, d'une dureté ou d'une étendue telles que la guérison par la dilatation fût fort difficile ou très-longue, il conseille aussi de sectionner les parties rétrécies, en commençant à l'ouverture ainsi pratiquée et en continuant l'*incision d'arrière en avant* (1). Il insiste aussi beaucoup sur la nécessité de pratiquer les incisions sur la ligne médiane, et non pas sur les côtés du raphé. Guthrie recommande aussi le même procédé comme la meilleure méthode d'inciser un rétrécissement infranchissable, si l'on considère qu'il est nécessaire d'avoir recours à la section périnéale pour sa guérison et non pas pendant la rétention d'urine. La description de l'opération, rapportée avec soin et beaucoup de détails, se trouve dans le chapitre X (*De la rétention d'urine*), auquel je renvoie le lecteur.

DE LA SECTION PÉRINÉALE. — Je crois que la méthode que nous venons de mentionner, de pratiquer une incision sur l'extrémité d'une sonde maintenue solidement contre la face antérieure d'un rétrécissement, puis de passer un conducteur cannelé à travers le rétrécissement pour le sectionner, donnerait dans les mains d'un grand nombre de chirurgiens les meilleurs résultats pratiques dans les cas où l'on est obligé, après des essais infructueux pour faire passer un instrument, d'avoir recours à l'incision. Le meilleur moyen de pratiquer cette opération est la suivante. On place le malade, exposé à une bonne lumière, sur une table et non pas sur un lit, afin que le bassin ne puisse pas s'enfoncer, et soit maintenu dans une position fixe comme dans la taille. Les intestins auront été préalablement vidés par un lavement. Le périnée rasé, on place une sonde aussi loin que le permet le rétrécissement, un aide la maintient solidement dans cette position et relève en même temps les bourses. On pratique alors une incision à travers la peau et le tissu cellulaire, directement sur la ligne médiane du périnée, le long du raphé, depuis le bec de la sonde jusqu'à une petite distance de la marge de l'anus, si le rétrécissement siége près ou au niveau du bulbe ; puis on met la sonde à nu par une incision profonde et plus courte. Un aide placé de chaque côté écarte avec soin les lèvres de l'ouverture, autant que possible, au moyen de crochets, afin de donner à l'opérateur une vue aussi complète que possible de l'ouverture rétrécie ; ce but doit encore être atteint en épongeant avec soin les organes sectionnés, ou mieux, comme M. Avery le premier l'a suggéré et mis en pratique, on passe une anse de fil au travers de chaque lèvre de l'incision de l'urèthre, y compris la muqueuse près du rétrécissement, afin de dilater l'ouverture et

____

(1) G. J. Guthrie, F. R. S., *Anatomy and Diseases of the Urinary and Sexual Organs.* London, 1836.

de pouvoir se passer de crochets ou de doigts qui interceptent la vue. Ces anses servent aussi à guider les yeux sur le point exact où commence le rétrécissement, pendant la dissection qu'il est nécessaire de pratiquer ensuite (1). Ceci fait, l'opérateur, qui doit être muni de deux ou trois conducteurs cannelés d'argent, d'un petit volume, essaye d'en passer un au travers du rétrécissement. S'il y réussit, il pratique ensuite la division avec facilité et sûreté. S'il ne peut faire avancer le conducteur que de 4 à 6 millimètres, il incise le canal avec précaution dans cette étendue, puis essaye de nouveau de suivre le trajet du canal et d'en diviser une autre partie sur le conducteur. Mais s'il ne peut introduire aucun des conducteurs, ni en partie, ni en totalité, il ne lui reste plus d'autre alternative que de disséquer, au travers du rétrécissement, sur la ligne médiane, en s'efforçant de suivre autant que possible le trajet de l'urèthre. Dans les deux cas, aussitôt que la continuité du passage est rétablie, le cathéter le premier employé est conduit jusque dans la vessie et fixé à demeure de la manière ordinaire.

Maintenant, si nous examinons les cas où il convient d'appliquer cette opération, quoi que l'on puisse dire en sa faveur dans les cas de rétention, ce que nous examinerons du reste plus tard, il faut avouer qu'on doit avoir affaire à un cas grave pour se voir forcé de recourir à une pareille opération comme moyen de guérison. Tous les chirurgiens la considèrent pour le moins comme un remède dangereux. Tout le monde est d'accord sur l'incertitude qui peut accompagner une tentative pour diviser, par une simple dissection à partir de la surface du périnée, une portion de l'urèthre rétrécie, dont le calibre est énormément diminué, surtout si les tissus sont considérablement épaissis ; peu de chirurgiens certifieront que l'on puisse être certain d'une division suffisante du canal, ou même que l'on puisse à coup sûr diviser le canal, à moins que l'on n'ait préalablement réussi à passer un conducteur cannelé. Sir B. Brodie s'exprime ainsi : « Même dans les circonstances les plus favorables, on n'a que des doutes pour savoir si le rétrécissement a été véritablement sectionné, c'est-à-dire pour savoir si l'incision a passé au centre du canal rétréci, ou à travers la substance solide qui se trouve de chaque côté du canal. Je suppose qu'aucun chirurgien ne recommandera cette opération, si ce n'est en dernier ressort, alors qu'il est impossible par d'autres moyens de franchir le rétrécissement (2). » Toute chance de faire passer un instrument au travers du rétrécissement, au moyen du traitement général et du repos unis aux manœuvres les plus soigneuses fréquemment répétées, doit être épuisée avant que l'on consente à employer ce moyen, dont la nécessité et l'utilité ne doivent être admises qu'à la dernière extrémité.

(1) Benj. Brodie, *op. cit.*, p. 67.
(2) Récemment M. Sédillot, membre de l'Académie des sciences, autrefois professeur à la Faculté de médecine de Strasbourg, a insisté sur l'avantage qu'il y avait à se servir de cette méthode, et la décrit comme une amélioration de son procédé, dans un mémoire lu à l'Académie des sciences de Paris, publié dans l'*Union médicale* du 6 novembre 1852, et reproduit dans *Contributions à la chirurgie* (Paris, 1868, t. II, p. 236).

En revoyant l'histoire des opérations pratiquées sur le périnée que j'ai rappelée avec quelques détails, à cause des erreurs que certains auteurs ont commises et dont on trouve un exemple (à la note de la page 236), il semble qu'elles soient depuis longtemps reconnues comme nécessaires pour la guérison de certains cas de rétrécissements infranchissables par d'autres méthodes, et pendant les trente dernières années on a traité un grand nombre de cas semblables de cette façon. Mais c'est aussi un fait trop connu pour être appuyé par des citations, que, dans beaucoup de cas où l'on a pratiqué cette opération, la terminaison a été fatale. Une liste des cas semblables ne fournirait aucune donnée d'une certaine utilité pour confirmer la valeur de cette opération. Car elle a été presque toujours pratiquée comme dernière ressource, dans certains vieux rétrécissements de la pire espèce, souvent compliqués d'affections rénales qui rendent les malades tout particulièrement impropres à subir aucune opération. Avec une pareille liste de cas, il est impossible de décider quelle proportion de morts souvent doit être considérée comme favorable ou contraire à l'opération ; car il faut tenir compte, dans beaucoup de cas individuels, de l'influence relative de la maladie et de l'opération pour amener le résultat fatal.

Pendant ces vingt dernières années, cette opération a été peu fréquemment employée, surtout parce que l'on a établi, d'une façon plus générale, que très-peu de rétrécissements sont tout à fait infranchissables, si même il en existe. Ceci est dû aux assertions répétées de M. Syme (d'Édimbourg), qui déclare que, tant que l'urine s'écoule au dehors par l'urèthre, en aussi petite quantité que ce soit, on peut introduire, à force de patience et de persévérance, un cathéter à travers le rétrécissement jusque dans la vessie. Cette doctrine, combattue d'abord avec beaucoup d'énergie, est maintenant acceptée par un grand nombre de chirurgiens. Du moins, si cette règle n'est pas absolument vraie, les exceptions sont très-peu nombreuses. C'était aussi une règle autrefois que, lorsque l'on pouvait passer un instrument de n'importe quel volume à travers un rétrécissement, jusque dans la vessie, la division de ce rétrécissement par la surface du périnée était tout à fait contre-indiquée.

En 1844, M. Syme publia (1) la relation d'un cas de rétrécissement dans lequel il avait employé la dilatation temporaire et permanente autant que possible, et après cela l'uréthrotomie interne, sans améliorer aucunement l'état du malade. Car la tendance à la rétraction était si forte chez lui, que, dans les vingt-quatre heures qui suivaient chaque opération, où l'on passait facilement des bougies volumineuses, le rétrécissement devenait aussi étroit et aussi difficile à franchir que jamais avec un instrument peu volumineux. Son malade, lui déclarant que « la vie était intolérable avec un pareil sujet de tourment », demanda que l'on adoptât un autre moyen de traitement, « quels qu'en pussent être les conséquences et les dangers ». M. Syme passa alors un conducteur cannelé dans la vessie, et divisa le rétrécissement sur ce conducteur à partir du périnée. Le patient jouit pendant de

____

(1) *Edinburgh Journal of Medical Science*, octobre 1844.

longues années d'une bonne santé et de l'absence de tout symptôme douloureux.

Après avoir répété cette opération plusieurs fois dans des cas à peu près
semblables, M. Syme propose de l'adopter d'une façon générale, déclarant
que l'*uréthrotomie externe*, sur un conducteur cannelé, est un remède radical
contre les formes les plus opiniâtres de rétrécissement, et que dans certains
autres cas d'un caractère moins grave, cette opération amène une guérison
plus expéditive, plus sûre et plus durable que la dilatation simple (1).

Ceci implique évidemment la non-existence des « rétrécissements imperméables ». Mais ce terme lui-même est sujet à de graves objections. Si
l'urine traverse le canal, l'imperméabilité n'existe pas. Si l'on veut parler
de « l'imperméabilité » aux instruments, le terme doit s'appliquer seulement à l'opérateur qui a échoué, et qui sera peut-être suivi d'un autre praticien plus exercé qui aura plus de succès. Car le terme de « rétrécissement » n'implique pas l'idée d'oblitération, mais seulement de diminution
de calibre. C'est un fait bien connu que l'urèthre est quelquefois totalement oblitéré, et il n'est pas nécessaire de citer Chopart ou Cruveilhier,
qui en rapportent chacun un cas, pour le prouver, comme l'ont fait
quelques auteurs, puisqu'il existe dans nos musées plusieurs exemples
d'oblitération complète. Le lecteur est renvoyé à plusieurs préparations
mentionnées et décrites à la fin du chapitre II.

Feu M. Liston a aussi émis la même opinion; mais elle obtint alors un
moindre retentissement qu'elle n'en a obtenu depuis. Dans une leçon
clinique (1835), il se servit des termes suivants : « Cette méthode a été
proposée dans ce que l'on a appelé les *rétrécissements infranchissables;*
mais je n'ai jamais rencontré de cas pareils ; car, « tant que *le liquide peut
encore s'écouler,* vous pouvez, à force de patience et de persévérance, faire
tôt ou tard pénétrer une sonde dans la vessie », etc. Il mentionne ensuite,
dans un autre chapitre, les cas d'oblitération complète, à la suite de lésions
traumatiques de l'urèthre, et dit qu'il les traite en passant un instrument
dans le canal aussi loin que possible, en faisant une incision dans la ligne
du raphé, sur l'extrémité de l'instrument, et en conduisant ensuite l'instrument dans la vessie (2).

(1) James Syme, *Stricture of the Urethra.* Edinburgh, 1849, p. 58. — Il est désirable de
se servir du terme de *division externe* ou *uréthrotomie externe,* pour désigner l'opération
de M. Syme, puisque lui-même se sert de cette expression, et de désigner seulement, sous le
nom de *section perinéale,* le procédé décrit aux pages 269 et 270, qui a trait aux cas de
rétrécissements infranchissables. C'est à l'emploi d'un seul terme pour désigner deux procédés différents, ou même opposés, qu'est due surtout la confusion d'idées qu'on remarque si
fréquemment, et cela d'autant plus que l'opération de M. Syme est souvent employée en
avant du scrotum ; or je présume que, dans ce cas, même les avocats de l'ancienne appellation seront forcés de la modifier.

(2) Robert Liston, *Lancet,* 20 février 1836. *Report of a Clinical Lecture.* — L'urèthre
étant oblitéré, comme cela arrive quelquefois, après les blessures au périnée, ou après la
gangrène suite d'infiltration, l'urine s'écoule par une ouverture dans cette région. Dans de
pareils cas, totalement distincts des rétrécissements, M. Syme a proposé le procédé suivant,
qu'il préfère à la coutume habituelle de sectionner sur l'extrémité d'une sonde, parce qu'il
croit que le nouveau canal ainsi formé sera dans une ligne plus directe et réunira plus
naturellement les deux portions du canal que l'on ne peut le faire par la dissection avec le

A cette époque, M. Liston n'avait jamais pratiqué aucune autre opération que le passage d'une sonde en cas de rétention d'urine. Plus tard, il fut forcé cependant de ponctionner la vessie dans un cas, et de pratiquer la section périnéale plusieurs fois dans des cas de rétrécissement où il ne put réussir à passer une sonde, et alors il adopta exactement la même opération que celle qui avait été décrite et recommandée par M. Guthrie, et dont il donne les indications dans son *Operative Surgery* (1).

D'après les nombreux faits pathologiques que présentent nos musées, il est évident que l'oblitération de l'urèthre existe; que c'est un fait qui se présente très-rarement, et enfin il est très-douteux que des rétrécissements non traumatiques puissent arriver à l'oblitération complète. En tout cas, nous n'avons aucun exemple pour prouver le fait.

Les affirmations de M. Syme reviennent à ceci, et ne signifient pas autre chose : c'est que, toutes les fois que l'urine passe par le méat, on peut, une fois ou l'autre, arriver à introduire une sonde dans la vessie. C'est ainsi qu'il s'exprime : « Quant à la question de l'imperméabilité, je maintiens simplement que, si l'urine passe, un instrument peut toujours, à force de soin et de persévérance, franchir le rétrécissement, et j'ajouterai que le cas est totalement différent de celui d'une distension de la vessie par

bistouri. Il engage l'opérateur « à introduire dans la vessie, par les fistules qui doivent être préalablement dilatées, si cela est nécessaire, un conducteur semblable à celui dont on se sert dans l'opération de la taille, mais avec la cannelure sur sa concavité, et non sur son côté convexe, puis à insinuer au travérs de l'urèthre, aussi avant que possible, le conducteur employé pour diviser les rétrécissements par l'incision externe. Pendant que le premier, confié à un aide, est soulevé par les doigts de l'opérateur, au périnée ou dans le rectum, il pousse le conducteur dans la direction qu'il prendrait si le canal était libre, de façon à le faire passer au travers des portions rétrécies, entrer dans la cannelure du cathéter, et pénétrer dans la vessie. Le cas est alors semblable à celui d'un rétrécissement nécessitant la section ; après que l'on a pu passer un conducteur, il n'y a plus de difficulté à placer un bistouri dans la cannelure et à pratiquer la section, de façon à diviser complétement sur le trajet exact de l'urèthre tous les tissus indurés et à permettre ainsi d'introduire une sonde volumineuse que l'on laisse deux ou trois jours pour prévenir tout danger d'infiltration. » Il ajoute deux cas à l'appui de sa méthode. (*Medico-Chirurgical Transactions.* London, vol. XI, p. 113.)

(1) M. Cadge, dernier chirurgien assistant de *University Collegé Hospital*, qui a aidé M. Liston dans un grand nombre d'opérations pendant de longues années avant sa mort, écrivit au *Medical Times*, 9 novembre 1850, en ces termes : « Il est certain que dans les dernières années de sa vie, Liston échoua plusieurs fois à introduire une sonde dans des cas de rétrécissements sans complication, et fut obligé d'avoir recours à l'opération décrite dans sa *Practical Surgery*, 4e édition, p. 484....... J'ai les notes de quatre cas dans lesquels, après des essais infructueux pour introduire un instrument, il plaça les malades comme pour pratiquer la taille, et ouvrit l'urèthre par une incision pratiquée au périnée. Dans ces quatre cas, j'étais présent et j'aidais à l'opération; mais ce ne furent point les seuls qu'il traita ainsi. » M. Cadge mentionne ensuite un cas (survenu dans la pratique du docteur Brodie Sewell) dans lequel M. Liston ponctionna la vessie par le rectum pour une rétention d'urine suite de rétrécissement, « trouvant qu'il était impossible d'introduire une sonde à plus de 4 centimètres dans l'urèthre ». J'ai l'autorité de M. Cadge pour bien établir que les quatre opérations en question furent pratiquées pour la cure du rétrécissement, en dehors de toute rétention d'urine, et que, dans ce dernier cas, il ne pratiqua jamais cette opération ni aucune autre, sauf dans l'occasion unique que nous venons de mentionner où il ponctionna la vessie par le rectum. Dans ce cas, dans lequel il fut appelé en consultation (avec M. Solly), on eut l'idée de pratiquer la section périnéale; mais M. Liston s'y opposa, parce que, ne pouvant pas passer un instrument jusqu'au périnée, il n'y avait aucun moyen de savoir s'il existait d'autres rétrécissements dans le canal.

rétention d'urine nécessitant un soulagement *immédiat.* Je n'ai jamais prétendu qu'en pareil cas l'introduction de la sonde fût toujours possible (1). »
Je crois qu'il existe peu de chirurgiens expérimentés dans l'usage de la
sonde qui se refuseront à admettre la vérité de cet axiome, et s'ils ont des
occasions nombreuses de le vérifier, ils réussiront, dans presque tous les
cas, à franchir le rétrécissement par les moyens ordinaires. Plusieurs tentatives sont parfois nécessaires ; quant à moi, j'ai toujours fini par réussir
à faire pénétrer par les moyens ordinaires une sonde fine dans la vessie.
Il en résulte que je n'ai jamais eu l'occasion de pratiquer la section périnéale pour un rétrécissement infranchissable. Néanmoins, examinant le
sujet d'une façon plus générale, et me rappelant que des hommes d'une
habileté reconnue et d'une expérience consommée ont parfois échoué
après de nombreuses tentatives, je n'ose point affirmer qu'il n'existe pas de
rares exceptions à cette règle. M. Syme, dans la seconde édition de son
ouvrage, nous dit, en effet, que plus tard il a échoué, après des essais
répétés dans trois occasions. Dans ce cas, il pratiqua l'ouverture du canal
immédiatement en avant du rétrécissement, conduisit la petite sonde cannelée au travers du rétrécissement, puis incisa la portion rétrécie sur cette
sonde de la façon habituelle (2).

En résumant cette question, nous en tirons cependant une leçon fort
utile sur la perméabilité des rétrécissements. Personne ne niera que la
pratique ne donne une certaine dextérité dans l'usage de la sonde, qui
rend le succès presque certain, même dans les cas les plus graves. Il est
prudent, et certainement fort utile en pratique, de s'assurer exactement
des propriétés de l'instrument que l'on emploie, d'avoir confiance en lui,
et de rechercher toutes les facilités que peut nous donner l'expérience
pour pratiquer cette opération, qui, suivant les paroles fréquemment citées
de M. Liston, est « une des plus difficiles de toutes les opérations chirurgicales ». Certainement il est rare qu'un opérateur adroit et persévérant
ne finisse pas par réussir à introduire un instrument dans la vessie. Le cas
se présente plus rarement qu'on ne le pense en général. Pour ma part, je
dois avouer que j'ai appris une chose, c'est que la confiance dans la puissance de son instrument et la persévérance dans son emploi constituent le
secret du succès, lorsqu'on l'emploie à franchir un rétrécissement dont
l'étroitesse ou la situation rendent le passage très-difficile (3).

Les circonstances, comme nous l'avons déjà dit, influent beaucoup sur
ces conditions. Un rétrécissement que personne ne peut franchir aujour-

---

(1) Syme, *Edinburgh Monthly Journal*, juin 1851, art. vi.

(2) Syme, *op. cit.*, 2ᵉ édition, 1855, p. 36 et 95.

(3) L'opinion que tous les rétrécissements peuvent être franchis avec le temps et des
efforts répétés s'accrédite de plus en plus, grâce aux efforts de M. Syme, et a déjà été féconde
en heureux résultats. En France la même opinion a fait des progrès. Nélaton lui a donné son
appui et annoncé, comme un succès, le passage d'un petit instrument dans la vessie, par
M. Phillips, au travers d'un rétrécissement infranchissable jusqu'alors, après une tentative
de deux heures. — Voyez sa clinique, *Moniteur des hôpitaux*, 1857, p. 569. — Voyez aussi
un article de Guillon, *Gazette médicale de Paris*, 8 mai 1858, et *Gazette des hôpitaux*,
27 mars 1858. — *Mémoires* de Phillips (*Bulletin de thérapeutique*, avril et mai 1858). —
Mémoire de Mercier dans l'*Union médicale*, juillet 1858.

d'hui peut être franchi après une semaine de repos et de régime. Lorsque l'ouverture est aussi petite que celles que nous observons sur quelques pièces de notre musée, sa perméabilité peut être modifiée par les plus légères influences, et l'effet d'un léger purgatif, ou d'une modification dans l'état des urines, peut nous permettre de réussir un jour, après avoir échoué la veille. Le contraire peut également se présenter.

M. Syme, se fondant sur l'assertion qu'il n'existe aucun rétrécissement infranchissable, et se servant de ce terme dans le sens que nous venons de rappeler, propose de renverser la proposition établie quelques pages auparavant, comme un axiome, et au lieu de dire que *toutes les fois qu'un rétrécissement peut être franchi, l'uréthrotomie externe est contre-indiquée*, il établit que *la perméabilité est une condition indispensable pour pratiquer l'uréthrotomie externe*.

Il est certain qu'il a fait cette modification ayant en vue le danger, l'incertitude et la difficulté qui accompagnent les incisions pratiquées au périnée dans le but de rechercher l'urèthre sans l'aide d'un conducteur.

Il est évident que tout le monde est d'accord sur le fait, qu'il est infiniment plus facile pour l'opérateur et plus sûr pour le malade de sectionner le rétrécissement sur un conducteur cannelé, que de le disséquer avec soin, mais sans l'aide du conducteur. Néanmoins cela peut être nécessaire dans quelques cas où l'on ne peut pas réussir à passer un instrument, et il faut admettre que, plaçant de côté les oblitérations de l'urèthre, il existe parfois des cas compliqués de fausses routes ou dans lesquels les rétrécissements sont très-longs, très-étroits et peut-être contournés, dans lesquels on est obligé d'avoir recours à une opération sans conducteur. Le fait se présente surtout dans les occasions où il est nécessaire de porter un remède immédiat, comme dans les rétentions d'urine graves, dans lesquelles on n'a pas le temps de modifier l'état général, comme lorsqu'il n'existe pas de danger immédiat. Du reste, nous aurons à examiner si en pareilles circonstances il faut préférer cette opération ou quelque autre, dans un chapitre consacré à cette complication.

Il nous reste maintenant à examiner la question de l'uréthrotomie externe comme moyen de guérison de certains rétrécissements opiniâtres qui n'ont pu être modifiés par aucun autre traitement.

« Il y a deux variétés de rétrécissements, dit M. Syme, qui ne peuvent point être améliorées par la simple dilatation. Dans un cas, le rétrécissement est tellement irritable, que l'introduction d'un instrument augmente plutôt qu'elle ne diminue l'intensité des symptômes, et expose le malade à de nombreux dangers provenant des modifications de l'état général et local.

» Dans un second cas, la tendance à la rétraction est si forte, qu'elle contre-balance bientôt les effets de la dilatation, et la rend ainsi inutile (1). »

MANIÈRE DE PRATIQUER L'URÉTHROTOMIE EXTERNE SUR UN CONDUCTEUR CANNELÉ. — Supposons que l'opération soit décidée, on doit d'abord se faire une idée nette de la situation exacte et de l'étendue du rétrécissement. On doit pouvoir, en supposant que le rétrécissement soit périnéal, placer un doigt

______

(1) *Edinburgh Monthly Journal*, July 1852, p. 33.

sur le point du périnée qui correspond au point rétréci de l'urèthre, et acquérir une notion exacte de son siége et de son étendue. Les conditions nécessaires pour le succès de l'opération consistent dans la division complète de toute la portion de l'urèthre qui est rétrécie, y compris une petite portion d'urèthre sain, en avant et en arrière du rétrécissement. Ces conditions demandent du soin, de la patience, et un peu de dextérité de la part de l'opérateur, qui peut facilement les réaliser.

D'abord il faut déterminer la distance qui sépare le rétrécissement du méat. En introduisant un cathéter gradué ou une sonde volumineuse des nᵒˢ 9 ou 10 [nᵒˢ 18 à 21 de la filière française] aussi loin que possible, on peut déterminer aisément sa limite antérieure. On passera ensuite une sonde à boule, d'un volume approprié, de la manière décrite à la page 145, et l'on apprendra jusqu'où s'étend la lésion en arrière, en notant le point où la sonde redevient libre en arrière du rétrécissement, et sa distance du méat au moment où on la retire. Pendant qu'elle est encore en place, on essayera de reconnaître la situation exacte de l'extrémité renflée de l'instrument, en appliquant l'index de la main inoccupée sur le périnée, et en remuant un peu l'instrument, afin de bien déterminer le point exact du périnée correspondant au rétrécissement. Tout ceci peut se faire sans difficulté. Après avoir ainsi bien déterminé le siége exact des rétrécissements que l'on doit inciser, quelques jours auparavant, et non pas immédiatement avant l'opération, car il est préférable d'avoir alors le canal dans un état de repos aussi complet que possible et de le soumettre au moins de manipulations possible, on pratique l'incision de la façon suivante.

Divers temps de l'opération. — La meilleure forme de conducteur (que nous représentons dans la figure 68) est celle qui a été indiquée par Syme dans le but de maintenir solidement l'épaule de l'instrument contre la partie antérieure du rétrécissement. Il est représenté de la moitié de son volume normal dans la figure 68, et le lecteur comprendra que sa tige égale à peu près le volume d'une sonde du nᵒ 8 ou 9 [nᵒˢ 16 à 19 de la filière française]. Il diminue ensuite subitement, juste au point où commence la courbure, pour atteindre le volume nécessaire pour franchir le rétrécissement, c'est-à-dire environ le nᵒ 1 ou 2 [nᵒˢ 7 à 9 de la filière française.] Cette dernière portion seulement est cannelée. Il

Fig. 68. — Cathéter cannelé de Syme.

est évident, par conséquent, que, tandis que la partie rétrécie de l'instrument a franchi le rétrécissement, la portion la plus large s'arrête tout à
coup à sa limite antérieure. En pratiquant l'incision, on la sent facilement
avec l'indicateur à travers les tissus, et elle devient ainsi un guide bien net
du rétrécissement, pourvu que l'on maintienne le cathéter fixe dans sa
position. Pour moi, je me suis servi d'un conducteur cannelé dans toute
son étendue, par lequel l'urine s'écoule au dehors lorsqu'il arrive à la vessie.
Il en résulte que l'opérateur peut être sûr que la pointe est dans la bonne
voie, ce qui est très-rassurant lorsqu'il existe des fausses routes qui rendent le canal difficile à franchir.

Le conducteur introduit, le malade est placé dans la même position que
pour la taille, sur une table convenablement élevée, au bord de laquelle
on place le siége. Si le malade est très-agité sous l'empire du chloroforme,
il vaut mieux se servir des liens, puisqu'il est nécessaire de maintenir le
périnée dans une position fixe; mais s'il ne l'est pas, les jambes doivent
être maintenues chacune par un aide au même niveau et dans la même posi-

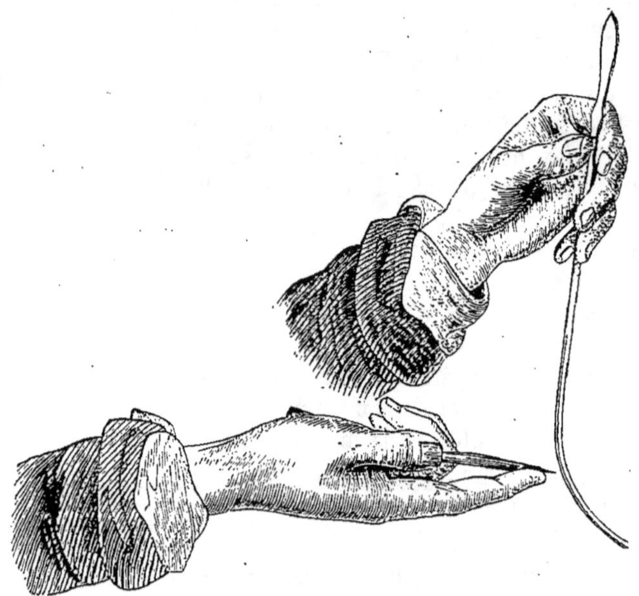

FIG. 69. — Position du bistouri.

tion. Un autre aide maintient droit le conducteur et relève le scrotum de la
main gauche. L'opérateur, assis, fait une incision sur la ligne médiane, de
5 centimètres environ de longueur d'avant en arrière, en suivant bien
exactement la direction de la ligne médiane pour traverser les tissus interposés entre la peau et le conducteur, dont il sent la rainure avec l'index
gauche à mesure qu'il en approche. Il peut distinguer l'extrémité épaissie
de la sonde, et se guider par ce moyen pour trouver le siége du rétrécissement. Alors, prenant un bistouri étroit et à lame effilée dans sa main
droite, et le conducteur dans la main gauche, en le maintenant solidement

contre le rétrécissement, il engage la pointe du couteau dans la cannelure du conducteur, à 2,50 centim. environ au-dessous du renflement du conducteur. Il incise alors de bas en haut jusqu'à l'extrémité supérieure de la cannelure. Cette position du bistouri est bien représentée dans la figure 69. La lame est couchée le long de l'index de la main droite, avec le tranchant regardant en haut, et l'extrémité du doigt, guide la pointe. L'opérateur, conservant le doigt dans cette position, incise la portion rétrécie de la manière que nous venons de décrire. Comme la partie antérieure du rétrécissement peut n'avoir pas été entièrement sectionnée, même lorsque le couteau a atteint l'extrémité supérieure de la portion cannelée du conducteur (car les tissus peuvent avoir été en partie repoussés plutôt que sectionnés, même par une lame très-tranchante), il est avantageux de retirer le conducteur de 6 millimètres environ et de prolonger l'incision d'autant. Si le rétrécissement a été complétement sectionné, le corps du conducteur peut franchir les parties incisées, avec la plus grande facilité ; s'il en est ainsi, on le retire et l'on passe une sonde à sa place. Cependant, comme il arrive parfois que le bec de la sonde s'accroche au niveau de la blessure, et ne pénètre pas facilement dans la vessie, probablement à cause d'une contraction passagère de l'urèthre à la limite postérieure de l'incision, je préfère,

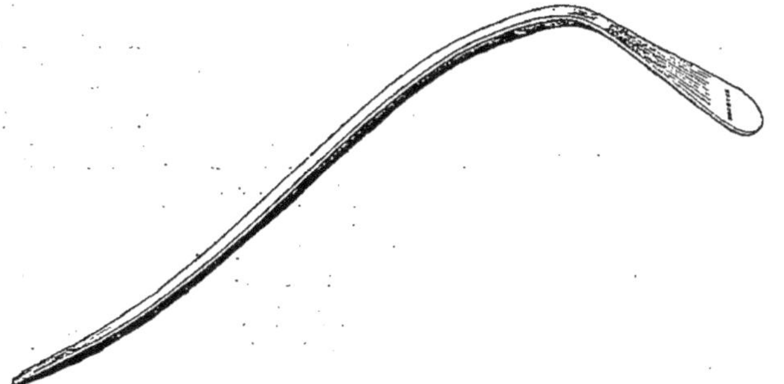

FIG. 70. — Mandrin à courbure concave de Syme.

avant de retirer le conducteur, introduire, à travers la plaie, jusque dans la vessie, un mandrin à courbure concave, que je glisse le long de la convexité du conducteur (voy. fig. 70). Le conducteur retiré, la sonde, en arrivant au niveau de la blessure, glisse le long du mandrin jusque dans la vessie. Mais il est très-important que toute l'étendue du rétrécissement soit bien divisée. Par conséquent, si la sonde dont on se sert, et qui ne doit pas être d'un volume inférieur au n° 10 [n° 21 de la filière française], est retenue dans quelque point du canal, ou est serrée après avoir passé, on doit en conclure qu'il reste encore à sectionner quelques fibres qui, sans cela, occasionneraient sans aucun doute des inconvénients dans la suite et une récidive (1). Ces brides doivent être divisées, soit sur la sonde, si l'opé-

(1) Pour surmonter la difficulté que nous venons de mentionner, dans l'introduction de la sonde, M. Marshall a employé un petit conducteur cannelé sur lequel glisse la portion la plus volumineuse qui forme le corps de l'instrument. Les incisions pratiquées, on retire seulement cette portion, et l'on passe une sonde de gomme sur le conducteur, que l'on

rateur est assez sûr de leur situation pour le faire, soit plus sûrement en introduisant un volumineux cathéter renflé pour vérifier immédiatement leur situation exacte. On peut éviter ainsi de grandes difficultés et des désappointements dans la suite, en s'assurant immédiatement que la section est complète.

Si l'hémorrhagie est abondante, comme cela s'est vu dans quelques circonstances exceptionnelles, on peut s'en rendre maître en tamponnant la plaie. La sonde étant fixée de la façon habituelle, on y attache un bout de tube de gomme élastique et l'on place l'autre extrémité dans un vase. Le malade est couché sur le dos, les jambes relevées par un oreiller placé sous chaque jarret. Avant de l'enlever de la table d'opération, je lui place habituellement dans le rectum un suppositoire d'opium; s'il souffre beaucoup après l'opération, on lui administrera une dose considérable d'opium.

Au bout de quarante-huit heures, on vide la vessie et l'on retire la sonde.

Quant à ce qui a trait à l'époque où l'on doit commencer la dilatation, je pense qu'un intervalle de quatre à cinq jours après que l'on a enlevé la sonde est suffisant pour la première fois. On doit alors passer facilement l'instrument qui avait été placé à demeure. Quatre jours après, je repasse de nouveau une sonde, et je m'attends aux mêmes résultats. S'il se montre alors, dans un point quelconque du canal, un obstacle sérieux, on peut être sûr que le rétrécissement n'a pas été entièrement divisé, et, si le malade est bien portant du reste, on doit introduire de nouveau un conducteur cannelé dans le canal, puis passer un bistouri à lame étroite, comme un ténotome ordinaire, par exemple, au travers de la plaie, pratiquer une légère incision au point voulu jusqu'à ce qu'une sonde volumineuse puisse passer facilement; ce qui, du reste, est une opération qui ne présente aucune difficulté. Puis on laisse de nouveau la sonde à demeure pendant douze à vingt-quatre heures. La nécessité d'agir de la sorte se présente parfois, et il est bien plus sage de le faire que de laisser l'incision incomplète. Cette légère incision, si facile et si peu importante en apparence, peut transformer une mauvaise opération en opération suivie d'excellents résultats.

Que cette opération ait été nécessaire ou non, il sera fort utile dans la suite de passer un instrument volumineux, tel qu'une bougie des n°s 11 ou 12 [n°s 21 à 23 de la filière française], chaque semaine, pendant quelques semaines. Le malade peut apprendre en peu de temps à le faire lui-même et le fera ensuite une fois tous les quinze jours, puis tous les mois, en continuant très-longtemps, s'il existe la moindre tendance à la rétraction; dans le cas contraire, il suffira de s'assurer de temps à autre du calibre du canal.

Ainsi, dans plusieurs cas de ma pratique et de celle de M. Syme, je n'ai revu le malade qu'une fois tous les deux ou trois mois, ou même tous les six mois, pour m'assurer s'il était menacé, oui ou non, de récidive.

M. Syme a parfois employé une légère modification dans l'uréthrotomie

retire ensuite (décrit dans la *Lancet*, 7 mars 1857). Je crois cependant que la difficulté pour introduire la sonde ne se présente que rarement, pour ne pas dire jamais, excepté *lorsque le rétrécissement n'a pas été divisé complétement*. Ce fait doit être regardé comme un avertissement salutaire indiquant qu'il reste encore une portion du rétrécissement à inciser.

externe, pour les rétrécissements de la partie de l'urèthre antérieure au scrotum. Il s'en est servi en 1844 pour la première fois. Par cette méthode, il conduit un bistouri à lame étroite, ressemblant quelque peu à un ténotome, directement de la surface extérieure jusqu'à l'urèthre, afin de ne pas faire une incision visible à l'extérieur plus grande que cela n'est nécessaire pour laisser pénétrer la lame, ou du moins aussi petite que possible, la section profonde étant cependant aussi large que le nécessite la division complète du rétrécissement. Cette méthode a été appelée par quelques auteurs la méthode « sous-cutanée ». D'abord, M. Syme s'en servait dans les rétrécissements de la portion périnéale, aussi bien que dans ceux de la portion antiscrotale de l'urèthre. Cependant la crainte de voir survenir de l'infiltration d'urine, à la suite de ces incisions profondes au périnée, l'engagea à abandonner cette méthode dans ce cas, et à en restreindre l'emploi aux rétrécissements de la partie antérieure du canal, dans lesquels elle a donné des résultats satisfaisants. Feu M. Avery s'en est aussi servi dans deux cas de rétrécissement de la partie antérieure de l'urèthre, et il m'a dit que les résultats avaient été très-satisfaisants. On passe un petit conducteur au travers du rétrécissement, et on le fait tenir par un aide, puis on porte un bistouri à lame étroite à la partie antérieure du rétrécissement jusque dans le conducteur, en ayant soin de maintenir solidement la verge de la main gauche; on pousse alors la pointe de la lame le long du conducteur, et l'on sectionne le rétrécissement sans augmenter l'ouverture extérieure pratiquée pour laisser pénétrer le bistouri. On place ensuite une sonde à demeure pendant quarante-huit heures, et l'on continue le traitement comme nous l'avons déjà indiqué.

Je dois examiner ici une objection que l'on a faite à cette opération, c'est que, la section de l'urèthre amenant par elle-même un rétrécissement, à à cause des propriétés rétractiles bien connues du tissu cicatriciel qui se forme au moment de la guérison, le procédé ne doit pas être suivi de guérison.

Si l'on entend par là que la section de l'urèthre *ajoute* une nouvelle source de rétrécissement à celle qui existait déjà (et l'objection perd sa valeur, si elle ne signifie pas cela), il devrait en résulter que le patient serait toujours *dans un état plus grave* après qu'avant l'opération; ce qui est manifestement contraire aux faits. Ce que l'on peut objecter de plus grave, c'est que, dans quelques cas, l'état du malade n'est pas sensiblement amélioré.

Supposons, un instant seulement, pour réfuter l'argument, que le résultat de l'incision soit la rétraction. Si cette incision a diminué la tendance rétractile du vieux rétrécissement auquel elle a été appliquée, la balance est encore en faveur du malade, qui a subi l'opération; car il lui reste une somme de rétraction moins considérable qu'auparavant, ce qui est un fait hors de doute. Il en résulte que mentionner le premier résultat et oublier le second, c'est supprimer une des données les plus importantes du problème; par conséquent l'objection s'évanouit.

Mais il reste encore à prouver que le résultat de l'incision soit la rétraction. Nulle part des incisions nettes ne produisent de rétraction. Des blessures, avec *perte de substance*, qui se couvrent de bourgeons charnus, produisent seules des cicatrices rétractiles. Est-il nécessaire de bien établir que la cicatrice seule est rétractile? Par conséquent, si l'incision ne détermine aucune perte de substance, les portions voisines restent avec le même volume et la même situation qu'auparavant, et il n'existe aucun espace libre à remplir. Tels sont les principes généraux; appliquons-les à l'urèthre. Est-ce que l'urèthre se rétrécit après l'incision pratiquée pour la taille? Certainement non. Il est inutile d'en dire davantage; mais, si l'on désirait d'autres preuves, les recherches nombreuses de M. Reybard sur ce sujet ont prouvé (si la preuve est nécessaire) que les incisions longitudinales de l'urèthre ne sont jamais suivies de constriction, tandis que les plaies contuses avec perte de substance, ou les plaies transversales guéries sans adhésion complète, sont évidemment des causes fréquentes de rétrécissement de l'urèthre.

Relativement aux dangers qu'elle fait courir, cette opération est sans doute plus grave qu'aucune des autres méthodes employées pour le traitement des rétrécissements. Le danger provenant de l'opération en elle-même est peu considérable; mais les malades sur lesquels on la pratique sont souvent des sujets peu propres à supporter aucune opération chirurgicale, à cause de l'existence chez eux d'affections chroniques de la vessie ou des reins. Je ne connais pas de danger chirurgical auquel le malade soit exposé, excepté l'hémorrhagie, qui est très-rare. Souvent on est obligé de pratiquer une large incision dans le corps spongieux, et cette incision peut causer l'accident que nous venons de mentionner. Cependant, avec des moyens convenables, le sang n'est pas difficile à arrêter; après avoir introduit une sonde dans la vessie, on peut tamponner avec soin, et sans grande difficulté, toute plaie siégeant au périnée.

Les cas pour lesquels cette opération doit surtout être réservée, sont ceux dans lesquels il existe de nombreuses, volumineuses et anciennes fistules périnéales, en même temps que des rétrécissements anciens ou opiniâtres. Lorsque tout autre traitement a échoué, que les fistules refusent de se fermer, quoique le malade ait pendant plusieurs semaines évacué toute son urine par la sonde, alors aucun autre traitement n'offre autant de chances de succès. C'est pour de tels cas que je la réserve maintenant, et comme ils sont extrêmement rares, l'occasion d'y recourir se présente peu fréquemment. Depuis la dernière édition de cet ouvrage, je l'ai seulement pratiquée quatre fois, la dernière en 1868. Avec neuf cas, publiés antérieurement, toute mon expérience personnelle se monte à treize cas d'uréthrotomie externe sur un conducteur cannelé d'un petit volume. Je n'ai jamais eu l'occasion de pratiquer, comme je l'ai dit plus haut, l'ancienne opération sans conducteur. Je n'ai pas eu un cas de mort; les résultats ont été, somme toute, satisfaisants, et me détermineront à employer ce procédé comme dernière ressource dans les formes les plus graves de cette affection. Mon opinion sur sa valeur reste la même, quoiqu'il existe d'autres moyens, et particulièrement celui que j'ai déjà examiné sous le titre de *Rupture, divulsion*, plus facile à pratiquer et moins dangereux, que l'on doit préférer dans la grande majorité des cas qui ne peuvent pas être améliorés par la dilatation.

REMARQUES TERMINALES SUR LE TRAITEMENT DES RÉTRÉCISSEMENTS. — Arrivé à cet endroit de l'ouvrage, qui parle du traitement des rétrécissements tel que je l'ai compris, et avant de passer à l'étude des fistules, de la rétention d'urine, etc., je dois présenter une observation qui trouve bien ici sa place : c'est que l'on ne doit pas se servir uniquement d'un seul mode de traitement à l'exclusion des autres. Dans aucune question de thérapeutique chirurgicale, l'idée préconçue n'a eu autant d'influence, et pourtant c'est peut-être celle où elle est le moins excusable. Tout chirurgien qui possède du tact, de la patience, du jugement et naturellement une certaine expérience, peut traiter avec succès un bon nombre des cas qui se présenteront par sa méthode favorite. Mais que ces succès ne le conduisent pas à croire et à persuader aux autres que sa méthode est la seule bonne. La guérison dépend bien moins de la méthode choisie, ou des instruments employés, que du jugement et de l'habileté du chirurgien qui les met en œuvre. Il en résulte que les partisans de toutes les méthodes rivales peuvent réclamer, et le font à juste titre, des succès remarquables, chacun pour leur méthode particulière. Il en est qui, avec moins de droit peut-être, semblent plus enclins à mettre en lumière les insuccès des autres. La lecture de faits choisis ne prouve rien au sujet de la supériorité d'une méthode sur une autre, et le système, qui dans les mains d'un chirurgien donne de bons résultats, peut échouer dans celles d'un autre, qui obtient les mêmes résultats d'une autre manière. Il y a une chose certaine, c'est qu'aucune méthode ne peut convenir à toutes les variétés de rétrécissements que l'on peut rencontrer dans le cours d'une pratique étendue. On ne peut avoir à sa disposition trop de moyens différents, et il serait insensé de refuser au chirurgien le droit de choisir avec jugement le remède le plus approprié pour chaque cas. Telle est, du moins je le crois, la conclusion à laquelle sont arrivés la plupart de ceux qui ont étudié sérieusement ce sujet, qui possèdent sur lui une expérience étendue, et dont les jugements ne sont pas faussés par une prédilection pour une méthode particulière qu'ils ont découverte et vulgarisée, avec laquelle ils se sont identifiés, et qu'ils sont si fiers de produire dans toutes les occasions.

———

CHAPITRE X

DE LA RÉTENTION D'URINE SUITE DE RÉTRÉCISSEMENT

La rétention d'urine peut être incomplète ou complète. — Vessie pleine et écoulement du surplus d'urine par regorgement ; condition fréquente et que l'on méconnaît facilement. — Rétention complète. — Traitement antiphlogistique chez un sujet jeune et vigoureux. — Cathétérisme, bains, opium, saignées. — Rétention suite de rétrécissement organique chez des sujets plus âgés. — Traitement. — Bains, opium. — Temps que l'on doit consacrer à ces moyens. — Teinture de fer. — Chloroforme. — Sur la question de pratiquer une ouverture anormale dans la vessie. — Différence dans la pratique relativement à ce sujet. — Des indications de l'opération. — Effets fâcheux de la distension exagérée. — Cette distension peut exister sans donner lieu à de la matité sus-pubienne. — Divers modes de pratiquer une ouverture artificielle dans la vessie. — I. Méthode de forcer le rétrécissement. — II. Incisions dans l'urèthre, à partir du périnée. — *a*. La section périnéale. — *b*. La boutonnière. — Méthode de M. Guthrie pour pratiquer cette opération. — Celle de Charles Bell. — Celle de M. Liston. — III. Ponction de la vessie. — Par le périnée. — Par le rectum. — Expérience de M. Cock sur cette opération. — Objections qu'on lui a faites. — Lésions du péritoine, des vésicules séminales, etc.—Analyse de quarante cas rapportés par M. Cock.—Manière de pratiquer cette opération. — Canule laissée à demeure après la ponction. — Guérison de la ponction. — Contre-indications de cette opération. — Ponction au-dessus du pubis. — A travers la symphyse pubienne. — Considérations sur les divers moyens d'apporter du soulagement. Aucun d'eux n'est fréquemment nécessaire. — Infiltration d'urine suite de rupture de l'urèthre. — Traitement local; général. — Résultats consécutifs et leur traitement. — Rupture de la vessie; symptômes et traitement.

La RÉTENTION D'URINE suite de rétrécissement peut être *complète*, lorsqu'il ne s'écoule pas une goutte d'urine, quoique la vessie soit pleine ; ou bien elle peut être *incomplète*, lorsque la vessie est entièrement ou presque entièrement remplie, et que le surplus s'écoule au dehors ; en d'autres termes, elle est engorgée et son contenu s'écoule par regorgement.

Ce dernier cas est souvent appelé, par erreur, incontinence ; il serait plus correct et bien plus désirable d'employer ce terme seulement pour désigner l'état dans lequel la vessie est réellement incapable de contenir de l'urine. Une pareille incontinence est un fait rare chez l'homme adulte, excepté à la suite de lésions cérébrales. C'est un fait qu'il est de toute importance que chacun connaisse. Il est un axiome dont la valeur pratique ne peut pas être exagérée : *Un écoulement involontaire d'urine indique de la rétention et non pas de l'incontinence.* Combien de fois il est arrivé qu'un écoulement d'urine par regorgement a caché l'état dans lequel se trouvait le malade à un praticien inexpérimenté ; celui-ci croyait avoir affaire à une vessie vide, et il s'agissait d'une rétention d'urine qui pouvait devenir fatale !

Diverses causes peuvent donner lieu à la rétention ; parmi elles l'hypertrophie de la prostate est une des plus fréquentes. Nous n'avons à examiner ici que la rétention d'urine qui dépend d'un rétrécissement de l'urèthre.

Pour traiter un cas dans lequel l'urine s'écoule involontairement, le premier point est de rechercher si la vessie est vide ou distendue. Dans ce dernier cas, elle forme fréquemment une tumeur, qui donne une matité absolue à la percussion, jusqu'au niveau de l'ombilic, et communique à la main une sensation semblable à celle d'un utérus gravide, derrière les parois abdominales. Le patient est étonné d'apprendre que son urine est retenue d'une façon anormale, car il est porté à croire à un état contraire. Le traitement consiste à vider la vessie par la sonde, qui doit être naturellement faite de façon à pouvoir franchir le rétrécissement, et cela fréquemment et à intervalles réguliers, afin de prévenir la distension, et de maintenir la vessie dans un état de contraction normale.

On ne peut être trop prévenu de la nécessité de faire très-attention à l'existence de la rétention d'urine, dans tous les cas d'obstruction des voies urinaires. La négligence du chirurgien sur ce point a quelquefois coûté la vie au malade. On en trouve malheureusement de trop fréquents exemples.

La rétention peut être partielle, sans qu'il existe d'écoulement d'urine involontaire. Une partie du contenu de la vessie se vide, il reste dans son intérieur quelques onces d'urine qui se putréfient et déterminent des lésions sur la muqueuse en contact avec cette urine. Cet état de choses est très-important à découvrir et peut fréquemment se remarquer dans certains cas où on ne l'aurait pas soupçonné, si l'on a soin d'introduire la sonde dans la vessie peu de temps après que le malade a uriné.

RÉTENTION COMPLÈTE. — Lorsqu'il existe un rétrécissement de l'urèthre, quelque léger qu'il soit, on peut toujours redouter une rétention complète d'urine, si le malade s'expose aux influences de certaines causes excitantes. Nous avons déjà examiné quelles sont ces causes. La condition locale qui en résulte, c'est l'obstruction du canal, généralement au point rétréci, soit par engorgement inflammatoire, soit par contraction involontaire, ou, comme cela se rencontre fréquemment, par une combinaison de ces deux causes. Enfin, la rétention d'urine peut être causée par la présence d'un corps étranger, entraîné au niveau du rétrécissement par le jet d'urine, que ce soit un petit calcul, une portion de membrane, ou quelque chose de semblable, obstruant le passage, qui sans cela est ouvert. Cette dernière cause de rétention est probablement la moins fréquente.

TRAITEMENT. —Pour guérir un malade souffrant d'une rétention d'urine absolue, dans neuf cas sur dix la sonde est le premier et souvent le seul moyen à employer. Une ou deux questions au plus, ou même un coup d'œil jeté sur le malade, suffisent, dans la majorité des cas, pour déterminer le premier point dont on doive s'assurer : c'est de savoir si l'on a affaire simplement à un cas de rétrécissement passager dépendant d'une inflammation aiguë suite de chaudepisse, ou si la rétention succède à un rétrécissement organique de quelque importance. Les points que l'on doit examiner ensuite sont la durée de l'attaque, l'état de la vessie par la percussion, en se rappelant toujours que, tandis qu'un sujet jeune et bien portant peut présenter une matité complète presque jusqu'au niveau de l'ombilic, par suite de distension de la vessie, certains sujets atteints de rétrécissements très-anciens peuvent présenter un état de distension de la vessie bien plus grave que les premiers, quoiqu'il n'existe pas de matité appréciable au-dessus du pubis, à cause de l'état habituel de rétraction de l'organe. Deux ou trois minutes d'examen procureront toutes les particularités qu'il est nécessaire de connaître. En tout cas, ce que l'on doit faire aussi promptement que cela est possible, en tenant compte de la sûreté du malade, c'est d'évacuer de l'urine.

Nous devons nous demander maintenant de quelle façon se pratique cette évacuation, et si le traitement varie essentiellement dans les deux cas que nous venons d'indiquer rapidement.

Sans aucun doute, il existe quelques différences, mais elles ne sont pas grandes. Prenez le premier cas, celui d'un rétrécissement inflammatoire et passager. Un cas semblable peut se présenter après l'arrêt subit d'un écoulement blennorrhagique, à la suite d'excès de boisson ou d'excès vénériens avant la guérison de l'écoulement. Les sujets sont généralement jeunes. En examinant la verge, elle est chaude et sensible au toucher, les lèvres du méat sont rouges et gonflées, et l'on peut apercevoir un léger écoulement purulent. En pareil cas, on a recommandé de traiter le malade par des bains, de l'opium et des dérivatifs, avant d'avoir recours à la sonde ; il est évident que l'on peut généralement procurer la guérison au malade de cette façon, quoique aux dépens de souffrances considérables et prolongées. Les partisans du traitement général disent que l'on peut, au moyen de la sonde, occasionner de graves désordres sur un canal ainsi enflammé, et par conséquent il faut éviter de s'en servir. Ceci peut aussi être vrai; mais si le chirurgien est habitué à l'usage de la sonde, et surtout s'il est prudent et doux dans ses manœuvres, ce danger n'existe pas. Sans doute qu'un bain chaud, une dose considérable d'opium et des ventouses au périnée, facilitent beaucoup le passage de la sonde ou le rendent même inutile. Par conséquent quelqu'un qui n'est pas habitué à se servir de la sonde a plus de succès avec les moyens généraux qu'en intervenant avec cet instrument. Une sonde de gomme, d'un volume moyen, et sans stylet, sera conduite avec douceur de la manière décrite à la page 157 ; son application sera suivie de succès sans que l'on ait besoin de recourir à aucun autre traitement. Cependant si l'obstacle n'est pas vaincu au moyen d'un cathétérisme appliqué avec douceur, on ordonnera un grand bain chaud, et on laissera l'urèthre en repos pendant quelque temps. La température du bain ne doit pas être de moins de 38°,8 à 40° centigrades. Les effets de ce bain sont de diminuer la congestion locale, en remplissant les vaisseaux de la peau et en déterminant une transpiration abondante. On doit aussi rechercher un état d'abattement qui favorise le relâchement du spasme musculaire. Aussi est-il assez fréquent de trouver le malade urinant dans son bain. Mais si cela n'a pas lieu au bout de vingt ou trente minutes, après avoir maintenu ou augmenté la température, afin d'obtenir un effet plus complet, le malade devra être retiré du bain, enveloppé dans des couvertures chaudes et porté dans son lit. On lui fera avaler une dose considérable de teinture sédative d'opium, c'est-à-dire 25 à 30 gouttes par la bouche, et 30 à 40 dans un lavement de 60 grammes de gruau. L'opium rend souvent de grands services, parce que les efforts que le malade fait pour uriner, dans les cas de rétention, sont, comme nous l'avons déjà dit, en bonne partie involontaires, et, lorsque ces efforts diminuent, l'urine s'écoule parfois spontanément. Sans doute que si l'opérateur n'est pas habitué à se servir de la sonde, et même dans quelques cas où il l'est, l'opium est le plus sûr remède. M. Skey pense « qu'il n'y a rien de comparable à l'opium dans la grande majorité des cas » (1). Si l'on a affaire à un sujet jeune et vigoureux, une application de ventouses sur le périnée est très-utile et préférable aux sangsues, parce qu'elle détermine une impression plus vive et plus rapide. Supposons qu'il se soit écoulé deux heures environ depuis cette application, dans la majorité des cas on aura obtenu un soulagement considérable, à cause de l'écoulement de quelques gouttes

______

(1) *Lecture at the College of Surgeons*, mai 1854.

d'urine peu à peu et à petit jet. On administrera une purgation active, de façon à déterminer une action rapide et énergique sur les intestins. Au moment où elle se produit, le jet d'urine qui accompagne l'évacuation est parfois assez considérable.

Mais supposons que l'application des ventouses ne soit suivie d'aucun soulagement. En tout cas, l'état de l'urèthre peut avoir été modifié par cette application, et la sonde pourra être employée avec succès après cette déplétion sanguine. Cependant si l'on a besoin d'autres adjuvants, une nouvelle dose d'opium, pendant les deux ou trois heures de repos qui séparent d'un nouveau cathétérisme, amèneront probablement le soulagement désiré.

En pareil cas, la vessie est assez tolérante. Rarement, sinon jamais, on aura besoin de recourir à d'autres moyens opératoires que ceux que nous venons d'indiquer. Nous parlerons bientôt de ces moyens. Le traitement que nous venons de décrire doit être quelque peu modifié dans les cas de la seconde espèce, c'est-à-dire lorsqu'il existe une rétention compliquant un rétrécissement organique de quelque importance. Tels sont les cas de rétention que l'on rencontre le plus fréquemment. Ceux dans lesquels il n'existe pas d'affection organique préexistante sont de beaucoup les plus rares. Il peut être difficile, dans certains cas, de déterminer la cause immédiate de la rétention d'urine ; l'exposition au froid, l'abus des liqueurs fortes, ou un exercice violent, sont les causes les plus fréquentes de ces attaques.

On doit commencer par une sonde qui rende compte de la situation exacte et de l'état du rétrécissement, comme un n° 7 ou 8 environ [n° 16 ou. 18 de la filière française]. Il est probable que le malade pourra vous dire quel est le volume habituel de son jet, de quels instruments on s'est servi dans un traitement antérieur, ainsi que quelques autres faits qu'il est utile de connaître. Après avoir déterminé le siège du rétrécissement, on fera une tentative patiente et méthodique avec deux ou trois instruments du plus petit volume ; même alors, si l'on ne franchit pas le rétrécissement, il est assez fréquent de voir s'écouler quelques gouttes d'urine au moment où l'on retire la sonde, après que l'on a pratiqué une pression continuelle sur sa face antérieure, surtout si l'extrémité de l'instrument pénètre quelque peu dans le rétrécissement et est serré en ce point.

Supposons, cependant, que l'essai ait été infructueux ; on recommence sans délai les bains chauds, de la façon que nous avons décrite plus haut, et, après que l'on a obtenu un certain degré de relâchement, on peut de nouveau essayer de passer la sonde pendant que le malade est encore dans le bain.

Le traitement consécutif dépendra naturellement de l'état du malade. S'il est suffisamment fort, et n'est ni vieux, ni débile, les ventouses seront utiles. Généralement, il sera désirable de le soumettre à l'influence de l'opium, que l'on peut lui administrer en lavements ou par la bouche, et l'on se servira de nouveau de la sonde. Les purgations sont souvent utiles, mais il s'écoule souvent quelques heures avant qu'elles produisent de l'effet. Il ne faut pas s'en servir chez les sujets faibles et abattus, mais on doit administrer l'opium, qui est habituellement bien préférable en pareil cas. Le temps que l'on doit consacrer à l'emploi de ces moyens doit être laissé à l'appréciation du chirurgien. L'état du malade et la connaissance de l'époque à laquelle remonte la rétention absolue lui permettront de décider la question, et de fixer l'époque à laquelle il est bon de recourir à d'autres moyens. Généralement cela n'est pas nécessaire. Le traitement que nous avons décrit agit, du moins en partie, s'il n'amène pas l'évacuation complète du liquide, et rend inutile l'application d'opérations plus sérieuses.

Je ne repousse pas l'emploi de la teinture de sesquichlorure de fer, qui était regardée autrefois presque comme un spécifique dans les cas de rétention d'urine ; mais je ne puis en dire davantage en sa faveur. Il semble que ce médicament ait été utile dans quelques cas, mais rarement on l'emploie actuellement avec assez de persistance pour permettre de porter un jugement sérieux sur son efficacité. Elle semble être surtout efficace dans les cas où la rétention est due plutôt au spasme qu'à un rétrécissement organique. La dose que l'on donne habituellement varie de 15 à 20 gouttes toutes les dix ou quinze minutes pendant une heure environ, au bout de laquelle doit se produire le résultat désiré. Je n'ai rien à dire sur son mode d'action. Comme nous possédons d'autres moyens auxquels j'accorde une beaucoup plus grande confiance, ce remède me semble n'avoir que peu d'importance.

Il reste, pour les deux cas que nous avons décrits, un agent d'une grande valeur, qui l'emporte de beaucoup sur la méthode plus lente des bains et de l'opium, et, quoique nous le mentionnions ici à la fin de la liste des remèdes employés, ce n'est pas à dire que l'on doive le réserver pour les cas où les autres ont échoué. Je veux parler de l'administration du chloroforme. Il est arrivé qu'après l'emploi de la sonde, dans les cas de rétention d'urine absolue, le chloroforme a été administré comme dernière ressource, et que l'urine a été alors expulsée avec force et à plein jet aussitôt que le malade a été complétement soumis à son influence. Un cas semblable a été rapporté par feu R. W. Mackensie (d'Édimbourg) (1). Un pareil résultat n'est pas surprenant. Et il est peu douteux que, dans un bon nombre de cas où un pareil résultat ne se présente pas, l'usage de la sonde ne soit facilité par cet agent, surtout en empêchant le malade d'exercer les efforts de résistance que provoque souvent la présence de l'instrument. Il est facile de comprendre que le relâchement musculaire produit par le chloroforme peut être aussi utile dans un bon nombre de cas de rétention d'urine, que dans la réduction des luxations et des hernies. Cet anesthésique possède tous les avantages des bains et de l'opium sous une forme bien plus facile à employer.

Mais admettons que tous nos efforts aient été infructueux, que la vessie ne se soit pas débarrassée de son contenu, et que la rétention soit complète depuis plusieurs heures : quels sont les moyens que nous devons mettre en usage ?

(1) R. W. Mackensie, *Monthly Journal of Medical Science*, mars 1852.

Il ne reste plus qu'un seul moyen, lorsque tout autre traitement a échoué, c'est de pratiquer une ouverture artificielle à la vessie ou à l'urèthre.

Il existe de grandes divergences d'opinion sur ces diverses opérations et une grande variété dans la pratique. Il est de notoriété publique que plusieurs chirurgiens d'hôpital, ayant une grande expérience, n'ont jamais pratiqué une opération semblable pour remédier à la rétention d'urine. D'autres l'ont pratiquée dix, vingt, et même cinquante fois. Par exemple, à Saint George's Hospital, il n'y a pas eu d'opération de ce genre pratiquée depuis vingt-cinq ans. D'un autre côté, à Guy's Hospital, il n'y a pas eu moins de 36 cas de ponction par le rectum pratiqués dans ces six dernières années (1). Cette disparité tient-elle à quelque différence dans la classe et le genre de vie des malades, qui fréquentent ces deux hôpitaux? Il est évident que le fait existe. Le voisinage des faubourgs fournit aux hôpitaux un grand nombre de malades négligents, qui ont des habitudes dissolues et intempérantes; il est hors de doute que la population des bords de la Tamise, y compris un grand nombre de marins, donne un bien plus grand nombre de cas graves de cette affection, que celle qui habite les quartiers occidentaux de la métropole. Mais il ne faut pas conclure trop vite de ces faits. Que se passe-t-il à London Hospital, établissement où l'on reçoit généralement des malades appartenant à une classe de population aussi dégradée que celle de Guy's Hospital, au point de vue des habitudes et du genre de vie? Eh bien, dans ce dernier hôpital, pendant une période de six années, on n'a pas pratiqué douze fois cette opération dans le but de remédier à une rétention. M. Liston dit que la ponction de la vessie n'a été pratiquée par aucune méthode à la Royal Infirmary d'Edimbourg, pendant tout le temps qu'il a été en rapport officiel avec cet établissement, ni pendant qu'il a été chirurgien à University College Hospital. C'est pourquoi, en parlant de cette opération ainsi que de la méthode de traiter la rétention d'urine par la section périnéale, il dit « que les cas qui réclament un de ces procédés sont rares, si l'on comprend bien la manière dont il faut se servir de la sonde » (2). Il est inutile de citer d'autres faits tirés de la pratique de nos hôpitaux de Londres. En voilà assez pour prouver que les chirurgiens diffèrent beaucoup sur les faits qu'ils considèrent comme des indications d'opérer en pareil cas.

Je vais essayer d'indiquer quel me semble être le moyen le plus judicieux de procéder dans certains cas de rétention d'urine dans lesquels, outre les conditions particulières, les qualités du chirurgien influent beaucoup sur la solution du problème difficile et complexe qui se pose devant lui. Souvent c'est un devoir délicat et important que de décider quelle doit être l'opération que l'on emploiera. Chaque cas doit être jugé, non pas uniquement suivant les règles posées par les livres, mais aussi suivant les caractères particuliers du rétrécissement. L'âge du malade, sa force, et l'état de ses reins en particulier, autant qu'on peut en juger, les souffrances qu'il

____

(1) Ces remarques datent de 1852.
(2) Liston, *Practical Surgery*, 4ᵉ édition, p. 484, 487.

endure, l'effet des médicaments sur lui, toutes ces données doivent être connues et sont nécessaires pour se former une opinion exacte.

Je faisais mention des qualités du chirurgien. Il ne faut pas oublier que certains modes de traitement sont infiniment plus sûrs entre les mains d'un homme que dans celles d'un autre, tandis que le dernier peut posséder plus d'habileté pour se servir d'un instrument qui, entre les mains du premier, est plutôt préjudiciable qu'utile. Ainsi, il n'est pas douteux que le chirurgien accoutumé à regarder sa sonde comme la *dernière ressource*, le dernier des moyens opératoires auxquels on puisse recourir, n'obtienne plus de succès au moyen d'efforts de patience et de soin, et avec son habitude de manier cet instrument, que celui qui en fait usage avec l'idée bien arrêtée que le bistouri ou le trocart sont des moyens simples qui peuvent lui être substitués dans les cas où elle échoue! Dans ce moment, je ne fais pas le procès de ces deux derniers moyens; je ne fais que rappeler une vérité démontrée, c'est que celui qui a le plus de confiance en sa sonde s'en servira avec le plus d'habileté.

Quelques chirurgiens pensent que, tant que le malade, sous l'influence d'une rétention d'urine complète, ne présente pas des symptômes généraux graves, il importe peu de connaître jusqu'à quel point sa vessie est distendue, une tolérance presque indéfinie étant attribuée à cet organe. Il est vrai que cette tolérance est très-considérable, et l'extrême rareté des ruptures qui surviennent à la longue, comme nous l'avons vu, plutôt par ulcération que par une extension mécanique de ses parois, est toujours rappelée en faveur de cette opinion. Mais il est certain aussi que des conséquences désastreuses peuvent résulter d'une distension extraordinaire de la vessie (la rupture de l'urèthre et l'infiltration d'urine étant passées sous silence comme bien connues), par exemple des effets sur les reins, non-seulement en entravant passagèrement leur fonction comme organe de dépuration du sang, mais à cause des lésions durables que quelques heures d'une pression et d'une dilatation excessives peuvent produire dans leur tissu. Ces organes sont, comparés à la vessie, plus susceptibles d'être lésés, d'autant que l'organe sécrétoire l'emporte sur le réservoir musculaire en délicatesse et en complication de structure. Nous ne pouvons pas, par conséquent, continuer sans danger les bains, l'opium et les purgations jusqu'à ce que la vessie devienne intolérante. Notre sollicitude pour le malade doit s'étendre plus loin, et si, d'après ses antécédents ou son état actuel, nous avons quelque raison de croire à l'existence d'une affection rénale, ou seulement d'en soupçonner une, nous ne sommes pas autorisés à prolonger l'expectation au delà du temps nécessaire pour constater les effets du traitement général et l'usage prudent de la sonde, qui doivent se produire en peu d'heures. Tout ceci, bien entendu, en supposant que l'état général du malade permette, au début, de suivre cette voie. En agissant de la sorte, nous devons surveiller attentivement les effets de l'opium qui lui a été administré. Des doses considérables peuvent être données à de tels malades sans produire de résultat, tandis que, d'autre part, le coma peut survenir sans liaison aucune avec l'emploi du médicament, à cause de l'état d'impureté du sang provenant de l'absence d'élimination des principes de l'urine. Nous ne devons pas nous attendre à trouver, dans tous les cas, une vessie très-volumineuse, donnant tous les signes physiques de matité jusqu'à l'ombilic, ou même au-dessus du pubis. La rétraction de la vessie, dans certains cas, l'empêche d'atteindre au delà de cette dernière limite. Ainsi, dans quelques-uns des cas les plus graves, observés à l'amphithéâtre, l'uretère et les bassinets de chaque rein, fortement dilatés, contenaient plus d'urine que la vessie. On doit, outre ces symptômes, veiller attentivement sur le pouls du malade, et prendre en considération son âge et son état général. Le temps depuis lequel le malade a uriné pour la dernière fois ne doit pas nous guider exclusivement; car trente heures de rétention sont, dans certains cas, supportées bien plus facilement que douze heures dans d'autres. Les personnes âgées et affaiblies possèdent une capacité moins considérable de la vessie, et la distension porte bien plus vite chez elles sur les reins; enfin, ces organes sont bien plus fréquemment atrophiés ou malades chez elles. Il ne faut pas non plus se figurer qu'une petite quantité d'urine s'écoulant de temps à autre soit suffisante pour amener du soulagement. Le fait peut se produire, et, malgré cela, il existe un danger imminent qui se manifeste par des symptômes généraux. Ainsi, l'existence de vives douleurs abdominales, une excitation générale et du délire, sont des signes de la plus haute importance, indiquant qu'il n'y a pas un instant à perdre. Enfin, si nous savons que le rétrécissement *a déjà été soumis à de nombreuses tentatives de cathétérisme*, fait très-important, puisqu'il peut rendre tout à fait impossible le succès au moyen des sondes, ou si nous apprenons que la rétention n'est évidemment pas le résultat de l'inflammation ou du spasme seuls, ce que nous indiquera l'insuccès du traitement général antérieur, nous serons autorisés à pratiquer directement une ouverture dans quelque point de la vessie ou de l'urèthre.

Il est presque inutile d'ajouter que, si, dans un accès de rétention, l'urèthre livre passage à l'urine en arrière du rétrécissement, et s'il existe de l'infiltration, il n'est point nécessaire alors de pratiquer directement une ouverture à l'urèthre; le traitement à mettre en usage en pareil cas nous occupera bientôt. La rétention peut encore provenir de l'existence d'abcès périnéaux profonds, dont nous ne devons point oublier l'existence. On doit porter au contraire toute son attention sur ce point, dans les cas de rétention d'urine, et se souvenir que l'existence d'une collection même considérable ne donne pas toujours des symptômes bien évidents de sa présence au périnée.

Après s'être bien assuré qu'aucune de ces deux conditions n'existe, on doit se demander quelle est l'opération la meilleure pour soulager le malade. On a employé les méthodes suivantes dans ce but :

I. Le *cathétérisme forcé.*

II. L'*incision de l'urèthre* au niveau ou en arrière du siége du rétrécissement.

III. La *ponction de la vessie :*

    1° Par le périnée;

2° Par le rectum ;

3° Au-dessus du pubis;

4° A travers la symphyse pubienne.

I. Pour exprimer une opinion sur ce que l'on appelle le CATHÉTÉRISME FORCÉ, il faut se rendre un compte exact de ce qu'on désigne sous ce terme.

Tout procédé qui dépend seulement du degré de force communiquée à un instrument métallique dans l'urèthre ne peut être décrit que d'une façon vague, car il est impossible de se faire une idée nette du degré de force qu'emploient certains opérateurs ou qu'ils désignent par les termes de « force modérée, pression ferme et durable », etc. S'ils veulent seulement indiquer par ces mots une force nécessaire pour dilater le rétrécissement, et insuffisante pour forcer le passage, et faire une fausse route, il est évident que le cathétérisme ordinaire comprend tout cela, et qu'il serait très-heureux qu'il ne comprît jamais aucun procédé plus brutal. Si le cathétérisme forcé désigne au contraire une opération qui consiste à pousser violemment un instrument dans la direction présumée de l'urèthre, que ce soit dans l'intérieur ou en dehors du canal, jusqu'à ce qu'on ait atteint la vessie, sans s'inquiéter des tissus au travers desquels on se fraye une voie; plus vite on bannira de la liste des opérations chirurgicales un procédé aussi barbare, mieux l'art de la chirurgie s'en trouvera. Cependant le cathétérisme forcé, en cas de rétrécissement pour remédier à une rétention d'urine, était préféré par Desault à toute autre méthode; il a même donné des instructions précises sur la manière de pratiquer cette opération (1), et pendant toute sa longue carrière il n'a ponctionné qu'une seule fois la vessie. Boyer, aussi, a préconisé l'usage de la *sonde conique d'argent*, à extrémité presque pointue, avec un stylet remplissant exactement toute sa cavité, pour pratiquer cette opération (2). Tous les deux, quoique usant d'une force considérable, évitaient les fausses routes, en maintenant l'*indicateur* gauche dans le rectum pour guider la sonde. Roux aussi, dans sa jeunesse, suivait la même méthode (3). Cependant, des expériences plus récentes, des instruments perfectionnés et le chloroforme, ont heureusement fait tomber actuellement cette méthode dans l'oubli.

II. INCISIONS AU PÉRINÉE. — La méthode suivante est celle dans laquelle l'urèthre est ouvert depuis le périnée, immédiatement au devant de l'anus. Il y a deux manières de pratiquer cette opération : la première consiste à sectionner les tissus jusqu'au niveau du rétrécissement et au travers de lui, en pratiquant ainsi un chemin jusque dans l'urèthre, en arrière du rétrécissement; la seconde, dans laquelle une ouverture est pratiquée directement dans l'urèthre, en arrière du rétrécissement, suivie ou non de la division de ce dernier, selon que l'opérateur le juge convenable. Le pre-

<hr>

(1) Desault, *OEuvres chirurgicales*, édité par Bichat. Paris, 1830, 3ᵉ édition, vol. III, p. 244.

(2) Boyer, *Traité des maladies chirurgicales*, vol. IX, p. 232. Paris, 1824. Cet instrument est représenté dans l'*Arsenal de la chirurgie contemporaine* de Gaujot et Spillmann (Paris, 1872, t. II, p. 721).

(3) Ph. Jos. Roux, *Relation d'un voyage fait à Londres*. Paris, 1815, p. 315.

mier procédé, celui de la section périnéale, a déjà été décrit en détail à la page 238.

Il présente l'avantage de combiner en une seule opération le traitement de la rétention et la cure du rétrécissement : c'est, sans aucun doute, un immense avantage, lorsque l'on peut arriver à ce résultat. On ne doit pas cependant regarder ce procédé comme applicable à tous les cas. Quelque simple que paraisse chaque temps de cette opération à la lecture, elle n'est point toujours en réalité aussi facile à pratiquer sur le malade. De grandes difficultés se présentent, en général, dans les cas où l'urèthre est considérablement rétréci dans une grande partie de son étendue, alors que le périnée est épaissi et induré à la suite d'abcès et de fistules, comme cela se voit si fréquemment dans les cas anciens et chroniques, lorsqu'une vive inflammation de ces organes accompagne la rétention. L'état général du malade est aussi parfois incompatible avec la secousse que lui procure une opération grave et prolongée, et avec la perte de sang à laquelle il peut être exposé, quoiqu'une hémorrhagie considérable ne soit nullement le cas le plus fréquent. Dans ce cas, il est souvent très-difficile de suivre le canal, et très-facile de s'égarer loin de lui au travers des tissus indurés et déformés, et surtout d'aller trop profondément disséquer au delà du canal. Il est bien connu que cette opération a échoué entre les mains de chirurgiens habiles et réputés. Souvent elle demande un temps considérable, et l'on ne peut parvenir à faire pénétrer une sonde dans la vessie immédiatement après l'opération ; souvent la sonde ne pénètre qu'au bout d'un ou deux jours, quelquefois même pas du tout. Il n'y a pas bien longtemps, j'ai observé, entre les mains d'un homme très-capable, un bon exemple (et ce n'est pas un fait isolé) des résultats qui peuvent survenir à la suite de cette opération. Le malade était un homme âgé, et le cas, peu favorable, se serait probablement terminé par la mort, quelle qu'eût été l'opération mise en usage. L'opération fut pratiquée de la manière que j'ai décrite ; elle dura longtemps, et ne fut point favorable dans ses résultats. La sonde fut placée dans la vessie, du moins on le pensait ainsi. Cependant il ne s'écoula que fort peu d'urine, et le malade mourut quelques heures après. A l'autopsie, on trouva que la sonde avait pénétré dans l'urèthre, au niveau de la portion membraneuse, mais avait immédiatement traversé sa paroi antérieure, et était allée se loger entre la vessie et la symphyse pubienne.

La seconde méthode, qui consiste à ouvrir l'urèthre depuis le périnée, par une incision pratiquée en arrière du rétrécissement, a déjà été mentionnée précédemment comme une opération à laquelle les chirurgiens ont eu recours depuis longtemps pour remédier à la rétention d'urine. Elle a été préconisée depuis longtemps dans notre pays par M. Guthrie, et comme il est impossible de donner une description plus détaillée et plus pratique de cette opération que la sienne, je vais la citer tout au long :

« Le malade est placé comme dans l'opération de la taille ; on lui passe un cathéter cannelé rectiligne, ou une sonde, jusqu'au niveau du rétrécissement, et on le maintient solidement en ce point. Le rectum a été vidé par un lavement ; on y introduit l'indicateur de la main gauche bien huilé, et l'on se rend un compte exact de l'état de la portion membraneuse de l'urèthre et de la prostate. Le but principal que l'on a en vue en introduisant l'index dans le rectum est de vérifier les rapports qui existent entre la partie supérieure du rectum et l'urèthre, dont la dernière partie seulement, près de la terminaison de la portion membraneuse et le commencement de la portion prostatique, est directement appliquée contre le rectum. Il y a une certaine distance plus ou moins grande, suivant les différents individus, entre les 3 centimètres inférieurs du rectum et l'urèthre placé au-dessus de lui. Ces deux organes forment les deux côtés d'un triangle dont le sommet est au niveau de la prostate, la base au niveau de la peau, et c'est entre les deux côtés de ce triangle que l'on doit pratiquer l'opération. Le chirurgien prend le cathéter cannelé ou la sonde dans sa main, pendant qu'il applique son indicateur de la main gauche sur la paroi supérieure du rectum. Il fait alors mouvoir la pointe de l'instrument de haut en bas, de façon à donner au doigt introduit dans le rectum une sensation qui le renseigne sur le point où se trouve placée l'extrémité de la sonde, et surtout la distance qui l'en sépare. On peut ainsi estimer avec une assez grande précision l'épaisseur des tissus placés entre le rétrécissement et le rectum, soit au point où l'indicateur gauche est situé, soit au niveau des téguments ; car, quoique l'on ne puisse pas sentir la portion membraneuse de l'urèthre par une incision pratiquée sur le côté gauche du périnée, on la distingue très-facilement par le toucher rectal. Le second temps de l'opération se borne à diviser la peau, le tissu cellulaire, l'aponévrose, et les fibres musculaires et tendineuses interposées entre la face supérieure du rectum et la face inférieure de la partie antérieure et moyenne de la portion membraneuse de l'urèthre. On doit pratiquer cette incision avec un bistouri droit à dos mousse, à lame étroite, pointue à son extrémité et fixe sur un manche. La pointe doit être placée sur la peau, un peu en avant de la marge de l'anus ; le bord tranchant regarde en haut, le bord mousse du côté du rectum ; le manche est légèrement abaissé, et la pointe tournée en haut. Le degré d'inclinaison nécessaire pour inciser dans l'étendue de 2 centimètres et demi et éviter le rectum, sera indiqué par le doigt placé dans cet organe ; l'œil de l'opérateur se dirigera vers le point où se trouve l'indicateur dans le recteum, de façon à pouvoir conduire le bistouri sans hésitation jusqu'à ce niveau, puis à le porter en haut, en le conservant exactement sur la ligne médiane, de façon à pratiquer une incision de 4 à 5 centimètres, ou plus même, si cela est nécessaire, sur les couches extérieures. Si le périnée est très-induré, et par conséquent absolument inextensible, on sera obligé de pratiquer, au travers de lui, une incision transversale courbe ou en forme de croissant, dont le centre correspondra au raphé, à 12 millimètres de la marge de l'anus, c'est-à-dire aussi près que possible, sans léser le rectum. Le chirurgien peut alors approfondir l'incision sans danger, l'indicateur placé dans le rectum l'informera toujours du point où le dos et la pointe du bistouri se trouvent placés. L'ouverture sera alors suffisamment large pour permettre à l'opérateur d'abandonner le bistouri et de rechercher l'urèthre avec l'index de la main gauche, en maintenant

toujours l'extrémité du conducteur appliquée solidement contre le rétrécissement, ce qui est facile à obtenir. Parfois, au moyen d'une légère pression, l'instrument franchit le rétrécissement. S'il ne peut le franchir, on
reprend le bistouri ; on place l'index dans la plaie, en dehors du rectum,
que l'on déprime autant que possible ; on tourne alors le dos de l'instrument contre le rectum, et tandis que le malade fait un effort, la pointe
ouvre l'urèthre, ce qu'elle peut faire facilement si c'est nécessaire, jusqu'au
niveau du sommet du triangle ou de la base de la prostate. Cependant il
n'est pas nécessaire généralement d'aller aussi loin en arrière, et l'on peut
en toute sécurité ouvrir la portion membraneuse dans sa partie moyenne
et antérieure. On introduit ensuite une sonde dans la plaie pendant que
l'urine s'écoule.....

» Si la portion membraneuse de l'urèthre est dilatée, l'ouverture est bien
plus facile à faire ; mais on ne doit point *s'y attendre, et le fait se présente
rarement*. On demande alors au malade de faire un effort pour uriner, afin
d'avoir l'avantage de sentir avec l'extrémité de son doigt l'effort de distension au moment où l'on incise l'urèthre. Si l'opération est pratiquée dans
un cas de rétention d'urine, le malade est sauvé, et il ne reste plus rien à
faire ; mais comme le malade, en se soumettant à une opération, espère
qu'on supprimera du même coup la cause de son mal, on doit surveiller
le rétrécissement, qui n'est, selon toute probabilité, distant que de 6 à
12 millimètres au-dessus et en avant de l'ouverture pratiquée pour évacuer l'urine. Le conducteur cannelé doit alors être pressé énergiquement
contre le rétrécissement, pendant que l'on pousse une bougie courbe, d'arrière en avant, aussi loin que l'on peut, pour retrouver l'autre instrument.
L'opérateur a ensuite le choix de diviser la portion rétrécie ou oblitérée,
soit en haut, soit en bas, suivant sa convenance (1). »

La méthode qui vient d'être décrite est tout spécialement applicable aux
cas de rétention, et peut être adoptée avantageusement lorsque l'on préfère pratiquer la simple ouverture périnéale plutôt que l'*uréthrotomie
externe*, dans son acception la plus étroite. Elle est encore supérieure, en
ce sens qu'une personne qui possède les connaissances anatomiques nécessaires, et qui s'est occupée des rapports existant entre les organes importants situés à l'extérieur du bassin, sans lesquels il est impossible de
pratiquer aucune opération dans cette région, pourra plus facilement découvrir l'urèthre en arrière du rétrécissement, par une incision directe située
au devant de l'anus, que de chercher l'urèthre à tâtons au point rétréci, et
de disséquer d'avant en arrière au travers de lui ou sur ses côtés, pour
aller à la recherche du canal.

Indépendamment de l'expérience que nous avons sur cette question,
cette méthode se recommande encore par ce que nous connaissons sur le
siége habituel des rétrécissements. Si nous revenons un instant au résultat
des recherches que nous avons faites sur ce sujet (page 66 et suiv.), nous
voyons que la portion bulbeuse de l'urèthre est le siége le plus habituel

____

(1) Guthrie's *Lettsomian Lecture*. London, 1851, p. 29, 32.

des rétrécissements organiques. Plus rarément, les rétrécissements siégent dans la portion membraneuse, et l'on n'en trouve jamais dans la portion prostatique. Il en résulte que l'urèthre est toujours libre au point où il est possible, avec des précautions, de l'ouvrir, de façon à tomber en arrière du rétrécissement.

Cette opération donne aussi au chirurgien la possibilité de pratiquer une simple incision pour évacuer la vessie sans diviser en même temps le rétrécissement, ce qu'il n'est pas toujours avantageux de faire, surtout dans certaines circonstances où le malade n'est pas en état de supporter cette dernière opération et où toute incision qui n'est pas urgente pour remédier à la rétention d'urine est formellement contre-indiquée. En pareil cas, après avoir pratiqué une ouverture pour livrer passage à l'urine, avant de retirer le bistouri, un conducteur cannelé, large vers le pavillon et terminé en pointe à l'extrémité opposée, doit être introduit dans la vessie, sur les côtés de la lame, que l'on retire alors, en élargissant légèrement l'ouverture, si cela est nécessaire. Sur le conducteur cannelé, on passe une sonde de gomme qui doit être fixée à demeure. Ces précautions sont presque identiquement celles que donne M. Guthrie ; elles sont nécessaires pour faciliter l'introduction de la sonde, sans laquelle le malade peut être dans une situation très-précaire.

Sir Charles Bell recommandait et pratiquait cette opération, même dans les cas où l'urèthre était dilaté en arrière du rétrécissement, condition que son expérience lui avait fait admettre comme plus fréquente que l'inverse. Cependant il regardait cette opération comme plus sûre, parce que, tandis qu'il est assez facile de distinguer les portions prostatique et membraneuse de l'urèthre par le toucher rectal, et de guider ainsi la pointe du bistouri dans la bonne direction, il est excessivement difficile de les distinguer l'une de l'autre avec le doigt placé dans une incision pratiquée dans ce but au niveau du périnée. C'est une conclusion à laquelle il arrive après une expérience considérable (1), et je crois que la force de cet argument sera ressentie par tous ceux qui ont exercé leur sens du toucher en pareille circonstance.

M. Liston est arrivé à la même conclusion, probablement par le même procédé. Après avoir décrit la manière de vider une vessie distendue en incisant le rétrécissement, il s'exprime ainsi : « Mieux encore, il faut introduire l'indicateur de la main gauche dans le rectum, puis pousser un bistouri droit sur la ligne médiane, avec son dos tourné du côté du rectum, et le conduire jusqu'au sommet de la prostate. Après avoir retiré l'instrument, on passe une sonde dans la portion du canal dilatée jusqu'au point rétréci. Cette opération est préférable à la ponction des parois de la vessie dans n'importe quel point ; mais les cas qui réclament l'emploi d'un de ces deux procédés seront très-rares si l'on connaît le moyen de se servir des sondes d'une façon convenable (2). » Quoiqu'il n'ait jamais fait cette

(1) Sir Ch. Bell, *Clinical Lecture*, in *Medical Gazette*, 29 novembre 1834.
(2) Liston, *Practical Surgery*, 4e édition, p. 484, 487.

opération pour remédier à une rétention d'urine, il l'a employée plusieurs fois dans les cas de rétrécissement infranchissable. Une fois seulement, il pratiqua une opération en cas de rétention d'urine, et il choisit la ponction de la vessie par le rectum, ayant repoussé la méthode que nous venons de décrire comme contre-indiquée. (Voyez p. 241, note.)

III. Ponction de la vessie. — On l'a pratiquée de quatre façons différentes : par le périnée ; au-dessus du pubis ; par le rectum, et à travers la symphyse pubienne.

1° La *ponction par le périnée* est maintenant abandonnée, et fort heureusement, car elle est beaucoup plus dangereuse et chanceuse que les autres. Elle a été mentionnée par Rhazès au xe siècle et aussi par Serapion ; on la pratiquait parfois à cette époque, quoique l'on n'en ait plus fait mention jusqu'au xviie siècle, où les chirurgiens français et hollandais lui substituèrent la méthode d'inciser sur l'extrémité d'un cathéter cannelé, et de pousser un gorgeret dans la direction de l'urèthre jusque dans la vessie (1). On pratiquait d'abord une incision à travers les téguments, immédiatement au devant de l'anus, ou obliquement à gauche, comme dans la taille, mais dans une moindre étendue ; puis, un assistant pressait sur la vessie avec les mains appliquées au-dessus du pubis, pour fixer la vessie et la faire saillir à la partie inférieure, et l'on enfonçait un trocart dans la direction voulue. Parfois il entrait, par les côtés de la prostate, jusque dans la vessie, d'autres fois il traversait cet organe. Le tube était laissé à demeure dans la blessure, qui était tamponnée avec de la charpie, pour prévenir l'hémorrhagie. — La mention la plus récente de ce mode opératoire a été faite par Sir A. Cooper, qui dit que c'est la méthode la plus difficile des trois, et plaide en faveur de l'ouverture de l'urèthre en arrière du rétrécissement sur la ligne médiane, opération qui lui a souvent permis de se dispenser de la ponction de la vessie (2).

2° *Ponction par le rectum* (3). — La méthode actuelle consiste à ponctionner la vessie, soit par le rectum, soit au-dessus du pubis. Quelques chirurgiens ont eu leur méthode favorite. Cependant il ne faut pas en adopter une à l'exclusion de l'autre. M. Cock, de Guy's Hospital, a essayé de *rechercher la valeur de cette méthode.* Aussi il a passé en revue tous les moyens de s'assurer de sa valeur, et, pendant ces dernières années, il n'a pas ponctionné la vessie par le rectum moins de vingt-quatre fois, et a eu l'occasion de rendre compte de cette opération et de mentionner les résultats obtenus dans une douzaine d'autres cas. — M. Cock, après avoir réuni ces divers cas, sollicite le jugement des chirurgiens, et les invite à donner leur opinion. Il affirme que pour lui c'est une des opérations les moins dangereuses et les plus faciles à pratiquer pour remédier à une rétention d'urine (4).

<hr>

(1) J. Riolanus, *Encheirid. anat.* Lugd., 1649, lib. II, chap. xxx, p. 154. — Colot, Tolet, Petit, Ledran, cités aux pages 232, 233 et 234. — Dionis, *Cours d'opérations.* Paris, 1716, 2e édition, 3e démonstr. — Heister, *Instit. chirurg.* Amst., 1739, chap. cxliv, sect. 2, p. 1009-1011.

(2) Astl. Cooper, *Lectures*, edited by Tyrrel, 1825, vol. II, p. 314.

(3) Pratiquée pour la première fois par Fleurant, chirurgien à Lyon, en 1750.

(4) *Med.-Chir. Transactions*, vol. XXXV, 1852, p. 153.

Les principales objections qu'on a produites contre cette méthode sont les suivantes : Il est possible de voir survenir un abcès entre la vessie et le rectum comme complication de l'opération, et une fistule persistante en ce point. Les vésicules séminales peuvent être lésées, et une inflammation de ces organes et des parties avoisinantes s'ensuivre, y compris le testicule; le trocart peut atteindre le péritoine, et provoquer une inflammation de cette membrane. Sans aucun doute tous ces accidents ont été observés, et nous aurions pu rapporter un ou deux exemples de chacun d'eux.

J'ai observé une suppuration du testicule qui ne reconnaissait pas d'autre cause. De tous les dangers à craindre, la lésion du péritoine paraît être la plus rare, si l'on a soin de prendre les précautions usuelles. Lorsqu'elle est distendue, la vessie entraîne avec elle son enveloppe péritonéale : et à l'examen de ces organes après la mort, on a observé que la ponction tombait toujours à 2 ou 3 centimètres au-dessous du péritoine. Les vésicules séminales ou le canal déférent semblent avoir été un peu plus fréquemment lésés. — La blessure de l'un de ces organes est beaucoup moins grave que celle du péritoine. Toutefois le chirurgien doit mettre tous ses soins à opérer sur la ligne médiane, afin d'éviter ces parties. La pratique de M. Cock semble avoir été remarquablement exempte de ces complications, et il faut tout simplement croire que les dangers de l'opération par le rectum ont été exagérés. L'examen minutieux de quarante cas que ce chirurgien a rapportés dans le mémoire que j'ai cité, m'a fait découvrir sept ou huit cas de mort à la suite de cette opération; mais il n'est point évident que celle-ci en ait été la cause. Dans cinq d'entre eux, les malades souffraient depuis très-longtemps d'un rétrécissement, et dans tous il existait une affection avancée des reins. Dans *aucun*, la mort ne m'a paru pouvoir être attribuée à l'un des accidents que nous avons indiqués tout à l'heure.

M. Cock établit encore que l'opération détermine une amélioration de l'état de l'urèthre, parce que l'urine cesse de passer par le canal et de l'irriter, et que le traitement du rétrécissement par la dilatation peut être ensuite plus facilement entrepris. Lorsque la vessie, distendue outre mesure, a été vidée, la coarctation diminue plus ou moins, presque invariablement, et permet le passage d'une certaine quantité d'urine. En tout cas, si l'urine ne passe pas, comme la source de l'irritation locale ou générale a été éloignée, le rétrécissement pourra probablement, peu de jours après, admettre un instrument de petit volume.

Voici comment on procède à cette opération : Le rectum est d'abord évacué par l'administration d'un lavement; puis on place le malade sur le dos, comme pour la taille, sans l'attacher, et deux aides le maintiennent solidement dans cette position. L'indicateur de la main gauche est huilé, puis introduit dans le rectum; les dimensions et les rapports de la prostate sont vérifiés, et l'extrémité du doigt convenablement dirigée peut donner ses limites en arrière et en haut; la chose n'est d'ailleurs pas toujours facile lorsque la verge est très-distendue, parce que son col s'allonge alors d'une manière très-notable. On pourrait sentir en ce point la fluctuation communiquée à travers les parois de la vessie par un petit coup donné sur la région hypogastrique, à moins que la vessie ne soit très-rétractée; auquel cas l'opération expose à des dangers sérieux, puisque la pointe du trocart peut traverser la paroi opposée de la vessie, ou déterminer quelque autre accident, lorsque cet organe ne présente pas une capacité suffisante (1).

Après avoir trouvé le point, situé au delà de la prostate, où l'on perçoit le plus facilement la fluctuation, et engagé un aide à soutenir solidement la partie inférieure de l'abdomen avec les deux mains, afin de presser et de maintenir solidement la vessie contre le rectum, on glisse le long du doigt un trocart courbe de 18 à 20 centimètres de long; il faut avoir soin de le maintenir exactement sur la ligne médiane, la poignée fortement abaissée et la pointe dirigée au travers des parois du rectum et de la vessie, jusqu'à ce qu'elle soit libre dans la cavité vésicale. Il faut ensuite retirer le trocart, laisser soigneusement la canule en place, et la maintenir au moyen d'un bandage et de liens (2). Le temps pendant lequel on maintient la canule à demeure dépend de la facilité avec laquelle le rétrécissement se laisse dilater.

S'il se laisse dilater facilement, l'urine passera bientôt sans difficulté à travers le canal naturel, et l'ouverture dans le rectum se fermera. Ce fait a lieu généralement au bout de peu de temps. La persistance d'une ouverture fistuleuse est peu à craindre; car, dans un grand nombre d'occasions, dans lesquelles la canule était sortie par accident, il fut impossible de la replacer, et l'on fut obligé de faire une nouvelle ponction. Même après avoir retiré la canule, alors que l'ouverture était encore béante, l'urine ne coulait pas continuellement par l'ouverture, mais distendait quelque peu la vessie, qui se contractait, et la forçait à s'écouler par l'ouverture artificielle. Ces ponctions se cicatrisent si facilement, qu'un chirurgien, qui a lui-même ponctionné plusieurs fois la vessie, et a par conséquent une certaine expérience sur les résultats de l'opération, a proposé, dans les cas peu fréquents, du reste, où la présence de la canule détermine une inflammation considérable de la vessie, de pratiquer chaque jour une nouvelle ponction pour éviter cet accident. Quoi que l'on puisse penser de cette proposition, les

___

(1) Ainsi, M. Cock rapporte un cas dans lequel il ponctionna la vessie en un point où la fluctuation, quoique évidente, était fort peu étendue. Il ne s'écoula qu'environ 15 grammes d'urine. Un mois après, le malade mourut dans le coma, et l'on découvrit qu'en arrière du rétrécissement, « une petite partie de la portion membraneuse et toute la région prostatique étaient dilatées, et constituaient une poche du volume et de la forme d'un œuf de poule allongé, qui simulait une sorte de vessie accessoire. La vessie elle-même était énormément épaissie et rétractée d'une façon permanente, de manière à présenter le volume d'une balle presque sans aucune cavité. » La portion de l'urèthre qui constituait la poche était percée de part en part, par le trocart qui avait traversé ses parois inférieure et supérieure. (M. Cock's *Cases*, n° 40.)

(2) Afin d'empêcher l'instrument de glisser hors de la vessie, accident qui se présentait parfois avec les anciennes canules, M. Cock en a imaginé une qui peut se distendre quelque peu après son introduction dans la vessie, il diminue ainsi la fréquence de cet accident. Il recommande un trocart de même forme que celui dont on a l'habitude de se servir, mais quelque peu augmenté de longueur et de volume, et présentant, outre cela, une ou deux modifications utiles, mais moins importantes. (*Medico-Chirurgical Transactions*, vol. XXXV, p. 186, avec planche.)

faits que j'ai mentionnés indiquent bien que ces ouvertures ont peu de tendance à dégénérer en fistules. Ajoutons que M. Cock dit n'avoir jamais observé de fistule persistante après le rétablissement de la perméabilité du canal.

Certaines conditions contre-indiquent formellement cette opération. Nous avons déjà mentionné l'absence de fluctuation, lorsque l'on examine la vessie par le rectum. Ce fait peut être dû non-seulement à la rétraction de la vessie, mais encore à une augmentation considérable du volume de la prostate, ou à une tumeur de cet organe. Il est bien évident qu'en pareil cas, l'emploi du trocart par le rectum est contre-indiqué.

3° La *ponction de la vessie au-dessus du pubis* est la dernière méthode qu'il nous reste à examiner.

Le mode opératoire est le suivant : Le malade est placé dans une position demi-assise, demi-couchée ; le pubis est rasé. On pratique une incision verticale des téguments immédiatement au-dessus de la symphyse pubienne, de 4 à 5 centimètres de longueur à la superficie. On continue cette incision, à travers la ligne blanche, de façon à permettre à l'extrémité du doigt d'atteindre la vessie distendue. Pendant ce temps, un aide se place derrière le malade, presse avec ses mains de chaque côté de la paroi abdominale, afin de fixer la vessie. Un trocart droit ou légèrement recourbé (la convexité de la courbe regardant en haut) sera conduit avec une très-légère inclinaison jusque dans la vessie. Il est préférable de ne pas vider la vessie d'un seul coup, lorsqu'elle est très-volumineuse, mais de laisser écouler son contenu peu à peu. Une syncope très-inquiétante, et même la mort, ont été observées à la suite d'un abaissement subit de la pression dans la circulation abdominale. Après l'opération, on change la canule contre un tube d'argent disposé de façon à pouvoir glisser au travers d'elle, et maintenu par des cordons et un bandage en T. Ce tube doit rester à demeure pendant un temps variable, en tout cas jusqu'à ce que la lymphe plastique recouvre les bords de la plaie ; on peut alors le retirer, et le remplacer par une sonde de gomme élastique, instrument qui est en général mieux toléré par la vessie que la sonde métallique.

4° Il nous reste à parler de la *ponction au travers de la symphyse pubienne*. Cette opération a été proposée, pour la première fois, par le docteur J. M. Brander (de Jersey), en 1825, à Paris, où il lut un mémoire qui recommandait ce procédé, en se basant sur les avantages de cette situation au point de vue anatomique (1). Plus tard il présenta un mémoire sur ce sujet à la *Royal Medical and Physical Society* d'Edimbourg, et enfin à la *Medical and Physical Society of Calcutta*, dans lequel il rapporte un cas (2). Depuis lors le docteur Brander et d'autres ont eu plusieurs cas de guérison dans leur pratique. Tout dernièrement encore cette opération fut pratiquée avec succès par le docteur Leasure (de Newcastle), sur un homme de

---

(1) *Séances de l'Athénée de médecine*, 1825.
(2) *Transactions*, 1842, vol. VIII, part. II, p. 208-239. Un cas en 1839 et un autre en 1841. Le premier malade mourut en quelques heures ; le second, huit jours environ après l'opération

soixante-douze ans (1). Le docteur Brander se servait d'un trocart à hydrocèle d'un volume moyen, quoiqu'il fasse aussi mention d'un instrument de forme aplatie. Le premier de ces deux instruments a l'avantage de pouvoir subir un mouvement de rotation au moment de son introduction. Le malade doit être couché, et le trocart introduit avec ou sans incision préalable des téguments, près du centre de la symphyse, d'avant en arrière, et dans une direction qui forme un angle droit avec l'axe du corps. Le docteur Brander dit que cette ponction doit être pratiquée « obliquement en bas et en arrière, en se dirigeant vers le sacrum et en changeant de direction suivant les circonstances ; on doit alors introduire un bout de sonde molle à travers la canule », et la maintenir par des cordons.

En passant en revue les diverses méthodes pour remédier à la distension de la vessie, dans les cas où une opération est urgente, la question que l'on doit se poser en premier lieu est la suivante :

L'état général et les forces du malade nous obligent-ils à choisir la méthode plus simple qui consiste à procurer un soulagement immédiat au malade sans s'inquiéter des résultats ultérieurs? Il n'arrive pas souvent que nous soyons obligés de répondre à cette question par l'affirmative, si le traitement antérieur a été institué par nous, car cette réponse indiquerait que nous nous sommes servis trop longtemps d'autres moyens. Mais tel n'est pas toujours le cas. On demande bien souvent l'avis du chirurgien après avoir négligé ou traité d'une façon peu convenable le malade, alors que ses forces sont épuisées. Dans ce cas, à moins que l'on ne puisse sentir au périnée l'urèthre distendu par l'urine, ce qui est très-rare, la ponction de la vessie par le rectum, en supposant la prostate intacte, est la méthode la plus simple, celle qui procurera tout de suite du soulagement et épuisera le moins les forces du malade. Si l'on aperçoit la saillie périnéale dont nous venons de parler, il faut l'ouvrir avec une lancette ou un bistouri, et conduire une sonde de gomme sur le côté de l'instrument avant de le retirer.

Si la vessie est au même niveau que la symphyse pubienne, ou au-dessus d'elle, la portion sus-pubienne offre le plus d'avantages pour placer un instrument à demeure, et je préfère ce mode opératoire dans un bon nombre de cas. J'ai essayé une fois la ponction à travers la symphyse et j'ai échoué, il ne s'est pas écoulé d'urine ; j'ai été obligé d'ouvrir la vessie au-dessus de de la symphyse. J'ai ponctionné la vessie six fois seulement par ce procédé et par le rectum, et depuis plusieurs années je n'ai pas eu l'occasion de pratiquer une seule fois cette opération ; dans trois cas seulement, je l'ai faite pour remédier à la rétention d'urine. Je préfère la ponction sus-pubienne qui est la plus commode, quand la blessure doit rester ouverte plusieurs semaines, surtout si le malade n'est pas très-gras.

[On a fréquemment employé à Paris, dans ces dernières années, dans les cas de rétention d'urine, l'aspiration, jointe à la ponction capillaire pratiquée au-dessus du pubis. Les avantages de cette méthode sont, l'absence

(1) *American Journal of Medical Science*, avril 1854.

de la douleur, l'innocuité de la piqûre et la possibilité de pouvoir répéter la ponction un grand nombre de fois.

Pour pratiquer cette aspiration, on peut se servir, soit de l'appareil de M. Potain, soit de celui de M. Dieulafoy. — Voyez, pour plus de détails, la thèse du docteur Jean Watelet, *De la ponction de la vessie à l'aide du trocart capillaire et de l'aspirateur pneumatique*. (Paris, 1874), et le *Traité de l'aspiration des liquides morbides*, du docteur Dieulafoy, p. 115 et suivantes, qui a réuni vingt observations de rétention d'urine traitée par cette méthode.]

En terminant ce chapitre sur la rétention d'urine, suite de rétrécissement, que nous avons examinée en détail, je ne voudrais pas laisser supposer que cette affection réclame fréquemment, soit la section périnéale de l'urèthre, soit la ponction de la vessie. Au contraire, le fait se présente très-rarement, lorsque nous traitons le cas dès le début. Si le malade a été négligent ou mal soigné, le chirurgien, appelé en dernier lieu, peut échouer, mais il n'en est pas responsable.

J'ai essayé, en examinant ce sujet, de prévoir autant que possible les cas qui peuvent se présenter, et j'ai indiqué la ligne de conduite à suivre dans ces cas types, autant qu'il est possible de l'indiquer d'avance. Mais il ne faut jamais oublier que chaque cas particulier est par lui-même un problème pour la solution duquel on ne peut donner d'avance aucune règle fixe. Il y a certains cas qu'on ne peut ranger dans aucune catégorie, et dans lesquels le chirurgien ne doit compter que sur son bon sens et les ressources qu'il possède. Après tout, c'est une vérité reconnue de tout le monde, applicable à toutes les branches de la chirurgie, mais dont il faut se souvenir avant tout, lorsqu'on est appelé à traiter les diverses complications qui peuvent survenir dans les affections des voies urinaires.

INFILTRATION D'URINE SUITE DE RUPTURE DE L'URÈTHRE. — Un accident qui peut survenir pendant une rétention d'urine rebelle, c'est la rupture de l'urèthre en un point et l'infiltration d'urine dans les tissus environnants. Bien moins fréquemment la vessie elle-même est rompue. Dans les deux cas, la distension mécanique n'est pas la seule et unique cause. Une ulcération de la muqueuse, en arrière du rétrécissement, parfois d'une certaine étendue, s'est accrue en profondeur sous l'influence du fluide irritant qui est constamment en contact avec elle, et la solution de continuité se complète à la fin sous l'influence de cette action, combinée avec la distension. La vessie se contracte sur son contenu et le pousse avec force dans le tissu cellulaire qui se distend facilement. L'abondance de l'écoulement favorise cette infiltration, et l'urine trouve bientôt son chemin dans une direction où elle n'est pas retenue par les feuillets aponévrotiques, c'est-à-dire dans le *fascia superficialis* du scrotum et de l'abdomen, lorsque la rupture siége en avant de la portion membraneuse, comme nous l'avons déjà indiqué. Les conséquences de cette infiltration sont des plus graves. Une vive inflammation se déclare sur le trajet du liquide irritant, et les brides de tissu conjonctif unissant la peau aux tissus sous-jacents sont rompues. L'infiltration du corps spongieux est un signe de mauvais augure. Un point noir sur le gland indique l'existence de ce fait, et les progrès de la gangrène qui en résulte. Lorsque cet accident se produit, cela tient en général à une négligence excessive, et le malade n'a été vu par un chirurgien qu'après que l'accident s'est produit. L'état général du malade est des plus graves, et, à moins qu'on n'y porte rapidement remède, le résultat est inévitablement et promptement fatal. Les symptômes que l'on observe en pareil cas ont été décrits en détail dans le chapitre relatif aux symptômes ; les principaux signes locaux sont une distension considérable des parties infiltrées, une décoloration des téguments qui présentent une teinte variant du rouge sombre au pourpre ; de plus, la pression des doigts occasionne une sorte de crépitation emphysémateuse dans les portions les plus malades, due à la présence de produits gazeux dans l'intérieur du tissu cellulaire : cette sensation est des plus caractéristiques. Enfin, le malade est fréquemment dans un état de subdelirium ; il a la langue recouverte d'un enduit noirâtre, et le pouls presque imperceptible.

Il est évident que, dans ces cas, il n'y a pas de temps à perdre. Notre premier soin doit être de prévenir l'accumulation de l'urine dans le tissu cellulaire et d'en faciliter l'élimination, en pratiquant des incisions dans les parties distendues. Le périnée, le scrotum et le pubis sont en général énormément tuméfiés ; les incisions ne doivent pas seulement donner passage à l'urine infiltrée, mais assurer un libre cours à l'urine qui sort de la vessie par une ouverture artificielle pratiquée à l'urèthre. Dans ce but, il est préférable de faire une large incision sur la ligne médiane du périnée et sur les deux côtés du scrotum, ainsi que partout où la distension est considérable et où il survient de la gangrène du tissu cellulaire sous-cutané.

Une urine fétide, du pus, et des tissus mortifiés, s'échappent en quantité parfois étonnante. Dans ce cas l'indication d'opérer immédiatement le rétrécissement ne se présente point, l'état du malade détourne de toute tentative dans ce sens ; et d'autre part il est assez probable qu'après avoir remédié à la rétention d'urine, il sera possible d'introduire une sonde dans la vessie par le canal. En tout cas, il ne faut faire aucune tentative de ce genre avant que l'état général du malade se soit amélioré. Cette amélioration survient parfois avec une rapidité merveilleuse. En peu d'heures, le malade peut passer de l'état de prostration absolue à un bien-être relatif. Les symptômes de dépression et d'épuisement disparaissent comme par enchantement, à moins que la lésion ne soit trop étendue pour permettre le rétablissement.

Ce qu'il faut faire ensuite, c'est de soutenir le malade. Il est nécessaire de lui faire prendre des aliments sous la forme la plus simple, la plus concentrée et la plus facile à assimiler ; il faut y joindre quelque stimulant. Du bouillon de bœuf additionné d'eau-de-vie, la mixture *vini gallici* des pharmacopées, donnés fréquemment en petites quantités, lorsque le malade peut les supporter, sont de bonnes préparations. Si l'on n'a pas sous la main du bouillon de bœuf assez concentré, il ne faut pas attendre pour cela, à Londres du moins. Le meilleur potage ou une soupe sera immédiatement administrée en attendant que le bouillon préparé à la maison soit prêt.

Dans bon nombre de cas, les applications chaudes aux extrémités aideront à amener un résultat favorable.

L'usage de préparations contenant de la quinine est généralement indiqué. Le chlorate de potasse à la base de 40 à 50 centigrammes, dans 30 ou 60 grammes d'une décoction d'écorces de quinquina et 7 à 8 grammes de teinture peuvent être administrés avec grand avantage, toutes les trois, quatre ou six heures. L'ammoniaque semble parfois utile pendant quelque temps. Dans d'autres cas, surtout lorsqu'il existe des symptômes d'excitation nerveuse, accompagnant une faiblesse excessive, l'usage de l'opium peut être employé avec les meilleurs résultats.

Quoique le malade marche vers la guérison, il peut survenir une eschare considérable. Les liens unissant la peau aux tissus sous-jacents ont été détruits, ce tissu est privé de nutrition et doit nécessairement se mortifier. C'est le cas habituel pour la peau du scrotum dans une étendue plus ou moins considérable. Les deux testicules sont parfois complétement privés de leurs enveloppes et se voient à nu dans la plaie, parfois même pendants à l'extrémité du cordon. Pendant l'élimination de l'eschare, il faut surveiller ces organes et les tenir dans un état de propreté. Des applications antiseptiques fréquemment répétées, comme des cataplasmes de levûre de bière ou de farine de graine de lin, arrosés de quelques gouttes de chlorure de chaux ou de soude, remplissent ces indications. L'usage de chlorures désinfectants autour du lit et dans la chambre est aussi fort utile, ainsi qu'un courant d'air frais. Enfin des paniers remplis de poudre de charbon placés autour du lit absorbent les gaz délétères et purifient l'atmosphère de la façon la plus efficace.

Si l'infiltration est survenue entre les deux couches de l'aponévrose moyenne, on peut parfois, mais pas toujours, découvrir une tumeur dure, ferme et profonde au niveau du périnée. Il faut l'ouvrir largement. Si l'infiltration survient en arrière des deux feuillets, ce qui est très-rare, l'urine s'infiltre autour du bas-fond vésical et la mort est inévitable.

L'accident le plus nécessairement fatal qui puisse survenir, c'est la RUPTURE DE LA VESSIE elle-même. Elle survient par un processus de même nature que celui que nous avons décrit à propos de l'urèthre. Ce n'est pas toujours la vessie elle-même qui est rompue, mais un sac mince et dilaté formé à ses dépens. Quelquefois son contenu se vide directement dans la cavité péritonéale, plus souvent dans le tissu cellulaire qui environne cet organe situé au-dessous du péritoine. Plus tard elle peut ou non pénétrer dans le péritoine. On ne connaît aucun cas de guérison et elle paraît impossible.

Les symptômes de rupture de la vessie surviennent après une rétention d'urine prolongée, mais point nécessairement complète ; car un peu d'urine peut s'écouler parfois par l'urèthre. Le malade raconte en général qu'il a senti quelque chose s'échapper, puis il a ressenti une vive douleur au niveau de l'abdomen. Le ventre devient excessivement tendu et douloureux ; la face est anxieuse et grippée, la respiration entrecoupée. Un hoquet opiniâtre survient, accompagné parfois de vomissements ; le pouls est dur, accéléré et irrégulier. L'urine cesse de s'écouler par le canal et il n'y a plus d'efforts d'expulsion. On observe parfois de la fluctuation au niveau de l'abdomen, et la distension excessive de la vessie, que l'on avait sentie par le rectum au delà de la prostate, a disparu. Quelquefois le malade a du délire, parfois même de la manie. Après une époque variant entre trente-six heures et quatre ou cinq jours après l'accident, pendant lesquels les souffrances du malade sont excessives, la mort survient. Je décris ces symptômes d'après les seules observations publiées dont j'aie eu connaissance. Elles sont dues à Sir Everard Home. Fréquemment la rupture de la vessie succède à une violence extérieue, mais c'est un cas tout différent.

Traitement.—Les indications que l'on doit remplir en pareil cas doivent être les suivantes : Favoriser le libre écoulement de l'urine hors de la vessie par une ponction ; diminuer les souffrances par de fortes doses d'opium, et par des fomentations chaudes et des rubéfiants sur l'abdomen. S'abstenir de tout traitement déprimant, comme les saignées générales qui ne peuvent être d'aucune utilité pour diminuer l'inflammation du péritoine aussi longtemps que la cause de cette inflammation persiste. Une connaissance exacte des circonstances particulières dans lesquelles se trouve le malade doit seule déterminer s'il faut par une ponction évacuer le liquide contenu dans la cavité abdominale. Un pareil procédé est la seule chance (et encore bien minime) de guérir le malade que puisse offrir la chirurgie.

———

CHAPITRE XI.

DES ABCÈS URINEUX ET DES FISTULES URINAIRES

Des abcès. — Aigus ou chroniques. — Signes de l'abcès aigu. — Traitement. — De l'abcès chronique. — Des fistules urinaires. — Trois classes. — Traitement de la première classe. — Traitement de la seconde classe : caustiques, etc. — Fistules borgnes. — Fistules uréthro- et vésico-rectales. — Troisième classe, ouvertures anormales. — Fistules antéscrotales. — Traitement par applications locales. — Sutures entrelacées de Dieffenbach. — De l'uréthroplastie. — Méthodes de Cooper et d'Earle. — Déplacement de la peau, d'après les méthodes de Dieffenbach et de Nélaton. — Ségalas et Ricord. — Pratique de Jobert. — Du galvano-cautère. — Des ouvertures anormales au périnée. — Des ouvertures aux environs du gland.

Nous avons maintenant à voir les diverses conséquences et les complications des rétrécissements de l'urèthre, d'après les principes généraux qui nous ont toujours guidés dans le traitement des phénomènes analogues sur les autres parties du corps, et nous nous préoccuperons de certaines indications spéciales auxquelles donnent lieu la nature particulière et les fonctions de l'organe affecté. C'est maintenant sur ces complications que va porter toute notre attention.

L'ABCÈS URINEUX, si fréquent au périnée, plus rare aux environs de la partie antérieure du canal, accompagne le plus fréquemment le rétrécissement organique. Nous en avons déjà indiqué l'anatomie pathologique. On peut le rencontrer sous deux états différents : l'abcès inflammatoire ou aigu, et l'abcès froid ou chronique.

Chacune de ces circonstances a une influence capitale; souvent la première réclame énergiquement une intervention rapide et décisive de la part du chirurgien. En général, des symptômes généraux viennent en révéler l'existence avant qu'on ait obtenu aucun signe local un peu marqué. Ce n'est pas ce que nous allons trouver pour le second. Au contraire, voici un malade affecté de rétrécissement, qui est pris de douleurs situées profondément, au niveau du col de la vessie et du périnée; en même temps son jet d'urine décroît en volume d'une façon notable et rapide; il éprouve un sentiment de pesanteur, de chaleur, de battement dans les parties; de plus, il a des frissons, des nausées, la langue sale, le visage enflammé, le pouls plein et accéléré, bref, tous les signes de la fièvre; les seuls signes locaux que révèle l'examen du périnée sont un léger degré de gonflement et de tension en cet endroit : nous sommes autorisés à conclure que le pus est emprisonné probablement sous une couche aponévrotique. Ici le degré et le siége de la sensibilité à la pression viendront nous aider à découvrir où se trouve la lésion. Si l'on a affaire à un gonflement relativement superficiel, qui s'étend d'un côté ou de l'autre, ou qui proémine en avant, le siége de l'abcès peut être à l'endroit où les corps caverneux sont en rapport avec les aponévroses. Mais s'il y a plutôt dans tout le périnée une sensation de chaleur et de plénitude, le pus se trouve plus probablement au-dessus de l'aponévrose profonde (*aponévrose moyenne* de Richet), siége le plus ordinaire de ces collections. Dans ces circonstances, si les symptômes l'exigent, on pratiquera une incision sur la ligne médiane du périnée, au devant même de l'anus, jusqu'à une profondeur de 2,5 à 3,5 centim., selon l'état des tissus; on ne pourrait espérer aucun avantage de l'incision pure et simple de la peau. Dans aucun cas, on ne fera de mal, quoique souvent on n'obtienne qu'un léger écoulement sanguin et une diminution de tension. S'il sort du pus, même en petite quantité, c'est une bonne chose; on devra en assurer la libre sortie par un orifice placé au point le plus déclive et d'une longueur suffisante. Autrement, au lieu de s'évacuer, il pourrait fuser au loin et plus ou moins irrégulièrement. Une hémorrhagie considérable n'est pas à craindre, si l'on a fait attention à la situation des gros troncs artériels; quelquefois, néanmoins, surtout quand les tissus sont très-enflammés et indurés, il y a pendant quelque temps un très-léger suintement sanguin. Lorsqu'il a cessé, on devra appliquer un cataplasme sur la plaie. Il se produit souvent, presque tout de suite, un mieux étonnant dans l'état du malade, la fièvre tombe, et la guérison complète peut avoir lieu en très-peu de jours.

Nous ne pouvons passer sous silence l'importance qu'il y a à évacuer de bonne heure des collections pareilles, quand ce serait au début même de leur formation. Il n'est pas toujours facile d'être sûr de leur existence, et nous ne sommes pas fondés à exiger l'évidence *absolue* du fait, avant de pratiquer les incisions que j'ai décrites. Le pus épanché derrière l'aponévrose périnéale profonde (*aponévrose moyenne* de Richet), tissu trop serré pour permettre l'action de l'absorption, se frayera une route dans le tissu cellulaire du bassin, sur les côtés de la vessie, entre celle-ci et le rectum, et donnera lieu aux complications les plus dangereuses, sinon les plus fatales, ou, dans le cas de guérison, aux fistules uréthro-rectales ou vésico-rectales. L'abcès peut aussi s'ouvrir dans l'urèthre et se vider par l'orifice externe du canal. Lorsqu'on a ouvert une collection, il s'échappe une certaine quantité de pus, d'habitude pur; quelquefois mêlé d'urine, mais non pas nécessairement. Plus souvent la muqueuse, qui ne formait qu'une mince barrière entre l'abcès et le jet d'urine, ne cède qu'après un jour ou deux, et l'urine apparaît alors pour la première fois. Mais, un des résultats à obtenir, en ouvrant de bonne heure, par le périnée, une collection de cette sorte, c'est de prévenir la mortification des parois uréthrales. Si on l'évacue vite et entièrement, on peut espérer voir la cavité s'oblitérer graduellement, et l'urine n'y point pénétrer. Après cette opération, nous avons moins à craindre qu'elle ne reste longtemps béante, ou qu'elle ne devienne un passage anormal pour la sortie de l'urine. D'un autre côté, si l'incision a été différée, et que, comme cela arrive souvent, l'abcès ait pris une forme chronique, il est presque certain qu'il s'établira tôt ou tard une communication uréthrale. Dans le dernier cas, il est également à désirer que l'on évacue le pus aussitôt qu'on en reconnaît l'existence. Cependant, lorsqu'on a pratiqué une ouverture artificielle, l'écoulement de l'urine l'empêche de se refermer, fait qui se reproduira inévitablement à chaque miction, si le rétrécissement est étroit. Ce canal artificiel, désigné habituellement sous le nom de *fistule urinaire,* est un des accompagnements les

plus communs du rétrécissement négligé, et forme souvent l'une de ses complications les plus désagréables.

DES FISTULES URINAIRES.—Les orifices externes de ces canaux se voient très-souvent à la surface du périnée et du scrotum, régions qu'ils parcourent sous forme de trajets nombreux et souvent pleins de circuits (fig. 71); on les observe moins souvent à la région lombaire, à la partie supérieure des cuisses, aux parties voisines des fesses, ou même au-dessus de la symphyse pubienne. Dans ce dernier cas, la déviation du ca-

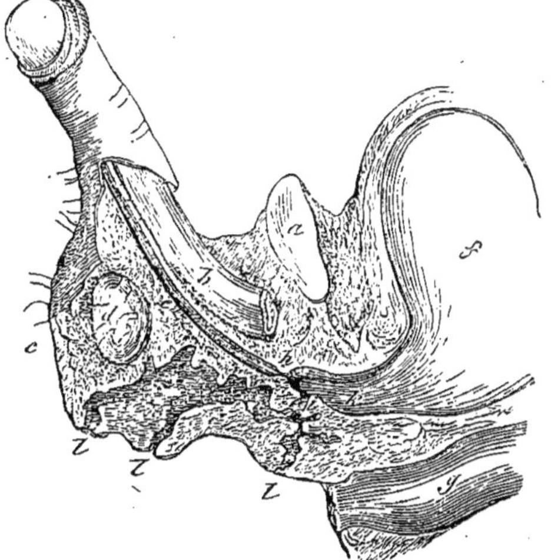

FIG. 71. — Fistule urinaire (*).

nal résulte d'ordinaire d'opérations primitives faites dans le but d'obvier

(*) *a,* section de l'os pubis; *b,* corps caverneux; *c,* scrotum; *d,* testicule; *e,* l'urèthre en avant du rétrécisse ment; *f,* la vessie; *g,* le rectum; *h,* la coarctation; *j,* orifice interne de la fistule derrière le rétrécissement, d'où l'on suit les désordres qui se sont opérés dans les tissus jusqu'à ses orifices externes *l, l, l; k,* partie profonde de l'urèthre dilatée en forme de cône.

à une infiltration d'urine, et dont les plaies n'ont jamais guéri, tandis que, au scrotum et au périnée, l'existence d'une issue anormale de l'urine est due en général à la préexistence d'un abcès urineux.

Le terme bien connu de fistules urinaires comprend habituellement tous ces états : les uns, fort simples, s'améliorent facilement sous l'influence du traitement ; d'autres offrent des complications, et réclament beaucoup de temps, de soin et de persévérance, avant d'en arriver à un résultat satisfaisant. Il y en a qui ne sont que d'étroits canaux, traversant des tissus presque sains, d'autres cheminent à travers des régions fortement indurées, dont le volume et la densité se sont accrus sous l'influence de dépôts multipliés de lymphe plastique, ce qui a donné lieu à une déformation plus ou moins grande ; parfois ces trajets communiquent avec des poches qui sécrètent du pus, et conservent dans leur intérieur une certaine quantité de la sécrétion urinaire. Le passage fistuleux peut s'ouvrir au dehors par un ou plusieurs orifices : ceux-ci succèdent à dès canaux sinueux et ramifiés, qui naissent du trajet primitif avec les progrès de la maladie, et donnent lieu à un certain nombre de petits jets d'urine, au moment de la miction. Enfin, il existe une classe d'ouvertures ou de passages anormaux sur l'urèthre, qui tirent leur origine d'une perte de substance produite par la gangrène ou par une ulcération phagédénique, ou enfin par une violence extérieure considérable exercée sur ces parties : ces états pathologiques sont absolument différents, dans leur nature, leurs résultats et leurs traitement, des deux classes précédentes.

Par conséquent, le mode d'arrangement et de séparation des lésions nombreuses et essentiellement différentes, comprises sous le terme général de fistules urinaires, est simple, précis, et facile à reconnaître lorsqu'on s'occupera de ce sujet. Il comprend trois formes typiques très-distinctes de cet état pathologique ; chacune exige un traitement également distinct, pour amener une réussite.

1° *Fistules simples.* — La première classe renferme deux cas, selon qu'il existe, en même temps qu'un rétrécissement, un ou plusieurs trajets fistuleux, qui laissent écouler l'urine par le scrotum ou le périnée, tandis que les parties environnantes sont peu altérées et assez voisinés de l'état de santé. C'est dans cette catégorie que peuvent rentrer presque tous les cas que l'on rencontre d'ordinaire. On doit considérer ces ouvertures comme le moyen qu'emploie la nature pour s'opposer aux effets d'un rétrécissement étroit ; en d'autres termes, comme des soupapes de sûreté contre la pression dangereuse qui va s'exercer sur des organes importants en arrière du point rétréci ; ou enfin, bien que ce soient là les premières complications de l'affection originale, comme les meilleures garanties contre les conséquences beaucoup plus dangereuses qui se présenteraient sans elles, par exemple une rétention, une inflammation chronique et l'hypertrophie, la dilatation de la vessie ou de l'uretère, ou même les modifications organiques des reins eux-mêmes. C'est ainsi que nous voyons souvent des malades affectés de larges fistules au périnée, qui laissent écouler toute l'urine, jouir, malgré cela, pendant longtemps, d'une excellente santé. Mais l'ennui qui en résulte, et parfois la douleur, outre la tendance à l'aggravation, qui, même dans ces cas exceptionnellement favorables, accompagnent nécessairement une fistule urinaire, pour ne rien dire de ce qui a trait aux rapports sexuels, réclament l'intervention chirurgicale pour remettre les choses en état.

Traitement. — En règle générale, pour la grande classe que nous examinons maintenant, il n'y a rien à faire qu'à dilater complétement l'urèthre. L'urine s'écoulera par son canal naturel, et les fistules guériront d'elles-mêmes, quand nous aurons assuré l'existence d'un libre trajet venant de la vessie. Toute intervention est inutile pour les fistules : moins on fera, mieux cela vaudra. Leur disparition est presque certaine, si l'on peut passer, d'une manière constante, les n°ˢ 8, 9 et 10 [n°ˢ 17 à 21 de la filière française]. C'est là une donnée que l'on peut regarder comme définitive. Les malades qui forment une exception à cette règle ont, pour la plupart, une mauvaise constitution, une faible puissance de réparation, ou bien ils sont atteints d'une maladie chronique en dehors de leur rétrécissement uréthral. Leur traitement rentrera dans celui de la classe suivante.

2° *Fistules compliquées d'induration.* — Ce sont les cas où la fistule traverse des tissus plus ou moins indurés et transformés par des exsudations inflammatoires réitérées ; souvent elle est en rapport, dans un endroit de son trajet, avec une cavité, qui est le sac d'un abcès ancien, et qui contient du pus sanieux et mal lié.

Traitement. — Il est inutile de faire observer de nouveau que, dans de pareilles circonstances, la première chose à faire est de dilater peu à peu le rétrécissement, et de voir le résultat qu'on a ainsi produit. Dans presque tous les cas, même les plus sérieux, cette pratique suffit pour amener une amélioration dans les parties voisines, et, en fin de compte, la guérison des trajets fistuleux. Mais si l'on a dilaté pendant quelque temps avec succès, et qu'on n'ait produit que peu ou point d'amélioration dans l'état des fistules, il y a deux marches à suivre ; il faut se prononcer pour l'une ou pour l'autre. La première consiste à stimuler, dans une certaine mesure, les parois mêmes des fistules, pour provoquer l'adhésion des surfaces opposées ; la seconde, à les inciser de façon à produire des plaies nouvelles et de bonne nature, et à les faire cicatriser du fond vers la surface. Mais, outre ce traitement, il est de la plus haute importance d'observer attentivement la santé générale, et de chercher à maintenir les sécrétions et les excrétions dans leur état normal.

On a employé divers agents pour pourvoir aux nécessités locales que je viens d'indiquer. Un des plus utiles est la teinture concentrée de cantharides, introduite au moyen d'un pinceau de poil de chameau ou d'un stylet garni de charpie, ou enfin d'une seringue. On a également injecté, au moyen d'une seringue (et cela avec un certain succès), des solutions de sulfate de zinc ou de cuivre. Un des meilleurs moyens à employer est encore de faire pénétrer très-doucement, aussi loin que possible, un stylet d'argent mou et flexible, revêtu de nitrate d'argent fondu. On y arrive aisément de la façon suivante : On fait fondre à la lampe une petite quantité de nitrate d'argent dans un tube à expériences ou sur un verre de montre, et l'on trempe de 1 à 2 centimètres du stylet dans le liquide bouillant ; en même temps on le fait tourner autour de son axe ; puis on enlève la lampe, la température s'abaisse, et l'on a sur l'instrument une couche mince et égale de caustique. Ainsi armé, le stylet sera porté rapidement à l'intérieur du trajet fistuleux, sur une sonde cannelée préalablement introduite pour indiquer la longueur et la direction du conduit. Il arrive souvent que l'orifice externe est le point le plus rétréci ; alors il faut y appliquer un petit morceau de potasse caustique, pour l'élargir et faciliter l'écoulement du pus, condition essentielle du succès.

L'application de la compression au traitement des fistules a été l'objet de plusieurs essais, et l'on a cité deux ou trois cas de réussite. M. Diday (de Lyon) en a communiqué tout au long un cas à la Société de chirurgie de Paris (1) ; il dit avoir obtenu un heureux résultat, après l'échec de tous les moyens ordinaires, en enseignant au malade à appliquer fortement contre son périnée un coussin de caoutchouc gonflé d'air, chaque fois qu'il allait uriner et pendant quelques minutes après la miction. Il y avait quinze jours que le malade se livrait avec soin à cette manœuvre, quand l'ouverture se ferma définitivement. Quatre mois après, la guérison s'était parfaitement maintenue (2).

On a souvent essayé de guérir une fistule urinaire tenace en introduisant une sonde qu'on laisse en place plusieurs jours, de manière à assurer, suppose-t-on, l'écoulement de l'urine par l'instrument, et à préserver ainsi de toute irritation le trajet fistuleux.

C'est ici un résultat auquel on n'arrive pas aisément ; en effet, l'expérience démontre que, quelque gros que soit l'instrument et quelque parfaite occlusion qu'il exerce d'abord sur le canal, avant que vingt-quatre ou trente-six heures se soient écoulées, il pourra remuer dans le canal, et l'urine s'écoulera entre lui et les parois de l'urèthre. En fait, il n'est pas possible, par ce moyen, d'enlever l'urine de la vessie, et en même temps d'éviter qu'elle n'entre en contact avec l'urèthre pendant une période de temps assez prolongée. D'un autre côté, si l'on persiste à maintenir une distension perpétuelle de l'urèthre, en remplaçant par un instrument plus considérable la sonde à demeure qui ne peut plus combler le canal, on obtiendra comme résultat l'ulcération d'un point quelconque des parois uréthrales, circonstance qui ne saurait beaucoup concourir à la guérison des fistules existantes. J'ai eu l'occasion de voir une ulcération produite de cette façon donner lieu, sans aucun doute possible, à la formation d'une nouvelle fistule en avant du scrotum, dans un point où les enveloppes de l'urèthre sont peu épaisses. Dans ce cas, on avait cherché en vain, au moyen d'une sonde volumineuse, à maintenir la vessie à l'état de vacuité,

____

(1) *Bulletin de la Société de chirurgie*, 1855, t. V, p. 45.

(2) Heister recommandait aussi, dans ces cas, la compression au moyen du bandage ou « joug » inventé par Nuck pour l'incontinence d'urine (*Institutiones chirurgicæ*, Amstelodami, 1739, cap. 145). L'instrument de Nuck se trouve gravé dans ses *Observationes* (Lugd., 1696, fig. 11, p. 139).

et à empêcher l'urine de se mettre en contact avec les parois de l'urèthre.
Lorsqu'on laisse une sonde à demeure dans la vessie pour le traitement
des rétrécissements étroits, l'écoulement de l'urine sur les côtés de l'instrument reconnaît pour cause, comme j'ai eu fréquemment l'occasion de
l'observer, une action à laquelle on ne peut s'opposer dans ce cas : je veux
parler de l'attraction capillaire. Aussitôt qu'il y a entre la sonde et les parois
de l'urèthre le plus petit espace vide, l'urine commence à s'écouler pour
obéir à la loi de la capillarité. Cette action est continuelle ; elle est bien
distincte de celle de l'écoulement de l'urine qui s'exerce sous l'influence
expulsive de la vessie. Ici, il est vrai, l'urine suit d'ordinaire le trajet de la
sonde ; mais l'espace qui règne sur les côtés de l'instrument, par le fait que
j'ai indiqué, paralyse inévitablement tous nos efforts pour préserver le
canal du contact de l'urine. En conséquence, nous devons considérer
comme impropre au traitement de la fistule (sauf par la dilatation qu'il
produit) le mode de traitement qui consiste à laisser une sonde à demeure ;
le crédit qu'il a pu avoir tient surtout à ce qu'a de plausible une théorie
qui est certainement fausse en pratique. En général, il vaut mieux extraire
artificiellement toute l'urine du malade en passant une sonde trois ou
quatre fois par jour, s'il y a une nécessité réelle, que de laisser séjourner l'instrument dans la vessie, où il est une source constante d'irritation. D'après
ce principe, dans presque tous les cas de fistules qui restent béantes, malgré
la dilatation complète de l'urèthre, j'ai maintenant pris l'habitude d'apprendre au malade à passer lui-même sa sonde, ce qu'il fait chaque fois
qu'il a besoin d'uriner, nuit et jour, pendant plusieurs semaines. Le succès
de cette pratique a été remarquable ; à tel point que, à l'heure qu'il est, il est
bien rare que j'adopte une autre méthode. En quelques leçons, on apprend
facilement à un malade à se rendre maître d'une sonde anglaise de gomme
élastique, la meilleure dans ces circonstances ; si l'on a soin de lui faire
promettre que jamais il n'essayera d'uriner volontairement, au bout de peu
jours il éprouvera une grande amélioration dans l'état de sa fistule. On
l'avertit de toujours employer sa sonde immédiatement avant d'aller à la
selle, de façon à empêcher autant que possible l'urine de passer en même
temps dans le canal. Il est rare que notre but n'ait pas été atteint au bout
d'un mois ; mais il sera bon de continuer pendant une ou deux semaines
après la guérison apparente des orifices. Je ne puis trouver des mots suffisants pour dire le succès qui a suivi ce traitement si simple. Il a en outre
l'avantage de ne pas retenir le malade à la chambre ou à la maison.

En fait de procédés opératoires fondés sur le bistouri, on a pris l'habitude d'inciser librement les trajets fistuleux sur le périnée jusqu'à l'urèthre, ou presque jusqu'à lui, pour obtenir une plaie nouvelle de bonne
nature et provoquer une cicatrisation du fond vers la surface. Dans certains
cas où l'uréthrotomie externe avec conducteur est indiquée, on devra s'ar-
ranger pour comprendre la fistule dans l'incision, auquel cas on peut généralement compter sur un heureux résultat. Quoi qu'il en soit, une simple
division qui porte sur le trajet fistuleux pourra parfois assurer le libre
écoulement du pus, jusqu'alors plus ou moins emprisonné dans des cavités

irrégulières, qui, tant qu'elles existent, forment un obstacle invincible à la réparation des tissus.

Il y a plus d'un siècle et demi que les chirurgiens ont pris l'habitude, surtout en France, de pratiquer au périnée une ouverture artificielle sur un cathéter à gorge, pour donner issue à l'urine dans les divers cas de maladies de la vessie ou de l'urèthre. De cette façon, le liquide irritant s'écoulait par une courte voie, les parties antérieures étaient soustraites à son influence nuisible, et leur état allait en s'améliorant. Plus récemment, on a pratiqué avec le même succès la ponction de la vessie par le rectum, plus particulièrement quand on avait affaire à un rétrécissement fort étroit ou très-irritable, compliqué de nombreuses fistules. L'idée à laquelle on obéit en procédant de la sorte, c'est de supprimer toutes les sources d'irritation, en particulier le passage constant de l'urine décomposée à la fois par les deux canaux, le canal normal et le canal contre nature, qui lui ont donné issue jusqu'alors. On déterminera le mode précis d'application suivant les exigences individuelles de chaque cas en particulier. Toutefois nous devons considérer comme fort rares les occasions où ces mesures deviennent nécessaires.

La fistule persistante, qui communique avec la portion prostatique de l'urèthre, succède, à peu d'exceptions près, à l'opération de la taille. L'introduction d'un fil métallique porté au rouge m'a paru, dans le peu de cas que j'aie vus, le meilleur moyen d'en obtenir l'oblitération.

Parfois l'obstacle à la guérison d'un trajet fistuleux siége dans la présence d'un petit calcul arrêté dans un point de sa course. Ce fait peut avoir pour cause, ou l'arrêt d'une petite concrétion de la vessie, ou la formation d'un dépôt sur place, par suite de l'état pathologique de l'urine qui s'écoule par là. Plus ordinairement, je pense, cette condition se rencontre quand la fistule complique une affection de la prostate ou la production de calculs dans cet organe. La nature réussit parfois à se débarrasser de ces productions calculeuses au moyen de ces fistules ; dans d'autres cas, après avoir élargi les fistules, on extrait ces corps étrangers qui se présentent parfois en nombre considérable dans leur intérieur. Cependant on peut trouver des fistules provenant de la prostate en l'absence de toutes ces causes : telles sont celles qui accompagnent l'abcès de la prostate, qui sont en général si persistantes et si difficiles à guérir.

La fistule n'est pas toujours un canal complet et continu de l'urèthre à une autre surface libre ; elle peut n'avoir qu'une ouverture à l'une de ses extrémités, tandis que l'autre se termine en cul-de-sac. C'est là la « fistule borgne urinaire ». Une petite tumeur, formée à l'origine par une collection de pus, à parois épaissies, communiquant avec l'urèthre, en est la forme la plus générale. Son origine a été expliquée de diverses façons. Quelques auteurs la relient au rétrécissement, d'autres à l'inflammation des follicules muqueux de l'urèthre. Sir B. Brodie adopte la dernière manière de voir. Sir Charles Bell l'attribuait à l'inflammation de la glande de Cooper, quand la tumeur siége tout contre le bulbe. On sent du dehors une petite tumeur dure, d'habitude à la partie antérieure de la verge, en rapport avec sa face

inférieure; on en peut parfois faire passer le contenu dans l'urèthre par
un certain degré de pression. D'ordinaire il s'en écoule toujours par le
méat une partie plus ou moins considérable.

Cet écoulement persistera jusqu'à ce que la tumeur s'ouvre à l'extérieur
pour former une fistule ordinaire, qui réclame alors le traitement que
j'ai déjà indiqué.

Comme conséquence du rétrécissement et de l'abcès, il se forme parfois
des fistules uréthro-rectales, moins souvent peut-être des fistules vésico-
rectales. Dans chacun de ces cas, d'ordinaire elles annoncent d'abord leur
existence par l'écoulement de matières fécales au travers du méat, ou la
coloration qu'elles communiquent à l'urine. On peut aussi percevoir le
passage des gaz par le canal de l'urèthre. D'autres fois le malade remarque qu'il passe par l'anus une somme inusitée de liquide, tandis qu'il
observe une notable diminution de l'urine qui s'écoule par les voies
naturelles.

Ce n'est pas chose facile que de clore ces ouvertures, même quand
elles sont peu volumineuses; le cautère actuel, et en particulier le galvano-
cautère, est encore le moyen qui présente les meilleures chances de succès.
On en fait l'application par le rectum, après avoir introduit le spéculum
vaginal en bec de canard et passé dans la vessie une sonde de gros calibre.
Ensuite on retire ces deux instruments. Le jour de l'opération, on donne
un lavement pour vider l'intestin une heure ou deux avant l'application du
cautère, puis on s'arrange pour que le malade reste deux ou trois jours
sans aller à la selle. On réapplique deux ou trois fois le cautère à environ
dix jours d'intervalle, si la chose est nécessaire. Dans un cas pareil, j'ai
eu une guérison en ne laissant le malade uriner pendant plusieurs semaines que quand il avait le corps incliné en avant. D'autres fois j'ai
adopté le cathétérisme systématique que je viens d'indiquer, et j'ai trouvé
que, associé au cautère galvanique, c'était un moyen précieux.

Quand l'ouverture est trop large pour que le cautère la rétrécisse, il
faut essayer de faire une opération analogue à celle de la fistule vésico-
vaginale. Je n'ai point guéri, mais j'ai amélioré un malade par cette méthode. Il est très-difficile d'opérer dans l'espace limité qu'offre le rectum:
cependant c'est possible parfois. On a inventé dans ce but des instruments
spéciaux; quelquefois ils ont besoin d'une légère modification de volume
ou de forme pour chaque cas en particulier.

3° *Des fistules avec perte de substance.* — Cette classe de fistules urinaires
comprend les cas où il existe dans l'urèthre des ouvertures anormales, qui
ne dépendent pas nécessairement, comme celles des classes précédentes,
d'une obstruction du canal, mais qui sont dues à une destruction des
parois de l'urèthre et des tissus sous-jacents. Leurs causes ordinaires sont
la gangrène qui succède à l'infiltration d'urine, les ulcérations simples
et phagédéniques, enfin les violences mécaniques de toute sorte.

La plupart de ces ouvertures sont souvent, mais non toujours, plus
grandes qu'aucune de celles que nous avons déjà vues. En général, il y a
destruction d'une partie du plancher de l'urèthre, aussi bien que des tissus

qui le séparaient de l'extérieur, en sorte que, dans un grand nombre de cas, on peut apercevoir du dehors une étendue plus ou moins considérable de la face supérieure de la muqueuse uréthrale. Comme conséquence, toute ou presque toute l'urine s'écoule par le canal artificiel sous la forme d'un gros jet. Dans la pratique, on peut faire de ces ouvertures anormales une division naturelle en deux classes distinctes :

a. Celles qui siégent en avant du scrotum ou dans la portion pénienne de l'urèthre, appelées parfois *fistules antéscrotales* ou *uréthro-péniennes.*

b. Celles qu'on rencontre sur le scrotum ou en arrière de lui, désignées simplement sous le nom de *fistules scrotales* et *périnéales.*

Il y a une grande distinction à faire entre ces deux divisions au point de vue de leur curabilité et de la nature des mesures opératoires à entreprendre pour les traiter. Les ouvertures uréthrales antéscrotales sont les plus difficiles à oblitérer. L'urèthre n'est recouvert en cet endroit que de tissus minces qui ne peuvent fournir assez de surface granulante pour fermer une ouverture d'un certain calibre. C'est pour la même raison qu'il est difficile de prendre dans le voisinage immédiat un lambeau doué d'une vitalité suffisante pour continuer à vivre après sa transplantation. En outre, grâce à l'extrême mobilité du pénis, il est difficile de maintenir l'état de repos complet, si important dans une région soumise à l'autoplastie ; en même temps, les changements de forme et de volume particuliers à cet organe, spécialement à la suite d'érections souvent incoercibles, peuvent empêcher ou parfois rendre presque impossible le succès de l'opération la mieux tracée et la plus habilement exécutée. Malgré tout, avec toutes ces difficultés, auxquelles il convient d'en joindre une plus formidable encore, je veux parler du contact de l'urine, ces ouvertures, même fort grandes, ne doivent jamais être considérées comme au-dessus des ressources de l'art chirurgical. Beaucoup de tact, l'esprit d'invention, la patience, une attention longtemps soutenue, telles sont les qualités indispensables au chirurgien qui entreprend de guérir une fistule pénienne par un procédé autoplastique ; et il faut également un peu de résolution avec une bonne dose de patience de la part du malade.

Les fistules au périnée avec perte de substance, au contraire, quoique difficiles à guérir, sont plus faciles à traiter que celles de la partie antérieure du canal ; cela tient à l'absence des conditions que j'ai indiquées, et qui constituent les obstacles les plus sérieux dans la classe précédente.

Ce n'est que dans ces dernières années qu'on a songé à diriger un traitement chirurgical contre ces pénibles lésions. Autrefois on les rangeait parmi les opprobres de notre art, et on les abandonnait comme au-dessus de son pouvoir. En général, il faut recourir à un procédé opératoire quelconque, qui ait pour objet de transplanter un lambeau de tégument du voisinage destiné à combler la perte de substance. Toutefois, dans certains cas où les ouvertures sont petites (ce qui, pour le dire en passant, est fort rare), on a pu s'en dispenser, et obtenir leur oblitération complète avec d'autres moyens.

Traitement. — En premier lieu, les ouvertures fistuleuses antéscrotales de peu d'étendue, mais produites évidemment par une légère perte de substance, guérissent à la suite d'applications réitérées d'un caustique sur leurs bords et les parties voisines. Sir A. Cooper, dans ses *Surgical Essays*, rapporte l'observation d'un sujet qu'il guérit d'une ouverture fistuleuse ayant la grosseur d'un pois et située immédiatement au devant du scrotum, par l'application d'acide nitrique « sur les bords de l'orifice fistuleux et sur la peau environnante, dans une étendue de 18 millimètres tout autour », après avoir vu échouer deux tentatives d'autoplastie avec la suture entrecoupée. L'application avait été répétée plusieurs fois dans le cours de six ou huit mois, quand l'orifice se ferma définitivement. A propos de ce fait, sir Astl. Cooper fait les remarques suivantes : « Mais ce n'est que dans les cas où la peau est très-mince ou que le scrotum entre en partie dans la formation de l'orifice, que l'on peut espérer un succès ; si, au contraire, la peau est épaissie, c'est à peine s'il sera possible d'arriver à en produire l'affrontement (1). »

De même la solution de nitrate d'argent et la teinture de cantharides, concentrées par l'évaporation, ont donné lieu à des succès dans des cas d'ouvertures très-petites. Dieffenbach avait l'habitude d'employer la seconde de la façon que voici : Après avoir introduit dans le canal une bougie de gros calibre, avec un pinceau de poil de chameau trempé dans la teinture, il venait toucher tout le bord de l'orifice et jusque dans l'intérieur. Il répétait trois ou quatre fois cette manœuvre dans l'espace de vingt-quatre heures, puis il arrachait la mince pellicule produite par l'action vésicante. Il excitait par de nouvelles applications la surface dépouillée, et cela jusqu'à ce qu'il eût une surface recouverte de belles granulations et qui pût faire espérer l'occlusion de l'ouverture. Il essaya plusieurs fois l'introduction d'une épingle à suture, et même un simple point de suture entrecoupée, après avoir ainsi dénudé ou avivé les contours de l'ouverture ; mais ces tentatives échouèrent. L'emploi de l'agent irritant seul, sans la suture, a donné en général de meilleurs résultats. Plus tard il imagina une suture qui compta plus de succès qu'aucune autre méthode employée jusque-là, et à laquelle il donna le nom de suture « à points passés » (2) (*Schnürnaht*).

Il dit qu'elle est applicable aux petites fistules de la partie antérieure du canal, quand la peau est souple et saine. Plusieurs fois, la veille de l'opération, on touchera avec la teinture concentrée de cantharides la marge de l'orifice anormal, ainsi que la peau avoisinante dans une certaine étendue. Avant de pratiquer la suture, on enlèvera par le grattage le mince épiderme soulevé par l'action vésicante, et l'on introduira dans l'urèthre une sonde que l'on fera pénétrer en arrière de l'orifice fistuleux. Alors l'opérateur prendra « une aiguille fine et recourbée, tranchante à sa pointe,

(1) Astl. Cooper, F. R. S., *Surgical Essays*. London, 1819, p. 205, 206.
(2) La description de Dieffenbach a d'abord paru à Hambourg, dans le *Zeitschrift für die Gesammte Medicin* du docteur Oppenheim, sous ce titre : *Nouvelle méthode de traitement des ouvertures anormales siégeant sur la partie antérieure de l'urèthre de l'homme.* Dieffenbach a depuis éclairé ce sujet d'un nouveau jour dans son ouvrage : *Die operative Chirurgie*, von Johann Friedrich Dieffenbach. Leipzig, 1845, vol. I, p. 529.

mais non sur ses bords, armée d'un fil de soie solide et ciré ; puis, au
moyen d'un porte-aiguille, il la fera glisser sous la peau à environ 6 millimètres de la circonférence de la fistule ». On enfonce profondément la
pointe de l'aiguille, mais non jusqu'à l'urèthre, et on la fait ressortir en
un point distant d'environ 6 millimètres du pourtour de la fistule. Avec
trois ou quatre de ces points, on fait faire au fil le tour de l'ouverture, et
finalement on le fait ressortir au point même où l'aiguille s'est engagée en
commençant. Il en résulte que le fil est maintenant plongé dans le tissu
cellulaire autour de la fistule et à environ 6 ou 8 millimètres de celle-ci.
(Voy. fig. 72 et 73.)

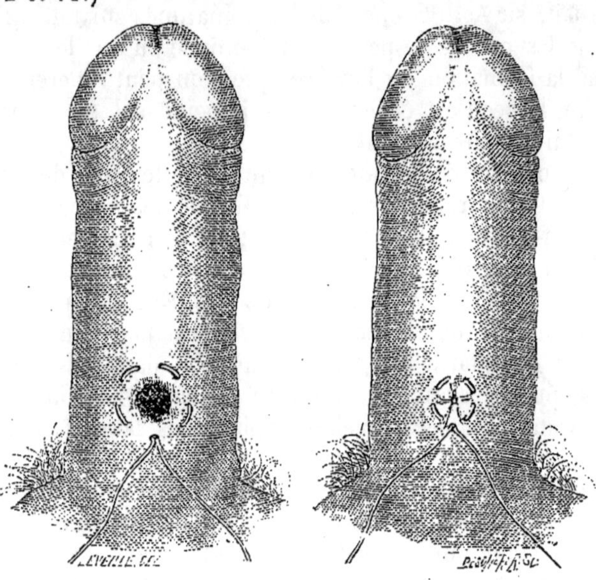

Fig. 72. — Suture « à points passés » de Dieffenbach. — Le fil enveloppe l'ouverture fistuleuse ; on voit ses deux extrémités qui émergent au point où l'on a introduit l'aiguille.
Fig. 73. — La suture est faite, et l'ouverture bouchée. Le nœud qui réunit les deux extrémités du fil plonge dans le tissu cellulaire ; on ne peut donc l'apercevoir.

Alors on tire à la fois, doucement et lentement, sur les deux extrémités
du fil, de façon à le serrer et à rapprocher peu à peu les bords de l'orifice
fistuleux jusqu'à l'oblitérer. Enfin on réunit ces deux extrémités par un
nœud ; quand celui-ci a été serré, il s'enfonce dans le tissu cellulaire et
disparaît. On applique sur ce point de la charpie imbibée d'eau, on retire
la sonde, et on laisse le malade uriner par la voie ordinaire, si le besoin
s'en fait sentir. Au bout de trois ou quatre jours, on peut couper le fil et
l'enlever. « Quand bien même », ajoute M. Dieffenbach, « la première application ne fermerait pas entièrement l'ouverture, elle la rend toujours plus
étroite ; l'opération suivante est plus facile, et le succès est certain. »

De l'uréthroplastie. — Quand l'ouverture est trop large pour être ainsi
traitée, il est nécessaire en général de recourir à un procédé autoplastique
quelconque. Ces opérations sont comparativement de date récente, car la
première en date que j'aie pu découvrir remonte à 1848, et a été pratiquée

avec succès par Sir A. Cooper. Un homme âgé de cinquante-six ans avait
une ouverture antéscrotale sur une longueur de 12 millimètres. Le chirurgien en aviva les bords, puis il prit sur le scrotum un lambeau qu'il
disséqua en le laissant adhérer par un large pédicule. Quatre sutures et un
agglutinatif le fixèrent alors en place, et finalement l'adhésion fut parfaite (1). Puis vint, en 1819, un second cas tiré de la pratique de M. Earle
à Saint Bartholomew's. Ici l'ouverture siégeait au périnée; la première
opération échoua, mais la seconde, également avec lambeau, réussit pleinement l'année suivante (2). Dans ces deux cas, les moyens de procéder ont
été entièrement différents : c'est en eux que nous avons, non-seulement les
germes, mais même à un haut degré le développement des méthodes opératoires adoptées depuis dans notre pays.

En s'occupant des fistules trop larges pour trouver un remède dans la
suture « à points passés », c'est-à-dire, par exemple, celles qui admettraient
une sonde de gros calibre, Dieffenbach procède de la façon que voici :

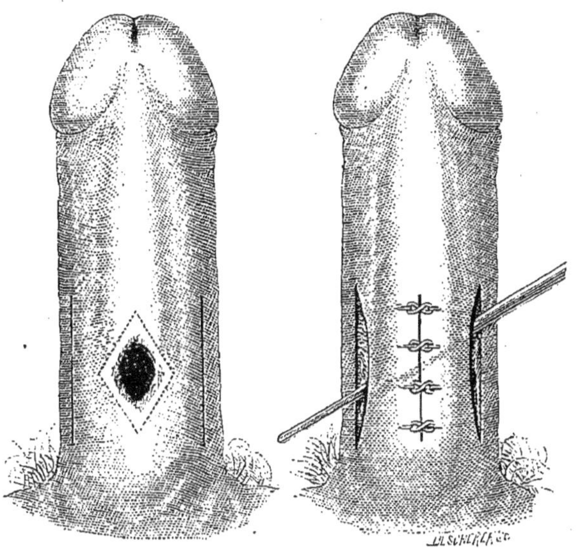

FIG. 74 et 75. — Procédé de Dieffenbach par les « ponts latéraux » et la suture entortillée.

Après avoir introduit une grosse sonde dans la vessie, il convertit l'orifice arrondi de la fistule en une ouverture de forme losangique, en enlevant
un lambeau cutané au-dessus et au-dessous, comme l'indiquent les lignes
ponctuées de la figure 74. Alors on pratique de chaque côté, sur la peau,

(1) A. Cooper, *Surgical Essays*. London, 1819, 2ᵉ partie, p. 207.
(2) H. Earle, *Practical Observations on Surgery*. London, 1823. — Roux et Jobert ont
néanmoins réclamé pour la France la priorité d'application de ces deux procédés, mais
ils se fondent sur plusieurs opérations de ce genre pratiquées après celles que je viens d'indiquer ci-dessus. Sur ce fait, je renverrai le lecteur à leurs ouvrages : A. J. Jobert (de
Lamballe), *Traité de chirurgie plastique*. Paris, 1849, t. II, p. 136, 149. — Ph. J. Roux,
Quarante années de pratique chirurgicale. Paris, 1854, t. I, p. 56. — Un ouvrage français,
beaucoup plus ancien, accorde la priorité à Cooper et à Earle : Ph. Fr. Blandin, *Autoplastie*. Paris, 1836, p. 75.

des incisions à une distance d'environ 12 millimètres ou un peu plus. On y enfonce, sous la peau étendue entre les deux incisions, la lame d'un bistouri étroit et, par petites secousses, on la détache des parties sous-jacentes, de façon à faire ce que Dieffenbach appelait « un pont », et à laisser l'urine s'échapper par les extrémités les plus déclives de chacune des incisions; il faut aussi aviver les bords de la fistule. Cette phase de l'opération est indiquée sur la figure 75 par la bougie passée au-dessous de la peau.

Quoique la réussite ne soit pas constante, ce procédé donne des chances de succès, pourvu que l'ouverture ne soit pas trop grande. Il repose, comme on le voit, sur ce principe : mettre en contact, *non pas seulement des bords de tissu mince* dont on ne saurait attendre la réunion, mais de larges surfaces fraîchement avivées et maintenues juxtaposées par une solide compression. Nous devons néanmoins poser comme règle générale que le succès est incertain lorsqu'on opère ainsi les ouvertures qui ont plus de 8 millimètres dans toutes les directions (1).

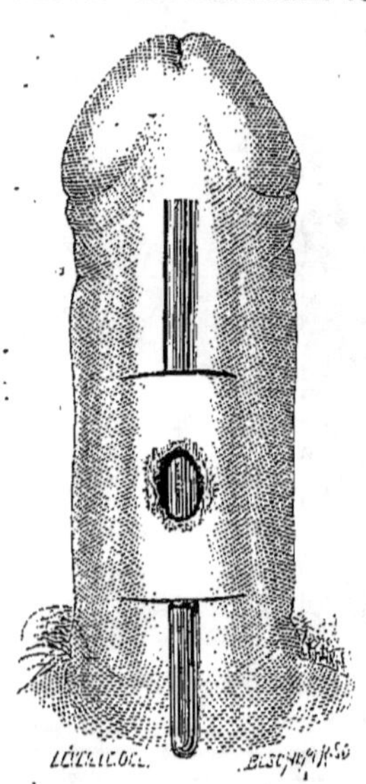

Fig. 76. — Modification de Nélaton sur le siége des incisions.

M. Nélaton (de Paris) a dernièrement fait subir une légère modification au procédé de Dieffenbach : elle consiste à faire les incisions extérieures au-dessus et au-dessous de la fistule, et non pas sur les côtés, comme le voulait Dieffenbach. On pense qu'il y a encore là une chance de succès de plus, puisqu'on permet une issue plus facile de l'urine (2). Les incisions supérieure et inférieure doivent être distantes de la fistule d'environ 2 centimètres et demi; la peau sera complétement détachée des tissus sous-jacents, en partant des bords de la fistule pour arriver jusqu'aux incisions, comme dans la méthode latérale (voy. fig. 76). Puis, comme l'usage de la suture entortillée s'accompagne souvent de la gangrène de la peau qu'elle enserre, et que c'est là parfois une cause d'insuccès, on a proposé de ne point oblitérer l'ouverture par une suture quelconque, mais de la laisser se resserrer d'elle-même, au moins pendant quelques jours, et alors, au moyen de deux ou trois épingles au plus, on réunira les surfaces granuleuses et l'on provo-

(1) M. Alliot, de Montagny, a adopté en 1833 un procédé d'occlusion, pour les fistules antéscrotales peu considérables, un peu différent de ceux qui avaient été employés jusque-là. Il consiste à tailler un lambeau de peau sur un des côtés de l'ouverture fistuleuse, à le faire glisser, et à l'appliquer, non sur l'ouverture elle-même, mais sur une surface préalablement dénudée, faite pour le recevoir, *de l'autre côté*. De cette façon la fistule est recouverte par la base du lambeau, tandis que la plus grande partie des surfaces unissantes n'est pas sur le trajet de l'urèthre, mais bien sur son autre côté. Le cas est rapporté tout au long dans la *Gazette médicale de Paris*, 1834, p. 348.

(2) Le premier compte rendu de ce procédé a paru dans la *Gazette des hôpitaux* du 10 août 1852; mais M. Adolphe Richard en a donné une description beaucoup plus complète, ainsi qu'une observation, dans le même recueil, le 28 mars 1854.

quera une réunion dans l'espace de quelques heures. M. A. Richard a rapporté un cas de guérison, dans le journal que j'ai cité en note, par ce dernier procédé.

Je l'ai employé, à Marylebone Infirmary, chez un homme qui avait une large perte de substance sur une étendue de 30 millimètres du plancher et des côtés de l'urèthre, en avant du scrotum. Il avait déjà été dans mon service pour une infiltration d'urine, qui avait causé une gangrène fort étendue; par bonheur il y avait échappé, mais il en avait gardé cette mutilation. Lorsqu'il fut entièrement guéri d'après la méthode indiquée sur la figure 76, je détachai la peau des parties sous-jacentes au-dessus et au-dessous de la fistule, ainsi que de chaque côté. Mais il y avait une ouverture trop grande pour que le traitement réussît, et aujourd'hui, avec l'expérience que j'ai acquise, je n'agirais certainement pas ainsi. Ce procédé n'est applicable qu'aux ouvertures dont la longueur n'excède pas 12 millimètres. Pourtant il y avait dans ce cas diverses raisons de choisir cette opération, au moins comme tentative initiale. D'abord il y avait eu gangrène du scrotum dans une étendue considérable, en sorte qu'il n'aurait pas été facile d'y trouver un lambeau assez grand et dans un point convenable pour le but qu'on se proposait, au moins sans y comprendre du tissu de cicatrice, manœuvre dont il faut s'abstenir. En second lieu, là peau du pénis tout autour était mobile, abondante et aurait aisément remplacé les lambeaux ou les « ponts ». En troisième lieu, à supposer que l'opération ne réussît pas, le scrotum n'aurait pas été dans un état pire pour fournir un lambeau, si l'on s'était décidé ensuite à essayer un traitement par cette méthode. Sans rapporter en détail l'historique de ce cas, je puis dire que j'ai agi strictement d'après les conseils donnés plus haut; l'écoulement d'urine qui eut lieu, en dépit de tous mes efforts au travers de la vaste ouverture antéscrotale, détruisit les adhésions qui, les trois premiers jours, donnaient de si belles espérances, et amena la gangrène des lambeaux ou « ponts »; en fin de compte, le malade resta à peu près dans le même état qu'auparavant, mais sa position ne fut pas aggravée.

Peu de temps après, je fus témoin d'une opération toute semblable pratiquée par mon ami et collègue M. Erichsen, à University College Hospital. Dans ce cas, il y avait deux fistules, l'une périnéale, l'autre antéscrotale. La première avait déjà subi une autoplastie avec succès; la seconde, dont l'orifice avait à peu près le diamètre d'un pois, située juste au devant du scrotum, fut soumise à la méthode que j'ai décrite, et le résultat fut entièrement satisfaisant après deux ou trois applications de caustique pour fermer une très-petite ouverture qui subsistait encore.

Dieffenbach employait un autre procédé pour fermer les ouvertures de ce calibre. Dans cette méthode, au lieu de faire glisser la peau en travers à partir des côtés de la verge, il l'attire en haut à partir du scrotum. Après avoir introduit une sonde dans la vessie, il circonscrit l'ouverture fistuleuse par deux incisions elliptiques à direction transversale, l'une au-dessus, l'autre au-dessous; puis il avive légèrement cette surface, ainsi que les bords de l'ouverture (fig. 77, *a, a*). Enfin, il pratique sur la peau

de la racine de la verge une autre incision transversale sur une longueur
d'environ 5 centimètres; cette incision se trouve à environ 2 centimètres
et demi au-dessous de l'incision elliptique inférieure et elle lui est parallèle (fig. 77, *b*). Il isole avec soin par la dissection le pont cutané ainsi
formé du tissu cellulaire sous-jacent. Une fois que le pont est mobile, il
l'attire en haut jusqu'à ce que son bord supérieur arrive au contact avec

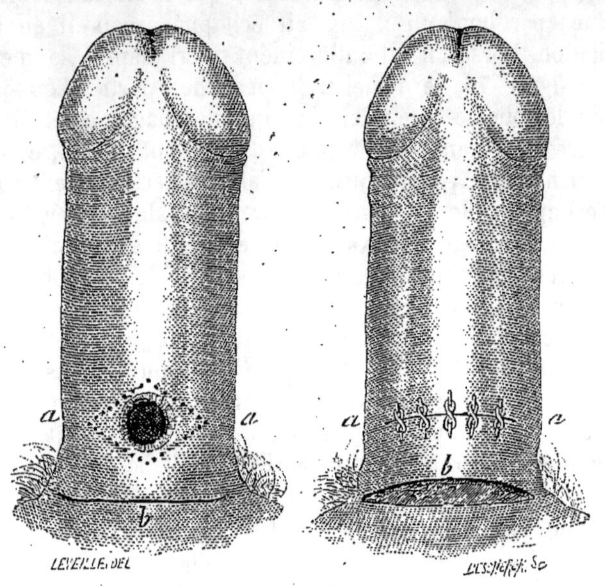

Fig. 77. — Commencement, et Fig. 78, achèvement de l'opération de Dieffenbach,
par les incisions transversales.

l'incision elliptique supérieure, et il le maintient en place au moyen de
cinq ou six fines épingles à suture et de la suture entortillée (fig. 78, *a, a*).
Il reste au-dessous une surface dénudée (fig. 78, *b*).

Lorsque la perte de substance est encore plus considérable, Dieffenbach
conseillait, après avoir pratiqué de la façon que nous avons indiquée les
« ponts latéraux », mais plus étendus et plus éloignés, suivant le calibre
de l'ouverture, de réunir par leurs bords cutanés les lèvres de l'orifice fistuleux, non par quelques points de la suture entortillée, mais au moyen de
languettes latérales de cuir. Dans ce but, on taille deux fragments de cuir
larges de 6 millimètres environ et un peu plus longs que l'ouverture
à fermer; on pratique sur chacun d'eux trois petits trous, de façon à y
passer un fil. On les applique latéralement contre les bords préalablement
abrasés et mis en contact par leurs surfaces dénudées; puis on enfonce les
aiguilles au travers des trous des languettes et des deux couches de la
peau, de façon à assurer un rapprochement parfait, un contact de larges
surfaces planes. L'auteur dit qu'il n'a pas encore fait l'essai de ce moyen;
mais, chez nous, M. Le Gros Clark a poursuivi l'idée d'une méthode précisément semblable, qui paraît lui avoir été tout à fait personnelle. Son ma-

lade présentait une très-grande fistule antéscrotale; l'opération réussit parfaitement bien (1).

Une amélioration de ce principe consisterait à employer une ou deux plaques d'argent d'une forme correspondante à celle de la surface du pénis ou du scrotum, et percées de trois trous au plus, près de chaque bord, pour le passage des fils à sutures. Si l'on n'emploie qu'une plaque, elle doit recouvrir l'ouverture et la peau saine d'un des côtés dans une étendue de 10 à 12 millimètres, et l'on fait passer par les trous des fils d'argent pour faire les sutures. Depuis que ceci a été écrit, j'ai employé cette méthode pour une fistule antéscrotale, et je suis arrivé à fermer presque complétement l'ouverture à la première opération. Avec un peu de temps et de peine, je réussis à fermer la petite ouverture qui restait au moyen d'un fil rougi par un courant galvanique.

On comprendra facilement que le grand obstacle au succès de toutes les opérations pratiquées pour les fistules antéscrotales de grandes dimensions est le passage de l'urine entre les surfaces qui viennent d'être rapprochées. Nous avons vu plus haut que la sonde à demeure n'empêche point cet accident, puisque l'urine s'écoule sur les côtés. Aussi a-t-on souvent cherché à vider la vessie par d'autres moyens. C'est pour cela que M. Ségalas a inventé le procédé qui consiste à détourner le cours de l'urine et à la faire passer par une ouverture périnéale pendant que l'on guérit la plaie antérieure. Il l'a appliqué avec succès, en 1839, sur un malade qui avait une fistule scrotale et une périnéale; il incisa la dernière avec le bistouri en même temps qu'il opérait la première; puis il maintint une sonde dans la vessie au travers de là fistule périnéale (2). L'année suivante, Ricord fit de même : il pratiqua au périnée une ouverture par laquelle il fit passer toute l'urine; l'opération réussit parfaitement (3). D'un autre côté, Jobert estime inutile l'ouverture périnéale, et se fonde pour cela sur la nature présumée dangereuse de l'opération. Il pense qu'avec beaucoup d'attention et de soin de la part du chirurgien et de ses aides, beaucoup de patience et de résolution de la part du malade, l'autoplastie seule peut parfaitement réussir dans les ouvertures antéscrotales les plus volumineuses.

Dans plusieurs cas relatés tout au long dans son livre et qu'il traita par la transplantation d'un lambeau (celui-ci était maintenu dans sa nouvelle situation par des sutures comme à l'ordinaire), M. Jobert s'opposa à la sortie de l'urine en maintenant toujours dans le canal une sonde de gomme élastique; mais la réunion fit souvent totalement défaut et ne fut jamais complète du premier coup. On ne pouvait s'opposer à l'écoulement de l'urine par la plaie, et le trajet qu'elle suivait était toujours marqué par le défaut de réunion. Aussi était-il nécessaire de faire des opérations réitérées sur le même individu. Dans les meilleurs cas, on n'avait une réunion que

(1) Le Gros Clark, *Medico Chirurgical Transactions*. London, 1845, vol. XXVIII, p. 413.
(2) Ségalas, *Lettre à Dieffenbach sur une uréthroplastie faite par un procédé nouveau.* Paris, 1840, p. 48.
(3) L'Académie des sciences a partagé le prix Monthyon, en 1841, entre MM. Ségalas et Ricord, pour ces opérations.

des deux tiers du lambeau, parfois beaucoup moins. Il restait encore une fistule gênante, et il fallait avoir recours plusieurs fois à de nouveaux avivements et ravivements, à des sutures, à des cautérisations, avant d'en arriver à un heureux résultat. On ne peut lire avec soin ces observations et celles d'autres auteurs qui ont suivi la même voie, sans être frappé de ce fait que la présence de l'urine est le grand obstacle au succès ; l'observateur ne peut manquer aussi de remarquer la futilité qu'il y a à essayer de préserver la plaie contre son action délétère en laissant une sonde à demeure dans le canal. L'urine s'écoule d'une manière presque continuelle sous l'influence de l'attraction capillaire qui se produit entre les parois de l'urèthre et l'instrument, et, par suite de la présence de ce dernier, loin de s'éloigner des surfaces de section récente, elle entre en contact avec elles d'une façon plus fréquente et plus continue. Il est vrai que ces tissus n'ont pas à craindre les effets d'un jet d'urine pendant la miction ; mais la complication que je viens d'indiquer, presque aussi nuisible au processus adhésif, est à peu près constante. En même temps l'expérience a bien démontré que, dans ces circonstances, la création d'une ouverture périnéale est une opération qui s'accompagne de peu ou point de danger.

Toutefois, en 1866, j'eus recours au système qui consiste à apprendre d'abord au malade à passer lui-même sa sonde, et je réussis ainsi, à University College Hospital, à fermer complétement une vaste ouverture située au devant du scrotum. Le plancher de l'urèthre était détruit dans une étendue de 6 millimètres, et l'on apercevait au travers de l'ouverture la partie correspondante d'une sonde introduite dans la vessie. Après avoir rendu le malade maître de sa sonde de gomme, l'avoir accoutumé pendant quelques jours à extraire ainsi la totalité de son urine, lui en avoir expliqué la raison et l'avoir intéressé au succès de cette manœuvre, j'adoptai la marche suivante : J'avivai le contour de l'ouverture dans une étendue de quelques millimètres, puis je disséquai un lambeau de la largeur d'une demi-couronne en bas sur le périnée ; il était adhérent par un tiers de sa circonférence, le reste était libre. Je le fis glisser pour en recouvrir l'ouverture et le maintins en place par cinq ou six points de suture. Le malade entra fort bien dans l'esprit de son rôle, et au bout d'une semaine, le lambeau adhérait par tous ses points, sauf un endroit qui admettait une petite bougie. Je le fermai au moyen de deux applications de fer rougi par l'électricité, et le malade quitta l'hôpital ; trois mois après, il se présentait à notre consultation parfaitement guéri.

Pour en finir avec ce côté du sujet, nous devons mentionner brièvement ici la méthode de Dieffenbach pour fermer les ouvertures du canal qui siégent immédiatement en arrière du gland, au niveau du frein de la verge. D'ordinaire elles résultent d'ulcérations chancreuses. On fait deux incisions elliptiques en travers, l'une au-dessus, l'autre au-dessous de l'orifice fistuleux, et l'on abrase la surface comprise entre les deux (fig. 79). On réunit les bords supérieur et inférieur par deux points de suture entrecoupée, et l'on fait ressortir au méat externe l'un des bouts du fil avant

d'achever de serrer le nœud; l'autre bout est coupé aussi court que possible. Ce qui oblige à disposer ainsi les fils, c'est le second temps de l'opération, qui consiste à recouvrir la plaie et les parties voisines avec un
lambeau de peau; après cela, on verra que, pour retirer les fils au moment
voulu, on se trouvera bien d'en avoir mis les bouts dans la position indiquée: On commence par dénuder la peau qui recouvre la partie voisine du
gland dans une étendue et avec la forme indiquées par la ligne ponctuée demi-circulaire que l'on voit au-dessus de la plaie dans la figure 80 ;

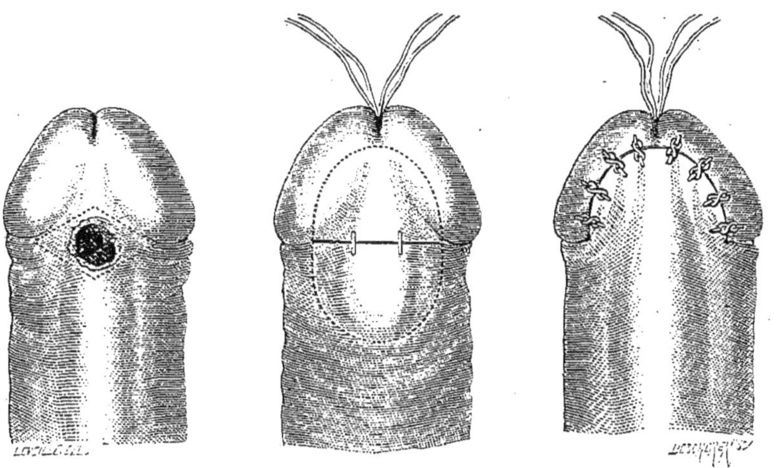

FIG. 79, 80 et 81. — Premier, second et troisième temps de l'opération décrite
dans le texte.

puis, après avoir fait rétracter le prépuce, on dénude de même une partie
correspondante de sa surface interne ainsi mise à nu : ceci est indiqué
dans la même figure par une ligne ponctuée demi-circulaire au-dessous de
la plaie. Alors on ramène le prépuce en avant, on met en contact les deux
surfaces demi-circulaires, et on les maintient par six ou sept points
de suture entortillée. Ce dernier temps de l'opération est représenté sur
la figure 81.

Des fistules au périnée. — Le traitement de ces ouvertures dues à une
perte de substance dépendra beaucoup des nécessités particulières à
chaque cas. D'une façon générale, le nombre de celles qui nécessitent une
autoplastie est peu considérable; les parties molles abondent, l'urèthre est
situé très-profondément; aussi a-t-on rarement besoin de recourir à des
moyens plus actifs que la cautérisation, sous une de ses diverses formes.

Dans les fistules profondes et étroites qui siégent au périnée, on peut
rendre de grands services en employant cet agent, pourvu que l'on commence en haut du trajet, tout contre l'urèthre. Peu à peu, on provoque
de cette façon l'adhérence, le resserrement, et enfin l'oblitération de la
fistule.

L'avantage du courant galvanique réside dans le pouvoir que possède
l'appareil de maintenir le fil qui cautérise à une température très-élevée,

presque celle du rouge blanc, pendant tout le temps nécessaire à l'opération. Lorsqu'on chauffe, comme d'habitude, un instrument à un feu de bois, ou à la flamme d'un jet de gaz, on ne peut empêcher la température de diminuer rapidement avant qu'on ait pu toucher le point malade ; parfois il faut chauffer plusieurs fois l'instrument. Le fil galvanique, au contraire, s'applique et se fixe pendant qu'il est froid, c'est-à-dire avec soin et après mûre délibération ; et lorsqu'il est en place, on peut y faire passer le courant et rougir le fil pendant un temps indéfini. Il est une autre circonstance qui ajoute à l'utilité de cette méthode dans certains cas : je veux parler du pouvoir éclairant autant que calorifique du courant. En introduisant un fil jusqu'à la partie la plus reculée d'une fistule, on voit distinctement les parties environnantes, effet dont on comprendra aisément l'avantage dans certains cas.

Lorsque la perte de substance est assez considérable pour faire craindre l'échec du cautère, on prend un lambeau sur les parties voisines, on avive les contours de l'orifice, et, sans tirailler le lambeau, on l'assujettit par de fines aiguilles à suture. Là encore il est essentiel pour le malade de se passer lui-même sa sonde d'une façon constante.

Nous pouvons légitimement, je pense, tirer des données que nous possédons, les conclusions suivantes ; elles résultent des observations précédentes sur les ouvertures fistuleuses de l'urèthre chez l'homme.

1° La simple fistule urinaire, scrotale ou périnéale, qui succède à un rétrécissement, se ferme et guérit, dans la majorité des cas, quand on a suffisamment dilaté le rétrécissement.

2° Lorsqu'on doit recourir à l'uréthrotomie externe, on comprendra, si possible, dans l'incision périnéale, les trajets fistuleux qui guérissent d'habitude promptement, et d'une manière permanente.

3° Il y a des cas exceptionnels où l'on n'obtient point de résultat heureux, avant d'avoir amélioré la constitution du sujet et stimulé un peu l'intérieur de sa fistule.

4° Une très-petite ouverture en un point quelconque de l'urèthre, due à une perte de substance causée par l'ulcération, la gangrène ou un traumatisme, se ferme souvent soit en comprimant ses parois, soit en y appliquant un irritant chimique ou le cautère actuel.

5° Lorsqu'il y a, en avant du scrotum, une ouverture assez large pour admettre, par exemple, une grosse sonde, le meilleur moyen de la fermer est encore d'en aviver les contours, et d'y adapter un lambeau, en déplaçant la peau du scrotum.

6° Dans un cas pareil, il faut pourvoir d'avance à la sortie de l'urine, en apprenant au malade, avant l'opération, à l'extraire au moyen d'une sonde, et en s'assurant de sa bonne volonté à continuer la même manœuvre pendant plusieurs semaines après l'opération.

7° Quand il y a, au périnée, une ouverture par suite d'une perte de substance, et que le cautère actuel ne peut l'oblitérer, on peut avoir recours, avec chance de succès, à une autoplastie que l'on adapte aux circonstances particulières de chaque cas; pourvu qu'on veille avec une attention soutenue à l'extraction de l'urine, et cela sans désunir les lèvres de la plaie. En dehors de ces précautions, on ne saurait espérer un heureux résultat.

CHAPITRE XII

DES RÉTRÉCISSEMENTS DE L'URÈTHRE CHEZ LA FEMME

Les rétrécissements organiques de l'urèthre chez la femme sont très-rares. — Anatomie de l'urèthre chez la femme. — Longueur. — Diamètre. — Muqueuse. — Dilatabilité. — Fibres élastiques et musculaires. — Siége le plus fréquent des rétrécissements. — Cas de M. Earle. — Observations de Sir B. Brodie. — Cas de M. Curling ; — du docteur Blundell. — Deux cas observés par l'auteur. — Cause. — Déchirure. — Inflammation. — Polypes et excroissances. — Traitement. — Rétrécissement spasmodique.

On rencontre parfois des rétrécissements organiques de l'urèthre chez la femme ; mais cette affection est si rare, que les faits relatés sont très-peu nombreux. Il n'est pas difficile de se rendre compte de ce peu de fréquence. Ce canal est si court, comparé à celui de l'homme, et si bien protégé par sa position contre les lésions de tout genre (qu'elles succèdent à un traumatisme ou à l'inflammation) qu'il est presque exempt des causes qui jouent le rôle principal dans la production des rétrécissements organiques de l'urèthre chez l'homme. Ainsi, ce canal n'est pas le siége primitif de la blennorrhagie chez la femme, ce n'est pas lui qui est atteint de la forme chronique de cette affection. Cependant, comme on a observé quelques cas de cette maladie chez la femme, je vais donner un aperçu rapide des rapports anatomiques du canal, puis mentionner les faits qui ont été rapportés sur l'affection qui nous occupe.

Anatomie. — L'urèthre, chez la femme, est un canal formé par une muqueuse, d'une longueur de 3,5 centim. environ, plongé dans les tissus qui forment la paroi antérieure du vagin ; il constitue un canal pour le passage de l'urine qui sort de la vessie. Comme il ne possède aucune fonction en rapport avec la génération, contrairement à la portion interpelvienne de l'urèthre chez l'homme, il n'est pas complétement son homologue ; il lui manque ce qui forme la portion prostatique et les conduits qui s'ouvrent en ce point chez l'homme. Ce canal décrit une légère courbure, dont la concavité regarde en haut et en avant ; il traverse les deux feuillets de l'aponévrose moyenne, et vient s'ouvrir sous l'arcade pubienne, dans l'intérieur de la vulve, entre les petites lèvres, et à 2,5 centim. en arrière du clitoris ; son diamètre varie de 4 à 6 millimètres au niveau du méat externe, qui est la portion la plus rétrécie, jusqu'à 8 ou 10 millimètres au niveau du col de la vessie, où il se termine en entonnoir.

La muqueuse est disposée en plis longitudinaux qui s'effacent tous par la dilatation, sauf un seul, situé sur sa paroi inférieure, et qui présente quelque ressemblance avec le verumontanum. Le canal se laisse distendre considérablement ; ce caractère le distingue de l'urèthre chez l'homme. Des glandes en tube très-nombreuses se remarquent près de son extrémité vésicale; elles forment des lignes entre les replis que nous venons de décrire, tandis qu'aux deux extrémités du canal on remarque un grand nombre de petits cryptes dans lesquels pénètrent de nombreux follicules, surtout à la partie inférieure. Près du méat externe, on aperçoit une légère dépression ou sinus situé sur la paroi inférieure.

Là couche épithéliale de la muqueuse est composée, pour la plus grande partie, de la variété d'épithélium stratifié; elle devient sphérique lorsqu'on se rapproche de la vessie. Au-dessous de cette couche, c'est-à-dire en dehors d'elle, existe une couche de fibres élastiques et de fibres musculaires lisses entremêlées, qui se continuent avec les fibres longitudinales de la vessie. En rapport avec cette couche, on remarque de petits vaisseaux, en bonne partie veineux, disposés en plexus, et ressemblant beaucoup au tissu érectile. Une masse de tissu cellulaire et de tissu élastique entoure la portion du canal située en arrière du feuillet profond de l'aponévrose moyenne; c'est dans cette couche que l'on remarque les cryptes glandulaires et les follicules que nous avons déjà dit exister en grande abondance en ce point. Quelques auteurs ont voulu trouver, dans ce corps, l'analogue de la prostate chez l'homme. Entre les deux couches de l'aponévrose, on remarque une disposition des fibres musculaires striées tout à fait semblable à celle que l'on trouve chez l'homme, et que l'on décrit comme les muscles compresseurs de l'urèthre (*transverses profonds*).

Siége des rétrécissements. — Le siége le plus fréquent des rétrécissements chez la femme, est l'orifice externe, ou la portion voisine du canal. Rarement le rétrécissement occupe toute l'étendue du canal, ou est limité à sa partie postérieure.

M. Earle décrit un cas très-intéressant de rétrécissement, situé à 4 millimètres de l'orifice, lequel gênait tellement la miction, et occasionnait de si vives douleurs, que l'on crut à la présence d'un calcul dans la vessie. La section de ce rétrécissement avec un instrument tranchant, suivie de l'usage des bougies, amena une guérison complète. Le rétrécissement consistait en « une bride membraneuse, de 3 millimètres d'épaisseur, en arrière de laquelle le canal était entièrement libre ». Les symptômes ressentis par la malade, depuis quatre ans, étaient les suivants : « Envies constantes et pressantes d'uriner; parfois écoulement involontaire de l'urine; celle-ci, depuis quelques mois, est chargée d'un dépôt abondant de muco-pus. Sensation continuelle de pesanteur, châleur brûlante au niveau de l'urèthre, et vive douleur après la miction, accompagnée d'envies pressantes d'uriner, immédiatement après avoir vidé sa vessie..... La souffrance augmenta peu à peu jusqu'au moment où survint une strangurie permanente (1). »

Sir B. Brodie dit qu'il a observé « quelques cas de rétrécissement de l'urèthre chez la femme », et il pense que « c'est toujours la partie antérieure du canal qui est atteinte » (2). En parlant d'un de ces cas, il dit que,

---

(1) London, *Medical Gazette*, 1829, vol. III, p. 470-471.
(2) Sir Benj. Brodie, *Leçon* XVI, publiée dans le *Medical Times*, sept. 1844, vol. X, p. 460

l'orifice externe de l'urèthre était tellement rétréci, que, pendant la vie, il laissait seulement passer une petite bougie. La malade mourut d'une autre maladie. On put faire une préparation de ses organes, et l'on vit que le rétrécissement siégeait à l'extrémité de l'urèthre, et occupait environ 12 millimètres de longueur (1).

M. Curling a été une fois obligé de « ponctionner la vessie dans la direction du canal, au-dessous du pubis » ; il n'avait pu remédier à la rétention d'urine au moyen de la sonde. Le rétrécissement provenait d'une « contusion de l'urèthre survenue à la suite d'un travail prolongé vingt-huit ans auparavant ». Dans ce cas, le rétrécissement siégeait à plus de 3 centimètres du méat (2).

Le docteur Blundell rapporte deux cas dans lesquels il a observé un rétrécissement de toute l'étendue du canal, « *d'une extrémité à l'autre* ». Dans l'un de ces cas, il existait une fistule vésico-vaginale par laquelle passait toute l'urine. Dans l'autre, il n'existait pas de fistule, et l'on observait tous les signes d'un rétrécissement ; c'est à peine si une bougie pouvait le franchir (3).

Je n'ai observé, pendant mon séjour à University College Hospital, qu'un seul cas dans lequel la rétention d'urine reconnaissait pour cause un rétrécissement organique du méat. La malade avait déjà souffert plusieurs fois de rétention d'urine depuis quelques années, et avait été soulagée par l'introduction de sondes peu volumineuses ; elle urinait à petit jet, et avec difficulté. Les symptômes s'étaient aggravés, et elle racontait que, lors de la précédente rétention d'urine, on n'avait pu introduire une sonde qu'en la découvrant. Après des essais répétés par la méthode ordinaire, il me sembla nécessaire de la découvrir de nouveau, et il me fut impossible de distinguer le méat après un examen approfondi. Au lieu et place de l'ouverture, on remarquait un petit faisceau d'excroissances pâles, résistantes, plissées et insensibles, du volume d'une graine de moutarde, ou un peu plus, au milieu desquelles je réussis avec peine à faire pénétrer dans le canal, d'abord une bougie, puis une sonde de gomme du n° 1 [n° 5 de la filière française] : cette dernière était très-serrée. Depuis lors j'ai perdu cette femme de vue, et je ne l'ai jamais revue. On ne trouvait dans ses antécédents aucune cause capable de produire un pareil rétrécissement.

Au printemps de l'année 1856, j'en ai observé un exemple à Marylebone Infirmary : c'était chez une femme âgée de quarante-trois ans. — Le rétrécissement occupait la moitié antérieure de l'urèthre et donnait lieu à des symptômes angoissants. Il paraissait reconnaître pour cause un accouchement par les fers quelques années auparavant. Après l'avoir soulagée, mais seulement passagèrement, au moyen de la dilatation avec des sondes des n°s 1 à 5 [n°s 5 à 12 de la filière française], je la traitai par l'uréthrotomie interne, et j'introduisis un n° 12 [n° 23 de la filière française] après l'opération.

(1) Brodie, *On the Urinary Organs*, p. 91.
(2) John Adams, *Cyclopæd. of Anatomy and Physiology*, vol. IV, part. 2, 1852, article URETHRA, p. 1267.
(3) Blundell, *Lectures on the Diseases of Women* (*Lancet*, 21 febr. 1829, vol. XV, p. 643).

Pendant deux mois, je passai de temps à autre un n° 10 [n° 21 filière franç.],
qui pénétrait avec facilité. Elle fut très-soulagée par ce traitement, mais
pas entièrement guérie, car elle ressentait parfois de nouvelles atteintes
passagères de son mal sans cause apparente, du côté des organes urinaires,
qui pût expliquer ces symptômes.

Causes. — Il est probable que la plus grande partie de ces rétrécissements,
si ce n'est tous, peuvent tenir à deux causes. D'abord aux déchirures et aux
autres lésions du canal, auxquelles les femmes sont exposées au moment
de l'accouchement. En second lieu, à une extension de l'inflammation
(gonorrhéique en particulier) du vagin à l'urèthre, et plus particulièrement
sur les cryptes et les follicules, qui sont très-nombreux et réunis autour
du méat externe, comme nous l'avons déjà indiqué. C'est dans ces cas surtout que l'on peut comprendre facilement que l'inflammation *puisse* devenir
chronique. Les ulcérations chancreuses peuvent aussi être une cause de
rétrécissements; car la partie externe du canal est celle qui est le plus
exposée. On fait mention, dans la *Gozette des hôpitaux* du 6 avril 1846,
d'un cas de rétrécissement étroit qui avait produit de la rétention et de
l'incontinence. La malade, âgée de vingt-neuf ans, fut traitée par la dilatation.
Elle avait eu des chancres dix ans auparavant, chancres qui avaient détruit
presque les deux tiers antérieurs du canal; la cicatrisation avait produit le
rétrécissement. Il n'est pas difficile de comprendre, d'après les faits que
nous venons de mentionner, comment il se fait que la partie antérieure de
l'urèthre, chez la femme, soit le siége habituel des rétrécissements.

Polypes uréthraux. — Indépendamment des rétrécissements proprement
dits, la présence de végétations au niveau du méat externe est fréquemment
la cause de rétrécissement du canal, et d'une difficulté à uriner accompagnée de vives douleurs. Ces excroissances sont connues depuis Morgagni,
qui les a décrites comme une affection beaucoup plus fréquente chez la
femme que les rétrécissements proprement dits. La forme que l'on rencontre
habituellement est celle d'une tumeur vasculaire, ayant l'apparence d'une
petite framboise, et d'un volume variable, entre la grosseur d'un pois et
celle d'une petite noix. Elle est formée d'un tissu mou et délicat; elle saigne
facilement, et elle est tellement sensible, qu'elle est la cause de souffrances
continuelles. Elle est en général implantée sur la muqueuse de l'urèthre
immédiatement en arrière du méat, et apparaît seulement à son début
comme un petit point rouge; parfois on en trouve plusieurs au voisinage
les unes des autres.

La ressemblance que possèdent ces polypes avec les tumeurs vasculaires
que nous venons de mentionner, comme causes de rétrécissement de l'urèthre chez l'homme, est bien remarquable.

On peut aussi employer avec succès le même traitement dans les deux
cas. Si c'est possible, on coupe la tumeur tout près de son implantation avec
une paire de ciseaux, et, lorsque le sang a cessé de couler, on cautérise
vivement le point d'implantation. On peut le faire, suivant Sir B. Brodie,
soit avec de la potasse caustique, soit avec de l'acide nitrique; en protégeant les parties avoisinantes, dans le premier cas avec un acide, dans le

second avec une solution alcaline. Le nitrate d'argent suffit, si l'on a bien enlevé tout le polype; il est beaucoup plus facile à employer dans la majorité des cas.

Il n'est pas facile d'indiquer quel degré de rétrécissement peut produire le spasme du transverse profond et des autres muscles du périnée chez la femme. Les conditions anomales dans lesquelles se trouve la femme hystérique surtout, au point de vue de la sécrétion urinaire, sont habituellement fort obscures dans leur nature et leur origine, et ne peuvent être que mentionnées en passant dans cet ouvrage. Quelques auteurs disent que l'on a de bonnes raisons de croire que l'urèthre chez la femme est soumis à l'action de contraction des muscles involontaires comme chez l'homme. Il y à peut-être quelque avantage à se souvenir de ce fait. Il faut aussi se rappeler, pour le traitement, que les caractères de l'urine influent sur la difficulté de la miction et les douleurs qu'elle procure.

Quant au traitement des rétrécissements organiques chez la femme, il consiste dans la dilatation aidée, lorsque cela est nécessaire, de la division des portions qui font obstacle, comme dans les cas que nous avons cités. Ce traitement suffit en général pour les faire disparaître.

DEUXIÈME PARTIE

MALADIES DE LA PROSTATE

PATHOLOGIE ET TRAITEMENT

CHAPITRE PREMIER

ANATOMIE TOPOGRAPHIQUE ET STRUCTURE DE LA PROSTATE

La prostate considérée comme un organe indépendant. — Sa dissection. — Ses limites. — Sa forme. — Son volume. — Ses dimensions. — Son poids. — Ses rapports. — Vaisseaux et nerfs. — Sa conformation ; ses lobes. — Histoire du « troisième lobe ». — Portion prostatique de l'urèthre ; son trajet et ses caractères. — L'utricule prostatique. — Conduits éjaculateurs. — Anatomie microscopique. — Éléments fibreux. — Éléments glandulaires. — Leurs proportions relatives. — De la prostate chez les jeunes sujets. — Sa grosseur, son poids et ses rapports.

Au moment d'étudier la prostate au point de vue pathologique, il nous paraît y avoir une nécessité toute particulière à en rappeler avec soin la conformation et la structure normales, ainsi que les rapports. Les affections les plus fréquentes, comme aussi les plus sérieuses, auxquelles est exposé cet organe, sont formées, ou tout au moins accompagnées, par un changement dans la forme, le volume et la structure des diverses parties qui le composent. Il est évident que ses rapports doivent aussi être modifiés d'une façon nécessaire, lorsque l'augmentation de volume devient considérable, comme c'est le cas assez souvent. De plus, malgré la détermination approximative des dimensions de l'organe à l'état normal, les résultats obtenus jusqu'ici ne sont certainement point basés sur un nombre d'observations ou de recherches suffisant pour fixer la question d'une manière définitive, d'autant plus que les divers auteurs donnent des chiffres très-différents pour ses mesures et son poids. Et enfin notre connaissance de sa structure, pour ne rien dire de ses usages physiologiques, est peut-être moins exacte ou moins bien définie, ou, dans tous les cas, a été telle jusqu'à ces dernières années, que celle de certaines parties de son histoire, beaucoup moins importantes pour l'étude de ses maladies. Je me propose donc de commencer par l'histoire détaillée de son anatomie normale.

En abordant ce sujet, il faut admettre que nous manquons d'éléments nettement définis, sur la structure de cette partie de l'organisme humain, désignée communément sous le nom de *prostate*, pour en indiquer avec précision les limites anatomiques dans tous les sens, ou même pour la faire reconnaître sans contestation comme un organe indépendant, dans le sens que l'on attribue d'ordinaire au mot « organe ». Bien qu'elle ne constitue qu'une faible partie d'un vaste et important appareil, lequel traverse son tissu de part en part, elle offre néanmoins des caractères particuliers dans l'arrangement et la combinaison de ses éléments constitutifs; ce qui rend convenable et nécessaire une dénomination spéciale au point de vue anatomique. De la même manière, une portion étendue et continue du tube digestif est divisée en deux par les anatomistes, sous les noms de jéjunum et iléon, bien qu'il n'y ait entre les deux aucune limite appréciable physiquement; des différences de fonctions et de structure les distinguent l'une de l'autre, mais c'est insensiblement que cette transformation s'opère.

Il est aussi une raison importante qui milite en faveur de l'opinion faisant de la prostate un organe distinct, je veux parler de l'existence d'un organe, analogue ou à peu près, accessoire des organes génitaux, dans presque toute la série animale, non-seulement chez les Vertébrés, mais même parmi les Invertébrés. Enfin, une dernière considération très-importante se tire du fait que la prostate est sujette, comme nous le verrons plus loin, à des maladies particulières qui ne se rencontrent dans aucun tissu voisin ou éloigné.

Ces remarques préliminaires m'ont paru indispensables pour établir que, quoique l'organe dont nous nous occupons ne possède pas des caractères aussi tranchés que ceux de certaines glandes, telles que le foie, le rein ou le pancréas, il offre néanmoins des marques assez particulières et assez tranchées pour que nous soyons forcés de lui accorder une individualité propre, caractère qu'on pourrait lui refuser, en ne l'étudiant que comme partie constituante d'un tout plus considérable.

Limites. — Le nom de *prostate* donné à l'organe considéré vient probablement, au dire des anatomistes, de sa position en avant de la vessie ou des vésicules séminales (*pro stare*), le sujet étant couché sur le dos; sa dénomination de *glande*, des éléments glandulaires qui forment une partie considérable des tissus entrant dans sa composition.

En général, on donne à la prostate de l'adulte la forme et la grosseur d'une châtaigne mûre; parfois on la compare à un as de cœur, avec la petite extrémité dirigée en bas et en avant, et la base en haut et en arrière, dans la position verticale du corps humain. Admettons qu'il y a dans ces analogies un certain degré de vérité, et recherchons maintenant la nature de ses rapports avec la vessie d'une part, avec l'urèthre d'autre part, avant d'en fixer avec soin les limites, le volume et la forme.

Quand on enlève la vessie, la prostate et les vésicules séminales, ainsi que deux ou trois pouces (5 à 7 centimètres) du canal de l'urèthre, en avant de la prostate, et qu'on les isole avec soin des parties voisines par la dissection, on voit apparaître la prostate comme une masse ayant la forme d'un petit cône tronqué, aplati entre le pubis et le rectum, dont la base entoure le col de la vessie et se prolonge un peu au-dessous; son sommet, émoussé, se termine à la partie de l'aponévrose étendue dans l'intervalle angulaire qui sépare les deux pubis, et connue sous le nom de feuillet aponévrotique supérieur de l'aponévrose profonde du périnée [*aponévrose moyenne* de M. Richet]. Il faut distendre modérément la vessie avec de l'étoupe, et garantir convenablement les organes déjà nommés, pour faciliter la dissection, en dirigeant en haut la face postérieure ou rectale : il est bien entendu que le rectum lui-même a été enlevé, sans ôter toutefois plus d'aponévrose qu'il n'est nécessaire.

Tout d'abord on apercevra les vésicules séminales et les canaux déférents étroitement appliqués par un feuillet aponévrotique résistant contre le bord postérieur de la prostate, et à côté contre la base de la vessie ; il faut faire une dissection soigneuse pour les isoler tout à fait. Chaque canal déférent a une vésicule séminale à son côté externe, et se rapproche obliquement de la ligne médiane en se dirigeant en avant de la base de la prostate, et, au moment d'y pénétrer, il s'unit au conduit de la vésicule pour former un canal commun, ou canal éjaculateur. Le trajet de ces deux vaisseaux sera parfaitement connu et suivi, lorsqu'on les aura vus traverser la glande dans une profonde dépression interlobaire et s'enfoncer côte à côte sur la ligne médiane. Incisons maintenant une couche aponévrotique formant partie de l'aponévrose recto-vésicale à partir de la face inférieure et des côtés de la glande qui en est enveloppée comme d'une gaîne, et nous rencontrerons des sinus veineux situés entre elle et la capsule propre de la prostate, surtout le long des bords latéraux ; nous trouverons ces vaisseaux béants et d'ordinaire remplis de coagulums sanguins, surtout chez les sujets âgés ; parfois même chez ces derniers se montrent aussi de nombreux phlébolithes. La capsule propre, qui ne saurait être regardée comme une simple dépendance d'une des aponévroses environnantes, mais qui est une enveloppe propre appartenant à la prostate elle-même, quoique mince, a cependant une contexture solide, et définit nettement la forme et les limites de la glande. Continuons la dissection en soulevant un peu le péritoine qui tapisse la vessie, et nous atteignons bientôt la couche musculaire externe de ce viscère, ou couche des fibres longitudinales ; là il faut disséquer avec soin, et nous rencontrerons quelques bandes de fibres plus pâles et moins superficielles qui viennent s'insérer à la base de la prostate, près de l'endroit où pénètrent les canaux éjaculateurs. Nous divisons alors ces fibres, et nous rejetons la couche longitudinale, en partant de la base de la vessie, à droite et à gauche de la ligne médiane, autant que le permet l'entrelacement des différentes tuniques vésicales, et la couche interne des fibres circulaires se présente à notre vue. Ces fibres, très-pâles en couleur, peuvent se limiter à la base et au col de la vessie, où elles sont surtout accumulées, parce qu'elles sont très-minces et éparpillées au-dessus ; en suivant leur trajet, on découvrira leur continuité avec les fibres musculaires disposées de la même façon et qui forment une partie considérable de la prostate même : et pour y arriver, il faudra enlever en partie la capsule propre aussi bien que la partie la plus superficielle et les parties latérales de la prostate qui n'appartiennent pas étroitement au système des fibres circulaires, mais qui contiennent une forte proportion de tissu glandulaire entremêlé de tissu fibreux et musculaire, comme nous le verrons en étudiant l'anatomie microscopique de l'organe. Dans cette portion extérieure aussi s'avancent des prolongements fibreux de la capsule ainsi que quelques fins vaisseaux sanguins. Pour arriver à voir le passage des fibres circulaires de la vessie au travers du tissu de la prostate, il est indispensable de se livrer à une longue et délicate dissection.

Avec du soin et de la patience, il est pourtant possible de démontrer la complète continuité de structure qui existe, à un degré considérable, entre les fibres circulaires de la vessie et les fibres qui constituent la prostate, et comment elles sont disposées tout autour du canal de l'urèthre comme je viens de le décrire. En continuant la dissection avec soin, nous voyons cette série de fibres annulaires accompagner le canal en diminuant de volume à mesure que nous avançons, jusqu'au bulbe de l'urèthre, où elles s'arrêtent, recouvrant ainsi la totalité de la portion membraneuse. En cet endroit, elles sont réduites à une épaisseur d'une demi-ligne ou d'un tiers de ligne (1 millimètre ou 0,7 de millim.), quoique parfaitement distinctes. Si maintenant nous faisons avec le plus grand soin une incision longitudinale sur ces fibres, dans l'axe de la portion prostatique de l'urèthre, nous pouvons les dépasser, et mettre à nu une couche de fibres longitudinales délicates et pâles, situées immédiatement sous la membrane muqueuse qui forme le canal. Ce sont les fibres musculaires qui entourent plus ou moins exactement l'urèthre dans tout son trajet, et qui ont été décrites de façons quelque peu différentes par Hancock, Hogg et Kölliker. La continuité du tissu est ainsi démontrée entre les fibres circulaires de la vessie, celles de la prostate et celles qui enveloppent la portion membraneuse de l'urèthre.

Afin de présenter un résumé clair et succinct de l'ordre dans lequel se superposent les diverses couches de la prostate, particulièrement en rapport avec l'urèthre qui la traverse, nous les énumérerons simplement dans l'ordre inverse à celui que nous avons suivi, c'est-à-dire de dedans en dehors.

1° La muqueuse de l'urèthre.

2° Une couche mince de fibres musculaires longitudinales, pâles, non striées, entremêlées d'une grande quantité de tissu connectif, avec quelques fibres élastiques. Cette couche fait partie d'un système de fibres longitudinales situées sous la muqueuse, et entoure plus ou moins exactement toute la longueur du canal.

3° Une couche de fibres circulaires pâles, non striées, d'une grande épaisseur en arrière, où elles se continuent avec les fibres circulaires de la vessie ; elles deviennent plus fines en approchant de la portion membraneuse sur laquelle elles se terminent. Cette couche contient aussi, comme la précédente, des fibres du tissu connectif et des fibres élastiques.

4° Au delà se rencontre la plus grande partie de l'élément glandulaire proprement dit, entremêlé à une proportion considérable d'un tissu qui lui sert de soutien, composé en partie de fibres musculaires pâles, en partie de tissu fibreux et connectif, lesquels, entremêlés, forment le reste de l'organe. C'est cette structure mixte qui, distribuée en masses, principalement sur les parties latérales de chaque côté, donne à la glande sa forme et ses caractères.

5° La capsule fibreuse propre.

A quelle partie précise de la masse située en avant de la vessie et environnant l'urèthre limiterons-nous la prostate? En avant, la couche postérieure ou profonde de l'aponévrose périnéale [*aponévrose moyenne* de M. Richet] peut être considérée comme une limite. En arrière, nous n'avons pas une limite aussi précise, mais nous pouvons procéder de la façon suivante : Prenons une pièce fraîche sur laquelle nous séparerons avec soin la vessie et la prostate des veines voisines de l'aponévrose; disséquons les vésicules séminales et les canaux éjaculateurs, suivons ces derniers dans la dépression interlobaire; délimitons les extrémités des lobes latéraux tournées vers la base, divisons en bas l'aponévrose périnéale, et nous pourrons ouvrir la vessie; puis avec une paire de ciseaux nous abraserons ce viscère tout contre le col ou à l'orifice vésical de l'urèthre. En agissant ainsi, nous séparerons facilement les fibres circulaires et quelques-unes des fibres longitudinales externes, aussi bien que la muqueuse et les tissus sous-muqueux à l'entour du méat interne, et surtout celles qui forment l'uvula ou luette vésicale. Tout ce qui reste peut être considéré comme un spécimen satisfaisant de la prostate dans un état d'isolement complet.

Et maintenant il est facile de passer à ses caractères physiques extérieurs.

FORME. — Un cône légèrement tronqué, aplati d'avant en arrière; il est si court, que le diamètre de la base excède cinq ou six fois la longueur de l'axe longitudinal; la base creusée pour le passage des conduits en donne une idée aussi exacte qu'on peut l'exprimer en peu de mots.

Vue de plus près, la face antérieure se montre le plus souvent convexe. Je n'ai presque jamais trouvé trace de dépression, en suivant la ligne médiane, quoique plusieurs ouvrages d'anatomie en décrivent une qui correspondrait au trajet de l'urèthre; et c'est avec grand soin, mais sans succès, que j'ai fait des recherches sur ce point au moyen de dissections nombreuses. La face postérieure ou rectale est lisse, et aussi légèrement convexe; mais là, la présence de l'urèthre se traduit par une légère dépression médiane, tandis qu'on aperçoit, de chaque côté, les masses solides des lobes latéraux, plus faciles encore à reconnaître à la pression du doigt. On voit aussi converger, à la partie inférieure de cette face, deux petits enfoncements linéaires qui indiquent le trajet des canaux éjaculateurs. La base répond au méat interne du canal de l'urèthre, puis plus bas à l'entaille interlobaire et à l'ouverture en forme d'entonnoir, qui donne passage aux conduits éjaculateurs. Il faut observer que l'urèthre s'enfonce un peu en avant de la base elle-même, et se rapproche, par le fait, de la face supérieure, en sorte que l'épaisseur du tissu prostatique située au-dessous du canal excède trois ou quatre fois celle qui se trouve au-dessus. De chaque côté de la base font saillie les extrémités arrondies des lobes latéraux, un peu en arrière et en dehors, interceptant entre eux une profonde entaille. La saillie d'une « partie médiane » ou « troisième lobe, » lorsqu'il en existe un, se voit entre le lieu de passage de l'urèthre et celui des deux conduits éjaculateurs situé au-dessous.

MESURES. — Le diamètre transverse est presque toujours le plus grand;

il représente cinq à six fois la longueur du diamètre antéro-postérieur. Ce rapport est très-variable. Parfois l'organe a l'air d'avoir été comprimé d'avant en arrière. Il est beaucoup plus rare de trouver amoindri le diamètre transverse.

Dans une série de 50 prostates d'adultes, sur lesquelles je me suis livré à de laborieuses investigations, et que j'ai présentées à la *Medical and Chirurgical Society*, il y en avait 33 de saines (1). Leurs mesures et leurs poids se trouvent dans le tableau suivant :

TRENTE-TROIS CAS DE PROSTATES NORMALES.

CAS.	AGE.	POIDS.	LONGUEUR.	LARGEUR.	ÉPAISSEUR.
N°ˢ		Grammes.	Millimètres.	Millimètres.	Millimètres.
1.	79	18,62	34	34	21
2.	42	14,02	33	34	15
3.	47	19,20	45	43	15
4.	85	18,36	31	39	24
5.	47	21,53	34	43	22
6.	63	18,00	34	43	15
7.	50	17,94	38	43	15
8.	54	16,03	31	45	19
9.	90	19,22	31	46	21
10.	52	16,36	38	44	15
11.	54	17,90	38	44	15
12.	66	17,26	34	38	15
13.	63	15,70	34	38	15
14.	79	15,64	34	40	13
15.	54	18,75	38	43	15
16.	70	19,07	34	45	15
17.	66	19,13	34	43	19
18.	74	15,76	33	40	15
19.	61	16,55	33	40	20
20.	56	15,26	31	44	19
21.	21	13,72	33	33	15
22.	40	17,45	39	40	19
23.	64	19,52	34	44	22
24.	50	20,69	39	40	20
25.	73	18,62	40	45	15
26.	50	18,50	34	48	13
27.	46	19,65	38	50	13
28.	66	18,00	38	44	15
29.	66	15,84	38	41	15
30.	65	17,07	34	50	15
31.	55	21,34	33	45	21
32.	54	18,62	34	44	15
33.	61	19,00	33	44	15

(1) Quant à ces investigations, et à la méthode suivant laquelle je les ai poursuivies, il vaut peut-être mieux indiquer tont de suite, pour n'avoir plus à y revenir, que les diverses conclusions auxquelles je suis arrivé, dans ce chapitre et les suivants, sont fondées sur la dissection de plus de soixante prostates enlevées par moi sur le cadavre, et dont cinquante, conservées dans l'alcool, ont été exposées à la *Medical and Chirurgical Society*, le 10 février 1857, pour accompagner un mémoire intitulé : *Some Observations on the Ana-*

En analysant ces chiffres, on arrive aux résultats suivants :

De la base au sommet, les mesures varient entre.......... 33 et 45 millimètres.
Mais le chiffre qu'on rencontre le plus communément est.... 34 millim.

Le plus grand diamètre transverse, près de la base, varie entre. 34 et 51 millim.
Mais le chiffre qu'on rencontre le plus communément est.... 44 millim.

La plus grande épaisseur est comprise entre .... 13 et 24 millim.
Mais le chiffre qu'on rencontre le plus est d'environ........ 15 millimètres.

Les mesures de vingt pièces que j'ai examinées depuis, et qui appartiennent maintenant au Royal College of Surgeons, correspondent assez exactement à ces données.

Voici maintenant la moyenne en millimètres :

De la base au sommet .... 31 à 38 millimètres.
Le plus grand diamètre transverse est d'environ........... 44 millim.
La plus forte épaisseur est d'environ.................... 15,5 ou 22 millim.
(Voy. fig. 83).

Ces chiffres sont plus faibles que ceux donnés par Dupuytren. Il nous a représenté la prostate, dans ses études sur la taille bilatérale, comme ayant en travers 42 à 50 millimètres, et 21 à 25 millimètres en épaisseur; c'est sur ces chiffres que sont basés ses calculs pour cette opération (1). Ils se rapprochent beaucoup, cependant, de ceux de Deschamps (2), de Senn (3), du docteur Gross (4), et du docteur Hodgson (5), qui ont tous fait des recherches pratiques considérables sur le volume de la prostate.

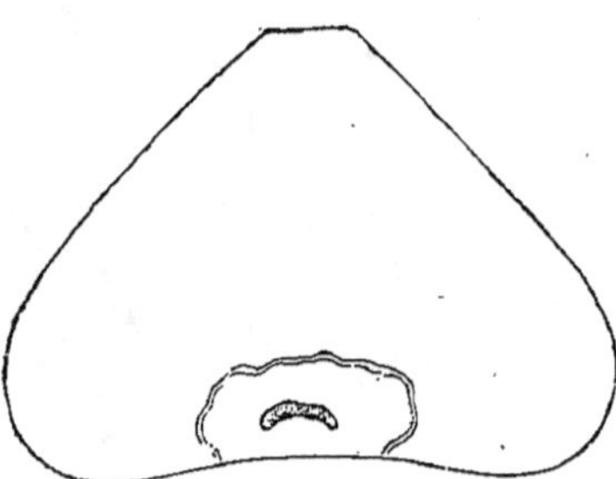

Fig. 82. — Diagramme de prostate.

[Voici quelles sont les mesures données par M. Richet :

Longueur de la face supérieure.................... 16 à 18 millimètres.
       —   de la face inférieure..................... 25 à 32   —
Épaisseur au niveau de la base..................... 25 à 30   —
Largeur .... 38 à 42 millimètres.

tomy and Pathology of the adult Prostate, et inséré dans le XL⁰ volume des *Transactions*. Toujours la méthode d'examen a été la suivante : J'isolais soigneusement l'organe des parties voisines, et je l'enlevais. Au col de la vessie, je coupais presque au ras les fibres musculaires et autres qui entourent l'orifice vésical de l'urèthre, mais il en restait nécessairement quelques-unes qu'on ne pouvait faire rentrer, à proprement parler, dans le tissu prostatique. Un isolement absolu est du reste presque, sinon tout à fait, impossible. J'avais grand soin toutefois qu'aucune partie de tissu laissé ne fût suffisante pour invalider mes conclusions. La limite antérieure de l'organe est sinon complétement, du moins presque complétement définie; il ne s'élève donc aucune difficulté sur ce point.

(1) Dupuytren, *Mémoire sur l'opération de la pierre*. Paris, 1836, p. 21.
(2) Deschamps, *Traité historique et dogmatique de l'opération de la taille*. Paris, 1796, vol. I, p. 39, 40.
(3) Senn, *Recherches sur diverses espèces de taille*, thèse inaugurale. Paris, 1825. — Malgaigne, *Traité d'anatomie chirurgicale*, 2⁰ édition. Paris, 1859, t. II, p. 473.
(4) Gross, *Diseases of the Bladder*. Philadelphia, 1855, 2⁰ édit., p. 69.
(5) Hodgson, *the Prostate Gland, and its Enlargement in old age*. London, 1856, p. 34.

Ces chiffres concordent bien avec ceux des auteurs anglais, sauf au point de vue de l'épaisseur.

Cruveilhier donne des chiffres qui se rapprochent plus de ceux de Thompson :

Diamètre longitudinal, de................. 25 à 30 millimètres.
—   transversal .... 32 à 40   —
—   antéro-postérieur .... 20 à 25 millimètres.

Pour Beaunis et Bouchard, « chez l'adulte, les *rayons* de la prostate (mesures prises à partir du centre de l'urèthre) sont les suivants :

Rayon transverse .... 15 millimètres.
—   inférieur............................. 17   —
—   oblique .... 22 millimètres.]

Le résultat important qu'on peut tirer de ces mesures, pour la taille latérale, est la longueur de la ligne dirigée en bas et en dehors à partir du centre de l'urèthre (celui-ci se confond pour nous, dans l'opération, avec le fond de la rainure du conducteur), jusqu'au bord externe de l'organe, du côté de son extrémité vésicale. On peut considérer cette ligne comme tombant juste au milieu des plans horizontal et vertical, et formant par conséquent avec chacun d'eux un angle de 45 degrés, quand le malade repose sur le dos.

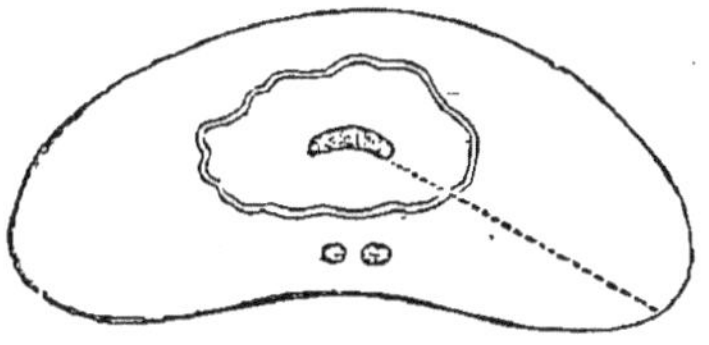

Fig. 83. — Diagramme de prostate.

On la déduit exactement de la forme et des chiffres donnés ci-dessus, et je l'ai vérifiée au moyen d'un grand nombre de coupes pratiquées sur l'organe.

Moyenne des mesures d'une prostate saine, dans la direction
   indiquée figure 83................................. 22 millimètres.
Moyenne des mesures d'une petite prostate pesant moins de
   15^{gr},5... 19   —

Ceci nous représente, bien entendu, la distance la plus éloignée jusqu'au bord ; et c'est de là que nous devrons déduire approximativement l'étendue à donner à l'incision dans ce cas particulier.

Poids. — Les principaux auteurs donnent des poids différents ; leurs évaluations se trouvent entre 15^{gr},5 et 31 grammes. On ne peut guère, sur un pareil sujet, donner que des limites approximatives. Sans doute la limite entre 15^{gr},5 et 23^{gr},28 est celle qui comprend le plus de prostates normales. La table ci-jointe donne 13^{gr},72 comme le chiffre le plus faible, et 21^{gr},34 comme le plus élevé dans la série des prostates saines. La moyenne est de 17^{gr},96 ; le poids prédominant correspond aussi de très-près avec la moyenne, en sorte que le poids ordinaire d'une prostate saine, chez un adulte, peut être évalué à 16^{gr},49 et 17^{gr},46. M. Messer, médecin du *Royal naval Hospital*, à Greenwich, aux travaux duquel j'aurai encore à me reporter, a récemment examiné 100 prostates, enlevées toutes à des sujets âgés de soixante ans ou au-dessus (1). Ses observations l'ont conduit à admettre trois classes, suivant les poids :

La première classe, comprenant les prostates dont le poids est inférieur à 15^{gr},50, et qu'il a considérées comme anormalement petites.

La seconde classe, dont le poids varie entre 15^{gr},50 et 23^{gr},26, et qui sont normales pour lui. Dans ce groupe, il avait 45 cas pesant de 15^{gr},5 à 23^{gr},26; poids moyen, 19^{gr},20; âges compris entre soixante et quatre-vingt-quatorze ans.

La troisième classe, du poids de 23^{gr},26 et au-dessus : ces prostates sont d'une grosseur normale.

Ce résultat, je veux dire la moyenne de 19^{gr},20 pour une prostate saine, induit de 45 préparations, se rapproche beaucoup des miens propres. Je pense néanmoins que la division de M. Messer, quoique presque correcte, ne l'est pas absolument, et que quelques exemples d'organes rangés dans la première classe n'étaient point nécessairement atrophiés, parce que leur poids était inférieur à 15^{gr},50; s'ils eussent été comptés dans la classe des prostates normales, ils auraient fait baisser le poids moyen. Du reste, nous examinerons cette question ultérieurement.

Rapports. — Après avoir ainsi défini les limites de la prostate, nous pouvons maintenant aborder ses rapports, ou son anatomie topographique; plus tard nous inciserons l'organe lui-même pour en étudier l'agencement particulier et la structure.

Dans la station debout, une prostate d'adulte se trouve précisément au-dessous et en arrière du bord inférieur de la symphyse pubienne, c'est-à-dire à la partie la plus élevée de l'arcade du pubis; il reste une distance d'environ 9 à 15 millimètres entre le corps principal de la prostate et la symphyse, et cet espace est rempli par des aponévroses et du tissu cellulaire et musculaire. La base, qui entoure, comme je l'ai expliqué, le col de la vessie, est la partie la plus élevée; l'organe dans son entier est dirigé quelque peu obliquement en avant et en bas, de telle sorte que le sommet est la partie la plus basse, tandis que l'axe médian répond à la ligne médiane du sujet; de chaque côté de cette ligne se trouve un lobe latéral, avec la face antérieure appliquée contre le pubis, la postérieure contre le rectum.

La prostate est maintenue dans cette position par diverses attaches, mais non pas d'une manière complétement fixe; en effet, un léger degré de mobilité lui permet de céder à la pression de la vessie chargée d'urine, ou du rectum distendu par les fèces, ou encore du doigt introduit dans l'intestin. Un certain nombre de ligaments viennent assurer cet état de choses.

Tout d'abord nous avons en haut ses rapports avec le col de la vessie, qui ont déjà été l'objet d'une description.

En second lieu, l'organe s'attache, en bas, à son sommet, sur le feuillet postérieur de l'aponévrose périnéale profonde [*aponévrose moyenne* de Richet] de la façon suivante : Cette aponévrose, que l'on peut aussi bien

____

(1) J. C. Messer, *Report on the Condition of the Prostate in old age* (*Trans. of Med.-Chirurg. Society*. London, 1860, XLIIIe volume).

regarder comme l'aponévrose pelvienne, dont elle est en réalité une dépendance, descend de la face postérieure des pubis, en prenant ses insertions au bord postérieur de ces os et à la partie voisine des ischions, se termine à l'arcade pubienne, et s'applique sur la face inférieure du releveur de l'anus. Dans ce trajet, et à environ 2 centimètres et demi au-dessous de la symphyse des pubis, vis-à-vis du sommet de la prostate, se détache une sorte de gaîne fibreuse qui l'enveloppe en totalité; cet étui contient dans son épaisseur, les veines qui circulent de chaque côté et en avant de l'organe, et envoie de nombreux prolongements à la capsule propre de la prostate elle-même. Cette même aponévrose se continue pour recouvrir les vésicules séminales, et les appliquer fortement contre la base de la prostate, c'est-à-dire contre la partie postérieure et supérieure, aussi bien que contre la vessie.

En outre, nous avons les attaches ligamenteuses et musculaires de la prostate ; peut-être ces dernières contribuent-elles, jusqu'à un certain point, à la mobilité de la glande.

D'abord les ligaments antérieurs de la vessie. Ils forment la portion recto-vésicale de l'aponévrose pelvienne; la partie antérieure de cette aponévrose s'étend, sous la forme d'une épaisse bandelette blanche, de la face postérieure des pubis, le long de leur bord inférieur, à la face antérieure de la prostate, et jusqu'à la vessie, où elle se continue avec les fibres qui entourent le col de ce viscère, et rentrent dans son système musculaire. On les désigne aussi sous le nom de *ligaments pubio-prostatiques*. Chaque ligament répond à son congénère, et il règne entre les deux une rainure ou une dépression, dans laquelle l'aponévrose s'enfonce en se dirigeant vers le sommet de la prostate, et va se continuer avec la gaîne fibreuse de l'organe.

Les attaches musculaires de la glande sont les muscles élévateurs de la prostate [releveurs de l'anus]. Ces muscles s'insèrent à une ligne oblique située en arrière du pubis; les fibres les plus antérieures sont descendantes, et s'unissent à celles du muscle congénère pour s'insérer au devant et en bas du sommet de la prostate; les fibres moyennes et postérieures s'attachent, en suivant, le long des bords latéraux, en sorte que l'organe se trouve, dans une certaine mesure, suspendu dans sa position.

La face postérieure de la prostate est quelque peu convexe; elle est étroitement appliquée contre la paroi antérieure du rectum. Ces deux organes ne sont séparés que par une petite quantité de tissu cellulaire mince, qui fait suite à l'enveloppe fournie par l'aponévrose recto-vésicale. Elle est contiguë à la partie du rectum connue sous le nom de tiers moyen, et repose dans la concavité antérieure formée en cet endroit par l'intestin; mais, au point où celui-ci se dirige en bas, dans son tiers inférieur, pour s'ouvrir à l'anus, on observe un léger intervalle entre l'intestin et le sommet de la prostate; les deux lignes qui correspondent à la direction de l'urèthre et de l'intestin s'en vont en divergeant, comme le trajet de ces deux organes. Du reste il est facile, avec le doigt, de délimiter promptement les contours et la position de la prostate. Supposons le sujet étendu sur le dos, et prenons la main dans la supination; le doigt, introduit au travers du sphincter de l'anus, sent, immédiatement au-dessus, l'extrémité postérieure du bulbe et la portion membraneuse de l'urèthre, puis, en allant plus loin, le sommet de la prostate, et enfin le corps de la glande, formé de deux parties latérales, qui s'élargissent en dehors, jusqu'à sa base. Celle-ci est également facile à circonscrire, lorsque la vessie est vide; il n'en est plus ainsi, ou du moins cela est beaucoup plus difficile, lorsqu'elle est distendue.

Vaisseaux et nerfs qui se rendent a la prostate. — *L'artère vésicale inférieure* donne une branche, la vésico-prostatique, qui passe sur les côtés de la prostate, et est la principale source de distribution des artères. Ce vaisseau se divise bientôt en petites branches qui pénètrent, en avant, au travers de la glande, et s'anastomosent avec d'autres branches semblables fournies par le vaisseau correspondant du côté opposé. Il vient également un peu de sang de certaines branches fines et innominées de l'artère honteuse interne, et de la branche hémorrhoïdale moyenne de la vésicale inférieure.

Telle est la façon la plus commune dont se distribuent les artères nourricières de la prostate : mais il y a aussi une disposition exceptionnelle et peu fréquente de ces vaisseaux; celle-ci n'est pas moins nécessaire à connaître, dans les cas rares où elle se présente, que le mode ordinaire de distribution des artères nourricières de la prostate ou de celles qui les suppléent.

Quand l'artère honteuse est toute petite, ou qu'elle vient à manquer, et qu'elle fournit une ou deux, ou même trois branches de moins que d'habitude, un autre vaisseau prend sa place; il tire ordinairement son origine du tronc de la honteuse, juste avant qu'elle contourne le ligament sacro-sciatique. Ce vaisseau s'appelle *l'accessoire de la honteuse interne*, nom qu'il a reçu de M. Quain. Cet auteur a décrit l'anomalie qui s'y rapporte, et en a donné des figures dans son ouvrage sur les artères; il indique, de plus, un fait d'une importance pratique dans l'anatomie de la prostate, et qui résulte de cette anomalie (1).

M. Spence (d'Edimbourg) a rapporté des cas où l'artère qui alimente ordinairement la prostate ne s'est pas divisée en branches suivant le mode

(1) M. Quain décrit ainsi ce vaisseau : « Le trajet de l'accessoire de la honteuse dans le bassin et vers la prostate varie beaucoup suivant son lieu d'origine. Le plus souvent l'artère s'avance près de la partie la plus déclive du réservoir urinaire (elle cheminait sur le côté de cet organe chez le sujet qui a fourni la figure 5 de la planche LXIII); et quand on la rencontre à la partie antérieure du bassin, fournie par l'obturatrice ou l'épigastrique, elle descend immédiatement derrière le corps du pubis.

» En longeant la prostate et l'urèthre (et c'est ici que la situation précise de cette artère a un grand intérêt pour le chirurgien), l'accessoire de la honteuse se place à la partie supérieure de la glande, ou peut-être dans une courte étendue, sur le bord postérieur; puis, dépassant la portion membraneuse de l'urèthre, elle arrive dans le périnée, où elle se divise en branches terminales »...... Je n'ai jamais vu l'accessoire de la honteuse se rapprocher du flanc de la prostate, sauf dans un cas, que j'ai représenté à la pl. LXIII, fig. 4.

« Branches. — L'accessoire de la honteuse, qui, chez quelques sujets, suit le cours de l'artère vésico-prostatique, se substitue aussi à cette dernière, ou plutôt lui succède, et fournit des branches aux mêmes organes situés dans le bassin. » (Voyez Richard Quain, F R. C. S., *the Anatomy of the Arteries of the Human Body*, p. 443.)

ordinaire, et a cheminé jusqu'au sommet de la prostate; elle peut ainsi devenir la source d'hémorrhagies abondantes dans la taille latérale (1).

De nombreuses *veines* rampent à la surface et le long des bords latéraux de la prostate, et c'est entre ces veines que pénètrent les plus petits vaisseaux de l'organe; les grosses veines en question tirent leur origine de la veine dorsale du pénis, qui est un vaisseau considérable. La veine dorsale traverse l'aponévrose périnéale profonde [*aponévrose moyenne* de Richet] 12 millimètres environ au-dessous de l'arcade du pubis. Au niveau de la prostate, elle se divise en deux branches; chacune d'elles longe un côté de la glande et le col de la vessie, et s'anastomose, en cet endroit, avec les veines vésicales, qui sont nombreuses et agglomérées autour du col et à la base de l'organe. La réunion de ces veines a reçu en conséquence le nom de *plexus veineux prostatique;* elles ont une tendance à augmenter de volume; quelquefois elles deviennent tortueuses et variqueuses, spécialement chez les gens âgés. De là le sang est emporté vers le cœur par les veines iliaques internes (2).

Quelques vaisseaux ténus, des veines principalement, se distinguent sous la muqueuse de la portion prostatique de l'urèthre, en lignes parallèles surtout, de chaque côté du verumontanum; cependant on les rencontre plutôt dans les portions membraneuse et bulbeuse que dans la portion prostatique du canal.

Les *lymphatiques* de la prostate sont constitués par des vaisseaux qui accompagnent les veines au-dessous de la gaîne aponévrotique. Ils se ramifient à la surface de la capsule propre, et leurs vaisseaux efférents se rendent aux lymphatiques qui accompagnent les vaisseaux iliaques. On rencontre aussi quelques lymphatiques sous la muqueuse.

Les *nerfs* qui se rendent à la prostate et aux parties avoisinantes ont un volume considérable; ils forment le plexus prostatique du grand sympathique, émanation inférieure du plexus hypogastrique inférieur. Ils se continuent jusqu'au pénis, en sorte qu'on peut les suivre de chaque côté, entre le releveur de l'anus et la glande, à laquelle ils fournissent quelques filets.

CONFORMATION EXTÉRIEURE DE LA PROSTATE. — LOBES. — On a l'habitude de reconnaître à la prostate, dans l'analyse anatomique, plusieurs divisions qu'indique naturellement sa conformation, sans cependant qu'elles diffèrent entre elles sous le rapport de la structure.

Ces divisions sont les suivantes : Deux *lobes latéraux* symétriques et un *lobe moyen*, ou *troisième lobe*, situé entre les deux autres et derrière l'urèthre. En outre, certaines parties de la substance prostatique qui unissent les lobes latéraux en avant et en arrière de l'urèthre ont reçu des dénominations spéciales : par exemple, l'*isthme* (partie unissante postérieure), ou bien l'*isthme antérieur et postérieur* (parties unissantes antérieure et postérieure), ou encore, pour les mêmes parties, les *commissures antérieure et postérieure*. Nous allons les étudier les unes après les autres.

(1) *Edinburgh Medical Journal*, 1841, vol. I, p. 157.
(2) Cette disposition est bien décrite dans l'ouvrage cité plus haut, sur les artères (voyez planche LXV, fig. 2 et 3). Cette dernière représente les sinuosités et les varicosités.

I. *Lobes latéraux.* — Ce n'est pas seulement la conformation de la prostate à chaque période de la vie, de l'enfance jusqu'à l'âge adulte, qui indique la division bien nette en deux parties latérales ; l'histoire de son développement vient encore corroborer cette manière de voir. Vers le quatrième mois environ de la vie fœtale, l'organe existe déjà sous la forme de deux lobes indépendants ; ils s'unissent d'abord en arrière, puis en avant dans le courant du cinquième mois, de façon qu'ils ont acquis leur conformation complète peu après le milieu de l'existence intra-utérine ; leur volume toutefois est extrêmement petit, et leurs contours généraux sont moins anguleux que plus tard.

Ces deux divisions sont admises aujourd'hui sans contestation. Chacun de ces lobes présente une forme presque ovoïde. Ils sont appliqués l'un à côté de l'autre, accolés ou très-rapprochés à leurs sommets, s'écartant un peu à leurs bases et à leur face postérieure, et légèrement séparés l'un de l'autre par le canal de l'urèthre ; celui-ci recouvre avec sa muqueuse et de fins tissus sous-muqueux leurs surfaces convexes, qui sont contiguës l'une à l'autre sur la ligne médiane. Les bords antérieurs des lobes latéraux sont agglutinés ou, pour parler plus exactement, sont réunis par une mince couche de tissu musculaire et connectif (voy. p. 325) ; dans tous les cas, on peut désigner cette partie sous le nom de *commissure antérieure* ou *isthme.* Les bords postérieurs sont séparés par un plus large intervalle, que vient combler par conséquent une plus forte quantité de substance ; c'est ce qu'il nous reste maintenant à examiner. Ces deux lobes sont arrondis à leurs extrémités postérieures ; ils se prolongent quelque peu et laissent entre eux un intervalle angulaire, espèce d'entaille qui donne à l'organe dans son entier la forme d'un cœur de carte à jouer.

II. *Du troisième lobe ou lobe médian.* — Entre les bords postérieurs des lobes latéraux se trouve une couche de tissu qui les réunit dans toute leur longueur. En approchant de la base, cette couche devient plus épaisse, et s'arrondit quelquefois comme s'il y avait là une partie distincte et indépendante traversée vers son milieu par les canaux éjaculateurs. C'est à la moitié de cette couche la plus voisine du sommet qu'a été donné le nom d'*isthme* ou *commissure postérieure*, tandis que la partie la plus épaisse située à la base, recevait la dénomination de *troisième lobe.* Son existence en tant que lobe indépendant est maintenant considérée chez nous, par la plupart des auteurs, comme un fait accompli en anatomie normale. Je suis cependant obligé d'en douter, et je donnerai en détail mes raisons d'en agir ainsi. Cette idée paraît avoir pris naissance avec Sir Everard Home, qui créa le nom de *troisième lobe* ou *lobe médian* après avoir examiné cinq organes disséqués par Sir Benjamin Brodie, qui n'était alors que M. Brodie. Il a annoncé la chose comme la découverte d'un *lobe moyen* à la *Royal Society*, le 20 février 1806 ; les recherches n'avaient été commencées, pour me servir des termes mêmes du mémoire, que deux mois auparavant. « Avant ces investigations », dit Sir Everard Home, « je ne savais point qu'il y eût une partie distincte de la prostate située entre les canaux déférents et la vessie. On considérait ces vaisseaux comme s'enfonçant dans le sillon qui sépare les deux parties en arrière au contact du corps même de la glande (1). » Malgré cette remarque, plusieurs anatomistes faisant autorité à cette époque avaient déjà indiqué que les canaux déférents s'enfoncent dans la partie postérieure du tissu prostatique, comme E. Home l'a reconnu depuis, cinq ans plus tard (2). Au sujet des cinq dissections dont il est question plus haut, l'auteur dit « qu'il n'y en avait même pas deux qui présentassent la même apparence ». La première préparation semble provenir d'un sujet âgé, « qui a succombé parce que l'organe *était malade;* la saillie mamelonnée du troisième lobe était très-proéminente ». Dans le second cas, « il n'y avait pas trace de *substance glandulaire apparente* » à l'endroit indiqué. Tout ce que l'on dit de la troisième pièce est qu' « il y avait un lobe soudé latéralement sur les côtés de la prostate » ; mais il est clair qu'il n'y avait réellement aucune partie distincte indiquée comme un lobe, ce que nous concluons de l'importance que l'on attache à la découverte d'une pareille conformation dans les deux cas suivants. On remarque une apparence beaucoup plus nette chez deux sujets, l'un de vingt-quatre et l'autre de vingt-cinq ans ; c'est sur l'état des organes de ces deux sujets (et non de cinq) que sont basées les conclusions de son mémoire, et c'est sur l'existence de ces deux cas qu'il a formulé bien hâtivement une loi. Sous quelque aspect qu'elles se présentassent (et ici nous devons admettre dans tous les cas qu'il n'y avait, ni chez l'un ni chez l'autre, rien de semblable à l'augmentation de volume résultant de l'âge avancé), l'existence d'une partie distincte de forme sphéroïdale, située entre les canaux éjaculateurs et le verumontanum, au niveau du méat interne de l'urèthre, s'offre assez peu souvent pour constituer un état anormal, congénital ou acquis. Si les recherches avaient porté sur un plus grand nombre de cadavres, certainement ces cas ne se seraient présentés que très-exceptionnellement, comme je l'ai établi par mes propres investigations. On doit regarder tout semblant de lobe en cet endroit comme ressortissant à l'anatomie pathologique et non pas à l'anatomie normale, parce qu'un faible développement de cette partie s'accompagne d'ordinaire des signes d'un obstacle à la fonction de la miction. Bien loin d'écarter ce point de vue, c'est de cette manière que la chose a été considérée, après de mûrs examens, par les principaux anatomo-pathologistes, qui nous ont laissé leurs notes et leurs observations. Ainsi Morgagni, dans cette vaste collection de cas qui compose son ouvrage *De sedibus et causis morborum,* y fait allusion en plusieurs endroits, comme à un accroissement morbide qui entraîne la rétention d'urine ; pour un de ces cas, qu'il décrit d'une façon bien nette d'après ses propres dissections, il s'exprime avec une précision remarquable dans les termes suivants : « Une saillie arrondie de la grosseur d'un petit grain de raisin recouverte par la tunique interne de la vessie. Je supposai promptement ce que pouvait être cette saillie ; en y enfonçant le scalpel, je l'in-

---

(1) *Philosophical Transact.,* 1806, VIIIe mémoire : Everard Home, F. R. S., *An Account of a small Lobe of the Human Prostate Gland, which has not before been taken notice of by Anatomists.*

(2) Everard Home, *Diseases of the Prostate,* vol. I, 1811.

cisai ainsi que la partie voisine de la prostate, d'un seul coup et en long, et je fis voir ainsi qu'elle était de même nature que la glande ; elles se confondaient évidemment ensemble, et aucun doute que si la saillie eût pris un plus grand accroissement, elle eût apporté une grande gêne à la sortie de l'urine (1). » Dans un autre cas, il décrit la même apparence et l'appelle « sans aucun doute une excroissance de la prostate » (2). Il cite quelques cas semblables tirés de Valsalva, Thomas Bartholin (de Padoue) et Vallisneri. Ce dernier parle d'un accroissement de volume, « un semblant de lobe fourni par le tissu glandulaire » de l'organe, s'élevant dans l'intérieur de la vessie, de la forme et du volume d'une noix, et situé non à la partie antérieure, mais du côté qui repose sur le rectum. Il en énumère d'autres tirés surtout du *Sepulchretum* (3) de Bonet, fait allusion par avance à un autre cas qui se trouve dans la lettre suivante de son ouvrage (4), et généralise le tout comme il suit :

« Si vous scrutez attentivement les exemples que je vous ai indiqués....., vous observerez qu'ils appartenaient tous à des vieillards ; et de même si vous étudiez mes observations, du moins celles qui mentionnent un commencement d'excroissance, vous trouverez que la saillie siége précisément au milieu de la circonférence interne et supérieure de la glande en arrière ; que ce soit le résultat du hasard ou autrement, c'est ce que nous montreront les observations à venir (5). »

Longtemps après, cet avenir se réalisa. Morgagni reprit la recherche de ce sujet, et son motif pour y revenir est très-intéressant dans la question actuelle. Il paraît qu'un « célèbre anatomiste » de l'époque (Morgagni fait allusion sans doute à Lieutaud, bien qu'il ne fasse pas mention du nom, coutume invariable qu'il avait adoptée lorsqu'il trouvait un contemporain dans l'erreur) affirmait qu'une saillie au col de la vessie n'est pas une excroissance morbide, mais bien un petit corps tout à fait normal, qu'il désignait sous le nom de *luette vésicale*. Morgagni alors consacre la plus grande partie de la soixante-sixième lettre et la totalité de la soixante-dixième à réfuter cette opinion. Dans la première, il établit que durant quarante-quatre années, comme professeur d'anatomie, il a disséqué avec le plus grand soin à Padoue soixante ou soixante-dix cadavres, et qu'il ne l'a rencontré que quatre fois ; qu'il a fait une vivisection sur un chien exprès pour le rechercher, et cela inutilement ; et enfin que décidément il ne voyait là qu'une « excroissance morbide de la glande chez les vieillards....., non pas très-rare, mais pas non plus très-fréquente ». Valsalva, Pohlius et son ami Santorini le voyaient sous le même aspect. Ce dernier le représente par le dessin comme un corps « proéminent dans les vessies malades » ; il y fait encore allusion comme à une « circonstance rare et

____

(1) Morgagni, *De sedibus et causis morborum per anatomen indagatis*, 2 vol. in-fol. Venise, 1761, lettre XLI, art. 31.

(2) Morgagni, *ibid.*, lettre XXXVII.

(3) Theophilus Bonetus, *Sepulchretum, sive Anatomia practica*. Ludguni,1700, t III.

(4) Morgagni, *De sedibus*, etc., lettre XLIII, art. 11.

(5) *Idem, ibid.*, lettre XLI, art. 19.

tenant à la maladie, et qui ne mérite pas une démonstration habituelle et constante, ce qui ne serait qu'au grand détriment et pour la plus grande erreur des jeunes praticiens (1) ». La soixante-dixième lettre de Morgagni contient les résultats sur ce sujet de sa quarante-cinquième année d'enseignement anatomique; elle établit qu'il a disséqué en public cinq sujets, et qu'aucun d'eux, malgré ses minutieuses recherches, n'a présenté la moindre trace de cette « protubérance arrondie » ou « luette ».

John Hunter pensait de même, après avoir examiné lui-même cet organe; il disait qu'une « petite portion de la prostate, qui est située derrière la naissance même de l'urèthre, se tuméfie d'arrière en avant, en représentant une sorte de cône qui s'enfoncerait dans la vessie, et joue le rôle d'une valvule à l'orifice interne de l'urèthre » (2).

Il est étonnant, vu les motifs peu sérieux donnés par Everard Home, de l'existence distincte d'un troisième lobe comme partie intégrante normale et ordinaire de la prostate, qu'une pareille opinion ait été aussi généralement acceptée sans discussion, jusqu'à ce jour, par les anatomistes anglais. Elle n'est pas admise par le plus grand nombre des observateurs français. Cruveilhier exprime l'opinion générale quand il dit que les canaux éjaculateurs, reçus dans une gouttière ou un canal formé par la substance de la prostate, laissent derrière eux une certaine épaisseur de tissu, mais qu'il n'y a aucun motif pour donner à cette partie le nom de lobe. Ce n'est pas, dit-il, une portion isolée, et l'on devrait l'appeler la *portion médiane* (3).

Voici les résultats que j'ai obtenus, après avoir pratiqué de nombreuses dissections.

Premièrement, je ne puis trouver chez les sujets sains, au-dessous de cinquante ans, aucune formation à l'endroit indiqué, que l'on doive reconnaître distinctement comme un *troisième lobe* ou *lobe médian*, et je suis forcé de conclure qu'on doit considérer comme anormale et morbide toute proéminence marquée en cet endroit, laquelle paraîtrait posséder des caractères indépendants sous le rapport du volume et de la forme.

Secondement, il y a incontestablement une épaisse couche unissante de tissu entre les lobes latéraux, et elle devient parfois un peu plus épaisse sur la ligne médiane, à l'extrémité vésicale ou base, que sur les côtés, où elle se confond avec ces lobes. C'est à la partie la plus épaisse, 6 ou 8 millimètres, au-dessous de la face uréthrale, qu'il y a un trou destiné à recevoir les canaux éjaculateurs. Mais, dans un grand nombre de cas, cet épaississement sur la ligne médiane n'existe pas, et il faut se rappeler que la partie en question siége immédiatement au-dessous de la luette, qui n'est pas une portion de la prostate, mais bien une saillie due à l'entrecroisement des

____

(1) Jo. Dom. Santorini, *Observationes anatomicæ*. Venetiis, 1724, chap. x : *De virorum naturalibus*, explication de la planche II, fig. 2, sect. 20 et 22, p. 204-205.

(2) J. Hunter, *Traité des maladies vénériennes*, trad. de G. Richelot, 3ᵉ édit. Paris, 1859, chap. viii, p. 303.

(3) J. Cruveilhier, *Anatomie pathologique du corps humain*, livraison xxviii, p. 3. Paris, 1835-1842. — Voyez aussi *Traité d'anatomie pathologique générale*, par le même. Paris, 1856, t. III, p. 46. — Langenbeck est aussi du même avis. — *Neue Bibliothek fur die Chirurgie*. Hannover, 1818, t. I, p. 360.

fibres musculaires de la tunique vésicale interne, disposées parfois à se développer indûment. Si l'on n'a pas ce fait présent à l'esprit, on peut confondre les deux dispositions, et l'erreur, qui consiste à en faire un seul tissu, conduira l'observateur à attribuer à tort un troisième lobe à la prostate. Je crois qu'il est assez souvent arrivé d'affirmer l'existence distincte d'un lobe moyen sur la simple inspection de l'intérieur de la vessie; on omet alors de se livrer à un examen plus approfondi, qui seul peut déterminer, dans tous les cas, si un petit prolongement du côté du col de la vessie est dû à l'hypertrophie des tissus de la luette ou de la prostate, ou à de petites tumeurs enfouies en ce point dans l'organe.

Mais, troisièmement, la commissure postérieure en question possède, il est vrai, un caractère spécial qui la distingue de toutes les autres parties, caractère qui paraît avoir moins attiré l'attention peut-être qu'il ne méritait de le faire dans la discussion de ses titres au nom de troisième lobe, et qui semble lui mériter une dénomination particulière. En outre, ce caractère paraît lié à la tendance à l'accroissement que possède, sans aucun doute, cette partie de l'organe, et que nous discuterons plus loin tout au long. C'est que la partie en question comprend indubitablement une plus forte proportion de tissu glandulaire que la plupart des autres portions de la glande. Des coupes fines de cette partie, placées sous le microscope, et comparées avec des coupes provenant d'autres parties, prouveront nettement la véracité de cette assertion.

Et maintenant, si je considère tous les termes proposés pour désigner l'organe en question, je ne vois pas de motif suffisant pour maintenir l'appellation de *lobe*. Au contraire, il paraît désirable de prendre celle qu'ont adoptée les anatomistes français, je veux dire la *portion médiane*, puisqu'elle est suffisamment précise ; peut-être aussi n'est-il pas sage, sans une plus ample justification, de changer un terme usité jusqu'ici dans cette langue moderne qui, à l'époque actuelle, en littérature scientifique, est peut-être la plus généralement comprise. Si, conservant les termes de *lobes latéraux* comme admis par tous, nous appliquons à la partie située en avant de l'urèthre (dans la station debout) le terme de *commissure antérieure*, partie qui a environ 2,5 centim. en longueur, et le terme de *commissure postérieure* à la partie qui lui correspond sur une même longueur, en arrière du canal, il ne nous reste plus que cette épaisse portion de l'organe située derrière le verumontanum, que traversent les canaux éjaculateurs, que parcourent en tous sens des tractus glandulaires, et qui a de la tendance à augmenter beaucoup de volume avec l'âge, à désigner sous le nom de *portion médiane*, suivant la pratique adoptée jusqu'ici. Il faut ajouter que c'est à cette partie que Mercier (de Paris) a proposé de donner le nom de *portion sus-montanale*, pour indiquer sa position en arrière du verumontanum. Les raisons ci-dessus d'adopter le terme simple, et jusqu'ici mieux connu, de *portion médiane*, s'appliquent peut-être également aussi à sa proposition, bien qu'il n'y ait point d'autre objection à ce qu'elle soit adoptée par ceux qui la préfèrent, car elle indique assez clairement la partie que l'auteur a en vue.

Trajet de l'urèthre a travers la prostate. — Prenant naissance au col de la vessie, l'urèthre se continue au travers de la prostate, dans la position verticale de l'individu, en bas et légèrement en avant. Les masses épaisses de l'organe se trouvent de chaque côté du canal; il y a une couche de tissu prostatique en avant et une autre en arrière de lui. On a beaucoup discuté la question de savoir si la couche la plus épaisse se trouvait en avant ou en arrière. La plupart des observateurs croient que, dans les conditions normales, c'est la couche postérieure qui est la plus épaisse. C'est ainsi que M. Adams (1), dans son article sur la prostate, dans la *Cyclopædia of Anatomy and Physiology*, aussi bien que dans son ouvrage, indique « que deux tiers de la glande se trouvent au-dessous du canal ». Il y a cependant un homme qui fait autorité, et qui dénie, très-positivement, cette assertion. M. Mercier prétend, depuis longtemps, que la couche antérieure est plus forte et plus épaisse que la postérieure, et il affirme, après des examens renouvelés, qu'il est sûr de l'exactitude de ses idées (2). Le docteur Hodgson, qui a étudié avec grand soin l'anatomie de la prostate, écrit sur ce sujet les lignes suivantes : « Il est généralement admis que l'urèthre se trouve à une distance de 4,5 millim. de la face supérieure, et de 8 ou 9 millimètres de la face inférieure de la glande. Ces mesures sont loin d'être constantes : d'après mes recherches, elles sont assez exactes pour les prostates des jeunes sujets de dix-huit à vingt-deux ans, tandis que, chez les individus plus âgés, la quantité de tissu glandulaire situé au-dessus de l'urèthre, égale, ou même dépasse parfois, celle qui se trouve au-dessous du canal (3). »

Afin d'étudier plus complétement cette question, j'ai enlevé dix prostates d'adultes saines, et pratiqué avec grand soin une section allant de la face antérieure ou pubienne à la face postérieure ou rectale. C'est avec ces préparations, qui sont maintenant au College of Surgeons, que je puis attester l'exactitude des résultats suivants.

L'âge des dix sujets est compris entre trente-cinq et cinquante-sept ans; les prostates peuvent être toutes considérées comme non hypertrophiées, à cause de leur poids : la plus légère pèse 16^{gr},16, et la plus lourde 21^{gr},85.

Sur sept d'entre elles, la surface de section provenant d'une coupe médiane pratiquée de la face pubienne à la face rectale, était à peu près égale en avant et en arrière de l'urèthre (l'organe avait été enlevé et sa face pubienne était tournée en haut). Dans deux cas, la surface de section était un peu plus large au-dessous qu'au-dessus ; dans un cas, c'était le contraire.

Mais il me semble, en jugeant d'après la forme des organes, et non pas seulement d'après la surface de section, qu'il y a une masse un peu plus épaisse de tissu prostatique au-dessous qu'au-dessus de l'urèthre, dans tous ces spécimens, sauf deux ou trois.

(1) *Cyclopædia of Anatomy and Physiology*, vol. IV, p. 146. — *Anatomy and Diseases of the Prostate Gland*. London, 2ᵉ édit., 1853, p. 1.
(2) L. A. Mercier, *Recherches anatomiques, pathologiques et thérapeutiques sur les maladies des organes urinaires et génitaux*. Paris, 1841, p. 50; et plus récemment, *Gazette hebdomadaire de médecine et de chirurgie*, 1860, p. 131.
(3) Hodgson, *the Prostate Gland*. London, 1856, p. 22.

PORTION PROSTATIQUE DE L'URÈTHRE. — Prenez une vessie d'adulte avec environ 7 centimètres et demi de l'urèthre, la prostate et autres tissus avoisinants; placez-les sur une table, la face pubienne tournée en haut, et vous apercevrez l'urèthre en incisant toutes les parties qui, dans cette position, se trouvent au-dessus de lui, et en écartant les deux lèvres de l'incision. Vous trouverez alors les particularités suivantes dans la portion de l'urèthre soumise à votre examen.

Du côté de la vessie, la limite de la portion prostatique de l'urèthre est la *luette vésicale*, qui apparaît comme une saillie légèrement arrondie sur le plancher du col de la vessie. A partir de ce point, le canal s'avance graduellement en s'élargissant un peu, et se creuse, ou se déprime sur sa paroi inférieure; cette dépression se trouve divisée par une saillie longitudinale médiane, le verumontanum. Cette éminence prend naissance d'une façon presque imperceptible, par une ligne blanchâtre, juste au devant de la luette; puis, s'élevant peu à peu pendant 12 à 13 millimètres, elle atteint alors sa hauteur la plus grande (environ 3 millimètres et demi), et forme une crête longitudinale sur la ligne médiane de l'urèthre. Elle s'élargit et s'arrondit jusqu'à son point culminant, puis, s'amoindrissant tout d'un coup quelque peu dans son trajet en avant, elle offre, sur sa pente antérieure, une ouverture que nous allons étudier en détail. Le faîte, qui va graduellement en s'amoindrissant, abandonne la portion prostatique de l'urèthre et pénètre dans la portion membraneuse de l'organe. La dépression de la portion prostatique, *sinus prostatique*, se trouve ainsi divisée en deux sillons latéraux situés de chaque côté du verumontanum; c'est là qu'on peut observer un grand nombre de petites ouvertures, orifices des conduits prostatiques. Lorsqu'on les examine avec une lentille ordinaire d'un faible pouvoir grossissant, on peut les compter sans difficulté : de cette façon on en peut distinguer jusqu'à 20 ou 24, parfois 30. Ils s'alignent principalement de chaque côté du verumontanum; mais on en voit aussi quelques-uns soit en avant, soit en arrière.

La longueur de la portion prostatique de l'urèthre est comprise entre 28 et 32 millimètres. Son diamètre s'exprime ordinairement par un chiffre fixe; mais comme les surfaces sont en contact l'une avec l'autre, sauf pendant la distension qui résulte d'un acte fonctionnel, il est difficile d'en figurer le calibre avec exactitude. Les parois et les tissus environnants sont extensibles, en sorte que ce calibre est forcément variable, suivant la force de la pression exercée, du moins dans une certaine limite. Sans soumettre les parties à une trop forte extension, le diamètre du canal, vis-à-vis de la crête du verumontanum, mesure environ 8 à 9 millimètres et demi; mais, calculé de la même façon à chaque extrémité de la portion prostatique, ce diamètre se trouve être un peu moins considérable.

La surface de l'urèthre, ainsi considéré, présente une muqueuse, recouverte d'un épithélium cylindrique toujours disposé en deux couches, l'une superficielle, l'autre profonde. A l'état frais, cette membrane offre une teinte d'un jaune pâle et d'une couleur rosée, parce que les couches sous-jacentes sont formées de fibres musculaires, pâles, non striées, et de tissu

conjonctif ou élastique, et que les vaisseaux sanguins sont en moins grand
nombre que ceux des portions membraneuse et bulbeuse de l'urèthre, lesquelles offrent par conséquent une coloration plus rouge. Ces couches
sous-muqueuses sont composées en grande partie de fibres musculaires
pâles, non striées, entremêlées de fibres blanchâtres et de fibres élastiques
en petite proportion. Les fibres musculaires s'étendent longitudinalement
en suivant l'axe du canal, et forment, immédiatement au-dessous de la
muqueuse, une couche mince, mais un peu dense et résistante, au travers
de la prostate ; elles affectent les mêmes rapports sur toute la longueur du
canal, bien qu'elles soient alors en moindre quantité qu'en cet endroit. En
arrière, elles se continuent avec les fibres de la couche sous-muqueuse de
la vessie. C'est par le développement de ces fibres musculaires longitudinales
de l'urèthre qu'est formé le verumontanum ; elles se divisent pour circonscrire l'orifice de l'utricule, et livrer passage aux canaux prostatiques. Ces
cavités sont tapissées d'une délicate membrane épithéliale (épithélium cylindrique) semblable à celle de la portion prostatique de l'urèthre.

Voici maintenant quel est le mode précis de distribution des vaisseaux
sanguins déliés au-dessous de la muqueuse. Du col de la vessie à la partie
la plus élevée du verumontanum, on n'en aperçoit qu'un petit nombre ; et
la muqueuse a une teinte jaunâtre, en raison de leur rareté. Mais, au devant
de la saillie, on voit circuler un grand nombre de vaisseaux déliés, côte à
côte ; ils cheminent, pour la plus grande partie, en suivant l'axe de l'urèthre,
mais ils divergent un peu obliquement en dehors, à droite et à gauche de
la ligne pâle du verumontanum, et se continuent dans la portion membraneuse. La muqueuse est donc d'une teinte rouge plus foncée au devant de
l'éminence ; si vous l'examinez avec un verre grossissant, vous verrez que
ce fait est dû aux vaisseaux déliés qui se ramifient longitudinalement, et
que nous venons de décrire.

L'utricule, ou vésicule prostatique, est un petit sac que nous avons vu
s'ouvrir sur la face antérieure du verumontanum. Il a une forme à peu près
ovale, et mesure ordinairement de 5 à 8 millimètres de longueur, et de 4 à
6 millimètres dans sa plus grande largeur ; toutefois il peut se présenter
plus volumineux ou plus exigu. Son extrémité postérieure est large, l'antérieure est étroite. Il est situé obliquement, avec son grand diamètre dirigé
du côté, ou un peu au-dessous de la partie médiane, et sur le trajet des
canaux éjaculateurs ; ceux-ci sont compris dans l'épaisseur de ses parois.
L'orifice externe de l'utricule est quelquefois extrêmement fin ; il s'est
même présenté des cas où il faisait défaut ; on trouvait alors, à la partie
antérieure du verumontanum, l'ouverture des deux canaux éjaculateurs.

Le sac de l'utricule est constitué par une muqueuse, recouverte d'un
épithélium cylindrique, et par un tissu sous-muqueux qui rattache la muqueuse à quelques bandes de tissu fibreux blanchâtre, et de fibres musculaires pâles, et, par ces dernières, à la masse même des tissus environnants.
Il contient des follicules muqueux, qui paraissent sécréter une matière d'un
brun rougeâtre foncé et analogue à de la gelée ; parfois le sac est presque
entièrement rempli de cette matière.

A l'état de repos, les parois de la portion prostatique de l'urèthre s'appliquent assez exactement l'une contre l'autre, et la muqueuse forme de légers plis longitudinaux, séparés par de petites rainures. Une section transversale nous montre que le canal affecte une forme qui se rapproche beaucoup d'un triangle à sommet supérieur.

TRAJET DES CANAUX ÉJACULATEURS DANS LA PROSTATE. — Le conduit commun, formé par la réunion du canal déférent et du conduit excréteur de la vésicule séminale, s'enfonce tout contre celui du côté opposé, dans la base de la prostate, à environ 6 à 8 millimètres de l'ouverture qui donne passage au canal de l'urèthre (la prostate a été enlevée et placée dans la position que j'ai déjà indiquée). Il y a, vers la base de l'organe, une dépression bien marquée, de forme pyramidale, à sommet dirigé vers l'intérieur; elle se confond avec la partie la plus élevée de la rainure qui sépare les deux lobes latéraux. Cette dépression s'enfonce dans l'épaisseur de la portion postérieure ou troisième lobe, de façon que les trois quarts de la glande restent entre les conduits et l'urèthre, et que le dernier quart forme une couche mince entre les canaux et la face inférieure de la prostate. Cette proportion varie selon les sujets; chez tous, néanmoins, la plus forte partie de la glande est entre les conduits et l'urèthre. Une mince couche de tissus de 1 millimètre à 1 millimètre et demi d'épaisseur sépare les deux canaux, lorsqu'ils pénètrent dans l'organe l'un à côté de l'autre. Ils marchent alors directement vers l'utricule, et poursuivent leur trajet dans l'épaisseur des parois de cette cavité, l'un d'un côté, l'autre de l'autre; ils viennent s'ouvrir, en forme de fente, à la partie antérieure du verumontanum, à côté de l'orifice de l'utricule. En pratiquant avec soin une section longitudinale de l'utricule, on peut aisément se rendre un compte exact de leur trajet.

Le canal éjaculateur, depuis son entrée à la base de la prostate jusqu'à sa terminaison, à côté de l'orifice de l'utricule, a une longueur de 12 millimètres environ. Sa structure se compose d'une muqueuse ou tunique interne, de quelques fibres musculaires pâles qui en font le tour et de tissu conjonctif interposé; ces tuniques sont beaucoup plus minces et moins résistantes que celle du canal déférent. Les fibres musculaires sont longitudinales et suivent l'axe du conduit; elles se continuent, au niveau de l'orifice de l'utricule, avec celles qui entourent la muqueuse uréthrale, et que nous avons déjà décrites.

ANATOMIE MICROSCOPIQUE DE LA PROSTATE. — *Des tissus qui entrent dans la composition de la prostate, et de leur agencement.* — Nous avons déjà dit que les fibres musculaires pâles, non striées, entrent largement dans la composition de la prostate. La vérité de ce fait a été reconnue par bon nombre d'observateurs indépendants, et, parmi ceux qui en ont parlé les premiers, se trouve le docteur Handfield Jones, qui a inséré pour la première fois un mémoire sur ce sujet dans la *Medical Gazette* pour août 1847.

L'année suivante, Kölliker (1) publia un compte rendu sur ses examens de la prostate, et il y déclarait que le tissu musculaire pâle constituait la ma-

____

(1) Kölliker, *Zeitschrift für wissenschaftliche Zoologie.* Leipzig.

jeure partie de l'organe, et que le tissu glandulaire ne se trouvait qu'en proportion moindre. Plus récemment, le professeur Ellis, de University College, a repris et creusé le même sujet, et il est arrivé aux mêmes conclusions (1).

On trouvera la dernière description de Kölliker dans les *Éléments d'histologie* (2). Il confirme ses premières observations aussi bien que les vues de l'observateur que j'ai cité plus haut (3).

J'ai déjà donné (page 301) une description anatomique de l'agencement des fibres qui entourent immédiatement la muqueuse de la portion prostatique, couche de fibres musculaires, connectives et élastiques, entremêlées, suivant la direction de l'axe de l'urèthre. J'ai aussi montré qu'elles sont entourées d'une couche de fibres transversales disposées circulairement autour de l'axe, et par conséquent placées à angle droit par rapport aux précédentes. Enfin j'ai dit que cette couche est plus épaisse que la première, surtout à son extrémité vésicale, où elle se confond avec la couche des fibres circulaires de la vessie. Les autres tissus qui entrent dans la composition de l'organe, et que j'ai soumis de plusieurs manières à une étude approfondie et minutieuse, vont être maintenant l'objet d'un examen détaillé.

Tout d'abord les deux couches de fibres musculaires et autres que je viens d'énumérer sont traversées par un grand nombre de canaux excréteurs venant des glandes, et dont la structure nous reste à décrire. Ces

(1) Ellis, *Transactions of the Medico-Chirurgical Society*, vol. XXXIX, 1856, et illustré des dessins de ses pièces anatomiques. « La prostate est un corps essentiellement musculaire, formé de fibres circulaires ou orbiculaires non soumises à l'action de la volonté, avec un large trou central pour le passage de l'urèthre, et une autre ouverture oblique, plus petite, dirigée en haut au-dessous de la première, et destinée à frayer le chemin des conduits éjaculateurs jusqu'au canal urinaire qui occupe le milieu de l'organe. C'est à peine si l'on peut considérer comme faisant partie de ce corps les quelques fibres longitudinales qui recouvrent la face supérieure de la prostate, et qui dérivent de la tunique musculaire externe de la vessie.

» Ses fibres circulaires sont en continuité directe en arrière, sans ligne de séparation, avec les fibres musculaires de la vessie. En avant, une couche mince de ces fibres musculaires, d'une épaisseur de 3 millimètres environ, se prolonge autour de la portion membraneuse de l'urèthre, comme pour l'isoler du constricteur soumis à l'action de la volonté...... En dedans, et complétement distinct des fibres circulaires, se trouve le canal de l'urèthre, renfermé dans sa couche sous-muqueuse de fibres longitudinales. Du côté de la face postérieure et inférieure, les fibres sont moins bien accolées les unes aux autres, surtout à l'endroit par où entrent les vaisseaux, et elles semblent surajoutées à celles qui rejoignent les tuniques de la vessie.

» Comme il n'y a qu'une aussi faible partie de la prostate qui soit glandulaire, il est douteux que l'on puisse appeler ce corps une glande; car les petites glandes sécrétantes qui y sont contenues ne sont que des appendices de la muqueuse qui se prolongent au milieu des fibres musculaires, de la même façon que les autres glandes de l'urèthre s'étendent au milieu des tissus sous-muqueux environnants. » (*Trans. of Med.-Chir. Society*, vol. XXXIX, p. 330)

(2) Voyez Kölliker, *Éléments d'histologie humaine*, 2e édition française, revue et corrigée d'après la 5e édition allemande, par le docteur Marc Sée. Paris, 1869.

(3) « La prostate, selon nos propres observations, confirmées par V. Ellis, et en partie aussi par Jarjavay (*Recherches anatomiques sur l'urèthre de l'homme*, Paris, 1856), est un organe très-musculaire, dans lequel la substance glandulaire ne forme guère qu'un tiers ou une moitié au plus de l'organe. »

canaux excréteurs suivent une direction concentrique et s'ouvrent à l'intérieur de l'urèthre de chaque côté du verumontanum. Ensuite, au milieu des fibres externes ou circulaires, on rencontre quelques petits culs-de-sac glandulaires simples, appendus aux canaux excréteurs qui se dirigent vers l'urèthre. Ces petites glandes sont en grande partie situées au-dessous de l'urèthre, près du point où il s'unit au col de la vessie, en arrière et non en avant du verumontanum.

Voyons maintenant la structure de la partie de l'organe qui manque de ces deux couches musculaires et qui est située en dehors, qui forme les lobes latéraux, partie qui donne à la prostate sa forme particulière et ses caractères constants ; qui, en somme, en fait un organe indépendant et un organe mâle.

Là nous trouvons une combinaison du tissu musculaire et de ses congénères, je veux dire l'enchevêtrement de fibres musculaires, connectives et élastiques (avec prédominance des premières), et de tissu glandulaire.

Le tissu musculaire n'a plus aucun agencement bien défini. Il semble qu'un certain nombre de faisceaux partent des fibres circulaires les plus éloignées du centre pour se diriger en dehors, jusqu'à la capsule. En agissant ainsi, elles procèdent un peu irrégulièrement, s'entrecroisent lâchement entre elles et ménagent ainsi de nombreux interstices. Kölliker prétend que ces faisceaux rayonnent en dehors dans toutes les directions, en prenant pour centre les côtés du verumontanum. Pour moi, je ne distingue rien d'aussi précis qu'une irradiation générale, et certainement il n'y a pas une irradiation régulière sans entrelacement ; mais peut-être n'est-ce pas là ce qu'il veut dire. Ces bandes divergent toutes du centre vers la circonférence ; mais il semble qu'il y ait aussi quelques bandes à direction différente, de façon qu'elles s'entrecroisent et se réunissent avec les autres à angles plus ou moins aigus ; ces bandes ne partagent pas beaucoup les caractères de divergence et d'irradiation, mais elles s'entremêlent avec les éléments glandulaires qui nous restent à décrire, s'unissent à eux, enveloppant et enserrant, pour ainsi dire, les lobes de la glande. Tout autour de la prostate, les fibres du tissu musculaire et ses dérivés se continuent en partie dans l'épaisseur de la capsule de la glande et font partie de sa structure.

Les interstices mentionnés plus haut sont remplis de tissu glandulaire ; celui-ci, dans les parties latérales de l'organe, entre pour une forte proportion dans la substance prostatique, et lui donne à l'œil nu une apparence de couleur variée. Lorsqu'on pratique une section longitudinale sur un lobe latéral, on distingue aisément ces grains glandulaires à leur coloration jaunâtre, et, par suite, on se trouve à même d'examiner approximativement par des coupes leur siége, leur direction et leur proportion par rapport au stroma fibreux. L'agglomération de glandes qui siégent à la *portion médiane*, avec les canaux éjaculateurs au-dessous, et, à côté, les glandes des parties postérieures et inférieures, se distinguent aisément, parce que leur ligne de divergence en dehors, en arrière et en bas, à partir du verumontanum, se trouve marquée par le tissu glandulaire que je viens de mentionner ; les bords inférieurs, quelque peu arrondis, n'arrivent qu'à environ 2 millimètres de la circonférence de l'organe, le reste se composant de la capsule associée à du tissu fibreux.

Les glandes sont en quelque sorte particulières à la prostate, et caractérisent cet organe. Elles consistent en grains multilobaires ou ramifications composées, dont le type le plus frappant se trouve dans les glandes salivaires et le pancréas ; mais elles diffèrent quelque peu de ces dernières. Après examen sérieux au microscope, sur des pièces fraîches ou sur des pièces durcies, voici quel paraît être l'agencement des glandules prostatiques.

Dans un but de précision, je vais énumérer les termes employés dans leur subdivision, en commençant aux parties terminales de la glande ellemême, et en procédant par ordre jusqu'à leurs canaux excréteurs : 1° vésicules ou culs-de-sac ; 2° follicules ; 3° canaux ; 4° lobules.

1° Par vésicules ou culs-de-sac, on entend les enfoncements les plus petits de tous ; ces cavités ont une forme en partie sphéroïdale et leur diamètre varie, *dans les premiers temps de la vie*, de 126 à 84 μ (1). Parfois il n'en existe qu'un ou deux à l'extrémité d'un conduit très-fin ; mais d'ordinaire il y en a plusieurs d'agglomérés, en nombre et de grosseur très-variables, pour former un groupe, avec une cavité centrale commune à tous ou à un certain nombre d'entre eux. Les vésicules ont une forme plus ou moins sphéroïdale ou ovoïde ; quelques-unes apparaissent au milieu des tissus voisins sous la forme de simples coupes, tandis que d'autres sont pédonculées et ont même la forme d'une bouteille. Les mesures données ci-dessus sont celles que l'on rencontre le plus au début de l'âge adulte. Chez les vieillards, et même au milieu de la vie, ces cavités augmentent de volume et semblent dilatées.

2° Les parties excavées, plus ou moins complexes, qui résultent de l'association d'un groupe de vésicules, peuvent être nommées follicules, et ne sont pas moins variables en volume. D'ordinaire, leur diamètre atteint 211 à 253 μ. Avec l'âge elles augmentent de volume, jusqu'à devenir trois fois ou même cinq fois plus volumineuses. Chaque follicule a son conduit propre, ce qui se présente le plus souvent ; ou bien il s'ouvre en même temps que plusieurs autres dans un conduit commun, mais qui se rend au canal excréteur propre du lobule dont fait partie le follicule. Les glandes prostatiques offrent cela de particulier que les follicules varient beaucoup de volume, et sont placés irrégulièrement le long du canal. Ils ne sont point pressés autour de lui, comme dans les autres glandes ramifiées, mais ils sont dispersés sur toute sa longueur, à de grands intervalles irréguliers. Il suit de là que le tissu ne se trouve uni que lâchement, et qu'il est par conséquent plus difficile à isoler, à découvrir et à étudier avec exactitude.

3° Les petits canaux sont extrêmement nombreux. Chaque follicule, ou petite collection d'acini, possède son conduit, qui a souvent une certaine

---

(1) [Nous avons adopté, pour la numération microscopique, le type de Kölliker, le millième de millimètre, μ : ainsi 84 μ = 0^{mm},084.]

longueur, et qui se continue en ligne droite jusqu'aux troncs principaux ; ces derniers, par leur réunion, forment un seul canal excréteur pour le lobule tout entier. Les petits conduits cheminent presque parallèlement l'un à l'autre, et ils convergent légèrement à mesure qu'ils approchent du conduit principal. Au microscope, une section transversale de ces vaisseaux montre aisément que leurs parois sont constituées par des fibres disposées circulairement autour de l'axe du tube.

4° Le terme de *lobule* signifie la réunion des culs-de-sac qui, au moyen de canaux secondaires, se rendent dans le canal excréteur de la série, et se continuent ensuite jusqu'à l'urèthre, sans se joindre au canal d'aucun autre lobule. Chaque lobule est un organe glandulaire complet et indépendant, analogue à une glande sudoripare, et compris, comme celle-ci, sous le terme générique de « glande ». Toutefois l'habitude qu'on a d'appliquer cette dénomination à l'organe entier, « glande prostate », rend préférable l'emploi du terme « lobule », pour le cas que nous considérons. Toutes ces diverses parties sont revêtues d'un épithélium de nature différente, chose facile, du reste, à vérifier.

D'abord, les vésicules et les culs-de-sac sont recouverts d'un épithélium extrêmement régulier ; les cellules épithéliales ont une disposition à devenir ovoïdes, mais elles se présentent sous la forme polygonale, à cause des pressions latérales qu'elles supportent. Elles sont très-adhérentes entre elles, et se laissent enlever en masse, soit sur toute une surface convexe, soit sous une forme canaliculée.

Quant aux cellules épithéliales, elles ont un contenu granuleux, avec un noyau un peu plus allongé, par rapport à son volume, que n'est la cellule même. Il n'existe pas de nucléole bien marqué. Vues sous une certaine masse, les cellules offrent une teinte jaune, couleur de tan, due aux granulations qu'elles renferment, et pourtant une cellule ou une simple couche de cellules ne présente pas d'ordinaire cette particularité. Leur diamètre est de 1 à 10 μ.

Dans les petits conduits, ou conduits secondaires, les cellules superficielles sont prismatiques, fait dont je suis pleinement convaincu, bien qu'on ne les représente quelquefois que comme sphéroïdales. C'est la même disposition dans les grands canaux, et l'épithélium devient alors, d'après mes observations, un épithélium à cils vibratiles.

Les vésicules sont quelquefois vides ; d'autres fois on les trouve remplies de cellules épithéliales. Parfois elles contiennent le liquide prostatique ; de temps à autre on en aperçoit qui sont pleines d'une matière transparente, jaunâtre, semi-liquide, analogue à de la gelée, remplie de cellules épithéliales ; dans d'autres circonstances, elle est bien homogène et ne renferme pas une seule de ces cellules. Dans certains cas, on y aperçoit les concrétions si connues de ceux qui ont étudié la prostate, et qui paraissent se trouver toujours dans l'organe à l'état adulte (voy. chap. XVIII).

Les vésicules glandulaires ultimes sont fixées en place et unies entre elles en masses folliculaires, et ces dernières s'agrégent en lobules glandulaires, principalement au moyen de tissu connectif entremêlé de fibres musculaires pâles en petite proportion. On rencontre des intervalles considérables comblés par ces tissus, entre beaucoup de parties secondaires du lobule. Néanmoins on peut isoler entièrement, ou à peu près, le véritable tissu glandulaire, en y consacrant beaucoup de soin et de patience, et en disséquant sous l'eau avec deux aiguilles.

Les tissus connectifs, dont je viens de décrire la présence autour des éléments de la glande, sont aussi traversés par un fin mais riche réseau de capillaires sanguins, lequel se ramifie dans la paroi externe des vésicules. L'apport vasculaire est considérable, si l'on en juge d'après la quantité et l'aisance des communications capillaires.

Les lobules glandulaires, assemblage déjà décrit de vésicules et de follicules, sont au nombre d'environ quarante ou cinquante. Chacun de leurs canaux excréteurs vient s'ouvrir dans l'urèthre, près du verumontanum. Parfois deux canaux indépendants s'ouvrent par un orifice commun; parfois aussi ils ne s'ouvrent pas directement dans l'urèthre, au point où ils l'atteignent, mais ils cheminent sous la muqueuse jusqu'à ce qu'ils soient arrivés au point que nous avons indiqué. Ils parcourent ainsi quelquefois d'assez longues distances, jusqu'à 10 ou 12 millimètres.

Les conduits moyens et les plus volumineux ont des parois nettement fibreuses; elles se composent de fibres connectives, à la fois circulaires et longitudinales, entremêlées d'une petite quantité de fibres musculaires pâles. On n'y rencontre pas de fibres élastiques.

Ici s'élève naturellement une question que nous ne trouvons pas résolue à notre entière satisfaction, à cause des opinions très-diverses des observateurs. Toutes les parties de la prostate sont-elles parcourues par des éléments glandulaires? S'il en est ainsi, sont-ils distribués partout en proportions égales?

Il y a deux moyens d'examiner l'organe pour obtenir à cette question une réponse satisfaisante. La première est d'en pratiquer avec grand soin de minces coupes au moyen du bistouri de Valentin, d'examiner à son tour chaque partie de la prostate, et de porter sous le microscope les coupes ainsi obtenues. Une autre méthode, peut-être préférable, consiste à faire successivement une incision, avec un instrument bien affilé, sur chacune des parties de la glande (ou dans des parties correspondantes des mêmes organes, pour parler plus exexactement, parce qu'il faut plusieurs coupes pour l'examen en question); il faut avoir grand soin de ne pas presser avec les doigts les parties voisines de l'incision, sans quoi les liquides viendraient sourdre dans celle-ci ; on enlève alors aux diverses surfaces de section de petites parcelles de tissu, avec des ciseaux ou avec un bistouri et une pince ; enfin, on regarde chaque partie l'une après l'autre au microscope, avec un bon objectif d'un quart de pouce [de 6 millimètres et demi]. Il n'y a besoin d'ajouter que de l'eau claire, et, après avoir examiné une parcelle de tissu, sans y toucher, il faut la dilacérer sous la lentille au moyen de deux fines aiguilles.

Nous observerons alors la disposition que voici :

a. Supposons la présence d'éléments glandulaires.

D'abord la goutte d'eau distillée dans laquelle plonge la préparation, avant qu'on la dilacère, ou qu'on la recouvre d'un verre mince, prend tout de suite une teinte légèrement laiteuse, lorsqu'il y a des éléments glandulaires, aspect qu'elle n'offre jamais lorsqu'il n'existe pas de tissu de glande. Ce résultat est dû, sous le microscope, à ce que des cellules épithéliales surnagent bien vite en grande abondance. En approfondissant l'examen à la lumière transmise, on voit que la masse est composée de fibres musculaires parallèles, molles, pâles, entremêlées d'une grande quantité de tissu connectif. Flottant tout autour dans le champ clair de l'instrument aussi bien qu'au milieu de la masse elle-même, sont de nombreuses cellules épithéliales à noyaux (voy. leur description, p. 322). Ajoutons de l'acide acétique dilué, et les fibres molles vont presque disparaître, en semblant plus molles encore, et semi-transparentes, tandis que se montrent de nombreux noyaux allongés, lesquels indiquent, par leur disposition linéaire, la direction des fibres musculaires. On aperçoit alors aussi quelques filaments de fibres élastiques, qui croisent les autres fibres en travers. Maintenant aussi on voit plus distinctement les cellules épithéliales dans les espaces qu'elles occupent, et où elles tapissent de petits culs-de-sac, ou les plus petits conduits excréteurs. Elles paraissent plus nettes, parce que les éléments environnants sont moins distincts, et non parce qu'elles sont elles-mêmes plus profondément modifiées par l'acide acétique ; leurs contours ressortent un peu plus, tandis que le noyau est un peu plus indécis qu'auparavant. Maintenant on les voit se grouper ensemble, parfois en masses serrées, de forme lamellaire, cylindrique ou sphéroïdale : telles sont les parties du tissu glandulaire qui contiennent des éléments glandulaires sécrétants. Quelquefois les canaux et les acini sont vides, et l'on voit alors une couche des mêmes cellules régulièrement appliquées et adhérentes aux parois, l'une à côté de l'autre, pour tapisser la cavité. Il n'est pas difficile d'en enlever une parcelle, au moyen de fines aiguilles, pour l'examiner à part ; on obtient ainsi des portions partiellement cylindriques ou même ramifiées.

Si nous faisons sourdre un peu de liquide prostatique, et que nous l'examinions avec le même pouvoir grossissant, nous trouverons en abondance les mêmes cellules, et les cellules prismatiques qui proviennent des canaux ; l'acide acétique exerce sur elles la même action très-légère que je viens de signaler.

b. Ce que l'on voit sur une préparation qui ne présente pas d'éléments glandulaires.

Dans ce cas, nous rencontrerons les fibres musculaires pâles et les tissus connectif et élastique bref, le stroma (1) de l'organe, avec l'aspect, dans l'eau ou l'acide acétique dilué, qui a été décrit plus haut ; mais maintenant on n'aperçoit plus de cellules à noyaux d'aucune sorte. Ce tissu nous reste encore à bien démêler ; mais on ne peut découvrir aucune cellule, ni libre sur le champ du microscope, ni dans des canaux ou des interstices entre

(1) Nous emploierons désormais, pour abréger, le terme de stroma, pour indiquer la couche, si souvent répétée, composée des trois tissus élémentaires, et pour la distinguer des éléments glandulaires qu'elle entoure et auxquels elle fournit un appui.

les fibres. Nous sommes parfaitement assuré qu'il n'y a point d'éléments glandulaires là où l'on arrive à un pareil résultat.

Or, dans la coupe médiane de la partie antérieure de l'organe au devant de l'urèthre, en d'autres termes dans l'épaisseur de l'isthme ou commissure antérieure, je n'ai jamais rencontré, même après plusieurs examens, aucun élément glandulaire, pourvu que la section porte précisément sur la ligne médiane. En s'écartant seulement de 3 millimètres en dehors de cette ligne, dans certains cas à une moindre distance, on voit apparaître des cellules sécrétantes et des culs-de-sac, et souvent aussi avec elles de petites concrétions. Dans toutes les autres parties de l'organe, on découvre la structure cellulaire, mais elle est plus abondante dans les parties externes et postérieures des lobes latéraux, et au centre du « lobe moyen » ou « portion médiane ».

Il ressort de là que les vrais éléments glandulaires d'un lobe ne se rejoignent pas avec ceux du lobe de l'autre côté sur la ligne médiane et antérieurement, c'est-à-dire dans l'isthme antérieur, et qu'il existe en cet endroit un intervalle comblé par du tissu moins complexe, et variable chez les différents sujets ; il importe aussi de faire remarquer que, dans cet intervalle, j'ai découvert quelques fibres musculaires de la vie de relation qui descendent presque jusqu'à l'urèthre. Une coupe pratiquée en ce point et bien éclaircie offrira souvent quelques fibres striées, quoique en faible proportion. Ce manque de continuité du tissu glandulaire en avant semble indiquer la persistance de la division en deux lobes, si bien marquée pendant la vie fœtale, et qui a fait donner à l'organe par les anciens anatomistes le nom pluriel de « prostates ». Mais on trouve en abondance des grains glandulaires sur la ligne médiane en arrière de l'urèthre.

La capsule propre de la prostate s'étend sur la totalité de l'organe, sauf à la base et au sommet par où l'urèthre entre et sort, et cette enveloppe est là en continuité avec les parties voisines de chaque côté, comme je l'ai indiqué à la page 301. Cette capsule est distincte de l'étui fourni à la prostate par l'aponévrose recto-vésicale et forme partie intégrante de l'organe : elle ne se laisse ni peler, ni isoler autrement que par la dissection. Elle se compose de tissus fibreux denses, c'est-à-dire de fibres musculaires pâles, de tissu connectif et d'un peu de tissu élastique, dont un grand nombre de bandes pénètrent dans la substance de l'organe. Par le fait, la capsule est en continuité de tissu avec le stroma de la glande ; il y a entrelacement des fibres, et de fins vaisseaux accompagnent du dehors les fibres qui pénètrent pour s'anastomoser librement avec le reste de son système vasculaire.

De la prostate chez les jeunes sujets. — À une époque très-peu avancée de la vie intra-utérine, après que le rectum s'est séparé de la vessie, cette dernière et les organes génito-urinaires en avant se présentent sous la forme d'un canal connu sous le nom de *sinus uro-génital*. Dans cette cavité, chez l'homme, viennent s'ouvrir les uretères et les canaux déférents, ceux-ci d'abord par une seule ouverture ; plus tard les vésicules séminales se développent aux dépens d'une partie du sinus uro-génital voisine de cette ouverture, puis chaque vésicule s'accole à son canal excréteur, et deux orifices indépendants apparaissent à la place d'un seul; entre les deux, l'utricule se développe aux dépens d'une partie originale du sinus qui reste encore. Tout autour viennent s'agréger les glandes prostatiques et les tissus fibreux en deux masses distinctes, déjà visibles au quatrième mois de la vie intra-utérine. Dans le courant du mois suivant, une partie intermédiaire vient les unir en arrière (face rectale) pour former la portion médiane et la partie commissurale située au-dessous; c'est à cette dernière qu'on a donné le nom « d'isthme » ou commissure postérieure.

A l'époque de la naissance, l'organe est très-petit, et il reste tel comparativement jusqu'à l'époque de la puberté. Suivant les recherches du docteur Gross (de Louisville), il ne pèse encore que 19 centigrammes et demi au moment de la naissance; ses résultats sur le volume, la forme et le poids de l'organe, à partir de cette époque jusqu'à l'âge adulte, sont très-complets et peuvent trouver place ici.

« *Prostate à la naissance.* — Largeur à la base, 8 millimètres; un peu au-dessus de la partie moyenne, 10 millimètres; au sommet, 4 millimètres; longueur à la partie moyenne, 8 millimètres; sur les bords, 8,5 millimètres; épaisseur à la base, 4 millimètres; au milieu, 6,5 millimètres, et au sommet 2,5 millimètres. Poids, 841 milligrammes.

» *Prostate à quatre ans.* — Largeur à la base, 12,5 millimètres; juste au-dessus de la partie moyenne, 14 millimètres, et au sommet, 5 millimètres; longueur à la partie moyenne, 12,5 millimètres et 14 millimètres sur les bords; épaisseur à la base, 5,5 millimètres; au milieu, 8 millimètres, et au sommet, 4 millimètres. Poids, 1^{gr},5.

» *Prostate à douze ans.* — Largeur, presque 18 millimètres à la base; 20 millimètres au milieu, et 6 millimètres au sommet; longueur à la partie moyenne, 17 millimètres, 18 millimètres sur les bords; épaisseur à la base, 6 millimètres; au milieu, 9 millimètres; au sommet, 4,5 millimètres. Poids, 2^{gr},80.

» *Prostate à quatorze ans.* — Largeur à la base, 23 millimètres; au milieu, 19 millim.; au sommet, 8 millimètres; longueur au milieu, 17 millimètres, et 21 millimètres sur les bords; épaisseur, 7 millimètres à la base, 10 millimètres au milieu, et 6 millimètres au sommet. Poids, 3^{gr},75.

» *Prostate à vingt ans.* — Largeur à la base, 29 millimètres; au milieu, 33 millimètres; au sommet, 11 millimètres; longueur au milieu, 30 millimètres; sur les bords, 32 millim.; épaisseur à la base, 16 millimètres; au milieu, 20 millimètres; au sommet, 10,5 millim. Poids, 16^{gr},80 (1). »

M. H. Bell, dans une thèse inaugurale publiée à Paris, a fait des relevés transcrits par Malgaigne dans son *Traité d'anatomie chirurgicale* (2); ils résultent de dissections portant sur plus de quarante sujets compris entre deux et quinze ans. Les voici :

Ages.	Diamètre transverse.	Rayon postérieur oblique.	Rayon postérieur direct.	Rayon antérieur direct.
	Millim.	Millim.	Millim.	Millim.
2 à 4 ans ..	12,40 à 13,5	4,5 à 5	2,25	1
5 à 10 ans ..	13,5 à 17	5 à 7	4,5 à 5,6	1
10 à 12 ans ..	16 à 19	6 à 8	4,5 à 5,6	2,25 à 3,4
12 à 15 ans ..	19 à 22	8	4,5 à 5,6	3,4

J'ai disséqué la prostate d'un sujet de douze ans; elle fait maintenant

(1) Gross, *On the Urinary Organs.* Philadelphia, 2e édit., p. 70.
(2) H. Bell, thèse. Paris, 1834. — Malgaigne, *Traité d'anatomie chirurgicale, etc.* Paris, 1859, t. II, p. 483.

partie des préparations au College of Surgeons ; son poids coïncide de très-près avec celui d'un cas du même âge dans la série du docteur Gross.

A douze ans, poids...................   2,588 grammes.
Longueur...........................   2,5 centimètres.
Largeur   1,9   —
Épaisseur..........................   9,5 millimètres.

Nous ne devons pas oublier les recherches de Deschamps, qui ont porté sur un grand nombre de sujets. Il s'exprime comme il suit :

« 1° Chez les sujets de trois à huit ans, l'épaisseur antérieure de la prostate (antérieure à l'urèthre) est de 3 millimètres et demi, sa partie postérieure 5 millimètres et ses parties latérales 7 millimètres..... 2° Dans les sujets de huit à seize ans, l'épaisseur de la partie antérieure est de 4 millimètres environ, celle de la partie postérieure de 6 millimètres, celle des parties latérales de 8 ou 10 millimètres (1). »

Les considérations générales qui suivent sont d'une grande importance pour notre sujet.

La position de la prostate chez les enfants est différente de celle qu'elle occupe chez les adultes : elle est placée plus verticalement dans le bassin que celle de l'adulte. La vessie a une position correspondante ; son bas-fond est moins déprimé, moins sessile sur le rectum (pour parler ainsi) qu'il ne le devient plus tard. Le péritoine s'avance tout contre sa base ; mais comme le bas-fond se développe avec l'âge, le péritoine est peu à peu refoulé, et un espace bien marqué ou une partie de la vessie (notée avec soin par les anatomistes et les chirurgiens) n'est point recouverte par lui en arrière de la prostate.

La forme de la glande est plus arrondie chez les enfants ; elle offre moins bien les caractères distinctifs et les contours de la prostate d'un adulte, ses lobes sont aussi moins apparents.

Sa consistance est molle ; la capsule se déchire aisément ; les grains glandulaires sont simples, peu développés ; ils ne semblent formés que de simples follicules tubulaires ou acineux et de conduits.

[Les descriptions anatomiques des auteurs français ne diffèrent que peu de celle de M. Thompson. Nous nous bornerons à signaler en peu de mots les idées qui ont cours en France aujourd'hui sur quelques-uns des points de l'anatomie normale de la prostate. En désaccord avec M. Mercier, M. Richet (2) admet que la portion de la glande située au-dessus du canal est à celle qui est au-dessous dans la proportion de 1 à 5. Amussat, au contraire, croyait que la prostate était creusée d'une simple gouttière, sur laquelle passait le canal, tandis que Velpeau et Denonvilliers voulaient que la glande entourât l'urèthre à la façon d'un anneau. M. Cruveilhier résume ses opinions sur ce sujet dans le passage suivant : « Les variétés de disposition de l'urèthre par rapport à la prostate ont été très-bien indiquées par Senn dans sa dissertation inaugurale, en 1825. D'après ses recherches, la

____

(1) Deschamps, *Traité historique et dogmatique de la taille.* Paris, 1796, vol. I, p. 39.
(2) Richet, *Traité pratique d'anat. méd.-chirurg.*

portion de prostate située au-dessus du canal a 7 ou 8 lignes (14 à 16 millimètres) d'épaisseur sur la partie moyenne, et 10 ou 11 lignes (20 à 22 millimètres) en bas et en dehors. La portion de prostate située au-dessus de ce canal a de 3 à 4 lignes (6 à 8 millimètres) sur la ligne médiane en haut, et 9 lignes (18 millimètres) directement en dehors (1). »

J. Cruveilhier n'admet point de lobe moyen. M. Sappey pense qu'il en existe un, et que sa présence est constante. D'après cet auteur, à l'état normal, il serait représenté par une lamelle de 5 millimètres d'épaisseur, située au-dessus du .canal conoïde qui reçoit les canaux éjaculateurs dans l'épaisseur de la glande. Du reste, c'est à cette partie de l'organe qu'Everard Home avait donné le nom de « lobe moyen ».

Sappey insiste beaucoup sur la disposition suivante qui, selon lui, serait de la plus grande importance, au point de vue de la physiologie de l'éjaculation. Outre le sphincter du col de la vessie qui empêche le reflux du sperme du côté de la cavité vésicale, il décrit, autour de la région prostatique de l'urèthre, une épaisse couche de fibres musculaires *striées*, qui feraient contracter la loge de la portion prostatique de l'urèthre, au moment de l'écoulement du fluide séminal sur les côtés de l'utricule, en sorte que celui-ci, arrêté par le sphincter vésical, chassé en avant par le sphincter prostatique et le sphincter uréthral (région membraneuse), ne peut s'écouler que du côté du méat (2).

Enfin, Sappey et Richet sont d'accord pour admettre que les chiffres donnés par Senn sur les divers rayons de la glande sont trop élevés. Voici du reste, comparativement, les chiffres de MM. Senn et Sappey :

Chiffres de Sappey :

Rayon médian postérieur............... 12 à 17 millimètres.
— transverse .... 9 à 15 —
— oblique en dehors et en arrière... 18 à 23 —

Chiffres de Senn :

Rayon médian postérieur............. 15 à 18 millimètres.
— transverse .... 20 —
— oblique.................... 22 à 25 —

Après une discussion approfondie des diverses séries de mensurations données par les auteurs, de la dilatation que peut subir l'urèthre, et de l'étendue à donner aux incisions qui portent sur l'épaisseur du tissu prostatique, Richet conseille d'employer de préférence la taille bilatérale.]

(1) Cruveilhier et Marc Sée, *Anatomie descriptive*, t. II, p. 397, en note.
(2) Voyez, pour plus de détails, Sappey, *Anatomie descriptive*, t. IV.

CHAPITRE II

DES FAITS RELATIFS AU POIDS, AU VOLUME ET AUX CONDITIONS MORBIDES. RÉSULTATS OBTENUS PAR LA DISSECTION DE LA PROSTATE

Dissections de l'auteur. — Celles du docteur Messer. — En tout, 194 exemples de prostates présentés sous forme de tableaux.

Il me semble que nous avons intérêt à placer ici les données qui ont servi à établir un grand nombre de conclusions sur l'anatomie normale et les maladies de la prostate. Elles consistent en recherches faites le scalpel à la main, et indiquées plus bas sous forme de tableaux. J'ai fait beaucoup d'autres dissections au même point de vue ; mais, comme elles ont amené nécessairement le sacrifice de l'organe, je ne les rapporte point ici ; chacune de celles que je présente comme venant de moi a été conservée au moyen de liquides préservateurs.

TABLEAU DES FAITS OBSERVÉS DANS 194 CAS DE DISSECTION DE LA PROSTATE.

1re série. — Trente prostates enlevées et disséquées avec soin par l'auteur, sur des individus de soixante ans et au-dessus, telles qu'elles se sont offertes à l'amphithéâtre d'un grand établissement de la métropole, présentées à la Royal Medical and Chirurgical Society en 1856 ; plus, vingt autres prostates, dans le but de démontrer que l'hypertrophie est une condition exceptionnelle et non pas prédominante de la prostate à un âge avancé. (*Transactions*, vol. XI.)

2e série. — Cent prostates traitées de la même façon, par le docteur Messer, au Royal Naval Hospital de Greenwich ; elles ont été présentées à la Royal Medical and Chirurgical Society en 1860. (*Transactions*, vol. XLIII.)

3e série. — Trente-quatre prostates, présentées au Royal College of Surgeons par l'auteur, pour servir à illustrer un *Essay on the Healthy and Morbid Anatomy of the Prostate*, lequel a obtenu le prix Jacksonien, pour l'année 1860. Elles ont été recueillies par les docteurs Fischer et David, du Royal Naval Hospital de Greenwich, et offertes à l'auteur, qui les a disséquées et étudiées.

Sur les 164 exemples ci-dessus, provenant de sujets de soixante ans et au-dessus, on n'a fait aucun choix ; l'objet étant de les prendre au terme moyen des âges que l'on rencontre dans ces sortes d'établissements.

4e série. — Vingt prostates, provenant de sujets la plupart d'un âge moyen, tous au-dessous de soixante ans. Elles ont aussi été disséquées par l'auteur, et montrées par lui à la Royal Medical and Chirurgical Society en 1856 ; elles comprennent une partie des données sur lesquelles j'ai établi le poids et le volume de la prostate à l'état de santé.

5e série. — Dix prostates recueillies par l'auteur sur des sujets bien portants et d'un âge moyen de trente-cinq à cinquante-sept ans inclusivement. Elles ne proviennent aucunement de la même source, et par suite n'ont pu entrer dans les séries précédentes. Elles ont été étudiées après division sur la ligne médiane, pour élucider un point d'anatomie discuté à la page 314.

Première série. — Nos 1 à 30.

Nos	AGE.	POIDS. Gram.	REMARQUES.	LONGUEUR. Millim.	LARGEUR. Millim.	ÉPAISSEUR. Millim.
1.	70	18,62	Tissu sain	34	35	21
2.	85	18,37	Id.	31	37	24
3.	63	17,78	Id.	33	42	18
4.	90	19,26	Id.	31	47	21
5.	66	17,26	Id.	34	37	16
6.	63	20,88	Id.	33	37	16
7.	79	15,64	Id.	34	40	13

N^{os}	AGE.	POIDS. Gram.	REMARQUES.	LONGUEUR. Millim.	LARGEUR. Millim.	ÉPAISSEUR. Millim.
8.	70	19,07	Tissu sain	34	45	17
9.	66	19,13	Id.	34	43	18
10.	74	15,77	Id.	32	40	17
11.	61	16,55	Id.	32	40	20
12.	64	19,52	Id.	34	42	22
13.	73	18,62	Id.	40	45	15
14.	66	17,78	Id.	37	42	15
15.	66	15,89	Id.	37	41	15
16.	65	17,07	Id.	34	50	15
17.	61	19,01	Id.	32	42	18
18.	71	25,86	Hypertrophie portant à peu près également sur toutes les parties de l'organe..........	41	48	22
19.	72	20,56	Lobe droit plus volumineux que le gauche, sans hypertrophie.	32	43	22
20.	62	28,13	Hypertrophie ; augmentation de volume commençante de la portion médiane..........	45	43	21
21.	74	48,50	Hypertrophie ; une masse de tumeurs	57	60	42
22.	73	28,13	Hypertrophie..............	37	50	20
23.	61	28,77	Id.	37	48	25
24.	64	24,57	Id. tumeurs d'un petit volume...............	37	48	18
25.	75	38,15	Hypertrophie ; une foule de petites tumeurs	43	52	25
26.	79	17,84	Pas d'hypertrophie, mais une masse de petites tumeurs ..	32	42	20
27.	65	24,44	Petite tumeur développée sur la ligne médiane	37	43	25
28.	62	23,60	Id. et dans les lobes latéraux.................	34	48	25
29.	73	11,51	Atrophie.................	27	45	15
30.	60	11,45	Id.	30	35	13

Deuxième série. — N°s 31 à 130.

N^{os}	AGE.	POIDS. Gram.	REMARQUES.
31.	76	13,32	Tumeurs.
32.	76	12,53	Id.
33.	71	14,12	Id.
34.	87	13,06	Id.
35.	79	9,24	Abcès.
36.	80	11,73	Augmentation de volume de la partie médiane.
37.	67	12,53	
38.	69	9,77	
39.	85	9,77	
40.	77	13,59	
41.	78	12,53	
42.	82	12,53	
43.	71	13,59	
44.	75	14,12	
45.	76	13,59	
46.	67	8,71	
47.	70	12,53	
48.	75	12,53	
49.	83	7,91	
50.	74	11,47	

Le docteur Messer a placé ici ces cas, du n° 31 au n° 50 inclusivement, comme étant des prostates au-dessous de 7^{gr},08, et il les regarde par conséquent comme atrophiées. Je ne trouve pas l'évidence assez grande pour toutes ; je ne puis considérer que les n°s 35, 36, 38, 39, 46, 49 et 50, comme atrophiés sans conteste, et je les juge sur le simple fait de leur poids. (Voy. chapitre XIII, *Atrophie de la prostate.*)

N^{os}	AGE.	POIDS.	REMARQUES.
		Gram.	
51.	81	19,12	Tumeurs.
52.	82	19,37	Id.
53.	68	21,77	Id.
54.	78	20,71	Id.
55.	82	19,12	Id.
56.	71	20,71	Id.
57.	69	19,12	Id.
58.	87	19,65	Id.
59.	85	16,89	Id.
60.	81	22,94	Id.
61.	71	16,89	Id.
62.	76	20,71	Id.
63.	82	21,77	Légère augmentation de volume de la portion médiane.
64.	85	20,71	Id.
65.	72	16,89	Abcès.
66.	80	16,36	Id.
67.	67	21,24	Prostate saine.
68.	78	19,12	Id.
69.	76	15,30	Id.
70.	76	17,42	Id.
71.	66	20,18	Id.
72.	84	19,12	Id.
73.	85	16,89	Id.
74.	74	17,42	Id.
75.	94	19,12	Id.
76.	75	16,89	Id.
77.	61	16,36	Id.
78.	81	20,18	Id.
79.	76	20,71	Id.
80.	84	20,18	Id.
81.	81	16,36	Id.
82.	76	15,83	Id.
83.	64	15,30	Id.
84.	81	19,12	Id.
85.	84	17,42	Id.
86.	82	17,95	Id.
87.	75	19,91	Id.
88.	60	19,12	Id
89.	73	16,89	Id.
90.	71	20,71	Id.
91.	73	19,12	Id.
92.	68	15,30	Id.
93.	70	15,30	Id.
94.	68	19,12	Id.
95.	77	22,94	Id.
96.	72	106,96	Hypertrophie de tous les lobes. Tumeurs.
97.	77	35,47	Id. id. Id.
98.	77	24,00	Id. id. Id.
99.	63	53,48	Id. id. Id.
100.	80	72,58	Id. id. Id.
101.	86	27,83	Id. id. Id.
102.	87	28,36	Id. id. Id.
103.	75	61,12	Id. id. Id.
104.	78	126,06	Id. id. Id.
105.	71	38,20	Id. id. Id.
106.	70	38,20	Id. id. Id.
107.	76	38,20	Id. id. Id.
108.	72	64,94	Id. id. Sans tumeurs.
109.	79	45,89	Id. id. Abcès.

N°s	AGE.	POIDS. Gram.	REMARQUES.		
110.	81	24,79	Nypertrophie de tous les lobes.		Tubercules.
111.	79	114,60	Id.	id.	Tumeurs.
112.	76	91,77	Id.	id.	Id.
113.	78	114,60	Id.	des lobes latéraux	Id.
114.	76	183,36	Id.	id.	Id.
115.	74	95,50	Id.	id.	Id.
116.	62	23,17	Id.	id.	Id.
117.	74	27,30	Id.	id.	Id.
118.	78	23,30	Id.	id.	Id.
119.	77	23,17	Id.	id.	Id.
120.	64	53,48	Id.	id.	Id.
121.	84	100,91	Id.	id.	Id.
122.	75	26,77	Id.	id.	Id.
123.	71	36,00	Id.	id.	Id.
124.	77	36,00	Id.	id.	Id.
125.	60	53,48	Id.	id.	Tumeurs et abcès.
126.	81	45,89	Id.	id.	Pas de tumeurs.
127.	67	64,94	Id.	{ du lobe latéral gauche et du médian. }	Id.
128.	74	34,94	Id.	du lobe latéral droit.	Tumeurs et abcès.
129.	81	32,18	Id.	{ du lobe latéral gauche. }	Hypertrophie générale. Abcès.
130.	80	32,13	Id.	du lobe moyen.	Tumeurs.

Troisième série. — N°s 131 à 164.

N°s	AGE.	POIDS. Gram.	REMARQUES.
131.	85	21,24	Prostate saine.
132.	76	22,94	Id.
133.	83	20,44	Id.
134.	79	17,60	Id.
135.	80	22,94	Id.
136.	75	22,94	Id.
137.	82	23,47	Id.
138.	84	25,06	Id.
139.	61	24,00	Id.
140.	64	19,12	Id.
141.	68	23,47	Id.
142.	65	20,71	Id
143.	62	19,64	Id.
144.	80	19,90	Id.
145.	87	15,12	Id.
146.	93	15,70	Id.
147.	80	12,53	Id.
148.	75	20,44	Id.
149.	74	17,74	Id.
150.	90	10,30	Atrophie. Mort causée par le charbon.
151.	78	10,04	Id. id. par la phthisie.
152.	80	38,20	Hypertrophie.
153.	81	31,12	Id.
154.	83	35,19	Id.
155.	80	32,18	Id.
156.	79	34,71	Id.
157.	84	63,36	Id.
158.	73	39,26	Id.
159.	80	23,10	Id.
160.	77	33,24	Id.
161.	75	28,36	Id.
162.	76	29,42	Id.
163.	78	43,08	Id.
164.	72	48,22	Id.

De ces 13 spécimens :

Dans trois cas, l'hypertrophie affectait presque également la totalité de l'organe.

Dans trois cas, elle affectait les lobes latéraux, principalement et d'une façon semblable.

Dans quatre cas, elle affectait les deux lobes, mais plus le droit que le gauche.

Dans deux cas, elle affectait les deux lobes, mais plus le gauche que le droit.

Dans un cas, elle affectait toutes les parties, mais surtout la portion médiane.

Cinq prostates renfermaient des tumeurs.

Quatrième série. — Nos 165 à 184.

Nos	AGE.	POIDS. Gram.	REMARQUES.	LONGUEUR. Millim.	LARGEUR. Millim.	ÉPAISSEUR. Millim.
165.	42	13,42	Prostate saine	32	34	15
166.	47	18,31	Id.	45	43	16
167.	47	20,86	Id.	34	43	22
168.	50	17,10	Id.	37	43	16
169.	54	15,73	Id.	31	45	18
170.	52	15,98	Id.	37	43	16
171.	54	17,25	Id.	37	43	17
172.	54	17,85	Id.	37	42	17
173.	56	14,95	Id.	31	43	18
174.	21	13,26	Id.	32	34	17
175.	40	16,89	Id.	37	40	18
176.	50	20,18	Id.	37	43	20
177.	50	17,73	Id.	34	48	13
178.	46	19,33	Id.	37	50	13
179.	55	20,71	Id.	32	45	24
180.	54	17,85	Id.	34	43	17
181.	56	20,28	Petites tumeurs, sans hypertrophie.	37	43	18
182.	56	22,94	Légère augmentation de volume générale.	32	45	25
183.	50	21,77	Une petite tumeur dans la portion médiane.	32	45	25
184.	21	10,08	Atrophie. Emaciation causée par la phthisie pulmonaire.	31	32	13

Cinquième série. — Nos 185 à 194.

Nos	AGE.	POIDS. Gram.	REMARQUES.
185.	35	16,89	Prostate saine.
186.	39	17,16	Id.
187.	41	17,95	Id.
188.	44	15,83	Id.
189.	45	19,43	Id.
190.	45	17,42	Id.
191.	51	18,21	Id.
192.	52	17,95	Id.
193.	53	21,29	Id.
194.	57	19,12	Id.

Voyez page 315.

CHAPITRE III

CLASSIFICATION DES MALADIES DE LA PROSTATE. — DE L'INFLAMMATION AIGUË ET CHRONIQUE

Ordre à suivre dans l'étude des maladies de la prostate. — Prostatite aiguë. — Causes. — Anatomie pathologique. — Symptômes. — Traitement. — Prostatite chronique. — Causes. — Anatomie pathologique. — Symptômes. — Traitement suivant les formes ou les stades de la maladie.

CLASSIFICATION. — Nous allons maintenant étudier dans l'ordre ci-dessous les états morbides auxquels la prostate est sujette. Nous avons énuméré ici toutes les affections de l'organe, qu'une étude approfondie de l'anatomie pathologique et des symptômes observés pendant la vie nous a appris pouvoir s'y montrer.

Inflammation de la prostate : Prostatite.
—   —   Aiguë.
—   —   Chronique.
Résultats secondaires du processus inflammatoire :
Suppuration : Diffuse.
—   Collectée (abcès).
Ulcération.
Hypertrophie de la prostate.
Tumeurs bénignes et excroissances.
Atrophie.
Cancer de la prostate.
Tubercules de la prostate.
Kystes de la prostate (?).
Calculs de la prostate.

INFLAMMATION AIGUE DE LA PROSTATE. — Ce n'est certainement pas là une affection fréquente, si on la considère séparément et en dehors de l'inflammation de l'urèthre ou de la vessie. Quand cette dernière est enflammée, la prostate paraît quelquefois s'en ressentir, quoique d'une façon et à un degré secondaires. Mais, d'après la grande loi qui semble s'appliquer à la propagation des maladies à la surface des membranes muqueuses en général, l'inflammation s'avance d'ordinaire du dehors vers les parties profondes. En conséquence, un accès d'uréthrite, qui affecte les 4 ou 5 centimètres antérieurs du canal, peut s'étendre en arrière et se fixer, chose assez fréquente, je crois, dans la portion du canal la plus fournie de tissu vasculaire, c'est-à-dire la portion bulbeuse. De là, sans doute, l'origine des rétrécissements si fréquents en cet endroit. Mais dans des circonstances exceptionnelles, l'inflammation peut aller plus loin encore, et alors la prostate se trouve affectée à son tour. Tel est le mode d'origine le plus ordinaire de l'inflammation de cet organe. Une observation fort à sa place en cet endroit est la suivante : Dans les voies respiratoires, nous rencontrons la même marche, du dehors en dedans. Un catarrhe, par exemple, est le premier signe de l'inflammation de la muqueuse dans cette région : elle peut s'étendre, graduellement, à la gorge, au larynx, aux bronches, et ainsi de suite jusqu'au tissu pulmonaire. A la prostate, l'ordre inverse ne s'observe pas ; et, de même, dans les voies génito-urinaires, nous voyons l'inflammation s'étendre régulièrement à partir de l'urèthre jusqu'à la prostate, la vessie, et parfois même jusqu'aux reins. Quelquefois, cependant, la prostate paraît s'enflammer d'une façon purement idiopathique, et non pas par continuité de tissu avec les parties voisines. Ce fait, à part les cas qui résultent des violences extérieures, blessures, etc., est probablement fort rare.

CAUSES. — Des auteurs, à idées systématiques sur ce sujet, énumèrent un grand nombre de circonstances comme susceptibles de donner lieu à l'inflammation aiguë de la prostate. Les rapports entre quelques-unes d'entre elles et les effets supposés nous semblent, néanmoins, moins clairs que ne pourraient généralement le faire concevoir au lecteur les indications précises de ces auteurs.

Les causes mises en avant peuvent se ranger en trois classes :

a.) Causes non douteuses de prostatite aiguë.

L'existence antérieure d'une inflammation aiguë de l'urèthre, de quelque nature qu'elle soit, mais plus spécialement la gonorrhée, inflammation transmise par continuité de tissus, comme je l'ai déjà indiqué. Un rétrécissement du canal, à forme grave, tendant, comme cela arrive souvent, à produire l'inflammation et la désorganisation des parties situées en arrière de lui, et en particulier des plus voisines, telles que la prostate et la vessie. L'application directe d'agents irritants sous forme d'injections concentrées, de cautérisations, et de violences mécaniques de diverses sortes. Quelquefois l'inflammation de la vessie. Les calculs de la vessie, et ceux de la prostate elle-même. L'application du froid et de l'humidité sur le périnée, par exemple, lorsqu'on est resté longtemps assis sur le gazon mouillé. L'uréthrite a été indiquée comme une cause prochaine; mais elle peut n'être aussi qu'une cause éloignée dans les circonstances énumérées en dernier lieu, aussi bien que dans quelques-unes de celles qui appartiennent à la classe suivante.

b.) Circonstances qu'on ne peut établir d'une façon absolue comme causes, mais que l'on peut, avec une certaine dose de probabilité, considérer comme telles.

L'exercice du cheval est constamment signalé comme une cause d'inflammation aiguë de l'organe, par l'ébranlement qu'il entraîne avec lui; mais les preuves manquent, je le crois, pour établir ce fait. Qu'il puisse contribuer à la produire, quand il existe déjà une inflammation de l'urèthre, voilà qui est fort possible. Assurément on ne peut pas dire que les personnes qui montent beaucoup à cheval telles que les chasseurs, les jockeys, mais surtout les soldats de la cavalerie, d'après la nature de leur siége, y soient notablement plus sujets que d'autres individus également exposés à d'autres causes mieux reconnues. Les cantharides, prises à l'intérieur, peuvent devenir une cause occasionnelle, mais jamais probablement sans affecter au préalable les reins ou la vessie. Les boissons alcooliques, surtout lorsqu'elles sont mélangées avec des acides, le punch par exemple, peuvent amener l'inflammation de la prostate, lorsqu'il y a une blennorrhagie, mais seulement dans ce cas. Des rapports sexuels exagérés, dans les mêmes circonstances, peuvent aussi rentrer dans cette classe.

c.) Circonstances décrites comme causes par un grand nombre d'auteurs, mais au sujet desquelles il n'y a que peu ou point de preuves qu'il en soit ainsi.

Les diurétiques, le copahu, le cubèbe, la térébenthine, parfois même le café et les mets fortement épicés, amènent, a-t-on dit, l'inflammation de la prostate. Les drastiques produiraient le même effet. Les irritations du rectum causées par les ascarides, les hémorrhoïdes, sont aussi indiquées comme causes. Toutes ces conditions peuvent, sans aucun doute, entraîner une irritation de la vessie, parfois même un certain degré d'inflammation du viscère; mais je ne sache pas qu'il existe un seul cas authentique de prostatite aiguë causée directement ou indirectement par un seul de ces agents. L'état morbide qu'offre l'organe dans une infiltration carcinomateuse ou des dépôts tuberculeux ne doit jamais être confondu avec la maladie que nous décrivons. Et pourtant on énumère communément comme causes ces maladies diathésiques. De tels procédés entraînent de la confusion et abolissent la signification définie des termes, signification qu'il est extrêmement désirable, dans toutes les études de pathologie, de maintenir distinctes autant que possible.

On a parlé des habitudes sédentaires comme d'une cause de l'affection, mais sans la plus petite ombre de preuve pour appuyer cette assertion, du moins autant que j'ai pu m'en assurer. On peut en dire autant d'une constipation habituelle. Il est probable que le manque d'exercice et l'état d'engourdissement des intestins, réunis, tendent à engorger les veines de l'abdomen, et par suite celles de la prostate; de cette façon se trouve favorisée sans aucun doute une congestion mécanique de ces vaisseaux (qui ont de la tendance à se dilater), aussi bien que des capillaires propres de l'organe; mais que l'on considère cette disposition comme cause, même secondaire ou prédisposante de l'inflammation aiguë, voilà ce qu'il n'est pas facile d'imaginer.

ANATOMIE PATHOLOGIQUE. — Il est très-rare que l'on puisse étudier l'anatomie pathologique de la prostatite aiguë, lorsqu'elle est primitive et qu'il n'existe pas d'autre maladie. Lorsqu'elle se présente comme conséquence d'une maladie antérieure de la vessie ou de l'urèthre, il n'est pas moins difficile d'en étudier les résultats anatomiques pendant ou tout de suite après la période aiguë. Il est beaucoup plus commun de tomber sur un organe atteint d'inflammation chronique ou de suppuration, et qui ne présente aucun des phénomènes trahissant la présence d'un état aigu inflammatoire.

Et pourtant ces phénomènes ont été observés et décrits. Je les ai, pour ma part, vus et rapportés dans un cas.

Ils se divisent en deux parties :

a.) Les modifications pathologiques du début et de la période d'état de la prostatite aiguë. Conditions qui n'entraînent pas nécessairement une suppuration étendue ou la désorganisation de la prostate, mais qui peuvent se terminer par la résolution, ce qui arrive souvent.

L'organe est gonflé; son volume augmente jusqu'à deux et quatre fois; il paraît tendu et dur à la pression. Les vaisseaux sanguins extérieurs sont distendus par un sang noir. Pratiquez une incision allant de la face antérieure jusqu'à l'urèthre, et vous trouverez à la muqueuse une teinte un peu plus foncée que d'habitude, quoiqu'il y ait là moins de changement qu'on ne pourrait s'y attendre; la surface de section est aussi plus rouge qu'à l'état de santé. La pression fait sourdre un fluide rougeâtre assez trouble, mélange de lymphe épanchée et de sérum, de sang venant des capillaires engorgés, de liquide prostatique et d'une très-petite quantité de pus; c'est-à-dire que si l'on examine ce liquide au microscope, on aperçoit quelques globules de pus. En incisant les lobes latéraux, on voit sourdre les mêmes liquides, mais en quantité plus considérable qu'à la partie antérieure. A mesure que l'inflammation s'accroît, la proportion du pus augmente, et une section des lobes latéraux en particulier démontre la présence de petits foyers remplis d'un pus épais ; ce ne sont point des abcès, à proprement parler, mais ce sont les culs-de-sac glandulaires dont les cellules sécrètent maintenant du pus et dont les cavités en sont remplies. Ainsi à mesure que l'action morbifique continue, ces phénomènes se transforment insensiblement en d'autres qui indiquent dans l'organe des modifications permanentes et organiques, et qui succèdent aux premiers quand la résolution ne se fait pas. Il convient alors de les placer sous le titre de :

b.) Modifications pathologiques qui se rencontrent à la dernière période de la prostatite aiguë.

La persistance de l'inflammation, de la sécrétion des matières purulentes et de l'organisation de la lymphe épanchée conduit à la formation de dépôts isolés de pus, ou petits abcès logés dans la substance prostatique. On en rencontre de petits en grande quantité, du volume d'un grain d'orge perlé à celui d'un pois par exemple, ou bien il n'y en a qu'un petit nombre, parfois même un seul, mais beaucoup plus volumineux que les précédents; dans ce dernier cas, il résulte parfois de la réunion de plusieurs dépôts plus petits avec destruction des tissus qui les séparaient. Nous devons faire observer que le pus des abcès prostatiques offre généralement, sinon toujours, un caractère particulier, je veux dire qu'il est visqueux et adhérent, et diffère ainsi de l'état crémeux, diffluent, du pus de bonne nature. Parfois on rencontre aussi des caillots sanguins, provenant de petites hémorrhagies à l'intérieur des culs-de-sac malades ou d'autres cavités. Une partie de l'organe peut se ramollir et se sphacéler, d'autres sont déjà tombées en gangrène. La muqueuse de la portion prostatique devient rouge, parfois elle s'épaissit et prend l'aspect velvétique; on rencontre encore fortement adhérents à sa surface des débris d'un tissu blanchâtre analogue à une membrane, exsudation de lymphe organisée produite elle-même par l'inflammation. Enfin la muqueuse peut être détruite par places sous l'influence de l'inflammation ou de la gangrène, ce qui forme l'orifice d'une ou plusieurs cavités déjà décrites comme siégeant dans l'épaisseur même de l'organe.

A plusieurs reprises, j'ai rencontré et noté toutes ces altérations dans mes examens à l'amphithéâtre à la suite d'une prostatite aiguë avancée ; elles sont la conséquence ordinaire, mais non invariable, d'une maladie qui a affecté primitivement les organes voisins et ceux de même nature histologique, et qui n'a atteint la prostate que plus tard. Elles seront spécialement décrites plus loin avec l'anatomie pathologique de l'abcès de la prostate.

Symptômes. — Au début, le malade éprouve une sensation de pesanteur et de plénitude du côté du rectum et du périnée, avec un peu de douleur et de gêne qu'il rapporte au col de la vessie. Il a besoin d'uriner plus souvent que d'habitude, et cela avec exacerbation de la douleur, qu'il ressent surtout à la fin de la miction. Les symptômes se prononcent : la douleur devient très-forte, puis lancinante et pulsatile, et presque continue; le malade éprouve un sentiment de tension et d'enflure, et l'anus et le périnée sont plus sensibles à la pression. Les mouvements imprimés deviennent alors difficiles, de même que la station assise est douloureuse. Les garde-robes ne s'exécutent qu'avec une grande angoisse; la miction est encore plus difficile; le jet d'urine se trouvant amoindri, et par suite nécessairement prolongé, la miction s'accompagne d'un grand effort et la douleur devient exquise. L'organe augmente de volume et de dureté, ce qui amène parfois une rétention d'urine complète qui peut durer plusieurs jours. Dans ces circonstances, si l'on introduit le doigt dans le rectum, on éprouve de la difficulté, quelque doucement qu'on le fasse passer au travers du sphincter; la paroi antérieure du rectum est saillante, dure, chaude; on peut délimiter les contours de la prostate, mais non cependant sans causer au malade de vives souffrances. Il peut se produire aussi une fluxion hémorrhoïdaire, vu la contiguïté des veines prostatiques et des veines hémorrhoïdales. Plus tard, lors de la suppuration, la tumeur rectale devient plus molle; elle est le siége de battements, et si l'on vient à introduire un cathéter, le malade se plaint d'une douleur excessive lorsque l'instrument pénètre dans la portion prostatique de l'urèthre. La fièvre se manifeste plus ou moins violemment après l'apparition des premiers symptômes locaux; on observe un frisson qui correspond au début de la suppuration. Le malade souffre de douleurs dans le dos et les lombes aussi bien que dans la verge et le long des cuisses; assez souvent il a une envie persistante d'aller à la garde-robe. La muqueuse de la vessie participe quelquefois, mais non toujours, à l'inflammation; l'urine offre des caractères fébriles; elle contient du mucus en certaine quantité, parfois même en proportion considérable, principalement lorsque la muqueuse est malade. En outre, elle peut renfermer une plus ou moins grande quantité de pus, qui se dépose au fond du vase quand on la laisse reposer.

Les principaux signes sur lesquels s'appuie le diagnostic sont les suivants : Augmentation de la glande, reconnue à l'examen par le rectum; cette recherche est extraordinairement douloureuse pour le malade, et la douleur s'augmente chaque fois que le doigt vient à presser une partie quelconque de la tumeur. La défécation s'accompagne souvent d'une grande angoisse; la miction, plus encore; il survient souvent une rétention d'urine complète. L'introduction d'un cathéter donne lieu à une douleur atroce, lorsqu'il atteint la portion prostatique de l'urèthre. Ajoutez à ces signes l'existence d'une douleur continue, profonde, et souvent pulsatile, aux environs du fondement. Ces symptômes, à eux seuls, ou surtout associés à un écoulement uréthral récent, guéri ou encore en puissance, suffiront à établir la nature de l'affection (1).

(1) Quelques cas parfaitement nets de prostatite aiguë ont été rapportés par Aug. Vidal

Traitement. — Il est inutile d'entrer ici tout au long dans les détails qui constituent le *traitement général* ordinaire de l'inflammation. En général, on prescrira les antiphlogistiques et la diète, comme on le comprend facilement du reste. On peut administrer fréquemment de petites doses d'antimoine combinées à la potasse, tandis qu'on entretiendra au début la liberté du ventre, et que plus tard on continuera à agir du côté de l'intestin. Les veines hémorrhoïdales et prostatiques communiquent très-librement entre elles, et on les rencontre, après la mort, si communément gonflées de sang dans tous les troubles inflammatoires des organes urinaires, qu'il ne peut exister aucun doute sur leur propriété d'assurer, autant que possible, une libre circulation au travers des viscères abdominaux.

Le *traitement local* réclame une mention spéciale. Il importe d'enlever du sang au voisinage des parties atteintes, et c'est ce qui soulage le plus les malades; mais la manière d'opérer dépend des circonstances. Dans le plus grand nombre des cas, l'application de sangsues est le moyen le plus avantageux. Elles doivent être employées en grand nombre, de dix à quinze, sur le périnée ou autour de l'anus, et plutôt peut-être aux environs de ce dernier. Un ventouseur très-habile enlèvera assez facilement et bien vite 250 ou 300 grammes de sang, à la région du périnée; mais il est rare de rencontrer d'autres personnes que des individus très-adroits et ayant une grande pratique, qui puissent y arriver, et, à leur défaut, il faut donner, à coup sûr, la préférence aux sangsues. On a aussi recommandé les sangsues appliquées sur la face rectale de l'organe, introduites au moyen de tubes imaginés dans ce but; mais l'effet que l'on obtiendra ainsi doit être médiocre, parce qu'on ne peut faire prendre à la fois qu'une sangsue, deux au plus (1). Après cette saignée, on ordonnera un bain de siége chaud, mais seulement pendant quelques minutes, puis on appliquera sur le périnée un large cataplasme ou une flanelle bien chaude, et l'on reportera dans son lit le malade chaudement enveloppé. Le bain de siége peut être souvent répété avec avantage dans le cours du traitement; mais, dans aucun cas, il ne doit, chaque fois, être prolongé. Six à huit minutes, c'est, selon moi, le plus long temps que l'on doive permettre à un sujet affecté d'une inflammation de la prostate ou de la vessie, de rester dans son bain; le bain doit être environ à 36° centigrades au début, et s'élever peu à peu jusqu'à environ 39° et 40° pendant le laps de temps indiqué. Il me paraît bien préférable d'employer ainsi cet excellent moyen de traitement plutôt que de prolonger le bain jusqu'à quinze ou vingt minutes. Le bain n'a pas pour objet de congestionner les viscères du bassin, mais au contraire de relâcher et de gonfler les vaisseaux de la peau en les impressionnant vivement d'une façon douloureuse, impression que l'on fait partager, jusqu'à un certain point, à chacune des parties constituantes de la peau. De cette façon, l'usage du bain amène un

---

(de Cassis), qui s'est spécialement occupé de cette affection, dans les *Annales de la chirurgie française*, novembre 1844. Paris, t. XII, p. 257.

(1) Les instruments employés, dans ce cas, se trouvent décrits et figurés dans la *Lancet*, vol. XXXIX, p. 645, et vol. LX, p. 299.

diaphorèse générale et une congestion temporaire des surfaces externes du bassin, d'où résulte une amélioration dans les parties profondes.

Une des complications les plus gênantes que l'on puisse rencontrer, est la rétention d'urine; la miction trouve une barrière dans la prostate tuméfiée. Le jet diminue, puis cesse tout à fait, et il devient alors absolument nécessaire de passer une sonde aussi souvent que l'exige l'état du malade, d'ordinaire quatre fois au moins dans les vingt-quatre heures. En règle générale, le meilleur instrument est la sonde molle, d'une courbure appropriée, et d'une dimension relativement faible, c'est-à-dire les n°s 5, 6, et tout au plus le n° 7 [n°s 14 à 17 de la filière française]. Il faut l'enlever aussitôt qu'on a vidé la vessie ; on doit en continuer l'usage, plus ou moins, après le début du rétablissement de la miction, et aussi longtemps que la vessie ne se vide pas par les efforts naturels.

Assez souvent on observe un soulagement instantané à la suite de la sortie brusque d'une certaine quantité du pus ; ce fait peut se présenter pendant le passage de la sonde ; un abcès de la glande vient à s'ouvrir, et les symptômes, tant généraux que locaux, diminuent rapidement d'intensité. Dans un petit nombre de cas, il faut donner issue à la matière purulente, au moyen d'une incision, et cela par le rectum, si l'on y perçoit bien distinctement la fluctuation ; il est moins souvent nécessaire d'inciser sur le périnée, parce que les vrais abcès de la prostate ne donnent lieu, dans cette direction, qu'à des signes insuffisants pour légitimer l'emploi d'un bistouri à longue lame. Et, pourtant, la chose peut devenir nécessaire dans l'occasion, bien que les abcès ainsi ouverts siégent plus probablement dans la profondeur du périnée ou autour de la prostate que dans l'épaisseur même de la glande.

Les douleurs très-vives et la difficulté à pisser seront, selon les cas, considérablement diminuées par l'administration de l'opium ou de la morphine par la bouche, ou au moyen de suppositoires et de lavements. Au bout de peu de jours, les vives douleurs et les fréquentes envies d'uriner se calment graduellement; c'est du moins la règle, bien qu'on rencontre parfois, pendant un jour ou deux, une rechute du caractère le plus sérieux. On peut généralement attribuer d'aussi fâcheuses circonstances à quelque négligence de la part du malade, surtout s'il a pris trop d'exercice, ou à une période trop rapprochée du début. Aussi faut-il modérer avec fermeté l'activité qu'un homme jeune et plein de cœur est tout disposé à déployer, aussitôt qu'il voit son mal commencer à guérir. Une diète modérée et une abstinence complète de stimulants alcooliques doivent être prescrites pour un temps; la période de convalescence sera surveillée et ménagée de telle sorte qu'on remonte non-seulement la santé générale sur les principes ordinaires d'un régime tonique et nutritif, mais qu'on réduise aussi la masse de l'organe, lequel a de la tendance à rester dilaté, par suite du processus inflammatoire. D'une manière générale, on trouvera la prostate volumineuse et molle en l'examinant au bout d'un mois environ, à partir du début des accidents aigus, et, s'il y a nécessité de passer une sonde, on pourra se trouver obligé de déprimer le manche de l'instrument beaucoup plus que

chez un sujet sain, avant que l'urine s'écoule, et néanmoins le cathétérisme est encore rien moins qu'aisé, surtout quand la sonde traverse la
portion prostatique de l'urèthre. Il faut encore une somme d'effort plus considérable pour vider la vessie, et le jet est projeté en avant avec moins de
force que d'habitude. Tels sont les seuls effets qui persistent, lorsque la
prostatite aiguë se termine par la résolution.

INFLAMMATION CHRONIQUE DE LA PROSTATE. — L'affection que je décris sous
ce nom n'est point du tout rare, même dans sa forme la plus simple et
sans complications; et lorsqu'elle se montre secondairement dans une
maladie de la vessie et de l'urèthre, il est hors de doute qu'on la rencontre
fréquemment. Et pourtant son existence n'est qu'à peine reconnue, souvent pas même mentionnée par les meilleurs auteurs qui ont le mieux
décrit les maladies de la prostate.

La prostatite chronique a trois phases différentes : il est vrai que les
symptômes et les caractères pathologiques sont presque les mêmes dans
tous les cas, et qu'ils ne diffèrent que par leur degré plutôt que par leur
nature. Elle peut prendre son origine dans un accès de prostatite aiguë et
provenir de la persistance d'une action morbide qui n'a aucune tendance à
diminuer après la cessation des symptômes aigus; ou bien il peut y avoir
une longue et fatigante résolution, qui ne conduit au rétablissement qu'à
pas lents; ou enfin elle peut débuter par la forme chronique, indépendamment d'aucun accès aigu.: dans ce cas, l'affection se présente, ou seule
et primitive, ou sous l'influence d'une maladie des organes voisins.

Il n'est pas rare de rencontrer des cas où une simple inflammation chronique de la prostate, accompagnée d'une augmentation de volume, est
regardée comme un exemple d'hypertrophie. Il n'y a toutefois rien de plus
distinct que ces deux affections, lorsque l'on compare leur histoire et leurs
caractères pathologiques. Ainsi, l'inflammation chronique n'est pas une
cause nécessaire d'augmentation dans le volume de l'organe ; celle-ci, en
effet, ne s'offre qu'exceptionnellement, toutes les variétés bien considérées
du reste. Mais lorsque l'inflammation amène de l'augmentation de volume,
c'est presque invariablement dans l'adolescence et l'âge moyen de la vie;
au contraire, l'hypertrophie ne se rencontre jamais avant cinquante ans,
très-rarement avant cinquante-cinq, et ne développe que peu communément
ses caractères symptomatiques avant cinquante-sept ou cinquante-huit ans.
L'augmentation inflammatoire succède presque invariablement à quelque
inflammation uréthrale. Il y a eu ou il continue d'y avoir un écoulement
purulent; car l'urine renferme de petits flocons, avec de la douleur pendant
et après la miction. Ajoutez à cela que souvent la santé générale s'altère,
toutes conditions qui manquent d'ordinaire, ou peuvent manquer, au début
de l'hypertrophie. Enfin l'augmentation inflammatoire est due à l'épanchement de produits morbides, lymphe plastique, pus, etc., dans l'épaisseur
de l'organe; tandis qu'une augmentation hypertrophique résulte, comme
son nom l'indique, d'une simple hyperplasie des éléments normaux de
la glande même.

CAUSES. — La cause la plus fréquente de la prostatite chronique est la blennorrhagie, qui s'est étendue en arrière, pour affecter la prostate d'une façon plus ou moins aiguë. A l'occasion, on peut attribuer les mêmes effets au froid et à l'humidité agissant d'une manière locale : moins souvent encore on peut trouver une cause dans une violence mécanique qui porte sur l'urèthre ou le périnée. Mais ce qui exerce une influence non douteuse, c'est l'abus des plaisirs vénériens de toutes sortes. Pour la forme qui provient d'un rétrécissement ancien et prononcé de l'urèthre, d'une cystite chronique, d'un calcul vésical ou prostatique, elle est assez commune et n'exige pas pour chacun de ces cas une description spéciale ; elle n'est que le résultat d'une maladie voisine, concomitante, et se règle sur la même marche qu'elle.

ANATOMIE PATHOLOGIQUE. — J'ai examiné un certain nombre de prostates présentant des caractères anatomiques semblables à ceux que l'on décrit dans d'autres organes sous le nom d'inflammation chronique par exemple : dans les ganglions lymphatiques superficiels et profonds, dans les ganglions mésentériques, dans les amygdales, l'utérus, et les muqueuses des bronches, de l'estomac, de l'intestin et de la vessie. On trouve la prostate malade plus grosse, quelquefois même plus petite qu'à l'état normal ; car la déviation sous ce rapport n'est pas toujours exactement la même ; la consistance est moins ferme, lorsqu'il y a une différence appréciable ; la texture est moins serrée et plus spongieuse. La couleur de la surface de section est plus sombre, avec une teinte rouge dans certains cas. On rencontre dans le tissu glandulaire plus de liquide qu'à l'état normal, et il sort librement sous la pression du doigt. Ce liquide est trouble, et quand on presse fortement, il apparaît un peu teinté en rouge. A une période avancée de la maladie, on rencontre des dépôts de pus, de la grosseur d'un grain de sagou perlé à celle d'un pois, mais ils sont peu nombreux, un ou deux peut-être : contraste frappant avec la multiplicité des petits abcès disséminés à la dernière période de la prostatite aiguë. La muqueuse s'épaissit, elle devient plus vasculaire ; les orifices des conduits s'élargissent ; les mêmes phénomènes se présentent à la suite d'une dilatation de la portion prostatique de l'urèthre amenée par un rétrécissement antérieur à elle ; d'un autre côté, la muqueuse peut être revêtue par places de lymphe plastique organisée, ce qui lui donne un aspect inégal et non transparent. Ou bien ses parois sont épaissies, et non plus rouges comme dans l'inflammation aiguë, mais d'un gris sombre, ou même couleur d'ardoise, altération qui indique une existence déjà ancienne de l'affection. Dans de tels cas, du pus remplit le *sinus pocularis* et les canaux glandulaires qui l'entourent ; parfois une cavité remplie de pus communique avec l'urèthre, ce qui forme un abcès chronique de la prostate ; en même temps il n'est pas rare de rencontrer un ou plusieurs abcès autour de l'organe, en d'autres termes des abcès périprostatiques, sous la dépendance de la maladie de l'organe qui leur est antérieure.

SYMPTÔMES. — Un malade qui n'a qu'une inflammation chronique de la prostate, sans complications, se plaint d'une fréquence inusitée dans ses envies d'uriner, parfois d'un écoulement uréthral muco-purulent, ou d'une sensation de poids et de plénitude ; parfois de vives douleurs au périnée ou aux environs de l'anus, lesquelles peuvent être passagères ou permanentes, mais augmentent presque toujours sous l'influence de la marche; souvent de douleurs dans les cuisses ou les jambes, ou dans la région sacrée, douleurs que viennent parfois augmenter, mais non toujours, les rapports sexuels. Il n'y a point de douleur pendant la miction, sauf à la fin de l'acte, où on la ressent quelquefois, mais non pas toujours, et même alors elle n'est pas aussi aiguë que celle qu'entraîne la présence d'un calcul. Il y a de la sensibilité au périnée, lorsqu'on s'asseoit; de la sensibilité à la prostate, quand on l'examine par le rectum; le doigt constate quelquefois une certaine irrégularité dans sa forme, mais ce fait est exceptionnel; une augmentation de volume n'est pas constamment nécessaire. Le passage d'un cathéter cause une douleur plus qu'ordinaire quand il s'engage dans la portion prostatique de l'urèthre et le col de la vessie. L'urine est un peu trouble; mais, lorsqu'on y fait attention, cela est dû à la présence de fragments concrétés de matière muco-purulente et de masses d'épithélium qui proviennent de la portion prostatique de l'urèthre et non de la vessie : on peut s'en convaincre en demandant au malade d'uriner dans deux vases, la première once ou à peu près dans le premier, et le reste dans l'autre : on trouvera dans celui-là toutes les matières purulentes, tandis que l'urine de celui-ci sera claire. J'attache une très-grande importance à ce mode d'examen pour l'urine. Il sépare les produits purement uréthraux des dépôts qui viennent de la vessie ou des reins, dépôts dont on pourrait méconnaître la source, ou qu'on pourrait attribuer indûment à d'autres organes. Pour tous les examens d'urine, ce procédé doit être mis à exécution. Dans les cas bien marqués, on voit apparaître à la fin de la miction une goutte de sang, quelquefois un peu plus, teintant la dernière portion d'urine qui s'écoule : c'est là un fait qui met souvent sur la voie de l'existence d'un calcul. Ce signe, autant que la douleur simultanée et l'exacerbation des symptômes produits par l'exercice, prescrivent souvent un cathétérisme qui doit éclairer la question. Je ne connais en vérité aucune autre maladie qui ressemble aussi fortement à une pierre dans la vessie (en adoucissant les traits de ressemblance), surtout quand le corps étranger est petit et ne produit qu'une irritation légère.

Un examen plus attentif démontrera souvent que le malade n'a que peu ou point de désirs vénériens, et qu'il est ou non sujet à de fréquentes pollutions pendant son sommeil. La santé est d'ordinaire quelque peu atteinte, et il y a de l'affaiblissement général.

Traitement de la prostatite chronique simple. — Lorsque la sensation de pesanteur et les vives douleurs au périnée sont presque constantes, et que ces deux signes augmentent d'intensité sous l'influence de la marche, je ne vois rien d'aussi efficace qu'une irritation à distance pratiquée sur le périnée. Mais il est nécessaire de la continuer pendant une période de quatre à six, ou même huit semaines, et avec cette persévérance on est presque certain d'arriver à un heureux résultat. On peut obtenir cette irritation en promenant un crayon de nitrate d'argent mouillé sur la peau située au devant de l'anus et recouvrant le bulbe de l'urèthre, de façon à la dépouiller dans une étendue de 3 centimètres en longueur sur 5 centim. en largeur. Cependant la méthode que je préfère, et que j'emploie toujours maintenant, est l'application, sur la partie malade, du *vinaigre de cantharides*, ou *liqueur épispastique* de la Pharmacopée anglaise ; on doit entretenir la plaie au moyen d'un pansement journalier avec le papier brouillard, ou en réappliquant le remède précédemment employé. Ces manœuvres peuvent occasionner au malade quelque gêne au début ; mais l'application d'un corps gras quelconque diminuera rapidement le mal. Lorsqu'on étendra le liquide vésicant, il faudra avoir grand soin de ne pas le laisser couler vers la marge de l'anus, ni se mettre en contact avec le scrotum. Le moyen le plus commode consiste à enduire une portion de la peau du périnée sur une longueur de 1 à 3 centimètres, du côté droit du raphé ; puis, au bout de trois ou quatre jours, une partie semblable du côté gauche ; on alterne ainsi l'application tous les trois ou quatre jours, ce qui permet à chaque côté de guérir avant qu'on renouvelle la friction. Il est nécessaire d'ajouter qu'une très-petite quantité du liquide vésicant suffira ; inutile de trop dénuder la surface de la peau, ni de causer une irritation assez violente pour s'opposer à la liberté des mouvements du sujet. C'est une erreur commune que de faire des applications trop à la légère.

Tandis qu'on agit ainsi localement, il faut aussi régulariser les digestions, provoquer une réaction générale par un régime tonique et généreux, permettre et régler par degrés l'exercice, aussi vite que le malade pourra s'y livrer sans douleur.

Quand les organes digestifs sont dans un meilleur état, on tire presque toujours parti de l'usage du fer. Le sulfate de fer, associé au sulfate de quinine, sous forme de pilules, avec un peu d'extrait de rhubarbe et d'extrait de noix vomique, est une forme avantageuse d'administration pour ce tonique, dans les cas où il est désirable d'entretenir la liberté du ventre, et avec les obstacles que lui offre d'habitude l'incapacité du sujet à prendre beaucoup d'exercice. On peut ajouter un peu d'extrait aqueux d'aloès, si l'on a besoin de produire un effet plus laxatif. La teinture de sesquichlorure de fer est aussi un remède fort efficace, pourvu qu'on évite d'aller jusqu'à la constipation. Je préfère ces modes d'administration à tous les autres, y compris les hypophosphites, si souvent ordonnés aux malades atteints de cette affection.

Une source très-commune de mécontentement chez les jeunes sujets, réside dans la grande fréquence des pollutions nocturnes. Elles accompagnent souvent la prostatite chronique ; mais, le plus communément, elles ne reconnaissent pas une telle cause, et ne résultent d'aucun état morbide de la prostate : ce n'est que parce que le malade s'en plaint que nous les mentionnons ici. Quand, cependant, outre le faisceau de signes déjà décrits, le malade se plaint de pertes involontaires, irrégulières, mais très-fréquentes, on doit introduire un instrument dans le canal. D'ordinaire, néanmoins, dans la prostatite chronique, le contact d'un corps étranger ne fait qu'augmenter l'irritation déjà existante. Si les symptômes de la prostatite sont prédominants, et que le malade éprouve une vive douleur lors du pas

sage de l'instrument dans la portion prostatique de l'urèthre, rien ne réussit
aussi bien, dans beaucoup de cas, que l'application d'une solution de nitrate
d'argent : on commence par 25 centigrammes dans 30 grammes d'eau,
et l'on augmente, s'il le faut, jusqu'à 1 gramme. On emploie à cet effet un
cathéter perforé renfermant un piston, qui envoie librement le liquide à
l'endroit voulu, et en limite là strictement l'action, ce qu'il importe d'exécuter avec un grand soin. Dans cette petite opération, on pourra tenir la
conduite suivante. On commencera par vider la vessie; en agissant ainsi,
on s'attachera à déterminer exactement la longueur de l'urèthre, de la manière ordinaire, pendant que l'urine s'écoule. L'instrument qui renferme
la solution caustique doit être immédiatement introduit, et la solution
poussée aussitôt que l'extrémité perforée a pénétré dans la portion prostatique de l'urèthre ; on doit, en effet, de la longueur connue de l'urèthre,
inférer correctement le siége de cette portion, aussi bien que de l'excessive
sensibilité qui lui appartient. Les résultats immédiats sont, d'ordinaire, des
besoins d'uriner répétés, douloureux, et parfois accompagnés de quelques
gouttes de sang; ces accidents durent vingt-quatre heures, et sont remplacés
par un léger écoulement pendant un jour ou deux. Pendant les premiers
jours, il n'est pas impossible que les signes du début continuent à s'accroître, mais peu à peu ils diminuent graduellement. Toutefois, quand
même il n'en serait pas ainsi, on ne devrait faire aucune application nouvelle
de caustique avant qu'il se soit écoulé deux ou trois semaines depuis la première, parce qu'il est impossible d'en constater l'effet dans un espace de
temps plus court. S'il est nécessaire, on peut recommencer l'application, et
même avec une solution plus concentrée. On peut avoir besoin de recourir
à une troisième ou à une quatrième application ; toutefois je n'en ai jamais
continué l'emploi, lorsque je n'ai pas réussi après la quatrième fois. Le
succès ne dépend que du soin qu'on met à l'appliquer librement à la surface de l'urèthre, dans sa portion prostatique, et, lorsque ce résultat est
assuré, on rencontre généralement là un très-bon remède.

Dans ces cas aussi, ce qu'il faut avant tout, c'est un traitement tonique,
que l'on renouvelle, tel que je viens de le décrire, et un régime généreux,
mais non stimulant.

Quand il n'y a qu'une légère affection de la prostate, et qu'on a seulement
à combattre la fin d'un accès de prostatite suraiguë, dont la convalescence
n'avance qu'à petits pas, l'indication d'une irritation de voisinage est moins
formelle, et nulle celle de l'emploi du caustique porté dans l'urèthre. Un
des caractères prédominants dans des cas pareils est la persistance de l'augmentation et de l'induration de l'organe, résultat des dépôts inflammatoires de la période aiguë. C'est l'augmentation qui appartient à la jeunesse, et elle diffère totalement de celle qu'on rencontre à un âge avancé et
qu'on désigne sous le nom d'hypertrophie sénile.

Lorsque la santé générale est bonne, il faut conseiller l'emploi des médicaments qui ont la propriété de favoriser l'absorption des liquides épanchés.
Tels sont l'iodure et le bromure de potassium. On peut les administrer conjointement ou séparément, le premier convenant parfois à l'estomac, quand

le second n'est pas supporté. Dans beaucoup de cas, l'un ou l'autre de ces médicaments peut être avantageusement combiné à 75 centigrammes ou 1 gramme de bicarbonate ou d'acétate de potasse, deux fois par jour, ou à $2^{gr},60$ ou $3^{gr},90$ de tartrate de potasse, s'il y a de la constipation habituelle. Ces moyens sont encore plus indiqués si l'urine est anormalement acide, et par suite irritante. Si l'augmentation de volume est considérable, il est bon de pratiquer aussi une saignée locale. J'ai eu dernièrement dans mon service deux malades âgés, l'un de vingt-huit, l'autre de trente-quatre ans, offrant une augmentation de volume de la prostate : chez le premier, cette augmentation était considérable, et était venue à la suite d'une prostatite suraiguë, qu'il avait eue trois ans auparavant; chez le second, le volume de la prostate, dû à la même cause, était assez énorme pour rendre une exploration rectale quelque peu difficile, par suite de la forte saillie de l'organe du côté de l'intestin. Dans les deux cas, et spécialement dans le dernier, la fréquence des signes d'irritabilité vésicale et de douleurs au périnée et dans les lombes paraissait due en grande partie à cet état anormal.

En ce qui regarde l'inflammation chronique de la prostate, qui résulte d'une maladie antérieure dans les organes connexes, comme un rétrécissement de l'urèthre, un calcul, une affection organique de la vessie ou du rectum, etc., il devient sans nécessité de dire autre chose, sinon que le traitement applicable à la maladie primitive embrassera également tous les cas de complications du côté de la prostate.

CHAPITRE IV

DE LA SUPPURATION DANS LA PROSTATE. — ABCÈS AIGU ET CHRONIQUE

Résultats de l'inflammation. — Abcès. — Suppuration diffuse. — Abcès aigu et chronique. — Anatomie pathologique de l'abcès aigu; — de l'abcès chronique. — Symptômes. — Traitement de l'abcès aigu. — Abcès chronique — [Des abcès périprostatiques.] — Observations. — De l'ulcération. — Pathologie de l'ulcération.

Une inflammation aiguë de la prostate ne se termine pas toujours uniquement par une inflammation chronique, avec induration, à un degré variable et avec tendance à persévérer; mais aussi, lorsqu'on la néglige, ou chez les individus à constitution naturellement faible et délicate, elle donne lieu à la suppuration de l'organe. Et cette suppuration peut se manifester, soit d'une façon aiguë, dans la première période, soit, plus tard, après que l'inflammation chronique a persisté pendant longtemps : de la sorte on a, dans le premier cas, un abcès aigu, et, dans le second, un abcès chronique; on peut rencontrer aussi le pus infiltré entre les divers éléments de l'organe.

L'existence d'une suppuration diffuse et l'absence de dépôts limités et localisés sont rares; on ne la rencontre, autant que j'ai pu m'en assurer, que dans les cas d'inflammation aiguë occupant la vessie et la prostate; celle-ci.

succédant elle-même à une ancienne rétention d'urine due à une affection
organique ou à des opérations chirurgicales pratiquées sur l'urèthre ou
la vessie.

Anatomie pathologique des abcès aigus et chroniques. — J'ai déjà dit
que la prostate pouvait être le siége d'une foule de petits abcès, parce que
la suppuration paraît débuter par les culs-de-sac glandulaires ; que ceux-ci
peuvent se dilater, se réunir aux culs-de-sac voisins, et former ainsi des
cavités dont le diamètre varie de 2 à 5 millimètres. Mais il peut se former
des abcès dans la prostate à la suite d'un autre concours de circonstances.

Un abcès d'un volume considérable prend rapidement naissance dans le
cours d'une prostatite aiguë, et il s'ouvre rapidement, d'ordinaire dans
l'urèthre. Il est excessivement rare d'avoir à disséquer une pareille pièce,
parce que la résolution se fait, ou que le malade ne succombe pas, ou enfin
que, s'il en arrive là, ce n'est plus pendant la période aiguë de la maladie.
Ce n'est donc que l'examen pendant la vie qui peut nous fournir quelques
données sur l'anatomie pathologique de cette lésion. La prostate, examinée
par le rectum, paraît lisse, tendue, et beaucoup plus volumineuse qu'à l'état
normal. Soudain, après l'issue d'une matière purulente par l'urèthre, la
prostate diminue de volume, et devient moins tendue. Lorsque d'autres
signes, objectifs ou subjectifs, mais non pas anatomiques, se présentent
pour confirmer le diagnostic d'abcès de la prostate, le fait de son existence
dans l'épaisseur de l'organe se trouve établi : il en est de même de la guérison, car j'ai plus tard examiné des malades qui avaient été atteints d'abcès
de la prostate, et j'ai constaté le fait de la réparation à un peu de dureté et
à une certaine augmentation de volume qui persistent d'ordinaire fort
longtemps après.

Dernièrement, toutefois, malgré la rareté du fait, l'occasion s'offrit à
nous de disséquer une de ces prostates, dans un des hôpitaux de la métropole. Un homme âgé de vingt-cinq ans fut admis dans une salle de médecine, avec de la fièvre et des douleurs dans les reins, survenues au quatorzième jour d'une blennorrhagie suraiguë. Comme il ne pouvait pisser,
on dut pratiquer le cathétérisme pour faire écouler l'urine. Il déclina rapidement le huitième jour après son admission. A l'autopsie, on trouva du
pus en abondance dans l'urèthre ; la muqueuse cependant n'était que modérément injectée par places. On découvrit un vaste abcès entre le rectum
et la vessie ; il communiquait avec le plancher de la portion prostatique de
l'urèthre, où il s'ouvrait par deux larges orifices, tout contre le verumontanum. Il avait produit la destruction d'une partie considérable de la prostate ; mais les parties de l'organe qui n'étaient pas détruites paraissaient
suffisamment saines (voy. la *Lancet*, 27 octobre, p. 408). Que cet abcès,
au début, siégeât à l'entour ou à l'intérieur de la prostate, voilà ce qui est
encore difficile à décider. Malgré tout, il entourait largement la glande, et
c'est par là qu'il peut servir à éclairer le sujet qui nous occupe.

L'abcès de la prostate peut aussi affecter une forme chronique dans des
conditions très-diverses.

1° L'abcès aigu, décrit plus haut, peut ne pas guérir, mais se terminer, et cela indéfiniment, par la forme chronique.

2° Un abcès, chronique dès le début, peut se former lentement sous l'influence d'une inflammation chronique de l'organe ou des parties avoisinantes.

3° Un dépôt tuberculeux dans la prostate peut se ramollir, s'ouvrir au dehors et donner lieu à un abcès chronique.

4° Les abcès peuvent se manifester à la suite de l'irritation produite par des corps étrangers, tels que des calculs emprisonnés dans la prostate, ou au milieu de tumeurs malignes.

Dans les cas du premier et du second groupes, j'ai vu parfois une cavité capable de renfermer de 3^{gr},5 à 5 grammes de liquide, située dans un des deux lobes, ou en partie dans les deux. Les parois de la cavité sont formées d'une mince couche de matière organisée, inégale et floculente à sa surface, avec du pus concrété çà et là. La couleur est grise ou d'un gris d'ardoise, et la même teinte s'étend à une couche mince du tissu prostatique qui environne l'abcès, dissimulant ainsi l'aspect naturel de la glande. J'ai eu l'occasion de voir une cavité semblable large et profonde, et d'une couleur vert foncé. Quelquefois une forte proportion du tissu propre de la glande a disparu sous l'influence de l'abcès; et, dans certaines occasions, l'organe a été détruit dans sa presque totalité, toujours sous la même influence. Je possède deux prostates dans lesquelles, après la destruction de la plus forte partie de l'organe, le canal de l'urèthre traverse la glande évidée, continu, malgré tout, avec la portion membraneuse d'un côté et la vessie de l'autre côté. C'est ce que j'ai montré sur un malade que j'ai eu dans mon service à Marylebone Infirmary. L'observation est rapportée dans les *Pathological Transactions* (vol. V, p. 208), et dans ce chapitre, à la page 356, avec d'autres exemples presque semblables de la même maladie.

Il existe également un parfait exemple de cet état, assez rare, au musée du College of Surgeons, à Édimbourg, sous le n° 2090, XXXII. c.

[Il existe aux n°^{os} XIX, LV et LIX du musée Civiale, à l'hôpital Necker, à Paris (pages 51, 178 et 193 du registre d'observations), trois pièces d'abcès de la prostate. — Nous donnons ici un résumé de la description de ces trois pièces.

Pièce n° XIX. — Il s'agit d'un homme âgé de quarante-six ans, entré à l'hôpital dans un état général déplorable, ayant de la difficulté à uriner depuis plusieurs mois. Des tentatives de cathétérisme firent découvrir que l'obstacle siégeait au niveau de la région prostatique, et donnèrent issue à une quantité considérable de pus provenant de cette région. Avec une sonde à grande courbure, on pénètre dans la vessie, et il s'écoule de l'urine, claire jusqu'aux dernières gouttes. — Le malade présentait un abcès volumineux au niveau de la partie externe de la racine de la cuisse gauche; on l'incisa largement. Pus fétide, frissons répétés; l'état général s'aggrava. Mort quinze jours après l'entrée.

Autopsie. — On remarque que la vessie est petite, rétractée, et présente les lésions de la cystite chronique : elle contient une urine purulente. La partie antérieure du canal de l'urèthre est saine; mais, au niveau de la portion prostatique, on observe, sur la paroi inférieure, trois ouvertures ovalaires, séparées par de petits ponts de muqueuse. Ces ouvertures conduisent dans une cavité remplie de pus, qui occupe la région prostatique. La glande est complétement détruite : on n'en retrouve aucune portion. Cet abcès communique, à gauche, avec le petit bassin. Les muscles obturateur interne et pyramidal, de ce côté, baignent dans un pus grisâtre, fétide, et leurs fibres sont en partie détruites au niveau de la partie supérieure de la grande échancrure sciatique. Le pus a fusé en dehors du bassin : une sonde, conduite dans ce trajet, pénètre dans la fesse, et vient ressortir par l'ouverture de la cuisse, en contournant le grand trochanter ; celui-ci baigne dans le pus ; il est à nu, sa surface est rugueuse.

La pièce n° LV du musée Civiale représente un bel exemple d'abcès de la prostate suite de rétrécissement. La glande a été presque entièrement détruite, de sorte que l'urèthre la traverse sous forme de tube isolé, sur une longueur de près d'un centimètre. Le pus, après avoir traversé l'aponévrose pelvienne supérieure, a cheminé au milieu des fibres du transverse et du petit oblique ; ensuite il est venu, après s'être accumulé en grande quantité dans le flanc gauche, se faire jour à trois *travers de doigt au-dessus du rebord des fausses côtes à gauche*, sur la ligne verticale du mamelon.

Pièce n° LIX. — Il s'agit d'un homme de cinquante et un ans atteint d'un rétrécissement depuis vingt-deux ans, qui, après avoir subi plusieurs traitements, était resté plusieurs années sans recourir au cathétérisme. — Un mois avant son entrée à l'hôpital, il essaya de se sonder lui-même, et se fit saigner abondamment le canal. C'est de ce jour que date, au dire du malade, l'abcès urineux avec lequel il se présente à nous. — L'abcès est incisé au périnée, et, quelques jours après, on pratique l'uréthrotomie interne. — Après une amélioration de quelques jours, le gonflement du scrotum et du périnée reparaissent ; l'état général s'aggrave, il survient des frissons, de la diarrhée ; infiltration purulente dans le scrotum. Mort seize jours après l'uréthrotomie.

Autopsie. — On trouve des abcès métastatiques à la rate et aux poumons. En ouvrant l'urèthre, on observe que la paroi inférieure du canal est détruite dans une étendue considérable, au niveau des portions bulbeuse et scrotale. Deux ouvertures allongées font communiquer ce canal avec un vaste trajet fistuleux s'ouvrant sur la ligne médiane du périnée. La *prostate* est remplacée par une vaste cavité pleine de pus, circonscrite par une enveloppe fibreuse assez épaisse ; il n'existe plus trace de la glande, sauf près du col de la vessie, où l'on remarque encore deux bourrelets saillants de substance prostatique. — La vessie est considérablement épaissie ; sa capacité est augmentée ; elle contient un liquide purulent.

Dans une observation du troisième groupe, les parois de la cavité offrent le même aspect, et celle-ci occupe d'ordinaire une partie de l'un ou des deux lobes latéraux ; mais des parcelles d'une matière jaune pâle ou gris jaunâtre, analogue à celle du lait caillé, mêlées à du pus, peuvent adhérer aux parois, ou même remplir la cavité, lorsqu'elle ne s'est pas vidée pendant la vie. J'ai vu ces deux conditions, mais il faut avouer qu'elles se présentent très-rarement (Voy. chapitre XV, *Du tubercule de la prostate.*)

En quatrième lieu, l'abcès peut se trouver réuni à des calculs prostatiques produits eux-mêmes par l'irritation qu'entraîne le corps étranger. La fausse membrane tapissant la cavité qui renferme le calcul peut devenir, par les progrès de l'inflammation, une véritable membrane pyogénique. On rencontre communément de petites collections de pus en pratiquant des sections sur les tumeurs encéphaloïdes de la prostate, mais elles ne méritent pas une description spéciale.

Symptômes. — On soupçonnera la présence du pus, comme je l'ai indiqué déjà, lorsque, après les six ou sept premiers jours, l'acuité des symptômes ne diminue pas ; quand la douleur et la difficulté à uriner et à aller à la selle augmentent ; s'il se présente de la contracture ; si le malade est inquiet, s'il a de la fièvre ; s'il se plaint d'une forte tension ou d'un sentiment de battements au périnée ou vers le col de la vessie. Le diagnostic se confirme lorsque, par l'examen rectal, le gonflement a augmenté et que l'on trouve une tumeur qui donne à l'extrémité du doigt une sensation de mollesse et d'élasticité, au lieu de la fermeté et de la résistance qu'on rencontrait auparavant. L'examen lui-même, bien que nécessaire, est excessivement douloureux ; mais en y mettant le temps et le soin convenables, il est beaucoup moins douloureux que si l'on néglige ces précautions. La pression exercée sur le périnée peut également révéler de la sensibilité et de la tension dans cette région. La marche naturelle d'un abcès de la prostate aboutit en général à une évacuation spontanée par le canal. Je l'ai vue arriver immédiatement après le passage d'une sonde, quand l'état du patient, par suite de la présence de la tumeur, exigeait l'emploi d'un instrument pour vider sa vessie. D'autres fois le pus est rendu par le rectum. Dans le cas d'un monsieur d'un âge moyen que j'ai soigné dernièrement, il y eut une évacuation soudaine de 60 grammes de pus de bonne nature dans une des selles du malade, et il s'en écoula de moindres quantités chaque jour pendant quelque temps ; ce pus venait de la cavité ouverte de l'abcès. Dans ce cas, l'augmentation de volume, qui était fort considérable, provenait d'un accès antérieur de prostatite compliquée d'un rétrécissement très-serré et ancien. Il y a quelques années, j'en ai rencontré encore un exemple chez un monsieur âgé de quarante-cinq ans, venant de la Nouvelle-Orléans, qui avait un rétrécissement très-prononcé et très-irritable de l'urèthre ; je l'en débarrassai enfin par l'uréthrotomie externe, que je pratiquai aussitôt que son état général me le permit. Il avait eu quelque temps auparavant une inflammation chronique de la prostate, et le volume de l'organe se trouvait fort augmenté. Il s'ensuivit qu'il y eut rapidement suppuration, et que, lui aussi, dans une garde-robe, ne rendit pas moins de 250 grammes de pus, à son grand soulagement. Il a parfaitement guéri. Je ne veux point nier que, dans ce cas, l'abcès ne pût siéger entre la prostate et le rectum ; car il n'est pas du tout facile de se prononcer sur ce point. Dans l'observation précédente, l'abcès était indubitablement prostatique, et l'urine passa pendant un certain temps dans le rectum par l'ouverture qui en résultait. L'évacuation spontanée du pus par le rectum est peut-être moins favorable à un point de vue général que celle qui se fait par l'urèthre. Elle peut être suivie d'une fistule recto-uréthrale fort gênante ; mais ce fait n'est ni nécessaire, ni fréquent. D'un autre côté, bien que l'ouverture de l'abcès prostatique dans l'urèthre puisse se fermer bien vite, comme les parois de la cavité se sont couvertes de granulations et ont contracté des adhérences, si les bords de l'ouverture ne

se sont pas réunis, le sac peut rester ouvert et devenir un réceptacle pour
l'urine; il donne lieu ainsi, tout au-
tour, à de nouvelles collections purulentes, par suite de l'inflammation
que l'urine entraîne par sa présence
[(voy. fig. 84).] Cependant l'infiltration
d'urine n'est pas bien souvent à
craindre, parce que les tissus exposés
à l'action de l'urine sont revêtus et
épaissis par des exsudats.

TRAITEMENT. — Il consiste uniquement à observer la marche de l'abcès
et à se régler sur ses terminaisons.
Il n'y a rien à faire pour évacuer la
matière purulente, à moins qu'elle
ne vienne à pointer dans le rectum
ou au périnée; cette dernière circonstance est très-rare. Dans le rectum,
si l'on trouve manifestement une
tumeur fluctuante, il est facile de
la ponctionner. L'abcès périnéal profond, si souvent regardé autrefois

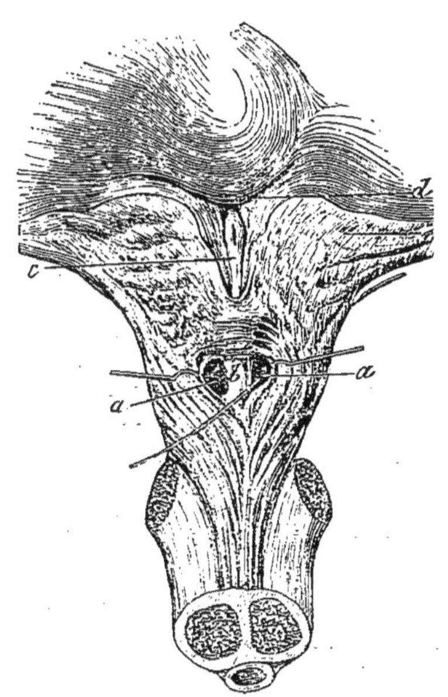

FIG. 84. — Abcès de la prostate (*).

comme d'origine prostatique, n'est pas toujours tel; il est plutôt le résultat
d'une infiltration d'urine au travers de l'aponévrose profonde [*aponévrose
moyenne* de M. Richet]. Lorsque toutefois il est évident qu'on a affaire
à un abcès profondément situé en cet endroit, on ne doit apporter aucun
retard à l'ouvrir.

L'incision sera pratiquée avec une certaine hardiesse sur la ligne médiane, dans la direction bien connue de la prostate. L'index de la main
gauche est introduit dans le rectum; puis, avec un bistouri droit, long et
étroit, dont le tranchant est tourné en haut, on divise le raphé à 18 millimètres environ en avant de l'anus, dans la direction connue de la tumeur,
et l'on agrandit très-légèrement l'incision en haut, de façon à frayer au pus
un passage facile. La profondeur jusqu'à laquelle il faut pénétrer ne saurait être moindre de 3,5 à 5 centimètres; une incision moindre de
3 centimètres et demi serait probablement inutile, et, partant, sans effet
et dangereuse.

Mais ce que j'ai dit montre que le chirurgien doit être bien édifié sur la
nature du cas, je veux dire sur l'existence d'une collection à l'endroit indiqué, avant de se décider à faire une tentative pour l'évacuer par une ouverture artificielle. Dans les cas douteux, il faut attendre le résultat, nous
borner à un traitement palliatif en surveillant les symptômes, et souvent
la nature éclaircira la chose en donnant issue au pus par le canal de l'urèthre. Dans les circonstances diverses qu'il peut rencontrer, le chirurgien

(*) *a, a,* cavité de l'abcès au milieu de laquelle est l'urèthre *b* ; *c,* bec de la sonde dans la portion prostatique de l'urèthre élargi *a*. (Civiale, *Maladies des organes génito-urinaires,* t. II, p. 429.)

doit faire usage de son jugement pour décider la marche à suivre, et il faut avouer qu'il se présentera des cas où les indications du traitement ne seront pas bien marquées ni bien précises.

D'autres fois, mais rarement, on a vu un abcès de la prostate s'ouvrir de lui-même au périnée; c'est du moins ce que l'on a prétendu. La chose est en effet contraire au principe qui préside à la marche de toutes les collections purulentes du corps humain, lesquelles proéminent du côté de la moindre résistance; dans tous les cas, elles ne perforent point d'habitude d'épaisses aponévroses, parce qu'elles trouvent des chemins plus courts et plus aisés. Dans le cas que l'on suppose, la collection se fraye une route à travers l'aponévrose périnéale profonde [*aponévrose moyenne de M. Richet*]. Il n'est point improbable que, dans quelques-unes des observations rapportées, cette barrière ne fût située derrière l'abcès, et non entre lui et la surface, distinction qu'il n'est pas facile d'établir. Très-rarement les abcès de la prostate s'ouvrent dans la cavité péritonéale. M. Adams en donne un exemple pour une prostate tuberculeuse (1). Ce fait ne se rencontre sans doute que très-peu sous d'autres influences.

De l'abcès chronique. — L'évacuation du pus contenu dans un abcès aigu de la prostate est parfois suivie d'une longue suppuration. Mais l'abcès chronique peut aussi naître de lui-même, bien que le cas soit rare ; il peut se présenter comme résultat d'un rétrécissement confirmé ou négligé. Dans le premier cas, c'est avec ou sans dépôt tuberculeux. Quant à l'affection indiquée en second lieu, nous l'étudierons un peu plus tard.

[La pyohémie peut aussi être une cause d'abcès chronique dans la prostate aussi bien que dans les autres viscères de l'économie. Peut-être ce genre de lésion a-t-il peu d'importance en raison de la gravité extrême de l'affection générale qu'il vient compliquer. C'est aussi là, sans doute, le secret de la rareté des abcès chroniques, suites d'infection purulente. En effet, nous n'en avons pas trouvé d'autre exemple que le suivant, présenté par M. Antonin Désormeaux, chirurgien de l'hôpital Necker, alors chirurgien de l'hôpital Cochin, à la Société de chirurgie de Paris, dans la séance du 1ᵉʳ mai 1861.

Il s'agit d'une « pièce d'*abcès métastatique de la prostate* et des corps caverneux, recueillie sur un malade mort à l'*hôpital Cochin*. Ce malade avait subi l'amputation du gros orteil gauche pour un écrasement de cet orteil. Au bout de quelques jours, il fut atteint de symptômes d'infection purulente, qui se développèrent de plus en plus et amenèrent la mort, sans qu'il y ait eu aucun accident que l'on pût rapporter aux organes génito-urinaires. A l'autopsie, on trouva dans le poumon gauche un très-petit nombre d'abcès métastatiques de la grosseur d'un petit pois, entourés de l'aréole indurée et rougeâtre caractéristique. Le poumon présentait, en outre, de la pneumonie hypostatique. Le poumon droit et les autres viscères étaient sains. La veine iliaque externe du côté gauche contenait un caillot mou dans lequel on trouva quelques gouttelettes de pus.

» On était sur le point de terminer l'autopsie, lorsqu'une incision faite dans le tissu cellulaire du petit bassin y fit découvrir du pus. On continua à rechercher de

____

(1) Adams, *Anatomy and Diseases of the Prostate*, 2ᵉ édit., p. 128.

ce côté, et l'on trouva les lésions suivantes : Plusieurs veines des parois de l'excavation sont remplies de pus ; le tissu cellulaire qui entoure le col de la vessie et la prostate laisse écouler du pus lorsqu'on l'incise ; la prostate elle-même présente son volume et sa forme normales ; mais sa surface est parsemée de petites taches grisâtres, rondes, entourées d'aréoles d'un rouge livide : en l'incisant, on la trouve remplie de *petits abcès métastatiques,* gros comme des grains de millet ou de chènevis et réunis en groupes confluents.

» La partie postérieure des corps caverneux, du côté droit surtout, est infiltrée de pus qui remplit les aréoles veineuses. La vessie est entièrement saine, ainsi que l'urèthre. Le tissu spongieux de l'urèthre et du bulbe ne présentent rien d'anormal (1). »

Comme on le voit par ces lignes, cette espèce d'abcès ne se révèle point pendant la vie, ou ses symptômes passent inaperçus. C'est donc plutôt dans un but de curiosité scientifique que nous y faisons allusion ici. Néanmoins, comme il peut arriver que le malade éprouve du gonflement au périnée et de la rétention d'urine au début ou pendant le cours d'une infection purulente (que celle-ci ait ou non une issue fâcheuse), le chirurgien doit porter son attention sur les organes génito-urinaires et compter avec la possibilité de cet accident. Dans ce cas, c'est l'état général du sujet qui indiquera la marche à suivre : cathétérisme simple, opérations sur l'organe lui-même, selon les indications de l'affection et selon que l'individu paraîtra ou non devoir triompher de sa pyohémie.]

Il n'est pas toujours facile, ou même possible, de diagnostiquer l'existence d'un abcès chronique de la prostate pendant la vie ; parfois, cependant, on peut y arriver au moyen du toucher rectal. Il peut se faire qu'une partie de l'organe présente une sensation de fluctuation au doigt introduit dans le rectum ; et si ce fait se rencontre chez un sujet où les commémoratifs et les symptômes rendent probable la présence d'un abcès chronique, il faut aviser à l'ouvrir. Ceci peut se faire en passant un cathéter cannelé dans la vessie, et en incisant à l'endroit qu'on a découvert. Il ne s'ensuit pas, d'une façon absolue, que, dans tous les cas, on doive ouvrir l'urèthre, quoiqu'on ait eu souvent recours à cette opération, sans donner lieu nécessairement plus tard à l'établissement d'une fistule. Quelques intéressants détails sur ce fait ont été donnés par M. Meade (de Bradford) (2).

Lorsque nous sommes dans le doute sur les signes physiques, et que nous ne faisons que soupçonner l'existence d'un abcès, nous n'avons presque comme indications que celles qui sont tirées de la constitution générale du malade, et, dans ce cas, comme dans presque tous ceux d'abcès chronique des autres parties du corps, nous devons y consacrer tout notre soin. Il faut faciliter les digestions, ordonner un régime fortifiant : de l'huile de foie de morue, des toniques, un air pur, surtout au bord de la mer, aideront sensiblement d'ordinaire aux progrès de la guérison. Un abcès chronique réclame bien rarement une incision au périnée, et la

(1) *Bulletins de la Société de chirurgie de Paris,* 2e série, t. II, p. 277.
(2) *Medical Times,* 20 octobre 1860. *A Paper on Inflammation and Abcess of the Prostate Gland.*

moindre intervention chirurgicale par l'urèthre est de beaucoup préférable. L'abcès se guérit en général très-lentement, parce que, après sa rupture, l'urine peut pénétrer dans la cavité, y maintenir l'irritation et la douleur, et s'opposer au processus réparateur. Lorsqu'il est dû à la présence d'un calcul, l'ablation du corps étranger doit précéder toute espèce de traitement.

[DES ABCÈS PÉRIPROSTATIQUES. — Mentionnés pour la première fois par Phillips dans son *Traité des maladies des voies urinaires*, ces abcès ont été l'objet d'études sérieuses de la part de M. Demarquay, chirurgien de la Maison de santé, à Paris. Nous avons cru devoir en faire une mention spéciale, à cause de la difficulté que présentent au diagnostic les abcès intra et périprostatiques.

Causes. — On les rencontre principalement dans l'âge adulte et chez les sujets âgés ; du reste, leurs principales causes expliquent suffisamment pourquoi on ne les observe pas dans le jeune âge. Ils ont été successivement attribués à des blennorrhagies répétées, à des tentatives multiples de cathétérisme, à des contusions sur la région périnéale, à des excès de coït dans un âge avancé ; mais la blennorrhagie et le cathétérisme sont certainement les causes les plus fréquentes. C'est d'ordinaire à la partie supérieure de la prostate qu'ils siégent, et c'est le plus souvent vers la face rectale de l'organe qu'ils viennent proéminer, bien qu'on puisse aussi les trouver en avant ou sur les côtés.

Signes et terminaisons. — Au début, le malade éprouve au périnée un sentiment de chaleur et de gonflement, de la pesanteur du côté de l'anus, une dysurie légère. Ces phénomènes peuvent reconnaître comme cause déterminante un exercice violent, tel que celui du cheval, dans le cours ou à la suite d'une des causes mentionnées plus haut : je veux parler de la blennorrhagie et du cathétérisme. Puis le gonflement va en augmentant ; il y a des éléments, de la fièvre, une douleur intolérable ; la défécation est difficile, la miction est parfois impossible. Lorsqu'on peut pratiquer le toucher rectal sans trop faire souffrir le malade, on peut reconnaître la tumeur et même y sentir la fluctuation, le plus souvent en arrière. En effet, c'est d'ordinaire du côté du rectum que la tumeur tend à se vider ; ensuite, par ordre de fréquence, c'est par l'urèthre qu'elle s'ouvre au dehors ; puis, encore assez souvent, elle vient proéminer au périnée. Les autres terminaisons sont plus rares. Chez un malade de M. Demarquay, soigné à la Maison de santé pour un abcès périprostatique, le pus avait fusé « du côté de l'espace ischio-rectal et au devant du bulbe, dans la gaîne de la verge ; tout le tissu cellulaire de cette région avait été envahi ; les corps caverneux avaient été mis à nu, et il en était résulté un décollement considérable de la peau du pénis. Le malade ne fut guéri qu'au bout d'un temps extrêmement long .» Il peut arriver encore que des fusées purulentes remontent jusqu'au cul-de-sac péritonéal, qu'elles décollent la séreuse dans une étendue impossible à prévoir et déterminent des désordres plus ou moins graves. L'observation suivante nous en offre un bel exemple :

« Un homme âgé de quarante et un ans sentit survenir, à la suite d'un écoulement blennorrhagique, une tumeur assez considérable, formant saillie dans le rectum et s'étendant en avant jusqu'aux bourses. Ce gonflement était accompagné de douleurs vives, exaspérées par la pression, d'inappétence, de perte de sommeil et d'un appareil fébrile intense. A son entrée à l'hôpital, on reconnut par le toucher rectal une tumeur qui remontait jusqu'au point le plus élevé que le doigt pût atteindre. Une incision faite au devant de l'anus, à gauche du raphé, donna issue à une grande quantité de pus. Le calme succéda presque immédiatement à la souffrance, et en sondant l'étendue du foyer avec un stylet de trousse, on trouva que le décollement remontait très-haut au devant de l'intestin. Des injections iodées dans la plaie et une mèche introduite entre les lèvres de l'incision ont constitué tout le pansement. » (*Union médicale*, 1862, p. 598, *Leçon recueillie par M. Parmentier.*)

Diagnostic. — Ici se posent deux questions. Y a-t-il un abcès dans la région prostatique ? Si oui, est-ce un abcès intra ou périprostatique ? Nous supposerons la première question résolue par l'affirmative ; aussi bien l'auteur anglais a-t-il insisté sur tous les signes qui conduiront à le reconnaître. Mais le diagnostic à faire entre l'abcès proprement dit et celui qui siége autour de l'organe est beaucoup plus délicat. En effet, l'ischurie, les douleurs au col de la vessie, la brûlure au moment de l'émission des urines, la douleur atroce au moment des garderobes, le ténesme, les épreintes, la chaleur, les battements et la tension du côté de l'anus, la constipation, se rencontrent à un égal degré dans chacune de ces deux affections. Les différences portent surtout sur l'étendue de la tumeur, la fluctuation manifeste du côté de l'intestin, lesquelles feront supposer que l'abcès est périprostatique. En effet, l'abcès de la prostate siégeant au-dessous d'une capsule fibreuse épaisse, résistante, ne donne lieu qu'à une tumeur beaucoup plus circonscrite, à une fluctuation beaucoup plus obscure ; et toujours par la loi qui veut que le pus se fraye une route du côté de la moindre résistance, l'abcès prostatique proprement dit paraît devoir s'ouvrir plutôt du côté de l'urèthre. Nous ne voulons pas dire que tel soit toujours le cas ; car il est des faits qui ne laissent aucun doute sur la possibilité du passage du pus de la glande dans l'intestin.

Pronostic et traitement. — Naturellement le pronostic se trouvera en rapport avec la constitution du sujet, l'étendue de la tumeur et les dégâts occasionnés dans les parties voisines, et spécialement du côté du péritoine. Lorsque l'abcès a proéminé du côté du périnée et qu'il a été incisé de bonne heure, il peut guérir vite, parfois même en moins de huit jours. S'il a gagné l'espace ischio-rectal, il peut avoir causé de vastes décollements, et il faut un temps très-long pour la cicatrisation de l'abcès. Si l'ouverture s'est faite du côté du rectum, il peut y avoir persistance d'une fistule rectale.

M. Ricord recommande de vider l'abcès par le rectum, en raison de sa proximité. M. Demarquay, voulant éviter une fistule rectale, préfère l'incision par le périnée. L'indication est d'ouvrir de bonne heure, à moins que, la fluctuation étant bien nette du côté du rectum, on n'attende l'ouverture spontanée par l'intestin.]

Première observation. — *Prostatite et cystite à la suite d'excès et après l'exposition au froid.— Terminaison par un abcès de la prostate.*—J. T., âgé de cinquante-quatre ans, en octobre 1854. Habitudes d'intempérance depuis l'âge de vingt ans. Deux ou trois gonorrhées lorsqu'il était jeune. Quelques années auparavant, il avait ressenti de la gêne en urinant, mais il ne voyait là rien de sérieux.

Six mois auparavant, il passa tout un dimanche, à Greenwich, à boire, et revint le soir à Londres sur le haut d'un omnibus, par un temps très-humide et froid.

Le lendemain, il se sentit fort malade, et, le mardi matin, n'ayant pas uriné depuis le dimanche, il demanda un médecin, qui le soulagea par un cathétérisme facile. Incapable après cela d'uriner sans sonde, il entra comme malade à Saint Mary's Hospital. Peu de temps après, il était amélioré, car il urinait au moyen d'une sonde qu'il avait appris à se passer lui-même.

23 décembre 1853. — Admis dans mon service à Marylebone Infirmary.

État à son entrée : Il avait envie d'uriner, ce qu'il ne pouvait faire qu'avec une sonde, et il souffrait atrocement au périnée, du côté du pubis et dans les lombes, si le cathétérisme n'intervenait pas tout de suite. Aucune sensibilité dans la région hypogastrique; rien de particulier à noter après l'examen par le rectum; point de sensibilité éveillée par l'extrémité du doigt. État général mauvais. Teint maladif, expression de grande souffrance.

Urine légèrement acide, laissant déposer un peu de mucus, une assez grande quantité de pus, et faiblement albumineuse. Point d'hématurie.

La sonde n° 8 [n° 17, filière française] pénètre facilement jusqu'à la vessie. Après plusieurs examens, on note qu'*il s'écoule un peu d'urine avant que l'instrument ait été introduit de plus de 15 centimètres*; en allant au delà, il s'en écoule une plus grande quantité; on ne trouve pas de calcul, mais on constate un état ramolli et rugueux de la vessie.

Dans les trois mois suivants, il s'améliora notablement, sous l'influence de lavages de la vessie à l'eau tiède, et surtout après l'injection de solutions de nitrate d'argent, dont la proportion fut élevée de 25 milligrammes à 5 centigrammes pour 30 grammes d'eau. Il pouvait retenir ses urines pendant trois heures, le mucus disparut, et le pus diminua beaucoup.

En avril 1854, il succomba à une pneumonie. — Autopsie quatorze heures après la mort.

Après avoir enlevé le pénis, la vessie, l'uretère et les reins, et ouvert l'urèthre par sa paroi supérieure, nous trouvâmes que celui-ci était sain jusqu'à sa partie prostatique. En cet endroit, se montrait une *vaste cavité*, pouvant contenir de 16 à 20 grammes de liquide. L'abcès avait détruit la muqueuse de l'urèthre en s'ouvrant à la partie supérieure par un orifice du diamètre d'un florin; en sorte que le plancher seul du canal subsistait, formant une sorte de pont dans l'intérieur de la cavité qui l'enveloppait en bas, en haut et des deux côtés. Cette cavité était limitée par la capsule propre de la prostate, la substance de l'organe ayant disparu. Le canal éjaculateur du côté droit traversait la poche; il est comme disséqué dans tout son trajet. Il est dilaté; il admet aisément la sonde n° 9 [n° 19, filière franç.] jusqu'au point où il quitte la prostate, pour s'ouvrir dans la cavité d'un abcès. Le canal éjaculateur du côté gauche a disparu, mais l'ouverture par laquelle il pénètre dans l'urèthre a persisté. En examinant la base de la vessie, on aperçoit un sac qui remplit l'intervalle situé entre les canaux déférents et les vésicules séminales, mais, en apparence, sans communiquer avec eux. Il existe néanmoins une libre communication entre cette cavité et l'urèthre, au moyen du canal éjaculateur du côté droit, car la sonde passait directement dans son intérieur. Ce sac pouvait contenir environ 10gr,5 de liquide; il provenait d'un abcès formé, soit dans le tissu cellulaire, soit dans le canal déférent du côté droit. Cette dernière supposition paraissait la plus probable, d'après l'aspect des parties.

Les parois vésicales sont fort épaissies; la muqueuse est fortement injectée; elle montre des teintes rouges, brunes et vertes, et çà et là une belle injection écarlate arborescente. Les uretères ont un calibre un peu plus considérable que d'habitude. Les reins ont augmenté de volume; ils offrent, sous le microscope, l'apparence d'un dépôt interstitiel, et paraissent fortement graisseux.

DEUXIÈME OBSERVATION. — *Obstruction fort ancienne de l'urèthre. — Incontinence d'urine. — Abcès de la prostate et de la vésicule séminale droite.* — J. T..., soixante-treize ans. Admis à Marylebone Infirmary, dans mon service, le 23 mai 1854. Depuis longues années, il avait de la difficulté à uriner et de l'incontinence d'urine : on ne peut obtenir aucun éclaircissement à ce sujet, car il s'affaiblit rapidement d'après les progrès de sa maladie.

Etat à l'entrée : L'urine s'écoule constamment; il garde dans son lit un urinoir, selon son habitude. Au scrotum est un grand orifice qui laisse couler beaucoup de pus. Le médecin de garde essaye, mais sans succès, d'introduire une sonde; elle est arrêtée à 12 centimètres et demi du méat. Le sujet est presque sans pouls et sur le point de succomber.

Autopsie. — Vessie très-épaisse, très-rugueuse; la muqueuse offre des teintes d'un rouge brunâtre et d'autres d'un gris d'ardoise. En incisant l'urèthre, on trouva dans le bulbe une portion dont les parois étaient épaissies, resserrées avec une couche de lymphe plastique à sa surface, fixant en partie en place deux calculs du volume d'un petit pois. Dans la portion prostatique, on apercevait l'ouverture du sac d'un *abcès* formé par la capsule de la prostate, exactement semblable à celui que je viens de décrire dans l'observation précédente; le plancher de l'urèthre formait un pont au-dessus. Derrière le canal était un autre abcès comprenant la vésicule séminale droite. Les deux reins étaient malades et renfermaient de gros kystes.

DE L'ULCÉRATION DANS LA PROSTATE. — La muqueuse uréthrale dans l'épaisseur de la prostate peut s'ulcérer par suite de lésions préexistantes. L'ulcération purement idiopathique est sans doute fort rare. Ainsi, lorsqu'un abcès s'ouvre dans l'intérieur de l'urèthre, les tissus environnants s'ulcèrent, et l'ouverture persiste pendant un certain laps de temps : tels sont surtout les exemples d'ulcération décrits par les auteurs. Mêmes conditions dans la rupture d'un dépôt tuberculeux, ou le développement de tumeurs malignes. Il n'y a qu'une mince couche de tubercule dans l'épaisseur de la muqueuse uréthro-prostatique qui ait été notée comme cause d'ulcération en cet endroit. Mais il est plus commun de la rencontrer sous la même forme dans la vessie, et aux orifices vésicaux des uretères. Plus fréquemment aussi l'ulcération succède à l'enchâtonnement d'un calcul entier ou en morceaux. [Au n° XLVII du musée Civiale, à l'hôpital Necker, se voit une ulcération de la prostate, occupant la face postérieure de cet organe hypertrophié. Elle présente une forme allongée, analogue à celle que l'on remarque sur une pierre contenue dans la vessie.] Après un rétrécissement ancien et compliqué, suivi d'une dilatation du canal à son passage dans la prostate, et l'amincissement de sa muqueuse, j'ai observé assez fréquemment une ulcération chronique portant sur le canal et les tissus environnants. On peut l'observer avec la rétention d'urine et l'infiltration urineuse.

J'ai vu des cas où l'ulcération de la portion prostatique de l'urèthre reconnaissait pour cause le séjour trop longtemps prolongé d'une sonde dans l'urèthre et la vessie, dans un but thérapeutique. On peut voir un exemple de ce fait au musée du Royal College of Surgeons, à Londres, sous le n° 2551; il est indiqué au catalogue comme « un dépôt de lymphe emprisonnant une sonde ». L'ulcération peut encore s'observer après une vieille affection vésicale, chez les sujets âgés et affaiblis, surtout chez les paralytiques, à la suite d'une affection cérébro-spinale. Dans quelques-uns de ces cas elle peut aller jusqu'à l'escharification, avec perte considérable de substance du tissu prostatique.

Après tout, il n'y a rien de spécial dans ces formes d'ulcération siégeant à la prostate : ce sont les mêmes effets morbides qui affectent son tissu et celui des autres parties molles de l'organisme, lorsque leur vitalité est soumise à certaines conditions morbides, locales ou générales.

Il n'y a point de forme particulière d'ulcère de la prostate; rien de spécial à cet organe, comme à l'estomac, par exemple. Point de raison pour en faire le sujet d'une ulcération chancreuse spécifique, sauf dans les cas très-rares où cette affection s'est propagée tout le long de l'urèthre, et même dans l'intérieur de la vessie.

De plus, comme l'ulcération n'existe presque jamais sans une maladie de la prostate, de la vessie ou de l'urèthre, et qu'elle n'est jamais qu'une conséquence de lésions antérieures, il est tout à fait impossible de décrire les symptômes qui lui sont propres. Ni pour les symptômes, ni pour le traitement de l'ulcération de la prostate, il n'existe d'autre indication précise que celle d'obvier aux signes locaux et généraux à mesure qu'ils se présentent, en s'en tenant aux principes déjà consignés dans la description de l'inflammation aiguë et chronique; et de porter remède à la cause, si la chose est possible, comme dans le cas d'un rétrécissement de l'urèthre, d'un calcul de la vessie ou de la prostate, causes directes de l'ulcération.

CHAPITRE V

HYPERTROPHIE DE LA PROSTATE, SES CARACTÈRES ANATOMIQUES.

Caractères extérieurs d'une hypertrophie de la prostate. — Parties affectées. — Quelle est l'augmentation de volume. — Modifications qu'éprouvent l'urèthre et le col de la vessie. — Modifications internes ou de structure. — Variétés de l'hypertrophie.

HYPERTROPHIE DE LA PROSTATE. — Chez les sujets qui ont dépassé l'âge moyen de la vie, ou, pour préciser, ceux qui ont dépassé cinquante-cinq ans, autant du moins que de sérieuses recherches tendent à le prouver, on rencontre souvent, mais non toujours, une maladie particulière de la prostate. Cet organe augmente lentement et graduellement de volume, et arrive à gêner plus ou moins la sortie de l'urine. Cette augmentation de volume, comme nous le verrons en étudiant le sujet dans ses détails, n'est pas un produit de l'action inflammatoire, pas plus qu'elle n'est causée par des résultats analogues à ceux qui forment les engorgements inflammatoires dans les autres organes ; c'est-à-dire par des exsudations albumineuses, fibrineuses, ou autres, telles qu'on en rencontre dans les ganglions lymphatiques, par exemple : mais elle provient d'une production exagérée des tissus normaux de la prostate, et peut, à juste titre, rentrer dans la classe des hypertrophies.

ANATOMIE PATHOLOGIQUE. — Pour étudier l'anatomie pathologique de cette affection, il convient de faire les divisions que voici :

I. Caractères physiques extérieurs de l'hypertrophie de la prostate.

II. Parties de la glande le plus affectées par l'hypertrophie.

III. Augmentation de volume produite par l'hypertrophie.

IV. Modifications anatomiques à la portion prostatique de l'urèthre et au col de la vessie, amenées par l'hypertrophie de la prostate.

V. Modifications internes ou de structure observées à la suite de l'hypertrophie de la prostate.

I. *Caractères physiques extérieurs.* — Nous avons déjà dit qu'il était à peine possible de définir en termes exacts entre quelles limites, de poids et de volume, est comprise une prostate saine, une addition quelconque à ces limites la faisant regarder tout de suite comme hypertrophiée. D'après quelques observateurs, un poids supérieur à 23 grammes serait toujours anormal. Nous n'avons point de preuves absolues de ce fait, mais je pense qu'on peut regarder 27 grammes comme un poids d'hypertrophie, chez un sujet d'environ soixante ans. Je n'ai jamais vu une pareille prostate sans y rencontrer d'autres indications, dans les modifications physiques extérieures, ou internes et de structure, qui vinssent corroborer les soupçons nés du fait de son poids. D'un autre côté, j'ai vu une prostate pesant moins de 23 grammes, et qui présentait dans sa structure des signes indiscutables de la présence d'une hypertrophie. On en comprendra aisément la possibilité en se rappelant que chez certains individus une prostate de moins de 15 grammes et demi est d'un volume normal.

Le premier caractère extérieur que l'on puisse observer en général sur une prostate hypertrophiée est une tension inusitée et une tendance aux bosselures. Presque toujours la glande est *plus épaisse* qu'à l'état normal. La longueur et le diamètre transverse peuvent n'être pas nécessairement amplifiés, tandis que le diamètre antéro-postérieur (dans la station debout) est presque invariablement augmenté. De là la tension indiquée. Les lignes de section décrites en anatomie normale disparaissent ; les indications extérieures d'une forme bilobaire diminuent. Si maintenant on pratique une section sur la partie antérieure (commissure antérieure), de façon à ouvrir en long le canal de l'urèthre, les lobes latéraux nous semblent plus tendus que d'habitude ; ils s'avancent un peu dans l'intérieur du canal, de façon que leurs bords opposés pressent un peu l'un contre l'autre.

A un état plus avancé, l'augmentation de volume est plus considérable ; l'un des deux lobes latéraux peut prendre un plus grand développement, ou bien c'est la portion médiane, située derrière le verumontanum, qui s'accroît outre mesure. Les contours de la glande peuvent être irréguliers et asymétriques, grâce aux parties saillantes, et ce fait peut avoir deux raisons. D'abord un des lobes peut l'emporter de beaucoup sur les autres, comme je viens de le dire; ou bien on y peut rencontrer des tumeurs indépendantes; celles-ci y sont renfermées en totalité ou en partie, et, dans ce dernier cas, elles font saillie à la surface, et envoient de forts prolongements dans toutes les directions, le plus souvent, toutefois, à l'intérieur de la vessie. [Nous reproduisons un dessin (fig. 85) malheureusement un peu confus, qu'on trouve dans l'ouvrage de M. Crosse, sur les calculs urinaires. Il s'agit d'une prostate qui forme dans l'intérieur de la vessie une masse irrégulière, à la surface de laquelle on suit les sinuosités de l'urèthre à son origine vésicale. La pièce provenait d'un sujet de soixante-trois ans, qui avait longtemps souffert d'un rétrécissement de l'urèthre, et dans la vessie duquel on trouva une pierre volumineuse.] Lorsque ces tumeurs sont très-développées, la forme originelle de la prostate s'en trouve aussi dissimulée, et une certaine quantité de bosselures, quelquefois nombreuses, en général semées irrégulièrement, entourent le col de la vessie. Dans quelques-unes de ces circonstances, l'urèthre, pendant son trajet au travers de la prostate, peut être infléchi à droite ou à gauche de la ligne médiane, grâce à la compression qu'exerce la partie la plus augmentée de volume; la longueur de la portion prostatique peut augmenter (nécessairement avec l'augmentation de la prostate même), et le diamètre antéropostérieur du canal se trouve souvent élargi, par le fait de l'hypertrophie des lobes latéraux. La capsule s'accommode à toutes ces modifications, et s'accroît dans les mêmes proportions que la glande.

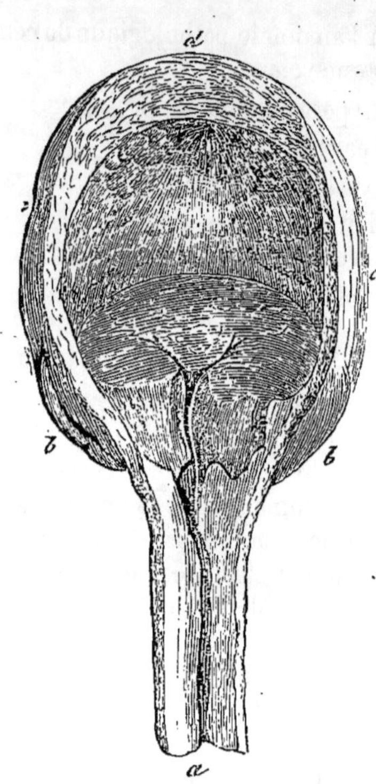

Fig. 85. — Hypertrophie de la prostate (*).

Vue au dehors, la couleur n'offre pas de différences habituellement; à moins qu'une tumeur maligne, à éléments hétérotopiques et à vascularisation exagérée, ne s'accompagne de teintes sombres, jaunes, rouges et violettes.

La consistance est modifiée d'ordinaire; la prostate hypertrophiée est communément plus ferme et plus dense au toucher qu'à l'état naturel; on

(*) a, l'urèthre ouvert; b, b, la surface de la prostate fortement engagée et formant une énorme tumeur dans la cavité vésicale; c, c, surface externe de la vessie, dont les parois sont hypertrophiées, surtout vers le fond d; e, urèthre; a, origine de la déviation. (Crosse, *Urinary calculus*, 1835.)

éprouve la sensation de tissus emprisonnés dans une enveloppe ferme et distendue, et le trop-plein véritable qui en résulte se voit à la coupe, quand le contenu fait saillie et que le contenant se rétracte, de façon que les surfaces de section deviennent plus ou moins convexes. Dans quelques cas exceptionnels, ce fait ne se produit pas, mais c'est incontestablement la règle.

II. *Parties de la prostate le plus affectées par l'hypertrophie.* — Il n'y a pas de point dans l'organe qui ne soit soumis à l'hypertrophie. Les lobes latéraux, la portion médiane, ou lobe moyen, les commissures antérieure et postérieure, peuvent tous présenter ces modifications, bien qu'à un degré différent, selon leur facilité morbide, et l'étendue du développement qu'ils peuvent atteindre quand l'hypertrophie s'y est implantée.

Les données nécessaires pour se former une idée à ce sujet (et elles sont maintenant fort nombreuses) nous montrent qu'aucune partie de l'organe n'a une tendance marquée à augmenter plus que les autres, soit comme manifestation du début, soit comme rapidité de croissance, soit enfin comme étendue de développement.

Les auteurs, tous chirurgiens ou à peu près, semblent attribuer au « lobe moyen » une tendance toute spéciale à augmenter de volume, et le regarder comme susceptible d'acquérir le volume le plus considérable. En ce qui concerne la localisation d'une hypertrophie au début, je ne pense pas que la portion médiane présente des modifications à une période moins avancée que les lobes latéraux; mais, au point de vue du mode de développement, la première peut-être progresse plus rapidement que les derniers. En même temps, dans la plupart des préparations des quatre principaux musées de Londres, y compris celui du Royal College of Surgeons (j'ai examiné toutes ces pièces avec grand soin, et j'ai des notes sur chacune d'elles), se montant au chiffre de 123 prostates, j'ai trouvé un développement à peu près égal des trois parties de l'organe, c'est-à-dire des lobes latéraux et de la portion médiane, avec une hypertrophie correspondante de la commissure antérieure dans un grand nombre de cas. J'ai classé ces préparations en groupes distincts, suivant la direction et le lieu où s'est surtout produite l'hypertrophie, méthode qui nous donnera les moyens de résoudre la question. Le premier groupe comprend quatre variétés de formes très-communes, le second groupe trois variétés de formes décidément très-rares.

Formes communes de l'affection :

I. Hypertrophie générale de la prostate ; les deux lobes latéraux et la portion médiane à peu près également développés : 74 cas sur les 123.

II. Hypertrophie générale de la prostate, mais la portion médiane augmentée dans une plus forte proportion : 19 préparations.

III. Hypertrophie générale, mais avec prédominance du lobe droit, qui est décidément plus gros que le gauche : 8 cas.

IV. Hypertrophie générale, mais avec prédominance du lobe gauche, qui est décidément plus gros que le droit : 11 préparations.

Formes rares de l'affection :

V. Les lobes latéraux seuls hypertrophiés : 5 préparations.

VI. La commissure antérieure seule hypertrophiée, ou plus que tout le reste : 3 préparations.

VII. Les lobes latéraux et la commissure antérieure hypertrophiés, mais non la portion médiane : 3 préparations.

Les séries qui figurent aux tableaux du chapitre II donnent des résultats identiques avec ceux-ci ; elles renferment deux séries de 64 préparations qui me sont personnelles, et une autre d'un observateur tout à fait indépendant, le docteur Messer, qui était autrefois au Royal Naval Hospital de Greenwich. Ces résultats ont plus de valeur que ceux que l'on tire des musées, parce qu'ils se fondent sur des moyennes, et non sur des cas choisis. Sur 100 prostates de sujets âgés de soixante ans et au-dessus, le docteur Messer en a trouvé 35 d'hypertrophiées. Il ajoute que sur 17 pièces, c'est-à-dire à peu près la moitié, « tous les lobes étaient presque également hypertrophiés » ; que, dans 14 cas, c'étaient les deux lobes latéraux qui étaient surtout atteints ; que dans un cas, le lobe latéral gauche et le lobe moyen paraissaient surtout affectés ; que dans un cas, c'était le lobe droit qui l'était le plus ; dans un autre, c'était le lobe latéral gauche tout seul ; et dans un, le lobe moyen ou « portion moyenne » ; en tout, 35 cas (1).

[Les résultats que nous avons obtenus, en analysant les pièces d'hypertrophie de la prostate, contenues dans le musée Dupuytren et le musée Civiale, concordent assez exactement avec ceux de l'auteur, au point de vue de la fréquence de la lésion dans les *différents lobes*. Voici ces chiffres :

	MUSÉE DUPUYTREN.	MUSÉE CIVIALE.	TOTAL.
Hypertrophie de tous les lobes........	7	9	16
— du lobe médian.......	8	5	13
— des lobes latéraux	5	6	11
— du lobe latéral gauche..	1	3	4
— du lobe latéral droit ...	1	2	3
Total des pièces....	22	25	47]

Les conclusions générales que l'on peut tirer de tous ces faits sont :

a. Que les lobes latéraux et la portion médiane, ou lobe moyen, sont également ou presque également sujets à l'hypertrophie.

b. Que la commissure postérieure est généralement comprise dans l'hypertrophie des parties précédentes, et cela dans une même proportion que celles-ci.

c. Que la commissure antérieure n'est pas souvent intéressée, mais peut l'être néanmoins dans quelques cas rares.

d. Enfin, que le développement se fait d'une façon à peu près égale dans

____

(1) Voyez un mémoire important sur ce sujet, et sur d'autres questions afférentes, *the Anatomy and Diseases of the Prostate*, par le docteur Messer (*Trans. of the Med.-Chir. Society*, vol. XLIII, p. 153).

chacune des trois principales divisions de l'organe : dans quelques cas, les lobes latéraux paraissent augmenter plus rapidement que la portion médiane; dans d'autres, c'est le contraire, et peut-être sont-ils plus nombreux que les précédents.

III. *Valeur de l'augmentation produite par l'hypertrophie.* — Nous avons montré qu'un poids d'environ 27 grammes pouvait être regardé comme un exemple d'hypertrophie, le poids moyen d'une prostate saine étant à peu près de 18 grammes et demi. Maintenant le poids peut assez bien indiquer le volume pour tous les cas de pratique que l'on peut concevoir, puisque, après en avoir fait l'épreuve, on a trouvé que le montant de l'augmentation de poids correspond assez exactement à l'augmentation de volume. On en peut faire la preuve en calculant la quantité d'eau déplacée par l'immersion de l'organe, expérience à faire pour quelques cas. Lorsque, comme il arrive souvent, la texture est plus serrée que sur une prostate saine, il faut ajouter quelque peu pour trouver le poids total de l'organe hypertrophié. Cependant il est difficile d'imaginer qu'un écart aussi faible puisse avoir quelque influence dans un cas donné.

Si donc on regarde le poids comme correspondant à l'hypertrophie et comme indiquant exactement dans tous les cas l'augmentation en volume, il n'est plus nécessaire de se rappeler les mensurations rectilignes d'un corps aussi irrégulier qu'une prostate hypertrophiée ; mais il convient d'indiquer, d'après les considérations présentes, l'augmentation de poids que l'organe hypertrophié peut d'ordinaire atteindre, et celui qu'il peut offrir à l'occasion ou dans des cas extraordinaires.

Mes dissections propres (voyez les tableaux) m'ont fourni 20 exemples d'hypertrophie de la prostate sur des sujets de soixante ans et au-dessus. Je ne mentionne que celles dont l'hypertrophie est bien manifeste à la vue, sans avoir égard à leur poids. Elles étaient comprises entre 24^{gr},57 et 69^{gr},84. La moyenne était d'environ 35^{gr},82. Les poids les plus ordinaires variaient entre 27^{gr},16 et 38^{gr},8.

Les dissections du docteur Messer ont fourni 35 exemples d'hypertrophie sur des sujets de soixante ans et au-dessus. Ils étaient compris entre 24^{gr},25 et 184^{gr},80. Le poids moyen était 58^{gr},32. Les poids les plus ordinaires variaient entre 27^{gr},16 et 52^{gr},32.

Il est clair, à étudier tous ces cas, qu'une *moyenne* ne donne pas de résultat satisfaisant, parce que la présence accidentelle de deux ou trois exemples peu communs rehausse très-vite une moyenne, à moins que tous les autres chiffres ne soient extrêmement élevés. Le poids *le plus commun*, lorsque la maladie a existé depuis dix ou douze ans, à ce que l'on présume, semble être compris entre 34^{gr},92 et 46^{gr},56, c'est-à-dire plus du double du poids normal. Il y a pourtant un grand nombre de cas qui dépassent de beaucoup cette limite. Les exemples les plus considérables de prostates hypertrophiées variaient entre 288 et 320 grammes. Le volume d'une masse semblable, qui forme une des préparations du muséum à University College, atteint presque celui d'une noix de coco ; mais de tels exemples sont extrêmement rares. Dans les tumeurs malignes, ces limites même sont outre-passées. D'autres observateurs, parmi lesquels John Hunter, Sir E. Home, M. Howship, Sir Ch. Bell, Sir B. Brodie, M. Stafford, M. Gross, M. Adams, M. Hodgson, MM. Civiale, Mercier, Leroy (d'Étiolles) et Rokitansky, ont parlé dans leurs écrits d'une façon générale du montant de l'hypertrophie, mais pas un seul en termes précis; et comme il ne semble pas qu'ils aient fait sur ce point des recherches suivies, je n'ai point trouvé nécessaire de m'arrêter plus longtemps à leurs impressions. Une grosse orange est le terme qu'emploie M. Howship pour indiquer l'exemple le plus considérable qu'il ait observé (1). Sir Ch. Bell parle d'une prostate « affectée d'une augmentation monstrueuse, sans doute la plus large qu'on ait observée en Angleterre » (2). Elle est maintenant au musée du College of Surgeons, à Édimbourg (n° 2071, XXIII. B); elle a le volume d'une noix de coco moyenne. Le docteur Gross cite le cas d'une prostate pesant 288 grammes (3).

IV. *Modifications anatomiques produites dans la portion prostatique de l'urèthre et au col de la vessie par l'hypertrophie de la prostate.* — La conséquence la plus sérieuse de l'augmentation de volume, du moins dans chacune des quatre formes ordinaires, est l'obstacle au cours de l'urine. Il est fort rare qu'il en soit autrement; pourtant il semble qu'il y ait quelques cas, en petit nombre et exceptionnels, où l'état de l'orifice uréthro-vésical soit si altéré, que la vessie ne puisse retenir l'urine; en conséquence, celle-ci s'écoule aussi vite ou presque aussi vite qu'elle arrive dans ce viscère au moyen des uretères, circonstance que nous examinerons plus loin dans tous ses détails. Si donc on admet que le résultat produit presque uniformément est l'*obstruction*, qui amène un degré de rétention plus ou moins complet dans un grand nombre de cas, il devient fort important d'étudier l'influence de l'augmentation de volume sur la forme, le calibre et la direction de l'urèthre, puisque la possibilité de passer une sonde pour vider la vessie doit dépendre d'un bon emploi de l'instrument, ou de la méthode que l'on emploie pour surmonter les obstacles mécaniques que présente un canal infléchi.

Le premier effet à noter est commun aux quatre premières formes de l'hypertrophie; c'est-à-dire l'augmentation, parfois considérable, du diamètre antéro-postérieur de l'urèthre dans la portion prostatique. En outre, il y a diminution de son diamètre latéral, ou transverse; de façon que le canal se rétrécit en forme de fente, au lieu d'offrir pendant la distension un diamètre à peu près égal dans toutes les directions. Les lobes latéraux, par leur hypertrophie, non-seulement empiètent sur le canal, mais portent graduellement en haut la paroi uréthrale qu'ils forment eux-mêmes, et cela dans une telle étendue, que j'ai vu l'ouverture en forme de fente qu'on obtient à la section mesurer un centimètre et demi depuis les pubis jusqu'à l'arrivée de l'urèthre sur le rectum.

[La figure 86 représente une hypertrophie de la prostate à un faible

(1) Howship, *Diseases of the Urinary Organs.* London, 1823, p. 99.
(2) Charles Bell, *Treatise on the Diseases of the Urethra.* London, 1822, p. 423
(3) Gross, *Urinary Organs,* etc., 2e édition, 1868.

degré ; l'urèthre présente l'aspect d'une fente allongée entre les deux lobes
latéraux inégalement tuméfiés. Le corps est tuméfié aussi et fait une saillie
irrégulière plus marquée au centre.
Entre cette saillie et les lobes latéraux,
existent deux gouttières peu profondes dirigées d'avant en arrière et de
dedans en dehors. Antérieurement la
saillie envoie un prolongement qui
s'étend jusqu'à la crête uréthrale.
Celle-ci est elle-même un peu plus
prononcée qu'à l'état normal. En arrière, entre la saillie du corps de la
prostate et les orifices des uretères,
qui affectent la forme de mamelons,
existe une dépression transversale,
qui sépare le trigone du bas-fond
de la vessie. — Parois vésicales hypertrophiées ; membrane muqueuse
rouge, çà et là taches grisâtres. On
voit aussi les orifices de trois cellules
peu profondes.]

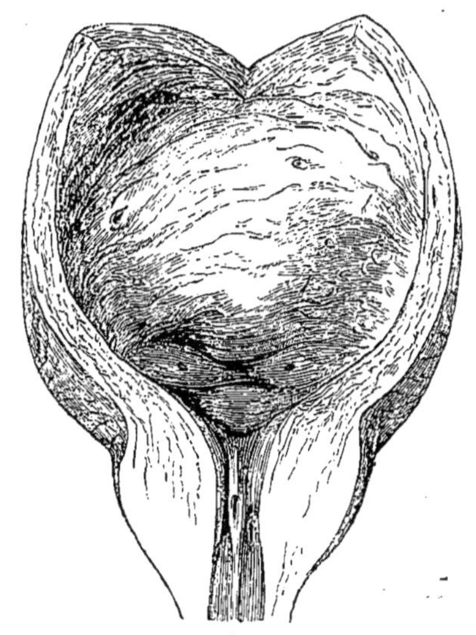

Fig. 86. — Hypertrophie de la prostate.
(Civiale, tome II.)

La longueur de la portion prostatique de l'urèthre est aussi considérablement augmentée par les mêmes formes de l'hypertrophie. L'augmentation en tous sens de volume du corps qui livre passage entraîne nécessairement une plus grande longueur du canal qu'il contient. Ce serait
certes là le cas, si l'urèthre continuait son trajet rectiligne ordinaire. Mais
souvent il devient tortueux, ce qui contribue encore plus à augmenter sa
longueur. Dans quelques préparations que j'ai examinées, l'urèthre mesurait 7 centimètres et demi depuis l'orifice de la vessie jusqu'à la portion
membraneuse, au lieu de 3 centimètres, sa longueur normale.

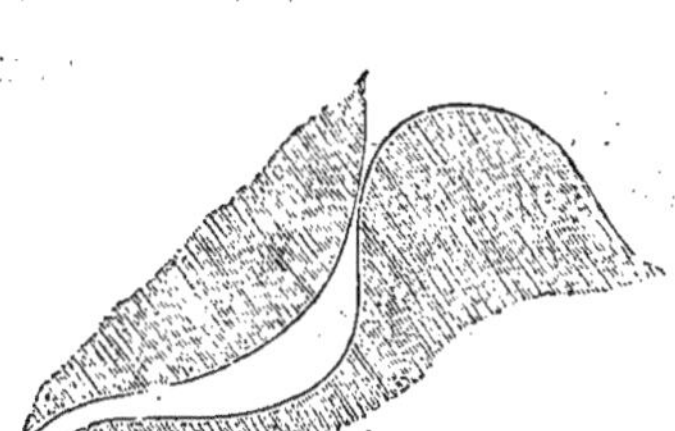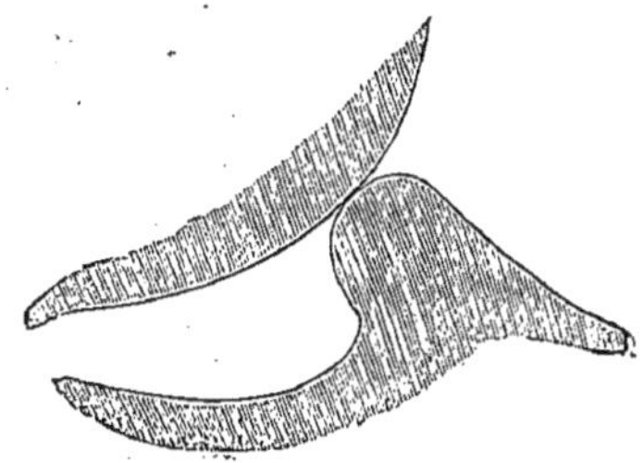

Fig. 87 et 88. — Déviations de l'urèthre produites par l'hypertrophie de la prostate.

L'effet le plus prochain est une déviation de la direction naturelle ; déviation variable avec chacune des formes connues de l'hypertrophie. Ainsi,
lorsqu'il existe une augmentation de volume ou une excroissance de la
portion médiane (et il peut s'en présenter de toutes sortes de formes), un
changement de direction commence à se montrer à peu près au milieu de
la portion prostatique de l'urèthre ; sa paroi postérieure est portée en haut,

ou en haut et en avant, dans la position verticale du sujet, en sorte que l'on trouve une courbure plus ou moins angulaire au lieu d'une ligne presque droite. En voici des exemples dans les figures ci-jointes, qui, quoique de simples diagrammes, montrent en profil la forme des cas qu'ils

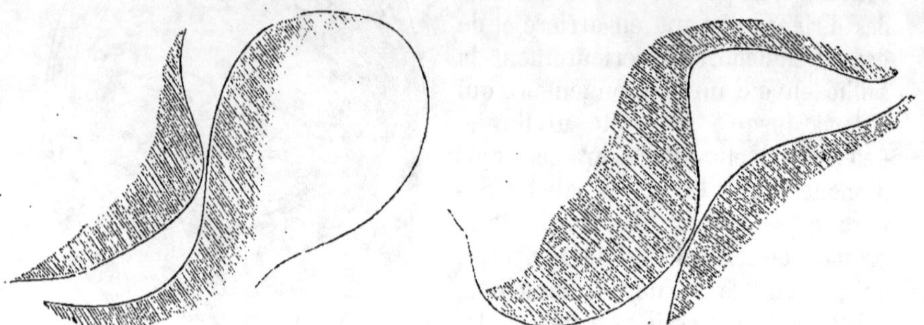

Fig. 89 et 90. — Déviations de l'urèthre produites par l'hypertrophie de la prostate.

représentent (fig. 87, 88, 89 et 90). Au début de l'hypertrophie, la direction du canal forme d'ordinaire une courbure plus ou moins simple; mais, à une période plus avancée, elle peut devenir presque angulaire, de façon que, dans certaines circonstances, il faut subir un véritable temps d'arrêt vers le col de la vessie, avant de faire pénétrer l'instrument dans cette cavité (fig. 88 et 90). Puis, lorsque, à cette augmentation de la portion médiane, viendra s'ajouter un développement exagéré d'un des lobes latéraux, il est facile de voir que la direction du canal sera aussi modifiée latéralement. Ainsi, lorsqu'il y aura prédominance du lobe droit, nous trouverons une courbure latérale gauche de l'urèthre, dont la convexité regarde à gauche, et *vice versâ*. Et comme la prédominance d'un lobe latéral se trouve presque toujours en rapport avec le développement de la portion médiane, l'urèthre se dirigera en haut, et à droite ou à gauche selon le cas (fig. 91). Sir E. Home, à l'époque de la publication de son premier volume sur la prostate, n'avait jamais vu de développement exagéré du lobe latéral droit, et il en tirait cette conséquence, importante au point de vue de l'introduction des sondes dans une prostate hypertrophiée, qu'un tel développement, et, par suite, qu'une déviation du canal à gauche ou n'existait pas, ou était fort rare. Il rencontra cependant une hypertrophie du lobe droit avant la publication de son second volume, mais il la regardait encore comme exceptionnelle, et c'est dans cette idée qu'il l'a

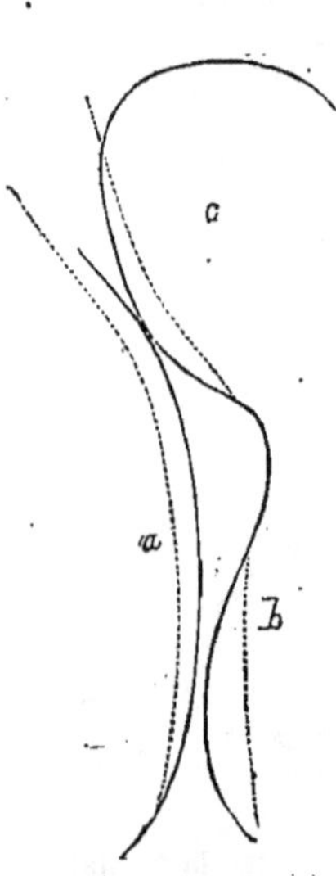

Fig. 91. — Diagramme d'une hypertrophie du lobe droit de la prostate (*).

(*) *a*, lobe droit de la prostate, considérablement hypertrophié ; *b*, lobe gauche, moins affecté ; *c*, tumeur de la partie médiane, unie au lobe gauche, ce qui infléchit l'urèthre à droite. Dans ce cas, la marche à suivre, pour l'introduction d'un instrument, est indiquée par des lignes ponctuées.

mentionnée dans ses ouvrages subséquents. Cependant il n'y a point de raison de supposer aucune différence entre les deux lobes, au sujet de leur affinité à la maladie, puisque dans les pièces qui existent, le chiffre des lobes hypertrophiés est presque le même à droite et à gauche. Mais, en

l'absence de toute saillie d'un des lobes latéraux, lorsque la portion médiane est fortement développée, on rencontre souvent une forme semblable de la déviation, seulement elle n'est pas nécessairement bornée à un seul côté, et peut exister également des deux côtés à la fois. La terminaison de l'urèthre dans la vessie se trouve divisée par une large tumeur médiane, piriforme, laissant un passage de chaque côté, et donnant ainsi au canal l'apparence de la lettre Y (fig. 92 et 93). Sur ces

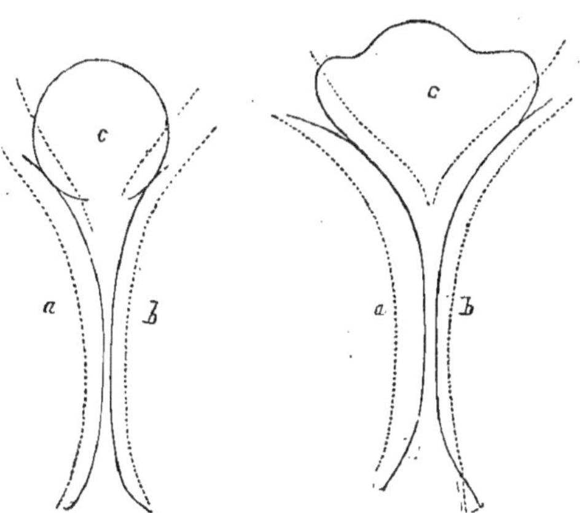

Fig. 92 et 93. — Déviations de l'urèthre par suite de l'hypertrophie de la portion médiane (*).

diagrammes, dessinés, comme les précédents, sur des pièces fraîches, le trajet que doit suivre la sonde est indiqué par des lignes ponctuées. Le degré de déviation verticale qui y est associé dépend souvent de la quantité du tissu muqueux et sous-muqueux entraînée en haut par la tumeur, de chaque côté de laquelle, à l'orifice vésical, ils forment une sorte de barrière semi-circulaire. Il est à peine nécessaire d'indiquer l'importance qu'il y a à se rappeler, dans un cas d'intervention chirurgicale, la fréquence de la déviation latérale dans les formes développées d'obstruction prostatique.

Nous devons étudier maintenant les modifications que l'on observe dans la forme du méat interne ou orifice uréthro-vésical, laquelle, dans l'état de santé, est trop bien connue pour demander une description. Lorsque la portion médiane proémine en arrière, l'orifice uréthro-vésical prend la forme d'un croissant à convexité supérieure. Quand le volume du lobe droit excède beaucoup celui du gauche, le croissant tourne sa convexité du côté gauche, et ainsi de suite. Sur quelques pièces où il existe à la fois un développement irrégulier de plusieurs lobes, l'orifice est très-dévié et offre un contour allongé et sinueux. Parfois il semble qu'il faille le franchir d'un saut, lorsqu'une saillie de la portion médiane en arrière affecte la forme d'une valvule, ou présente un étroit pédicule. Dans ces circonstances, qu'on ne rencontre pas souvent cependant, la partie valvulaire semble devoir être repoussée contre le col de la vessie par l'effort résultant de la miction, ce qui rend l'obstruction encore plus complète. D'autres fois la tumeur peut être très-petite, et cependant, si elle s'engage dans le méat

---

(*) a, lobe droit; b, lobe gauche; c, partie médiane (lobe moyen).

interne, on observe les mêmes complications : c'est le cas de la figure 94, où la tumeur était extrêmement petite, et où le sujet était presque incapable d'uriner par ses seuls efforts.

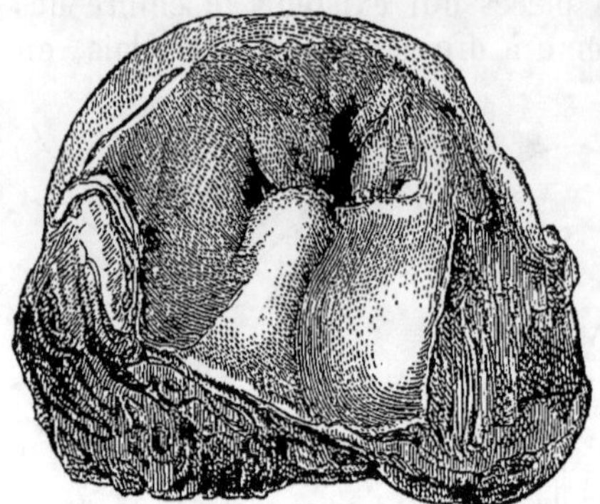

Fig. 94. — Méat interne de l'urèthre ; deux ou trois petites tumeurs produisent une obstruction presque complète.

Un résultat occasionnel, mais très-rare, de l'hypertrophie de la prostate est une dilatation permanente, et non une obstruction de l'orifice uréthro-vésical : cet état, considéré jusqu'ici comme assez fréquent, expliquait, d'après les suppositions des auteurs, la véritable incontinence qu'on observait, bien que la vessie fût vide, au lieu d'une rétention d'urine. Soumis à l'épreuve des recherches anatomiques, voici les faits tels qu'ils se présentent : D'abord il est très-rare de rencontrer la dilatation du méat interne. En second lieu, lorsqu'elle se présente, elle est liée presque invariablement à une distension et à une hypertrophie de la vessie, ce qui prouve, sans conteste, qu'il y avait obstruction pendant la vie, avec rétention d'urine, et non pas incontinence, pour résultat.

La dilatation de l'orifice vésico-uréthral, qui empêche la vessie de retenir l'urine, s'explique de la façon suivante : Les lobes latéraux ayant subi une augmentation de volume considérable, la tumeur de la portion médiane, au lieu de faire saillie en arrière dans la vessie à la manière ordinaire, vient s'accroître entre les parties postérieures des lobes latéraux eux-mêmes, et les écarte à la façon d'un coin, ce qui donne au méat interne un aspect dilaté et triangulaire. J'ai étudié avec soin les observations des pièces qui présentaient cette particularité, et, lorsqu'elles venaient à me manquer, j'ai vérifié l'existence d'une vessie distendue et hypertrophiée, sans jamais pouvoir assurer qu'une réelle incontinence, sans rétention, eût existé pendant la vie. En avant de l'orifice vésical, peut-on ajouter, il existe d'ordinaire un degré d'empiétement des lobes latéraux sur le canal, suffisant pour produire une obstruction très-forte, et une rétention d'urine habituelle. Je suis parfaitement assuré que cet état morbide et les résultats qu'on lui a prêtés peuvent coexister quelquefois ; mais que le fait soit fréquent, c'est ce que je n'hésite pas à nier.

En voici un exemple. Un homme qui mourut au Royal Naval Hospital de Greenwich, à l'âge de quatre-vingt-quatre ans, n'avait jamais eu de rétention d'urine pendant sa vie, et pourtant, à l'autopsie, le docteur Messer trouva une prostate du poids de 102^{gr},82, remplie de tumeurs. Le docteur Messer fait à ce sujet les réflexions suivantes :

« On peut remarquer que, dans les cas où l'hypertrophie est considérable et où les tumeurs se dirigent en dedans, l'urèthre subit une forte expansion, et que les espaces compris entre les bords arrondis de ces projections de tissus servent au passage de l'urine. Cet état de choses expliquera souvent,

je n'en doute pas, l'absence possible de signes d'obstruction dans des cas
où l'on sait que la prostate est considérablement hypertrophiée (1). »

Mais il est un autre point de vue sous lequel il faut considérer une prostate qui augmente de volume. Dans quelques cas, la tendance à l'hypertrophie se manifeste surtout vers le centre de l'organe, ou le col de la
vessie. Dans d'autres, elle semble suivre une marche opposée, et l'organe
se développe principalement à sa périphérie. Dans la première forme, qu'on
peut appeler, pour abréger, *hypertrophie centrale*, l'écoulement de l'urine
peut être matériellement très-empêché avant que la prostate ait beaucoup
augmenté en volume et en poids. Dans la seconde forme, que nous pourrons désigner sous le nom d'*hypertrophie excentrique*, ou périphérique, la
glande peut prendre un développement énorme ; on rencontre dans le rectum une prostate volumineuse, et pourtant il n'y a qu'un léger obstacle au
cours de l'urine. C'est là, il est presque inutile de le faire remarquer, une
forme beaucoup plus favorable pour le malade que la première. Plusieurs
fois j'ai pu observer le contraste que présentent entre elles ces deux diverses
variétés de l'affection. J'ai eu dernièrement l'occasion de voir un exemple
très-frappant de la seconde forme. C'était chez un vieux monsieur, auquel,
dans une consultation, j'introduisis une sonde. Il urinait très-fréquemment
et avec difficulté, mais il vidait entièrement sa vessie. Il ne restait pas une
goutte d'urine lorsqu'on introduisait la sonde après la miction ; ce fait a été
vérifié non-seulement par moi dans la circonstance que j'ai indiquée, mais
aussi nombre de fois par son médecin ordinaire. Et pourtant la prostate
formait dans le rectum une énorme tumeur, exemple remarquable d'hypertrophie reconnaissable au doigt par le toucher (2).

V. *Modifications internes ou de structure observées dans l'hypertrophie
de la prostate.* — Tout ce paragraphe a été rédigé de nouveau ; les faits essentiels sont presque les mêmes que ceux que j'ai donnés dans la première
édition ; mais ils sont disposés d'une façon différente, et meilleure, je
l'espère. Ces changements sont dus à une nouvelle étude très-complète
de la question.

A. *Caractères observés à l'œil nu.*

Lorsqu'on pratique une section sur l'une des parties les plus épaisses
d'une prostate hypertrophiée, telle que les lobes latéraux par exemple, on
peut observer certaines particularités d'aspect. Celles-ci peuvent se ranger
sous deux dénominations : d'abord celles qui sont communes à toutes les
prostates hypertrophiées ; en second lieu, celles qu'on ne rencontre que
dans certains cas.

Premièrement : caractères communs, suivant leur degré de prédominance, à toutes les prostates hypertrophiées.

Lorsqu'on pratique une coupe sur la glande :

a. La surface de section fait saillie irrégulièrement.

b. Elle est aussi plus ou moins colorée çà et là.

(1) Messer, *Medico-chirurgical Transactions*, p. 153.
(2) Voyez également, page 363, les détails sur une prostate énorme, où l'obstacle au cours
de l'urine ne se présentait qu'occasionnellement.

c. Elle est sillonnée, par places, par quelques petits vaisseaux sanguins tortueux.

a. Saillies irrégulières. — En général la surface de section de la prostate fait saillie au-dessus du niveau des bords de la capsule, condition qui ne se rencontre pas dans la section d'un organe sain. Il peut arriver aussi que des parties d'un volume différent, et parfois d'une forme sphéroïdale, fassent saillie d'une façon bien plus prononcée que le reste; ce ne sont pas des tumeurs toujours indépendantes, comme nous le verrons bientôt.

b. Colorations partielles. — Il arrive également que les nuances de couleurs offertes par la surface de section ont une plus grande importance sur les prostates hypertrophiées que sur celles qui sont saines. Toujours colorées en partie dans une certaine étendue, comme le sont ces dernières, les premières le sont beaucoup plus; elles varient depuis une teinte gris jaunâtre pâle et couleur de buffle jusqu'au jaune, parfois très-foncé. Des territoires rouges se montrent quelquefois au milieu de parties plus pâles, et l'on aperçoit de petits îlots noirs, collections de concrétions foncées, dispersées dans les follicules et les conduits excréteurs.

c. On s'aperçoit en général, à l'œil nu, que les parties rouges déjà indiquées sont constituées par une fine injection vasculaire arborescente; elles ont une teinte plus foncée que celles d'un organe sain.

Secondement : caractères que l'on rencontre sur quelques prostates hypertrophiées, mais non sur toutes.

Dans quelques glandes, les saillies sphéroïdales semées sur la surface de section peuvent aisément s'énucléer; elles sont alors dures, pâles et exemptes d'humidité. Ce sont des tumeurs bénignes contenues dans la texture de l'organe; ces formations se rencontrent si souvent et jouent un rôle si important dans la pathologie de la prostate, qu'elles seront l'objet d'une description particulière. (Voy. chapitre VI, sur les *Tumeurs.*)

Il y a d'autres saillies perdues dans les tissus; elles sont séparables en partie, mais ne sauraient être énucléées. Elles présentent souvent une teinte aussi jaune que les parties environnantes; elles laissent écouler un suc abondant. Ce sont de simples lobules glandulaires qui semblent plus gros que les lobules glandulaires environnants, et qui sont beaucoup plus gros que ceux d'une prostate saine.

Ces états se rencontrent assez communément. Ils semblent indiquer qu'une hypertrophie vraie peut affecter une partie de l'organe, tandis que les parties adjacentes sont normales ou légèrement atteintes. C'est ainsi qu'un lobe latéral peut être considérablement hypertrophié pendant que l'autre est à peine altéré dans son volume. Lorsque les lobules seuls sont affectés de cette manière, ce fait suggère l'existence d'un état intermédiaire entre l'hypertrophie générale et la tumeur isolée, qui établit entre les deux un lien important.

Il est une autre différence très-marquée facile à observer en examinant des prostates hypertrophiées, et qui les sépare en deux catégories quelque peu distinctes.

Un exemple type de l'une de ces deux catégories présente à la coupe un liquide qui s'écoule en abondance de la surface de section, et la plus faible pression augmente beaucoup la quantité qu'on voit sourdre. Un liquide s'échappe librement par les orifices des conduits prostatiques dans l'urèthre.

Un exemple type de l'autre catégorie ne montre pas de liquide à la coupe, et la pression n'en fait point sourdre, ou à peine, des orifices que je viens de nommer.

Ces conditions s'expliquent aisément par les quantités variables de tissu glandulaire en activité dans les deux cas, comme on le verra dans le prochain paragraphe de ce chapitre.

Puis, dans quelques circonstances, la section pratiquée tombe sur de petites cavités; celles-ci sont parfois vides, parfois elles donnent issue à une goutte d'un liquide jaune épais, analogue à du pus à l'œil nu. Ce ne sont pas nécessairement des abcès, à moins qu'il n'y ait eu une action inflammatoire quelconque, condition qui a été étudiée au chapitre relatif à ces abcès. Nous pouvons dès maintenant anticiper sur le prochain paragraphe de ce chapitre pour dire que cette matière jaune, lorsqu'elle n'est pas du pus, est du liquide prostatique dans un état de concrétion plus avancé qu'à l'ordinaire, et qu'il contient des éléments du tissu cellulaire et de ses dérivés avec une très-petite proportion de « liqueur » ou fluide interposé.

B. *Des éléments constitutifs d'une prostate hypertrophiée examinés au microscope.*

En considérant les fibres élémentaires de toute sorte dont se compose une prostate à l'état normal (voy. à l'*Anatomie*), nous pouvons commencer par affirmer qu'une prostate hypertrophiée soumise à l'examen microscopique le plus sérieux ne présente aucun autre tissu élémentaire, ou nouveau quelconque, que ceux que j'ai décrits. Les éléments normaux existants sont simplement augmentés sous le rapport de la quantité. Ils peuvent cependant, bien que la chose ne soit pas nécessaire, se présenter en proportions relativement différentes les uns des autres, ou bien ils s'agencent d'une façon différente de celle qu'ils affectent à l'état normal.

Ces tissus sont, comme nous l'avons déjà vu :

a. Les *tissus fibreux*, c'est-à-dire la fibre musculaire pâle, le tissu connectif et le tissu élastique.

b. Les *tissus glandulaires*, c'est-à-dire une membrane formant des cavités et des canaux excréteurs, tapissés tous deux d'un épithélium à cellules polygonales ou prismatiques, et contenant des matières sécrétées.

Les premiers (*a.*) ont reçu le nom de partie fondamentale, ou stroma de l'organe ; les derniers (*b.*) forment la partie glandulaire.

Au point de vue de la structure, la prostate offre un développement anormal sous quatre variétés ou types, compris tous les quatre sous le terme général d'*hypertrophie*.

Tel est, du moins, le résultat de l'examen d'un grand nombre de spécimens qui, détruits nécessairement pour étudier leur structure, n'ont pas été compris dans les tableaux.

Les quatre variétés d'hypertrophie, prises au point de vue de la structure, peuvent être ainsi définies :

1. Simple développement exagéré de tous les tissus constitutifs de l'organe en proportions à peu près égales.

2. Excès de développement du stroma sur la partie glandulaire.

3. Excès de développement de la portion glandulaire sur le stroma.

4. Agencement nouveau des éléments, le stroma et la portion glandulaire, sous la forme de tumeur.

1. La première forme de l'hypertrophie est celle qu'on observe généralement dans le cas où le volume de l'organe n'a pas trop augmenté, bien que l'action morbide ait pu se continuer pendant longtemps. Les proportions relatives normales n'ont pas beaucoup changé ; il y a une certaine tension de l'organe, augmentation du poids, peut-être jusqu'à devenir le double de celui d'un organe sain ; et, généralement parlant, il n'y a pas une partie qui l'emporte en taille sur les autres. Ni par une coupe, ni par la pression, on ne voit apparaître de liquide sécrété en grande quantité, pas plus qu'il ne doit manquer tout à fait.

A l'examen microscopique, un pareil spécimen ne montre qu'un petit nombre de caractères différents de ceux que l'on observe sur un organe normal. Il y a un peu de dilatation des follicules glandulaires, fait qui s'est présenté sur toutes les prostates hypertrophiées que j'ai examinées. Un grand nombre d'entre elles sont remplies d'un contenu jaunâtre, semi-liquide, qui ressemble à de la sécrétion prostatique épaissie, sous le nom bien connu de « concrétions prostatiques ». Cette matière semi-liquide, qui ressemble, à l'œil nu, exactement au pus, se résout sous le microscope dans les éléments constitutifs que voici : un liquide clair, chargé d'épithélium à cellules prismatiques et ovoïdes ou polygonales (les premières venant des conduits, les secondes des vésicules) ; des globules d'une matière fortement réfringente et ressemblant à de la graisse, sans en être néanmoins ; une grande quantité de matière amorphe granuleuse, et de petites concrétions d'une couleur ambrée et semi-transparentes. On trouve aussi ces concrétions logées dans les conduits, au niveau ou près de leurs orifices dans l'urèthre.

2. Excès de développement du stroma sur la partie glandulaire.

Voici, sans aucun doute, la forme sous laquelle se présente le plus communément l'hypertrophie. C'était, disait-on autrefois, l'unique condition de l'hypertrophie de la prostate; tel n'est pas cependant le cas. Dans les exemples volumineux, les plus volumineux même, ceux du poids de 60 grammes et au-dessus, on ne rencontre presque jamais que cette seule forme d'hypertrophie; sauf parfois chez ceux qui offrent un grand nombre de tumeurs (4e classe).

Au microscope, nous rencontrons, dans les spécimens bien marqués de cette classe, de fortes portions de stroma sans accompagnement ni pénétration d'aucun élément glandulaire. Des parcelles de la matière grisâtre qui

er.vahit la masse devront être dilacérées sous l'eau, sur le porte-objet, et
l'on n'y rencontrera pas d'éléments glandulaires ; dans d'autres parties,
ces derniers se verront en petite quantité. Les plus fortes proportions de
stroma, sans tissu glandulaire, sont situées d'ordinaire près de la périphérie de l'organe, dans les lobes latéraux, en dehors des lobules glandulaires, et forment parfois une épaisse couche entre eux et la capsule.

Il ne vaut guère la peine de faire observer que cette forme sera soigneusement distinguée de l'augmentation de volume qui résulte d'un processus
inflammatoire, et qui a été décrite au troisième chapitre. Cette action morbifique donne lieu à un dépôt de ses propres produits ; mais il n'y a pas
de raison de penser qu'elle ait aucun pouvoir de donner naissance à un
seul des éléments naturels de la prostate. Leur hyperplasie est une véritable
formation hypertrophique ; tandis que la lymphe plastique est le résultat
d'un épanchement morbide, et se range avec le temps dans les parties
qu'éliminent incessamment les efforts de la nature (1).

On rencontre fréquemment, surtout sur les prostates les plus volumineuses, de petites cavités mesurant 2 ou 4 millimètres de diamètre, tapissées d'une membrane polie, souvent vides, parfois contenant quelques concrétions. On les trouve en abondance surtout dans les parties glandulaires
de l'organe, où l'on peut rencontrer aussi quelques collections de la matière
jaunâtre semi-liquide, qui vient d'être décrite ci-dessus.

3. Excès de développement des éléments glandulaires sur le stroma.

Le fait est excessivement rare, j'en ai vu certainement un, si ce n'est
deux exemples, que je m'empresse de rapporter ici. Dans le premier
cas, la glande pesait environ 54^{gr},32, et l'hypertrophie paraissait affecter à
un égal degré toutes les parties. A la coupe, on voyait sourdre une grande
quantité de liquide ; le tissu avait l'air floculent, et les parties glandulaires
jaunâtres l'emportaient de beaucoup sur le stroma grisâtre.

Au microscope, on voyait abonder les éléments glandulaires dans tout
l'organe, et des produits de sécrétion étaient dispersés presque partout. Les
follicules glandulaires avaient un peu augmenté de volume, jusqu'à devenir
le double de ce qu'ils sont en moyenne ; parmi eux se trouvaient de petites
cavités contenant la matière jaune semi-liquide. Il ne peut y avoir ici
aucun doute que les éléments glandulaires ne fussent en plus forte proportion, par rapport au stroma, qu'on ne les rencontre dans une prostate à
l'état sain. J'en ai vu un second exemple, dont l'état ressemblait à celui
du précédent, sans être tout à fait aussi bien marqué.

(1) Le docteur C. H. Jones semble avoir été le premier à faire remarquer que l'hypertrophie des vieillards était due fréquemment à une augmentation des éléments fibreux
plutôt qu'à celle des éléments glandulaires. (*Medical Gazette*, 20 août 1847.)

C'est à cette forme d'augmentation en volume qu'a été appliqué le nom d'*hypertrophie
parenchymateuse*, particulièrement par le docteur Hodgson (de Glasgow), dans l'excellente
monographie qu'il a publiée dernièrement sur ce sujet.

Le docteur Messer regarde l'augmentation de volume comme « produite principalement
par l'hypertrophie du tissu fibreux qui existe normalement dans l'organe. Les follicules
glandulaires s'élargissent aussi, et deviennent plus nombreux, mais n'affectent pas le volume
de l'organe au même degré que le développement fibreux. » (*Op. cit.*, p. 150.)

4. Agencement nouveau des éléments normaux de la prostate, fibreux et glandulaires, sous forme de tumeurs.

Comme je l'ai déjà dit, nous n'avons affaire ici qu'aux tissus élémentaires qui constituent l'organe, mais ils n'offrent plus leur agencement primordial, comme dans les formes de l'hypertrophie que nous avons déjà décrites. Dans ce cas, il y a un nouveau mode d'agencement des tissus : on rencontre dans toutes les parties de l'organe des masses arrondies, souvent tout à fait isolées du tissu prostatique adjacent, lequel, toutefois, les enveloppe encore. Quelques-unes d'entre elles adhèrent aux tissus voisins, et il existe une continuité évidente de structure à certains points de leur périphérie.

Si nous examinons au microscope un de ces corps, nous verrons que le stroma de la prostate y joue un grand rôle, et qu'il forme la presque totalité de la masse. Toutefois on y découvre généralement aussi de petites proportions de tissu glandulaire ; mais celui-ci, à l'encontre du stroma fibreux, diffère d'ordinaire des éléments correspondants dans l'organe sain, parce qu'il est moins développé, et qu'il offre souvent un état imparfait et comme avorté des vésicules et des follicules glandulaires.

Ces tumeurs sont si fréquemment associées à l'hypertrophie de la prostate, et ont des caractères si particuliers, que nous en remettrons l'étude approfondie à un chapitre séparé, qui sera le suivant. Nous en avons assez dit pour indiquer leurs caractères généraux. Le fait qu'elles se composent uniquement d'éléments identiques avec ceux d'une prostate normale elle-même est leur seul titre à entrer en rapport avec l'hypertrophie, tandis que certains caractères indépendants qui leur appartiennent les empêchent de rentrer dans une des formes de cette affection. Et maintenant nous allons procéder en détail à leur examen anatomique.

CHAPITRE VI

DES TUMEURS ET EXCROISSANCES DE LA PROSTATE

Des tumeurs bénignes. — Leur fréquence. — Descriptions de quelques anatomistes. — Exemples. — Leurs caractères physiques et leur structure propre. — Des excroissances. — Leur nature. — Analogie entre ces affections de la prostate et les tumeurs de l'utérus. — Forme rare de polype de la prostate. — Observations.

DES TUMEURS BÉNIGNES ET DES EXCROISSANCES DE LA PROSTATE. — En prenant à la fois les caractères extérieurs et la structure intime d'une prostate hypertrophiée, il a fallu faire allusion à certaines tumeurs que l'on trouve souvent dans l'organe, ou même jusqu'à un certain point les décrire, aussi bien qu'à la présence fréquente d'excroissances distinctes, naissant habituellement de la partie connue sous le nom de portion médiane.

On peut établir d'avance que ces productions se développent toujours lentement, et n'acquièrent en général qu'un volume modéré ; elles n'offrent que des caractères bénins, et se séparent ainsi complétement des tumeurs cancéreuses, dont nous discuterons ci-après le développement possible dans la prostate. On les trouve presque toujours dans la glande hypertrophiée, mais elles peuvent se rencontrer aussi dans un organe de volume ordinaire. Elles existent plus communément, je crois, qu'on ne le suppose d'ordinaire, et je ne puis mettre en doute qu'elles se rencontrent dans la majorité des cas d'hypertrophie de la prostate.

Ainsi, dans les trois quarts des spécimens de ma série, il y avait des tumeurs, de même que sur deux ou trois prostates exemptes d'hypertrophie. Le n° 181 est un exemple de ces dernières ; les tumeurs y sont fort petites, mais parfaitement distinctes. Le docteur Messer note la présence de tumeurs isolées dans 27 cas sur 35 de prostates hypertrophiées.

Sur les 70 spécimens de prostates hypertrophiées que possède le musée du Royal College of Surgeons, 17 offrent des tumeurs isolées si faciles à discerner, qu'un observateur soigneux ne peut manquer de les apercevoir sur les pièces renfermées dans des bocaux. Il ne peut y avoir aucun doute qu'on en trouverait un bien plus grand nombre affectées de la même façon, si on leur appliquait l'épreuve de la dissection. Dans une assez forte proportion de celles qui restent, il y a une excroissance, d'aspect plus ou moins piriforme, qui s'élève de la portion médiane.

Il est clair, après l'examen de toutes ces pièces, que l'on rencontre deux classes distinctes de néo-formations en connexion avec la prostate augmentée de volume.

On peut donc les diviser ainsi :

A. *Tumeurs*, généralement comprises dans l'épaisseur de l'organe, mais dont les éléments sont isolés de ceux qui les entourent.

B. *Excroissances*, dont les parties constituantes se continuent avec les portions de la prostate qui leur donnent naissance, mais qui manifestent une tendance à s'isoler en partie ; elles prennent plus ou moins la forme d'un polype, et sont adhérentes à l'organe producteur par le moyen d'un simple pédicule.

Ces deux conditions diffèrent matériellement de l'état qui a déjà été considéré comme une hypertrophie simple, pouvant affecter l'organe en partie, ou dans son entier. La classe des excroissances paraît tenir le milieu entre les tumeurs isolées et l'hypertrophie totale.

Nous étudierons d'abord :

A. *Les tumeurs isolées de la prostate.* — Le fait de leur présence accidentelle a été reconnu depuis longtemps. Sir E. Home les indique et les dépeint très-clairement dans son ouvrage (1). Il croit que ce sont des restes d'épanchements sanguins dans la substance de la glande ; il les attribue à la rupture des vaisseaux et leur reconnaît pour cause ordinaire un exercice violent, et surtout l'usage immodéré du cheval.

(1) Sir E. Home, *Practical Observations on the Treatment of Diseases of the Prostate Gland*, vol. II. London, 1818. Voyez pages 17, 21, 273, 277, 285, planches I, II, III, IV, V, VI, VII.

Dans ces dernières années, la nature de ces tumeurs et leurs rapports avec la prostate ont été l'objet d'une étude plus approfondie.

Cruveilhier les a examinées avec soin. Cet auteur a écrit un passage remarquable où il indique le premier quelques-unes des idées développées plus complétement par des écrivains postérieurs. La description originale, dans son *Anatomie pathologique*, xviie livraison, se rapporte à la planche II, page 3, publiée à Paris en 1833-1834 ; nous la donnons ci-après. Il faut établir d'abord que l'objet de la description était une prostate considérablement hypertrophiée, et qu'elle avait été recueillie sur un sujet opéré de la pierre par le haut appareil, dans un des hôpitaux, mort peu après, et soumis à une autopsie minutieuse.

« Le tissu de la glande se déchirait avec facilité, et pouvait se séparer en sphéroïdes irréguliers, dont les plus gros avaient le volume d'une noisette de moyen volume. Une coupe de la glande présentait des surfaces circulaires, dont chacune appartenait à un sphéroïde.

» Chacun de ces sphéroïdes était évidemment un grain glanduleux hypertrophié. Le tissu de chaque grain présentait une texture aréolaire ; les aréoles, d'inégales dimensions, étaient remplies de suc prostatique. Quelques granulations, plus volumineuses, communiquaient toutes les unes avec les autres, et contenaient une matière visqueuse, jaunâtre et comme puriforme.

» Ces gros grains glanduleux, parfaitement distincts, étaient réunis par une trame, de nature évidemment musculeuse, et que je ne puis mieux comparer qu'au tissu de l'utérus chargé du produit de la conception. L'enveloppe prostatique, bien facile à isoler des fibres musculeuses de la vessie, était constituée par un plan musculeux, blanchâtre, assez épais....... Ainsi la prostate était constituée par de gros grains disséminés au milieu d'une trame musculaire, qui lui fournissait une enveloppe épaisse. Chaque grain était de structure aréolaire. »

Velpeau appelait spécialement l'attention sur ces tumeurs ; et, bien qu'il ne paraisse pas avoir examiné minutieusement, au point de vue histologique, leur ressemblance avec d'autres tumeurs, il leur trouvait une analogie avec les tumeurs fibreuses de l'utérus.

Il dit (1), en parlant, dans ses leçons, d'un certain nombre de cas de morts produits, pendant le semestre de sa *clinique*, par l'hypertrophie de la prostate et ses conséquences : « Lorsque les malades succombent, ils présentent toujours des tumeurs dans la prostate. Arrêtons-nous un instant sur ce sujet, messieurs, car il mérite toute votre attention. J'ai essayé de rapprocher les tumeurs de la prostate dont sont affectés certains individus, des corps fibreux qui se développent dans l'utérus. Vous savez que les corps fibreux de cet organe se montrent dans certains cas très-près de la muqueuse utérine, et qu'ils font bientôt saillie dans la cavité de l'organe, qu'ils finissent souvent par s'engager dans le col utérin, et de là dans le vagin, où ils constituent ce qu'on nomme vulgairement les polypes fibreux de l'utérus ; que d'autres fois ils sont très-rapprochés de la membrane sé-

____

(1) Velpeau, *Leçons orales de clinique chirurgicale*, t. III, p. 478. Paris, 1841.

reuse, font saillie dans la cavité abdominale, et donnent lieu aux tumeurs dites fibreuses péritonéales. Si, au contraire, ils se développent et demeurent dans l'épaisseur du tissu de l'utérus, ils y forment ce qu'on nomme les corps fibreux proprement dits, et présentent quelquefois des masses d'un volume et d'un poids extraordinaires. Eh bien, messieurs, je trouve une grande analogie entre les tumeurs de la prostate et les corps fibreux de l'utérus. 1° Il y a de ces tumeurs fibreuses prostatiques qui se développent du côté de la cavité vésicale, qui se pédiculisent, absolument comme les polypes fibreux de l'utérus, en s'enveloppant de la muqueuse vésicale. Ces tumeurs, à pédicule plus ou moins allongé, peuvent acquérir le volume d'une noix, ou de la moitié d'un œuf même. 2° Les corps fibreux peuvent se développer dans l'épaisseur même de la prostate, être au nombre de plusieurs, et acquérir un volume semblable au précédent. 3° Enfin, ils peuvent se développer à la surface péritonéale et rectale de la prostate, et saillir au périnée, du côté du bassin, ou du rectum.

» Voilà bien, comme vous le voyez, une grande analogie de siége; il y en a aussi une très-grande sous le rapport de la structure. Ce sont de véritables corps fibreux, et non pas une hypertrophie de la prostate, comme on l'a dit. Je ne regarde pas ces tumeurs comme des dégénérescences de l'organe, mais bien comme des productions nouvelles. Il n'est pas étonnant qu'on ait eu cette idée pour les tumeurs de la prostate, puisque, pendant longtemps, on a cru que les corps fibreux de la matrice n'étaient autre chose que l'hypertrophie du tissu propre de l'utérus. »

Rokitansky prenait d'abord ces tumeurs pour de simples productions fibreuses, analogues aux « tumeurs fibreuses », vaguement ainsi dénommées, et qui apparaissent sur d'autres points du corps. Plus tard, lorsqu'il étudia la bronchocèle et qu'il examina les masses isolées qui sont renfermées dans la glande thyroïde hypertrophiée, ou situées dans ses environs, lesquelles étaient évidemment des masses de tissu glandulaire comme celles de la glande mère, il remarqua le même lien de parenté entre la prostate et ses tumeurs, c'est-à-dire celles que nous considérons maintenant. Il trouva dans ses recherches que ces productions nouvelles se composaient d'éléments fondamentaux, identiques avec ceux qui constituent la prostate même, mais que les éléments glandulaires étaient moins bien formés, moins complétement développés, en règle générale, que ceux de la glande normale et saine.

Il fit observer aussi que les masses arrondies n'étaient pas toujours bornées aux limites de la glande elle-même, mais qu'on les rencontrait parfois au delà, sous forme de tumeurs extérieures, analogues, dans son opinion, à celles qui ont les mêmes rapports avec la glande thyroïde (1).

Les masses extérieures dont je viens de parler se rencontrent accidentellement, mais d'une manière beaucoup moins commune que celles qui sont noyées dans la substance de la glande. Sir J. Paget en rapporte un exemple frappant, en ces termes. « Aux environs d'une prostate hypertrophiée, on

____

(1) Carl Rokitansky, *Zur Anatomie des Kropfes.* Wien, 1849, p. 10.

peut rencontrer parfois des masses extérieures, détachées, semblables (à celles de la glande thyroïde), de substance nouvelle, pareilles à des tumeurs pour leur forme et leurs rapports, et pareilles à la prostate pour leur tissu. » Suit l'observation d'un « homme de soixante-quatre ans, qui, pendant les quatre dernières années de sa vie, ne pouvait uriner sans le secours d'une sonde. Il mourut d'une bronchite : et l'on trouva, reposant mollement dans la vessie, une tumeur qui mesurait 64 millimètres sur 37 ; elle ne se reliait à la vessie que par un pédicule, et se mouvait sur celui-ci à la façon d'une charnière; lorsqu'on la poussait en avant, elle venait obstruer l'orifice de l'urèthre. Maintenant, tant au point de vue de l'aspect général qu'à celui de la structure, cette tumeur ressemble tellement à une partie de prostate hypertrophiée, que je ne connais aucun caractère pour les différencier (1). » En parlant des tumeurs renfermées dans l'organe, sir J. Paget s'exprime ainsi :

« Dans les prostates augmentées de volume, on les rencontre assez fréquemment. En faisant une coupe de la glande, on peut voir au milieu du tissu généralement lobé, des parties revêtues et isolées par du tissu cellulaire, parties qui se laissent énucléer....... Elles sont renfermées dans une prostate augmentée de volume, comme parfois des tumeurs glandulaires mammaires se trouvent isolées au milieu d'un sein affecté d'hypertrophie totale. Elles ressemblent aux tumeurs fibreuses de l'utérus les moins fasciculées ; mais, à l'examen microscopique, elles imitent si bien la structure propre de la prostate même, qu'on ne saurait distinguer les grains glandulaires ou les fibres musculaires lisses des tumeurs de celles des parties voisines de la glande. Il n'y a que leurs divers modes d'agencement qui puissent les faire distinguer (2). »

On a examiné et décrit avec soin plusieurs exemples de ces tumeurs dans ces dernières années. Les exemples suivants nous aideront dans cette étude, et c'est pour cela que nous les citons ici.

A la *Pathological Society* de Londres, sir W. Fergusson (3) a montré deux tumeurs, l'une « du volume d'une aveline, l'autre de celui d'une petite fève », enlevées à la glande dans l'opération de la taille, et M. Shaw en a montré une semblable, « du volume d'une noisette moyenne », développée au centre du lobe latéral gauche. « La surface de la tumeur était très-lisse ; elle était renfermée dans une cavité dont les parois étaient également lisses; leur adhérence était si faible, que la tumeur pouvait s'énucléer facilement hors de la prostate, à laquelle elle ressemblait pour la structure : la seule différence au microscope était que la glande se laissait traverser par de petites fibres ondoyantes qu'on ne voyait pas dans la tumeur (4). »

M. Henry Gray a montré une tumeur semblable qui occupait le centre

(1) James Paget, F. R. S., *Lectures on Surgical Pathology*, vol. II, p. 8 et 9. London, 1853. Cette préparation est maintenant au musée de Saint Bartholomews.
(2) James Paget, F. R. S., *Lectures on Surgical Pathology*. London, 1853, vol. II, p. 264.
(3) *Pathol. Soc. of London*, Febr. 19, 1849. Voyez *Report in the Proceedings for the third Session*, p. 83.
(4) *Pathol. Soc. of London*, May 7, 1849 (*Proceedings*, p. 83, 84).

d'un lobe hypertrophié de la prostate sur un sujet âgé de soixante-deux ans. Elle était « d'une forme arrondie, du volume d'une noisette, renfermée dans une cavité tapissée de tissu fibreux, d'où la tumeur pouvait facilement sortir..... Elle avait une consistance très-ferme, et sa structure consistait en poches en forme de cæcum, remplies d'épithélium, reliées l'une à l'autre, et entourées d'un fin tissu filamenteux (1). » M. Gray fait remarquer l'analogie qui existe entre ces tumeurs et quelques-unes des formes de tumeurs de la glande mammaire; il indique aussi deux pièces sur lesquelles il y avait une tumeur glandulaire en dedans des limites de la capsule extérieure de la prostate : cette tumeur, par suite de son accroissement, avait fait saillie dans la cavité de la vessie, et on l'avait prise d'une façon erronée pour un lobe latéral hypertrophié.

Les exemples suivants ont été présentés par moi. Le premier était une pièce où il y avait quelques-unes de ces tumeurs, chacune du volume d'un gros pois, renfermées dans les différentes parties de la prostate. Elles étaient « d'une couleur plus claire et d'un tissu plus compacte que les parties voisines », et semblaient formées de tissu fibreux, sans éléments glandulaires (2). Le second était un spécimen de tumeur extérieure en partie, qui contenait du tissu glandulaire et aussi les « concrétions » qu'on trouve si souvent dans la substance prostatique (3). Je fis voir aussi un spécimen de tumeurs renfermées dans la commissure antérieure de la prostate, qui n'étaient « formées que de fibres musculaires propres au tissu prostatique, avec une petite proportion d'éléments glandulaires mal développés. Chacune d'elles était isolée par une capsule fibreuse (4). »

Depuis lors j'ai vu un grand nombre d'exemples de tumeurs isolées de la prostate. Elles ont toutes corroboré les vues que j'exprimais dans un mémoire sur ce sujet à la *Medical and Chirurgical Society*, dans sa session de 1856-1857, à savoir, que quelques-unes sont presque, sinon entièrement, composées des éléments fibreux constituants de la prostate, sans grains glandulaires; ces tumeurs ne sont jamais très-communes. De plus, en général, on trouve avec le tissu fibreux quelques éléments glandulaires plus ou moins imparfaitement développés.

Parmi les pièces envoyées au College of Surgeons, j'en ai soumis quelques-unes à des coupes et à un examen au microscope. J'ai vu que la structure fondamentale était identique avec celle d'une prostate saine, c'està-dire qu'on apercevait des faisceaux de fibres musculaires pâles associées à du tissu connectif et à du tissu élastique en petite quantité; très-peu de tissu glandulaire; quelques dépressions ou poches, un peu d'épithélium ovoïde (semblable à l'épithélium glandulaire d'une prostate saine), et quelques cellules épithéliales prismatiques (semblables à celles qui existent dans les canaux de la prostate). En résumé, voici ce que nous connaissons au sujet de ces tumeurs :

(1) *Transactions of Pathological Society*, vol. VII, p. 252, 20 novembre 1855.
(2) *Trans. of Patholog. Soc.*, vol. VII, p. 254, 4 décembre 1855, avec une planche.
(3) *Ibid.*, p. 256, 6 mai 1856.
(4) *Ibid.*, vol. IX, p. 298, 1er décembre 1857.

Dans un nombre considérable de prostates hypertrophiées, on trouve des tumeurs arrondies, qui sont plus ou moins isolées des tissus environnants. Ces tumeurs ne semblent pas affecter une partie de la prostate plutôt qu'une autre, et se rencontrent dans toutes les parties de la glande. Peut être sont elles plus nombreuses dans les lobes latéraux, surtout à leurs extrémités postérieures, que partout ailleurs. Parfois on les voit confinées dans la portion médiane hypertrophiée. Il arrive souvent que les petites éminences multiples qui se voient si fréquemment au col de la vessie, à l'endroit où siége la luette, sont dues à ces petites tumeurs situées sous la muqueuse et quelques fibres sous-muqueuses, sans qu'il y ait d'hypertrophie de la portion médiane. Lorsque la tumeur est volumineuse et unique, il y a plutôt hypertrophie ou excroissance en cet endroit. Elles se rencontrent rarement dans la « commissure antérieure », de la prostate. Parfois elles apparaissent sous la capsule, puis font saillie à sa surface, et emportent avec elles au dehors la capsule qui leur sert de revêtement; cependant elles font saillie au dehors de la glande et ressemblent presque à des productions indépendantes et extérieures. Accidentellement elles sont réellement situées en dehors ou séparées par un intervalle de la prostate même. On a vu un espace de 12 millimètres séparer une de ces tumeurs de la prostate voisine; elle n'était reliée que par un pédicule étroit, formé d'un conduit glandulaire, de vaisseaux et d'une petite quantité de tissu.

Lorsqu'elles sont plongées dans la substance de la prostate, comme cela arrive le plus souvent, elles semblent n'avoir aucune continuité de tissu avec les parties adjacentes, et se laissent énucléer avec facilité. Mais d'ordinaire on observe quelques fibres unissantes, et dans certains cas le tissu unissant est en quantité très-considérable.

Le volume des tumeurs ainsi enclavées est compris entre 2,5 et 2 millimètres de diamètre. Leur densité est un peu plus grande que celle du tissu prostatique lui-même; elles sont plus fermes au toucher et plus compactes. Lorsqu'on les divise dans leur situation première, ce qui arrive quand une coupe de la glande passe par une de ces tumeurs, la surface de section vient faire saillie au-dessus des parties environnantes et présente une légère convexité. Elles ont, pour la plupart, une teinte plus pâle que celle du tissu prostatique propre. Le plus souvent, une mince couche du tissu qui les environne immédiatement se trouve un peu comprimée, de façon que la tumeur semble logée dans une sorte de kyste, circonstance bien marquée parfois. Lorsqu'elles ne sont point isolées, mais proéminentes, les tumeurs peuvent atteindre un volume beaucoup plus considérable, comme, par exemple, dans le cas indiqué à la page 378. Leur vascularité est évidemment moindre que celle des tissus prostatiques environnants.

A l'œil nu ou au microscope avec des grossissements successifs, nous ne pouvons découvrir aucune différence de structure avec celle de la prostate; elles renferment tous les tissus élémentaires qui entrent dans la composition d'une prostate normale, et point d'autres.

En ce qui regarde l'agencement de ces tissus, la partie fondamentale de ces tumeurs semble être la partie fondamentale fibreuse, ou stroma de l'organe lui-même, déjà décrit au chapitre intitulé : *De l'anatomie normale.* C'est un mélange de fibres musculaires lisses, pâles, et de quelques fibres élastiques serrées et entremêlées. Dans le plus grand nombre de cas, on rencontre, dispersées çà et là, de petites cavités renfermant un épithélium aplati, polygonal ou sphéroïde, comme celui qu'on trouve dans la poche située à l'extrémité d'un canal sécréteur de la prostate, ou même aussi un épithélium prismatique. Les cavités sont parfois solitaires, parfois lâchement réunies, et parfois affectent une forme allongée ou tubulaire. Dans de rares circonstances, on trouvera peu ou point de tissu glandulaire ; en général, toutefois, un examen sérieux en fera voir des vestiges. Dans quelques-unes des tumeurs qui font saillie au dehors, le tissu glandulaire est développé d'une façon plus parfaite, ou tout à fait parfaite, et il existe un conduit qui en transporte évidemment la sécrétion vers un point déterminé.

Avec un tel mode de formation et tout ce qu'on sait sur la lenteur de leur développement, sur leur disposition à n'offrir aucune autre modification morbide, sauf une simple augmentation de volume, il est certain qu'elles n'ont aucun des caractères des tumeurs malignes, et qu'elles ont au contraire des tendances bénignes.

Il ne peut y avoir aucun doute sur ce fait, que les tumeurs renfermées dans l'organe se rencontrent à la fois sur une prostate hypertrophiée et sur une autre non hypertrophiée, bien qu'elles s'observent beaucoup plus souvent sur la première. Il semble qu'il n'y ait plus aucun fondement à la théorie de Velpeau, qui faisait toujours dépendre l'hypertrophie de la prostate d'une production de tumeur. Il peut y avoir, comme je l'ai déjà montré sous le titre d'*Hypertrophie*, une simple augmentation des tissus de la prostate, sans aucune production de tumeur. Mais, en même temps il est certain que leur présence est bien plus fréquente que leur absence sur les prostates hypertrophiées des vieillards.

Il peut se faire qu'on rencontre une tendance à la production de ces tumeurs, chez tous, ou presque tous les sujets âgés ; et que, quand il y a en même temps une disposition à l'hypertrophie, les tumeurs participent également à cette disposition aussi bien que les autres tissus, ce qui appelle sur elles l'attention des pathologistes.

B. *Excroissances dont les parties constituantes sont en continuité de tissus avec les parties de la prostate qui leur ont donné naissance, mais qui manifestent une tendance à s'isoler en partie, en prenant plus ou moins la forme d'un polype, sans cesser d'adhérer à l'organe producteur par le moyen d'un simple pédicule.* — Nous avons déjà vu qu'une portion quelconque de la prostate peut offrir un développement anormal, sans que les parties environnantes y participent en quoi que ce soit. La saillie de la portion médiane en est l'exemple le plus connu. Le plus communément, elle se compose surtout des éléments ordinaires de la prostate ; parfois, cependant, elle ne renferme plus qu'une proportion d'éléments sécrétants plus faible que ne fait l'organe à l'état normal, tout en paraissant jouir d'une activité fonctionnelle égale à celle du reste de la prostate. Elle prend la forme d'une poire, même de très-bonne heure, et se continue toujours avec les tissus voisins de la prostate, où elle prend naissance. Elle a ses conduits propres, qui traversent le pé-

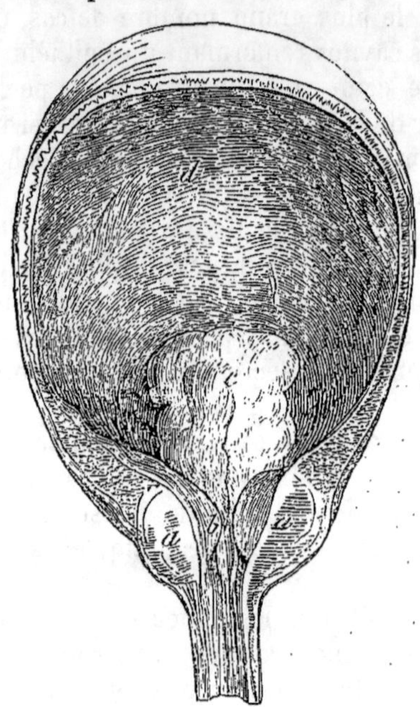

FIG. 95. — Hypertrophie de la prostate.

dicule pour s'ouvrir dans l'urèthre; on peut aussi presque toujours découvrir dans son intérieur les concrétions qui se trouvent dans une prostate adulte. Son volume peut varier de celui d'un pois à celui d'une poire moyenne. Au début, elle exerce une influence sensible sur le col de la vessie, dont la partie inférieure ou postérieure s'élève graduellement, à mesure que la tumeur augmente. Enfin, elle se fraye une route jusque dans la cavité vésicale, où elle offre véritablement l'aspect d'un polype. [Nous donnons ici une figure dans laquelle on observe en *a* et *a* une section de la prostate hypertrophiée ; en *b*, *b*, les faces internes de la prostate qui font saillie en dedans; en *c*, la tumeur polypiforme faisant saillie dans la cavité vésicale *d*. On remarquera que la tumeur se trouve plus ou moins déprimée sur la face qui est en vue, fait dû au passage des instruments.]

Dans certaines occasions, la masse piriforme n'est rattachée au corps de l'organe que par un pédicule très-long et très-grêle, en sorte qu'elle semble à première vue détachée ou indépendante. Tel était le cas d'une prostate que j'ai examinée dernièrement.

Les éléments glandulaires, dans ces excroissances, sont habituellement, comme on pouvait s'y attendre, développés d'une façon plus parfaite que dans les tumeurs isolées. Comme je viens de le dire, on rencontre communément des concrétions emprisonnées, à toutes les périodes du développement des excroissances, mais je n'en ai jamais rencontré dans les tumeurs isolées, et en voici la raison. Dans le premier cas, il existe des éléments sécrétants, avec des canaux excréteurs en activité ; dans l'autre, la structure est plutôt une imitation, ou un développement imparfait d'un appareil sécrétant, et par conséquent on ne peut la supposer capable d'aucun acte fonctionnel.

Les excroissances, quoique beaucoup plus fréquentes sur la portion médiane, n'y sont pas invariablement confinées. A l'occasion, une excroissance peut naître de la partie postérieure d'un des lobes latéraux, ou même de la partie de la prostate située en avant du méat interne de l'urèthre. [On voit, dans la figure 96, un bel exemple de tumeurs piriformes de la prostate : elles sont venues se loger dans la cavité vésicale, au col de la vessie, où elles forment en *a, b, c, d*, des saillies très-considérables; les parois vésicales sont hypertrophiées. L'ouverture du canal est convertie en une fente transversale, s'étendant d'une tumeur latérale à celle du côté opposé. Chaque tumeur se prolongeait dans l'urèthre en diminuant, de sorte qu'elles n'étaient séparées les unes des autres que par des sillons.

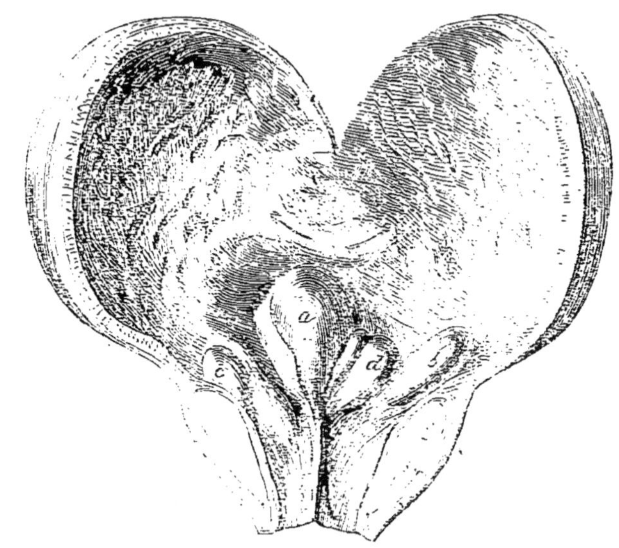

Fig. 96. — Tumeurs prostatiques (pièce pathologique communiquée à la Société anatomique par L. Aug. Mercier).

Mais ce qui frappe le plus, c'est que la partie de la prostate située au-dessus du canal avait plus d'épaisseur et d'étendue qu'elle n'en a de coutume, tandis que la glande manquait en partie du côté opposé, c'est-à-dire entre l'urèthre et le rectum. La description de cette pièce est due à M. Cruveilhier (1).]

Nous ne devons pas oublier qu'une hypertrophie totale de la prostate peut coexister (ce qui arrive d'ordinaire) avec des tumeurs ou des excroissances, et presque invariablement avec ces dernières. Sans aucun doute, l'excroissance n'est qu'une expression plus marquée de la disposition qui envahit l'organe entier, déterminée, peut-être, jusqu'à un certain point, par la forme et la nature de la cavité dans le sens de laquelle se dirige la saillie des tissus; en effet, il est probable que la cavité vésicale permet un développement qui ne pourrait avoir lieu dans un autre sens, parce que des tissus solides viendraient s'opposer à son extension. [La figure 97 est remarquable par le volume des lobes latéraux de la prostate et la saillie que fait entre ces tumeurs la crête uréthrale qui envoie un prolongement en avant et communique en arrière avec un autre prolongement que lui envoie le corps de la prostate légèrement tuméfié et faisant saillie sur le trigone vésical : celui-ci est lui-même fortement soulevé. En arrière du rebord

(1) Cruveilhier, *Anatomie pathologique du corps humain*, in-fol., xxvi⁰ livraison, pl. V. — Civiale, *Traité pratique*, etc., t. II, p. 195. Paris, 1858.

postérieur du trigone, à peine marquée sur le dessin, existe une dépression très-profonde de la face postérieure et inférieure de la vessie. Inégalités et orifices de nombreuses cellules à la face interne de la vessie. Parois hypertrophiées. — La pièce provient du musée Dupuytren, à Paris.] Avec les tumeurs circonscrites, il y a souvent aussi, mais non pas toujours, de l'hypertrophie totale.

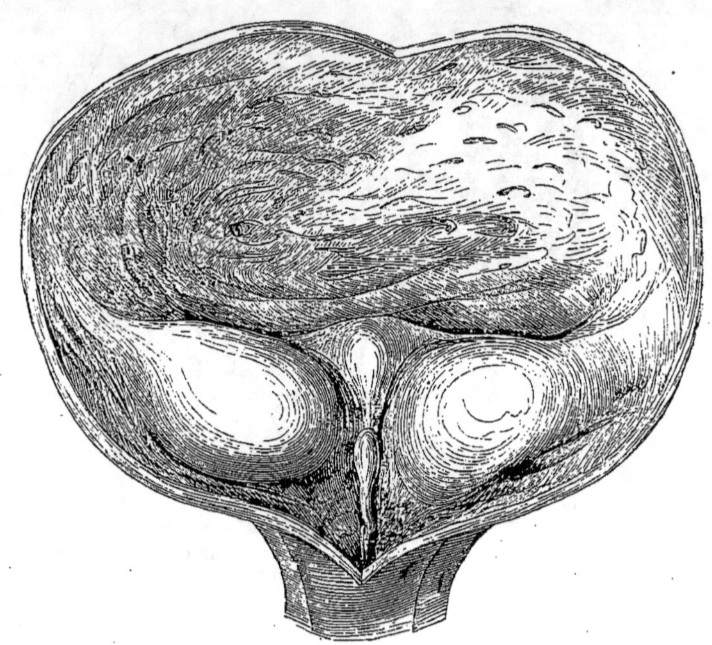

Fig 97. — Hypertrophie de la prostate.

Une étude des faits indiqués sous le nom de tumeurs et d'excroissances peut très-bien servir d'introduction à cette remarque, qu'il existe des analogies très-grandes entre les caractères et les rapports de ces deux formes de tumeurs et ceux des tumeurs qui affectent l'utérus. Nous avons déjà vu que c'était Velpeau qui avait suggéré cette idée, il y a déjà quelques années ; il appuyait cette analogie à la fois sur les rapports qui existaient, selon lui, dans les deux sexes, entre l'utérus et la prostate, organes qui tireraient leur origine des mêmes centres de développement, dans l'œuf, à son début, et sur ce fait que tous deux, à une période plus avancée de la vie, peuvent offrir des tumeurs semblables dans leurs caractères extérieurs.

L'équivalence morphologique qui existe entre l'utérus chez la femme et la prostate chez l'homme n'est peut-être pas la meilleure raison que l'on puisse donner de l'analogie de ces tumeurs. J'en indiquerai une autre plus concluante, j'espère, ainsi que d'autres points d'analogie, dont les résultats combinés rendront le rapport plus frappant.

1° En étudiant le plan d'après lequel est construit l'appareil génito-urinaire tout entier dans les deux sexes, les travaux les plus récents en anatomie philosophique viennent confirmer cette vue, que l'analogue, chez l'homme, de l'utérus, ou plutôt de l'utérus et du vagin réunis, est la vésicule prostatique ou utricule. C'est l'idée de Leuckart, dans un récent article inséré dans la *Cyclopædia of Anatomy and Physiology*. Tel est également l'avis de Sir James Simpson, dans un savant *Memoir on Hermaphroditism and sexual Malformations generally*, qui parut d'abord dans la même revue, mais qui a été publié de nouveau, avec des additions nombreuses. En voici un extrait :

« Parmi les éminents anatomistes qui ont, dans ces dernières années, étudié la vésicule prostatique ou utricule, tels que Huschke, Leydig, Rathke, Leuckart, Bischoff, Arnold, Wahlgrew, Kölliker, Duvernoy, Goodsir, et Allen Thompson, il en est peu, pas un peut-être, qui aient douté que cet organe fût le représentant ou l'analogue, chez l'homme, des canaux de la génération chez la femme [1]. Mais il y a différentes opinions pour savoir s'il représente, au point de vue morphologique, le vagin ou l'utérus, ou tous deux ensemble. H. Meckel le premier, en opposition avec la plupart des autorités, en fit l'analogue du vagin, plutôt que celui de l'utérus. Weber le considérait comme le prototype mâle de l'utérus femelle ; et plus tard encore Birnbaum et Leuckart ont démontré que cet organe doit être bien plutôt considéré comme l'équivalent morphologique du sinus génital entier, ou de l'utérus et du vagin réunis, opinion généralement admise aujourd'hui par ceux-là mêmes qui avaient autrefois sur ce sujet des idées différentes. Huschke a rencontré quelquefois la partie inférieure, ou vaginale de l'utricule mâle, séparée de la terminaison supérieure dilatée par une portion rétrécie, comme s'il y avait eu une indication de sa division normale en utérus et vagin. Ce n'est qu'au moyen de cette doctrine que nous pouvons comprendre les positions relatives et les modes de jonction des canaux génitaux et urinaires chez quelques monstres, et la grande variété de formes et de volume que prend l'utérus mâle ou vésicule prostatique lorsqu'on le trouve, comme cela arrive si souvent, élargi outre mesure et développé d'une façon disproportionnée dans différentes formes d'hypospadias et de malformations chez des hermaphrodites. »

Donc, la prostate, quoique n'étant pas par elle-même l'équivalent absolu de l'utérus, renferme celui-ci dans son utricule, situé, comme cette cavité, au centre même de l'organe.

2° Le point sur lequel je voudrais attirer la plus grande attention est que la prostate et l'utérus sont des organes dont la masse est formée par le même tissu, c'est-à-dire par la fibre musculaire. Aucun autre organe du corps n'a ainsi dans sa structure d'épaisses masses de ce tissu ; ailleurs il est toujours distribué sous forme de couches et de membranes. Cette analogie de structure est peut-être, au point de vue pathologique qui se

____

(1) « Quelques-uns des états morbides variés que l'on a attribués à l'hypertrophie, etc., du lobe de la prostate, ne seraient, je pense, que des affections de la vésicule prostatique. Aux yeux de certains auteurs, la « recherche des maladies de l'utérus mâle » pourrait bien n'être qu'un paradoxe en pensée et en paroles. » (*Obstetric Memoirs and Contributions*, edited by Drs Priestley of London, and Storer of Boston, vol. II, p. 318 et 319. London, 1856.)

pose devant nous, un argument plus sérieux que l'identité d'origine au début de la vie fœtale, puisqu'elle a, sans aucun doute, plus d'influence sur l'aspect des tumeurs et excroissances de même caractère qu'en aucune autre circonstance.

3° Les deux organes dont la structure est ainsi semblable sont fréquemment sujets à des tumeurs identiques dans leurs caractères extérieurs et leurs résultats histologiques. Ainsi, dans l'utérus nous trouvons ces productions complétement ou presque complétement isolées, formées de fibres musculaires et de tissu connectif, plongées dans la substance de l'organe ou faisant saillie à la surface en dedans ou en dehors (1). Dans la prostate, nous rencontrons précisément les mêmes tumeurs avec la même disposition. Bien que, sur la haute autorité de Rokitansky, on ait voulu noter une analogie entre ces tumeurs emprisonnées dans la prostate et celles de la glande mammaire, je confesse que les raisons de cette analogie me paraissent moins complètes que celles qui indiquent les rapports avec les tumeurs fibreuses de l'utérus. La prostate diffère beaucoup de la mamelle au point de vue de sa structure, et ressemble, sous ce rapport, à l'utérus, parce qu'elle renferme un seul tissu destiné à exercer une action mécanique, tandis que la mamelle est un simple organe de sécrétion ou une glande. La prostate est un organe musculaire, mais elle livre passage à des tubes glandulaires et à des follicules. Si les petits tubes glandulaires contenus dans la paroi interne de l'utérus se prolongeaient dans l'épaisseur de sa substance, l'analogie entre l'utérus et la prostate serait complète. Le tissu musculaire paraît avoir une tendance à devenir le point d'origine de masses isolées de tissu semblable, avec les mêmes éléments; on en trouve le type dans l'utérus. Dans la prostate, nous observons le même phénomène, plus un certain tissu glandulaire imparfait; mais cette addition peut être parfaitement considérée comme un accident qui est dû à la présence, à l'état normal, d'éléments glandulaires dans un organe musculaire. C'est pourquoi la quantité du tissu glandulaire ainsi entremêlé dans la tumeur est si variable suivant les cas. La tumeur fibreuse, nous le savons bien, a une grande tendance à imiter, dans une certaine mesure, le tissu au milieu duquel elle se trouve. C'est ainsi, selon la remarque de Sir J. Paget, qu'on y observe fréquemment des aiguilles osseuses lorsque ces tumeurs sont situées dans les os (2); lorsqu'elles se trouvent dans la prostate, la disposition que je viens d'invoquer dépend, je pense, de ce qu'elles ont acquis quelques éléments glandulaires.

4° A l'utérus, nous sommes familiarisés avec une autre variété de tumeur qui, prenant naissance au dedans et affectant la forme d'un polype, est en connexion plus intime que la dernière forme ci-dessus avec la structure utérine, parce qu'il y a entre elle et le polype une parfaite continuité de tissu. De même à la portion médiane de la prostate, nous rencontrons une

____

(1) Vogel a établi ce fait, au sujet de la structure des tumeurs dites fibreuses de l'utérus, en 1843, et confirmation en a été donnée par le docteur Oldham, le docteur Robt, Barnes, le docteur Bristow et autres.

(2) Paget, *Lectures on Surgical Pathology*, vol. II, p. 136.

·excroissance qui tend à devenir un véritable polype qui continue à se développer dans le sens de la moindre résistance, et qui est tout à fait en continuité de structure avec la prostate même. Elle contient également, en
·diverses proportions, l'élément glandulaire propre à l'organe.

On doit observer ici que toutes ces excroissances et ces tumeurs, parmi
·ces dernières les tumeurs fibreuses surtout, peuvent garder un petit volume
dans l'utérus et la prostate, en sorte que la masse de l'organe n'a pas sen-
·siblement augmenté, et qu'il n'y a point de signes trahissant leur présence
pendant la vie; au contraire, elles peuvent acquérir un développement
·énorme, de façon à excéder un grand nombre de fois le volume et le poids
naturels de l'organe où elles ont pris naissance et à donner lieu aux *symptômes fonctionnels* les plus alarmants.

5° Les deux organes sont sujets à une augmentation hypertrophique con-
·sidérable, qui porte uniquement sur les éléments fibreux. Dans les deux
organes, on peut trouver cette condition associée à la production d'une
tumeur ou indépendante d'elle. Dans le second cas, l'hypertrophie peut
·être ou générale ou locale, et occuper la totalité de certaines parties de
l'organe; dans ce cas, elle occupe de certains endroits plus communément
·que d'autres. Ces remarques s'appliquent également à la prostate et à
l'utérus.

6° Ces deux organes ne sont sujets à de pareilles modifications qu'après
la première période de la vie. Bayle, dont les observations sont rapportées
par Rokitansky, et vérifiées par le docteur Robert Lee, dit que (1), sur
100 femmes ayant dépassé 35 ans, il y en a 20 qui présentent des tumeurs
fibreuses de l'utérus plus ou moins volumineuses. J'ai trouvé des tumeurs
prostatiques sur 35 hommes pour 100 au-dessus de 50 ans. Chez les femmes cependant, la tendance à cette production décroît après 50 ans, bien
qu'on ne puisse dire qu'elle cesse tout à fait. Pourtant, c'est un fait exceptionnel après cet âge de la vie. La période que l'on regarde en général
comme la plus active sous ce rapport est celle de l'activité fonctionnelle
de l'utérus, ou plutôt la dernière moitié de cette période. L'âge auquel la
fonction de reproduction chez l'homme est la plus vigoureuse n'est certainement pas celui vers lequel se montre une pareille tendance du côté
de la prostate; mais, d'un autre côté, il ne faut pas oublier que la limite
de productivité chez l'homme n'est pas bornée, comme dans l'autre sexe.
Et, de plus, on peut, je crois, facilement admettre que nos connaissances
sur les fonctions de la prostate sont suffisantes, à l'heure qu'il est, non
pas pour empêcher, mais plutôt pour encourager la supposition suivante,
à savoir qu'il est possible que l'activité de la glande n'ait pas diminué, si
encore elle n'a pas augmenté pendant l'âge moyen et l'âge avancé de la
vie lorsque l'hypertrophie s'est déclarée. Il y a une chose certaine, c'est que
la sécrétion prostatique, quel que soit son but, ne semble pas moins abon-

____

(1) Rokitansky recule un peu l'âge. Les tumeurs fibreuses de l'utérus, dit-il, « sont peu
fréquentes jusqu'à trente ans, et se présentent surtout quelque peu après quarante ans.
(*Manual of Patholog. Anat.*, *Sydenham Society*, vol. II, p. 298.)

dante à cette époque, à en juger par l'état de l'organe après la mort, qu'à aucune période antérieure.

Il y a une forme de tumeur, ou plutôt d'excroissance de la prostate, qui s'observe très-rarement, mais qu'il faut mentionner avant de terminer ce chapitre. Elle n'a aucun rapport avec aucune des variétés précédentes. C'est un polype naissant du verumontanum. Je n'en connais que trois exemples. Le premier est au musée de Saint Thomas's Hospital, sous le n° BB, 8 : c'est un petit polype de 12 millimètres et demi de longueur sur 4 millimètres de largeur; il naissait, chez un enfant, du verumontanum, et se dirigeait en arrière vers le col de la vessie. Le second est indiqué par Rokitansky, mais non décrit, comme un cas unique qu'il a eu occasion de voir (1). Le troisième s'est rencontré dans ma pratique, et a été présenté par moi à la *Pathological Society* de Londres, en 1856 (2).

Il avait environ un centimètre et demi de longueur; sa consistance était molle et sa base se continuait avec le sommet du verumontanum; il s'allongeait dans l'urèthre, qu'il avait l'air de remplir, et atteignait le col de la

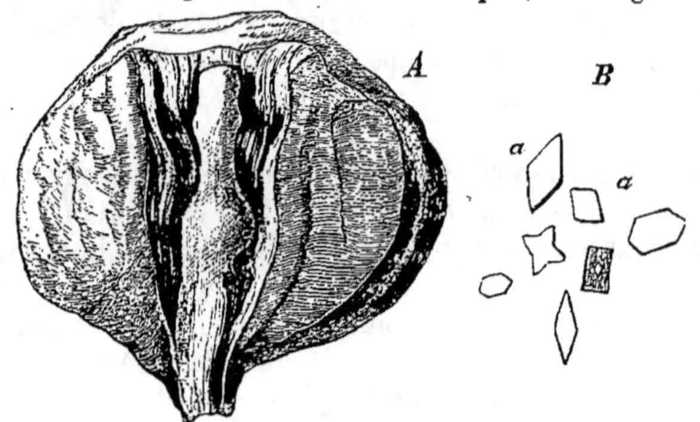

FIG. 98. — Polype prenant naissance sur le verumontanum (*).

vessie. Il était formé des éléments du tissu cellulaire avec quelques fibres musculaires entremêlées à sa base. Çà et là, on voyait, près du centre de la tumeur, quelques fins cristaux, ressemblant à de l'acide urique, d'une teinte jaunâtre, d'une forme rhomboïdale avec quelques octaèdres. Il se trouva que c'étaient des cristaux d'un carbonate terreux. La tumeur était recouverte d'une muqueuse, avec un épithélium sphéroïdal et en forme de colonnes. (Voy. fig. 98.)

Le seul point de l'histoire du malade qui fût en rapport avec la présence d'un polype est que, pendant un certain temps, il avait eu l'habitude d'uriner beaucoup plus souvent qu'à l'ordinaire.

OBSERVATIONS A L'APPUI.

OBSERVATION III. — *Augmentation du volume de la prostate due à des tumeurs fibreuses isolées : vessie malade, vessie à cellules.* —.J. P..., âgé de soixante-

(1) Rokitansky, *Patholog. Anat.*, *Sydenham Society*, vol. II, p. 235.
(2) *Trans. Patholog. Society*, vol. II, p. 250, avec figures.

(*) A, excroissance née du verumontanum; B, cristaux de carbonate terreux trouvés dans la tumeur.

quatorze ans, admis à Marylebone Infirmary, le 27 octobre 1855, dans le service
de M. Henry Thompson. Deux ou trois ans auparavant, il avait eu les signes ordinaires d'une cystite chronique. Maintenant il a une grande irritabilité de la vessie;
point de rétention ni d'incontinence. La sonde n° 10 [n° 21 de la filière française]
passe très-facilement. La vessie se vide lentement de pus et de mucus après qu'on
a enlevé l'urine. Pas de calcul. L'urine est épaisse, trouble, mêlée de pus, parfois
légèrement acide; la proportion d'albumine est très-forte; point de tubes ou de
cristaux venant du rein.

On ne reconnaît par le rectum qu'un léger degré d'hypertrophie de la prostate.
Le malade souffrait peu, mais il était extrêmement faible; il déclina insensiblement
et mourut le 7 novembre.

Autopsie six heures après la mort. — On enlève la vessie et une partie de l'urèthre. La première est allongée et proémine beaucoup au-dessus de la symphyse
pubienne; ses parois sont épaissies. *On trouve une tumeur arrondie, de la taille
d'une petite noisette, de couleur jaunâtre, d'apparence lisse, faisant saillie dans
l'intérieur de sa cavité au col de cet organe;* elle contraste étrangement avec la
teinte écarlate et la surface rugueuse de la membrane qui tapisse la vessie. La
capacité de l'organe est moindre; elle n'a que les deux tiers de ce qu'elle est
habituellement. Le tiers supérieur se trouve être une poche s'ouvrant dans la vessie
par un très-petit orifice particulier, et une ouverture qu'on y pratique donne issue
à environ une once de pus et de mucus. La tumeur s'élève de la prostate, laquelle,
bien que non hypertrophiée du côté du rectum, bombe fortement dans l'urèthre et
aussi dans la cavité vésicale.

Les deux reins sont malades et contiennent quelques petites collections de pus,
outre un certain nombre de kystes simples.

En incisant le côté gauche de la prostate, on voit la section d'un corps arrondi
plongé dans la glande. Ce corps a un diamètre d'un centimètre; il est isolé des
tissus environnants; on peut l'en détacher par places au moyen d'une sonde
mousse; mais ailleurs il est adhérent ou uni par des prolongements de tissus qui
leur sont communs. Il a une couleur brillante et semble avoir une texture plus
serrée que les parties voisines.

On rencontre d'autres corps semblables correspondant aux saillies observées
à la surface de la prostate avant qu'on l'incise. Nous en disséquons trois des plus
considérables. La muqueuse est d'abord divisée et écartée; puis quelques fibres
disposées en long, qui pouvaient s'enlever par places autour de ces corps arrondis,
à la façon d'une capsule, mais qui ailleurs semblaient pénétrer à l'intérieur et se
continuer avec la substance même de la tumeur. Un de ces corps, correspondant
à une saillie du côté droit, est isolé sur la préparation, et des faisceaux de fibres
semblent l'unir en arrière aux éléments fibreux constituants de la glande. De
petites parcelles de tissu prises çà et là sur les sections de ces corps montrent
au microscope les éléments des tissus musculaire et connectif réunis en faisceaux.
L'acide acétique y montre la présence de noyaux allongés longitudinalement au
milieu des fibres.

On peut apercevoir sur l'une des sections, celle du côté gauche, une masse
isolée des vrais éléments glandulaires de la prostate. Elle est reconnaissable à
l'œil nu à une teinte plus jaune que les parties environnantes. Au microscope, elle
laissa voir les éléments glandulaires normaux, et ce qu'on a appelé des « concrétions », comme on en trouve souvent dans les prostates de vieillards. Aucun de
ces éléments ne se trouve dans les corps arrondis décrits plus haut.

Une forte partie de la masse de la glande est formée d'un tissu blanchâtre, d'apparence fibreuse, qui s'interpose entre les grains glandulaires et les entoure

presque en les isolant. Ce tissu, au microscope, se compose principalement de filaments connectifs entremêlés à des fibres musculaires. Les corps arrondis présentent les mêmes éléments ayant plus de rapports avec ces tissus qu'avec la portion glandulaire, et peuvent être, en conséquence, considérés comme de bons exemples des tumeurs fibreuses de la prostate. Dans ce cas, il y en a de plongées dans la masse de l'organe; d'autres font saillie à sa périphérie, soit au dedans, soit au dehors vers la cavité de la vessie. Elles n'ont aucun des caractères du tissu glandulaire propre et n'ont avec lui que de faibles rapports.

OBSERVATION IV. — *Augmentation du volume de la prostate.* — *Tumeurs nombreuses; plusieurs calculs dans la vessie.* — Un monsieur, âgé de soixante-cinq ans, éprouvait une certaine difficulté à uriner depuis environ vingt ans. Des signes certains, arrivant parfois jusqu'à la rétention, existaient depuis environ six années.

Au commencement de l'année 1857, il consulta mon ami M. Sampson (d'Ipswich), qui soupçonna l'existence d'un calcul, jointe à une obstruction organique quelconque. En mai, j'eus occasion de l'examiner en consultation avec mon confrère, et nous nous convainquîmes de l'existence d'une augmentation de volume très-considérable de la prostate; mais la vessie était si irritable à cette époque, qu'elle ne permettait ni cathétérisme, ni opération quelconque à opposer à la pierre. Il y avait de la rétention d'urine plus ou moins prononcée, qui exigeait chaque jour un soulagement au moyen des instruments, puis vint une dépression profonde de l'individu. Il n'est pas nécessaire d'entrer ici dans tous les détails de l'observation.

La mort eut lieu par épuisement à la fin de juin. — A l'autopsie, on trouva un développement énorme de la prostate; la portion antérieure ou pubienne était celle qui présentait de beaucoup le volume le plus considérable. Cette partie formait une masse nodulaire irrégulière du volume d'un œuf de poule, et contenait de nombreuses tumeurs emprisonnées, chacune du volume d'un haricot. En les examinant, je les trouvai formées d'une matière fibreuse avec une forte proportion des éléments glandulaires de la prostate. Nous trouvâmes aussi neuf petits calculs dans la vessie : ils reposaient dans une profonde dépression située derrière la prostate hypertrophiée.

CHAPITRE VII

CAUSES DE L'HYPERTROPHIE DE LA PROSTATE

Obscurité des causes. — Extrême importance de leur recherche. — Beaucoup de circonstances indiquées comme causes doivent être rejetées. — Point de vue actuel. — L'inflammation n'est point une cause, — pas plus qu'un rétrécissement ou un calcul, — ou la stase veineuse. — La goutte, le rhumatisme et la syphilis ne sont pas des causes. — Excès de coït. — L'augmentation de volume de la prostate n'est pas analogue à l'hypertrophie glandulaire, ni à l'hypertrophie des autres organes musculaires qui sont sous la dépendance d'une augmentation de fonction. — On démontre que l'augmentation de volume de la prostate et celle de l'utérus sont identiques en nature et probablement en causalité. — Peut-être le fait tient-il à une analogie dans leur structure. — Conditions déterminées dans lesquelles se produit l'augmentation de volume. — Analyse des résultats auxquels on arrive en étudiant les âges.

Il est presque aussi important de déterminer les causes prochaines ou éloignées de l'hypertrophie de la prostate que de découvrir un traitement efficace de cette affection. — Tandis que certains auteurs reconnaissent toute l'obscurité qui s'attache à ce sujet, d'autres au contraire croient la question facile à élucider. Ils énumèrent sans hésiter un grand nombre de circonstances qui pour eux jouent un rôle évident dans l'étiologie de cette affection. Il me semble cependant que, pour accepter les vues étiologiques qui ont cours, il faut considérer comme démontrées beaucoup de causes qui sont loin de l'être. Toutes ou presque toutes au contraire doivent être rejetées après un examen critique sérieux. Ce résultat est à première vue décourageant pour un praticien et satisfait peu l'esprit des élèves; il est cependant évident que la connaissance d'une seule cause dont l'influence est bien démontrée est bien préférable à des notions vagues ou même inexactes. Admettre comme démontrée une seule cause que l'on ne peut défendre que par une idée préconçue, la convention, ou l'impression et la conviction d'un auteur, sans pouvoir fournir aucune preuve pratique, c'est évidemment porter atteinte au progrès de la vérité scientifique.

Il vaut mieux nuire à l'apparence d'un tout que l'on s'attend à rencontrer dans un traité de pathologie, et n'admettre que des causes bien démontrées (quoique le caractère littéraire de l'ouvrage puisse en souffrir), que de faire rentrer dans le sujet tout ce que l'on a écrit sur ce point et toutes les données plus ou moins fausses qui ont eu cours.

Si les causes reconnues d'hypertrophie de la prostate sont peu nombreuses, il existe à cet égard une foule de conjectures. Mais pour que le lecteur puisse se faire une idée des opinions des auteurs les plus autorisés sur ce sujet à l'époque actuelle, je vais les résumer aussi brièvement que possible, puis j'essayerai d'en faire pour nous-mêmes un examen indépendant.

John Hunter ne sait rien de précis au sujet des causes, mais il affirme avoir « vu la ciguë produire de bons effets dans plusieurs cas. Elle était administrée dans la supposition d'un état scrofuleux de la constitution. D'après la même idée il a conseillé les bains de mer, etc. (1). » Il faut remarquer toutefois qu'on n'avait pas encore établi alors de distinction entre l'augmentation de volume de la prostate dans les jeunes années, causée d'habitude par l'inflammation et spécialement par la blennorrhagie, et l'affection sénile que nous considérons maintenant. Dans le chapitre qui y est consacré, ces deux états essentiellement différents sont traités indifféremment, et pourtant c'est sur l'autorité de ce passage de Hunter, que la ciguë a été largement administrée dans le second de ces deux cas.

Sir E. Home, qui a eu si souvent l'occasion de voir des cas semblables, pensait que la principale cause prédisposante siégeait « dans la lenteur du retour du sang qui vient du col de la vessie, lenteur due à la situation désavantageuse des veines par rapport au cœur », et qui amène une congestion habituelle de ces vaisseaux; que cet état était favorisé par un trop grand usage des plaisirs de la table, et toutes les habitudes qui « pouvaient augmenter la congestion de ces parties ». La cause prochaine la plus commune et la plus influente pour lui serait l'exercice du cheval, qui amène « une rupture des vaisseaux à l'intérieur des vésicules glandulaires », ce

---

(1) John Hunter, *Œuvres complètes*, trad. par G Richelot. Paris, 1843, t. II, p. 373.

qui donne lieu à « une grande analogie entre cette affection et l'apoplexie » (1). En même temps il pensait que l'augmentation de volume de la prostate est une modification naturelle chez le vieillard.

M. Wilson, dans ses leçons au College of Surgeons, en 1821, après avoir dit qu'il a « rencontré un certain nombre de cas qui confirmaient la justesse des observations » de Sir E. Home, au sujet de la tendance de certains individus à cette maladie, fait observer « qu'elle semble se rencontrer plus souvent chez ceux qui, ou par des habitudes de stricte tempérance n'ont pas fait usage de leurs organes génitaux autant que la nature le demande, ou par leurs excès, ont endommagé à la fois leurs organes urinaires et génitaux ». Enfin, il ajoute que « bien des personnes ont beaucoup souffert d'une hypertrophie de la prostate, après une vie modérée et tranquille, et sans jamais être arrivées à l'un de ces deux extrêmes » (2).

Sir Charles Bell ne donne pas son opinion sur les causes prédisposantes ou éloignées, mais il croyait que, lorsqu'il existait une prédisposition à l'augmentation de volume, une des plus fréquentes et des plus sérieuses causes d'excitation résidait dans une source quelconque d'irritation du côté de la vessie, laquelle entraîne des contractions répétées de l'organe. Quelles que soient les causes de ces contractions, ce qui importe peu pour le résultat final, les « muscles de l'urèthre » seraient constamment en action, ce qui aurait pour effet, selon lui, d'attirer en bas le lobe moyen ou portion moyenne, lieu où il les croyait insérés, et de causer ainsi la saillie si souvent observée qui fait obstacle à l'émission de l'urine au col de la vessie (3).

Sir A. Cooper dit que « la prostate hypertrophiée est un effet de l'âge, et non de la maladie » (4).

Sir Benjamin Brodie considère l'hypertrophie de la prostate comme un accompagnement obligé d'un âge avancé, et lui assigne une place dans cette catégorie de phénomènes qui indiquent le déclin de la vie. Ainsi il dit : « Quand les cheveux deviennent gris et rares, quand des dépôts athéromateux envahissent les tuniques artérielles, quand il se forme une zone blanche au pourtour de la cornée, à la même époque la prostate d'ordinaire, je devrais peut-être dire invariablement, s'accroît en volume. » Il suit de là qu'il n'indique aucune autre circonstance ou condition quelconque pour éclairer le chapitre des causes, que le déclin de la vie (5).

M. Samuel Cooper, après avoir passé en revue diverses opinions, les résume en disant : « Il me semble préférable de confesser que l'étiologie de cette affection est inconnue » ; mais il ajoute : « J'ai connu plusieurs per-

(1) Sir E. Home, *Practical Observations on the Treatment of the Diseases of the Prostate Gland*, vol. II. London, 1818, p. 9 et 10.

(2) Wilson, *Lectures on the Structure and Physiology of the Male Urinary and Genital Organs*. London, 1821, p. 331 et 332.

(3) Sir Ch. Bell, *Medico-Chirurgical Transactions*, 1812, vol. III, p. 171 à 189, avec 3 planches, montrant les muscles disséqués.

(4) Sir A. Cooper, *Lectures* (Lancet, 1824, vol. III, p. 239).

(5) Sir Benjamin Brodie, *Lectures on the Urinary Organs*, 4e édit., p. 163-167 et 186, 187.

sonnes qui en souffraient, et qui avaient cependant mené une vie très-régulière (1). »

M. Coulson cite, sur l'autorité des autres, les causes vulgairement reconnues, mais il ne formule aucune opinion décidée en faveur de l'une d'entre elles (2).

Le docteur Gross (de Louisville) doute de l'influence de quelques fonctions, désignées comme causes de l'hypertrophie de la prostate, mais il pense qu'il n'y a aucun doute qu'elle ne se produise sous l'influence des causes suivantes : « Un engorgement habituel, des rapports sexuels prolongés et répétés souvent, l'irritation résultant de la présence d'un calcul vésical. Enfin, dit-il, l'usage prolongé des stimulants diurétiques, du vin et des boissons alcooliques; l'exposition au froid; la suppression d'affections cutanées, la goutte et le rhumatisme; des violences extérieures, l'introduction fréquente d'une sonde; les efforts répétés pour aller à la selle, comme dans une diarrhée chronique et autres affections des intestins, tout cela peut être énuméré comme des causes efficientes ou prédisposantes de cette affection (3). »

Desault parle de l'hypertrophie de la prostate comme « très-commune aux vieillards, et à ceux qui ont eu un grand nombre de gonorrhées; elle n'est cependant pas toujours le produit d'un vice vénérien. » Il croyait que « les vices dartreux et psorique peuvent aussi la déterminer; elle est même quelquefois l'effet caché d'une disposition scrofuleuse » (4).

Amussat adopte les vues anciennes, qui étaient depuis longtemps en faveur auprès des chirurgiens du continent; et voici comment on peut regarder et exprimer brièvement son opinion. « La syphilis, la présence d'un corps étranger dans la vessie, les rétrécissements de l'urèthre, sont ses causes les plus ordinaires. On l'observe spécialement chez les gens âgés qui ont longtemps fait usage de sondes et de bougies qu'ils introduisent eux-mêmes. Dans ce cas, le gonflement de la prostate est occasionné par l'inflammation chronique produite elle-même par le contact des instruments (5). »

Civiale consacre un chapitre à l'examen des causes, et il refuse d'y considérer les questions théoriques de l'analogie supposée entre la prostate et l'utérus, ou la ressemblance que l'on a indiquée entre son augmentation de volume et celle de la glande thyroïde ou du foie, etc.; il énumère les causes qu'il croit prochaines ou efficientes. La première qu'il indique comme influence est la présence d'un calcul dans la vessie. Puis viennent les rétrécissements organiques de l'urèthre, et la difficulté à pisser qui en résulte. Il attache à ce fait une grande importance, et il ne cite que pour la réfuter la remarque de Cruveilhier, qui veut que le rétrécissement et l'hypertrophie

<hr>

(1) Samuel Cooper, *Dictionary of Practical Surgery*, 7e édit., p. 1122.
(2) Coulson, *Diseases of the Bladder and Prostate Gland*, 5e édit., p. 589.
(3) S. D. Gross, M. D., *A Practical Treatise on the Diseases*, etc., *of the Urinary Bladder*, 2e édit. Philadelphie, 1855, p. 688-691.
(4) J. P. Desault, *Œuvres chirurgicales*, 3e édit. Paris, 1813, t. III, p. 238.
(5) Amussat, *Leçons sur les rétentions d'urine*. Paris, 1832, p. 199-200.

coïncident rarement. Civiale affirme au contraire que l'existence de cas nombreux vient attester l'exactitude de ses vues. D'un autre côté, il admet que cette influence n'est pas constante, puisque l'urine, arrêtée par le rétrécissement, peut empêcher, par la pression qu'elle exerce en arrière, l'augmentation de se produire. Vient ensuite sur la liste l'emploi inopportun d'instruments pour l'urèthre. Il combat l'idée que des excès vénériens aient aucun rapport intime avec l'affection de la prostate, et il croit que les auteurs ont été beaucoup trop prompts à admettre leur influence avant d'avoir étudié la question (1).

L.-Auguste Mercier, qui a discuté longuement ce sujet, regarde comme causes prédisposantes « toutes celles qui favorisent surtout la stagnation du sang. Les individus d'une constitution molle et lymphatique, avec un tissu cellulaire adipeux fortement développé, ont en général un tissu veineux très-lâche et peu résistant; or l'observation prouve que ce sont les sujets les plus exposés aux engorgements prostatiques...... Je pense qu'il y a un certain rapport entre le relâchement des veines inférieures et l'hypertrophie de la prostate; ceci explique pourquoi l'affection paraît quelquefois héréditaire. » Il croit que les habitudes sédentaires favorisent beaucoup le développement de l'hypertrophie, et il établit que les cordonniers forment un tiers des cas de la pratique hospitalière; après eux viennent les concierges, les tisserands et les tailleurs. Il ajoute qu'il n'est pas moins vrai que les gens actifs y sont aussi sujets, et il se demande si la position verticale, prolongée pendant longtemps, ne peut pas produire les mêmes effets que la station assise. Enfin, après avoir admis les effets de la stase veineuse, il se demande si elle agit « en rendant la nutrition plus active, de même qu'un membre que l'on exerce beaucoup acquiert un plus grand développement, ou si elle ne retarde pas plutôt la désassimilation, en rendant moins aisée la séparation d'éléments qui autrement seraient éliminés. » Il avoue son impuissance à répondre à cette question (2).

En étudiant le sujet par nous-même, nous examinerons d'abord les causes indiquées de l'hypertrophie sénile de la prostate, et nous montrerons combien d'entre elles ne peuvent se ranger sous ce nom. D'abord il faut éliminer l'inflammation de cette catégorie. Indiquons bien nettement le contraste qu'il y a entre l'hypertrophie du jeune âge ou de l'âge moyen, et celle des années avancées. On ne pourrait rien calculer de mieux pour donner naissance à des vues erronées que l'habitude commune à beaucoup d'auteurs de négliger cette importante distinction. Ainsi, « l'affection » est décrite comme « très-fréquente chez les gens âgés, mais elle se rencontrerait aussi à l'occasion chez les jeunes hommes ». Il ne peut pourtant pas y avoir deux maladies plus différentes que celles que l'on confond ainsi. On ne peut faire une description qui leur soit applicable à toutes les deux. Dans le

(1) Civiale, *Traité pratique sur les maladies des voies génito-urinaires*, 3e édit. Paris, 1858, t. II, p. 224 et suiv.

(2) L. Auguste Mercier, *Recherches anatomiques, pathologiques et thérapeutiques, sur les maladies des organes génitaux et urinaires, considérées spécialement chez les hommes âgés*. Paris, 1841, chap. IV, p. 218-233.

jeune âge, l'organe augmente de volume par suite d'une suffusion plastique interstitielle, qui est le résultat de l'inflammation. Dans un âge avancé, il y a un développement anormal du tissu prostatique lui-même. L'examen histologique, déjà suffisamment indiqué, démontre que les parties surnuméraires ne sont aucunement dues au processus inflammatoire, sous aucune de ses formes. Il n'existe aucune preuve que l'augmentation de volume constituée par la production anormale d'éléments fibreux et musculaires, sous la forme diffuse ou sous celle de tumeur ou d'excroissance, résulte, directement ou indirectement, de l'inflammation d'une partie quelconque du canal. Les tissus nouvellement formés ne sont pas le résultat d'un dépôt morbide différent en organisation de ceux auxquels ils se surajoutent, mais bien d'un développement immodéré des éléments mêmes de la glande. L'action de l'inflammation et le dépôt de ses produits, loin de favoriser l'augmentation en volume, produit un effet contraire. En conséquence, une prostate qui a augmenté de volume par le fait d'une suffusion inflammatoire a, *cœteris paribus*, très-probablement moins de tendance plus tard à s'hypertrophier. La nutrition se trouve empêchée et non favorisée. L'inflammation doit donc être rayée de la liste des causes.

On a souvent indiqué le rétrécissement de l'urèthre et les calculs de la vessie comme donnant lieu, probablement par l'irritation qu'ils causent, à l'hypertrophie de la prostate. Pour le premier, le fait, basé sur de nombreuses observations *post mortem* et des examens sérieux pendant la vie, de la coexistence d'un rétrécissement et d'une hypertrophie sénile de la prostate, n'est certainement pas fréquent. L'obstacle au passage d'un cathéter en arrière du rétrécissement produit par une lacune élargie, par l'urèthre dilaté ou par un développement exagéré des éléments musculaires du col de la vessie, formant plus ou moins une barrière en cet endroit, est assez commun ; on l'a souvent attribué à l'affection qui nous occupe, ce qui est une erreur. Un calcul de la vessie peut, de la même façon, entraîner l'état ci-dessus indiqué, qui prend naissance sous l'influence d'une irritation prolongée, quelle que soit d'ailleurs sa cause (voy. chap. XIX), mais non pas l'hypertrophie de la prostate. Si cette dernière en était un résultat, nous la rencontrerions assurément beaucoup dans l'enfance et la jeunesse, périodes de la vie où la pierre est si fréquente.

L'engorgement habituel des veines hémorrhoïdales et prostatiques est indiqué hardiment par beaucoup d'auteurs comme une des causes les plus sûres d'hypertrophie. De cette façon, les occupations sédentaires deviennent des causes prédisposantes. Tout ce qui tend à s'opposer au retour du sang veineux du bassin, un obstacle dans le mésentère ou le foie, ou quelque chose de semblable, se range dans cette catégorie. Quelques auteurs attachent une grande importance à la dilatation et à la stase veineuse, que quelques personnes âgées sont si sujettes à avoir. Sans aucun doute, c'est ainsi que se produisent les hémorrhoïdes, et cela très-fréquemment. Mais y a-t-il quelque analogie entre cet effet et celui qu'on observe dans une prostate hypertrophiée? entre la congestion et l'épaississement des tissus produit par la transsudation des vaisseaux sanguins surchargés, et la formation nouvelle de tissus normaux? Les veines variqueuses amènent-elles ce dernier résultat dans d'autres parties du corps? Assurément non. L'effet de la stase veineuse dans la jambe peut souvent être un épaississement des téguments et une distension des capillaires, origines des veines, lorsqu'il survient une action inflammatoire, et par suite des exsudats et des dépôts dans les intervalles des tissus, mais ce n'est jamais une production plus abondante d'éléments normaux préexistants et sains. L'hypertrophie vraie, les excroissances et les tumeurs ne reconnaissent, ni les unes, ni les autres, la congestion veineuse pour cause. La congestion veineuse altère les tissus, elle diminue leur vitalité, et assez souvent les prédispose à l'ulcération, de telle sorte que la plus légère lésion entraîne la formation d'une eschare; jamais elle n'augmente la vitalité du tissu, jamais elle ne favorise les excroissances. Par ces motifs, on peut la rayer de la liste des causes de l'hypertrophie.

La goutte et le rhumatisme ont été ajoutés dans cette catégorie, comme on a fait pour presque toutes les maladies obscures, mais sans le moindre fondement et sans observations de faits. Les gens âgés ont souvent du rhumatisme, et ils sont sujets à l'hypertrophie de la prostate. Je confesse, après de sérieuses investigations sur ce fait, que je ne connais aucun rapport étroit entre ces deux affections. Je n'en peux pas dire plus de la goutte. Et je ne pense pas que l'une ou l'autre diathèse ait aucune relation de cause avec l'affection de la prostate.

Il n'y a pas le plus léger fondement pour faire une cause de la syphilis. Peut-être ne pourrait-on parler avec le même degré de confiance des excès vénériens. On a accordé une grande influence à un abus continuel de ces plaisirs; mais de ce fait que l'affection s'est montrée chez des sujets connus pour leur chasteté, on a assigné une influence semblable à l'extrême opposé de la continence. Pour la première de ces deux causes, il pourrait sembler raisonnable d'admettre qu'un usage répété amenât, là comme partout ailleurs, de l'hypertrophie, parce que, sans aborder la question de la fonction prostatique, il est impossible de ne point associer l'organe à l'acte sexuel; et qu'en admettant cela, il n'est pas aisé d'éviter cette conclusion que l'hypertrophie résulte aussi des excès vénériens. Et pourtant les faits ne viennent pas corroborer cette manière de voir; l'hypertrophie n'existe pas quand la fonction est à son maximum d'état, et son existence immédiate ne suit point les excès les plus licencieux pratiqués au début de la vie. Nous devons admettre que, quand il se développe une hypertrophie dans une partie du corps, elle coïncide avec, ou, en tout cas, suit immédiatement l'action d'accroissement qui l'a amenée. Telle est la loi universelle, et nous devons tous connaître des exemples de son action.

Supposons, pour le bien de l'argumentation, que nous considérions la prostate comme une glande sécrétante dans la plus large acception du mot, son hypertrophie ne peut entrer en ligne de compte, ni même ressembler, au point de vue pathologique, à ce qui arrive dans l'hypertrophie d'autres glandes. Tous les tissus qui la composent n'ont pas augmenté dans les mêmes proportions. Il n'y a aucune analogie entre son hypertrophie et celle du rein, par exemple. Il peut y avoir une augmentation considérable dans la masse de la glande sans que les éléments glandulaires semblent aucunement ou à peine augmentés, et cela dans les deux cas, qu'il y ait ou non tumeur limitée. Mais que l'élément glandulaire se trouve aussi considérablement augmenté, voilà ce qui est également une matière à observations.

D'un autre côté, supposez qu'on la regarde comme un organe musculaire entrecoupé d'un appareil glandulaire, et l'on peut comparer son hypertrophie à celle de l'utérus ou de la vessie, qui tous deux à cet état conservent intacts les tubes et les follicules glandulaires qui appartiennent à leur muqueuse. Un examen de la structure et de la position de la prostate a suggéré l'idée que sa fonction est en partie mécanique, et qu'ainsi elle est l'analogue des deux organes ci-dessus. Elle a été regardée comme une partie importante d'un appareil musculaire qui offre à peu près les mêmes rapports pour les liquides séminaux dans l'acte de leur propulsion que ceux de la vessie pour la sortie de l'urine (1).

Mais le fait qu'une augmentation de la prostate n'est pas une simple hypertrophie musculaire, amenée par une action d'accroissement et correspondant au degré d'excitation de la fonction, se trouve prouvé par des faits déjà énoncés, puisqu'il n'apparaît pas pendant la jeunesse et les premières années de l'état adulte.

Toutefois, si l'on considère que l'hypertrophie de la prostate est due en partie à l'augmentation des fibres musculaires involontaires, fait incontestable, quelle que soit l'opinion que l'on ait sur la fonction de la glande, on peut se demander si l'on a recherché les causes d'une semblable hypertrophie dans les autres parties du corps qui sont constituées de la même façon; et, s'il en est ainsi, peut-on gagner quelque chose, au moyen d'un raisonnement analogue, comme éclaircissement du sujet que nous traitons.

Il n'y a qu'un autre organe du corps constitué de la même manière, au point de vue de la nature des tissus qui entrent dans sa composition et de leur agencement réciproque, ce que j'ai décrit tout au long dans le précédent chapitre. L'utérus, comme la prostate, se compose de fibres musculaires lisses, réunies en épais faisceaux, de façon à former dans tous les cas une masse épaisse, et non des plans minces, comme cela se présente dans tous les autres organes où apparaît ce tissu. Nous avons aussi

(1) Il n'y a point de chapitre particulier de ce livre, qui aborde le sujet difficile de la fonction de la prostate. Dans la première partie, *Rétrécissements de l'urèthre*, j'ai dit que je pensais que sa fonction était en partie celle d'un muscle, et qu'elle était un élément important dans l'appareil destiné à l'émission des liquides séminaux (voyez pages 29 et 45); de plus récentes recherches n'ont fait que confirmer cette manière de voir.

Le professeur Ellis dit, dans un mémoire déja cité : «Elle (la prostate) peut être considérée comme une simple partie avancée de la couche circulaire de la vessie, bien qu'elle ait le pouvoir d'agir indépendamment des fibres vésicales, comme par exemple dans la propulsion du liquide séminal. Son principal office doit être probablement de presser sur la semence, et de la remettre au pouvoir des fibres musculaires volontaires du constricteur de l'urèthre [muscle bulbo-caverneux]. » (*Medico-Chirurgical Trans.*, 1856, vol. XXXIX, p. 382.)

démontré la tendance à devenir le siége d'une hypertrophie partielle ou générale, de tumeurs isolées et d'excroissances avec caractères particuliers que les deux organes présentent à un égal degré. En partant de ce fait remarquable, il est difficile de résister à la conclusion que cette tendance à l'excroissance, cette disposition à engendrer de nouveaux éléments identiques à ceux qui forment la structure propre de l'organe, ont une source commune aux deux, et peuvent être inhérentes à une sorte de nécessité de structure ou de fonction. La facilité avec laquelle ce tissu offre une rapide et colossale augmentation de volume dans certaines circonstances peut trouver un exemple admirable dans ce qui arrive à l'utérus chargé du produit de la conception. Une force qui dormait s'éveille en présence de l'œuf fécondé, et le poids et le volume de l'organe décuplent en peu de mois. Il y a coïncidence d'une active circulation qui, sans aucun doute, renouvelle les matériaux de la nutrition ; mais il n'y a pas de congestion veineuse, ni aucune autre des causes nombreuses assignées à l'hypertrophie de la prostate. Mais quand la fonction utérine a cessé d'une façon temporaire ou permanente, l'organe diminue, et revient plus ou moins vite à son volume primitif. Pendant la seconde moitié du temps de l'activité de reproduction, l'utérus a une tendance excessive au développement de productions identiques en structure avec son propre tissu, mais plus ou moins isolées des éléments qui leur ont donné naissance, sous la forme de tumeurs ou d'excroissances, et celles-ci s'associent à un développement général des parties normales de l'organe. Ces phénomènes s'observent peut-être plus fréquemment chez la vierge que chez la femme qui a été fécondée, montrant ainsi qu'ils ne dépendent d'aucune force qui entre en jeu sous l'influence de la grossesse, mais d'une force inconsciente, inhérente sans doute à la structure de l'organe ou associée intimement à une fonction qui lui est particulière.

C'est une circonstance fort intéressante que la prostate, l'homologue mâle de l'utérus, montre des analogies sous maints points de vue avec cet organe, au sujet de sa disposition aux excroissances. L'explication la plus évidente et la conclusion, qui, après un sérieux examen, est celle qui me paraît la meilleure, me semble offerte par ce simple fait, maintenant entièrement établi, que chez tous les deux la texture a une excessive tendance à développer (voy. chap. VI), au milieu de ses éléments constitutifs, de petites productions indépendantes ou isolées ayant une organisation identique à la leur propre. Ces productions, dans la majorité des cas, ne dépassent pas un certain volume modéré ; elles ne sont en rapport avec l'accomplissement d'aucune fonction connue chez l'un ou l'autre sexe ; au contraire, dans certains cas, elles continuent à s'accroître, surtout pendant une période nettement indiquée de la vie, je veux dire en termes généraux entre vingt-cinq et cinquante ans chez la femme, et entre cinquante et soixante-dix chez l'homme : dans un cas, elles se montrent sous la forme d'hypertrophie ou de tumeur utérine ; dans l'autre, sous celle d'hypertrophie ou de tumeur de la prostate. Ce qui est moins assuré, c'est de savoir si la formation de ces produits n'est pas autre chose qu'un hasard de structure, autrement dit si elle se relie à un acte fonctionnel commun à ces deux organes.

L'examen anatomique des organes (prostate et utérus) hypertrophiés démontre le développement simultané des artères et des veines; celui de ces dernières n'est sans doute que le résultat du changement des premières. Un mode de distribution exagéré du sang artériel coïncide avec l'augmentation de volume de l'organe; mais il ne serait pas aisé d'affirmer si l'augment vasculaire a précédé ou suivi le début du développement morbide.

Y a-t-il quelque circonstance dans le mode de vie ou dans une maladie antérieure qui puisse nous fournir une évidence suffisante, comme cause de l'hypertrophie de la prostate? Pour moi, je n'en connais point. Le fait qu'on a donné ici, comme causes, presque toutes celles que l'on reconnaît aux maladies en général, n'est-il pas la même chose en réalité que l'expression tacite de la même pensée? Toutes les diathèses, goutte, rhumatisme, tubercule, syphilis, ont été invoquées comme causes efficientes. Toute forme d'excitation possible des viscères pelviens a été également acceptée. Il s'ensuit que l'influence d'un seul effet se trouve neutralisée par le concours des autres. Chaque proposition trouve sa réfutation dans une autre qui fait partie de cette multitude de causes.

Étant ainsi admis que l'origine de l'hypertrophie est due à une condition particulière de structure, il n'y a point de doute que les circonstances qui amènent le sang en quantité vers l'organe ne puissent aider à son développement. C'est ainsi qu'agissent les excitations sexuelles, les excès, une nourriture trop stimulante, des habitudes sédentaires, l'exercice du cheval, et beaucoup d'autres conditions qui ont la même tendance et que nous avons énumérées parmi les causes de cette affection. Mais le pas *initial* dans la causalité de l'hypertrophie est, je pense, indépendant et sans doute dégagé de toute influence d'aucune de ces circonstances, bien qu'elles aient certes une tendance à accroître une affection qui existe déjà. Et c'est ainsi que l'on peut agir, par un traitement judicieux, par des précautions bien instituées, pour retarder les progrès de l'hypertrophie; car cette disposition à l'augmentation est exceptionnelle dans la majorité des cas, même quand il existe des origines d'excroissances sous la forme de petites tumeurs ou d'excroissances à leur début. Tout ce qui tend à diminuer l'apport du sang artériel peut favoriser la condition du *statu quo* ou ne permettre qu'un lent développement. Cependant, ce n'est pas ici le lieu d'entrer plus avant dans le sujet du traitement; l'allusion que j'ai faite est suffisante pour éclaircir la question.

Nous avons maintenant à rechercher quelles sont les conditions particulières, parfaitement définies maintenant, sous l'influence desquelles se développe l'hypertrophie ou la tendance à l'hypertrophie.

Elle n'apparaît jamais que dans un âge avancé; toutefois elle n'est pas un accompagnement naturel et absolu d'un âge avancé. C'est au contraire une condition à laquelle échappe la majorité des gens âgés. Contrairement à l'opinion généralement reçue, elle ne se présente qu'exceptionnellement. L'analyse des diverses particularités indiquées sur

164 prostates provenant d'individus ayant soixante ans et au-dessus (voy. chap. II) offre l'occasion de déterminer avec une suffisante exactitude la proportion moyenne des cas où, après que cet âge a été dépassé, on peut s'attendre à voir l'organe devenir l'objet de modifications hypertrophiques ou atrophiques.

Sur 164 individus compris entre soixante et quatre-vingt-quatorze ans, il y en avait 97 dont la prostate n'était affectée ni par l'un [ni par l'autre état.

Des 67 qui restaient, il y en avait 11 d'atrophiées et 56 d'hypertrophiées.

Sur les 56 cas d'hypertrophie, 26 en étaient des types, c'est-à-dire des exemples du poids de 38^{gr},8 et au-dessus (38^{gr},8 à 186^{gr},20). Les 30 autres en étaient aussi des exemples; mais moins prononcés (22^{gr},30 à 37^{gr},80).

Des 164 sujets, 57 présentaient dans la prostate des tumeurs isolées. Dans un quart environ de ces cas, la prostate n'excédait pas son poids ordinaire, ce qui fait qu'on ne les a pas classés parmi les prostates hypertrophiées; dans les trois quarts qui restaient, il y avait coexistence des tumeurs et de l'hypertrophie.

Sur les 56 cas d'hypertrophie, presque la moitié n'avaient donné lieu à aucun signe pendant la vie. Il faut se rappeler néanmoins qu'il est excessivement commun de voir de légères déviations de l'état normal apparaître chez des gens âgés, sans amener aucun désordre; il ne faudrait pas cependant en inférer qu'il n'y avait point de signes d'hypertrophie. Très-probablement une recherche attentive ferait voir que beaucoup de ces sujets avaient l'habitude de se lever deux ou trois fois la nuit pour vider leur vessie, et que, pendant le jour, leurs mictions étaient beaucoup plus répétées que celles de gens jouissant d'une bonne santé.

Avec ces données, nous nous apercevons que l'hypertrophie de la prostate existe environ chez 34 pour 100 des hommes de soixante ans et au-dessus.

Qu'elle entraîne des signes précis chez 15 ou 16 pour 100.

Les résultats suivants de ces recherches sont fort intéressants :

L'âge moyen des 108 individus indemnes d'hypertrophie était 75,02 ans.

L'âge moyen des 56 individus affectés d'hypertrophie était 75,03 ans. Dans tous les cas, ces deux chiffres peuvent être considérés comme identiques.

L'âge moyen de ceux chez lesquels l'hypertrophie était considérable, au nombre de 26, était 74,46 ans.

L'âge moyen de ceux chez lesquels l'hypertrophie était moins considérable, au nombre de 30, était 75,53 ans.

Il faut bien se mettre dans l'esprit que tous ces sujets étaient dans des conditions hygiéniques très-favorables, et avaient le bénéfice de soins médicaux constants et dévoués. S'ils eussent manqué de l'un ou de l'autre de ces deux avantages, le résultat aurait été très-différent. Une prolongation de la vie dans la période de l'affection dépend uniquement du concours de ces deux circonstances. Ce fait a une importance considérable; il devrait être connu de ceux qui sont sujets à cette maladie, parce qu'ils sont naturellement enclins à la regarder comme devant abréger le terme de leur vie. Ils ont des titres à jouir du bénéfice que ne peut manquer d'avoir pour eux, en certains cas, un aspect plus riant de leur existence et de leurs projets.

Parmi les 108 sujets non atteints d'hypertrophie, il y en avait de beaucoup plus âgés que chez ceux qui en étaient affectés : par exemple, 3 avaient dépassé quatre-vingt-dix ans, et plusieurs quatre-vingts ans. Mais, sur les 56 affectés d'hypertrophie, il n'y en avait pas moins de 14 ayant quatre-vingts ans et au-dessus ; un sujet même atteignait quatre-vingt-sept ans.

Outre les 164 cas ainsi analysés, il y avait 20 pièces d'individus au-dessous de soixante ans, pièces qui faisaient partie de ma première série de 50. Parmi elles, il y en avait 13 exemples entre cinquante et soixante ans ; un seul présentait des signes d'hypertrophie : l'âge du sujet était cinquante-sept ans ; l'augmentation de volume était faible ; elle était sans aucun doute à la période de début, et le mal affectait à peu près également l'organe dans son entier.

La période de la vie comprise entre cinquante-cinq et soixante-cinq ans est celle pendant laquelle l'affection commence d'ordinaire à se développer. Je n'ai jamais pu en trouver un exemple d'aussi bonne heure que cinquante ans. D'un autre côté, elle paraît rarement se développer après soixante-dix ans. Lorsqu'elle existe, elle a en général fait de très-grands progrès avant soixante-dix ou soixante-quinze ans. En conséquence, on ne la rencontre que peu dans les années très-avancées, et elle est exceptionnelle après quatre-vingts ou quatre-vingt-cinq ans. On sait bien pourtant qu'il en a été trouvé de rares exemples à un âge encore plus avancé. Le docteur Beith a noté un cas dans lequel une hypertrophie de la prostate, avec vessie à cellules comme résultat, était le seul état morbide qu'on pût observer chez un homme mort à l'âge de cent trois ans (1).

On peut maintenant considérer comme bien établi par ces faits que l'hypertrophie de la prostate, bien loin d'être une modification invariable, ou même usuelle, d'un âge avancé, n'est qu'un état exceptionnel. De plus, on peut aussi regarder comme fort probable qu'une légère tendance à l'hypertrophie, difficile, sinon impossible à constater pendant la vie, peut se manifester chez un tiers environ des individus âgés de plus de soixante ans, et qu'on peut rencontrer une hypertrophie marquée chez 1 sur 7 ou 8 des gens de cet âge ou au-dessus.

Il importe à notre sujet de faire observer ici que, d'un autre côté, l'atrophie ne semble pas, comme on l'a dit, un effet de l'âge avancé quand l'hypertrophie n'existe pas. Nous examinerons plus sérieusement cette question dans un chapitre suivant, consacré à l'étude des modifications atrophiques de la prostate.

(1) Beith, *Transactions of the Pathological Society*, 1850-1851, p. 124.

CHAPITRE VIII

SYMPTOMES DE L'HYPERTROPHIE DE LA PROSTATE

Le début des symptômes est parfois lent, — parfois brusque. — Premiers phénomènes. — Les signes suivants dans leur ordre d'apparition. — Incontinence ou regorgement. — Caractères de l'urine. — Nature du « mucus visqueux ». — Complication de calculs. — La vessie est souvent très-distendue avant que l'on ait découvert l'existence de l'affection. — Dernière période.

Au début de l'hypertrophie de la prostate, il n'y a pas de symptômes assez marqués pour attirer l'attention du malade. Il est probable qu'il s'écoule une longue période de temps, variant selon les cas de quelques mois à des années, entre le moment où commence l'hypertrophie et celui où l'on observe quelque anomalie dans l'acte de la miction, ou quelque désordre dû à des modifications de l'organe. Le temps qui s'écoule entre le début de la maladie et la manifestation des symptômes ne dépend que de deux choses : d'abord du caractère de l'hypertrophie, et ensuite de la constitution du sujet. En ce qui regarde le premier point, nous allons voir ci-après jusqu'à quel degré la nature de l'hypertrophie influe non-seulement sur la gravité, mais aussi sur la manière de se produire des symptômes ; et nous apprendrons aussi comment il se fait qu'une hypertrophie même considérable d'une partie de l'organe peut ne produire que peu ou point de troubles pendant longtemps, tandis qu'une augmentation beaucoup plus faible, située ailleurs, peut être la cause de grands désordres, généraux et locaux. En second lieu, il y a dans ces cas, comme dans tous les autres, une idiosyncrasie naturelle à chaque malade, qui, dans telle circonstance, lui permet de résister à l'invasion de la maladie, et d'habituer sa constitution d'une façon remarquable à certaines altérations, et qui, dans telle autre, le laisse s'abandonner, sans effort pour prendre le dessus, aux influences morbides qui l'envahissent.

En tenant compte des variations que l'on rencontre ainsi dans un grand nombre de cas, les symptômes de cette affection peuvent être décrits en général sous la forme et dans l'ordre suivants.

Il arrive parfois, comme nous le verrons plus tard, qu'après une cause d'excitation telle que l'exposition au froid, etc., l'existence d'une rétention complète soit le premier symptôme qui dénote l'existence d'une hypertrophie de la prostate. Lorsque tel n'est pas le cas, un des signes du début qu'on observe généralement est une diminution manifeste dans la force de projection du jet d'urine. L'urine aussi apparaît moins vite que d'habitude, après l'effort qu'on fait pour la chasser, et l'on observe un peu d'hésitation et d'incertitude avant que le cours de l'urine s'établisse tout à fait. Le volume du jet n'est pas nécessairement plus faible qu'à l'état de santé, mais il ne peut être projeté aussi loin par la somme d'effort habituelle, pas plus qu'on n'en peut augmenter la puissance au moyen d'efforts plus considérables. Cette circonstance se présente dans beaucoup de cas, mais nullement dans tous; elle diffère de ce qu'on observe dans un rétrécissement de l'urèthre, où; quelque faible que soit le jet, une contraction de la vessie en augmente presque invariablement l'étendue. Certes, il n'y a point de doute que, dans certaines formes de l'hypertrophie de la prostate, des efforts pour pisser ne fassent qu'augmenter la difficulté de la miction. Une puissante contraction de la vessie semble dans ces cas ajouter à l'obstruction du côté du col, résultat qu'il n'est pas difficile de comprendre quand on voit la forme que révèle l'examen des parties. Le besoin d'uriner devient beaucoup plus fréquent que d'habitude, mais pas autant au début, et le soulagement que produit la miction est moins complet; il manque ce bien-être qu'on éprouve d'ordinaire en accomplissant cet acte naturel dans l'état de santé. Souvent le besoin se fait sentir plusieurs fois en quelques minutes, surtout après le premier effort en se levant le matin, quand la vessie s'est trouvée distendue pendant le sommeil. Avec le cours du temps, l'acte peut être plus fréquemment répété, et la nuit n'est plus exempte de besoins fréquents d'uriner. A cette première période le malade se plaint parfois, mais non toujours, de ressentir des douleurs dans les aines, les testicules, les cuisses. Il éprouve une sensation de poids, de plénitude, de gêne indéfinissable du côté du périnée, du rectum, de la région hypogastrique, ét il apprend bien vite, presque instinctivement, à rapporter ces troubles au col de la vessie. Il se tourmente souvent d'une odeur d'urine désagréable, qui est nouvelle pour lui, qu'il trouve très-forte et repoussante, signe particulièrement into-lérable, suivant la sensibilité des individus. Comme les efforts pour chasser l'urine deviennent plus accentués et fréquents, on observe, à un plus ou moins haut degré, de l'irritation du côté du rectum; le contenu de l'intestin s'échappe plus souvent, par suite de l'impossibilité où se trouve le malade de s'opposer à la défécation pendant la miction; et il en résulte du ténesme, la saillie ou la chute de la muqueuse, des tumeurs hémorrhoïdales. L'action de l'intestin s'exerce surtout quand l'hypertrophie de la prostate se dirige en arrière du côté de l'intestin, et non en avant du côté de la vessie. De cette façon, on éprouve toujours une sensation récurrente de la présence dans l'intestin de matières qui demandent à sortir, et l'on fait de vains efforts pour se soulager en allant à la selle. Quelques auteurs, à la suite de J. L. Petit, qui a le premier exprimé cette idée (1), ont attaché une grande importance à l'aspect aplati des garderobes, ce qui indiquerait la forme de l'hypertrophie; autant que j'ai pu en juger, c'était sans raisons suffisantes. Je ne mets point en doute que, dans certains cas, les fèces ne passent sous la forme indiquée, mais je l'attribuerais plutôt, non pas à une saillie de la prostate, mais à une contraction du sphincter anal, qui exerce sur la forme du bol fécal une beaucoup plus grande influence que l'organe en question. Ce dont je suis certain, c'est que les malades que j'ai soignés longtemps, dont j'ai trouvé, par l'examen rectal, les prostates considérablement sail-lantes en arrière, ne m'ont pas offert ce symptôme. De plus, je l'ai rencontré avec une égale certitude chez des sujets qui n'avaient ni compression de

(1) J. L. Petit, *Traité des maladies chirurgicales*, t. III, p. 24. Paris, 1790, ouvrage posthume.

l'intestin, ni hypertrophie de la prostate. A mesure que la maladie progresse, les douleurs causées par l'état de la vessie commencent à s'accentuer. La sensation constante de douleur ou de tiraillement en arrière ou aux alentours des pubis, qui est amenée presque invariablement par la distension de la vessie ou une vive inflammation chronique de cet organe, devient une des conséquences les plus pénibles de l'obstacle à cette fonction. On ressent presque toujours de la douleur et de la cuisson sur le trajet de l'urèthre, ainsi qu'une douleur aiguë qui s'étend jusqu'au gland, où elle est bien plus forte encore. En même temps il n'est pas rare d'observer un certain degré d'écoulement uréthral ; ce signe varie avec les circonstances : il apparaît quelquefois après qu'on s'est exposé au froid ou à l'humidité ; ou bien il concorde avec une rétention d'urine, ou avec une exacerbation de tous les symptômes, due, peut-être, à la constipation ; ils cèdent alors rapidement et tous ensemble à un traitement approprié. A la même époque, il peut arriver, comme je l'ai moi-même observé, que l'irritation s'étende aux testicules, qui deviennent très-sensibles, et se gonflent légèrement : pendant ce temps, l'urine ne sort qu'avec la plus grande difficulté, ou bien il faut l'extraire pendant quelques jours au moyen d'une sonde. L'excitation vasculaire du pénis, qui donne lieu à de fréquentes érections, est aussi quelquefois un symptôme concomitant. Mais comme la maladie a ainsi progressé graduellement, mais inévitablement, il est certain que le soulagement éprouvé par la vessie en se vidant est devenu chaque jour moins complet, bien que les efforts pour y arriver soient devenus très-fréquents et très-douloureux, et qu'ils aient porté atteinte à la constitution du sujet. Tandis que dans certains cas rares, et faisant exception à la règle générale, l'effet d'une hypertrophie par excroissance peut être d'ouvrir et de relâcher le col de la vessie, ce qui donne lieu à une incontinence réelle, état dans lequel l'organe est devenu incapable de garder plus qu'une très-petite quantité d'urine, dans le plus grand nombre des cas, au contraire, le résultat que l'on constate, c'est une occlusion anormale de l'orifice uréthro-vésical, qui exige une somme surnaturelle d'efforts contractiles pour que le liquide puisse franchir le passage. Il en résulte que la vessie n'est jamais vide, son contenu n'étant plus rejeté au delà d'un certain niveau : la miction n'a lieu que quand, à la puissance naturelle de l'organe, vient s'ajouter le poids d'une quantité de liquide suffisante pour le distendre, joint à la pression extérieure qui résulte de l'élasticité mécanique de ses parois en pareilles circonstances, et à l'action des parois abdominales ; par conséquent, elle compte sur une vigueur d'autant plus grande que le corps sur lequel il faut agir est plus hypertrophié. Il n'est pas difficile de voir que ces maux doivent inévitablement s'accroître, si l'art ne vient pas y porter remède : c'est ce qu'exige le volume de la vessie, qui va toujours en augmentant. Enfin l'organe reste habituellement plein, et ce n'est que le surplus qui s'écoule à chaque miction, et souvent non pas par jet, mais par une succession de gouttes. Pendant la nuit, lorsque l'empire de la volonté se trouve aboli par le sommeil, l'urine s'écoule, au grand chagrin du malade. Puis, à la longue, le même accident lui arrive aussi pendant le jour ; l'état du malade devient douloureux à l'extrême : sa personne et ses vêtements exhalent une forte odeur d'urine aigrie et gâtée; sa place dans la société devient impossible à garder, tandis que le sentiment d'être pour ceux qui l'entourent une source d'ennui, est un surcroît de chagrin ajouté à ses propres souffrances. Voilà ce qu'on a généralement décrit sous le nom d'incontinence : c'est une mauvaise application du mot, comme nous allons le voir, et qui a amené dans la pratique de fatales erreurs. Les chirurgiens français emploient un bien meilleur mot, celui de *regorgement*, et je l'emploierai désormais; car il indique bien un état qui, loin d'être celui où la vessie *ne peut retenir*, est celui où elle *retient trop*. C'est pour cette raison que, dans la première partie de ce livre, *Rétrécissements de l'urèthre*, j'ai employé la locution de « rétention avec incontinence » pour désigner cet état, par suite de manque du terme ci-dessus. Mais le mot plus court de « regorgement » est certainement préférable, et pourtant je n'entreprendrai pas son apologie pour le faire naturaliser sous la forme anglaise.

Un signe que l'on doit rechercher dans ces cas, c'est la matité, à la percussion, aux environs du pubis, et, si elle existe, dans quelle étendue. Souvent on peut la sentir dans la rétention chronique d'urine ; ses limites, fixées par la matité du son, peuvent s'élever jusqu'à l'ombilic, bien que souvent elles ne s'étendent pas à plus de trois ou quatre travers de doigt au-dessus du pubis.

A mesure que la maladie avance, il y a de la difficulté au début de la miction, parce qu'il faut faire beaucoup d'efforts avant de vaincre l'obstacle qui se trouve au col de la vessie, et avant que l'urine commence à couler. Parfois le malade se trouve poussé à chercher une position plus commode pour lui que celle de la station debout; il se penche en avant, afin de faire de l'orifice uréthro-vésical le point le plus déclive de sa vessie, lorsque cet orifice a été soulevé, et porté considérablement au-dessus du niveau du plancher de l'organe, par une forte hypertrophie de la portion médiane de la prostate. Ses jambes sont écartées, pour lui donner une base de sustentation plus solide pendant les puissants efforts qu'il est obligé de faire, efforts souvent sans fruit. Ces efforts auxquels se livre le malade sont si considérables dans ces circonstances, qu'ils produisent assez souvent une hernie. En même temps la constitution révèle les effets d'une lésion locale qui progresse, de la douleur et de la perte de sommeil. Le patient maigrit, il devient pâle ou jaune, l'appétit lui fait défaut, et, déjà avancé en âge, il vieillit rapidement. Il a de fréquents accès de fièvre, et ses forces déclinent vite. De très-légères irrégularités, ou le fait de s'exposer à des conditions contraires, que l'on négligeait impunément autrefois dans l'état de santé, amènent un trouble considérable de la santé à cause de la gravité des symptômes qu'ils occasionnent. Des accès de rétention complète sont imminents dans ce cas. C'est ainsi que se trouble la fonction sécrétoire des reins déjà altérés par l'obstacle prolongé à l'écoulement des urines. De là vient l'urémie, qui amène le coma et la mort, et qui est une des formes de la terminaison fatale : spécialement quand la maladie n'a pas été arrêtée dans son cours, et que l'art n'est point venu apporter son soulagement.

Des hémorrhagies peu graves accompagnent assez souvent cette affection. Elles diminuent parfois la congestion et peuvent, jusqu'à un certain point, être salutaires; elles se montrent d'ordinaire après l'exposition au froid, les excitations génésiques et autres circonstances qui produisent une détermination vasculaire du côté des viscères pelviens. Quelquefois elles reconnaissent pour cause un usage imprudent de la sonde, et elles peuvent aller jusqu'à un point alarmant.

Les caractères offerts par l'urine sont importants et doivent être notés avec soin. Elle est sujette à la décomposition de quelques-uns de ses éléments, par suite de la rétention qu'elle subit, et se trouve troublée par les produits de l'inflammation chronique de la vessie. Le premier écart de l'état de santé qu'elle présente à l'œil nu est de n'être plus transparente, mais un peu louche, souvent pâle, grisâtre, avec quelques filaments ou flocons en suspension. Une plus ou moins grande quantité de mucus descend lentement à la partie inférieure du vase qui contient l'urine, quand on met celle-ci de côté, et là il flotte plutôt qu'il ne se dépose. Il se forme à la surface une mince pellicule plus ou moins blanchâtre et opaque, quelquefois d'une teinte irisée. Plus tard, la quantité du mucus augmente; c'est alors cette matière glaireuse, visqueuse, gluante et adhérente, qui est si bien connue comme un des produits de la cystite chronique; il ne se mêle pas à l'urine, il adhère aux parois du récipient, et suit l'urine, quand on la transvase sous la forme d'une masse qu'il est difficile d'isoler. À une période avancée, ce mucus offre parfois quelques traces de *calculs*, généralement phosphatiques, sous la forme de petites masses amorphes de consistance molle et de couleur blanchâtre. On peut les enlever sous la forme de longues lignes, ce qui donne au dépôt un aspect rayé. Quand le mucus est descendu au fond, on voit souvent au-dessus de lui une couche opaque et crémeuse, qui est du pus non altéré mêlé à des cristaux de phosphate tribasique en quantité variable (1). À aucune période antérieure de la maladie, on n'observe de semblables matières dans l'urine, ou longtemps après leur apparition l'urine prend une teinte foncée, par suite de son mélange avec du sang. La teinte n'est pas rouge, ou rarement, sauf quand le sang vient de s'écouler, ce qui dépend surtout de l'emploi des instruments. Elle est plus souvent d'un rouge brun ou d'une teinte sale, que la coloration du sang prend après son mélange avec l'urine, et surtout avec celle qui est quelque peu décomposée.

(1) Ce qu'on appelle le mucus, que la vessie fournit souvent en grande quantité, est, d'après ma propre expérience, un mélange de pus et de mucus, en proportions variables. Quelques auteurs en ont fait le pus lui-même rendu visqueux par l'addition de l'alcali. Après nombre d'observations soigneuses, chimiques et microscopiques, j'ai trouvé que sa composition pouvait beaucoup varier suivant les cas. Dans quelques cas, après l'addition d'une quantité d'acide acétique dilué, suffisante pour neutraliser l'alcalinité du liquide, il semble composé presque entièrement de corpuscules, avec des noyaux multiples et irréguliers. En pareil cas je crois qu'il n'existe que du pus altéré et peu d'autres éléments. D'autres fois la proportion des corpuscules est très-faible, quand on la compare à la masse du fluide amorphe, visqueux, et légèrement strié au milieu duquel ils nagent, et cette apparence m'engage à conclure que la sécrétion propre de la muqueuse l'emporte dans le mélange sur la formation du pus.

La réaction chimique de la sécrétion urinaire est d'abord neutre, puis alcaline à des degrés variables d'intensité. L'odeur est piquante, ammoniacale, souvent fétide, et très-fétide. Ces caractères dépendent, en une certaine mesure, de la quantité d'urine rendue, c'est-à-dire du degré de dilution dans l'eau des éléments constituants propres de la sécrétion urinaire. Ce degré de concentration de l'urine varie souvent beaucoup d'un jour à l'autre sur le même sujet. D'après ma propre expérience, il est parfois au-dessous, mais plus généralement au-dessus de la moyenne, à l'état naturel ou de santé.

Au microscope, on aperçoit un épithélium en mosaïque et sphéroïdal, des globules sanguins et des globules de pus ; on voit aussi assez fréquemment des globules d'apparence granuleuse, ressemblant aux derniers, mais trois ou quatre fois aussi volumineux ; ils montrent, avec l'acide acétique, un noyau tripartit, et se rencontrent principalement dans la cystite, quelle que soit sa cause. Outre ces éléments organiques, il y a aussi un grand nombre de cristaux prismatiques de phosphate tribasique ammoniaco-magnésien, avec une grande variété de forme et de taille, de la matière granuleuse amorphe, libre ou adhérente par plaques minces, du phosphate de chaux. On peut rencontrer aussi d'autres formes cristallines, telles que de l'acide urique et des oxalates ; mais les premiers sont la forme typique des cristaux qui se trouvent dans l'urine en pareilles circonstances. Il n'y a point d'albumine, à moins qu'elle ne provienne d'un mélange de sang et de pus, ou que, à une période plus avancée, la maladie envahisse les reins, soit sous une forme inflammatoire, soit comme résultat de la destruction causée par le reflux de l'urine venant de la vessie, qui vient comprimer les organes sécrétoires et entraver leur action ; ou enfin par les modifications organiques produites par la circulation d'un liquide vicié et par une constitution délabrée. Dans ces circonstances, les moules des tubes urinifères se verront probablement au microscope, et l'albumine s'y trouvera en quantité considérable par les moyens usuels d'investigation. Mais on ne saurait regarder comme fréquente la dégénérescence du rein associée à l'hypertrophie de la prostate, et l'on ne saurait reconnaître à la maladie locale autre chose qu'une très-faible influence sur l'affection rénale.

Comme résultat de désordres prolongés dans l'appareil urinaire et des modifications que nous venons de décrire dans l'urine même, il n'est pas surprenant que la formation d'un calcul se présente assez souvent. On en soupçonnera la présence à un arrêt brusque du jet d'urine, à de vives douleurs au col de la vessie, pendant ou après la miction, à une très-forte douleur habituelle au bout de la verge, au sang et au pus qui s'écoulent de temps à autre, ou qui ne sont pas en quantité proportionnelle du degré de la rétention et de l'obstacle au cours de l'urine, et surtout au passage de quelques fragments de calculs. Mais il est juste d'ajouter que l'existence d'un calcul est parfois masquée par la maladie de la prostate ; d'abord parce que beaucoup de symptômes sont communs à ces deux états morbides, et puis parce que la conformation que prend le col de la vessie dans la dernière affection tend à prévenir, dans une certaine mesure, l'apparition des signes les plus distinctifs de la pierre, d'autant plus que le corps étranger s'engage moins facilement dans le col vésical et qu'il se tient profondément derrière la prostate hypertrophiée. Il s'ensuit que, en l'absence de l'arrêt brusque du jet d'urine et de la douleur qui suit immédiatement la miction dans les circonstances que j'ai indiquées, il peut néanmoins exister dans l'organe un calcul qui soit une source d'irritation pour la prostate et pour le système entier, et qui donne lieu à une abondante sécrétion de pus et de mucus, dont le calcul, et non l'hypertrophie de la prostate, peut être en grande partie la cause.

La même absence de symptômes est favorisée par l'atonie de la vessie; alors les tuniques de l'organe ne se contractent point sur le calcul, et ainsi ne produisent plus la douleur vive qui suit la miction, du moment que la vessie n'est point affectée.

Mais, quoique tel soit ordinairement le cours d'une maladie non traitée des voies urinaires venue à la suite d'une hypertrophie de la prostate, on n'observe pas toujours les signes du début de cette affection dans l'ordre de succession que j'ai présenté ici. Au contraire, il peut arriver qu'on ait, sans antécédent aucun, un accès de rétention complète pour vous en révéler la première fois l'existence. Ce n'est pas que le progrès de la maladie eût été nécessairement rapide sous l'empire de ces circonstances; mais l'obstacle aux fonctions urinaires, quoique probablement de longue durée, n'a pas produit de symptômes sensibles. Il est encore plus commun de découvrir que l'obstacle existait depuis longtemps déjà à une époque où l'on n'aurait nullement soupçonné son existence. Un malade, par exemple, qui rend par jour une quantité d'urine suffisante sans efforts particuliers, et plus fréquemment qu'à l'ordinaire, qui a conscience peut-être d'en laisser échapper un peu involontairement pendant son sommeil ou même pendant le jour en faisant un effort qui exige une grande force, ou, en d'autres termes, une forte contraction des muscles abdominaux, est très-enclin à penser que l'urine s'écoule avec une grande facilité, peut-être même trop librement; et la dernière chose au monde à laquelle il pense est l'existence, sur sa propre personne, d'un obstacle quelconque à la sortie de l'urine. L'état d'un tel malade peut aussi avoir échappé, même à son médecin ordinaire, qui n'a fait aucun examen spécial de la vessie. La liberté apparente de la miction a masqué la maladie réelle, et le traitement n'est institué que contre les symptômes qui ont amené de la gêne ou de l'anxiété chez le malade, c'est-à-dire uniquement contre un *malaise* général ou quelque état fébrile, qui résultent souvent de la cause cachée. La marche des événements, toutefois, doit à la fin attirer les soupçons sur l'état de la vessie; on introduit une sonde, et, au grand étonnement du malade, quelquefois à une stupéfaction à peine moins grande de ceux qui ont toujours veillé sur lui, on retire de 900 à 1200 grammes d'urine, ou même une quantité beaucoup plus considérable, nonobstant la miction qui vient de s'accomplir. C'est pendant l'existence d'un tel état de choses que l'exposition inaccoutumée au froid et à l'humidité, les excès alcooliques, les excitations sexuelles, peuvent soudainement produire une congestion dans la prostate déjà hypertrophiée; et une rétention complète, ainsi amenée, peut être le moyen qui sert à découvrir pour la première fois l'existence de l'affection. Après cela, on peut grandement diminuer la distension habituelle de la vessie par l'usage journalier d'une sonde, mais il arrive rarement, ou jamais, que la vessie recouvre le pouvoir d'évacuer entièrement son contenu, comme elle le fait après une simple distension exagérée de ses parois, causée par une rétention d'urine accidentelle, sans qu'il existe d'obstruction organique du côté de son col.

La dernière période peut parfois être plutôt indiquée par les signes d'un déclin graduel des forces vitales que par ceux d'une obstruction qui augmente; d'un autre côté, les symptômes de la fin sont souvent une dépression rapide, conséquence de la mortification d'une partie de l'organe, d'hémorrhagies répétées avec ou sans participation des instruments, ou un épuisement graduel causé par l'écoulement constant de pus et de mucus fournis par la vessie, ou enfin l'empoisonnement urémique de l'individu, par suite du manque de la fonction éliminatrice du rein.

CHAPITRE IX

EFFETS DE L'HYPERTROPHIE DE LA PROSTATE EN RAPPORT AVEC LA FONCTION DE LA MICTION. — RÉTENTION.
INCONTINENCE. — ENGORGEMENT ET REGORGEMENT

Rétention d'urine plus ou moins considérable, résultat général de l'hypertrophie de la prostate. — Contraste entre la rétention et l'incontinence. — Rétention due à l'obstruction, et non à la paralysie. — La paralysie vraie de la vessie est extrêmement rare, sauf par suite d'une lésion des centres nerveux. — Distension exagérée et atonie de la vessie. — Tableau montrant les divers degrés d'obstruction et les résultats qui leur correspondent. — Engorgement et regorgement. — Importance de ce dernier symptôme. — Il est confondu communément avec l'incontinence. — Quand existe-t-il une réelle incontinence? — Effets sur la miction produits par les diverses modifications organiques de la vessie, des uretères, etc., qui sont la conséquence de l'hypertrophie de la prostate

Un obstacle mécanique, situé soit au col de la vessie, soit dans l'urèthre, est la principale cause de la rétention chronique d'urine, c'est-à-dire d'un état dans lequel le malade, incapable par ses seuls efforts de vider sa vessie, garde une certaine partie de son urine, en plus ou moins grande quantité, selon le degré de l'obstruction même, à moins qu'on n'enlève le liquide par des moyens artificiels. La cause de beaucoup la plus commune de cet inconvénient est l'hypertrophie de la prostate; lorsque l'obstacle est fort étendu, il peut arriver qu'il ne s'écoule pas une goutte d'urine à la suite des efforts volontaires de miction. La vessie est alors dilatée d'une façon permanente, à moins qu'on n'emploie la sonde; la quantité du liquide augmente progressivement, et finit par forcer le passage et s'écouler spontanément. Pour désigner ce phénomène, le terme d'incontinence a servi au début, et il sert encore à beaucoup d'auteurs, quoique depuis longtemps on sache fort bien que l'état ainsi décrit est précisément l'inverse de l'*incontinence*, du moment que la vessie contient trop d'urine et que le surplus seulement déborde; car la vessie retient souvent une quantité d'urine supérieure à sa propre capacité à l'état sain. La vessie est donc *engorgée*, et l'urine s'écoule par *regorgement*.

On rencontre souvent chez les personnes âgées des mictions involontaires, non pas parce qu'il existe un obstacle, mais par suite d'une paralysie de vessie. On suppose que le col ou le corps de la vessie peuvent être paralysés séparément, l'autre partie conservant son innervation; c'est là un état pathologique dont il serait très-difficile, sinon impossible, de fournir la preuve, et, s'il se présente, il est à coup sûr extrêmement rare. Avec cette théorie, on a dit que quand le col de la vessie est paralysé et le corps intact, l'orifice vésical reste ouvert et incapable de se resserrer, et que l'urine s'écoule aussi vite qu'elle s'échappe des uretères, en sorte que la vessie demeure entièrement vide. On a aussi employé le terme d'incontinence pour désigner cet état, quoiqu'il offre une condition exactement inverse de celle que nous venons de décrire sous ce nom. Mais, dans ce cas, qu'il y ait ou non une lésion nerveuse comme cause du phénomène, le terme est convenable, parce que la vessie ne saurait garder l'urine; par conséquent, on peut désigner avec exactitude cet état sous le nom d'incontinence d'urine.

D'après la même théorie aussi, on suppose que la *rétention d'urine* reconnaît souvent pour cause la forme inverse de paralysie de la vessie dans laquelle le col de la vessie conserve son innervation, tandis que le corps en est privé, ce qui le rend incapable d'expulser son contenu. On voit ainsi que le terme d'incontinence s'applique fréquemment à deux états fonctionnels précisément opposés de la vessie agissant comme réservoir. De là, les malentendus, les difficultés et les graves erreurs de pratique qu'un débutant surtout peut commettre à ce sujet.

Maintenant, sans discuter ici au long la question que nous venons de soulever, de savoir si ce manque d'innervation locale existe ou n'existe pas, dans un cas portant sur le col, dans l'autre sur le corps seulement, j'affirme sans hésitation que, dans la grande majorité des cas où il y a une rétention d'urine habituelle avec un surplus qui s'écoule par regorgement, la cause de la rétention est palpable et physique, et non pas impalpable et d'ordre fonctionnel : c'est un fait que l'on peut vérifier par l'examen de tous les cas en particulier. En d'autres termes, il y a un *obstacle organique à un endroit quelconque de l'urèthre*, situé soit à son origine au col de la vessie, où il est surtout formé par une hypertrophie de la prostate, soit dans une partie plus antérieure du canal, où il prend d'ordinaire la forme d'un rétrécissement permanent ou organique.

RÉTENTION ET INCONTINENCE D'URINE. — C'est L. Auguste Mercier (de Paris) qui a, je crois, attiré l'attention sur ce fait qu'un obstacle organique, et non une paralysie locale ou une diminution de l'innervation, est la grande cause, la cause presque constante des états divers décrits sous les noms de *rétention* et d'*incontinence*, lorsqu'ils se présentent chez des sujets âgés qui n'offrent aucun signe d'affaiblissement de leurs facultés nerveuses dans aucune autre partie du corps. C'est à son habile discussion du sujet que je renverrai mes lecteurs pour trouver les arguments qui militent en faveur de cette manière de voir (1). Je n'ai pas voulu entrer ici dans cette discussion, parce que j'ai préféré la regarder comme une question de fait plutôt que comme un thème à raisonnements abstraits. Il y a ou il n'y a pas d'obstacle; dans le premier cas, on peut généralement en vérifier la présence. L'expérience seule m'a conduit à rejeter la cause impalpable pour admettre celle qui est matérielle, et, dans une certaine étendue, à ne tenir compte que du fait matériel pour corroborer les assertions ci-dessus.

Dix-neuf fois sur vingt, en dehors de deux ordres de cas que je vais indiquer immédiatement, les symptômes décrits sont invariablement liés à un obstacle permanent d'un ordre quelconque, comme on peut s'en convaincre généralement pendant la vie, et mieux encore après la mort. Les cas exceptionnels dont j'ai parlé sont d'abord ceux où il existe une lésion cérébrale ou spinale organique quelconque qui abolit plus ou moins complétement les fonctions de motilité, volontaire ou involontaire, ou celles du sentiment, ou les deux à la fois, dans toute la partie du corps située au-dessous du point qu'occupe la lésion. Dans ces cas, le corps et le col de la vessie sont affectés de la même façon, et le résultat est la rétention avec issue de l'urine par regorgement ; c'est la condition même, nous devons le faire remarquer, qui donnerait lieu, d'après la théorie de la paralysie locale, à la paralysie du corps et à l'intégrité du col. Sous l'empire de certaines circonstances, la paralysie de vessie peut se montrer par action réflexe, sans lésion organique des centres nerveux : comme, par exemple, à la suite d'un choc violent, ou quelque autre chose semblable.

Le second cas exceptionnel est celui dans lequel, sous l'influence de certaines circonstances, un individu bien portant retient volontairement ses urines pendant fort longtemps, en dépit du besoin urgent qu'il a d'uriner. Il en résulte assez souvent que l'appareil musculaire expulseur de la vessie est distendu outre mesure, qu'il perd sa tonicité, et qu'il est, pendant un certain temps, plus ou moins incapable d'entrer en contraction de la façon normale. Il en résulte une rétention plus ou moins chronique, qui peut persister, à moins qu'on n'y porte remède par la voie ordinaire. On a aussi appliqué à cet état le terme de paralysie; mais comme il n'est nullement évident que la lésion soit due à la perte ou à l'affaiblissement de l'action *nerveuse* transmise à l'organe, il est d'une meilleure pathologie

(1) L. Auguste Mercier, *Recherches anatomiques, pathologiques et thérapeutiques sur les maladies des organes urinaires et génitaux, considérées spécialement chez les hommes âgés*, IIe partie, chap. i (Paris, 1844). Puis, par le même, *Recherches sur les valvules du col de la vessie* (Paris, 1848) chapitre iv. Plus récemment, par le même auteur, un *Mémoire sur l'inertie ou l'atonie de la vessie*, etc. (*Gazette médicale de Paris*, 1854). — La théorie de la paralysie locale a été défendue par Civiale, par une réplique aux ouvrages ci-dessus, dans le *Moniteur des hôpitaux* du 8 février 1855. La réponse de Mercier a paru dans le même journal, numéros du 10 et 12 avril. Voyez aussi ces deux articles, avec quelques additions, dans son dernier ouvrage, *Recherches sur le traitement des maladies des organes urinaires*, e'c. (Paris, 1856).

et d'une meilleure conception du sujet, de l'appeler simplement, comme elle l'est, la distension exagérée, ou, si l'on préfère, l'atonie de la vessie. C'est une supposition toute gratuite, dans un pareil cas, que d'imaginer une lésion dans une partie quelconque du système nerveux pour rendre compte de ce phénomène, et il est, par conséquent, inutile d'en parler comme d'un état paralytique de la vessie.

Les phénomènes que produit un obstacle au col de la vessie causé par l'hypertrophie de la prostate, en rapport avec la fonction de la miction, peuvent être brièvement récapitulés comme il suit, et reliés pas à pas aux modifications organiques qui se montrent avec les progrès de l'affection.

UN OBSTACLE AU COL DE LA VESSIE FORMÉ PAR L'HYPERTROPHIE DE LA PROSTATE ENTRAINE :

RÉSULTATS ORGANIQUES.

a. Une augmentation d'efforts pour chasser l'urine au travers de l'orifice obstrué ; donnant lieu à Une hypertrophie correspondante des parois musculaires de la vessie.

b. L'incapacité de la vessie à effectuer une contraction complète, et, comme conséquence, la *rétention* d'une certaine quantité d'urine ; donnant lieu à Une dilatation de la vessie en rapport avec la quantité croissante du résidu urinaire, ce qui a pour résultat d'augmenter l'obstruction au col de la vessie.

c. Une plus grande incapacité de la vessie à se contracter, par suite de la dilatation qui augmente, et de la distension des tuniques musculaires ; donnant lieu à Une atonie plus ou moins complète des parois musculaires.

d. La vessie est *engorgée*, le col se dilate, le surplus s'écoule par *regorgement*, en dehors de la volonté du malade ; donnant lieu à Des modifications organiques, avec une tendance à la destruction de la muqueuse vésicale.

Nous arrivons ainsi à une appréciation véritable de ces termes, qui ne demandent ni à être expliqués, ni limités dans leur signification, et qui, cependant, appliqués aux états morbides que nous venons de décrire, parlent simplement et clairement par eux-mêmes, rétention, engorgement, regorgement. On ne devrait pas employer à la fois le terme d'incontinence pour un état dans lequel la vessie est pleine à déborder, et un autre dans lequel elle est matériellement incapable de rien *contenir* ; c'est pour désigner ce dernier état qu'on devrait le réserver.

Je dis incapable « matériellement », parce que, quand, par suite d'une cause d'inflammation, telle qu'un calcul, une tumeur, etc., il y a des efforts d'expulsion répétés du côté de la vessie, et en conséquence un très-faible pouvoir à retenir les urines, on emploie en général le terme d'irritabilité de la vessie, comme supposant un état d'activité, et par conséquent un état très-distinct de l'incontinence. On sait en effet que celle-ci, au contraire, implique l'idée d'un état passif ou de repos, résultant d'une modification organique ou d'une déformation, état dans lequel l'urine s'écoule, sans être retenue ni chassée.

L'incontinence réelle, ainsi définie, se rencontre rarement chez l'homme adulte. Ce précepte est un des plus salutaires et des plus importants que puisse recevoir l'étudiant. On pourrait ériger en axiome, et l'importance ne saurait en échapper, qu'un ÉCOULEMENT INVOLONTAIRE D'URINE INDIQUE LA RÉTENTION, ET NON L'INCONTINENCE. Que de fois l'écoulement de l'urine par regorgement au dehors d'une vessie engorgée n'a-t-il pas dissimulé le mal réel à un praticien inexpérimenté, et fait croire au malade que son « urine était trop abondante, ou venait trop librement », et qu'il devait la retenir plutôt que de la laisser aller! Et quel a été son étonnement quand, après que son médecin a reconnu le véritable état des choses, l'introduction d'une sonde a donné issue à plusieurs litres d'urine emprisonnée!   .

Mais l'incontinence, je veux dire l'incapacité de la vessie comme organe à retenir les urines, se présente-t-elle jamais comme résultat de l'hypertrophie de la prostate? M. L. A. Mercier dit avoir assez souvent observé le fait. Il pense que quand l'augmentation de volume est uniforme, de telle sorte que chaque lobe latéral et la portion moyenne (lobe moyen) aient un volume à peu près égal, cette dernière partie agit à la façon d'un coin, qui s'enfonce entre les deux lobes latéraux, et maintient ouvert le col de la vessie, de façon à empêcher souvent la vessie de retenir l'urine. Il cite quatre cas d'individus qu'il a traités, et chez lesquels, à l'autopsie, il a trouvé une vessie vide, revenue sur elle-même, tandis que la prostate était considérablement hypertrophiée, mais d'une façon égale dans toutes ses parties; il en résultait que le méat interne était béant et offrait une forme triangulaire. Pendant la dernière partie de la vie, il y avait eu incontinence chez tous ces sujets, mais point de rétention d'urine (1).

Comme je l'ai fait remarquer dans un chapitre précédent, consacré à l'anatomie pathologique de cette affection, je n'ai point rencontré, dans les nombreuses collections de nos musées, d'exemples bien marqués qui puissent entrer en parallèle avec les cas de M. Mercier, et je les considère en conséquence comme des résultats peu fréquents. Au contraire, la vessie est presque toujours considérablement dilatée, ou bien, en tout cas, elle n'a pas un volume moindre qu'à l'ordinaire. Très-rarement elle est revenue sur elle-même; en étudiant les nombreuses observations attachées à ces pièces, on ne voit pas non plus qu'on ait constaté pendant la vie de réelle incontinence. Il faut aussi faire remarquer de plus qu'en général le développement égal des trois portions ne nécessite pas l'état de béance du

(1) L. Auguste Mercier, *Recherches anatomiques, pathologiques et thérapeutiques sur les maladies des organes urinaires et génitaux.* Paris, 1844, p. 261-273.

méat interne, puisque la saillie de la portion médiane postérieure est presque toujours dirigée en arrière du côté de la cavité de la vessie, et ne semble
pas agir à la façon d'un coin *entre* les lobes latéraux, desquels, au contraire,
elle semble s'éloigner, comme si elle était chassée par leur pression latérale. J'ai en deux ou trois circonstances, vérifié l'existence de l'état indiqué
par M. Mercier. Son peu de fréquence vient corroborer la manière de voir
que j'avais exprimée à son sujet : je suis heureux de pouvoir confirmer les
vues de M. Mercier au sujet de son existence.

Un résultat presque constant d'une hypertrophie prononcée de la prostate, est l'élévation de l'orifice uréthro-vésical au-dessus du plancher de la
vessie. Le col vésical tout entier est soulevé derrière le pubis par la masse
qui s'accroît. La partie la plus déclive de la cavité n'est plus sur le même
niveau, dans la station debout, que l'orifice qui donne issue à l'urine : car
la base de la vessie n'étant pas modifiée dans sa position, il se forme en
arrière du col une dépression plus ou moins profonde, suivant le degré
d'augmentation de la prostate, dépression où l'urine peut séjourner après
qu'elle a cessé de couler au travers d'une sonde introduite dans la vessie.
Voilà pourquoi la position de l'individu a quelquefois de l'influence sur
l'écoulement de l'urine, et pourquoi il trouve que, sur les genoux ou
couché la tête en avant, il peut encore uriner, quoiqu'il ait cessé de pouvoir
le faire debout. Dans quelques rares circonstances, l'excroissance de la
portion médiane ayant pris la forme d'une poire, et ne tenant que par un
mince pédicule, la masse est mobile au point de s'abattre en avant sur
l'orifice uréthro-vésical à la manière d'une valve, et de l'obturer, quand
l'individu est debout ou étendu la tête en avant. [On aperçoit dans la
figure 96, page 383, une grande quantité de petites tumeurs qui pouvaient
ainsi oblitérer le col de la vessie dans la station debout du sujet.] Dans
ce cas, le malade trouve par expérience que l'urine s'écoule plus librement
quand il est couché sur le dos que dans aucune autre position. Une semblable circonstance peut mettre sur la voie de cette forme particulière d'hypertrophie, état facile à vérifier, au moyen d'un cathétérisme explorateur
approprié. (Voyez le chapitre suivant sur le *diagnostic*.)

Quelquefois cependant, quand l'hypertrophie n'est pas considérable, on
observe la même obstruction par suite de la présence de tumeurs bénignes
dans la prostate. Tandis que, comme nous l'avons vu, une prostate peut
être fort hypertrophiée sans faire obstacle à la sortie de l'urine, une de ces
petites tumeurs développées au col de la vessie peut entraîner une impossibilité absolue d'uriner. La petite saillie dure et arrondie qu'elles formen
remplit le méat interne, forme un obstacle presque complet aux efforts
naturels de la vessie, et rend nécessaire l'usage de la sonde. Coïncidant
avec ces symptômes, il peut y avoir peu ou point d'hypertrophie de la
prostate, reconnaissable au toucher rectal, ce qui n'exige que peu ou point
de différence dans la longueur et la courbure de la sonde employée dans
ce cas. Ces états incontestablement exceptionnels, je les ai néanmoins rencontrés assez souvent pendant la vie, et constatés après la mort. (Voy.
fig. 94 page 368.)

Nous avons là un état tout à fait distinct de l'hypertrophie, mais capable, comme elle, de faire obstacle à l'issue de l'urine, d'amener la rétention chronique et l'engorgement de la vessie chez les gens âgés, états pathologiques qui réclament les mêmes soins sous tous les rapports. L'enseignement pratique qui en découle est relatif au diagnostic; c'est tout simplement que nous ne devons pas affirmer l'absence d'un obstacle au col de la vessie et l'existence d'une paralysie de cet organe quand il ne peut se vider lui-même au moyen d'efforts volontaires, parce que nous n'avons point découvert d'augmentation de volume de l'organe à l'examen rectal ou uréthral. L'obstacle peut être dû, assez souvent dans ces circonstances, à la présence de petites tumeurs arrondies dans la substance de la prostate, mais faisant dans l'intérieur de l'urèthre une saillie considérable, et situées d'ordinaire, non toujours, au niveau ou aux environs de la luette vésicale (fig. 97, page 384).

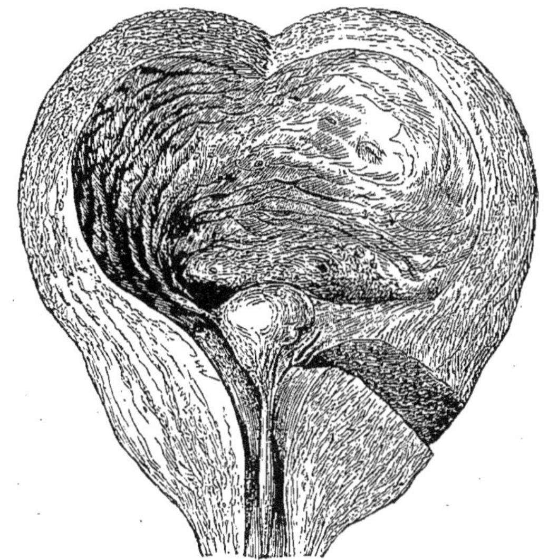

FIG. 99. — Tumeur de la prostate au col de la vessie (*).

[Nous reproduisons une pièce du musée Dupuytren remarquable par le volume des lobes latéraux de la prostate et la saillie que fait entre ces tumeurs la crête uréthrale, qui envoie un prolongement en avant et communique en arrière avec un autre prolongement que lui envoie le corps de la prostate légèrement tuméfié et faisant saillie sur le trigone vésical; celui-ci est lui-même fortement soulevé. En arrière du rebord postérieur du trigone, à peine marqué sur le dessin existe une dépression très-profonde de la face postérieure et inférieure de la vessie. On remarquera aussi

(*) Cette figure est remarquable par le volume des lobes latéraux qui refoulent l'orifice vésical de l'urèthre en arrière ou même qui déterminent l'applatissement latéral du canal. Les tumeurs formées par ces lobes étaient dures et répitentes, mais sans aucun indice de dégénérescence, ce qu'on jugea d'après l'aspect des surfaces divisées. Le corps de la prostate formait une tumeur piriforme saillante au-dessus de l'angle antérieur du trigone, dont elle occupait toute la surface. Entre cette tumeur et celles des lobes latéraux, on remarque deux sillons moins profonds que ceux qui existent d'ordinaire. C'est celui du côté gauche que la sonde avait suivi. Il y avait là d'anciennes éraillures ou déchirures qui s'étaient cicatrisées. La tumeur du corps de la prostate supporte deux excroissances qui s'étaient déjetées à gauche. (Civiale, t. II, p. 209.)

les inégalités et les orifices de nombreuses cellules à la face interne de cet organe dont les parois sont très-hypertrophiées.

La figure 99 montre jusqu'à quel point l'orifice uréthro-vésical peut être transformé en fente ou même oblitéré par des tumeurs prostatiques.]

D'autres symptômes peuvent être brièvement énumérés comme résultats de l'hypertrophie de la prostate et portant atteinte à la fonction de la miction : je veux parler de ceux qui proviennent d'une pression hydraulique exercée sur tout le trajet urinaire, en arrière du point où siége l'obstacle. Je ne fais que les indiquer ici, parce que j'ai traité ce sujet tout au long dans la première partie de cet ouvrage, sur les *Rétrécissements de l'urèthre*, chapitre II. Les modifications ainsi introduites dans les organes destinés à contenir ou à excréter sont, pour la plus grande partie, presque les mêmes, que l'obstacle à l'issue de l'urine siége sur le trajet de l'urèthre (rétrécissement) ou au col de la vessie (prostate).

L'hypertrophie et la dilatation de la vessie sont les résultats les plus communs, presque invariables de l'hypertrophie de la prostate. L'hypertrophie et la rétraction de la vessie, d'un autre côté, sont assez fréquentes dans le rétrécissement de l'urèthre. Une vessie à cellules se montre fréquemment; cet état pathologique provient de la saillie que fait la muqueuse à l'extérieur au travers de petits interstices situés entre les faisceaux élargis de la tunique musculaire. La cellule, qui commence sous la forme d'une simple dentelure, devient une poche, puis, dans le cours prolongé de l'affection, elle devient une cavité sphéroïdale, capable parfois de contenir plusieurs onces de liquide. On peut soupçonner pendant la vie l'existence de ces cellules, quand, après qu'on a eu entièrement vidé la vessie avec une sonde, certains changements de position du malade donnent issue, en très-peu de minutes, à trois ou quatre onces d'urine très-trouble. M. Guthrie croyait que l'existence de ces cavités était démontrée par ce qu'il appelait « le choc ondulatoire de la vessie », imprimé par la sonde à la main du chirurgien. J'ai maintes fois produit le phénomène qu'il décrit ainsi dans des cas où rien ne démontrait l'existence d'une vessie à cellules, et dans lesquels j'ai mille raisons de croire que cette lésion n'existait pas : je ne puis donc l'admettre comme un signe pathognomonique. Les uretères peuvent se dilater jusqu'à un degré extrême, et leurs parois en même temps s'hypertrophient. On sait qu'un uretère a parfois servi de vessie surnuméraire; dans un cas bien connu, il formait une tumeur, aisément reconnaissable pendant la vie dans son état de distension, qui s'étendait du pubis jusqu'aux dernières côtes, mais qui disparaissait après le cathétérisme. Vient ensuite la dilatation des bassinets, et cela au point que le rein offre l'apparence d'un kyste ou d'un amas de kystes, état dans lequel le tissu rénal lui-même est affecté d'une façon irréparable. Et en vérité, le rein peut disparaître presque entièrement sous l'influence de la pression du liquide, quand il y a longtemps qu'elle dure. Ajoutez à tous ces effets l'action nuisible d'une urine décomposée sur toute l'étendue de la muqueuse; il en résulte une inflammation chronique, qui produit çà et là un processus ulcératif et gangréneux.

Tels sont les principaux effets d'une obstruction prostatique et les modifications organiques qui se produisent dans les organes situés derrière l'obstacle à la suite de l'accumulation de l'urine en grandes quantités, lorsqu'on ne l'enlève pas par des moyens artificiels.

CHAPITRE X

DIAGNOSTIC DES OBSTACLES PROSTATIQUES ET AUTRES SITUÉS AU COL
DE LA VESSIE

Examen par le rectum. — Règles pour y procéder. — Points à vérifier. — Examen par l'urèthre. — Sonde employée dans ce but. — Méthodes ordinaires de s'en servir. — La détermination rigoureuse du volume et de la forme de la tumeur est souvent possible. — Diagnostic de l'hypertrophie de la prostate avec les rétrécissements de l'urèthre ; — avec les calculs de la vessie ; — avec les tumeurs de la vessie ; — avec la cystite chronique sans complications ; — avec l'atonie de la vessie ; — avec la paralysie de la vessie.

Bien que l'apparition des signes ordinaires de l'hypertrophie de la prostate, chez des gens âgés, donne au chirurgien de bonnes raisons pour ses conjectures sur la nature de la maladie, encore ne saurait-il en affirmer l'existence sans un examen manuel.

De même que, dans le cas où l'on soupçonne une pierre dans la vessie, la sonde doit révéler la présence du corps étranger, ainsi, dans ce cas, le doigt, ou à l'occasion la sonde, devra reconnaître l'existence d'une hypertrophie de la prostate, sans tenir compte de l'évidence tirée des symptômes fonctionnels. Cette exploration permettra aussi de définir autant que possible la nature et l'étendue de la tumeur.

Le témoignage sur lequel se fondera surtout le chirurgien, c'est celui que fournit l'examen du rectum, pratiqué avec le doigt. C'est chose si connue et si fréquemment employée, qu'il pourrait paraître superflu d'entrer dans des détails sur les règles de son application. Tel ne sera pas, cependant, le cas pour l'étudiant ; ni lui, ni celui qui n'a pas l'habitude de pareilles explorations, n'apprendra grand'chose en l'employant, à moins qu'il n'ait acquis par l'expérience quelques connaissances antérieures sur le volume et la forme d'une prostate saine ; mais on peut néanmoins lui faciliter la tâche par quelques données préliminaires.

Le patient doit, règle générale, être étendu sur un lit, et le chirurgien se place du côté gauche, de façon à introduire dans le rectum l'index de la main gauche, tandis que la main droite est prête à introduire une sonde s'il le faut ; en effet, par des mouvements combinés de cet instrument dans l'urèthre, et du doigt dans le rectum, on peut obtenir des notions plus précises que par l'une ou l'autre exploration conduite séparément. L'ongle de l'index gauche doit être coupé court ; il est bon de remplir de savon ordinaire la rainure qui en fait le tour, puis de graisser la totalité du doigt, afin d'empêcher les matières fécales de se loger dans les plis. Les genoux du malade seront relevés et écartés l'un de l'autre ; le doigt sera glissé doucement au travers du sphincter, et quand on l'aura introduit aussi loin que possible, de façon que deux phalanges puissent se mouvoir librement dans l'intestin, on pourra définir les limites de la prostate. Il est nécessaire de bien se mettre dans l'esprit, autant dans l'intérêt du malade que pour faire soi-même un examen satisfaisant, que c'est doucement et lentement qu'il faut introduire le doigt aussi loin ; il faut agir de même dans les mouvements qu'on lui imprime ensuite. On peut alors délimiter une prostate saine ; mais l'élève peut rencontrer d'abord, immédiatement au-dessus de l'anneau du sphincter, sur la ligne médiane de la paroi antérieure de l'intestin, laquelle recule tout d'un coup à cet endroit, la terminaison du bulbe de l'urèthre, ou, en tout cas, la portion membraneuse. En allant plus loin, on distingue le sommet de la prostate, et en continuant, le corps de l'organe, qui est ferme au toucher, et dont le contour suggère l'idée d'une châtaigne aplatie : le doigt appréciera promptement une légère dépression qui indique le trajet de l'urèthre entre les deux lobes latéraux ; puis il peut glisser en dehors des bords externes des lobes, dans une dépression située de chaque côté de ces lobes ; enfin, revenant sur la ligne médiane, il peut s'élever encore jusqu'à ce qu'il ne sente plus le tissu ferme de la prostate, mais bien la base de la vessie qui cède devant lui, surtout au centre, dans la rainure interlobulaire ; on atteint bien vite ce point à l'état normal.

Une fois que l'on s'est familiarisé avec les conditions normales ainsi présentées, on reconnaîtra aisément les modifications morbides ; mais, sans une connaissance antérieure, il est impossible d'apprécier autre chose que des hypertrophies assez considérables. Il faut poursuivre un plan méthodique en se livrant à ces examens. Par exemple, le premier pas de nos investigations doit avoir pour objet les déviations de volume et de forme. La première est presque toujours dans le sens de l'augmentation. Est-elle générale ou partielle ? Porte-t-elle sur un seul lobe, ou sur les deux ? et jusqu'à quel degré ? Demeure-t-elle dans l'épaisseur, ou fait-elle saillie du côté de l'intestin ? Je l'ai trouvée parfois si saillante, que l'extrémité du doigt rencontrait la tumeur au moment de son introduction dans le rectum, et qu'il fallait l'abaisser considérablement avant de pouvoir passer au-dessous de l'organe tuméfié. De plus, au lieu de trouver sur la ligne médiane les parois dépressibles de la vessie, quand le doigt a été introduit dans toute sa longueur, on peut rencontrer une fermeté et une dureté croissantes, dues à une hypertrophie ou à une excroissance de la portion médiane (lobe moyen), située en cet endroit et défiant tous les efforts qu'on fait pour la délimiter. Puis la forme de l'hypertrophie peut n'être pas uniforme et sphéroïdale, mais irrégulière, noueuse, ou recouverte de saillies mamelonnées ; état très-important à noter.

En second lieu, il faut s'assurer de la consistance des diverses parties. La tumeur est-elle dure, ou molle, ou l'un et l'autre, par places ? Y a-t-il du liquide à l'intérieur ? Et, question souvent d'une importance vitale, pouvons-nous y apprécier distinctement la fluctuation ? Dans ce dernier cas, la main droite sera appliquée sur la région hypogastrique, et l'on exercera sur ce point une forte pression, dans le but de savoir si un large corps

rempli de liquide, tel qu'une vessie distendue, peut transmettre la pression
à l'extrémité du doigt, qui est en arrière, dans le rectum; puis, on impri-
mera à la même région de petits, mais brusques ébranlements, pour obtenir la sensation de flot communiquée que l'on reçoit dans ces circonstances. Cette manière d'agir constitue un moyen important de vérifier
l'état de la vessie et la position exacte du trocart, lorsqu'on va pratiquer la
ponction par le rectum, ou que l'on veut déterminer si elle est applicable
au cas en question. En même temps on connaît la situation des branches
artérielles; on peut généralement en sentir une ou deux d'un certain volume, un peu à droite ou à gauche de la ligne médiane, ou la croisant parfois : ce sont des branches des artères hémorrhoïdales. On peut découvrir
parfois des calculs de la prostate; on les sent aisément, lorsqu'ils sont assez
gros et nombreux; ils sont logés dans une ou plusieurs cavités creusées
dans la prostate, et il n'y a que très-peu de tissu pour les séparer de la
paroi rectale (1).

En troisième lieu, nous recherchons par la pression le degré et le siége
du point ramolli. Après avoir prévenu le malade de notre intention, il faut
exercer une forte pression avec la pointe du doigt sur trois points différents : sur le centre de la prostate, sur l'extrémité des bords droit et gauche consécutivement, en laissant entre chaque pression un intervalle de
quelques secondes, afin de distinguer avec clarté chaque mouvement et la
sensation qu'il a occasionnée, et qu'il s'agit de décrire. S'il y a de l'inflammation, la douleur sera très-vive, et la seule introduction du doigt cau-
sera beaucoup d'angoisse au malade; dans ce cas, on notera aussi de la
chaleur et de la tension.

Enfin, en supposant qu'on ait commencé par introduire la sonde, nous
pouvons, en la tenant dans la main droite et en lui imprimant de petits
mouvements en bas, nous faire une idée approximative de l'épaisseur du
tissu qui la sépare du doigt qui est dans l'intestin, de la situation et de la
direction de l'instrument, etc., dans le cas où l'on a eu de la peine à l'introduire. Mais sa présence en cet endroit est encore utile, quand ce ne
serait que pour fournir un corps solide d'un volume et d'une forme connus, sur lequel le doigt explorateur puisse passer, et à l'aide duquel on
puisse poursuivre les recherches que j'ai signalées avec un redoublement
de facilité et de certitude.

Après avoir étudié sur ces différents points tout ce que peut nous
apprendre l'examen par le rectum, il faut explorer l'urèthre. On se servira
d'abord d'une sonde d'un gros calibre, de la forme qu'emploie ordinairement le chirurgien, parce qu'il est facile avec cet instrument de découvrir
du premier coup les phénomènes différents de ceux qu'on observe quand
la prostate est saine. Si par l'exploration rectale nous n'avons trouvé

____

(1) J'ai eu plus d'une fois à soigner des malades pour des calculs emprisonnés dans la
prostate. Ils donnent parfaitement une sensation de frottement au doigt introduit dans le
rectum, ou à une sonde placée dans l'urèthre, et que l'on pousse doucement en arrière. Il
y a peu de mois, j'en ai enlevé quelques-uns assez volumineux au moyen d'une pince, avec
l'aide de M. Savory.

aucun changement de volume, et que nous sachions maintenant que l'urine s'écoule quand le cathéter n'a pas franchi plus que la distance ordinaire, je veux dire 16,5 à 20 centimètres, tandis que le pavillon de l'instrument, à supposer qu'il soit d'argent, n'a pas eu besoin d'être plus déprimé qu'à l'ordinaire pour que son extrémité puisse pénétrer dans la vessie, nous pouvons être certains qu'il n'y a pas beaucoup d'hypertrophie. Mais si la sonde a passé facilement, c'est-à-dire sur une longueur de 20 à 22 centimètres et demi, et que l'urine ne coule pas encore ; si, en outre, pendant sa course, le manche s'est trouvé abaissé plus qu'à l'ordinaire en se rapprochant presque de la ligne horizontale (le malade reposant sur le dos), il y aura peu de doute sur l'existence d'une hypertrophie de la prostate. Si la sonde d'argent ordinaire ne peut arriver jusqu'à la vessie, ou qu'elle n'y pénètre que quand on l'a portée plus loin que d'habitude, et dans la position indiquée, il faut se servir d'un autre instrument. C'est en général une sonde qui a de 5 à 10 centimètres de longueur de plus, et qui a une courbure plus prononcée que la sonde ordinaire ; quelques instruments décrivent aussi un plus grand arc, le tiers, par exemple, au lieu du quart d'un cercle. S'il passe facilement, on se rendra aisément compte de l'augmentation de longueur de l'urèthre, et l'on calculera la direction du canal prostatique d'après la position du manche, notée au moment où son extrémité pénètre dans la vessie. Une sonde moyenne pour la prostate (voy. fig. 113 *a*, chap. XII) a son bec coudé à angle droit sur le corps de la sonde ; le souvenir de cette disposition fixe pour toujours dans l'esprit la direction et même la position exacte du bec, l'axe du corps étant, comme toujours, exposé à la vue. Quand la courbure de l'instrument est plus prononcée, le degré d'incurvation, étant connu, peut encore servir d'échelle, et la position du bec se trouve alors indiquée sans difficulté. Dans quelques cas rares, tandis que le bec traverse la portion prostatique de l'urèthre, le manche se trouve porté à droite ou à gauche, fait d'après lequel, après deux ou trois essais, on peut soupçonner un plus grand degré de développement du côté *vers* lequel s'incline le manche. [La figure 100, empruntée à l'ouvrage de Charles Bell, montre la difficulté que l'on peut rencontrer parfois à introduire une sonde dans la vessie d'un sujet affecté d'hypertrophie prostatique ; elle indique aussi la nature d'une des impulsions qu'il faut lui faire subir pour la faire pénétrer.] Si l'on emploie une sonde molle ou flexible, la meilleure presque invariablement dans un but thérapeutique, la dis-

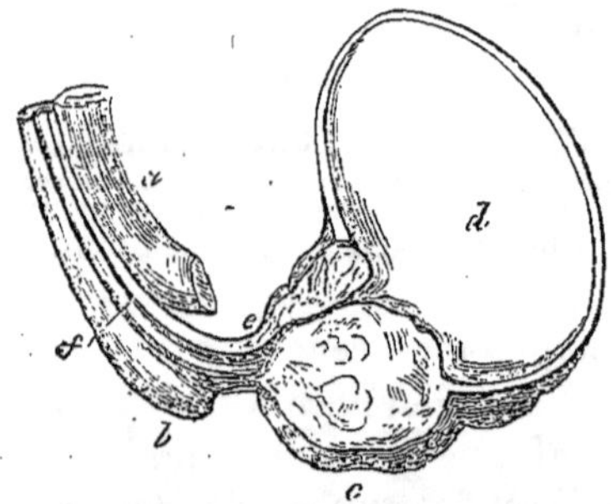

Fig. 100. — Déviation de l'urèthre produite par l'hypertrophie de la prostate (*).

(*) Dans cette figure, la sonde, après avoir parcouru la partie pénienne *a* et bulbeuse *b* de l'urèthre *f*, arriverait à la région prostatique *e*, où le canal se trouve fortement dévié en haut par la masse que la prostate *c* forme dans la cavité vésicale *d*. (Ch. Bell, pl. II.)

tance anormale qu'elle franchit avant que l'urine s'écoule indiquera grossièrement l'augmentation de l'organe ; les informations que fournit cette
sonde suffisent pour le traitement.

En tout cas, par l'une ou l'autre de ces voies, nous pouvons obtenir des
données à peu près exactes sur le volume et le mode de développement
de l'hypertrophie de la prostate. On peut noter de temps à autre les progrès de la maladie, et je ne suis pas persuadé qu'on ait grand avantage à avoir
sur la tumeur des connaissances plus exactes, qui peuvent s'acquérir peut-
être au moyen d'applications réitérées et plus douloureuses de ces instruments, que celles auxquelles nous venons de faire allusion. Mais il est à désirer
que nous nous familiarisions nous-mêmes avec la manière de déterminer
d'une façon précise l'état de la prostate, de la vessie et de son contenu, surtout au point de vue de l'existence de calculs ou de tumeurs, et dans ce but
les instruments à grande courbure déjà décrits ne peuvent être d'aucune
utilité. Aussi est-il nécessaire d'avoir recours à un autre instrument, et
celui qu'on emploie habituellement pour le cathétérisme de la vessie est
bien disposé pour le but qu'on veut atteindre : c'est une sonde avec une
très-petite courbure à son extrémité, ayant un bec, plutôt qu'une courbure,
plus court et plus angulaire que celui de la sonde ordinaire. Des instruments ressemblant quelque peu à cette description ont déjà été employés
depuis longtemps ; mais leur emploi pour le cathétérisme de la vessie, et

plus particulièrement pour l'examen de l'état
de la prostate, a été, pendant ces trente dernières années surtout, recommandé par
ceux des chirurgiens français qui ont consacré une attention toute spéciale aux maladies des organes urinaires, tels que Civiale,
Heurteloup, Leroy (d'Étiolles) et Aug. Mercier. Ces deux derniers ont fait construire
(fig. 101, 102) les modèles dont ils se servent ; ils diffèrent peu de la sonde qu'on
emploie généralement aujourd'hui, et à
peine, ou pas du tout, de la forme du
lithotriteur ordinaire. Le bec court a pour
but, arrivé dans la vessie, de se tourner
librement dans toutes les directions, pourvu
qu'il reste encore une certaine quantité d'u-
rine ou d'un autre liquide quelconque. De
cette façon, non-seulement chaque partie de
la vessie pourra être explorée en vue d'un

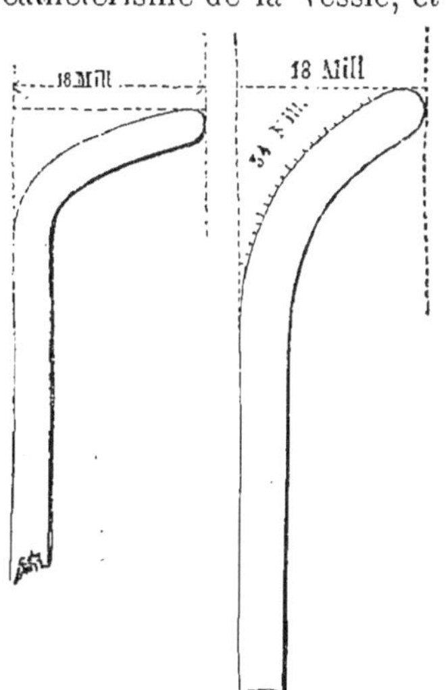

Fig. 101. — Sonde de Mercier.
Fig. 102. — Sonde de Leroy
(d'Étiolles).

calcul, mais on pourra aussi obtenir des données sur la forme et le degré
de l'obstacle au col de la vessie, quelle qu'en soit d'ailleurs la nature. Après
avoir ainsi parcouru la vessie, l'instrument sera doucement retiré, jusqu'à
ce que le bec arrive au niveau de l'orifice uréthro-vésical, et alors, en le
faisant tourner à droite et à gauche, on constatera l'état naturel de cette
partie, lorsqu'il existe ; ou, d'un autre côté, la présence d'une tumeur,

d'une pierre, la profondeur de la dépression en arrière de la prostate (fig. 103), et autres points analogues. Il y a avantage à se servir d'une sonde creuse, afin de pouvoir augmenter ou diminuer à volonté la quantité de liquide contenu dans la vessie, sans enlever l'instrument; et pour n'en

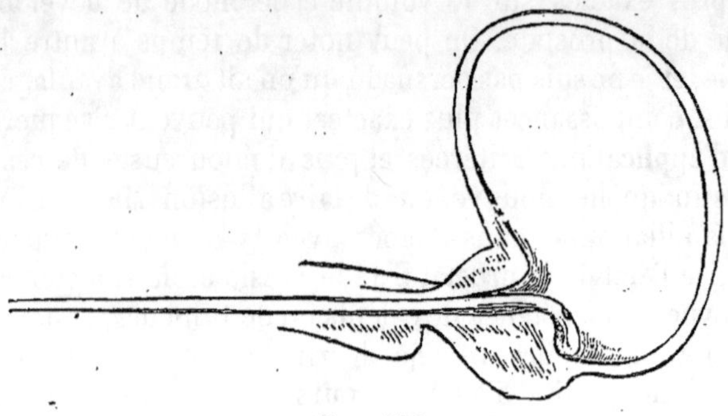

FIG. 103.

point altérer ni la solidité, ni le poids, j'en emploie une d'acier, dont l'extrémité est légèrement renflée et rigide; l'œil de la sonde se trouve situé sur la partie convexe, à environ 12 millimètres ou un peu moins de l'extrémité de l'instrument (voy. fig. 104). Sans approuver les manœuvres

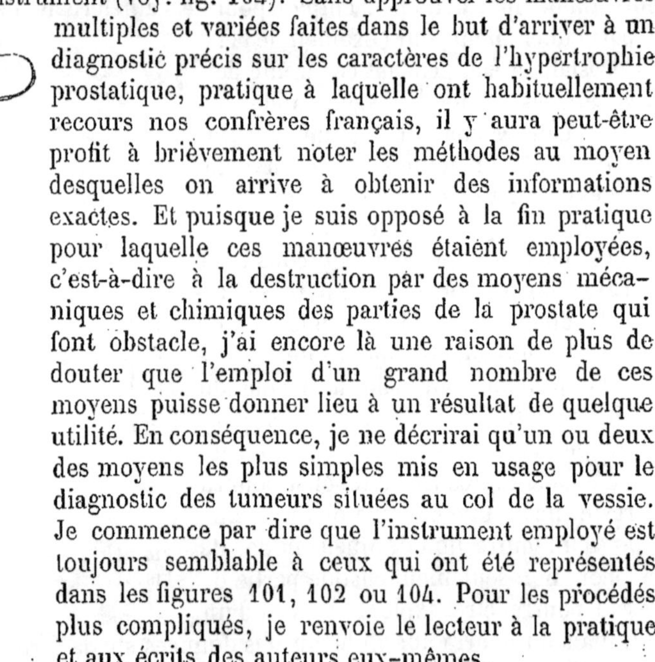

FIG. 104.

multiples et variées faites dans le but d'arriver à un diagnostic précis sur les caractères de l'hypertrophie prostatique, pratique à laquelle ont habituellement recours nos confrères français, il y aura peut-être profit à brièvement noter les méthodes au moyen desquelles on arrive à obtenir des informations exactes. Et puisque je suis opposé à la fin pratique pour laquelle ces manœuvres étaient employées, c'est-à-dire à la destruction par des moyens mécaniques et chimiques des parties de la prostate qui font obstacle, j'ai encore là une raison de plus de douter que l'emploi d'un grand nombre de ces moyens puisse donner lieu à un résultat de quelque utilité. En conséquence, je ne décrirai qu'un ou deux des moyens les plus simples mis en usage pour le diagnostic des tumeurs situées au col de la vessie. Je commence par dire que l'instrument employé est toujours semblable à ceux qui ont été représentés dans les figures 101, 102 ou 104. Pour les procédés plus compliqués, je renvoie le lecteur à la pratique et aux écrits des auteurs eux-mêmes.

1° Moyens de reconnaître les tumeurs qui font saillie à l'intérieur du col de la vessie.

La sonde est introduite, doucement et lentement, mais complétement; on la fait tourner sur son axe dans la cavité de la vessie et on l'amène tout contre le col. Si la prostate est saine, ceci s'exécute sans aucune élé-

vation de l'instrument, et le corps de la sonde garde presque la position
horizontale (le malade reposant sur le dos). Mais s'il existe une tumeur au
col de la vessie, le bec sera arrêté dans son mouvement de rotation ; il
faut l'élever proportionnellement à la hauteur de l'éminence, après quoi il
redescendra ; les mouvements du manche indiqueront approximativement
le volume et la forme de la tumeur. Si, en introduisant l'instrument au
travers de la portion prostatique de l'urèthre, on trouve que le bec s'élève
graduellement et que le manche se déprime au-dessous de la ligne horizontale, il est probable qu'il y a une augmentation sphéroïdale de la portion
médiane. Mais si l'instrument vient buter en cet endroit contre un obstacle, qu'il ne peut franchir que lorsqu'on le relève, s'il pénètre dans la
vessie comme par une sorte de ressaut, il y a probablement une augmentation de la même partie sous la forme d'une barre, avec une dépression
considérable au niveau de la portion prostatique de l'urèthre. Toutefois,
dans ce cas, l'instrument peut tourner avec facilité, ce qu'on ne saurait
lui faire faire, comme nous venons de le voir, quand c'est un cas de
tumeur de la portion médiane de la prostate, et non une simple barre. En
retirant l'instrument, le bec étant dirigé en bas, vers le bas-fond, si la
prostate est saine, la sonde passera facilement dans l'urèthre ; mais s'il y a
une augmentation en cet endroit, elle s'accrochera à la sonde et modifiera
la position de la vessie.

2° Pour reconnaître une augmentation de la prostate qui fait saillie dans
l'urèthre, Mercier procède de la façon suivante : « Après avoir exploré la
vessie, dit-il, je retire l'instrument avec lenteur dans la région prostatique
de l'urèthre, appuyant légèrement sur lui, au niveau de la face supérieure
de la racine de la verge, au-dessous de la symphyse pubienne, de manière
à presser son talon contre la paroi postérieure de cette région ; puis j'attire
l'instrument sans relever sa tige vers l'abdomen, comme dans le cathétérisme ordinaire, et sans trop l'éloigner de l'axe du tronc (15 à 25 degrés).
Dans le cas où il y a simple augmentation de la région prostatique dans
le sens recto-pubien, le bec la parcourt facilement sans s'incliner ni à
droite, ni à gauche. Si, au contraire, il y a une saillie de l'un des lobes
latéraux, le bec, en passant à son niveau, s'incline du côté opposé ;
la plaque extérieure indique ce mouvement et le sens suivant lequel il
se fait (1). »

[Voici les conseils que donne M. Félix Guyon pour l'exploration de l'urèthre
dans les cas d'hypertrophie prostatique :

« Nous ne reviendrions pas pour ces cas sur la nécessité imposée au
chirurgien de faire précéder le cathétérisme évacuateur de l'exploration de
l'urèthre... s'il n'était accepté que les rétentions d'urine chez le vieillard
sont toujours dues à une affection du col. Cela est certainement exact, mais
il ne s'ensuit pas que quelques vieillards ne puissent avoir des rétentions
d'urine dues à un rétrécissement ; et alors même que la rétention d'urine
est due à une affection du col, il ne s'ensuit pas non plus que le canal n'ait

____

(1) L. Auguste Mercier, *Recherches anatomiques, pathologiques et thérapeutiques sur
les maladies des organes urinaires et génitaux.* Paris, 1841, p 364-365.

pas été autrefois rétréci, et que sa portion spongieuse ait toute l'ampleur et la dilatabilité normales..... L'exploration renseignera d'ailleurs de la manière la plus exacte sur le degré de perméabilité de la portion prostatique et du col vésical et même d'une façon suffisante sur la nature et la configuration de l'obstacle. Celui-ci peut être latéral, bilatéral ou Inférieur..... Quand l'obstacle est bilatéral, c'est-à-dire quand les lobes latéraux de la prostate sont hypertrophiés, l'instrument peut passer au milieu en les écartant, mais l'hypertrophie est le plus souvent asymétrique, et l'instrument doit contourner le côté le plus saillant de l'obstacle.....

» C'est surtout en contournant les obstacles, en passant par-dessous ou par-dessus, quelquefois en les écartant, que le chirurgien pourra, sans encombre, arriver dans la vessie dans le cas d'engorgement hypertrophique de la prostate.

» L'exploration aura cet avantage, dans bien des cas, de supprimer les tâtonnements qui se traduisent par l'essai successif des divers instruments. C'est encore à la bougie olivaire métallique ou non, mais cependant métallique de préférence, que nous conseillons d'avoir recours. L'explorateur n'est, en général, arrêté que lorsqu'il y a une forte saillie latérale et inférieure qui refoule le col en haut et en arrière; il passe ordinairement lorsque la déviation est latérale ou lorsque la déviation en haut est faible. Lorsqu'il est conduit avec soin, le chirurgien peut avoir le sentiment de sa déviation, surtout si cette déviation a été précédée d'un petit moment d'arrêt. L'extrémité mousse et large de l'explorateur, et surtout la flexibilité de la tige permettent d'exercer quelques légères pressions lorsqu'il y a arrêt. Après cette manœuvre, l'arrêt sera jugé franchissable ou infranchissable par l'explorateur; dans le premier cas on arrivera même à la notion approximative de la direction prise par l'instrument pour entrer dans la vessie.

» L'explorateur peut d'ailleurs être ainsi disposé qu'il devienne évacuateur. Les explorateurs, perforés à l'extrémité, lorsqu'ils ont un certain volume, peuvent aisément donner écoulement à l'urine; ils peuvent être perforés à l'extrémité de l'olive et sur les parties latérales de la tige, au-dessus de l'olive, où l'on fait aisément placer un œil.

» Dans tous les cas, l'exploration aura fourni des notions importantes, puisqu'elle aura déterminé le siége de l'obstacle et indiqué son degré; souvent même le saignement facile sous l'exploration doucement conduite sera l'indice de la vascularisation et de la friabilité de la muqueuse. L'exploration plus complète du col à l'aide de la sonde coudée fatigue beaucoup plus le col, et ne doit pas être employée dans ces cas (1). »]

Cette partie du sujet peut se terminer parfaitement par quelques remarques sur le diagnostic entre l'hypertrophie de la prostate et le rétrécissement de l'urèthre, le calcul vésical, les tumeurs de la vessie, l'atonie simple ou l'inertie des tuniques de la vessie, et la paralysie.

Dans le rétrécissement de l'urèthre, le jet d'urine est invariablement petit, extrêmement petit dans un cas confirmé; dans l'affection de la pro-

____

(1) Félix Guyon, *Éléments de chirurgie clinique*, Paris, 1873, p. 406 et suiv.

state, quoique diminué en force, il l'est peut-être moins en volume que dans le cas précédent. Cependant l'emploi d'une sonde de gros calibre marque clairement la distinction. Dans le rétrécissement, on rencontre toujours un obstacle avant que 21 centimètres de la sonde aient disparu, toujours avant qu'elle atteigne la portion prostatique de l'urèthre. Dans l'hypertrophie de la prostate, on ne rencontre pas d'obstacle, avant d'avoir introduit de 17,5 à 20 centimètres de la sonde, et encore alors pas nécessairement : car, en supposant que l'instrument soit assez long, il peut pénétrer directement dans la vessie ; mais le pavillon doit être abaissé entre les cuisses du malade d'une façon inusitée à l'état normal. Enfin, presque toujours, le rétrécissement apparaît avant le milieu de la vie, tandis que l'hypertrophie de la prostate ne se montre jamais avant cinquante-cinq ans.

Pour le diagnostic avec la pierre, tandis qu'il y a beaucoup de signes communs aux deux affections, l'existence d'une vive douleur, à la fin de la miction, vers l'extrémité de la verge, l'exacerbation des symptômes, surtout de la douleur et de l'écoulement du sang après un exercice, peuvent être regardées comme des signes indubitables de la présence d'un calcul dans la vessie. Pourtant le calcul peut exister en l'absence d'un grand nombre de ces symptômes, et spécialement des deux premiers, par suite de cette circonstance qu'il est parfois situé derrière la prostate augmentée de volume, et qu'ainsi il n'approche pas de la région très-sensible du méat interne. De petites quantités de sang rouge et sans mélange, qui s'écoulent après un exercice quelconque, forment un signe d'une beaucoup plus grande valeur pathognomonique qu'aucun autre. La présence constante d'un mucus sanguinolent, ou de pus, dans l'urine, devra aussi attirer l'attention. L'usage de la sonde, cependant, éclaircira seul toutes les difficultés.

L'existence de tumeurs dans la vessie se reconnaît moins aisément. Comparées à l'hypertrophie de la prostate, il y a beaucoup plus de douleur, et l'on doit introduire les instruments avec bien plus de douceur ; l'urine est souvent et généralement mêlée à une matière sanieuse et à des flocons, auxquels on voit adhérer comme des grains de sable. L'examen au microscope révèle la structure propre aux productions villeuses, ou, ce qui revient au même, démontre qu'ils consistent en des éléments organisés, et non en matières inorganiques. L'exploration par le rectum découvre quelquefois une masse dure située dans un point des parois de la vessie, principalement dans le cas d'affections malignes, lesquelles se révèlent aussi par d'autres signes (voy. chapitre XIV) ; mais on ne peut reconnaître ni l'épithélioma, ni les tumeurs villeuses, par cette exploration ou par aucune autre. Le signe le plus caractéristique de ces dernières se trouve presque toujours dans le mélange du sang à l'urine.

La simple cystite chronique, sans complications, avec catarrhe, n'est point une affection commune. La série des symptômes qu'elle fournit est presque toujours due à la présence d'un corps étranger, à un obstacle quelconque, à l'atonie ou la paralysie, qui ôtent au malade le pouvoir de chasser le contenu de sa vessie, état morbide semblable à celui d'un obstacle. Nous pouvons compter que dans le plus grand nombre des cas obscurs, il y a une cause matérielle, le plus ordinairement un calcul ; la vérification de sa présence demande un examen plus qu'ordinaire. Dans des cas très-rares, il peut être enkysté, ou, pour quelque autre raison, difficile à découvrir avec la sonde. L'absence des signes d'une hypertrophie de la prostate, à l'exploration rectale et vésicale, viendra, au surplus, prouver la non-existence de cette affection comme cause.

Le fait de retenir volontairement ses urines, répété une ou plusieurs fois, est quelquefois suivi de l'atonie ou inertie des parois musculaires de la vessie, et un état de rétention chronique succède à leur impuissance à chasser le contenu de l'organe. Cet état ressemble beaucoup à la rétention qui résulte de l'hypertrophie de la prostate, et exige le même emploi de la sonde, du moins pendant un temps. Ici l'absence de signes positifs, la brusquerie de l'invasion, ses rapports avec une cause reconnue en général par le malade, et la difficulté à expulser l'urine dans la position horizontale après l'introduction d'une sonde, nous aideront dans le diagnostic de cette affection. On prêtera à ce dernier point une attention toute particulière. Dans l'hypertrophie de la prostate, l'urine s'écoule souvent avec une grande force lorsque l'influence de l'obstacle a été écartée par l'introduction d'une sonde, et le courant peut même être accéléré matériellement par la volonté du malade, à moins qu'il n'y ait aussi de l'atonie, comme cela peut arriver par suite d'une distension trop grande ; cependant celle-ci n'est pas considérable d'ordinaire, sauf dans les cas négligés depuis longtemps. Quand la cause de l'engorgement et de la rétention ne réside pas dans un obstacle, mais dans une atonie complète de la vessie, l'urine coule en bavant de la sonde, mais sans être chassée, et sans que les efforts du malade aient beaucoup d'influence sur la forme et la nature du jet.

Enfin, il y a la paralysie de vessie, dans laquelle l'influx nerveux de l'organe se trouve altéré ou aboli. Elle s'associe presque toujours à un état semblable des extrémités inférieures, et peut résulter d'une maladie ou d'une lésion de l'encéphale ou de la moelle. L'existence d'une paralysie vraie n'est pas démontrée, je veux parler d'une absence ou d'une diminution de l'influx nerveux, *limitée à la vessie ;* toutefois le terme de paralysie est constamment employé, mais mal appliqué, pour désigner l'incapacité de l'organe à expulser son contenu, que la cause soit un obstacle au col, ou une distension exagérée (atonie) de ses parois musculaires. La vessie n'est point privée de son innervation, autrement dit paralysée, sauf quand une lésion d'un des centres nerveux vient la comprendre dans la même catégorie qu'un grand nombre d'autres parties du corps ; pas plus que l'estomac ou quelque autre viscère n'est paralysé isolément (voy. le précédent chapitre). Il est impossible de la méconnaître lorsqu'elle existe, et l'indication que donne le cathétérisme, dans les cas où elle existe, est aussi singulièrement caractéristique. La sonde ayant été introduite, l'urine s'écoule par suite du poids qu'exercent les parties environnantes ; la volonté du malade n'exerce aucune influence sur le jet, à moins que les muscles abdominaux ne présentent leur état normal, comme dans les cas rares d'une lésion de la moelle située entre le lieu d'origine des nerfs qui se rendent à ces muscles et ceux qui innervent la vessie ; dans ce cas on peut observer une légère influence due à l'action de ces muscles. Autrement on n'observe aucune impulsion, excepté par le fait d'actes indépendants de la miction, tels qu'une large inspiration, la toux, l'éternument, et autres faits semblables, lesquels communiquent à la vessie paralysée une pression momentanée, et accélèrent pendant quelques instants le jet d'urine.

CHAPITRE XI

TRAITEMENT DE L'AUGMENTATION DE VOLUME DE LA PROSTATE PROVENANT DE L'HYPERTROPHIE OU D'UNE TUMEUR BÉNIGNE.

Le sujet a une importance considérable. — Il peut être divisé en trois parties. — 1° Traitement ayant pour but de s'opposer aux résultats de l'obstruction causée par l'augmentation de volume de la prostate. — Nécessité d'évacuer l'urine. — La question du malade se soignant lui-même. — Instruments à employer. — Doit-on laisser une sonde à demeure dans la vessie ? — Mauvais résultats de l'expectation. — Traitement de l'atonie de la vessie. — De la cystite chronique. — Injections. — Irritation à distance. — Bains. — Bucco. — Pareira brava. — Uva-ursi. — Chiendent. — Matico. — Salicaire. — Alchimille. — *Epigea repens.* — Chimaphile. — Carotte sauvage. — Copahu. — Cubèbe. — Benjoin. — Des émollients. — Indications de l'usage des médicaments ci-dessus. — Des acides minéraux. — Des alcalins. — Acide benzoïque. — Observations. — De l'irritabilité de la vessie. — Valeur des narcotiques. — Injections. — Hémorrhagie : son traitement. — Incontinence d'urine : traitement. — Accès répétés de congestion. — 2° Traitement général et directions à suivre pour les malades qui ont une hypertrophie de la prostate. — Sous le rapport de la nourriture et du régime. — Traitement moral. — 3° Traitement spécial contre l'hypertrophie elle-même. — Ciguë. — Mercure. — Hydrochlorate d'ammoniaque. — Iode. — Méthode de M. Stafford. — Brome. — Eaux minérales de Kreuznach. — Compression. — Dépression. — Électricité. — Division et excision. — Broiement, etc.

Le sujet de ce chapitre offre un intérêt et une importance du premier ordre ; il est bien digne d'être l'objet d'une étude attentive et prolongée. Son intérêt, pour le chirurgien praticien, consiste dans ce fait que, malgré l'incurabilité généralement admise de l'affection qui nous occupe, on peut faire beaucoup pour pallier les signes les plus douloureux ou retarder les progrès de la maladie ; on apprend en même temps que si l'on pouvait trouver un moyen capable d'arrêter les progrès de cette affection ou de la guérir, on rendrait un des plus grands services que jamais la science médicale ait accordé à l'humanité souffrante. L'importance du sujet est donc bien manifeste. Aussi n'est-il pas étonnant que les recherches sur le traitement par les drogues constituent un des sujets d'étude les plus séduisants qui puissent occuper un élève enthousiaste de l'art de guérir, et que l'on ait consacré à cette partie de la pathologie une somme aussi considérable de recherches et d'expériences.

Pour l'étude de ce sujet, il paraîtra plus commode de le diviser en trois parties, que l'on étudiera séparément, savoir :

1° Le traitement institué dans le but d'obvier aux résultats de l'obstruction causée par l'hypertrophie de la prostate.

2° Le traitement général ou constitutionnel, et les directions à suivre pour les malades qui ont une hypertrophie de la prostate.

3° Le traitement dirigé contre l'hypertrophie elle-même.

I. — DU TRAITEMENT DESTINÉ A REMÉDIER A L'OBSTACLE APPORTÉ A LA MICTION PAR L'HYPERTROPHIE DE LA PROSTATE. — La suppression de l'obstacle est d'ordinaire la principale indication que présente un malade atteint de cette affection, lorsqu'il a pour la première fois recours à son chirurgien pour avoir un avis. Ignorant la nature de sa maladie, il cherche un allégement aux désagréments que lui cause un obstacle au libre cours de l'urine. Il est obligé de faire des efforts considérables pour uriner; le besoin se présente très-fréquemment, ou bien il urine en partie involontairement; enfin, dans certains cas, ses urines sont altérées.

Lorsqu'on a fait son diagnostic à l'aide du cathéter et du toucher rectal (et nous avons examiné tout au long, dans le précédent chapitre, les diverses manières d'y arriver), et qu'on a découvert le fait presque constant qu'il est resté dans la vessie une certaine quantité d'urine, malgré les efforts fréquents et prolongés qu'a faits le malade pour l'évacuer, le premier grand principe du traitement est celui-ci : il est nécessaire de procéder à l'évacuation complète de l'urine, au moins une fois par jour. Il peut être fort à désirer que l'on renouvelle cette opération deux ou trois fois par jour; sous ce rapport, on sera guidé, en grande partie, par la quantité de l'urine qui stagne. En général, s'il ne reste que deux ou trois onces d'urine après que le malade a achevé de pisser, une fois par jour suffira; si la quantité est double, deux fois vaudront mieux. S'il reste une quantité d'urine supérieure à celle qui s'écoule naturellement, il est assez vraisemblable que l'emploi de l'instrument sera réclamé trois fois dans les vingt-quatre heures. Et si le pouvoir d'uriner est presque perdu ou entièrement perdu, il sera nécessaire de l'employer aussi souvent que le malade éprouvera un besoin marqué de pisser. Il y a certaines circonstances capables de modifier cette fréquence, et dont il faut tenir compte. Tels sont la facilité à introduire les instruments et l'état de l'urèthre lui-même. Si le malade sait se passer lui-même une sonde, et il est très-rare qu'il ne puisse arriver à l'apprendre, il pourvoit lui-même à ses propres besoins. Mais, lorsqu'il n'en est pas capable, la difficulté peut, dans quelques circonstances, être sérieuse, comme quand l'opération doit être faite au bout de peu d'heures, parce que le chirurgien ne peut pas toujours y apporter la régularité désirable. Il est cependant fort imprudent de confier ce devoir à un aide qui n'a pas de notions sur la pratique, et il faut faire comprendre au malade qu'ayant pour se guider ses propres sensations, il arrivera bientôt à une très-grande dextérité dans le maniement de la sonde dans un canal qui bientôt lui deviendra familier. Si l'urèthre et la vessie sont extrêmement sensibles, état qui paraît s'aggraver avec l'usage réitéré de la sonde, quelque douceur qu'on mette à l'introduire, il deviendra nécessaire de faire un compromis avec les indications contraires qui se présentent. C'est ainsi, également, que l'état de l'urine et la quantité de mucus dont elle est chargée doivent être pris en considération lors de la décision à prendre à ce sujet: si la sécrétion offre une décomposition déjà avancée, si elle se présente surchargée de dépôts, un cathétérisme plus fréquent est nécessaire, et une injection, comme je l'indique ci-après, est à désirer. Dans la majorité des cas, cependant, quand ces complications font défaut, l'extraction de l'urine le matin et le soir suffit pour maintenir le réservoir dans un état de santé tolérable, et il n'est pas à désirer d'avoir recours à un moyen artificiel plus fréquemment qu'il n'est nécessaire pour arriver à ce but.

L'éducation du malade sur l'emploi de l'instrument devra être faite systématiquement par celui qui le soigne, aussi vite qu'il se sera un peu familiarisé avec la vue de la sonde. On lui enseignera à prendre note soigneusement de la longueur de sonde qui fait saillie au dehors de l'urèthre, et de sa direction par rapport au corps, au moment où l'urine s'écoule, de façon à accoutumer son œil à juger du point où il peut attendre l'apparition du jet, quand l'instrument est entre ses propres mains, moment qui offre toujours une certaine angoisse pour un opérateur inexpérimenté. En employant lui-même la sonde, il doit généralement se tenir debout, le dos appuyé contre un mur, avec un vase, destiné à recevoir l'urine, placé convenablement, de manière à ne faire aucun mouvement inutile pendant tout le temps que met l'instrument à atteindre la vessie. Pour la nature des instruments à recommander, j'ai vu des sondes d'argent et des sondes flexibles employées avec une égale facilité par divers malades ; c'est la nature du cas et le résultat des essais ce ces deux ordres de sondes qui décideront la question dans chaque circonstance particulière. Certainement les instruments flexibles sont, dans la grande majorité des cas, les meilleurs et les plus sûrs. Si l'on emploie la sonde de métal, les directions à lui donner sont celles qui s'appliquent au passage des instruments par le chirurgien, détaillées tout au long dans le chapitre suivant, modifiées par ce fait que l'opérateur est lui-même le sujet sur lequel il exerce sa dextérité. Ce fait même doit lui inspirer confiance, car il a, sous ce rapport, sur son médecin, un grand avantage, qui compense en bonne partie, et plus tard complétement, le manque d'expérience sur les autres que son chirurgien possède. Voici en quoi il consiste. Le malade est capable de régler les mouvements de son instrument, non-seulement par le sens du toucher, qui lui est commun avec un autre opérateur, mais par la conscience des sensations qu'il produit dans l'urèthre, ce que le chirurgien ne peut éprouver. Sur ce terrain, il est absolument vrai que, après une longue pratique, peu d'hommes peuvent passer au malade une sonde aussi bien que lui-même, à supposer que sa sensibilité soit intacte, et qu'il jouisse d'une intelligence ordinaire. Accoutumé aussi à suivre le même trajet, il en connaît chaque endroit d'une manière intime, et il étudie quelque petite manœuvre propre à éviter toutes les difficultés qui peuvent se présenter.

En fait d'instruments élastiques, on peut en employer deux variétés, dont chacune a ses avantages particuliers, et qui sont applicables suivant les cas. La sonde anglaise de gomme brune, montée sur un mandrin, mais qu'on emploie sans lui, a l'avantage de prendre toutes les courbures qu'on peut désirer, en lui donnant dans l'eau chaude la forme souhaitée, et en la plongeant aussitôt dans l'eau froide; alors la forme est fixe, au moins pour longtemps. La sonde française noire, flexible, avec une extrémité bulbeuse (voy. fig. 114, au chap. suivant), a l'avantage d'une extrême flexibilité, de façon que, dans beaucoup de cas, une simple pression dans une direction horizontale la porte aisément et sans danger dans la vessie. La même matière peut être façonnée sous une forme depuis longtemps utilisée chez nous, pour certains cas d'obstruction, mais adoptée systématiquement à Paris, et décrite en France comme *coudée* ou *à angle*. On peut la voir (fig. 105). Certes, c'est une des sondes les plus commodes pour les malades qui ont une hyper-trophie de la prostate; le petit bec, qui est introduit la pointe en l'air, suit sa route jusqu'à la racine du canal, et, grâce à la flexibilité de tout l'instrument, lequel suit les courbures de l'urèthre, quelles qu'elles soient, l'extrémité glisse sur tout obstacle prostatique avec une grande facilité. S'il faut une plus grande courbure pour un cas donné, on peut y arriver en fabriquant l'instru-ment avec une courbe déterminée, au lieu de le faire droit, comme il est ordinairement, ou l'on peut faire un nouvel angle sur la tige, raffinement que je n'ai jamais trouvé nécessaire, mais qui est adopté à l'étranger avec le nom de *sonde bicoudée :* c'est une forme que je ne manquerai pas de décrire plus loin (voy. fig. 106).

La sonde anglaise, dont l'efficacité dépend de la cour-bure, exige une manipulation spéciale, qu'il faut ac-quérir par la pratique. En général, toutefois, quand on emploie l'instrument, il faut lui donner une courbure plus

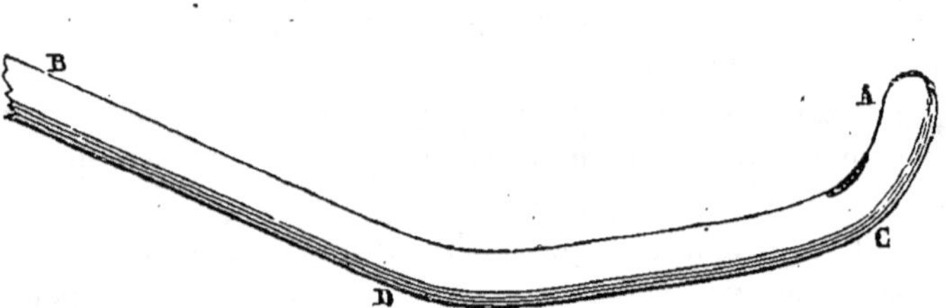

FIG. 105.— Sonde à béquille　　　FIG. 106. — Sonde bicoudée de Mercier.
de Leroy (d'Étiolles).

prononcée que celle que lui a naturellement imposée le fabricant. Le ma-lade aura soin d'en faire provision, et il les gardera quelques mois avant de les faire servir, chacune montée sur un mandrin d'une bonne courbure (fig. 113, *g*), de façon que, quand on en a besoin, elle puisse conserver une courbure aussi considérable qu'on peut le désirer, après que le man-drin a été retiré. Puis on l'huile, mais sans la chauffer, et on l'emploie sans retard, parce que sa courbure diminue bien vite dans l'urèthre. On ne peut

rien ajouter de plus ici sur le mode d'opérer du malade, lequel doit être
instruit par son chirurgien, et celui-ci, qui enseigne, doit adapter ses instructions aux nécessités de chaque cas en particulier. Il est une petite
manœuvre qu'on peut trouver triviale, et qui était mise en pratique par un
monsieur auquel j'ai longtemps donné mes soins. Il était affecté d'une
hypertrophie de la prostate, et il l'avait adoptée pour obvier au degré d'incertitude qu'entraîne, lors du passage d'une sonde de gomme, le relâchement de la courbure de sa sonde ; cet artifice l'a matériellement conduit au
succès. Il introduisait dans l'instrument un mandrin de fer de 15 centimètres de longueur, qui donnait de la rigidité au corps de la sonde, tandis que
la partie recourbée restait aussi flexible que jamais. Ceci lui donnait un
certain degré d'assurance dans la manœuvre de l'instrument ; et ce qui,
dans son cas, n'était certes pas sans utilité, me paraît digne d'être mentionné.

Plusieurs auteurs ont recommandé, dans ces cas, de laisser chaque fois
la sonde dans la vessie pendant quelques jours. Il y a deux hypothèses sur
cet avis. La première est que, en permettant à la vessie de rester vide, ou
à peu près, pendant une longue période de temps, nous l'encourageons à
récupérer sa contractilité, qu'elle a vue se perdre ou diminuer par une distension exagérée. Tel n'est pas cependant le véritable état pathologique qui
amène la rétention dans ces cas. Il peut y avoir quelque perte dans le pouvoir musculaire des tuniques vésicales, mais pas beaucoup, sauf dans les
cas anciens et négligés. L'obstacle matériel au col de la vessie, formé par
l'hypertrophie de la prostate et non par une « paralysie locale », comme
on le désigne communément, est la seule ou presque la seule cause de la
difficulté à uriner ; elle a été expliquée dans le précédent chapitre. Cette
hypothèse ne vient pas par conséquent donner un grand appui à cette manière d'agir. La seconde hypothèse est que la pression constante de la sonde
provoque l'absorption de la substance de la tumeur, et conduit ainsi à une
amélioration matérielle dans l'état du malade. Le fait est que la sonde à
demeure a plus de tendance à provoquer l'ulcération que l'absorption de la
tumeur. En admettant, pour l'argumentation, que l'action désirée puisse
s'ensuivre, il reste à prouver que le but est atteint au prix d'une douleur
et d'une gêne, pour ne rien dire des risques, suffisamment petits pour faire
du résultat quelque chose d'avantageux et de précieux. L'expérience cependant répond par la négative à la supposition. On comprend que nous
ne faisons pas mention ici des cas dans lesquels il existe une rétention
d'urine opiniâtre difficile à traiter au moyen de la sonde, ni de ceux dans
lesquels on produit une vive douleur, ou bien on rencontre des obstacles
inusités, lors de l'introduction de l'instrument. Dans de telles circonstances,
comme nous le verrons en discutant ce sujet dans le prochain chapitre, nous
sommes autorisés à laisser la sonde à demeure dans le canal pendant longtemps.

Les conséquences de l'hypertrophie de la prostate auxquelles j'ai déjà
fait allusion, je veux dire la rétention d'urine qui augmente et la distension
habituelle de la vessie, laquelle s'accroît parce que la vessie ne se vide pas

complétement chaque jour, ne sont qu'une partie, très-importante il est vrai, des maux auxquels on porte remède par ce traitement. Avec eux, et amené par la même cause, existe un état d'engorgement et de regorgement, désigné habituellement, mais à tort, sous le nom d'incontinence. Il succède assurément à une rétention qui augmente peu à peu, si on l'abandonne à elle-même, et forme un état qui exerce nécessairement sur les uretères et les reins une influence funeste ; car elle amène en fin de compte leur désorganisation, et par suite une terminaison fatale. Outre ces conséquences funestes, on en trouve d'autres presque aussi graves, l'atonie des tuniques musculaires de la vessie, la cystite chronique, le catarrhe, la décomposition de l'urine, l'hématurie, les dépôts calculeux, et toujours en outre l'altération de la santé générale. Tous ces phénomènes peuvent être évités, dans les circonstances ordinaires, ou, pour la plupart, modérés par l'usage persévérant de la sonde. On ne saurait évaluer trop haut les bénéfices que le malade retire de l'emploi de ces moyens ; la responsabilité qu'on encourt en omettant de se fixer dans l'esprit la nécessité de son emploi habituel doit toujours être présente à l'idée du chirurgien, quand il combat des signes d'irritation de la vessie et l'impossibilité pour des malades d'un âge avancé de retenir complétement leurs urines.

Supposons, cependant, que notre intervention soit demandée dans un cas où, par négligence ou autrement, l'urine a pu s'accumuler pendant longtemps, et où le résidu après la miction est d'un demi-litre, ou même d'un litre. Si nous évacuons le contenu de la vessie deux ou trois fois par jour, le malade en éprouvera tout d'abord un grand soulagement ; ses besoins fréquents d'uriner disparaîtront, ainsi que l'écoulement d'urine goutte à goutte causé par la distension de la vessie ; mais ce changement brusque portera souvent préjudice à la constitution. Si nous persistons rigoureusement dans cette pratique, nous verrons probablement apparaître quelques mouvements fébriles ; le malade se découragera, parfois même s'affaiblira peu à peu, et sa fin en sera parfois accélérée peut-être, si l'on se fait une nécessité de vider complétement la vessie deux ou trois fois par jour. Sir B. Brodie a été le premier, je crois, à faire remarquer la conséquence d'un pareil traitement dans ces cas (1), et l'observation m'a démontré la justesse et la valeur de ses remarques. Le chirurgien obéira à la loi physiologique qui s'oppose à des changements rapides et excessifs dans les états et les habitudes de l'économie humaine, dont l'exemple le plus familier est le danger bien connu d'une exposition soudaine à la chaleur après un très-grand froid, ou l'assouvissement immédiat des souffrances prolongées de la faim ; il commencera son traitement en n'enlevant qu'une partie de l'urine qui n'excède pas la moitié du contenu de la vessie distendue ; puis, dans le cours de deux ou trois semaines, il augmentera peu à peu et accoutumera lentement à leur nouvel état les tuniques inertes de l'organe, jusqu'à ce qu'il arrive à le vider en entier. Mais, en procédant ainsi, il doit agir avec circonspection, en veillant sur les

(1) Sir Benj. Brodie, *Lectures on the Urinary Organs*, 4ᵉ édit., p. 203

symptômes, en faisant tout son possible pour fortifier le malade, en améliorant ses organes digestifs ; il lui donnera une nourriture aussi substantielle qu'il pourra la digérer, avec autant de toniques et de stimulants que
le besoin s'en fera sentir.

Dans le traitement de cas moins sérieux et moins avancés que ceux-là,
dans lesquels nous pouvons et devons vider la vessie une ou deux fois par
jour, il y a d'autres difficultés et accidents que l'on peut encore rencontrer une fois ou une autre. Il y a avantage à les étudier séparément.

1. *Atonie de la tunique musculaire de la vessie.* — Quand la vessie n'a pu
pendant un certain temps se vider elle-même, on observe quelquefois que
les fibres musculaires perdent complétement leur pouvoir contractile,
même quand la cavité se trouve vidée artificiellement. D'ordinaire elles
recouvrent en partie leur tonicité et leur puissance de contraction, lorsque
le cathétérisme a été employé une ou deux fois par jour pendant quelques semaines. Mais cela n'arrive pas toujours. L'organe persiste à conserver son état d'atonie en partie à cause de son inaction antérieure et de
la distension exagérée de ses parois, en partie à cause des dépôts inflammatoires contenus dans les membranes vésicales, dépôts qui s'opposent
à leur contractilité.

Il est souvent possible de remédier en partie, quelquefois même entièrement, à cet état, et il est fort à désirer, pour beaucoup de raisons, que
l'on puisse rétablir la fonction perdue. Des affusions froides brusques sur
l'abdomen seront pratiquées deux fois par jour. Des injections d'eau froide
dans la vessie sont parfois utiles, et l'on peut y avoir recours de deux jours
l'un et ensuite tous les jours. A défaut de ces moyens, on peut faire passer
un courant électrique en appliquant un pôle sur la région lombaire de la
colonne vertébrale, et l'autre alternativement au périnée et à la région
hypogastrique. On peut aussi faire passer un faible courant en appliquant
le second pôle à l'intérieur de la vessie, au travers de l'urèthre.

Les médicaments employés sont la strychnine à petites doses, c'est-à-
dire 3 à 4 milligrammes deux ou trois fois par jour, mais continuée pendant fort longtemps ; la teinture de fer, le seigle ergoté ; le tout combiné
avec un régime tonique.

2. La *cystite chronique,* conséquence d'un obstacle prostatique, vient
dans la plupart des cas compliquer une fois ou l'autre cette affection. Son
existence se révèle par la présence du pus et du mucus dans l'urine, par la
fréquence inusitée des mictions et par une légère douleur dans la région
de la vessie. En général, elle cède volontiers au traitement, et disparaît
souvent avec l'emploi habituel de la sonde. Mais quand tel n'est point le
cas, si les symptômes ne sont point graves, et si le mucus glaireux qui
l'accompagne n'est pas mêlé de sang, on peut tirer un grand bénéfice d'un
simple lavage de la vessie à l'eau tiède une fois par jour, avec une sonde
simple, et non à double courant ; la température de l'eau devra être d'environ 37°,7 centigrades. Après la sortie du mucus et de la matière purulente, ce qui se reconnaît à ce que l'eau s'écoule claire et sans trouble, on
tire souvent grand parti d'injections astringentes faibles, pratiquées à un

intervalle de deux ou trois jours : on doit toujours commencer par des solutions extrêmement faibles, ou bien ce sont des acides minéraux, l'acétate de plomb, le nitrate d'argent. On n'emploie d'abord qu'une petite quantité de liquide, que l'on poussera doucement et graduellement. Nous parlerons plus tard de ce traitement. (Voy. p. 446 et suiv.)

Une déplétion quelconque n'est jamais admissible. Une irritation à distance est difficile à employer et occasionne souvent des accidents. J'avais cru autrefois produire une grande amélioration en appliquant des emplâtres irritants au-dessus du pubis, et j'ai employé à l'occasion, dans ce but, un emplâtre de poix de Bourgogne, saupoudré de 80 centigrammes à 1 gramme de tartre stibié. Mais des essais plus récents m'ont paru moins favorables, parce que l'éruption peut quelquefois se développer plutôt sur le scrotum et au périnée qu'à l'endroit même où est appliqué l'emplâtre, au grand ennui du malade. Sans cette circonstance, j'hésiterais moins à employer ce moyen. J'ai aussi usé du vésicatoire; mais je préfère un irritant plus chronique. La meilleure méthode d'établir une irritation permanente, est de promener un crayon de nitrate d'argent mouillé sur la peau qui recouvre le dessus du pubis, après avoir préalablement rasé la région. On pansera simplement avec un peu d'huile. Après tout, je ne connais rien de mieux qu'un cataplasme de graine de lin bien chaud, saupoudré de farine de moutarde et appliqué au même point; ce moyen s'est trouvé souvent d'une grande valeur, et il doit être répété régulièrement chaque jour, ou de deux jours l'un, pendant quelque temps.

Des bains de siége chauds, à une température variant entre 38 et 40 degrés centigrades, ou même plus élevée, si le malade peut la supporter naturellement, ou par habitude, sont au nombre des moyens les plus utiles. Le malade ne restera pas dans le bain plus de six à huit minutes, parce que le but à atteindre est de faire sur la peau une forte impression, en congestionnant ses vaisseaux, et non d'engorger les viscères du bassin, résultat peu souhaitable qu'on obtiendrait en laissant le malade au bain de vingt à vingt-cinq minutes. Cette distinction me semble importante à conserver. Lorsqu'il sort du bain, il faut l'essuyer rapidement, l'envelopper dans des flanelles chaudes, et le mettre dans son lit, ou dans une position allongée.

Le bidet chaud, ou bassin d'eau chaude, est aussi très-utile à sa manière, d'autant plus qu'on peut se servir d'eau plus chaude, puisqu'on l'applique à une surface beaucoup plus limitée; les effets en sont même plus utiles pour beaucoup de personnes. De plus il ne débilite pas, comme le fait parfois un usage trop prolongé des bains de siége.

Il y a quelques divergences d'opinion sur l'emploi des médicaments internes et leur mérite relatif dans la cystite chronique. Voici ceux qui occupent le premier rang, et dans lesquels on a le plus de confiance. Nous consacrerons une courte note à chacun, avec les indications spéciales qui l'ont fait choisir pour chaque cas en particulier.

L'infusion de *bucco* est quelque peu stimulante et tonique (1); son acti-

(1) *Bucco.* — Les feuilles du *Barosma crenata* et autres, plante de la famille des ruta-

vité en rapport avec son action sur la vessie, semble due à une huile volatile, qui communique son odeur à l'urine. On en peut donner de 60 à 90
grammes, quatre ou cinq fois dans les vingt-quatre heures, et l'on peut le
fortifier par vingt à trente gouttes de la teinture, qui est une préparation
officinale dans les pharmacopées d'Édimbourg et de Dublin, mais non dans
celle de Londres. Je n'éprouve aucune hésitation à venir ici témoigner de
son utilité dans beaucoup de cas d'irritabilité de la vessie, due à un rétrécissement ou à un obstacle prostatique. Il est diurétique, mais semble en
outre exercer une action bienfaisante sur la muqueuse de la vessie, en en
diminuant les sécrétions. Cependant il est hors de doute que, dans certains
cas, il n'est point supporté par l'estomac, et alors il est plus nuisible
qu'utile. En somme, j'en ai retiré plus de fruit que du pareira brava, lequel
m'a souvent déçu. Par suite des opinions diverses exprimées sur la valeur
relative et les propriétés de ces nombreux agents par différentes autorités,
j'en cite quelques-unes en note, au bas des pages, pour présenter en un
seul faisceau l'expérience collective des gens les plus capables de juger
ce sujet.

La décoction de *pareira brava* est prescrite largement chez nous (1), sur-

cées, venant du cap de Bonne-Espérance, introduites dans la pratique anglaise, il y a environ trente ans, par le docteur Reece.

Le docteur Prout dit : « Dans les affections chroniques des muqueuses des organes urinaires,..... parmi les médicaments de la classe des balsamiques, un des plus doux, et en
même temps un des plus efficaces, c'est le bucco. » (*Stomach and Renal Diseases*, 4ᵉ édit.,
1848, p. 403.)

M. Coulson écrit : « D'après ma propre expérience, toutefois, je n'ai point vu de médicament aussi généralement utile contre l'irritabilité de la vessie que l'infusion de bucco. Je
pourrais citer plusieurs cas où elle a réussi après que d'autres médicaments avaient échoué.»
(*Diseases of the Bladder*, 5ᵉ édit., 1857, p. 85.)

Sir B. Brodie pense que l'usage du bucco doit être rigoureusement limité à cette classe
de cas où l'affection de la vessie ne dépend pas d'un obstacle au passage de l'urine, mais
d'une maladie rénale, et il ajoute : « Dans ces cas, je ne puis douter de lui avoir vu produire les meilleurs effets. » Il dit qu'on doit en continuer l'administration pendant longtemps,
si l'on se décide à l'essayer, et à la dose de 15 à 60 grammes, trois fois chaque jour.
(*Lectures*, 4ᵉ édit., p. 151.)

Le docteur Gross pense que « à l'occasion, on peut en tirer avantage, mais il n'en a
jamais obtenu un grand bénéfice ». (*Anatomy and Diseases of the Urinary Organs*,
2ᵉ édit., p. 228.)

Le docteur Pereira dit : « Dans l'inflammation chronique de la muqueuse de la vessie,
accompagnée d'un dépôt abondant de mucus, il réprime fréquemment la sécrétion et diminue l'irritabilité de la vessie, permettant ainsi au malade de retenir pendant longtemps ses
urines ; mais je l'ai vu parfois manquer complétement son effet, et, dans quelques cas, il
m'a plutôt paru augmenter les souffrances du malade. » (*Elements of Mat. Med.*, 3ᵉ édit.,
1853, p. 1913.)

(1) *Pareira brava.* — La racine de cette plante a été considérée par diverses nations,
depuis plusieurs siècles, comme un antidote contre la pierre.

Sir B. Brodie écrit : « Je suis persuadé qu'il a une grande influence sur la maladie (cystite chronique) que nous étudions maintenant, en diminuant beaucoup la sécrétion du mucus
visqueux, qui est en lui-même un très-grand mal, et en arrêtant aussi, je pense, l'inflammation de la vessie. » (*Lectures on the Urinary Organs*, 4ᵉ édit., p. 112.)

Le docteur Prout dit : « Parmi les médicaments toniques astringents, le pareira brava est
certainement un des meilleurs que nous ayons pour les affections catarrhales de la vessie.»
(*Op. cit.*, p. 403.)

M. Coulson en parle comme propre à agir sur l'irritabilité de la vessie accompagnée
de douleur, pour laquelle il le regarde comme « un excellent médicament », et il ajoute

tout, comme il est probable, sur la pressante recommandation de Sir B. Brodie. Il s'imagina qu'on pourrait le fabriquer sous une forme plus concentrée, et le donner en quantité plus forte qu'autrefois. Dans l'édition actuelle de la Pharmacopée, on en a augmenté la force, et la dose maintenant en usage est de 60 à 90 grammes trois ou quatre fois par jour. On peut le rendre plus puissant encore par l'addition d'une certaine quantité de l'extrait liquide, telle que 2 grammes à 7 grammes et demi à chaque dose de la décoction, de la valeur d'un verre à boire. J'ai essayé cette préparation dans un grand nombre d'occasions et aux plus hautes doses, et je dois confesser que je n'en ai pas retiré tout le bénéfice que j'en espérais. L'indication de son emploi n'est pas tant l'irritabilité de la vessie que la présence du mucus glaireux en grande quantité.

La décoction de *busserole* (1) a aussi la réputation de réprimer la sécrétion muco-purulente de la vessie que l'on observe si communément comme résultat de l'irritation de sa tunique muqueuse par l'urine décomposée. Elle est contre-indiquée quand il y a un degré quelconque d'inflammation, parce qu'elle est fortement astringente, par la forte proportion d'acide tannique et d'acide gallique qu'elle renferme. La dose est de 30 à 60 grammes trois ou quatre fois dans les vingt-quatre heures. Si l'on désire augmenter la force de la préparation, on pourra ajouter de 30 à 60 centigrammes d'extrait

qu'« il peut être combiné avec l'acide nitrique, ou l'acide muriatique, ou l'acide phosphorique dilué, pour diminuer la sécrétion du mucus. » (*Op. cit.*, p. 173.)

Le docteur Gross n'a jamais vu aucun bon effet résulter de son emploi. (*On the Diseases, Injuries and Malformations fo the Urinary Organs*, p. 227.)

(1) *Arctostaphylos uva ursi.* — Plante de la famille des éricacées, dont les feuilles sont employées depuis longtemps contre l'affection calculeuse.

Le docteur Prout écrit : « Quand les reins et la vessie sont plus irritables que d'habitude (dans la période de début de la lésion rénale)....., je doute qu'aucun médicament surpasse l'uva-ursi judicieusement administré. » (*Op. cit.*, p. 159.) Puis : « Dans les affections chroniques des muqueuses des organes urinaires ...., à côté du pareira brava, il faut ranger la busserole et la salicaire. Ces deux dernières, cependant sont plus spécialement applicables aux formes et aux périodes de l'affection marquées par une excitation irritative, plutôt que par une activité vasculaire ou par une maladie organique. » (Page 403.)

D'après sir B. Brodie, « la busserole a la réputation d'être utile comme remède contre l'inflammation chronique de la vessie. Je dois dire cependant que ce médicament m'a désappointé en général dans ces cas, et que je n'y ai point trouvé les avantages que sa réputation m'avait conduit à en espérer. » (*Op. cit.*, p. 112.) Puis, dans la cystite qui dépend d'une affection rénale, il ajoute que, « dans certains cas, on peut l'employer avec grand avantage » (page 150). Mais il faut user de plus fortes doses qu'à l'ordinaire.

M. Coulson en parle avec estime, mais il préfère le bucco. (*Op. cit.*, p. 96.)

Le docteur Gross écrit ceci : « Je l'ai beaucoup employée dans le traitement de la cystirrhée, et j'en ai obtenu à l'occasion les meilleurs effets. Je l'ai trouvée particulièrement utile dans les cas où l'on remarquait une sensibilité morbide excessive du col de la vessie. » (*On the Diseases, Injuries and Malformations of the Urinary Organes*. Philadelphia, 1855, p. 228)

Le docteur Pereira écrit : « Ma propre expérience sur ce médicament se réduit à ce fait que, dans quelques cas, l'amélioration obtenue par son emploi a été marquée ; dans d'autres circonstances au contraire, elle n'en a pas produit. » (*Op. cit.*, p. 1544.)

Le docteur Wood (de Philadelphie), croit que « le crédit dont elle jouit maintenant est à peine à la hauteur de son mérite », et il ajoute : que, dans les cas de cystirrhée, qui ont duré pendant longtemps et d'une manière continue, plusieurs mois peut-être, je crois qu'elle produira des guérisons à l'occasion, même sans l'emploi d'aucun autre moyen ou qu'elle sera souvent utile, jointe à d'autres moyens de traitement. » (*Treatise of Therapeutics*. Philadelphia, 1856, vol. I, p. 129 et 130.)

à chaque dose de la décoction. Je l'ai vue parfois supprimer la sécrétion muqueuse, et soulager l'irritabilité, lorsque d'autres médicaments avaient échoué. En somme, son emploi sans autre moyen se trouve indiqué.

Une infusion de la tige souterraine du *chiendent* (*herbe à chien*) (1) est un agent dont j'ai tiré grand avantage. Depuis quelques années, j'en ai usé largement, à la fois dans ma pratique privée et hospitalière, dans un grand nombre de cas d'irritation persistante et sérieuse de la vessie, de quelque cause qu'elle fût ; et, dans un certain nombre de ces cas, il a été d'une grande valeur. Il y a longtemps qu'il est employé dans ce cas dans quelques districts de la campagne : c'est un médicament officinal, employé comme diurétique et comme *tisane* en France. La première connaissance que j'en fis fut chez un malade de province affecté d'un rétrécissement prononcé ; les fréquentes et douloureuses envies d'uriner auxquelles il était sujet étaient évidemment soulagées par ce remède, auquel il avait recours depuis longtemps, plus que par aucun autre moyen médicinal de mon invention. C'est pourquoi je suis venu ici attester son pouvoir ; et j'ai dans l'idée qu'il a une plus grande valeur dans le cas que je viens d'indiquer, et dans ceux de calculs rénaux spécialement, que dans l'irritation prostatique. Et pourtant, dans ces cas aussi, lorsqu'il y a indication de diminuer la fréquence et la douleur des mictions, il est encore utile sans aucun doute ; il produit souvent une amélioration là où le bucco, le pareira brava, la busserole et autres infusions, ont échoué. Le mode d'administration que j'ai adopté est le suivant. On fait bouillir lentement de 60 à 120 grammes de la tige souterraine séchée, vulgairement appelée racine, dans un litre d'eau, jusqu'à ce qu'il soit réduit à un demi-litre ; on filtre le liquide, et on le fait prendre tiède ; un tiers trois fois dans les vingt-quatre heures. Comme tous ces autres agents, on peut le donner, en règle générale, seul pour observer ses effets, bien qu'il puisse aussi servir de véhicule aux acides et aux bases, lorsqu'on le désire. Il est quelque peu diurétique, et peut-être légèrement apéritif.

Feu le docteur Prout employait une décoction de *salicaire*, et la considérait comme très-rapprochée dans ses propriétés de celles de la busserole (voyez la note de la page 436). Elle était autrefois officinale dans la Pharmacopée de Dublin. La dose est de 30 à 60 grammes (2). C'est sur la même recommandation qu'a été conseillée une infusion d'*alchimille*, quand l'urine est alcaline et phosphatique. C'est dans ces circonstances, dit le docteur Prout, qu'« une infusion concentrée, prise fréquemment, donne

____

(1) *Chiendent.* — James, dans son *Medicinal Dictionary*, Londres, 1743, en parle ainsi : « La décoction de racines que l'on boit a de l'effet contre les tranchées, la difficulté à uriner, les ulcères de la vessie, et elle détruit les calculs. (Voyez *Dioscoride*, I, IV, c. 30.) Il est aussi apéritif et adoucissant. » La vertu lithontriptique de cette plante a été aussi indiquée par Boerhaave, et confirmée par un grand nombre d'expériences. John Gerard, dans son fameux *Herball* (2ᵉ édit., London, 1623), en parle dans les mêmes termes. Chez les auteurs anciens, il jouissait d'une grande réputation. Paul d'Egine l'indique plus fréquemment qu'aucun autre remède dans les affections urinaires.

(2) *Salicaire* ou *Lysimaque pourpre épineuse.* — Elle a été surtout employée contre la diarrhée et la dysenterie, à cause de ses propriétés mucilagineuses et astringentes. En décoction, on fait bouillir 30 grammes de racine dans un demi-litre d'eau.

lieu parfois à un grand soulagement » (1). Le pouvoir dissolvant sur les dépôts phosphatiques, dont on attribuait la réputation à cette plante, venait, d'après le docteur Prout, de l'acide malique qu'elle renferme. J'en ai usé largement pendant les sept dernières années, et je la regarde comme un des meilleurs agents que nous ayons contre les cas douteux ou obscurs de cystite chronique, et parmi eux ceux qui dépendent d'une affection rénale. Mais, dans toutes les formes de maladie amenant des envies d'uriner fréquentes et douloureuses, elle demande à être essayée de bonne heure. Elle est toujours supportée par l'estomac, et n'est pas désagréable au goût. On la formule ainsi : Faites infuser pendant une heure 30 grammes de la plante dans un demi-litre d'eau bouillante; filtrez, et faites prendre 100 ou 120 grammes du liquide trois ou quatre fois par jour. Un autre médicament que j'ai essayé dans ces derniers temps est l'*Achillea millefolium* (vulgairement *millefeuille*) ; on en fait une infusion semblable, et l'on en administre la même dose. Je n'en puis encore parler avec la même confiance que j'ai accordée au remède précédent.

Le *matico* (2), bien connu pour son pouvoir astringent, semble avoir été employé avec avantage dans une forme de cystite qui accompagne fréquemment l'hypertrophie de la prostate. Le docteur Neligan dit : « J'ai trouvé la teinture très-utile dans le traitement du catarrhe de la vessie chez les gens âgés (3). » On peut aussi employer l'infusion, avec ou sans la teinture, à la dose de 30 à 60 grammes. Il renferme un principe volatil, qui paraît ressembler à celui du cubèbe, et qui a une action analogue.

La décoction de *polygala* exerce peut-être une influence bienfaisante sur la sécrétion muqueuse de la vessie. J'ai été conduit à l'essayer à cause de la réputation qu'elle possède dans les cas de catarrhe bronchique chez les gens âgés. La dose pourrait être de 30 à 45 grammes deux ou trois fois chaque jour.

Le docteur Gross cite des cas qui viennent éclairer sur la valeur de l'*epigea repens* (4) dans la cystite chronique avec catarrhe. On l'administre sous la forme d'une décoction, à la dose de 60 grammes, fréquemment répétée. Analogue à la busserole, et ayant des titres presque égaux en utilité dans la maladie que je viens d'indiquer, mentionnons la *chimaphile*,

(1) *Alchimille*, plante indigène. — Elle est astringente, et jouit d'une vieille réputation populaire pour la guérison de la gravelle et des calculs. L'infusion est faite de 30 grammes de feuilles sèches et d'un demi-litre d'eau bouillante. (Prout, *the Nature and Treatment of Diabetes*, 2e édit., p. 185.)

(2) Le *matico* appartient à la famille naturelle des pipéracées, qui fournit le cubèbe et les autres poivres. L'infusion, que l'on prescrit généralement, se prépare avec 30 grammes de matico dans un demi-litre d'eau bouillante.

(3) Neligan, *Medicines, their Uses and Modes of administration*, 4e édit. Dublin, 1854, p. 76.

(4) Gross, *Op. cit.*, 2e édit., p. 228. — *Epigea repens*, arbuste rampant, diurétique et astringent. — La décoction se compose de 30 grammes de feuilles sèches dans un demi-litre d'eau bouillante. Cette plante paraît se rapprocher beaucoup de l'*uva-ursi*. Un autre remède américain est le *Phytolacca decandra*, ou *herbe à laque*, employé pour soulager l'irritabilité simple de la vessie. Le docteur Gross dit: « Le docteur Physick avait l'habitude de prescrire, avec un succès manifeste dans cette affection, la teinture saturée de phytolaque. Il la donnait à la dose de 7gr,50 toutes les sept ou huit heures. » (*Op. cit.*, p. 262.)

ou *gazon d'hiver*. Elle s'emploie sous forme de décoction à la dose de 30 à 60 grammes, et l'on peut la fortifier, quand la chose est nécessaire, par l'adjonction de l'extrait (1). L'infusion de graines de *carotte sauvage* (2) ne doit pas être oubliée ; elle exerce une influence sédative sur certains états d'irritabilité de la vessie. On lui a supposé une action particulière dans la strangurie causée par l'application d'un vésicatoire.

Tous ces médicaments agissent probablement, jusqu'à un certain point, par leurs propriétés diurétiques ; amenant un flot d'urine très-aqueuse, ils diminuent ainsi les qualités irritantes de ce liquide, tandis qu'ils peuvent exercer en même temps une certaine action sur la muqueuse comme astringents, et obvier à l'exagération de sa sécrétion. L'huile volatile contenue dans quelques-unes de ces substances, et en particulier dans le bucco, peut, au lieu d'agir comme diurétique, exercer une certaine influence, appelée spécifique, sur la tunique muqueuse de la vessie (influence calmante), lorsque cette membrane est dans un état d'irritabilité ou d'excitation vulgairement connu sous le nom d'inflammation chronique avec catarrhe. Ce qui semble indiquer la possibilité de ce fait, c'est qu'on obtient un résultat semblable en administrant certains balsamiques dans les mêmes circonstances. Tout le monde admet la valeur des petites doses de copahu dans le catarrhe chronique de la vessie. Il mérite qu'on l'essaye, et produit souvent une amélioration dans les symptômes. S'il réussit, le résultat apparaît bien vite ; et il n'y a rien à gagner à persister dans son emploi, soit en augmentant les doses, soit en l'administrant longtemps de suite. Parfois même une augmentation au-dessus de sept ou huit gouttes paraît diminuer l'amélioration. On peut le mêler avec quinze à vingt gouttes de solution de potasse, un peu d'acacia et une quarantaine de grammes de mixture camphrée, ou quelque véhicule agréable ; si on le préfère, on peut l'administrer en capsules. De quelque manière qu'il agisse, le malade éprouve souvent une amélioration, quand la miction est difficile, et que l'urine est chargée de pus et de mucus.

La *térébenthine de Chio* a été recommandée à la dose de 25 à 30 centigrammes par Sir Benjamin Brodie. Ce médicament et de petites doses de cubèbe (60 centigrammes à 1 gramme), employés simultanément, ont paru utiles pour réprimer le catarrhe. L'huile volatile peut être substituée à la poudre, si on le préfère, à la dose de dix gouttes, sur du sucre ou dans un mucilage, ou mieux encore la préparation connue sous le nom de « liqueur de cubèbe », qui, lorsqu'elle est bien faite, est la forme la plus élégante et la plus efficace. M. Coulson dit beaucoup de bien d'un autre

---

(1) La *chimaphile (chimaphila umbellata)* jouit depuis longtemps d'une réputation considérable en Amérique, à la fois dans les affections urinaires et la scrofule : pour cette dernière, elle a été considérée comme un spécifique. Elle est diurétique et astringente. Pour la décoction, faites-en bouillir 30 grammes dans les trois quarts d'un litre d'eau, jusqu'à réduction à un demi-litre, et filtrez. — *L. Ph.*

(2) *Daucus carota*, carotte commune ou sauvage. 30 grammes de graines dans un demi-litre d'eau bouillante, telles sont les quantités pour l'infusion. La dose est de 60 à 90 grammes toutes les deux ou trois heures.

médicament balsamique, la teinture composée de benjoin, à la dose de 3 grammes et demi trois fois par jour (1).

Les *émollients* forment une autre classe de ces utiles agents. Ce sont, pour la plupart, de simples solutions mucilagineuses ou gommeuses formant un agréable moyen de diluer la sécrétion rénale, en même temps qu'elles offrent à l'organisme un léger aliment, et dans quelques cas peut-être une influence thérapeutique spéciale. En tout cas, les émollients forment d'utiles véhicules pour l'administration des acides et des bases, lorsque ceux-ci deviennent nécessaires ; quoique donnés à l'origine à cause de certaines qualités adoucissantes et médicatrices des affections urinaires qu'on leur supposait, en vertu de leur caractère mucilagineux, il n'y a aucune raison d'attribuer leur influence bienfaisante à ce caractère spécial, qui doit nécessairement disparaître dans la marche de la digestion et de l'assimilation.

Parmi les plus utiles, on trouve la décoction de *Mauve de marais* ou, en son absence, de *mauve commune*, la décoction de *carragaheen*, ou *mousse d'Irlande* ; l'infusion de *graine de lin*, la décoction d'*orge*, mieux connue sous le nom d'*eau d'orge*, et la solution de *gomme arabique* dans l'eau (2).

Un autre médicament, qui a acquis en Amérique une très-grande réputation contre les affections urinaires, et a été dernièrement importé en Angleterre, c'est la couche interne de l'écorce de l'*orme poli* (*Ulmus fulva*). Cette écorce semble posséder peu de propriétés, mais des propriétés adoucissantes, et cela certainement à un haut degré. L'infusion forme une boisson agréable par elle-même, et sert fort bien de véhicule pour d'autres agents. La formule suivante, que j'ai employée, répond très-bien à toutes les exigences. Faites macérer 45 grammes d'écorce dans un demi-litre d'eau bouillante pendant six heures ; filtrez après expression. La Pharmacopée des États-Unis n'en indique que 30 grammes pour un demi-litre d'eau, mais la solution n'est pas assez mucilagineuse. Par la cuisson, l'écorce abandonne d'autres matières qui rendent la solution désagréable, parfois même inutile.

Il est impossible de nier ce fait que les chirurgiens les plus expérimentés dans la pratique ont soutenu les opinions les plus opposées relativement à l'efficacité de chacun des principaux médicaments que nous venons d'énumérer. Il n'est plus possible d'hésiter à en conclure, ou bien que les vertus

____

(1) Coulson, *ouvr. cité*, p. 169.

(2) Comme on demande souvent de bonnes formules sur ces véhicules simples, mais utiles, j'en ai indiqué ici quelques-unes, sur lesquelles je sais que l'on peut compter, pour les avoir moi-même fréquemment employées.

Décoction de mauve des marais. — Faites-en bouillir 90 grammes dans un litre et demi d'eau, jusqu'à ce qu'il soit réduit à un litre.

Décoction de mousse d'Irlande. — Nettoyez et lavez 30 grammes de mousse, puis faites bouillir avec un litre et demi d'eau, jusqu'à réduction à un litre. L'eau peut être remplacée par du lait, quand on veut obtenir un médicament plus nutritif.

Décoction de graine de lin. — Faites bouillir 30 grammes de graines entières dans un litre d'eau pendant une heure.

Décoction d'orge. — Faites bouillir 60 grammes d'orge dans un demi-litre d'eau pendant cinq minutes, et retirez le liquide du feu. Ajoutez deux litres d'eau à l'orge, et faites bouillir jusqu'à ce que le tout soit réduit à un litre.

Eau de gomme. — 30 grammes de gomme pure dissoute dans un demi-litre d'eau.

de ces agents ont été prisées trop haut, par le fait d'une estimation fondée sur quelques cas heureux, mais exceptionnels, c'est-à-dire sur des cas qui ont marché très-favorablement avec l'usage du médicament, mais qui ont été en réalité des exemples d'amélioration *post hoc* plutôt que *propter hoc ;* ou bien que le choix des médicaments donnés spécialement dans chaque forme ou chaque phase de la maladie n'a pas été toujours heureux, d'autant plus que l'on n'a pas encore défini nettement ni même découvert les indications appropriées et particulières à chaque médicament. Il en résulterait que les succès ont été dus en partie au hasard, et qu'ils pourraient se multiplier si ces substances étaient administrées avec plus de discernement.

Cette dernière supposition n'est pas sans fondement, et il est loin d'être improbable que les trois médicaments principaux les plus populaires contre les affections urinaires se prescrivent parfois, peut-être même assez souvent, d'une manière quelque peu empirique et au hasard. Cette opinion se trouve fortifiée par le succès plus grand qui résulte, dit-on, de leur emploi combiné, méthode plus populaire à l'étranger que chez nous. J'ai eu, il y a quelque temps, un malade américain affecté de cystite suite d'obstruction, qui avait depuis longtemps retiré un grand bénéfice de la mixture suivante, et je dois confesser que je l'ai prescrite plus tard avec avantage dans des cas semblables :

℞ Feuilles de busserole.... 60 gram. | Racines de pareira brava.... 60 gram.

Faites bouillir ensemble dans un litre et demi d'eau, et réduire à un litre, et filtrez. 60 à 90 grammes à prendre de quatre ou cinq fois par jour. On peut y ajouter, après refroidissement, si on le désire, de la teinture de bucco (1).

Nous allons résumer brièvement les indications qui, je le pense, nous guideront le mieux dans le choix des principaux agents médicinaux que nous avons énumérés.

On peut agir sur une sécrétion chronique de la muqueuse vésicale, très-abondante, liée au relâchement et à la faiblesse de l'organe, sans inflammation, au moyen de la busserole, de l'alchimille, et aussi du polygala et du pareira. On dit que la chimaphile est également indiquée dans cette forme d'affection. Dans la simple irritabilité de la vessie, c'est-à-dire quand

---

(1) Des éclaircissements sur la manière de prescrire ces remèdes aux États-Unis nous sont donnés par le docteur Gross, dans son ouvrage déjà cité : « On peut souvent employer avec avantage un mélange de quelques-unes des drogues mentionnées ci-dessus. Certes le résultat est d'ordinaire plus apparent lorsqu'elles sont données de cette manière, que quand on les emploie séparément. J'ai depuis longtemps l'habitude d'administrer, avec le meilleur effet, un mélange de bucco, de busserole et de cubèbe, parfois sous la forme d'une infusion, plus généralement sous celle d'une teinture, donnée plusieurs fois par jour, avec une petite quantité de bicarbonate de soude. A l'occasion, quelques gouttes de baume de copahu, la teinture muriatique martiale, ou l'acide nitrique dilué, seront ajoutés avec avantage à chaque dose de ces médicaments. »

Le docteur Gross ajoute, assez naturellement, « quand ils sont ainsi combinés, il est tout à fait impossible de déterminer le mérite qui est dû à chacun en particulier ». (Gross, *On the Diseases, Injuries and Malformations of the Urinary Organs.* Philadelphia, 1855, p. 229.)

les envies d'uriner sont fréquentes, en l'absence des causes et des symptômes d'une inflammation aiguë, le chiendent, l'alchimille, et peut-être la busserole, donnent les meilleures chances de succès; mais le premier est utile aussi dans les états inflammatoires.

Lorsqu'il y a un peu d'inflammation chronique (et pas d'aiguë), mise en évidence par l'irritabilité de la vessie, une petite douleur au-dessus du pubis, une très-grande sensibilité au passage de la sonde, on retire souvent bénéfice de l'emploi de certaines sortes d'huiles volatiles excrétées par le rein et venant imprégner l'urine. Une des formes les plus simples, les plus sûres et les plus digestibles, se rencontre dans l'infusion de bucco. On peut l'employer seule, ou avec l'addition de 15 à 20 gouttes de teinture ou de solution de cubèbe : cette dernière peut être remplacée par quelques gouttes de térébenthine ou de copahu ; mais ces médicaments sont plus enclins à peser sur l'estomac ; pourtant ils exercent parfois une heureuse influence quand le simple bucco a échoué, spécialement dans les cas où il y a aussi beaucoup de catarrhe.

Un point important dans l'emploi des décoctions et infusions, c'est de les administrer libéralement. Les doses ordinaires, par cuillerées à bouche, n'ont, je pense, presque aucune valeur. On doit donner de 300 à 450 grammes par jour pour en obtenir avantage dans le plus grand nombre des cas. Du reste, j'ai réussi de cette façon après avoir échoué avec de petites quantités. Autrefois on paraissait les administrer de cette façon (1).

Je dois mentionner un mélange excellent, que je dois au docteur Gross ; il est utile dans les états d'irritabilité, et même dans certains états inflammatoires de la vessie. 45 grammes de feuilles de busserole et 15 grammes de houblon infusés dans un litre d'eau bouillante, en vase clos, pendant deux heures ; un verre à boire à prendre plusieurs fois par jour. Le docteur Gross écrit ceci : « Ce mélange opère souvent comme un charme ; il diminue rapidement la douleur et le spasme au col de la vessie, et contribue puissamment à la guérison (2). »

Toutefois il ne faut pas oublier que quelques-unes de ces infusions ont été administrées en général concurremment avec d'autres agents, et avec l'usage d'autres moyens, qui ont peut-être contribué en réalité largement au résultat favorable, quoique, par suite des circonstances, on n'ait pu leur accorder grand crédit. Les agents dont je veux parler sont les acides et les bases. Il n'était pas commode de prescrire les solutions végétales en question sans les faire rentrer dans l'une ou l'autre des deux importantes catégories de corps que je viens de nommer, et il nous faudra un grand nombre d'observations de leur effet, quand ils sont sans mélange, avant de connaître leurs propriétés spécifiques d'une manière plus précise que maintenant.

(1) Des doses d'un demi-litre, deux ou trois fois par jour, se trouvent indiquées pour la décoction de busserole et de pareira brava mélangés, dans l'ouvrage de Blackie : *Disquisition on Medicines that dissolve the Stone*, etc. London, 1771, p. 182. Ce n'est là qu'un exemple, au milieu de beaucoup d'autres semblables que l'on pourrait rapporter à la même date.

(2) Gross, *On the Diseases, Injuries and Malformations of the Urinary Organs*, 2ᵉ édit., p. 186.

Cette remarque nous amène à étudier l'influence de ces agents chimiques dans la cystite chronique.

On ordonne toujours les acides minéraux quand l'urine est alcaline et qu'elle a une tendance à laisser déposer des phosphates terreux. Mais de fortes doses elles-mêmes, administrées par la bouche, n'exercent pas d'action marquée sur la réaction chimique de cette urine. Comme toniques du système général, dans de telles circonstances qui se présentent souvent, ils peuvent être utiles. Mais il est loin d'en être autrement avec la classe opposée, celle des bases. Par leur moyen, nous pouvons agir promptement et énergiquement sur la sécrétion du rein, et changer une urine acide en urine fortement alcaline, lorsque nous le voulons. On les a longtemps considérées presque comme des spécifiques sédatifs de la vessie dans le cas d'inflammation ou d'irritation, et elles ont peut-être droit à une plus grande confiance, dans de telles occasions, qu'aucun autre médicament connu (1). Telle est au surplus, sans aucune hésitation, ma propre expérience.

A ce sujet, nous avons trouvé des éclaircissements plus complets dans les observations du docteur Owen Rees. Il est arrivé à cette conclusion que, même quand l'urine est alcaline, les alcalins produisent souvent une amélioration beaucoup plus grande qu'aucun autre médicament; ils diminuent l'irritation produite dans l'organe par une urine ayant ces caractères, et tendant à lui rendre son acidité normale. Il a semblé au docteur Rees, pour citer ses propres paroles, « qu'un état alcalin de l'urine résultait très-fréquemment d'une maladie des surfaces muqueuses sur lesquelles l'urine avait à passer avant son excrétion, et qu'une urine sécrétée avec ses caractères normaux acides arrivait souvent, grâce à cet état de la muqueuse, à posséder une forte réaction alcaline et à renfermer un dépôt de phosphates terreux. Le malade, par le fait, sécrétait une urine saine; l'écart de l'état normal consistait en ce fait que l'urine devenait alcaline sous l'influence de la maladie de la muqueuse des voies urinaires. Que la sécrétion de la muqueuse urinaire soit assez fortement alcaline et en quantité suffisante pour neutraliser l'acidité d'une urine normale, c'est ce que j'ai démontré par l'expérience sur la surface enflammée du bas-fond d'une exstrophie de la vessie dans un cas où les parois abdominales faisaient défaut, difformité congénitale qui n'est pas très-rare. Comme confirmation de ces idées, j'ai pris soin de reproduire ce fait dans plusieurs cas d'urine alcaline où j'ai réussi à obtenir une sécrétion acide normale, en rendant l'urine moins acide, et par là moins irritante; et en persévérant dans cette direction, jusqu'à ce que l'état inflammatoire eût disparu, je parvins à obtenir la réaction normale acide de l'urine, à sa sortie de la vessie (2). »

En procédant d'après ce principe, le docteur Rees recommandait les sels

______

(1) Cette manière de voir est celle de M. Adams (*Anatomy and Diseases of the Prostate Gland*, 2e édit., 1853, p. 42, 43). Il compare leur influence à celle du sulfate de quinine dans la névralgie, et donne la préférence, parmi les sels alcalins ordinaires, au carbonate de soude.

(2) G. Owen Rees, M. D., F. R. S., *On the Pathology and Treatment of Alkaline Conditions of the Urine* (*Guy's Hospital Reports*, 3e série, 1855, vol. I, p. 300, 301).

où la base est combinée avec un acide végétal, spécialement le citrate de potasse et le tartrate double de potasse et de soude; ce dernier si l'intestin demandait un laxatif, le premier dans le cas opposé. Tous deux exercent une influence puissante en neutralisant l'acidité de l'urine, et cela malgré l'action laxative que possède également l'un d'entre eux. J'ai observé souvent les bons effets d'une solution de potasse ou de citrate de potasse, aussi longtemps qu'on désire de produire sur l'urine un effet alcalin. Dans une série d'articles sur l'irritabilité de la vessie, publiés il y a déjà longtemps dans la *Lancet* en 1854, j'ai établi que ces médicaments s'étaient montrés dans mes mains plus utiles pour le but à atteindre que l'eau de Vichy (*Lancet*, vol. I, p. 439). Sa valeur sous ce rapport a été observée et indiquée au commencement de ce siècle (1). Mais ce n'est pas d'une façon invariable que les alcalins exercent une influence bienfaisante sur ces cas. Au contraire, j'ai vu l'état alcalin de l'urine sensiblement augmenté par leur emploi à doses modérées. Et il arrive assez fréquemment qu'à hautes doses les alcalins augmentent l'irritabilité de la vessie; surtout quand ils sont administrés sous forme de sels neutres, comme les citrates ou les bicarbonates. Après tout, pour ma part, je dois confesser ma préférence croissante pour un vieux remède à la mode autrefois, la solution de potasse, à doses modérées et considérablement diluée. Pour l'eau de Vichy, ce remède populaire, je ne saurais lui consacrer que la plus petite place.

Dans les cas très-rares où l'urine est sécrétée avec un défaut de principes acides et où les phosphates terreux se déposent d'habitude, le jus de limon est peut-être la forme la meilleure pour produire la réaction. Mais les cas auxquels nous avons affaire ne rentrent pas dans cette catégorie : l'acalinité se produit dans la vessie, l'urine arrivant des reins en cet endroit avec ses caractères normaux acides, comme on peut le démontrer aisément au moyen de la sonde. L'acide benzoïque a aussi une influence analogue, mais il est moins facile à administrer, à cause de son extrême insolubilité dans l'eau. Quand on peut le prendre et qu'il est supporté par l'estomac, non-seulement il rend l'urine acide, mais il triomphe des mictions fréquentes. 1 gramme d'acide benzoïque demande 6 grammes d'alcool rectifié pour se dissoudre; cette quantité doit être prise dans un verre d'eau (où elle se précipite dans un état de division extrême) et avalée sur-le-champ. On peut le donner en poudre, avec une quantité égale ou moitié moindre de sucre; on peut aussi le suspendre dans du sirop simple ou dans un mucilage d'acacia. Peut-être une meilleure forme encore est-elle

---

(1) Il est intéressant de faire observer que nous n'avons pas de nouvelles observations de sels formés par une combinaison des acides végétaux avec les bases alcalines, ayant pu communiquer, pris par la bouche, une réaction alcaline à l'urine; bien que nous ayons une découverte de chimie, comparativement récente, pour expliquer ce fait. Il y a plus de soixante ans que sir Gilbert Blane avait l'habitude de prescrire du citrate de potasse dans le but précis de rendre l'urine alcaline. Voyez son mémoire : *On the Effects of large doses of mild Vegetable Alkali*, lu le 1ᵉʳ novembre 1808, à la *Society for the Improvement of Medical and Chirurgical Knowledge* (*Transactions*, vol. III, p. 339).
Bien qu'on puisse le préparer extemporanément avec facilité au moyen d'acide citrique et de bicarbonate de potasse, on l'administre plus agréablement en bouteilles, sous forme d'eau gazeuse. On fait une excellente solution avec 2 grammes de sel par bouteille.

la pilule composée de 20 centigrammes du médicament et d'une goutte de glycérine; on en prendra deux ou trois, trois ou quatre fois par jour.

3. L'irritabilité de la vessie, avec une douleur qui augmente pendant les efforts répétés pour uriner, est l'un des accompagnements les plus fâcheux de cette affection. Le malade s'affaiblit et s'épuise par la perte du repos et du sommeil, si l'on ne vient pas y porter remède au moyen des sédatifs et des narcotiques; ces derniers spécialement ont une grande valeur. Les opiacés, administrés par le rectum, exercent sur beaucoup de malades la meilleure influence; on peut les donner sous forme de suppositoires ou de lavements. De 10 à 20 centigrammes d'extrait d'opium ou la même quantité d'opium en poudre, ou de 3 à 6 centigrammes de morphine incorporés et mélangés à 1,5 ou 3 grammes de beurre de cacao, telles sont les meilleures formes dans ce but. 5 centigrammes d'extrait de belladone forment une addition très-convenable quand il y a une action spasmodique assez forte; mais parfois elle porte préjudice en paralysant les fibres musculaires de la vessie et en privant entièrement le malade du pouvoir de chasser son urine. Un mélange de quelques centigrammes de jusquiame, de ciguë et de lactucarium peut quelquefois être avantageux. Une forme commune est de 60 à 80 centigrammes du mélange de savon et d'opium; mais il y a un meilleur véhicule pour le médicament actif, c'est le beurre de cacao que j'ai indiqué tout à l'heure, qui ne possède point de qualités irritantes; on s'en plaint quelquefois dans l'emploi du savon.

Lorsqu'on se sert des lavements, la quantité de véhicule sera peu considérable; ils seront mucilagineux, comme, par exemple, 30 à 60 grammes d'amidon ou d'eau d'orge avec 40 à 60 gouttes de laudanum. La forme liquide assure une action plus rapide quand on le désire.

En même temps on peut administrer par la bouche la morphine ou quelque autre préparation d'opium : elle est aisément supportée et elle a une grande valeur dans certains cas. J'ai vu dans certains cas de petites doses, comme un centigramme de morphine en une nuit, produire un effet admirable en chassant l'irritabilité de la vessie; d'ordinaire, le double ou le triple de cette dose est nécessaire. Quand, malheureusement, ce médicament ne réussit pas, j'ai trouvé fort utile d'avoir recours à la chlorodyne de Davenport; on peut aussi s'adresser à la ciguë, à la belladone, au chanvre indien, aux doses élevées de jusquiame et d'extrait de houblon. Parfois de fortes doses de camphre amènent un puissant effet sédatif : une ou deux cuillerées à café d'alcool camphré peuvent être données dans 100 à 120 grammes d'eau ou d'infusion de houblon dans ce but.

4. Quand il y a dans l'urine un dépôt phosphatique ou une forte proportion de mucus, ou bien quand elle est ammoniacale ou fétide, on peut souvent retirer un grand bénéfice des injections pratiquées dans la vessie. Telles sont bien là les circonstances où ce traitement est spécialement applicable. La formule le plus généralement employée est l'acide nitrique dilué dans la proportion de 2 grammes pour un demi-litre d'eau, ce qui est assez pour commencer; puis on augmente graduellement jusqu'à 7 grammes et demi, sans dépasser ce chiffre. Il n'est pas utile d'employer

une forte solution médicamenteuse quand la sécrétion est très-purulente, avec écoulement d'une matière sanieuse, ni quand le malade éprouve beaucoup de douleur. Sir Benjamin Brodie, qui a beaucoup conseillé cette pratique, et depuis longtemps, dans le traitement de la cystite chronique, dit ceci : « Il vaut mieux commencer à laver la vessie à l'eau tiède, puis on injecte la solution acide, en ne la laissant pas séjourner plus de trente secondes dans la vessie. Au début, l'opération ne sera pas répétée plus d'une fois tous les deux jours ; ensuite on pourra y procéder une fois par jour, mais jamais plus fréquemment (1). » La quantité introduite dépend de la capacité de la vessie, et doit varier entre 60 et 120 grammes. On peut ajouter, d'après la même autorité, que les injections « doivent être absolument évitées quand le mucus que laisse déposer l'urine est fortement teint de sang » (2).

J'ai souvent tiré avantage des injections de solutions diluées d'acétate de plomb dans les cas de sécrétion muco-purulente provenant des parois de la vessie. Voici quel est le meilleur mode de procéder. Après qu'on a introduit dans la vessie une sonde flexible, on met son orifice externe en connexion avec un récipient de caoutchouc, et l'on injecte de 50 à 60 grammes d'eau chaude ; on a soin de n'en jamais introduire assez pour causer un sentiment de gêne, encore moins de douleur, par suite de la distension de l'organe ; et après avoir laissé séjourner le liquide environ une demi-minute, on le laisse écouler. Après avoir préparé une solution d'acétate de plomb, 60 milligrammes pour 120 grammes d'eau chaude, on en injecte lentement une petite quantité, qu'on laisse séjourner environ une demi-minute, et s'écouler ensuite. On peut répéter la chose tous les jours. Dans aucun cas, il ne faut excéder 20 milligrammes d'acétate pour 30 grammes d'eau, à moins qu'on ne veuille agir sur un calcul phosphatique, auquel cas on peut employer 60 centigrammes pour 30 grammes (voyez à ce sujet le chapitre XIX, à la fin du volume). Outre l'acide nitrique et l'acétate de plomb, j'ai employé aussi d'autres moyens en injections dans la vessie. Quand l'urine est fétide, deux gouttes d'acide carbolique dans 120 grammes d'eau chaude. Lorsque le patient semble très-éprouvé de la fréquence de ses mictions, et qu'il apparaît un peu de sang dans l'urine avec un fort dépôt muco-purulent, il faut essayer le mélange suivant : biborate de soude, 2 grammes ; glycérine, 7,5 grammes ; eau chaude, 120 grammes. Dans les mêmes circonstances on a dernièrement employé une solution de quinine en injections dans la vessie, dans la proportion de 5 à 10 centigrammes pour 30 grammes d'eau. Cette solution mérite d'être essayée et doit être employée, comme les solutions précédentes, à une température comprise entre 32°,2 et 37°,7 centigrades. Il faut bien faire attention, règle sans exception, de ne jamais introduire plus de 50 à 60 grammes de liquide dans la vessie à la fois. De cette manière on réduira à leur minimum les chances qu'on a de produire l'irritation, et l'on conservera tous les bons effets du lavage.

---

(1) Benj. Brodie, *Lectures on the Urinary Organs*, p. 114.
(2) Idem, *ibid.*, p. 115.

5. L'apparition de sang dans l'urine accompagne très-fréquemment l'hypertrophie de la prostate. Ce peut être une simple hémorrhagie, venue d'une partie quelconque de sa surface, sans provocation, ou bien elle peut être le résultat du passage d'un instrument. Dans ce dernier cas, elle se montre parfois, quoique l'instrument ait été passé avec le plus grand soin et sans causer de douleur, tant l'organe est disposé à saigner dans les cas d'hypertrophie : mais c'est là un fait exceptionnel. L'hémorrhagie peut résulter d'un mouvement du malade après l'introduction d'une sonde d'argent, et quand celle-ci est encore dans le canal; par exemple, quand la sonde a été introduite dans la position couchée, et que le malade se lève pour évacuer le liquide. Il y a des cas dans lesquels, quoique l'instrument passe sans rencontrer d'obstacle, ou même sans causer aucune sensation douloureuse, on aperçoit presque constamment un peu de sang immédiatement, ou bientôt après. A fortiori, l'hémorrhagie peut-elle se présenter, et devenir considérable, quand l'emploi de la sonde est difficile ou cause de la souffrance. On dit souvent que cette circonstance indique l'ulcération de l'organe. Il peut en être ainsi dans des cas rares, mais je sais qu'elle se montre aussi sans qu'on puisse trouver de solution de continuité à la surface après la mort. Il est assez probable que l'hémorrhagie vient des capillaires élargis et engorgés de la muqueuse de la vessie et de la portion prostatique de l'urèthre, dont les veines sont souvent comprimées et probablement obstruées, quand il y a une hypertrophie de la prostate.

Quand l'hémorrhagie est peu abondante, elle ne demande pas d'autre traitement qu'un plus grand soin encore dans l'usage des instruments, ainsi qu'un repos parfait dans la position horizontale pendant quelque temps après le passage de la sonde. Le changement d'une sonde d'argent contre une sonde élastique, ou l'inverse, la fera quelquefois disparaître, ou encore l'emploi d'une sonde d'un à deux degrés au-dessous de celle qui sert habituellement. Si la perte de sang est suffisante pour menacer le malade ou pour produire un effet appréciable sur son état général, il deviendra nécessaire d'employer des médicaments internes. Le chirurgien peut les choisir parmi les suivants, ou les essayer, s'il est nécessaire, dans leur ordre de succession, si le premier n'est pas favorable : Les acides gallique ou tannique (30 à 45 centigrammes) avec ou sans quelques gouttes de teinture d'opium, trois fois par jour, ou plus souvent s'il est nécessaire ; l'alun, ou l'alun de fer, à la dose de 60 centigrammes à 1 gramme ; le matico en teinture ou en infusion ; l'acide sulfurique dans une infusion de roses ; l'acétate de plomb et l'opium ; dix ou douze gouttes de térébenthine suspendues dans un mucilage, et fréquemment répétées. Quelquefois les préparations martiales sont indiquées, spécialement le sesquichlorure, et peuvent être données sous la forme qui convient le mieux à l'estomac du malade. M. Adams préfère l'emploi des alcalins dans ces circonstances, et il dit que « parmi les médicaments internes, les simples sels de soude et de potasse, tels que les carbonates, à doses fractionnées et répétées, sont décidément préférables aux acides » (1). Sir B. Brodie parle d'un cas où

____
(1) Adams, *op. cit.*, p. 116.

l'hémorrhagie a cessé pendant l'administration du styptique de Ruspini (1). Je l'ai employé, mais sans y trouver aucun avantage. Si l'hémorrhagie est considérable, que la vessie se distende parfois énormément, et que l'on puisse délimiter une vaste tumeur s'étendant sur la ligne médiane jusqu'à l'ombilic, ou plus haut encore, alors il faut adopter d'autres moyens. On appliquera au périnée et à l'hypogastre des vessies contenant de la glace ; le malade gardera dans son lit le repos le plus parfait ; sa personne sera légèrement couverte, et les couvertures seront écartées du corps au moyen d'un cerceau. On peut injecter à différentes reprises 60 à 80 grammes d'eau glacée dans le rectum, si cela peut se faire sans trop déranger le malade par l'action que l'on produit sur ses intestins, auquel cas il vaudrait mieux y renoncer ; il serait peut-être préférable d'introduire dans le rectum de petits morceaux de glace. Il est recommandé de passer une sonde dans la vessie et de broyer le caillot ; on tentera d'en enlever des fragments en appliquant un vase aspirateur ou une seringue sur l'extrémité de l'instrument. Pour ma part, je conseille de ne pas intervenir, à moins que ce ne soit absolument nécessaire à cause de la rétention d'urine, et je puis à peine croire que celle-ci puisse être occasionnée par la présence du caillot. Je suis sûr d'avoir vu de nouvelles hémorrhagies produites par cette méthode. Les meilleurs résultats que j'aie obtenus ont été ceux dans lesquels, après avoir passé tout d'abord une sonde pour vérifier l'état des choses, j'ai décliné toute intervention mécanique. Dans l'un des premiers cas que j'ai ainsi traités, la vessie était si pleine, qu'elle ressemblait à l'utérus d'une femme enceinte. Le malade était exsangue ; il avait un pouls petit et très-faible. J'ordonnai de l'acide gallique et de l'opium toutes les heures ; ce dernier jusqu'à ce que fussent abolis les efforts douloureux et spasmodiques pour évacuer le contenu de la vessie : c'est là une complication fréquente qui cause une grande angoisse ; de la nourriture constamment, par cuillerées à café ; un repos absolu et des applications locales de glace. Le sang frais cessa de filtrer par l'urèthre, et en peu d'heures l'urine se mit à couler si épaisse et d'une teinte si foncée, qu'elle ressemblait à du sang en grumeaux. Dans l'espace de quarante-huit heures, elle devint peu à peu plus claire, la vessie diminua, et enfin la totalité du caillot put se dissoudre et venir sous forme de solution. Le malade est maintenant parfaitement guéri. L'indication me semble formelle de ne pas intervenir, à moins qu'il n'y ait une rétention absolue. Le broiement, ou toute autre manœuvre exercée sur le caillot peut provoquer un nouvel écoulement de sang ; l'enlèvement hâtif du contenu de la vessie peut parfaitement rouvrir les orifices des vaisseaux fermés par des caillots et comprimés par la masse contenue dans la vessie. On ouvre ainsi une nouvelle cavité où il peut de nouveau s'épancher du sang. D'ailleurs nous n'avons aucun motif de considérer le caillot comme une chose très-nuisible à laquelle on doive donner issue à tout hasard ; on se gardera bien d'adopter certains moyens qui ne sont recommandés par aucune autorité, comme d'injecter plusieurs onces

(1) Adams, *op. cit.*, p. 201.

d'un fort mélange d'acide acétique et d'eau dans la vessie pour faire dissoudre le caillot. Le pouvoir dissolvant de l'urine, qui est normalement à une température de 37°,7 centigrades, m'a paru remarquablement grand, et ce n'est pas seulement un des agents les plus actifs, mais aussi le plus sûr pour arriver au but qu'on se propose.

Il peut arriver, dans un petit nombre de cas, qu'il faille recourir aux moyens mécaniques indiqués plus haut pour enlever des caillots très-adhérents; on a même ouvert la vessie au-dessus du pubis, dans ce but (1); mais de telles nécessités sont heureusement fort rares, et je suis persuadé que, dans la majorité des cas, nous arriverons plus sûrement à un résultat favorable en permettant à la nature de faire son œuvre, sans aucune hâte de notre part à lui offrir notre assistance. Il est vrai que l'incommodité occasionnée au malade par la sensation du besoin urgent d'uriner, et le désir de vider sa vessie, sans compter la douleur et le spasme qui accompagnent parfois, mais non toujours, cet état, indiquent qu'il y a quelque chose à faire pour enlever les caillots. Dans ces circonstances, surtout si le malade est fort affaibli, l'usage de l'opium, par la bouche ou le rectum diminuera beaucoup la souffrance, et nous pouvons encore, pour l'amélioration, nous fier au cours des événements sans avoir recours à des instruments. J'ai vu plusieurs cas semblables depuis que les remarques précédentes ont paru dans la première édition, et je suis plus que jamais convaincu qu'elles indiquent bien le seul parti à prendre dans les circonstances signalées. Mais quand il paraît absolument nécessaire d'adopter une intervention mécanique, comme dans certains cas où le malade a perdu depuis longtemps tout pouvoir d'uriner par ses seuls efforts, et réclame toujours dans ce but l'emploi de la sonde, on doit procéder avec la plus extrême précaution; car le col de la vessie, source probable de l'hémorrhagie, est nécessairement exposé à quelque danger et à quelque pression à chaque mouvement que la sonde exécute à l'intérieur de la cavité. Et pourtant, lorsque la nécessité est là, il faut passer une grosse sonde, à laquelle on adapte une seringue ou une pompe *stomacale;* c'est par ce moyen qu'on extraira la plus grande partie du caillot. L'appareil évacuateur de M. Clover, pour les débris de calculs dans la lithotritie, est le meilleur de tous les moyens employés dans ce but, et d'ordinaire le plus efficace. Ensuite on peut injecter de l'eau froide ou une infusion froide, et même glacée, de matico, à la quantité seulement de 60 grammes à la fois, pour arrêter tout écoulement sanguin, et l'on peut laisser à demeure dans la vessie une sonde de caoutchouc vulcanisé, si l'urine ne s'écoule pas volontairement.

6. Un des accidents les plus gênants de l'hypertrophie de la prostate, c'est parfois l'incontinence d'urine. Sous ce nom, je ne comprends pas le regorgement dû à l'engorgement de la vessie, auquel remédie la sonde,

_____

(1) M. A. Copland Hutchinson, avec l'aide de Sir A. Cooper, a ouvert la vessie au-dessus du pubis, et enlevé un caillot de plus d'une livre, douze heures seulement après le début de l'hémorrhagie. Il sentit, par la cavité de la vessie, une hypertrophie de la prostate. Le malade mourut trois jours après l'opération, et il n'y eut point d'autopsie. (*London Med. Repository*, 1824, vol. XXII, p. 128.)

appelé habituellement incontinence, et que j'ai déjà entièrement étudié, mais une impossibilité réelle, de la part de la vessie, de garder plus d'une petite quantité d'urine, état dans lequel les besoins d'uriner sont fréquents et irrésistibles. Aussitôt que la vessie a reçu 30, 60 ou 90 grammes d'urine, celle-ci commence à couler, en l'absence d'aucun effort volontaire de la part du malade. Ceci peut tenir, quoique rarement, comme nous l'avons déjà montré dans le chapitre IX, à une particularité dans la forme de l'hypertrophie, qui maintient béant d'une façon anormale l'orifice vésico-uréthral. Si les besoins fréquents d'uriner ne dépendent pas d'une cause guérissable par les médicaments, telle que l'irritabilité ou l'inflammation de la muqueuse vésicale, mais d'une source organique dont la nature a été indiquée, un récipient approprié (utile souvent aussi dans le dernier cas) est le principal remède, et doit être porté d'une manière presque constante. Tels sont les vases de caoutchouc, qui sont d'une grande efficacité dans ce but. Ils sont trop connus pour nécessiter ici une description.

7. Un autre résultat d'un obstacle au col de la vessie venant d'une hypertrophie de la prostate est une susceptibilité de l'organe à la congestion et à l'inflammation sous l'influence de très-faibles causes ; quelques réflexions sur la direction à suivre vont terminer cette partie du traitement.

Des circonstances diverses, dont les plus communes sont l'exposition au froid et à l'humidité, surtout en dehors des portes, les mouvements occasionnés par une longue marche, l'équitation, l'abus des stimulants alcooliques et des excitations sexuelles, produiront d'une manière soudaine une augmentation de difficulté à uriner, rarement aussi un écoulement abondant muco-purulent par l'urèthre ; quelquefois celui-ci est teinté de sang. Ce symptôme peut s'accompagner d'un léger accès de fièvre. On guérit par le repos au lit, les fomentations chaudes, les bains de siége chauds, un laxatif doux et un traitement sédatif ; des lavements tièdes peuvent procurer aussi un grand soulagement. On videra la vessie de la façon usuelle, avec une sonde élastique plus petite que celle qu'on emploie d'ordinaire, si l'urèthre est plus sensible que d'habitude. A l'occasion aussi on se trouvera bien de quelques sangsues au périnée ou autour de l'anus. Des ventouses sèches au périnée peuvent être parfois aussi efficaces, ce qui rendra inutile la perte de sang. Le traitement peut n'être pas autrement antiphlogistique, parce que l'âge et la constitution que l'on rencontre chez ces malades indiquent qu'il faut remonter l'état général du sujet par une bonne nourriture, parfois y ajouter la quantité nécessaire de stimulants ; dans la majorité des cas, il n'est pas utile de les diminuer d'une façon notable, sinon pas du tout. On doit considérer ces accès comme ayant un caractère congestif, ou au moins comme des affections inflammatoires subaiguës de l'urèthre et de la prostate ; ils sont essentiellement différents de l'affection connue habituellement sous le nom de prostatite aiguë, et déjà étudiée au chapitre III.

II. — Le TRAITEMENT GÉNÉRAL ET LES PRÉCAUTIONS que doit prendre un malade affecté d'hypertrophie de la prostate vont maintenant faire l'objet de notre étude.

Il y a une grande importance à maintenir dans leur état normal toutes les fonctions de l'individu, parce que le plus léger dérangement peut amener une aggravation des symptômes locaux. Une attaque de catarrhe, une indigestion, un état de constipation habituelle, peuvent augmenter l'obstacle au cours de l'urine, aussi bien que l'irritabilité de la vessie. Les principes sur lesquels se fondent la diète, le régime et les précautions que le malade doit prendre ne sont donc point difficiles à comprendre, ni à appliquer. On aura besoin d'y introduire des modifications selon tel ou tel cas ; mais nous devons esquisser ici un plan général, et il ne sera pas souvent nécessaire de s'en écarter.

D'abord, pour la nourriture, le malade se réduira aux aliments simples, mais nourrissants, qui sont de facile digestion, comme le lui a montré sa propre expérience. Des viandes tendres, modérément cuites et succulentes (et parmi les meilleures se trouve le mouton), seront permises au moins une fois par jour ; on les fera alterner avec de la volaille ou du gibier, parfois avec du poisson, des légumes bien cuits, du fruit en quantité modérée, les premiers à l'habitude, ce dernier exceptionnellement ; du pain de ménage ayant au moins trente-six heures, du lait frais, s'il n'indispose pas l'estomac, des œufs avec modération, des pouddings farineux, telles sont les principales variétés de nourriture dont l'alimentation doit se composer. Tout ce qui dérange l'estomac ou l'intestin, tout ce qui surcharge les fonctions digestives, ou surexcite la circulation, doit être évité. Le porc, les viandes et le poisson salés ou séchés, les mets fortement épicés, les potages recherchés et les jus de viandes, la pâtisserie, le fromage, le dessert dans toute sa variété indigeste, le thé et le café forts, les fruits verts ou non cuits, tous les légumes crus et les saumures, doivent être interdits sans hésitation. La question des alcooliques est entièrement individuelle ; on ne peut y fixer des règles expresses, sauf qu'en aucun cas on ne doit les autoriser au-dessus d'un usage modéré. Il y a pourtant un certain nombre de cas où la privation des deux, trois ou quatre verres de vin accoutumés par jour peut porter préjudice. Dans beaucoup de cas, les meilleures formes de stimulants sont le xérès clair et sec, ou le vin de Bordeaux pur. Le vin de Porto n'est guère admissible, souvent il doit être entièrement rejeté, comme tous les spiritueux, du reste. Il est d'autres cas exceptionnels où le meilleur stimulant est la bière blanche. Celui qu'on choisira devra être employé seul, et la variété ne sera point admise. S'il y a exacerbation des symptômes inflammatoires, on supprimera les stimulants en cas de nécessité, et enfin, si le patient n'y est pas accoutumé, ou s'il se sent aussi bien sans user des stimulants qu'avec leur secours, on peut affirmer que leur emploi se trouve alors contre-indiqué sans que le doute soit possible.

L'habillement doit encourager et maintenir la fonction normale de la peau. On recouvrira de flanelle ou de vêtements de laine le tronc et les membres, et l'on se précautionnera contre tous les changements de température. Souvent le malade souffre, quand l'automne arrive, d'un vain préjugé qui l'empêche de se vêtir convenablement. De bonne heure on échangera les flanelles légères de l'été contre de plus épaisses. Toute transpiration froide ou toute suppression de transpiration peut s'accompagner d'une congestion de la prostate dans les cas d'hypertrophie. Il faut éviter l'humidité, ou la chasser sans délai après qu'elle s'est produite, spécialement du côté des pieds; on maintiendra habituellement les extrémités inférieures chaudes et sèches, habitude de la plus grande importance, parce qu'une circulation libre et une saine vascularisation en ce endroit sont la seule sauvegarde contre un mouvement congestif sur quelque autre point du corps, et en particulier du côté qui réclame notre attention spéciale.

On doit provoquer les fonctions normales de la peau par des lavages habituels, tièdes, au moyen d'une éponge, et à l'occasion par des bains chauds. On emploiera aussi les bains de pied chauds, d'après le même principe.

La question de l'exercice a une grande importance. On ne doit pas encourager un malade atteint d'hypertrophie de la prostate à se croire tout à fait invalide; au contraire, il doit exercer sa puissance physique, aussi longtemps qu'elle persiste, en prenant tous les jours de l'exercice à l'air libre; la marche en est encore décidément la meilleure forme. L'exercice du cheval se trouve souvent en dehors de la question, parce que le mouvement du trot est parfois préjudiciable; j'ai vu des hémorrhagies causées à la fois par cette cause, et par une longue promenade en voiture, sur des chemins raboteux, ou même après un long voyage en chemin de fer, en même temps qu'il y avait une plus grande difficulté à uriner. Sur les surfaces bien unies d'ordinaire, on peut y ajouter l'exercice de la voiture, mais il ne doit pas l'emporter sur la marche, quand celle-ci est possible; lorsque le contraire se présente, c'est l'autre qu'il faut lui substituer. Il ne faut permettre aucun exercice porté jusqu'à une grande fatigue, et ensuite le repos dans la position horizontale est fort à souhaiter. Le malade ne devra pas interrompre ses rapports avec une société enjouée, comme il n'y est que trop disposé par un fâcheux sentiment de la gravité de sa maladie. Ce phénomène, que l'on rencontre souvent au début des symptômes, augmente graduellement dans un certain nombre de cas; tandis que, dans d'autres, la maladie amène un état mental qui déprime le malade pour le restant de ses jours, et tend peut-être à les abréger. Il faut rappeler au malade combien il y a d'individus qui ont été sujets à l'hypertrophie de la prostate, au point d'être obligés d'enlever avec la sonde la totalité de leur urine, par suite de l'impossibilité où ils sont de la chasser par leurs propres efforts, et qui, néanmoins, se sont si bien engagés dans les poursuites de la vie, occupations sérieuses ou plaisirs, que ceux mêmes avec qui ils se trouvaient tous les jours ignoraient souvent tout à fait leur infirmité. Il faut noter le ton et la disposition habituels de l'esprit du malade, parce que, sans aucun doute, la mélancolie et le découragement lui sont préjudiciables; ils tendent à favoriser les progrès constants de la maladie, et affaiblissent le pouvoir qu'a la constitution de résister à leurs attaques. On doit encourager avec soin un état mental contraire, non-seulement comme un moyen thérapeutique important, qu'il constitue toutefois, mais comme le résultat légitime d'envisager sous son vrai jour cette affection, si susceptible d'être palliée, si lente dans ses progrès, dans la majorité des cas si peu propre à abréger la vie (pages 400, 401), lorsqu'on lui donne des soins et qu'on prend des précautions judicieuses. Pour aider à produire cet état mental, il ne suffit pas de dire qu'on le souhaite; il faut trouver, si possible, une occupation d'un caractère gai, capable d'augmenter les pensées et l'énergie du malade. J'ai observé que ceux dont la vie est peu ou point abrégée par la maladie, sont presque uniformément des hommes qui s'intéressent et s'engagent dans la poursuite journalière d'occupations sérieuses ou professionnelles; des hommes qui considèrent leur état sous le meilleur point de vue, et peuvent passer, aux yeux des étrangers, comme des gens d'une santé moyenne. Il en est tout autrement chez ceux auxquels le temps est à charge, qui sont accablés d'ennui, et qui, assez naturellement, acquièrent l'habitude de se plonger dans leurs souffrances, ce qui permet à leur esprit de rester toujours occupé de ce sujet douloureux, qui exerce sur lui une influence qu'il est extrêmement difficile d'en chasser. Un traitement intellectuel et moral est suffisamment indiqué par ces quelques remarques; j'ai été amené à les faire ici par le sentiment de leur importance. Avant d'abandonner ce sujet, il ne faut pas oublier qu'il y a nécessité à rappeler au malade les funestes effets que peuvent amener les grandes excitations de toutes sortes. J'ai vu l'inquiétude et l'anxiété, poussées à un point extrême, exercer dans ces cas l'influence la plus désastreuse sur les fonctions urinaires. Il se faut garder aussi d'une trop grande habitude des plaisirs vénériens; il peut même devenir nécessaire de pratiquer une abstinence complète, lorsque l'usage est suivi des désordres qui en sont dans certains cas les résultats.

III. Traitement spécial dirigé contre l'hypertrophie même. — Celui-ci se divise en deux parties distinctes: traitement *médical*, traitement *mécanique*.

Le *traitement médical*, jusqu'ici, a été plein d'incertitude, pour ne pas dire d'inefficacité, pour diminuer le volume d'une prostate hypertrophiée. Et néanmoins on a administré dans ce but de nombreux agents. Un des plus anciens dont on fasse mention est la ciguë; elle a tiré sans doute sa réputation, ou plutôt son introduction dans la pratique contre l'hypertrophie de la prostate, indépendamment de son ancienne célébrité reconnue même du temps de Pline, à « faire fondre toutes les tumeurs », d'une remarque de John Hunter, dans les termes que voici : « J'ai vu la ciguë produire de bons effets dans plusieurs cas. Elle était administrée dans la supposition d'un état scrofuleux de la constitution. D'après la même idée, j'ai conseillé les bains de mer, et j'en ai retiré de grands avantages. J'ai même obtenu par ce moyen deux guérisons de quelque durée (1). » Il ne peut y avoir aucun doute sur le sens de ce passage, où Hunter fait allusion à l'hypertrophie qui s'observe après la suffusion inflammatoire aiguë chez les jeunes sujets, et non à l'affection essentiellement différente que nous considérons à l'heure qu'il est, distinction qui même actuellement ne semble pas tou-

______

(1) Hunter, *Œuvres complètes*, trad. par Richelot, 2ᵉ édit., London : *De la maladie vénérienne*. Paris, 1845, t. II, p. 373; 3ᵉ édit., 1859, p. 309.

jours maintenue d'une façon suffisante. Nous voyons qu'Hunter, à la page suivante, parle des vertus de l'éponge brûlée dans un seul cas, et des avantages qu'il a retirés de l'emploi d'un séton au périnée, tant qu'on l'a laissé en place ; l'âge du dernier cas, vingt ans, est indiqué. Il est évident que ceci n'a aucun rapport avec notre sujet, et il n'y a, par conséquent, aucune raison de fonder sur cette pratique un traitement quelconque. M. Coulson parle de la ciguë dans ses rapports avec l'hypertrophie de la prostate, et « il pense qu'on en peut tirer bénéfice dans quelques cas ». Il « l'associe souvent à l'iodure de potassium » (1), fait que l'on ne peut pas regarder certainement comme une preuve de plus en sa faveur. La réputation d'efficacité de cette plante pour la résolution des engorgements, surtout dans les ganglions lymphatiques et la mamelle, semble reposer sur des faits, mais je n'ai encore pu obtenir aucune preuve de son utilité dans les cas d'hypertrophie de la prostate, bien qu'elle mérite qu'on l'essaye. Ce qu'il y a de certain, c'est qu'il n'est pas dans la matière médicale de préparation à laquelle on doive consacrer plus de soin pour l'obtenir pure qu'à l'extrait de ciguë, et c'est ce qu'on ne doit pas oublier quand on veut l'employer. De plus, pour être sûr de sa valeur réelle, il faut toujours la donner seule, et pendant fort longtemps. La dose est de 10 à 30 centigrammes, deux ou trois fois par jour.

On a indiqué le mercure comme un médicament, et, bien qu'on ne l'ait pas chaudement recommandé, on a dit de lui qu'il « méritait d'être essayé ». S'il y a un agent plutôt qu'un autre pour l'administration duquel il n'existe aucune indication dans cette maladie, c'est bien, je pense, le mercure. Je ne puis admettre qu'un vieillard affecté d'une hypertrophie de la vessie puisse obtenir quelque avantage de l'administration d'une pareille drogue ainsi prescrite à l'aveugle, et je dois protester contre son admission dans le catalogue des médicaments ayant le plus faible titre à une influence favorable sur la maladie en question.

L'hydrochlorate d'ammoniaque a toujours joui d'une grande réputation en Allemagne depuis que le docteur Fischer (de Dresde) a réclamé pour lui, en 1821, le pouvoir de diminuer l'hypertrophie sénile, lorsqu'on l'administre à doses suffisamment élevées. Plusieurs auteurs sont venus depuis confirmer son efficacité ; parmi eux, un des derniers est M. Vanoye, qui rapporte deux cas où il s'en est servi avec succès (2). Il commençait par donner, en un grand nombre de fois, 4 grammes par jour, et augmentait la dose jusqu'à ce qu'elle fût le double, puis enfin le triple de ce chiffre. De plus fortes quantités amènent des symptômes fâcheux. On n'observe aucun résultat tant qu'il n'a pas été pris pendant quatre ou six semaines ; après un intervalle de repos, il faut encore l'administrer de six à huit semaines ; la dose, élevée à 8 à 12 grammes par jour, doit être donnée pendant la plus grande partie du temps.

(1) Coulson, *Diseases of the Bladder and Prostate Gland*, 4ᵉ édit., p. 438.

(2) Vanoye, *De l'usage du sel ammoniac dans quelques maladies des voies urinaires* (*Annales méd. de la Flandre occid.*, avril 1852, extrait ; et *Bulletin général de thérapeutique*, Paris, 1852, t. XLII, p. 521).

Je crois que ce médicament n'a pas été suffisamment essayé chez nous. Mais un essai plus sérieux ne montre pas qu'il ait une valeur quelconque contre l'hypertrophie de la prostate.

On a mis assez amplement à contribution l'iode et ses combinaisons, dans l'idée de chasser l'hypertrophie de la prostate, et l'on a prétendu en avoir retiré des résultats parfaitement heureux. Le pouvoir bien connu de cette substance à faire résoudre les engorgements des ganglions lymphatiques, de la glande thyroïde et autres tumeurs, a naturellement conduit à en faire aussi l'essai dans cette affection. Feu M. Stafford a le premier attiré sur lui l'attention de ses confrères, avec cette idée, en 1840, et en 1845 il a publié la seconde édition de son ouvrage, qui donne le résultat d'une plus longue expérience ; l'opinion qu'il s'en formait se trouve indiquée dans la préface en ces termes : « J'ai peu d'hésitation à dire que, dans les cas ordinaires d'hypertrophie qu'il nous est donné de rencontrer, le succès suivra le traitement, s'il est bien appliqué et continué pendant un temps suffisamment long (1). »

La méthode de M. Stafford consiste à administrer l'iode à l'intérieur au moyen de suppositoires, à l'occasion par la bouche, et en l'introduisant sur la muqueuse de la portion prostatique de l'urèthre, sous la forme d'un onguent assez faible : on commence par 5 centigrammes d'iodure de potassium pour 4 grammes de cérat simple, puis on augmente jusqu'à 60 centigrammes ou 1 gramme pour 4 grammes, et quelquefois même on y ajoute une petite quantité d'iode pur. Il dit que son succès a été complet dans les cas nombreux où la maladie se présente à un âge avancé, aussi bien que dans la forme d'hypertrophie à laquelle sont sujets les jeunes hommes.

En analysant les cas qu'il détaille, au nombre de 27, on n'en peut regarder que 11 comme des exemples d'hypertrophie sénile, et dans ceux-là la conclusion dépend de l'évidence fournie par l'examen de l'auteur, au moyen de l'exploration rectale. Dans plusieurs autres cas, on diagnostique une hypertrophie bornée au *lobe moyen*, parce qu'il y avait eu de la difficulté à introduire un instrument jusqu'au col de la vessie, tandis qu'il n'y avait dans le rectum aucune augmentation de volume. Nous rejetons donc ces cas, d'abord parce que l'existence de cette difficulté n'est pas une preuve qu'il y ait une hypertrophie du *lobe moyen*, et ensuite parce qu'il n'est pas très-commun de rencontrer cette forme d'hypertrophie sans qu'elle s'accompagne aussi d'une augmentation des lobes latéraux. Dans d'autres cas, il y avait un rétrécissement confirmé, et si l'on éprouvait de la difficulté à vider la vessie après le passage de la sonde au travers de la partie resserrée, on affirmait comme conséquence une hypertrophie du *lobe moyen*. Mais la coexistence d'une hypertrophie sénile et d'un rétrécissement n'est pas commune, tandis que les difficultés qu'on éprouve à traverser la partie postérieure ou prostatique du canal, après avoir franchi le rétrécissement, sans qu'il y ait d'hypertrophie, sont bien connues de tout chirurgien expérimenté comme provenant d'autres causes très-bien définies. Enfin, les cas

(1) R. A. Stafford, *An Essay on the Treatment of some Affections of the Prostate Gland*, 2ᵉ édit. Londres, 1845, préface, p. 7.

qui restent étaient compris entre vingt et un et quarante ans ; l'affection avait succédé en général à une blennorrhagie suraiguë : c'étaient des exemples d'hypertrophie suite de prostatite dans le jeune âge.

Mais il rapporte sans hésitation onze cas de succès sur des individus compris entre cinquante et quatre-vingts ans ; il faut les accepter ou les rejeter suivant l'idée qu'on se fait de la sûreté de diagnostic de l'auteur et de l'exactitude de son rapport. Il est presque sans nécessité de rappeler qu'un exercice très-soigneux et subtil de ces deux facultés est indispensable pour observer l'augmentation ou la décroissance en volume de la tumeur (et l'on tire la principale preuve de ce fait par l'examen rectal), surtout lorsque le progrès est lent. Le lecteur, toutefois, sera certainement frappé de l'aisance et de la confiance avec lesquelles l'auteur note les effets de trois ou quatre suppositoires seulement, qui ont suffi pour diminuer d'une façon appréciable au toucher le volume de la prostate hypertrophiée. Il sera frappé aussi de la perfection absolue des guérisons attestées et de la rapidité avec laquelle elles ont eu lieu. De deux à quatre mois ont suffi, affirme-t-on, en plusieurs cas, pour réduire la prostate d'une personne âgée du « volume d'un œuf de poule » à ses dimensions naturelles (*op. cit.*, p. 101 et ailleurs). Tout ce qu'on peut dire de plus est que le succès a été merveilleux, et que d'autres chirurgiens ont été moins fortunés, bien que l'expérience de M. Stafford ait certainement conduit à de nombreux essais de ses remèdes faits par d'autres que par lui. Et c'est ainsi qu'on est arrivé à aban- donner presque entièrement dans la pratique l'usage de l'iode dans ces cas.

De plus, après l'essai d'autres remèdes renommés, y compris les eaux minérales, et en particulier celles de Kreuznach, près du Rhin, je crains bien qu'on n'arrive à reconnaître qu'il n'existe aucun agent thérapeutique ayant le pouvoir de réduire une *hypertrophie* actuelle de la prostate. On peut diminuer le volume de l'organe augmenté, lorsque cet accroissement reconnaît pour cause la congestion ou l'inflammation ; et comme ces conditions se rencontrent quelquefois avec l'hypertrophie, la guérison de ces complications peut nous amener à conclure que l'hypertrophie a subi elle-même une régression. Sans jamais m'exprimer d'une façon positive au sujet du résultat, j'ai essayé autrefois les « eaux mères » très-concentrées des sources de Kreuznach, en quelques circonstances avec l'eau chaude, pour un bain par jour ; mais je ne puis rapporter un seul succès qui me permette de les recommander, et depuis quelque temps j'ai cessé de recourir à cette méthode. Le mode d'emploi se trouve dans une note au bas de cette page (1).

---

(1) Voici la méthode que j'ai employée dans certains cas :

Des bains de siége tièdes, chaque jour, avec addition d'eaux mères des sources de Kreuznach, en proportions diverses, commençant par un demi-litre ou une livre, suivant la forme sous laquelle on les a sous la main, pour arriver jusqu'à 18 litres d'eaux mères dans l'eau du bain, à la température de 32°,2 à 34°,4 centigrades, ou plus chaud encore, si on le préfère ; le malade doit y demeurer vingt minutes chaque matin.

La principale source employée à Kreuznach dans un but médical est la source *Elisabeth Quelle.* Sa température est 12°,5 centigrades ; elle contient environ 5^{gr},823 de matières solides par livre, avec environ 99 centimètres cubes d'acide carbonique.

On en a fait des applications au moyen des lavements et des suppositoires; pour la première méthode, la formule ci-dessous doit dépendre de
ce fait qu'elle n'irrite pas trop le rectum. Le lavement doit être gardé aussi
longtemps que le malade peut le faire sans gêne. Le meilleur instrument
pour l'administrer est un récipient de caoutchouc avec un tube d'ivoire,
parce que les principes de l'eau de Kreuznach attaquent rapidement les
appareils métalliques.

    ℞ Iodure de potassium........................ 5 grammes.
       Eaux mères de Kreuznach................ 4
       Décoction d'orge ou de lin 90
   Mêlez pour lavement; usage journalier.

On peut y ajouter un peu d'opium, si la chose est nécessaire, pour permettre à l'intestin de le supporter.

Le suppositoire, qu'il est plus aisé d'administrer et dont l'action est plus
bornée que le lavement, sera fait de cette manière.

    ℞ Iodure de potassium, de.............. 2 à 5 grammes.

Voici une des plus récentes analyses de ces eaux, faite par Bauer :

		gr.
Chlorure de sodium		4,717
— de potassium		0,062
— de magnésium		0,016
— de calcium		0,841
Carbonate de magnésie		0,101
— de chaux		0,017
— de fer		0,012
Bromure de sodium		0,019
Faibles quantités d'iode, de manganèse et de quelques bases terreuses avec du chlore		0,095

                         5,880 sur 500 gram.

Sous cette forme, on l'administre à l'intérieur en petites quantités.

Mais pour les applications topiques, on fortifie l'eau de cette source en principes salins
par l'addition d'eaux mères qu'on a dépouillées de leur chlorure de sodium, à l'établissement de bains, tout près de la ville. L'eau mère, dont la pesanteur spécifique varie entre
1,3 et 1,4, ne contient pas moins de 130 à 195 grammes de principes solides par livre.
Une ancienne analyse donne les résultats que voici :
℞ Dans 500 grammes d'eaux mères, il y avait 160ᵍᵣ,725 de sels, ce qui ormait à peu près
un tiers du mélange :

		gr.
Chlorure de calcium		115,811
— de sodium		14,636
— de potassium		10,889
— de magnésium		14,933
— d'aluminium		0,100
— de lithium		0,514
Bromure de sodium		3,826
Iodure de sodium		0,003

                         160,712

Après évaporation, les matières salines ont été importées ici depuis longtemps pour
l'usage médical, mais le résultat en est considéré comme quelque peu inférieur en fait
d'agent thérapeutique, ici et à Kreuznach, aux eaux mères primitives, tandis que certainement elles sont d'un usage moins facile.

Ou bien :

℞ Iodure de potassium............ ⎱ ââ, de 2 à 3 grammes.
Bromure de potassium......... ⎰
Cérat...................... 8 grammes.

Mêlez et f. s. a. un suppositoire.

Il doit être employé au moment de se mettre au lit, et continué chaque soir pendant fort longtemps.

Quant à l'application directe de l'iode, sous quelque forme et à quelque degré que ce soit, sur la surface de la muqueuse si sensible de l'urèthre, je la désapprouve formellement. Il n'y a rien de plus aisé que d'introduire dans la portion prostatique une petite quantité d'un onguent dans lequel il entre un agent chimique, et de le laisser en ce point de l'urèthre. Mais je ne pense point qu'il y reste en quantité suffisante ou un laps de temps suffisant pour permettre l'absorption d'une partie du sel; la plus forte part, sinon la totalité, est bien vite chassée du côté de la vessie, et le seul résultat qu'on en puisse espérer est une exacerbation de l'irritation, proportionnelle à la quantité de l'agent employée, effet positivement désastreux à quelque degré que ce soit.

De la compression. — L'influence de la compression sur l'arrêt du développement des excroissances morbides et de l'hypertrophie a été reconnu depuis longtemps, et maintenant on l'emploie toujours avec succès. C'est ainsi qu'on a fait dissoudre des tumeurs, se résorber des produits inflammatoires ; chacun en connaît de fréquents exemples. Alors s'est élevée cette question : La même action peut-elle se produire sur une prostate hypertrophiée ? On a essayé de diverses façons de résoudre la question, mais jamais, à ce qu'il semble, avec un grand degré de succès ; en effet, on a trouvé en général impraticable, ou, ce qui revient presque au même, excessivement difficile d'appliquer cette pression. On a supposé toutefois que le bénéfice retiré de l'emploi de grosses sondes est dû en partie à la compression qu'elles exercent sur la prostate ; et, par le fait, il s'exerce probablement ainsi une certaine influence bienfaisante. Il ne semble pas cependant que cette influence soit suffisante pour en retarder le développement d'une façon appréciable, bien qu'elle maintienne, sans aucun doute, l'urèthre dans un état de béance bien plus considérable qu'on n'y arriverait par une autre méthode. Il est évident qu'il faut exercer une action compressive beaucoup plus forte que celle d'une sonde, même du plus gros calibre, si l'on veut obtenir quelque résultat dans la réduction de volume de l'organe, ou dans la dilatation du col de la vessie obstrué en partie.

Physick, le chirurgien américain, a essayé d'arriver à ce résultat en distendant avec un liquide un petit sac de baudruche, préalablement roulé et introduit à l'extrémité de la sonde dans la vessie ; puis en essayant d'attirer le sac dilaté au travers ou au dedans de l'orifice vésical : Parrish en rapporte un exemple heureux (1). Plus tard M. Leroy (d'Étiolles) a essayé,

____

(1) *Surgical Observations*, p. 258.

au moyen d'instruments métalliques, de comprimer l'extrémité postérieure du col de la vessie. Il a le premier employé les sondes droites, ou
presque droites, au moyen desquelles, après leur introduction dans la
vessie, il n'est pas difficile, on le com-
prendra aisément, d'exercer avec la main
une pression, d'une manière un peu rude,
directement sur le plancher du col vésical.
Comme modification de cette méthode, et
pour remédier à la difficulté d'introduire des
instruments droits dans la vessie pour les
cas où il y a une hypertrophie de la prostate, il a imaginé un instrument qui a la

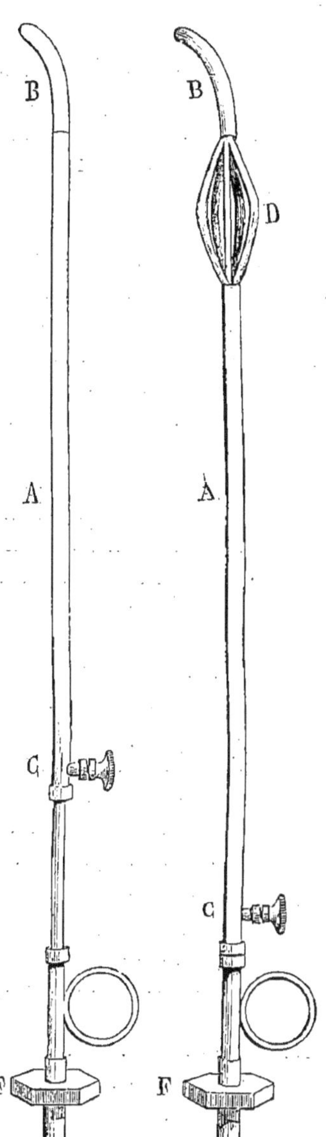

Fig. 107. — Dilatateur de Leroy
(d'Étiolles).

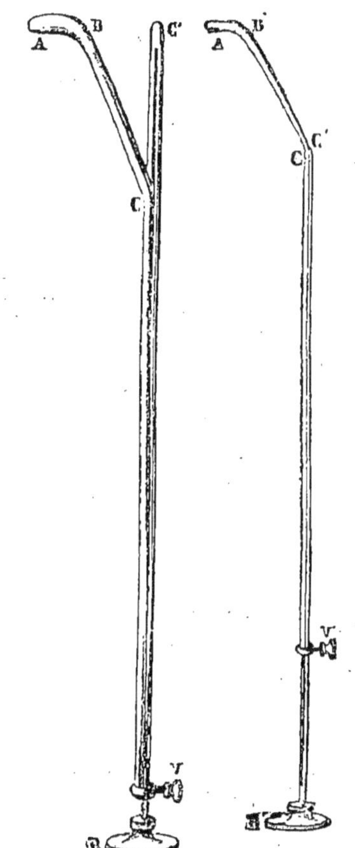

Fig. 108. — Dépresseur prostatique
de Mercier (*).

forme d'une sonde prostatique ordinaire, dont on peut rendre droite à
volonté la partie courbée, après l'avoir introduite dans la vessie, au
moyen d'une tige faite de parties articulées, et que l'on peut redresser avec

(*) A, B, C, tige bicoudée glissant dans une rainure de la tige droite RC' ; V, vis de pression.

une vis située sur le manche de l'instrument ; de cette façon il a réussi à exercer un certain degré de pression sur la même partie limitée de l'organe (1). Après cela, M. Leroy a proposé de dilater le col vésical d'une manière plus égale dans diverses directions, en employant un instrument à trois branches métalliques qui s'écartent, ainsi que le lithotriteur de cette époque (1831) (fig. 107). D'autres chirurgiens français ont proposé d'introduire une grosse sonde courbe de gomme élastique, que l'on redresse ensuite de force en y introduisant un fort mandrin droit. Mercier dit avoir employé cette méthode, et il prétend qu'une extrémité flexible au mandrin d'acier lui permet de parcourir plus aisément le trajet de la sonde. Il a aussi imaginé un instrument spécial pour dilater la portion prostatique de l'urèthre ou le col de la vessie. Celui-ci a la forme de sa sonde à deux parties moyennes ; il est « bicoudé » (fig. 108), mais fait de telle manière qu'une pression dans le sens antéro-postérieur peut s'exercer au moyen d'une seconde portion, laquelle, glissant le long du corps de l'instrument et continuant sa direction, donne deux branches divergentes avec lesquelles on peut produire de force la dilatation (2). Il a rapporté de bons résultats de cette façon d'agir, et il les attribue non pas à une absorption de tissu produite par la pression, mais à une dépression mécanique de l'obstacle qui existe au col de la vessie. Dans un de ses cas, il a obtenu un avantage marqué après six applications de son instrument, chacune pendant environ cinq minutes (3). On a aussi imaginé en France d'autres appareils, mais ils sont d'une nature si compliquée, et si peu efficaces au point de vue pratique, que je n'en donnerai pas ici la description. Je n'ai détaillé les essais ci-dessus que pour faire voir les idées qui ont guidé les divers chirurgiens dans la thérapeutique de l'hypertrophie de la prostate, ainsi que les moyens employés pour y arriver.

Après quelques essais sur l'emploi de la compression dans sa forme la plus simple et la plus innocente, je veux dire la dilatation d'un tube de caoutchouc par de l'eau, je suis d'avis que le risque encouru d'irriter les parties n'est pas suffisamment compensé par le peu de bénéfice produit, et que l'on ne peut considérer que comme temporaire. Aussi suis-je d'avis de n'adopter aucune méthode connue ; je pense en effet que les progrès de la maladie sont plus retardés par de bons soins généraux et la suppression de l'irritation sous toutes ses formes, que par aucun essai mécanique particulier pour réduire la tumeur ou dilater le col de la vessie.

Plusieurs fois pendant ces vingt ou trente dernières années, on a essayé de réduire le volume d'une prostate hypertrophiée en faisant passer au travers de cet organe un courant d'électricité. Cet agent n'est pas d'une application difficile ; mais, à supposer qu'on en puisse tirer un résultat

---

(1) Leroy (d'Étiolles), *Exposé des procédés pour guérir de la pierre*. Paris, 1825, p. 180 et suiv.

(2) L. Auguste Mercier, *Recherches sur le traitement des maladies des voies urinaires*. Paris, 1856, p. 474, 475.

(3) L. Auguste Mercier, *Recherches sur divers points d'anatomie et de pathologie des organes génito-urinaires*. Paris, 1860, p. 24.

avantageux quelconque, les séances doivent être très-nombreuses et durer
fort longtemps pour en faire un véritable essai dans un cas donné. Si l'on
devait en retirer quelque bénéfice, il y aurait toujours de bonnes raisons
pour conseiller au malade de se soumettre aux inconvénients même d'un
pareil procédé. L'expérience, cependant, ne nous engage pas à tirer de
conclusions favorables à son emploi. Récemment, Aug. Tripier a rapporté (1)
un cas de succès bien marqué à la suite de l'emploi de la faradisation pour
« une prostate hypertrophiée ». On introduisit un conducteur dans le rectum, sur la face antérieure de l'organe; l'autre fut placé dans la portion
prostatique de l'urèthre. En examinant les détails du cas, on ne peut douter
un seul moment que ce ne soit une pure augmentation inflammatoire de la
prostate ayant succédé à un écoulement blennorrhagique; le malade avait
quarante-quatre ans, période de la vie où ni la dissection, ni l'observation
clinique attentive n'ont jamais découvert un seul cas d'hypertrophie de la
prostate. Le nombre des séances fut de soixante-dix (Tripier, p. 576); elles
s'étendaient sur une période de six mois et demi. Pendant ce temps, sous
l'influence d'un traitement approprié, il est plus que probable qu'on aurait obtenu la réduction d'un pareil organe.

On a aussi incisé la partie qui faisait obstacle au col de la vessie. On a
également tenté, dans le même but, d'autres opérations, telles que l'excision
et l'écrasement d'une partie saillante, et même la ligature d'une excroissance polypiforme. Pour l'incision de l'obstacle, en forme de barre, faisant
saillie à l'extrémité postérieure du col de la vessie, il est sans aucun doute
qu'on peut y procéder sans grande difficulté, en y mettant le soin ordinaire.
Dans la plupart des cas, mais non d'une façon invariable, la barre n'est
qu'un développement prostatique, et, quand il est peu marqué, il peut y
avoir avantage à l'inciser, sans danger pour le malade. Telle était l'opinion
de feu M. Guthrie. Cependant, comme il a mis, aux yeux de ses confrères,
ce sujet en rapport avec ses vues sur une autre affection que l'on rencontre
quelquefois, distincte également de l'augmentation de la prostate, et à
laquelle il a donné le nom de « barre au col de la vessie », je renverrai
les remarques plus étendues sur les procédés opératoires (qui doivent être
les mêmes, ou presque les mêmes, de quelque façon que soit constitué
l'obstacle en question) au chapitre XVII, qui est consacré à l'examen de
ce sujet. C'est là que seront étudiées tout au long les diverses opérations
sanglantes qu'on a appliquées à la prostate. Peu de mots suffiront pour
indiquer l'écrasement et la ligature. Quelques-uns de nos confrères français
ont exécuté ces procédés sur le vivant, principalement le premier. Une
partie, qu'on suppose être la partie saillante, est saisie entre les mors
d'une tenette, ou d'un instrument à peu près semblable; puis on l'ar-
rache, s'il est possible, ou on la broie, de façon à produire un état de
sphacèle en cet endroit. On s'est aussi servi du lithotriteur de Jacobson
(fig. 109), on le préfère même dans ce but (2). M. Leroy l'a approprié à la

____

(1) Tripier, *Manuel d'électrothérapie* p. 574, et *Gazette médicale de Paris*, 1861, p. 331.
(2) La manière dont M. Leroy adapte l'instrument de Jacobson à ce but se trouve expliquée et démontrée par un dessin dans la *Gazette des hôpitaux*, 27 janvier 1849.

trituration des tumeurs du col (fig. 110) ; et [dans le but de dégager la tumeur, si, après l'avoir embrassée on se décidait à ne pas l'écraser, ou si, après l'avoir écrasée sans la détacher complétement, on éprouvait de la difficulté à retirer l'instrument, Leroy (d'Étiolles) a ajouté une troisième

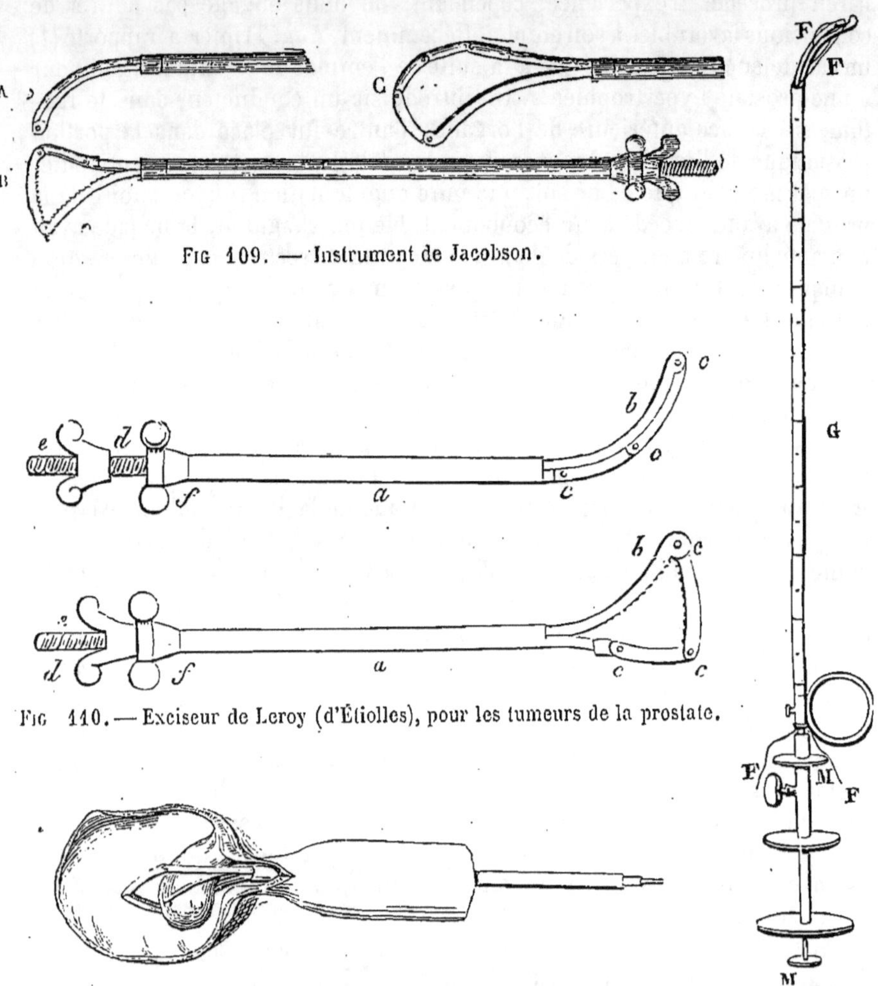

FIG 109. — Instrument de Jacobson.

FIG 110. — Exciseur de Leroy (d'Étiolles), pour les tumeurs de la prostate.

FIG. 111. — Porte-ligature placé, et enserrant une tumeur pédiculée.

FIG. 112. — Porte-ligature de Leroy (d'Étiolles), pour détacher les tumeurs pédiculées.

branche plus mince (fig. 111).] Il a aussi décrit un appareil très-ingénieux pour porter une ligature autour du [pédicule d'un polype qui prend naissance sur la portion médiane de la prostate. Il est représenté figure 110. M. Leroy (d'Étiolles) dit aussi s'en être servi « avec succès » (1). On ne

____

(1) Leroy (d'Étiolles), *Thérapeutique des rétrécissements, des engorgements de la prostate, etc.* Paris, 1849, p. 73 et 77.

donne pas de détails sur l'opération, quoique, il faut bien l'avouer, ils eussent été excessivement intéressants, à cause des difficultés vaincues, et de l'effet ultérieur qui consistait à laisser dans la vessie, après l'opération, une partie escharifiée. En 1856, le même chirurgien a décrit un écraseur contenu dans une canule, de la forme d'une sonde, pour enlever ces excroissances. Deux petits ressorts d'horloger sont appliqués dans la concavité de la chaîne pour la tenir écartée en anse, quand on la fait saillir dans la vessie (1).

En récapitulant ces propositions, je pense que beaucoup de chirurgiens anglais se contenteront d'attendre de nouvelles expériences de la part de ceux qui ont paru jusqu'ici portés à les adopter. Pour ma part, je ne crois pas que le malade retire jamais aucun bénéfice de semblables méthodes, en supposant même qu'il n'existe aucun doute sur la possibilité de les mettre à exécution. J'en fais mention ici, uniquement parce qu'il n'y a pas de bonnes raisons pour ignorer la pratique suivie par les chirurgiens bien connus de la grande capitale du continent. N'allons pas supposer pour cela que cette mention implique une approbation.

———————

CHAPITRE XII

TRAITEMENT DE LA RÉTENTION D'URINE CAUSÉE PAR UNE AUGMENTATION DE VOLUME DE LA PROSTATE

La rétention d'urine causée par une augmentation de la prostate est due en général à la congestion de l'organe; première indication, supprimer la congestion. — Bains; seconde indication, modérer la douleur et le spasme. — Opium; troisième indication, intervention au moyen des instruments. — Sondes, leurs variétés. — Avantages comparatifs des sondes. — Modes d'introduction des sondes rigides, flexibles, etc. — Fausses routes, principales causes des difficultés. — Manière de les éviter. — Instrument de Mercier. — Faut-il vider la vessie en une fois? — Faut-il laisser la sonde à demeure? — Si le cathétérisme ne réussit pas, quels moyens faut-il employer? — Ponction de la vessie au-dessus du pubis; par le rectum; au travers de la symphyse pubienne. — Leurs mérites comparatifs. — Observation. — Opération périnéale. — Conclusions.

Nous avons déjà établi que le terme de « rétention complète d'urine » ne doit pas comprendre ou désigner cette rétention chronique d'urine qu'on rencontre si souvent comme résultat de l'augmentation de la prostate, et qui est si bien connue, mais qu'il ne s'applique seulement qu'à cet état grave où, par suite de cette cause, le malade ne peut plus uriner du tout, ou, en tout cas, en quantité tellement faible, qu'il n'expulse pas la totalité de l'excrétion naturellement produite. C'est une condition dans laquelle il est sous le coup d'une difficulté et d'un danger qui augmentent d'heure en heure, et d'où il est non-seulement convenable, mais nécessaire, pour sauver sa vie, de le retirer au plus vite.

____

(1) Raoul Leroy (d'Étiolles), *Bulletin de la Société anatomique.* Paris, 1856, p. 420.

Quelque circonstance extérieure donne lieu d'ordinaire à cette exacerbation des symptômes qui constitue l'état en question. Dans le plus grand nombre des cas, l'exposition au froid ou à l'humidité, ou les deux ensemble, tel est l'agent qui, augmentant l'afflux sanguin dans les organes internes, produit la congestion dans la prostate déjà hypertrophiée, ainsi que l'engorgement de ses vaisseaux. Cet engorgement augmente temporairement le volume de l'organe, et obstrue l'orifice uréthro-vésical déjà rétréci. Quelle que soit la cause, cependant, qui favorise ainsi brusquement la congestion de la prostate, c'est à elle dans presque tous les cas, qu'est dû essentiellement l'obstacle. On en peut tirer la première indication pour diriger le traitement, qui est de vaincre ou de dissiper autant que possible la congestion interne. La seconde est de modérer la douleur, et d'apaiser les efforts involontaires, mais infructueux, pour uriner, dont le malade souffre presque toujours cruellement. Troisièmement, et surtout, il faut livrer passage à l'urine, et cela, sauf dans des cas très-exceptionnels, par le canal même de l'urèthre.

On peut remplir la première indication en donnant un bain de siége chaud, ou un bain entier. Dans presque tous les cas, la sonde est le premier et le seul remède à employer, et l'on fait plutôt prendre un bain comme effet préparatoire, s'il doit s'écouler du temps avant l'arrivée du chirurgien. La température doit en être élevée, de 37 à 40 degrés centigrades. Les malades qui y ont déjà eu recours demandent une chaleur plus forte que ceux qui n'y sont pas accoutumés : la durée du bain doit être d'environ quinze minutes, et, pendant ce temps, on en doit augmenter la chaleur plutôt que de la diminuer. Avant que cette période de temps se soit écoulée, il est plus que probable qu'il aura produit son effet complet du côté de la peau, dont les vaisseaux se seront distendus, et qu'on aura ainsi produit une dérivation considérable dans les viscères internes. En même temps, toutefois, s'il y a de grandes souffrances (et ce sera presque toujours le cas, en particulier s'il y a des paroxysmes involontaires de contractions pour chasser l'urine), on usera largement des calmants. L'opium est un des meilleurs; et une des formes les plus avantageuses de l'administrer dans ce but, c'est la « liqueur sédative d'opium », dont on donne de trente à cinquante gouttes, suivant la prescription du médecin.

Avec la troisième et dernière indication se pose la question de la sonde: non pas la question de savoir si on l'emploiera tout de suite ou plus tard, car il ne peut y avoir de doute là-dessus; mais la question du genre de sonde à employer, et de la meilleure manière de triompher des diverses difficultés qui peuvent se présenter. Laissez-moi établir d'abord qu'en y consacrant beaucoup de soin, ainsi que le savoir et le jugement ordinaires, on échouera rarement, très-rarement, dans une tentative pour atteindre la vessie et en faire sortir le contenu, en introduisant avec sûreté un instrument au travers du canal de l'urèthre. Il y a certaines circonstances dans lesquelles cette réussite devient impossible; mais par bonheur elles se présentent peu souvent. Le chirurgien devra être pourvu de sondes d'argent et de gomme élastique, de la longueur et des courbures voulues pour la prostate. D'abord, pour les instruments d'argent, une sonde à prostate

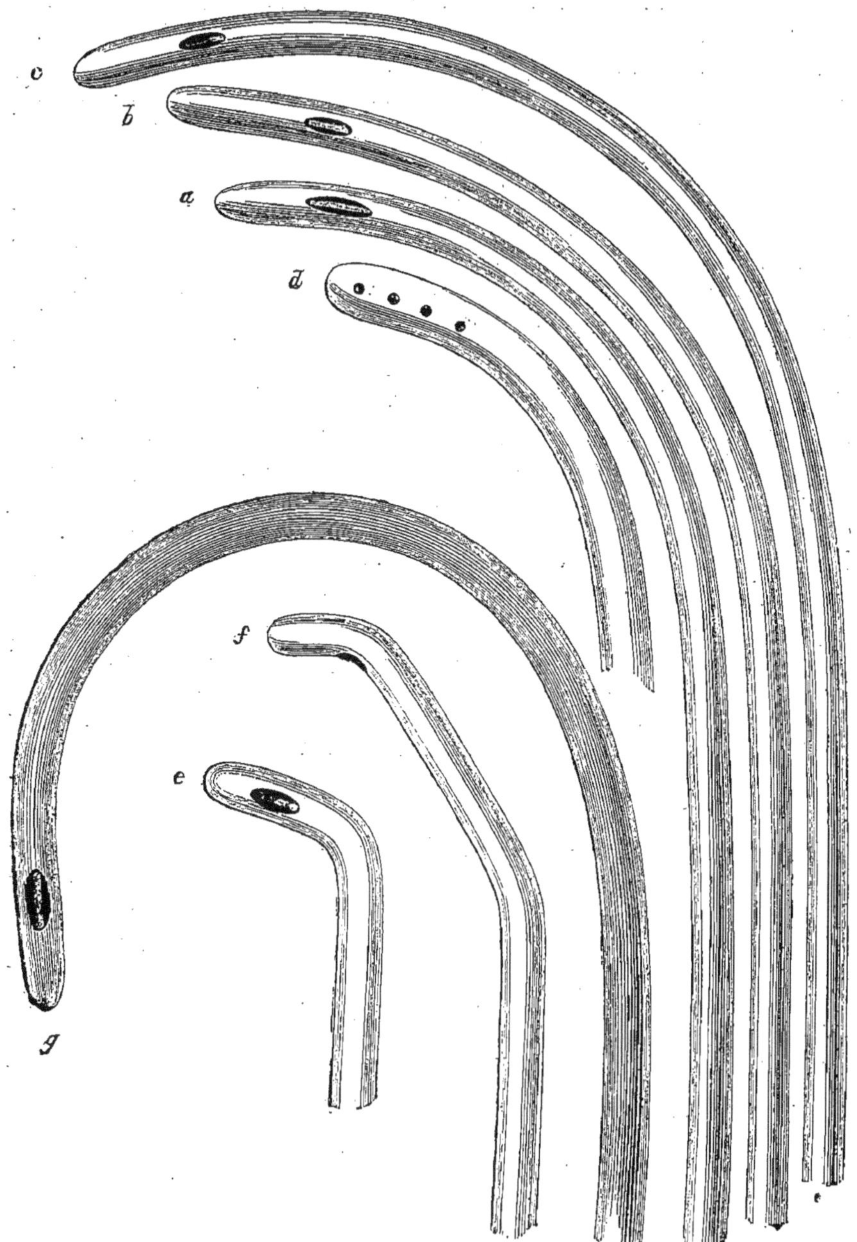

FIG. 113. — Sondes pour le cathétérisme de la prostate (*).

(*) *a*, sonde prostatique n° 1, pour les cas les plus ordinaires; *b*, sonde prostatique n° 2, la courbure   le calibre de la sonde de Sir B. Brodie; *c*, sonde à prostate n° 3, du plus fort calibre, avec la courbure dite de « Liston »; *d*, sonde à prostate recommandée fortement par feu M. Guthrie. « J'ai obtenu cette courbure parti culière, après de nombreux essais, avec un instrument métallique flexible, et c'est celle que je crois la meil leure » (*Anatomy and Diseases of Urinary Organs*, 3e édit., p. 34); *e*, sonde à prostate de Mercier, « sonde coudée », d'argent ou de gomme élastique; *f*, autre sonde flexible, recommandée dans certains cas difficiles, « sonde bicoudée »; *g*, sonde de gomme élastique, montée sur un mandrin de fer à très-forte courbure, dans le but de conserver une courbure prononcée de l'instrument après qu'on a retiré le mandrin.

n'aura pas un calibre moindre que les n°s 9 ou 10 [n°s 18 à 22 de la filière française]; elle n'aura pas moins de 25 à 34 centimètres, depuis les oreilles qui sont sur le pavillon jusqu'à l'extrémité de son bec ou de sa pointe; la courbure sera comprise entre le quart et le tiers d'un cercle, dont le diamètre varie entre 11 et 14 centimètres; peut-être la première de ces deux formes sera-t-elle la plus utile. On voit trois bons exemples de ces sondes à la figure 113, *a*, *b*, et *c*. La première suffit dans beaucoup de cas; la seconde et la troisième ne sont nécessaires que chez les malades dont l'organe est augmenté d'une manière considérable. En outre, il est un autre instrument, utile dans certains cas, si l'on en fait un emploi convenable. Il a été imaginé par Mercier, de Paris, et décrit par lui dans son livre, il y a déjà longtemps. Je l'ai employé pendant longtemps, dans des cas exceptionnels, et je m'en suis bien trouvé (fig. 113, *e*). La longueur totale de cet instrument doit être d'environ 30 centimètres, y compris le petit bec, ou portion dirigée en haut à son extrémité, et qui n'a que 2 centimètres de long. Ce bec a une direction qui fait, avec le manche ou la partie moyenne de la sonde, un angle n'excédant pas 100 ou 110 degrés; c'est là un point important, comme nous le verrons bientôt.

Pour les instruments de gomme élastique, presque toutes les sondes ordinaires sont assez longues pour s'appliquer à la prostate. Leur calibre doit être celui que j'ai indiqué pour les instruments d'argent. Il y a avantage, bien plus, il y a nécessité, pour les rendre efficaces, à en garder un certain nombre en voie d'achèvement; c'est-à-dire qu'il faut garder, pendant fort longtemps, la sonde sur un mandrin à forte courbure, lequel décrit presque les deux tiers d'un petit cercle, courbure (il est presque inutile d'ajouter) avec laquelle elle ne saurait servir : mais, en enlevant le mandrin après un séjour de quelques mois, on possède un instrument qui peut rendre, dans certaines circonstances, de réels services (fig. 113, *g*). La valeur de cette méthode tient en partie à ce que le bec (soit les 2,5 ou les 5 derniers centimètres de la sonde) a une courbure suffisante. Quoique le reste de l'instrument ait une bonne courbure, si les derniers 2,5 centimètres sont droits, il s'engagera presque sûrement dans la prostate et ne franchira pas la portion médiane augmentée de volume. Voilà ce qu'il ne faut pas oublier en donnant au mandrin de fer la courbure que l'on veut. Il est impossible de recourber le mandrin d'une façon convenable avec les doigts, il est bien préférable de recourber les deux derniers centimètres avec une paire de pinces. Le principal avantage d'une sonde ainsi préparée consiste en ce qu'elle a une tendance à *augmenter de courbure* en s'avançant dans l'urèthre, par suite de la chaleur du canal, et non à la perdre, comme cela se présente avec les sondes qui n'ont pas subi cette préparation. Immédiatement avant de l'introduire, il est nécessaire de ramener fortement en arrière le pavillon de la sonde, pour remédier temporairement à la courbure énorme qui s'oppose à son passage; mais l'instrument a une tendance naturelle à reprendre sa forme, et en agissant ainsi pendant l'introduction, il donne les meilleures chances de succès lorsque la prostate est grosse et difficile à surmonter avec la sonde ordinaire. De plus, on peut employer aussi une sonde de gomme, avec ou sans mandrin ; dans le premier cas elle est flexible, et rigide dans l'autre ; de telle façon qu'elle possède sur les sondes métalliques l'avantage de pouvoir s'accommoder à toutes les courbures du canal pour chaque cas particulier.

Nous n'arriverons à aucun but pratique, je pense, si nous interrogeons les habitudes et les recommandations des autorités reconnues, pour savoir si l'on doit préférer les instruments flexibles ou métalliques dans le cathétérisme pour la rétention suite d'engorgement de la prostate. Nous ne ferions, en agissant ainsi, que placer en regard les opinions et les habitudes les plus opposées, provenant d'hommes doués d'une vaste expérience et d'un grand jugement. Les uns emploient exclusivement la sonde d'argent ; d'autres trouvent la sonde élastique infiniment supérieure. Après avoir préféré la première, je n'hésite plus, maintenant que j'ai acquis plus d'expérience, à faire choix de la seconde, c'est-à-dire la sonde de gomme élastique. Elle doit cependant avoir subi le traitement que j'ai indiqué, et servir sans mandrin. La sonde anglaise ordinaire de gomme a aussi ce grand avantage que le chirurgien peut lui donner la courbure qui lui plaît en la plongeant dans l'eau chaude, courbure que l'on parvient presque à fixer, ou au moins d'une façon suffisante pour qu'elle puisse servir sur-le-champ, en la mettant dans l'eau froide. C'est de beaucoup l'instrument le moins pénible, d'après le sentiment du malade, et celui dont l'emploi offre le plus de sécurité, pourvu que l'opérateur mette tous ses soins à l'introduire de façon que la courbure persiste et reste intacte quand la pointe de l'instrument arrive à la partie postérieure de l'urèthre. Cette manœuvre exige de sa part une certaine dextérité, mais elle s'acquiert aisément avec un peu d'habitude. Supposons le malade debout, la sonde de gomme possède une courbure convenable ; elle est préalablement huilée et chauffée ; on l'introduit dans le canal, la verge dirigée plutôt en bas, mais conduite sur la courbure de l'instrument ; en même temps le pavillon est appliqué contre l'abdomen du malade, ou, si celui-ci est très-gras, il est dirigé vers son aine gauche. Près des deux tiers de la sonde doivent être introduits en conservant le pavillon dans la position indiquée, de façon que la pointe dépasse l'arcade du pubis ; puis, si l'on porte le pavillon en bas vers l'opérateur, sur la ligne médiane, et qu'on le pousse en même temps avec douceur dans l'intérieur du canal, la pointe s'élèvera au-dessus de toute éminence prostatique faisant obstacle et arrivera dans la vessie. Si le malade est couché, on doit adopter le même principe de garder le pavillon appliqué contre le corps de l'individu. Si la manœuvre manque et qu'on retire la sonde, il faut lui rendre sa courbure et sa rigidité avec la main, et en la plongeant dans l'eau froide avant de la réappliquer.

Si cette sonde échoue, la sonde française à l'extrémité renflée peut réussir. Cet instrument (fig. 114), droit en général, courbe parfois, doit son utilité à sa flexibilité extrême ; il ne possède ni courbure ni solidité propres. Elle suit les sinuosités de l'urèthre et trouve souvent une voie que l'instrument rigide n'a pu découvrir. Le bout, tendre et délicat, surmonté d'un léger renflement, qui l'empêche de s'engager dans une lacune ou autre obstacle semblable de l'urèthre, se glisse partout, et le corps plus volumineux de l'instrument le suit. Pour s'en servir, on tirera sur le pénis horizontalement, le malade debout et la sonde poussée dans la même direction du commencement jusqu'à la fin. Des sondes fabriquées avec la même substance, mais présentant une forme « coudée », sont d'une grande valeur dans le traitement de l'affection qui nous occupe (voy. p. 465.)

Naturellement, ces instruments n'ont pas de mandrins et ne sont jamais employés avec eux. En règle générale, tous les instruments flexibles doivent servir sans tige rigide à l'intérieur, puisque celle-ci vient détruire la qualité même qui est la source de leur valeur. Néanmoins il y a quelques exceptions à cette règle, et le mandrin a quelquefois une valeur réelle.

L'usage du mandrin est double. D'abord, quand l'instrument d'argent présente une courbure insuffisante, on a les moyens d'employer un instrument rigide, bien qu'il soit de gomme, avec telle courbure que l'on désire, après l'avoir communiquée au mandrin, lequel doit être plus solide et plus fort qu'un simple fil métallique. En second lieu, il sert à mettre en pratique une ma-

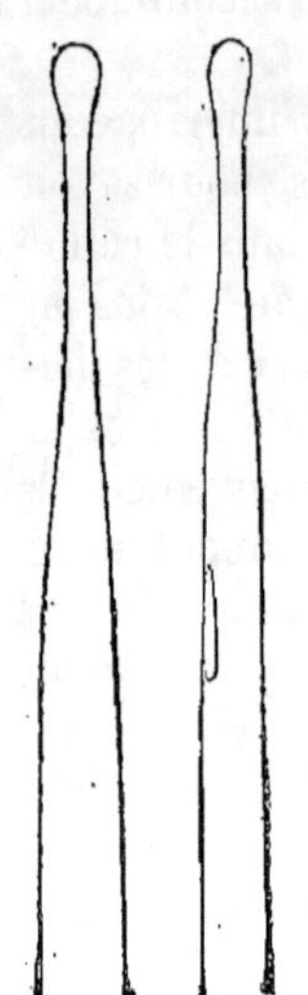

Fig. 114. — Sonde à extrémité renflée.

nœuvre de la plus grande utilité, bien connue pour avoir été imaginée par feu William Hey (de Leeds). Beaucoup de chirurgiens en ont retiré avantage en l'employant dans les circonstances difficiles. On peut la décrire ainsi : La sonde, montée sur son mandrin, est conduite jusqu'à l'obstacle ; là on retire le mandrin de 2 centimètres environ, ce qui a pour effet d'augmenter la courbure et d'élever la pointe de la sonde, de façon à lui faire franchir l'obstacle prostatique plus facilement que par aucune autre méthode (1). Le mandrin doit être assez gros pour ne point s'échapper par les yeux de la sonde, dans les mouvements en bas ou en avant qu'on lui imprime.

Malgré tout, il peut devenir nécessaire de recourir à la sonde d'argent. C'est ce que je ne fais jamais avant d'avoir échoué dans le cathétérisme pratiqué d'après les deux méthodes indiquées. Comme il est désirable de suivre une manière uniforme de l'introduire, et d'en adopter une des meilleures, je vais décrire en détail les diverses manœuvres que l'on doit faire pour arriver à l'introduire facilement. Le chirurgien, debout au côté gauche du lit du malade, étendu dans une position commode, saisit légèrement la sonde entre le pouce, l'index et le doigt du milieu de sa main droite, qui est en supination ; le premier (le pouce) appliqué, en conséquence, contre la face supérieure du pavillon, tout contre les oreilles ; les deux autres doigts soutenant la sonde plus bas, et dans une direction

____

(1) W. Hey, *Practical Observations in Surgery*. London, 1814, 3e édit., p. 399, 400.

horizontale. Le pénis peut être saisi indifféremment entre le pouce et les doigts de la main gauche, ou de la manière suivante, qui présente une certaine commodité. Alors la face palmaire de la main gauche tournée en haut, le doigt du milieu et les deux derniers saisissent le gland à la façon d'un cercle en arrière de la couronne du gland ; l'index et le pouce sont libres pour rétracter le prépuce, si cela est nécessaire. L'extrémité de la sonde est alors introduite dans l'urèthre ; la direction de la partie moyenne est parallèle à la ligne de l'aine gauche, et l'instrument est porté aussi loin que possible sans élever le manche au-dessus de la ligne horizontale. Puis on porte doucement le pavillon vers la ligne médiane du corps, en même temps qu'on l'élève un peu, de façon que la pointe s'engage sous l'arcade du pubis. A ce moment, on abandonne le pénis, et l'on porte le pavillon de l'instrument vers la perpendiculaire, puis on le dirige doucement en bas, vers l'intervalle qui sépare les cuisses du malade, tandis qu'en même temps on exerce sur lui une légère traction, de façon à garder le bec de l'instrument appliqué contre la voûte de l'urèthre et à lui permettre de glisser tout contre l'arcade du pubis ; après cela, à moins que l'obstacle ne soit très-considérable, l'instrument pénétrera bientôt dans la vessie, en glissant sur les petites proéminences du plancher du col vésical. A supposer que l'on ne triomphe pas de la difficulté par ce moyen bien simple, il ne reste que deux manières d'opérer qui présentent une chance raisonnable de succès avec la sonde d'argent à courbure ordinaire pour la prostate. La première consiste à suivre de plus près, ou plus soigneusement, la face supérieure, ou voûte, de l'urèthre, soit en retirant l'instrument et en abaissant plus vite le pavillon, soit en employant une sonde à extrémité plus longue et plus courbée, de façon à passer au-dessus, si c'est possible, d'une grosse tumeur de la partie médiane, ou de toute autre saillie de cette partie. La seconde est d'incliner le bec, quand il est arrivé à la prostate, à droite ou à gauche, pour passer à travers le sinus ou la gouttière qui, dans une plus ou moins grande étendue, règne de chaque côté de cette portion médiane saillante, et pénétrer dans la vessie, non pas au-dessus, mais latéralement par rapport à l'obstacle. Tels sont les points que l'expérience et nos connaissances sur l'anatomie pathologique de l'organe nous montrent qu'il faut retenir.

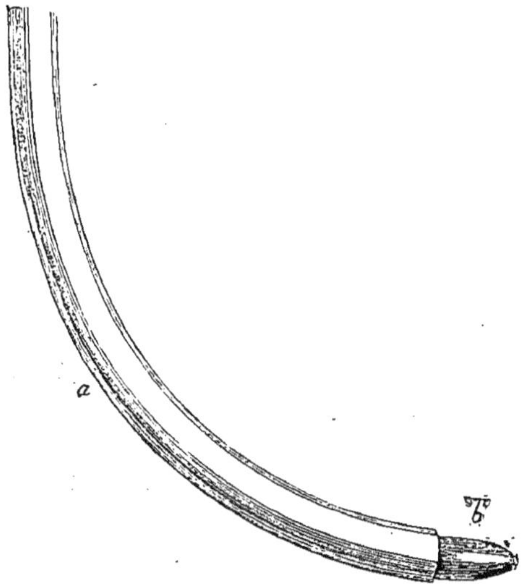

Fig. 115. — Sonde d'argent ouverte à son extrémité, et sonde de gomme introduite dans son intérieur.

Une combinaison des deux instruments peut être quelquefois utile. Pour les employer, il faut prendre une grosse sonde d'argent (nᵒˢ 10 ou 11) [nᵒˢ 20 à 22 de la filière française] ou la sonde prostatique courbe nᵒ 1 (fig. 115, *a*), complétement ouverte à son extrémité, comme si l'on en avait coupé la pointe. Une sonde flexible de gomme élastique, d'un calibre suffisant pour remplir d'une façon assez exacte le canal de la sonde d'argent, est introduite dans son intérieur assez loin pour que la pointe de l'instrument flexible fasse saillie, en guise d'obturateur (*b*). L'appareil est introduit jusqu'à l'obstacle. La sonde d'argent est tenue de la main gauche ; on pousse doucement l'instrument flexible au dedans de la première, et celui-ci peut poursuivre sa route jusqu'à la vessie, quand ni la sonde d'argent ni celle de gomme n'auraient passé seules.

En employant une quelconque des manœuvres mentionnées ci-dessus, l'instrument doit être conduit avec une extrême légèreté, et l'on ne doit s'en servir qu'avec douceur et délicatesse. Ce n'est point par d'autres moyens que l'opérateur peut apprendre à apprécier la résistance qu'éprouve la pointe ; avec l'instrument de gomme élastique surtout, il peut facilement se tromper s'il exerce une pression inutile ; au lieu d'avancer, il vient s'arrêter dans quelque lacune, ou sur quelque pli de la muqueuse, tandis que l'instrument continue, malgré tout, à disparaître sous la pression de la main, en se recourbant à l'intérieur de l'urèthre. Aucune main exercée, cependant, ne peut se tromper à la sensation de résistance produite dans ce cas ; néanmoins cela a souvent été une source de déception, qui a eu pour résultat fréquent la déchirure de l'organe. C'est une remarque vulgaire de Civiale, « qu'une sonde ne va bien que quand elle est *avalée* par l'urèthre ; aucun mouvement plus rapide ni plus puissant ne doit être *permis*. » Il y a, dans cette comparaison remarquablement juste, une vérité qu'on ne devrait jamais oublier ; l'instrument progresse au travers de la muqueuse délicate, sensible et resserrée du canal, par un mouvement lent, continu et facile, semblable à celui qui fait progresser le bol alimentaire du gosier vers l'estomac. Un effort plus grand, plus rapide, ne fait qu'exciter une résistance d'une nature mécanique ou vitale ; dans le premier cas, en portant au devant de la sonde un pli de la muqueuse ; dans le second, en excitant des contractions volontaires ou involontaires de quelques-uns des tissus musculaires environnants.

Sir Benj. Brodie recommande, dans les cas où « l'urèthre est irritable et sujet aux spasmes dans sa partie membraneuse », de conduire la sonde de gomme sans mandrin jusqu'au col de la vessie, et d'introduire alors celui-ci pour permettre à l'opérateur de surmonter l'obstacle en cet endroit. On rencontre, pense-t-il, moins d'obstacle à ce niveau, quand la sonde est flexible, que quand on l'a rendue rigide au moyen d'un mandrin (1).

Il nous reste maintenant à décrire la manière d'employer la sonde angulaire d'argent de Mercier. On ne l'introduit pas à la façon d'une sonde ordinaire, ni même exactement comme le lithotriteur, auquel elle ressemble si fort. Le succès de son emploi, dans les cas difficiles, dépend de

____

(1) Sir Benj. Brodie, *op. cit.*, p 191.

son maniement d'après une méthode particulière, sans quoi on n'en saurait tirer aucun avantage.

L'idée d'un instrument avec un bec situé presque à angle droit avec son corps, et n'ayant pas plus de 19 à 22 millimètres de longueur, a pris son origine dans la forme et le calibre particuliers qu'on sait appartenir à l'urèthre dans une hypertrophie considérable des lobes latéraux de la prostate. Comme je l'ai montré au chapitre V, en parlant de l'anatomie pathologique de l'hypertrophie, l'urèthre, dans la portion prostatique, augmente beaucoup de dimension, de son plancher à sa voûte, l'ouverture dans la vessie s'allonge dans le sens vertical; en sorte que le canal forme un long ovale dans son diamètre recto-pubien, au lieu d'une section arrondie, quand l'instrument vient le distendre; en même temps, il existe en général une brusque élévation sur le plancher du col vésical, une sorte de marche à franchir à l'entrée de la vessie. Voyons maintenant le moyen d'adapter l'instrument à cette situation. La manière suivante de s'en servir, pour répondre à l'idée suggérée par l'état anatomique, nous vient de Mercier, son inventeur; nous ne donnons cependant pas ici exactement ses propres termes. L'opérateur se tient indifféremment du côté droit ou du côté gauche du malade, allongé lui-même sur un lit; le côté droit convient mieux au dernier temps de l'opération : c'est la position dans laquelle nous allons le considérer. Prenant le pénis dans sa main gauche, et saisissant la sonde avec sa droite, le chirurgien l'introduit à la manière ordinaire, jusqu'à la portion bulbeuse de l'urèthre; à ce moment, il élève le pavillon de l'instrument presque à angle droit sur le corps du malade. Ensuite il ne suffit pas de déprimer simplement la sonde entre les cuisses du malade, parce qu'on ferait buter son bec contre la voûte de l'urèthre, sans qu'elle avance le long du canal, comme dans le cas de la sonde courbe; mais on doit combiner deux actions, la pression dans le sens du corps de la sonde, et l'abaissement : le degré d'abaissement doit se régler sur le chemin qu'on sent parcourir au bec, à mesure qu'il glisse au travers des parties profondes de l'urèthre vers la prostate. Jusque-là nous l'avons introduite précisément de la même façon qu'un lithotriteur ordinaire. Mais s'il y a un obstacle de la nature en question, aussitôt que l'instrument est arrivé jusque-là, et qu'il n'avance plus par les moyens indiqués, on doit abaisser le pavillon jusqu'à ce qu'il atteigne presque la ligne horizontale entre les cuisses, direction dans laquelle on le poussera doucement en arrière, de façon que la totalité de la courte portion recourbée, et non pas sa pointe seulement, s'avance le long de la portion prostatique de l'urèthre. La forme du canal, dans les cas d'hypertrophie considérable de la glande, permet, comme nous l'avons vu, cette progression; la sonde arrive ainsi à la marche ou barre que l'on rencontre au col de la vessie, et la même pression douce, en faisant varier un peu la direction de l'instrument pour « l'accommoder » au trajet, peut le faire glisser par-dessus cet obstacle, directement dans la vessie. On voit l'application de l'instrument à cette forme de l'urèthre dans les figures 87, 88, 89 et 90, aux pages 365, 366.

Je n'ai pas essayé cet instrument dans les cas où j'avais échoué d'abord par d'autres moyens. Cependant je l'ai introduit, comme essai, avec facilité et de la manière décrite, dans quelques-uns [de ceux auxquels il convient. Je ne puis donc parler de sa supériorité en dernier ressort, c'est-à-dire après l'échec des instruments courbes, flexibles et rigides, circonstance pour laquelle l'auteur le recommande surtout; nous devons ajouter qu'il le considère comme pouvant, dans ce cas, éviter un cathétérisme forcé au travers de la portion médiane (troisième lobe), ou la ponction de la vessie. Mais n'est-il pas très-rare, avec toutes les formes imaginables de sondes flexibles que nous possédons maintenant, qu'un pareil échec se présente? Dans une seule occasion, j'ai dû ponctionner la vessie pour une rétention causée par une grosse prostate; mais, dans ce cas, sous l'empire des circonstances qui auraient rendu la sonde de

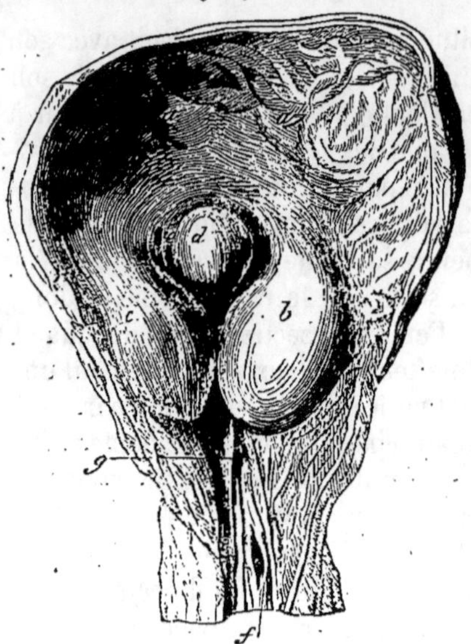

FIG. 116. — Déviation extraordinaire du col vésical.

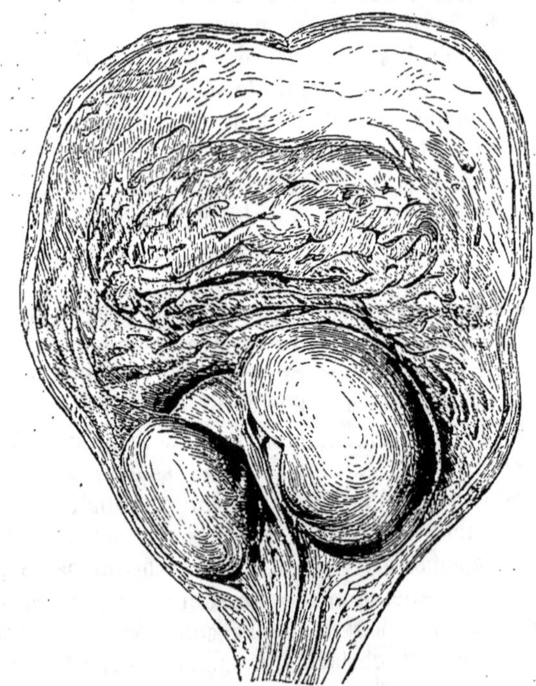

FIG. 117. — Fausses routes au niveau du col de la vessie.

Mercier aussi inutile que toutes les autres pour le cas présent. Nous rapporterons cette observation, qui présente un intérêt considérable, quand nous en arriverons à la ponction de la vessie (voy. page 483).

La cause réelle de la difficulté, dans ces cas, c'est l'existence des fausses routes. [La figure 116 montre en *f*, *g*, des exemples de fausses routes ; en *b*, *c*, *d*, trois tumeurs prostatiques. La figure 117, empruntée au musée Dupuytren, montre jusqu'à quel point peut être portée la déviation du canal de l'urèthre aux environs du col de la vessie. Celle-ci est produite par trois tumeurs volumineuses. Au-dessous de la plus petite, on aperçoit les orifices de plusieurs lacunes, vestiges de fausses routes plus ou moins anciennes. Les figures 118, 119, 120, 121 et 122, nous offrent des exemples bien frappants de ces diverses variétés de fausses routes.] Il arrive souvent que, dans un cathétérisme ancien, la sonde a perforé l'obstacle, est sortie de l'urèthre, et a cheminé longtemps en dehors : on croyait qu'elle s'avançait toujours vers la vessie, tandis que, en réalité, elle faisait fausse route sur les côtés du rectum ou de la vessie. Après ce fâcheux accident, il arrive toujours que l'instrument s'engage dans le mauvais trajet bien plutôt que dans le bon ; dans tous les cas il est difficile, dans certains cas impossible même de l'éviter. Dans de telles circonstances, on doit employer un instrument métallique, dont les mouvements permettent un meilleur contrôle que la sonde élastique. Il doit être aussi gros que le permet l'urèthre ; sa pointe, émoussée et non effilée, sera maintenue tout le long de sa course contre la partie supérieure de l'urèthre par une douce pression qu'on

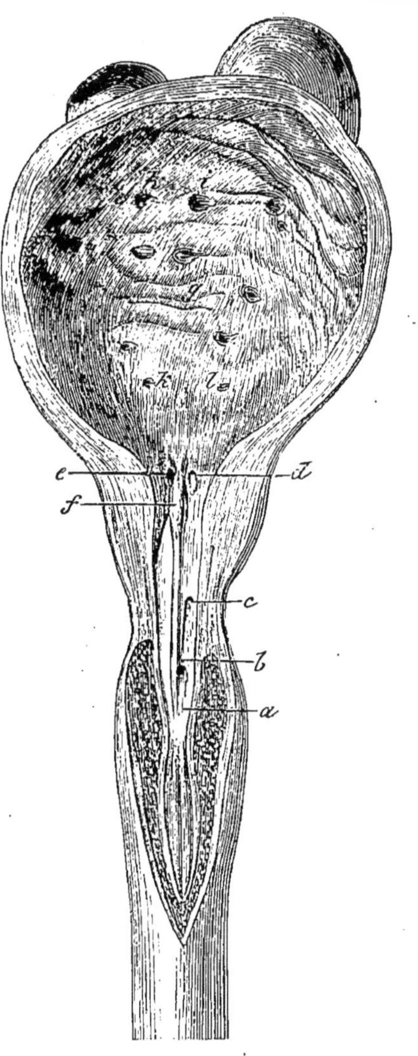

FIG. 118. — Fausses routes multiples au niveau du col de la vessie (*).

(*) Rétrécissements à la courbure de l'urèthre, où commence une fausse route *a*, *b*, *c*, qui s'étend jusqu'à la prostate. La première partie est déjà ancienne et recouverte d'une espèce de membrane. La seconde partie est plus récente ; les tissus avaient été déchirés. Le véritable canal, beaucoup moins large, est placé au côté droit, et un peu plus haut que la fausse route. La crête urèthrale *f* est fort saillante, et sur les côtés se trouvent deux excavations *c*, *d*. La vessie est hypertrophiée et sa face interne présente les orifices d'un grand nombre de cellules, dont deux, beaucoup plus développées, se trouvent près du sommet des viscères. Celle du côté gauche aurait contenu un gros œuf. Les orifices des uretères sont plus grands que dans l'état normal. (Civiale, t. II.)

exerce, de façon à éviter la paroi inférieure, où l'on rencontre en général

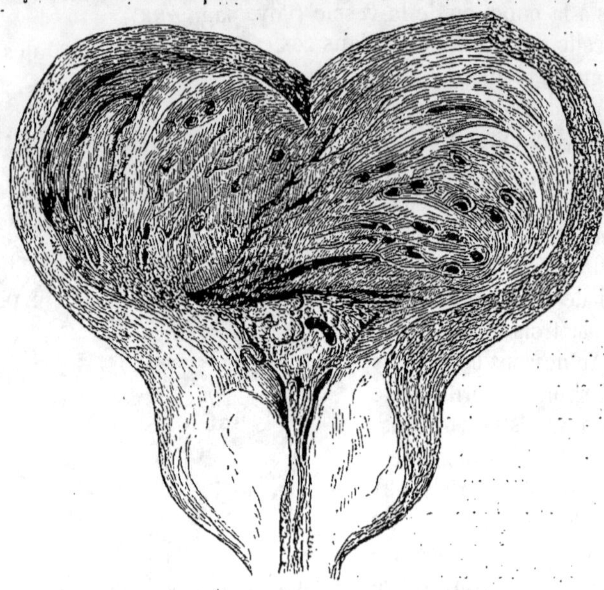

FIG. 119. — Fausses routes multiples de la portion spongieuse au col de la vessie (*).

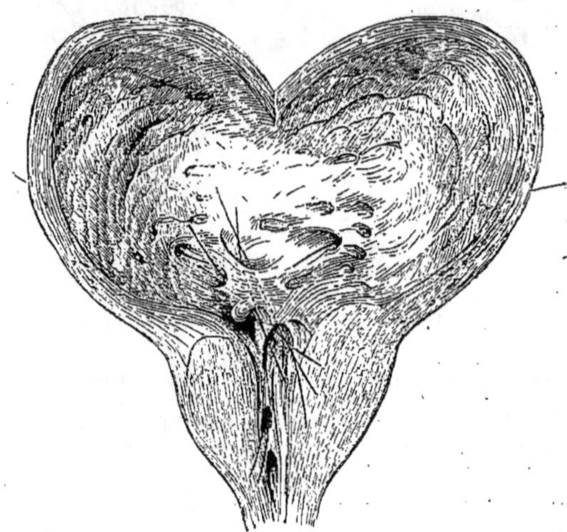

FIG. 120 — Fausses routes multiples de la région prostatique de l'urèthre et du bas-fond
de la vessie (**).

(*) Les lobes latéraux de la prostate sont hypertrophiés, sans autre altération appréciable de texture qu'une consistance considérable des tumeurs. Le col vésical est refoulé en arrière; l'urèthre, aplati latéralement, est réduit à une fente plus étroite au centre qu'aux deux extrémités, où se voient deux sillons, l'un antérieur, l'autre postérieur. La crête uréthrale, aplatie latéralement, mais très-saillante et fort éloignée de l'orifice interne de l'urèthre, envoie en arrière et en avant un prolongement dont la saillie va en diminuant vers ses extrémités. Derrière le point le plus proéminent de cette crête commence une fausse route, longue de près de 22 millimètres, et qui longe la tumeur du lobe latéral gauche. Dans toute cette étendue, le canal a été labouré par la sonde jusqu'à l'entrée de la vessie, où l'instrument a passé sous la barrière résultant de la tuméfaction du corps de la prostate. C'est quelques millimètres plus loin que la fausse route redevient apparente : elle y est même plus large que dans l'urèthre. En cet endroit, elle change de direction. L'extrémité de la sonde a été dirigée d'avant en arrière et de dehors en dedans. Le corps de la prostate forme une tumeur peu considérable, en égard à celles des masses latérales, mais fort inégale et bosselée. Parmi ses inégalités, il en est qui dépendent des désordres produits par l'extrémité de la sonde; mais d'autres sont la conséquence d'un développement irrégulier de la prostate. (Civiale, t. II.)

(**) Une des fausses routes, car il y en avait plusieurs, dans lesquelles sont passées des soies de sanglier

l'obstacle, et où les parois de l'urèthre cèdent le plus facilement : voilà pourquoi les fausses routes s'y rencontrent le plus souvent. Arrivé à la courbure pubienne, on doit abaisser le pavillon pour élever la pointe, et alors les doigts, pressant légèrement au périnée sur la convexité de la sonde, sentent celle-ci à travers les tissus, et aident souvent à la diriger dans sa marche. Mais si, après avoir introduit 17 à 20 centimètres de l'in-

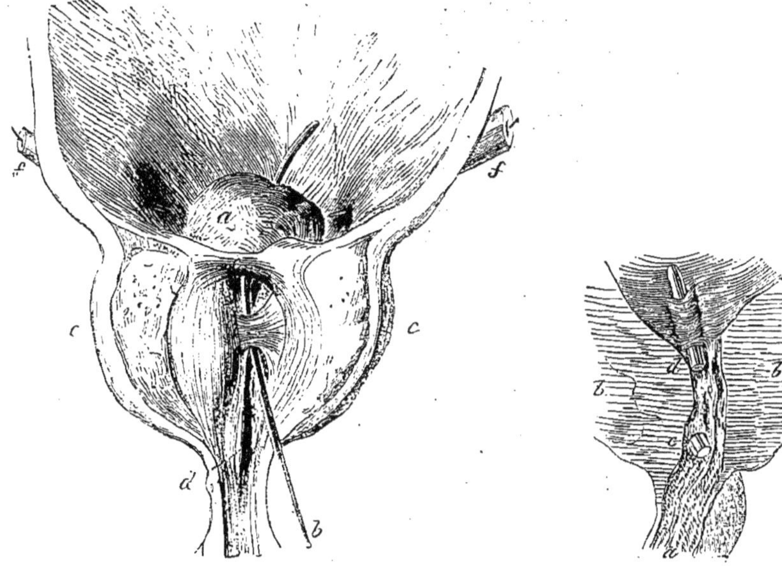

Fig. 121. — Fausse route au travers de « ponts »   Fig. 122. —Fausses routes (**).
de substance prostatique (*).

strument, celui-ci est arrêté dans sa course, il faut porter l'indicateur dans le rectum, pour s'assurer de la situation de la sonde ; si on la sent trop distinctement, et que la muqueuse semble seule la séparer du doigt, on apprend qu'elle a abandonné l'urèthre, probablement par son plancher ou l'un de ses côtés, et qu'elle a cheminé entre le rectum et la vessie. Dans ces circonstances, il faut retirer la sonde de 9 à 12 centimètres, le doigt restant dans l'intestin pour servir de point d'appui destiné à pousser l'instrument en haut, dans un nouvel essai pour l'introduire, manœuvre qui réussit sou-

commençait au côté droit et à la partie antérieure de la crète uréthrale, traversait la prostate d'avant en arrière et de haut en bas et conduisait dans un foyer purulent situé entre cette glande et le rectum. Une seconde, qui avait son origine à la partie médiane, derrière la première, perçait la prostate dans la même direction que la précédente et aboutissait au même foyer. Une troisième partait du côté droit de la seconde et se bifurquait immédiatement ; l'une de ses branches, se dirigeant en dehors, s'ouvrait dans la vessie, derrière le lobe latéral de la prostate ; l'autre se portait obliquement en dehors et en arrière, et débouchait aussi dans la vessie, en formant, au devant de l'orifice de l'uretère du même côté, une subdivision séparée seulement par une bande étroite. (Civiale.)

(*) *a*, tumeur; *b*, sonde introduite dans la vessie indiquant le trajet de la fausse route ; *c,c*, coupe de la prostate ; *d*, verumontanum ; *e*, bride transversale de l'orifice vésical ; *f,f*, uretères dont le gauche est très-volumineux. (Cruveilhier, *Anatomie pathologique*, in-fol., xvii° livraison, planche IX.)

(**) *a*, portion bulbeuse de l'urèthre ; *b,b*, le lobe latéral de la prostate divisé pour montrer le cours du canal ; *c*, un bout de bougie s'engageant dans une fausse route ; *d*, un autre bout de bougie engagé dans une fausse route ; en arrière *c,c*, la crète uréthrale. (Howship, *Practical Observations an the Diseases of the Urinary Organs*, 1816, pl. III, fig. 4.)

ent. Si elle échoue, on retire l'instrument jusqu'au même point, et l'on pousse doucement sa pointe, encore portée en haut, du côté droit de l'urèthre; si l'on échoue, on l'introduit de nouveau en la poussant du côté gauche, car il doit y avoir un côté qui n'est pas atteint par l'orifice de la fausse route, et il est probable que la sonde, guidée par la paroi intacte, pourra se glisser dans la vessie. Ces manœuvres, employées systématiquement et avec soin, manquent rarement de surmonter la difficulté que présente l'état en question. Mercier propose une méthode qui paraît ingénieuse pour éviter la fausse route. Il emploie une sonde métallique, avec un œil situé dans sa concavité à environ 7 ou 8 centimètres de son extrémité, laquelle est pleine au delà de l'œil. Il passe d'abord l'instrument, et le bout s'engage, comme d'habitude, dans la fausse route qu'il comble. Ensuite il glisse dans l'intérieur de la sonde un instrument élastique, lequel, sortant par l'œil, à la concavité, évite la fausse route, et a grande chance de suivre le trajet de l'urèthre jusque dans la vessie (voy. fig. 123).

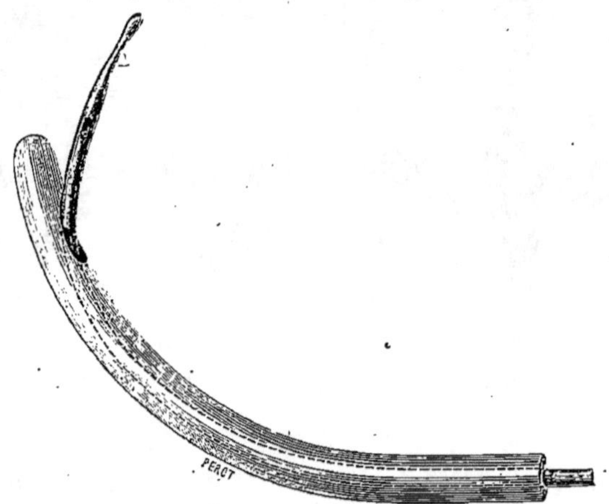

Fig. 123.— Instrument de Mercier pour éviter les fausses routes. C'est une sonde d'argent, creuse jusqu'à la ligne ponctuée; au delà est une partie pleine, qui entre dans la fausse route. On introduit dans l'instrument une petite sonde de gomme que l'on fait sortir à l'orifice situé sur la concavité pour traverser l'urèthre au devant de la fausse route occupée par l'extrémité de l'instrument.

Ici s'élève une question. Est-il désirable, pour la première fois, d'enlever tout le contenu de la vessie, lorsque la rétention existe depuis fort longtemps? Dans de rares circonstances, l'extraction d'une grande quantité d'urine, se montant à plusieurs litres, a été suivie de faiblesses et de pertes de connaissance dont le malade ne s'est pas relevé. Quand la vessie est très-paresseuse, il est alors prudent de la vider peu à peu, et, lorsque la sonde reste en place, on obtient facilement ce résultat. L'extraction de 900 à 1200 grammes de liquide soulagera complétement le malade, et, après une demi-heure ou une heure, on en pourra retirer une autre partie; de cette manière on habitue peu à peu la vessie à un état de contraction normale, condition qui, plus tard, doit être assurée, comme règle, au moins une ou deux fois par jour.

Depuis la publication de la première édition de cette partie de l'ouvrage, dans laquelle ce dernier paragraphe avait déjà été publié, il s'est présenté un exemple très-frappant de la nécessité d'adopter cette précédente mesure. Le cas devint le sujet d'une enquête légale dans le pays, et il en résulta une action judiciaire; on me demanda mon opinion. Voici les circonstances. Un malheureux fort âgé souffrait depuis longtemps d'une incontinence d'urine, et cet état n'était, en réalité, comme cela arrive souvent (voyez p. 413), que le signe d'une grande distension de la vessie. La somme d'urine qui s'écoulait goutte à goutte, par jour, était égale ou presque égale à la quantité normale, et le médecin en avait conclu qu'il n'était pas nécessaire d'introduire une sonde. Certaines circonstances, cependant, obligèrent à pratiquer le cathétérisme. Le vieillard fut placé debout contre un mur, la sonde fut introduite, et donna issue, en plein jet, à trois litres d'urine. Mais l'urine n'eut pas plus tôt cessé de couler, que le sujet tomba mort, aux pieds du chirurgien. Il s'était produit une syncope, sans aucun doute sous l'influence de l'enlèvement d'une aussi forte masse qui pressait depuis long-temps sur les veines et les viscères abdominaux; le sujet se trouvait, malheureusement, dans la plus mauvaise des positions pour attendre les résultats. Si l'on avait pris la précaution que j'ai recommandée, aucun doute que cette catastrophe n'eût été évitée.

Reste un point important. Après avoir introduit avec quelque difficulté une sonde pour remédier à la rétention, faut-il la laisser en place? Les diverses autorités répondent à cette question, les unes par la négative, les autres par l'affirmative. En faveur de la négative, on dit que les organes sont déjà fortement irrités, qu'il faut éviter toute chance d'augmenter cette irritation, et que la présence de la sonde peut être une de ces chances. D'un autre côté, on insiste sur ce fait, que la vessie, après une longue rétention, se remplit de nouveau bien vite, que l'obstacle peut se présenter de nouveau comme auparavant, et qu'on court moins de risque par la présence de l'instrument que par une répétition probable des manœuvres pratiquées pour le mettre en place. Cet argument a surtout de la valeur lorsqu'on a éprouvé une difficulté plus qu'ordinaire à l'introduire pour la première fois. Je n'ai point d'hésitation à admettre cette dernière manière de voir, en règle générale, tout en réservant le droit de faire des exceptions dans des circonstances particulières. J'ai vu des confrères s'exposer à de grands dangers, pour avoir voulu retirer trop tôt une sonde qui avait triomphé d'une brusque rétention. Il ne reste plus qu'à insister sur cette indication, si la sonde, introduite avec difficulté, est de gomme élastique, et non de métal, parce que la première est beaucoup mieux supportée que la seconde. En la fixant à demeure, il faut prendre garde que son extrémité seule pénètre dans la vessie, sans beaucoup s'avancer dans la cavité; car cette dernière position pourrait causer de l'irritation. On bouche l'extrémité avec un fosset, et l'on fait écouler l'urine de temps à autre, selon la nécessité. Dans quelques cas, cependant, il vaut mieux, surtout quand l'urine est âcre et qu'elle sent mauvais, substituer au fosset un morceau de tube de caoutchouc flexible d'une longueur suffisante pour arriver jusqu'à un vase placé à une certaine distance, sous le lit, par exemple. Pour la commodité du malade, on peut employer un tube assez long pour atteindre une chambre voisine, disposition que j'ai souvent adoptée dans la pratique privée, avec de bons résultats dans ces conditions, parce que la totalité de l'excrétion s'en va aussi bien dans un vase situé à une distance de 3^m,5 que dans un autre vase placé dans le lit même. Il faut avoir soin d'une chose, c'est que le tube soit mince et léger, et qu'il soit fixé en deux ou trois points de son trajet, en sorte qu'on ne puisse, par son moyen, ni tirer ni peser sur la sonde. On peut y arriver aisément en y mettant du soin. On se dispensera d'employer la sonde de cette façon aussitôt que le permettra l'état du malade.

Dans ces huit ou dix dernières années, on a imaginé une sonde de caoutchouc vulcanisé, à laquelle j'attribue une très-grande valeur dans certains cas exceptionnels. Par suite de sa mollesse et de sa flexibilité extrêmes, le malade la sent à peine, et elle a la propriété remarquable de ne pas s'encroûter de sels calcaires, même après un séjour prolongé dans la vessie. Il n'est pas toujours possible de l'introduire sans mandrin; celui-ci, lorsqu'il est nécessaire, devra être retiré aussitôt que la sonde aura pénétré dans la vessie. Quand les besoins d'uriner sont extrêmement fréquents et que le malade ne peut se soulager que par l'emploi de la sonde, on peut avec avantage laisser à demeure un de ces instruments de caoutchouc. Grâce à sa flexibilité, elle peut être chassée de l'urèthre avec l'urine, et n'est pas toujours facile à maintenir en place. C'est pour cela que M. Holt a imaginé une paire « d'ailes » à son extrémité vésicale; mais celles-ci ont plutôt une tendance à produire de l'irritation. Je pense qu'un tube de maillechort long de 10 centimètres, et introduit dans le pavillon, permet de la maintenir aisément, surtout si elle est nouée avec un fil mince aux poils qui recouvrent le pubis : telle est, en effet, la meilleure méthode de fixer un instrument flexible. Dernièrement, le docteur T. B. Curtis, mon ancien élève, aujourd'hui médecin à Boston, s'est servi du collodion pour donner plus de résistance au manche de l'instrument et arriver au même résultat que moi avec un tube de métal. Cette application est facile, simple, et je crois qu'elle répond à toute espèce de desideratum.

La dernière question qui reste à résoudre est celle-ci : Quelle marche faut-il suivre quand il est absolument nécessaire de porter un prompt secours dans un cas de rétention d'urine, après l'échec de tous les essais de cathétérisme par la méthode de douceur?

Comme un tel état de choses ne se présente que rarement, ou ne se réalise que peu dans la pratique, ce n'est aussi que fort rarement que doit se poser cette question. Toutefois nous devons être préparés à la meilleure manière d'y répondre. Il faut pratiquer à la vessie une ouverture artificielle, soit en perforant la partie de la prostate qui fait obstacle, soit en ponctionnant la vessie de l'extérieur. Nous décrirons d'abord les différentes opérations réunies dans ces procédés, et puis nous discuterons leurs moyens d'application aux diverses phases de la rétention par cause prostatique.

La perforation de la partie de la prostate qui fait obstacle, en d'autres

termes le cathétérisme forcé, regardé autrefois comme une opération légitime, se pratiquait avec une forte sonde d'argent, à peu près du calibre
n° 9 ou 10 [n°s 19 à 21 de la filière française], de forme un peu conique
à sa pointe, plutôt plus longue que la sonde ordinaire, mais sans la large
courbure de l'instrument prostatique accompli. L'opérateur l'introduit jusqu'au siége de l'obstacle, et s'assure, au moyen d'un doigt dans le rectum,
qu'il est bien dans l'urèthre et qu'il s'engage dans la prostate; il la porte
alors rapidement en haut vers la cavité de la vessie, en poussant fortement
la pointe en arrière, et en déprimant le manche avec lenteur; il s'arrête
lorsqu'il sent que la pointe se meut librement dans une cavité et lorsqu'il
voit l'urine s'écouler par l'instrument. D'après Chopart, cette opération a
été pratiquée par Lafaye sur la personne d'Astruc; dans des temps plus
modernes, elle l'a été en Angleterre par Home (1) et B. Brodie (2). Liston
l'a exécutée avec un mandrin aiguisé, « porté dans une longue canule à
grande courbure », et « a fait plusieurs fois l'opération avec succès » (3).
Ce procédé barbare n'est plus maintenant qu'un sujet d'histoire. Les instruments flexibles perfectionnés que l'on emploie aujourd'hui rendent inutile
et non désirable l'emploi de la force, excepté dans des cas très-rares où
les manœuvres les plus adroites ont échoué. Alors je n'hésite pas à pratiquer la ponction de la vessie, du côté qui convient le mieux à l'état du
malade.

La *ponction de la vessie* se fait de trois côtés : au-dessus du pubis, par le
rectum, au travers de la symphyse pubienne.

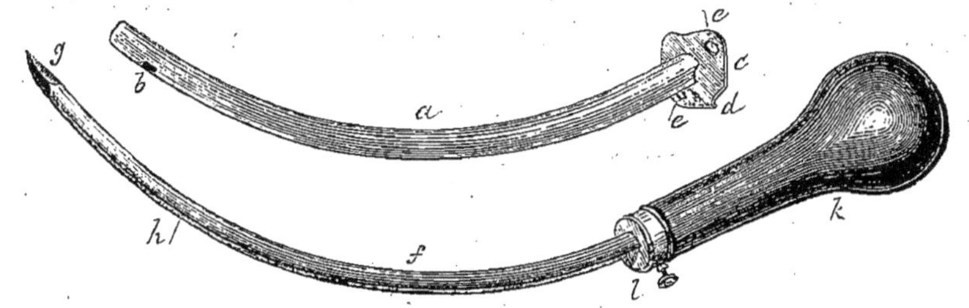

FIG. 124. — Trocart courbe du frère Côme (*)

La *ponction sus-pubienne*, regardée autrefois comme le seul moyen d'arriver du dehors à la vessie, se fait ainsi : Le malade est placé dans une position moitié assise, moitié couchée; le pubis a été rasé. On fait, juste
au-dessus de la symphyse pubienne, une incision verticale des téguments,

(1) E. Home, *Practical Observations on the Treatment of the Diseases of the Prostate
Gland.* London, 1811, vol. I, p. 163.
(2) Sir B. Brodie, *Lectures on the Diseases of the Urinary Organs,* 4e édit. London,
1849, p. 195.
(3) Robert Liston, *Practical Surgery,* 4e édit. London, 1846, p. 845.

(*) La flamme *fg*, du trocart est parcourue dans toute sa longueur par une cannelure *h* qui permet à l'urine
de s'échapper dès que l'instrument est arrivé dans la vessie. Le pavillon *c* de la canule est pourvu d'une plaque
transversale percée de deux orifices *e,e,* auxquels se fixent des rubans assez longs pour entourer le tronc; sur la
plaque on remarque une rigole latérale *d* ; le bec est aussi muni d'une ouverture latérale *b* ; l'ouverture *b* et la
rigole *d* correspondent à la rainure de la flamme, afin de permettre à l'urine de s'écouler. (Gaujot et Spillmann,
Arsenal de la chirurgie contemporaine, t. II.)

d'une longueur de 3,5 à 5 centim.; on la porte en arrière au travers de la ligne blanche, de façon à laisser passer le bout du doigt pour reconnaître la vessie distendue. En même temps un aide, qui se tient derrière le malade, doit appuyer avec ses mains de chaque côté sur les parois abdominales, de façon à fixer la vessie. On pousse alors jusque dans la vessie, en l'inclinant un peu en bas, un trocart droit ou légèrement recourbé [fig. 124] ; dans ce dernier cas, la convexité devra être tournée en haut. On doit faire la ponction, non pas exactement au-dessus du pubis, cas où, dans les contractions de la vessie, l'ouverture serait entraînée derrière la symphyse ; la distance au-dessus de celle-ci ne doit pas non plus excéder 2,5 centim., de crainte de léser le péritoine. Quand la distension est considérable, cette séreuse se trouve écartée de 5 centimètres ou plus au-dessus du bord de la symphyse. Après l'opération, il faut changer la canule contre un tube d'argent spécialement adapté pour glisser au travers d'elle ; on le fixe au moyen d'un ruban et d'un bandage en T. Celui-ci peut rester en place un temps variable, mais au moins jusqu'à ce que la lymphe se soit épanchée sur les bords de la plaie ; alors on peut l'enlever et le remplacer par une sonde de gomme élastique, instrument mieux toléré en général par la vessie qu'une sonde métallique. Dans un cas où j'ai pratiqué cette opération à University College Hospital, il y a quelques années, j'ai introduit une sonde de gomme au travers du tube, et retiré celui-ci sur le lit même d'opération.

La *ponction par le rectum*, adoptée vulgairement dans les cas de rétrécissements, mais à laquelle on peut avoir recours dans certains cas de rétention avec hypertrophie de la prostate, se pratique de la manière suivante. Le rectum ayant été vidé, s'il est nécessaire, au moyen d'un lavement, le malade est couché sur le dos, en position pour la taille, et maintenu solidement par des aides, mais non lié. Le chirurgien introduit alors son indicateur gauche dans le rectum, pour s'assurer des limites de la prostate, et définir ses bornes, surtout en arrière. Il sent en ce point de la fluctuation, transmise par le contenu de la vessie, quand on frappe ou qu'on presse momentanément sur la région hypogastrique, et il choisit sur la ligne médiane le point où il la perçoit de la façon la plus distincte. Toute partie qu'atteint le doigt dans le cas de rétention d'urine et de distension consécutive, peut être regardée comme en dehors du péritoine. Après avoir montré à un aide à soutenir les parties latérales de l'abdomen, pour presser sur la vessie et l'appuyer contre le rectum, on porte le long du doigt un trocart courbe, long de 17 à 20 centimètres, et on le dirige avec soin vers l'endroit indiqué ; puis on déprime le manche, et l'on porte la pointe en haut, à travers les tuniques du rectum et de la vessie, jusqu'à ce qu'on la sente se mouvoir librement dans la cavité de cette dernière. Il faut avoir soin de laisser la canule en place quand on retire le trocart, puis ensuite on la fixe au moyen d'un bandage et d'un ruban. Pour prévenir la tendance à s'échapper de la vessie que présente souvent la canule ordinaire, M. Cock, de Guy's Hospital, en a imaginé une dont l'extrémité s'élargit un peu après son introduction dans la vessie, et avec laquelle le danger de cet accident est moins grand. Sa forme est celle du trocart que l'on emploie généralement, mais augmentée en longueur et en épaisseur (1). J'ai pratiqué quatre fois l'opération avec le trocart de M. Cock, et j'ai observé que la canule restait bien en place. [C'est sur le même principe qu'est fondé le trocart de Maisonneuve, dont nous donnons la figure (fig. 125).]

Enfin, il y a la *ponction de la vessie au travers de la symphyse pubienne.*

Cette opération paraît avoir été proposée pour la première fois par M. Brander, actuellement à Jersey, en 1825, quand il était étudiant à Paris, où il lut un mémoire sur ce sujet à une société médicale : il en conseillait l'emploi uniquement par des vues théoriques tirées des avantages supposés de la situation au point de vue anatomique (2). Plus tard il a envoyé un mémoire sur le même sujet à la *Royal Medical and Physical Society* d'Édimbourg, et ensuite à la *Medical and Physical Society* de Calcutta, dans les *Transactions* desquelles il est publié, avec une observation qui y est annexée (3).

Il s'est présenté, depuis ce temps, plusieurs cas de succès dans la pratique du docteur Brander et d'autres chirurgiens. L'opération fut faite par le docteur Leasure (de Newcastle), sur

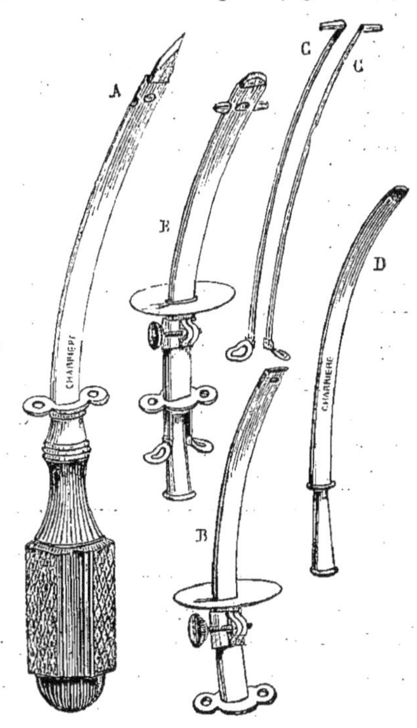

Fig. 125. — Trocart de Maisonneuve.

un homme de soixante-douze ans ; la rétention d'urine était causée par un engorgement hypertrophique de la prostate. L'opération est rapportée tout au long dans l'*American Journal of Medical Science*, avril 1854.

Le docteur Brander semble avoir employé dans le second, sinon dans le premier des deux cas qu'il a relatés, un trocart ordinaire à hydrocèle, de moyen volume, quoiqu'il parle d'un instrument de forme aplatie dans son mémoire original. L'instrument cylindrique semble offrir un avantage mentionné du reste par le docteur Brander, parce que sa forme permet de lui communiquer des mouvements de rotation aussi bien que d'impulsion directe. Le malade doit être étendu, et le trocart est introduit, soit après une légère division préliminaire des téguments, soit, sans cela, chose de peu d'importance, vers le centre de la symphyse, d'avant en arrière, et dans une direc-

(1) Cock, *Medico-Chirurgical Transactions,* vol. XXXV, p. 186
(2) *Séances de l'Athénée de médecine,* 1825.
(3) *Transactions of the Medical and Physical Society,* 1842, vol. VIII, 2e partie, p. 208-239. Un mémoire sur ce sujet et une observation lus en décembre 1839. Dans l'Appendice de ce volume, se trouve une seconde observation datant de 1841. Le premier malade mourut en quelques heures, le second dans l'espace de neuf jours, après l'opération.

tion presque à angle droit avec l'axe vertical du corps. Le docteur Brander dit « quelque peu obliquement en arrière et en bas, vers le sacrum, en faisant varier la direction suivant les circonstances; un bout de sonde flexible est alors introduit à travers la canule », et maintenu au moyen d'un ruban.

Je l'ai essayé moi-même une fois à University College Hospital, et, n'ayant pu trouver l'urine, je pratiquai immédiatement après la ponction par le rectum. Je pense que la symphyse est tellement ossifiée chez les sujets très-âgés, que la pointe du trocart s'émousse, et ne perfore plus les tissus délicats situés en arrière, mais qu'elle les pousse devant elle, rendant ainsi la ponction inutile. Le fait m'est arrivé sur le cadavre, en faisant des expériences à ce propos; je ne répéterai jamais cette opération sur le vivant.

Si nous passons en revue les mérites comparatifs des deux autres modes de ponctionner la vessie, il faut admettre que, dans certains cas, chacun possède des avantages spéciaux. Beaucoup de chirurgiens ont regardé la ponction au-dessus du pubis comme beaucoup plus dangereuse que la ponction par le rectum, et peut-être en est-il ainsi, puisque, malgré le succès et le soulagement qu'elle a apporté, succès qui s'est continué plusieurs années (1), il faut s'attendre à courir le risque d'une extravasation et d'une suppuration derrière la symphyse pubienne, ou dans le péritoine. Si l'on croit que le soulagement ne sera que temporaire, l'opération par le rectum est la plus simple et la plus sûre, et l'on aurait recours à la ponction sus-pubienne, lorsqu'une énorme prostate vient défendre l'application de la première. Mais, d'un autre côté, si l'on pense avec raison que la nouvelle ouverture doive être la seule ressource du malade pour une période de temps considérable, comme dans les cas où les malades ont perdu tout pouvoir d'uriner, et ne comptent que sur la sonde, surtout quand l'urèthre est évidemment difficile à traverser avec une sonde, il est incontestable qu'une ouverture au-dessus du pubis sera beaucoup plus avantageuse pour le malade qu'une ouverture dans le rectum.

La ponction par le rectum, qu'on a employée parfois pour amener du soulagement dans ces cas, comme nos musées en font foi, est presque universellement considérée par les auteurs comme inadmissible quand la prostate est hypertrophiée; on ne fait une exception en faveur de l'opération que quand l'hypertrophie est peu considérable. Il faut se demander d'abord si plusieurs auteurs n'ont pas négligé de se poser la question de la possibilité de pratiquer cette opération dans un bon nombre de cas. Il y a certai-

(1) Il y a une préparation au musée du Royal College of Surgeons, qui montre la vessie et la prostate d'un homme âgé de soixante-six ans, qui subit l'opération pour une rétention due à l'hypertrophie de ce dernier organe; l'homme vécut encore quatre ans et reprit ses occupations habituelles. N° 2043. — Mon ami M. Paget (de Leicester) a un malade encore vivant (1867) que j'ai vu, et qui porte au-dessus du pubis un tube court et flexible; il a pratiqué sur lui l'opération il y a quinze ans, et pendant tout ce temps son urine s'est écoulée au moyen de ce tube. Il a un autre malade auquel il a pratiqué la même opération il y a deux ans. Ni l'un ni l'autre ne consentiraient à quitter leur tube, à cause du grand soulagement qu'ils y trouvent: ils se livrent tous les deux à leurs occupations avec une régularité parfaite.

nement des exemples exceptionnels d'hypertrophie de la prostate où le doigt ne peut atteindre la vessie distendue en arrière de la prostate, et découvrir en cet endroit la fluctuation. L'ouverture par le rectum est surtout indiquée lorsqu'il y a un léger doute sur l'existence d'une vessie distendue faisant saillie au-dessus du pubis; car la rétention peut entraîner des dangers imminents sans que cet état se présente. De plus, chez un malade corpulent, on ne peut toujours découvrir facilement sa présence quand elle existe, tandis que sur ce même individu, la ponction sus-pubienne est moins aisée ou moins avantageuse. Je n'ai eu que deux fois en ma vie l'occasion de ponctionner la vessie pour une rétention par obstacle prostatique, une fois en 1853, avec M. Palmer, et une fois en 1864, avec Sir William Jenner et Sir James Paget. C'était sur un monsieur qui avait la plus gross prostate par simple hypertrophie, que j'aie jamais vue : la glande remplissait presque tout le bassin, et faisait en avant une saillie considérable, de sorte qu'on dut augmenter la longueur de l'incision sus-pubienne en haut, pour atteindre la vessie, située un peu au-dessous de l'ombilic. Aucune autre opération que celle que nous adoptâmes n'aurait pu procurer de soulagement au malade.

Il est une opération qu'on a souvent pratiquée dans la rétention d'urine causée par un rétrécissement, c'est l'ouverture de l'urèthre au périnée aussi près que possible de la portion membraneuse, et l'introduction d'une sonde dans la vessie par cette ouverture; on l'a également recommandée et pratiquée à l'occasion pour la rétention par cause prostatique. J'ai décrit le procédé tout au long dans les cas de rétrécissement dans la première partie de cet ouvrage, et, bien que je conçoive que cette méthode puisse parfois s'appliquer, ce qui fait qu'on ne doit pas la mettre en oubli, toutefois il ne faut la regarder que comme rarement admissible. Par exemple, si l'on a fait une fausse route, et que la difficulté à passer une sonde dans la vessie provienne de ce fait, il n'y a rien de plus hasardeux ni qui promette moins de succès que de faire une ouverture sur un instrument qui a abandonné le canal de l'urèthre.

Nous pouvons maintenant résumer sous forme de conclusions l'état actuel de nos connaissances sur les divers procédés que nous venons de détailler : on peut considérer ces conclusions, sinon comme établies d'une manière absolue, au moins comme déduites de la moyenne des données sur ce sujet, et par conséquent comme correctes d'une manière approximative.

1° Les cas de rétention d'urine, par hypertrophie de la prostate, qu'on ne peut traiter par l'introduction d'une sonde quelconque, sont extrêmement rares.

2° Si l'état de l'urèthre par suite de l'existence de fausses routes, de déchirure ou autres lésions, se trouve tel que l'opérateur n'ait point la certitude de pouvoir conduire une sonde le long du canal, il faut ouvrir la vessie; dans ce cas, si l'on sent distinctement la fluctuation avec le doigt, sur la ligne médiane, derrière la prostate, dans le rectum, la ponction au travers de l'intestin est un moyen sûr et facile de donner issue à l'urine.

3° Si, au contraire, on ne peut sentir distinctement la fluctuation par le rectum, la ponction par l'intestin n'a plus qu'une propriété douteuse, et l'on doit pratiquer l'opération au-dessus de la symphyse pubienne. Si les circonstances indiquent que l'ouverture artificielle doive persister long-temps, elle est située dans une position plus avantageuse pour le malade que celle par le rectum.

CHAPITRE XIII

DE L'ATROPHIE DE LA PROSTATE

Définition pathologique de l'atrophie. — Ses formes. — Résultant de l'épuisement. — Atrophie sénile. — Son degré. — Sa fréquence. — Sa nature. — Résultant d'une pression mécanique. — Résultant d'une maladie locale de la prostate. — Atrophie congénitale. — Symptômes et traitement.

Sous le nom d'*atrophie de la prostate*, on doit comprendre une diminution dans la masse et le poids de l'organe, résultat d'une disparition graduelle de quelques-uns des tissus qui la composent. En n'envisageant que les résultats de cette action, on peut la considérer comme l'inverse de l'hypertrophie.

L'hypertrophie sénile, dans la signification populaire qu'on lui attribue quand il s'agit de la prostate, n'est pas, à proprement parler, l'inverse de l'atrophie, puisque l'augmentation de l'organe, qui se produit dans les dernières années de la vie, n'est pas une augmentation de volume due à un accroissement de fonction analogue par exemple à l'augmentation de volume des muscles par l'exercice. Ce n'est pas non plus une hypertrophie de conservation ou de compensation, comme, par exemple, l'hypertrophie du cœur, qui a pour but de triompher de la résistance croissante qu'oppose une valvule calcifiée, etc. L'atrophie ne saurait cependant être regardée comme le résultat d'une influence pathologique active exercée sur l'organe lui-même. C'est plutôt un état passif, qui consiste dans une simple disparition de l'organe, dans ses éléments constituants.

Quelle est l'action physiologique précise qui détermine l'atrophie? Est-ce un processus actif d'absorption qui fasse disparaître les éléments constitutifs de la prostate, de la même manière, mais plus rapidement, que le processus ordinaire, qui détermine l'usure des tissus dans le corps entier, et les amène, d'une manière graduelle et constante, à être remplacés par de nouveaux matériaux. Je ne le pense pas; je crois que c'est plutôt le résultat d'un défaut de puissance de la part du corps, à remplacer par de nouveaux matériaux les tissus usés par les progrès naturels de l'absorption. Ce n'est point que la résorption soit plus rapide, mais les pouvoirs de formation et de reconstitution sont moins actifs qu'autrefois. Lorsque les ressources du corps ne peuvent compenser par un épanchement de matière plastique et une néoplasie la destruction qui s'effectue, il doit en résulter une atrophie générale.

Néanmoins, il y a, sans aucun doute, plusieurs formes d'atrophie qui affectent la prostate, et qui doivent être examinées séparément.

I. L'atrophie *par épuisement*, à la suite d'une maladie générale.

II. L'atrophie *sénile*.

III. L'atrophie *par compression*.

IV. L'atrophie *par maladie* de la prostate même.

V. L'atrophie *congénitale*.

I. ATROPHIE PAR ÉPUISEMENT. — La première est celle qui se présente par épuisement, dans une maladie générale, et particulièrement dans la phthisie. Le point jusqu'où peut être poussée l'atrophie dans ce cas est parfois très-remarquable, et j'ai eu plusieurs fois l'occasion de m'en assurer. J'ai dernièrement disséqué une prostate atrophiée sur un homme de vingt et un ans, mort de phthisie, et chez lequel l'organe ne pesait que 3^{gr},50. Un autre exemple est le n° 151 des tableaux (chap. II), qui provient d'un homme de soixante-dix-huit ans, qui mourut phthisique; la prostate ne pesait que 10^{gr},70. Dans tous les cas de cette catégorie, il y a une très-grande déperdition de tous les éléments du corps, et c'est par là que cette première forme d'atrophie diffère souvent de la seconde. Mais la proportion de la diminution semble plus forte dans la prostate que dans tous les autres organes.

Il y a d'autres affections où la prostate s'atrophie; toutes les maladies qui épuisent amènent cet état à un degré plus ou moins prononcé, mais il n'est aussi marqué dans aucune autre que dans la phthisie et la scrofule. On voit un bon exemple de cette puissance d'atrophie au n° 150 des tableaux, c'est la prostate d'un homme de quatre-vingt-dix ans, qui mourut épuisé par le charbon; l'organe pesait 11 grammes. Dans cette forme d'atrophie: tous les éléments de l'organe paraissent également affectés : tous les tissus sont diminués dans la même proportion, à en juger par l'apparence que présentent les sections pratiquées sur différentes parties de l'organe.

II. ATROPHIE SÉNILE. — La seconde forme d'atrophie est celle qui se présente chez les vieillards. Il y a souvent une diminution générale du poids et de la masse des solides, à mesure que les individus avancent dans la vie, au-dessus d'un certain âge. Un simple effet de cet état n'est pas ce qu'on entend par atrophie sénile. Une prostate qui en est affectée est celle où la diminution est relativement plus grande que celle qui affecte le reste du corps. On a d't, mais sans fondement suffisant, à ce qu'il semble, que quand l'hypertrophie ne se présente pas chez les gens âgés, on y rencontre toujours l'atrophie. Certainement cette opinion ne s'appuie pas sur des faits. Ainsi en analysant les tableaux du chapitre II, nous ne trouvons pas moins de 50 individus âgés de soixante-dix ans et au-dessus (de soixante-dix à quatre-vingt-quatorze ans), dont les prostates pesaient entre 14^{gr},5 et 21 grammes, avec une grande majorité d'entre elles comprises entre 15^{gr},5 et 19 grammes. On doit les regarder, presque sans exception, comme des cas où il peut n'exister ni hypertrophie ni atrophie. Dans aucun, il n'y avait eu de signes de troubles dans les fonctions urinaires pendant la vie. Le nombre des prostates qui offraient cette condition est beaucoup plus considérable, c'est-à-dire au-dessus de 90, si l'on prend aussi tous les individus compris entre soixante et soixante-dix ans; cet intervalle a été choisi pour ce calcul, afin d'établir qu'un état normal de la prostate est encore commun à un âge très-avancé.

Parmi les 164 exemples de soixante ans et au-dessus, il n'y avait que 11 prostates pesant moins de $13^{gr},5$: des glandes comprises entre $13^{gr},5$ et $15^{gr},5$ ne peuvent être considérées comme atrophiées par le seul fait de leur poids; quelques-unes sont certainement normales; mais la connaissance de leur structure et de la taille de l'individu, voilà des données qu'il est nécessaire de posséder, puisque, comme dans d'autres organes, ce n'est pas le poids absolu, mais, comme on l'a justement fait observer, celui qui est relatif au poids du corps, qu'il faut connaître, pour décider de l'existence ou du degré d'atrophie qui se présente dans les cas douteux. Acceptons le nombre 11 comme des exemples indubitables d'atrophie, nous en retirons 2 qui appartiennent à des individus morts d'épuisement par maladie générale (phthisie et charbon), et il nous en reste 9 cas, que nous pouvons classer ici. En conséquence de ce calcul, l'atrophie sénile se rencontre dans un peu plus de 5,5 pour 100 des cas, chez les individus de soixante ans et au-dessus; et en y ajoutant les données qui font défaut, il est probable qu'on augmenterait un peu cette proportion. Ce fait semble n'avoir aucune portée pratique; néanmoins, du moment qu'on possède les matériaux, il vaut mieux le mentionner, car il ne manque pas non plus d'un certain intérêt scientifique.

L'atrophie sénile, c'est-à-dire celle qui ne tire point son origine de l'épuisement qu'amène la maladie, mais qui se rencontre indépendamment de celle-ci chez les sujets âgés, a un caractère quelque peu différent, au point de vue histologique, de l'atrophie par épuisement. On a vu que, dans cette dernière, tous les éléments constituants sont diminués d'une façon égale, autant que la dissection et la comparaison la plus attentive permettent d'en juger. Dans l'atrophie sénile, au contraire, le tissu glandulaire semble plus atrophié que le stroma fibro-musculaire de l'organe. Celui-ci est quelquefois induré, et renferme parfois de petites tumeurs composées des mêmes tissus. Mais l'élément glandulaire est en plus faible proportion par rapport au stroma fibro-musculaire que dans un organe sain. Cette forme d'atrophie se présente peut-être à un degré moins avancé que celle qui succède à l'épuisement par une maladie. Tandis que, dans ce cas, nous avons vu un adulte, mort de phthisie, offrir une prostate qui ne pesait que $3^{gr},50$, nous n'avons jamais vu une prostate affectée d'hypertrophie sénile peser moins de 12 grammes ou à peu près.

III. ATROPHIE PAR COMPRESSION. — La troisième forme d'atrophie est celle que produit une compression mécanique. Elle ne possède pas de caractère particulier. C'est cette espèce de diminution, de disparition des éléments constituants qu'on observe dans tous les tissus du corps, sous l'influence d'une compression mécanique continue. C'est ainsi qu'on voit parfois la prostate diminuer de poids et de volume sous l'action d'une pression exercée par des tumeurs voisines, à contenu parfois liquide, telles qu'un abcès ou des hydatides; ou par des tumeurs solides, osseuses ou autres; par des

calculs de la vessie ou du tissu même de la prostate. Assez souvent aussi,
à la suite d'une distension extrême et prolongée, par l'urine, de la vessie et
de la portion prostatique de l'urèthre, lorsqu'il existe un rétrécissement
très-serré, il peut y avoir une forte pression, qui a pour résultat une atrophie marquée de la prostate. Dans ces cas, les tissus sont quelquefois amin-
cis à un point très-considérable, les canaux naturels et les cavités sont dilatés et près d'une moitié de l'organe, eu égard à son poids, peut disparaître
dans le cours d'un rétrécissement de l'urèthre qui persiste longtemps sans
être traité.

IV. Atrophie par maladie de la prostate même. — La quatrième forme
d'atrophie est celle qui est produite par quelque maladie locale de la prostate même. Un abcès de la glande amène la désagrégation d'une forte partie du tissu prostatique, en s'opposant par ulcération et par pression à la
nutrition des tissus voisins; et c'est ainsi qu'on peut dire que l'atrophie
prend naissance. Un dépôt tuberculeux produira les mêmes conséquences,
et parfois à un degré considérable. De la même manière, une tumeur maligne fera disparaître la structure propre de la prostate, pour la remplacer
par ses productions morbides; on a dit aussi dans ce sens que la prostate
était atrophiée.

V. Atrophie congénitale. — A la naissance, on trouve parfois la prostate
dans un état où l'on peut dire qu'elle n'a pas acquis son développement
naturel. Cet état s'accompagne d'ordinaire de malformations congénitales
de quelque autre partie de l'appareil génito-urinaire, l'exstrophie de la vessie,
par exemple. Ce n'est que grâce à une coutume, à peine garantie par une
précision philosophique dans l'emploi des termes, que nous mentionnons
ce dernier groupe dans ce chapitre, puisque l'atrophie suppose, à proprement parler, un état normal préexistant; aussi n'en parlerons-nous pas avec
plus de détails.

Symptomes et Traitement. — Je ne sache pas que l'atrophie simple de la
prostate sans complication se manifeste par aucun symptôme. On ne peut
non plus s'apercevoir de cet état, sauf par l'amoindrissement de volume
que le doigt peut constater, et la diminution de la sécrétion. Pour celle-ci,
nous en connaissons si peu la quantité à l'état normal, que nous ne pouvons tirer aucune conclusion des modifications que l'atrophie amène dans
ce sens. Aucun doute qu'elles ne coïncident avec le déclin des pouvoirs
sexuels dû à l'âge. Cet état ne demande aucune indication en fait de traitement. Il n'y a aucune raison de croire que nous ayons un moyen de remettre en bon état un organe affecté d'atrophie sénile. Lorsque l'atrophie
résulte d'autres causes, telles qu'un rétrécissement, un abcès, etc., l'allégement ou la suppression du mal seront sans aucun doute le moyen, et
même le seul moyen, d'influer heureusement sur l'affection de la prostate.

CHAPITRE XIV

DU CANCER DE LA PROSTATE

Affection rare, mais moins sans doute qu'on ne le suppose généralement. — Quelle en est
la cause ? — Analyse des tables de Tanchou. — Les tumeurs malignes de la prostate sont
presque toujours encéphaloïdes. — Examen des cas mentionnés de squirrhe. — Dépôt
mélanique. — Age où apparaît la maladie. — Sa durée. — Sa marche. — Anatomie
pathologique. — Symptômes. — Hémorrhagie. — L'urine. — Traitement. — Dix-huit
observations. — Tableau.

La prostate peut être affectée d'un cancer, soit qu'elle en soit le siége
primitif, ou qu'elle en soit atteinte secondairement après l'apparition primitive du mal dans quelque autre partie du corps. Dans les deux cas, le
cancer de la prostate est une affection rare. C'est une question de savoir
cependant si l'on n'en a pas exagéré la rareté, à en juger par l'impression
générale qui paraît prévaloir sur elle. J'incline à penser qu'on perd de vue
une petite proportion de cas, dans le très-grand nombre de ceux qu'on
attribue à l'hypertrophie sénile. Il est impossible, quand la tumeur maligne
est bien marquée, avec un peu d'attention, de ne pas la distinguer de cette
dernière affection; mais dans des formes plus chroniques, qui se présentent quelquefois, spécialement dans les cas où une tumeur maligne prend
naissance sur une prostate déjà affectée d'hypertrophie, on méconnaît
parfois les caractères du cancer. Comme exemple de la coexistence de
ces deux affections, je renverrai à une observation située à la fin de ce
chapitre : j'ai soigné le malade qui en est le sujet. Quant aux pièces qui
montrent la marche de la maladie, je les ai présentées à la *Pathological
Society* de Londres, en 1854.

Au sujet de cette question de fréquence, les auteurs rapportent continuellement les recherches statistiques de M. Tanchou sur ce sujet, et
cela sous la forme très-brève que voici : Sur 8289 cas de cancer suivis de
mort, il n'en a trouvé que 5 qui aient affecté la prostate. Nous devons désirer cependant poursuivre un peu plus loin nos recherches sur ces chiffres,
car ce simple résumé n'est destiné à première vue qu'à produire sur ce
fait une impression inexacte. Voici la manière dont on est arrivé à la
donnée en question et à cette statistique sommaire. M. Tanchou a extrait
du registre des décès de la ville de Paris et de ses communes suburbaines (1) tous les cas où le résultat fatal était attribué au cancer, de l'année
1830 à l'année 1840 inclusivement; il a rapporté *le siége primitif probable*
de la maladie dans chaque cas, en n'indiquant qu'un organe; il a classé le
tout avec l'idée d'y puiser, entre autres, une estimation numérique du
siége primitif des tumeurs malignes du corps humain. Le nombre total
comprenait 6957 femmes et 2161 hommes, soit 9118 cas de cancer. Dans
829 cas, le siége primitif n'était pas indiqué, ce qui laisse un total de

(1) [Ce relevé a été fait avant la réunion des communes suburbaines dans l'enceinte
actuelle des fortifications.]

8289 cas. Parmi ceux-là, il y avait 1904 hommes, et, sur ce nombre, on reconnut la maladie, comme lésion primitive, 5 fois sur la prostate, et toujours chez des adultes (1). Mais on donne 72 cas de cancer de *la vessie* sans distinction de sexe. Comme lésion primitive, il est, en cet endroit, plus fréquent, je crois, chez l'homme que chez la femme. Chez celle-ci le cancer de la vessie est presque toujours dû à l'extension de la tumeur utérine. Supposons maintenant qu'une moitié, ou plus encore, de ces cas se rapportent à des hommes, il sera assez raisonnable de supposer qu'un certain nombre d'entre eux ont eu leur origine primitive dans la prostate. L'encéphaloïde tout à fait développé de la prostate arrive bien vite dans la vessie, et souvent on ne peut plus le distinguer du cancer de la vessie que par un examen des plus attentifs. C'est ainsi que dans deux de nos observations (voy. observations nos IX et XXIV), *la vessie était presque remplie* par une tumeur, qui pourtant avait son origine dans la prostate.

En considérant la source d'où proviennent ces chiffres, c'est-à-dire un registre ordinaire des décès qui ne demande pas un examen spécial, il me semble qu'une source d'erreur quelconque, contre laquelle il est si difficile de se garder, doit avoir altéré les résultats sur cette question. Et nous avons le droit de croire qu'une proportion de 5 cas de cancer primitif de la prostate, sur un total de 1904 cas de cette affection chez l'homme, est beaucoup au-dessous du nombre véritable.

L'existence du cancer secondaire de la prostate est bien plus rare que celle du cancer primitif. On a bien souvent observé qu'il naissait par extension de celui de la vessie. Je l'ai vu, une fois seulement, succéder à un cancer encéphaloïde du pénis; affection fort rare elle-même.

VARIÉTÉS. — La forme d'affection cancéreuse qui envahit le plus communément la prostate est sans aucun doute la forme *encéphaloïde*. Il semble en être toujours ainsi chez les enfants. Chez les adultes, une exception, même la moindre, est extrêmement rare. L'existence du *squirrhe* en cet endroit a été niée. Après un sérieux examen de tous les cas rapportés, je trouve exacte l'opinion du docteur Walshe en 1846, qui résultait à cette époque de l'examen d'un moins grand nombre de données que nous n'en possédons aujourd'hui; il disait que « l'évidence de la présence du véritable squirrhe de la prostate fait défaut » (2). J'ai réuni dans un tableau 18 observations rapportées avec soin à la fin de ce chapitre, et j'avais rejeté celles où l'évidence n'est pas suffisante, et parmi elles deux observations bien connues, regardées par les auteurs contemporains comme des exemples de squirrhe. Tout en reconnaissant son existence, l'extrême rareté de cette forme rend les détails minutieux absolument nécessaires pour en établir un exemple. Lorsqu'ils manquent, nous ne devons pas hésiter à refuser d'admettre dans une catégorie ainsi désignée [tout cas qui n'a pas été observé avec soin. De plus, il ne faut pas oublier que le terme de squirrhe, pour les anciens auteurs, s'employait avec l'intention d'impliquer seulement l'idée d'un tissu

(1) S. Tanchou, *Recherches sur le traitement médical des tumeurs cancéreuses du sein.* Paris, 1844, p. 256-261.
(2) W. H. Walshe, *The Nature and Treatment of Cancer.* London, 1846, p. 414.

induré. La signification précise que lui a assignée la pathologie moderne ne doit donc pas être demandée quand on se reporte à leurs récits.

Dans ces deux cas, outre le simple caractère physique d'une dureté extrême du tissu prostatique, il n'y avait que peu de signes pour appuyer l'idée d'un squirrhe. La présence de dépôts encéphaloïdes dans d'autres parties du corps a été notée pour l'un d'eux, et à un degré qui indiquerait ce fait que, quelle que pût être l'affection de la prostate, elle n'était pas, du moins, la lésion primitive.

Ces deux cas ont été rapportés par M. Howship et M. Travers. Le malade de M. Howship, à soixante-dix ans, avait une prostate d'une taille normale, mais d'une consistance singulièrement dure ; sa mort fut causée par de grosses masses encéphaloïdes, qui entouraient les vaisseaux, les nerfs et viscères du bassin et de l'abdomen, et remplissaient plus de la moitié de la cavité abdominale (1). M. Travers dit ces quelques mots au sujet de son observation : « J'ai trouvé la prostate occupée par un gros tubercule ayant tous les caractères d'un squirrhe, à la section, chez un vieillard sujet depuis longtemps à la rétention (2). » Comme il nous manque l'évidence qu'on peut tirer de l'état des ganglions voisins, de l'examen microscopique de la tumeur, et que nous savons la prédominance de la tumeur fibreuse dure dans l'organe affecté, il nous est impossible d'affirmer que le terme de squirrhe soit applicable pour désigner une espèce particulière de cancer existant dans ces deux exemples. Et pourtant ils sont admis comme tels par le plus grand nombre de ceux qui ont écrit sur ce sujet, excepté, il faut le dire, par le docteur Walshe dans son ouvrage déjà cité.

Je ne connais qu'un cas indubitable de squirrhe où ce terme a été employé par un observateur d'une haute expérience et d'une grande compétence à juger, avec l'intention expresse d'indiquer une forme particulière du genre carcinome. M. John Adams, de London Hospital, donne le résumé suivant d'une observation : « Un monsieur fut atteint de troubles urinaires pour la première fois à l'âge de cinquante-neuf ans, et il succomba trois ans après aux progrès de sa maladie. A l'autopsie, les ganglions lombaires et iliaques étaient affectés de squirrhe, la prostate était augmentée au point d'avoir presque deux fois son volume normal ; une masse ovoïde *distinctement squirrheuse*, du volume d'une petite noix, faisait saillie à l'intérieur de la vessie par sa partie supérieure. Le lobe gauche était le siége d'une large tumeur squirrheuse ; le lobe droit paraissait sain. » M. Adams ajoute plus loin que « les tumeurs ont été examinées par un histologiste distingué, qui a confirmé que c'était du squirrhe véritable avec ses caractères particuliers » (3).

On dit que le *cancer mélanique* s'est trouvé parfois associé dans la prostate à la forme encéphaloïde. On l'a indiqué dans deux cas, une fois sur un adulte, une fois chez un enfant. Il ne faut pas oublier, en examinant ces

(1) Howship, *Medico-Chirurgical Transactions*, vol. XIX, p. 35.
(2) Travers, *ibid.*, vol. XVII, p. 346.
(3) *Report of the Meeting of the Royal Medico-Chirurgical Society*, 12 avril 1853 (*Lancet*, 1853, vol. I).

cas, qu'on peut prendre du sang répandu dans l'épaisseur d'une tumeur fongueuse pour un dépôt mélanique, auquel il ressemble parfois à l'œil nu.

Pour les autres formes de carcinome, *colloïde*, *épithélial*, il n'en est pas d'exemple connu que la prostate nous ait offert.

Les tumeurs malignes n'ont jusqu'ici été observées à la prostate que dans l'enfance et dans un âge avancé. Il n'y en a point d'observation authentique entre huit et quarante et un ans. La durée de la maladie, depuis la première apparition des symptômes jusqu'au résultat fatal, semble varier entre une année et demie et cinq ans chez les adultes, entre trois et neuf mois chez les enfants. Il ne faut pas oublier que chez les premiers on peut rencontrer une source d'erreur, et que, si l'on n'en tient compte, on peut arriver à une sur-estimation de la durée de la maladie. On a vu qu'il peut se faire un dépôt encéphaloïde dans une prostate préalablement hypertrophiée, qui a déjà donné des symptômes d'obstruction urinaire. Dans un cas pareil, il est clair que la période de temps qui s'écoule entre la première apparition des difficultés dans la miction et la terminaison fatale ne doit pas être prise pour la durée de la tumeur maligne. Nous en avons déjà rapporté un cas. Cet état de choses n'est pas toujours aisé à vérifier pendant la vie ; néanmoins si, après s'être assuré plusieurs années auparavant de l'existence d'une hypertrophie de la prostate, on voit se présenter plus rapidement une exacerbation de symptômes, avec augmentation manifeste dans le volume de la tumeur, accompagnée de cachexie, et par-dessus tout d'une augmentation des ganglions lymphatiques voisins, on peut presque sûrement en conclure qu'il est survenu une complication de tumeur maligne. Sans aucun doute, ce sont là des cas très-rares, mais on peut regarder maintenant leur existence comme établie.

En se reportant au tableau, on peut voir que, chez l'enfant, les dépôts encéphaloïdes n'occupent que l'organe même, ou celui-ci et les lymphatiques voisins, quoiqu'on n'indique pas toujours bien positivement l'état des ganglions; on peut voir aussi qu'ils ont une marche très-rapide. Au contraire, chez l'adulte, le développement de l'affection est plus lent, et l'on trouve d'ordinaire d'autres viscères malades outre la prostate. Ces faits s'accordent avec ceux que présente en général la marche de l'encéphaloïde. Ayant toujours un processus rapide, il semble prendre un accroissement actif en proportion de la jeunesse de l'individu. La fonction d'accroissement est presque toujours plus active dans l'enfance qu'à aucune autre période de la vie, fait dont on doit probablement tenir compte pour expliquer le résultat indiqué. D'un autre côté, l'apparition des dépôts dans d'autres organes, apparition que l'on observe chez l'adulte, peut peut-être être regardée comme l'effet d'une forme plus lente du processus morbide, qui laisse à de nombreuses lésions locales le temps de se développer.

ANATOMIE PATHOLOGIQUE. — On n'a que des données très-peu positives sur l'anatomie pathologique de l'encéphaloïde à ses débuts chez l'adulte. En effet, on ne peut faire porter aucun examen sur un spécimen quelconque qui ne soit pas à une période avancée de la maladie, parce que la mort du sujet n'est causée par les progrès du mal qu'à un degré ultime. C'est une raison de croire, à en juger par des déductions tirées de l'examen rectal des cas dans les premières périodes, quelques mois avant la mort, qu'il se fait en un point un dépôt, et que de ce point, comme d'un centre, le mal rayonne : ce point se trouve d'ordinaire dans un des lobes latéraux. Au début, il est probable qu'il n'y a qu'une faible tendance à l'accroissement ; mais, après que la tumeur a atteint un certain volume, elle augmente rapidement ; souvent il se forme une masse très-considérable, et la mort arrive, qui permet de pratiquer l'analyse anatomique.

Voici quels sont les états que l'on rencontre le plus communément : La masse prostatique a une forme irrégulière ; certaines parties font saillie sur les différentes faces de l'organe, spécialement sur les faces supérieure et postérieure, et se dirigent vers la cavité de la vessie. Elles ont une consistance inégale ; les unes sont dures et tendues, et semblent fortement contenues par la capsule enveloppante ; mais les parties qui font le plus de saillie sont souvent molles et bourgeonnantes, en même temps que l'on voit, sur d'autres parties du corps, l'encéphaloïde acquérir un rapide accroissement. La couleur est variable : les teintes brunes et rougeâtres l'emportent ; elles semblent dues à une grande vascularité ou à une hémorrhagie à l'intérieur ; celle-ci paraît quelquefois indiquée par l'existence de caillots sanguins noirs, enveloppés dans la masse, et isolés par des sections de l'organe. Certaines parties peuvent se gangrener, et offrir des teintes grises et sales, surtout au niveau de la muqueuse de l'urèthre. En pratiquant des incisions sur la tumeur, à une période peu avancée, l'examen montre souvent que la plus grande partie de la substance prostatique a disparu avant l'invasion du produit cancéreux. Les parties les plus récentes de la tumeur sont molles au toucher, un peu analogues à de la gelée, opalines, faiblement transparentes, d'une pâle teinte de peau de buffle, presque blanches ; il y en a d'autres jaunâtres ou rougeâtres, et même d'un rouge noirâtre. On trouve certaines parties ramollies, pulpeuses et désagrégées ; quelques-unes laissent échapper un liquide crémeux, d'autres un liquide sanieux, contenant des masses floconneuses escharifiées, et çà et là on rencontre de petites collections de matière purulente.

Si l'on recherche avec soin les tissus prostatiques dans la profondeur des parties (on n'en trouve plus dans le fongus bourgeonnant), et si l'on découvre les limites où la tumeur maligne se confond insensiblement avec les parties de la glande qui restent encore, nous pouvons en conclure qu'il semble que le tissu glandulaire soit le premier attaqué par le mal, et que le stroma soit moins promptement envahi ; car les fibres musculaires pâles paraissent affranchies de tout dépôt cancéreux jusqu'à une période beaucoup plus tardive que les follicules glandulaires. D'autres fois, mais rarement, la prostate est plutôt sujette à une infiltration générale de toutes ses parties qu'à une localisation distincte de la maladie sous forme de tumeur ; dans un cas semblable, l'état du stroma que je viens d'indiquer était bien marqué.

La muqueuse uréthrale n'est pas intacte d'ordinaire ; au-dessous de sa surface, on peut apercevoir des nodules cancéreux ; un ou plusieurs peuvent passer au travers et commencer à former une tumeur fongueuse. Autour de ces lobules, on aperçoit une arborisation de vaisseaux sanguins ténus.

Dans quelques cas, aucune fongosité ne fait saillie en dehors de l'organe; le mal est contenu en entier dans ses limites, qui s'étendent beaucoup plus loin qu'à l'état normal. Dans d'autres circonstances, il est loin d'en être ainsi : la capsule donne issue, non-seulement à une excroissance fongueuse, mais à un processus ulcératif, ou même elle forme une cavité qui ne renferme plus de tissu malade, et où l'hémorrhagie s'est probablement produite par l'ouverture des vaisseaux sanguins.

Sous la muqueuse voisine qui tapisse la vessie, on rencontre également quelques nodules cancéreux; et enfin, si l'affection prostatique est avancée, les vaisseaux et les ganglions lymphatiques du voisinage sont toujours malades. On a même vu les veines prostatiques contenir de la matière cancéreuse.

Tels sont les aspects sous lesquels j'ai vu se présenter le cancer encéphaloïde de la prostate chez l'adulte. Dans l'enfance, il atteint un volume beaucoup plus considérable, eu égard à la masse totale de l'individu. Ici nous observons tous les résultats d'une production bien plus rapide, tissu mou, imbibé et gorgé de liquide, avec des teintes plus brillantes, vascularité souvent plus grande. En dehors de là, chez l'adulte et chez l'enfant, les caractères généraux sont les mêmes.

Symptômes. — Les symptômes de l'affection cancéreuse sont les mêmes que ceux d'une obstruction prostatique quelconque, mais ils se montrent en général avec une bien plus grande rapidité que dans les cas d'hypertrophie sénile. Nous ne les reproduirons pas ici. Mais, en outre, nous avons d'autres caractères distinctifs, tels que des douleurs plus grandes, souvent intenses; des hémorrhagies, parfois fréquentes, et une cachexie plus ou moins prononcée. La douleur a pour siége le rectum ou la région sacrée; elle s'irradie aussi dans les cuisses, en avant ou en arrière. Dans un cas personnel que je rapporte ici (obs. VII), les souffrances éprouvées au début et au milieu de la maladie furent très-légères, excepté celles que causa une rétention d'urine, à laquelle vint remédier l'emploi de la sonde. Pendant les derniers mois de sa vie, le malade perdit le sentiment et le mouvement dans la partie inférieure de son corps, par suite d'un dépôt encéphaloïde dans la partie supérieure de la moelle épinière, autrement il est certain que ses souffrances eussent été beaucoup plus grandes. La prostate n'est pas toujours ramollie au toucher dans ces cas, du moins d'une façon notable. On pouvait faire cette observation dans le cas précédent, avant que la paralysie survînt, et surtout dans une autre observation prise avec grand soin par mon ami le docteur Armitage, auquel je la dois; elle est rapportée sous le n° VIII.

L'hémorrhagie est un accident commun au début et dans une période avancée de la maladie; elle a lieu presque toujours de temps à autre, et parfois jusqu'à un point inquiétant. Le sang sort presque pur et sans mélange, et il apparaît souvent avec ou après quelque effort pour uriner, exercé, par suite de telle ou telle circonstance, avec une plus grande force que d'habitude. Moins souvent on voit l'hémorrhagie se continuer pendant longtemps, ou communiquer une teinte sanguinolente à l'urine, comme il arrive dans le cas de certaines tumeurs de la vessie ; ou bien alors cet organe se trouve aussi intéressé, ou le mal se présente sous la forme d'une tumeur fongueuse qui fait saillie dans l'intérieur de sa cavité. L'urine n'a aucune tendance à être mêlée de pus et de mucus, comme dans une affection vésicale.

La tuméfaction formée par la prostate est toujours dure au début, quand on l'examine par le rectum ; elle peut être ou non inégale à sa surface et dans sa consistance. Elle peut se ramollir à une période avancée, mais le malade ne survit pas toujours jusqu'au moment où la tumeur devient molle ou fongueuse. Il est certain que l'affection peut occuper la totalité de l'organe, ce qui arrive même le plus souvent; mais il peut aussi en affecter une partie plutôt qu'une autre. Souvent, dans la forme quelque peu chronique de la maladie qu'on observe chez les adultes, comparée à celle des enfants, il y a d'autres organes affectés; mais le fait n'est pas constant. On trouve toujours des ganglions lymphatiques voisins malades, et quelquefois l'affection se propage à des groupes ganglionnaires plus éloignés. On peut souvent vérifier, par l'exploration de l'abdomen, l'existence de pareilles tumeurs sur le trajet des vaisseaux iliaques, ou parfois à la région inguinale ; ce signe a, lorsqu'il se rencontre, un grande valeur au point de vue du diagnostic et du pronostic.

Il faut examiner l'urine avec soin, dans les cas d'une nature douteuse, pour y découvrir la présence de cellules que l'on regarde comme malignes, à leur forme et à leur contenu. Certains auteurs disent avoir trouvé dans l'urine des cellules cancéreuses: D'autres n'en ont point vu après des examens sérieux et répétés. On peut apercevoir d'ordinaire un bon nombre de « débris » dans les cas avancés; leur présence semble indiquer que la tumeur est devenue fongueuse, et qu'il s'élimine un plus ou moins grand nombre de ses éléments sous la forme de détritus bourbeux. J'ai recherché, mais sans succès, les formes caractéristiques des cellules cancéreuses dans l'urine des individus atteints de tumeurs malignes de la vessie, et je ne pense pas qu'il faille attacher une grande importance à l'apparence des cellules qu'on rencontre. Les canaux urinaires contiennent abondamment des cellules épithéliales de toutes formes et de toutes dimensions, et ce sont elles, je soupçonne, que l'on a prises parfois pour des cellules cancéreuses. Je me rappelle un cas où un bon observateur diagnostiqua une tumeur cancéreuse de la vessie par la découverte qu'il considérait comme indubitable de cellules cancéreuses, jointe à d'autres signes. Le malade mourut peu après ; il avait une tumeur villeuse (fongus bénin), forme d'affection improprement appelée cancer, et n'ayant aucune ressemblance de structure avec l'affection maligne. La présence de gros ganglions, la cachexie et les commémoratifs sont de meilleurs moyens, je pense, pour établir le diagnostic qu'aucun de ceux que l'on tire de l'examen dans l'urine des soi-disant cellules cancéreuses.

Le *traitement* du cancer de la prostate ne comprend aucune indication meilleure pour l'affection constitutionnelle que quand il se présente dans une autre partie du corps. Il est palliatif; on doit le régler sur les divers symptômes qui peuvent se présenter dans le cours de la maladie.

Ainsi il faut remédier à l'accumulation d'urine dans la vessie, avec le moins de chance d'irriter et encore moins de léser l'organe. Si l'on peut se dispenser du cathétérisme, cela vaut mieux. Dans aucune autre circonstance il n'y a plus d'importance à manier avec une extrême douceur les instruments. On doit soulager la douleur par les opiacés administrés à la fois par la bouche et le rectum. L'addition de la ciguë à l'opium, en lavement ou en suppositoire, est souvent particulièrement utile (voy. p. 445); et la belladone par la bouche est parfois un auxiliaire utile pour diminuer la douleur, à la dose de 15 à 45 milligrammes, deux ou trois fois par jour. Il faut traiter l'hémorrhagie d'après les principes déjà mis en lumière dans un chapitre précédent (p. 447). Il faut soutenir le malade par tous les moyens qui sont en notre pouvoir. Un régime nutritif, à la fois solide et liquide, avec une certaine proportion de stimulants alcooliques, sera donné, suivant le pouvoir de digestion du malade.

[Nous ne mentionnerons ici que pour mémoire la pratique de M. Demarquay, chirurgien de la Maison municipale de santé, qui, dans des cas avancés de cancer de la prostate, avec cancer du rectum, n'a pas craint d'enlever en partie ou en totalité ces deux organes (1).

Cette opération a besoin, pour être admise, et entrer dans la pratique hospitalière, d'un plus grand nombre d'observations. Le chirurgien de la Maison de santé en rapporte deux, où le succès le plus complet paraît avoir couronné ses efforts.

Nous ne pouvons toutefois nous empêcher de faire remarquer que l'ablation de la prostate est encore un traitement palliatif; chacun sait en effet que les tumeurs malignes récidivent non-seulement sur place, mais encore, et le plus souvent, se généralisent dans le reste du corps.]

OBSERVATION VII. — J. A..., soixante ans, entra dans mon service à la fin de 1851, pour de fréquentes et douloureuses envies d'uriner. La cause était un engorgement prostatique sans ramollissement, à l'examen rectal. Au bout de peu de temps, il fut remis sur pied par l'usage de la sonde et de médicaments, et je le perdis de vue. Plus tard il alla souvent au Saint Marylebone Dispensary pour se faire sonder. L'urine était alcaline. Il ne souffrait que peu, sauf quand la rétention devenait presque complète.

Pendant une exacerbation des symptômes, il fut admis à Saint Marylebone Infirmary le 9 décembre 1853.

J'appris alors qu'il était devenu peu à peu paraplégique, environ un mois avant son admission. Il avait entièrement perdu le mouvement et le sentiment jusqu'au niveau des hanches; et, peu après, il perdit le sentiment jusqu'au-dessous des bras. Les fèces n'étaient plus retenues, et l'urine s'écoulait durant le sommeil. Il n'y avait pas de douleur dans le dos; aucune violence extérieure; aucun signe, du côté de la face, d'une lésion cérébrale.

____

(1) Voyez Demarquay, *De l'ablation partielle ou totale de l'intestin rectum, avec ablation partielle ou totale de la prostate* (Gazette méd. de Paris, 1873).

Avec l'emploi de la sonde, etc., il y eut d'abord un peu d'amélioration ; mais en février 1854 l'urine devint sanguinolente, avec un dépôt phosphatique, et il succomba le 23, après une grande émaciation.

Autopsie. — La vessie n'était pas grande, elle était un peu épaissie ; sa muqueuse était rugueuse, avec des teintes d'un rouge sombre ou ardoisées ; il y avait des matières calculeuses adhérentes. On voyait au-dessous d'elle quelques petits nodules d'une couleur claire, isolés l'un de l'autre. La prostate était hypertrophiée d'une manière uniforme, et avait environ le volume d'une orange.

Les ganglions iliaques voisins étaient augmentés de volume. Rein droit atrophié ; son bassinet dilaté et rempli de 100 à 120 grammes de pus. La partie inférieure de l'uretère correspondant était complétement obstruée par un ganglion hypertrophié qui venait le comprimer. Rein droit augmenté de volume, renfermant un léger dépôt calcaire.

En enlevant les arcs postérieurs des vertèbres, on trouva une masse ramollie de matière encéphaloïde qui adhérait au niveau de la première vertèbre dorsale, et l'on en apercevait plus profondément de petites parties. La moelle ne présentait point de modification, sauf peut-être une injection plus vive de sa substance. Il n'y avait pas de lésion cérébrale, ni aucune autre tumeur maligne dans le reste du corps.

En pratiquant des sections sur la prostate, on voyait que l'hypertrophie était due à un refoulement du véritable tissu prostatique par le dépôt d'une matière qui, à l'œil nu et à l'examen microscopique, était de nature encéphaloïde. On trouva la même apparence dans les ganglions, dans la masse spinale et dans les dépôts nodulaires situés sous la muqueuse de la vessie. J'ai présenté cet exemple à la *Pathological Society*, en mars 1854 (1).

OBSERVATION VIII. — J. B..., soixante-cinq ans, scieur de long, a joui d'une bonne santé jusqu'à vingt-deux mois avant sa mort. C'est alors qu'il a commencé à ressentir des douleurs dans la région sacrée, douleurs qui ont augmenté peu à peu, mais il n'abandonna pas entièrement son ouvrage jusqu'à quatorze mois avant sa mort. A cette époque, il doit avoir rendu, pendant plusieurs jours, de l'urine qui avait la « couleur de vieux vin ».

Il passa les mois de mai et de juin 1856 à Saint George's Hospital. Puis, après en être sorti, il rendit par l'urèthre une quantité considérable de sang pendant six jours. Il en estimait lui-même la somme totale à « pas moins de cinq à six litres ».

En juillet, il rendit deux fois du sang, mais en plus faible quantité, et dans deux autres occasions depuis encore un peu.

Vers le milieu de septembre, il entra dans le service du docteur Armitage. Voici à cette époque quel était son état : « Complexion maladive ; degré considérable d'émaciation. Il se plaint de vives douleurs dans la région sacrée et à la partie postérieure des cuisses. Il urine deux ou trois fois dans la nuit, un peu plus souvent dans le jour, de temps en temps avec douleur quand l'urine contient avec abondance un mucus glaireux, qui semble boucher l'urèthre. »

L'urine est alcaline, avec une plus ou moins grande quantité de mucus adhérent et de phosphates terreux ; pas de sang.

On introduit une grosse sonde, qui ne rencontre aucun obstacle. La vessie ne se vidait pas complétement par elle-même, et le malade se passait lui-même l'instrument deux ou trois fois par jour pour se soulager.

____

(1) *Transactions of the Pathological Society*, vol. V, p. 204. — Voyez-le pour quelques autres particularités, ainsi que le rapport détaillé fait sur ce sujet par M. Hutchinson.

L'examen par le rectum a vérifié l'existence d'une tumeur considérable et très-dure à la place de la prostate, tumeur qui paraissait avoir le volume d'un gros œuf de cane, mais qui faisait plus de saillie du côté gauche que du côté droit de la ligne médiane. L'examen n'est pas douloureux; *la pression ne fait découvrir aucun point ramolli.*

Dans la région inguinale droite, il y avait plusieurs ganglions engorgés et durs, et, en pressant profondément, on sentait de semblables tumeurs sur le trajet des vaisseaux iliaques. On observait les mêmes caractères, mais moins prononcés, du côté gauche.

Cet état s'aggrava fort peu avant la mort, qui arriva le 17 mars 1857. Le patient était devenu un peu jaunâtre, plus maigre et plus faible. Les glandes n'offraient pas de changement marqué. La tumeur garda son même volume et sa dureté jusqu'à environ un mois avant la mort; elle se ramollit alors un peu, surtout du côté gauche.

Autopsie. — On trouva la prostate augmentée de volume; elle était évidemment le siége d'une tumeur maligne, aussi bien que les ganglions lymphatiques indiqués. Aucune apparence d'une affection semblable dans une autre partie du corps, comme on s'en assura avec soin. Le docteur Armitage ayant eu la bonté de m'offrir la prostate et les parties voisines à l'état frais, je les disséquai avec soin, et je joins ici les notes suivantes, prises à cette époque.

Vessie augmentée, épaissie, avec des colonnes (*fasciculated*); la muqueuse offre des traces d'inflammation. On aperçoit au-dessous d'elle, près du col, quelques petits corps isolés, du volume d'un grain de chènevis.

Entre l'orifice de l'uretère gauche et la prostate, on aperçoit une masse, d'une forme oblongue, du volume d'une grosse amande environ, évidemment formée par quelque tumeur siégeant dans la substance musculaire de la vessie.

La prostate a quatre fois son volume normal. Sa surface est quelque peu inégale et parsemée de nodules; le lobe droit est plus gros que le gauche. A sa face rectale est une tumeur molle et fluctuante, dirigée en arrière et s'étendant presque jusqu'au niveau de la vésicule séminale gauche; à l'ouverture, on donne issue à un liquide jaunâtre, de consistance épaisse, renfermant des *débris* de tissus. La vésicule est fort amincie et chargée de dépôt dans son intérieur; il en est de même de la vésicule droite à un moindre degré. Une section de la masse montrait les tissus infiltrés d'une matière pâle et molle, d'où la pression faisait sortir en abondance un suc crémeux. Ce liquide offrait au microscope de nombreuses cellules à un et à deux noyaux, grandes et petites, spéciales à l'affection; il en était de même des autres dépôts indiqués.

Oʙsᴇʀᴠᴀᴛɪᴏɴ IX. — *Tumeur maligne de la prostate.* — J. B..., soixante-huit ans, offre depuis cinq ans les symptômes d'une maladie de vessie. Il éprouva des douleurs excessives dans le dos, la vessie et le rectum, surtout pendant les six derniers mois de sa vie. L'examen rectal démontra que la prostate était malade; le cathétérisme était extrêmement difficile. Il eut vers la fin de fréquentes et douloureuses envies d'uriner, et dans une occasion une hémorrhagie considérable. Il mourut dans le coma.

Autopsie. — L'uretère droit s'était gangrené et ouvert, en laissant une grande quantité d'urine se répandre dans le péritoine. « La cavité péritonéale contenait un litre et demi de liquide. La vessie était presque entièrement remplie par une tumeur fongueuse, formée de sang épanché et coagulé, mêlé à une substance blanche pulpeuse, qui tirait son origine de la partie postérieure de la prostate », et avait enveloppé les deux uretères aussi bien que l'urèthre. Il y avait plusieurs petites masses de la même matière dans les reins et dans le foie. (G. Langstaff, esq., *Transactions of Medico-Chirurgical Society*, 1817, vol. VIII, p. 279.)

OBSERVATION X. — Un homme, âgé de quarante-cinq ans, avait souffert pendant cinq ans, et présentait tous les signes d'une affection de vessie due à une obstruction. Son urine était chargée de mucus et parfois teinte de sang. Pendant les six derniers mois de sa vie, il avait rendu du pus et du sang par l'anus.

A l'autopsie, on trouva la vessie revenue sur elle-même et hypertrophiée. En l'ouvrant, on aperçut une grosse tumeur « produite par la prostate, qui était convertie en une tumeur fongueuse et carcinomateuse, ressemblant à de la mélanose ». Les reins étaient enflammés. « Les ganglions lymphatiques du bassin et de l'abdomen étaient convertis en une matière carcinomateuse de la consistance de la moelle; les veines du bassin étaient remplies de dépôts fongueux. » Il y avait aussi un cancer de l'estomac. (*Catalogue of preparations in the Museum of Geo. Langstaff, esq.* Londres, 1842, p. 352.) (1)

OBSERVATION XI. — Un monsieur, âgé de cinquante-neuf ans, vient consulter M. Adams. On découvre presque immédiatement une augmentation du lobe gauche de la prostate; vessie irritable, impossibilité de vider le viscère, tels furent les signes du début. La dernière année de sa vie, la vessie reprit tous ses usages. Les seuls symptômes étaient alors une douleur excessive dans les régions lombaire et pelvienne, dans les cuisses et les jambes, avec douleur et gonflement des testicules. Durée de la maladie environ trois ans et trois mois.

Autopsie. — La prostate avait deux fois son volume ordinaire; le lobe gauche était occupé par un produit carcinomateux, le droit était sain. Les ganglions voisins étaient gros et malades, mais aucun autre viscère abdominal n'était malade. Les autres cavités n'ont pas été examinées. (Adams, *On the Prostate*, 2ᵉ édit., p. 149.)

Cette observation a fait le sujet d'une communication à la *Medico-Chirurgical Society*, le 12 avril 1853; M. Adams a dit que « la tumeur avait été examinée par un habile histologiste, et que celui-ci en avait fait un véritable squirrhe avec tous ses caractères ». (*Lancet*, 1853, vol. I, p. 394.)

OBSERVATION XII. — Un monsieur, âgé de soixante-sept ans. Grande irritation vésicale depuis fort longtemps; pas de rétention; urine parfois sanguinolente, douleurs excruciantes. Le côté gauche de la prostate présentait une tumeur d'une dureté irrégulière. A l'aine, on sentait des ganglions indurés. Tout le bassin se remplit de tumeurs cancéreuses, et l'on trouva, après la mort, qu'elles avaient repoussé la vessie en haut jusqu'à l'ombilic. La veine iliaque gauche était aplatie par la compression, ainsi que l'uretère du même côté. Le mal était presque limité aux organes indiqués.

Observation communiquée à la *Hunterian Society* par M. Cock, et citée par M. Adams (*Op. cit.*, p. 147-149).

---

(1) Un homme, âgé de soixante-trois ans, « était affecté depuis plusieurs années d'une maladie des organes urinaires et de la prostate ». Les symptômes se prononcèrent beaucoup plus quelque temps avant la mort. A l'autopsie, on trouva la prostate « affectée de mélanose avec *fongus hématode*; la totalité de l'urèthre offrait un état mélanique ». Mais on ne dit pas s'il existait un dépôt dans les ganglions lymphatiques ou dans quelque autre organe. (*Ibid.*, p. 330.)

Il y a trois ou quatre autres observations rapportées dans le catalogue ci-dessus comme semblables à la précédente; mais les détails donnés ne sont pas assez complets pour mettre leur nature au-dessus de toute espèce de doute, et c'est pourquoi elles ne sont pas comprises dans notre résumé.

Observation XIII. — C. F..., soixante-quinze ans, admis dans le service de Sir William Fergusson. Durée des symptômes, quatre années. Il fut reçu dans un état de faiblesse extrême, et mourut au bout de trois jours.

Autopsie. — La prostate avait la grosseur d'une orange, et dans les deux reins on trouvait des dépôts de substance encéphaloïde de même nature que la tumeur de la prostate. (*Lancet*, 1853, vol. I, p. 473.)

Observation XIV. — Un monsieur, âgé de cinquante-neuf ans, fut soigné par M. Haynes Walton. La durée des symptômes ne fut que de huit à neuf mois. Il y eut plusieurs hémorrhagies. La tumeur était si volumineuse à la fin de la maladie, « qu'on ne pouvait introduire le doigt entre elle et le sacrum ».

Autopsie. — « Le bassin était entièrement rempli par une tumeur » ayant les caractères d'un encéphaloïde. Il y avait dans cette masse une cavité « avec des parois irrégulièrement ulcérées, et renfermant du pus sanieux ; il n'y avait plus trace d'urèthre ; la vessie s'ouvrait directement dans la tumeur ». Les ganglions lymphatiques voisins étaient malades. (*Pathological Transactions*, vol. II, p. 287.)

Observations XV et XVI. — B..., âgé de quarante et un ans, était un malade qui venait à la consultation de Saint Thomas Hospital depuis plusieurs semaines, avec des signes de rétrécissement et parfois avec de la rétention d'urine. Grande disposition à l'hémorrhagie quand on passait des sondes. Plus tard, à la suite d'une rétention complète, il fut admis, le 19 mars, à l'hôpital, dans le service de M. Simon. Il était très-jeune, mais non émacié ; vessie irritable ; il urine avec effort ; les testicules sont gonflés et ramollis. L'examen rectal fit découvrir une grosse prostate. Il avait de vives douleurs, mais le cathétérisme et les opiacés le soulagèrent. En avril, il mourut à la suite d'une gangrène de la paroi postérieure de la tumeur et de l'infiltration d'urine qui en fut la conséquence.

L'autopsie « fit voir la prostate convertie en une masse encéphaloïde du volume d'une petite orange ».

M. Simon ajoute : « La nature de la tumeur avait été très-bien reconnue pendant la vie à la présence dans l'urine de granulations et de flocons d'une matière animale qui, au microscope, offrit les larges cellules agglomérées à noyau, ou cancer encéphaloïde. » (Leçon de M. Simon, *Lancet*, 1850, vol. I, p. 291.)

M. Simon nous éclaire au moyen d'une seconde observation. Un homme, âgé de soixante-trois ans, débile et anxieux. Le principal signe était l'irritabilité de la vessie, qui durait depuis environ trois ans, plus ou moins, avec des hémorrhagies pendant deux années, et deux fois une rétention. Pas de tumeur dans le rectum. Avec l'urine venaient des matières floconneuses qui indiquaient que l'affection était un encéphaloïde. Quelques semaines après, il mourut.

L'autopsie montra « d'abondantes excroissances cancéreuses molles venant de la muqueuse de la prostate ». Dans les deux cas, les ganglions environnants avaient grossi.

Observation XVII. — « Un homme, âgé de cinquante-quatre ans, d'une constitution autrefois forte, mais détériorée par de longues souffrances, entra dans le service des calculeux à l'hôpital Necker en 1837. Depuis trente ans, il était graveleux ; ses urines avaient été sanguinolentes à diverses reprises ; il avait souffert et il souffrait encore dans les reins ; l'émission de l'urine était depuis longtemps difficile, douloureuse, et le liquide, trouble, fétide, déposait d'abondantes mucosités. L'état de ce malade s'était aggravé depuis cinq mois ; les douleurs, qui jusqu'alors lui permettaient de vaquer à ses affaires, finirent par le retenir au lit presque constamment. On l'avait sondé à plusieurs reprises sans rencontrer de corps étrangers dans la vessie. Je n'eus cependant pas de peine à m'assurer par le cathétérisme ordinaire qu'il portait un calcul vésical, et même assez gros. Les conditions étaient si peu favorables, que je m'abstins de toute opération, et la mort ne tarda pas à survenir. Il y avait dans la vessie un calcul mûral de la grosseur d'un œuf de pigeon. Le moyen lobe de la prostate, du volume d'un œuf de poule, faisait une saillie considérable à l'angle antérieur du trigone vésical. En avant, cette tumeur s'étendait jusqu'à la partie membraneuse de l'urèthre, qui présentait une large excavation se prolongeant en arrière dans l'étendue de 42 à 54. millimètres. Du reste, la prostate était désorganisée et ramollie en cet endroit, d'où par la pression s'échappait une substance cérébriforme. » (Civiale, t. II, p. 343.)

OBSERVATION XVIII. — « Au mois de mai 1839, il est entré à l'Hôtel-Dieu un vieillard de soixante-dix ans. Il se plaignait d'uriner difficilement et faisait remonter cette difficulté à dix-huit mois ; les urines étaient peu abondantes, sales, bourbeuses, et vers les derniers temps elles présentèrent une coloration noirâtre, qui me fit croire à la présence d'une certaine quantité de sang. Il n'avait jamais eu dans le cours de son existence aucune maladie du côté des voies urinaires. M. Breschet pratiqua le cathétérisme, et quoiqu'il ne sortît pas d'urine, il crut être dans la vessie, dont il supposait les parois affaissées. Quelques jours après, le malade tomba dans une prostration très-grande ; il mourut treize jours après son entrée.

« A l'autopsie, je trouvai la vessie médiocrement distendue par une urine noirâtre et empruntant sa coloration à une certaine quantité de sang, dont j'indiquerai plus bas la source. Les parois de la vessie étaient épaisses ; sa muqueuse avait une coloration ardoisée, et dans deux points différents elle était soulevée par un peu de pus tendant à quitter l'état liquide. La prostate avait le volume d'un œuf d'autruche et était entièrement dégénérée en cancer ; elle présentait les caractères du tissu encéphaloïde ramolli. Dans l'un et l'autre lobe de la prostate existait un foyer sanguin, tout à fait semblable à ceux qu'on rencontre dans le cerveau dans les cas d'apoplexie ; de ces deux foyers, le plus petit communiquait par un petit pertuis avec la cavité de la vessie, qui, dans toute la partie avoisinant la prostate, était aussi dégénérée. Le canal de l'urèthre n'existait plus, à proprement parler ; c'était une bouillie à travers laquelle la sonde s'était frayé une fausse route qui aboutissait au plus grand foyer ; ce qui explique pourquoi le cathétérisme, tout en faisant croire à l'entrée de la sonde dans la vessie, n'a pas donné lieu à l'évacuation de l'urine. Il existait encore un cancer encéphaloïde ramolli occupant une partie de la petite courbure de l'estomac (1). »

OBSERVATION XIX. — *Encéphaloïde de la prostate chez un enfant.* — W. M..., âgé de cinq ans. M. Stafford fut appelé à voir cet enfant à Marylebone Infirmary, pour une tumeur abdominale, en novembre 1838. Elle dépassait l'ombilic de 5 centimètres ; elle était formée par la vessie distendue, comme on put s'en assurer, en retirant par la sonde 775 grammes d'urine. Il ne se plaignait d'aucune douleur ; il n'y avait aucune sensibilité au niveau de l'abdomen. On ne soupçonna point de maladie de la prostate ; c'est pourquoi on ne fit point d'examen par le rectum. Il mourut huit jours après.

Autopsie. — Tous les viscères paraissaient sains, sauf la vessie et la prostate : les reins étaient gros. La muqueuse de la vessie était épaissie ; à d'autres égards, l'organe était sain. La prostate égalait en volume une très-grosse châtaigne ; elle

_____

(1) Mercier, *Recherches anatomiques, pathologiques et thérapeutiques sur les maladies des organes urinaires et génitaux*, 1856.

avait une forme quelque peu globuleuse, et à sa partie postérieure on voyait faire saillie une tumeur de la taille d'un petit haricot. L'examen montra que cette masse possédait « la couleur, la consistance et la contexture » de l'encéphaloïde; on y voyait aussi des matières mélaniques entremêlées. (R. A. Stafford, *Transactions of the Medico-Chirurgical Society*, 1839, vol. XXII, p. 218. — La pièce forme maintenant la préparation n° 17, série xxix, *Mus. Barthol. Hospital.*)

Observation XX. — Enfant âgé de huit ans, « ayant éprouvé depuis longtemps une grande difficulté à uriner ». On le sonda sur le soupçon d'un calcul, ce qui entraîna une hémorrhagie considérable, et plus tard un gonflement au périnée, que l'on crut être un abcès et que l'on ponctionna; il ne sortit que du sang, et peu après une tumeur fongueuse. A l'autopsie, on trouva la prostate « convertie en un sarcome médullaire ». Il y avait aussi « plusieurs tumeurs fongueuses dans le foie ». (*Catalogue of Preparations in the Museum of Geo. Langstaff, esq.* Londres, 1842, p. 357.)

Observation XXI. — Un enfant de trois ans, qui était malade depuis quelque temps, éprouva de la difficulté à uriner, puis de la rétention. On l'amena alors au London Hospital; là on eut recours à la fois au cathétérisme et à la ponction sus-pubienne, mais sans succès. Il mourut peu après, et l'autopsie révéla la présence d'une « vessie distendue par une grosse masse cancéreuse, qui avait son origine dans la prostate et s'était frayé un chemin jusque dans la vessie ». (Adams, *On the Prostate gland*, 2e édit., p. 145.)

Observation XXII. — Enfant âgé de trois ans. Signes d'une maladie de la vessie depuis six mois; puis rétention d'urine, qu'on ne soulage que difficilement avec la sonde; on emploie ensuite celle-ci fréquemment, jusqu'à ce que l'obstacle en rende l'usage impossible. On ponctionne alors la vessie au-dessus du pubis. Trois ou quatre semaines après environ, l'enfant meurt d'épuisement. A l'autopsie on trouve la prostate grosse « comme un œuf de poule, et entièrement transformée en une matière analogue à la moelle ». (Professor Bush, in Gross, *On the Urinary Organs*, 2e édit , p. 719.

Observation XXIII. — Enfant, âgé de trois ans, soigné par M. Solly. Parmi les signes du début, il y avait de la rétention d'urine; on y porta remède avec difficulté et l'on retira presque un litre d'urine. On soupçonna la présence d'une pierre. L'enfant mourut de péritonite trois mois après la première apparition de symptômes.

Autopsie. — La prostate était augmentée par une énorme production encéphaloïde du volume d'un œuf de poule. (*Patholog. Transactions.* 1850-1851, p. 130.)

Observation XXIV. — A. C..., âgé de neuf mois, admis dans le service de M. Bree, à Stowmarket, le 9 mars 1843, pour une rétention d'urine datant de vingt-quatre heures. On retira par la sonde 750 grammes d'urine. On sentit par le rectum une tumeur au niveau de la prostate. L'obstacle augmenta, et il se fit en quelques semaines une ulcération qui traversa le sphincter anal. La mort arriva le 22 avril.

Autopsie. — La vessie était fortement enflammée et épaissie, et la tumeur se trouva être un volumineux encéphaloïde de la prostate. Les autres viscères étaient sains. (*Prov. Med. and Surg. Journal*, 1846, p. 76.)

[Nous joindrons aux observations de M. Thompson la description *résumée* de deux pièces du musée Civiale, à l'hôpital Necker.

Pièce n° xxvi. — Inscrite à la page 71 du registre d'observations sous le titre : *Cancer de la prostate et du bas-fond de la vessie* (diagnostiqué pendant la vie).

Homme de soixante-deux ans, bien portant d'habitude. Pas d'antécédents syphi-

litiques. Hématurie sans cause connue il y a cinq mois et demi, répétée l'avant-veille
de l'entrée à l'hôpital. — L'explorateur n° 16 entre librement; il est un peu serré au
niveau de la région prostatique de l'urèthre. — La sonde à robinet entre librement,
un peu lentement au niveau de la prostate; il sort une urine trouble, et sanguinolente à la fin. Vessie très-sensible.

Par le toucher rectal, on trouve la prostate très-allongée d'avant en arrière, si
bien qu'on ne peut arriver à sa limite supérieure. Elle est volumineuse, surtout à
droite, et présente des bosselures dures, nombreuses : la pression n'est pas douloureuse. — A la partie supérieure, ce ne sont plus des bosselures, mais un pla-
fond rigide et dur, qui paraît formé par le bas-fond vésical. On trouve dans l'aine
droite un gros ganglion dur et indolent.

Par la palpation abdominale, quoique la vessie soit vide, on sent à son niveau
une tumeur assez difficile à délimiter, mais remontant au-dessus de la symphyse, et
paraissant assez dure.

Dans l'espace de deux mois et demi, le malade s'affaiblit rapidement, les digestions se font mal, il y a des vomissements; à la fin délire furieux, et mort neuf
mois après le début des accidents, c'est-à-dire après la première hématurie.

Autopsie. — Poumons sains. Cœur un peu hypertrophié. Intestins et foie sains.
Rate très-volumineuse, épaississement de la capsule.

Autour de l'aorte, de la veine cave, et de leurs branches iliaques, on trouve, dans
le bassin et la région lombaire, une masse de ganglions très-tuméfiés: ils présentent
à la coupe l'apparence encéphaloïde. — A l'examen microscopique, on les trouve
transformés en *carcinome alvéolaire*; trame fibreuse alvéolaire, et contenu formé de
cellules volumineuses, à un noyau, de formes variées. Dégénérescence graisseuse
des éléments cellulaires et de la trame fibreuse par places.

On enlève en masse les organes génito-urinaires, et l'on est obligé pour cela de
couper en plein tissu cancéreux sur les os du bassin; cette masse cancéreuse paraît
formée par des ganglions dégénérés.

Reins très-altérés, le droit surtout : granulations jaunes de la maladie de Bright,
mais pas de noyaux cancéreux. — Les deux uretères sont dilatés, et ont un peu
moins que le volume du petit doigt; la dilatation s'étend aux bassinets.

La vessie est petite, ses parois sont épaisses; elle renferme une petite quantité de
liquide puriforme. Son bas-fond présente de nombreuses bosselures blanchâtres,
qui siégent principalement au niveau du trigone; les uretères s'ouvrent au milieu de
ces bosselures : la muqueuse n'est pas ulcérée. Le péritoine est soulevé à la face
postérieure par de petites nodosités cancéreuses. Au niveau du bas-fond de la vessie,
tout est confondu et englobé dans le tissu cancéreux; on peut avec peine isoler
la partie inférieure de la prostate, qui, sur une coupe, paraît fibreuse; mais sa partie
supérieure, les vésicules séminales et la partie inférieure des uretères sont con-
fondues dans une masse blanchâtre, où l'on ne peut rien isoler. Le canal de l'urèthre
est libre, et les testicules sont sains.

Pièce n° xxxv, p. 109 du registre d'observations. — La vessie, très-épaissie, présente des parois racornies et ratatinées; sa cavité est fort réduite. Par sa face externe, elle adhère intimement à du tissu cellulaire fort épais, et la dissection en est
assez difficile, surtout sur la partie postérieure et latérale, là où aboutissent la plupart des artères vésicales. Cette paroi vésicale est saine d'ailleurs et sans bosselures.
(En pressant sur les veines on en fait sourdre du pus.)

Il n'en est pas de même de sa face interne. A la coupe, on est frappé de l'épaisseur considérable de l'organe (plus d'un centimètre) en même temps que des inégalités qu'il présente. Toute la surface muqueuse, en effet, est hérissée de saillies.

mamelonnées fongueuses qui ont leur maximum sur les côtés de la vessie et sur sa paroi antérieure. Ce tissu, noirâtre et sanieux du côté de la muqueuse, est blanc grisâtre à la coupe, et donne un suc abondant. Il offre tous les caractères extérieurs du cancer diffus de la vessie.

Prostate assez volumineuse, mais non bosselée par sa face postérieure. Sur un point existe un noyau ramolli, qui communique avec une portion ramollie du veru-montanum. Celui-ci, à sa partie moyenne, est très-hypertrophié et dégénéré; il forme une tumeur conoïde, qui était évidemment la cause de la difficulté du cathé-térisme et ne permettait d'entrer dans la vessie que par un sillon latéral à droite. A part ce point manifestement dégénéré, comme le reste de la muqueuse vésicale, la prostate paraît saine; elle n'a été envahie évidemment que consécutivement; encore cet envahissement est-il loin d'être complet.

Rien du côté du rectum, ni du cul-de-sac recto-vésical; reins anémiés, pâles, dégénérescence graisseuse.

A part les ganglions lombaires et pelviens, qui sont cancéreux comme la vessie, le reste des viscères n'offre point de cancer. Les ganglions inguinaux étaient sains.]

TABLEAU DES CAS CONNUS DE TUMEURS MALIGNES DE LA PROSTATE.

OBSERV.	NOM DES AUTEURS.	AGES.	DURÉE.	CARACTÈRES.	AUTRES ORGANES ATTEINTS DE CANCER.
			ADULTES		
Nos 7.	M. Henry Thompson...	60	2 ans.	Encéphaloïde.	La moelle et les ganglions voisins.
8.	Dr Armitage.........	65	1 an et demi.	Id.	Les lymphatiques seuls.
9.	M. Langstaff.........	68	5 ans.	Id.	Les reins et le foie.
10.	Id.............	45	5 ans.	Encéphaloïde avec une matière ressemblant à un dépôt mélanique.	Les lymphatiques et les vaisseaux voisins; l'estomac.
11.	M. Adams	59	3 ans et 3 mois.	Indiqué comme squirrhe.	Les lymphatiques seuls.
12.	M. Cock...........	67	Non indiquée.	Probablement encéphaloïde	Les lymphatiques voisins.
13.	Sir W. Fergusson.....	75	4 ans.	Encéphaloïde.	Les deux reins.
14.	M. H. Walton........	59	9 mois.	Id.	Les lymphatiques.
15.	M. Simon...........	41	Quelques mois.	Id.	Id.
16.	Id.	63	Un peu plus de 3 ans.	Id.	Id.
17.	M. Civiale...........	54	Non indiquée.	Id.	Non indiqués.
18.	M. Mercier..........	70	1 an et demi.	Id.	L'estomac.
			ENFANTS		
19.	M. Stafford..........	5	Quelques mois.	Encéphaloïde et mélanique.	Pas d'autres viscères.
20.	M. Langstaff.........	8	« Très-longtemps. »	Encéphaloïde.	Le foie aussi.
21.	M. Adams...........	3	Non indiquée.	Id.	Non indiqués.
22.	Prof. Bush	3	7 mois.	Id.	Id.
23.	M. Solly............	3	3 mois.	Id.	Les autres organes non-examinés
24.	M. Bree	9 mois.	Environ 3 mois.	Id.	« Viscères sains en général. »

D'autres cas de tumeurs malignes enveloppant la prostate sont rapportés dans les journaux et ailleurs. Mais je les rejette à cause du manque de renseignements qui mènent à une conclusion. J'aurais pu citer 30 cas, au lieu de 18, si je n'avais rejeté tous ceux où l'évidence n'est pas complète.

CHAPITRE XV

DU TUBERCULE DE LA PROSTATE.

Du tubercule. — Il est rare à la prostate, presque toujours associé au tubercule du rein et du testicule. — Anatomie pathologique. — Symptômes. — Diagnostic. — Traitement. — Tableau de dix-huit cas.

TUBERCULE DE LA PROSTATE. — La prostate est très-rarement le siége d'un dépôt tuberculeux, et, quand il en est ainsi, son volume semble un peu augmenté dans les dernières périodes de la maladie ; tandis que, après l'écoulement du pus, elle est moins grosse qu'à l'état normal.

Il semble qu'à aucune période de la maladie, la prostate ne soit affectée seule, et que quelque autre partie de l'appareil génito-urinaire soit le siége primitif de l'affection. Dans beaucoup de cas, le tubercule débute dans le rein, ou, en tout cas, il y en a de bonne heure dans cet organe. L'organe suivant dans l'ordre de prédisposition à la maladie, parmi le groupe génito-urinaire, est le testicule. Ainsi, sur 18 cas que j'ai réunis, et qui forment un tableau à la fin de ce chapitre, tableau où l'on a rapporté le résultat des autopsies, il y avait 13 cas de tuberculose du rein et 7 du testicule. L'état des poumons n'a pas toujours été rapporté, à ce que je soupçonne ; mais, dans 10 cas, ils sont indiqués comme malades.

ANATOMIE PATHOLOGIQUE. — La forme qu'affecte le dépôt tuberculeux dans la prostate est d'abord celle de petits points jaunâtres, comme des grains de mil. Ils deviennent plus gros et forment un grand nombre de collections arrondies, de la consistance du fromage ou du lait caillé, dispersées çà et là dans la substance de l'organe. Le processus évolue et les collections purulentes se réunissent jusqu'à ce que la masse atteigne le volume d'une châtaigne ; d'ordinaire la tumeur ne dépasse pas le volume d'une grosse bille. Elle est alors entourée en général par une mince membrane fibreuse, et elle en est isolée par le tissu prostatique environnant. Au milieu de cette masse, on peut rencontrer des parties minces de tissu cellulaire interposé, restes, sans doute, de la substance de la prostate qui a disparu avant l'accumulation du tubercule. Puis, au début ou plus tard, survient un ramollissement central ; si le patient survit, la tumeur se vide par l'urèthre. Il reste un espace vide ; plusieurs dépôts peuvent se réunir et former une grande cavité ; le pus est sécrété par la membrane limitante, et une grande quantité de la substance prostatique se trouve détruite. Mais il n'y a point de raison, quand on trouve dans la prostate de telles cavités après la mort, de supposer qu'elles aient une origine tuberculeuse, à moins qu'on n'en trouve aussi des traces distinctes dans une autre partie des organes urinaires ou génitaux.

Les dépôts tuberculeux semblent affecter de préférence l'extérieur plutôt que les parties centrales de la glande, et se rencontrent surtout dans les lobes latéraux. L'examen microscopique montre que le tubercule se développe d'abord dans les éléments glandulaires, et non dans le stroma fibreux de l'organe.

SYMPTOMES. — De toutes ces circonstances il suit que, à proprement parler, nous n'avons pas de signes propres à cette affection de la prostate. Une fréquence et une douleur anormale à la miction, parfois du sang dans l'urine, et en même temps des signes de cystite, voilà ce que l'on rencontre le plus communément. Les malades se plaignent de douleurs dans le dos, le bassin, la région de la vessie et de l'urèthre; pendant ce temps la constitution se détériore, et le malade s'affaiblit lentement. On ne doit considérer la lésion locale que comme un développement partiel de l'affection tuberculeuse qui existe dans d'autres parties des organes génito-urinaires, et en général aussi dans d'autres parties du corps. Il n'entre pas dans le cadre de cet ouvrage d'embrasser ici les symptômes et le diagnostic du tubercule du rein, sujet qui a, néanmoins, un grand intérêt pour le chirurgien; en effet, la maladie se présente presque aussi souvent à lui qu'au médecin, à cause de l'augmentation de fréquence de la miction et des autres symptômes de pierre ou d'obstruction qui l'accompagnent. La présence du pus dans l'urine, une hémorrhagie, des douleurs dans les reins, le périnée, le pénis, font soupçonner un calcul, et on ne le découvre sûrement que par un cathétérisme très-soigneux. L'état de la nutrition, les antécédents du malade, et l'état des poumons, sont les seuls points à considérer en rapport avec les troubles urinaires, lesquels ont sans doute plus spécialement attiré l'attention du malade.

TRAITEMENT. — Il n'y a rien à dire du traitement général de l'affection tuberculeuse, et bien peu de chose sur la manifestation locale du côté de la prostate. Il faut éviter une intervention mécanique, et toute espèce d'application irritante. Si la suppuration se manifeste sous la forme d'un abcès au dehors, il faut le traiter comme les autres abcès périneaux ou ischio-rectaux. Mais plus souvent l'écoulement de la matière purulente et tuberculeuse se fait par l'urèthre. L'amélioration de la santé par tous les moyens que l'administration des aliments, le régime, l'exercice, le climat et les médicaments mettent à notre disposition pour les tuberculeux, constitue presque tout le traitement à employer contre cette affection, quand elle attaque les organes génito-urinaires. Le diagnostic une fois établi, il est de la plus grande importance d'affranchir le malade de tout traitement instrumental; celui-ci, en de pareils cas, provoque l'irritation et aggrave la lésion, sans amener aucun profit pour le patient.

Le tubercule de la prostate est une affection très-rare. Il est très-peu fréquent de le rencontrer à l'amphithéâtre. Les pièces conservées sont peu nombreuses. Il n'y en a pas de préparation au Royal College of Surgeons, à Londres, quoiqu'il y ait un ou deux spécimens d'abcès de la prostate, que l'on suppose avoir une origine ou des caractères scrofuleux. Il y en a deux exemples dans le musée de Saint Bartholomew's Hospital, un dans celui de Guy's, un dans celui de Saint-George's, un dans celui du College of Surgeons, à Édimbourg, et un dans une petite collection au Royal naval Hospital de Greenwich.

Les cas suivants, au nombre de 18, ont été réunis sous forme de tableau. Ils constituent la plus grande partie des données sur lesquelles est fondée notre connaissance de cette affection. Nous indiquons aussi l'âge du malade, l'état de la prostate, et celui des autres organes tuberculeux du corps. Nous avons intercalé aussi la source d'où nous les avons tirés.

CAS DE TUBERCULES DE LA PROSTATE.

OBSERV.	RAPPORTÉE PAR	AGE.	ÉTAT DE LA PROSTATE.	ÉTAT DES AUTRES ORGANES.
N°ˢ 1.	Lloyd (*On Scrofula*, p. 110, 1821).	23	Grande cavité contenant 30 grammes de matière scrofuleuse.	« La vessie et les reins étaient à peu près sains; » cavernes dans les poumons.
2.	Adams (*On the Prostate*, 2ᵉ édit., p. 127).	26	Disparue avec la suppuration.	Tubercules dans le rein, l'uréthre et le testicule gauches.
3.	Hudson (*Trans. Path. Soc.*, vol. I, p. 120).	?	Quelques petits points de tubercule ramolli; ulcération superficielle.	Rein tuberculeux à un haut degré, ainsi que les poumons, l'uretère, les os et les ganglions lymphatiques.
4.	Dʳ Basham (*Lancet*, 1855. vol. II, p. 542).	29	Dépôts granuleux.	Rein droit et vessie particulièrement malades.
5.	Dʳ Gross (*Urinary Organs*, 2ᵉ édit., p. 721).	27	Huit petites masses; chacune de la taille d'un pois.	Un rein, l'uretère et la vésicule séminale; la moelle et les ganglions lymphatiques (rien dans les poumons).
6.	Vidal (de Cassis) (*Annales de chir.*, 1845).	19	Cavité tuberculeuse.	Les testicules et la vésicule séminale; le cerveau et les poumons.
7.	Vidal (de Cassis) (*l'Union médicale*, 1850).	50	Larges masses tuberculeuses.	Reins, poumons, etc.
8.	Lallemand (*Des pertes sémin.*, 1836, vol. I).	55	Trente petits abcès et des tubercules.	Les deux reins.
9.	Ricord (*l'Union médicale*, 1849).	58	Vaste abcès de la prostate.	Tubercules miliaires le long de l'uretère; testicule enlevé autrefois pour une affection tuberculeuse.
10.	*Guy's Hospital Museum*, n° 2393, 75.	23	Dépôts tuberculeux, « du volume d'une tête d'épingle à celui d'une noix ».	Ulcération de la vessie; forte congestion des reins; tubercules dans les deux poumons et les vertèbres lombaires.
11.	*Bartholomew's Museum*, série XXIX, 19 et 20.	jeune homme	Petites masses circonscrites.	Tubercules dans les reins, les poumons, et d'autres organes; ulcérations de la vessie.
12.	*Idem.*	id.	Large masse tuberculeuse dans le lobe *gauche* de la prostate.	Tubercules dans le rein *gauche* et le testicule *gauche*, dans les poumons et d'autres organes.
13.	*Saint George's Hospital Museum*, série X.	35	Vaste cavité tuberculeuse dans la prostate, pouvant contenir 60 grammes de liquide.	Reins très-malades, abcès scrofuleux dans le testicule, secondaires aux signes du côté de la prostate.
14.	*College of Surgeons, Edinburgh.* Catalogue, p. 260.	11	Prostate détruite par l'ulcération.	Abcès au périnée; ulcération de l'uretère droit; les deux reins remplis de matière tuberculeuse.
15.	Royal Naval Hospital Greenwich (*Medico-Chirurg. Trans.*, vol. XLIII, p. 157).	76	Larges masses tuberculeuses déposées dans les portions périphériques de l'organe.	Tubercules déposés dans la muqueuse de la vessie, les vésicules séminales, le rein droit et les poumons.
16.	Charles Sarazin (*Recueil de mém. de méd., de chir.*, etc., 1860. 3ᵉ série, t. IV).	32	Larges dépôts tuberculeux dans la prostate.	Méningite tuberculeuse; tubercules des poumons, des ganglions mésentériques, du testicule.
17.	Dʳ Guerlain (*Bulletin de la Soc. anat.*, 1860, p. 133).	43	Larges masses tuberculeuses dans le lobe gauche; de plus petites dans le droit.	Tubercules dans les poumons et dans les os.
18.	M. Simon mentionne un cas où l'appareil génito-urinaire entier était plus ou moins affecté d'un dépôt tuberculeux, du testicule à la prostate, et du rein à cet organe. (*Lancet*, 1850, vol. I, p. 290.)			

[Nous n'avons trouvé qu'un seul cas de tubercule de la prostate, dans le service de M. le docteur Félix Guyon, à l'hôpital Necker. Le voici :

[Pièce n° XXXVIII, page 125 du registre d'observations. — Le malade dit éprouver des douleurs en urinant, principalement à la fin de la miction. De plus, ses urines sont devenues troubles, blanchâtres. C'est à cause de ces douleurs et du changement dans l'état de ses urines qu'il se décide à entrer à l'hôpital.

14 mai. — L'explorateur n° 21 passe avec quelque difficulté à la fosse naviculaire, puis pénètre jusqu'à la vessie; on évacue la vessie avec une sonde métallique. L'urine est trouble, blanchâtre. La vessie ne reçoit que 30 grammes d'eau en injection. Les parois sont rugueuses, dures, surtout sur les côtés. La vessie saigne un peu après l'exploration. — La prostate est médiocrement volumineuse, assez souple, mais le bas-fond est induré, épaissi; les vésicules sont épaissies, indurées. — Il existe des signes non douteux de phthisie pulmonaire.

20. — Les urines sont moins troubles.

26. — Le malade a de la fièvre ce matin.

9 juin. — État général meilleur; le malade se lève un peu dans la salle.

10. — Un peu d'appétit.

21. — Amélioration peu sensible.

23. — Aggravation de l'état général.

25. — Le malade est très-mal.

26. — Mort hier 25 juin.

Autopsie, 27 juin. — Méninges congestionnées, aspect granuleux de la pie-mère; granulations tuberculeuses le long de ses vaisseaux, dans la gaine lymphatique. Piqueté manifeste dans la substance cérébrale.

Nombreuses granulations tuberculeuses dans les deux poumons; aux deux sommets, des cavernes.

Rein gauche à peu près normal : légère augmentation de volume par hypérémie générale.

Rein droit converti en une vaste poche purulente constituée par le bassinet, les calices et les papilles du rein, qui étaient en partie détruites par la suppuration. Nombreuses granulations dans ce qui restait de la substance rénale. Uretère droit dilaté, hypertrophié; une couche de pus très-épaisse dans son intérieur.

Vessie à colonnes; aspect villeux cadavérique.

La *prostate* présentait une *cavité* pleine de pus du volume d'une noisette; le reste de l'organe avait un aspect sain.

Sur la muqueuse de l'urèthre, nombreuses ulcérations, tout à fait semblables aux ulcérations isolées que présente la muqueuse intestinale dans les cas de tuberculose.]

CHAPITRE XVI

DES KYSTES OU CAVITÉS DANS LA PROSTATE

Les vrais kystes sont inconnus. — Les cavités sont de trois sortes. — Follicules dilatés. — Dépôts purulents. — Cavités renfermant des concrétions. — Kystes hydatiques entre la prostate et le rectum.

On voit souvent dans la prostate de petites cavités qui ont reçu de beaucoup d'auteurs le nom de kystes; c'est spécialement chez les gens âgés qu'on les rencontre.

Si, par le terme de « kyste », on entend indiquer un corps cellulaire, à parois minces, ou un sac clos, d'une forme sphéroïdale ou à peu près, contenant un liquide, enfin un élément de nouvelle formation, et non une simple dilatation d'une cavité déjà existante, alors je ne connais pas dans la prostate d'affection pareille, ni par mon expérience personnelle, ni sur le rapport d'autres observateurs. On trouve ces kystes-là en beaucoup d'endroits du corps; ils renferment des hydatides, une matière analogue à de la gelée, un liquide séreux, etc. Mais, dans la prostate, nous ne retrouvons pas de ces kystes isolés, comme, par exemple, dans le rein, ni aucune production qu'on puisse leur comparer, car on peut les considérer comme les types des simples kystes liquides. Bien que j'aie eu recours, avec beaucoup d'auteurs, au terme de « maladie kystique » de la prostate, ce n'est pas à dire pour cela que les phénomènes qui se présentent viennent confirmer l'usage de ce terme; si on le conserve, il doit signifier une tumeur essentiellement différente de celle qu'il désigne dans le cerveau ou le rein; on ne rencontre jamais non plus aucune espèce de kyste proliférant.

On rencontre assez souvent des cavités dans la prostate; mais elles appartiennent nécessairement à l'une des trois classes suivantes :

a. *Simple dilatation des follicules glandulaires.*

b. *Cavités contenant du pus; abcès.*

c. *Cavités contenant des concrétions ou des calculs*, et dont les parois deviennent plus denses et plus solides selon leur grandeur, laquelle correspond à celle du contenu.

On peut trouver des exemples du premier genre, c'est-à-dire des follicules glandulaires dilatés, dans beaucoup de prostates de gens âgés; comme nous l'avons déjà vu, certains follicules glandulaires ont en général une tendance à augmenter ou à se dilater à mesure que l'âge avance. La cavité est souvent pleine d'une matière jaunâtre, semi-liquide, ou de concrétions jaunes demi-transparentes, de si petite taille, qu'on ne peut les voir qu'au microscope. Il semble que l'augmentation de volume du contenant et du contenu marche *pari passu*.

Le second genre, c'est-à-dire les cavités contenant du pus ne feront pas ici le sujet de remarques. Nous les avons étudiées et décrites au chapitre IV, comme résultats de l'inflammation, sous le titre d'abcès aigu et chronique.

Le troisième genre de cavités est formé par celles qui renferment des productions solides, concrétions ou calculs. Il est ordinaire, en pratiquant des sections de la prostate chez des gens âgés, qu'elle soit ou non hypertrophiée, de trouver, au milieu de la substance, des cavités d'une forme quelque peu irrégulière, ayant toute l'apparence de follicules glandulaires dilatés, et qui contiennent de nombreuses petites concrétions foncées. J'ai vu de trente à cinquante de ces corps logés dans une cavité du volume d'un grain de blé ou d'un petit pois.

Mais des concrétions plus volumineuses, du volume d'un grain d'orge perlé, peuvent occuper chacune une loge séparée; en chassant le corps étranger, on découvre une cavité sphérique, mince, à parois molles. Parfois on peut trouver dans une seule prostate plusieurs centaines de ces petites cavités; mais ce fait est fort rare. On peut en voir un bon exemple au musée du College of Surgeons, préparat. n° 2519. — Voyez chap. XIII, beaucoup d'autres cas semblables.

Ces cavités n'atteignent pas un volume suffisant, ou, autant que je sache, ne donnent lieu à aucun signe quelconque, qui puisse permettre de les reconnaître pendant la vie. En général, elles ne sauraient renfermer plus de quelques gouttes de liquide. M. Coulson rapporte un cas seulement où il a vu une pareille cavité contenir jusqu'à 15 grammes, et il la regardait comme un conduit dilaté (1). Pour la pratique, le diagnostic est sans importance; car le fait de leur existence, s'il était prouvé, ne fournirait aucune indication pour le traitement.

HYDATIDES DE LA PROSTATE. — Il est douteux qu'on ait jamais rencontré des kystes hydatiques dans la prostate. Le seul cas qu'on en ait pu rapporter comme exemple s'est présenté à l'hôpital du comté de Sussex; il est décrit par M. Lowdell (2). Il exprime des doutes sur ce sujet, mais paraît incliner à croire que la prostate était le siége de la production hydatique. Je puis rapporter six autres cas où l'on eut de la rétention d'urine et une distension de la vessie résultant d'un kyste hydatique situé *entre la vessie et le rectum*, près du col de la première, mais où la prostate n'était pas atteinte, sauf par la compression. Dans trois cas, la tumeur simulait parfaitement un engorgement de la prostate, et dans deux autres la sonde à prostate a été employée avec l'idée qu'on avait affaire à une hypertrophie.

Le premier a été rapporté par John Hunter (3). Ici la rétention fut cause de la mort, et, à l'autopsie, on trouva dans la vessie de deux à deux litres et demi d'urine. Le viscère était refoulé en haut dans l'abdomen par la pression du kyste.

Le second, dû à M. Curling, a paru dans un appendice au mémoire de M. Lowdell, dans le volume déjà indiqué, page 356. Dans ce cas, on avait observé les mêmes symptômes, à un moindre degré toutefois, car on avait soigné la rétention pendant la vie.

Le troisième cas s'offrit à feu M. Callaway (4), à Guy's Hospital. On faisait sortir des hydatides en passant une sonde. Après la mort, on trouva une vaste tumeur hydatique entre la vessie et le rectum; elle comprimait le col vésical.

Le quatrième, un homme de quarante ans, fut admis à Guy's Hospital pour une rétention d'urine : on ne put passer de sonde, et il succomba. A l'autopsie, une vaste tumeur occupait le bassin et la région hypogastrique; la partie antérieure et supérieure était formée par la vessie, chassée de sa position ordinaire. La tumeur était formée par un kyste renfermant un litre et demi d'hydatides. La préparation est sous le n° 2104⁵². Une autre préparation conservée dans ce musée ressemble beaucoup à la précédente.

(1) Coulson, *ouvr. cité*, 5ᵉ édit., p. 587.
(2) Lowdell, *Medico-Chirurgical Transactions*, 1846, vol. XXIX.
(3) John Hunter, *Transactions of a Society for the Improvement of Medical and Surgical Knowledge*, vol. I, p. 34.
(4) Callaway, *Medical Times* du 17 février 1855.

Le cinquième se présenta sur un homme âgé de cinquante-neuf ans, admis à Westminster Hospital, pour une rétention d'urine, dans le service de M. White. On ne put atteindre la vessie avec une sonde; on la ponctionna donc au travers du périnée, et il s'écoula un demi-litre d'urine. Il mourut le jour suivant, et l'on trouva une vaste tumeur hydatique précisément au-dessus de la prostate; elle comprimait le bas-fond de la vessie de façon à la diviser en deux parties, dont la supérieure contenait encore un litre d'urine; l'inférieure, qui en renfermait un demi-litre, avait été vidée par la ponction.

J'ai eu dernièrement l'occasion d'en voir un sixième cas, celui d'un jeune garçon, âgé de neuf ans, souffrant d'une rétention d'urine, et chez lequel on sentait, par le rectum, une vaste tumeur fluctuante, dans la position de la vessie. On ne pouvait passer aucun instrument; on fit une ponction rectale, et le résultat fut d'évacuer, non pas l'urine, mais le contenu d'un kyste hydatique. La rétention d'urine cessa, et le malade guérit.

Au musée de Saint Bartholomew's, il y a un bon exemple d'un vaste kyste hydatique situé entre la vessie et le rectum. Dans ce cas, la prostate ne paraît pas intéressée. C'est la préparation n° 15, série XXIX.

Il ne paraît pas invraisemblable que le cas de M. Lowdell ait appartenu à la même catégorie; la prostate est plus ou moins absorbée par la pression d'un kyste extérieur à elle, en sorte que celui-ci a fini par occuper la place de l'organe. Nous donnons ici toutefois un abrégé de cette observation.

Observation XXV. — *Kyste hydatique de la prostate.* — J. J., soixante-quatre ans, admis à l'hôpital du comté de Sussex, en juillet 1844, dans le service de M. John Lawrence, jun. Pendant trois ou quatre années, il avait éprouvé de la difficulté à uriner, et de fréquentes envies de pisser : dans la dernière année, il avait une rétention presque complète. La vessie fut alors vidée par la sonde, et l'on en tira un litre et demi de liquide. Il vint ensuite une quantité de pus et de mucus. Il mourut au bout de peu de jours.

Autopsie. — La vessie était très-épaissie; à la place de la prostate, on voyait une tumeur plus grosse qu'une tête de fœtus; quand on l'incisa, elle se trouva être un kyste hydatique, parfaitement clos, au milieu duquel se perdait la substance propre de la prostate. On trouva aussi des tumeurs hydatiques dans l'épiploon.

Le kyste hydatique avait-il pris naissance dans la prostate ou en dehors de l'organe, en le détruisant par la pression seule, voilà le point en litige. Les apparences ont conduit M. Lowdell, qui a rapporté l'observation, à adopter la première manière de voir. Comme on n'a point encore rapporté de faits d'affection hydatique de la prostate, et qu'il existait d'autres tumeurs dans l'épiploon, il pense « qu'il est bon de ne donner cette opinion que sous toutes réserves (1). »

(1) George Lowdell, esq., *Transactions of the Medico-Chirurgical Soc.*, 1846, vol. XXIX, p. 253.

CHAPITRE XVII

DE LA BARRE AU COL DE LA VESSIE

Rapport étroit entre ce sujet et l'engorgement prostatique. — Presque tous les obstacles organiques au col de la vessie sont prostatiques. — Il n'y a que peu de cas qui fassent exception. — Méthode de M. Guthrie pour les reconnaître. — Définition de sa manière de voir. — Manières de voir de Civiale, Mercier, Gross, Leroy. — La barre peut être due à des contractions répétées de la vessie, quelle qu'en soit la cause, quand elles durent depuis longtemps. — Elle consiste, dans ce cas, en une hypertrophie musculaire. — Exemples. — Conclusions du sujet dans son entier. — Rareté d'aucune autre affection méritant l'appellation de barre en l'absence de l'hypertrophie de la prostate. — Diagnostic. — Traitement. — Lorsqu'elle est due à une hypertrophie musculaire, comme dans les cas de calcul et de rétrécissement, elle disparaîtra avec la cause excitante. — — M. Guthrie a proposé de sectionner les obstructions au col de la vessie. — Méthodes et instruments de Mercier. — Résultats des opérations. — Examen de ces propositions.

Voici une affection si intimement unie à l'engorgement de la prostate par l'identité de la situation anatomique et des symptômes qu'elle amène, qu'il est impossible de traiter l'une sans envisager aussi l'autre. Comme nous l'avons déjà vu, en étudiant l'anatomie pathologique de la première de ces deux affections au chapitre V, une barre au col de la vessie est souvent due à un simple engorgement d'une partie quelconque de la prostate; il n'en est pas moins vrai qu'il existe parfois, quoique peu fréquemment, un obstacle quelque peu semblable, quand cet organe n'est pas affecté. C'est à ce dernier état que le terme de *barre*, pour désigner une affection distincte, a été vulgairement appliqué chez nous.

Bien qu'il y ait eu, depuis longtemps, nombre de formes d'obstruction au col de la vessie décrites par les auteurs français bien connus du siècle présent, sous les noms de « bourrelets », « barrières uréthro-vésicales », « brides » et « valvules », on n'avait reconnu aucune distinction spéciale entre la forme de l'obstacle que nous allons décrire, et celle qui consiste dans une hypertrophie de la prostate, jusqu'à ce que feu M. Guthrie appelât l'attention sur ce sujet dans ses leçons au Royal College of Surgeons en 1830. Il l'étudia avec soin, et arriva à une manière de voir plus précise que les anciens auteurs, en établissant les caractères distinctifs des deux affections, la prostatique, et celle qui ne l'était pas; le terme qu'il employait pour désigner cette dernière est resté ici dans le sens qu'il lui attribuait à l'origine. Sa manière de voir sur les caractères essentiellement distincts des deux affections est résumée brièvement par lui-même; la voici avec ses propres termes. Il conclut :

« 1° Qu'il existe un tissu élastique au col de la vessie, et qu'il peut être malade sans qu'il y ait un rapport nécessaire entre sa lésion et celle de la prostate.

» 2° Que la prostate peut être malade sans qu'il y ait un rapport nécessaire entre elle et ce tissu élastique. »

Il en note deux cas, dont l'un « sans participation aucune de la prostate, et spécialement du troisième lobe. Le malade urinait avec beaucoup de difficulté, par suite de la barrière formée par ce tissu inextensible. Il mourut enfin de cette maladie, après de longues souffrances. » L'autre, dans lequel, par suite d'un développement inégal des lobes latéraux de la prostate (le lobe droit était très-gros), la muqueuse du col de la vessie s'est trouvée repoussée en haut « de manière à former une barre à sa partie inférieure. » « Cette barre, ajoute-t-il, est tout à fait membraneuse; elle ne renferme pas de tissu élastique, lequel n'est pas malade d'ailleurs, *pas plus que la partie appelée le troisième lobe*, et il n'y a aucune partie saillante dans la vessie, sauf la barre ou valve formée par la muqueuse, au méat même (1). »

De ces deux cas, comme l'auteur le fait observer, l'un était exactement le contraire de l'autre. De vrai, chacun est le type d'une des deux classes bien nettes d'états anormaux intéressant le col de la vessie. Le dernier exemple se présente simplement comme un résultat naturel de certaines formes d'engorgement prostatique assez rares, et dont il existe quelques cas dans nos musées, où l'accroissement seul des lobes latéraux a eu pour effet de repousser en haut la muqueuse, parfois avec quelques tissus fibreux ou musculaires sous-jacents, mais où il n'y a que peu ou point d'augmentation de la partie moyenne. Dans le premier cas, nous avons une élévation anormale de certains tissus qui reposent sous la muqueuse à la partie postérieure ou vésicale de l'urèthre; mais elle ne s'accompagne pas, et elle est sans aucun rapport avec une augmentation de volume quelconque de la prostate.

Il est particulièrement nécessaire de faire une distinction bien précise entre l'affection à laquelle M. Guthrie applique le nom de « barre au col de la vessie », et l'obstacle qui n'est constitué que par une partie médiane hypertrophiée de la prostate. On a indiqué, comme venant de M. Guthrie, des vues essentiellement différentes des siennes propres. C'est ainsi que plus d'un auteur a décrit la barre comme une éminence située exactement *derrière* le lobe moyen hypertrophié. Il est clair que ce n'est pas là ce qu'entendait M. Guthrie; on ne peut pas dire non plus qu'une pareille éminence siége le moins du monde au « col de la vessie », d'autant plus qu'elle doit se trouver nécessairement beaucoup en arrière de ce col. Comme nous le verrons bientôt, l'éminence ainsi indiquée est constituée par un état hypertrophique des bandes musculaires qui règnent entre les orifices des deux uretères, et que l'on connaît généralement sous le nom de « muscles des uretères ».

Civiale consacre un chapitre à l'étude de ce sujet. Il décrit la « barrière uréthro-vésicale » comme formée, dans certains cas, par « un simple pli de la muqueuse, mince et lisse, presque diaphane, étendu d'un lobe de la prostate à celui du côté opposé », et, dans d'autres, par un pli plus épais, sous la forme d'un cordon arrondi, qui contient du tissu musculaire et

(1) J. G. Guthrie, *On the Anatomy and Diseases of the Urinary Organs*. Cet ouvrage forme la première partie des leçons faites au Royal College of Surgeons en 1830. London, 1836, p. 23 et 25.

fibreux (1). Dans d'autres cas enfin, il participe plus ou moins à la substance prostatique. Et il ajoute qu'on peut trouver après la mort une barrière considérable sans avoir eu de symptômes pendant la vie, tandis que, dans d'autres circonstances, une succession de désordres douloureux dans l'appareil urinaire peut résulter d'un repli membraneux peu considérable, qui donne lieu néanmoins à une obstruction très-nette au col vésical.

Il passe aussi en revue les causes présumées d'obstructions valvulaires, quand elles ne résultent pas d'une hypertrophie de la prostate, c'est-à-dire les contractions musculaires spasmodiques, le rhumatisme, etc.; il exprime l'opinion que nous n'avons point de connaissances certaines sur l'étiologie de cette affection.

Mercier, qui connaît très-bien la manière de voir de M. Guthrie sur ce sujet, mais qui ne pense pas toujours de même, décrit, comme la forme usuelle de la barrière uréthro-vésicale, une « éminence semi-annulaire très-analogue à la valvule pylorique de l'estomac, mais qui n'occuperait que la moitié inférieure de l'orifice ». Il en reconnaît deux genres distincts. L'un est produit par le spasme des fibres musculaires qui ferment le col de la vessie; ces fibres se contractent d'une manière permanente chez certains individus, après des attaques longues et répétées de l'affection spasmodique, en sorte qu'une barre permanente en est la conséquence. L'autre genre est le simple résultat d'une hypertrophie du lobe moyen de la prostate. Pour le premier, qui est la barre musculaire, il dit que le siége de l'affection est le tissu situé au sommet du trigone, entre la muqueuse et la prostate. Il en attribue le développement à la présence d'un rétrécissement, d'un calcul ou de toute autre cause venant exciter une action spasmodique des fibres musculaires indiquées. Il peut aussi prendre naissance à la suite d'une inflammation vive du col de la vessie, en général après la blennorrhagie, bien qu'il reconnaisse aussi d'autres causes. En conséquence, dit-il, on en peut rencontrer des exemples chez des individus plus jeunes que ceux qu'affecte la barre prostatique, ce qui aidera au diagnostic. Mais, en général, la sonde angulaire déterminera la différence, puisque, dans la barre musculaire, on pourra faire tourner librement le bec que l'on introduit, tandis que, dans la barre prostatique, l'éminence arrondie de l'organe empêchera ce mouvement de rotation (2).

Le docteur Gross (de Louisville) a consacré quelques pages à l'étude de « l'écueil en forme de barre au col de la vessie ». D'après ses observations et d'après un dessin qu'il donne de la barre, on voit qu'il ne comprend pas sous ce terme l'état pathologique décrit par M. Guthrie (3); car non-seule-

(1) Civiale, *Traité pratique des maladies des organes génito-urinaires*, 3e édition. Paris, 1858, vol. II, p. 126 et 244.

(2) *Recherches sur le traitement des maladies des organes urinaires, etc.* Paris, 1856, 6e mémoire, p. 209 et suiv.

(3) Dans le dessin indiqué, les orifices des uretères sont situés chacun à l'une des extrémités de la *barre même*, laquelle est évidemment un relief de substance musculaire (muscles des uretères, Bell) : ce sont ces muscles que l'on aperçoit si souvent entre ces deux orifices quand la vessie est hypertrophiée par suite de la difficulté à uriner. S'il en fallait une preuve de plus, on la trouverait dans la description qui accompagne le dessin, d'après

mènt il lui assigne un siége différent, mais il indique, comme une des causes les plus fréquentes, l'hypertrophie de la prostate. Au contraire, comme nous l'avons déjà vu, M. Guthrie a désigné sous ce nom une obstruction située au col de la vessie, tout contre le méat uréthro-vésical, et seulement quand il n'y a pas d'augmentation de la partie moyenne de la prostate (troisième lobe).

M. Leroy (d'Étiolles) semble ne vouloir pas admettre la présence d'une obstruction valvulaire au col de la vessie, sauf quand c'est l'hypertrophie de la prostate qui la produit. Il n'a donné une très-grande importance qu'à cette seule forme, qu'il a traitée dans plusieurs articles de journaux français et dans ses propres ouvrages, pendant une période de près de trente années.

La seconde forme de barre décrite par M. Guthrie, c'est-à-dire celle qui est formée par le refoulement en haut des tissus muqueux et sous-muqueux, sous l'influence du développement des lobes latéraux de la prostate, ne peut se voir que dans les cas où l'hypertrophie les affecte, sans envahir la partie médiane, ou, en tout cas, à un faible degré. Les exemples de ce genre ne sont point communs, car il se manifeste d'ordinaire dans la partie médiane une tendance à l'accroissement, quand il existe une hypertrophie quelconque de la prostate; ce qui fait qu'on ne peut la regarder comme une affection commune, mais, au contraire, comme une lésion fort rare. Il existe quelques préparations au musée du Royal College of Surgeons, où l'on voit bien cette barrière : par exemple, celles qui sont inscrites sous les nᵒˢ 2488, 2489 et 2490; il y en a d'autres exemples semblables au musée de University College (1). Mais l'état dans lequel un repli des tissus muqueux et sous-muqueux vient obstruer la partie la plus reculée du col de la vessie, sans augmentation de la prostate, sans rétrécissement, ou sans maladie de vessie, est encore plus rare (2). Et pourtant, quoique j'aie eu l'occasion de voir des exemples de ce genre, le fait est si peu fréquent, que je ne puis faire autrement que de le regarder comme tout à fait exceptionnel, quoique M. Guthrie lui-même pense le contraire. Je demeure persuadé, après des examens nombreux et soignés, que les saillies anormales au col de la vessie sont plus souvent dues à quelque hypertrophie ou excroissance, même très-petite (et l'on peut les rencontrer à tous les degrés de

laquelle il semble qu'il y ait eu une forte augmentation de volume de la prostate et que « le troisième lobe de la glande, singulièrement élargi et déformé lui-même....., formât une masse saillante arrondie, faisant saillie à l'intérieur de la vessie, et *débordant la barre* ». (S. D. Gross, M. D., *the Diseases, Injuries, and Malformations of the Urinary Bladder*, etc., 2ᵉ édit. Philadelphia, 1855, p. 236.)

(1) Le nᵒ 2489 est représenté par Sir E. Home, dans son ouvrage sur la prostate, vol. I, planche V. Il le décrit comme « un repli transversal de la muqueuse de la vessie étendu entre les lobes moyen et latéraux », et il en parle comme d'un « objet qui mérite une attention particulière, puisqu'il augmente l'obstacle au passage de l'urine, en l'empêchant de contourner les côtés de la protubérance ». (P. 251.)

(2) Il n'y en a qu'un exemple au musée du College of Surgeons. Il porte le nom de M. Guthrie, mais il ne figure pas au Catalogue. C'en est un auquel il attachait une grande importance, parce qu'il démontrait, selon lui, l'existence de l'affection. (Voy. *op. cit.*, p. 23.)

développement), naissant de la partie postérieure de la prostate, et qu'elles ne sont pas seulement de simples élévations des éléments muqueux et sous-muqueux, mais qu'on y rencontre communément du véritable tissu prostatique hypertrophié, uni au corps même de l'organe par des canaux propres qui ne sont pas difficiles à démontrer.

En pareil cas, la petite proéminence qui fait saillie au centre du plancher de l'orifice uréthro-vésical soulève de chaque côté d'elle un repli léger de la muqueuse et des tissus sous-jacents en forme de croissant, et souvent, quelque dimension qu'atteigne plus tard l'excroissance glandulaire, ces replis s'élèvent avec elle. C'est au travers de ce repli que s'engage assez souvent la pointe du cathéter pour porter remède à la rétention d'urine; c'est ainsi, d'ailleurs, qu'on inflige aux parties la lésion la moins considérable. Une hémorrhagie abondante succède d'habitude à cette lésion, mais heureusement, en règle ordinaire, sans aucun autre symptôme inquiétant (1).

Mais, tandis que tel est le caractère des formes communes que revêt l'obstruction à cet endroit, il en est, sans doute, une autre, qu'on ne rencontre que rarement, qui est tout à fait distincte, probablement celle qui est décrite par Mercier dans un paragraphe ci-dessus, comme causée par le spasme musculaire. En examinant un spécimen de cette sorte, voici ce qui s'offre à l'œil : La luette vésicale s'élève et se développe anormalement sous la forme d'une saillie transversale d'un volume variable; il y a une diminution considérable dans le diamètre antéro-postérieur du plancher de la vessie, ou trigone, et les bandes musculaires qui délimitent cet espace sont hypertrophiées, de même en général que les éléments de la vessie. Un examen plus attentif démontre l'absence d'hypertrophie de la prostate, mais indique la présence d'un rétrécissement de l'urèthre, ou d'un calcul, ou de quelque autre cause qui entretenait depuis longtemps une irritation de la vessie. Bref, sur un grand nombre de préparations des organes urinaires, où il y avait eu pendant de longues années un obstacle uréthral pendant la vie, le plancher de la vessie a l'air d'avoir été raccourci ou comprimé d'avant en arrière; les orifices des uretères sont beaucoup plus rapprochés du col de la vessie que dans l'état normal, et l'éminence musculaire qui les unit est fort développée; en même temps la luette, ou les tissus qui la composent semblent aussi plus saillants, de manière à former une proéminence marquée à la partie la plus reculée du col de la vessie, avec des caractères très-différents de ceux d'une simple barre membraneuse. En faisant une section verticale du col de la vessie et de la prostate, on constate que cette élévation est due à une augmentation des éléments naturels de la luette, c'est-à-dire des éléments fibreux et musculaire, tandis que la prostate, comme je l'ai déjà dit, n'a pas augmenté de volume. Maintenant cet état des parties a été étudié par Sir Charles Bell (2):

(1) La préparation n° 2513, au musée du Royal College of Surgeons, montre un bel exemple de cette perforation avec le résultat précis que je viens de décrire. Le malade vécut encore cinq ans. Le musée contient six autres exemples de perforation de la partie moyenne, exécutée pour porter remède à la rétention.

(2) Charles Bell, *An Account of the Muscles of the Ureters, and their Effects in irritable States of the Bladder* (*Transactions of the Medical and Chicurgical Society*, 1812, vol. III).

Il a indiqué ses vues sur la disposition de ces larges faisceaux musculaires qui paraissent liés à l'occlusion des orifices des uretères, et à l'ouverture du col de la vessie. Ils sont fortement hypertrophiés quand l'augmentation d'action de la vessie a été longtemps entretenue par une source quelconque d'irritation; il en résulte que le col vésical se rapproche des orifices des uretères. Mais Sir Charles Bell disait que la cause siégeait dans le « lobe moyen de la prostate », auquel s'insérait cet appareil musculaire; il émit l'opinion que le développement anormal de ce lobe était dû, dans tous les cas, à leur seule action mécanique, qui l'attire et le fixe dans une position anormale au moyen d'efforts répétés; et par l'irritation ainsi produite, amenant l'hypertrophie. Cette théorie donnait une trop grande place à la seule action mécanique, qui ne peut produire tous les phénomènes qu'on la supposait capable d'amener. En même temps elle ne faisait pas avancer la découverte d'une cause primitive de l'hypertrophie de la prostate, d'autant plus qu'elle ne donnait aucune explication sur le fait qui déterminait les muscles à agir d'une façon anormale sur certaines prostates, et non sur d'autres. Mais de plus, une étude des préparations de nos musées démontre que le développement des « muscles des uretères », ne coïncide point nécessairement avec une augmentation de la partie médiane de la prostate; mais elle montre qu'il en est ainsi quand la vessie a longtemps et habituellement exercé de violentes contractions, *quelle* qu'ait été la nature de l'obstacle ayant déterminé ces contractions. La vue de l'hypertrophie prostatique elle-même, proéminant, comme cela arrive souvent, à l'intérieur de la vessie sous la forme d'un polype, avec un pédicule à sa base, n'indique point qu'elle ait été attirée dans cette position, ni produite par l'action musculaire. De plus, les meilleurs exemples d'hypertrophie de l'appareil musculaire en question, et de l'élévation du col de la vessie qui l'accompagne, coïncident avec un rétrécissement ancien de l'urèthre, et non pas avec les cas d'augmentation de la prostate.

Mais les faisceaux musculaires en question (on le sait bien maintenant) ne s'insèrent pas de la façon qui a été indiquée à une partie quelconque de la prostate; ils sont disposés de la manière suivante. Après s'être réunis à la couche sous-muqueuse de la vessie, ils se continuent jusqu'à l'orifice vésical, et s'entrecroisent en cet endroit pour former la « luette »; puis ils se continuent avec la couche musculaire longitudinale de l'urèthre. C'est ce que démontre clairement le professeur Ellis: il a disséqué et décrit avec soin l'agencement des fibres musculaires tout du long de l'appareil génito-urinaire (1). Un état hypertrophique de ces faisceaux musculaires qui relient les uretères à l'urèthre et forment la luette, résulte des efforts d'expulsion fréquents et longtemps continués de la vessie; ils semblent s'identifier avec l'action d'expulsion de l'urine, et leur augmentation, leur épaississement, leur saillie est la conséquence naturelle de leur suractivité. En même temps il est probable que des mouvements spasmodiques répétés des fibres

(1) G. V. Ellis, *An Account of the Arrangement of the Muscular Substance in the Urinary and certain of the Generative Organs of the Human Body* (*Medico-Chirurgical Transactions*, London, 1856, vol. XXXIX, p. 327).

musculaires situées au col de la vessie produisent non-seulement l'hypertrophie, mais aussi l'inflammation ; de sorte qu'elles perdent (comme les fibres de l'iris dans les mêmes circonstances) le pouvoir de se relâcher, et qu'elles restent contractées d'une manière permanente, ainsi que Mercier en a suggéré l'idée. Telle est, je crois, la véritable pathogénie d'un obstacle au col de la vessie, qui n'est pas formé par le développement de la partie médiane de la prostate, ni par un simple repli des tissus muqueux et sous-muqueux entraînés en haut par les lobes latéraux hypertrophiés et quand la partie médiane n'est que peu ou point le siége d'une hypertrophie réelle.

On pourrait ajouter que cette apparence peut être la seule chose qu'on rencontre après la mort, quand on ne découvre aucune cause des symptômes urinaires, qui ont pu être graves pendant la vie. Il n'est pas nécessaire de supposer, comme le propose M. Guthrie, que même dans un pareil cas, la barre a été la source de ces symptômes. Son existence prouve simplement qu'il y a eu là pendant longtemps une quantité anormale d'effort d'expulsion de la part de la vessie. Elle n'est que le résultat de cette activité qui se traduit sous la forme d'hypertrophie ; et la cause de l'action anormale qui a produit la barre est encore à trouver. Il y a des cas de « vessie irritable », comme on dit, où l'on ne rencontre ni rétrécissement, ni grosse prostate, ni calcul, ni maladie du rein, du rectum, ou autre cause satisfaisante, pour l'expliquer. C'est un fait rare, mais bien connu de la plupart des chirurgiens. Dans ces cas, si les symptômes ont été graves et qu'ils aient duré longtemps, nous trouverons, sans aucun doute, *comme leur résultat*, les tuniques musculaires de la vessie présentant à un degré plus ou moins marqué, la barre saillante au niveau du col ; mais nous devons rechercher plus avant la cause qui a rendu la vessie irritable, et jeter les yeux sur la modification anatomique qui en est la conséquence. Sans doute une cystite ancienne et chronique, qui n'est amenée par aucune des causes indiquées ci-dessus, ou aucune autre cause locale d'irritation, produira également le même état, par suite de l'extrême irritabilité de la vessie qui en est la conséquence.

C'est la présence de cette barre, dans les cas déjà anciens de rétrécissement, qui, en dehors des lacunes élargies situées dans l'urèthre dilaté en arrière du rétrécissement, semble être quelquefois la cause d'un obstacle au col de la vessie, longtemps après que la sonde a dépassé le rétrécissement ; elle peut à l'occasion causer quelque difficulté à la sortie de l'urine par la sonde. Elle paraît aussi expliquer ce que l'on a souvent prétendu, qu'un malade affecté de rétrécissement de l'urèthre a aussi une grosse prostate, concours de circonstances moins commun qu'on ne pourrait le supposer. Et enfin elle rend compte de certains cas, mais non de tous ceux dans lesquels la difficulté de la miction et les autres signes d'obstruction persistent chez les malades affectés d'un rétrécissement uréthral, même après qu'on a dilaté l'urèthre d'une façon satisfaisante. La barre reste au col de la vessie, et elle est la cause des symptômes qui se présentent.

Comme j'ai étudié ce sujet dans un ordre différent de celui que suivent les autres auteurs, je vais rapporter ci-dessous quelques exemples de cette forme de barre causée par l'hypertrophie des tissus au col de la vessie, résultant d'une longue suractivité de la fonction d'expulsion, et due en général à un rétrécissement du canal (1).

Pour donner une exposition claire des faits rapportés sur ce sujet et des manières de voir qu'on a appuyées sur eux, je les résumerai brièvement sous la forme de conclusions.

Il semble :

1° Que, dans la majorité des cas où il y a un obstacle organique affectant plus ou moins la forme d'une saillie ou d'une barrière située à l'extrémité postérieure du col de la vessie, cette saillie anormale se trouve constituée par une excroissance venant de la partie médiane de la prostate.

2° Qu'il peut y avoir un obstacle organique au col de la vessie, sans augmentation de la partie médiane de la prostate.

3° Que, dans ce cas, il (l'obstacle) est dû le plus souvent à une hypertrophie des fibres musculaires situées au col de la vessie, produite elle-même par une irritation déjà ancienne de l'organe, et occasionnée en général par un rétrécissement de l'urèthre, une inflammation ou un calcul de la vessie; enfin il peut apparaître en dehors d'aucun de ces états.

4° Que beaucoup moins souvent il consiste en un repli de la muqueuse et des tissus sous-muqueux refoulés en haut par les lobes latéraux de la prostate, tandis que la partie médiane se trouve peu ou point affectée.

Les deux états distincts décrits dans les deux derniers paragraphes sont ceux auxquels M. Guthrie appliquait le nom de « barre au col de la vessie », et qu'il employait pour les distinguer de l'élévation bien connue produite en cet endroit par l'augmentation du « lobe moyen »; ils en sont parfaitement distincts et ne sauraient coïncider avec elle.

Ces conclusions nous montrent que nous avons très-rarement l'occasion de voir une affection qui mérite le nom de barre au col de la vessie, en dehors de l'augmentation prostatique, qui l'affecte, elle aussi, et de l'état indiqué comme une hypertrophie musculaire, résultant en général d'un rétrécissement, d'un calcul ou d'une autre cause semblable d'irritation permanente.

Diagnostic. — Le diagnostic des obstacles au col de la vessie a déjà été pleinement étudié au chapitre X qui lui est consacré. (Voyez page 424, le moyen de reconnaître la différence qu'il y a entre une tumeur prostatique et une barre non prostatique au col de la vessie.) En même temps la

____

(1) Musée de Royal College of Surgeons. — On trouve des exemples d'épaississement des tissus au col de la vessie, formant une barre due, en apparence à l'hypertrophie des muscles qui gouvernent cet orifice, dans les préparations n°s 2545, 2550, 2572 et 2567 : ce dernier est le plus frappant.

Musée du University College (n° 482). — Un exemple bien marqué de barre; portion prostatique de l'urèthre dilatée en arrière d'un rétrécissement situé au niveau du bulbe.

Au Musée de Guy's Hospital, on peut voir un bon exemple (n° 2399) d'un repli valvulaire de la muqueuse seule, formant une barre mince, aiguë et saillante au col de la vessie. L'urèthre, à son passage dans la prostate, est dilaté derrière un rétrécissement de la portion bulbeuse. Les n°s 2405 et 2406 montrent des barres au col de la vessie, coïncidant avec un rétrécissement. .

Dans aucun des cas précédents la barre n'est de nature prostatique

connaissance de l'âge auquel les symptômes ont apparu viendra nous aider, ainsi que celle de la présence ou de l'absence d'une hypertrophie prostatique par le toucher rectal. Nous pouvons être parfaitement assurés qu'un obstacle prostatique ne se montre pas avant cinquante-cinq ou cinquante-six ans, et rarement d'aussi bonne heure.

TRAITEMENT DE LA BARRE AU COL DE LA VESSIE. — Il arrive que, quand l'obstacle au col de la vessie ne consiste qu'en un état hypertrophique de l'appareil musculaire produit par l'irritation qui accompagne une pierre, un rétrécissement ou toute autre source de mictions fréquentes et douloureuses, il n'y a aucun autre traitement nécessaire, ou susceptible de rendre service, que de supprimer la cause excitante. Dans beaucoup de cas, il n'y a aucune utilité à le séparer de cette cause, pas plus qu'il n'y a de raisons pour traiter séparément une vessie hypertrophiée ou dilatée, un uretère agrandi, ou toutes les autres causes d'un obstacle uréthral et d'une irritation de la vessie. Supprimez la cause, et toutes ces affections secondaires diminueront ou disparaîtront en général. Mais le cas est différent, lorsque, après la suppression de la cause, les symptômes se montrent encore ou ne se sont que très-légèrement amendés. Nous devons alors rechercher l'origine de l'affection, soit dans une inflammation chronique, dans l'atonie ou l'inertie de la vessie (voy. pour le traitement page 433), soit dans un obstacle qui existe encore sans doute au col vésical. Si l'examen nous fait découvrir une barrière mécanique, formée ou par l'augmentation fort commune de la partie médiane de la prostate, ou par une autre cause moins fréquente, une barre non prostatique, et que cette barrière, quelle qu'en soit la structure, soit la cause d'une grande difficulté d'uriner, quand on a la certitude absolue de l'absence d'un calcul, d'un rétrécissement, d'une tumeur vésicale ou de toute autre cause du même genre, il nous reste à considérer si l'on peut apporter au malade quelque soulagement, et quel il doit être.

Feu M. Guthrie, à l'expérience duquel nous avons naturellement recours comme le premier qui ait appelé l'attention sur ce sujet, nous dit que le traitement par la dilatation simple et la sonde à demeure dans la vessie ne réussit pas toujours, quoiqu'il soit souvent utile; dans un pareil cas, ajoute-t-il, « la barre, ou digue, au col de la vessie doit être incisée, et la question qui se présente est de savoir quel est le moyen d'y arriver qui soit le plus exempt de danger » (1).

Les chirurgiens français sont arrivés à la même conclusion. Ainsi l'introduction pendant plusieurs jours d'une grosse sonde, les essais répétés pour déprimer la partie saillante par des moyens mécaniques, comme par des sondes à grande courbure, etc., ont été employés avec quelque profit dans les cas les plus simples, mais sans aucun succès dans ceux qui sont plus confirmés (2).

Après avoir discuté si l'on doit suivre l'exemple de Sir W. Blizard, qui,

____

(1) *Op. cit.*, p. 274.
(2) Civiale, *Traité pratique des maladies des organes génito-urinaires,* 1858, t. II, p. 157. — Voyez aussi Mercier et autres.

dans quelques circonstances, pratiquait des incisions ressemblant à celles que l'on fait dans la taille latérale, dans le but de soulager les malades atteints d'un engorgement confirmé et avancé de la prostate, M. Guthrie suggère qu'on peut facilement inciser une barre, et il mentionne deux cas où il a agi de cette façon avec avantage. Pour cela, il a employé, modifié, un des instruments de M. Stafford pour le rétrécissement. Il consistait en une sonde prostatique contenant une lame qu'on faisait saillir aisément sur le côté de la sonde, à son extrémité, après avoir introduit celle-ci dans la vessie, de façon à inciser en retirant l'instrument ; on pouvait aussi faire deux incisions, l'une en entrant, et l'autre comme je viens de le dire. Il pense aussi que, dans certains cas, on aurait un grand avantage à inciser sur la ligne médiane du périnée la portion membraneuse de l'urèthre, puis à diviser la prostate et la barre, ou toute autre espèce d'obstacle qui se présenterait en cet endroit. M. Guthrie ajoute qu'il n'a pas mis cette idée à exécution.. Les opérations auxquelles il donna l'initiative semblent tombées en désuétude, ou peut-être serait-il plus correct de dire qu'elles ne sont jamais devenues d'une pratique générale en Angleterre ; mais on adopta à Paris, à la même époque, des procédés semblables : en effet, M. Leroy (d'Étiolles) fit plusieurs communications à l'Académie des sciences (1832-1833) pour conseiller les scarifications et les incisions des obstacles situés au col de la vessie (fig. 126). L'instrument dont il se servit dans la suite, qu'il montra à l'Académie des sciences en 1837, et qui fut dessiné, je crois, en 1840 pour la première fois, ressemblait beaucoup à celui que je viens de décrire, sauf qu'on pouvait faire saillir la lame du côté convexe ou du côté

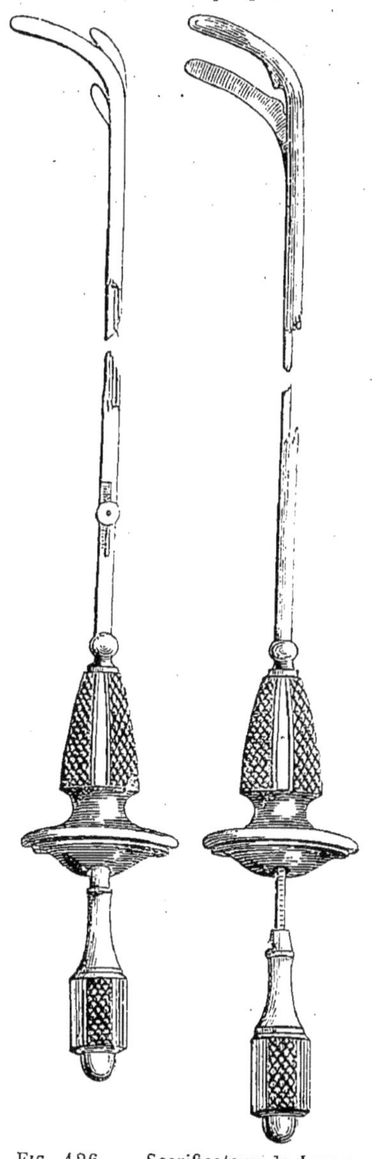

Fɪɢ. 126. — Scarificateur de Leroy (d'Étiolles).

concave de la courbure qui est extrêmement courte, comme celle de la sonde exploratrice figurée à la page 423. En outre, néanmoins, il y avait une autre lame qui devait agir en sens inverse de la première, pour faire avec elle les deux lames d'une paire de ciseaux, dans le but d'exciser une petite excroissance en cas de nécessité (1).

[M. Maisonneuve a imaginé un instrument (fig. 127) pour sectionner la barre au col de la vessie, mais il n'incise que dans un sens.]

M. Civiale dit avoir souvent pratiqué [à l'aide du coupe-bride ou kiotome dont nous donnons la figure] de petites incisions dans des barres faisant obstacle dans certaines circonstances. Après avoir décrit sa méthode, il ajoute (2) : « Mais je ne saurais trop répéter qu'il ne faut recourir à l'incision de la barrière que dans des cas parfaitement déterminés, qu'après avoir précisé les points sur lesquels l'instrument doit agir, placé le malade dans les conditions les plus favorables, au moyen d'un traitement approprié, et avoir acquis la certitude que tout autre moyen est impuissant. »

M. L. Auguste Mercier, qui a apporté une attention toute particulière à ce sujet, a mis en œuvre la pratique des incisions libres, et aussi, dans quelques cas, celle des excisions sur la barre qui fait obstacle. Les figures 130 et 131 représentent son inciseur du col de la vessie (3).

Il consiste en une canule d'argent, ayant la forme de son instrument explorateur, et contenant une lame, qui coupe du côté concave et du côté convexe de la courbure de la canule, comme je l'ai déjà indiqué. Quand la lame est cachée, on emploie l'instrument comme une sonde, après avoir préalablement injecté une seringue d'eau ; le bec est tourné en bas, comme pour plonger derrière la prostate. Au moyen d'une vis située en V', on règle la distance jusqu'à laquelle on permet à la lame de glisser hors du bec, le long du corps de l'instrument : dans la figure, cette distance est indiquée par la lettre L. En retirant à lui le manche arrondi R, l'opérateur incise ainsi la barre contre laquelle le bec demeure, et il divise les tissus d'une façon plus ou moins parfaite entre ce bec et le point L. Pour s'assurer que la division est complète, on repousse la lame dans le bec, et l'on répète la manœuvre, s'il y a lieu. On peut aussi employer l'instrument au devant de la prostate, et compléter une incision commencée en venant de l'intérieur de la vessie, de la façon qui vient d'être décrite, en mettant le bec tourné en haut au devant de la prostate, et en faisant saillir la lame hors de la

---

(1) *Comptes rendus des séances de l'Acad. des sciences*, 10 avril 1837, vol. IV, p. 551.

(2) Civiale, *Traité pratique des maladies des organes génito-urinaires*. Paris, 1858, t. II, p. 171.

(3) L. Auguste Mercier, *Recherches sur le traitement des maladies des organes urinaires considérés chez les hommes âgés*, Paris, 1856, p. 216, et *Gaz. méd. de Paris*, 1859 et 1852. M. Mercier a écrit, dans une analyse étendue de mes travaux (*Étude sur divers points, etc.* Paris, 1860 ; et *Gazette hebdomadaire de médecine et de chirurgie*, 1860, divers articles), que dans la première édition de ce livre, je ne lui avais pas rendu justice sur ses vues et ses procédés, et que j'avais décrit son instrument et son opération comme de simples modifications de ceux de Leroy (d'Étiolles). Après avoir réexaminé la chose, je conclus définitivement que la différence est essentielle, et que, malgré une certaine ressemblance dans la forme des instruments, le procédé de M. Mercier est original et distinct des scarifications pratiquées par Leroy. Je regrette infiniment de m'être trompé, en omettant d'attribuer toute leur valeur aux travaux d'un des plus originaux et des plus sagaces observateurs, pour lequel j'ai le plus profond respect.

canule, sur le côté convexe, comme on le voit dans la figure, indiqué par un astérisque. Dans ce cas, on tourne d'abord la vis V' pour régler le mouvement. De cette manière, l'incision se trouve pratiquée : c'est la méthode recommandée par M. Mercier, quand la barre est étroite ou mince et saillante.

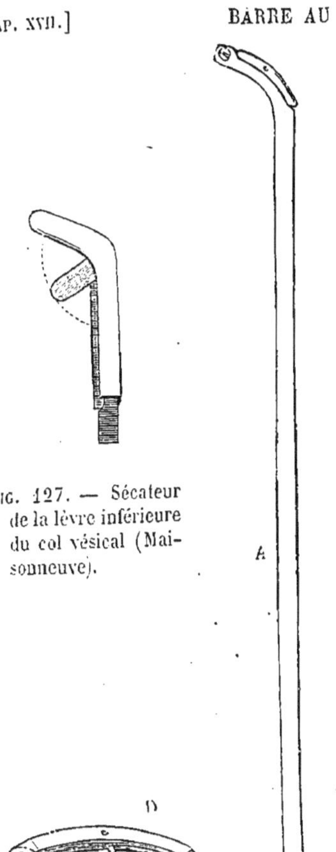

Fig. 127. — Sécateur de la lèvre inférieure du col vésical (Maisonneuve).

Kiotome de Civiale.

Fig. 129. — Son extrémité vésicale (*).

Fig. 128. — Ensemble de l'instrument.

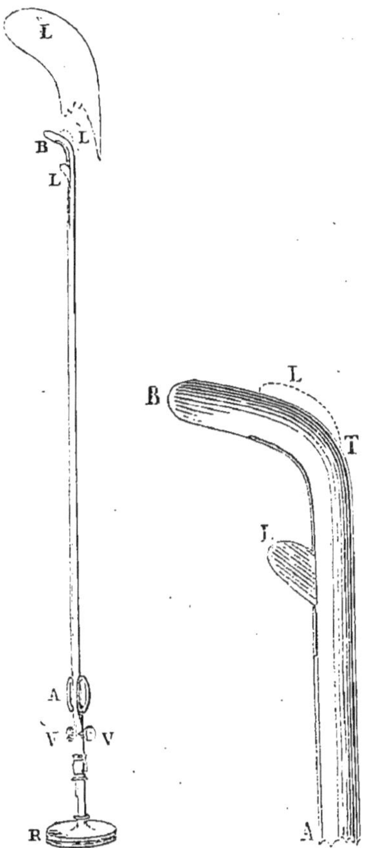

Fig. 130 et 131. — Inciseur du col de la vessie de L. Aug. Mercier (**).

(*) On voit la partie mobile de la branche articulée portée en arrière et la tige qui la fait mouvoir, l'espace triangulaire qui résulte de cet écartement où vient se placer la valvule avant que la lame soit poussée, et celle-ci sortant de la gaine, comme cela a lieu dans l'opération. Au moment de l'exploration, la lame est retirée, mais par un côté se trouve une partie pleine qui s'applique contre la face antérieure de la valvule, pendant que la branche mobile presse contre sa face postérieure et la ramène en avant, de telle sorte que la barrière est embrassée et même comprimée par l'instrument. (Civiale, t. II, p. 167.)

(**) B V, gaine de l'instrument; L R, lame intérieure dont la partie tranchante sur toute la circonférence est représentée en L''; L, lame tirée comme dans le premier mode d'agir; L', lame poussée comme dans le second mode d'agir et saillante sur le talon T de la seconde figure; V, V, vis réglant la course de la lame, l'une dans un sens, l'autre dans le sens opposé.

Si la barre est arrondie et épaisse, comme le sont presque tous les engorgements prostatiques en cet endroit, il pratique une excision au moyen d'un instrument à peu près semblable à un lithotriteur (fig. 132 et 133), avec lequel, le bec étant tourné en arrière, il saisit un morceau du tissu entre les mors de l'instrument, fixe la partie saillante au moyen d'une aiguille terminée en flèche, que l'on voit dans la figure, et qui l'immobilise ; puis il ferme les mors et excise ainsi la partie qu'ils renferment. Celle-ci, fixée par l'aiguille, est enlevée quand on retire l'instrument. Souvent un peu de sang s'écoule après cette manœuvre ; quelquefois il y en a beaucoup, et même parfois l'hémorrhagie est inquiétante. On traite cette complication par de petites injections d'eau froide, par l'élévation du bassin au-dessus du niveau de la tête, ou par des astringents à l'intérieur. Après l'opération, il faut ordonner au malade de vider sa vessie, en présence du chirurgien, de l'eau qu'on y a préalablement injectée. Il est important, dit l'auteur, qu'il puisse

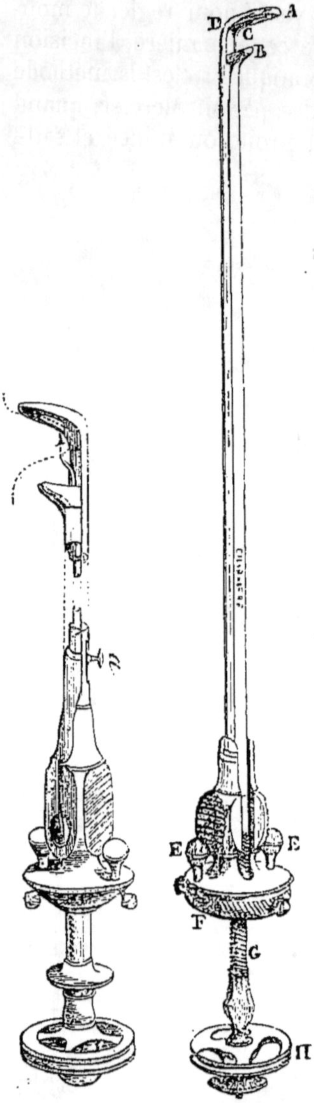

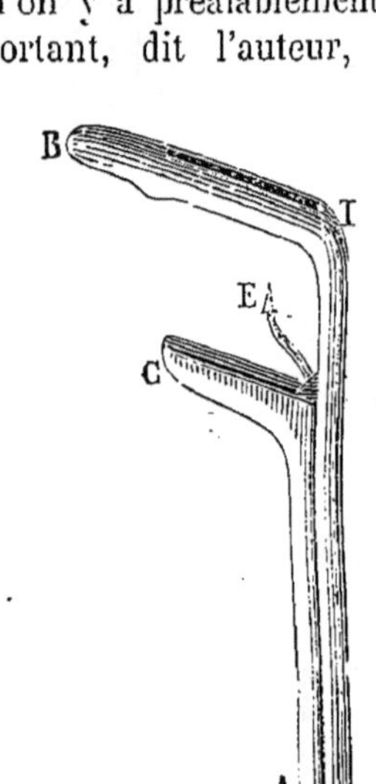

Fig. 132. — Exciseur de Mercier, ensemble de l'instrument.

Fig. 133. — Les becs (grandeur naturelle) (*).

le faire étendu sur le côté et sans efforts. Si l'écoulement ne se fait pas, on passera une grosse sonde, munie d'yeux volumineux. On ne doit pas laisser une sonde dans la vessie, parce qu'elle provoque du spasme, des envies d'uriner fréquentes, et qu'elle favorise ainsi l'écoulement sanguin :

(*) Le bec de la branche femelle, long de 25 millimètres, est quadrilatère à son extrémité et percé d'une fenêtre près du coude T. Le bec C de la branche mâle a des bords aigus qui s'engagent exactement dans le bec de la branche femelle.

il est préférable d'introduire un instrument de temps à autre, quand le malade ressent une envie d'uriner. Après quelques remarques approfondies sur l'hémorrhagie, M. Aug. Mercier ajoute : « C'est jusqu'à présent le seul accident un peu sérieux que j'aie observé. Je répète qu'à l'aide des moyens indiqués, j'en ai jusqu'à ce jour constamment triomphé, et mon expérience repose déjà sur une base assez large, car mes opérations s'élèvent au moins au nombre de 300, certains de mes malades ayant été opérés plusieurs fois (1). » Plus récemment, il a affirmé qu'il y a moins à craindre sous ce rapport d'une excision que d'une incision, parce que les vaisseaux sont plutôt déchirés par le premier procédé, et qu'ils sont coupés net dans le second. Six jours environ après l'opération, il passe une sonde flexible, en y mettant le plus grand soin, de crainte d'exciter une hémorrhagie, et, suivant les circonstances, mais en général vers le dixième ou le onzième jour, après avoir introduit la même sonde, il passe dans son intérieur un mandrin d'acier, pour presser avec lui sur le siége de la blessure et en prévenir la réunion, et il augmente la force qu'il emploie dès la seconde à la troisième semaine qui suit l'opération. Il parle en termes très-précis du bénéfice qui a suivi cette pratique dans beaucoup de cas, et il en rapporte 15 comme preuves. Il y a joint les noms et demeures de ces malades; dans la plupart des cas, l'opération s'est faite en présence d'un ou plusieurs des chirurgiens les plus distingués de Paris; cinq fois des malades ont été examinés par la commission du prix d'Argenteuil. Ce qu'il rapporte peut donc être l'objet de corrections, si l'auteur a manifesté trop de partialité pour son procédé. De ces malades, deux succombèrent, l'un à une dysenterie, l'autre à une « fièvre ». Tous deux semblent s'être présentés dans un état de santé déplorable, et leurs antécédents, à Londres, auraient paru à beaucoup de chirurgiens contre-indiquer toute opération qui n'eût pas été absolument indispensable. Dans cinq cas, où l'on observait de grandes complications du côté de la miction, telles que de la rétention et de la dysurie habituelles, il produisit un soulagement considérable, qui se maintint chez l'un quatre ans, chez un autre deux années. Sept furent améliorés à un degré variable, quelques-uns d'une façon très-considérable; l'auteur rapporte ces derniers comme des cas de guérison. Dans un cas, l'opération n'a pas influé sur la miction, mais on pouvait introduire une sonde, ce qui était impossible auparavant. Tels sont les résultats, à en juger par l'examen de quinze observations de M. Mercier (2), que l'on peut prendre comme un bel exemple de pratique.

---

(1) L. Auguste Mercier, *Recherches sur le traitement des maladies des organes urinaires considérés chez les hommes âgés.* Paris, 1856, p. 240.

(2) M. Blandin, dans une leçon sur un cas de rétention d'urine par suite d'une barre au col de la vessie, faite à l'Hôtel-Dieu, parle hautement de la méthode par incision de Mercier, qu'il préfère à l'excision, comme plus certaine et aussi efficace. (*Gazette des hôpitaux*, 23 janvier 1849, p. 35.)

M. Demarquay, chirurgien de la Maison municipale de santé, a pratiqué l'excision dix ou douze fois. On dit qu'il a perdu un malade d'hémorrhagie. On indique deux cas dans l'un desquels l'opération a été suivie d'orchite, finalement tous deux guérirent. (*Gazette des hôpitaux*, 14 mars 1861.)

M. Mercier les regarde comme appartenant à la classe des cas les plus sérieux et les plus tenaces ; car les plus simples peuvent parfaitement guérir par la pression mécanique ou l'incision. Néanmoins il publiera bientôt une autre série, où la proportion des morts est encore plus faible, et il croit que les avantages de sa méthode compensent amplement les risques.

Ici se présente une question fort sage : on peut tant améliorer l'état de presque tous les malades affectés d'obstruction par les soins et les ménagements, et en vidant la vessie une fois, deux fois par jour ou plus encore, s'il est nécessaire, qu'il ne doit y avoir que très-peu de cas où l'on puisse indiquer dans notre pays l'emploi de ce traitement.

Je n'ai jamais pratiqué cette opération, et je ne me sens porté à en recommander l'adoption dans aucune circonstance.

CHAPITRE XVIII

DES CONCRÉTIONS ET DES CALCULS DE LA PROSTATE

Concrétions prostatiques. — Elles sont distinctes des calculs. — Caractères physiques à l'œil nu, et au microscope. — Caractères chimiques. — Analyse. — Sont-ce des productions naturelles ou anormales ? — Mode de formation et historique. — Elles peuvent devenir les noyaux de calculs. — Analogie entre les concrétions prostatiques et biliaires, et les autres concrétions. — Manières de voir du docteur Jones et de M. Quekett : Virchow, Wedl. — Calculs prostatiques. — Sortes et volumes différents, etc. — Analyse. — Siége. — Nombreux exemples. — Mesures opératoires pour les enlever.

Il est extrêmement commun, après avoir incisé un urèthre, d'observer, dans sa portion prostatique, tout autour du verumontanum, et surtout dans les orifices des canaux prostatiques, de nombreux petits corps brunâtres ou noirâtres, dont les plus volumineux ont d'ordinaire la taille de grains de pavot. Ils ne sont pas libres dans le canal, mais en général ils occupent quelques-uns des orifices indiqués, quelquefois ils sont au-dessous de la couche épithéliale de la muqueuse, que l'on aperçoit nettement au-dessus d'eux. Puis, quand on pratique une section dans la substance prostatique, surtout si l'on dirige l'instrument tranchant en bas et en dehors d'un côté ou de l'autre du verumontanum, on peut souvent apercevoir un grand nombre de ces corps. Ils peuvent même être dispersés dans toutes les parties de l'organe, bien qu'ils atteignent rarement la taille que j'ai indiquée dans des endroits éloignés de l'urèthre.

Ces corps ont reçu le nom de concrétions prostatiques. Elles n'ont, pour leur origine, aucun rapport avec les calculs urinaires ; on ne doit pas non plus les confondre avec les masses dures, analogues à la porcelaine, qu'on rencontre quelquefois dans la prostate, et dont elles diffèrent aussi. Il est d'autant plus nécessaire d'établir une distinction, qu'on a souvent considéré les concrétions comme des calculs urinaires, et qu'on les a plus souvent encore regardées comme ayant une constitution semblable et comme privées d'une distinction générique. Nous allons les envisager ici séparément.

Concrétions prostatiques. — Les corps indiqués ci-dessus sous ce nom ne s'observent pas en général avant un âge moyen ou avancé. Mais bien que, en règle générale, règle qui souffre quelques exceptions, on n'en puisse pas découvrir d'exemples visibles à l'œil nu pendant la jeunesse et l'âge viril, le microscope les fait voir de petite taille à tous les âges, sauf avant la puberté. Dans la première série des 50 prostates que j'ai examinées, il y en avait dans chaque cas.

Au début de leur formation, ils se présentent sous la forme de très-beaux corps microscopiques, d'un volume qui varie, pour la plupart entre 25 et 253 μ; ils ont en général une forme ovale, parfois angulaire, probablement par suite d'une pression mutuelle. Ils ont une couleur jaunâtre, qui varie entre la teinte la plus faible et l'orange foncé, et qui acquiert sans aucun doute une couleur plus vive avec l'âge et l'accroissement de volume. Ils offrent un contour bien défini, comme s'ils étaient limités par une sorte de paroi cellulaire, et présentent dans leur intérieur de nombreux cercles concentriques, qui lui donnent l'apparence d'un calcul d'acide urique divisé, quoique le corps soit plus ou moins translucide : cette ressemblance, à l'origine, a sans doute suggéré l'idée d'une relation de parenté avec les productions de cette classe. La partie centrale, ou noyau, comme on la désigne, n'offre pas d'ordinaire de cercles; mais elle a une apparence cellulaire, comme si elle était constituée par une agglomération de corpuscules fondus ensemble en partie. Cette masse centrale est de taille variable, mais elle existe d'habitude, et c'est autour d'elle que siégent les cercles concentriques. Souvent deux, trois, ou un plus grand nombre de concrétions très-petites sont situées l'une contre l'autre, chacune offrant des saillies plus ou moins angulaires, et formant le noyau d'une production plus volumineuse; parfois on voit des lignes radiées s'étendre du nucléus à la circonférence; ou bien le clivage de la masse se fait dans le sens de ces lignes. Quelquefois la concrétion semble formée uniquement de corpuscules agglomérés; ou bien ils existent en très-petite proportion relativement aux cercles concentriques, et parmi ces derniers on ne peut découvrir aucune trace d'un arrangement de corpuscules. Il est facile quand on en examine un nombre considérable, de former une série de ces petits corps demi-transparents, à diverses périodes de leur développement jusqu'à ce qu'ils arrivent graduellement aux formes foncées presque opaques que j'ai décrites au début de ce chapitre. Même dans ces derniers on peut rencontrer quelques vestiges de la disposition concentrique, mais, en général, ils sont sombres et trop opaques pour transmettre la lumière; ils n'apparaissent que comme des masses d'un brun foncé, de forme sphéroïdale, avec une translucidité suffisante pour permettre à l'œil de découvrir aisément sur leurs bords leur couleur réelle orange foncé, ou rouge. Leur consistance se modifie aussi beaucoup. Au début, ces corps sont mous; ils se laissent cliver ou diviser facilement, comme le fait un corps mou, sous une pression qui vient d'en haut, même quand ils ont 253 μ; lorsqu'on pèse légèrement sur le verre qui recouvre l'objet sous le microscope. Mais lorsqu'ils ont atteint la taille et la couleur que je viens d'indiquer, ils peuvent aussi acquérir une solidité considérable; ils sont durs et même cassants, lorsqu'on emploie la force pour les rompre.

Leurs réactions chimiques sont particulières. On n'obtient aucune réaction sur ces petits corps mous, pâles, jaunâtres, au moyen des acides acétique, nitrique, chlorhydrique ou sulfurique, à froid; ni par l'éther sulfurique ou les solutions de potasse et d'ammoniaque. J'ai trouvé que les grosses concrétions dures et brunâtres ne s'altéraient pas par l'addition des bases, sauf qu'elles deviennent un peu plus transparentes. Elles sont quelquefois attaquées par les acides chlorhydrique et nitrique, et donnent lieu à un dégagement de gaz, qui diminue un peu leur volume. L'acide sulfurique met plus vite le gaz en liberté, quelquefois même après qu'elles ont cessé de ressentir l'action des autres acides. Parfois elles se ramollissent et se désagrégent en une matière amorphe, en perdant un peu de leur couleur et de leur masse, par l'immersion dans l'acide sulfurique. D'un autre côté, certains spécimens paraissent résister à l'action de toute espèce de réactif.

Pour obtenir une analyse qualitative et quantitative exacte de ces corps, j'ai soumis environ 200 concrétions dures et foncées à mon ami le docteur W. S. Squire, qui, après des recherches attentives, m'a communiqué la note suivante :

« Plongée dans l'acide acétique, la concrétion résiste à son action; mais si on la brise avant d'employer cet agent, elle se ramollit et se gonfle légèrement. L'acide nitrique, à froid, n'a aucun effet; à chaud, il dissout entièrement la concrétion, avec une légère teinte jaune. Une *partie de la concrétion* traitée par la solution d'iode ne change pas de couleur. L'acide sulfurique et le sucre ne produisent pas la réaction caractéristique de la protéine. Quand on la traite par une solution de potasse, à chaud ou à froid, il n'y a pas de changement, et en ajoutant un acide, il ne se fait pas de précipité dans le liquide alcalin. Lorsqu'on chauffe la concrétion, il se développe une forte odeur ammoniacale.

» De ces réactions, je conclus que la partie constituante organique de la concrétion n'est pas un vrai corps protéique, mais qu'elle appartient très-probablement à cette classe de substances nitrogènes, quelquefois appelées dérivés protéiques, dont la fibrine, la gélatine, la chitine, sont des exemples.

» Par l'incinération, on obtient les résultats suivants :

» Concrétions, $0^{gr},0244$. — On retire des cendres $0^{gr},0112$, ce qui donne 45,9 pour 100 de résidu. Celui-ci consiste surtout en phosphate de chaux, avec une petite quantité de carbonate. »

Faut-il regarder la présence de ces concrétions dans la prostate comme une circonstance naturelle ou anormale? On a répondu très-différemment à cette question. Je n'ai pas examiné moins d'une centaine de prostates, à tous les âges au-dessus de vingt ans, et je les ai découvertes dans toutes. J'en ai trouvé aussi sur un spécimen de quatorze ans, et je n'en ai jamais rencontré dans l'enfance. Il y a une grande différence cependant dans leur nombre, suivant les cas. Dans quelques-uns, dans le plus grand nombre, après cinquante ans, on les voit assez nettement à l'œil nu dans l'urèthre, autour du verumontanum, aussitôt qu'on ouvre le canal ; dans d'autres, il faut faire une section sur un lobe latéral, gratter le surface, et placer sous le microscope le liquide laiteux et semi-transparent, et l'on peut les voir parfois en petites quantités, parfois en grand nombre. D'autres fois il peut être nécessaire de pratiquer plusieurs sections avant d'en trouver une seule. Elles sont plus petites, plus pâles ou même sans couleur chez les jeunes sujets, et *vice versâ* chez les gens âgés ; mais il n'y a pas un rapport invariable pour le nombre, la taille, etc., entre leur développement et l'âge du sujet. Dans le n° 15 du tableau, j'en ai trouvé plus sur un homme de soixante-six ans que sur aucun autre sujet que j'aie examiné, y compris ceux de quatre-vingt-dix ans. J'ai estimé le nombre des concrétions foncées, visibles à l'œil nu dans ce cas, à plusieurs milliers.

En général, on les a regardées comme anormales. Un de ceux qui ont le plus récemment écrit sur ce sujet, Wedl, les regarde comme des produits d'une augmentation de volume de la prostate (1). Je ne puis pas cependant conclure autre chose des faits que je viens de rapporter, si ce n'est que leur existence est un résultat nécessaire de l'accomplissement de fonctions naturelles de la prostate, quoiqu'il ne soit nullement démontré qu'elles se désagrégent à la fin, et que « quelques éléments sont entraînés dans la sécrétion naturelle de la glande », comme l'a suggéré un observateur qui les a beaucoup étudiées.

Mes recherches sur les préparations indiquées m'ont conduit aux conclusions suivantes sur ce sujet. Il faut cependant commencer par établir de quelle manière je me suis livré à cette étude. J'ai découvert la surface uréthrale de chaque prostate et enlevé quelques concrétions, s'il y en avait, pour les examiner. Elles ont été soumises aux réactions chimiques que j'ai énumérées, et dont j'ai déjà donné les résultats. Puis j'ai pratiqué quelques sections avec l'instrument de Valentin, et je les ai examinées *in situ*. J'ai gardé les meilleures dans un liquide conservateur, et je n'en possède pas moins de cent exemples, avec les dessins de quelques-uns d'entre eux, exécutés avec beaucoup de talent et d'exactitude par M. Tuffen West. J'ai aussi examiné séparément le liquide que la pression fait sortir des canaux prostatiques.

Tels sont les moyens qui m'ont permis d'observer que, outre les corpuscules épithéliaux ou glandulaires que l'on trouve en abondance dans le liquide prostatique, il y a toujours aussi, et en fort grand nombre, de petits corps jaunâtres, d'apparence parfois granuleuse, parfois homogène, du volume ou à peu près des globules du sang, sans être aussi uniformes, et qui mesurent de 5 à 10 μ environ en diamètre ; ils possèdent un pouvoir réfringent considérable, presque assez fort pour les faire ressembler à des globules d'huile. L'éther n'a point d'action sur eux cependant, pas plus que les autres réactifs que j'ai cités. On ne les rencontre pas seulement dans le liquide prostatique, mais on en retire des sections de l'or-

____

(1) Carl Wedl, *Rudiments of Pathological Histology*, traduit par G. Busk, F. R. S. London, 1855, p. 269.

gane, dans lequel ils sont parfois agglomérés sous la forme d'une grappe de raisin, adhérents à diverses parties de la glande. De plus, il est fréquent de voir les petits conduits et les poches en cæcum distendus par ces petits corps, aussi bien que par de petites granulations jaunes beaucoup plus fines. En masses plus considérables qui occupent les acini, ou follicules, de la substance glandulaire, on les voit non-seulement réunis, mais fusionnés, et ils présentent alors une apparence identique avec ceux qui occupent le centre des concrétions les plus grosses. A en juger par ces apparences et par la fréquence de leur apparition, il m'est impossible de ne pas conclure que telles sont les périodes successives du développement de la concrétion prostatique : réunion de ces corps jaunes ou granulations ; fusion partielle en masses plus ou moins homogènes, peut-être stratification partielle de cette masse, ou, plus probablement, dépôt, à la surface, de couches fraîches d'une matière liquide semblable à celle qui constituait à l'origine les corps jaunâtres ; enfin, quelques additions de matière terreuse par infiltration ou par accroissement. Les concrétions qui ne se trouvent pas aux orifices des conduits, comme je l'ai indiqué tout d'abord, occupent en général les conduits les plus volumineux et les follicules de la partie sécrétante de l'organe. En soumettant des coupes à un grossissement de 200 à 250 diamètres, on aperçoit avec facilité l'agencement circulaire de fibres autour de la concrétion, lorsqu'on l'a laissée *in situ*, et ailleurs autour des orifices qui ont laissé échapper ces corps.

Peut-être tous ces corps jaunes sont-ils formés à l'origine, c'est-à-dire au moment de leur production, de matière purement organique, et cette matière est-elle un produit des éléments sécréteurs de la prostate. A une période très-peu avancée cependant, ils semblent imprégnés d'un élément terreux en petite proportion ; celui-ci n'altère pas beaucoup la transparence de l'objet. Il en est un grand nombre qui paraissent rester en cet état, quoiqu'ils soient sujets à une augmentation de volume considérable après leur formation ; celle-ci dépend, sans doute, au début, du volume de la cavité où se fait l'agrégat.

Lorsque des circonstances donnent lieu à une addition de matières terreuses opaques dans la concrétion, son volume augmente non-seulement par ce fait, mais aussi par ce qu'il y a des matières organiques associées à ces dépôts. C'est alors qu'ils prennent de la consistance, une opacité plus ou moins grande, et, soumis aux réactifs chimiques, on reconnaît dans leur intérieur la présence d'éléments minéraux en quantité considérable et même prédominante.

C'est ainsi qu'on peut expliquer l'addition de la matière terreuse dans l'intérieur de ces concrétions. Quand l'un de ces corps s'est formé à l'intérieur d'un follicule, et que son volume s'est beaucoup accru par des couches fraîches de sécrétion, il devient plus ou moins vite une sorte de corps étranger, et comme tel il fait naître un certain degré d'irritation. C'est un fait bien connu maintenant que les membranes sécrétantes, dans toutes les parties du corps, tendent à déposer une matière terreuse opaque sous l'influence de certaines formes ou de certains degrés d'irritation ; dans

tous les cas, ce produit consiste principalement en phosphate de chaux,
avec une petite quantité de carbonate : c'est ainsi que la membrane sécrétante d'un follicule prostatique paraît produire un liquide d'où se précipi-
tent des sels terreux qui enveloppent le noyau, de telle façon que d'une
taille microscopique au début, il atteigne dans certaines circonstances favorables celle d'un grain d'orge perlé ou d'un pois, ou plus encore. Avec
cette matière terreuse, on trouve aussi entremêlés du mucus, des cellules
glandulaires, etc., en proportions variables. Voilà pourquoi aux diverses
périodes de sa formation, l'analyse chimique d'une concrétion prostatique montre des résultats différents, puisqu'on trouve qu'elle contient une
plus forte proportion de matières organiques à une période peu avancée,
quand elle n'est visible à l'œil que sous forme de points noirs, et plus de
matière inorganique quand elle a un volume aussi considérable que ceux
qui viennent d'être décrits. On a souvent fait des analyses de ces dernières
concrétions, et l'on a constaté que les matières inorganiques s'y élevaient
à 85 pour 100, au lieu de 46, comme on l'a observé dans celles d'un petit
volume. Arrivées à cet état, les parois du follicule qui la contenait à l'origine ont été absorbées et ont disparu ; d'autres concrétions des culs-de-
sac voisins sont entrées en contact avec elle de la même façon, et l'on
trouve parfois un certain nombre de ces corps logés ensemble dans un sac
unique où cesse le travail de dépôt ; puis·elles perdent leur forme sphéroïdale et acquièrent des facettes par compression ou juxtaposition. Ces concrétions ne présentent, par conséquent, pas plus de caractères pour les
rapprocher des dépôts urinaires que les concrétions salivaires, biliaires ou
autres. Mais le cas est quelque peu différent pour quelques-uns des calculs
que l'on trouve dans les prostates malades, et qui semblent résulier d'une
lésion vésicale autant que d'une sécrétion prostatique : nous les étudierons séparément un peu plus loin. En même temps il faut indiquer brièvement l'historique de la structure des concrétions prostatiques, et les
échelons au moyen desquels on est parvenu à les comparer à de véritables
calculs, en faisant allusion aux processus analogues qui se présentent
dans les muqueuses des autres parties du corps. Comme nous l'avons déjà
indiqué, partout où il y a une muqueuse ou une simple membrane folli-
culaire sécrétante, là existent les conditions requises pour la production des
matières terreuses, lorsque certains genres d'irritation se produisent. C'est
ainsi que se forme le calcul phosphatique de la vessie, lequel résulte de
l'irritation causée par une cystite chronique, si différent pour l'origine de
la pierre d'acide urique qui vient du rein ; il en est de même du revêtement de phosphates que le calcul d'acide urique reçoit fréquemment après
son arrivée dans la vessie. C'est ainsi que nous trouvons des calculs phosphatiques dans les glandes salivaires, sous forme de petites aiguilles,
comme si l'enveloppe d'une graine, prise comme aliment, avait à la fois
amené l'irritation et fourni un noyau. L'amygdale est également le siége
d'une semblable production, assez rarement toutefois. Moins souvent encore, ce sont les fosses nasales, le pharynx et l'œsophage qui fournissent
ces petites concrétions, et sans aucun doute sous l'influence des mêmes

causes d'excitation. On a souvent rencontré des productions phospha-tiques sur toute la longueur du canal intestinal, spécialement à la partie supérieure, où le noyau a été fourni d'ordinaire par l'enveloppe dure de l'orge, une des substances le plus fréquemment administrées dans la diète. Tout le monde connaît les calculs biliaires. Les éléments histologiques de la sécrétion biliaire, épaissis par l'absence de liquide, entrent largement au début dans leur composition. Plus tard, des sels phosphatiques (en gé-néral, comme dans d'autres concrétions, le phosphate de chaux) viennent s'y ajouter et forment une partie constituante du calcul biliaire. Sous beau-coup de rapports, il paraît y avoir une analogie considérable entre ce pro-duit et la concrétion prostatique, non-seulement comme formation, c'est-à-dire comme naissant d'une base organique et comme proportions relatives des éléments minéraux, mais aussi comme fréquence de leur apparition. En dehors de ces exemples, je ne ferai plus qu'une simple allusion à la similitude qu'on observe dans les caractères et le mode de formation des calculs dans la glande lacrymale, les sinus frontaux, la bouche, le pan-créas, les vésicules séminales, les canaux galactophores, et ailleurs encore (1).

Cette manière de voir diffère, il faut le dire, sous plusieurs rapports, de celle de certains auteurs qui autrefois ont attaché à ce sujet une très-grande attention. Le docteur Hanfield Jones a publié, en 1847, un article très-intéressant sur les résultats de ses recherches (2), qui sont venues con-firmer un grand nombre des observations que nous avons rapportées. Il croyait alors, cependant, que ces concrétions tiraient leur origine d'une simple vésicule contenant une matière granuleuse, et généralement un noyau, et qu'elles n'augmentaient que par accroissement endogène; il regardait leur origine et leur composition comme entièrement organiques au début de leur existence. D'un autre côté, M. Quekett dit qu'elles « com-mencent par un dépôt de matière terreuse dans les cellules sécrétantes de la glande, et qu'elles augmentent soit par l'agrégat ou le dépôt de couches concentriques » (3).

Avec le premier de ces deux observateurs, je suis disposé à admettre la composition organique des concrétions au début, fait que l'on peut tenir pour assuré, d'après leur conduite vis-à-vis les réactifs chimi-ques. Pour l'origine vésiculaire qu'il indique, démontrée comme elle lui semble par l'apparence de quelques-unes des plus petites productions, j'éprouve néanmoins quelque difficulté à admettre un tel mode de forma-tion, surtout quand nous ne connaissons aucun procédé qui lui soit ana-logue pour un autre développement cellulaire, normal ou anormal, dans le corps humain. Quant aux productions plus considérables, je doute un

(1) Voyez *Cyclopædia of Anatomy and Physiology*, vol. IV, p. 74, London, 1847, art. PRODUCTS ADVENTITIOUS, par le docteur W. H. Walshe.

(2) *The Medical Gazette*, 20 août 1847, et *Reports of Pathological Society*, 1846-1847, p. 129.

(3) John Adams, *the Anatomy and Diseases of the Prostate Gland*, 2e édition, 1853, p. 158.

peu, à en juger par les apparences que j'ai mentionnées, qu'elles soient souvent, sinon toujours, produites par une agglomération dans les folli- cules, les conduits ou les interstices des tissus voisins, des petits corps jaunâtres dont il a été question.

Que sont ces « corps jaunes » ? voilà ce que je ne puis m'expliquer d'une façon satisfaisante. Nous ne savons pas clairement jusqu'ici s'ils sont eux- mêmes des cellules sécrétantes altérées des follicules glandulaires, ou seu- lement des produits de sécrétion de ces éléments. Ainsi, j'ai souvent observé que le mince épithélium fusiforme et sphéroïdal qui tapisse les conduits prostatiques est souvent chargé d'une matière jaunâtre granuleuse ressem- blant en tous points à celle qu'on aperçoit ailleurs à l'état libre, ce qui semble militer en faveur de l'idée que c'est un produit naturel de la sécré- tion glandulaire. Je puis ajouter que j'ai toujours rencontré des granulations jaunes semblables dans le liquide des vésicules séminales, dans lesquelles elles semblent plus constantes que les spermatozoïdes, surtout chez les personnes âgées. On a décrit dernièrement, dans ces vésicules, des corps qui sont évidemment les mêmes que ceux que l'on trouve dans la prostate. C'est dans un article sur les vésicules séminales, par M. S. R. Pittard (1). On les a pris pour des « globules très-nombreux et insolubles qui ont une grande

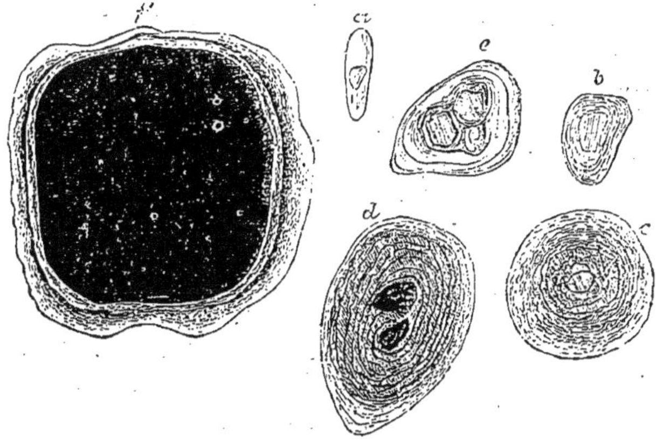

FIG. 134. — Corps amyloïdes stratifiés provenant de la prostate
(concrétions prostatiques) (*).

tendance à se réunir, et ressemblent beaucoup à l'huile ; leur pouvoir réfrin- gent est moindre cependant, et nous avons des raisons pour douter que ce soient réellement des globules d'huile. » En outre, le même observateur a trouvé « des masses solides, transparentes, suspendues et comme agglomé- rées, visibles précisément à l'œil nu », et qui ont, sous le microscope, l'ap- parence bosselée d'une mûre, comme si elles se composaient de petites

(1) Pittard, *Cyclopædia of Anatomy and Physiology*, vol. IV, London, 1847-1849, art. VESICULÆ SEMINALES.

(*) *a*, corpuscule allongé, décoloré, homogène, contenant un corps ressemblant à un noyau ; *b*, corpuscule formé par des couches plus volumineuses : il possède un centre pâle ; *c*, corpuscule encore plus volumineux, à plusieurs couches et à centre coloré ; *d*, *e*, corpuscules avec deux et trois centres : *d* possède une coloration plus foncée ; *f*, concrétion volumineuse, à centre volumineux, d'un brun noir. — Grossissement : 300 dia- mètres. (Virchow, *Pathologie cellulaire*.)

boules »; il les croit formées par la réunion des fins globules dont je viens de parler (1).

Virchow pense que ces concrétions proviennent d'une substance protéique insoluble particulière, mêlée à la semence (fig. 134). Wedl, dont j'ai déjà parlé, les considère comme identiques avec certains corps qui abondent dans les glandes thyroïdes volumineuses, et avec ceux qu'on rencontre dans le cerveau et la moelle, spécialement chez les sujets âgés, et que Kölliker et Virchow nomment « corps amyloïdes ». Il pense qu'elles sont toutes le résultat d'une exsudation pathologique qui se présente souvent dans les divers organes à un âge avancé, et qu'il appelle « matière colloïde », à cause de sa ressemblance physique avec de la colle liquide, et il propose d'appeler les concrétions en question « corpuscules colloïdes concentriques ». Il les regarde comme « principalement composées de substance organique, et, par conséquent, il trouve mal appropriés les noms de pierres et de concrétions »; et pourtant il a observé parfois que la matière colloïde se dépose sous la forme de sels calcaires, arrondis ou nodulaires, qu'on trouve dispersés dans le parenchyme de la prostate, et qui forment ainsi les noyaux d'un petit nombre de concrétions (2). Une étude plus approfondie du sujet me confirme dans l'idée que jusqu'à présent il n'est pas évident pour nous que ces corps soient des exemples de dégénérescence amyloïde, ou même qu'ils soient les produits d'une modification morbide quelconque.

Si je passe en revue tout ce que l'on a dit sur le mode de formation et la composition de ces corps, je ne vois pas d'objection sérieuse à l'emploi du terme de concrétions, en tout cas, pour les petites productions que j'ai décrites jusqu'ici. Il n'est peut-être pas facile, à présent, d'en trouver un meilleur, car il n'implique aucune théorie, sauf que le mode de réunion de leurs éléments constituants est plutôt mécanique qu'organique dans ses caractères essentiels. Lorsqu'elles atteignent un volume suffisant pour occasionner, comme sources d'irritation, le dépôt d'une matière terreuse solide, opaque, de la façon que j'ai indiquée, on peut les considérer comme appartenant à la catégorie des calculs plutôt qu'à celle des concrétions. L'élément inorganique prédomine maintenant, et le corps augmente de volume : et, bien qu'il n'existe pas de période exacte où l'on puisse dire qu'elle cesse d'être une concrétion pour devenir un calcul, on n'a pas à hésiter, malgré tout, pour dire auquel de ces deux termes il faut accorder le plus grand nombre des exemples que l'on rencontre.

Calculs prostatiques. — Les calculs prostatiques se montrent sous des volumes et des formes très-variables. Les petits spécimens que l'on rencontre le plus fréquemment sont arrondis ou ovoïdes; les plus volumineux sont irréguliers, souvent allongés, parfois divisés, et consistent d'ordinaire en plusieurs fragments réunis pour former une masse. Ces fragments s'adaptent presque exactement l'un à l'autre par leurs faces adjacentes,

(1) Pittard, *Cyclopædia of Anatomy and Physiology*, p. 1433.
(2) C. Wedl, *Rudiments of Pathological Histology*, traduit pour la Sydenham Society, par G. Busk, F. R. S., 1855, p. 38 et 271.

mais néanmoins ce sont des calculs séparés et distincts qui se sont appliqués l'un contre l'autre par une étroite juxtaposition (fig. 135). Les petites
productions isolées ont à peu près
le volume des grains d'orge perlé,
rarement celui d'un pois : ce sont
les exemples les plus purs du calcul
prostatique. Les masses formées
par une réunion de ces calculs ont
toutes les tailles ; mais on les a vues
atteindre de 10 à 12 centimètres de
longueur dans des circonstances
très-rares. Dans ce cas, elles s'é-
tendent à l'intérieur et le long de
l'urèthre, et même jusque dans la
vessie. Puis, dans ces circonstances, l'analyse chimique nous les
montre uniquement composées de
phosphate de chaux, avec un très-
léger mélange du produit ordinaire
de la vessie ou de l'urine, le phosphate tribasique ammoniaco-magnésien. Leur consistance est dure
et leur texture si ferme, qu'elles
ressemblent à de la porcelaine.

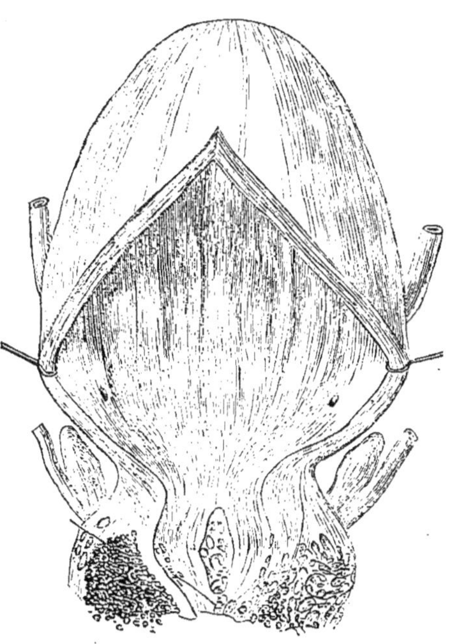

Fɪɢ. 135 — Calculs prostatiques (*).

Elles sont blanches, jaunâtres ou d'un brun pâle ; leur surface offre d'ordinaire une teinte plus foncée que leur intérieur.

On a fait des analyses de la petite variété arrondie, et leur composition
coïncide en général avec les résultats des expériences du docteur Wollaston, qui, le premier, a indiqué leurs caractères chimiques, et montré
qu'elles n'étaient point des produits urinaires. Le docteur Wollaston les
dit composées de phosphate neutre de chaux, teinté par la sécrétion de la
prostate (1). Parmi les analyses modernes, voici celle de Lassaigne, que l'on
cite habituellement :

        Phosphate de chaux............................   84,5
        Carbonate de chaux............................   0,5
        Matières animales, etc........................   15,0
                                                        ───────
                                                         100,0

Nous avons déjà vu, cependant, que les proportions de ces éléments peuvent beaucoup varier. Il semble qu'en remontant aux périodes les moins

____

(1) *Philosophical Transactions*, 1797, p. 397.

(*) Vessie divisée verticalement par sa paroi postérieure, et la prostate par sa paroi inférieure. On voit, sur
la tranche droite *a* de la coupe, une multitude de petits calculs miliaires, brunâtres, semblables à de gros
grains de sable réunis, contenus dans un foyer. La tranche *b* présente la structure celluleuse de la prostate
dont chacune des cellules contenait un ou plusieurs calculs. Une coupe verticale *c*, faite sur la paroi supérieure
de l'urèthre, montre que la portion de la prostate, qui entoure cette paroi supérieure, présente la même disposition spongieuse, et contient également des calculs. La prostate tout entière était couverte en un tissu aréolaire dont les cellules, communiquant entre elles, étaient remplies de calculs. (J. Cruveilhier, *Anatomie pathologique du corps humain*, xxxᵉ livraison, pl. I, fig. 3.)

avancées de leur formation, l'élément minéral se trouve en moindre proportion que l'élément organique. Ainsi les petites concrétions décrites aux pages 529 et 531, étaient formées de parties à peu près égales de matières organiques et animales.

On trouve souvent ces petits calculs logés chacun dans un espace particulier, cavité située dans la substance de l'organe, et de dimension variable suivant le volume du calcul même (1). D'autres fois il y en a plusieurs qui occupent un espace ou une cavité plus large, où ils sont mobiles; et ainsi leur forme arrondie fait place à une autre forme plus ou moins angulaire, par suite de leur pression ou de leur usure mutuelles. Dans cet état, on peut quelquefois les sentir par le doigt introduit dans le rectum, et l'on perçoit très-bien le frottement qui résulte de leurs mouvements l'un sur l'autre, quand on vient à presser. En même temps une sensation pareille se communique à la main au moyen de la sonde introduite le long de l'urèthre, quand l'instrument traverse la portion prostatique. J'en ai montré dernièrement à la *Pathological Society* quelques bons exemples que j'avais eu l'occasion d'observer. Ils provenaient d'un malade qui mourut à l'âge de quatre-vingt-neuf ans. La prostate était augmentée, mais pas beaucoup; mais dans chaque lobe latéral, et aussi immédiatement au-dessous de verumontanum, on remarquait une cavité contenant de nombreux calculs foncés, très-durs et à surfaces polies; chaque calcul avait plusieurs facettes irrégulières, et variait du volume d'un grain d'orge perlé à celui d'un gros pois. Ces caractères les distinguaient complétement de calculs à origine rénale ou vésicale (2).

Les masses plus considérables formées par agglomération, qui en général renferment surtout du phosphate de chaux, contiennent d'habitude assez de phosphate tribasique dans leur composition pour se rapprocher plus ou moins de la classe de calculs appelés calculs fusibles; il est bien entendu que ce terme embrasse un grand nombre de variétés en rapport avec les proportions relatives des deux sels phosphatiques. Ces productions occupent souvent de vastes espaces dans la substance prostatique, et au milieu des tissus voisins : cavités irrégulières qui augmentent à mesure que la production calculeuse s'accroît. Il est digne de remarque qu'on les rencontre très-fréquemment chez de jeunes sujets.

Une des descriptions les plus complètes que nous ayons se rapporte à un cas où il y avait un énorme calcul de ce genre, c'est celui du docteur T. Herbert Barker, de Bedford. Ce chirurgien a enlevé avec succès une masse formée de 29 fragments, pesant 105 grammes, sur un malade âgé

(1) On peut voir de bons exemples de ces petits calculs emprisonnés dans la substance de la prostate au :

> Royal College of Surgeons, sous les nᵒˢ 2519 et 2520.
> Musée de University College,   —   1640 et 3844.

On voit de beaux exemples de calculs enkystés de la prostate dans le *Treatise on Calculus* de M. Crosse. London, 1835, pl. XI.

(2) *Transactions of the Pathological Society*, 1861, vol. XII.

de vingt-six ans. Il les décrit comme ayant « une couleur blanchâtre, un lustre et une dureté analogues à ceux de la porcelaine : ce dernier caractère est tellement marqué, qu'il est difficile avec un bistouri d'en rayer la surface » (1). Le docteur Golding Bird a trouvé le calcul « formé de phosphate de chaux (comme les calculs salivaires et bronchiques), avec une proportion un peu plus forte que d'habitude de phosphate ammoniaco-magnésien. » Quand la pierre fut restaurée par l'ajustement des fragments, elle mesurait une longueur de 12 centimètres.

Feu M. Benjamin Gooch, de Norwich, a rapporté un cas exactement semblable à celui-là. Le calcul était formé de 16 fragments, qui, appliqués l'un contre l'autre, formaient une masse de près de 16 centimètres de longueur. Ils sont décrits comme ayant « une couleur d'albâtre, et un fin poli ». On y a joint un dessin qui représente le volume naturel (2).

On a détaillé un grand nombre de cas qui ne varient que bien peu des précédents, sauf (3) par le volume beaucoup moindre du calcul que l'on rencontre. Un grand nombre de chirurgiens du siècle dernier y puisent

(1) Herbert Barker, *Transactions of the Prov. Med. and Surgical Association*, 1847, avec un excellent dessin de la pierre.

(2) *Cases and Practical Remarks on Surgery*. Norwich, 1777, vol. II, p. 174.

(3) 1° Cas de calculs formés dans la partie la plus reculée de l'urèthre (sans rester uniquement logés en cet endroit) et qui sont tous probablement d'origine prostatique :

M. Jos. Warner, de Guy's Hospital, a enlevé, sur un homme âgé de vingt ans, deux calculs durs et polis, pesant 22^{gr},645, par le périnée, où l'on pouvait les sentir avec le doigt avant l'opération. (*Philosophical Transactions*, vol. II, p. 304, avec une planche).

Le même chirurgien a rapporté un second cas, dans lequel les calculs étaient beaucoup plus gros : malade âgé de vingt-deux ans. (*Philosophical Transactions*, vol. III, p. 258, avec une planche.)

Le docteur Livingstone, d'Aberdeen, deux cas. (*Edinburgh Essays and Observations*, vol. III, p. 546, 1771.)

Le docteur Cheston, de Gloucester, un cas. (*Medical Records and Researches*, p. 163, 1798.)

M. Wickham, de Winchester, un cas à l'autopsie. (*Medical Facts*, vol. VIII, p. 126, 1800.)

Le docteur Marcet rapporte un cas où l'on trouva 100 calculs. (*Essay on Calculous Disorders*, pl. IX, 2e édit. London, 1819.)

Sir Astley Cooper rapporte trois cas. (*Surgical Lectures*, 1825, vol. II, p. 295, 296.)

Sir Benjamin Brodie, un cas où les calculs étaient logés dans un sac ; il en retira quelques-uns avec une pince uréthrale. (*Urinary Organs*, 4e édit., p. 362.)

M. Crosse, de Norwich, plusieurs cas. (*Treatise on Calculus*. London, 1835, p. 26 et suiv.)

M. Liston enleva un calcul caractéristique en plusieurs fragments, au moyen d'une curette, passée au travers de l'urèthre. (*Lancet*, 28 octobre 1843.)

M. Fergusson, de Londres, cite un cas où il existait 30 fragments, formant une masse aussi grosse qu'une châtaigne. (*Lancet*, 1848, vol. I, p. 91) ; autre spécimen considérable (*Lancet*, 1849, vol. II, p. 552).

M. Erichsen, de Londres, un cas de calcul prostatique coïncidant avec un calcul vésical chez un jeune homme. (*Lancet*, 1850, vol. II, p. 575.)

Le docteur B. Jones, un cas à l'autopsie, dix fragments, décrit et figuré dans *Pathological Transactions*, vol. VI, p. 254.

2° Cas mentionnés dans lesquels ces calculs se sont échappés au dehors par un abcès au périnée.

Dupuytren, après avoir incisé quelques fistules urinaires, enleva 12 calculs à facettes articulés sur une prostate, pensait-il. Thenard les analysa, et trouva 86 pour 100 de phos-

encore et ils y recherchent les manœuvres opératoires propres à les enlever (1).

Le procédé opératoire au moyen duquel on a extrait les calculs prostatiques est d'ordinaire une incision au périnée, allant jusqu'à l'urèthre, sur un cathéter cannelé, de la même manière que dans la taille latérale. Parfois on fait l'ouverture sur la ligne médiane, c'est-à-dire sur le raphé du périnée. Sans aucun doute cette position est la meilleure et la plus sûre pour une incision, d'autant plus que l'ouverture médiane donne une idée plus exacte de la position qu'occupe la pierre, et que c'est la route la plus directe et la moins hasardeuse, dans ces circonstances, pour arriver jusqu'au col de la vessie. L'opération est bien moins dangereuse que celle de la taille ordinaire, car on ne touche pas à la vessie, dans le cas où l'on n'a pas trouvé de calcul vésical coexistant, point qu'il faut éclaircir avant tout. Il faut consacrer un soin spécial au temps de l'opération dans lequel on enlève les fragments logés dans la prostate, afin de ne point laisser de noyaux pour un nouveau dépôt.

Sir Benjamin Brodie rapporte un cas où il enleva de petits calculs prostatiques avec la longue pince uréthrale ; il y en eut quelques-uns qui s'échappèrent dans la vessie, d'où il fallut plus tard les retirer.

L'existence de ces corps, lorsqu'ils sont petits et renfermés dans la prostate, ne se révèle point par des symptômes pendant la vie. Quand ils ont amené de l'irritation en augmentant de volume, il peut se former un abcès ou un obstacle au cours de l'urine ; ce dernier peut surgir aussi par suite de l'engagement de quelques calculs dans l'urèthre par où ils s'échappent. Le traitement consiste à les enlever, s'il est possible, au moyen d'une pince ou d'une longue curette, de la même façon qu'on enlève les fragments après l'opération de la lithotritie, comme nous le verrons dans le chapitre suivant. Mais quand il y a des signes précis, et qu'on peut reconnaître avec la sonde ou le cathéter que le corps étranger est plongé dans le tissu de la prostate en avant du col de la vessie, ou quand on peut s'assurer de sa présence par le rectum ou le périnée, une incision sur cet endroit-ci offrira un moyen simple et efficace de l'amener au dehors.

phate de chaux, 13 de matière animale, et des traces de carbonate de chaux. (*Journal universel des sciences médicales*, août 1820, t. XIX, p. 254.)

Lenoir et Nélaton, chacun un cas, composé de plusieurs fragments, enlevés par la simple pression, la lithotritie ou l'incision. (*Gazette des hôpitaux*, 1846.)

On en conserve de bons exemples dans le musée du College of Surgeons ; les meilleurs sont numérotés H. 13, 15 et 23. Le premier, qui est le plus gros, ne pèse pas moins de 37gr,23.

(1) Dionis, *Opérations de chirurgie*, par La Faye, p. 221. — Deschamps, *Sur la taille*, t. IV, p. 161 et suiv., 1796. — Sabatier, *Médecine opératoire*, t. III, p. 136, 1810.

CHAPITRE XIX

DES RAPPORTS QUI EXISTENT ENTRE LA PROSTATE HYPERTROPHIÉE
ET LA PIERRE DANS LA VESSIE

Le calcul vésical résulte souvent d'une grosse prostate. — Comment on peut s'en rendre compte. — Le calcul est souvent méconnu. — Des meilleurs moyens pour le découvrir, par le cathétérisme, etc. — Difficultés qu'on rencontre pour l'enlever. — De la taille et de la lithotritie. — Objections à faire à chaque méthode. — La lithotritie est généralement applicable. — Expérience des divers chirurgiens. — Enlèvement des fragments par le lithotriteur à « mors en becs de cuiller »; — par la sonde évacuatrice; appareil de Sir P. Crampton. — Position du sujet. — Injections de liquides dissolvants. — Méthode du docteur Hoskin. — Des décomposants. — Les fragments s'engagent dans le canal.— Traitement. — Conduite à suivre lorsque la vessie est extrêmement irritable. — Valeur du traitement. — Mesures préparatoires. — Palliatifs.

L'accroissement de volume de la prostate est si étroitement lié, au moyen de la cystite chronique qui en résulte, avec la formation de dépôts terreux dans la vessie, qu'il nous est presque impossible d'éviter dans ces pages un sujet aussi important, au moins sous un de ses nombreux côtés, qui n'est ni le moins difficile, ni le moins important. Il serait presque aussi facile ou aussi convenable de ne pas vouloir traiter les meilleures méthodes à employer dans une rétention d'urine complète due à cette même augmentation, que d'en négliger un résultat, qui n'en est pas moins considérable, bien que moins fréquent. Car il est impossible qu'un chirurgien ait eu à soigner plusieurs cas d'hypertrophie de la prostate sans rencontrer aussi des productions calculeuses dans la vessie; et pourtant il peut aussi, à l'occasion, peut-être plus souvent qu'on ne l'a supposé, en méconnaître l'existence, tant les symptômes de l'une des maladies viennent masquer ceux de l'autre. C'est là ce dont j'ai pu m'assurer dans plus d'une circonstance. Ce n'est pas une question à laquelle le chirurgien puisse rester indifférent, quand même les désordres entraînés par le calcul, dans un cas donné de l'affection prostatique, n'existeraient qu'à un degré comparativement léger, parce que, comme nous l'avons vu dans un chapitre précédent, toute source d'irritation vésicale (et il y en a de bien plus puissantes que la présence d'un pareil corps étranger) tend à augmenter les difficultés de miction qui résultent d'un organe déjà augmenté de volume, peut-être à accroître son mode de développement, et à hâter la catastrophe que notre traitement tout entier doit s'efforcer d'éviter. Nous ne devons donc pas juger de la gravité de cette complication seulement d'après la violence des symptômes qui en indiquent la présence, ni par le degré de souffrance actuelle qu'elle cause au malade.

La coïncidence fréquente de l'affection calculeuse et de la maladie prostatique est un fait dont nos musées viennent hautement témoigner, et que l'expérience confirme.

Non-seulement nos observations sur le vivant indiquent le même fait, mais les raisons de ce rapport sont si évidentes, qu'il est presque impossible que le résultat soit autre que celui-là. Le calcul qu'on rencontre dans ces circonstances est généralement, mais non toujours, un produit vésical, c'est-à-dire qu'il doit son existence à la vessie seule. Par suite de l'altération de l'urine, qui dépend d'une rétention constante ou prolongée dans le viscère d'une certaine quantité d'urine que le malade ne saurait chasser par ses seuls efforts, grâce à l'existence d'un obstacle au col de la vessie, il se développe une irritation de la muqueuse, et une sécrétion visqueuse abondante. Lorsque cette action a duré longtemps, on observe souvent que la même source a donné naissance à une matière blanchâtre molle ou graveleuse, dépôt phosphatique ; peut-être en quantité peu considérable au début, il peut s'en aller entièrement avec le mucus, qui entraîne avec lui des parties inorganiques ; et il peut n'en résulter rien de plus. La production peut n'avoir lieu qu'en petites quantités, et n'avoir qu'un faible pouvoir cohésif, auquel cas on peut maintenir la vessie assez saine par des injections d'eau tiède, mêlée ou non d'une faible quantité d'un acide minéral. D'un autre côté, le dépôt calculeux peut prendre une consistance plus ferme, un noyau peut se former, et, avec la réunion de ces éléments, il peut se former assez vite une pierre phosphatique. Cette condition se trouve favorisée par l'état de l'urine dans les cas de rétention ; car, au lieu d'être acide, et de présenter ainsi un véhicule favorable à la solution d'une production phosphatique, elle devient alcaline, ce qui aide non-seulement à faire naître l'irritation, mais aussi à conserver la production saline lorsqu'elle s'est produite. De la même manière, s'il s'introduit un corps solide dans la vessie, tandis que l'urine reste dans cet état anormal, il acquerra rapidement d'une manière presque certaine un revêtement du même dépôt. Il arrive aussi que quand un petit calcul rénal formé d'acide urique ou d'urates, ou d'acide oxalique, vient de l'uretère, il se formera probablement autour de lui comme noyau une grosse pierre phosphatique dans un court espace de temps. Cette descente du produit rénal n'est pas un simple hasard dans ces circonstances, ni une simple coïncidence avec l'état de la vessie, bien au contraire. Beaucoup d'individus arrivés au milieu de la vie rendent de petits calculs d'acide urique entre cinquante-cinq et soixante-cinq ans ; et comme il est presque certain qu'ils seront retenus dans la vessie d'un malade qui ne peut la vider par ses efforts naturels, ces petits calculs qui demeurent acquièrent un revêtement phosphatique. Le processus en question a lieu de la façon que voici :

1° Il y a d'abord l'altération de l'urine, qui résulte de sa rétention. Cette modification consiste dans son alcalinité, et par suite dans sa tendance à laisser déposer des phosphates terreux sous forme d'un précipité insoluble. On peut d'abord attribuer l'alcalinité à la formation d'un carbonate d'ammoniaque par la décomposition de l'urée, fait que favorise la présence d'une matière organique (sans doute le mucus) ; processus qui se présente dans l'urine d'une personne en bonne santé, quand on la laisse séjourner à l'air pendant plusieurs jours après sa sortie de la vessie. Puis se déposent les phosphates de chaux et de magnésie, qui en petites proportions sont les éléments naturels de l'urine, mais qui demandent son état normal d'acidité pour rester dissous. L'urine étant alcaline, ils tendent à se précipiter, et comme ceci s'exécute en présence du carbonate d'ammoniaque que j'ai indiqué, il en résulte la formation d'un phosphate tribasique ammoniaco-magnésien, avec un peu de phosphate de chaux et une très-faible quantité de carbonate de chaux. Telles sont les parties constituantes des dépôts qu'on rencontre si souvent en ces circonstances; on les rencontre aussi en grande proportion dans la composition d'un très-grand nombre des calculs qui se forment à tous les âges, et particulièrement à une période avancée de la vie.

2° Voici maintenant l'état anormal de la muqueuse qui tapisse la vessie, lequel résulte de l'altération de l'urine, et augmente à la fois sa tendance à l'alcalinité et aux dépôts.

Le sel fort irritant, le carbonate d'ammoniaque, se produisant habituellement de la façon indiquée, donne lieu à une excitation vasculaire anormale de la muqueuse, et à une quantité anormale de sécrétion, naturellement alcaline; ceci ajouté à l'urine, en admettant même qu'elle ait conservé son état acide normal, est suffisant pour la rendre alcaline. Mais quand l'urine est déjà décomposée par suite de la rétention, l'action de la muqueuse irritée augmente beaucoup l'intensité de l'état morbide. Mais, de plus, ce mucus ou muco-pus, si bien connu par son caractère adhésif quand il est sorti du corps et refroidi, contient aussi lui-même des phosphates terreux, surtout du phosphate de chaux, avec des traces de carbonate, souvent en grande quantité; comme ils sont insolubles dans la sécrétion alcaline, ils viennent s'ajouter au précipité formé par la sécrétion urinaire elle-même. Ainsi sont fournis en abondance les éléments inorganiques d'un calcul phosphatique, et dans des circonstances particulièrement favorables à sa formation, c'est-à-dire au milieu d'un véhicule où ne peut s'opérer la solution d'un précipité terreux; renfermés dans une cavité d'où le contenu n'est expulsé que difficilement, par suite de la forme de l'organe et de l'affaiblissement de ses parois, et où, par conséquent, l'agrégation et la concrétion des matériaux sont facilitées, surtout en présence d'une matière organique adhésive, bien propre à former un ciment pour les particules salines de matière calculeuse. Comme on peut s'y attendre, dans ces circonstances, la formation qui en résulte et qu'on rencontre le plus souvent, c'est le calcul fusible, composé de phosphate ammoniaco-magnésien, mêlé de phosphate de chaux en plus ou moins grande abondance; les proportions dépendent sans doute de l'influence relativement prépondérante de l'une ou de l'autre source du dépôt que j'ai indiquées.

Le contenu calculeux de la vessie qui résulte d'une hypertrophie de la prostate, ou qui coïncide souvent avec elle, se présente sous deux formes, à l'état physique : les calculs denses et durs, ovoïdes et de forme irrégulière, et les dépôts d'une matière molle, analogue à du mortier, et qui n'affectent point une figure déterminée.

Lorsque les symptômes qui accompagnent l'hypertrophie de la prostate, spécialement la douleur et les contractions involontaires, se présentent dans un cas plus grave que ceux qu'on rencontre d'habitude; lorsqu'on a noté l'apparition du sang dans l'urine, sans qu'on ait employé la sonde, surtout si elle a été amenée par un exercice modéré, on devra se livrer à des recherches pour trouver un calcul. Nous savons combien les signes ordinaires de sa présence sont souvent masqués par une grosse prostate, en partie parce que le corps étranger ne peut que difficilement venir au contact du col de la vessie, en partie parce que l'organe lui-même est aussi moins capable de se contracter sur son contenu, et qu'ainsi la douleur à la fin de la miction n'est que légère, ou n'existe même pas. Néanmoins il n'en est pas moins important de vérifier le fait de son existence ou du contraire, ce qui demande parfois un genre de recherches plus rigoureux sous certains rapports que celles mises en usage dans les cas ordinaires, genre qui convient spécialement aux circonstances résultant de cette forme de la maladie. La sonde d'argent ordinaire ne rencontrera pas en général la pierre, et c'est ainsi que souvent on n'en a jamais soupçonné l'existence, quoiqu'elle ait pû exister depuis de longues années ; l'usage journalier de la sonde sans rencontrer la pierre est considéré comme suffisant pour démontrer qu'elle n'existe pas. En général, le corps étranger repose dans une dépression située derrière la prostate hypertrophiée, et on ne le découvre que rarement, excepté si l'on emploie la sonde angulaire ou à petite courbure (voyez fig. 136). Si le bec est suffisamment court, c'est-à-dire s'il a moins

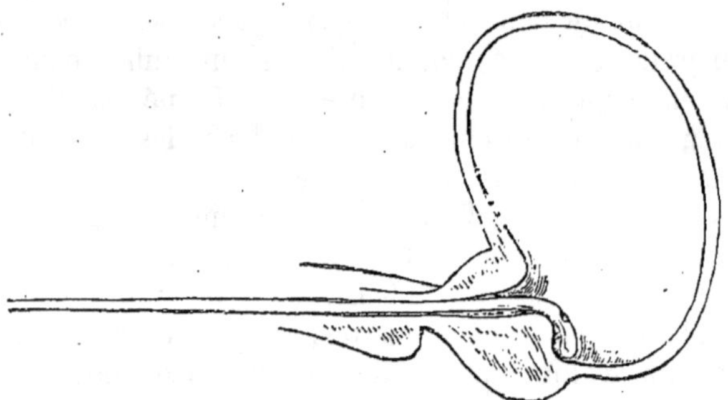

Fig. 136. — Recherche de la pierre en arrière d'une prostate hypertrophiée.

de 2,5 centim. de long, on peut, après avoir introduit l'instrument dans la vessie, le tourner en bas très-facilement, derrière la base de la prostate et dans la dépression indiquée. Dans quelques cas, ce mouvement même ne réussit pas à atteindre la pierre, et il faut adopter un autre moyen. Ainsi on introduit dans le rectum le doigt de la main gauche, ce qui suffit parfois pour élever la base de la vessie ou pour déplacer la pierre ; par ce moyen, on peut aussi permettre le contact entre le calcul et la sonde. Une autre méthode consiste à changer la position du corps du malade. Le bassin sera élevé au-dessus du niveau des épaules, et placé sur un coussin dur, de façon à élever le col de la vessie et à déplacer la pierre.

La sonde à employer ne doit pas seulement avoir la forme que j'ai indiquée ; il faut aussi qu'elle soit creuse, de façon à livrer passage à un courant d'eau, en cas de besoin, vers la vessie ou vers le dehors. Elle doit être d'acier, afin d'avoir du poids et de la solidité ; elle sera plaquée, afin que son canal, qui est naturellement étroit, ne s'oxyde pas, accident qui se produirait souvent sans cela. Il doit y avoir aussi sur le manche un robinet, dont l'ouverture s'adapte sur l'extrémité d'une seringue à injections. La figure 106 montre un instrument qui possède ces avantages.

Lorsque la sonde a été introduite dans une vessie qui n'est ni distendue, ni vide, mais qui ne renferme qu'une faible quantité d'urine, on se livre aux recherches en conduisant le bec sur les côtés de la prostate jusqu'à la partie supérieure de la vessie, d'abord d'un côté, puis de l'autre. L'instrument ayant parcouru les parties supérieure et postérieure, est alors dirigé vers la dépression située derrière la prostate. Puis on le retire jusqu'à ce que le bec arrive aussi près du col de la vessie que le permet la tumeur ; on déprime lentement le manche entre les cuisses du malade, de façon qu'on puisse lui imprimer des mouvements de rotation, et l'on tourne le bec en bas vers le rectum. On le porte alors doucement de droite à gauche, et d'arrière en avant, et pendant ce temps on le sentira sans doute glisser sur quelques saillies membraneuses, si l'on a affaire à une vessie à colonnes. Alors, si l'on n'a rien trouvé, il faut élever le bassin du malade, afin de faire sortir le calcul que l'on soupçonne placé derrière la prostate, et de le faire mouvoir dans le corps ou la partie supérieure de la vessie. Si l'on ne découvre rien encore, on mettra le malade dans la station debout, ou on lui permettra de s'asseoir en partie, tandis qu'on laissera l'urine s'écouler par la sonde : pendant ce temps, il arrive parfois que la pierre se trouve portée contre la sonde, ou que les rapports entre les parties soient quelque peu changés, de façon à permettre de sentir une pierre qui avait échappé jusque-là. Dans les cas douteux, un lithotriteur de moyen calibre présente quelques avantages comme sonde. La possibilité d'en ouvrir un peu les mors offre un nouveau mode de recherches, et permet à l'opérateur de parcourir un champ plus considérable de la vessie distendue, ce qui ajoute aux chances de découverte, surtout quand on cherche à découvrir de petites pierres ou des fragments. Civiale l'a souvent employé de cette manière, et, pour se procurer tous les avantages que possède une sonde creuse, il imagina un lithotriteur dont la branche mâle contenait un canal, de façon qu'on pût injecter de l'eau, ou la laisser écouler, pendant qu'on l'employait dans la vessie, soit à faire des recherches, soit à broyer la pierre.

Lorsqu'on a constaté l'existence du calcul, il reste à examiner les moyens de l'enlever.

L'hypertrophie de la prostate est sans aucun doute une source de difficulté dans l'accomplissement de la taille et de la lithotritie.

Dans la taille, si l'hypertrophie est considérable, elle empêche le doigt d'atteindre la vessie et de déterminer la situation de la pierre ; elle rend plus incertaine l'application des tenettes, et plus difficile la saisie et l'extraction de la pierre. La distance de la surface du périnée à la cavité vésicale se trouve augmentée en proportion du degré de l'hypertrophie. La portion prostatique de l'urèthre peut être allongée, comme nous l'avons vu, de 38 à 76 millimètres, ou même plus, et au delà peut se présenter une tumeur saillante sur laquelle il faut faire glisser l'instrument avant d'arriver au calcul qui est caché en arrière d'elle. Dans un cas d'hypertro-

phie notable, c'est à peine si le doigt peut atteindre la vessie ou toucher la
pierre, de façon à s'assurer de sa position ou à la modifier. Puis la profondeur de la plaie limite considérablement les mouvements des tenettes.
Il n'est pas seulement nécessaire de saisir l'objet sans l'assistance du doigt,
car l'étendue des mouvements possibles à l'instrument est très-circonscrite;
mais dans certains cas rares, on peut à peine arriver au contact du calcul,
à moins que les mors ne soient spécialement courbés pour permettre à
l'opérateur d'aller le chercher derrière la prostate. Par la même raison,
l'extraction est plus difficile; une augmentation dans la longueur du passage exige un accroissement proportionné du diamètre; en d'autres termes, une incision plus grande pour donner une facilité d'extraction égale
à celle que l'on observe dans les cas ordinaires.

Dans la lithotritie, l'hypertrophie de la prostate apporte un obstacle plus
ou moins considérable à l'introduction de l'instrument; elle est la cause
d'une difficulté plus grande à saisir la pierre, et oppose une barrière à la
libre sortie des fragments.

Les deux premières sources de difficulté ont néanmoins comparativement une faible importance; la dernière peut être grave.

Un maniement scrupuleux et judicieux du lithotriteur ne manquera pas
de surmonter toutes les difficultés que l'on rencontre en traversant l'urèthre, même quand il est considérablement modifié dans sa longueur ou sa
direction, ni de découvrir le calcul dans la vessie même. Ce sujet est discuté dans la IIIe partie, sur *la Taille et la Lithotritie*, et ailleurs; nous devons l'étudier pleinement dans ses rapports avec cette dernière.

Il est certain, sans aucun doute, que les seules objections à la lithotritie
dans les cas d'hypertrophie de la prostate ne consistent pas dans une difficulté particulière à pratiquer l'opération. Il y a un obstacle plus formidable, c'est une vessie resserrée et irritable, qui ne garde pas aisément la
quantité voulue de liquide, où l'on ne rencontre ni espace suffisant pour
opérer, ni possibilité de pratiquer les manœuvres nécessaires. Ni l'un ni
l'autre de ces états ne coïncident d'ordinaire avec une grosse prostate; car,
au contraire, la vessie est généralement dilatée, et l'urèthre souvent bien
accoutumé au contact des instruments. L'objection sur le fait de l'expulsion difficile des fragments est certainement plus importante. Comme il y
a une diminution dans le pouvoir contractile de la vessie, en tout cas
comme il se présente un obstacle à sa sortie, il arrive naturellement qu'elle
ne peut se débarrasser des détritus avec facilité.

J'ai opéré de nombreux calculeux dont la prostate était volumineuse,
certainement de soixante à soixante-dix. En somme, je ne puis pas dire
que cette complication ajoute beaucoup à la difficulté ou au risque de
l'opération, excepté dans quelques cas seulement. Les cas exceptionnels
sont ceux des malades qui ne peuvent uriner sans sonde, et dont la vessie
réclame fréquemment le cathétérisme. Si l'on vient augmenter cet état
d'irritation par l'usage du lithotriteur et par le broiement de la pierre, la
situation peut devenir grave, par suite de la fréquence extrême du cathétérisme, que l'on doit pratiquer parfois toutes les heures, ou même plus

souvent, soit par suite de la cystite suraiguë qui peut en résulter. Ceci cependant n'est qu'un accident tout à fait exceptionnel.

Nous arrivons maintenant à l'étude de la méthode la plus avantageuse pour pratiquer le temps de cette opération souvent le plus pénible.

EXTRACTION EN DEHORS DE LA CAVITÉ VÉSICALE DES FRAGMENTS DE CALCULS. —Il y a trois méthodes de procéder, dont chacune peut être utile dans les cas où l'on redoute et où l'on rencontre quelque difficulté. On peut les employer toutes conjointement, et avec avantage, dans certaines circonstances.

Ce sont : l'emploi du lithotriteur à mors plats ; les injections d'eau répétées, qui reviennent par une grosse sonde munie d'une large ouverture près de son extrémité, et d'un appareil aspirateur spécial qui y est fixé ; enfin l'injection dans la vessie de liquides dissolvants. Nous allons examiner chacun de ces moyens en détail.

1° *Application du lithotriteur à mors plats.* — Le lithotriteur « à mors plats » (voy. fig. 137) a tout à fait pris la place de l'instrument en usage sous le nom de lithotriteur à « mors en bec de cuiller ». On peut retirer sans danger entre ses mors une quantité considérable de débris, à supposer toujours que l'urèthre le laisse sortir sans qu'on y mette de force. Différent en cela du lithotriteur en becs de cuiller, cet instrument permet de calculer la quantité de débris que nous avons l'intention de retirer, et cela par le mécanisme de la vis située près du manche (1), si le canal ne permet pas d'enlever d'un seul coup un grand nombre de débris. On peut vider presque entièrement l'instrument avant de le retirer. Sagement employé, c'est un instrument très-efficace, très-sûr et très-utile.

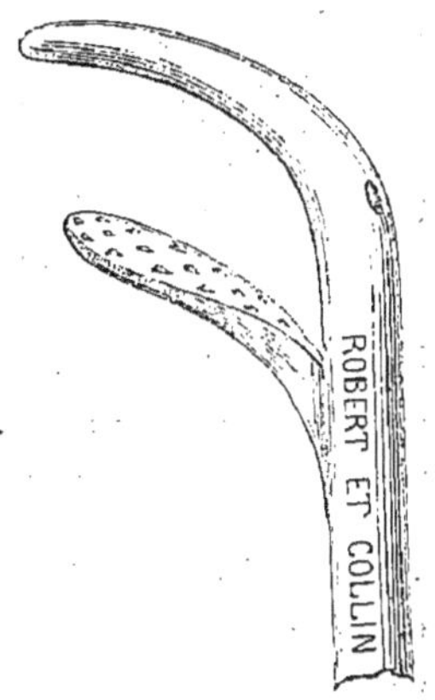

FIG. 137. — Lithotriteur à mors plats.

2° *Des injections d'eau et de la sonde évacuatrice.* — Une sonde évacuatrice n'est pas d'habitude au-dessous du n° 12 [n° 24 de la filière française], elle peut être beaucoup plus grosse si l'urèthre l'admet aisément, ce qui arrive assez souvent. Une ouverture ovale, de 6 millimètres à peu près en longueur, est pratiquée, soit dans la concavité, soit de chaque côté de la sonde, pour permettre la sortie des fragments d'une taille modérée. Après l'introduction de cet instrument, le malade se tient droit ou légèrement penché en avant pendant qu'on lui injecte rapidement quelques onces d'eau tiède, qu'on laisse écouler avant que les débris agités par l'injection puissent se déposer. Il en sort généralement quelques-uns par la sonde, quoique en bien moins grande quantité qu'on ne pourrait le croire. De cette façon, on peut chasser les débris, ainsi que de très-petits fragments, si la pierre a été bien broyée, et non simplement brisée. On retire alors la sonde, en prenant soin, en commençant à la retirer, de reconnaître s'il existe un

____

(1) Voyez plus loin, *Lithotritie et Taille*, 3ᵉ partie de l'ouvrage.

degré d'obstruction quelconque au moment où son extrémité franchit le col de la vessie ; car un fragment peut s'être logé dans l'ouverture de la sonde avec un angle irrégulier ou dur qui fait saillie en dehors, et il peut en résulter, par suite d'oubli ou d'imprévoyance, une grande douleur, sinon quelque lésion au col de la vessie. Si donc, en retirant la sonde, on sent quelque chose qui ressemble à un obstacle, ou que le malade se plaigne d'une douleur aiguë, il vaut mieux faire une nouvelle injection, qui probablement déplacera le fragment et permettra de retirer aisément la sonde. Si l'on échoue, on introduira jusqu'au bout de l'instrument un long mandrin flexible, d'un calibre suffisant pour remplir la sonde, et dont on aura toujours eu soin de se munir ; celui-ci réussira toujours à supprimer l'obstacle, et l'on pourra enlever la sonde sans difficulté. Mais c'est là un procédé auquel je n'ai jamais recours, car la méthode qu'il me reste à décrire le rend inutile.

Comme addition au simple lavage, Sir Philip Crampton, qui avait une si grande expérience sur la pratique de la lithotritie, et spécialement chez les sujets âgés, appliquait, il y a déjà quelques années, et avec un certain succès, un appareil aspirateur à l'extrémité de la sonde, pour extraire les détritus d'une vessie distendue et inerte (1). Cet appareil a été tout à fait remplacé par celui qu'a imaginé M. Clover et qui remplit les indications mieux qu'aucun autre. Je vais donc le décrire et je ne renverrai à aucune autre méthode purement mécanique que celle qui est en question.

L'appareil se compose d'une bouteille de caoutchouc, dans le col de laquelle est ajusté un cylindre de verre, avec un trou à son extrémité, du calibre d'une sonde n° 14 [n° 25 filière franç.], et d'une série de sondes évacuatrices. Les sondes sont de formes et de calibres différents, avec une plaque transversale à l'endroit où sont d'ordinaire les oreilles, et un anneau conique pour assurer une adhérence exacte des sondes avec le cylindre de verre, dans lequel elles s'enfoncent de 2 ,5 centimètres. Elles seront aussi grosses que le permettra l'urèthre, faites d'argent fin et munies d'embouts de gomme élastique. Dans beaucoup de cas, les meilleures sont celles qui sont coupées en travers à leur extrémité la plus reculée. (Voy. fig. 138, *b*.)

Les fragments sont plus facilement chassés par cette sonde que par celles qui ont des ouvertures latérales, puisque la route qu'ils doivent suivre sur ces dernières fait plus de circuits. Il n'y a que peu de difficulté à introduire un pareil instrument, si l'embout se termine par une extrémité conique d'argent, faisant saillie d'un centimètre au delà de l'extrémité de la sonde.

Après celle-là, la meilleure sonde a sur le côté une ouverture ovale, qui peut s'étendre à la moitié de l'épaisseur de l'instrument, de façon que le diamètre de l'ouverture soit égal à celui de la sonde elle-même (fig. 138, *e*). Pour des cas particuliers, l'ouverture peut siéger sur le côté convexe ou le côté concave de l'instrument.

Pour l'opération, le malade doit être couché sur le dos, le bassin élevé dans la position ordinaire de la lithotritie, c'est-à-dire à quelques centi-

____

(1) *Dublin Quarterly Journal*, février 1846.

mètres au-dessus des épaules. En employant l'appareil, il faut suivre les instructions que voici :

Après avoir passé la sonde, enlevez l'embout, et laissez couler l'urine,

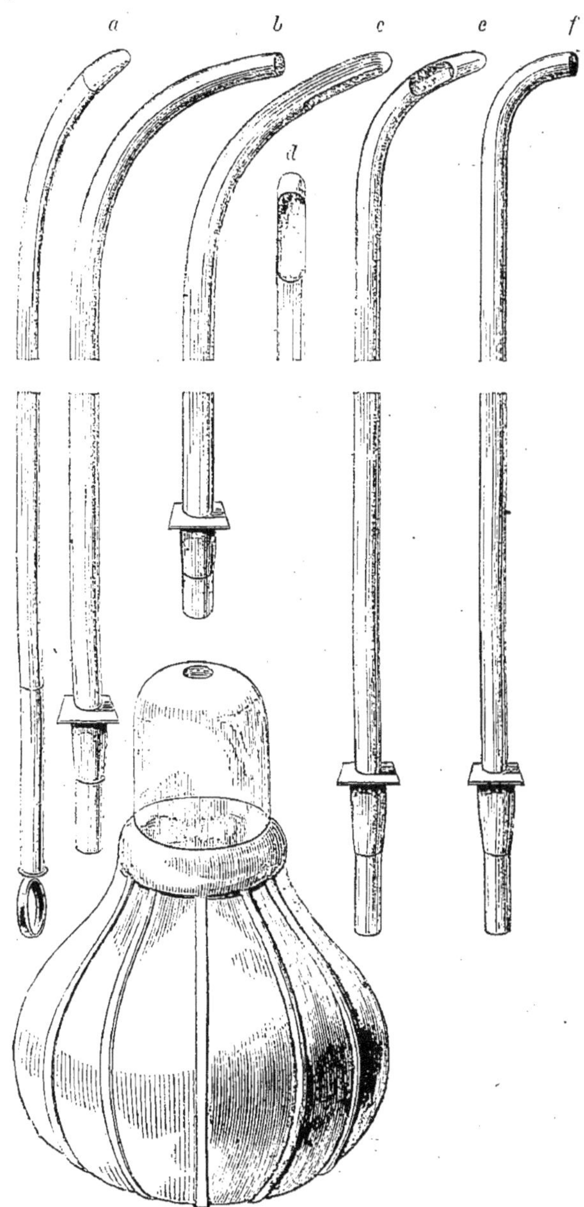

Fig. 138. — Appareil de Clover.

puis fixez la bouteille de caoutchouc, préalablement remplie d'eau chaude. Pressez la bouteille élastique jusqu'à ce que vous sentiez la résistance de la vessie ; alors abaissez doucement la sonde, de façon que son ouverture interne puisse occuper la partie la plus déclive de la vessie. Laissez la bouteille élastique se distendre, aussi longtemps que l'eau s'écoule librement ; mais si l'écoulement diminue ou s'arrête, renversez le courant en pressant sur la bouteille, et si cela ne donne pas lieu à un écoulement facile, injectez un peu plus d'eau et dirigez l'extrémité de la sonde vers le centre de la vessie. Si le calcul a été suffisamment broyé, il viendra d'abord plusieurs fragments. Mais lorsqu'ils sont plus volumineux, ils peuvent boucher le tube, et il faut renouveler fréquemment le courant pour leur permettre de sortir. Les fragments qui ont traversé la sonde tombent dans le vase de verre, et ne peuvent remonter, quand le courant est en sens inverse.

Aussitôt qu'on s'aperçoit que le courant dirigé de dedans en dehors s'affaiblit, il faut presser sur la bouteille pour repousser l'obstacle, car la diminution du courant, est causée soit par trop de fragments ou par un fragment trop volumineux, soit par le contact de l'extrémité de la sonde avec la muqueuse ; il est alors inutile d'essayer de vider la vessie encore plus, car aucun fragment ne sera entraîné par un courant qui faiblit. Le courant dirigé de dehors en dedans doit être lent, le courant en dehors rapide et l'opération peut être répétée quinze à vingt fois par séance. Quand il ne reste plus que quelques petits fragments, le malade peut se pencher en avant contre une table, de façon à placer le col de la vessie dans une position déclive relativement à la cavité, pendant qu'on se sert de la sonde (fig. 138, *c* et *d*.)

Il est à peine nécessaire de faire remarquer qu'avant d'employer cet instrument sur le vivant, il est à désirer qu'on l'emploie à extraire une pierre broyée ou du charbon d'un vase contenant de l'eau.

Ces détails résument les conseils de M. Clover lui-même pour l'usage de son instrument. Comme je m'en suis servi très-fréquemment, je puis ajouter qu'il faut mettre la plus grande douceur dans l'emploi d'un semblable appareil, et je préfère n'en point faire usage si possible, parce qu'il irrite autant la vessie qu'une séance de lithotritie. Des injections répétées qui modifient d'une manière rapide et considérable le volume de la vessie, peuvent toujours irriter cet organe. M. Clover me dit qu'il m'a vu employer son appareil deux cents ou trois cents fois, et je dois m'en être servi deux fois autant au moins, en sorte que je le connais assez bien, ainsi que tous ses avantages.

Il y a quelques cas, peut-être, où l'on peut obtenir quelque bon résultat de la méthode suivante, qui est :

3° *L'injection de liquides dissolvants dans la vessie.*

Nombre de calculs qu'on rencontre dans la vessie en même temps qu'une grosse prostate, ont des caractères phosphatiques. En outre, nous pouvons ajouter un autre fait, c'est que, de tous les dépôts, ceux-là sont les plus sensibles aux réactifs chimiques, non-seulement à cause de leur constitution chimique propre, mais à cause de l'état d'agrégation moléculaire qu'ils affectent d'ordinaire. Les dépôts très-fins sont cependant expulsés de la vessie moins facilement que les petits fragments, surtout en présence d'un mucus adhérent. De plus ils présentent une plus large surface, à cause de leur état de division extrême, ce qui offre un énorme avantage à l'action des liquides dissolvants.

Telles sont les circonstances qui, lorsqu'elles coïncident avec un état de la vessie qui l'empêche de se contracter en partie ou en totalité, permettent d'employer les dissolvants avec avantage. Lorsque l'on connaîtra les caractères chimiques du calcul, on décidera la nature du dissolvant à employer.

On a fait beaucoup d'essais, et l'on est arrivé à quelques résultats positifs, au moyen des *solutions chimiques*, pour faire disparaître le calcul, en dehors de toute intervention mécanique. Jusqu'ici, néanmoins, il n'y a que peu de faits où cette pratique ait paru suffisante, par elle seule, pour en arriver aux fins que l'on désire. Mais il ne s'ensuit pas qu'on doive les mettre de côté. Ce qu'on demande maintenant à ces agents, c'est de nous aider, après que nous aurons agi par des moyens mécaniques. S'ils ont jamais à jouer un rôle important dans le traitement chirurgical, comme dans le traitement médical du calcul, ce ne sera sans doute point avant qu'on ait commencé par les faire servir d'adjuvants à la méthode mécanique. A supposer qu'ils puissent exercer une influence sur un calcul qui conserve son intégrité, combien le résultat de leur action ne serait-il pas plus grand, si elle s'exerçait sur des détritus résultant du broiement. Lorsque, après deux ou trois séances de lithotritie qui ont donné lieu à un progrès très-considérable, nous sommes forcés de nous arrêter pour un temps, grâce à l'excessive sensibilité que nous avons amenée dans la vessie, l'usage de dissolvants appropriés peut, en tout cas, continuer le travail commencé, si, dans quelques circonstances, il ne l'achève même pas entièrement.

J'ai retiré de l'application de ce principe un certain avantage dans deux cas de lithotritie : l'un pour un calcul phosphatique, l'autre pour un calcul d'acide urique. Dans le dernier, mon malade, âgé de soixante-dix-sept ans, avait l'avantage de recevoir les soins médicaux de mon ami le docteur Webster (de Dulwich); tous deux nous pensâmes que le succès avait été dû en partie à l'usage des lithontriptiques à l'intérieur : ces médicaments modifièrent la réaction de l'urine, qui avait été fortement acide. Dans le premier cas, j'éprouvai de bons effets des injections faibles d'acétate de plomb dans la vessie, comme je vais l'indiquer un peu plus loin.

Dès la plus haute antiquité, les *alcalins* ont joui d'une grande réputation pour la dissolution des calculs, et peut-être, dans l'ignorance absolue de la nature de la production, peut-on les regarder comme plus utiles dans la majorité des cas qu'aucun autre agent. La prédominance des productions d'acide urique pur ou associé à des bases, est un fait suffisant par lui-même pour autoriser cette manière d'agir (1). Mais il est fort probable que

(1) Au début de l'emploi des remèdes dissolvants contre la pierre, les alcalins semblent avoir formé la base des agents employés. On trouve dans Pline une des premières allusions à cette pratique : il dit que « les cendres de coquilles d'escargot sont bonnes pour chasser la pierre ». Arétée (ii° siècle) recommande « de la chaux vive dans de l'eau édulcorée », dans le même but. Des auteurs moins anciens, cités par Paul d'Égine (vii° siècle), conseillent les concrétions qu'on trouve dans l'éponge, le sang de bouc desséché (remède excessivement populaire parmi les anciens auteurs), et un grand nombre de décoctions, telles que celles

cette classe d'agents a désagrégé même des calculs phosphatiques, sans doute au moyen de leur action sur la matière animale qui unit entre elles les particules calcaires. Néanmoins, par suite de l'influence qu'ils ont de précipiter de l'urine les sels phosphatiques, on doit les considérer comme

de capillaire, de persil et de chiendent. Avicenne, Rhazès et l'École arabe recommandaient dans le même but des solutions de carbonate de soude et de potasse.

Pour en arriver à des époques moins éloignées, nous voyons que Crollius, dans son *Basilica chimica* (Francofurti, 1608), conseille le tartre dans une infusion de persil, mélange où la chaux était le principal ingrédient; dans d'autres cas, les acides sulfurique ou hydrochlorique (*vide*, p. 117, 166, 220, 247). Daniel Sennert, dans son *Praxis medica*, non-seulement mentionne l'usage interne des alcalins, mais il dit aussi qu'ils doivent être injectés dans la vessie au moyen d'une sonde (lib. III, part. VIII, § 1, cap. II, 1650). D'autres auteurs de cette époque, en particulier Rivière, médecin de la cour de France (*Praxis med.*, 1657), y ont aussi recours. Boerhaave nous dit que Val. Basile, au XVe siècle, indiquait, pour dissoudre la pierre, l'usage interne d'un sel alcalin, fabriqué avec les sarments des vignes. (*Elem. chimiæ*, vol. II. p. 53, 1732.)

Mais ces recherches reçurent une nouvelle impulsion de la renommée de la pratique de madame Joanna Stephen, dont le Parlement paya le secret, en 1739, la somme de 125 000 fr. Elle décrivit ainsi elle-même ses agents : « Mes médicaments, dit-elle, sont une poudre, une décoction et des pilules. La poudre consiste en coquilles d'œufs et escargots, calcinés tous deux. La décoction se fait en faisant bouillir dans l'eau quelques herbes (avec une boule composée de savon, de cresson de pourceau calciné à blanc, et de miel). Les pilules sont composées d'escargots calcinés, de graines de carotte sauvage, de graines de bardane, des fruits du hêtre et de l'aubépine, le tout calciné à blanc, de savon et de miel. » La dose était d'environ 4 grammes de poudre, trois fois par jour, dans du cidre ou quelque autre liquide, avec 125 grammes de la décoction. Si l'estomac ne supporte pas la décoction, on substitue les pilules à celle-ci. Tous ces faits excitèrent un grand intérêt; et l'on fit un grand nombre d'expériences, où l'on administra à la fois par la bouche et par des injections dans la vessie une masse énorme d'alcalins, surtout de potasse pure fortement diluée. Dans des cas rares, le calcul semble avoir disparu; dans beaucoup d'autres, les effets furent palliatifs à un haut degré. Parmi les nombreux auteurs qui ont écrit plus tard sur ce sujet, voici ceux qui donnent les informations les meilleures et les plus précises : Hartley, qui a modifié et amélioré la méthode de madame Stephen, 1739; Hales, 1740; Butter (d'Édimbourg), 1754; Whytt (d'Édimbourg), 1755. Voyez aussi le mémoire du docteur Rutty à la Royal Society, 1741; deux essais pratiques par Alex. Blackrie, London, 1766-1771; et N. Hulme, 1788.

Le docteur Lobb, en 1739, a prescrit le jus de limon, largement, et le régime des légumes; le docteur Dobson, 1779, « l'air fixe » (oxygène) et les alcalins; Spallanzani proposait le suc gastrique comme dissolvant (*Expériences sur la digestion*, Paris, 1783). Ainsi firent le docteur Darwin et autres. Plus tard les docteurs Physick et Dorsey firent avec cet agent de nombreuses expériences sur les calculs; le dernier l'essaya pendant peu de temps dans un cas de calcul vésical, et avec un succès partiel; mais il ne dit pas pourquoi il s'est arrêté. (Voyez Dorsey's *Essay on the Lithontriptic virtues of the Gastric Liquor*. Philadelphia, 1802, in-8.)

En France, les alcalins ont été fortement recommandés par Pierre Desault (*Dissertation sur la pierre des reins et de la vessie*, Paris, 1736, in-12) et par J. P. J. d'Arcet (*Sur la préparation et l'usage des pastilles alcalines*, dans *Ann. de chimie et de phys.*, 1826). Morand, le célèbre chirurgien de Paris qui vint à Londres pour faire un rapport à l'Académie sur l'opération de la taille par Cheselden, examina aussi avec grand soin quarante malades traités par les remèdes de madame Stephen. Il ne put trouver un seul cas de guérison par les dissolvants, mais il dit qu'il y en avait quatre qui « se trouvaient eux-mêmes » guéris. Beaucoup plus tard, les dissolvants alcalins furent l'objet des recherches de Fourcroy et Vauquelin, et plus récemment de Charles Petit (1834). Le premier et le dernier ont employé les eaux de Vichy. Voyez aussi un rapport à l'Académie royale de médecine de Paris, d'un grand nombre de cas, sur ces agents (*Bulletin de l'Académie*, 1839, t. III). P. Desault recommandait dans le même but les bains et les injections d'eau de Baréges. En Italie, Michael Girardi (1764) indiquait l'usage des dissolvants, mais il trouvait des vertus spéciales à la décoction d'uva-ursi, pour le même dessein (*De uva ursina ejusque et aquæ dulcis vi lithontriptica*).

contre-indiqués dans ces cas. Il n'est certes pas difficile d'attribuer la formation d'un dépôt phosphatique, sur un calcul préexistant d'acide urique, à l'usage trop abondant ou trop longtemps continué des alcalins, lorsqu'on voulait en obtenir la dissolution. Et il est fort probable que, pendant un long traitement par le savon et l'eau de chaux, usage qui existe dans notre pays depuis cent ans environ, non-seulement beaucoup de malades, mais même des hommes de l'art ont pris quelquefois les sels phosphatiques précipités de l'urine par les remèdes, pour le résultat de l'action désagrégeante des dissolvants sur le calcul (1).

Mais, lorsque le calcul qui coïncide avec une grosse prostate est phosphatique, l'agent à choisir doit être un des *acides minéraux* qui entrent en combinaison avec les bases calcaires pour former des sels solubles, et parmi eux c'est jusqu'ici l'acide nitrique qui a paru le meilleur.

Tout le monde connaît le cas de Sir Benjamin Brodie : ce chirurgien fit disparaître deux calculs phosphatiques d'une vessie malade par le moyen des dissolvants. Il a employé de deux gouttes à deux gouttes et demie d'acide nitrique concentré pour 30 grammes d'eau distillée ; il chassait doucement cette solution dans la vessie avec une sonde à double courant, et la laissait séjourner de quinze à trente minutes, tous les deux ou trois jours. De ce cas il tire les conclusions suivantes :

« 1° Qu'on peut agir avec cette injection sur un calcul composé extérieurement de phosphates, de façon à en réduire peu à peu le volume, sur la vessie d'un vivant. — 2° Qu'il y a de bonnes raisons de croire que de petits calculs composés de phosphates mêlés ensemble, comme on les rencontre dans quelques cas de prostate et de vessie malades, peuvent se dissoudre entièrement sous l'influence de ce mode de traitement (2). »

L'acide agit par son affinité élective pour la base du sel qui forme le calcul ; mais il tend aussi à agir comme un irritant sur la muqueuse de la vessie. De là la nécessité d'en diminuer la puissance en le diluant beaucoup, et de rendre ainsi l'action chimique beaucoup plus faible qu'elle ne le serait si l'on pouvait employer ces remèdes sous une forme plus concentrée. On a donc essayé de découvrir un agent qui n'exerce aucun fâcheux effet sur la vessie, mais qui possédât en même temps un pouvoir énorme de désagréger la pierre. Le docteur S. E. Hoskins (de Guernesey) a essayé d'y arriver en opérant dans la vessie une double décomposition chimique au moyen d'un agent qui fût assez peu irritable pour pouvoir y être retenu un temps indéfini. On trouvera le premier résumé de ses expériences dans un mémoire qu'il a présenté à la *Royal Society* en 1843 (3).

La distinction qu'il établit entre une *dissolution* et une *décomposition* est importante. Le *dissolvant* agit sur les calculs et les tissus, le *décomposant* sur le calcul seul. « L'agent actif du décomposant est mis en liberté peu à peu, et

(1) Ce fait a été découvert par des auteurs déjà anciens. Voyez les *Gulstonian Lectures* du docteur Austin, 1791 ; Murray Forbes, 1793 ; et autres, qui indiquent cette source d'erreur.
(2) Sir Benjamin Brodie, *Lectures on the Diseases of the Urinary Organs*, p. 306-311.
(3) Elliott Dorsey, *Researches on the decomposition and desintegration of phosphatic calculi and on the Introduction of chemical Decomponents into the aliving Bladder*. (*Philosophical Transactions of the royal Society*, 1843, p. 7.)

neutralisé par les bases terreuses du calcul, avant qu'il puisse arriver au contact des tissus vivants... La *base* du décomposant s'unit à l'*acide* du calcul, tandis que l'acide de la première se combine, et forme des sels solubles avec les bases du second. Les acides combinés ne sont mis en liberté qu'en petites proportions, neutralisés à l'état naissant, et enlevés à la sphère d'action avant d'avoir pu exercer aucune action irritante sur la vesssie (1). »

L'agent employé par le docteur Hoskins dans plusieurs cas qu'il rapporte était le *nitro-saccharate de plomb;* il recommandait de l'employer de la manière suivante. Autant de fois on employait 30 grammes d'eau, autant de fois on ajoutait 5 centigrammes du sel préalablement dissous dans cinq gouttes d'acide acétique concentré. On chauffe la mixture jusqu'à l'ébullition, et plus tard on l'emploie à la température de 37 degrés centigrades. Il faut en injecter une centaine de grammes, qu'on laisse séjourner dix à quinze minutes; on peut renouveler cette injection deux ou trois fois à chaque séance, si on le juge convenable.

Plus tard, le docteur Hoskins m'avertit qu'une expérience plus étendue avait quelque peu modifié sa manière d'agir. Il m'écrivit ceci : « Le sel auquel, plus récemment, j'ai eu recours, est l'*acétate de plomb pur* (5 centigrammes pour 30 grammes d'eau), avec la plus petite quantité possible d'acide acétique, c'est-à-dire juste ce qu'il faut pour assurer la dissolution et rendre le liquide transparent. » Dans ce liquide, le calcul phosphatique se décomposera rapidement, comme l'expérience le démontre aisément. Si, en effet, on suspend un fragment dans une petite quantité de cette solution, on voit immédiatement apparaître un épais précipité blanchâtre, très-fin, de phosphate de plomb, et l'acétate de la base ou des bases se forme dans la solution. J'ai souvent injecté ce liquide en présence d'un calcul phosphatique et d'une urine phosphatique très-chargée, et j'ai observé que le liquide expulsé laissait déposer du phosphate de plomb insoluble. La fréquence qu'on met à pratiquer l'injection doit dépendre du degré de sensibilité que manifeste la vessie. On peut l'employer de trois façons : en laissant séjourner une centaine de grammes dans la vessie aussi longtemps que celle-ci peut le supporter; en l'introduisant pendant quelques minutes au moyen d'une sonde à double courant, ou enfin en établissant un courant encore plus prolongé par la méthode qu'a décrite le docteur Willis il y a déjà quelques années. Elle consiste en un « réservoir pour le liquide, réservoir élevé de 30 à 60 centimètres au-dessus du lit ou du siége sur lequel repose le malade, relié, au moyen d'un tube flexible garni d'un robinet, à une sonde à double courant. De cette façon, on peut toujours avoir un courant continu de liquide qui circule au travers de la vessie, et produit sur la pierre un excellent effet. Le réservoir doit se composer d'un vase double de fer-blanc; l'extérieur est rempli d'eau à 35 degrés ou 36°,6 centigrades, maintenue à cette température au moyen d'une

____

(1) S. Elliott Hoskins, M. D., F. R. S., *Decomposition of Phosphatic Calculi* (*London Med. Journ.*, 1851, vol. III, p. 891).

petite lampe à esprit-de-vin. Il n'est pas nécessaire que le courant soit
très-rapide à l'intérieur de la vessie (1). »

J'ai beaucoup employé l'*acétate de plomb*. D'abord, la force maxima que
peut supporter un malade, sans être pris ensuite d'irritation de la vessie,
est une solution de 5 centigrammes pour 90 grammes d'eau distillée. En
second lieu, elle suffit pour prévenir l'accumulation du produit; souvent
elle a arrêté la formation des calculs phosphatiques chez ceux qui y étaient
sujets auparavant. En troisième lieu, dans certains cas, malgré son emploi
journalier, les phosphates se forment encore, et se réunissent par cohésion
pour constituer un calcul. Enfin, dans quelques circonstances, elle est inférieure en efficacité à une solution d'acide hydrochlorique. Celui-ci est un dissolvant bien plus puissant du phosphate tribasique que les acides nitrique
ou phosphorique. Il faut mettre de une à deux gouttes et demie d'acide dans
30 grammes d'eau. Par conséquent, cet acide et l'acétate de plomb sont
les deux seuls agents auxquels j'aie recours pour dissoudre les calculs.

Dans le cas d'une hypertrophie de la prostate avec un calcul assez volumineux, on peut rencontrer une irritabilité extrême du côté de la prostate
ou de la vessie même. Si l'on ne peut en triompher, elle contre-indique
certainement l'application de la lithotritie. Les manœuvres nécessaires
s'exerceront non-seulement avec de très-vives souffrances, mais même
elles seront pleines de danger pour le malade. Il se produira sans doute
une cystite, qui peut devenir bientôt fatale, ou bien l'inflammation peut
s'étendre jusqu'aux reins, et la mort arrive par suite de la désorganisation
de ces organes, que jusque-là peut-être l'affection chronique avait épargnés.
Lorsque cependant l'irritabilité est purement locale, c'est-à-dire lorsqu'elle
consiste seulement dans un état d'irritation de la prostate et de la vessie, sans
maladie rénale, il y a beaucoup à faire pour préparer le malade, et nous
pouvons réussir alors même à en faire un sujet convenable pour la lithotritie. Dans la plupart des cas, il est utile de préparer son malade; dans
certains cas, cela est absolument nécessaire et par conséquent efficace.

On doit commencer par des moyens doux, et y joindre, suivant l'état de
l'urine, l'usage des acides ou des sels alcalins, en même temps que les
infusions les plus appropriées à la nature du cas (chapitre XI). L'emploi
des bains de siége, suivant l'état des fonctions digestives et des intestins, la
régularité du régime, les sédatifs par le rectum ou autrement, exerceront
souvent une heureuse influence sur l'état du malade. En outre on fera la
plus grande attention à l'état de la vessie et de son contenu; et, soit en
s'assurant de temps à autre, chose nécessaire, que l'organe sevi de complétement, soit en se servant des injections douces ou de tout autre traitement
local, qui peut être indiqué, on rejettera aussi loin que possible toutes les
sources de gêne et d'irritation.

Si le malade n'est pas accoutumé à l'emploi des instruments dans l'urèthre, on devra, lorsque l'irritabilité des organes aura diminué, l'habituer

____

(1) Robert Willis, *On the Treatment of Stone in the Bladder by medical and mechanical
Means*. London, 1842, p. 179.

peu à peu à la présence d'une sonde dans le canal, jusqu'à ce qu'on puisse passer une grosse sonde avec une facilité relative, et que sa présence en ce lieu pendant deux ou trois minutes ait cessé d'exciter de la douleur, ou une forte irritation, ou quelque autre conséquence fâcheuse. Le temps et l'attention du chirurgien ne sont point inutiles dans ce traitement préliminaire; et bien qu'il le trouve parfois fort ennuyeux dans les cas opiniâtres, il se trouve en général récompensé par le succès qui en résulte. Par ce moyen, les écoulements abondants de mucus peuvent presque disparaître, la difficulté et les souffrances de la miction diminuer fortement, la disposition à l'hémorrhagie cesser d'exister, et l'état général du malade s'améliorer du tout au tout. Dans les cas même qui, au début, paraissent promettre le moins, nous devons néanmoins essayer d'employer les mesures que j'ai décrites, puisque, quel qu'en soit le résultat pour faciliter la lithotritie, elles ne manqueront pas d'être utiles, jusqu'à un certain point; et nous n'abandonnerons l'espoir de pouvoir pratiquer cette opération que lorsque nous découvrirons qu'il n'est pas en notre pouvoir d'améliorer ainsi beaucoup l'état du malade. Alors se présente la question de savoir si le traitement futur ne sera que palliatif, ou si l'on doit soumettre le malade aux alternatives de la taille. Si, après tous nos efforts, les symptômes ne sont qu'à peine diminués; si surtout l'usage préliminaire des instruments es suivi d'une fièvre ardente, et qu'il y ait production ou augmentation des signes de l'inflammation dans la vessie, nous ne pouvons courir la chance d'essayer de broyer un calcul, à moins qu'il n'ait un très-petit volume. Il vaut mieux, dans ces circonstances, choisir un moment convenable pour débarrasser le patient de son mal, par une opération qui en permette la suppression complète, que de l'exposer aux conséquences fâcheuses d'efforts répétés et douloureux, qu'un pareil état de la vessie rendrait inévitables, en supposant même que l'opération puisse être pratiquée.

Supposons toutefois que pour le moment l'emploi des moyens opératoires soit totalement contre-indiqué, nous avons beaucoup à faire par le traitement purement palliatif. Joints à lui, nous appliquerons, autant que possible, et autant qu'on pourra les supporter, localement ou à l'intérieur, les agents qui produisent une désagrégation de la pierre. Quel que puisse être le degré d'action exercé sur elle par ce moyen, il ne peut être question d'apporter du soulagement aux symptômes douloureux par un emploi persévérant des diluants, qui contiennent en solution les agents acides, salins ou alcalins réclamés par chaque cas en particulier. Notre opinion à ce sujet repose sur des preuves absolues et nombreuses, tirées de toutes les sources que j'ai déjà indiquées. Je pense qu'un pareil mode de traitement a été depuis peu trop négligé, résultat probable du grand progrès dans les manœuvres chirurgicales que le dernier siècle nous a valu. Et nous avons là de bonnes raisons de dire que son emploi pourrait être excessivement fructueux, dans les cas qui se présentent chez les sujets âgés, ceux que l'on juge le moins propres à subir une opération quelconque.

———————

TROISIÈME PARTIE

TAILLE ET LITHOTRITIE
RECHERCHE DES MEILLEURS MOYENS DE GUÉRISON DE LA PIERRE

PREMIÈRE SECTION
TAILLE

—

CHAPITRE PREMIER
CONSIDÉRATIONS GÉNÉRALES SUR LA TAILLE

Des divers procédés actuels. — Nécessité de ces variétés. — La taille périnéale peut être latérale ou centrale. — Description du périnée. — Détroit inférieur du bassin chez l'homme. — Ses limites, ses dimensions. — Dissection du périnée en allant de la peau vers le col vésical. — Parties intéressées dans la taille. — Parties à respecter.

Les diverses opérations mises en usage pour délivrer un homme d'un pierre vésicale peuvent être rangées sous deux chefs :

I. Dans un premier groupe de faits, le chirurgien se propose de l'extraire par une voie anormale, incisant soit l'urèthre, soit la vessie : c'est la *lithotomie* ou *taille*.

II. La pierre, broyée dans la vessie, est extraite par les voies naturelles, par l'urèthre ; on ne fait aucune incision : c'est la *lithotritie*.

J'envisagerai d'abord la lithotomie, opération plus ancienne, plus généralement connue et aussi mieux comprise. Peut-être faut-il aussi la regarder comme le procédé le plus largement applicable, si l'on envisage sans distinction tous les calculeux, enfants et adultes ; il s'en faut qu'il en soit ainsi si l'on n'a en vue que les adultes : c'est un point d'ailleurs sur lequel nous aurons à insister plus tard en son lieu et place. Les détails anatomiques et chirurgicaux nécessaires pour la taille disposent l'esprit à mieux saisir la lithotritie, et enfin, pour nous résumer, il est avantageux pour des raisons multiples que le commençant fasse précéder l'étude de la lithotritie de celle de la taille.

La question de la lithotomie n'est pas aussi simple et aussi limitée de nos jours qu'elle l'était il y a quelques années. Interrogeons-nous les ouvrages de nos meilleurs chirurgiens, de ceux qui se sont adonnés à cette étude dans ces cinquante ou soixante dernières années, un fait nous frappe tout de suite : on ne décrit, on n'admet, à moins de cas exceptionnels ou comme une simple vue spéculative, qu'un seul mode opératoire : taille latérale. Le plus grand nombre affirment que, sauf quelques rares exceptions, c'est toujours à cette méthode qu'il faut recourir ; il est juste d'ajouter d'ailleurs que c'est une opinion partagée par des autorités véritables. Depuis vingt ans cependant en Grande-Bretagne, et depuis plus longtemps déjà à Paris, on a cherché à modifier et à varier l'incision. Ces tentatives ont eu surtout pour cause l'apparition et le progrès de la lithotritie. Ses succès incontestables pour les petites pierres déterminèrent ceux qui, par habitude ou par goût, préféraient le bistouri, à chercher un moyen de l'employer, qui pût lutter ou tout au moins rivaliser avec le broiement. Mais, en dehors de ce penchant spécial, presque tous les chirurgiens sont tellement convaincus aujourd'hui de la différence énorme qui existe entre une grosse et une petite pierre au double point de vue du pronostic et du problème offert à l'opérateur, qu'on ne saurait confondre dans une même catégorie et dans un même procédé opératoire tous les malades soumis au bistouri. Il n'est ni sage, ni raisonnable d'appliquer invariablement le même traitement à tout calculeux indistinctement, que sa pierre pèse 4 grammes ou 100 grammes. Avant de décider de l'opération, il faut absolument connaître : premièrement, les caractères physiques de la pierre, c'est-à-dire son volume et sa consistance ; en second lieu, les conditions présentées par le malade lui-même en tant qu'appareil urinaire, en tant qu'état général. Ainsi donc le lithotomiste de nos jours a plusieurs procédés à sa disposition, comme aussi plusieurs questions à envisager lorsqu'il veut, mis en présence d'un malade, arriver à la solution pratique de ce problème : Quelle est la meilleure opération pour ce cas particulier ?

Jusqu'à ce jour, il est vrai, on n'a guère tenté de donner une appréciation nette des divers procédés actuellement en vogue. On n'a choisi qu'entre la taille latérale, la lithotritie et, dans quelques endroits, l'opération médiane ; nous essayerons de combler cette lacune à la fin de cet ouvrage.

Les différents procédés employés sous le nom de *lithotomie* doivent être divisés en deux classes distinctes.

I. C'est par le périnée qu'on arrive à la vessie. Je décrirai ici six méthodes principales, dans lesquelles il sera facile de faire rentrer les modifications peu importantes.

II. On opère au-dessus du pubis, procédé connu sous le nom de *haut appareil* ou *taille sus-pubienne*.

LITHOTOMIES PÉRINÉALES

Les diverses méthodes peuvent se diviser tout de suite en *latérales* et *centrales*.

Les *méthodes latérales* n'intéressent qu'une moitié du périnée. L'incision, dirigée entre les muscles médian et latéral de cette région, approche nécessairement de la branche du pubis, de l'artère honteuse et de ses rameaux, qu'elle croise perpendiculairement au voisinage de leur origine. Quant à la prostate, elle n'est intéressée que dans une moitié en général, mais quelquefois en presque totalité chez l'enfant, et, dans quelques cas rares, chez l'adulte, l'incision peut la dépasser.

Les *méthodes centrales* ne portent que sur le centre du périnée. L'incision, qu'elle soit perpendiculaire au raphé ou dans son axe, se fait principalement entre l'anus et la symphyse, restant éloignée et des branches du pubis et des gros troncs vasculaires, n'exposant pas à couper en travers les branches de la honteuse à leur naissance. Jamais enfin elle n'atteint les limites extérieures de la prostate.

MÉTHODES LATÉRALES. — Il n'y a qu'un type général, avec quelques modifications suivant l'opérateur. Bien connue sous le nom de *taille latérale*, c'est l'opération la plus usitée en Angleterre. Pierre Franco (de Provence) passe pour son inventeur vers le milieu du xvie siècle, mais elle fut surtout mise en relief par Frère Jacques à la fin du xviie, et largement pratiquée en Hollande au commencement du xviiie par son élève Rau. Telle qu'on la fait aujourd'hui, elle diffère quelque peu de ce qu'elle était alors, mais est en grande partie le procédé adopté à Londres au commencement du siècle dernier par Cheselden, procédé qui lui acquit une grande et durable réputation.

MÉTHODES CENTRALES. — Quatre variétés au moins composent ce groupe.

1° La *taille médiane*. — Dans le vieux procédé de Marianus, usité au xvie siècle et longtemps encore depuis, on incisait sur la ligne médiane périnéale, tout près du raphé et parallèlement à lui; mais elle fut complétement laissée de côté une fois qu'on se fut familiarisé avec la taille latérale et qu'on eut constaté ses avantages. Il est vrai de dire que les résultats désastreux de Marianus étaient dus, non pas à l'incision médiane de l'urèthre (seul temps de l'opération faite avec le bistouri), mais à la violente déchirure tant du col de la vessie que de la partie postérieure de l'urèthre, déchirure mise en usage pour frayer la voie à la pierre. Cette remarque avait toutefois échappé à la plupart des lithotomistes (excepté toutefois à Ledran) (1), jusqu'au jour où les chirurgiens italiens du commencement de ce siècle (Manzoni, de Vérone, d'abord, puis de Borsa, et plus tard enfin Rizzoli) attirèrent par leurs succès l'attention sur la taille médiane. En 1854, M. Allarton la fit connaître dans ce pays en publiant sa propre méthode et les résultats qu'elle lui avait donnés. On a souvent depuis suivi ses indications ; c'est le procédé connu sous le nom de méthode d'Allarton, ou de taille médiane. Quant au cathéter coudé, mis en usage pour la première fois en 1847 par Buchanan, il peut tout aussi bien, au besoin, être employé pour une taille latérale ; nous classons toutefois ce procédé parmi les méthodes médianes.

2° La *taille bilatérale*, ainsi nommée parce que les incisions, tout à la fois internes et externes, intéressent également les deux côtés de la ligne médiane, reçut son nom de Dupuytren, qui la fit publiquement en 1824. Pratiquée à Paris pendant quelques années, et par ce chirurgien et par d'autres, cette opération, malgré son nom, est, comme nous le verrons plus loin, plutôt centrale que latérale.

3° La *médio-bilatérale*, qui est, comme son nom l'implique, une combi-

____

(1) Lire non-seulement son *Parallèle des différentes manières de tirer la pierre hors de la vessie* (Paris, 1730), mais aussi le témoignage de Heister (*Institutiones chirurgicæ,* vol. II, p. 116-117 et 167, Amsterdam, 1739).

naison des deux modes opératoires précédents, fut décrite par Civiale en
1836. Déjà pratiquée avant cette époque par ce chirurgien, elle le fut plus
tard et par lui et par d'autres, et jouit d'une certaine vogue en France.

4° La *taille recto-vésicale* peut être regardée comme une extension du
procédé médian, transporté du périnée sous le rectum. Hoffmann passe pour
l'avoir décrite en 1791, mais sans l'avoir mise à exécution, selon toute
probabilité. Mais au premier rang de ses partisans et de ses défenseurs,
nous trouvons Sanson et Vacca au commencement de ce siècle.

Avant d'aborder la question de la taille périnéale, quel que soit d'ailleurs
le procédé adopté, il faut de toute nécessité étudier attentivement l'anatomie de cette région, non pas d'une façon systématique et minutieuse,
ce qui serait parfaitement superflu, mais j'attirerai particulièrement l'attention sur deux ou trois points importants, selon moi, de ce qu'on est
convenu d'appeler son anatomie chirurgicale.

Supposons un cadavre fixé dans la position qu'on a coutume de donner
au patient pour l'opération de la taille ; le périnée est ainsi largement à
découvert : *c'est là*, ne l'oublions pas, que *de profondes incisions vont être
faites*, c'est *à travers ses couches que la pierre sera extraite*.

Ces deux points ne doivent pas être perdus de vue ; car *la région contient
des organes importants, et n'a qu'une étendue très-limitée.*

Ainsi donc les incisions doivent être faites de manière : 1° à éviter certaines parties qu'il est dangereux de léser ; 2° à créer des voies aussi larges
que possible pour l'introduction des instruments et pour l'extraction de la
pierre.

La région périnéale est un petit espace mesurant rarement plus de
10 centimètres en tous sens, et limité en grande partie par des os. On y
trouve profondément : le rectum, l'urèthre, le bulbe, la prostate, la vessie,
la honteuse interne avec ses principales branches, et quelques organes
moins importants. On la compare en général à un triangle à sommet antérieur, situé à l'arcade pubienne, à base représentée par une ligne horizontale étendue d'une tubérosité ischiatique à l'autre. Ce triangle, sensiblement équilatéral, mesure, sur un adulte, à peu près 7,5 centim. de côté.
Mais une telle description, si elle peut convenir à l'anatomiste, n'est en
réalité qu'artificielle et sans la moindre valeur pratique pour le chirurgien.

Quelquefois on décrit le périnée comme un losange ; et, dans ce cas, on
y fait rentrer non-seulement la portion dont nous venons de parler, mais
encore un deuxième triangle ayant même base que le premier, son sommet
au coccyx, et renfermant la partie inférieure du rectum et des fosses ischio-
rectales.

Le chirurgien, pour atteindre le but qu'il se propose, doit étudier l'orifice inférieur du bassin de l'homme, comme l'accoucheur le fait pour la
femme. Il a besoin de le comprendre dans son ensemble, de connaître sa
forme et ses dimensions exactes, comme aussi les organes importants qu'on
y rencontre. Ni la comparaison du triangle, ni celle du losange, ne peuvent
le satisfaire ; car la division en deux parties, nécessaire pour la description

anatomique, détruit toute idée d'ensemble. Il est facile de reconnaître d'ailleurs que, ni l'une ni l'autre des deux régions, soit antérieure, soit

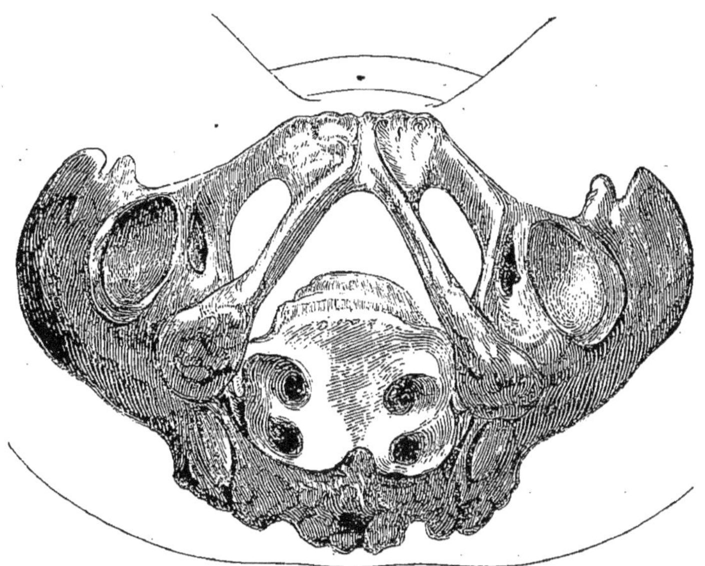

FIG. 139. — Bassin dans la position ordinaire de la taille (son orifice inférieur).

postérieure, n'offrent des dimensions suffisantes pour les besoins de la taille latérale, ou pour l'extraction d'une pierre d'un certain calibre.

La véritable forme du détroit inférieur, celle qui nous importe par conséquent, est le cœur conventionnel : *l'as de cœur*, avec le sommet en haut.

Prenez un bassin d'homme dépouillé de ses parties molles, mais dont les ligaments ont été conservés ; placez-le en position comme pour la taille (position fidèlement représentée par la figure 139). Le sommet du cœur renversé répond à la partie inférieure de la symphyse pubienne, ses côtés sont formés par les branches du pubis et de l'ischion ; ses lobes arrondis, par les grands ligaments sacro-sciatiques, enfin l'échancrure qui les sépare est marquée par le sommet du coccyx.

La figure ci-jointe représente

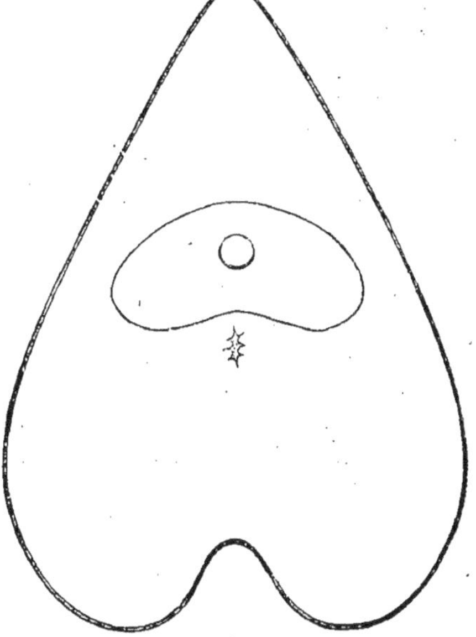

FIG. 140. — Surface périnéale, situation de l'anus, de la prostate et de l'urèthre (un tiers de grandeur naturelle),

fidèlement (un tiers de grandeur naturelle) le détroit inférieur tel que nous venons de le décrire. C'est elle qui nous servira dans tout cet ouvrage pour représenter tout à la fois, et la surface périnéale, et les incisions propres à chaque procédé.

Sur un adulte bien développé, les dimensions de ce cœur sont les suivantes :

Du bord inférieur de la symphyse pubienne au sommet du coccyx, de 9 à 10 centimètres environ.

Du bord antérieur d'une tubérosité ischiatique à la partie correspondante du côté opposé, 7,5 centimètres en moyenne.

Du sommet d'un ischion au bord inférieur de la symphyse, en général 7,5 centimètres.

Ainsi se trouve formé, par ces lignes bi-ischiatique et ischio-symphysienne, un triangle équilatéral parfait : le périnée triangulaire de l'anatomiste.

De l'extrémité antérieure au centre de l'orifice anal, le plus souvent, de 63 à 66 millimètres.

Du centre de l'orifice anal à la pointe du coccyx, de 26 à 31 millimètres environ.

Quant à la ligne tirée du sommet du cœur à la partie la plus convexe de ses lobes, ligne qui n'est autre que celle de l'incision dans la taille latérale, elle mesure environ 11 centimètres (1).

Examinons la région périnéale avant toute dissection, telle qu'elle se présente sur le vivant. Nous y voyons les saillies ischiatiques; en avant d'elles, il est facile de suivre avec les doigts les branches du pubis jusqu'au voisinage de la symphyse, où elles sont masquées en partie par le corps du pénis. A 3 centimètres en arrière de l'orifice anal, il est facile de sentir le coccyx, tandis que sur ses côtés on ne rencontre, par le palper, que des parties molles, dépressibles, répondant aux lobes arrondis du cœur figuré plus haut. Sur la ligne médiane, au-dessus de l'anus, le bulbe et son muscle font un léger relief; enfin, verticalement étendu, apparaît le raphé périnéal divisant la région en deux parties latérales égales. Quant à l'anus, il se cache au fond d'une dépression située juste au-dessous de la ligne bi-ischiatique.

Mais, ce qu'il faut remarquer, c'est que, du sommet à la tubérosité de l'ischion, les côtés du périnée sont formés par des os, et que c'est un os encore qui répond à l'échancrure du *cœur;* aussi ces limites ne peuvent-elles ni céder à la pression, ni être franchies par l'instrument tranchant. De chaque côté du coccyx, au contraire, il n'y a que des parties molles qui cèdent facilement; l'incision, conduite selon le grand axe de l'un ou l'autre des lobes, ne divise aucun organe important; il n'y a de danger qu'à la partie la plus externe, où passe la honteuse interne; plus haut, il faut redouter la bulbeuse, et, sur la ligne médiane, le bulbe et le rectum. C'est

____

(1) Chez quelques sujets, l'orifice du bassin est moins large, n'atteint pas les dimensions signalées plus haut : c'est ainsi que la ligne bi-ischiatique peut n'avoir que 76 millimètres ou même seulement 70 millimètres. Une pareille disposition peut gêner pour l'extraction d'une grosse pierre; et si c'est la taille latérale que l'on veut employer, on doit alors faire l'incision moins oblique que de coutume. (Voyez chap. VI.)

précisément selon cette ligne que l'on incise le périnée dans la taille latérale, et, fait non moins important, c'est encore dans cette même direction que s'opèrent les tractions si le calcul est volumineux. Toutes les méthodes rigoureusement centrales se pratiquent entre l'anus et la symphyse, c'est-à-dire à la partie la plus antérieure et la plus étroite. Quant à la traction, elle se fait directement sur la ligne médiane, du périnée à l'opérateur. Il serait facile de démontrer qu'une incision faite en ce point et n'intéressant pas le rectum ne saurait livrer passage à un corps aussi volumineux qu'une incision selon l'axe des parties latérales.

Nous serions à même maintenant de juger chaque procédé proposé pour la taille périnéale en plaçant les incisions qu'il nécessite en regard de l'orifice inférieur du bassin tel que nous venons de le décrire. Nous verrons plus loin, en effet, qu'il n'est pour la taille danger plus grand que l'extraction du calcul par un trajet mal placé ou insuffisant.

Procédons à la dissection du périnée, sans perdre de vue la forme de sa surface. Nous ne ferons pas une étude minutieuse qui, nécessaire sans doute en anatomie descriptive, ne saurait nous servir ici. Ce qu'il nous faut, ce sont les points saillants, bons à se remettre en mémoire, et non des détails superflus.

Si nous supposons le premier temps de la dissection accompli, c'est-à-dire la peau, le tissu cellulaire et la graisse enlevés, nous voyons : sur la ligne médiane, en haut, le bulbo-caverneux ; au-dessous, le sphincter de l'anus entourant l'extrémité inférieure du rectum ; transversalement étendus d'un côté à l'autre, les deux muscles transverses ; à droite et à gauche, couché sur la branche descendante du pubis, l'ischio-caverneux, limitant en dehors un triangle ayant pour base le transverse et pour troisième côté le bulbo-caverneux. Dans l'aire de ce triangle, on voit les artères et nerfs superficiels du périnée et leurs branches ; au-dessous du transverse apparaît la fosse ischio-rectale, traversée par quelques rameaux artériels et nerveux sans importance ; entre le bulbe et l'anus, au centre du périnée, quatre muscles viennent converger en forme de croix, et de leur entrecroisement résulte un noyau fibreux. — Toutes ces parties sont superficielles. c'est-à-dire comprises entre la peau et l'aponévrose triangulaire ou profonde périnéale [aponévrose moyenne des anatomistes français].

La figure 141 représente cette disposition ; mais, tandis que le côté droit du sujet est intact, à gauche on a enlevé le muscle transverse et divisé en partie le corps caverneux, pour laisser apercevoir l'artère honteuse et sa branche bulbeuse dans la plus grande partie de leur étendue. C'est la direction et la position de ces vaisseaux qui sont ici le point capital.

Dans un deuxième temps, on enlève ces muscles et l'on découvre ainsi les corps spongieux et caverneux du pénis, et dans leur intervalle l'aponévrose triangulaire.

Dans un troisième temps enfin, on enlève tout le fascia périnéal profond [ligament de Carcassonne], les vaisseaux décrits plus haut, et l'aponévrose pelvienne [aponévrose périnéale profonde], située plus profondément et fournissant une loge aponévrotique à la prostate. Les fibres du releveur

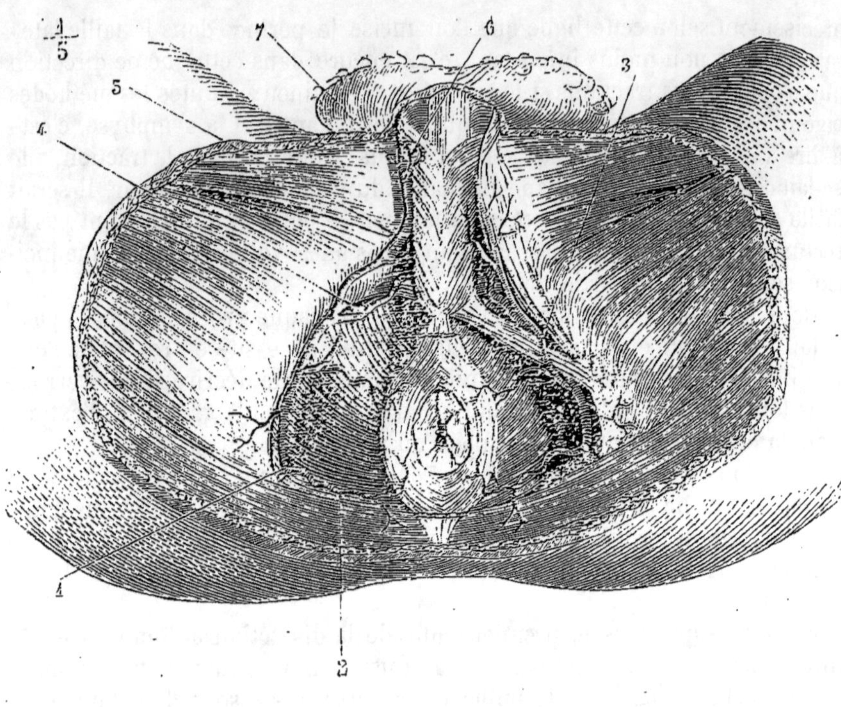

FIG. 141 — Artère honteuse chez l'homme (région périnéale) (*).

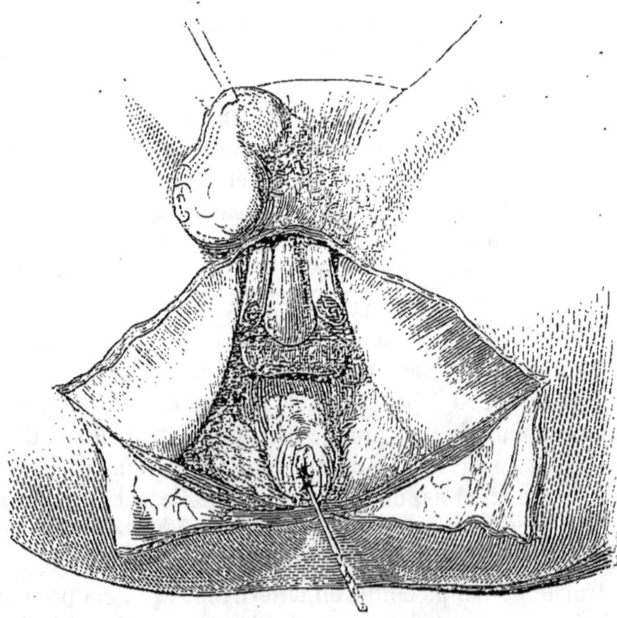

FIG. 142. — Région périnéale profonde (position de la prostate dans l'excavation pelvienne).

(*) 1, tronc de l'artère honteuse interne ; 2, artère hémorrhoïdale inférieure ; 3, artère superficielle du périnée (elle est coupée à droite) ; 4, artère transverse du périnée ou bulbeuse ; 5, continuation du tronc de l'artère honteuse externe ; 6, artère caverneuse pénétrant dans le corps caverneux sectionné ; 7, artère dorsale de la verge. (Beaunis et Bouchard, *Anatomie descriptive*.)

une fois coupées à droite et à gauche, on attire doucement le rectum en bas en le détachant avec soin de la prostate que l'on s'efforcera de laisser dans sa position normale. Cette préparation, représentée dans la figure 142, permet d'étudier avec soin les rapports de cette glande et ceux du col vésical.

De ce court résumé anatomique il est facile de conclure quelles parties seront intéressées dans tel ou tel procédé de taille.

Dans la taille latérale on incise forcément : la peau et le fascia superficiel ; le muscle transverse, l'artère périnéale transverse ; l'aponévrose triangulaire ; la portion membraneuse de l'urèthre et les fibres musculaires qui l'entourent ; quelques faisceaux du releveur de l'anus ; la portion prostatique de l'urèthre et une partie de la prostate elle-même. — Les parties suivantes *peuvent être et sont même souvent atteintes :* des fibres du bulbocaverneux ; le bulbe dans une légère étendue ; l'orifice profond de l'urèthre au col vésical ; enfin l'artère bulbeuse, lorsqu'elle est située plus loin que de coutume, peut être sectionnée.

Dans la taille centrale on incise forcément : la peau et le fascia superficiel ; l'intersection tendineuse centrale des muscles ; des faisceaux du bulbocaverneux ; quelques artérioles s'anastomosant sur la ligne médiane ; le ligament triangulaire ; la portion membraneuse de l'urèthre et les fibres musculaires qui l'enveloppent ; la portion prostatique de l'urèthre et un peu de la partie inférieure de la prostate. — On *divise généralement* le bulbe dans une petite étendue. Si l'on joint à l'incision médiane une ou deux incisions en dehors, la prostate est divisée dans ce sens ainsi qu'une petite étendue du fascia triangulaire et des muscles qui lui sont accolés ; enfin l'orifice uréthral profond est sectionné plus ou moins au gré de l'opérateur. Les notions anatomiques nous renseignent sur un autre point. On voit en effet que, soit pour introduire un instrument volumineux, soit pour extraire un gros calcul par le procédé latéral, on doit s'adresser à la partie inférieure de l'incision pour obtenir l'espace nécessaire. L'arcade du pubis en haut, la branche de l'ischion en dehors, forment une barrière immuable ; le rectum et le coccyx occupent la ligne médiane. Aussi, pour amener au dehors un volumineux calcul, faut-il que l'opérateur dirige la traction obliquement en bas et à sa droite ; c'est de ce côté que sont les parties les moins résistantes : courbure des ligaments sacro-sciatiques que sous-tendent seulement les faisceaux de l'ischio-coccygien.

Il est non moins évident que *dans la taille latérale il faut éviter :* en avant, l'artère bulbeuse et le bulbe lui-même ; sur la ligne médiane, le rectum ; au côté externe, l'artère honteuse (bien qu'elle ne puisse guère être atteinte que par une incision tout à fait inattentive, il est bon cependant de se rappeler son trajet le long des branches de l'ischion). Profondément enfin il ne faut pas franchir chez l'adulte les limites extrêmes de la prostate, à moins qu'on n'y soit forcé par le volume de la pierre. — C'est là d'ailleurs un point sur lequel nous aurons à revenir en traitant des divers temps de l'opération.

Dans les tailles centrales (la recto-vésicale exceptée), *on doit éviter :* à l'angle inférieur de la plaie, le rectum ; à l'angle supérieur, le bulbe, ou du moins ne doit-on le léser que le moins possible. Quant aux incisions de la prostate, elles comportent les mêmes remarques que plus haut, et nous aurons aussi à y revenir.

CHAPITRE II

TAILLE LATÉRALE

Instruments nécessaires. — Préliminaires; aides, etc. — Premier temps : du cathéter; de la recherche de la pierre. — Second temps : des incisions superficielles et profondes, bistouris boutonnés, gorgerets, lithotomes. — Troisième temps : extraction de la pierre. — Quatrième temps : les hémorrhagies possibles, la canule, etc. — Traitement consécutif. — Procédé d'Aston Key.

INSTRUMENTS. — Examinons d'abord les instruments qu'il convient

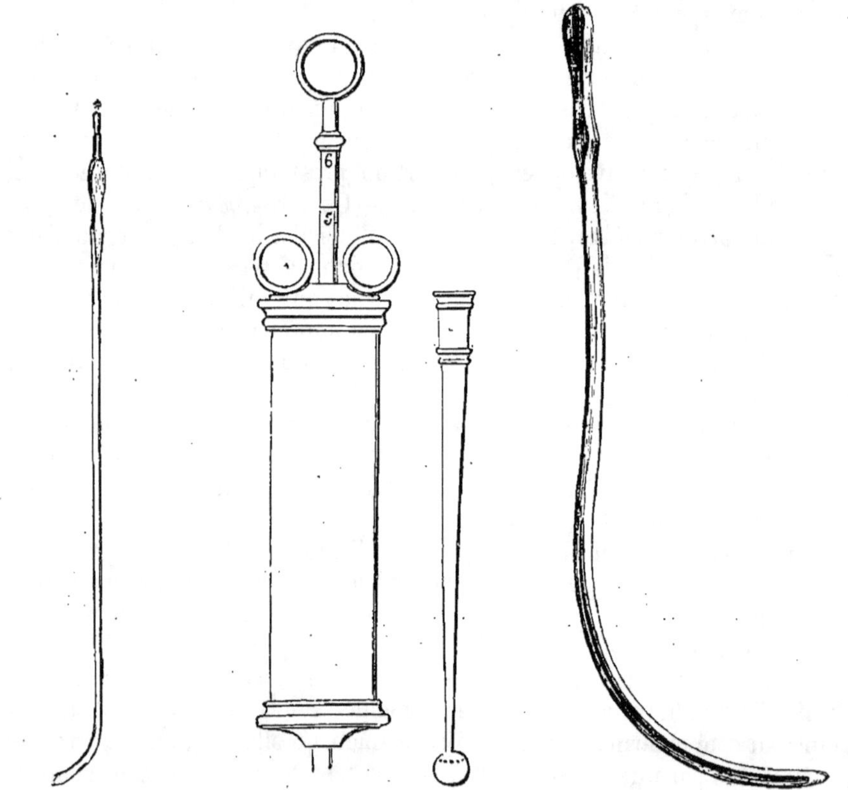

FIG. 143. — Sonde exploratrice.

FIG. 144. — Seringue dont le piston porte une tige graduée.

FIG. 145. — Canule pour courant rétrograde.

FIG. 146. — Cathéter à cannelure latérale.

d'avoir sous la main avant d'entreprendre une taille par la méthode latérale. Il suffit qu'un seul vienne à manquer au moment opportun, pour que l'opérateur puisse se trouver fort embarrassé. Aussi devrait-on, liste en main, avoir préparé la veille tout ce qui est nécessaire :

Des sondes de forme convenable pour la recherche de la pierre (fig. 143).

Une seringue d'une capacité de 200 grammes, munie d'une sonde permettant les injections par l'urèthre; un tube spécial qui, introduit par la plaie, permettra, après l'opération, de laver la vessie au moyen d'un courant rétrograde (fig. 145) (1).

Des cathéters pleins, mais creusés d'une rainure aussi large et aussi profonde que possible, sans nuire toutefois à leur solidité. Cette cannelure, placée à égale distance de la convexité et de la partie latérale proprement dite, ne doit pas s'étendre à toute la longueur de l'instrument, mais s'arrêter, d'une part, à 1,5 centim. environ du bec, et, d'autre part, un peu au-dessous du manche. Sans cette dernière précaution, l'urine pourrait s'échapper par le méat.

Un bistouri qui, pour un adulte, doit mesurer, dans son ensemble, de 19 à 20 centimètres, dont 8 à 10 pour la lame, tranchante dans une étendue de 2,5 centim. environ. La figure ci-jointe montre la forme de ce bistouri, qui sera moins long pour de jeunes sujets.

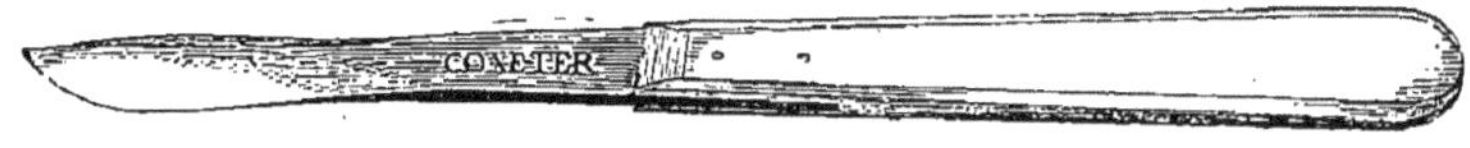

FIG. 147. — Bistouri ordinaire.

Un second bistouri de 20 centimètres; sa lame, longue de 10 centimètres, dont 3,5 centim. pour le tranchant, doit se terminer par une extrémité mousse pouvant glisser aisément dans la cannelure du cathéter (fig. 148).

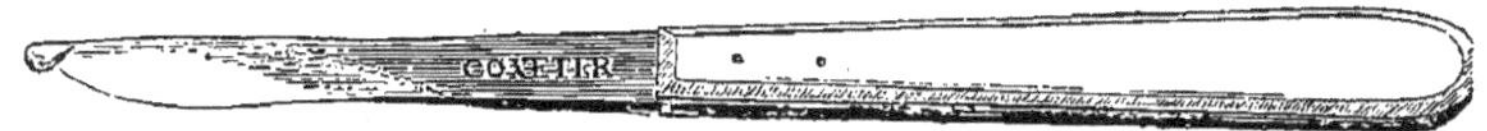

FIG. 148. — Bistouri boutonné.

Un gorgeret mousse d'environ 14 centimètres, non compris le manche, de forme concave, et terminé, lui aussi, par une extrémité mousse (fig. 149).

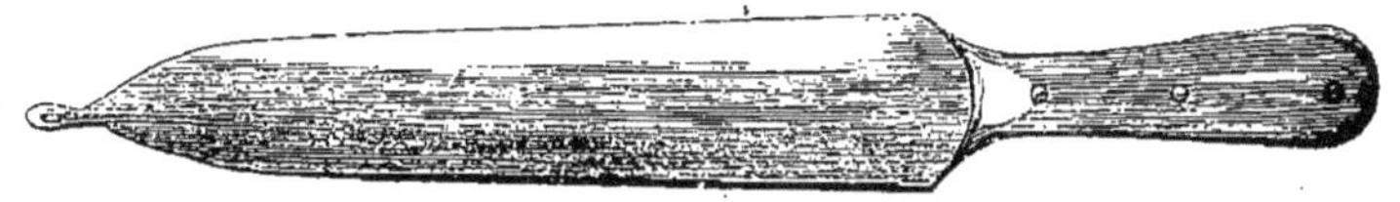

FIG. 149. — Gorgeret mousse.

Il faut recourir à cet instrument dans ces cas, rares il est vrai, où le périnée est si épais, la prostate si volumineuse, que le doigt ne peut atteindre la vessie.

Des tenettes de forme et de calibre différents. Leurs mors doivent être d'une longueur telle, qu'étant ouvertes, elles forment un angle aigu; il est plus facile ainsi de les engager et de les retirer, même chargées, à travers

____

(1) Cet instrument a été fait d'après les indications du docteur Gross, de Louisville. (*Urinary Organs*. Philadelphia, 2e édition, p. 560.)

l'incision. La face interne de ces mors est légèrement rugueuse, doublée parfois de toile mince ou de peau de chevreau, pour saisir plus facilement la pierre et éviter son broiement. Ces mors ne doivent pas, d'ailleurs, arriver au contact, mais rester distants d'au moins 3 millimètres quand les tenettes sont fermées. Il est nécessaire d'avoir plusieurs modèles, les uns droits, les autres courbes, comme le représentent les figures ci-jointes (150 et 151).

Une curette est parfois très-utile, et peut réussir mieux que la tenette, en présence de certaines pierres ou de fragments calculeux.

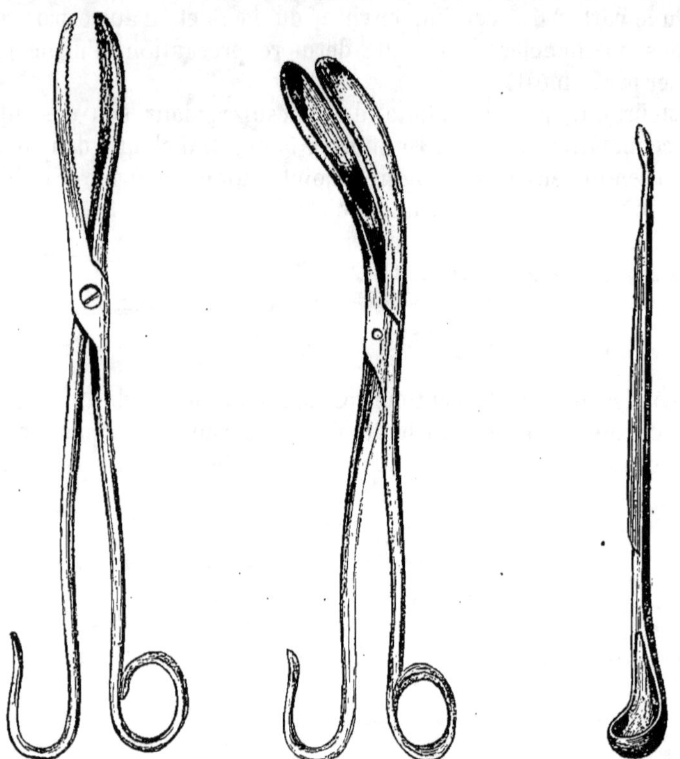

Fig. 150. — Tenettes droites.　Fig. 151. — Tenettes courbes.　Fig. 152. — Curette-bouton.

[Nous indiquons particulièrement la curette-bouton (fig. 152), qui peut servir, soit comme curette proprement dite, soit comme conducteur pour les tenettes (voy. chap. III : *La taille chez les enfants*).]

Ce qu'il faut pour explorer la vessie après l'opération en vue d'un autre calcul possible ou de débris oubliés. — Le mieux est alors la sonde représentée déjà figure 143.

Un instrument puissant pour broyer un volumineux calcul dont on ne saurait faire l'extraction en entier. On en a construit plusieurs modèles, mais qui ne sont autres en général qu'une tenette plus ou moins solide, dont une vis, ou tout autre système, permet de rapprocher fortement

les branches (1). [Nous signalerons la tenette à écrasement usité en France
(fig. 153).]

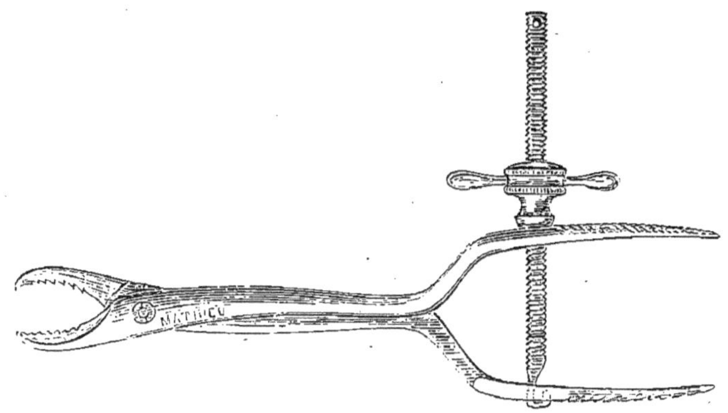

Fig. 153. — Tenettes à écrasement (*).

Deux bandes d'un tissu de laine solide, résistantes et flexibles tout à la
fois; elles ne doivent pas mesurer moins de 3 mètres. On peut les remplacer avec avantage par le système de bracelets et de talonnières employés
par M. Prichard, de Bristol.

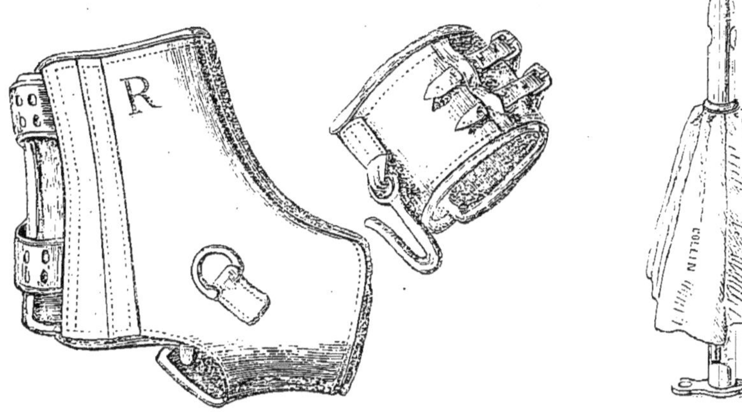

Fig. 154.— Talonnière de Prichard.   Fig. 155. — Bracelet   Fig. 156. — Canule
                                             de Prichard.   à chemise.

Voici d'ailleurs la description qu'il en donne (2) : « Ces entraves consistent en un bracelet de cuir étroitement bouclé autour du poignet, et une
guêtre également de cuir embrassant le bas de la jambe et le cou-de-pied.
A la face palmaire de chaque bracelet est un fort crochet d'acier, tandis
qu'un anneau de même métal se voit au côté externe de la guêtre. Bracelets

(1) Voyez chapitre VI.
(2) *British Medical Journal*, 22 décembre 1860, p. 993.

(*) La vis est indépendante, on ne la met en place que si l'effort des mains ne suffit pas.

et talonnières sont placés d'avance ; puis une fois le patient endormi, ou le cathéter introduit, il suffit d'engager les crochets dans les anneaux, et les membres se trouvent fixés. » Depuis plusieurs années, je me sers de ce moyen plus simple et plus sûr que les lacs, auxquels je le préfère.

Une canule pour introduire par la plaie, dans la vessie, à la fin de l'opération, si besoin est. On peut en disposer une tout spécialement pour le tamponnement, en cas d'hémorrhagie veineuse abondante.

En vue de ligatures nécessaires, on aura : des pinces à artères, des aiguilles courbes, des fils de soie solides, un ténaculum pour accrocher les artères profondément situées (voyez, pour plus de détails, page 581, ce qui a rapport aux hémorrhagies). — Il faut enfin des compresses, des éponges, de la charpie.

On aura, en outre, de l'eau froide, de l'eau chaude (pour chauffer tenettes et autres instruments), des serviettes, de l'huile, du chloroforme en général, de l'eau-de-vie, du vin, des sels de senteur, de l'éther chlorhydrique, du sel volatil anglais.

L'opérateur doit veiller lui-même à ce qu'il y ait une table solide, de dimension convenable et pouvant être placée à bonne lumière. Cette table doit avoir de 90 à 95 centimètres de haut, si l'opérateur est assis sur une chaise ordinaire ; elle pourrait avoir une hauteur quelconque, pourvu que la proportion relative entre elle et la chaise soit conservée. L'opérateur sera assis plutôt trop bas que trop haut ; ses avant-bras, en effet, ne doivent pas être dans un plan horizontal, mais bien obliques de bas en haut à la surface périnéale. Quelques chirurgiens préfèrent être agenouillés, un seul genou ou même les deux reposant sur le sol. On disposera sur le bout de la table destiné à supporter le bassin une couverture de

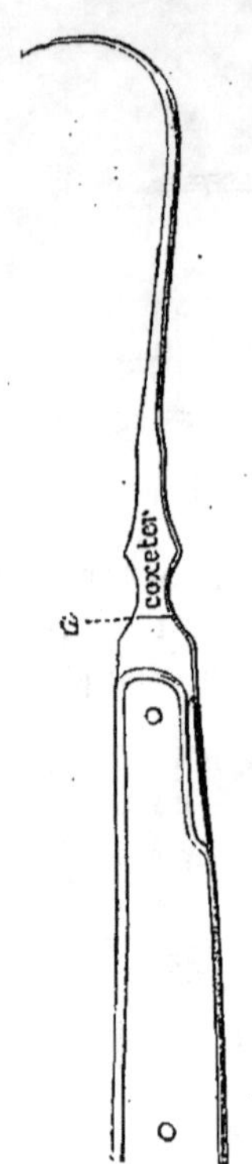

Fig. 157. — Ténaculum du docteur Keith (*).

lit pliée en deux ou en quatre et recouverte d'une étoffe imperméable. Des oreillers ou des coussins sont nécessaires pour soutenir la tête et les épaules. On évitera de souiller le plancher de sang, d'urine, etc., en préparant un large bassin plat plein de sciure ou de sable.

Préparation du malade. — On a coutume de donner un purgatif la veille de l'opération ; si cependant l'intestin fonctionne régulièrement et d'une façon suffisante, il est inutile de recourir à ce moyen, qui ne fait qu'affaiblir le malade. Mais le jour même, deux ou trois heures avant l'opération, il sera administré un grand lavement d'eau tiède. Le chirurgien s'assurera qu'il a produit son effet, et a été rendu tout entier au moins une heure avant l'opération. On évite ainsi deux écueils : d'une part, on n'a pas à craindre de trouver, au moment d'opérer, un rectum distendu et prêt à fonctionner,

___

(*) Une vis située en *a* fixe l'extrémité courbée au manche. On peut ainsi enlever ce dernier et laisser le crochet dans la plaie lorsqu'on a lié sous lui une artère profonde et qu'on n'a pas d'autre moyen d'assurer la ligature.

condition qui augmente singulièrement les chances de le blesser ; d'autre part, une centaine de grammes d'urine ont eu le temps de s'accumuler dans la vessie qui, sans cela, se serait vidée en même temps que l'intestin. On a eu soin de raser au préalable le côté gauche du périnée, soit avec un scalpel ordinaire, soit avec un rasoir.

Quelques chirurgiens, surtout de nos jours, regardent comme importante la présence d'une grande quantité d'eau dans la vessie. Son utilité, j'ose le dire, me semble fort exagérée ; il suffit de prendre les précautions nécessaires pour y trouver l'urine de la dernière heure, et en tout cas il est rare de tirer quelque avantage d'une tentative d'injection dans une vessie irritable. Cheselden dit expressément qu'il préfère une vessie vide, car alors on est sûr de trouver la pierre contre l'incision vésicale ; tandis que, si elle est pleine, le calcul peut être caché dans quelque repli qui l'enveloppe. C'est aussi l'avis de M. Crichton, de Dundee, qui, dans ses notes manuscrites, insisté sur ce point, en disant que si la vessie est vide ou à peu près, la pierre se trouve certainement alors près du col.

Aides. — Pour tenir le cathéter, il faut un aide doué tout à la fois d'expérience et de fermeté de main, se souvenant bien que son devoir est de suivre toutes les injonctions du chirurgien. Deux autres aides sont nécessaires pour maintenir solidement les membres inférieurs de l'opéré : l'un d'eux devra, de plus, tenir le scrotum relevé en haut et à droite ; ce soin pourrait également être confié à l'aide chargé du cathéter. Si nous ajoutons le médecin chargé d'administrer le chloroforme, nous aurons nommé les aides indispensables, mais suffisants. On peut, il est vrai, en avoir un autre pour passer les éponges, aider aux ligatures, satisfaire aux besoins du malade, etc.; mais une garde-malade pourra au besoin rendre ces services. Le chirurgien aura lui-même disposé avec soin tous les instruments (sur un plateau ou tout autre meuble) à portée de sa main droite; ils ne seront ainsi touchés ni dérangés par personne.

Opération. — *Premier temps.* — Le patient sera placé, suffisamment garanti contre le froid par une couverture, sur la table d'opération. Le sommeil une fois obtenu, on introduira le cathéter avec soin, et l'on cherchera à sentir et à frapper la pierre. Il sera bon que le choc, s'il est possible de l'obtenir, soit entendu non-seulement de l'opérateur, mais encore au moins d'un assistant. Si le cathéter ne permet pas de trouver le calcul, on le remplacera par une sonde exploratrice, et l'on ne cessera ces recherches qu'après avoir acquis des signes absolus de la présence d'un corps étranger. Il peut être nécessaire alors de recourir à une injection d'eau tiède, surtout si la vessie s'est vidée pendant le cathétérisme. Si, par un examen approfondi, on n'a ni obtenu la sensation de pierre, ni perçu de choc, il faut renoncer pour le moment à toute opération, et remettre à un autre jour de nouvelles explorations.

On doit désirer vivement et dans le plus grand nombre des cas il est possible de frapper la pierre avec *le cathéter même qui va servir de guide dans les incisions.* Supposons en effet la pierre reconnue par l'explorateur ordinaire, puis un peu de difficulté à faire pénétrer le cathéter, n'est-il pas possible que l'opérateur ait fait une fausse route et poussé le conducteur hors de l'urèthre, ou même simplement que

le bec se soit engagé dans une déchirure déjà ancienne évitée par la sonde exploratrice,
grâce à sa courbure différente. Les conséquences d'une opération entreprise avec
un cathéter ainsi égaré sont faciles à saisir : on ne pénétrera pas dans la vessie,
on ne ramènera aucune pierre, et peut-être l'erreur ne sera-t-elle reconnue que
lorsqu'il ne sera plus temps de la réparer. Ce malheureux accident, qui a eu lieu
plus d'une fois, particulièrement chez des enfants, ne se serait pas produit si le
chirurgien était résolu à entendre résonner la pierre contre le cathéter même. C'est
là une donnée absolue sans laquelle tout opérateur, surtout peu expérimenté, ne
doit pas se déclarer satisfait. Un lithotomiste exercé, alors même qu'il ne sent pas
dans le moment le contact du calcul, reconnaît que son cathéter est dans la vessie
à une mobilité spéciale qui contraste étrangement avec la sensation de fixité donnée
par un instrument égaré hors des parois uréthrales. La règle posée plus haut n'en
doit pas moins être considérée comme obligatoire; elle doit être absolument observée chez l'enfant. A cet âge, en effet, une sonde engagée dans le tissu cellulaire
lâche qui sépare la vessie du rectum a souvent beaucoup de liberté, et l'on peut
croire ainsi avoir pénétré dans la cavité vésicale.

Le cathéter introduit dans la vessie, la tête et les épaules du malade sou-
levées par deux ou trois oreillers, on fixe de chaque côté la main au pied
correspondant, soit par le moyen indiqué plus haut, soit avec des lacs.

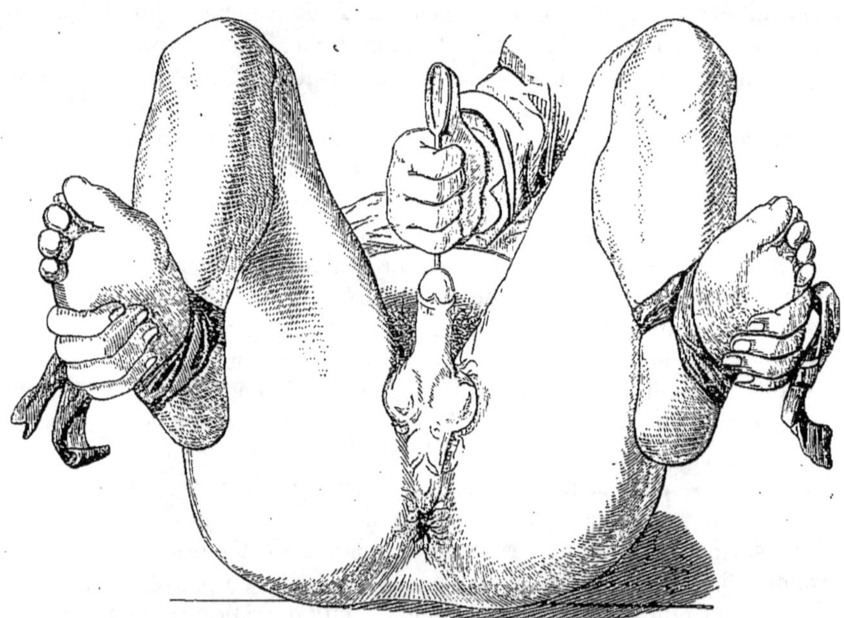

FIG. 158. — Position de l'opéré au moment de commencer l'incision

Si l'on donne la préférence à ceux-ci, voici comment il faut procéder : Un aide
étend le bras droit de l'opéré le long de son corps, puis, saisissant le pied,
il fait fléchir, autant que possible, la jambe sur la cuisse, la cuisse sur le
bassin. Il met alors le pied dans la main, de sorte que la paume embrasse
le bord externe, les doigts étant sous la plante du pied, le pouce sur le

dos. On plie le lacs en deux, on forme avec sa partie moyenne un nœud
coulant qui doit enlacer le poignet; les deux bouts libres sont croisés en
huit de chiffre sur le cou-de-pied et sur le bas de la jambe, puis finalement
noués sur le côté externe. On en fait en même temps autant à gauche.

Quand toutes ces précautions sont prises, on fait glisser les fesses de
manière qu'elles viennent dépasser un peu le bord de la table (fig. 158).
Chaque membre inférieur est tenu fixe et immobile par un aide qui, faisant
face à l'opérateur, place la main la plus voisine (la gauche, s'il est à droite
du malade) sur le côté interne du genou du patient, tandis que, de l'autre
main, il saisit le pied, et le maintient en arrière et un peu en dehors. Un
aide, placé à gauche de l'opéré, reçoit le cathéter, qu'il prend de la main
droite, et qu'il doit tenir de telle façon que le manche soit et bien vertical
et bien sur la ligne médiane, sans dévier ni à droite ni à gauche. Pour
assurer cette fixité du conducteur, il lui faut un point d'appui : ce sera
contre le bord inférieur de la symphyse qu'on le fera peser doucement et
ferme tout à la fois. Dans cette position, le cathéter est engagé d'environ
5 centimètres dans le réservoir urinaire. Le même aide attire de la main
gauche le scrotum vers l'aine droite, de manière à bien découvrir la région
périnéale.

La direction à donner au cathéter varie un peu avec les auteurs. Quelques-uns
en effet conseillent de faire saillir légèrement sa convexité vers le côté gauche du
périnée; mais la plupart des chirurgiens anglais actuels le disposent ainsi que nous
l'avons indiqué dans les lignes précédentes.

Deuxième temps. — L'opérateur, ayant tous ses instruments à sa portée,
s'assoit, écarte les cuisses autant qu'il le juge convenable pour faire
saillir le périnée et la partie voisine des fesses, s'assure que la position
du patient est bonne et suffisamment assurée. Par la vue et surtout par
le toucher, il mesure la distance d'une tubérosité ischiatique à l'autre;
de leur écartement ou de leur rapprochement, il conclut à la direction
à suivre dans son incision. (Voyez page 561, la remarque.)

L'opérateur commence par pratiquer le toucher rectal pour s'assurer que
l'intestin est vide (manœuvre qui semble, de plus, avoir pour résultat, en
stimulant ses fibres, de le faire se contracter et revenir sur lui-même autant
que possible). Les doigts de la main gauche sont alors appliqués à la
partie supérieure du périnée pour immobiliser la peau, mais non pour
l'attirer en haut. Prenant le bistouri pointu de la main droite, il procède à
l'incision superficielle, qui commence à 6 millimètres à gauche du raphé,
à 3 centimètres ou 3,5 centim. en avant de l'anus, se prolonge dans une
étendue de 7,5 centim. environ obliquement en bas et en dehors, à égale
distance de l'anus et de l'ischion, un peu plus rapprochée cependant de ce
dernier. Au moment où l'on commence l'incision, on doit plonger tout de
suite le bistouri assez profondément, en dirigeant sa pointe vers le cathéter,
dont on doit avoir toujours la position présente à l'esprit; on le fait pénétrer ainsi dans le tissu adipeux qui remplit le triangle latéral du périnée,
puis, au fur et à mesure qu'on prolonge l'incision par en bas, on la fait de

moins en moins profonde. Si l'on prévoit une grosse pierre, on peut inciser dans une étendue de 9 centimètres. Comme règle, cette première incision doit être nette.

Son trajet varie un peu suivant les opérateurs. Si tous sont d'accord pour commencer à gauche de la ligne médiane, ils ne le sont plus lorsqu'il s'agit de fixer à quelle distance en avant de l'anus. — M. Erichsen conseille 37,5 millim. — Sir B. Brodie, MM. Stanley, Skey, le docteur Gross, 31 millim. — Pour MM. Coulson et Keith, d'Aberdeen, il suffirait de 25 millim. Ce dernier chirurgien attache une grande importance à ce lieu d'élection et y insiste longuement dans son traité (1). — M. Crichton, comme je puis le conclure de ses notes, faisait toujours son incision aussi près que possible de l'anus. — Il est de toute évidence enfin que Cheselden lui-même commençait à 25 millim. environ en avant (2). Quant à Sir William Fergusson, il veut que ce soit directement au-dessus, à 44 millimètres. Nous ne signalons pas la pratique de certains opérateurs, même connus, parce qu'elle n'est pas décrite en termes assez précis.

De ces différences comparées à la longueur uniforme ou à peu près de l'incision, soit 7,5 centim. pour l'adulte, il résulte fatalement que la plaie affectera, selon les cas, des rapports tout autres tant avec la vessie qu'avec la symphyse pubienne. De là des descriptions variées, source d'embarras pour l'étudiant. Mais il est vrai de dire que, porté très en avant, le bistouri n'intéresse pendant quelque temps que la peau, tandis que, si l'on commence près de l'anus, on le fait tout de suite pénétrer profondément; de sorte que la partie profonde de l'incision est toujours située entre les muscles bulbo-caverneux et ischio-caverneux, juste au-dessous et en dehors du bulbe de l'urèthre. Cependant la faute la moins grave (si l'on peut employer ici le mot de faute) est d'inciser plutôt trop bas que trop haut. On évite ainsi le bulbe et son artère, on atteint l'urèthre dans sa portion membraneuse ou au sommet de la prostate : on a une plaie dont l'axe est dans les meilleures conditions, c'est-à-dire aussi éloigné que possible des branches du pubis, limites résistantes du périnée. On se crée ainsi une large voie, capable de laisser passer une grosse pierre sans exposer à meurtrir le col vésical et les tissus ambiants pendant les manœuvres d'extraction, danger que nous étudierons dans les chapitres V et VI. Il ne faut pas oublier cependant que plus l'incision est placée bas, plus on est exposé à léser l'intestin, surtout si l'opérateur n'a pas soin de s'écarter un peu plus du raphé quand il incise à 25 ou 30 millim. de l'anus que s'il en restait distant de 45 millim.

L'index gauche est introduit alors dans la plaie ; conduit dans la direction du cathéter qu'il doit sentir à ce moment, il écarte un peu les tissus, refoule l'intestin en bas et en dedans ; un coup ou deux de bistouri achèvent de rendre appréciable la rainure du cathéter. Une fois arrivé à la portion membraneuse, juste au sommet de la prostate, on engage l'ongle du doigt dans la cannelure. C'est conduit par cet ongle, et en ce point même, que l'on ponctionne l'urèthre et que l'on fait pénétrer dans la cannelure la pointe du bistouri, tenu de telle façon que son tranchant ne regarde ni directement en bas, ni directement en dehors, mais très-obliquement dans cette dernière direction, tandis que la pointe elle-même est

(1) Docteur Keith, *Hospital Statistics of Stone*. Aberdeen, 1849, p. 17-21.
(2) Cheselden's *Anatomy of the Human Body*, chap. V, édit. 1740 ; chap. VI, édit. 1750. « Je fais d'abord une incision aussi longue que possible, *commençant près du point où l'on s'arrête dans l'ancien procédé.* »

dirigée légèrement en haut. Dans la figure ci-dssous, on a disséqué les partie s intéressées pour bien montrer ce temps important de l'opération.

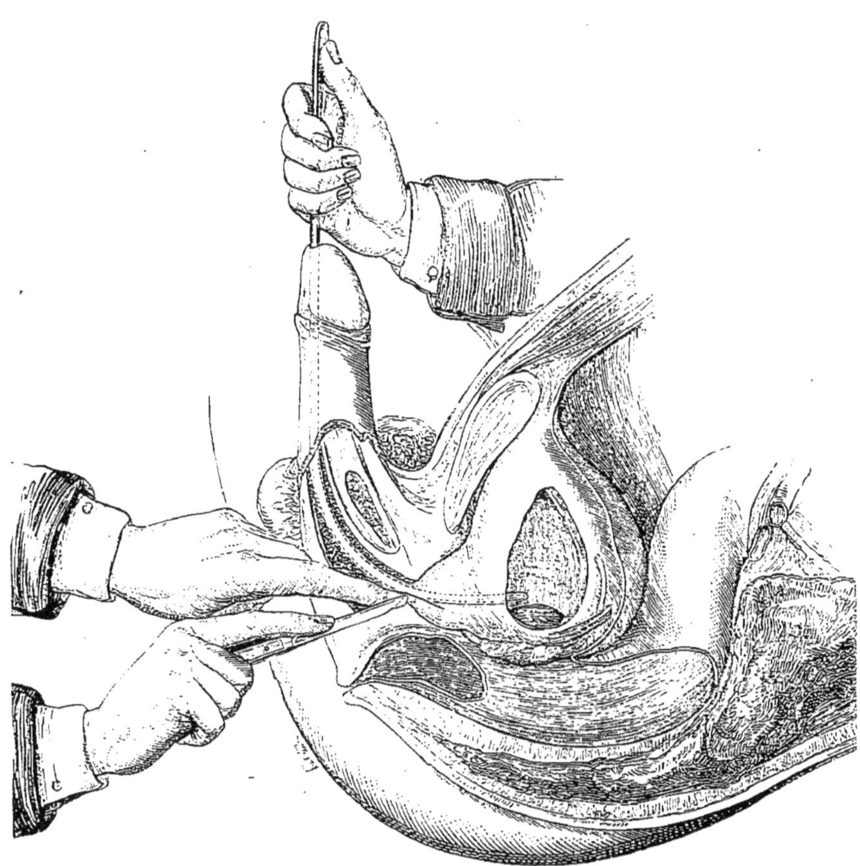

FIG. 159. — Coupe du sujet montrant les points importants à l'opérateur. Position des
mains pendant la dernière incision (d'après une préparation faite exprès).

Le bistouri est alors poussé avec assurance le long de la rainure jusque
dans la vessie. L'opérateur se souviendra que la profondeur de l'incision
prostatique dépend beaucoup de l'angle que forme en ce moment l'instrument tranchant avec le conducteur ; aussi ne devra-t-il pas trop abaisser la
main droite. Si l'on ne veut qu'une petite incision, on maintiendra le bistouri presque parallèle à l'extrémité du cathéter, de sorte que les deux ne
limitent entre eux qu'un angle aigu ; on n'appuie sur lui d'ailleurs qu'autant qu'il est nécessaire pour faire glisser sa pointe dans la cannelure
qu'elle ne doit jamais abandonner sous aucun prétexte. Une fois la vessie
incisée, le bistouri est retiré pour y laisser introduire le doigt. Toutefois, si
l'opérateur ne juge pas la voie obtenue suffisante, il peut l'augmenter à son
gré, en dirigeant le tranchant en bas et en dehors, tandis qu'il retire le bistouri dans l'axe de l'incision superficielle dont il effleure l'angle inférieur
au moment de sortir.

L'extrémité de l'index gauche suit alors la cannelure du cathéter, arrive ainsi à travers l'incision jusqu'au milieu de la prostate, qu'il dilate chemin faisant avec douceur et fermeté tout à la fois ; on ne s'arrête que lorsque toute la dernière phalange est engagée dans la vessie (comme il arrive en général) et touche la pierre, située le plus souvent au col vésical. Dans cette position, le doigt fait deux choses : il renseigne exactement sur la position du calcul, et, par une légère pression sur lui, fixe ses rapports avec la paroi vésicale. « Retirez le cathéter », dit alors l'opérateur, tandis que, saisissant une paire de longues tenettes droites, il fait glisser doucement et petit à petit leur extrémité fermée le long de la face palmaire de l'index, jusqu'à ce que les mors aient pénétré dans le réservoir urinaire. Cette manœuvre ne peut, de toute évidence, s'accomplir qu'aux dépens d'une nouvelle dilatation de l'incision prostatique. Or, il est de la plus haute importance que la tenette ne soit pas poussée de manière à déchirer les parties molles, mais qu'au contraire l'opérateur ne la fasse, de parti pris, avancer que lentement, dilatant ainsi graduellement, et ne déchirant que le moins possible. Pendant cette manœuvre, on verra probablement s'échapper un peu d'urine par la plaie.

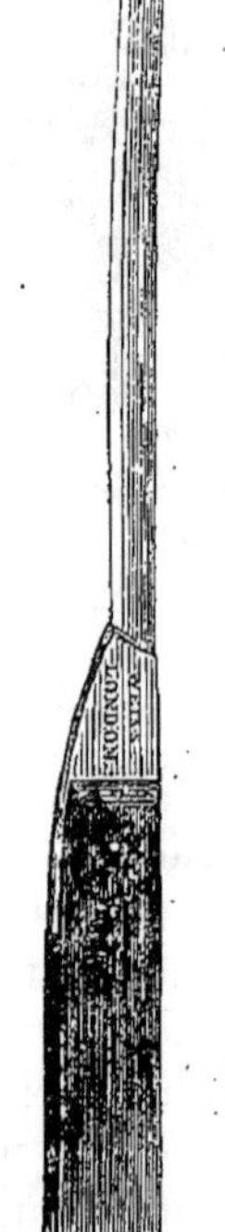

De tout temps on a regardé l'incision de la prostate et du col vésical comme le moment le plus important de l'opération, celui qui demande le plus d'attention de la part du chirurgien. Nous avons vu qu'on pouvait la faire avec le même bistouri droit qui a servi à inciser les téguments ; telle est d'ailleurs la pratique de la plupart des chirurgiens de notre capitale. Ce n'est pas l'avis de tous les opérateurs cependant ; aussi a-t-on construit et mis en usage nombre d'instruments divers qui, si l'on en croit leurs promoteurs, rendent ce temps plus sûr, moins dangereux. Deux types, deux seulement, ont été adoptés parmi la quantité innombrable de bistouris, de scalpels, de gorgerets tour à tour proposés dans ce but. Le premier type comprend tout instrument, quels qu'en soient le nom ou la forme, terminé par un bouton qui glissera dans la cannelure et sera incapable de léser les parties voisines si, par hasard, il vient à abandonner le conducteur. Au second type appartiennent ces lames dont la largeur calculée permet de donner à l'incision des dimensions exactes, déterminées d'avance, indépendantes du caprice du chirurgien ou de son habileté opératoire.

Nous pouvons ainsi classer tous les instruments auxquels nous faisons allusion plus haut et les grouper facilement pour juger de leur valeur respective.

Fig. 160. — Bistouri boutonné de W. Blizard.

En tête de la première classe, nous trouvons le bistouri boutonné, soit ordinaire, soit mieux encore de Sir W. Blizard (fig. 160), le plus connu et le plus commode. Plus d'un opérateur célèbre s'est servi, pour faire l'incision prostato-vésicale, de ce modèle ou de tout autre analogue (voyez les fig. plus loin), trouvant qu'il rend les mêmes services que l'instrument pointu, sans exposer aux mêmes dangers. Si l'on adopte cette manière de faire, il faut avoir soin, avant de retirer le premier bistouri, d'avoir fait à l'urèthre une ponction suffisante pour livrer facilement pas-

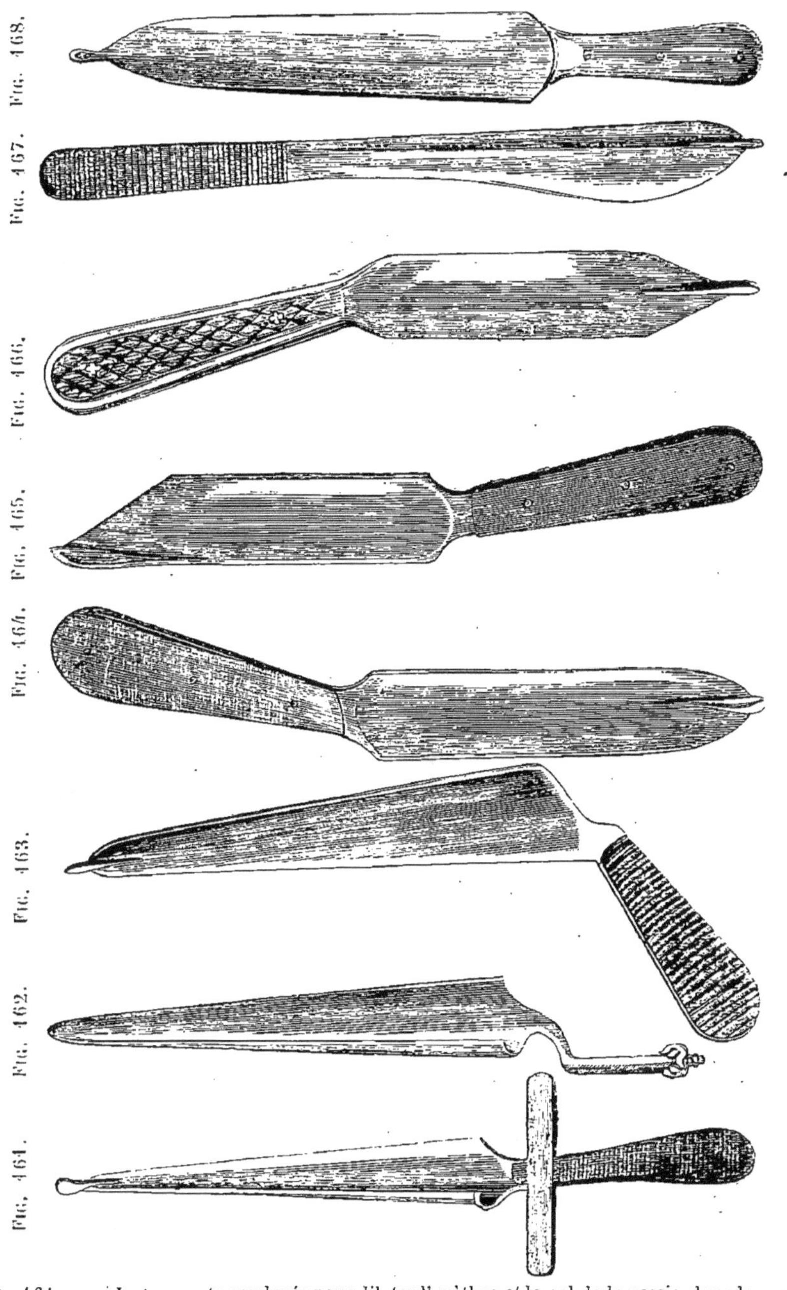

Fig. 161. — ⎰ Instruments employés pour dilater l'urèthre et le col de la vessie dans le grand
Fig. 162. — ⎱   appareil ou procédé de Marianus (Heister, *Institut*, vol. II, pl. XXVIII).
Fig. 163. — Dilatateur de Cheselden (Heister, *Institut*, vol. II, pl. XXXI, fig. 59).
Fig. 164. — Gorgeret tranchant de Hawkins (*Savigny's Collection of Surgical Instruments*, Londres, 1768, pl. IV, fig. 1).
Fig. 165. — Gorgeret de Cline (*Savigny's Work*, pl. IV, fig. 3).
Fig. 166. — Gorgeret à double tranchant de Sir A. Cooper (*Ibid.*, pl. VI, fig. 4).
Fig. 167. — Gorgeret de Scarpa (d'après un modèle envoyé par le professeur Scarpa à M. Crichton et aujourd'hui en ma possession).
Fig. 168. — Gorgeret du docteur Keith (d'après un que je possède).

sage à la pointe mousse du nouveau bistouri, en même temps que l'ongle est maintenu engagé dans cette incision uréthrale. Pourvu qu'on se conforme à ces avis, il n'y a nulle objection à faire à l'emploi du bistouri boutonné, et l'opérateur devra sans hésiter s'en servir s'il croit avoir ainsi en main un instrument plus sûr que tout autre. Les délabrements de la vessie (si tant est qu'il en existe) par bistouri pointu plaident en faveur de la pointe mousse. On a coutume, en effet, de dire que parfois dans la taille latérale on a pu avec l'instrument effilé traverser la vessie de part en part; mais, pour que pareil effet se produise, il faut que la pointe, s'échappant de la rainure du cathéter, se soit trouvée à nu dans le réservoir urinaire, ce qui ne saurait arriver à moins de circonstances exceptionnelles.

On a muni aussi d'une pointe boutonnée tous ces instruments divers, rangés dans notre deuxième classe et désignés sous le nom général de *gorgerets*. Leurs adversaires ne les en accusent pas moins de s'échapper facilement du conducteur, bien qu'ils possèdent cette même extrémité mousse qui paraît si précieuse pour assurer la marche du bistouri. Une telle contradiction apparente demande un mot d'explication, facile d'ailleurs à donner. Si le gorgeret s'échappe, il ne faut pas en accuser fatalement l'instrument lui-même, mais plutôt la manœuvre suivante : Pas toujours, mais souvent, on voit l'opérateur, saisissant de sa main gauche le manche du cathéter, l'abaisser au moment précis où la main droite pousse le gorgeret vers la vessie. On n'arrive ainsi qu'à relever brusquement la cannelure et faire cesser tout contact entre les deux instruments, surtout si le gorgeret mis en usage offre, comme le premier modèle tranchant de Hawkins, une saillie convexe sur son côté gauche; défaut de construction que Cline fit disparaître en plaçant le bec juste au bout du bord gauche parfaitement rectiligne. Ce mouvement simultané et du cathéter et du gorgeret peut être, je pense, regardé comme une des causes principales faisant échapper son bec. Si le cathéter est tout le temps maintenu fixe, comme on a coutume de le faire dans la lithotomie moderne (le procédé de M. Key excepté), le gorgeret pourra suivre la cannelure tout aussi sûrement et avec autant de précision que le ferait le bistouri boutonné. Le double mouvement est sans doute exécuté avec une certaine fermeté, mais il peut être hasardeux entre les mains d'un débutant.

Une autre cause tout aussi réelle de l'échappement du gorgeret tenait à l'angle obtus que formait le tranchant avec le dos de la lame; l'instrument chassait ainsi la paroi vésicale devant lui au lieu de l'inciser. Cline remédia encore à ce défaut en transformant cet angle en aigu. La planche ci-contre (page 575) donne une idée de la série des gorgerets, depuis les premiers, signalés parmi les instruments nécessaires pour le grand appareil ou procédé de Marianus, jusqu'à ceux dont on se sert aujourd'hui.

La fameuse phrase de John Bell : « Le gorgeret glisse! tous les chirurgiens de l'Europe le confessent » (1), a peut-être trouvé trop d'écho, contribuant à discréditer un instrument qui, ne l'oublions pas, a donné les plus heureux succès à nombre d'opérateurs dans ce pays (2). On ne voit pas d'ailleurs, et l'on n'a jamais expliqué suffisamment, pourquoi il serait plus sujet à glisser que le bistouri boutonné.

La véritable différence pratique entre le bistouri et le gorgeret, c'est que, tandis qu'avec le premier, boutonné ou non, on fait l'incision profonde, variable, suivant l'angle qu'il forme avec le cathéter, soit pendant son trajet vers la vessie, soit pen-

____

(1) *Principles of Surgery*, 1826, vol. IV, p. 227.

(2) M. Green a opéré quarante cas avec le gorgeret tranchant de Cline, sans un seul accident. Cline était, lui aussi, fort heureux : l'instrument dont il se servait, était large de 19 millimètres pour les cas ordinaires, et de 25 millimètres si la prostate était volumineuse.

dant sa sortie ; avec le second, c'est sa largeur même qui détermine celle de l'incision, qui ne saurait être ni trop petite, ni trop grande, à moins que le gorgeret lui-même ne soit trop gros ou qu'au moment de le faire pénétrer dans la vessie, on ne l'ait pas suffisamment maintenu parallèle à la dernière portion du cathéter.

Sir Benj. Brodie employait et recommandait un bistouri boutonné dont « la lame est assez large pour diviser profondément la prostate en entrant dans la vessie, sans qu'il soit nécessaire de recourir à un débridement supplémentaire ». Ce n'était rien autre, à vrai dire, qu'un gorgeret un peu étroit (fig. 170).

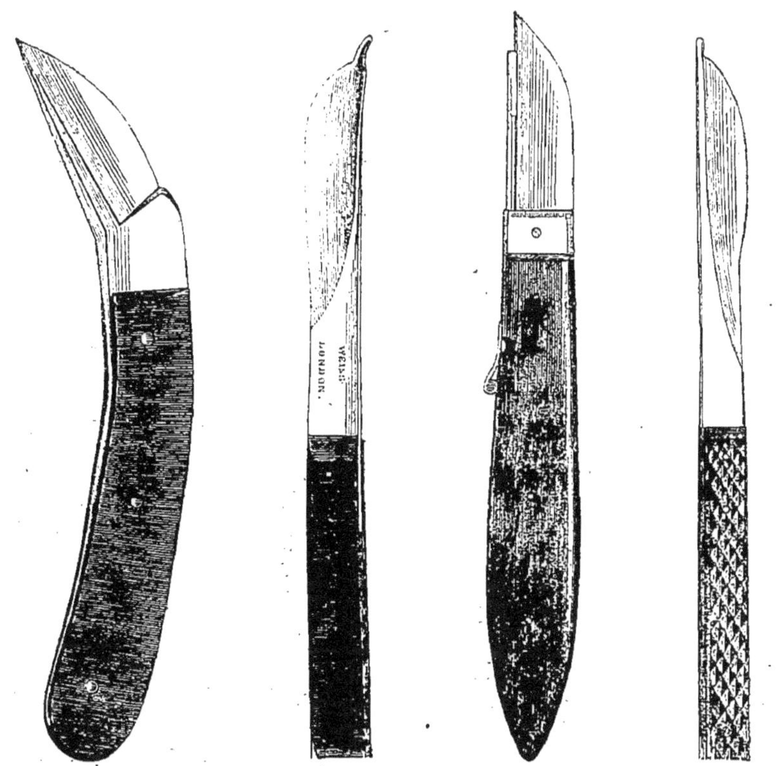

Fig. 169. — Couteau de J. Hunter (*Savigny's Work*, pl. IV, fig. 2).

Fig. 170. — Bistouri de B. Brodie.

Fig. 171. — Bistouri de Langenbeck.

Fig. 172. — Bistouri de Smith (de Leeds).

Le bistouri de Hunter pour la taille (fig. 169), encore plus large, n'était en réalité qu'un gorgeret dissimulé. Même remarque pour celui de Langenbeck (fig. 171), muni d'un ressort caché qui permettait de le transformer à volonté en bistouri boutonné. Le couteau dont se sert avec succès M. Smith, de Leeds, est à lame large et à pointe boutonnée ; quatre dimensions différentes permettent de satisfaire aux divers cas échéants (fig. 172). Mais, nous le répétons, entre tous ces larges bistouris et un gorgeret tranchant de moyenne dimension, il n'y a pas de différence réelle.

M. Keith, d'Aberdeen, se sert d'un gorgeret spécial, large de 22 millimètres pour les cas ordinaires, et de 28 millimètres si l'on a affaire à une grosse prostate. Ce qui distingue cet instrument, c'est que son bord, primitivement effilé, est ensuite émoussé à la lime (fig. 168). Dès lors il peut bien diviser le tissu prostatique à travers lequel on le pousse, mais il est incapable d'inciser les parois vésicales. Cet instrument n'est d'ailleurs mis en usage par son inventeur que pour élargir la voie préalablement faite avec le bistouri boutonné et servir de guide aux tenettes. Il se rapproche beaucoup pour la forme de celui de Cheselden, tel que nous le trouvons dessiné dans la *Chirurgie* d'Heister (fig. 163) ; il est seulement un peu moins pointu. M. Crichton se servit d'abord exclusivement du gorgeret tranchant, et obtint avec lui nombre de ses succès. Plus tard, il restreignit son emploi au cas de périnées profonds ou de grosses prostates, employant le bistouri bou-tonné dans les circonstances ordinaires. Ses deux gorgerets (qui, ainsi que ceux du docteur Keith, sont en ma possession) étaient construits sur le modèle Cline. Il n'est que juste de reconnaître que c'est de cet instrument qu'il se servait dans ces cas difficiles où il obtint précisément de si remarquables succès, et que, en lui substituant le bistouri, il ne fit, de son propre aveu, que céder au préjugé contre le gorgeret, sans avoir de reproche spécial à lui faire.

Les « bistouris cachés » ou *lithotomes* de toute espèce re-posent sur le même principe et font partie de notre second groupe. La dimension de l'incision dépend de l'ouverture de l'instrument, et est ainsi le fait plutôt d'une disposition méca-nique que de la volonté ou de l'habileté de l'opérateur. Comme avec le gorgeret, elle a été fixée et décidée d'avance, et ne peut être modifiée par le chirurgien au moment même de la sec-tion. Gorgeret tranchant et lithotome reposent essentiellement sur le même principe, quoiqu'ils diffèrent et par la forme et par le maniement : celui-là coupant de dehors en dedans par pression ; celui-ci coupant de dedans en dehors par traction. Le gorgeret doit à sa forme pointue de faire une incision un peu moins large au fond qu'à l'entrée, tandis que le lithotome coupe partout exactement dans la même étendue. Le col vési-cal est ainsi sectionné dans une plus grande étendue, fait important et qui doit peut-être faire regarder le gorgeret comme le plus sûr.

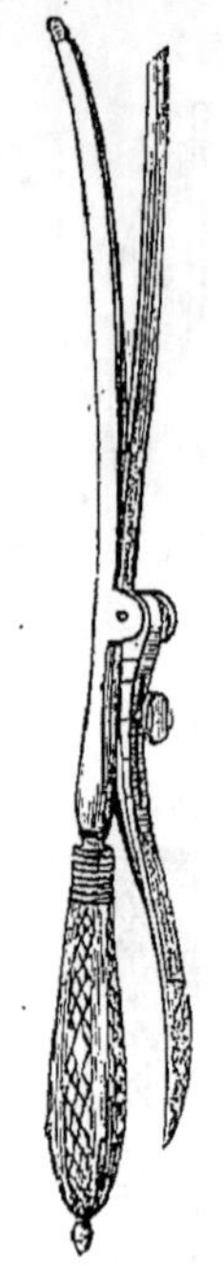

FIG. 173. — Litho-tome caché du frère Côme, modifié par Charrière.

Quant aux gorgerets mousses, incapables de couper, ce sont plutôt eux dont on se sert comme conducteurs que ceux que nous avons eus en vue jusqu'à présent. Ils ont pour but de dilater *une incision prostatique déjà faite* et de guider dans quelques cas l'intro-duction des tenettes. C'est dans ce sens que Cheselden envisageait cet instru-ment.

Voyons maintenant à choisir parmi ces divers moyens d'inciser la prostate. Il est plus simple, plus commode de n'employer que le bistouri, le bistouri à pointe, qui se recommande aux chirurgiens modernes comme un instrument tout à la fois sûr et convenable, et qui devra comme tel être employé de préférence, à moins de con-ditions particulières. C'est ainsi qu'opérèrent toujours Liston, Sir W. Fergusson, et, à University College Hospital, M. Erichsen, et depuis lors ses collègues.

Il est des circonstances cependant qui doivent faire préférer le bistouri boutonné. Si le calcul est volumineux, il faudra une incision proportionnée, et comme on ne saurait la faire sans que la pointe quitte la cannelure, il est plus prudent que celle-ci soit mousse. Lorsque le périnée est profond, chez des sujets très-gras par exemple, ou atteints d'hypertrophie prostatique, en sorte que le doigt ne peut sui-vre le bistouri jusqu'au col de la vessie, j'ai coutume de faire la dernière incision avec le bistouri, boutonné puis de la dilater avec un gorgeret mousse qui me sert en

même temps de conducteur pour les tenettes. Je me suis bien trouvé de cette pratique dans plusieurs cas de développement anormal de la prostate.

Nous avons une remarque importante à faire à propos de l'incision prostato-vésicale, c'est son manque de parallélisme exact avec l'incision superficielle. Les auteurs invitent l'opérateur à veiller avec soin à ce que incision
du col vésical et incision des téguments soient dans le même plan.

En pratique, il n'en est jamais ainsi, et cela ne saurait être que bien
rarement. C'est là un fait qu'il est bon et sage de signaler. Un coup d'œil
sur la planche ci-jointe montrera la direction différente des incisions. Ce
défaut de parallélisme n'est pas,
comme il semble tout d'abord, un
danger pour l'extraction de la pierre,
tandis qu'une incision profonde,
presque perpendiculaire à la superficielle, est incontestablement
un élément de sécurité. La plupart
des meilleurs lithotomistes de la
dernière génération la faisaient
presque, sinon tout à fait perpendiculaire, qu'ils se servissent du
bistouri ou du gorgeret; quelquefois même, avec ce dernier instrument, elle était oblique en haut. Il
faut se souvenir que si l'on incise
la prostate dans la même direction
que la peau, on s'expose d'autant
plus facilement à franchir ses limites. Soit que nous examinions la
distance du cathéter aux divers
points de la capsule prostatique,
soit que nous envisagions la po-

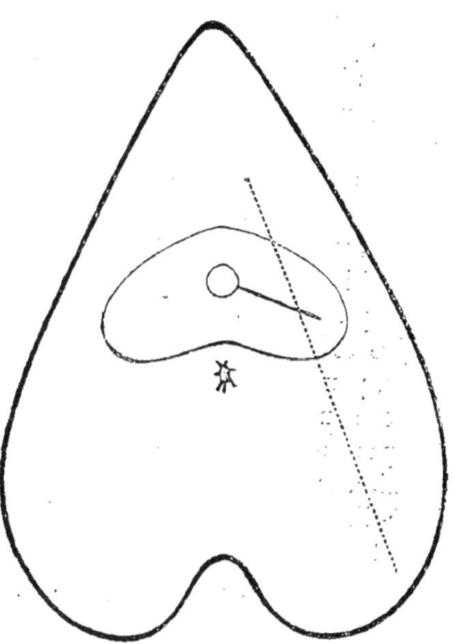

Fig. 174. — Taille latérale (*).

sition des canaux éjaculateurs, nous voyons que c'est en incisant selon
une ligne oblique, mais plus voisine de l'horizontale que de la perpendiculaire, que l'on aura à courir le moins de risque. Si l'on tient compte,
d'autre part, que la plaie de ces incisions, aussi bien la profonde que la
superficielle, prend une forme plus ou moins ovale, on comprendra pourquoi le parallélisme absolu n'est pas aussi nécessaire que la théorie semble
l'indiquer et qu'on le croit généralement. Le doigt, introduit dans une telle
plaie, pourvu qu'elle soit nette et sans hachures, ne bute contre aucun
angle, mais glisse dans un canal régulièrement circulaire. C'est encore une
erreur de supposer que le défaut de parallélisme apportera un changement
matériel à la forme ou aux dimensions de la route qu'il faut créer par distension à travers les tissus.

Troisième temps. — Les tenettes une fois introduites dans la vessie,

<hr>

(*) incision profonde, prostato-vésicale; .... incision superficielle.

une branche en bas, l'autre en haut, on les ouvre avec précaution, mais largement, et, comme ce qui reste d'urine s'écoule au dehors, il est probable qu'on saisira la pierre entre les mors en les fermant; sinon, les tenettes restant fermées, on les inclinera à droite et à gauche pour reconnaître où se tient le calcul. Supposons qu'on le sente sur le côté externe des tenettes encore en position d'introduction, tandis que le mors inférieur est maintenu, immobile, on fait basculer l'autre branche; quand l'ouverture sera suffisante, on tournera les tenettes du côté de la pierre, et on ne les fermera plus que lorsqu'on sera à peu près sûr de les avoir chargées. S'il en est ainsi, et que l'extraction paraisse facile, on y procède tout de suite, après avoir toutefois imprimé à l'instrument un léger mouvement de rotation sur son axe pour s'assurer qu'il n'a saisi que le calcul. Si l'écartement des branches indique des mors largement ouverts, on glissera le doigt indicateur le long de l'instrument pour reconnaître les dimensions et la position du calcul, et l'engager mieux s'il est possible. Son grand diamètre doit être dans l'axe des tenettes, tandis que le plus petit est embrassé par les mors. Si l'on n'a pas saisi la pierre, on continue les tentatives avec prudence, évitant avec grand soin toute manœuvre brusque, sans but, mal calculée. Quoi qu'il en soit, le calcul une fois pris, on en fait l'extraction avec lenteur et précaution : c'est à ce moment en effet que la dilatation de la plaie vésicale et prostatique arrive à son maximum; aussi faut-il, plus que jamais, pour le bien du malade, procéder avec douceur et réflexion. Les tenettes sont serrées suffisamment pour ne pas laisser échapper la pierre, mais pas assez pour l'écraser. On leur imprime de petits mouvements de latéralité, tandis qu'on fait une traction soutenue dans l'axe de la plaie, c'est-à-dire suivant une ligne oblique en bas et en dehors, vers la droite de l'opérateur. On ne saurait trop faire remarquer l'importance d'agir lentement et prudemment pendant cette manœuvre.

L'extraction faite, on conduit un explorateur dans la vessie, et l'on cherche avec soin s'il n'existe pas d'autres calculs. On peut, dans le même but, examiner la pierre extraite, voir si elle offre ou non des facettes; toutefois ce dernier signe est souvent trompeur. On peut trouver un calcul à facettes bien qu'unique, ou un calcul lisse, quoiqu'il y en ait plusieurs. En découvre-t-on un ou plusieurs, on se conduira à leur égard comme pour le premier, évitant de léser la vessie par des manœuvres brusques ou violentes : c'est là le seul danger à craindre à ce moment.

Si le volume du calcul est tel que, bien que saisi dans la meilleure position compatible avec sa forme, on ait un écartement considérable des branches, écartement qui ne permet pas d'espérer l'extraction à travers la voie préparée, il faut choisir absolument entre un des deux moyens suivants : agrandir l'incision ou broyer la pierre sur place.

Il est rare cependant qu'on se trouve dans cette alternative. Des pierres pesant 275 grammes ont pu être retirées entières par le simple procédé de l'incision, et ceci avec succès. Le broiement dans une vessie vide, qui se contracte sur le calcul, est un dangereux expédient. Toutefois on a généralement continue, depuis quelques années, d'y recourir lorsque le volume du calcul est tel qu'on ne saurait prudemment vouloir lui ouvrir une voie. Il a parfaitement réussi dans un cas où la pierre pesait plus de 420 gram. (1).

Quatrième temps. — Avant d'aller plus loin, parlons de l'*hémorrhagie* qu'on peut avoir à combattre à chaque moment de l'opération. Une artère à portée sera liée le plus souvent, quelquefois tordue. Le sang vient-il du fond de la plaie, il faut éponger avec soin, chercher le vaisseau lésé et le lier s'il est possible. Ne peut-on faire la ligature ordinaire, on pourra se trouver bien quelquefois de la ligature médiate par le procédé suivant : on embrasse le point saignant dans l'anse d'un fil porté sur une aiguille courbe, puis on lie. Dans les cas difficiles, on se servira avec avantage du ténaculum représenté figure 157, page 569. Il est de forme ordinaire, mais la partie métallique n'est rattachée au manche qu'au moyen d'une vis de pression, et peut en être séparée à volonté. On passe le crochet sous le vaisseau ouvert; on lie fortement avec un fil les parties molles immédiatement au-dessous; on dévisse la poignée, qu'on retire, abandonnant le crochet dans la plaie. Je crois avoir, grâce à cette ligature sur ténaculum, sauvé la vie de deux ou trois de mes opérés (2).

On peut arriver au même résultat avec les *compressing forceps*, ou pinces à pression du docteur Gross. Ce sont des pinces à pansement minces, mais dont les branches peuvent se rapprocher au moyen d'une vis. Une fois le point saignant saisi, on serre la vis, puis l'instrument est laissé en place (3).

Ne peut-on appliquer ces divers moyens, et la pression faite avec le doigt soit directement dans la plaie, soit sur le trajet de l'artère honteuse, arrête-t-elle l'hémorrhagie, on chargera un ou deux aides sûrs de faire cette compression pendant quelques heures. Si elle a été suffisamment énergique et continue, l'hémorrhagie est alors arrêtée.

Quand cette ressource manque, et que tous les autres moyens ont échoué, on a pu réussir en liant l'artère honteuse à son passage contre la branche ischio-pubienne. Voici comme on procède : Une forte aiguille courbe, portant un fil de soie solide, est enfoncée à travers les parties molles qui recouvrent le bord antérieur de cet os, et tout contre lui, puis on la fait ressortir 2 centimètres environ plus loin, de manière à passer sous le tronc de la honteuse. Les deux extrémités du fil sont étroitement liées, et si l'opération a été bien conduite, on doit obtenir l'occlusion du vaisseau. La cessation de l'hémorrhagie montre qu'on a réussi. Quand le sang vient de l'angle supérieur de l'incision, ce qui peut tenir à une blessure du bulbe ou de son artère, on peut l'arrêter en établissant une compression extérieure à l'aide d'un bouchon ordinaire, ou même seulement d'un morceau de liége fixé et maintenu en place par du diachylon ou un bandage.

---

(1) Voyez, pour plus de détails, chapitre VI, sur les dangers et les difficultés de la taille.

(2) C'est au docteur Keith, d'Aberdeen, que je suis redevable de cette vis qui rend l'emploi du ténaculum beaucoup plus commode. Dans les cas auxquels je fais allusion dans le texte, le ténaculum était d'une seule pièce et encombrait la voie. Une fois il demeura dix jours dans la plaie, puis finit par tomber de lui-même.

(3) Gross, *Urinary Organs.* Philadelphia, 2ᵉ édit., p. 576.

Le sang noir, coulant abondamment, mais sans jet, l'hémorrhagie veineuse en un mot, reconnaît pour point de départ en général une des veines qui entourent le sommet de la prostate, mais le lieu précis est le plus souvent très-difficile à constater exactement. On ne saurait lui opposer le tamponnement ordinaire avec la charpie ou l'éponge ; il est absolument sans effet, dissimulant l'hémorrhagie (en enfermant le sang dans la cavité vésicale) plutôt qu'il ne l'arrête. Un moyen plus efficace s'obtient par une légère addition à la canule qu'on a coutume d'introduire après l'opération pour assurer l'écoulement de l'urine. Cette addition consiste à fixer sur la canule, à environ 2,5 centim. de son extrémité, un linge fin ou mieux une mousseline douce et solide tout à la fois, qu'on dispose, si je puis me servir de cette expression, en forme de jupon, s'étendant jusque vers l'extrémité extérieure. L'étoffe n'est pas accolée sur le tube, mais plissée de manière à laisser un peu d'espace libre. La canule ainsi disposée est portée jusque dans la vessie, puis avec des boulettes de charpie on remplit autant qu'il est nécessaire la cavité comprise entre l'enveloppe et la canule. On peut ainsi obtenir un tamponnement parfait dans toute l'étendue de la plaie. [Au lieu d'une canule ordinaire habillée comme le conseille M. Thompson, on se sert avec avantage, en France, de la canule spéciale dite *canule à chemise* (fig. 156, page 568). Grâce à une rainure destinée à recevoir le fil constricteur, on n'a pas à craindre de voir glisser la chemise soit pendant l'introduction, soit pendant le tamponnement.]

Quand il n'y pas d'hémorrhagie à proprement parler, venant de tel ou tel vaisseau, mais un suintement de sang général, on obtient de très-bons avantages de l'application du froid, soit qu'on applique des vessies pleines de glace à l'hypogastre et au périnée, ce qui peut être un puissant auxiliaire dans le cas d'hémorrhagie veineuse, soit qu'on pratique plusieurs injections d'eau froide dans la plaie, soit enfin qu'on établisse une sorte d'irrigation continue. Voici alors comme on procède : Dans un vase suspendu au-dessus du lit et contenant de l'eau et de la glace, plongent par un bout deux ou trois longues mèches de coton, dont l'autre extrémité est appliquée sur le malade ; elles entretiennent ainsi un léger courant liquide sur les aines et le périnée. Une étoffe imperméable reçoit au fur et à mesure cette eau et la conduit dans un bassin disposé à cet effet. Un coussin un peu dur sera glissé sous le bassin, de manière à le tenir légèrement élevé dans le double but d'avoir une position favorable à l'hémostase, et d'éviter la chaleur du lit, surtout si celui-ci cède sous le poids du malade.

Il est de règle absolue de ménager autant que possible les forces du patient, et, par suite, de ne négliger aucun écoulement de sang. Aux moyens que nous venons d'indiquer, on joindra avec avantage, dans quelques cas, le traitement médical des hémorrhagies (que nous n'avons pas à décrire ici), et particulièrement l'opium à petites doses.

Que cette hémorrhagie n'ait pas eu lieu ou qu'on s'en soit rendu maître, on a coutume d'introduire par la plaie, jusque dans la vessie, un tube de gomme élastique long de 15 à 18 centimètres, pour assurer l'écoulement de l'urine, en empêchant l'occlusion de la plaie vésicale par agglutination ou toute autre cause. Des lacs fixent ce tube à un bandage de corps. Il faut éviter avec soin qu'il ne fasse une saillie trop considérable du côté de la vessie, et ne devienne ainsi pour elle une source d'irritation. Ce tube est-il réellement utile? C'est un point plus que douteux; plusieurs opérateurs s'en sont passés sans avoir à le regretter. J'ai agi de même dans quatre cas récents, et la plaie m'a paru se fermer mieux et plus vite.

TRAITEMENT CONSÉCUTIF. — L'opéré est reporté dans son lit. Celui-ci sera formé de matelas fermes recouverts d'une toile imperméable. Un drap sec et chaud est placé sous les fesses pour recevoir tout ce qui coulera par la plaie. Pour pouvoir surveiller facilement et cet écoulement et la plaie, il est bon que le pied du lit soit placé vis-à-vis d'une fenêtre. Les membres inférieurs, en demi-flexion et légère rotation en dehors, sont soutenus par des oreillers. L'infirmier surveillera attentivement l'écoulement de l'urine et le suintement de sang pendant les vingt-quatre premières heures; si le tube paraît bouché, il faudra le nettoyer en y passant une plume garnie de ses barbes. Ce qu'on désire, ce qu'on attend, c'est, au bout du premier jour, l'écoulement d'une urine claire, non sanguinolente, preuve évidente que toute hémorrhagie a cessé, et que les reins fonctionnent bien. En cas de spasmes, d'agitation, de douleurs vives, on donnera l'opium à haute dose; mais il vaut mieux s'en passer, à moins de nécessité absolue. Je ne saurais approuver cette conduite toute de convention, qui consiste à prescrire de 30 à 40 gouttes de teinture d'opium ou de liqueur de Battley, par cela seul que le malade a subi une sérieuse opération; chez beaucoup de sujets, en effet, c'est une cause de troubles stomacaux et hépatiques, de paresse intestinale, d'où inappétence et digestions difficiles.

La propreté est de la plus haute importance. On changera fréquemment les draps de lit; on passera de temps à autre une éponge mouillée sur le périnée et les environs de l'anus; toute cause de malpropreté sera évitée avec soin. Une serviette propre, repliée plusieurs fois sur elle-même, sera toutes les heures placée devant l'orifice du tube, et celui-ci enlevé, sous l'incision, pour recevoir l'urine.

Comme régime alimentaire, le malade sera soumis tout d'abord à une diète non excitante, telle que lait, bouillon de viande, et l'on attendra, pour donner des aliments solides, que l'estomac les réclame. Il n'est pas nécessaire de se hâter de purger; trois ou quatre jours peuvent s'écouler après l'opération avant qu'on ait à s'inquiéter de ce côté. J'ai vu au contraire survenir une vive inflammation des viscères pelviens à la suite d'un purgatif intempestif.

S'il n'y a pas eu tendance à saigner, on pourra retirer le tube au bout de vingt-quatre, trente-six ou quarante-huit heures; dans le cas contraire, il vaut mieux le laisser trois ou quatre jours que de risquer de tirailler les parties: il est rare, d'ailleurs, qu'on soit obligé d'agir de la sorte. — A mesure que le temps passe, il faut redoubler de soin, surtout s'il s'agit d'un vieillard, pour protéger contre toute irritation la peau du dos et des fesses; faute de cette précaution, on pourrait voir survenir des excoriations. Dans ce but, on garantira la surface cutanée du contact de l'urine, en l'enduisant de cérat, puis de temps à autre on fera des lotions, soit astringentes proprement dites, soit avec un mélange d'eau et d'eau-de-vie ; enfin, on veillera à donner au malade une position convenable : la tête, les épaules, la moitié supérieure du tronc, sont tenues élevées, de sorte que la plaie soit en un point aussi déclive que possible. Le patient devra se coucher tour à tour sur le côté droit et sur le côté gauche, pendant quelques heures, pour ne pas laisser l'urine et les autres liquides couler toujours du même côté.

Après vingt-quatre heures, les lèvres de l'incision sont un peu gonflées ; aussi arrive-t-il souvent que l'on voit à ce moment l'urine passer deux ou trois fois par l'urèthre ; mais, vingt-quatre ou trente-six heures plus tard, elle s'échappe tout entière par la plaie. Ce ne sera que du huitième au douzième jour, chez l'adulte, qu'il faudra s'attendre à la voir de nouveau passer en partie par l'urèthre, et trois semaines environ après l'opération qu'elle cessera de traverser la voie anormale. Il y a d'ailleurs à cet égard de grandes différences : le trajet périnéal met parfois nombre de semaines avant de se fermer, ou même reste indéfiniment fistuleux, tandis que chez d'autres sujets il se réunit par première intention. Ce serait faire injure à la mémoire de M. Crichton que de ne pas nous arrêter un moment sur ce dernier point, un de ses sujets favoris. J'avoue toutefois qu'il me paraît difficile d'y attacher grande importance. Il en cite 30 cas tirés de sa pratique, — proportion considérable ! — Parmi les malades qui se sont présentés à lui, il a choisi, pour obtenir ce résultat, les plus sains et les plus vigoureux. Ses incisions étaient faites nettes et régulières, de manière à présenter des surfaces capables de se réunir vite ; pas de tube dans la plaie, un simple plumasseau de charpie mouillée appliqué sur elle, et les jambes liées ensemble, tel était son pansement. Parfois il se produisait une rétention d'urine avec vives douleurs, auquel cas le malade était mis dans un bain de siége chaud : c'était là son remède favori pour toute douleur abdominale aiguë survenant dans les vingt-quatre ou trente-six premières heures. Mais si la pierre était grosse, avait offert des difficultés d'extraction, ou si le sujet était débile, il employait généralement le tube, et ne cherchait pas à obtenir la réunion immédiate. Il est remarquable combien les divers opérateurs diffèrent d'opinion sur la valeur du tube ; car si, pour les uns, son emploi est une condition *sine quâ non* du succès, c'est pour les autres un fait sans importance. Qu'il garantisse les surfaces saignantes du contact de l'urine, comme on l'a dit, c'est un fait qui ne peut se soutenir après réflexion, et qui tombe devant l'observation, puisqu'on peut voir constamment le liquide urinaire couler aussi bien le long de ses parois que dans son canal. Mais c'est certainement une garantie contre la rétention d'urine, et parfois un moyen hémostatique, comme nous l'avons vu ; toutefois il peut être une cause d'irritation pour la vessie, et j'ai vu un sujet remarquablement soulagé par son enlèvement prématuré.

Pour les divers accidents pendant et après l'opération, comme pour les dangers ou les difficultés de son exécution, voyez chapitre VI.

PROCÉDÉ DE KEY AVEC CATHÉTER DROIT. — A côté de la taille latérale, que nous connaissons maintenant, et comme une de ses modifications, trouve place le procédé de M. Aston Key, sur un conducteur rectiligne. Accueilli avec faveur par beaucoup de ses meilleurs élèves, il est encore aujourd'hui préféré par eux comme il le fut par cet éminent chirurgien jusqu'à la fin de sa carrière. Nous empruntons sa propre description, qui indique nettement sa manière de procéder, qui est celle mise en usage actuellement par les chirurgiens de Guy's Hospital.

« L'opération se pratique de la manière suivante : Un aide tenant le conducteur (ou cathéter droit), la poignée légèrement inclinée vers l'opérateur, on incise les parties superficielles dans l'étendue ordinaire, avec le bistouri, jusqu'à ce que sa pointe ait pénétré dans la cannelure et s'y soit solidement engagée, ce dont on peut s'assurer par la sensation transmise. Le bistouri fortement maintenu dans cette position, l'opérateur prend de sa main gauche la poignée du cathéter, et l'abaisse jusqu'à ce qu'il l'amène dans la position représentée planche III [c'est-à-dire formant avec l'horizon un angle de 30 degrés environ]. Alors, imprimant un mouvement simultané aux deux mains, on tourne la cannelure et le tranchant du bistouri obliquement vers le côté gauche du malade. Le bistouri se trouve amené ainsi dans la position convenable pour inciser la prostate ; on s'assure de la direction du conducteur, puis on fait glisser lentement dans sa gorge l'instrument tranchant, sans crainte de voir sa pointe s'échapper. On peut alors le retirer, soit le long du cathéter, soit de manière à augmenter l'incision, selon telle ou telle circonstance signalée plus haut. Donnant le bistouri à l'aide, le chirurgien prend le cathéter de la main droite, tandis que l'index gauche est conduit sur lui jusque dans l'incision prostatique. Il retire alors le conducteur et l'échange contre les tenettes, qu'il guide le long de son doigt jusque dans la cavité vésicale.

» Si la plaie prostatique est trop étroite pour le calcul et ne saurait le laisser passer qu'en usant de violence, il vaut toujours mieux agrandir avec le bistouri que d'exposer le malade aux dangers qu'entraîne fatalement la dilacération des parties (1). »

(1) C. Aston Key, *Treatise on the Section of the Prostate Gland in Lithotomy*. London, 1824, p. 28 et 30.

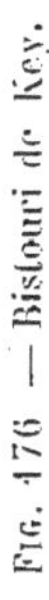

Fig. 176. — Bistouri de Key.

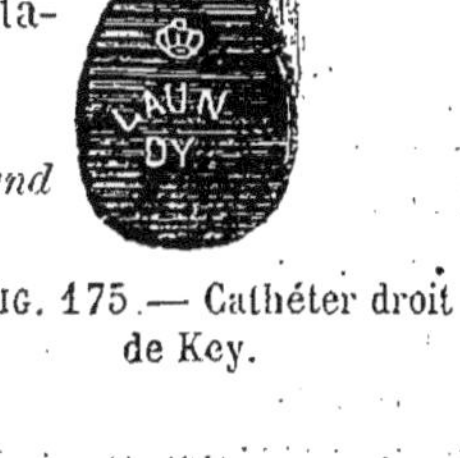

Fig. 175. — Cathéter droit de Key.

CHAPITRE III

OPÉRATIONS PÉRINÉALES CENTRALES

Nombreux essais dans le but d'améliorer la taille latérale. — Taille bilatérale de Dupuytren. — Taille médio-bilatérale. — Taille médiane. — Procédé du docteur Buchanan. — Taille recto-vésicale. — Modifications diverses. — Incision et broiement combinés. — [Lithotritie périnéale.] De la taille chez les enfants.

Nous avons consacré tout le chapitre précédent à décrire avec soin et complétement la taille latérale, par cette raison que la plupart des préparatifs que nous avons minutieusement énumérés appartiennent aussi bien aux autres procédés et se trouvent ainsi signalés une fois pour toutes; et aussi parce qu'elle peut être regardée comme le type auquel nous comparerons les méthodes diverses qu'il nous faut envisager maintenant.

TAILLE LATÉRALE. — *La taille latérale est-elle toujours le meilleur mode opératoire pour extraire une pierre vésicale par la région périnéale?*

Tel est en effet le problème posé depuis des années et qui aujourd'hui encore se présente à nous, moins important toutefois, puisque nous avons dans la lithotritie un moyen certain de guérison des petits calculs.

Que la taille latérale n'ait pas toujours répondu à ce qu'on attendait d'elle, ou tout au moins aux désirs de beaucoup de chirurgiens, c'est ce que l'on peut conclure des nombreuses tentatives faites de temps à autre pour découvrir quelque chose de mieux. Témoin les tailles *recto-vésicale* de Hoffmann, L. J. Sanson (1) et Vacca, — *bilatérale* de Dupuytren, — *médio-bilatérale* de Civiale, — *médiane* des chirurgiens italiens, telle que l'a si bien défendue en ce pays M. Allarton, — sans parler des innombrables modifications insignifiantes tour à tour proposées, oubliées, puis reproduites.

Un point frappe tout de suite un observateur attentif : Toutes les autres opérations qui, à un moment donné, ont pris rang dans la science ou éveillé l'attention du monde chirurgical, se font essentiellement au centre du périnée et non sur les parties latérales. Toutes en un mot sont *centrales* en opposant ce mot à celui de *latéral*.

Il en est une sans doute qui s'appelle *bilatérale*, mais nous verrons bientôt qu'elle se rattache absolument au groupe dit *central*.

Pendant ces cinquante dernières années surtout, il y a eu une conviction croissante que les incisions périnéales latérales exposent à de graves dangers, évitables par l'incision purement centrale.

Premièrement, on a pensé que, pourvu qu'on ne lésât pas trop le bulbe, on était plus à l'abri par cette voie des hémorrhagies graves, les gros vaisseaux occupant les parties latérales, celles qu'intéressent les procédés de même nom.

Deuxièmement, on a cru aussi que l'incision centrale exposait moins

______

(1) L. J. Sanson, *Des moyens de parvenir à la vessie par le rectum*, thèse de doctorat. Paris, 18 décembre 1817.

à franchir les limites de la prostate, et par suite à ouvrir ces traînées celluleuses interposées aux divers viscères de l'excavation pelvienne.

Sans doute tout le monde accordera que si l'on ne tient compte que des
conditions anatomiques, elles prescrivent dans toute taille périnéale d'éviter
dans la première incision les parties supérieures et externes du périnée, et
de ne pas franchir dans l'incision profonde les limites de la prostate. Mais, à
côté de cette nécessité anatomique, il en est une autre pratique, moins
évidente peut-être au premier abord, mais non moins puissante, et qu'il
faut concilier avec la première : nous voulons parler de l'importance qu'il
y a à faire une plaie vésico-prostatique assez large pour laisser passer et
l'instrument et la pierre sans qu'on ait besoin de tractions immodérées
capables de déchirer, soit le col vésical, soit les parties molles. C'est la différence de ces deux points de vue, là anatomique, ici pratique, qui divisera
toujours probablement les lithotomistes en deux camps : l'un plus soucieux des indications tirées de la dissection ; l'autre craignant surtout la

dilacération des parties si l'on fait
une plaie insuffisante. La difficulté
est d'accorder ces deux indications, de trouver juste le terme
milieu. On ne saurait prescrire de
loi absolue : ce sera au savoir et
au jugement de l'opérateur à choisir et à décider dans chaque cas
donné.

Taille bilatérale de Dupuytren.
— C'est sous l'influence des considérations anatomiques que Dupuytren fut conduit à son procédé de
taille bilatérale. Éviter sur les
parties latérales les artères volumineuses nées du tronc de la honteuse ; — en avant, le bulbe ; — en
arrière, le rectum ; — profondément, les tissus périprostatiques,
en remplaçant la grande incision
latérale unique par deux petites
rayonnant du centre, tel est le but
qu'il poursuivait, lorsqu'il mit

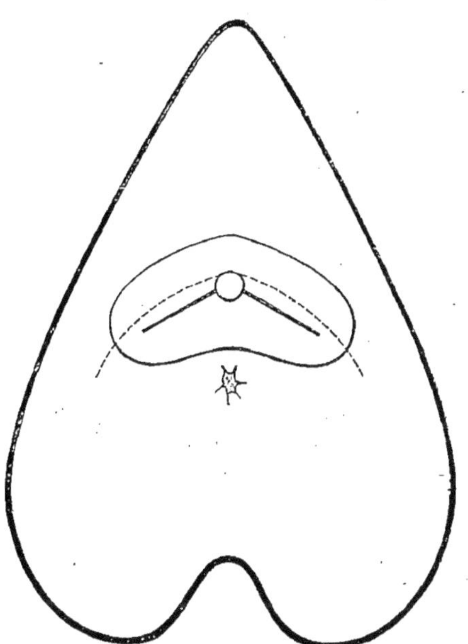

Fig. 177. — Incisions dans la taille bilatérale ;
le trait *plein* indique l'incision profonde ; la
ligne *pointée*, la superficielle.

pour la première fois sa méthode en pratique en 1824.

Après avoir introduit un cathéter cannelé sur la convexité, il fait au-
dessus de l'anus une incision curviligne à concavité inférieure. Le milieu
de cette courbe, son point le plus élevé, si l'on aime mieux, est situé à 20 ou
24 millimètres environ de l'anus, tandis que les extrémités se terminent à
égale distance entre l'orifice anal et la tubérosité ischiatique correspondante. Après avoir divisé la peau, le fascia superficiel, quelques faisceaux du
sphincter externe, on incise la portion membraneuse de l'urèthre trans-

versalement et assez largement pour permettre d'introduire dans la rainure
du cathéter l'extrémité d'un lithotome double qu'on pousse jusque dans la
vessie; lorsqu'il est arrivé au contact de la pierre, on retire le conducteur.
Les lames sont alors ouvertes au point marqué d'avance; puis, veillant
à ce que l'instrument reste bien médian, on le retire horizontalement. On
obtient ainsi une incision non pas tout à fait transversale, mais légèrement oblique en bas, du col de la vessie et de chaque lobe prostatique.

Dans les années suivantes quelques modifications sans importance furent
apportées par divers opérateurs; mais elles n'of-
frent qu'un intérêt historique et aucune valeur
pratique.

La figure 178 représente le lithotome double
dont se servait Dupuytren.

[On a reproché à ce lithotome d'avoir des

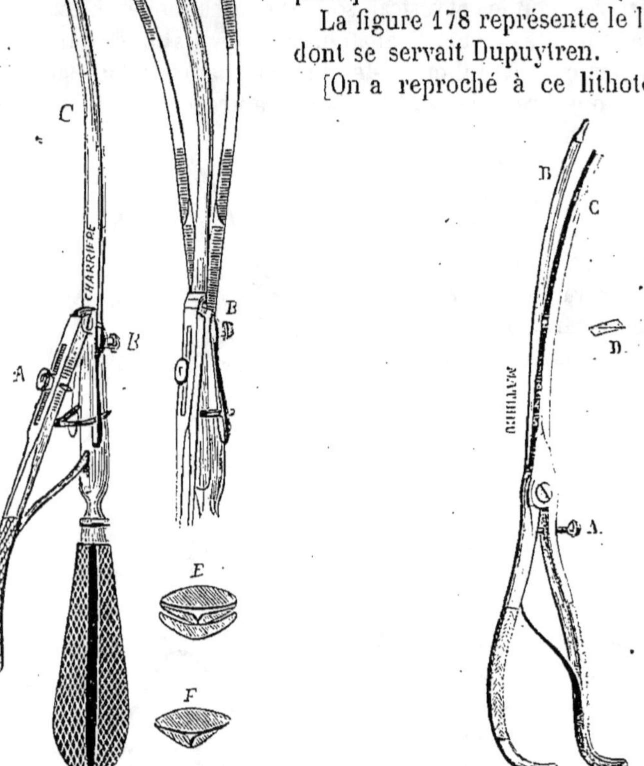

Fig. 178.—Lithotome double employé pour les   Fig. 179.—Lithotome double d'Amussat (**).
tailles bilatérales et médio-bilatérales (*).

lames trop minces, susceptibles de plier et ne produisant pas une plaie
véritablement égale à leur écart. C'est pour obvier à cet inconvénient,
qu'Amussat fit construire le lithotome représenté fig. 179 :]

TAILLE MÉDIO-BILATÉRALE. — Nous arrivons à la méthode décrite par
Civiale dans son *Parallèle* publié en 1836 (1). Peu satisfait des résultats

(1) Civiale, *Parallèle des divers moyens*, etc. Paris, 1836, p. 192 et 217.

(*) A, vis servant à régler l'écartement des lames; C, lames fermées et cachées dans le fourreau; D, l'instrument ouvert.

(**) Les lames, taillées en biseau, se recouvrent parfaitement à l'état de repos. D et A, comme fig. 178.

de l'opération bilatérale et redoutant la taille latérale pour les raisons anatomiques signalées plus haut, il mit pour la première fois ce procédé en
usage en 1829, et continua à s'en servir depuis. Pour ma part, je l'ai vu
réussir brillamment entre les mains de son inventeur, et j'ai été, je pense,
le premier à le pratiquer dans ce pays sur un malade qui se présenta à
moi en automne 1861 ; j'y ai eu recours plusieurs fois depuis (1870).

Voici l'opération. Un cathéter cannelé sur la convexité est introduit et
maintenu solidement par un aide, qui l'appuie contre les pubis. On incise
sur le raphé médian même dans une étendue de 3,5 centim., immédiatement
en avant de l'anus, juste dans la direction du cathéter. On coupe ainsi
couche par couche, en évitant autant que possible de léser le bulbe jusqu'à
ce qu'on arrive sur la portion membraneuse de l'urèthre, qui est ponctionnée
suffisamment pour permettre d'introduire facilement l'extrémité d'un lithotome double, analogue à celui de Dupuytren, mais droit au lieu d'être
courbe. On le fait glisser le long de la cannelure jusque dans la vessie ; puis,
suivant la même voie, on le ramène
à soi sans changer sa position, divisant ainsi le col vésical, la prostate et l'aponévrose moyenne,
suivant une ligne horizontale. L'o-
rifice cutané de la plaie a une
forme ovale, telle que la prend
au périnée toute incision verticale ;
aussi le lithotome à sa sortie n'in-
cise-t-il pas la peau transversalement. L'introduction des tenettes
guidées sur le doigt n'offre rien de
spécial, mais permet de reconnaître
que les incisions profonde et superficielle se correspondent parfaitement, offrant une voie facile et
directe pour le passage de la pierre.
J'ai vu Civiale extraire ainsi une
pierre pesant 45 grammes chez un
homme de quarante-cinq ans, qui
se rétablit rapidement.

L'incision profonde ou horizontale est moindre que par le procédé

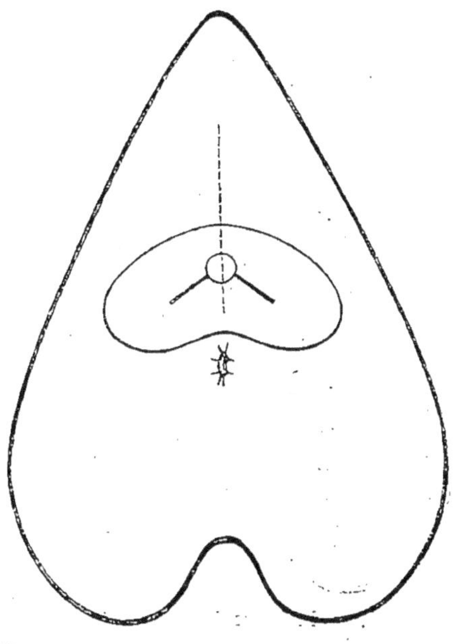

Fig. 180. — Incisions superficielles et profondes
dans l'opération médio-bilatérale.

de Dupuytren, qui donnait aux lames du lithotome un écartement de 31 à
37 millimètres, tandis que Civiale conseille de ne pas dépasser en général
25 millim., et de n'atteindre 31 millim. que tout à fait exceptionnellement.

TAILLE MÉDIANE. — La méthode italienne ou médiane, connue ici sous le
nom de *Procédé de Allarton*, se pratique de la façon suivante : L'opérateur
ayant introduit le cathéter à cannelure médiane, le confie à un aide chargé
de le maintenir appuyé contre la symphyse et exactement dans le plan médian. Avec l'extrémité de l'index gauche placé dans le rectum, la face

palmaire en haut, il reconnaît et marque la position exacte du sommet de
la prostate. Saisissant alors un bistouri long et étroit, il le fait pénétrer à
12 millim. en avant de l'anus, sur la ligne médiane, et l'enfonce sans hésiter
jusqu'à la cannelure, qu'il atteint en perforant l'urèthre vers sa portion
membraneuse; cette manœuvre est rendue assez facile par la présence du
doigt dans l'intestin. Après avoir poussé pendant quelques lignes le couteau
vers la vessie jusqu'à ce que son dos (tranchant à cet effet dans une petite
étendue) ait divisé le sommet de la prostate, on incise en haut, sectionnant
l'urèthre dans une petite portion et les parties molles dans une longueur
de 31 à 37 millimètres, selon les cas.

Un bouton est introduit alors par la plaie jusque dans la vessie pour
servir de guide au doigt indicateur gauche; en même temps, le cathéter est
enlevé. Le doigt peut alors sentir la pierre, mais il est surtout chargé de
dilater la plaie. Au cas où il serait insuffisant, M. Allarton conseille le dilatateur à eau du docteur Arnott. Dans le même but, M. Teales, de Leeds,
a fait construire et employé un di-
latateur mécanique à branches. Je
ne puis cependant ni m'associer à
cette pratique, ni conseiller l'emploi d'une « force mécanique »
pour dilater les parties qui constituent le col vésical, car je crois
plus sage de faire une nouvelle incision, lorsque c'est nécessaire.

Sans rien changer à la manière
d'inciser, je préfère la section couche par couche (telle qu'on la pratique dans les autres procédés de
taille) à la méthode par transfixion
décrite plus haut : c'est ainsi que
j'ai procédé dans la plupart de mes
opérations de taille médiane, ayant
soin de maintenir le doigt dans le
rectum pendant les derniers coups
de bistouri pour bien sentir sa position et protéger l'intestin.

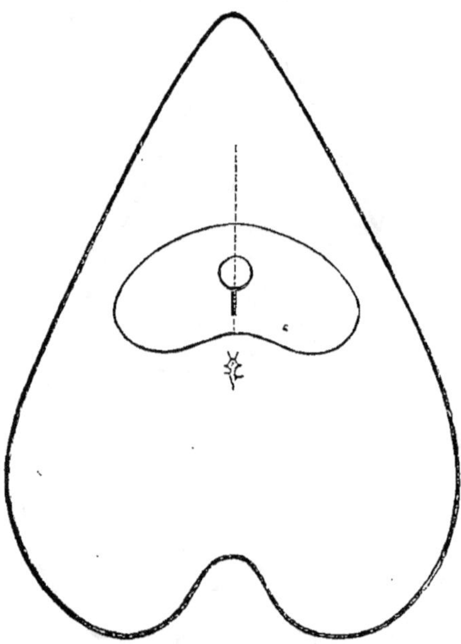

Fig. 181. — Incisions de la taille médiane.

Les incisions, telles que nous venons de les décrire, diffèrent peu de
celles de Marianus, si ce n'est qu'elles sont plus postérieures que dans
l'ancienne méthode, et qu'on n'a ainsi qu'à dilater une partie moindre de
l'urèthre, à savoir, la seule portion prostatique. Or, comme nous l'avons
déjà fait remarquer, le danger du procédé de Marianus venait de la déchirure forcée de l'urèthre et du col, mode opératoire infiniment plus fatal
que l'incision par le bistouri. Mais la théorie anatomique, toute-puissante
à ce moment, avait malheureusement proscrit l'instrument tranchant.

De toutes les opérations de taille, c'est certainement la médiane où l'on
coupe le moins pour arriver à la vessie. Or, elle semble devenir dange-

reuse en raison directe des lésions par déchirure ou pression exagérée
qu'on vient, sous le nom de *dilatation*, ajouter aux incisions, qui n'intéressent, par le procédé ordinaire, que deux organes importants : le bulbe
dans une petite étendue et la prostate seulement à son sommet. Si donc les
parties profondes sont plus résistantes, moins souples que de coutume, ou
si la pierre est plus volumineuse qu'on ne l'avait prévu, il est bon, pour
se donner plus de place, d'inciser à gauche, dans la même direction que
pour la taille latérale, mais dans une moindre étendue. Cette incision addi-
tionnelle est faite, après ouverture de l'urèthre, au moyen d'un long bistouri droit boutonné, conduit sur l'index gauche, et permettant d'inciser
autant que le chirurgien le juge convenable. Si l'on n'a pas recours à ce
petit artifice ou à tout autre semblable, on n'a qu'une plaie étroite où le
doigt se sent fortement serré, et qui me semble nécessiter absolument un
débridement dans le cas d'un gros calcul.

D'une façon générale, il ne faut pas perdre de vue cette déduction anatomique, que nous avons déjà eu occasion de signaler, à savoir, que toute
opération pratiquée sur le raphé médian, entre l'anus et la symphyse, ne
saurait, à moins qu'on n'y adjoigne une incision transversale, livrer passage
à un calcul volumineux sans exposer à des dilacérations dangereuses. Il
suffit de jeter un coup d'œil sur le détroit inférieur du bassin pour s'assurer
combien l'étroitessse de l'espace moyen, limité par les branches ischio-
pubiennes, contraste avec l'étendue fournie par les incisions latérales.

OPÉRATION DE BUCHANAN. — On se sert ici d'un cathéter coudé, d'où sa
dénomination ordinaire de « taille avec conducteur coudé » ; mais ce n'est
pas là sa seule différence, bien que ce soit un de ses caractères distinctifs
et même le principal au premier abord. C'est ce point qui a le plus frappé
en général, faisant négliger par là même le fait vraiment capital. C'est
essentiellement une opération centrale, mais avec une incision profonde
plus étendue que dans la taille médiane. L'angle du cathéter a pour but
d'offrir un guide sûr et facile jusqu'aux parties profondes (portion membraneuse de l'urèthre et sommet de la prostate) qu'on doit inciser. Ce conducteur n'est pas nouveau : il y a un siècle ou plus même qu'on l'a mis
en usage pour la taille latérale ; ce qui n'ôte rien d'ailleurs au mérite qu'on
peut attacher au procédé actuel.

Guidé par les considérations anatomiques qui lui faisaient redouter les
dangers de la taille latérale, le docteur Buchanan, de Glasgow, appelait
en 1847 l'attention sur les avantages de la méthode centrale, et aussi d'un
cathéter coudé à angle droit comme guide dans les incisions. Il est étonnant que son procédé n'ait jamais encore été exactement décrit chez nous.
C'est M. Buchanan lui-même qui a bien voulu me communiquer, comme
étant actuellement la description la plus exacte, un article français. J'avoue
que jusqu'alors je n'avais pas eu une idée nette de cette méthode, dont
voici le résumé.

Au lieu d'être courbe, le cathéter, à cannelure latérale profonde, se coude
brusquement à angle droit à 7,5 centim. de son extrémité. Il est introduit
dans l'urèthre jusqu'à ce que son angle vienne, comme le reconnaît l'indi-

cateur gauche placé dans le rectum, s'appliquer contre le sommet de la prostate ; au delà, on peut embrasser la glande facilement entre l'extrémité du conducteur et la pulpe de l'index. Déprimant alors fortement la prostate, on fait saillir l'angle du cathéter vers le périnée où on le sent facilement. Un aide maintenant fortement le conducteur dans cette position, l'opérateur, son index gauche toujours dans le rectum, plonge un long bistouri droit juste au niveau de la saillie formée par l'angle du cathéter, directement en avant de l'anus par conséquent. C'est de la main droite, la face palmaire regardant en haut, qu'on tient l'instrument tranchant, la lame horizontale et le tranchant tourné vers le côté gauche du malade. On le pousse directement le long de la cannelure jusqu'à l'arrêt final. On pénètre alors du premier coup dans la vessie, en ayant soin de tenir pendant cette manœuvre la lame tranchante parallèle à la partie terminale ou cannelée du cathéter. Puis on retire lentement le bistouri, mais en incisant, d'abord en dehors et en bas, dans une largeur un peu supérieure aux dimensions de la lame elle-même, puis directement en bas, dans une même étendue. La plaie ainsi faite décrit un quart de circonférence en avant et à gauche du rectum comme centre. Quant à l'incision superficielle, elle embrasse de même l'anus où le doigt est resté engagé tout le temps, et mesure environ 31 millimètres. On se sert pour cette opération d'un long bistouri droit dont la lame, large de 6 millimètres et coupante dans une étendue de 7,5 centim., se termine par une pointe à double tranchant, ce qui permet de la faire pénétrer plus facilement.

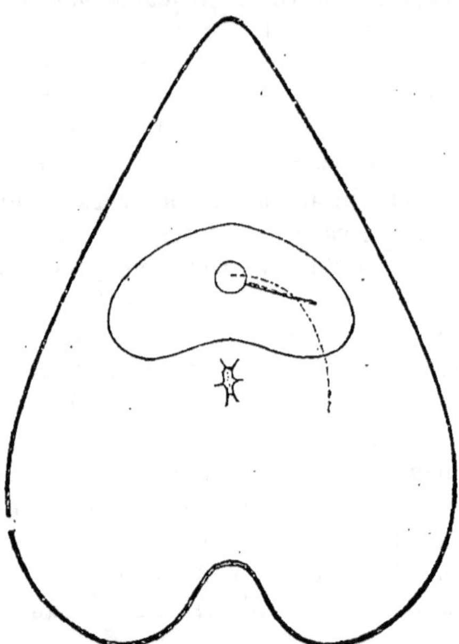

Fig. 182.—Incisions superficielles et profondes dans le procédé du docteur Buchanan.

C'est essentiellement une opération centrale évitant les grosses artères des parties latérales, n'intéressant pas le bulbe, mais divisant la partie gauche de la prostate dans une petite étendue. C'est là, pour ainsi dire, selon l'expression de Buchanan lui-même, une moitié de la taille de Dupuytren. Si le calcul est gros, on incise aussi la prostate à droite, ce qui ramène presque entièrement au procédé que nous venons de rappeler. Mais on peut agrandir autrement : il suffit pour cela de poursuivre la direction première de l'incision prostatique bien au delà des limites assignées par le docteur Buchanan ; il est vrai qu'on n'a plus alors qu'une taille latérale faite très-bas dans l'excavation pelvienne (1).

(1) On doit au docteur Corbet, de Glasgow, un conducteur externe cannelé, articulé

TAILLE RECTO-VÉSICALE. — Le patient est placé dans la position ordinaire ; un gros cathéter à rainure médiane est tenu solidement sur la ligne médiane. Tenant de la main droite un long bistouri droit à pointe effilée, le chirurgien le glisse à plat le long de la face palmaire de son index gauche dans le rectum, et reconnaît avec sa pointe la cannelure du cathéter. Quand 35 à 40 millimètres de la lame ont ainsi pénétré sous l'intestin, tandis que la main droite porte le tranchant en haut vers la rainure du cathéter, l'index gauche soulève et pousse la pointe au même moment. On divise ainsi dans un premier temps le sphincter interne, le sphincter externe, les téguments, et les parties sous-jacentes sur la ligne médiane dans une étendue d'environ 2 centimètres. Il faut dès ce moment être arrivé sur le cathéter. L'ongle de l'index gauche est alors porté jusque dans la cannelure au niveau de là portion membraneuse de l'urèthre pour servir de guide à l'introduction du bistouri, qu'on tient maintenant le tranchant en bas. Le bistouri engagé avec soin dans la rainure, le chirurgien l'y fait glisser en continuant à le guider avec le doigt. On divise ainsi la prostate et le col vésical jusqu'au trigone, dans une étendue proportionnée au volume de la pierre. Ce procédé, en effet, n'étant mis en usage, selon toute probabilité, que pour les calculs énormes, on ne peut établir aucune loi à l'égard des incisions. Jamais, cependant, il n'est permis de s'exposer à blesser le cul-de-sac péritonéal, qui descend jusqu'au bord postérieur du trigone. Le doigt peut tout à son aise maintenant reconnaître la pierre et guider les tenettes pendant l'extraction. La plaie présente une gouttière naturelle pour les divers liquides qui s'écoulent, et l'on n'a à craindre aucune hémorrhagie.

On a proposé diverses modifications opératoires ; mais le procédé que nous venons de décrire est celui qu'on s'accorde à regarder comme offrant le plus de chance de succès et entraînant le moins de conséquences fâcheuses plus tard.

PROCÉDÉS DIVERS. — Telles sont les diverses tailles périnéales qui, après

avec la poignée du cathéter. Une fois celui-ci placé, on n'a qu'à faire pénétrer à travers les tissus l'extrémité du conducteur externe vers l'angle du cathéter, qu'elle rejoint fatalement. Le bistouri a ainsi une voie toute tracée depuis la peau jusqu'à la cavité vésicale. (*Medical Times*, 16 décembre 1858.)

Sir James Earle se servait d'un instrument semblable pour la taille latérale. Voyez la description qu'il en donne dans ses *Practical Observations* (2e édition, Londres, 1803).

M. Avery a imaginé un appareil très-ingénieux. Lorsque le cathéter était placé, on faisait saillir sur sa convexité un dard qui traversait les parties de dedans en dehors. Une fois sa pointe saillante au périnée, l'opérateur suivait ce guide pour faire une incision. Il n'est pas hors de propos non plus de signaler le cathéter de Sir John Wood (de King's College Hospital). Dans sa partie inférieure il est formé de deux lames dont l'opérateur peut à son gré augmenter l'écartement pour tendre l'urèthre et avoir une rainure plus large.

Pour moi, je crois pouvoir, sans trop de présomption, considérer, avec la plupart des lithotomistes exercés, toutes ces inventions plutôt comme des curiosités de la mécanique appliquée à la chirurgie, que comme des moyens utiles au chirurgien. L'instrument le plus perfectionné ne peut remplacer le tact chirurgical, et si celui-ci existe, il ne fait souvent que le gêner au lieu de le servir. Le *tactus eruditum*, ce fruit inappréciable de l'expérience, ne peut se donner, comme aussi il ne saurait être acquis que par le maniement d'instruments simples ; aussi faut-il se garder des appareils compliqués toutes les fois qu'on peut se contenter de cet instrument merveilleux et intelligent : la main de l'homme.

mûre réflexion sur tout ce qui a été fait ou proposé dans ce sens, m'ont paru constituer les types auxquels on pût rattacher les opérations qui ont été ou qui sont pratiquées dans les temps modernes. Mais on aurait pu en mentionner bien d'autres auxquelles sont attachées les noms de plusieurs chirurgiens, qui peut-être m'accuseront d'être incomplet. C'est ainsi qu'on me reprochera peut-être de n'y avoir pas placé la *taille prérectale*, pratiquée, il y a quelques années, à Paris; mais il me semble qu'elle ne saurait élever la prétention d'être un type nouveau, pas plus que je ne lui trouve de grands avantages sur les anciens procédés. C'est, après tout, affaire de goût. Cette taille prérectale (de Nélaton) est une modification de la bilatérale : ici l'incision curviligne et la plaie sont faites tout près du rectum, si près même, que le premier temps n'est autre que la minutieuse dissection de sa face antérieure. Ce qu'on se propose, c'est d'éviter complétement le bulbe. L'urèthre est ouvert au sommet de la prostate ; on termine en incisant avec le lithotome double de la façon ordinaire (1).

Des essais ont aussi été faits pour combiner l'incision avec le broiement, de façon à vider la vessie en une seule séance. On s'est proposé d'abord d'inciser l'urèthre au périnée, en avant de la prostate (opération que nous savons n'entraîner que peu ou pas de danger), puis d'introduire alors un instrument de broiement capable de briser la pierre et d'extraire les fragments sur-le-champ. Théoriquement, cette méthode est plus brillante qu'en pratique. La difficulté d'exécution est due en grande partie à ce que l'urine s'échappe le long de l'instrument, de sorte que le broiement s'achève dans une vessie vide ; d'où non-seulement difficulté pour l'opérateur, mais danger pour le patient. On peut voir se produire quelque chose d'analogue dans la taille ordinaire, quand par hasard la pierre se brise sous la dent des tenettes ; il faut alors avoir une grande habitude des instruments pour arriver à retirer tous les fragments de la vessie, sans cesse exposée à être lésée, ou tout au moins irritée. Quant au broiement avec la tenette de force de ces grosses pierres qui ne sauraient passer par la plaie de la taille latérale, le danger imminent est de léser profondément la vessie vide (2).

[Lithotritie périnéale. — A côté de ces divers procédés de taille proprement dite, que la pierre ait été extraite entière, ou que son volume en ait nécessité le morcellement (voy. chap. VI), nous croyons devoir signaler le procédé connu aujourd'hui en France sous le nom de *lithotritie périnéale*. Nous renfermant dans le plan général de l'ouvrage, nous laisserons de côté ce qu'on pourrait appeler l'historique de la question, c'est-à-dire les luttes de priorité qui se sont élevées autour d'elle, et nous la décrirons telle que la pratique M. le professeur Dolbeau, son promoteur (3) :

Le malade mis dans la position ordinaire, un cathéter à large cannelure est introduit et confié à un aide qui le tient sur la ligne médiane, parfaite-

---

(1) Voyez Nélaton, *Éléments de pathologie chirurgicale*, 1re édition. Paris, 1859, t. V, p. 229.

(2) Voyez aussi chapitre VI : « Des difficultés présentées par les grosses pierres », et les dessins des divers instruments mis en usage pour les broyer.

(3) Dolbeau, *De la lithotritie périnéale*, 1872.

ment perpendiculaire à l'axe du corps. Le chirurgien incise alors la peau et le tissu cellulaire, l'aponévrose superficielle, commençant son incision à la muqueuse du pourtour de l'anus, et la prolongeant en avant dans une étendue de 2 centimètres au plus, suivant exactement le raphé périnéal. L'index gauche, conduit dans la plaie, va à la recherche de la cannelure, et sert de guide alors pour ponctionner la portion membraneuse de l'urèthre dans une étendue qu'on peut estimer à 5 ou 6 millimètres. Dès lors l'instrument tranchant est abandonné, et l'on procède à la *dilatation*. C'est elle qui doit, par simple refoulement, sans déchirure, frayer une voie vers la vessie. Aussi ne doit-elle pas être faite vite, d'un seul coup, mais lentement, progressivement, en plusieurs temps.

Au moment où le bistouri est retiré, on conduit sur l'index gauche le dilatateur fermé jusqu'à ce que son extrémité mousse soit engagée dans la cannelure. On ne pousse pas plus loin pour le moment l'instrument ; on procède avant tout « à transformer la ponction qui a intéressé toute l'épaisseur du périnée, depuis la peau jusqu'à l'urèthre, en un canal permettant l'introduction du doigt ». Pour cela, il suffit d'ouvrir lentement le dilatateur. En même temps que ce premier canal est creusé, la boutonnière uréthrale s'agrandit, elle aussi, et se prolonge jusque vers le sommet de la prostate par déchirure.

On abaisse alors la plaque du cathéter, de manière à former avec la paroi abdomi-

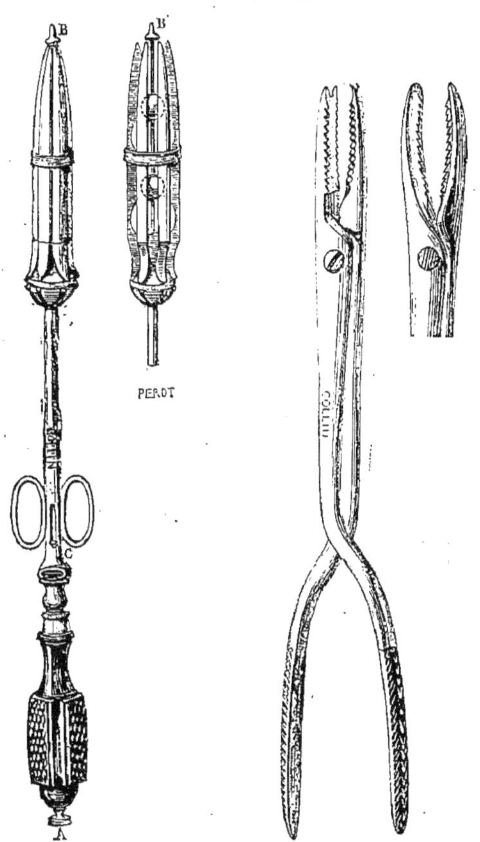

Fig. 183. — Dilatateur de Dolbeau (*).　　Fig. 184. — Tenettes à broiement.

nale un angle de 130 degrés à 140 degrés, tandis que le dilatateur, préalablement fermé, est poussé doucement vers la vessie. Mais on ne l'y fait pas pénétrer tout de suite ; on complète la voie périnéale, et l'on commence la dilatation de la portion prostatique.

Dans une troisième manœuvre, enfin, c'est le col vésical lui-même qu'on dilate. Dès lors, on peut, par un canal régulièrement cylindrique, *ne sai-*

(*) Six branches égales ou parallèles sont disposées de manière à former, à l'état de repos, un côté allongé terminé par un bouton mousse B ; une tige métallique centrale, munie de deux boules et mise en mouvement par la vis A, préside à leur écartement.

gnant pas, soit retirer immédiatement la pierre, si elle mesure moins de 2 centimètres, soit (et c'est là l'opération ordinaire) procéder à son morcellement au moyen de tenettes spéciales (fig. 184) mordant par leur extrémité (modèles de 1870 et 1871).

Ce broiement ne se fait pas tout d'un coup, mais en grugeant, pour ainsi dire, de la périphérie au centre. Ce temps est long, minutieux; il faut revenir à plusieurs reprises.

Quant à l'extraction, elle a lieu au moyen de petites tenettes droites et de la curette.

Pas de canule à demeure ; aucun pansement autre qu'une éponge légèrement humide contre la plaie, que d'ailleurs l'urine ne traverserait qu'à intervalles, le col vésical intact ayant conservé ses fonctions et les remplissant normalement.

Ajoutons, pour terminer, que M. Demarquay, craignant de voir fuir le col vésical devant l'extrémité du dilatateur, chercha à éviter cet écueil en dilatant, non plus de dehors en dedans, mais surtout de dedans en dehors (fig. 185).]

DE LA TAILLE CHEZ LES ENFANTS. — Dans les divers procédés que nous avons décrits jusqu'ici, nous avons, selon l'usage, supposé constamment que l'opéré était adulte. Et, en réalité, *il n'y a pas grand changement à y apporter pour l'enfant*, car presque toutes les méthodes sont applicables à tous les âges. Nous nous arrêterons cependant un peu sur quelques points dignes d'attention.

Chez l'enfant, chez l'adolescent, la taille latérale passe, et avec raison, pour être supérieure aux autres procédés, bien qu'on puisse pratiquer aussi, soit la taille médiane, soit la bilatérale. Mais c'est particulièrement quand la pierre est volumineuse que le procédé latéral doit être choisi comme créant une voie plus large et offrant moins de chance de couper les canaux déférents. On n'a pas à se préoccuper du danger de franchir par une large incision latérale les limites de la prostate, très-petite à cette époque de la vie ; la pratique montre en effet que, bien que ces limites soient incontestablement franchies dans toute taille chez l'enfant, la mortalité y est moitié moindre que chez l'adulte, où l'on regarde en général de telles lésions comme excessivement graves.

La taille latérale doit être pratiquée chez l'enfant avec *un seul* bistouri.

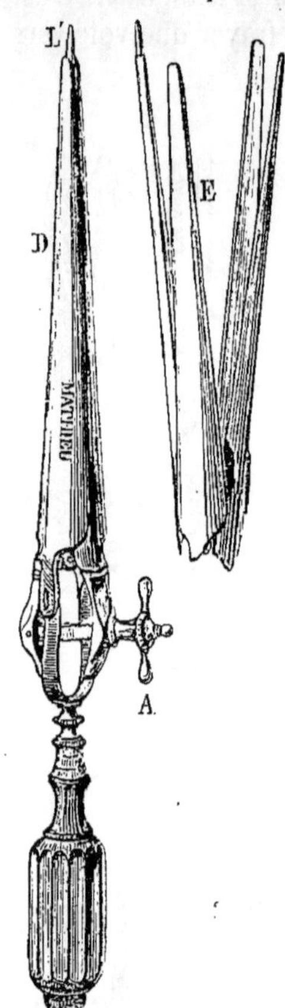

FIG. 185. — Dilatateur de Demarquay (*).

(*) [Il se compose de quatre lames s'emboîtant l'une l'autre, de manière à pouvoir pénétrer très-facilement, lorsqu'il est fermé, dans une plaie, afin d'en produire la dilatation. — Pour rendre plus facile son introduction dans la vessie, une des lames est terminée par une petite olive L', qui s'adapte parfaitement au cathéter. — Quand l'instrument a pénétré dans la vessie, ce qui doit avoir lieu avec beaucoup de douceur et sans violence, au moyen d'une vis de rappel A on écarte les lames et l'on dilate ainsi le col de la vessie.]

Vouloir échanger le premier contre un autre boutonné, c'est se créer des difficultés, car il peut être difficile de faire pénétrer le second juste par l'incision du premier dans la rainure du cathéter, qui peut ains n'être pas rencontrée. La section de l'urèthre et de la prostate doit être faite nettement et avec décision ; l'extrémité de l'index doit pouvoir s'y engager facilement, sans quoi l'opérateur s'expose, soit à repousser le col vésical le long du cathéter, soit à pénétrer dans le tissu cellulaire qui sépare le rectum de la vessie. La position très-élevée de ce viscère qui, chez les jeunes enfants, est plutôt, lorsqu'il est distendu, dans la cavité abdominale que dans l'excavation pelvienne, commande d'avoir un cathéter à forte courbure, et de porter tant le doigt que les tenettes par l'angle supérieur de la plaie, derrière la symphyse.

Il faut éviter avec soin toute hémorrhagie, car c'est surtout à cet âge que l'épuisement qui en résulte est dangereux. Au chapitre VI, *Difficultés et dangers de la taille*, nous examinerons les causes capables d'amener des accidents pendant cette opération.

Si l'on pratique la taille médiane, il est bon de faire usage d'un gorgeret ou de tout autre instrument analogue pour guider vers la vessie, car le doigt peut avoir peine à pénétrer dans l'urèthre, toujours étroit, d'un enfant, lorsqu'il a été ouvert en avant des portions prostatique ou membraneuse. Dans ce but, je me sers avec avantage, depuis déjà trois ou quatre ans, d'un gorgeret de forme conique à extrémité mousse. Vers la même époque, M. Bowman et M. Teale, frappés tous deux de la difficulté signalée plus haut, recoururent à des moyens presque semblables. Quel que soit celui de ces deux instruments dont on se sert, il agit sur l'urèthre divisé et par dilatation et par déchirure ; celle-ci, remarquons-le, quels que puissent être ses résultats chez l'adulte, est sans importance chez l'enfant.

Aucun guide de ce genre n'est nécessaire, si l'on fait la taille médiobilatérale, que j'ai pratiquée plusieurs fois, pour ma part, à cet âge ; le lithotome double glisse facilement le long de la cannelure, et les plaies latérales qu'il fait dans son retrait à travers les parties molles créent une voie bien suffisante pour l'introduction du doigt.

CHAPITRE IV

TAILLE SUS-PUBIENNE, OU HAUT APPAREIL

Son origine. — Son mode opératoire.

Nous arrivons ainsi aux diverses tailles pratiquées au-dessus du pubis, tailles dont le HAUT APPAREIL, OU OPÉRATION SUS-PUBIENNE, peut être considéré comme le type. Pierre Franco, selon toute apparence, lui donna son nom, et la pratiqua le premier (ceci, sans nul doute) en 1561. Ce fut Proby qui, vers la fin du XVI⁰ siècle, l'introduisit en Angleterre, où elle fut fréquemment mise en pratique au commencement du XVII⁰, par Douglas, Cheselden et autres. Plus récemment, tandis qu'en France les Souberbielle l'étudiaient avec soin et s'en servaient fréquemment, M. Carpue, leur élève, s'en faisait le défenseur en Grande-Bretagne. Il y a deux ou trois modes opératoires différents pour cette taille; mais celui qui me paraît préférable, celui que Civiale me dit avoir employé plusieurs fois, est le suivant :

Le malade est placé sur une table d'opération de hauteur ordinaire; il est couché sur le dos, le bassin élevé de 10 à 12 centimètres au moins au-dessus du plan qui supporte les reins et les épaules, de sorte que les viscères abdominaux, non-seulement ne pressent pas sur la vessie, mais même s'en écartent. Le réservoir urinaire, qui doit être capable de retenir une grande quantité de liquide, est alors injecté jusqu'à distension complète, en sorte que son sommet vienne affleurer ou même dépasser le bord supérieur de la symphyse. On obtient ainsi un écartement suffisant entre cette dernière et le point où le péritoine quitte la face postérieure de la paroi abdominale pour se porter sur la vessie. La laxité excessive du tissu cellulo-adipeux, qui double en ce point le péritoine, permet à son cul-de-sac vésical antérieur de remonter très-haut, et c'est justement cette disposition qui donne l'espace nécessaire pour opérer dans cette position. D'où il suit que si la vessie est incapable de se distendre suffisamment pour s'insinuer entre la paroi abdominale et la séreuse, il faut renoncer au haut appareil. L'injection faite, le chirurgien introduit dans la vessie la sonde à dard (instrument rappelant par la forme et la longueur un gros cathéter prostatique), et abaissant sa poignée, il dirige son extrémité vers le bord supérieur de la symphyse. Cette sonde (fig. 186) renferme, caché sous sa concavité et ne dépassant pas son extrémité, un long stylet terminé par un dard acéré qu'on peut faire saillir à volonté. Confiant la sonde à dard à un aide, le chirurgien se place à droite du malade, et commence son incision sus-pubienne, qui aura 7,5 centim., 10 centimètres et plus de long, suivant l'épaisseur de la couche adipeuse, quelquefois considérable chez certains sujets. L'incision doit être faite exactement sur la ligne médiane, et partir juste du bord supérieur de la symphyse. Le tissu cellulaire, le tissu adipeux, sont divisés dans la même étendue jusqu'à ce qu'on arrive sur la ligne blanche, reconnaissable à son aspect brillant. Le chirurgien ayant exploré le fond de la plaie avec le doigt et reconnu le bord exact de la symphyse, divise la ligne blanche juste à ce niveau. Dans cette incision, variable de 6 millim. à 95 millim., et exactement située sur la ligne médiane, on engage l'extrémité mousse de l'aponévrotome, qui, grâce à sa forme, permettra de diviser ces tissus fibreux sans danger pour les parties sousjacentes; on coupe avec cet instrument de bas en haut dans une étendue de 4,5 centim. à 5 centim. Le chirurgien, prenant de la main droite la sonde à dard que l'aide a jusqu'alors tenue immobile, abaisse fortement sa poignée entre les cuisses du malade, dirigeant ainsi sa pointe en haut vers l'incision tégumentaire. De la main gauche, il cherche au fond de la plaie cette extrémité, facile à sentir maintenant à travers les tissus non encore incisés, et la fixe solidement entre le pouce, l'index et le doigt médius, en ayant soin de se souvenir que c'est de la partie concave que jaillira le dard. L'instrument ainsi fixé, et tenu en position par ses deux bouts, il prie l'aide de presser sur le bouton du stylet, dont la pointe, projetée en dehors de 5 à 7,5 centim., va venir faire saillie dans la plaie, immédiatement au-dessus de la symphyse. La voie est ainsi parfaitement tracée vers la vessie. Il ne reste qu'à engager l'extrémité d'un bistouri droit ordinaire dans une cannelure (dont est muni

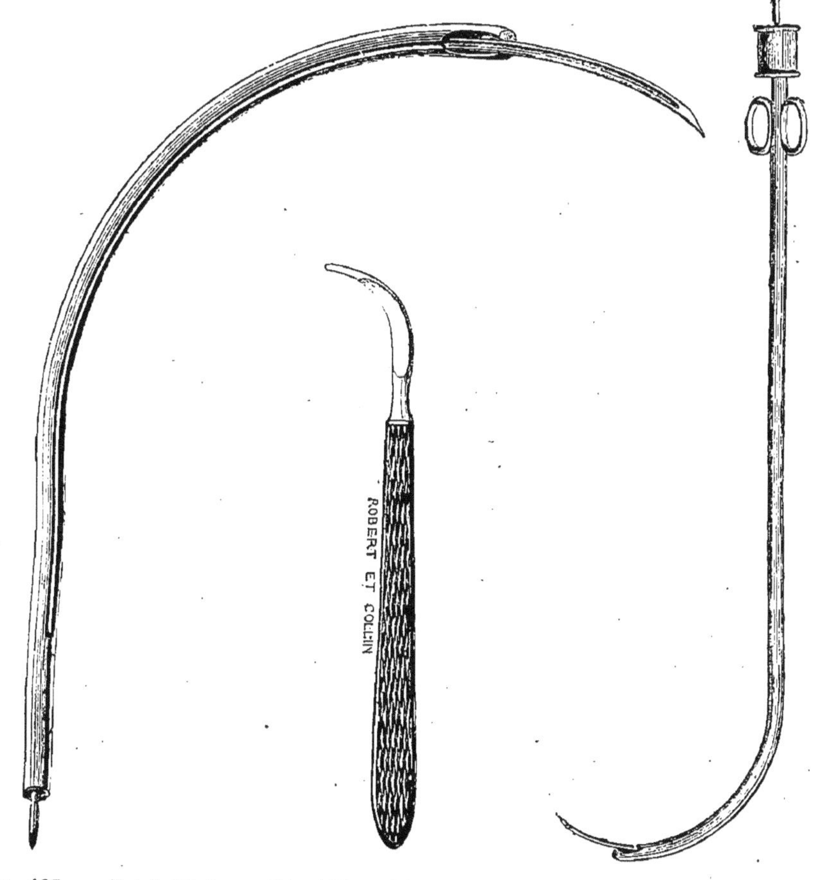

Fig. 187. — Extrémité de la sonde à dard (grandeur naturelle).

Fig. 188. — Bistouri aponévrotome de Belmas.

Fig. 186. — Sonde à dard du frère Côme.

à cet effet le dard) et à couper de haut en bas la paroi vésicale derrière le pubis, depuis le point de transfixion jusqu'au voisinage du col. L'index, la face palmaire tournée en haut, est alors conduit au fond de la plaie pour accrocher la vessie, tandis que l'aide retire la sonde à dard après avoir pris le soin de faire rentrer le stylet. Le doigt est bientôt remplacé d'ailleurs par le *gorgeret suspenseur* (fig. 189), que nous pouvons appeler tout aussi

bien « *hooked gorget* » (gorgeret à crochet), que l'on confie à un aide placé
au côté gauche de l'opéré. Il est de la plus haute importance, pendant les
manœuvres qui vont suivre, de maintenir solidement en place le sommet
de la vessie, et d'éviter avec soin toute lésion du péritoine, qui, de ce côté,

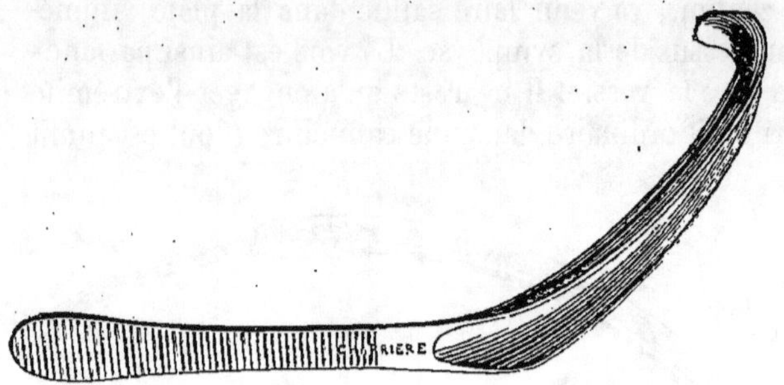

FIG. 189. — Gorgeret suspenseur de Belmas.

est très-voisin de l'incision. Puis, ayant exploré avec les doigts la cavité
vésicale et reconnu la position et le volume de la pierre, on procède avec
les tenettes à l'extraction, qui est en général facile; les tractions doivent
être modérées et faites selon une ligne oblique en haut et en arrière. Dans
quelques cas de calculs énormes, on a dû, pour se donner plus d'espace,
joindre une légère incision latérale à celle que nous avons décrite.

CHAPITRE V

DES CAUSES DE MORT APRÈS LA TAILLE

Il faut envisager les causes de mort aux différents âges. — Chez l'*adulte* : inflammation des
tissus autour du col vésical; de ses causes: le plus souvent c'est le fait d'un traumatisme
pendant l'extraction. — Infiltration urineuse, suivie quelquefois de péritonite. — Érysipèle, etc. — Cystite amenant parfois, soit la néphrite, soit la péritonite. — Résorption
urineuse. — Phlébite et pyohémie. — Choc. — Hémorrhagie et épuisement. — Tétanos.
— Chez l'*enfant*, les causes de mort ne sont plus les mêmes. — Péritonite. — Très-
rarement infiltration d'urine. — Épuisement, etc.

Arrivé à ce point de notre travail, il nous faut envisager cette question
si grave : des causes de mort après la taille. Cette étude précédera avec
avantage l'appréciation qu'il nous faudra faire plus loin des diverses méthodes. L'étude attentive de faits nombreux me porte à envisager ce sujet
tout autrement qu'on a coutume de le faire.

En premier lieu, il est impossible de ranger sous un même chef, de
grouper dans une même classe tous les cas de mort après la taille. Rien
n'est plus trompeur que de confondre dans un même résumé, numérique
ou autre, tous les faits indistinctement, quel que soit l'âge du sujet.

Les causes de mort ne sont pas les mêmes chez l'adulte et chez l'enfant;
il existe même à cet égard de telles différences, qu'une division devient

absolument nécessaire; et cependant, tel est l'usage, on confond dans un même bloc, sans distinction d'âge, tous les cas fatals. D'autre part, l'expérience a suffisamment démontré que les chances de mort sont loin d'être les mêmes aux deux extrêmes de la vie.

Je traiterai d'abord des causes de mort après la taille chez l'adulte, les examinant successivement d'après leur importance, ou, pour mieux dire, d'après leur ordre de fréquence, après quoi je les envisagerai chez l'enfant.

CAUSES DE MORT CHEZ L'ADULTE. — La première, et sans aucun doute la plus fréquente, est l'*inflammation des parties molles*, et en particulier de ce tissu cellulaire lâche qui entoure le col, le bas-fond et les parties latérales de la vessie, inflammation à caractère toujours gangréneux, avec tendance à se propager au péritoine voisin.

Cette inflammation peut avoir puisé sa source dans un traumatisme mécanique, dans un travail réparateur insuffisant; être le fait d'un érysipèle ou d'une infiltration de l'urine à travers les incisions trop étendues.

I. Par un traumatisme mécanique survenu pendant l'extraction de la pierre, surtout lorsque la plaie est trop étroite.

La grande majorité des auteurs affirment que la cause de mort la plus fréquente est l'infiltration d'urine; or cette assertion, non-seulement je la mets en doute, mais je la regarde même comme la source de sérieuses erreurs dans la pratique. Sans doute, l'infiltration d'urine peut produire la suppuration et l'inflammation destructive du tissu cellulaire périvésical, mais il s'en faut qu'elle en soit une cause fréquente. La doctrine basée sur cette croyance est la suivante : Si le bistouri a franchi les limites de la prostate (de quelque côté que ce soit d'ailleurs) de manière à ouvrir les loges celluleuses situées au-dessus de l'aponévrose profonde [aponévrose moyenne de Richet], l'urine s'y infiltrera presque certainement, et si elle le fait, une inflammation en sera la conséquence fatale; aussi, pour éviter ce péril, l'incision profonde doit-elle être peu étendue. Mais si le principe de limiter exactement l'incision profonde aux diamètres de la prostate a du bon, je suis convaincu qu'en pratique, le désir de s'y conformer a été poussé à l'extrême et a donné naissance ainsi à une cause non moins sérieuse de cette inflammation cellulaire : je veux parler des dangers entraînés par des tentatives et des manœuvres d'extraction à travers une voie trop étroite. D'après ce que j'ai vu de la pratique de la taille par des opérateurs différents, soit à la ville, soit à la campagne, soit dans ce pays, soit à l'étranger, j'ai acquis cette conviction que des incisions vésico-prostatiques insuffisantes sont tout aussi dangereuses que des incisions trop grandes, et que la tendance actuelle *est au premier extrême*. On ne tient compte que de l'anatomie pure de la région, ne s'attachant pas assez aux propriétés vitales et aux prédispositions des organes en jeu. Le débutant redoute avant tout de conduire son bistouri trop près des limites de la prostate, et, sous l'influence de cette crainte, il incise à peine la glande; de là un danger non moins grand résultant du traumatisme exercé, soit par les tenettes et le calcul sur le col vésical, soit par des tractions laborieuses sur le tissu cellulaire ambiant. C'est ainsi que ce tissu délicat et très-lâche, puisqu'il doit permettre les mouvements des parois vésicales, mouvements fatalement inhérents à la fonction de réservoir, se trouve souvent lésé d'une manière irréparable. Ces tissus s'enflammeront facilement, si l'on est obligé, pour dilater le col vésical incisé trop timidement, de recourir à la force, force capable quelquefois de déterminer des eschares arrivant jusqu'à eux; non moins certaine encore est leur inflammation par tractions sur la vessie, agissant comme nous l'avons signalé plus haut. Et quand une fois l'inflammation s'est emparée de ces parties, elle peut se propager facilement au péritoine, qui, selon toute probabilité, est plutôt atteint par cette voie que par toute autre. Au point que nous étudions ici se rattache ce fait de haute signification, que jamais on ne voit l'infiltration d'urine chez l'enfant, dont les limites prostatiques sont cependant toujours franchies par le bistouri. Chez l'adulte, on a pu quelquefois diviser impunément toute la prostate pour frayer la voie à une grosse pierre, mais une telle pratique est incontestablement périlleuse. Le danger croît en raison directe du volume du calcul, mais il dépend autant de la violence faite pendant l'extraction que de la profondeur des incisions.

Il ne faudrait pas conclure de ce qui précède que je ne sois pas des premiers à prohiber toute incision plus étendue que ne le nécessite la pierre; mais ce que j'avance avec conviction, c'est que si le calcul ne saurait être extrait sans violence, mieux vaut débrider et prolonger l'incision que de courir les dangers certains dus à l'attrition des parties. La doctrine des incisions vésico-prostatiques peu étendues a été soutenue en Italie par Scarpa, qui posait en axiome qu'une incision prostatique de 10 millimètres avec dilatation était bien suffisante pour permettre d'extraire une pierre de volume plus qu'ordinaire (1), et dans ce pays par Sir Benj. Brodie, qui professait dans ses admirables leçons que c'était le seul et le plus sûr moyen d'éviter l'infiltration urineuse. Les déclarations de tels hommes ont puissamment influencé sur ce point l'opinion des chirurgiens, mais elle fut ensuite, je pense, poussée à l'extrême par leurs successeurs. C'est du moins ce que l'on peut conclure de la lecture des auteurs ultérieurs, qui n'ont plus en vue que les effets des tractions violentes, et les regardent sinon comme le seul, du moins comme le plus grand écueil à éviter. C'est ainsi qu'un extrême conduisait à un autre, qu'on tombait de Charybde en Scylla; car pour moi ce n'est pas d'un seul côté, mais des deux qu'existe le danger. Il faut également épargner au col vésical, et une incision trop grande, et la déchirure mécanique, conséquence fatale d'une plaie trop étroite. Ma manière de voir trouve d'ailleurs un appui dans ce fait, que la plupart des lithotomistes heureux ont justement été ceux-là mêmes qui soutenaient qu'il valait mieux inciser suffisamment que faire une extraction pénible. Tel est l'avis de M. Martineau, bien connu pour n'avoir eu que deux décès sur quatre-vingt-quatre opérés (dont plusieurs enfants, il est vrai), à Norwich. Nous lisons en effet, dans le compte rendu aussi simple que bref qu'il

(1) *Memoria sul conduttore d'Hawkins*, etc. Pavie, 1825.

présenta de sa méthode à la *Medical and Chirurgical Society*, en 1821, les lignes suivantes : « Si le calcul est gros, ou si l'extraction offre quelques difficultés, plutôt que de faire appel à la force, tout en maintenant la pierre solidement fixée entre les mors, je confie les tenettes à un aide..... Le point qui fait obstacle est coupé, ce qu'il est facile de faire, puisque la partie large de la lame sert de conducteur naturel au bistouri ; et plutôt que de déchirer, je suis revenu à deux ou trois reprises à ce débridement (1). » Cheselden lui-même partageait cette manière de voir ; il dit à propos de sa méthode d'extraire la pierre : — « Je commence par chercher le calcul avec l'extrémité des tenettes ; quand je l'ai trouvé, je les ouvre en glissant un mors au-dessous et l'autre au côté opposé. Si j'ai lieu de penser que la position de la pierre n'est pas convenable ; je cherche à la changer, puis je procède à l'extraction, veillant avec soin à ce que le calcul ne s'échappe pas brusquement et à ce que les parties aient le temps de se laisser distendre ..... et si j'ai affaire à un calcul volumineux, j'incise de nouveau sur lui pendant qu'il est fixé par les tenettes (2). » Mais, d'autre part, il ne faut pas perdre de vue cette notion — à laquelle Cheselden faisait allusion dans les lignes précédentes — que le col vésical est susceptible d'une dilatation considérable, si celle-ci est faite lentement et graduellement. Il cède une première fois à la pression du doigt introduit aussitôt après l'instrument tranchant ; puis une seconde, quand les tenettes arrivent guidées sur le doigt ; finalement, enfin, il est distendu plus encore lorsqu'on retire les tenettes chargées, surtout si la pierre saisie est grosse. Cette propriété du col de se laisser dilater est de la plus haute importance pour le lithotomiste ; sans elle on ne saurait extraire de la vessie que de très-petits calculs à travers une incision limitée à la prostate. Pour donner tout ce qu'elle peut, la dilatation doit être pratiquée avec lenteur et douceur. Mais si l'on agit avec précipitation, violence, force, pour le vain plaisir peut-être de faire une opération rapide devant une assistance charmée, ce n'est pas la dilatation, mais bien la déchirure qu'on obtient ainsi. Et par ce mot « déchirure » je n'entends pas le simple élargissement de la plaie tant vésicale que prostatique, élargissement qui probablement a lieu toujours et à bon droit, mais la déchirure du tissu cellulaire ambiant, riche, comme on sait, en sinus veineux et en capillaires sanguins. Ses résultats sont des plus graves : phlegmon du tissu cellulaire, abcès, ou pour mieux dire phlébites de l'excavation pelvienne. Toutes ces suppurations, remarquons-le, sont situées de telle façon que le pus tendra plutôt vers le péritoine que vers l'extérieur ; aussi, en pareil cas, une incision profonde serait-elle plutôt avantageuse que défavorable, en donnant issue aux liquides retenus. C'est alors qu'on se rend bien compte des deux points suivants : dilatation douce et graduée du col, et des incisions suffisamment étendues faites en commençant, — temps suffisant consacré à l'introduction

---

(1) *Med.-Chir. Trans.*, vol. II, p. 411. Il me semble utile de faire remarquer que ces 84 cas brillants ne constituent pas, comme on a l'air de le croire parfois, toute la pratique de M. Martineau, mais seulement une série de ses opérations, les autres ayant été beaucoup moins heureuses.

(2) Cheselden's *Anatomy*, 5ᵉ édit., 1740, p. 231.

des tenettes et à l'extraction de la pierre. S'il est un point dans l'opération
de la taille, quelle que soit d'ailleurs la méthode employée, qui demande
plus que tout autre soin, attention et calme de la part du chirurgien, c'est,
je le déclare, le temps où le chirurgien fait franchir à ses instruments le
col vésical incisé. Toutefois on a vu plus d'une fois un opérateur passer et
repasser rapidement instrument sur instrument, surtout s'il survient quelque difficulté, et d'une main fiévreuse tirer, tourner avec précipitation,
jusqu'à ce qu'il amène le calcul au jour, malgré une voie trop étroite. Rien
ne peut être plus dangereux, rien n'expose plus aux périls et aux accidents
que nous signalions plus haut. J'incline fort à penser que dans plus d'une
main, c'est non le bistouri, mais les tenettes qui sont dangereuses dans
l'opération de la taille. Qu'on me permette, à propos de cette question capitale, de citer ici brièvement les propres paroles de deux lithotomistes habiles
et expérimentés, l'un du siècle passé, l'autre de nos jours. En France,
Pouteau écrivait au xviiie siècle : « L'extraction de la pierre est peut-être la
partie de l'opération la plus délicate ; car elle a souvent donné naissance à
des accidents mortels, lorsqu'elle n'a pas été faite avec assez de prudence
et de ménagement. Si on se laisse séduire par le mérite dangereux d'avoir
fait une opération dans le moins de temps possible, la vivacité avec laquelle
on fait l'extraction occasionne un déchirement souvent mortel ; et je suis
persuadé que le désir inconsidéré d'acquérir cette fausse gloire, que le
public attache à la célérité d'un opérateur, a fait périr plus de malades
qu'aucune autre mauvaise manœuvre. On ne saurait donc procéder avec
trop de lenteur à l'extraction de la pierre. C'est sans doute à l'observation
scrupuleuse de ce précepte que je dois en grande partie le succès constant
de mes opérations (1). »

Le docteur Keith, d'Aberdeen, après avoir décrit la méthode qu'il convient de suivre dans l'emploi des tenettes, ajoute : « Il est peu d'opérations
auxquelles on ne doive appliquer le célèbre adage : *Festina lente;* mais c'est
surtout dans la taille, et en particulier dans le temps qui nous occupe ici
qu'il a force de loi ; et ces mots, *Hâte-toi lentement*, devraient sans cesse
résonner aux oreilles de l'opérateur. »

Je ne saurais passer sous silence que c'est sur ce point seul que j'ai pu
constater l'accord unanime de tous les lithotomistes expérimentés de notre
époque (et j'ai surtout en vue ici les opérateurs de nos provinces). Toutes
les fois que j'ai eu occasion, soit verbalement, soit par lettre, de discuter le
meilleur mode opératoire pour la taille, j'ai trouvé, dis-je, une entente parfaite à cet égard. Sans doute celui-ci attribue son succès presque entièrement à l'emploi du bistouri boutonné de préférence au couteau pointu ;
celui-là, à des incisions vésico-prostatiques peu profondes ; cet autre, à l'é-
tendue de ces mêmes incisions ; un quatrième, à l'emploi invariable d'une
canule après l'opération ; le cinquième, à ne se servir de ce même tube que
dans des cas rares et exceptionnels. Mais *tous*, sans exception, considèrent
comme une question de vie ou de mort un soin attentif apporté à l'extrac-

____

(1) Pouteau, *OEuvres posthumes.* Paris, 1783, t. III, p. 303 à 307.

tion de la pierre et la nécessité de consacrer à cette manœuvre tout le temps opportun. Je pourrais ajouter que c'est à cette pratique que le docteur Murray Humphry, de Cambridge, justement célèbre par ses succès et son expérience en pareille matière, attribue ses réussites. Dans une lettre qu'il a bien voulu m'écrire, après avoir minutieusement décrit sa manière d'opérer, il termine par cette phrase : « Ce qu'il faut chercher avant tout dans la taille, c'est l'extraction de la pierre avec le moins de dégât possible des parties environnantes. »

II. La mort après la taille peut résulter d'une inflammation rapidement envahissante, suite d'*infiltration d'urine* dans les espaces celluleux interviscéraux, lorsqu'ils ont été ouverts par des incisions trop étendues.

Ce cas se présente quelquefois, mais bien moins souvent, à mon sens, qu'on ne le croit généralement. Il est vrai qu'à l'autopsie de sujets dont le calcul volumineux n'avait été extrait qu'avec peine, on a trouvé les connections celluleuses tant du col que du bas-fond de la vessie rompues, infiltrées d'un mélange d'urine et de pus, tandis que le péritoine, surtout pelvien, présentait des traces évidentes d'inflammation. Mais il y a tout lieu de croire que dans ce cas l'infiltration d'urine n'a pas été la cause, mais l'effet du phlegmon. La *cellulite* due au traumatisme a dissocié les connexions intimes, et aussitôt l'urine de s'infiltrer dans les tissus ainsi désorganisés, déterminant une péritonite purulente si elle n'existait pas déjà, l'aggravant toujours dans ce dernier cas. Telle paraît être la véritable explication des faits qu'on voit se dérouler pendant cette période plus ou moins courte, qui succède à l'opération dans les cas malheureux.

L'infiltration n'a pas lieu fatalement parce que l'urine baigne une coupe de ces espaces celluleux, pour se servir du terme consacré. En fait, ces lacunes celluleuses entre les muscles, entre les viscères, n'existent que sur les préparations anatomiques, alors qu'on se propose de mettre en relief les plans de tissu conjonctif qui unissent les organes et facilitent leur glissement réciproque. Je doute fort qu'une infiltration puisse s'y faire chez un sujet de bonne constitution, s'ils ne sont déjà altérés. Pour comprendre ce qu'on a coutume de dire à cet égard, il faudrait admettre qu'il existe entre les organes en question de véritables cavités toutes prêtes, mécaniquement parlant, à recevoir le liquide urinaire, — or il n'y a rien de semblable. Voyez plutôt ce qui se passe chez l'enfant. Les lames celluleuses sont aussi lâches, aussi fines que possible ; la vessie est irritable, se contracte avec force et énergie ; c'est au contact immédiat de ces couches conjonctives fraîchement incisées que coule l'urine après l'opération, et cependant quelle n'est pas à cet âge la rareté de l'infiltration urinaire ! Mais si une fois le tissu cellulaire est enflammé, s'il a perdu son intégrité, ou peut-être si le sujet est de constitution douteuse, s'il est un de ceux dont on dit vulgairement que « *the flesh never heals well* » (1), alors l'infiltration se fera, rapide et fatale.

(1) Les chairs ne guérissent jamais bien.

Je sais que cette doctrine est contraire aux notions généralement acceptées sur ce point, et que je respecte pleinement d'ailleurs. Mais c'est dans
l'étude attentive des faits tant au lit du malade expirant qu'à l'amphithéâtre,
que j'ai puisé ma conviction, que dans le plus grand nombre des cas la
cause véritable de la mort, celle que le chirurgien doit avant tout chercher
à éviter, n'est pas l'infiltration primitive de l'urine dans le tissu cellulaire
périvésical, mais bien la déchirure et le tiraillement de la partie la plus
reculée de la plaie. Il est heureux qu'il en soit ainsi, puisque le chirurgien
peut, s'il le veut, éviter ce dernier écueil, tandis que le premier serait inhérent pour ainsi dire à l'opération même et arriverait fatalement dans tous
les cas de pierres un peu grosses. Or les faits nous prouvent qu'on peut
pratiquer et qu'on a pratiqué quarante et cinquante tailles successives sans
accident, résultat absolument impossible si l'on érige en principe que les
espaces celluleux ne sauraient être incisés sans faire courir à l'opéré les
plus grands dangers. Il fallait donc admettre une autre cause aux insuccès,
et c'est alors que l'étude comparée des symptômes et des lésions est venue
me convaincre que cette cause existe, mais évitable et non fatale. Pour
résumer toute cette discussion : Dans la majorité des cas, la mort semble
être le fait d'un traumatisme inutile subi par le col vésical et les parties
voisines, traumatisme qui a déterminé un travail destructif du tissu connectif et de son riche réseau capillaire; c'est alors seulement, quand la
désorganisation est commencée, que l'urine s'infiltre et que le danger grandit rapidement. Dans quelques cas une certaine quantité de liquide septique,
soit purement mélangé à l'urine, soit né de sa décomposition, pénètre probablement dans le torrent circulatoire par voie d'absorption et produit ces
symptômes généraux de dépression que l'on voit accompagner cet accident,
accident d'autant plus dangereux que l'économie plus affaiblie est moins
apte à fournir un travail éliminateur du poison et à supporter le « choc »
qui l'atteint infailliblement en pareil cas. En dernier lieu enfin, souvent,
pour ne pas dire toujours, le liquide irritant arrive au contact de la séreuse
péritonéale, et si toute réaction vitale n'est pas éteinte, une péritonite mortelle est la conséquence fatale du contact.

III. Quelquefois c'est en l'absence des causes précédentes qu'éclate cette
dangereuse inflammation du tissu cellulaire périvésical.

Elle peut apparaître sans aucune lésion incriminable chez des sujets mal
portants ou prédisposés. D'autres fois c'est sous l'influence de l'érysipèle,
qui porte son action sur ces parties aussi bien que sur la plaie elle-même,
alors même que l'incision est restée renfermée dans les limites prescrites
par l'anatomie. C'est là une des chances les plus fatales auxquelles on
expose les calculeux dans les hôpitaux en les plaçant dans des salles encombrées ou infectées d'érysipèle. Aussi avons-nous coutume depuis longues années déjà, à University College Hospital, d'isoler nos opérés, soit
dans des chambres particulières, soit dans de petites salles de six à huit
lits; là, en effet, l'érysipèle est rare, et, s'il paraît, on peut tout de suite
en triompher.

L'*inflammation de la muqueuse vésicale* elle-même, suivie rapidement de celle des organes essentiels qui lui sont rattachés, est une autre cause de mort après la taille.

Après le phlegmon périvésical, que nous avons mis en première ligne, se place, par ordre de fréquence, l'inflammation de la face interne de la vessie, de sa muqueuse, pour préciser, inflammation qui, comme la précédente, est non-seulement un fait grave par lui-même, mais peut être le point de départ de complications plus redoutables encore. C'est ainsi qu'à la cystite on peut voir succéder, souvent très-rapidement, ici la néphrite, là la péritonite. La première s'annonce par des frissons ; des vomissements surviennent ; la douleur est vive, l'urine se supprime, le coma apparaît, et la mort arrive en vingt-quatre, trente-six, quarante-huit heures. La péritonite offre une marche plus lente, plus insidieuse. Une légère sensibilité à l'hypogastre avec un peu de tension en ce point sont en général les premiers signes de la péritonite pelvienne. C'est parmi ces cas qu'on trouve ces très-rares exemples de guérison après péritonite. Des antiphlogistiques, des cataplasmes chauds à l'extérieur, des opiacés à l'intérieur, une alimentation stimulante et tonique, tel est le traitement qui a permis de sauver quelques malades de temps à autre. Si les reins se prennent, comme on peut le conclure du frisson et de la suppression de l'urine, on n'a guère de chance de succès qu'en recourant le plus vite possible à une application de ventouses à la région rénale, suivie d'applications chaudes et stimulantes sur les lombes. Mais si les reins ont déjà été malades, ce qui est plus que probable dans les conditions où la complication de néphrite apparaît, le pronostic devient des plus graves. La marche des accidents se rapproche alors de ce que nous allons avoir à décrire dans l'alinéa suivant.

Des *substances septiques*, dérivées de l'urine, peuvent pénétrer dans le torrent sanguin et déterminer la mort après la taille.

Dans ces cas, on voit quelquefois l'orage éclater subitement un jour ou deux après l'opération : les symptômes se montrent tout à coup sous forme d'une prostration excessive, en même temps que l'urine devient rare. Il y a tout lieu de soupçonner que l'économie est aux prises avec un poison violent et fatal subitement absorbé. Nous n'observons pas du côté des reins cet appareil franc que nous signalions tout à l'heure ; mais le malade est rapidement et profondément prostré par un poison qui infecte son organisme et qu'aucune voie normale, celle des reins moins que toute autre, ne peut éliminer. Il semble dans ces cas qu'il n'y ait pas seulement accumulation d'un poison dans le sang par impuissance du filtre rénal à remplir ses fonctions naturelles d'épuratif, mais bien pénétration dans le système circulatoire d'une substance toxique rapidement fatale, qu'elle soit le fait d'une urine décomposée ou de produits anormaux nés peut-être au voisinage de la plaie. Son élimination sera très-difficile, pour ne pas dire impossible, si les reins ont déjà subi antérieurement une altération de structure. C'est là, ce me semble, au moins par comparaison avec les faits analogues qu'on voit se produire dans d'autres circonstances, la meilleure explication des accidents que nous venons de signaler, et qu'on a à tort, selon moi, rattachés parfois au choc, à l'épuisement. Ceux-ci existent sans doute, mais avec une physionomie bien différente. Nous les examinerons en leur lieu et place.

Phlébite et infection purulente. — Comme toute autre opération chirurgicale, la taille expose à ces accidents. L'infection purulente toutefois est la moins fréquente parmi les diverses causes de mort. Elle a sans doute pour point de départ la phlébite de ces sinus nombreux qui entourent le col vésical, et qui sont en danger plus par les tractions violentes que par la section au bistouri.

On mentionne assez fréquemment la *mort par* « *choc* ». Je pense que ce mot doit être entendu de la façon suivante : épuisement tel du système nerveux à la suite de l'opération, que l'action du cœur devient trop faible pour entretenir une circulation compatible avec la vie. Le malade est plongé dans un collapsus analogue à celui qui succède à un traumatisme violent sur le cerveau, analogue encore à ce qui se passe dans les mutilations étendues du corps, où l'on voit la mort survenir, non par lésion matérielle d'organes importants, mais par ce profond ébranlement des centres nerveux que produit toute destruction étendue des parties molles. Ce choc, la taille paraît le produire chez quelques sujets, surtout si elle a été longue et laborieuse. C'est toutefois une terminaison rare, surtout depuis que l'emploi des anesthésiques a permis d'éviter presque absolument ces deux grands éléments de dépression nerveuse : la crainte de souffrir et la souffrance. Aussi, lorsque le choc se produit, doit-on de nos jours l'attribuer à une lésion matérielle, et non plus à un trouble moral. Ainsi compris, le choc se distingue nettement, et de ces terminaisons rapidement mortelles que nous avons rattachées tout à l'heure à la résorption urineuse et à la néphrite, et aussi de l'épuisement qu'il nous reste à envisager maintenant.

Hémorrhagie et épuisement. — Nous les réunissons dans une même étude pour les motifs que nous exposerons dans un instant. La mort par hémorrhagie primitive, c'est-à-dire directement sous l'influence de la quantité de sang perdu, ne se présente jamais, on peut le dire, dans l'opération de la taille. Il est rare, en effet, qu'une sérieuse hémorrhagie se produise, et se produirait-elle, qu'on peut s'en rendre maître par la ligature, le ténaculum, l'aiguille courbe, le tamponnement, le froid ou la compression digitale. Il se produit parfois une hémorrhagie secondaire qui met le malade dans le plus triste état. J'ai même vu trois ou quatre fois la mort survenir de cette façon. Mais ce qui précède, remarquons-le bien, n'implique pas comme conclusion pratique que l'hémorrhagie ne doive pas être regardée comme un sérieux accident, ou souvent même indirectement mortel. Tout au contraire un écoulement sanguin, soit abondant, soit persistant, soit à répétition, a toujours été envisagé comme d'un pronostic grave et d'un mauvais augure pour la guérison. De telles hémorrhagies épuisent les forces du sujet, entravent tout travail adhésif dans la plaie, et affaiblissent ainsi la résistance des surfaces vives à l'action de l'urine et des autres liquides qui les baignent. Elles livrent le malade sans défense à l'infection et à toutes les influences délétères qu'il peut subir; elles le rendent incapable de continuer la lutte contre ces causes, si elle a commencé déjà. Enfin, elles prolongent la convalescence ou la mettent en péril. C'est ainsi que l'hémorrhagie se lie intimement à l'épuisement, qui existe rarement sans elle. Il est des cas où un calculeux, accablé par l'âge et les souffrances, ne se décide à courir les faibles chances de l'opération qu'à la dernière extrémité ; c'est alors un malheureux sans force, sans énergie qu'on a sur le lit d'opération. Mais ces faits sont rares ; le plus souvent, en effet, de tels malades ne devraient pas être opérés, et ne le sont pas.

Mais revenons à l'hémorrhagie. Si, par exception, elle est très-abondante, ou si elle résiste aux moyens dont nous disposons, nous devons redouter qu'elle n'amène indirectement la mort par épuisement. Il n'est pas facile alors, en effet, de relever l'organisme en souffrance. De tout cela, il résulte que le chirurgien devrait, pendant l'opération, regarder le sang de son malade comme ayant un prix inestimable, et que, quelle que soit sa manière de voir sur les autres points, il devrait tenir pour certain que chaque once de sang perdue pendant la taille est, *pro tanto*, une chance défavorable pour le malade.

Tétanos. — On a cité deux ou trois cas de mort par cette complication à la suite de la taille. Son excessive rareté après cette opération nous dispense d'y insister plus longtemps.

Causes de mort chez l'enfant. — Les causes de mort à cet âge diffèrent complétement de ce que nous avons vu chez l'adulte ; c'est là un point qui, autant que je puis l'affirmer, n'a pas été suffisamment signalé à l'attention. On a toujours traité des causes de mort dans la taille comme si elles étaient les mêmes à tout âge ; l'observation est là cependant pour montrer que le résultat fatal est amené par un concours bien différent d'accidents chez l'adulte et chez l'enfant. On est arrivé ainsi à une connaissance moins précise du danger à signaler, et par suite de l'écueil à éviter pour chacun en particulier.

Chez l'adulte, nous l'avons vu, la mort survient surtout par l'inflammation du tissu cellulaire périvésical, qu'elle soit le fait d'une extraction violente et précipitée, ou quelquefois d'incisions trop étendues inutilement. Chez l'enfant, comme nous allons voir, on n'a pas à craindre, du moins en général, cette inflammation diffuse, pas plus qu'on n'a à redouter de franchir avec le bistouri les limites de la prostate. Ne sait-on pas, en effet, qu'il en est toujours ainsi, et que cependant on guérit moitié plus de ces petits opérés. Chez eux, c'est la *péritonite* (si rare chez l'adulte) qu'il faut surtout redouter, et aussi l'épuisement général, presque aussi fréquent.

Pour simplifier notre tâche, examinons d'abord pourquoi la taille latérale est bien moins mortelle chez l'enfant que chez l'adulte. Ce fait, bien connu de tout élève, peut, s'expliquer par les trois causes suivantes. La première, c'est que les organes génitaux ne possèdent pas encore cette sensibilité spéciale qui apparaîtra avec la puberté. Or, cette sensibilité est une dépendance du système cérébro-spinal, et par là même est liée intimement à toutes les fonctions de l'organisme. C'est ainsi que l'on comprend que tout ébranlement, que toute lésion de l'appareil génital éveille fréquemment chez l'adulte des phénomènes sympathiques d'une gravité extrême. L'enfant, au contraire, n'a pas d'appareil génital, à vrai dire ; il ne possède que des organes rudimentaires : aussi échappe-t-il aux dangers que nous signalions il y a un instant. C'est là la première condition heureuse présentée par l'enfant. La seconde, c'est que cet âge est de tous celui où le travail de croissance, et par suite de réparation, est le plus développé. Plus ce travail se ralentit, plus les réparations deviennent lentes et difficiles. Toutefois ces effets bienfaisants peuvent être entravés à certaines époques de l'enfance, comme nous le verrons, par des influences contraires. En troisième lieu, il faut signaler la position même de la vessie chez l'enfant ; en effet, l'écoulement continu et complet, tant de l'urine que des divers exsudats plus ou moins septiques, se trouve assuré, et c'est là un fait qui n'est pas sans quelque valeur.

La mortalité varie beaucoup aux diverses périodes de l'enfance. Dans une autre partie de cet ouvrage, nous rapportons une statistique de 850 cas. On y voit que, de un à cinq ans inclusivement, la mortalité est de $1/14^e$; que de six à dix inclusivement, elle décroît, et n'est plus que de $1/23^e$ ou $1/24^e$; que de onze à seize, elle s'élève progressivement à $1/9^e,5$, et qu'enfin de seize à vingt, elle atteint le chiffre de $1/7^e$.

Durant les trois ou quatre premières années de la vie, la taille compte moins de succès que pendant la période suivante, ce qu'il faut attribuer au travail de dentition non encore achevé et à une excitabilité nerveuse excessive, conditions qui neutralisent les chances favorables dues au travail réparateur, si énergique alors, comme nous l'avons signalé plus haut. Mais comme ces causes de mort ne persistent pas au delà des premières années, nous voyons de six à dix ans le péril diminuer, et le chiffre des morts n'être plus que de 1 sur 23 ou 24 cas, soit un peu moins de 4 sur 100. L'apparition de la puberté fait sentir son influence d'une façon marquée entre douze et seize ans. Puis entre seize et vingt, alors que l'homme n'est pas complétement développé, que le corps n'a pas encore acquis toute sa force, la taille est un peu plus hasardeuse qu'elle ne le sera pendant les vingt années suivantes.

Nous avons déjà dit que la principale cause de mort chez l'enfant est la péritonite. Chez lui, la vessie fait partie de la cavité abdominale bien plus que de l'excavation pelvienne, et contracte ainsi avec le péritoine des rapports plus étendus que ceux qu'elle aura plus tard ; bien plus, c'est alors surtout que la séreuse peut être considérée comme une des tuniques vésicales. Par là même toute violence pour extraire la pierre retentira sur le péritoine plus vite et plus directement chez l'enfant que chez l'adulte. Chez ce dernier, avons-nous dit, la péritonite est rarement primitive ; bien plus souvent, elle est la conséquence d'un phlegmon périvésical développé d'abord. L'inverse est de règle dans le jeune âge ; les accidents péritonéaux sont les premiers à apparaître après une extraction laborieuse ou des manœuvres maladroites intravésicales. Ils ne sauraient non plus être rattachés à une infiltration urineuse, car il est d'observation qu'on ne constate jamais cette complication chez les enfants, quoique les diamètres, très-petits à cet âge, de la prostate l'exposent à être presque toujours, pour ne pas dire toujours, dépassée par l'incision de la taille latérale, et, en fait, les tenettes ni le doigt ne sauraient, sans cela, parvenir à la vessie. Trop souvent on oublie, sur ce point, ce fait que j'ai déjà signalé, à savoir, qu'à cette époque de la vie tout l'appareil génital est encore à l'état rudimentaire. J'ai disséqué bien des prostates d'enfants : à sept ans, c'est-à-dire à l'âge le plus favorable pour la taille, on pourra se figurer ses dimensions par ce fait, que son poids, qui sera à vingt ans de 16^{gr},20, n'est alors que de 1^{gr},64, soit près de neuf fois moins. Pas d'infiltration d'urine cependant, bien que le tissu cellulaire incisé soit lâche, délicat et fragile.

Ici encore, comme chez l'adulte, la terminaison fatale est plus souvent le fait de la violence que de toute autre cause; mais c'est le péritoine qui est en jeu, bien plus que les connexions celluleuses de la vessie. Telle est l'opinion où m'a conduit l'étude attentive de faits nombreux qu'il m'a été permis de juger. A l'appui de ma manière de voir viennent ces morts rapides qu'on a vues survenir, chez les enfants, à la suite d'un simple cathétérisme, morts toujours déterminées par une péritonite. Fletcher, de Glocester, rapporte, dans son instructif mémoire sur *Failures in Lithotomy* (1) (*Insuccès dans la taille*), l'observation d'un enfant de six ans, de bonne santé d'ailleurs, qui succomba en trois ou quatre jours à une péritonite aiguë, à la suite d'un cathétérisme explorateur un peu prolongé. M. Cross mentionne un fait absolument semblable (2).

Après la péritonite vient en seconde ligne, comme cause de mort, l'*épuisement*. Le jeune enfant supporte mal une perte de sang, et si l'hémorrhagie est considérable, ce qui est rare toutefois, il peut succomber à un épuisement consécutif. Parfois aussi, si la pierre date déjà de loin, l'enfant calculeux est réduit à un état cachectique; il s'éteint graduellement sans lutte, sans effort tenté par l'organisme, comme aussi sans accident marquant.

A côté de ces deux grandes causes de mort, chez l'enfant, il nous faut ajouter qu'on l'a vue survenir quelquefois à la suite du choc, si l'opération a été longue ou laborieuse ; de la cystite, de la néphrite, de la phlébite, de la suppuration pelvienne, tous points qui ne demandent aucune considération spéciale.

(1) *Med.-Chir. Notes and Illustrations*, part. 1. London, 1831, p. 89.
(2) *Treatise on Calculus*. London, 1835, p. 43.

CHAPITRE VI

DIFFICULTÉS ET DANGERS DE LA TAILLE

I. Difficultés et dangers dus à l'âge de l'opéré. — Chez l'enfant. — Chez le vieillard : rigidité des tissus ; hypertrophie de la prostate, etc. — II. Difficultés dues au sujet lui-même : épaisseur du périnée ; étroitesse du bassin ; anomalies artérielles, etc. — III. Difficultés venant de la pierre : son volume ; sa forme, calculs multiples ; sa position : calcul enkysté, calcul embrassé étroitement par la vessie contractée, calcul adhérent à la vessie. IV. — Accidents divers : blessure du rectum ; extraction d'une partie de la prostate ; fragments restants après l'opération ; hémorrhagie secondaire ; fistule persistante ; impuissance ; incontinence d'urine ; on ne trouve pas de pierre.

Il est des circonstances exceptionnelles qui, lorsqu'elles se présentent, peuvent devenir pour l'opérateur la source de difficultés extrêmes pendant la taille périnéale. Or, il est certain que plus le chirurgien trouve de difficultés, plus le patient court de danger ; il existe en général entre les deux une proportion parfaite. Aussi n'est-il pas de devoir plus impérieux, de recherche plus intéressante que l'étude de tout ce qui touche à ces difficultés, et par suite à ces dangers. Ces faits, ce n'est pas dans la pratique d'un seul lithotomiste, mais en faisant appel à l'expérience de tous, qu'il sera possible de les trouver et de les grouper. Cet examen critique ressort suffisamment de ce fait, admis par tout le monde, qu'une difficulté prévue est, dans la majorité des cas, à moitié résolue.

Pour la clarté du sujet, je diviserai ces difficultés en trois grandes classes :

I. *Difficultés liées à l'âge du sujet.* — II. *Difficultés tenant à l'opéré lui-même.* — III. *Difficultés résultant, soit d'une disposition spéciale du calcul, soit de ses connexions avec la vessie.*

I. DIFFICULTÉS LIÉES A L'AGE DU SUJET. — *L'enfance* est pour l'opérateur une source de difficultés qu'il ne retrouvera à aucun autre âge. Les organes sur lesquels porte l'opération sont minces et friables à l'extrême ; les connexions cellulaires sont formées par un tissu très-lâche et très-peu résistant. De ces deux faits anatomiques résultent deux causes de difficultés et de dangers qui ne se sont présentées que trop souvent.

A. *Perforation de l'urèthre par le cathéter.* — Si l'on emploie la force pour faire pénétrer le cathéter, on est très-exposé à voir sa pointe déchirer l'urèthre immédiatement au-dessous et en arrière de la symphyse pubienne, et s'engager ainsi sous la vessie ; bien plus, la laxité extrême de la cloison cellulaire vésico-rectale permet au conducteur une certaine mobilité qui pourra induire le chirurgien en erreur et lui faire croire qu'il est dans la bonne voie, qu'il a pénétré dans la cavité vésicale. Le même fait peut sans doute se présenter chez l'adulte ; mais la courbe moins brusque de l'urèthre en haut et aussi sa résistance plus grande rendent cet accident beaucoup plus rare chez ce dernier. Si l'erreur est commise, si elle n'est pas reconnue à temps, l'opération ne peut être achevée, et la mort est la conséquence ordinaire de cette fausse manœuvre. Remarquons-le bien d'ail-

leurs, ce n'est pas là un accident rare, imaginaire, mais plutôt assez fréquent. Il n'est, à ma connaissance, qu'un seul moyen absolu d'éviter pareille
faute et de ne pas inciser sur un cathéter hors de la vessie : *il faut avec le
cathéter lui-même, au moment de la taille, percevoir nettement le contact et le
choc de la pierre.* Le malade est sur la table d'opération, on trouve sa pierre
avec la sonde exploratrice. Immédiatement après, le cathéter est introduit,
il passe avec facilité, mais il ne fait pas sentir le calcul ; faut-il, avec certains chirurgiens, ne voir là qu'un fait très-simple, dû à la différence de
courbure des deux instruments ? Non assurément ; on ne doit pas se tenir
pour satisfait à si peu de frais. Qu'il me soit permis à cet égard de rapporter le fait suivant : Un malade offrant tous les symptômes de la pierre
avait été à plusieurs reprises sondé en province, mais toujours inutilement.
L'explorateur mis en usage avait la forme d'un cathéter ordinaire. Il vint
à Londres, et, dès le premier examen avec la sonde à petite courbure, le
calcul fut trouvé. Le malade est mis sur le lit d'opération ; le cathéter passe
sans difficulté ; il n'est pas démontré qu'il soit bien au contact de la pierre,
on incise cependant. Jusque-là on n'avait pas mis en doute qu'on n'eût
bien pénétré dans la vessie ; mais on reconnut alors que le cathéter s'était
engagé dans une fausse route, faite selon toute probabilité par l'instrument à grande courbure dont on s'était servi dans les premières investigations, fausse route que la sonde avait pu éviter, grâce à sa forme. Heureusement l'opérateur put retirer le cathéter, le remettre dans la bonne voie
et terminer l'opération, qui eut plein succès. Telle est la marche à suivre
en pareil cas. Le chirurgien ne doit pas hésiter à changer de cathéter, à
remplacer le premier par un autre dont la courbure lui permette d'arriver
dans la vessie et de sentir la pierre ; puis on achève l'opération sur ce dernier conducteur. Si la fausse route est telle, pour une raison ou pour une
autre, que l'on ne puisse retrouver la voie naturelle et pénétrer dans la
vessie, il faut s'abstenir de toute nouvelle incision et remettre l'opération
à un autre jour.

B. *Rupture de la portion membraneuse de l'urèthre.* — La seconde difficulté qui peut se présenter chez l'enfant, par suite de la laxité et du peu de
résistance des parties, c'est la rupture facile de la portion membraneuse de
l'urèthre, qui se détache de la prostate. C'est au moment où l'incision profonde achevée, on tente de la dilater avec le doigt, que cet accident se produit. Il peut d'ailleurs être amené par deux causes très-différentes : une
incision vésico-prostatique trop étroite, ou des incisions multiples de
l'urèthre. Nous nous expliquons. Tantôt l'opérateur, retenu par la crainte
de trop inciser, ne fait à la vessie et à la prostate qu'une plaie insuffisante
pour recevoir l'extrémité du doigt ; c'est en vain que celui-ci est poussé,
il ne fait que soulever et chasser devant lui la prostate et le col de la vessie,
tiraillant ainsi la portion membraneuse, qui finit par se rompre. Disons
toutefois que cette plaie trop étroite peut amener, comme l'a signalé le
docteur Murray Humphrey (1), une autre fausse manœuvre. Incapable de

(1) Voyez *the Lancet*, 23 avril 1864.

pénétrer dans l'urèthre, le doigt glisse dans le tissu cellulaire interposé à la vessie et au rectum, et s'y creuse une cavité. On croit être dans la vessie; on introduit les tenettes, qui peuvent sentir la pierre recouverte par la mince paroi vésicale, et l'on tente l'extraction. Tantôt c'est au moment de ponctionner la portion membraneuse que tâtonne le chirurgien, dont l'ongle de l'index gauche est mal assuré dans la rainure du cathéter; il incise alors à deux ou trois reprises avant de pouvoir engager convenablement son bistouri dans la cannelure pour le glisser jusqu'à la vessie. Mais pendant ces tentatives, l'urèthre a pu se déplacer légèrement et avoir été ainsi divisé en trois ou quatre points plus ou moins rapprochés. Si, dans ces conditions, on est obligé de faire le moindre effort pour introduire le doigt dans l'urèthre, on comprend qu'il se rompra facilement au-dessous de la prostate. Ce point a été fort bien mis en lumière par Sir William Fergusson dans ses remarques cliniques sur la taille dans l'enfance (1).

Lorsqu'un pareil accident survient, voici ce qu'il convient de faire. Après s'être bien assuré que le bec du cathéter est dans la vessie, on crée au doigt une large route en incisant la prostate avec un bistouri pointu (ces tissus lâches ne sont pas faciles à sectionner, et ne peuvent l'être sans difficulté que par un instrument tout à la fois effilé et tranchant). On réussit en général par cette méthode; il suffit d'être prévenu du danger pour pouvoir l'éviter.

C. *Prolapsus du rectum.* — On peut se trouver, assez souvent chez l'enfant (très-rarement chez l'adulte), gêné par la chute du rectum pendant l'opération. Ce prolapsus, fréquent chez les jeunes calculeux à cause des efforts qu'ils font, peut, s'il survient au moment d'opérer, être une cause d'embarras pour le chirurgien. Il suffit toutefois de refouler doucement l'intestin, puis, une fois sa réduction obtenue, de charger un aide placé à droite de l'opéré de le maintenir en place jusqu'à la fin de l'opération au moyen d'un tampon appliqué sur l'anus.

La *vieillesse* offre aussi ses conditions spéciales. Chez le vieillard, en effet, et chez lui seul, on rencontre les deux difficultés suivantes : rigidité excessive du col vésical et hypertrophie de la prostate.

A. *Rigidité du col vésical.* — On n'a pas en général accordé à ce point toute l'importance qu'il mérite peut-être. Chez la plupart des sujets âgés, les tissus fibreux tant du col vésical que de la prostate et des parties voisines ont acquis une résistance et une rigidité exceptionnelles. C'est l'inverse au début de la vie, d'où l'impunité des dilatations considérables à cette époque. Cette roideur des parties est très-variable d'un sujet à un autre, et sans aucun rapport avec l'hypertrophie prostatique; mais il est de règle générale qu'elle se montre plus ou moins avec les progrès de l'âge. Il y a cependant quelques exceptions. Lorsqu'elle existe manifestement, les tissus cèdent peu à la pression du doigt ou des tenettes, et pour une même pierre donnée, l'incision qui conviendrait dans les cas ordinaires est ici parfaitement insuffisante. Les tenettes introduites, on recon-

(1) Voyez *the Lancet,* 2 juillet 1864, *Leçons* de Sir William Fergusson.

naît que la dilatation ne se fait pas, et si la plaie n'est élargie, on ne peut faire l'extraction qu'en ayant recours à la violence. On est en face d'un double écueil : ici déchirure, là incisions trop étendues. Cette dernière manière de faire est probablement la moins dangereuse entre des mains habiles ; il est juste cependant d'ajouter qu'un certain effort est permis en face de ces tissus denses, bien plus que dans les conditions normales. M. Crichton, dans ses notes manuscrites, signale cet épaississement comme coïncidant en général avec l'hypertrophie de la prostate, et ajoute que, dans ces cas, il fait tout à la fois et une incision plus étendue, et des tractions plus fortes que dans les cas ordinaires. D'après Civiale, cette induration diminue les chances de succès. Dans cette circonstance, si la pierre est volumineuse, on pourra, après avoir incisé la prostate à gauche autant que possible, porter également le bistouri sur son lobe droit. C'était la pratique de Liston à University College Hospital ; sur neuf malades porteurs de très-gros calculs (9^{gr},5 une fois, 10^{gr},5 une autre), il eut sept succès.

B. *Hypertrophie et déformation de la prostate.* — Ces modifications sont, elles aussi, liées aux progrès de l'âge ; mais je tiens à dire tout de suite que je ne suis pas disposé à y attacher une très-grande importance, soit comme difficulté, soit comme danger. La prostate peut gêner la prise et l'extraction de la pierre de deux façons différentes. Tantôt c'est parce qu'elle éloigne la vessie des téguments, rend le périnée plus profond, et empêche ainsi le doigt de pénétrer dans le réservoir urinaire ; tantôt c'est par la position même où elle maintient le calcul, soit qu'il reste profondément caché dans le bas-fond vésical en arrière du col, soit qu'une véritable tumeur s'élève entre lui et l'incision vésicale qu'on vient de faire. Plus d'une fois de semblables tumeurs ont été déchirées et arrachées en partie par les tenettes dans les manœuvres d'extraction, sans qu'il paraisse cependant en résulter aucun danger spécial. L'hypertrophie de la prostate est d'ailleurs une condition favorable pour les incisions profondes étendues, car on n'a pas à craindre de franchir les limites de la glande. Dans tous ces cas, on aura recours avec avantage au gorgeret pour dilater la plaie vésico-prostatique, et servir de conducteur aux tenettes quand le doigt ne peut arriver jusqu'à la vessie ; il maintient enfin hors de leur prise ces tumeurs saillantes qui auraient pu sans cela être saisies ou déchirées entre leurs mors. S'il existe un bas-fond très-marqué, que la pierre s'y tienne cachée, des tenettes courbes peuvent être utiles, bien que j'aie toujours pu me contenter des droites. Quelquefois on peut ramener le calcul dans une position plus favorable à l'extraction, au moyen d'un ou deux doigts introduits dans le rectum, et soulevant la pierre jusqu'au niveau de l'incision vésicale.

C. *Atonie vésicale.* — Il arrive parfois aussi, chez les sujets âgés, que la vessie est atteinte d'atonie, et a perdu depuis longtemps la faculté de se vider par ses propres efforts. Après l'écoulement de liquide qui suit l'incision profonde, la vessie s'affaisse, mais ne se rétracte pas, et la pierre peut ainsi être enveloppée dans un repli de la paroi vésicale, circonstance singulièrement embarrassante parfois. Les tenettes, manœuvrées avec habileté, ou mieux encore la curette, aidée de la pression sur l'hypogastre par

un assistant, permettront en général au chirurgien d'atteindre et d'extraire
la pierre. Il vaut mieux, toutefois, dans ces cas, opérer sur une vessie
presque vide que pleine; le calcul aura plus de chance alors pour être au
col vésical, tout près de l'incision profonde.

II. Difficultés tenant a une conformation spéciale de l'opéré lui-même.
— A. *Épaisseur du périnée*. — En première ligne ici, il faut citer la profondeur du périnée, quelle qu'en soit la cause. Liée parfois à une position spéciale de la vessie plus élevée que de coutume, elle est plus souvent la conséquence d'une hauteur inaccoutumée de l'ischion et des branches du
pubis. On la trouve encore chez des sujets très-gras, la couche cellulo-adi-
peuse, tant au périnée qu'aux fesses, venant matériellement augmenter la
distance qui sépare la vessie de la surface cutanée. Dans tous ces cas, il est
nécessaire de prolonger l'incision superficielle également vers ses deux
extrémités. Sur un pareil sujet, en effet, la plaie, devant avoir de 15 à 25 millimètres de profondeur de plus que d'ordinaire, doit être large à proportion,
si l'on ne veut s'exposer à des dangers dans les cas de gros calcul. Ce que
nous avons dit du gorgeret mousse à propos de l'hypertrophie de la prostate
trouve également son application ici.

B. *Étroitesse du bassin*. — Le détroit inférieur de l'excavation pelvienne
peut être rétréci, soit par malformation congénitale, soit par les effets du
rachitisme. S'il est tout à fait exceptionnel, malgré les quelques faits rapportés, qu'il soit déformé au point de n'avoir pu laisser passer la pierre, il
n'est pas rare, par contre, de rencontrer des diamètres assez étroits pour
gêner l'extraction d'un calcul de volume ordinaire. Avant d'opérer, le chirurgien tient toujours compte de la longueur de la ligne bi-ischiatique, et
fait son incision juste à égale distance de l'anus d'une part, de l'ischion de
l'autre. Ce n'est pas tout : il est particulièrement désirable, dans les cas qui
nous occupent ici, de disposer convenablement la pierre au moment de
l'extraction, c'est-à-dire que, se souvenant de sa forme généralement
oblongue, on s'efforcera de mettre son grand diamètre dans l'axe de la plaie.

Chez un enfant de quatre ans et demi, je me trouvai, pendant l'opération, aux prises avec une difficulté de ce genre que je n'avais pas prévue.
La pierre était grosse; j'avais taillé selon la méthode latérale, mais l'extraction fut plus pénible que de coutume. Une première tentative échoua sans
que je me rendisse compte alors de la nature de l'obstacle. Cependant, en
usant de ménagements, je parvins en quelques minutes à mener l'opération
à bonne fin... Finalement, l'enfant succomba. Le bassin fut enlevé et préparé :
il présentait une telle déformation rachitique, que son diamètre antéro-postérieur ne mesurait (sur la pièce sèche) que 22 millimètres. Le calcul avait
15 millimètres d'épaisseur sur 28 de long et 22 de large. Si ces dispositions
avaient été prévues d'avance, nul doute qu'on eût dû recourir de préférence
à la taille sus-pubienne (1). Sir Astley Cooper cite un cas où Clive trouva
les ischions si rapprochés, qu'une fois les tenettes introduites et la pierre

____

(1) Voyez l'observation avec dessins du bassin et de la pierre, dans le volume XLVII des
Medico-Chirurgical Transactions.

saisie, il dut, renonçant à l'extraire, la briser sur place, puis retirer chaque fragment isolément (1). Nous trouvons un fait analogue, mais sans opération, rappelé par M. Bransby Cooper (2).

C. *Anomalies artérielles.* — Les difficultés résultant d'une pareille disposition ne peuvent être ni prévues, ni évitées. L'artère honteuse peut manquer et être suppléée par une « honteuse accessoire » qui chemine sur les côtés de la prostate; les artères du bulbe peuvent avoir un trajet plus long que de coutume; parfois c'est l'artère de la prostate qui pénètre la glande en un point tel qu'on se trouve exposé à l'inciser. Dans tous ces cas, un chirurgien habile, patient, de sang-froid, arrivera à triompher de ces hémorrhagies profondes (voy. le traitement de l'hémorrhagie, page 43).

D. *État général de l'opéré.* — C'est ici que nous trouvons à signaler : l'hémophilie; les altérations organiques soit des reins, soit des autres viscères; un tempérament essentiellement nerveux et irritable; un état tout à la fois pléthorique, obèse et débile, qu'on rencontre malheureusement assez souvent, et qui est toujours de mauvais augure, et enfin l'épuisement dû à de longues souffrances. — Nous n'insistons pas ici sur ces diverses conditions, car nous aurons à y revenir en traitant du choix des modes de traitement pour chaque classe de malades en particulier.

III. Difficultés tenant à la pierre elle-même ou a ses connexions avec la vessie. — A. *Son volume.* — Toutes choses égales d'ailleurs, on s'accorde à reconnaître, et M. Crosse, de Norwich, l'a démontré dans son catalogue raisonné de *Norwich Museum*, que toutes les fois que le calcul dépasse des dimensions modérées, son volume entraîne des difficultés et des dangers régulièrement proportionnels. En d'autres termes, l'opération est d'autant plus laborieuse et le malade d'autant plus exposé, qu'il faut recourir à des incisions plus étendues ou à une force plus grande pendant l'extraction. Analysant toutes les pièces déposées au musée, M. Crosse arriva à établir que, lorsque le calcul pèse de 30 à 60 grammes, le nombre des morts est à celui des guérisons comme 1 : 5,5; que le rapport devient 4 : 5 quand le poids est de 60 à 90 grammes; et qu'enfin, sur 20 cas où la pierre atteignait un chiffre supérieur, c'est-à-dire de 90 à 110 grammes, il y eut 12 insuccès et seulement 8 guérisons. On peut, dans ces résultats, considérer la mortalité comme forte; si en effet nous nous reportons à la pratique de M. Crichton, nous y constatons de brillants succès dans ces mêmes conditions. Dans le tableau que je possède de ses opérations, je ne trouve pas moins de 11 cas de taille latérale pour calculs pesant plus de 120 grammes chez des sujets pour la plupart faibles et profondément épuisés; il n'y eut cependant que deux morts.

(1) Bransby Cooper, *Lectures on Principles and Practice of Surgery.* London, 1851, p. 601.
(2) *Op. cit.*, p. 599.

	AGE DE L'OPÉRÉ.	POIDS DU CALCUL.	RÉSULTAT.
Nos 1.........	73 ans.	120 gram.	Guéri.
2.........	60	127,5	Id.
3.........	âge avancé.	135	Id.
4.........	70 ans.	150	Id.
5.........	66	150	Id.
6.........	65	157,5	Id.
7.........	40	180	Id.
8.........	45	180	Id.
9.........	72	187,5	Id.
10.........	65 environ	210	Mort.
11.........	55	240 ou 270	Le calcul est brisé pendant l'extraction : un gros fragment de 180 gr.; 60 à 90 gram. de débris. Mort au troisième jour.

Le plus grand nombre de ces opérations furent faites par M. Crichton, au début de sa carrière, alors qu'il se servait du gorgeret tranchant pour ouvrir la vessie; chez quelques sujets, il divisa également le lobe droit de la prostate. Nous avons déjà eu occasion de dire qu'en face de calculs volumineux, il incisait largement et apportait tout son soin à l'extraction. Pour n'avoir pas à craindre que le calcul vienne à glisser pendant les tractions, il avait coutume, une fois la prise faite convenablement avec les tenettes, de glisser le long une curette ou un crochet mousse destiné à embrasser l'extrémité supérieure de la pierre. Parmi les cas que nous venons de rappeler, deux fois seulement on recourut à dessein au broiement avant l'extraction; les deux fois il fut opéré simplement en rapprochant les poignées des tenettes longues et fortes, dont cet opérateur avait coutume de se servir, et sans qu'il fût nécessaire de recourir à un instrument spécial ou compliqué.

Ces résultats montrent ce que peut la taille latérale dans le cas de

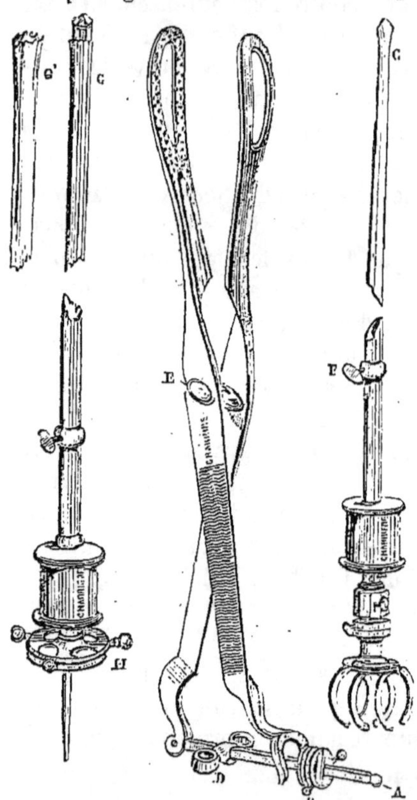

Fig. 190. — Tenette à forceps de Charrière articulée en E. — Fraises et forets de Rigal, de Gaillac (*).

(*) [Les branches sont munies à leur extrémité manuelle d'un écrou B, roulant sur une tige A, à l'aide duquel on peut rapprocher les mors avec une très-grande force. Si la pression est insuffisante, on peut briser le calcul, suivant l'indication de Rigal, de Gaillac, avec le foret ou avec les fraises à développement G, G. Les forets ou les fraises traversent un orifice ménagé au centre de l'articulation E et l'anneau du curseur D, qui les maintiennent dans une direction convenable. Le mouvement de rotation est imprimé par la main, par la roue H ou par un archet. (Gaujot et Spillmann, *Arsenal de la chirurgie contemporaine*, t. II, p. 828.)]

gros calcul. — Cependant l'usage s'est établi, tant à Londres qu'à Paris, de briser, au moyen d'appareils spéciaux (fig. 190, 191 et 192), toute pierre pesant 120 grammes et plus. L'extraction ne devant porter dès lors que sur des

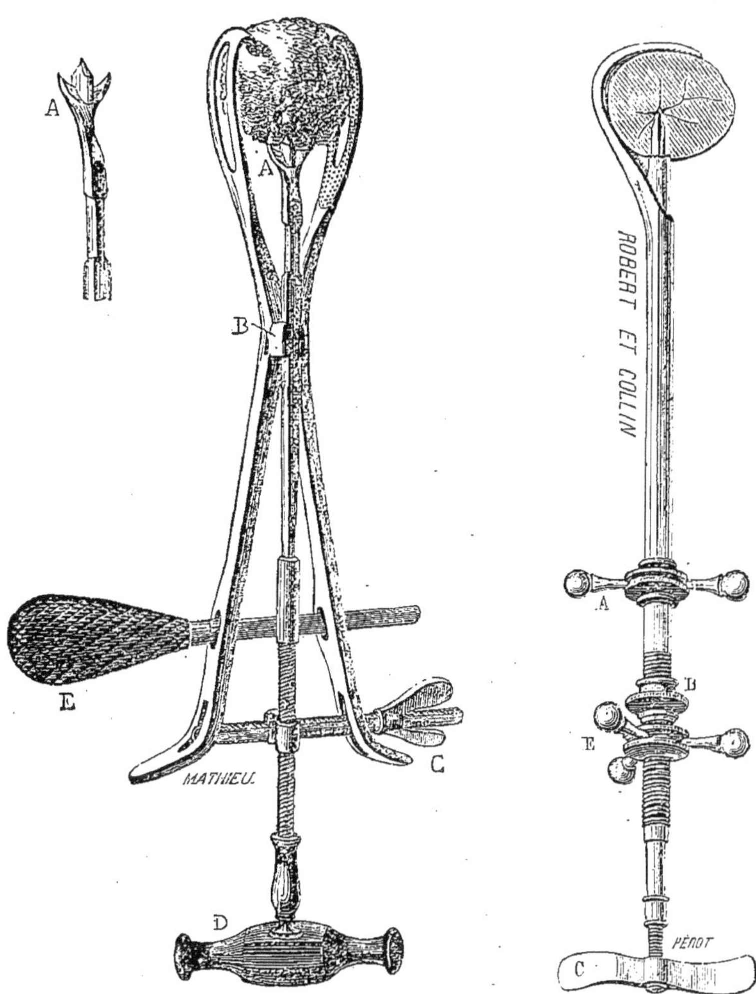

FIG. 191. — Forceps brise-pierre de Mathieu (*).   FIG. 192. — Lithoclaste de Maisonneuve (**).

fragments, on n'est pas obligé d'inciser aussi largement qu'il eût fallu le faire sans cela. Cette manière d'agir repose sur un principe de prudence, et aussi sur ce fait indiscutable que les incisions limitées sont une garantie pour le malade. Il faut bien avouer, cependant, que le maniement de pareils

(*) Il se compose en réalité de deux instruments : 1° une forte tenette dont la vis C permet de régler la pression ; 2° d'un perforateur AD, que l'on ajoute au besoin et que maintiennent en position convenable la rainure creusée en B et la douille portée par la tige à poignée E.

(**) Cet instrument est formé d'une sorte de curette dont la tige creuse renferme une canule, mobile au moyen du volant B et destinée à fixer la pierre, une fois engagée dans l'extrémité recourbée. Au centre de cette deuxième canule marche à pas de vis le perforateur muni de la traverse C.

instruments dans la cavité vésicale augmente les chances défavorables, et se souvenir de ce fait en présence d'un cas donné. J'ai vu plus d'une fois procéder de la sorte, et toujours j'ai été frappé des trois sources suivantes de difficultés :

1° Il faut des manœuvres répétées et non sans danger, pour fixer solidement le calcul entre les mors de l'instrument, alors que la vessie est vide (ce qui est la condition immanquable), puis pour le briser.

2° On ne saurait extraire de la vessie vide des fragments nombreux et anguleux, sans s'exposer à la léser plus ou moins grièvement.

3° On ne peut échapper à la crainte de laisser des fragments, et, par suite, de voir se former une nouvelle pierre, qu'en répétant les manœuvres exploratrices et en pratiquant de grands lavages.

L'opérateur doit peser ces graves remarques avant de se décider. Sans doute, lorsqu'on taille latéralement, pour un calcul volumineux, il sera bon d'avoir sous sa main un instrument de broiement solide et bien construit; et l'on a pu ainsi accomplir heureusement l'extraction de pierres qui, entières, n'auraient jamais pu passer par le détroit inférieur. C'est ainsi que M. Mayo, de Winchester, réussissait pour un calcul du poids de 377 grammes. Le malade guérit avec une fistule (1).

Dès les temps les plus reculés de la taille, on trouve des instruments construits dans ce but de broiement. Sans avoir besoin de remonter jusqu'à Celse, qui y fait allusion (2), nous trouvons les tenettes perfectionnées avec vis d'Ambroise Paré, destinées à briser le calcul avant de l'extraire [« où la pierre serait trouvée trop grosse et qu'il y eust danger de rompre et dilacérer le corps de la vessie, la voulant tirer, il la faut rompre avec bec de corbin tels que ceux-cy » (fig. 193).] (3). Lecat chercha à modifier ce qui l'avait précédé, et inventa un perforateur; mais ses instruments, surtout ceux dont il se servait pour inciser, sont extrêmement compliqués (4). Bien d'autres tentatives ont été faites dans cette voie depuis ces dernières années, et, tout d'abord, par M. Earle (5). De ces instruments, le meilleur actuellement, est peut-être celui dont se servit Civiale à la fin de sa vie (fig. 194). Il consiste en une paire de tenettes qui permet de saisir solidement la pierre avant de faire agir un perforateur destiné à la briser. Il

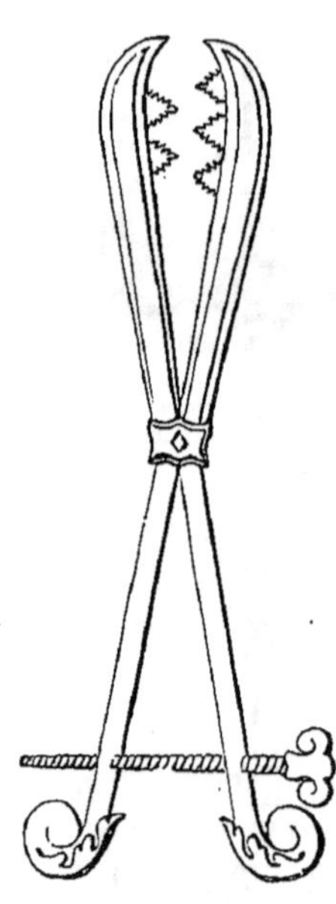

Fig. 193. — Bec de corbin dentelé, pour rompre les pierres en la vessie, lequel ferme à vis. — (A. Paré, t. II.)

(1) Mayo, de Winchester, *Medico-Chirurgical Transactions*, vol. XI, 1821, p. 54.
(2) Celsus, *De Medicina*, lib. VII, cap. XXVI.
(3) Ambroise Paré, *Œuvres*, édit. Malgaigne, liv. XV, chap. XLV, t. II, p. 488.
(4) Lecat, *Parallèle de la taille latérale*, 1766, à la fin.
(5) Earle, *Medico-Chirurgical Transactions*, vol. XI, 1821, avec une planche.

résulte de cette disposition qu'une partie des fragments se trouvent engagés entre les cuillers, et peuvent être extraits tout de suite. Civiale dit l'avoir

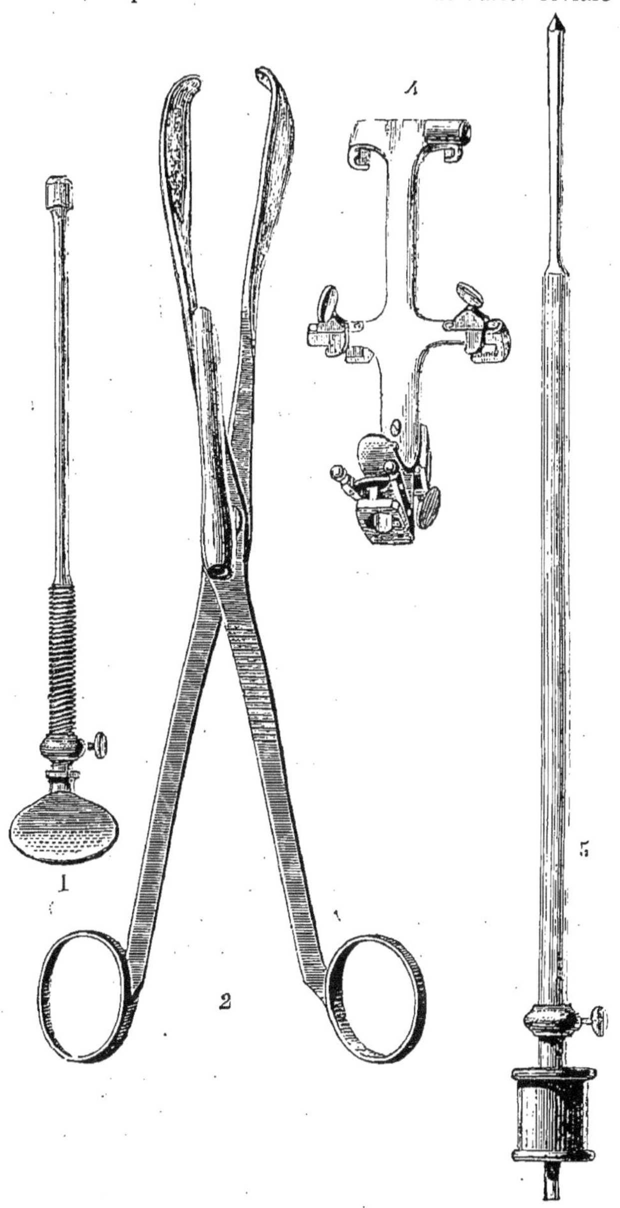

FIG. 194. — Appareil de Civiale pour écraser la pierre avant de la retirer (*).

employé vingt à trente fois, et toujours avec succès. Il combine ce broie-

(*) [2, tenettes; 4, pièce qu'on ajoute et qu'on fixe par des vis aux manches des tenettes, et qui reçoit la vis de rappel 1; 1, vis de rappel destinée à maintenir la pierre entre les mors; 5, mèche conduite à travers la canule qu'on voit à la face supérieure des tenettes, et qui, mue soit par la main, soit à l'aide d'un vilebrequin, sert à perforer et à briser le calcul. (*Bulletin de l'Académie de médecine*, 1865, t. XXXI.)]

ment avec la taille médio-bilatérale, pour tous les calculs pesant dans les 45 grammes et plus.

En présence d'un corps étranger d'un volume considérable, pesant par exemple 120, 180 grammes et plus, on a à choisir entre la méthode latérale avec broiement, le haut appareil et la taille recto-vésicale. Si la vessie est susceptible d'une distension suffisante par l'urine pour être sentie au-dessus du pubis, il y aura, selon toute probabilité, plus d'avantage à extraire le calcul entier par l'opération sus-pubienne qu'à le fragmenter après incision latérale. Les difficultés inhérentes à cette dernière manière de faire viennent surtout de l'*état de vacuité de la vessie :* c'est un point qu'ont trop perdu de vue tous ceux qui ont construit ou vanté ces appareils de broiement; ils ont raisonné comme s'il s'agissait de la lithotritie ordinaire, où la vessie, comme on sait, renferme toujours un peu de liquide. Mais si la vessie est ordinairement rétractée et accolée sur la pierre, si elle est incapable de distension par injection; si, en un mot, on ne peut arriver à sentir son sommet au niveau de la symphyse, il faut renoncer au haut appareil, de l'avis même de ceux qui sont le plus familiarisés avec ce procédé. Ajoutons que, dans les cas de très-grosses pierres, on trouverait plutôt des vessies ratatinées que vastes et distendues. Il en était ainsi chez un malade qui se présenta à moi en 1857, et dont je possède deux calculs pesant 375 grammes (1). Au point de vue opératoire, ces deux calculs n'en formaient qu'un, tant ils étaient intimement soudés ensemble ; on n'eût pu en extraire un isolément. Ce malheureux était, lorsqu'il s'adressa à moi, dans un état si misérable, qu'il ne fallait pas songer à opérer. On ne pouvait que combattre les accidents et chercher à lui rendre quelque vigueur, si faire se pouvait. Mais tout fut vain : tout l'appareil urinaire était désorganisé par une inflammation chronique. Sur le cadavre, j'essayai inutilement d'extraire cette masse calculeuse par le procédé sus-pubien ; il me fallut ouvrir la cavité péritonéale. La vessie avait cessé dès longtemps d'être un réservoir pour l'urine, qui s'écoulait au dehors goutte à goutte au fur et à mesure qu'elle arrivait des reins; ses parois, épaissies et désorganisées, étaient étroitement appliquées sur le calcul. Je doute fort qu'aucun procédé eût pu réussir dans ce cas; toutefois celui qui, selon moi, eût offert le plus de chance, eût été la taille recto-vésicale avec large débridement. C'est elle qui donne, avec la plus petite somme de risques, le chemin le plus vaste pour l'extraction d'une pierre considérable. Pratiquée telle que nous l'avons décrite page 593, elle n'expose que fort peu aux hémorrhagies, ne nécessite pas la section d'une grande épaisseur de tissus, et donne une plaie admirablement située au centre même du détroit inférieur. Il est vrai qu'il y a de fortes probabilités de voir s'établir une fistule vésico-rectale persistante. L'expérience a appris qu'il en est ainsi une fois sur quatre ou cinq (si l'on tient compte de tous les cas) et que plus la pierre sera grosse, plus la fistule sera probable.

Il est un point pratique des plus remarquables dans l'histoire des calculs

____

(1) *Transactions of the Path. Soc.*, vol. IX, p. 295.

volumineux, c'est la difficulté dans certains cas d'obtenir par le cathétérisme une preuve évidente de leur existence. Le malade, dont je rap-
portais plus haut l'observation, m'en offrit pour la première fois un exemple. Les symptômes fonctionnels ne me laissaient aucun doute, et cependant
vainement fut-il exploré à plusieurs reprises, et par moi et par un ou deux
autres chirurgiens, la preuve absolue manquait toujours ; on ne pouvait
obtenir un choc clair et net. Au moment de franchir le col, on percevait
une sensation analogue à celle qu'eût donnée un instrument pénétrant
dans du mortier ; puis, plus rien.

Je trouve dans les notes de M. Crichton un fait analogue. C'était, dit-il,
un des premiers malades qu'il eût à opérer ; les signes étaient si peu nets,
que, lorsqu'il parla de tailler, un des chirurgiens venus pour l'assister se
retira, déclarant ne pas vouloir participer à une opération faite dans de
telles conditions. Convaincu cependant de la présence d'un calcul, il opérait immédiatement et retirait une pierre pesant 180 grammes. Le malade
guérit parfaitement. Il cite un peu plus loin un second fait presque
identique.

B. *Sa forme.* — On peut se trouver embarrassé si la pierre offre une
configuration anormale. C'est ainsi qu'un calcul long et étroit, qu'un calcul
plat, sont tous deux difficiles à extraire et ne pourront l'être qu'en apportant
grand soin dans leur prise, et quelquefois en s'aidant de la curette. Signalons en passant que j'ai souvent pu constater que de telles pierres ne sont
saisies qu'avec peine par le lithotriteur. Les calculs irréguliers, mame-
lonnés, sont des plus défavorables et beaucoup plus embarrassants qu'un
autre de poids égal, mais lisse et ovale.

C. *Sa consistance.* — Si la pierre est fragile, s'émiette facilement, l'opération devient plus longue, plus laborieuse. Il faut de nombreuses manœuvres instrumentales, et l'on a sans cesse présente à l'esprit la crainte
de laisser quelque fragment. C'est surtout l'emploi de la curette et de la
seringue qui donne les meilleurs résultats dans ces conditions. C'est alors
qu'il faut faire usage de la canule à courant rétrograde du docteur Gross,
d'Amérique, que nous avons représentée figure 145 (page 565).

D. *Nombre des calculs.* — C'est pour les mêmes raisons que nous venons
d'énoncer que la taille, après fragmentation de la pierre par lithotritie,
s'accompagne en général de difficultés et de dangers, surtout si la vessie
est déjà irritable. Même péril encore, mais moins marqué cependant, s'il
existe des calculs multiples. Il n'est pas rare d'en rencontrer deux, trois et
quatre ; j'en ai vu plus de quatre-vingts chez un même malade, et l'on a
cité des cas de cent, deux cents, trois cents graviers dans une seule vessie.

E. *Calcul enkysté.* — La situation anormale du calcul est, après son
volume considérable, la condition la plus défavorable pour l'opération. Un
certain nombre de pierres s'enkystent dans la vessie ; ce n'est peut-être pas
aussi fréquent que l'avancent certains chirurgiens qui, parce qu'ils rencontrent quelque difficulté dans l'extraction, concluent à un calcul enchatonné ;
mais les preuves anatomiques sont là pour nous montrer qu'une telle disposition n'est pas très-rare. On peut voir un calcul renfermé tout entier

dans une loge vésicale, et ne présentant qu'une petite partie de sa surface accessible au niveau de l'orifice du kyste. J'eus occasion de voir un cas de ce genre à University College Hospital. Le malade, qui resta dans le service de M. Arnott pendant la plus grande partie de l'année 1850, avait été sondé fréquemment ; mais une fois seulement, une seule, on avait senti le calcul. A l'autopsie, on constatait la disposition signalée plus haut, et il était de toute évidence que le hasard seul permettait de sentir ce calcul, qui n'aurait pu être extrait par aucune opération (1).

Il n'est pas rare, quand une pierre est ainsi enkystée, de voir des dépôts calcaires venir former des couches successives sur le point découvert. Il se forme ainsi, avec le temps, une masse de plus en plus volumineuse, saillante dans la cavité vésicale, et reliée à la partie cachée par une sorte de collet plus ou moins rétréci. Le calcul, dans son ensemble, rappelle alors la forme d'un sablier.

Un des exemples les plus intéressants de cette disposition est offert par un homme de cinquante et un ans, que le docteur Murray Humphrey, de Cambridge, dut opérer à cinq reprises successives. Une première fois, il extrayait par la taille latérale un volumineux calcul. Vingt-sept mois après, les symptômes ayant reparu, et trois séances de lithotritie ayant échoué, il taillait de nouveau par le même procédé. Deux ans et demi se passent, retour des accidents ; troisième taille latérale, toujours avec succès. Dans le courant de l'année suivante, nouvelles souffrances du malade, nouvelle opération pratiquée encore sur l'ancienne cicatrice ; mais, cette fois, on découvrait une pierre enkystée que son éloignement de la plaie ne permit pas d'extraire, malgré plusieurs tentatives. Six mois après, le malade s'étant représenté plusieurs fois, M. Humphrey pratiquait l'opération recto-vésicale ; il put ainsi atteindre le kyste, ouvrir le sac avec un bistouri herniaire, le dilater avec l'extrémité du doigt, et enfin, non sans difficulté, y engager les tenettes et ramener une pierre de la grosseur d'une noix. Le malade étant mort de péritonite le deuxième jour, on constata, à l'autopsie, que le kyste siégeait juste au-dessus de l'embouchure de l'uretère droit. Sa partie inférieure était ulcérée, et c'est par cette voie que l'urine s'était infiltrée sous le péritoine. — M. Humphrey rencontra un autre calculeux analogue. Cette fois, ce fut à la seconde opération qu'il découvrit une loge située derrière la prostate. L'incision fut prolongée, le collet du sac incisé avec un bistouri boutonné, les matières molles qu'il renfermait enlevées avec la curette. Un jour ou deux après, on retirait avec les tenettes un ou deux fragments. Le malade se rétablit, et n'offrit plus aucun accident morbide (2).

En 1861, je présentais à la *Pathological Society*, au nom de M. Cadge, de Norwich, un fort bel exemple de calcul enkysté, extrait pendant la vie. Il portait, embrassant sa partie rétrécie à la façon d'une collerette, une por-

(1) Le musée de Royal College of Surgeons contient de beaux exemples de calculs enchatonnés. Voyez particulièrement les pièces 2019, 2020, 2021 [et dans la vitrine 62 du musée Dupuytren, les pièces n°s 55 et 55 D].

(2) G. M. Humphrey, M. D. F. R. C. S., surgeon to Addenbrooke's Hospital Cambridge, *Report of some cases of Operation*. London, 1856.

tion du kyste enlevée avec lui. Le malade avait guéri (1). M. Crichton, dans ses notes manuscrites, indique minutieusement la conduite qu'il suivit dans deux cas semblables qui se présentèrent à lui, l'un en 1842, l'autre en 1844. Dans ces trois faits, la pierre était près du col vésical, et à sa droite dans les deux derniers. M. Crichton signale que, chez l'un et chez l'autre de ses malades, dans les divers cathétérismes qu'il pratiqua (les signes n'étant pas positifs), il trouva toujours la pierre comme fixée sur le côté droit. « La vessie incisée, dit cet auteur, la portion saillante du calcul, saisie avec les tenettes, fut extraite rapidement, car la pierre se rompit au niveau de son col. Une sonde cannelée fut alors introduite dans la vessie et glissée entre la paroi de la poche et la portion enkystée du calcul; avec un peu de patience, on parvenait à soulever et à dégager suffisamment cette pierre pour que les tenettes pussent en saisir une partie, qui se brisa et fut extraite. Cette manœuvre fut répétée plusieurs fois jusqu'à extraction complète. » C'est ainsi que procéda M. Crichton chez ses deux opérés, qui guérirent l'un et l'autre. Tout récemment, M. Lawson présentait à la « Pathological Society » un bel exemple de calcul enkysté qu'il avait pu retirer avec les tenettes aidées de la curette; ce calcul, renfermé tout entier dans une poche, n'offrait aucun prolongement intravésical (2).

Voici enfin l'observation succincte d'un malade que j'opérais en mai 1869 :

Je fus consulté par un monsieur de soixante-quatorze ans, souffrant déjà cruellement depuis plusieurs années. Le cathétérisme me fit constater un volumineux calcul; je proposai la taille. La méthode employée fut le procédé latéral. J'extrayais successivement une large pierre phosphatique et de nombreux fragments. Explorant la vessie, je sentis une petite surface rugueuse comme l'est celle d'un calcul, surface que je parvins finalement à atteindre avec l'extrémité du doigt. Située derrière le col vésical et un peu à droite, cette surface était bordée par un bourrelet de la muqueuse. Parfaitement immobile, elle reposait sur une masse volumineuse appréciable à travers les parois vésicales. L'index droit introduit dans le rectum me fit sentir une tumeur dure, résistante, répondant à celle perçue dans le réservoir urinaire, et se laissant pousser d'un doigt vers l'autre. Cette masse n'était autre évidemment qu'un calcul enkysté du volume d'une noix, et dont une portion seulement était accessible par la vessie. C'est sur cette partie découverte que s'étaient déposées des couches phosphatiques qui, détachées ensuite, avaient donné naissance à des calculs vésicaux libres. Je fis plusieurs essais, mais sans résultat, pour extraire cette pierre enkystée; car elle était trop profondément enchatonnée pour pouvoir être déplacée, à moins de recourir à une violence coupable. Je dus me contenter d'avoir vidé la cavité vésicale.

Le malade alla très-bien pendant quelques semaines. J'exposai sa situation et à lui-même et à ses amis, et me gardai bien de conseiller une nouvelle opération, parfaitement convaincu par ce que j'avais rencontré qu'on ne pouvait faire plus. L'opéré était âgé, épuisé; il s'éteignit au bout d'un mois. A l'autopsie, on trouva la disposition sus-indiquée, et je possède encore aujourd'hui la pièce, montrant le sac

______

(1) *Trans. Path. Soc.*, vol. XII, p. 136. — J'ai présenté moi-même un cas (*post mortem*); voyez vol. XII, p. 138.
(2) *Trans. Path. Soc.*, vol. XIII.

rempli par un calcul d'acide urique du volume prévu. Nul doute; c'est là un des rares exemples qu'il m'a été donné de rencontrer, d'une pierre allant se loger dans un diverticulum, y demeurant, y grossissant par dépôt progressif jusqu'à en remplir complétement la cavité.

La rareté d'une semblable disposition est toutefois démontrée par ce fait que peu d'opérateurs l'ont rencontrée plus d'une à deux fois dans le cours de leur vie. Deschamps et Brodie disent chacun n'en avoir observé qu'un exemple.

F. *Pierre engagée dans l'urèthre.* — Quelquefois le chirurgien se trouve légèrement embarrassé en trouvant le calcul moins profondément situé dans le périnée qu'il ne s'y attendait; en le rencontrant, en un mot, avant d'avoir pénétré dans la vessie. Il est, en effet, des pierres qui peuvent occuper tout à la fois et la vessie et la portion prostatique de l'urèthre. Il n'est pas nécessaire pour cela que le calcul soit unique; deux ou même plus, distincts, il est vrai, mais cependant liés entre eux, peuvent affecter cette position. En pareille occurrence, il faut de toute nécessité extraire ce qui s'offre tout d'abord. Après quoi, il est en général facile de pénétrer dans la vessie et d'achever l'extraction. M. Fergusson a montré un exemple de ce genre à la « Pathological Society ». Les pièces n°s 2026, 2027 et 2039 du « Museum of the Royal College of Surgeons » nous en montrent d'autres.

Lorsqu'un abcès développé au voisinage de la vessie vient à s'y ouvrir, un calcul vésical peut parfois tomber dans sa cavité. La pièce n° 2029 nous offre un exemple remarquable de ce fait exceptionnel.

G. *Calcul embrassé étroitement par la vessie.* — Nombre d'auteurs illustres rangent parmi les difficultés que peut rencontrer l'opérateur la contraction spasmodique de la vessie. Ils la regardent comme devant être distinguée de cet état qui se présente lorsque la vessie vide d'urine vient s'accoler sur la pierre. Gross en parle; South et Brodie rappellent les cas où ils l'ont rencontrée. Il faut alors, dit-on, apporter grand soin à l'extraction; éviter toute violence dans le maniement des tenettes ou de la curette; souvent attendre un peu. Mais une véritable contraction spasmodique de ce genre est probablement extrêmement rare, et si elle se présentait, il est vraisemblable que le chloroforme en triompherait.

Quand la vessie est devenue extraordinairement petite, que ses parois sont sans cesse étroitement accolées sur une pierre volumineuse, on peut parfois éprouver de grandes difficultés à faire l'extraction. Les tenettes ne suffisent pas ici; on se trouve bien d'y adjoindre l'emploi d'une curette fortement courbée que l'on conduit au-dessus de la pierre en la faisant glisser entre elle et la vessie. C'est un aide matériellement utile pour déloger le calcul.

H. *Pierres adhérentes.* — Quelquefois le calcul est logé à la partie supérieure de la vessie, derrière la symphyse pubienne. Cette position est peut-être due, dans quelques cas, à cet état de spasme dont nous venons de parler; mais le plus souvent, selon moi, elle doit être attribuée à un véritable changement de forme du viscère par le fait de l'épaississement hypertrophique de ses parois. La pierre se tient-elle continuellement en un même point, un bourrelet se forme autour d'elle, en partie par le mécanisme signalé plus haut, en partie par infiltration plastique des parois qui perdent ainsi leurs propriétés de contraction et de dilatation (1). En pareil cas, qu'un assistant déprime fortement l'épigastre, et le calcul se laissera facilement déloger par l'opérateur.

Il n'est pas rare d'entendre dire, à propos de tailles, que la pierre était adhérente à la vessie. Or, il est indiscutable qu'on ne saurait admettre ce fait en se fondant uniquement sur les sensations de l'opérateur pendant l'extraction, puisque, comme nous l'avons vu, des conditions multiples, en rendant cette manœuvre difficile, peuvent donner l'idée d'une connexion intime entre la paroi vésicale et le corps étranger. Il est vrai qu'on a pu constater sur le cadavre des sortes de tractus charnus unissant la pierre à la vessie, mais ce sont là de véritables phénomènes pathologiques excessivement rares. Nous en rapportons ici en note quelques exemples dignes de foi, dont deux ont été examinés par nous-même (2).

La membrane muqueuse de la vessie a été trouvée, dans des cas rares à la vérité, revêtue d'une couche calcaire adhérente ; c'est une des formes de *calcul adhérent* démontrée par les recherches anatomiques. Au «Museum of the Royal College of Surgeons » est une vessie (pièce n° 2024) dont la face interne montre non-seulement un grand nombre de petits calculs plongés dans des kystes en miniature, mais encore dans leur intervalle toute la muqueuse revêtue de dépôts calcaires. Une telle disposition sera une véritable source d'embarras pour l'opérateur (3). M. Wormald, à«Saint Bartholomew's Hospital » (4), rencontra le cas suivant : Un jeune garçon de dix-neuf ans, offrant tous les symptômes de la pierre, avait été reçu. A l'exploration, le bec de la sonde fit sentir de tous côtés des incrustations calcaires. On ne jugea pas l'état du malade comme favorable à l'opération ; il succomba peu de semaines après. A l'autopsie, on trouva toute la face

(1) On peut voir au «Museum of the Royal College of Surgeons», des exemples remarquables de cette position particulière de la pierre. La pièce n° 2016, par exemple, montre une vessie divisée en deux parties, l'une supérieure, l'autre inférieure, par un resserrement médian ; la loge supérieure renferme un calcul qu'il eût été probablement impossible d'extraire par une méthode périnéale.

(2) Une pièce trouvée à l'amphithéâtre de «Middlesex Hospital », chez un homme de soixante ans. On rencontra dans la vessie trois calculs, dont deux adhérents. Des fibres du tissu sous-muqueux étaient englobées dans la masse calcaire. La dissection a été faite avec soin par M. Nunn. (Voy. *Transactions of the Pathological Society*, vol. VI, p. 250.)

Un calcul plus petit, semblablement adhérent, fut trouvé à ce même hôpital par le docteur Vander Byl, à l'autopsie d'une femme de cinquante ans. (*Transactions of the Pathological Society*, vol. IX, p. 296.)

Pendant une taille, M. M. Henry rencontra une pierre volumineuse adhérente au sommet de la vessie. Le calcul, soigneusement examiné, présentait, unie intimement à l'une de ses extrémités, une couche membraneuse de nouvelle formation. (*Ibid.*, p. 342.)

[Voyez au Musée Dupuytren une pièce déposée par M. Leroy (d'Etiolles), vitrine 62, n° 34.]

(3) La vessie inscrite sous le n° 2025 présente la même altération, quoique moins marquée. — La pièce n° 2023 montre avec quelques petits calculs enkystés un lobe prostatique moyen hypertrophié et recouvert de dépôts calcaires.

(4) Observation publiée dans *Medical Times and Gazette*, 19 novembre 1859

interne de la vessie tapissée uniformément de dépôts calcaires qu'on pouvait détacher par couches. Les reins étaient le siége de noyaux tuberculeux.

Accidents divers. — Il est certaines circonstances fortuites pouvant survenir dans la taille, qui, n'exposant pas les jours de l'opéré, ne sauraient être rangées dans la première partie de ce chapitre : *Difficultés et dangers de la lithotomie*. Mais l'effroi de l'opérateur, la tristesse profonde et l'état misérable où elles plongent les malheureux opérés qui en sont la victime, doivent nous y faire arrêter un instant. Nous allons les passer en revue sous le nom d'*accidents primitifs* et d'*accidents consécutifs*.

En suivant leur ordre d'apparition, nous trouvons :

1. *La blessure du rectum.* — Cet accident peut arriver si l'incision est faite trop bas ou juste au-dessus de l'anus, particulièrement si le bistouri a été conduit tout près du raphé, dont il devrait rester distant, au contraire, dans ce cas, de 9 à 13 millimètres. Autrement, si l'on a soin d'incliner convenablement l'instrument tranchant et d'assurer la position des parties avec la main gauche, l'intestin ne saurait être blessé, à moins qu'il ne présente une dilatation anormale, comme il arrive chez quelques sujets, ou qu'il ne soit distendu par des matières fécales, si l'on n'a pas pris le soin de le vider préalablement à l'opération par un purgatif ou un lavement. Cet accident peut survenir pendant la première ou la deuxième incision, ou encore tandis qu'on retire le bistouri, si à ce moment on élargit la voie déjà faite. Quoi qu'il en soit, si la plaie intestinale est petite, elle ne mérite pas qu'on s'y arrête. Si elle est étendue, nombre d'auteurs s'accordent à conseiller de la débrider largement en incisant l'anus et le sphincter. Mais c'est là une pratique dont rien ne prouve la nécessité. Mieux vaudrait, selon toute apparence, laisser les choses telles quelles pour le moment, et attendre, pour inciser le sphincter, que la non-cicatrisation intestinale rende cette manœuvre nécessaire. On possède, en effet, des exemples de guérison complète par cette simple expectation (1). Le pis serait en général de voir persister une petite fistule uréthro-rectale qui peut être très-réduite ou même guérie complétement par l'emploi du galvano-cautère. Si l'on a recours à ce moyen, on aura soin d'avoir vidé la vessie et introduit dans le rectum un spéculum vaginal à bec de canard.

2. *Ablation d'une portion de prostate.* — Il arrive souvent chez les sujets âgés que, soit par déchirure, soit autrement, un petit fragment de prostate est enlevé. Deux conditions différentes peuvent d'ailleurs amener ce résultat. Tantôt, mais c'est le cas le plus rare, le bistouri a sectionné ou mis à découvert une de ces petites tumeurs rondes qu'on rencontre si souvent, à partir d'un certain âge, plongées au sein de l'organe, tumeur qui dès lors

______

(1) M. South dit n'avoir vu que deux cas où l'intestin fut blessé, et que dans l'un et l'autre la guérison se fit sans le secours d'aucune incision accessoire. (*Chelius' Surgery*, vol. II, p. 606. Londres. 1847.) — Sam. Cooper écrit : « Je vis trois ou quatre de ces cas, mais il n'en résulta jamais aucun incident. » (*Surg. Diction.*, 7ᵉ édit., p. 935.) — M. Key ne fut témoin qu'une fois de cet accident; il n'eut aucune suite fâcheuse. Le docteur Gross se prononce nettement contre toute intervention. (*Urinary Organs*. Philadelphia, 1855, 2ᵉ édit., p. 590.)

peut facilement s'énucléer spontanément. Tantôt il existe près du col vésical une saillie prostatique, pédiculée ou non, saillie qui peut être prise par les tenettes en même temps que la pierre et arrachée pendant son extraction. J'ai vu survenir trois fois cet accident; il m'est arrivé deux fois à moi-même, et toujours sans aucun danger pour la vie (1). Le docteur Keith m'informe qu'il a observé huit à dix fois le même fait, toujours avec la même impunité. Mêmes remarques pratiques de la part de M. Key (2) et de Civiale (3), qui dit avoir souvent enlevé de ces productions. Quelquefois cependant la plaie se cicatrise alors moins vite et la convalescence est ainsi retardée. On a dit, il est vrai, que le malade urinait mieux ensuite, mais est-ce le fait seul de l'extraction de la pierre ou de l'ablation de la barrière prostatique? C'est ce qu'il est impossible de décider. Quoi qu'il en soit, il faut éviter autant que possible l'extraction de ces productions anormales. Pour cela, avec le doigt introduit dans la vessie pour explorer sa cavité, conduire les tenettes, diriger la prise de la pierre, le chirurgien devra, si l'opéré est âgé, rechercher s'il existe de ces saillies prostatiques, et dans ce cas les protéger contre tout pincement et toute déchirure. Si, comme il arrive parfois, on veut se débarrasser de ces tumeurs lorsqu'elles existent, le mieux sera de les exciser avec des ciseaux à pointe mousse, plutôt que de les déchirer ou même de les sectionner au bistouri.

3. *Un calcul ou un fragment est resté dans la vessie.* — On s'aperçoit parfois quelques jours après l'opération que l'extraction n'a pas été complète, qu'il reste dans la vessie, soit un ou même deux calculs, soit des fragments. C'est là un accident sérieux qui ne doit se montrer que très-rarement, mais qui peut cependant, par suite d'un concours spécial de circonstances, arriver aux chirurgiens même les plus exercés. La conduite à tenir dépend en grande partie de l'état du malade. S'il ne s'agit que de petits fragments, ils s'échappent souvent d'eux-mêmes par la plaie. Si la guérison est en bonne voie, si le malade offre des conditions favorables, le premier soin à prendre est de chercher à s'assurer du volume exact du calcul ou du fragment demeuré dans la vessie; ce que l'on peut faire avec un lithotriteur, ou « sonde à mesure », conduit par l'urèthre. Deux conditions différentes se présentent alors : ou le corps étranger est petit, et l'on procède séance tenante à son broiement par la lithotritie; ou il a un volume assez gros, voire même considérable. Le plus sage sera sans doute alors de ramener le malade sur la table d'opération, de dilater la plaie, et de procéder à l'extraction avec les tenettes. — Mais si le malade n'est pas dans un état satisfaisant, le mieux est de s'abstenir de toute manœuvre pour le moment, à moins cependant que tous les accidents actuels ne puissent si bien être rapportés à la présence même du corps étranger, que son extrac-

---

(1) J'ai présenté à la « Pathological Society of London », au nom de mon ami M. Cadge (de Norwich), trois tumeurs de ce genre provenant d'un malade porteur de deux grosses pierres qui guérit parfaitement. (*Pathological Transactions*, vol. XIII, p. 155.)

(2) Key, *Remarks on the lateral Operation of Lithotomy* (*Guy's Hospital Reports*, 1837, p. 23).

(3) Civiale, *La lithotritie et la taille*. Paris, 1870, p. 455.

tion, bien loin d'augmenter le danger, soit au contraire une condition favorable à la guérison.

4. *Incrustations de la plaie.* — Des incrustations calcaires (toujours alors phosphatiques) peuvent se déposer sur les lèvres de la plaie après l'opération, et devenir parfois une véritable complication (1). C'est en général du septième au quatorzième jour, quelquefois plus tard, qu'elles se montrent. Quand elles sont légères, il suffit, pour les faire disparaître, de quelques bains de siége, ou de quelques lotions soit tièdes, soit acidulées. Une ou deux fois j'ai trouvé un dépôt si épais, si étendu, que j'ai dû recourir aux tenettes pour l'enlever. Chez un malade en particulier, ces incrustations tapissaient toute la plaie depuis la peau jusqu'à la vessie, et avaient même donné naissance à un véritable calcul qui se détachait de l'orifice profond et faisait saillie dans la cavité vésicale. Je le broyais à la fin de la quatrième semaine. La plaie mit, il est vrai, plusieurs mois à se fermer, mais elle l'est aujourd'hui, et le malade jouit d'une parfaite santé.

5. *Hémorrhagie secondaire.* — L'hémorrhagie survenant pendant l'opération ou aussitôt après peut entraîner parfois un notable danger; et à ce titre nous en avons parlé (page 582) à propos de la taille latérale. Mais elle peut parfois se montrer du septième au dixième jour après l'opération, quelquefois même le quinzième. Cette hémorrhagie secondaire est un accident absolument impossible à prévoir. Je l'ai observée quatre fois dans ma pratique, dont deux fois suivie de mort, et ceci chez des sujets qui, sans cet accident, avaient tout lieu de guérir. Je rapporte l'un de ces cas à la fin de cet ouvrage (taille médio-bilatérale, obs. 8). Quant à l'autre, ce fut un monsieur de cinquante-cinq ans qui en fut, brusquement et sans aucun prodrome, la victime au douzième jour.

Le traitement dépendra de la nature et de la durée de l'écoulement sanguin. Si la ligature est possible, il faut y recourir, car nul moyen n'est plus sûr, plus certain; mais il ne faut guère compter sur cette possibilité, car à cette époque la plaie a déjà eu en général le temps de se rétrécir. On introduira le doigt pour voir si l'on peut avec l'extrémité faire une compression susceptible d'arrêter l'hémorrhagie; s'il en était ainsi, on porterait sur le point en question, à l'aide soit d'une sonde, soit d'un stylet, un tampon de charpie imbibée de perchlorure de fer. On s'est trouvé bien parfois du cautère actuel. M. South rapporte plusieurs cas où il fut nécessaire, pour sauver les jours du malade, de recourir pendant plusieurs jours à la compression digitale de l'artère honteuse.

6. *Persistance d'une fistule urinaire.* — Parfois la plaie de la taille tarde à se fermer, et il reste une fistule étendue de la peau à la portion prostatique de l'urèthre. Cette terminaison défavorable, sans être commune, n'est cependant pas très-rare. Il est peu d'opérateurs qui ne comptent quelques cas de ce genre dans leur pratique. Ces fistules dépendent quelquefois d'un dépôt phosphatique à la surface de la plaie, point sur lequel nous nous sommes expliqué précédemment. Ces concrétions peuvent persister à l'ori-

---

(1) On peut en voir un bel exemple au musée pathologique de l'hôpital Necker; pièce LXIV.

fice supérieur ou profond du trajet; en d'autres termes, il peut se former un calcul qui, s'il n'est extrait, entretiendra nécessairement la fistule. Si l'on a acquis par un examen attentif la certitude qu'il n'existe pas de corps étranger de ce genre, on touchera légèrement toute l'étendue du canal fistuleux soit avec un fil métallique rougi, soit avec le galvano-cautère, soit enfin avec du nitrate d'argent porté dans la cannelure d'un stylet. Après quoi le malade, qui aura appris préalablement à se sonder sans difficulté, ne devra pendant trois ou quatre semaines uriner qu'au moyen d'une sonde introduite au moment où le besoin se fait sentir; tout passage de l'urine par le conduit anormal se trouve ainsi empêché. Cette pratique suivie avec persévérance amène à guérison un bon nombre des cas, pour ne pas dire presque tous, pourvu, bien entendu, que le malade puisse introduire facilement la sonde. On a conseillé aussi de laisser une sonde à demeure pendant plusieurs jours en vue de faire écouler constamment l'urine par cette voie. Ce mode de traitement n'est pas heureux. L'urine s'insinue le long de la sonde et gagne ainsi la fistule, où elle s'engage; en même temps l'urèthre s'enflamme, sa muqueuse sécrète du muco-pus; toutes conditions défavorables à la cicatrisation désirée. Pour ces motifs et aussi parce que j'ai été à même de voir souvent ces résultats dans le traitement des fistules uréthrales, je préfère de beaucoup le cathétérisme fait par le malade lui-même à chaque besoin ressenti. Avouons enfin qu'il est des cas au-dessus des ressources de l'art, rebelles à tout traitement; ce caractère de ténacité tient sans doute, dans la majorité des cas, à quelque altération de la glande prostate.

7. *Impuissance.* — A la suite de la taille latérale on observe, quoique très-rarement, l'impuissance sexuelle. On a cherché à l'expliquer par la section du conduit éjaculateur du côté de l'incision. Mais cette hypothèse me semble inadmissible par les raisons suivantes : 1° Le bistouri ne saurait diviser le conduit éjaculateur du côté où l'on pratique l'incision, puisqu'on a soin, précisément pour éviter sa blessure, de diriger le tranchant verticalement en bas; bien plus, la lame fût-elle tournée plus obliquement que nous ne l'avons signalé plus haut, elle ne saurait encore l'atteindre. — 2° Un des canaux fût-il coupé, il en reste toujours un intact, car il est difficile de concevoir la possibilité pour un opérateur de les blesser tous deux. Or il serait superflu de démontrer que si un des canaux éjaculateurs est indemne, l'impuissance sexuelle qui suit la taille ne saurait être imputée au couteau. — La véritable cause de cette suite, heureusement fort rare, de la taille, doit bien plutôt être cherchée dans quelque altération morbide simultanée des deux canaux séminifères, altération apparaissant après la lithotomie comme après toute autre lésion. Ne voyons-nous pas en effet, à la suite d'une prostatite terminée par abcès chronique prostatique (c'est avec intention que je ne dis pas périprostatique; confusion souvent faite), alors que la glande est détruite en grande partie ou même en totalité, ne voyons-nous pas, disons-nous, une matière plastique remplir et oblitérer ces canaux et la perte des fonctions génitales en être la conséquence. Les vésicules séminales peuvent, elles aussi, être altérées, atrophiées, suppurées. J'ai vu

des tubercules, soit de la prostate, soit des vésicules, amener les mêmes conséquences. Quand donc la perte des facultés viriles succède à la taille latérale, je ne puis y voir le fait d'un traumatisme direct produit par le couteau ; mais je suis disposé à l'attribuer, soit à la suppuration, suite de tractions violentes, soit à l'inflammation tant des conduits que des vésicules séminales, parties qui cessent dès lors de remplir leur rôle de canal et de pouvoir être traversées par le liquide spermatique. Le fait est extrêmement difficile à démontrer ; c'est en apportant patience et persévérance dans les recherches anatomiques qu'on pourra découvrir et déterminer avec certitude la lésion capable d'abolir les fonctions viriles.

8. *Incontinence d'urine.* — Elle apparaît, comme suite de la taille, plutôt chez les sujets qui n'ont pas encore atteint l'âge de puberté que chez l'adulte. A part ces cas rares où un calcul énorme a nécessité des lésions étendues du col vésical, on ne peut expliquer d'une façon suffisante ce fait morbide, malgré les nombreuses hypothèses émises tour à tour. Son traitement est sensiblement le même que pour tous les autres cas d'incontinence, aussi ne croyons-nous pas devoir passer en revue toute la série des moyens aussi nombreux que variés que l'on a mis en usage ; nous nous contenterons de rapporter le fait suivant, qui mérite attention. Cette incommodité se montra plusieurs mois durant chez un malade à qui j'avais fait avec plein succès la taille latérale en 1869, pour un volumineux calcul. Mon opéré était d'ailleurs en parfaite santé. Sans espérer grand succès de mon entreprise, je cautérisais le col vésical dans l'été de 1870. Depuis ce temps toute incontinence a disparu et la réussite a été aussi parfaite qu'inattendue.

9. *Impossibilité de découvrir une pierre après incision faite.* — Il nous reste à signaler un accident des plus malheureux, comme aussi d'ailleurs des plus rares : on a pratiqué la taille, on ne peut découvrir aucun calcul.

Des causes multiples peuvent conduire à ce résultat.

A. — La pierre est *si petite*, que le premier flot d'urine qui s'échappe l'entraîne facilement, et c'est en vain alors, on le comprend, qu'on la cherchera dans la cavité vésicale. J'ai vu une taille pratiquée pour une concrétion ayant en tout le volume d'un pepin de pomme, et où le fait que nous venons de signaler se produisit pour le plus grand embarras de l'opérateur. Il est arrivé assez souvent qu'après avoir vainement exploré longtemps le réservoir urinaire, on finissait par découvrir un très-petit calcul tombé, soit à terre, soit dans le bassin destiné à recueillir le sang et l'urine, ou englobé dans un caillot, ou même accroché à quelque partie du vêtement du chirurgien. Un tel fait ne devrait pas se produire, par cela seul que la taille ne devrait jamais être pratiquée pour de si petites pierres. Nous verrons, au *choix du traitement* (chap. XIV), qu'il faut toujours s'assurer du volume exact du calcul pour guider dans la conduite à suivre, dans l'opération à faire.

B. — Une opération peut demeurer infructueuse parce que la pierre, *logée dans un kyste* de la vessie, ne peut être déplacée. Ceci est très-rare, car pour que la sonde ait permis de reconnaître la pierre, il faut que celle-ci, bien

qu'enkystée plus ou moins, fasse un relief suffisant dans la cavité vésicale ;
on pourra alors finir par la saisir en recourant aux diverses manœuvres
que nous avons signalées dans ce même chapitre (page 624), à propos des
calculs enkystés.

C. — Plus rarement encore il s'agit d'une *sorte de vessie double;* c'est-à-
dire qu'une vessie à cellules présente un diverticulum considérable, communiquant librement par un large orifice avec la cavité vésicale proprement dite.

[La vitrine n° 61 du musée Dupuytren présente deux pièces remarquables
de cette disposition : l'une (n° 50) donnée par M. le professeur Cruveilhier,
l'autre (n° 50 A) venant de M. Vulpian. —Sous le n° 53 de la vitrine 62, est
un type de vessie à cellules multiples déposé par M. Barth.]

Cette disposition est tout à fait exceptionnelle, c'est en général un
collet étroit qu'on rencontre. Quoi qu'il en soit, un calcul peut exister dans
ces conditions. Il se tient en général dans la vessie proprement dite, où la
sonde a permis de le sentir, mais il peut par moments fuir dans la cellule (1),
où il n'est plus possible de l'atteindre. Ici, comme dans le cas précédent, si
au moment d'opérer on ne peut le sentir distinctement, il ne faut entreprendre aucune incision.

D. — Disons enfin qu'on peut tailler et ne pas trouver de pierre parce
qu'il y a eu *erreur de diagnostic.* Le chirurgien peut avoir à plusieurs reprises sondé son malade, avoir cru trouver et faire trouver à d'autres les
signes d'un calcul, quoique cependant il n'y ait jamais eu de pierre. C'est
ainsi qu'on a pu être induit en erreur par une tumeur pédiculée, revêtue
probablement d'incrustations calcaires. Il y a quelques années, une taille fut
faite dans ces conditions ; la pièce est actuellement déposée au musée de
« Saint Thomas's Hospital » (2).

Il est arrivé encore qu'une vessie hypertrophiée à fibres musculaires
épaisses et résistantes a induit le chirurgien en erreur pendant le cathétérisme et lui a fait croire à l'existence d'une pierre. Une telle disposition ne
saurait cependant donner ce son clair, résonnant, fourni par le calcul.

Les parois osseuses du bassin pourraient, si l'on en croit quelques auteurs,
donner semblable illusion ; mais ici encore, comme dans le cas précédent,
ni l'impression tactile, ni le son perçu, n'ont cette netteté, cet éclat comme
métallique qu'on obtient dans le cas de calcul. Quoi qu'il en soit, on n'en a
pas moins vu des chirurgiens habiles trompés par l'une ou l'autre des conditions que nous venons de signaler (3). Mais peu ont le courage et la bonne
foi de publier leurs méprises et d'instruire ainsi leurs confrères. Récemment

---

(1) Il est peut-être bon de préciser ici la différence que je fais entre les termes *kyste* et
cellule. Par *kyste* j'entends une cavité creusée dans l'épaisseur même de la paroi vésicale,
contenant et embrassant étroitement la pierre, qui y est sans cesse logée. Par *cellule* je
désigne ces larges poches constituées par la dilatation d'une ou de plusieurs des couches
vésicales, poches existant indépendamment de tout calcul, mais pouvant parfois en renfermer.

(2) *Chelius' Surgery,* translated by South, vol. II, p. 551.

(3) Cheselden, Roux, Dupuytren et Cross ont opéré sans trouver ensuite de calcul à
extraire.

M. Paget, de Leicester, faisait une noble exception à cette remarque générale en fournissant les détails d'un malade qu'il avait taillé sans trouver de pierre. Il s'agissait d'un enfant chez qui le cathétérisme, répété à plusieurs reprises, avait fourni chaque fois un bruit, perçu même par les assistants, mais non absolument satisfaisant toutefois. Cependant, comme les symptômes fonctionnels étaient excessivement graves, M. Paget, dans la pensée qu'il pouvait s'agir d'une pierre en partie enkystée, se décida à une opération qui pouvait soulager le malade. Après la mort, qui survint au troisième jour, on ne trouva dans la vessie aucune trace de calcul, il y avait seulement une dilatation excessive des uretères. Le cathétérisme pratiqué donna les mêmes sensations que sur le vivant, et l'on découvrit que le choc perçu était produit par le bec du cathéter venant heurter contre le détroit supérieur du bassin, détroit très-mince et très-saillant chez ce sujet (1). Cet exemple vient en quelque façon à l'appui de l'opinion de M. Gutteridge, de Birmingham, qui avait quelque temps auparavant publié, avec une candeur presque admirable : « avoir opéré trois fois après sensation tactile de calcul aussi nette et aussi précise que possible », sans cependant qu'il y eût le moindre corps étranger. Les opérés se rétablirent. Des recherches ultérieures et des expériences sur le cadavre conduisirent M. Gutteridge à admettre que l'erreur était venue du choc de la sonde contre quelque point « de la charpente osseuse du bassin ». Il précisa même le point en question : c'est, selon cet auteur, l'épine sciatique, partie qui n'est jamais touchée dans un cathétérisme ordinaire, mais qu'on atteint, lorsque, ne sentant pas tout d'abord un calcul soupçonné, on prolonge l'exploration en même temps qu'on l'étend dans tous les sens. La sonde ou le cathéter, dit-il, conduit jusqu'à l'échancrure sciatique, droite ou gauche, peu importe, et maintenu appuyé en ce point, donnera une sensation analogue à celle qui est perçue au contact d'un volumineux calcul (2).

En présence de faits semblables et d'expériences aussi positives, il y a quelque hardiesse de ma part à persister dans mon sentiment qu'il est possible de distinguer le choc clair d'une pierre du son obscur perçu dans les conditions signalées plus haut. Jamais sur le cadavre, dans les recherches que je fis à cet égard, je n'ai pu trouver, dans le contact de l'enceinte osseuse du bassin ou dans sa percussion, quelque chose qui pût ressembler aux sensations données par une variété quelconque de calcul vésical. La question est du plus haut intérêt et mérite d'être examinée de nouveau. Nul doute en effet que ce ne soit là la source d'un certain nombre de tailles pratiquées pour des pierres imaginaires. Mais je crois que cette erreur, moins fréquente aujourd'hui que par le passé, sera encore plus rare dans l'avenir, grâce à l'étude plus attentive du diagnostic et aux moyens d'investigation plus parfaits, et j'incline fort à penser qu'avec nos connaissances et nos instruments actuels elle est à tout jamais impossible.

(1) *British Med. Journal,* 14 décembre 1861.
(2) Un mémoire sur ce sujet par M. Gutteridge, septembre 1860.

CHAPITRE VII

RÉSULTATS DE LA TAILLE

Recherches personnelles de l'auteur comprenant 1827 cas. — Leur analyse complète. — Résultats véritables de la taille latérale avant l'emploi généralisé de la lithotritie. — Ses résultats seront maintenant complétement différents. — Ils varieront selon les cas choisis pour l'une et l'autre opération. — Résultats des autres procédés de taille.

Rechercher les résultats de la taille sera dans l'avenir chose toute différente de ce qu'elle a été dans le passé, et conduira à d'autres conclusions que celles obtenues jusqu'à ce jour. L'appréciation exacte de ce que peut donner la lithotomie est beaucoup moins facile et beaucoup moins simple aujourd'hui qu'autrefois. Au temps où l'opération latérale était le seul mode de traitement applicable à tous les calculeux, on pouvait établir une statistique parfaite en tenant compte du nombre des cas, de l'âge des sujets, du résultat final, soit mort, soit guérison.

Il y a quelques années, j'entrepris des recherches aussi laborieuses qu'étendues, relatives à cette opération en Angleterre; et ce n'est pas une petite satisfaction pour moi que d'avoir vu ce travail se faire comme on ne le verra peut-être jamais. La lithotritie a donné trop de succès pour qu'on revienne à envisager (comme par le passé) la taille latérale comme la seule et invariable opération applicable aux calculeux. Avant que la lithotritie se fût vulgarisée dans la Grande-Bretagne, j'ai pu observer la valeur de la méthode de Cheselden dans ces districts où elle était encore la pratique invariable. Mes investigations plus rigoureuses, je crois pouvoir le dire, qu'il n'y en eut jamais, me permirent de réunir près de 2000 cas parfaitement authentiques de cette opération. Je n'y fis pas rentrer un certain nombre de faits, soit parce qu'ils n'étaient pas accompagnés de tous les détails que je regarde comme nécessaires, soit parce qu'ils se présentaient dans des circonstances faites pour permettre le doute.

Je demandai un relevé complet de tous les calculeux opérés dans l'hôpital d'un district, où la méthode latérale était seule employée, relevé embrassant un grand nombre d'années, et portant pour chaque sujet une note explicative avec l'âge et le résultat final. La crainte inspirée par des détails imparfaits me fit rejeter des centaines de faits, puisque ceux-là seuls qui sont indiscutables peuvent être utiles. Dans certains relevés, il était facile de voir que tel chirurgien avait réservé ses cas les plus heureux pour la lithotritie, tel autre pour l'opération médiane ; je devais nécessairement les laisser de côté, ce qui explique que je n'aie pu tirer parti de la statistique de M. Teale, malgré la valeur bien connue de ce praticien. D'autres fois, et c'est encore le fait de ce chirurgien, il s'agissait d'opérateurs célèbres qui devaient à leur réputation même de voir leurs statistiques surchargées de cas défavorables venus à eux de toutes parts. C'est à ce titre que je n'ai emprunté aucun fait aux notes manuscrites de M. Crichton, car elles présentent une proportion tout à fait anormale de sujets âgés. Le sacrifice le plus grand de ce genre que j'eus à faire .fut d'exclure de mon travail les opérés de M. Keith, dont on connaît la vaste et admirable expériénce.

Je ne fis pas entrer en ligne les 152 cas de « Glasgow Infirmary », parce que la plupart avaient trait à la méthode du docteur Buchanan, non plus que ceux de « Bristol Royal Infirmary », que me communiquait M. Pritchard, pour ce simple motif qu'il n'était pas possible d'établir exactement l'âge des opérés. J'en dirai autant des notes de quelques hôpitaux de Londres qu'on avait bien voulu mettre à ma disposition.

Il était essentiel de procéder avec cette sévérité pour obtenir des chiffres vraiment significatifs. Ma statistique, ainsi comprise, repose sur les données suivantes :

Le relevé de « Norfolk and Norwich Hospital », comprenant, outre les 669 cas publiés par M. Cross dans son ouvrage justement célèbre, une série de 124 autres opérations faites depuis, sans une seule variation dans le procédé mis en usage et qu'a bien voulu me transmettre mon ami M. Cadge, de Norwich.

Les faits observés jusqu'à ce jour à « Radcliffe Infirmary, Oxford, » dont je suis redevable à M. E. L. Hussey, d'Oxford.

Tous les opérés, depuis les temps les plus reculés, à « University College Hospital, London »; je prie ici chacun de mes estimés collègues d'en recevoir tous mes remercîments.

Un résumé détaillé des tailles faites à « Leicester Infirmary » et que je dois à mon ami M. Thomas Paget.

Les statistiques de « Leeds Infirmary » que me donnait mon regretté ami M. Nunneley ; — de « Birmingham General Hospital » dans ces dix dernières années, mises à ma disposition par M. O. Pemberton ; — de « Guy's Hospital », préparées par les soins de M. Thomas Bryant, qui me laissa libre d'en user à mon gré ; — de « Saint-Thomas's Hospital » dont je suis redevable à MM. Solly, Le Gros Clark et Bristowe, qui m'aida puissamment dans mes recherches (1); — de « Addenbrooke's Hospital », compulsée avec grand soin par M. George Murray Humphry, de Cambridge, et qui présente 13 morts seulement sur un ensemble de 183 cas, soit 1 sur 13, résultat plus heureux que nul autre et que je me plais à enregistrer ici séparément, bien qu'il doive trouver place dans notre tableau général.

Mais je tiens à établir, une fois pour toutes, qu'à l'exception des chiffres empruntés comme je l'ai dit aux ouvrages de Cross et de South, il n'est aucun des faits dont je me sers qui ne m'ait été transmis avec une note précise rédigée par des hommes compétents.

Le nombre total, y compris Cambridge, est de 1827 tailles latérales, comprenant 229 décès, soit 1 mort sur 7,977, ou en chiffres plus ronds, 1 sur 8. Si l'on ne fait pas entrer en ligne les faits de Cambridge, on trouve 216 morts sur 1644 opérés, soit 1 sur 7,62, ou simplement 1 sur 7 1/2.

(1) La plupart des faits de *Saint Thomas's Hospital* sont récents et aussi complets que possible ; je les ai empruntés au travail de M. South dans son édition de *Chelius' Surgery*, vol. II, p. 635.

Voici d'ailleurs le détail :

Norwich, 1er relevé.....	669 cas, dont	91	morts, soit	1	décès pour	7 1/3 opérés.
— 2e relevé	124	— 15	—	1	pour	8 1/4
Oxford	110	— 14	—	1	pour	8
Leicester.............	90	— 8	—	1	pour	11
Leeds...............	29	— 4	—	1	pour	7 1/4
Birmingham...........	102	— 10	—	1	pour	10
Guy's Hospital..........	230	— 33	—	1	pour	7
Saint-Thomas's Hospital..	200	— 29	—	1	pour	7
University College Hospital	90	— 12	—	1	pour	7 1/2
	1644	216				
Cambridge............	183 cas, dont	13	morts, soit	1	décès pour	14 opérés.
	1827	229				

Il est bon de se rappeler que cette proportion de morts n'est qu'un chiffre
brut qui n'indique pas suffisamment quelle fut la suite de l'opération dans
les diverses conditions possibles. Or il faut avant tout tenir compte de l'âge
des sujets, puisque la mortalité est si différente, comme nous le savons, aux
deux extrêmes de la vie ; c'est là un point qu'on perd trop souvent de vue
dans les appréciations sur la taille. Sur nos 1827 opérés, la moitié au moins
n'ont pas treize ans. Appliquons cette donnée de l'âge à nos divers relevés,
et nous pourrons arriver ainsi à la solution que nous cherchons.

Dans les hôpitaux de notre capitale, où viennent un certain nombre de
malades de la campagne, adultes pour la plupart, le nombre des taillés
déjà d'un certain âge est relativement plus considérable que dans les hôpitaux de provinces. C'est ainsi qu'à « University College Hospital », les enfants
au-dessous de treize ans, bien loin de former la moitié des 90 cas, en constituent à peine les deux cinquièmes, tant on y trouve de sujets âgés. De
même à « Norwich Hospital », la proportion des adultes est supérieure à la
moyenne, tandis que c'est l'inverse à Cambridge. Disons toutefois que
« Guy's Hospital » fait exception à la règle générale des hôpitaux de Londres
et présente un chiffre élevé de très-jeunes sujets.

Mais ces considérations générales ne sauraient nous suffire, il nous faut
peser la question de l'âge avec beaucoup plus de soin et de détails ; nous
avons à établir la proportion des morts après la taille latérale *aux diverses
époques de la vie*. Je n'ai pas suivi dans l'étude de ce point la marche ordinaire, consistant à faire rentrer, bon gré mal gré, les faits dans un cadre
artificiel. Bien vite en effet je reconnaissais que les résultats obtenus en
classant dans des périodes de convention telles que de un à dix ans, de dix
à vingt, de vingt à trente, etc., étaient parfaitement trompeurs. Ce qu'il
fallait, c'était examiner séparément année par année, puis alors céder aux
faits et faire des groupes naturels. Le tableau suivant me paraît être, après
plusieurs tentatives, celui qui est le plus simple et qui permet le mieux de
tout embrasser d'un seul coup d'œil :

Age.	Nombre de cas.	Morts.	Proportion.
De 1 à 5 ans (inclusivement)...	473	33	1 : 14 1/3
6 à 11................	377	16	1 : 23 1/2
12 à 16................	178	19	1 : 9 1/2
17 à 20................	76	11	1 : 7
21 à 29................	86	11	1 : 8
30 à 38................	75	7	1 : 10 1/2
39 à 48................	100	17	1 : 6
49 à 58................	191	40	1 : 4 3/4
59 à 70................	233	63	1 : 3 3/4
71 à 81................	38	12	1 : 3 1/6
	1827	229	

Il est facile, en jetant les yeux sur ce tableau, de se rendre compte des effets de la taille latérale aux différents âges. Dans les plus jeunes années (la première exceptée), on trouve 1 décès environ sur 14 opérés, tandis qu'on va n'en compter que 1 sur 23 de sept à onze ans. Si nous passons à la période comprise entre douze et seize ans, nous commençons à voir les effets de la puberté se faire sentir ; avec l'activité sexuelle qui s'éveille, la mortalité s'élève d'abord à 1 sur 9 cas, et bientôt, entre dix-sept et vingt ans, à 1 sur 7. Depuis cette époque jusqu'à la trentième année, la mortalité s'abaisse légèrement à 1 sur 8 opérés. Puis, la virilité bien établie, le corps étant dans toute sa vigueur, elle diminue de nouveau et tombe à 1 pour 10 cas et demi, de trente à trente-huit ans. Mais de trente-neuf à quarante-huit ans des modifications morbides organiques commencent à apparaître en même temps que la constitution est souvent plus ou moins usée par des habitudes déréglées ; aussi 1 malade sur six va-t-il succomber. L'influence de ces causes se faisant sentir de plus en plus à partir de cet âge et la puissance vitale diminuant de plus en plus, la mortalité va aller grandissant progressivement avec les années : si elle peut être représentée par la proportion 1 : 4 3/4 de quarante-huit à cinquante-huit ans, elle le sera par 1 : 3 3/4 entre cinquante-huit et soixante-dix, et finalement elle devient presque un tiers, de soixante-dix à quatre-vingts ans.

Revenons un moment sur ces deux grands groupes séparés l'un de l'autre par l'époque de la puberté. Le premier, celui de l'enfance et de la jeunesse, finit avec la puberté, soit à seize ans, et comprend plus de la moitié du nombre total de nos cas et n'offre qu'une mortalité de 1 sur 15 1/2. Faisons abstraction de cette première partie, et nous aurons ainsi ce qui concerne les adultes. Plaçant dans ce dernier groupe tous les sujets ayant plus de seize ans (et il importe peu de compter à partir de cet âge ou seulement à partir de vingt ans), et nous trouvons juste 800 opérés, sur lesquels 161 ont succombé, c'est-à-dire un *peu plus d'un cas de mort sur cinq opérations*. C'est bien là le résultat véritable donné par la taille chez l'homme adulte, puisque nous avons écarté avec soin cette grande cause d'erreur : la taille avant la puberté ; c'est ce résultat qu'il faudra mettre en parallèle avec celui que donne la lithotritie, puisque cette dernière n'est applicable qu'à l'adulte.

Nous avons déjà dit que nous ne pouvions pas actuellement envisager la

taille comme elle l'était autrefois. Aujourd'hui, en effet, toutes les fois que
la pierre est petite, toutes les fois que le malade a un bon état général, on
tente avant tout la lithotritie. On peut regarder la taille comme réservée
dans l'avenir, ainsi qu'elle l'est déjà depuis quelques années, spécialement
pour les gros calculs et les malades plus ou moins épuisés. Au lieu .de
1 mort sur 4 ou 5 opérés, ce que nous avons vu être le résultat général
chez l'adulte, nous trouverons une proportion funeste plus forte. Cette
proportion pourra varier encore suivant les cas que le chirurgien choisira
pour l'un ou l'autre procédé. S'il applique également et le broiement et
l'incision, il comptera moins de décès parmi ses taillés que s'il ne fait cette
opération qu'une fois sur cinq cas donnés. S'il agit de la sorte, il pratique,
il est vrai, la lithotritie dans quelques conditions difficiles et sur des sujets
peu robustes, mais il aura épargné le couteau à 4 sur 5. La taille n'est
faite alors que pour des *cas choisis mauvais* et se trouve nécessairement
plus mortelle. La lithotritie aura, il est vrai, enregistré plus de décès par
100, mais il y a de grandes probabilités pour admettre qu'il y a eu, en
somme, *moins de cas malheureux sur l'ensemble* des calculeux ainsi choisis.
Aussi est-il clair qu'avant d'apprécier et de juger les résultats des deux
méthodes, il faut être instruit de ce classement des malades et de son motif.
Quelques points intéressants de cette question ont été mis en lumière par
sir William Fergusson dans ses remarquables leçons faites en 1863 au « Royal
College of Surgeons » et reposant sur l'ensemble des tailles et des lithotrities
qu'il avait pratiquées. 271 calculeux, dont 52 enfants, avaient reçu ses soins.
Sur les 219 adultes, une moitié juste (110) avait été soumise à l'instrument tranchant et l'autre (109) traitée par le broiement. Sur les 110 cas de
taille, il comptait 33 morts, soit 1 pour 3 1/3, tandis que les 109 lithotritiés n'avaient donné que 12 décès ou 1 sur 9. Sans nul doute, aujour-
d'hui que la lithotritie est plus répandue et que la taille n'est plus le seul
traitement connu, sir William trouverait un plus grand nombre de cas
propres au broiement.
  Je puis en dire autant du docteur Keith, d'Aberdeen, qui voulut bien
mettre à ma disposition toutes les notes recueillies jusqu'en 1863 sur les
trois cents calculeux qu'il avait rencontrés dans une pratique de vingt-sept
années. Les tailles y sont en bien plus grand nombre que les lithotrities, et
présentent cependant une moindre proportion de morts, les cas hors ligne
étant seuls traités par le broiement. Si nous retranchons sur ces 300 opérés
24 cas appartenant, soit à des femmes, soit à des enfants, il nous reste le
chiffre de 276 hommes adultes. Des 160 qui subirent la taille, 33 succombèrent, ou 1 sur 4 1/5. 116 furent lithotritiés, dont 7 morts, soit une proportion de 1 sur 16 1/2. Et comme il arrive toujours pour les chirurgiens de
grand renom, M. Keith compte parmi ses opérés un grand nombre de cas
mauvais et de sujets âgés.
  Mais pour bien juger entre l'opération sanglante et le broiement, il faut
attendre l'avenir; alors seulement une véritable appréciation sera possible.
Nous ne faisons que commencer à concevoir à combien de cas la lithotritie
peut s'appliquer. Ainsi, tandis que dans les relevés précédents — et pour

le motif que j'ai indiqué — nous voyons la taille appliquée là à la moitié des cas, ici aux trois cinquièmes, j'ai pour ma part *une moyenne de cinq lithotrities sur six cas d'adultes.* J'ai tout sujet d'être satisfait du résultat général de cette pratique, mais je ne saurais toutefois poser des conclusions capables de déterminer même approximativement la valeur respective des deux méthodes. Il nous faut encore plusieurs années d'expérience et de recherches pour arriver à fixer ce qu'on peut espérer de la taille dans cette sphère toute nouvelle où elle n'est plus appliquée que pour des cas si graves ou des pierres si volumineuses, que la lithotritie paraît impossible.

La solution aussi complète que possible de ce problème peut être espérée pour un temps peu éloigné. Quelques années de plus nous apporteront des centaines de cas traités dans cette même proportion que nous signalions plus haut.

Vivement encouragé par le passé à poursuivre la voie que je me suis tracée, je ne doute pas de pouvoir sous peu apporter d'assez amples données pour marquer le chemin à suivre dans cette difficile question. Mon plan est tracé dès longtemps et je ne m'arrêterai que quand je serai arrivé au nombre de faits que je crois nécessaire pour pouvoir en déduire une conclusion sérieuse. C'est là, et rien ne m'en fera dévier, le but incessant de mes recherches, l'objet constant de mon travail.

Il nous faut dire maintenant quelques mots de la mortalité dans les autres procédés de taille.

Taille médiane. — Sur 139 de ces opérations faites à tout âge et dont M. Allarton me communique le résumé, on ne trouve que 13 morts, soit 1 pour 11. Remarquons, tout de suite, pour éviter toute objection que ce procédé, réservé en général pour les calculs que l'on sait ou que l'on croit petits, devait par là même donner un meilleur résultat que la taille latérale. Cette remarque ne saurait toutefois s'appliquer aux quarante ou cinquante opérations que mon ami M. Cadge me dit avoir été pratiquées à « Norwich » pendant ces dernières années. Elles ont donné sensiblement la même mortalité que la taille latérale ; mais il est juste de dire qu'on y trouve un nombre peu ordinaire de cas défavorables.

Procédé de M. Buchanan. — Son auteur cite plus de soixante opérations de ce genre faites par divers chirurgiens avec un résultat analogue à celui donné par M. Allarton (1 pour 11).

Taille bilatérale. — On sait que Dupuytren et ses contemporains l'appliquèrent à 85 malades avec un résultat de 19 morts, soit 1 sur 4 1/2. On dit qu'en d'autres mains elle donna des résultats plus heureux.

Taille médio-bilatérale. — Cette opération n'a pas été suffisamment pratiquée pour pouvoir être jugée. Je l'ai employée plusieurs fois, croyant à cette époque qu'elle pouvait présenter quelque avantage sur la taille latérae ; mais il n'en est rien, autant que je puis en juger. J'y avais eu recours comme à un procédé exceptionnel pour de très-gros calculs, qu'on ne pouvait attaquer par la lithotritie, et toujours chez des sujets âgés et débiles.

L'expérience m'a appris, ce que j'étais loin de soupçonner, qu'on s'exposait par ce procédé à des hémorrhagies souvent abondantes et difficiles à arrêter, et aussi que l'intestin, très-voisin de l'incision, risquait fort d'être lésé dans le cas de pierre volumineuse. Non pas peut-être que le bistouri l'atteigne alors, mais parce que le calcul, pendant les manœuvres d'extraction, déchirera facilement la mince paroi qui le sépare de la cavité rectale. Pour ces motifs j'ai cessé de pratiquer cette opération, que je fis pour la dernière fois en janvier 1868, et je l'ai remplacée pour les cas précités par la taille latérale.

Taille recto-vésicale. — En étudiant son histoire, nous trouvons que dans un cinquième des cas elle fut suivie de mort, et qu'un cinquième des survivants gardèrent une fistule urinaire.

Taille sus-pubienne. — La plupart des auteurs s'accordent à reconnaître que la mortalité y est environ d'un quart. Le docteur Murray Humphry, d'Addenbrooke's Hospital, à Cambridge, la fit avec succès chez un jeune garçon de quatorze ans. Sur 104 cas recueillis par ce chirurgien à des sources certaines, on en compte 31 funestes, soit 1 sur 3 1/3. Il faut remarquer que cette opération, comme la précédente, est tout particulièrement réservée pour les énormes calculs et n'est guère pratiquée que chez l'adulte. « Les dangers de la taille sus-pubienne, fait observer M. Murray Humphry, ne sont pas régulièrement proportionnels au volume de la pierre, comme pour la méthode latérale (1). »

DEUXIÈME SECTION

LITHOTRITIE

—

CHAPITRE VIII

INTRODUCTION A LA LITHOTRITIE

Remarques générales relatives à son origine et à ses progrès. — Importance qu'il y a
. à préparer le malade à l'opération. — Traitement préliminaire : général et local.

Je me propose, dans cette seconde moitié de la IIIe partie de mon ouvrage, d'exposer avec concision les principes et la pratique de la lithotritie moderne.

Par ce mot, *lithotritie,* que l'usage a vulgarisé, il faut entendre tout procédé ayant pour but de briser, de broyer, de pulvériser la pierre dans la vessie, et d'extraire les fragments à travers le canal naturel de l'urèthre, sans faire usage de l'instrument tranchant.

(1) *Case of high Operation* (*Transactions of Provincial Medical Association*, vol. XVII, p. 103).

La lithotritie a fait de rapides progrès. Il y a cinquante ans elle n'était qu'à l'état de théorie. Il y a trente-cinq ans, elle avait à peine la prétention de figurer parmi les opérations chirurgicales reconnues. Chacune des dix années suivantes était marquée par un progrès dans ses applications et permettait de mieux juger tout ce qu'elle pouvait donner.

La lithotritie actuelle n'est plus la lithotritie d'il y a dix ans, mais une opération plus sûre et meilleure. Aujourd'hui elle repose sur des principes nets, elle est réglée par des lois bien définies, déduites de faits nombreux; ce n'est plus, comme dans son enfance, une simple tentative expérimentale, consistant à essayer de broyer un calcul, ni trop gros, ni trop dur, au sein d'une vessie saine.

C'est à ce titre que la lithotritie actuelle m'a paru demander une étude et un exposé complets de ses principes et de sa pratique raisonnée.

HISTORIQUE DE LA LITHOTRITIE. — Il y a lieu de penser que les concrétions calculeuses ont été accidentellement extraites par l'urèthre à diverses époques; toutefois il ne paraît pas qu'on ait tenté de l'élever à la hauteur d'un système et d'en généraliser l'emploi avant l'année 1813. A cette époque, Gruithuisen, chirurgien bavarois, proposa une méthode pour saisir la pierre dans la vessie et l'y réduire en poudre par le forage. Un peu plus tard, en 1819, Elderton, chirurgien écossais, émit une idée analogue. Vers la même époque, en 1817 Civiale (de Paris) faisait connaître ses premiers instruments et était bientôt suivi dans cette voie par Leroy (d'Étiolles), et Amussat qui présentaient dans le même but d'autres instruments. Il semble cependant que ce n'est qu'en 1824 qu'eurent lieu les premières opérations heureuses, dont l'honneur revient à Civiale, qui les pratiqua devant une commission nommée par l'Académie de médecine. Méthode et instruments furent depuis lors modifiés par Weiss, Heurteloup, L'Estrange, Costello, Charrière et autres, aussi bien que par Civiale lui-même, dont l'expérience en fait de lithotritie peut être regardée comme sans égale. C'est sa méthode que j'observai et mis en pratique dans mes premières opérations; mais ma propre expérience, considérable aujourd'hui, m'a conduit à modifier le caractère et l'action du lithotriteur, ce qui naturellement m'a entraîné dans une certaine mesure à changer la méthode primitive. Je n'hésite pas, après avoir eu l'occasion d'observer fréquemment la pratique de Civiale aussi bien que celle d'autres opérateurs, à déclarer que la lithotritie se fait aujourd'hui avec plus de rapidité et avec plus de sécurité qu'avec aucun des procédés anciens. C'est elle que, pour ce motif, je me propose d'exposer ici dans les chapitres qui vont suivre.

PRÉPARATION DU MALADE A LA LITHOTRITIE. — Ici se place une question que je n'ai pas l'intention d'exposer dans son entier; car je ne dois maintenant avoir en vue que le manuel opératoire de la lithotritie. Toutefois il m'est impossible de la passer absolument sous silence. Je veux parler du traitement préparatoire qui doit, dans certains cas, précéder toute manœuvre opératoire.

Parmi les calculeux traités dans les hôpitaux de Londres, la plupart présentent tous les signes d'une santé profondément ébranlée par la douleur, l'insomnie et toutes les causes dépressives qu'entraîne leur maladie. Il est souvent possible d'améliorer sensiblement leur position avant de décider l'opération ou de la pratiquer. D'autres au contraire, et particulièrement quelques malades venus de la campagne, présentent un état beaucoup plus satisfaisant, quoique atteints de la pierre depuis longtemps déjà. Il n'est pas sage toutefois de se contenter alors de trois ou quatre jours de repos et du purgatif conventionnel avant de procéder à l'opération. C'est une faute, à mon sens, aussi bien en pratique civile qu'en pratique hospitalière, d'opérer un malade de la campagne aussitôt après son arrivée dans une grande ville. Lorsqu'on n'a pas la précaution d'attendre quelque temps, il arrive souvent de voir après les premières tentatives un malade très-bien portant au début, être pris de fièvre, dépérir et quelquefois même succomber.

Il faut à la plupart de ces malades *un certain temps pour s'acclimater*, temps pendant lequel l'organisme est incapable de supporter favorablement une opération sérieuse. Peu de temps après son arrivée à Londres, le calculeux qui vient de la campagne présente souvent des accidents fébriles, des troubles digestifs, de la perte de sommeil. Il suffit en général d'un léger purgatif et d'une diète modérée pour faire disparaître ces accidents. Il est des personnes qui, bien que jouissant d'une excellente santé, éprouvent ces mêmes troubles chaque fois qu'elles quittent la campagne pour venir à la ville. Le changement est complet en effet : autre nourriture, autres vêtements ; mille conditions diverses qui échappent plus ou moins à l'habitant de la ville, mais qui retentissent fortement, souvent même d'une façon désagréable, sur l'étranger. Si l'on ajoute à cela les influences fâcheuses déterminées par la maladie elle-même, et ceci au moment où le patient est dans l'attente d'une opération qui doit le guérir, mais peut toutefois exposer sa vie, il n'est pas étonnant de voir apparaître des troubles nerveux sous forme de symptômes inquiétants. J'ai souvent observé cet état dans les conditions que je viens d'indiquer ; je l'ai vu durer un temps variable, depuis trois ou quatre jours jusqu'à une quinzaine ; et toujours il faut en avoir triomphé avant de procéder à aucune manœuvre opératoire.

Un peu de réflexion suffit pour nous convaincre qu'il est toujours mauvais de porter d'emblée le bistouri et plus encore le lithotriteur dans une de ces vessies atteintes d'inflammation chronique plus ou moins vive, comme on les trouve chez la plupart des calculeux. Dans de telles conditions il suffira souvent de la moindre manœuvre pour provoquer une cystite aiguë, qui peut retentir sur les reins, éveiller une néphrite, et amener ainsi une terminaison rapidement fatale. Quelques remarques de mon estimable collègue M. Erichsen, sur les causes de la mort après la taille, trouvent parfaitement leur place ici. Voici le passage en question :

« Porter hardiment le bistouri sur la vessie n'est pas une opération très-dangereuse, si cet organe et les reins sont sains. C'est là un fait prouvé par ces cas où les chirurgiens ont pu extraire des balles, des fragments de sonde, etc., de sa cavité, sans avoir en général un résultat final à déplorer, bien que les manœuvres aient souvent été longues et pénibles. Mais dans

la *taille* il n'en est plus de même : non-seulement la vessie est généralement atteinte de cystite chronique, mais encore les reins sont fréquemment
altérés, conditions qui plus que toutes autres influent matériellement sur
les conséquences de l'opération (1). »

La conséquence à en tirer est des plus évidentes. En nous efforçant, par
tous les moyens en notre pouvoir, de *combattre l'irritation vésicale* et de
calmer l'état nerveux produit tant par la douleur que par l'insomnie, nous
assurons le succès de l'opération à venir plus que par toute autre manœuvre. Si nous pouvons atteindre ce but, peu importe d'avoir perdu en
apparence quelque temps avant d'opérer, car nous aurons alors tout lieu,
les autres conditions étant le plus souvent favorables, de compter sur le
rétablissement du malade.

C'est dans ces cas que nous prescrirons le repos au lit, et que, guidés par
les indications du malade, nous aurons à veiller aux excrétions, à régler la
nourriture, à employer, s'il est possible, des sortes de bains locaux sous
forme de lavages vésicaux, et qu'enfin nous administrerons, soit par la
bouche, soit par le rectum, des adoucissants et des calmants.

Il est utile aussi d'avoir recours aux boissons émollientes, telles que
décoction de racines et de feuilles ayant une action spéciale sur la vessie.
Mais c'est surtout la décoction des tiges souterraines du *Triticum repens*
(chiendent), à la dose d'un demi-litre par jour, pris en plusieurs fois, qui
me paraît produire les meilleurs effets dans ces circonstances particulières.

Un des points importants du traitement préliminaire consiste dans
l'emploi systématique de bougies pour *accoutumer l'urèthre au contact des
instruments métalliques.* Dans le cas surtout où le malade n'aurait encore
jamais subi le cathétérisme, il convient de lui passer tout d'abord une
bougie molle de moyen calibre, puis, si l'on veut, quelques jours après,
des bougies métalliques, en augmentant progressivement le numéro dont
on se sert. Enfin, on peut faire usage d'une sonde ordinaire, dont la courbure rappelle celle du lithotriteur, et qui permettra de reconnaître la pierre
et d'apprécier quelque peu son volume et sa consistance. Une petite injection d'eau tiède sera faite dans la vessie si l'urine est chargée de mucus, de
pus, ou si elle est alcaline; dans le cas de dépôts phosphatiques, le liquide
employé sera de l'eau additionnée légèrement d'acide nitrique ou d'acétate
de plomb. S'il ne survient aucune irritation, si au contraire l'urine devient
plus claire, si la miction est moins fréquente, on a fait un grand pas, et
l'on a acquis un point important de pronostic.

Cette préparation du canal n'est absolument indispensable que dans certains cas particuliers. Quand le calibre de l'urèthre n'est pas très-large, on
se trouvera bien de passer une ou deux bougies; si elles provoquent un
accès fébrile, il faudra insister sur le traitement préliminaire avant d'opérer.
D'une façon générale un ou deux cathétérismes permettent de reconnaître
si l'on a affaire à un tempérament particulièrement susceptible et indiquent
nettement quel serait le danger provoqué par une intervention immédiate.

____

(1) Erichsen, *Science and Art of Surgery*. London, 3ᵉ édition, 1861, p. 1009.

Quand la première séance de lithotritie est suivie d'abcès, d'infection purulente, d'accidents fébriles, il s'agit presque toujours de malades chez qui on a négligé le cathétérisme préparateur. Il est plus que probable que si l'on avait suivi chez eux les conseils donnés plus haut et qu'on eût accoutumé le canal aux instruments, on aurait évité de telles complications. — C'est là ce qui fait la valeur et l'importance d'un traitement préliminaire.

Il est à souhaiter de rencontrer les *conditions favorables suivantes*, si faire se peut. Elles ne sont pas, il est vrai, indispensables pour le succès de la lithotritie, car on a pu obtenir de brillants résultats en leur absence; mais elles facilitent de beaucoup la réussite, et méritent à ce titre que nous cherchions à nous les procurer, ou tout au moins, si nous ne pouvons y arriver, à en approcher le plus possible.

1° Un canal uréthral large et pas très-sensible.

2° Une vessie capable de contenir 90 à 120 grammes d'urine, pas trop irritable, et possédant encore une tonicité suffisante pour expulser son contenu.

3° Un état général bon.

CHAPITRE IX

BUT DE LA LITHOTRITIE, ET PRINCIPES QUI DOIVENT PRÉSIDER A LA CONSTRUCTION DES INSTRUMENTS NÉCESSAIRES POUR LA PRATIQUER

Tous les résultats malheureux tiennent à des lésions mécaniques. — Lithotriteurs construits pour les éviter. — Deux classes de lithotriteurs : les uns à mors fenêtrés, les autres à mors plats. — Leur rôle respectif. — Forces mécaniques adoptées : la crémaillère et la vis. — Lithotriteurs de différentes sortes. — Valeur de la poignée cylindrique.

Bur. — Quel est le but de la lithotritie? Telle est la question qui se présente à nous au début de notre sujet et qu'il nous faut résoudre sans plus tarder. Ce but n'est pas seulement de briser la pierre, bien que ce soit là une partie indispensable de l'opération. Non, il ne suffit pas de faire des fragments; le terme final à atteindre, c'est *de réduire la pierre en poussière ou en très-petits débris*, dont la plus grande partie pourra ainsi être rendue par le malade sans l'aide d'aucun instrument. Faire des fragments n'est donc qu'un pas vers la solution finale.

On peut admettre comme évident que les principaux accidents de la lithotritie résultent plus ou moins directement d'une lésion mécanique. En d'autres termes, l'inflammation de la vessie et de l'urèthre est presque toujours provoquée par le contact de l'instrument ou par la présence de fragments durs et à angles aigus.

C'est pourquoi, bien que nous ne puissions pas absolument réaliser nos désirs, nous devons chercher deux choses : 1° à réduire la pierre en fragments qui soient, autant que possible, et inoffensifs pour la muqueuse, et facilement expulsés hors de la vessie, c'est-à-dire en véritable poussière; 2° à atteindre ce but avec le moins de manœuvres instrumentales possible.

Nous ne devons jamais perdre de vue ces deux principes; ce sont eux qui doivent nous guider absolument dans le choix des instruments et dans les nombreux points qui ont trait au manuel opératoire.

Nous examinerons tout d'abord la construction des instruments; leur mode d'application viendra ensuite. C'est ici le lieu de faire remarquer que la pratique de la lithotritie méthodique et réglée (la seule qui permet de compter sur le succès) ne consiste pas seulement à observer deux ou trois principes généraux, mais encore à tenir compte de nombreux détails dont l'expérience a montré la valeur. Ces détails, pris isolément, envisagés séparément, peuvent, à première vue, paraître insignifiants à quelques chirurgiens; mais si on les groupe et si l'on envisage alors leur influence générale, on est forcé de reconnaître leur importance. Je ne crois donc pas avoir à m'excuser de présenter ici une exposition circonstanciée de ces détails, d'autant plus que je ne connais aucun ouvrage, aucune publication qui en fasse mention. Je tiens pour certain que ceux-là sauront les apprécier à leur juste valeur, qui savent par expérience toutes les difficultés et tous les dangers d'une lithotritie entreprise sans principes et sans méthode.

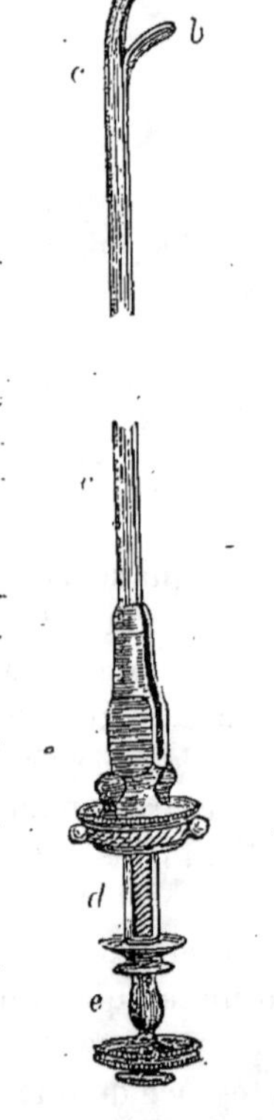

Fig. 195. — Lithotriteur français (*).

INSTRUMENTS POUR BROYER LA PIERRE DANS LA VESSIE: LITHOTRITEURS. — L'étude des instruments est de haute importance et mérite un examen attentif de la part de quiconque aspire à pratiquer la lithotritie avec succès. Il y a beaucoup plus à gagner qu'on ne le suppose généralement à la connaissance minutieuse des dispositions mécaniques adoptées dans la construction des lithotriteurs.

Remarquons d'abord que forme, poids, volume, se sont modifiés successivement au fur et à mesure que les années ont apporté une nouvelle expérience, et que des centaines de cas ont montré les desiderata en face d'éventualités non soupçonnées alors, mais parfaitement prévues aujourd'hui. Aucune étude de la lithotritie, qu'elle ait lieu sur le cadavre ou non, n'aura grande valeur si l'on ne connaît les principes sur lesquels sont ou devraient être construits les lithotriteurs.

Pour éviter tout malentendu et toutes phrases inutiles, on peut établir tout de suite que tout lithotriteur se compose essentiellement des parties suivantes : les cuillères (désignées souvent sous le nom de «mors», quand l'instrument fonctionne), la tige, le cylindre mobile, et la poignée. Les cuillères sont au nombre de deux : l'une plus éloignée de la poignée, immobile, continuant la tige, nommée «cuillère femelle»; l'autre, plus voisine du manche, mobile et terminant le cylindre mobile, connue sous le nom de «cuillère mâle» (fig. 195).

(*) a, cuillère femelle; b, cuillère mâle; cc, tige; d, cylindre mobile; e, poignée.
[Dans la description française : a et b, mors; ac, branche femelle; bd, branche mâle; c, corps de l'instrument; e, poignée.]

La tige est parfaitement rectiligne et forme la plus grande partie de l'instrument; elle est calculée sur la longueur moyenne de l'urèthre et mesure 5 à 7 centimètres en plus. Le cylindre mobile est reçu dans un canal creusé tout le long de la tige; il présente à l'une de ses extrémités la cuillère mâle, et à l'autre il reçoit l'impulsion du mouvement mécanique adopté. Cette partie supérieure porte de plus une échelle graduée qui permet à l'opérateur de juger de l'écartement des mors, alors qu'ils sont, comme dans la vessie par exemple, hors de la vue. La poignée ne remplit pas seulement le rôle qu'implique son nom, mais est encore destinée à renfermer ou à supporter le système mécanique qui fait mouvoir la branche mâle.

[Nous avons tenu à traduire aussi textuellement que possible cette description instrumentale de M. Thompson, mais nous devons faire remarquer tout de suite qu'elle diffère un peu de la description française, ou, pour mieux dire, que les mêmes termes désignent des parties différentes. En faisant usage des dénominations françaises, le lithotriteur envisagé dans son ensemble, est divisé en corps et extrémités, dont l'une porte le nom de bec et l'autre celui de poignée. Mais ce tout est formé de deux parties mobiles l'une sur l'autre, nommées branches : l'une indépendante de la poignée, creusée dans toute son étendue d'une gouttière profonde et se terminant par un des mors, c'est la « branche femelle »; l'autre tige, pleine, glissant à frottement très-doux dans la branche femelle, aboutissant d'un bout à la poignée, et de l'autre à l'autre mors, c'est la « branche mâle ». Quelquefois on applique les mots mâle et femelle aux mors eux-mêmes, mais non pas d'une façon générale. C'est d'après cette description, et en conservant aux termes leur valeur admise en France, que nous procéderons dans cette traduction.]

Bec du brise-pierre. — Les lithotriteurs se divisent en deux grandes classes naturelles, et cette division est de la plus haute importance pour la pratique. Elle est basée sur le résultat qu'on obtient, selon la forme donnée aux mors chargés de saisir la pierre. — Quant aux divers mécanismes plus ou moins puissants (et leur nombre est considérable) destinés à faire mouvoir ces mors, nous ne les examinerons qu'en second lieu.

Dans une première classe on rangera les lithotriteurs à mors femelle *fenêtré*, instruments destinés à faire éclater la pierre, à la réduire en fragments.

Dans la seconde classe se placent les lithotriteurs à mors *pleins*, c'est-à-dire ceux qui ont pour effet la pulvérisation de la pierre, pulvérisation qui, comme nous l'avons déjà dit, est le but final de la lithotritie (1).

Mais avant de les envisager séparément, il sera bon de signaler brièrement certains *principes de construction des mors* s'appliquant également aux deux classes de lithotriteurs.

(1) Pendant longtemps un certain nombre de chirurgiens anglais n'ont appliqué le nom *lithotriteur* qu'à l'instrument fenêtré, désignant celui à mors pleins par le mot *scoop* (curette). C'est une erreur, puisque l'un et l'autre ont pour but le *broiement* de la pierre. Cette dénomination venait de ce qu'autrefois on se servait à Londres des instruments fenêtrés uniquement pour broyer, et des seconds seulement pour extraire les fragments. Mais aujourd'hui qu'il n'en est plus de même, il faut réunir le tout sous le même nom : lithotriteurs.

1° Les mors forment avec le corps un angle toujours un peu supérieur à l'angle droit. Mais plus l'angle sera obtus, moins la puissance de l'instrument sera grande, et *vice versâ*. S'il dépasse 120 degrés, on n'obtient plus que de mauvais effets. D'autre part, un bec fortement incliné sur la tige permet une introduction plus aisée ; on a plus de facilité à traverser l'urèthre, fait important dans quelques cas rares où existe une excessive irritabilité.

2° La largeur des mors facilite la prise du calcul ou des fragments, et rend l'échappement moins facile quand une fois l'instrument est chargé. Ajoutons que si un des mors, ou surtout si les deux sont étroits, on éprouvera des difficultés bien plus grandes pour saisir un petit débris que si l'on a un bec large. Mais, d'un autre côté, on obtient ainsi une puissance moindre : un mors mâle étroit pénétrera dans une masse qu'un mors large n'aurait pu entamer.

3. Le mors mâle est rugueux sur la face qui regarde le mors femelle ; ces rugosités rendent plus sûre la saisie du calcul et transmettent une pression bien faite pour détruire la cohérence des parties. Les surfaces unies tendent à transformer ce qu'elles serrent en une masse unique plus ou moins compacte. S'il s'agit d'attaquer une pierre dure, ce ne seront plus seulement des rugosités, mais de véritables dents dont il faudra armer la branche mâle, chacune de ces dents devant agir à la façon d'un coin sur la surface résistante. Mais il ne faut pas transformer tout le mors mâle en un coin unique. Bien qu'il agisse puissamment et brise facilement de durs et volumineux calculs, un tel instrument est défectueux ; car, comme il est facile de le démontrer par l'expérience, et comme je l'ai moi-même souvent vérifié, les fragments obtenus ainsi sont projetés à angle droit avec force et vont léser plus ou moins les parois vésicales. Aussi ne faut-il jamais employer un mors mâle trop étroit.

1re *classe : lithotriteurs fenêtrés*. — Nous en donnons ici deux modèles, figures 196 et 197.

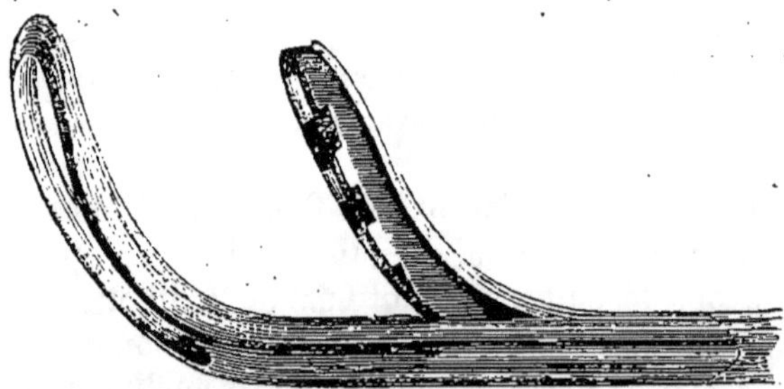

FIG. 196. — Lithotriteur fenêtré à larges dents, instrument volumineux et puissant.

Leur rôle est de réduire la pierre en fragments et non en poussière. Ils rendent des services quand la pierre est très-dure ou très-volumineuse ; ce sont eux dans ces cas dont il faut se servir tout d'abord, car seuls ils peuvent les attaquer avec succès. Comme puissance, les lithotriteurs fenêtrés l'emportent sans nul doute sur les autres brise-pierres, mais il faut se souvenir d'autre part qu'ils sont plus dangereux. Il faut apporter grand soin dans leur emploi et cela pour les raisons suivantes : 1° Les dents nécessairement anguleuses et quelquefois même effilées, les bords des becs s'emboîtant exactement, sont autant de conditions qui rendent facile le pincement de la muqueuse vésicale (1). 2° Les fragments qu'ils font, s'échappant à tra-

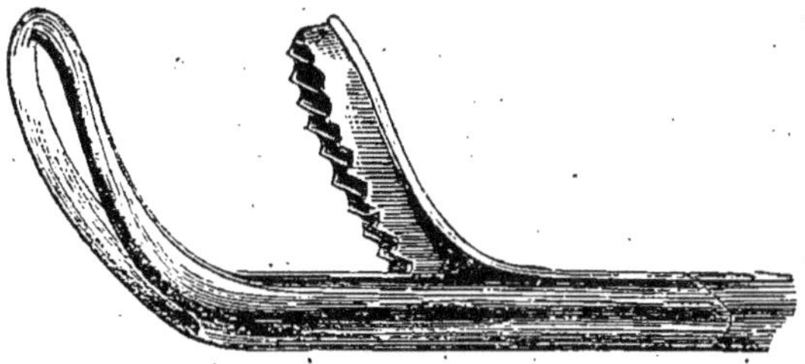

Fig. 197. — Lithotriteur fenêtré à petites dents, moins puissant que le précédent.

vers une grande ouverture, sont fatalement, pour la plupart, volumineux, rugueux, anguleux, et, par suite, fort capables d'irriter la vessie par leur présence. 3° Le bec est plus long que dans les autres lithotriteurs, ce qui peut rendre les diverses manœuvres plus difficiles et moins sûres.

[L'inconvénient d'une large fenêtre laissant passer de gros fragments peut être évité en faisant, non plus une fenêtre unique, mais plusieurs fenêtres à la branche femelle, chacune d'elles répondant à une saillie du mors mâle. Nous en représentons ici deux modèles différents. Mais c'est

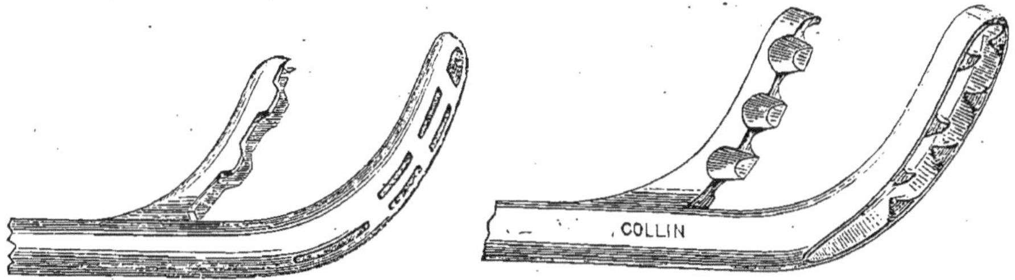

Fig. 198. — Mors fenêtré de Robert et Mercier.

Fig. 199. — Mors fenêtré de Reliquet.

surtout celui de M. Reliquet qui est aujourd'hui accepté comme présentant tout à la fois et les avantages du *porte à faux*, et une sorte de tamis sur lequel sont broyés les fragments produits par le premier éclatement.]

2ᵉ *classe : lithotriteurs à mors pleins.* — Les uns sont de véritables instruments de broiement à proprement parler ; les autres ne sont employés que pour pulvériser les fragments. Les premiers ou les plus forts, si l'on préfère, peuvent servir à briser un calcul de moyen volume, c'est-à-dire de 25 millim. de diamètre en moyenne, pourvu qu'il ne soit pas très-dur, ou même plus

---

(1) Tout en conservant aux mors leurs bords tranchants et à engrènement parfait, rien n'empêche de les tailler en biseau. On risquera moins ainsi de léser la vessie. Cette modification récemment faite par Weiss, d'après mes indications, offre certainement un avantage.

gros, s'il est friable. Mais, d'une façon générale, les lithotriteurs de cette classe ont pour fonction spéciale de réduire en poussière la matière calculeuse, que ce soit pierre, que ce soit fragments faits avec l'instrument fenêtré.

Un lithotriteur non fenêtré, destiné à briser des pierres de petit et moyen calibre doit, lorsqu'il est bien construit, avoir une branche femelle plus large que la branche mâle, de sorte que la pression transmise par celle-ci porte sur une petite surface et détermine ainsi un effet qu'elle n'eût pas donné, disséminée sur une grande étendue. Un coup d'œil jeté sur les

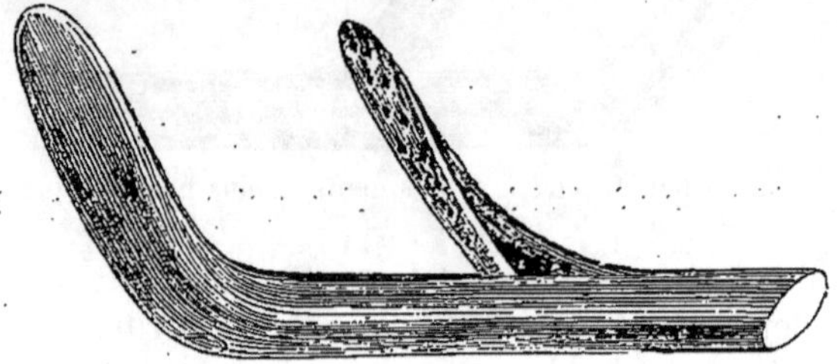

FIG. 200. — Lithotriteur à mors pleins, et à branche mâle étroite.

figures 200 et 201 fera bien saisir cette construction. La branche mâle étroite de la figure 200 pénétrera facilement dans tout calcul ou fragment saisi entre elle et la branche femelle, dont la largeur rend la prise plus sûre.

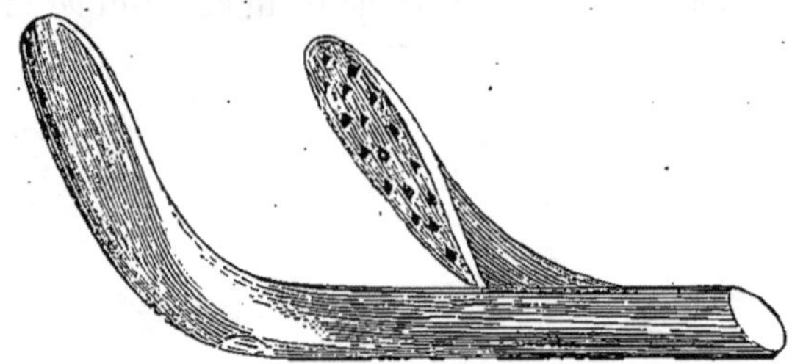

FIG. 201. — Lithotriteur à mors pleins, mais à branche mâle large.

Quant à la figure 201, elle nous montre un mors mâle presque aussi large que le mors femelle, parfaitement capable de réduire en grains de petits fragments, mais incapable d'agir sur tout corps dur ayant plus de 15 millim. de diamètre. Bien plus, si l'on réussissait dans ces conditions, il serait à craindre de voir se produire un tel engorgement des cuillères par les détritus calculeux, qu'on éprouve de la difficulté à les dégorger.

Cet « engorgement » peut être évité en ayant soin d'avoir une branche mâle étroite qui, grâce à une manœuvre que nous signalerons à propos du manuel opératoire, permettra de déblayer les mors autant qu'il plaira au chirurgien. Mais il est important, d'autre part, que la branche femelle ne soit ni trop creuse, ni (ce qui revient au même) à bords trop relevés, surtout à sa base, c'est-à-dire au point de réunion du mors et du corps. Il est très-difficile en effet d'expulser les fragments de ce point; et si une fois il est engorgé, il gêne le jeu régulier de l'instrument et l'empêche de donner de bons résultats. C'est là un vice de construction trop souvent observé sur les lithotriteurs tant anglais que français. Dans tous les cas, il serait bon, pour prévenir cet engorgement, que la branche femelle présentât à ce niveau un petit orifice (voy. fig. 137, page 545).

[On a construit dans ce but plusieurs becs plus ou moins ingénieux (bec de Guillon, modifié par Mathieu). Celui qui paraît devoir répondre le mieux au désir du chirurgien, s'il redoute l'engorgement, malgré la petite fenêtre de la branche femelle et la manœuvre finale qui sera exposée plus loin, nous semble être celui de M. Voillemier (fig. 202). Un petit ressort caché dans la tige se meut avec la branche mâle, vient saillir entre les mors et nettoyer les cuillères.]

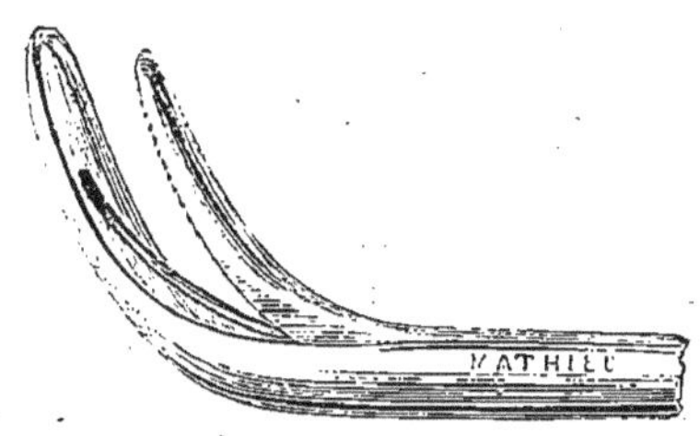

FIG. 202. — Mors du docteur Voillemier.

Les lithotriteurs de cette classe sont des instruments sûrs et donnent des résultats certains dans tous les cas où ils sont applicables; leur puissance est considérable, quoique inférieure de beaucoup à celle des brise-pierres à fenêtres. Les bords de leurs mors ne sont pas tranchants, mais taillés en biseau. De plus, sur l'instrument fermé, les faces seules des mors, et non les bords, arrivant au contact parfait, il est presque impossible de pincer la muqueuse vésicale, grâce à cette disposition. D'un autre côté, ce lithotriteur remplira aussi bien que tout autre instrument le rôle de l'ancienne « scoop » (voy. la note de la page 647), quand il sera nécessaire. Beaucoup de débris peuvent en effet rester entre ces mors plats sans que le calibre du bec en soit considérablement augmenté; leur capacité sous ce rapport est fort remarquable. Toutefois la brièveté des mors, comparée à celle des puissants lithotriteurs fenêtrés, les expose à glisser plus facilement sur une grosse pierre, qui pourra fuir leur atteinte. Il est facile de comprendre qu'il en soit ainsi avec un bec court, car l'effet de la vis tendra précisément à expulser tout calcul trop gros [qui s'échappera comme le noyau de cerise pressé entre les doigts].

Il nous faut faire enfin une dernière remarque : La construction de ces lithotriteurs est telle que si, par suite de l'emploi d'une force supérieure à leur résistance, ils viennent par malheur à se briser, cette rupture *doit* se faire à l'angle de la branche mâle, au point d'union du mors avec la tige. On peut ainsi retirer l'instrument, et il ne reste dans le réservoir urinaire qu'un morceau peu volumineux, capable de traverser l'urèthre. Il ne faut pas cependant redouter cet accident plus avec ce brise-pierre qu'avec tout autre, si on le manie avec prudence; il n'en est pas moins bon de savoir que tout a été prévu admirablement en vue de cette éventualité.

MOYENS MÉCANIQUES MIS EN JEU. — Telles sont les considérations que nous avions à exposer sur cette partie de l'instrument qui s'applique directement sur la pierre et lui transmet la force mise en jeu. Il nous faut maintenant envisager cette autre portion où cette force est accumulée et appliquée.

La crémaillère et la vis sont les moyens mécaniques généralement mis en usage; toutefois on peut avoir recours aussi, soit à une simple pression faite avec la main, soit à la percussion.

Pour que cette partie de l'instrument soit bien faite, il faut qu'elle mette à la disposition de l'opérateur une grande puissance, tout en le laissant libre de la régler à son gré; qu'elle lui permette d'ouvrir et de fermer le bec du brise-pierre rapidement et facilement; enfin, que toutes ces conditions soient remplies par un instrument peu volumineux et sans nécessiter des mouvements brusques, capables de retentir sur l'urèthre ou la vessie, et par suite de léser ces organes.

Le *lithotriteur à pignon* nous montre l'emploi actuel de la crémaillère, et répond parfaitement à certaines nécessités de la lithotritie. C'est sir William Fergusson qui le premier y eut recours en 1834, l'ajoutant au brise-pierre primitif de Heurteloup. Il a appliqué depuis ce système dans tous les cas et quel que soit le volume de la pierre. La figure ci-jointe (fig. 203) représente le modèle le plus récent de ce genre, construit avec grand soin par M. Matthews.

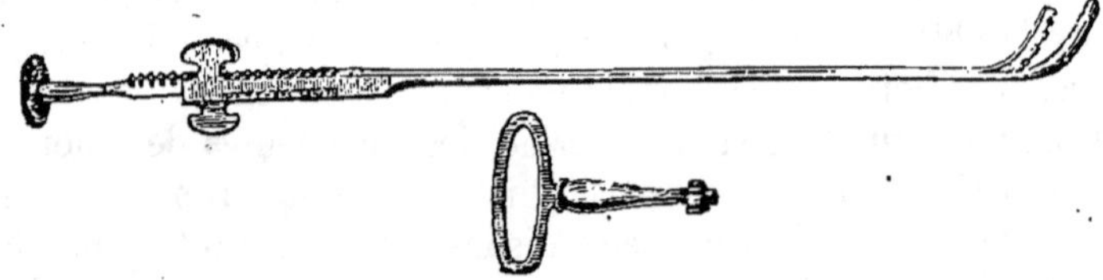

FIG. 203. — Lithotriteur anglais à pignon et à crémaillère (dernier modèle).

Plus on augmente le diamètre de la poignée du pignon, plus on augmente la puissance, et *vice versâ*; aussi cette poignée devra-t-elle être calculée non-seulement d'après la résistance des branches, mais aussi d'après la force de celui qui doit la manœuvrer.

Cette remarque sur le rapport constant entre le levier de la puissance et non-seulement la force des branches, mais encore la vigueur musculaire de l'opérateur, s'applique également à tous les systèmes de lithotriteurs. Si le chirurgien a une main puissante, le fabricant ne devra en aucun cas donner à ce levier une longueur supérieure à la moyenne, tandis qu'il faudra au contraire une large poignée pour une main débile. Cette disposition à crémaillère avec pignon est utile, parce qu'elle met l'opérateur à même, lorsqu'il le désire, d'agir par secousses, c'est-à-dire d'augmenter brusquement la pression, action que les lithotriteurs à vis permettent bien moins. Or il est des cas où l'on réussit ainsi à briser une pierre qui a résisté à une pression lente et progressive. On a ici un terme moyen entre le percuteur et la vis. La sensation perçue par la main permet peut-être mieux qu'avec l'instrument à vis de contrôler et de régler l'effet obtenu, mais d'autre part on n'obtiendra ici d'action continue qu'au moyen d'un effort soutenu.

La *vis* est la puissance mécanique la plus communément employée en lithotritie; elle donne une pression graduelle, uniforme et continue, et par suite énergique. Ici la puissance est en raison de la longueur du levier qui meut la vis. Une action brusque et la percussion sont toutes deux compatibles en pratique avec l'emploi de la vis. Un écrou muni d'un long levier (voy. fig. 208, p. 657) fut le premier système employé dans les lithotriteurs à vis, et en Angleterre, jusqu'à ces derniers temps, c'est encore de lui qu'on se servait. Il en résultait une perte de temps par la nécessité de dévisser cet écrou chaque fois qu'on voulait rouvrir le bec fermé dans la manœuvre d'écrasement. Autant de tours on a fait pour briser la pierre, autant de tours il faut faire pour écarter les mors en vue d'une nouvelle recherche du calcul. Or la question de temps est, comme nous le verrons, de haute valeur dans la lithotritie, et tout ce qui peut l'économiser est une condition matérielle de succès. La suppression de toute manœuvre inutile est un bénéfice, puisqu'elle diminue nécessairement d'autant les chances de léser la vessie. Trouver un instrument dont le principe fût la vis, et où cependant il ne fût pas nécessaire de dévisser, permettant en même temps une impulsion rapide et même l'emploi de la percussion, tel a été longtemps le desideratum.

La vis, dans son emploi primitif, n'était applicable, comme le pignon, qu'aux instruments fenêtrés, pour agir sur des pierres et des fragments durs ou volumineux; mais, pour pulvériser les petits débris, il était à souhaiter d'avoir un mécanisme différent.

Le desideratum signalé plus haut fut comblé d'abord par Charrière, le célèbre fabricant de Paris, qui construisit l'ingénieux instrument connu sous le nom de lithotriteur Charrière, et aussi lithotriteur Civiale (fig. 205).

Le fait capital est ici qu'après avoir agi sur la branche mâle au moyen de la vis, on n'a rien à dévisser pour pouvoir la retirer au degré voulu. On peut décrire de la façon suivante le principe de cet instrument :

[A la partie interne de l'armature de la branche femelle sont situées deux pièces élastiques munies à leur extrémité libre d'un pas de vis. On a ainsi un écrou brisé qui pourra, au gré de l'opérateur, tantôt être largement ouvert et laisser la branche mâle parfaitement mobile, tantôt venir mordre sur la vis. Ces alternatives, on les obtient facilement au moyen d'un chapiteau qui coiffe l'armature et dont la face interne présente deux saillies et deux dépressions alternatives (fig. 204). Il suffit de faire tourner ce chapiteau d'un quart de cercle dans un sens, pour laisser l'écrou s'ouvrir en vertu de son élasticité, et d'un quart de cercle en sens inverse, pour que la branche mâle se trouve de nouveau fixée et engrenée.] On peut, on le comprend, faire intervenir, si l'on veut, la pression ou la percussion sur l'extrémité de la branche mâle;

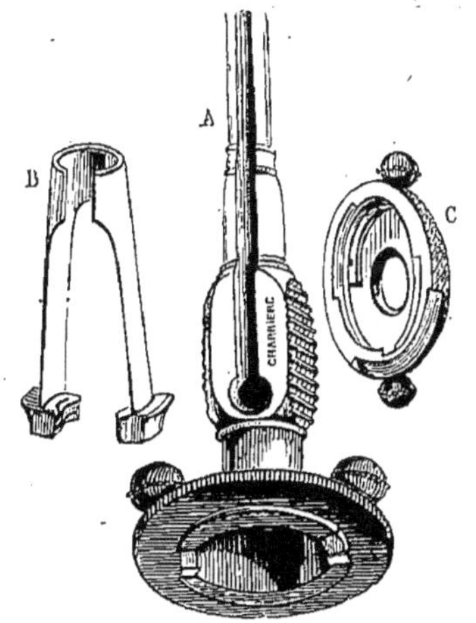

FIG. 204. — Pièces composant l'écrou brisé de Charrière (*).

H. THOMPSON. — Malad. des voies urin. 41*

il suffit pour cela d'ouvrir l'écrou par la petite manœuvre indiquée, sans avoir à craindre de voir le calcul s'échapper. Cette construction du lithotriteur offre de grands avantages sur tous ceux qui avaient précédé.

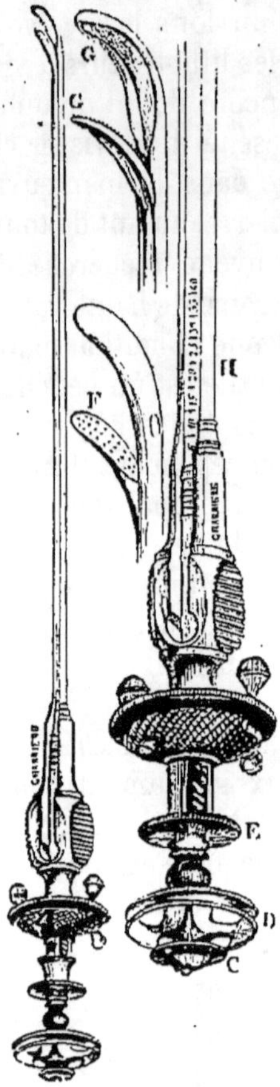

Dernièrement, MM. Coxeter et Weiss ont cherché à perfectionner ce système. Le premier dégage la vis au moyen d'une sorte de détente placée sous la poignée, ce qui peut être fait par un doigt de la main gauche qui tient le lithotriteur et ne requiert pas l'aide de l'autre main, comme dans l'instrument de Charrière (1). M. Weiss, un peu plus tard, conçut l'idée plus simple de régler la prise de la vis par un mouvement de glissement, régi par le bouton qu'on voit sur la poignée (fig. 206). Si celle-ci est cylindrique,

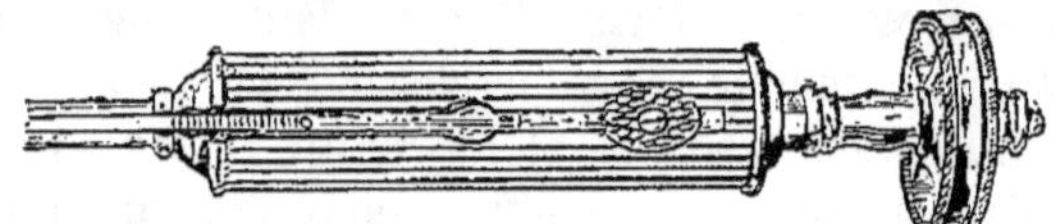

FIG. 206. — Lithotriteur avec la poignée cylindrique de Sir H. Thompson.

comme je l'ai conseillé, l'opérateur est dès lors en possession d'un instrument dont le maniement se fait avec plus de facilité, de dextérité et de rapidité, que pour tout autre lithotriteur antérieurement connu.

[En France on a adopté avec empressement et d'une façon presque générale cette poignée cylindrique qui, comme le dit fort justement M. Thompson, constitue un des plus grands progrès des lithotriteurs modernes ; seulement, au lieu du *bouton* de Weiss, c'est la *bascule* de Robert et Collin qui régit les mouvements de la branche mâle. Il suffit d'abaisser la partie libre de cette bascule, en forme de fer à cheval, vers l'armature, pour que l'écrou brisé vienne mordre sur la vis, et *vice versâ*. Cette bascule peut d'ailleurs être mue, soit par le pouce de la main qui embrasse la poignée de l'instrument, soit par le pouce de celle qui tient la vis (fig. 207).]

FIG. 205. — Poignée du lithotriteur de Charrière, et becs divers.

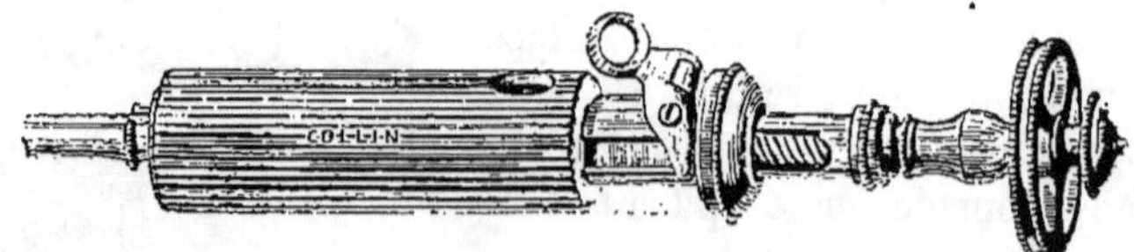

FIG. 207. — Lithotriteur à bascule et à poignée cylindrique.

Avantages de la poignée cylindrique.
C'est la possibilité de tenir et de manœuvrer cet instrument simple-

____

(1) [Cette disposition « à clavette » figurait déjà en 1855 parmi les instruments exposés par M. Mathieu.]

ment avec l'index et le pouce, quelle que soit d'ailleurs sa direction, qui lui donne une valeur toute particulière dans la recherche des petits calculs. Ce point sera complétement élucidé en son lieu et place; mais dès à présent je puis dire qu'avec ce lithotriteur, une main exercée pourra faire résonner d'une façon distincte, au sein de la vessie, un fragment, ne fût-il pas plus gros qu'un petit pois. C'est là un fait que j'ai démontré suffisamment sur le malade, non-seulement ici à mes cliniques, mais encore publiquement à Paris, pour qu'il n'y ait aucun doute possible à l'égard de ce résultat, dont l'importance est des plus grandes pour le succès de la lithotritie. De plus, cette poignée cylindrique permet de tenir et de fixer solidement l'instrument quand il est nécessaire. Pour toutes ces raisons, c'est ce lithotriteur, le plus généralement employé tant ici qu'à l'étranger, que nous aurons en vue, à moins d'indications formelles, dans le reste de cet ouvrage.

D'autres modes d'emploi de la crémaillère, de la vis, de la percussion, ont été proposés et mis en usage, mais ces divers instruments sont pour la plupart surannés et appartiennent bien plus à l'histoire de la lithotritie qu'à sa pratique journalière; aussi ne les ferons-nous pas rentrer dans le cadre de notre ouvrage.

DIMENSIONS DES LITHOTRITEURS. — Elles varient avec le but qu'on se propose. Le tableau suivant donne les mesures de cet instrument comparé aux numéros de la filière pour sondes (1).

LITHOTRITEURS.	CORPS.		BEC (2).	
Pour adultes.	Filière anglaise.	Filière française.	Filière anglaise.	Filière française.
Très-fort....	10 ou 11	21 ou 22,5	13 ou 14	26 ou 28
Moyen......	9 10	19,5 21	12 13	24 26
Petit.......	7 8	15 17	10 11	21 22,5
Pour enfants.				
Ordinaire ...	6 7	13,5 15	9 10	19,5 21
Très-mince..	4 5	11 12	7 7,5	15 16

Mais ces deux derniers sont rarement nécessaires. Sir William Fergusson a considérablement diminué le volume du corps dans son lithotriteur à pignon (voy. fig. 203). C'est un avantage, pourvu qu'on ne sacrifie pas outre mesure la force; une tige étroite est en effet beaucoup moins au contact des parois uréthrales, ce qui donne plus de liberté, plus de mobilité à l'instrument et rend ainsi beaucoup plus nettes les sensations perçues. C'est là un principe qu'il sera bon, je pense, d'appliquer à la construction des lithotriteurs modernes, dont plusieurs avaient un corps trop gros et trop lourd, sans aucune nécessité.

Les différentes pièces du lithotriteur doivent *fonctionner avec douceur* et facilité; on pourra ainsi percevoir instantanément le plus léger contact avec le plus petit fragment, ce qui ne saurait être, si le jeu de la branche mâle était pénible ou gêné. Les lithotriteurs destinés à attaquer de durs et volu-

(1) Voyez, page 158, les figures comparatives des deux filières anglaise et française.
(2) Il s'agit du diamètre moyen entre l'épaisseur et la largeur.

mineux calculs devraient être taillés dans l'acier le plus pur, et à cet égard les instruments anglais sont les meilleurs et les plus solides. Mais s'il ne s'agit que de pulvériser de petits fragments, il est inutile de recourir à une construction aussi dispendieuse ; les branches peuvent être forgées ou faites avec un tube auquel on donne la forme convenable.

AUTRES INSTRUMENTS USITÉS EN LITHOTRITIE. — Nous ne faisons que les énumérer ici ; leur description trouvera place quand nous indiquerons leur emploi :

Sondes évacuatrices. — Appareils divers pour injection. — Pince uréthrale. — Lithotriteur uréthral.

CHAPITRE X

LITHOTRITIE, SON MANUEL OPÉRATOIRE AUX DIVERS TEMPS DE L'OPÉRATION

Position du malade : ordinaire et exceptionnelle. — État de la vessie ; injections. — Introduction du lithotriteur. — Recherche de la pierre ; divers procédés. — Broiement du calcul.

Je me propose ici de décrire successivement chacune des manœuvres utiles dans une seule séance de lithotritie. Désormais j'emploierai ce mot « séance » pour désigner une seule application du lithotriteur, et je réserverai le mot « opération » pour indiquer l'ensemble des séances nécessaires pour délivrer le malade de sa pierre.

POSITION DU MALADE DURANT LA SÉANCE. — C'est ce point qu'il faut examiner tout d'abord. Or il y a deux positions différentes à donner au patient, l'une ordinaire, l'autre rare ou exceptionnelle. Celle-ci, toutefois, malgré son nom, est applicable dans bien des cas de lithotritie.

A. *Position ordinaire.* — Le malade est dans le décubitus dorsal naturel sur une couche qui, pour la commodité de l'opérateur, sera plus élevée qu'un canapé ordinaire. Sans cette précaution, le chirurgien est obligé de se pencher et se trouve ainsi plus ou moins gêné dans ses mouvements. Ce lit devra avoir au moins 75 centimètres de haut, et être ferme et résistant. Le lit ordinaire est ce qu'il y a de mieux, pourvu que le malade repose directement sur un matelas et qu'ainsi son bassin ne puisse pas enfoncer, position désavantageuse pour une bonne pratique. On fait étendre le malade sur le bord droit du lit. Le bassin doit être sur un plan juste supérieur à celui des épaules, qui, elles, sont sur la même ligne que le reste du tronc ; un oreiller soulève légèrement la tête. On obtient l'élévation du bassin en glissant au-dessous, soit un coussin dur, soit tout simplement (ce qu'on trouve toujours à sa disposition) un oreiller roulé et maintenu au moyen d'une serviette attachée avec des épingles.

Les cuisses doivent être légèrement écartées, de manière à laisser une distance d'environ 30 centim. entre les genoux, qui pourront, si l'on veut, reposer sur deux petits coussins ; il reste ainsi entre les membres inférieurs un espace libre pour le chirurgien.

Dans cette position, la pierre se place généralement un peu derrière le col de la vessie et peut facilement être rencontrée et saisie par le lithotriteur, pourvu que la vessie et la prostate soient normales.

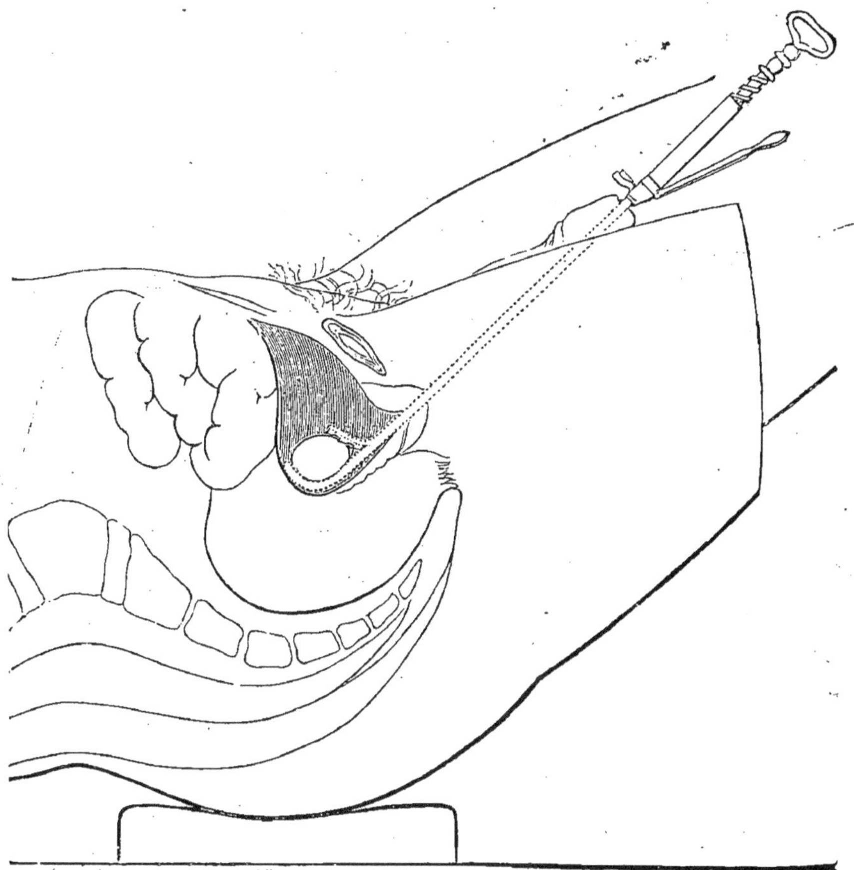

Fig. 208. — Position ordinaire. — Lithotriteur commun à vis ; calcul de volume plus que moyen en prise.

B. *Position exceptionnelle.* — Le bassin est élevé de 10 à 15 centimètres au-dessus du plan des épaules. Pour cela on glisse sous lui, de manière à supporter le sacrum et les tubérosités ischiatiques, un coussin résistant et de hauteur suffisante. Les cuisses seront légèrement élevées ; car elles ne sauraient être inclinées, et pour ainsi dire pendantes, sans faire changer la position du bassin. La paroi abdominale est au contraire oblique en bas, de la symphyse vers le rebord costal. La pierre repose alors sur la paroi vésicale postérieure, plus ou moins loin du col, selon le degré d'élévation du bassin. C'est cette position qu'il faut généralement donner au malade quand la prostate est grosse et permet ainsi à la pierre de se cacher derrière elle. Il en est de même pour chercher les derniers fragments ou un petit calcul, si l'on a affaire à un sujet très-gros, à abdomen proéminent, et souvent on réussit ainsi, alors qu'on avait échoué, le malade étant dans la position ordinaire. La situation du malade est bien moins commode que dans le premier cas, mais la séance ne devra jamais être assez longue pour rendre la position très-gênante et à plus forte raison douloureuse.

Un lit dont le plan peut être incliné de manière à élever le pied de 30 à 37 centimètres répond quelquefois à toutes les indications avec le moins de gêne possible pour le patient.

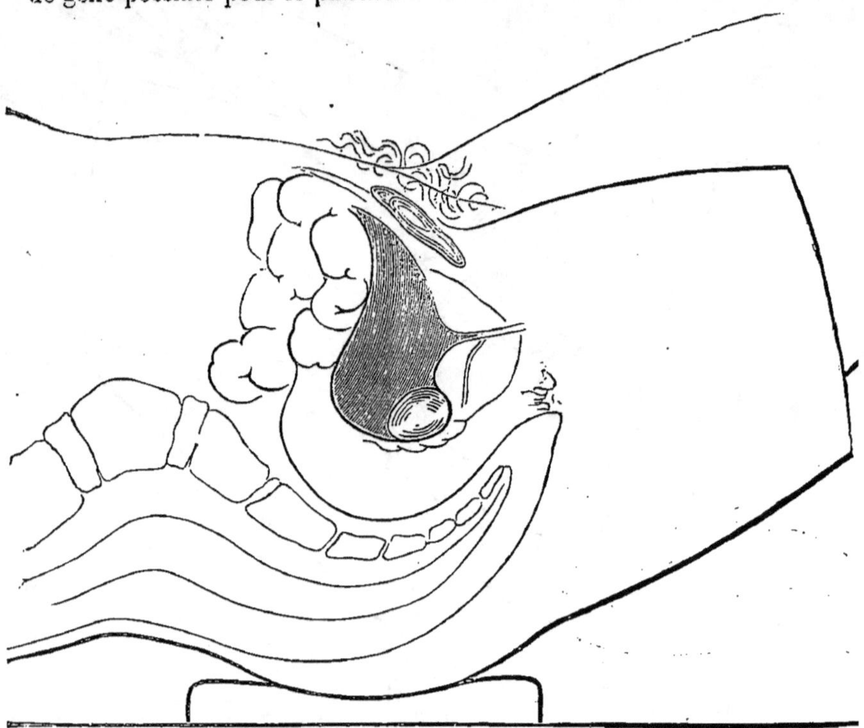

Fig. 209. — Position ordinaire. — Grosse prostate ; pierre difficile à saisir dans cette position.

Si l'on se décide, ce qui est rare, à faire la lithotritie chez un enfant, on devra aussi élever le bassin du jeune opéré, si l'on ne veut rencontrer la pierre contre le col vésical. C'est là en effet la place où se tient le calcul dans la « position ordinaire », par le fait même de la forme de l'organe à cet âge.

La position à donner à l'opéré pour la lithotritie est un point important, et cela pour éloigner la pierre du col vésical, contre lequel elle vient toujours s'appliquer si le bassin est au-dessous de l'horizontale. C'est au centre du réservoir urinaire et en arrière que les manœuvres de broiement doivent se faire. Il faut éviter toute irritation mécanique au col vésical, toujours très-sensible, facile à léser et prompt à s'enflammer ; c'est là un principe capital, sur lequel nous aurons à revenir et qu'il ne faut jamais perdre de vue dans la pratique de la lithotritie. La position élevée du bassin met de plus l'opérateur à même d'abaisser facilement le lithotriteur, ce qui serait rarement facile sans cela.

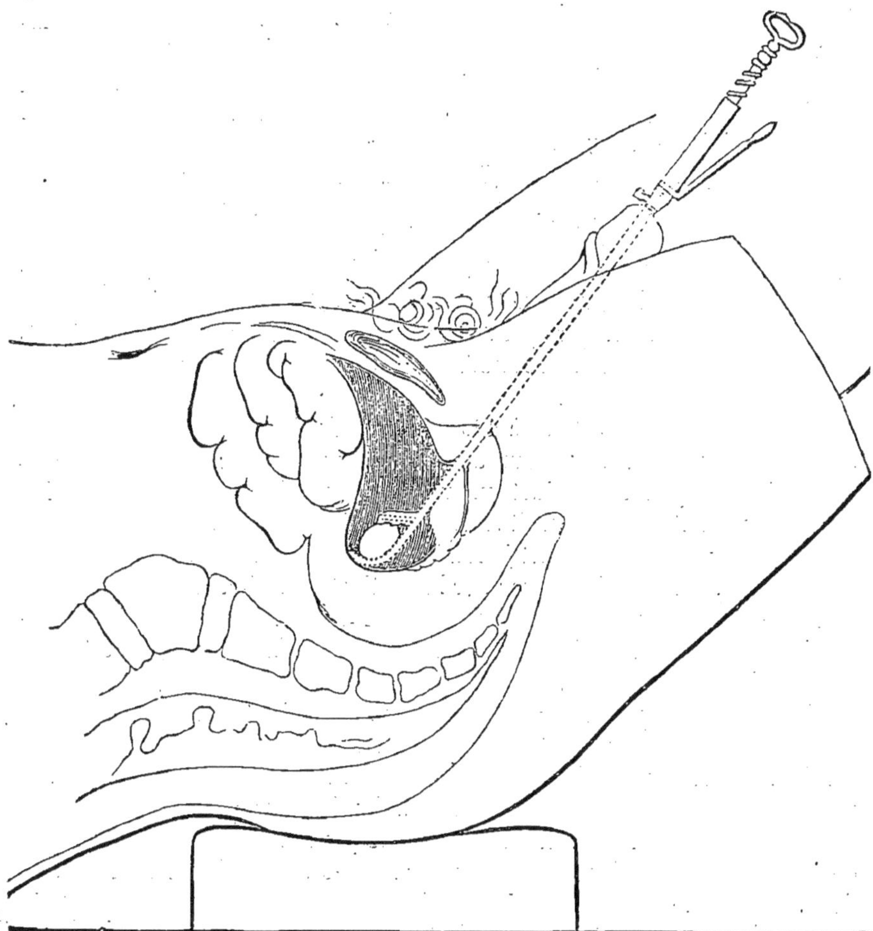

Fig. 210. — Position exceptionnelle. — Grosse prostate; calcul qui, grâce à la position, peut être saisi au fond de la vessie.

ÉTAT DE LA VESSIE AVANT DE COMMENCER LA LITHOTRITIE. — INJECTIONS. — Nous supposons ici que, par une préparation convenable des organes, on s'est assuré que la vessie n'est pas trop irritable, ni l'urèthre trop sensible, et que tous les deux ont supporté le contact des instruments avec assez de tolérance et sans éveiller de symptômes généraux.

Il est à souhaiter, pour l'accomplissement sûr et heureux de la lithotritie, que l'urèthre soit au moins d'un calibre moyen et que la vessie soit capable de contenir une certaine quantité de liquide. On soutient généralement que si elle ne pouvait renfermer au moins 120 grammes, le champ pour manœuvrer les mors serait insuffisant, à moins qu'il ne s'agisse d'attaquer de petits fragments avec un petit lithotriteur, auquel cas 60 à 90 grammes peuvent suffire. S'il existe plus de 250 grammes, le champ opératoire devient trop vaste; un calcul de faible dimension, un fragment, échapperont facilement alors à nos recherches, et il faudra, pour les atteindre, des manœuvres répétées et plus nombreuses, condition qui en elle-même est toujours chose fâcheuse. La conduite adoptée en général consistait à vider la vessie, au moyen d'une sonde, immédiatement avant l'introduction du lithotriteur et à injecter alors une quantité déterminée, soit 150 à 180 grammes d'eau à une température de 37°,7 centigrades.

Je m'aperçus bientôt, cependant, que tout cela était parfaitement inutile, et depuis quelques années je n'ai pratiqué aucune injection préliminaire, ni même engagé le malade à retenir son urine jusqu'à l'heure fixée pour l'opération. En réalité, malgré tous ses efforts, il n'arriverait pas toujours à ce but, sans compter que, par suite d'une impression nerveuse, il lui arriverait souvent d'uriner soit immédiatement avant, soit au moment même de l'arrivée du chirurgien.

Peut-être la présence de 90 à 120 grammes de liquide est-elle une condition avantageuse, surtout pour des opérateurs novices. Toutefois je suis obligé de dire qu'avec des instruments construits d'après les principes indiqués plus haut, on ne saurait léser une vessie vide, si les manœuvres sont convenables; et pour ma part je n'hésite pas à opérer dans un cas comme dans l'autre. En n'insistant pas sur l'injection préliminaire, on épargne au patient des manœuvres inutiles, et par suite des chances de douleur et d'irritation. L'introduction du lithotriteur commence la séance, qui est ainsi abrégée de plus de moitié.

Si le malade ne peut retenir son urine plus de vingt à trente minutes, il peut nécessiter une préparation plus longue. Car, si l'on essaye de forcer la vessie à garder plus de liquide qu'elle ne saurait en supporter, on verra se produire des contractions impossibles à dominer; la douleur s'éveille, et l'organe est dans une condition défavorable pour la lithotritie. Il est inutile de lutter avec la vessie; et toute lutte engagée se terminera sûrement au désavantage du chirurgien. L'organe doit être amené à l'obéissance, mais non pas brusqué. D'autre part, il n'est pas moins certain que le seul moyen de faire cesser l'irritation est parfois de broyer le corps étranger, et particulièrement si ce sont des fragments. L'expérience seule permet de déterminer les cas où il faut « préparer » le malade, et ceux au contraire où il convient d'opérer tout de suite. Aujourd'hui qu'on pratique la lithotritie avec plus de douceur qu'autrefois et avec des instruments plus parfaits, c'est à ce dernier parti qu'on doit s'arrêter le plus souvent.

La condition la plus favorable offerte par les parois vésicales est un état de saine tonicité telle que l'organe se contracte sur son contenu pour constituer un réservoir de forme sensiblement régulière. Quant à une irritabilité anormale, ou à une disposition excessive à se contracter, c'est un fait défavorable; défavorable aussi, quoique à un moindre degré, est un état d'atonie, de flaccidité des parois. La pierre peut alors en effet, soit être partiellement enveloppée, soit même cachée complétement dans un repli de la vessie, qui, au lieu de prendre (comme elle le fait lorsqu'elle possède sa tonicité) une forme ovoïde, se laisse maintenant influencer par la pression des viscères voisins, se moule plus ou moins sur eux, et offre ainsi des irrégularités plus ou moins grandes. Dans ces cas, elle peut, peut-être, être stimulée par une injection. Après un cathétérisme évacuateur, on injecte une quantité connue de liquide, qui, s'il est à une température inférieure à celle du sang, soit 21° centigr. ou 14°,5, éveillera en général une légère contraction du viscère. L'atonie de la vessie ne saurait être mieux comparée qu'à ce qu'on observe sur le cadavre. Quelque utiles que soient, au point de vue du manuel opératoire, les manœuvres de lithotritie à la salle d'amphithéâtre, il ne faut pas perdre de vue la différence qui existe entre la vessie normale de l'homme vivant et la vessie du cadavre. Ici en effet ce n'est pas vers le col vésical que la pierre se porte, mais elle tombe en quelque sorte vers la partie de ce viscère que la position du sujet ou le relief des organes voisins ont rendue la plus déclive. Il suffit de déprimer le bas-fond avec le bec du lithotriteur (manœuvre généralement adoptée dans ce pays pour la recherche de la pierre) pour voir le calcul y rouler tout naturellement. Tandis que ce n'est en aucune façon ce qui se passe sur le vivant. Lorsque la tonicité existe dans toute sa puissance, les muscles vésicaux ont une tendance marquée à faire glisser par leurs contractions tout calcul volumineux contre le col, ce qui est un fait important, et cet effet, quoique modifié sensiblement par la position donnée au bassin, n'est en aucune façon absolument détruit par elle.

INTRODUCTION DU LITHOTRITEUR. — Elle diffère notablement de l'introduction du cathéter dans la vessie, et il est important que cette différence soit expliquée et observée. C'est parce qu'on ignore ou qu'on néglige cette différence capitale entre ces deux opérations, qu'on rencontre fréquemment de la difficulté à faire pénétrer le lithotriteur.

Dans le cathétérisme, on forme une courbe douce et continue depuis le méat jusqu'au col. L'introduction dans son ensemble consiste à faire traverser à un instrument courbe une série de courbes non interrompues. La tige du cathéter, tout d'abord horizontale (en supposant le patient dans le décubitus dorsal), est élevée progressivement jusqu'à atteindre la perpendiculaire, puis, après l'avoir dépassée, est abaissée progressivement jusqu'à devenir de nouveau horizontale, mais cette fois dans une direction tout opposée à celle qu'elle occupait d'abord.

On ne peut pas avec le lithotriteur faire décrire à son extrémité une courbe continuelle pour la mener vers la vessie. Si l'on agissait ainsi, le bec, brusquement coudé, viendrait butter contre la paroi supérieure de l'urèthre, en avant même des pubis. Il faut tout au contraire conserver une même direction à la tige du lithotriteur pendant la plus grande partie de sa course. C'est du reste ce qui ressortira de la description en détail de la manœuvre d'introduction.

L'opérateur se place à droite du malade, le dos légèrement tourné vers la tête du lit, son côté gauche répondant au côté droit du patient. Après avoir

chauffé et bien huilé le lithotriteur, il le saisit délicatement de la main
droite et lui donne une position horizontale, le bec tourné en bas, tandis
que de la main gauche il relève la verge. Au fur et à mesure qu'il fait pénétrer le bec dans l'urèthre, les doigts de la main gauche font glisser doucement le pénis sur l'angle du lithotriteur, qui descend ainsi graduellement
jusqu'à la portion bulbeuse, en sorte que la tige du lithotriteur prend une
direction qui se rapproche progressivement de la perpendiculaire. Arrivé à ce
point, il ne faut pas, comme pour le cathétérisme, abaisser la poignée, car
on ne ferait ainsi que relever l'extrémité du bec du brise-pierre, la faire appuyer sur la face supérieure de l'urèthre, en avant de l'aponévrose moyenne;
bien loin de rencontrer l'orifice étroit de l'urèthre membraneux, l'instrument se porterait vers un plan supérieur, et cela d'autant plus facilement
que la largeur de la portion bulbeuse rend cette fausse manœuvre très-
facile; le brise-pierre butte, et si l'on emploie la force pour vaincre l'obstacle, on n'arrivera le plus souvent qu'à produire une déchirure. C'est là,
sans contredit, l'accident qui arrive le plus souvent aux opérateurs novices
ou ignorants de la marche régulière à suivre. Or, pour engager sûrement
et facilement le bec à travers la portion membraneuse étroite, il faut pendant quelques secondes maintenir le lithotriteur dans une position presque
verticale, le laissant s'avancer lentement dans cette situation. Il suffit pour
cela de laisser agir le poids de l'instrument, tandis qu'on maintient le pénis
légèrement tendu dans une direction également verticale. Dans cette position, le bec du lithotriteur franchit la portion bulbeuse, pénètre dans la
région membraneuse, la traverse et arrive à la prostate. Alors seulement,
et pas avant, l'opérateur incline graduellement la poignée entre les cuisses
de l'opéré; les mors glissent ainsi sur la prostate et arrivent à la vessie;
souvent ce temps de l'introduction est rendu plus facile par de petits mouvements de latéralité ou de rotation imprimés à l'extrémité du lithotriteur.
Au même moment on déprime avec la main gauche la base de la verge,
au-dessous de la symphyse pubienne, pour relâcher le ligament suspenseur.
Cette manœuvre a tout au moins pour effet d'épargner au patient la sensation pénible de tiraillement sur ce faisceau, de plus elle facilite la progression du lithotriteur, surtout s'il existe un obstacle au col vésical et que pour
le franchir on doive abaisser fortement la poignée. Ordinairement, dans les
conditions normales, la tige du lithotriteur à son entrée dans la vessie est
oblique d'environ 20 à 30 degrés avec l'horizon; elle garde cette position
tandis que les mors, glissant aisément sur le trigone, arrivent doucement
contre la paroi postérieure de la vessie. Il est de toute évidence que l'urèthre a maintenant perdu toute courbure, puisqu'il est traversé dans toute
son étendue par le corps rectiligne de l'instrument.

L'inclinaison du bec sur la tige du lithotriteur varie, comme nous l'avons
vu plus haut; quelquefois même ce bec décrit une sorte de courbe de sa
base à son sommet (bec de Sir B. Brodie). Plus cette inclinaison est faible,
plus, en d'autres termes, l'angle de réunion du bec avec le corps se rapproche de l'angle droit, plus il est essentiel d'observer avec soin, pour
l'introduction les préceptes que nous venons de donner.

Ceux qui le préfèrent peuvent introduire l'instrument en se plaçant à gauche du malade comme pour le cathétérisme ordinaire ; mais dans ce cas le chirurgien sera ensuite forcé de passer à droite pour procéder à l'opération du broiement. Il vaut autant, sinon mieux, être tout de suite à droite de l'opéré, on fait ainsi une grande économie de temps et de manœuvres.

RECHERCHE ET PRISE DE LA PIERRE. — C'est un point très-important, et qui a prêté à de nombreuses discussions, les divers praticiens différant d'opinion sur la conduite à tenir.

Supposons que le lithotriteur décrit en dernier lieu (fig. 207) a pénétré facilement, que ses mors sont arrivés à peu près au centre de la cavité vésicale. Le premier point à envisager est la manière la plus propice de tenir l'instrument, puisque la plus ou moins grande facilité de l'opération dépend beaucoup du genre de maniement adopté. Le chirurgien devrait être complétement familiarisé avec le lithotriteur, avec sa manœuvre, avec la position la plus favorable à donner à ses mains, et ceci longtemps avant d'aborder une lithotritie sur le vivant; il doit pouvoir à ce moment tenir et manœuvrer instinctivement l'instrument selon les règles établies sans avoir à cette heure à se les remémorer. Sans doute c'est la pratique et l'observation qui ont conduit à la meilleure méthode à suivre avec les lithotriteurs modernes, c'est-à-dire à celle qui permet à l'opérateur (ayant pour guide les principes que nous avons exposés) d'agir avec le plus d'énergie possible sur le calcul, tout en faisant courir à la vessie les risques les plus faibles. Mais, à supposer même qu'il n'en soit pas ainsi, que ce résultat ne soit pas acquis, il serait encore avantageux pour l'opérateur de suivre une méthode comme règle et d'acquérir ainsi dans le maniement du lithotriteur une habileté que peut seul donner un emploi méthodique et toujours uniforme. Mais il en est doublement ainsi dans les circonstances dont nous venons de parler.

I. *Manière de tenir et de manœuvrer le lithotriteur quand les mors sont arrivés dans la cavité vésicale.* — C'est entre le pouce de la main gauche

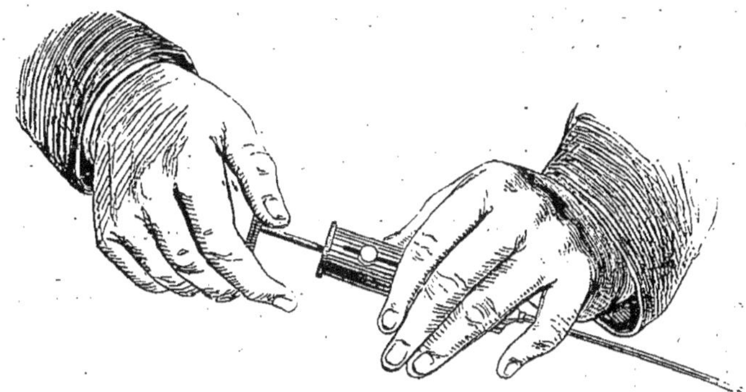

Fɪɢ. 211. — Maniement du lithotriteur à poignée cylindrique pour rechercher la pierre. La main gauche embrasse légèrement le manche, la main droite fait mouvoir la branche mâle.

(dont la face dorsale regarde en haut) et les trois doigts suivants qu'on tient tout d'abord la poignée cylindrique ; le petit doigt reste libre, et l'on peut facilement ainsi imprimer, s'il est nécessaire, des mouvements de rotation à l'instrument. Le plateau circulaire qui termine la branche mâle par en haut est embrassé avec le pouce, l'index et le médius droit (fig. 211), de sorte qu'on peut aisément écarter ou rapprocher les mors à son gré suivant le mouvement imprimé au plateau.

Si une pierre, ou un fragment est saisi entre les mors, les doigts restent appliqués sur le plateau, qu'ils pressent doucement pour éviter que le calcul ne s'échappe, tandis que le pouce porté sur le bouton l'attire en haut, ce qui suffit pour que désormais la branche mâle ne se meuve plus par glissement mais seulement par l'action de la vis. Il suffit de tourner la roue pour produire le rapprochement des mors et écraser ce qui se trouve entre eux. Si la prise est petite, les doigts de la main gauche conservent leur position ; si au contraire elle est volumineuse, si son broiement nécessite une fixité spéciale de l'instrument, on obtient cette immobilité absolue en embrassant alors la poignée cylindrique à pleine main (fig. 212).

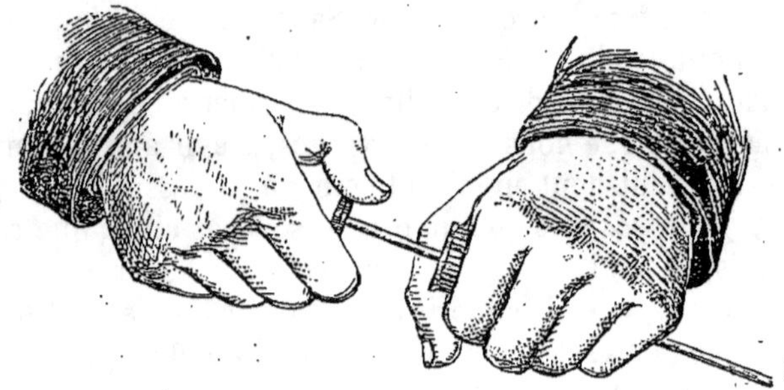

FIG. 212. — L'instrument est solidement tenu de la main gauche, tandis que la main droite opère le broiement en faisant mouvoir la vis.

Veut-on incliner les mors de tel ou tel côté pour aller à la recherche du corps étranger, il suffit de faire tourner la poignée cylindrique entre le pouce et les doigts de la main gauche, le plateau restant immobile dans la main droite. En réalité, toutes les positions possibles du bec sont obtenues par la rotation accomplie par la main gauche, tandis que la droite ouvre et ferme les mâchoires.

Quant au maniement de l'instrument de Charrière, on peut le décrire de la façon suivante :

C'est encore de la main gauche qu'on tient la poignée, mais cette fois le pouce d'une part, l'extrémité de l'index d'une autre, appuient sur deux boutons adaptés vers sa partie supérieure, tandis que médius et annulaire embrassent la poignée immédiatement au-dessous de l'index. Quant au petit doigt, tantôt il est libre, pendant l'exploration vésicale par exemple, tantôt il est appliqué, lui aussi, sur l'instrument, si celui-ci doit être tenu solidement. La pulpe du pouce reposant comme nous l'avons dit sur un bouton, ce sont les doigts fléchis qui embrassent et maintiennent la poignée (fig. 213).

Le lithotriteur est ainsi tenu tout à la fois avec légèreté et fermeté ; le

pouce et l'index commandent et dirigent facilement les divers mouvements
de l'instrument, et peuvent aisément incliner le bec à droite ou à gauche
sans que la main ait presque à bouger, et à plus forte raison sans qu'elle
abandonne ou serre moins fortement le brise-pierre.

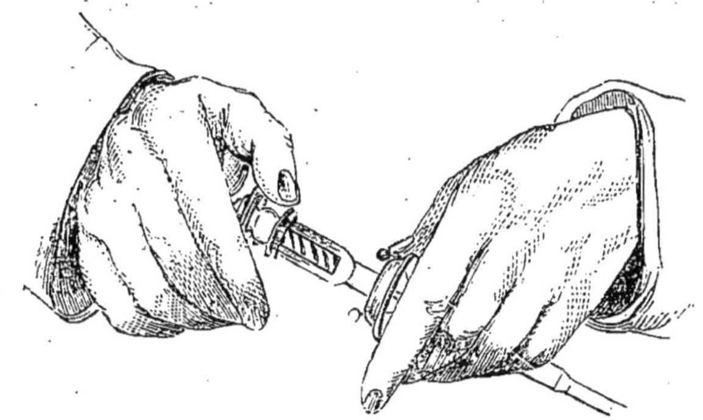

Fig. 213. — Position des mains pendant les manœuvres d'exploration
avec le lithotriteur de Charrière.

La main droite est chargée de faire glisser la branche mâle, de faire
tourner le chapiteau mobile qui régit la fermeture ou l'ouverture de l'écrou
brisé, et enfin de manœuvrer la vis qui fait avancer la branche mâle et
détermine le broiement.

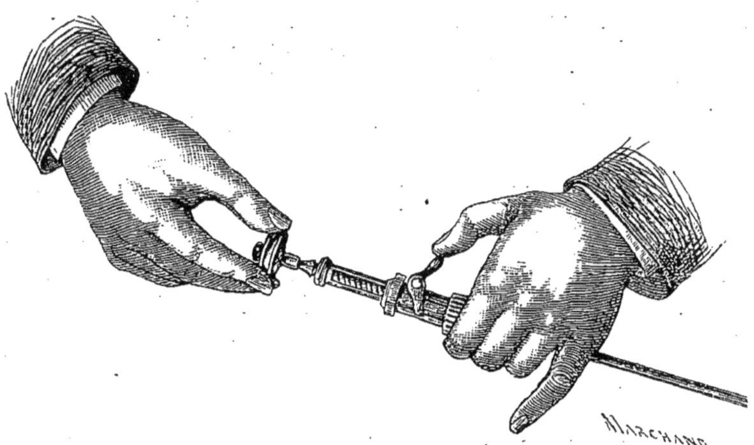

Fig. 214. — Lithotriteur à bascule, position des mains au moment où la prise
vient d'être faite.

[Dans le lithotriteur à bascule, la position des mains et des doigts, leur
rôle respectif sont sensiblement les mêmes que pour la poignée de Weiss.
Toutefois nous ferons remarquer que, plus facilement que le bouton, cette
bascule pourra être régie par le pouce de la main gauche, ce qui peut être
utile dans certains cas. La figure 214 représente l'instrument au moment
où l'on ferme l'écrou.]

II. *Procédés divers pour rechercher et saisir le calcul.* — On a coutume de décrire deux méthodes fondées sur deux principes différents et fatalement aussi variant dans l'exécution. La première, celle qui a généralement été adoptée dans cette contrée, est attribuée au baron Heurteloup et était employée par sir B. Brodie. Elle consiste à déprimer doucement avec le bec la paroi postérieure de la vessie de manière à faire de ce point la partie la plus déclive du réservoir. Si l'on écarte alors suffisamment la branche mâle, quatre fois sur cinq, dit-on, la pierre roule d'elle-même entre les mors. « S'il n'en est pas ainsi », écrit Sir B. Brodie, dont je rapporte les paroles textuelles, « on pourra, sans déplacer le lithotriteur, frapper doucement avec la main sur sa partie latérale ou antérieure. Cette légère secousse transmise à la vessie suffira probablement pour déloger le calcul et l'amener sous la prise de l'instrument. Si l'on ne réussit pas ainsi, on pourra, après l'avoir fermé, tourner doucement et avec précaution le bec vers l'un ou l'autre côté, de sorte que cette extrémité courbe (1) vienne faire un angle de 25 ou même 30 degrés avec la ligne verticale du corps. On ouvre alors de nouveau et l'on déprime dans la direction du rectum, selon la méthode-déjà indiquée plus haut (2). »

Dans cette manière d'agir on part du principe suivant : Placer le lithotriteur dans la position qu'on suppose la plus avantageuse, puis amener la pierre à l'instrument par quelque moyen que ce soit, plutôt que de conduire l'instrument vers le calcul.

La seconde méthode est celle de Civiale, qui regardait son principe comme l'inverse du précédent. Par la position donnée au malade on choisit comme champ opératoire le centre et la partie postérieure du réservoir urinaire; on ne déprime aucun point; on évite au contraire autant que possible tout contact de l'instrument contre les parois vésicales. L'opérateur saisit la pierre dans la situation qu'elle prend naturellement, et évite avec soin non-seulement de la déplacer, mais encore toute secousse, quelque légère qu'elle soit.

Il faut remarquer, fait facile à saisir, que les mouvements étendus, que l'exploration complète de toutes les parties de la vessie, principes essentiels pour le succès de l'opération et qui caractérisent la pratique moderne de la lithotritie, ne sont possibles qu'avec des instruments beaucoup plus parfaits que ceux employés par les opérateurs distingués que nous venons de citer.

Étudions en détail la prise du calcul. Les mors une fois introduits dans la vessie, le talon glisse facilement et sans secousse sur le trigone, qui, dans une vessie saine, chez un sujet vivant, offre un plan incliné, quoique bien différent de ce qu'on trouve sur le cadavre ou dans une vessie frappée d'atonie.

Dans la plupart des cas, la pierre est sentie par le lithotriteur pendant son trajet vésical, et il suffit d'une très-légère inclinaison latérale de son bec pour déterminer de quel côté elle se trouve. S'il en est ainsi, l'opérateur

______

(1) [Il faut se souvenir que telle était la forme donnée par cet opérateur au bec de son lithotriteur (voyez page 662)].

(2) *Transactions of the Medico-Chirurgical Society*, London, vol. XXXVIII, p. 174.

évite avec soin de la déplacer ; bien plus, il *incline les mors du côté opposé à celui où il l'a sentie,* conduisant doucement l'instrument jusque contre la paroi postérieure de la vessie ; c'est alors que la branche mâle est tirée, que l'instrument est ouvert. Il est important de se souvenir sans cesse du précepte suivant : Aussi longtemps que les mors sont encore voisins du col, il ne faut agir que très-doucement sur la branche mâle ; autrement on s'exposerait à atteindre cette région si sensible, et l'on éveillerait tout au moins la douleur, si l'on ne déterminait une véritable lésion. Ces dispositions ayant été observées, l'opérateur tourne maintenant le lithotriteur largement ouvert vers la pierre, qui se trouvera prise en général quand on le fermera.

A supposer qu'on n'ait senti aucune pierre pendant l'introduction, le chirurgien devra se contenter d'ouvrir l'instrument, tandis qu'il est parfaitement médian, d'environ 25 millimètres et plus, puis il fera décrire à la poignée, et par suite aux lames, un arc d'environ 45 degrés, sans avoir pour cela déplacé le moins du monde la tige de sa position médiane ; on ferme alors. De cette façon, dans le plus grand nombre des cas, le calcul est saisi entre les faces des mors et non entre leurs extrémités.

Ne trouve-t-on pas la pierre à droite, on portera les becs du côté gauche en procédant comme tout à l'heure. Il faut remarquer ici que les mors doivent toujours être ouverts avant d'être inclinés de tel ou tel côté, et cela pour la raison suivante : Si l'on commençait par tourner le lithotriteur et qu'on ne l'ouvrît qu'ensuite, il y aurait des chances pour que la branche mâle, dans son retrait, buttât contre la pierre et la déplaçât ; tandis que si l'on suit le conseil que nous avons donné, on saisira presque certainement la pierre, si elle est du côté correspondant. C'est là un de ces détails minutieux en apparence, mais qui sont comme la base de toute lithotritie régulière. Mais revenons au sujet qui nous occupe : il est bien rare que la pierre échappe à une recherche ainsi conduite ; mais s'il en est ainsi, on abaisse la poignée du lithotriteur de 17 à 20 millimètres environ, ce qui élève légèrement les mors au-dessus du fond de la vessie, puis on leur fait décrire un quart de cercle à gauche, les amenant ainsi dans une position horizontale ; on ferme ; puis au besoin on les porte de même doucement au côté droit, et l'on ferme. Ces *cinq positions* (verticale, oblique à droite, oblique à gauche, horizontale à droite, horizontale à gauche) permettent d'explorer complétement la vessie au centre, à droite, à gauche, et feront toujours trouver une pierre de faibles dimensions dans une vessie saine et normale. Il faut éviter avec soin, pendant tout ce temps, de communiquer une secousse soit à l'instrument, soit à la vessie. Dans ces divers mouvements, s'ils sont bien exécutés, il n'y a que simple contact entre le lithotriteur et la paroi vésicale ; pas de pression sur la muqueuse, rien qui puisse éveiller une douleur inutile ou provoquer des contractions expulsives.

Toutefois il est *trois autres positions* de l'instrument employées quelquefois. Si une prostate hypertrophiée fait relief près du col vésical, déterminant ainsi une sorte de loge derrière elle ; si la pierre est très-petite ; s'il s'agit, à la fin d'un traitement par lithotritie, de rechercher quelque fragment soupçonné d'avoir jusqu'alors échappé à l'exploration, dans quelques cas enfin où n'existe aucune des conditions que nous venons d'énumérer, les mors peuvent être renversés de manière à regarder directement en bas, et l'on peut ainsi saisir sans difficulté le corps en question. Si donc il s'agit de découvrir une petite pierre ou des fragments, il faudra se servir d'un lithotriteur à bec court, qui peut par là même être renversé bien plus facilement que ne le serait un instrument à longs mors.

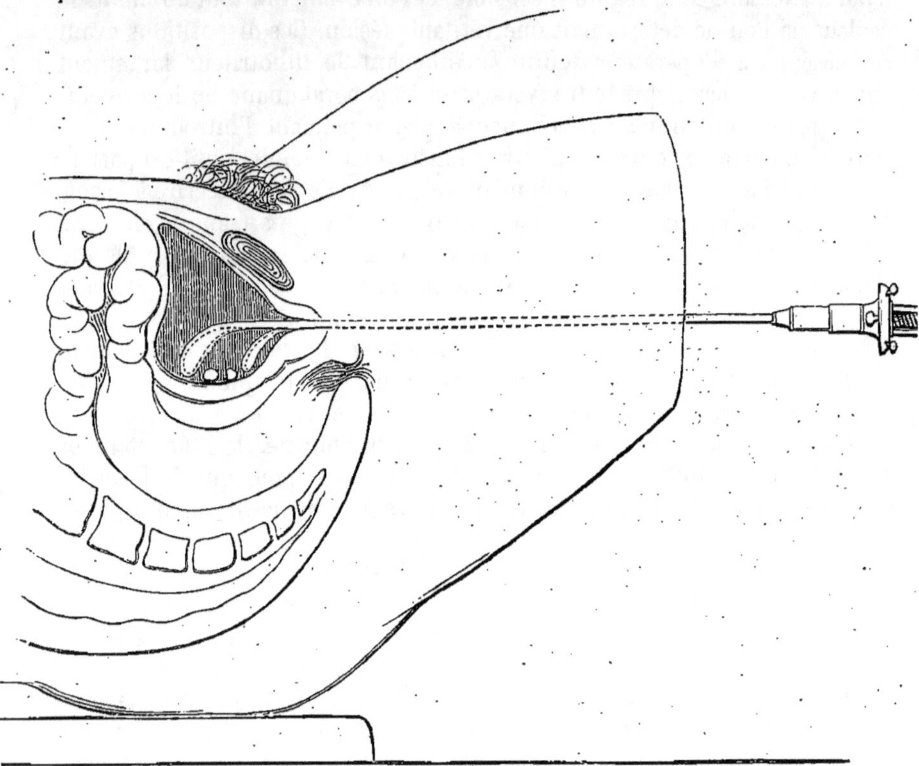

FIG. 215. — Position ordinaire. — Lithotriteur renversé pour saisir des fragments.

Pour accomplir régulièrement ce renversement dans une vessie normale, on procédera de la façon suivante : Par un mouvement d'abaissement de la poignée de 25 millimètres environ, entre les cuisses du malade, amenez la tige du lithotriteur, d'oblique qu'elle était en bas et en arrière, à une position horizontale (fig. 215) ou même légèrement oblique en haut. Les mors, supposés placés d'abord dans une position horizontale droite, comme il a été indiqué plus haut, décriront doucement un nouveau mouvement de rotation de 45 degrés (position oblique droite renversée), de sorte que leur pointe oblique vers le bas-fond l'explore tout en l'effleurant à peine. Aucun point de l'instrument ne doit presser sur cette partie de la vessie; résultat qu'on peut toujours obtenir en abaissant suffisamment le manche du lithotriteur. Fermez alors les mors; puis ramenez-les progressivement à la position verticale d'introduction, pour les incliner ensuite en bas à gauche (position oblique gauche renversée), et fermez. Amenez-les enfin dans la position verticale renversée, et parcourez ainsi légèrement le point le plus déclive ; c'est alors que le manche du lithotriteur doit être aussi abaissé que possible. Toutefois cette manœuvre d'abaissement devient inutile pour le renversement du bec, s'il s'agit d'un calcul ou d'un fragment logé derrière une prostate considérablement hypertrophiée (fig. 216).

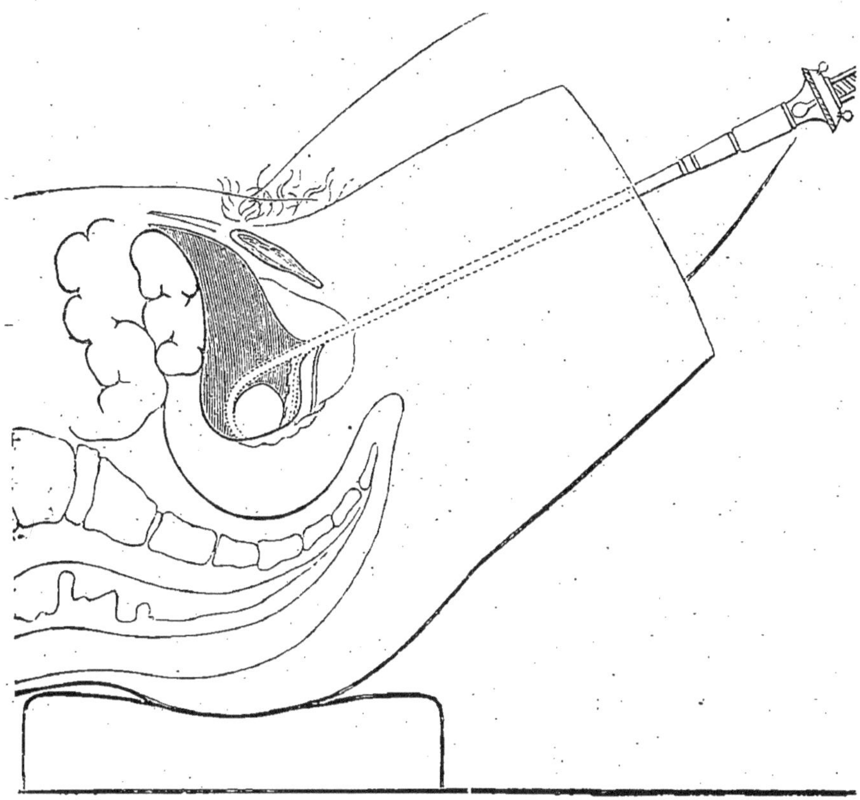

Fig. 216. — Position exceptionnelle. — Prostate hypertrophiée ; lithotriteur renversé pour saisir un gros calcul.

Comme règle générale, tous ces mouvements doivent s'exécuter au centre de la vessie ou un peu au delà, c'est-à-dire dans le champ opératoire convenable, sans précipitation, avec lenteur, sans secousse ni choc, et si la vessie est saine, en n'éveillant qu'une très-légère douleur. Cependant il est des cas, particulièrement lorsqu'il s'agit d'explorer le bas-fond avec les becs renversés, où l'on manœuvre tout près du col vésical. La poignée cylindrique rend tout cela facile et sans danger ; la manière de l'employer sera exposée à propos de l'extraction des petits fragments. Il faut enfin que l'œil de l'opérateur soit familiarisé suffisamment avec l'échelle marquée à la partie supérieure de la branche mâle, pour qu'il puisse rapidement apprécier l'écartement exact des mors au sein de la vessie.

Il est essentiel pour une bonne pratique de maintenir toujours, autant que possible, l'axe de l'instrument invariable. Les mors seuls se déplacent par rotation de la tige, qui, elle, doit rester toujours dans la même direction, à moins que son déplacement ne soit volontaire et calculé. Lorsque, une fois l'écrou fermé, on se sert de la vis pour faire progresser la branche mâle, on est fort exposé à mouvoir tout le lithotriteur à chaque tour du volant, si l'on n'a le soin de veiller à éviter cet écueil. Tout mouvement latéral, tout ébranlement, toute secousse, retentissent nécessairement sur les points où le lithotriteur est le plus serré, le moins mobile, c'est-à-dire le col vésical, et la portion prostatique de l'urèthre. On peut, il est vrai, imprimer des mouvements de latéralité très-faciles et très-étendus à la partie du lithotriteur qui occupe la portion antérieure de l'urèthre; les mors sont mobiles, eux aussi, quoique à un moindre degré, dans la cavité vésicale; or, ce n'est pas de ces parties qu'il faut s'occuper, lorsqu'on parle de mouvements de latéralité, mais bien de leur axe, du point autour duquel ils se passent, qui n'est autre que celui que nous avons signalé plus haut, point le plus sensible, le plus irritable de tous ceux que le lithotriteur rencontre sur son trajet. Aussi l'opérateur doit-il avoir comme but constant de ne faire éprouver aucun mouvement au lithotriteur, si ce n'est celui de rotation sur son axe. Peu de points de la lithotritie nécessitent plus que celui-ci une main exercée.

On a cherché à établir une règle pour la position des calculs dans la vessie. C'est ainsi qu'on a coutume de dire que plus la pierre est grosse, plus on a de certitude de la trouver près du col dans la position ordinaire, tandis qu'une petite pierre se tient au plus bas du trigone. Sans admettre complétement l'exactitude de ces principes, surtout en ce qui concerne les petites pierres qu'on rencontre souvent aussi au voisinage du col, je ferai remarquer qu'il faut réfléchir avant de donner cette première position à un malade porteur d'un volumineux calcul. En pareille occurrence il n'est pas de nécessité absolue de conduire d'emblée le lithotriteur jusqu'à la partie la plus reculée de la vessie. Il vaut mieux quelquefois tourner tout de suite le bec du côté où l'on a senti le corps étranger, puis on pousse ou mieux on laisse glisser la branche femelle aussi loin que possible, tandis qu'on maintient le mors mâle contre le col vésical. Il suffira, cette manœuvre achevée, d'incliner suffisamment les mors du côté du calcul, pour en opérer presque certainement la saisie du premier coup. Si l'opérateur avait, selon le procédé ordinaire, porté d'abord le bec jusqu'au fond, puis ramené à lui la branche mâle, il se serait exposé à voir celle-ci butter contre le calcul, le chasser contre le col sans le saisir, et déterminer ainsi non seulement la douleur par pression de la muqueuse, mais peut-être une inflammation ou même un écoulement de sang.

En règle générale, selon moi, dans la majorité des cas où l'on ne parvient pas à saisir la pierre, c'est parce qu'elle est très-voisine du col (quelle que soit la position donnée au patient), et que la branche mâle vient, à chaque ouverture de l'instrument, butter contre elle; de la manière que nous venons d'indiquer.

Telle est la méthode à suivre pour découvrir et saisir la pierre, méthode qui laisse au lithotriteur toute liberté de mouvement dans chaque partie de la vessie comme dans toute direction possible. Quant à l'autre manière de procéder que nous avons mentionnée plus haut, elle réussit sans aucun doute dans un certain nombre de cas ; mais, selon moi, elle expose plus à irriter la vessie et est moins certaine quand il s'agit d'extraire dans les dernières séances jusqu'aux plus petits fragments ; elle serait même tout à fait inefficace en face d'un calcul caché derrière une hypertrophie prostatique. C'est même là, disons-le, la cause qui a fait regarder pendant longtemps le broiement comme ne pouvant être employé avec succès lorsqu'il existe une grosse prostate, conclusion complétement fausse, comme le prouvent la pratique et les résultats de la lithotritie moderne.

Les préceptes que nous venons d'exposer pour la recherche et la prise de la pierre s'appliquent plus ou moins à tous les lithotriteurs, autant du moins que le comportent des instruments plus ou moins imparfaits. Mais il est une règle tout à fait générale qu'il nous faut poser nettement : Plus le lithotriteur est puissant, ou, ce qui est la même chose, plus les mors sont larges et longs, moins il sera facile de lui faire prendre les positions horizontales, et à plus forte raison les positions renversées ; c'est dans ces cas enfin qu'il

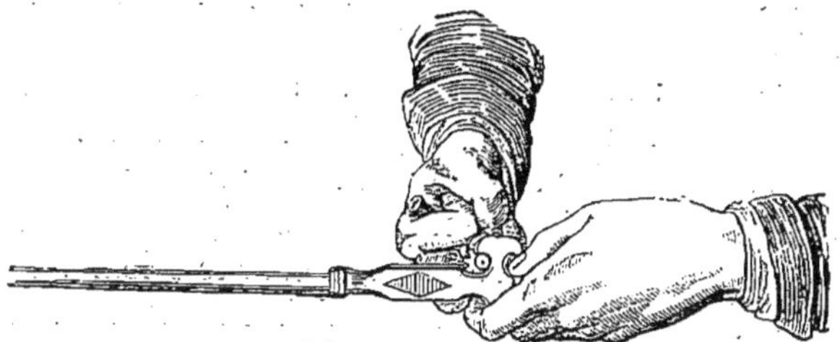

Fig. 217. — Instrument tenu solidement à pleine main pendant le broiement du calcul.

conviendra d'avoir dans le réservoir urinaire une plus grande quantité de liquide. Nous devons faire observer d'ailleurs que les mors longs et fenêtrés,

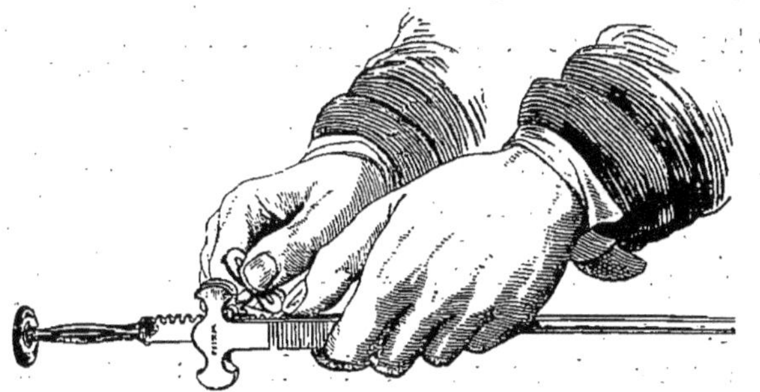

Fig. 218. — Ouverture des mors.

destinés surtout à commencer la lithotritie, à faire ce que l'on peut appeler les manœuvres préliminaires, c'est-à-dire l'éclatement en gros fragments, ne sont par là même que bien rarement inclinés horizontalement ou renversés, puisque c'est presque toujours dans la position droite ou gauche inclinée que l'on peut saisir une grosse pierre.

L'ancien lithotriteur ordinaire à vis demande pour sa manœuvre plus de changements de main que pas un autre. On ne saurait décrire utilement ici ce qui le concerne, car jamais, j'imagine, opérateur ne reviendra à son emploi.

Nous empruntons à l'ouvrage de sir William Fergusson les figures (fig. 217 et 218), qui nous montrent la manière dont on doit tenir un instrument à pignon et crémaillère. Mais je suis heureux de constater que ce chirurgien a récemment adopté mon lithotriteur à manche cylindrique avec « quelques légères modifications » toutefois, comme on peut le voir dans la dernière édition de son *Manual of Surgery*.

Manière de broyer la pierre une fois saisie. — Supposons d'abord qu'il s'agisse d'un calcul de 35 millimètres de diamètre, engagé entre les mors d'un lithotriteur fenêtré qui, comme il est facile de le comprendre par tout ce qui précède, est le seul instrument capable de commencer le morcellement dans un tel cas ; on donne doucement quelques tours de vis pour faire mordre les mors. Il faut éviter à ce moment tout mouvement rapide de pression, qui exposerait à faire échapper brusquement la pierre. Au fur et à mesure qu'on augmente la pression, ce qu'il faut faire progressivement, on sent la résistance diminuer, tantôt lentement, tantôt brusquement avec un craquement ; la pierre se trouve alors brisée, généralement en quatre ou cinq gros morceaux, plus quelques débris. Cela fait, on retire la branche mâle, en ayant bien soin de ne changer ni la position ni l'axe du lithotriteur, et presque toujours on pourra saisir ainsi un gros fragment, à l'égard duquel on agira comme on a fait pour le calcul entier. Cette manœuvre peut se répéter deux et trois fois, si l'instrument est bien maintenu à la même place et que le malade garde bien la même position. Le point où tombent les plus gros fragments n'a qu'une faible étendue et reste toujours le même, si les conditions précédentes sont observées. Aussi est-il facile de trouver et de saisir rapidement ces fragments, s'il convient au chirurgien d'opérer au centre de la vessie au-dessus du point rendu le plus déclive par la position donnée au patient, et s'il ne fait pas varier ce point soit volontairement, soit par hasard. Les fragments volumineux et pesants retombent invariablement à la même place, et peuvent y être pris et repris, si l'on observe cette règle si simple de ne pas déplacer les mors. Briser la pierre, écraser à deux ou trois reprises les plus gros fragments, suffit pour une première séance. D'une façon générale, le lithotriteur ne doit pas rester dans la vessie plus d'une ou deux minutes, temps suffisant pour atteindre le but signalé.

Le malade sera aussitôt enveloppé chaudement ; on mettra une bouteille d'eau chaude à ses pieds ; une serviette chaude, ou mieux une flanelle sortant de l'eau bouillante et exprimée sera appliquée sur l'hypogastre et le périnée, comme calmant et dans le but de diminuer le besoin d'uriner, qui se présente parfois à ce moment et qu'il vaut mieux retarder quelque peu. Durant les vingt-quatre premières heures, au moins, qui suivent une première séance de lithotritie, faite pour un calcul du volume que nous avons admis, l'opéré ne devra uriner que dans le décubitus dorsal. On évite ainsi que les fragments, toujours anguleux, ne soient entraînés par le courant vers le col vésical. C'est cette disposition à arêtes vives, beaucoup plus marquée après le premier éclatement de la pierre qu'elle ne le sera plus tard, qui doit faire considérer comme une véritable loi de veiller à éviter toute cause d'irritation soit locale, soit générale à la suite de la première séance et même de la seconde. Sous aucun prétexte, on ne doit, après une première séance, injecter ou laver la vessie ; et cela pour deux motifs : D'une part, il faut fuir toute cause irritante inutile, et d'une autre, le premier jour étant consacré à faire des fragments, il est fort probable qu'on ne trouverait que bien peu de parcelles assez petites pour pouvoir traverser l'urèthre. Ici, comme dans la plupart des cas, la maxime suivante est parfaitement justifiée : Réduite à l'état de granulations, de poussière, la matière calcaire sera expulsée spontanément avec plus de facilité que nous ne pouvons l'extraire. Trop gros pour traverser l'urèthre, les fragments resteront dans la vessie, quoi qu'on fasse. Quant à ceux qui ne sauraient franchir le canal qu'avec quelque difficulté, il faut les abandonner dans le réservoir urinaire, puisque l'on ne ferait que s'exposer, en irritant inutilement la vessie par des manœuvres instrumentales, à la voir lancer avec force ces débris soit contre le col vésical, soit dans l'urèthre. D'ailleurs, au bout de deux ou trois jours de séjour dans une vessie tolérante, leurs angles se sont arrondis, leurs arêtes se sont émoussées, et c'est alors seulement qu'ils pourront s'engager d'eux-mêmes et sans danger. Toute intervention intempestive est fatale ici comme dans toute opération chirurgicale en général.

Si le broiement est bien fait, il sera sage de laisser la nature opérer l'expulsion des débris. Car toute précipitation, toute ardeur exagérée pour achever et parfaire l'œuvre commencée, ne feront que compromettre le succès final de l'opération.

———

CHAPITRE XI

LITHOTRITIE, SON EMPLOI SYSTÉMATIQUE (*suite*).

Broiement et extraction des fragments. — Procédés divers pour découvrir et broyer les derniers fragments. — Traitement après chaque séance. — Fragments engagés dans le canal. — Fièvre. — Cystite. — Néphrite et orchite. — Hémorrhagie. — Rétention d'urine. — De l'emploi du chloroforme. — Lithotritie chez les enfants. — Résumé des préceptes à suivre pour l'exécution de la lithotritie.

BROIEMENT ET EXTRACTION DES FRAGMENTS. — Si, grâce aux soins et aux ménagements apportés, on ne voit apparaître à la suite de la séance ni irritation locale, ni écoulement sanguin, quelque léger que ce soit, il ne faut pas tarder à attaquer les fragments. On laissera passer deux, trois ou quatre jours, selon les circonstances, puis on procédera à la deuxième séance, qui se fera en général avec un lithotriteur à mors plats, mais à branche mâle plus étroite que la branche femelle (fig. 200). Remarquons cependant que dans quelques cas de pierre et très-volumineuse et très-dure, une deuxième séance avec lithotriteur fenêtré peut paraître nécessaire. Quoi qu'il en soit, on a maintenant affaire à des fragments larges et probablement multiples, aussi suffira-t-il d'ouvrir et de fermer les mors dans la position d'introduction ou après légère inclinaison soit à droite, soit à gauche, pour être à peu près sûr d'en saisir un à chaque coup et avoir toute facilité de le briser. On fait en même temps une grande quantité de poussières dont la plus grande partie, en général, s'entasse entre les mors du lithotriteur. Bon nombre de ces débris infiniment petits peuvent ainsi être extraits tout de suite entre les cuillères, si l'urèthre est large ; au cas contraire, il faut autant que possible dégorger en partie le bec avant de retirer le lithotriteur, assuré que l'on est que la miction se chargera facilement d'entraîner plus tard cette fine poussière. Il n'y a donc nulle nécessité à risquer de léser et d'irriter vessie et urèthre en voulant retirer des cuillères trop chargées. On peut dégorger l'instrument autant qu'on le juge nécessaire au moyen de la petite manœuvre suivante : Le bec ramené au centre du réservoir urinaire, le manche saisi solidement à pleine main (fig. 212), on commence par serrer avec la vis autant que possible, puis on imprime au volant quelques mouvements rapides alternativement dans un sens et dans l'autre. On force ainsi une partie des débris à s'échapper par l'espace libre laissé entre les bords des branches mâle et femelle (voy. fig. 200 et la description qui en est donnée dans le texte). Cette manœuvre est parfaitement praticable avec un lithotriteur à mors pleins dont la branche mâle est plus étroite que la branche femelle ; c'est même là un des points les plus importants à chercher au moyen de cette construction, un des véritables avantages de cette disposition. On prescrira ensuite à l'opéré de garder le repos, de n'uriner que couché, comme après la première séance, au moins pendant vingt-quatre heures, et l'on ne fera aucune tentative pour extraire les débris avec la sonde évacuatrice ou tout autre instrument.

Il est très-facile, au lieu de laisser les petits débris s'échapper spontanément par l'urèthre, de les extraire presque tous, ou même tous, avec un lithotriteur à mors pleins. Mais on ne devra en extraire qu'autant qu'il en pourra passer à travers le canal uréthral, et pas plus. L'extraction de gros débris ne doit pas être cherchée ; c'est là une véritable règle basée sur les considérations suivantes : 1° On ne gagne rien à agir ainsi ; car les débris qui peuvent être chargés par les cuillères sont presque en poussière sinon tout à fait, et peuvent ainsi s'échapper d'eux-mêmes. 2° On s'expose à distendre et à érailler l'urèthre, et par suite à toutes les conséquences possibles de ces lésions. 3° On aura d'autant plus de chance de voir des graviers s'arrêter dans l'urèthre que celui-ci aura été lacéré. On sait en effet que l'arrêt des fragments ne survient que rarement dans un canal parfaitement intact (1). A moins donc que la vessie, frappée d'atonie,

____

(1) Nous lisons à ce propos les lignes suivantes de Tir Brodie : « Il y a cependant quel-

ne soit incapable d'expulser elle-même les débris calculeux, on se dispensera de recourir à des manœuvres d'extraction.

Les séances suivantes peuvent en général avoir lieu à deux, trois, quatre jours d'intervalle si rien de particulier n'est survenu. Quant à l'instrument employé, il dépendra du volume des fragments à attaquer, volume qui lui-même est régi par la consistance, la texture et la grosseur du calcul primitif. S'il existe dans la vessie un grand nombre de fragments petits, mais trop gros cependant pour traverser l'urèthre (condition qui peut se présenter à la troisième ou à la quatrième séance), il sera bon d'employer un lithotriteur à large mors mâle (fig. 201), mais n'offrant d'ailleurs que cette différence avec l'instrument précédemment indiqué. Avec un tel bec, il est presque impossible de ne pas saisir à tout coup de petits morceaux qui seront facilement pulvérisés entre les larges mors plats. Ici les positions, non-seulement inclinées, mais même horizontales droite et gauche, pourront rendre des services. Si même ces morceaux sont suffisamment petits, il n'est pas nécessaire pour les broyer de recourir à l'emploi de la vis, mais il suffit, comme le font quelques opérateurs, de la simple pression exercée avec la main sur la branche mâle. Pour moi, toutefois, je préfère même dans ces cas, recourir à la vis dont l'action est plus douce, plus régulière et n'expose jamais à des secousses. Si par hasard on venait à saisir un fragment tel que l'écartement des mors, apprécié d'après l'échelle graduée de la branche mâle, le fasse reconnaître comme supérieur à la puissance du lithotriteur employé, il suffirait de le rejeter de côté et d'en chercher de petits qu'on puisse broyer. En deux minutes on peut, avec ces larges cuillères, réduire un grand nombre de débris calculeux en une fine poussière dont on abandonnera l'expulsion aux soins de la nature.

On continuera à procéder de la sorte, se conformant aux principes que

ques objections graves à adresser à cette manière de faire. En retirant un lithotriteur trop chargé de parcelles calculeuses, on distend l'urèthre au delà de son calibre normal et l'on expose le malade à des douleurs non-seulement sur le moment, mais encore dans l'avenir. D'autre part, dans quatre cas où j'avais agi ainsi, l'urèthre fut déchiré, et une infiltration d'urine suivie d'abcès dans les parties voisines fut la conséquence de cet accident. Deux de ces malades eurent une infiltration profonde du périnée et succombèrent, bien que les abcès eussent été ouverts aussitôt que formés. » (*Notes on the Lithotrity*, in *Medico-Chirurgical Transactions*, vol. XXXVIII, p. 175.)

A propos de l'infiltration urineuse et d'abcès après la lithotritie, voici quelle était l'opinion de M. Charles Hawkins : « Il pense qu'un tel accident peut être évité absolument si l'on n'applique le lithotriteur qu'au broiement, c'est-à-dire si l'opérateur se contente d'écraser le calcul et ne songe même pas à extraire les débris engagés entre les mors. Il croit que cette complication ne saurait se montrer qu'après déchirure de l'urèthre par un débris calculeux pendant la sortie du lithotriteur; c'est alors que l'arrêt d'un fragment dans le canal conduit aux résultats que nous venons de signaler, tandis que ce même arrêt dans un urèthre sain et non déchiré, n'est que de peu d'importance et n'entraîne aucun symptôme dangereux..... Depuis qu'il a renoncé à extraire les fragments hors de la vessie au moyen de l'instrument, il n'a plus eu à déplorer cet accident..... Plus son expérience grandissait, plus il était persuadé qu'il n'était pas nécessaire de chercher à débarrasser la vessie à l'aide d'un lithotriteur à becs de cuiller. *Si le broiement est bien fait*, on peut laisser à la nature le soin de chasser les débris hors de la vessie; toutefois, si leur sortie était difficile, il se trouvait bien d'injections vésicales pour en enlever une partie..... » (*Pathological Transactions*, vol. III, partie 1, 1850, p. 123-124.)

j'ai posés, autant de temps qu'il sera nécessaire pour arriver à la destruction parfaite du calcul et à sa disparition complète.

EXTRACTION DES DERNIERS FRAGMENTS. — C'est là un moment capital de la lithotritie, un point qu'on ne doit pas négliger. Il faut souvent alors plus d'adresse et plus d'habileté opératoire que dans tout autre temps de l'opération.

Supposons qu'après quatre, cinq, six séances ou plus, suivant le volume du calcul, on ait acquis la certitude qu'il ne reste plus dans la vessie qu'une très-faible quantité de matériaux calculeux, il nous faut veiller avec soin à leur disparition complète, à leur extraction parfaite; aussi longtemps qu'il reste un débris, aussi longtemps on voit persister la douleur à la miction (surtout à la fin) et à tout mouvement brusque du corps, en même temps que l'urine reste trouble et souvent sanguinolente. Réciproquement, tant que ces signes persisteront, nous devrons soupçonner qu'il existe encore quelques débris. Ce sont eux qu'il faudra trouver.

Le mieux est alors d'introduire, comme plus haut, le lithotriteur à cuillères, en ayant soin cette fois d'avoir dans le réservoir urinaire une petite quantité de liquide, soit de 60 à 100 grammes, par exemple. Les meilleurs mors dans le cas particulier qui nous occupe ici, sont des mors larges, courts et à bout arrondi; comme tel le modèle ci-joint est bien préférable à celui représenté figure 200. Si avec les positions ordinaires de l'instrument nous ne trouvons aucun fragment, on abaissera la poignée du lithotriteur et l'on se comportera dès lors comme nous l'avons indiqué p. 668. On voit par cela même quel serait l'inconvénient de mors effilés qui seraient tout à la fois et plus sujets à irriter le bas-fond vésical et moins aptes à saisir les débris. Une exploration attentive dans les positions renversées, obliques droite ou gauche, et même verticale, fera généralement découvrir le fragment. Sinon, pour faciliter sa recherche et son broiement, on élèvera le bassin de 8 à 10 centimètres de plus, c'est-à-dire qu'on mettra l'opéré dans la position exceptionnelle. Cette dernière séance demande parfois une durée plus longue que d'habitude; elle ne doit cependant jamais dépasser trois à quatre minutes. Si au bout de ce temps on n'a rien trouvé, il faut remettre à un autre jour; on pourra alors essayer de modifier légèrement la position de l'opéré, en le faisant, par exemple, incliner quelque peu sur l'un ou l'autre côté, en même temps qu'on variera, soit en plus, soit en moins, la quantité de liquide contenu dans la vessie.

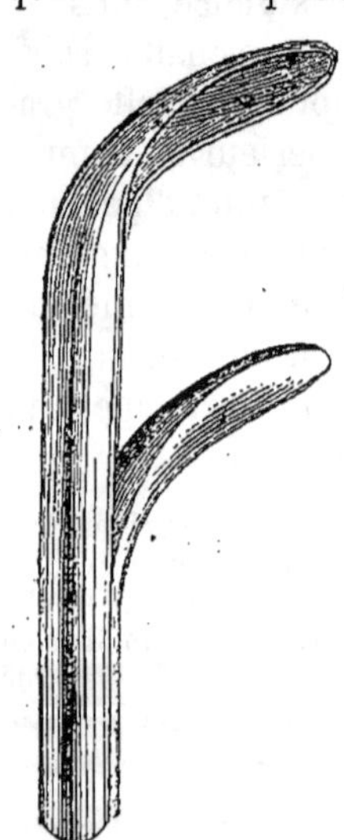

FIG. 219.—Lithotriteur à mors larges et courts pour broiement des petits fragments.

J'ai déjà fait allusion aux avantages offerts par la poignée cylindrique pour les explorations minutieuses, et pour la recherche des plus petits débris. J'ai signalé aussi la possibilité pour un opérateur exercé de faire *sonner* avec cet instrument toute production calculeuse, ne fût-elle pas plus grosse qu'un pepin de pomme. Un mouvement de rotation léger, mais rapide, fait avec le pouce et l'index, détermine une secousse suffisante pour produire un « toc » parfaitement entendu par trois ou quatre spectateurs voisins du patient. J'ai souvent donné la preuve pratique et palpable de ce que j'avance ici : pour cela, après avoir produit le choc, j'extrayais tout de suite le fragment en question entier (ses dimensions infiniment petites permettant sans crainte de danger son passage à travers l'urèthre), et je le mettais alors dans la main d'un assistant, fort étonné en général de voir qu'une parcelle si minime puisse être reconnue et extraite.

C'est à cette période du traitement par la lithotritie que la poignée cylindrique commence à avoir une véritable valeur. Supposons l'instrument introduit en position renversée ; on dispose le bec contre le col vésical, ce qu'on obtient en retirant à soi le lithotriteur jusqu'à ce qu'on le sente butter doucement contre l'orifice profond de l'urèthre. Tenant alors la poignée entre le pouce et l'index, on imprime à l'instrument, au milieu d'un silence profond, un ou deux mouvements rapides de demi-rotation sur son axe. S'il existe un fragment, on arrive ainsi facilement soit à le sentir, soit à faire entendre le choc caractéristique. Il suffit alors d'ouvrir le bec, mais en ayant recours pour cela à la manœuvre suivante : la branche mâle restant fixe, c'est la branche femelle qu'on poussera de 18 millimètres environ vers le centre de la vessie. On n'a plus alors qu'à fermer l'instrument pour avoir presque certainement saisi le fragment. La prise faite, relevez les mors et broyez.

On a pensé qu'il serait utile quelquefois de se servir d'un instrument de la forme que nous avons indiquée, mais creusé dans toute l'étendue de la branche mâle d'un canal central. Grâce à cette disposition tubulée, on peut sans retirer le lithotriteur, faire varier en plus ou en moins la quantité de liquide renfermée dans le réservoir urinaire, et faire ainsi des recherches à des états différents de distension de ce viscère. [M. Maisonneuve fit construire dans ce but le *lithotriteur à injections*, dont nous donnons ici la figure].

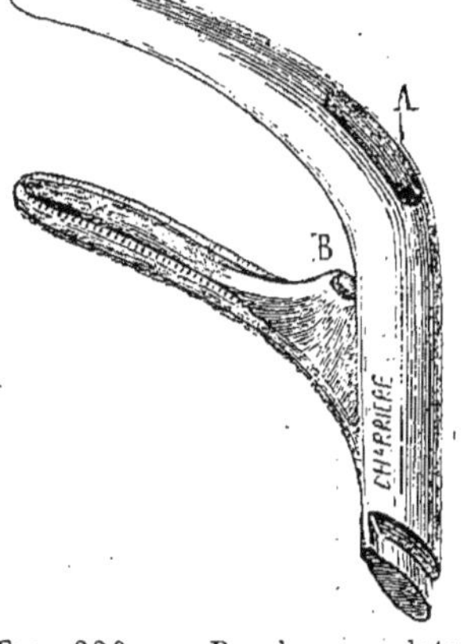

FIG. 220. — Bec à mors plats du brise-pierre à injections de Maisonneuve (*).

Je réussissais dernièrement de cette façon pour un fragment qui m'avait échappé antérieurement dans deux séances même assez prolongées. Voici d'ailleurs le fait : Le malade était âgé de soixante-quinze ans ; la prostate était très-hypertrophiée, la vessie profondément malade. J'avais pu cependant réussir à extraire tous les fragments d'un calcul phosphatique, moins le débris en question. Ayant fait mettre le malade debout et légèrement incliné en avant, j'introduisis le lithotriteur à injections ; j'ouvris les mors d'environ 25 millimètres, puis je laissai toute l'urine s'écouler par le tube creusé dans la branche mâle. En fermant ensuite les mors (ce que je fis en faisant glisser la branche femelle sur la branche mâle, et non la manœuvre ordinaire ; distinction importante), je saisis et broyai tout de suite ce dernier petit morceau. Je dois ajouter toutefois que je n'avais pas à ce moment mon lithotriteur actuel, qui eût rendu inutile tout recours à un autre instrument.

Civiale avait un autre moyen favori pour découvrir un dernier fragment non encore expulsé. Il se servait à cet effet du *trilabe* ou *pince à trois branches*, un des premiers instruments signalés dans l'histoire de la lithotritie.

[Nous empruntons à Civiale (1) la description de cet instrument : (fig. 221). « Il se compose de trois pièces principales, savoir : la *canule extérieure*, la *pince* ou *trilabe*, et le *foret*.

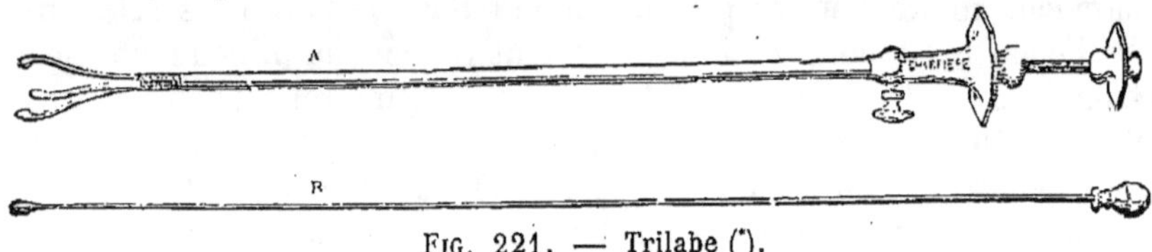

FIG. 221. — Trilabe (*).

» La *canule extérieure*, qui sert de gaîne au trilabe, a 24 centimètres de long pour l'homme adulte et un peu moins pour les enfants ; quant aux femmes, elle aurait pu être plus courte, si l'on avait voulu avoir des instruments spéciaux, ce qui m'a toujours paru inutile. Son diamètre varie de 2 à 8 millimètres. Elle est droite, à parois minces, et cependant très-solide. L'extrémité externe est munie d'une vis de pression servant à rendre la pince immobile dans sa gaîne, une rondelle faisant office de poignée, et une boîte à cuir pour empêcher (si on le désire) le liquide injecté dans la vessie de s'échapper, pendant la manœuvre, entre la gaîne et le trilabe.

» Le *trilabe*, dit aussi *pince à trois branches*, est une tige d'acier, creuse et divisée à l'un de ses bouts en trois branches de longueur inégale et recourbées à leur extrémité libre de manière qu'elles chevauchent l'une sur l'autre et ne se touchent pas quand on vient à fermer la pince en la faisant rentrer dans sa gaîne. Ainsi ces trois branches d'acier, élastiques et légèrement aplaties, font corps avec un cylindre de même métal moins gros que la canule extérieure dans laquelle il doit s'introduire, mais plus long qu'elle de 5 à 10 centimètres, suivant le volume de l'instrument. Celle des extrémités de ce cylindre qui ne doit pas pénétrer dans la vessie, porte une échelle graduée ; elle est creusée en pas de vis dans une étendue de 14 millimètres et reçue dans une rondelle servant de poignée, à laquelle s'adapte une autre boîte à cuir destinée à empêcher (quand on le juge nécessaire) le liquide de s'écouler entre elle et le lithotriteur. L'échelle graduée sert à faire con-

____

(1) *Traité pratique et historique de la lithotritie*, p. 3, 4, 8 et 17.

(*) A, trilabe ouvert dans la cavité vésicale ; B, foret occupant le centre de la pince, et dont l'extrémité rugueuse se trouve entre les branches. Cette pièce est représentée ici isolément.

naître de combien les branches sont sorties de la canule, et par conséquent quel est le degré d'ouverture de la pince.

» Le *perforateur* ou *stylet* est une tige d'acier pleine, arrondie, plus longue de 3 centimètres que le tube dans lequel elle joue aisément. A l'une de ses extrémités, terminée par un bouton arrondi, elle offre une échelle graduée ; l'autre bout se termine par une tête armée de dents au pourtour de laquelle sont trois entailles latérales, destinées à recevoir les branches du trilabe quand on le ferme, de manière que le volume de cette tête, dans laquelle s'emboîtent les branches, ne dépasse pas le diamètre de la gaîne..... On peut s'en servir, soit pour écraser un débris entre lui et les branches du trilabe par simple pression, soit pour perforer par un mouvement de rotation imprimé avec l'archet ou la main.....

» Tel est l'instrument qui convient pour les recherches délicates, telles qu'exploration vésicale et constatation de la guérison par la lithotritie. »]

Pour rechercher avec le trilabe un dernier débris, introduisez l'instrument fermé dans la vessie, qui doit contenir environ de 150 à 180 grammes de liquide. Ouvrez un peu les branches, puis imprimez au trilabe ainsi déployé un ou deux mouvements de rotation comme moyen d'exploration. L'urine s'écoule lentement par l'instrument (dont on a retiré avec intention les boîtes à cuir), la paroi vésicale vient alors s'appliquer sur les trois branches, formant ainsi une cavité de forme pyramidale dans laquelle se trouve fatalement le petit corps cherché, comme on peut le constater avec le stylet central. On fait alors rentrer doucement les branches dans la canule, tandis que la cavité vésicale diminue progressivement de capacité. Finalement le débris se trouvera au centre même de la pince, où il sera broyé soit par le resserrement des branches, soit à l'aide de quelques tours du foret.

Bien que ce soit une règle de se servir, pour la recherche de petits débris à la fin d'une lithotritie, d'un instrument léger et peu volumineux, et de n'opérer qu'avec peu de liquide dans la vessie, il est quelques cas cependant, quoique rares, où l'on aura recours au lithotriteur ordinaire. C'est lorsqu'on a lieu de croire qu'un ou deux véritables fragments peuvent exister encore, bien qu'on ne les ait pas sentis ; ce qui peut tenir soit à une configuration particulière de la prostate, soit à des colonnes charnues vésicales telles, qu'un fragment a pu se cacher entre elles et échapper ainsi à toutes les investigations.

Injections évacuatrices. — Jusqu'à ces derniers temps on avait coutume (et quelques opérateurs, je pense, agissent encore ainsi) de faire de grandes injections vésicales pour entraîner le ou les derniers débris. On considérait même autrefois ces lavages comme absolument nécessaires après chaque séance. Ainsi, non-seulement on faisait une injection préliminaire dans le but de favoriser le jeu du lithotriteur par la présence d'une quantité déterminée de liquide, mais encore, une fois le brise-pierre retiré, on faisait en général placer le malade debout, on lui injectait rapidement plusieurs centaines de grammes d'eau qui, poussées avec force, devaient s'échapper de même et entraîner les fragments. Je pus reconnaître bien vite combien les résultats obtenus par ce procédé étaient insignifiants. Bien peu de ceux qui

n'ont pu le constater pratiquement, se figureront combien sont stériles de
telles manœuvres, combien l'effet est disproportionné avec le trouble, pour
ne pas dire la douleur, que l'on produit. On sait par exemple qu'une vessie
renferme de nombreux débris, et cela parce que l'on a broyé un large morceau ; jamais cependant, malgré des injections répétées et poussées avec
force, malgré la présence d'une grosse sonde, on ne voit s'échapper plus
d'un ou deux fragments. Vingt-quatre ou quarante-huit heures plus tard,
quand la vessie est remise de l'irritation produite par toutes ces manœuvres
prolongées, une quantité de débris sont expulsés par les simples efforts de
la nature. J'essayai donc de supprimer ces injections évacuatrices, et je me
suis si bien trouvé de cette conduite, que je ne les ai jamais reprises depuis,
au moins sous cette forme. Le seul procédé artificiel d'extraction dont je
me sois servi, outre le lithotriteur, a été pendant quelques années l'emploi
de l'appareil évacuateur de M. Clover, appareil qui sera décrit en son lieu.

Quant à tout cet arsenal de seringues, de sondes à double courant de
toute forme, de sondes à courant forcé de toute espèce, avec une vis sans
fin ou tout autre moteur, d'instru-
ments divers inventés par le génie
mécanique français, on doit aujour-
d'hui le considérer non-seulement
comme inutile, mais même comme
positivement nuisible. Dans leur emploi il y a toujours contact prolongé
d'instruments volumineux avec la vessie et l'urèthre, et par là même douleur
et source de danger. Il faut dire et redire sans cesse, car on ne saurait trop
le répéter, qu'il n'y a rien de plus dangereux que les froissements inutiles
tant du col vésical que de l'urèthre, et
qu'on a perdu plus d'un malade par des
manœuvres instrumentales intempes-
tives ou par suite de lésions causées
par des tentatives inutiles d'extraction.
Ces réserves établies, je vais exposer
rapidement les méthodes d'injections
évacuatrices que j'ai employées, méthodes qui peuvent rendre des services
dans quelques cas exceptionnels d'atonie vésicale et d'hypertrophie prostatique ; mais qui toutes, je le déclare
tout de suite, sont inférieures à l'appareil déjà mentionné de M. Clover.

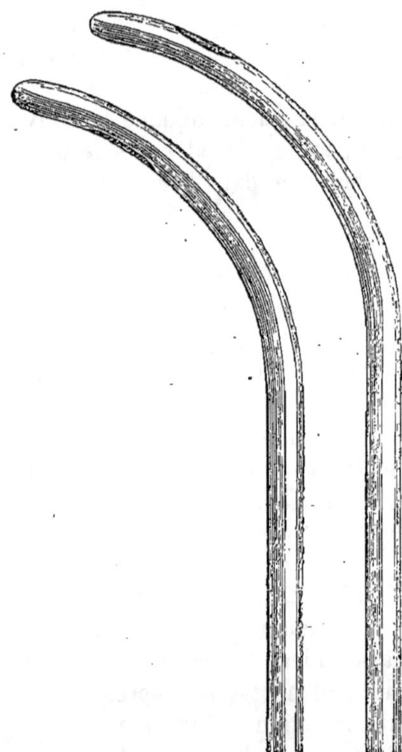

Fig. 222. — Sonde évacuatrice avec orifice
ovale sur la concavité.
Fig. 223. — Idem, avec orifice sur la convexité.

Les *sondes évacuatrices* doivent être généralement d'argent ou d'acier ;
elles sont aussi grosses que le calibre de l'urèthre le permet ; elles offrent
vers leur extrémité vésicale un large orifice de forme ovale, situé tantôt

sur la concavité (fig. 222), tantôt sur la convexité (fig. 223), tantôt enfin latéralement (fig. 224).

Il faut avoir un mandrin flexible, soit de gomme élastique, soit métallique (fig. 225, 3), mais dans tous les cas remplissant exactement le calibre de la sonde, en sorte qu'elle puisse traverser l'urèthre sans risquer de l'érailler.

L'instrument sera muni d'un robinet (fig. 225, 2) à moins que la seringue employée ne soit elle-même à canule mobile s'adaptant à la sonde et portant un robinet.

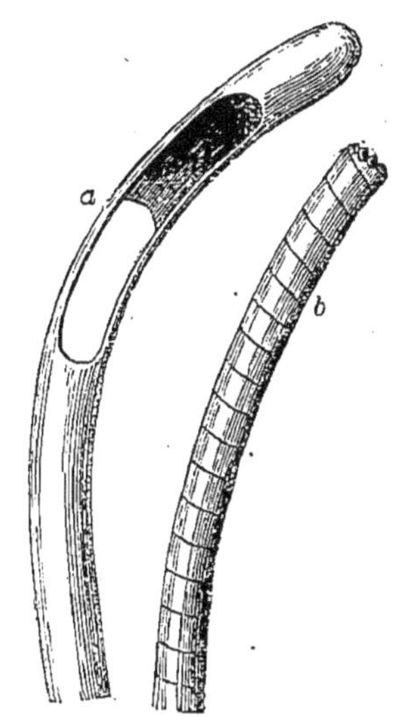

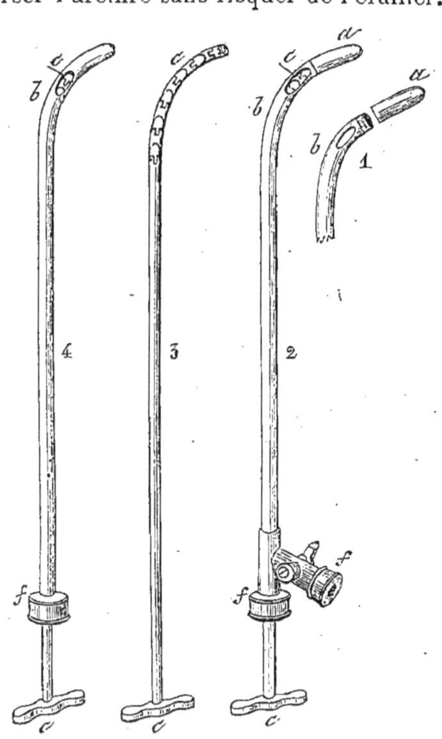

FIG. 224. — Extrémité vésicale de la sonde (grandeur naturelle) (*).

FIG. 225. — Sonde-magasin d'Heurteloup, modifiée par Leroy (d'Étiolles) (**).

Au moment de retirer la sonde, il faut se rappeler qu'un fragment peut être engagé dans un œil et faire en partie saillie à l'extérieur ; fait qui n'est pas rare d'ailleurs. On en est averti par une légère résistance perçue au moment où le fragment vient butter contre le col et aussi par ce fait que le malade accusera sans doute une certaine douleur à ce moment. La résistance sentie est-elle très-légère, il suffira d'apporter douceur et précaution dans le retrait de la sonde, pour n'avoir aucun accident à déplorer ; en se soumettant en effet à ce conseil et en mettant tout le temps nécessaire, on peut éviter en général toute lésion et même toute douleur. Si au contraire on sent une résistance bien manifeste, un véritable arrêt, on aura recours au mandrin métallique déjà décrit, qu'on introduira dans la sonde dans le but de dégager

(*) *a*, sonde ; *b*, mandrin.

(**) *a*, extrémité de la sonde se dévissant pour faciliter le nettoyage ; *b*, corps de la sonde ; *f*, sa poignée ; *cc*, mandrin métallique dont l'extrémité articulée est visible en partie à travers l'œil de la sonde, fig. 2 et 4, en totalité, fig. 3.

ou de broyer le fragment en question. C'est ce dernier résultat qu'on obtient
en général, et si tel est le but qu'on se propose, il est bon que la sonde évacuatrice soit d'acier, on réussit mieux alors ; dans le cas où l'on ne voudrait que rejeter le débris, une injection d'eau suffirait probablement.

On a construit et vanté des *sondes à double courant*, mais elles n'offrent qu'un canal étroit pour le
passage des débris, puisqu'une partie du calibre total
de l'instrument est occupée par le courant direct. Si
jamais on avait besoin de pareil évacuateur (car, pour
ma part, je déclare n'y recourir en aucune circonstance), la meilleure à employer serait celle de
M. Coxeter. La figure 228 nous montre une sonde,
ancienne formé, projetant un courant tout à la fois
ascendant et descendant. La figure 227 nous représente le modèle actuel dont le jet, dirigé en bas, sou-
lèvera et fera tourbillonner les débris accumulés dans
le bas-fond vésical, provoquant ainsi leur entraînement par le courant rétrograde.

M. Mercier, de Paris, emploie une sonde coudée

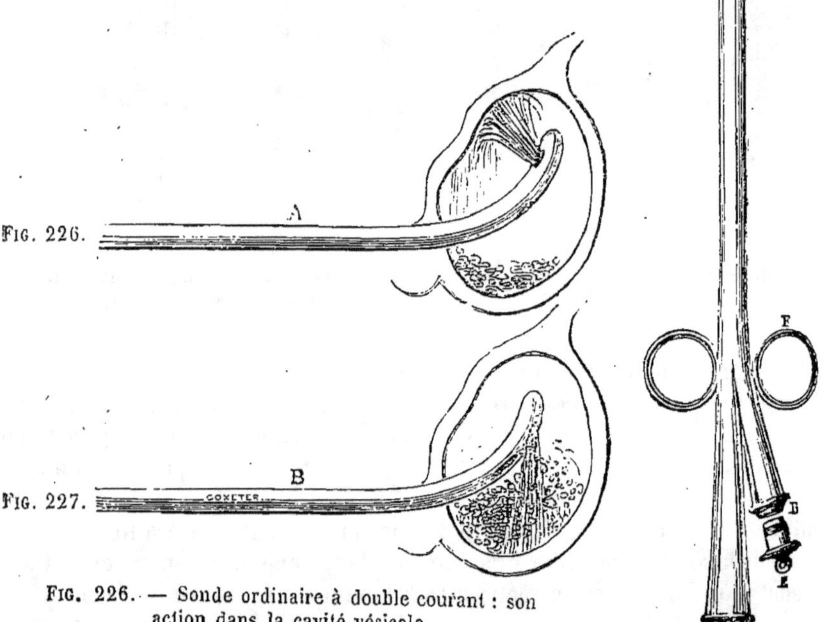

Fig. 226.

Fig. 227.

FIG. 226. — Sonde ordinaire à double courant : son
action dans la cavité vésicale.

FIG. 227. — Instrument de Coxeter.

FIG. 228.—Sonde à double
courant de Mercier (*).

(fig. 228). L'orifice (C) est fort bien placé pour favoriser l'engagement des fragments, mais expose à léser le col tant à l'entrée qu'à la sortie de l'instrument.

(*) A, orifice vésical par lequel s'échappe le courant direct, injecté en B ; C, orifice vésical par lequel s'engage le courant rétrograde, qui s'échappe au dehors en D.

Ce n'est pas là du reste l'instrument favori de M. Auguste Mercier, mais bien le suivant (fig. 229), dont il sera facile de se rendre compte par le dessin et la légende (1). L'instrument est introduit fermé comme le serait un lithotriteur ; puis une fois arrivé dans la vessie, on fait glisser les deux branches l'une sur l'autre, ouvrant ainsi l'orifice vésical du canal rétrograde. Au moment de retirer la sonde, on ferme avec le bouton G, de manière à maintenir une certaine quantité de liquide dans la vessie, et que par suite sa muqueuse ne puisse se faire pincer pendant la fermeture du bec.

Dans quelques cas ce chirurgien se sert du modèle ci-contre (fig. 230) analogue à la sonde de Coxeter, mais à orifice vésical beaucoup plus large, et comme tel plus efficace.]

Citons enfin le *lithexère* de Maisonneuve, instrument défectueux qu'on ne saurait recommander. Il consiste en un large cathéter dans l'intérieur duquel se meut une vis sans fin ayant pour but d'extraire et de conduire hors de la vessie les débris calculeux (2).

Il nous resterait à parler de l'*appareil de M. Clover*, applicable à l'extraction des fragments dans les cas d'atonie vésicale ; mais les détails dans lesquels nous sommes entré à cet égard page 546, et l'appréciation que nous en avons donnée (p. 680), nous dispensent d'y insister plus longuement.

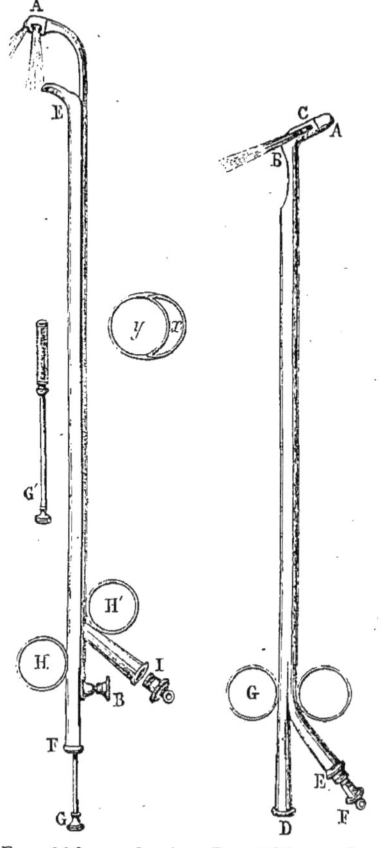

FIG. 229. — Sonde de M. Mercier formée de deux parties (premier modèle) (*).

FIG. 230. — Sonde de M. Mercier (deuxième modèle) (**).

(1) Aug. Mercier, *Traitement préservatif et curatif des sédiments, de la gravelle, de la pierre urinaire.* Paris, 1872, p. 382.

(2) *Gazette des hôpitaux*, 10 novembre 1864.

(*) [AB, première pièce composée de deux lames concentriques produisant un canal en croissant destiné au passage de l'eau, s'ouvrant intérieurement en A et extérieurement en I. Cette ouverture est fermée par un bouchon représenté en I. La seconde pièce EF est concave et fermée sur sa concavité par la pièce précédente avec laquelle elle forme un large canal s'ouvrant à l'intérieur en E et à l'extérieur en F ; le canal est fermé par un mandrin en forme de bouchon représenté en G et en G' ; B, vis de pression mordant sur une rainure de ce bouchon et lui permettant de suivre la pièce AB dans ses mouvements ; H,H', anneaux qui permettent de faire glisser les deux pièces l'une sur l'autre ; y, x, coupe des deux canaux.]

(**) [A, bec de l'instrument ; B, orifice vésical du canal à courant rétrograde s'ouvrant d'autre part en D ; E, orifice externe du courant direct dont on voit le jet en C ; F, bouchon permettant de fermer à volonté l'orifice pendant l'introduction de l'instrument.]

Nous nous contenterons de rappeler « qu'il faut mettre la plus grande douceur dans l'emploi d'un semblable appareil, et n'en pas faire usage, s'il est possible, parce qu'il irrite la vessie autant qu'une séance de lithotritie. »

Soins consécutifs a une séance. — Il y aurait beaucoup à dire sur ce sujet, si l'on voulait envisager tour à tour tous les accidents et toutes les complications qui peuvent se présenter. Nous n'examincrons ici que les cas principaux, dont plusieurs d'ailleurs ont déjà été signalés.

Le but poursuivi par la lithotritie moderne est, comme nous l'avons déjà fait pressentir, de broyer la pierre sans faire courir aucun danger au patient, non-seulement par l'opération même, mais encore par ses suites. Le péril, nous le savons, tient souvent à la manière de pratiquer l'opération. Anciennement, il était rare qu'une lithotritie fût conduite jusqu'à la fin sans qu'on vît survenir quelque trouble grave par arrêt de débris calculeux dans l'urèthre. C'est aujourd'hui, au contraire, un fait exceptionnel. Il est rare que cet arrêt se produise, à moins que les fragments ne soient anguleux et pointus ou que la muqueuse uréthrale n'ait été tout d'abord dilacérée. Aussi a-t-on peu de chance de voir apparaître pareil accident, si l'opérateur a été assez heureux pour réduire les parties saisies en fine poussière, et si le patient peut n'uriner que couché sur le dos pendant les deux ou trois premiers jours qui suivent une séance.

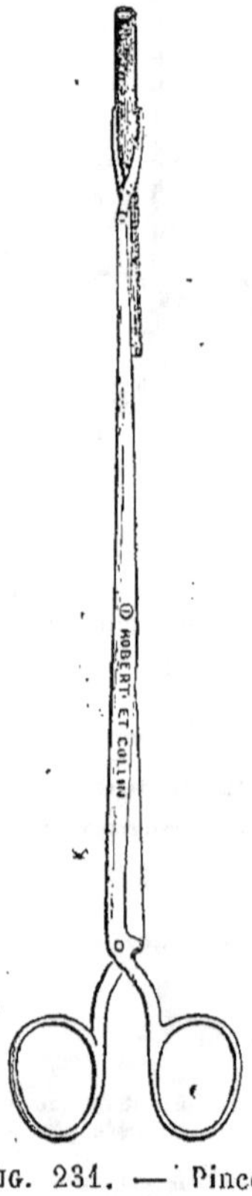

Après un court séjour, en effet, dans la vessie, les fragments perdent, grâce à l'action du liquide, leurs arêtes vives ; ils deviennent moins anguleux, plus réguliers, et peuvent dès lors traverser le canal et être expulsés sans difficulté.

Fragments arrêtés dans l'urèthre. — Supposons toutefois un fragment arrêté dans l'urèthre ; supposons aussi que le patient puisse cependant continuer à vider sa vessie, quoique par un jet plus fin. Généralement il suffira de quelques heures pour que, chassé petit à petit par l'urine, le corps étranger arrive jusqu'au voisinage du méat ou même soit rejeté au dehors. Si cette terminaison spontanée n'a pas lieu, on peut tenter de l'attaquer, ce qui pourra se faire à quelque profondeur que ce soit avec une pince bien faite.

A. — La *pince uréthrale* (fig. 233) longue, sans compter les anneaux, de 18 centimètres et plus, doit avoir des branches un peu courbes de manière à se croiser légèrement l'une l'autre à l'état de fermeture. Ses mors pourront ainsi s'ouvrir suffisamment pour saisir un fragment de 6 à 10 millimètres de diamètre sans aucun tiraillement du méat. [Dans le même but, ouverture des mors avec écartement très-faible des anneaux, c'est-à-dire sans traumatisme aucun de l'urèthre, MM. Collin et Mathieu inventaient chacun une pince différente. Tandis que le premier

Fig. 231. — Pince pour extraire les corps étrangers de l'urèthre.

obtenait l'écartement des mors au moyen d'une double articulation (fig. 231),
le dernier au contraire avait recours à une sorte de bascule (fig. 232).
Les figures ci-jointes permettront d'ailleurs facilement de saisir ces dispositions et leurs avantages.] Les mors, légèrement creusés
en cuillère, ne doivent ni arriver au contact parfait ni
être effilés à leur extrémité. La figure 233 montre une

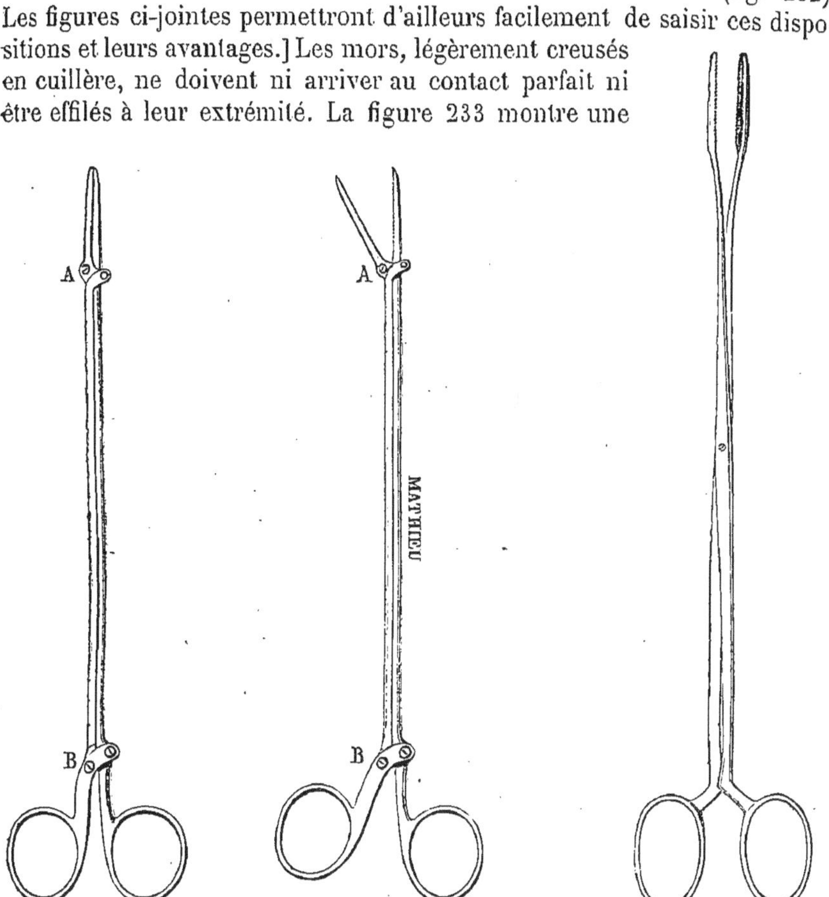

FIG. 232. — Pinces uréthrales de Mathieu.   FIG. 233. — Pince uréthrale de Weiss,
                                               moitié de sa grandeur naturelle.

de ces pinces construite pour moi par MM. Weiss et fils. Longues de
22 centimètres, elles peuvent, chez la plupart des sujets, atteindre au col
vésical et même le franchir. J'ai pu, avec elles, extraire facilement de
gros fragments. Il suffit de saisir tout d'abord solidement le corps étranger, puis de procéder à son extraction avec toute la lenteur nécessaire et
en y mettant une douceur extrême. On peut ainsi retirer sans encombre
des fragments très-gros, très-irréguliers ; tandis que si l'on a recours à la
force, si l'on précipite les tractions, on n'arrive qu'à dilacérer l'urèthre et
à se créer des difficultés.

B. — Parfois il est nécessaire de *repousser dans la vessie* un fragment arrêté
dans les portions prostatique ou membraneuse. Disons toutefois que tout
corps arrivé dans cette dernière pourrait certainement être extrait. Quoi

qu'il en soit, pour opérer ce refoulement, il suffit en général d'une grosse bougie de gomme élastique. Si l'on ne réussissait pas de cette façon, on aurait recours à une grosse sonde d'argent à bout coupé, mais fermée hermétiquement par l'extrémité olivaire d'un mandrin. On conduit l'instrument ainsi monté jusqu'au contact du fragment calculeux, puis on retire le stylet. Dès lors il suffit de pousser doucement la sonde pour que, pressé par son extrémité, le corps étranger soit facilement rejeté dans la cavité vésicale. Il se laisse d'ailleurs quelquefois déplacer plus facilement encore par une injection poussée avec force.

[M. Félix Guyon, chirurgien à l'hôpital Necker, a fait construire un instrument (fig. 234) spécial pour ces cas. Tandis que la poignée et la tige rappellent l'aspect d'un lithotriteur, l'extrémité vésicale se termine en forme de curette renversée. On peut ainsi, non-seulement explorer parfaitement la paroi uréthrale, mais encore agir sur le calcul comme avec une sorte de levier, le soulevant et le repoussant tout ensemble, en même temps qu'un canal creusé au centre de la tige permet de joindre à ces diverses manœuvres le choc d'un courant d'eau. Cet instrument, grâce à son extrémité parfaitement mousse, n'expose à aucune lésion uréthrale et trouve son application non-seulement dans le cas qui nous occupe, mais aussi, disons-le en passant, pour les calculs primitifs de la région prostatique.]

C. — Quelques opérateurs préfèrent pratiquer l'extraction, dans le cas qui nous occupe, avec la *pince à trois branches*, déjà décrite et représentée à la page 678.

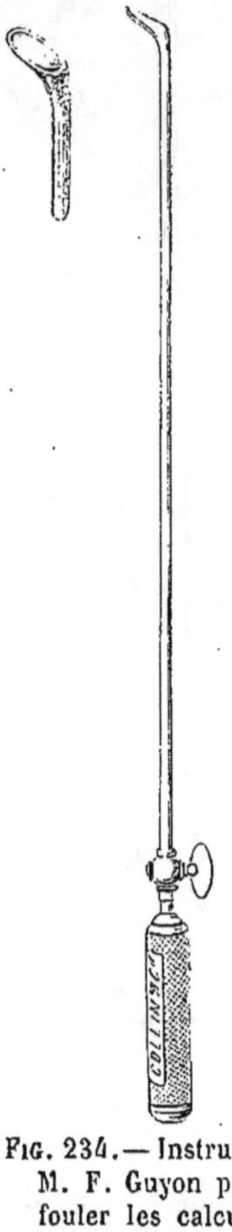

FIG. 234. — Instrument de M. F. Guyon pour refouler les calculs uréthraux dans la vessie.

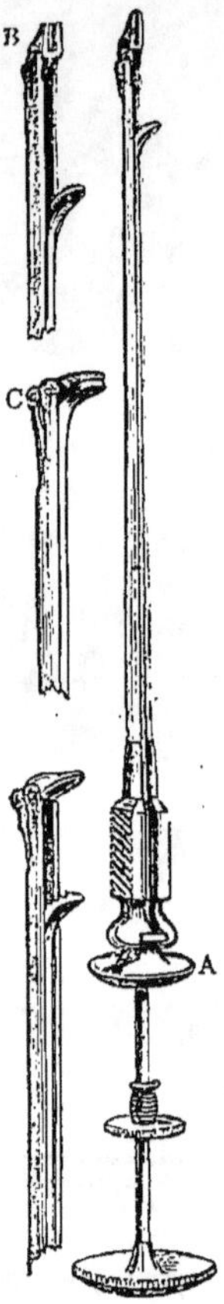

FIG. 235. — Lithotriteur uréthral (*).

D. — D'autres ont recours à un *petit lithotriteur uréthral* (fig. 235). Mais l'emploi de tout instrument de broiement dans l'urèthre demande une grande attention et une extrême légèreté de main, sous peine de faire plus de mal que de bien. On ne devrait donc y recourir que si les pinces avaient échoué.

(*) C, position d'entrée, le bec étant fermé; B, bec ouvert. Pour cela, on fait glisser la branche femelle en tournant à gauche le disque A, jusqu'à ce que le corps étranger soit dépassé : puis on ferme en imprimant un mouvement inverse au plateau A ; il ne reste plus qu'à broyer au moyen de la branche mâle. D, même bec, mais dont le mors mâle est muni de dents.

E. — Une longue *curette* (fig. 236), bien construite, est souvent fort utile, et dans quelques cas même est le moyen le plus sûr et le plus efficace à employer.

[La curette ordinaire peut parfois être d'un manie-ment difficile ; on ne parviendra qu'avec peine à l'enga-ger convenablement et à la charger si le corps étranger est étroitement embrassé par la paroi uréthrale. Cette pensée inspira à M. Leroy (d'Étiolles) la *curette articulée* (fig. 237), dont il est facile de comprendre le mécanisme et les avantages.]

Terminons cette discussion instru-mentale en disant que pour nous l'in-strument le plus simple, et par suite le meilleur, puisque son action est plus directement sous l'influence de l'opérateur, est la pince uréthrale dé-crite plus haut.

F. — On signale quelques cas très-rares où il aurait été nécessaire d'*in-ciser* pour extraire un fragment arrêté soit au niveau du périnée, soit plus près du méat. Cette boutonnière pourra être faite si le corps étranger détermine une rétention d'urine, ou si, s'étant frayé une voie hors de l'urèthre, dans les tissus ambiants (comme on l'observe surtout dans la portion membraneuse et à son voisi-nage), il est une cause de troubles et peut faire craindre un abcès. — Pour moi, je n'ai encore jamais eu jusqu'à ce jour (1870) occasion de pratiquer cette incision, bien que parfois j'aie

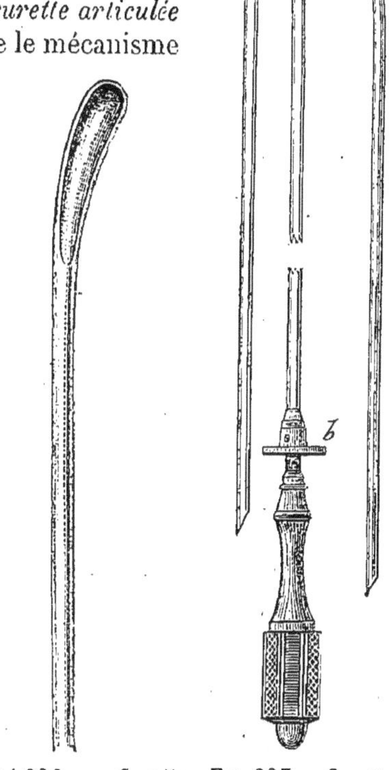

Fig. 236. — Curette ordinaire, grandeur naturelle.

Fig. 237. — Curette articulée de Leroy (d'Étiolles) (*).

eu à débrider soit en haut, soit en bas, le méat, pour livrer passage à un fragment volumineux arrêté derrière lui. Je ne parle pas ici des cas où le méat est anormalement étroit, car alors c'est dès le début qu'on a dû l'inciser.

EXTRACTION DE CORPS ÉTRANGERS. — A côté des divers procédés mis en usage pour extraire les débris calculeux se place tout naturellement la question des corps étrangers introduits dans la vessie. Il est peu de ces derniers qu'on puisse broyer ; presque tous doivent être retirés entiers ou après morcellement, s'il est nécessaire, en deux ou trois fragments.

Ces corps étrangers se rencontrent plus souvent chez la femme que chez

(*) [L'extrémité vésicale est munie d'une petite valve que l'on peut, au moyen de quelques tours du plateau *b*, ouvrir ou fermer ; *d*, valve fermée, position d'introduction jusqu'à ce qu'on ait franchi l'obstacle ; *a*, valve ouverte ; *c*, même instrument, mais à forme curviligne.]

l'homme, si nous en exceptons toutefois les fragments de bougies et de sondes qui, surtout lorsqu'elles sont faites avec la gutta-percha du commerce, sont sujettes à se rompre. Des morceaux de bois, des brins de paille, des bâtons de cire à cacheter, ont pu être introduits (1). Il y a quelques années, je pratiquai avec succès la taille pour un fragment volumineux de cire ; je ne crus pas en effet pouvoir appliquer dans ce cas la lithotritie, ayant constaté dans une série d'expériences que cette substance n'était pas suffisamment friable à la température du corps. Je dois dire toutefois que depuis lors un cas semblable a été traité à Paris par la lithotritie, et cela avec succès.

Les fabricants français ont construit d'ingénieux instruments pour l'extraction de quelques-uns de ces corps étrangers.

On peut ranger ces diverses inventions en trois grandes classes :

1. *Duplicateurs.* — Si le corps étranger est souple, comme une sonde molle, par exemple, si surtout il est lisse, on se servira de l'instrument

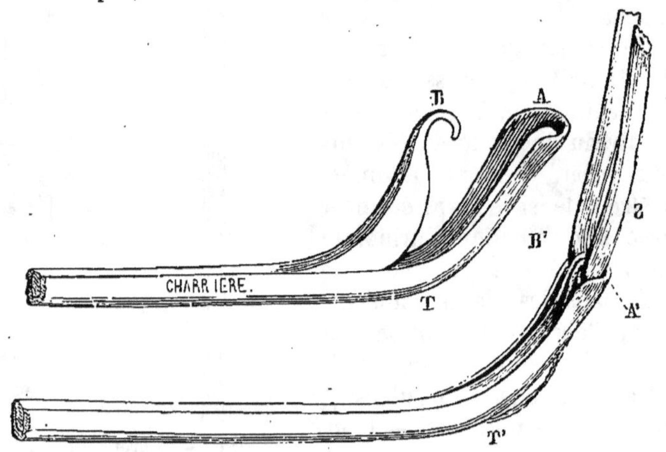

Fig. 238. — Duplicateur de L. Aug. Mercier (*).

imaginé par L. Auguste Mercier (2), et représenté figure 238. Sa forme rappelle celle d'un lithotriteur, et son maniement est absolument le même ; mais une fois engagé entre les mors, le corps étranger glissera fatalement jusqu'au crochet de la branche mâle, et dès lors il ne restera qu'à faire l'extraction.

(1) On put par lithotritie extraire en trois fragments une épingle ordinaire de la vessie d'un jeune homme. Elle formait le centre d'un calcul phosphatique. (*Cat. of calculi, Royal College of Surgeons*, p. 1, pl. XII, fig. 14, vitr. 14 du musée.)

Il y a plusieurs exemples, au « Royal College of Surgeons », d'épingles ordinaires, d'épingles à cheveux, etc., ayant servi de centre à des dépôts calculeux chez des femmes. (Voy. vitr. 1, vitr. 2, vitr. 7, vitr. 11, et p. 127 à 130 du 2e fascicule du *Cat. of calculi.*)

(2) L. Aug. Mercier, *Instrument pour extraire de la vessie les sondes élastiques* (*Bulletin de l'Académie de médecine*, 1856, t. XXII, p. 57).

(*) [A, branche femelle largement fenêtrée ; B, crochet de la branche mâle beaucoup plus étroit que la fenêtre de A et fortement convexe, de manière à faire glisser le corps étranger jusqu'au crochet ; T, talon de l'instrument fenêtré pour permettre à la partie convexe de s'y engager pendant la fermeture ; A',B',T', position respective des diverses parties du bec quand la sonde S a été saisie et pliée.]

Mais s'il s'agit d'un corps résistant, d'une épingle, par exemple, il ne suffira plus de l'accrocher, il faudra la plier, et si ses extrémités sont aiguës, il faudra autant que possible protéger les parois uréthrales de leur atteinte. De là l'idée d'un tube protecteur, émise tout d'abord, dans le but qui nous occupe, par Ségalas (1). Le duplicateur de Courty (2) (fig. 239), l'un de ces instruments, est un lithotriteur dont la branche femelle fenêtrée peut laisser passer à volonté le crochet terminal de la branche mâle. Lorsqu'on a pénétré dans la vessie, on fait saillir le crochet et l'on va à la recherche du corps étranger, puis on l'amène jusqu'au contact des bords de la fenêtre. Dès lors, au moyen d'un pignon et d'une crémaillère, on fait rentrer dans la gaîne offerte par la branche femelle le crochet mâle, entraînant après lui le corps ployé en deux.

2. *Redresseurs.* — Le but qu'on se propose ici est de placer le corps étranger dans l'axe même de l'instrument ; en d'autres termes, de lui donner la même position que si on l'avait saisi d'emblée par l'une de ses extrémités. — Ces instruments sont nombreux. Nous nous contenterons de rappeler ici les trois modèles d'extracteurs par redressement de Leroy (d'Étiolles), et de signaler les deux redresseurs particulièrement employés aujourd'hui, et dont nous donnons ci-joint le dessin.

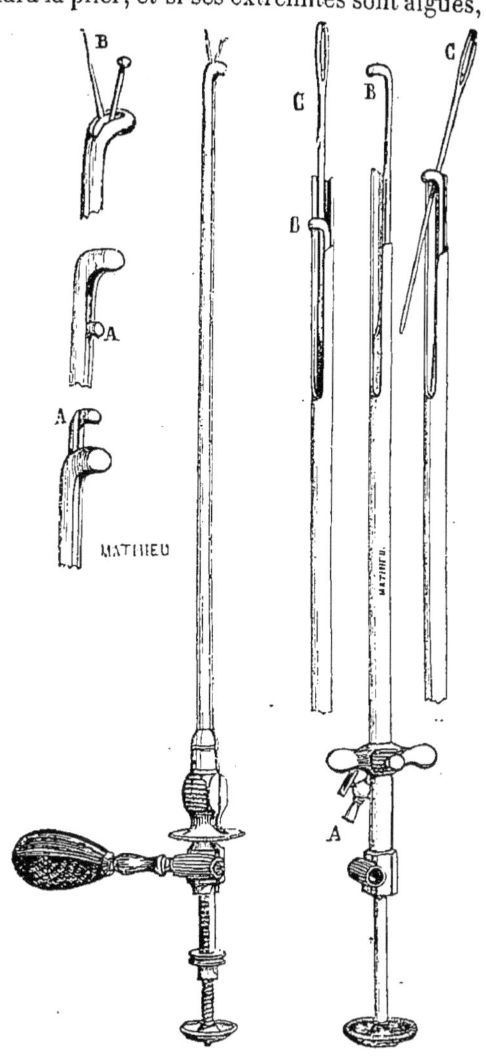

Fig. 239. — Duplicateur de Courty (*).

Fig. 240. — Redresseur (modèle Mathieu) (**).

redresseurs particulièrement employés aujourd'hui, et dont nous donnons ci-joint le dessin.

(1) Ségalas, *Lancette française*, 1832, t. VI, p. 235.
(2) Courty, *Archives de médecine*, février 1851.

(*) [A, mors mâle dans ses divers rapports avec le mors femelle ; B, corps étranger saisi.
(**) Dans une canule, ouverte en gouttière à son extrémité vésicale, glisse un crochet B en forme de demi-anneau embrassant et complétant la gouttière de la canule. Ce crochet est d'abord poussé vers le centre vésical pour saisir le corps ; puis au fur et à mesure qu'on le ramène à soi, il force le corps étranger à s'incliner d'abord, mais finalement à se coucher dans la gouttière. Les différentes manœuvres peuvent être aidées, si l'on veut, en poussant par le robinet A une injection vésicale.]

Ces redresseurs, comme d'ailleurs ceux de Leroy (d'Étiolles), offrent tous un même inconvénient. S'ils réussissent parfaitement quand le corps étranger est saisi à 2 centimètres au plus de son extrémité, il n'en est plus de même si la prise a lieu à 5 ou 7 centimètres; dans ce cas, en effet, le corps a beau basculer, il ne s'engage dans aucune gouttière, sa pointe reste saillante et forme ainsi un relief bien fait pour entraver l'extraction et déchirer l'urèthre. C'est alors

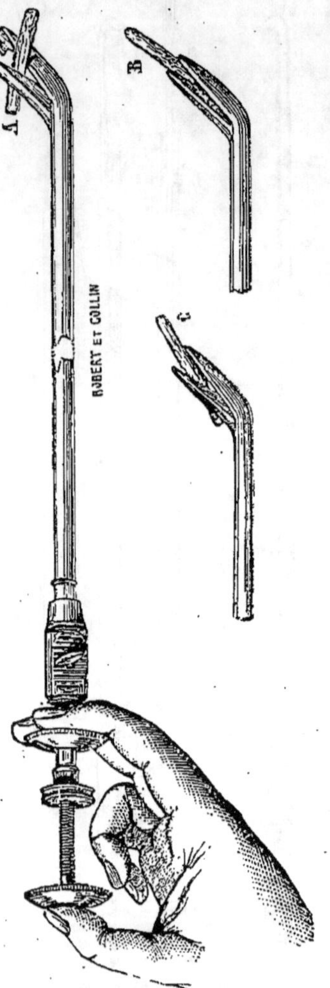

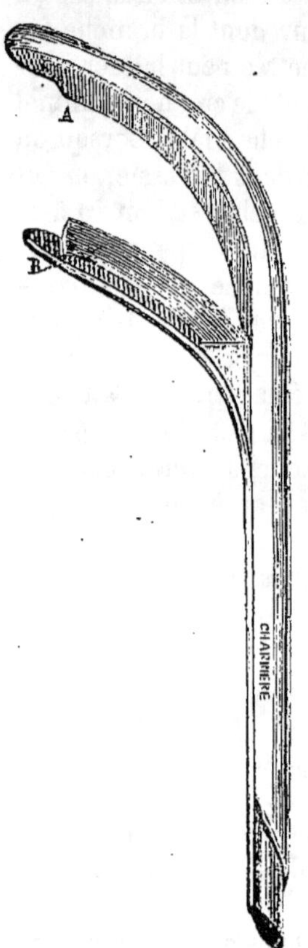

FIG. 241. — Redresseur de Robert et Collin (*).   FIG. 242 — Diviseur de Caudmont (**).

qu'il faut user de la petite manœuvre suivante. Si arrivé au niveau du col, on se sent arrêté, on n'insiste pas tout d'abord. On relâche la prise, puis on tire lentement l'instrument, qui glisse ainsi sur la tige étrangère immobile;

(*) [La branche femelle offre deux lèvres bien différentes, l'une de forme triangulaire, allant en mourant de sa base vers son extrémité libre, l'autre horizontale et lisse, mais terminée par un crochet. La branche mâle offre une forme triangulaire ; elle est mince et intimement accolée contre la lèvre droite du mors femelle, tandis qu'elle est distante de 3 à 5 millimètres de l'autre lèvre Toutes les fois qu'un corps étranger sera saisi, A, il fuira sous la pression des deux lames jusqu'à ce qu'il butte contre le crochet. Dès lors l'action de la branche mâle continuant, le corps étranger basculera de plus en plus (C) et finira par se coucher à côté de la branche mâle (B).

(**) Sorte de lithotriteur dont la branche mâle offre un puissant biseau tranchant B qui, l'instrument fermé, se cache dans la fenêtre du mors femelle A.]

jusqu'à ce qu'elle puisse d'elle-même s'engager dans la cannelure de l'instrument. Dès lors l'extraction est des plus faciles.

3. *Diviseurs.* — Si, pour une raison ou pour une autre, on croit devoir procéder au morcellement préalable du corps étranger avant de l'extraire, on pourra recourir, s'il est cassant, à un lithotriteur porté à faux ; s'il est au contraire en partie malléable, soit au diviseur de Civiale, soit à celui de Caudmont, dont nous donnons ici le dessin.]

COMPLICATION SURVENANT DANS LE COURS DE LA LITHOTRITIE. — Je n'ai pas l'intention de décrire ici tous les accidents qui viennent souvent entraver plus ou moins le cours d'une lithotritie, et qui réclament un traitement basé sur ces principes généraux qui, il faut bien le savoir, doivent être connus de tout chirurgien voulant pratiquer cette opération. Je me contenterai ici de quelques remarques à l'égard des accidents résultant directement de la manœuvre opératoire ; accidents que nous pouvons énumérer dans l'ordre suivant : fièvre, cystite, prostatite, orchite, hémorrhagie, rétention d'urine. Quant à toutes ces complications qu'on pourrait appeler antérieures, à toutes ces affections dont le malade était porteur avant toute opération, telles que âge avancé, débilité extrême, altération rénale, lésion vésicale, hypertrophie prostatique, rétrécissement de l'urèthre, nous n'envisagerons leur valeur, au point de vue du choix du traitement, qu'au chapitre XIV, où nous nous proposons de montrer quelles notions doivent guider dans la thérapeutique en présence d'un cas donné.

Fièvre. — Bien qu'exceptionnel, il n'est pas rare de voir à la suite d'une séance se montrer un frisson, suivi rapidement de chaleur et de sécheresse, puis plus tard de sueurs plus ou moins abondantes. En même temps il y a de la soif, le pouls est fréquent, la température augmentée. On observe assez souvent aussi de la céphalalgie, de la rachialgie, ou de la courbature généralisée. Tout cet ensemble est généralement désigné sous le nom d'accès de fièvre, ou encore de fièvre uréthrale ; ce groupe de phénomènes morbides s'associe en effet à des lésions même très-légères de l'urè- · thre. Les accès fébriles varient complétement en intensité : le début peut être marqué par une légère horripilation ou par un frisson excessif ; même diversité pour les stades de chaleur et de sueurs qui sont en général en raison directe du premier phénomène. Neuf fois sur dix, le pronostic est sans gravité ; le malade reste seulement affaibli passagèrement ; d'autre part le traitement est légèrement prolongé par la nécessité où l'on se trouve de retarder la séance suivante. Quand une fois la fièvre a paru, il faut chercher à la prévoir et à l'éviter la fois suivante, en réchauffant avec soin le malade en temps voulu ; pour cela on le couvrira bien, des bouteilles chaudes seront mises au pied du lit, on lui fera prendre une boisson chaude, soit du thé, soit de l'eau vineuse, si l'on préfère. L'opium à petite dose est peut-être le meilleur prophylactique employé. Le sulfate de quinine ne paraît avoir que peu d'influence pour prévenir le retour de l'accès. Une goutte de teinture d'aconit donnée au moment et continuée toutes les deux ou trois heures a été indiquée comme empêchant le frisson de se montrer ; mais je ne puis m'empêcher de mettre ces observations en doute, car il me semble

fort difficile en pareilles circonstances de juger du rôle précis de tel ou tel
médicament. Le véritable moyen préventif n'est autre, pour moi, que
l'habileté du chirurgien sachant opérer avec facilité, douceur et rapidité,
de manière à ne léser l'urèthre que le moins possible.

Cystite, néphrite, prostatite, orchite. — Si l'accès fébrile est intense, il
peut être le signe de quelque affection locale, telle que début de cystite,
complication rénale, inflammation du testicule. Il faut savoir toutefois que
cette fièvre se lie souvent à un trouble général de l'économie, sans localisation aucune; c'est alors surtout qu'on la voit persister ou revêtir le type
intermittent.

Si le malade accuse une douleur au-dessus du pubis ou au col de la
vessie, s'il a des envies d'uriner fréquentes, on se trouvera bien d'un
révulsif appliqué *loco dolenti;* ce serait encore la conduite à suivre si la
région lombaire devenait le siége de douleurs vives. Le meilleur révulsif
cutané à employer dans ces cas est, selon moi, un cataplasme chaud de farine
de graine de lin saupoudré de farine de moutarde. On y joindra des bains
de siége chauds, des boissons émollientes (particulièrement la décoction de
chiendent à la dose d'un demi-litre à un litre par jour), un régime dia-
phorétique, une nourriture peu excitante, et, si la douleur est vive, de
l'opium. Si la cystite passe à une forme chronique, si l'urine se montre
chargée de pus et de mucus, on peut recourir à des lavages vésicaux quotidiens, mais surtout il faudra faire le plus tôt possible une nouvelle séance,
car le broiement des gros fragments est souvent le meilleur moyen de
calmer l'état vésical. — Quant à l'orchite, qui d'ailleurs est rare, elle ne
réclame que du repos, des fomentations et les soins généraux déjà signalés;
et il n'est pas nécessaire de recourir à quelque débilitant que ce soit. Inutile
de dire que la séance suivante sera différée autant qu'il sera nécessaire,
qu'elle sera courte et qu'on y apportera encore plus de douceur que de
coutume.

Hémorrhagie. — C'est là un accident rare. Un léger suintement de
sang suit quelquefois les manœuvres opératoires et peut même persister
un jour ou deux; mais c'est un fait exceptionnel. J'ai vu une fois se produire, à la suite d'une séance courte et faite avec grand soin, une grave
hémorrhagie, non pas uréthrale, mais bien vésicale; il y avait sans doute
dans ce cas une disposition générale de l'économie; en dépit de tout traitement, l'écoulement de sang persista jusqu'à la mort du malade, qui survint
dans les huit jours. Vainement à l'autopsie examina-t-on avec le plus grand
soin et la vessie et la prostate, on ne découvrit trace d'aucun traumatisme,
d'aucune lésion. Le seul fait morbide rencontré fut une congestion intense
de toute la muqueuse vésicale. Ce malade avait offert, depuis le début de
son affection calculeuse, de fréquentes hématuries, même pour le plus léger
exercice.

En pareil cas il n'y a qu'à prescrire le traitement ordinaire de toute
hémorrhagie vésicale : repos, élévation du bassin, applications froides ou
même glacées, petits morceaux de glace mis dans le rectum, et même, si
l'on ne craint pas d'exciter l'hémorrhagie par des manœuvres instrumen-

tales, injection vésicale glacée, soit d'eau simple, soit d'une solution de matico. Parfois on peut avec avantage mettre à demeure une sonde molle de caoutchouc vulcanisé, mais l'expérience seule permet d'apprécier ce que donnera ce moyen. Règle générale, tout instrument doit être proscrit tant qu'on n'a pas acquis la certitude que les autres moyens sont impuissants ; ces tentatives avec la sonde ont bien plus de chance, en effet, d'augmenter ou de ramener l'hémorrhagie que de la supprimer. Quant au calcul lui-même, on ne devra s'en occuper que plus tard, quand tout sera rentré dans l'ordre ; c'est là toutefois un point qui nécessite une sérieuse considération. Envisagée dans son ensemble, l'hémorrhagie est un sujet très-vaste ; mais comme il a déjà été traité dans tous ses détails dans cet ouvrage (p. 581, 609, 630), nous n'y insistons pas actuellement.

Terminons ces quelques considérations sur l'hémorrhagie par le résumé d'un fait fort intéressant que j'ai eu lieu d'observer. Chez un malade soumis dernièrement à mes soins, dès la première ou la seconde séance, se manifestait une disposition remarquable aux hémorrhagies ; mais peu à peu, au fur et à mesure que le traitement arrivait à sa fin, la vessie devenait de moins en moins susceptible. Aussi, malgré des hémorrhagies assez abondantes au début pour inspirer l'inquiétude, le succès final fut-il obtenu.

Rétention partielle d'urine. — Il est un fait auquel il faut toujours songer après la lithotritie, surtout chez les sujets âgés, à savoir : l'apparition d'une rétention d'urine à la suite d'une séance. Parfois cette rétention a lieu d'une façon tout à fait insidieuse, déterminant un abattement profond et des symptômes généraux graves avant même que malade ou chirurgien ait reconnu son existence. Il est d'autant plus facile de la méconnaître que l'on voit s'écouler au dehors une certaine quantité d'urine, mais en réalité ce n'est là qu'un trop-plein, qu'un surplus, tandis que la vessie frappée d'atonie s'est laissée largement distendre. Cette rétention n'est pas l'effet d'un calcul obstruant le col, mais paraît tenir aux deux causes suivantes : d'une part, une certaine paresse, une certaine torpeur des fibres musculaires de la vessie à la suite de l'opération ; de l'autre, un gonflement plus ou moins marqué tant de l'urèthre que de la prostate. En général, mais non toujours cependant, l'état normal revient rapidement ; mais, tant qu'il n'en est pas ainsi, tant que la vessie est incapable de se vider complétement, il faut sonder le malade deux fois par jour, et même plus s'il est nécessaire, se comportant d'ailleurs dans ce cas comme dans toute rétention d'urine en général, quelle qu'en soit la cause.

Quant à la durée nécessaire après la séance du *séjour au lit,* et plus tard dans la chambre, il est impossible de poser à cet égard une loi absolue applicable à tous les cas. Pour chacun en particulier, il faut tenir compte des susceptibilités tant locales que générales. C'est ainsi que, si dans quelques cas de calcul petit, avec bonne santé générale et irritabilité vésicale très-faible, on n'a pas à insister sur le repos en chambre, dans d'autres au contraire il sera absolument prescrit et nécessaire pendant plusieurs semaines. Assez souvent cependant le grand air et un léger exercice entre les séances sont des conditions favorables pour l'opéré.

CHLOROFORME. — Il est un point de quelque importance, bien qu'il ne soit qu'indirectement lié à la lithotritie, sur lequel les opinions ne sont pas unanimes, je veux parler de l'emploi du chloroforme pendant la séance.

J'examinerai rapidement dans quelle condition l'anesthésie nous place au point de vue de l'opération. Il est évident, en effet, à en juger par les raisons fournies contre son emploi, que la question n'a pas été envisagée à son véritable point de vue.

Établissons tout d'abord comme prémisses qu'il n'y a aucun motif pour ne pas éviter à un malade nerveux et irritable la plus grande partie de la douleur et de l'ennui causés par le broiement d'un calcul. Nul doute que chez un pareil sujet il ne soit avantageux d'éviter tout ébranlement, toute excitation qui, vu son tempérament, pourraient prendre des proportions considérables.

Mais la douleur éveillée par une lithotritie bien faite est bien légère en réalité. C'est plutôt une gêne, un agacement, qu'une douleur; et comme la séance dure rarement plus d'une à deux minutes, la dose de courage demandée au malade n'est pas considérable, à dire vrai.

Exposons maintenant le seul motif qui puisse faire rejeter l'emploi du chloroforme, que nous avons, pour notre part, fréquemment employé. Il est certaines circonstances, que nous ne pouvons ni prévoir ni apprécier, qui rendent les calculeux infiniment plus sensibles à certains jours qu'à d'autres. Tel malade supporte ordinairement la séance sans plainte; bien plus, il est de toute évidence qu'il n'a pas eu, à proprement parler, de souffrances à endurer. Puis un jour, bien que l'opérateur procède avec le même soin et la même facilité que d'habitude, ce même patient commence à se plaindre dès que le lithotriteur a franchi le col vésical; le moindre mouvement de l'instrument éveille la douleur, toute tentative opératoire provoque la souffrance. En pareil cas, il n'y a pas à hésiter, il faut céder aux indications mêmes de la nature en retirant immédiatement le brise-pierre et remettant la séance à un autre jour. Si l'on n'écoute pas cet avertissement naturel, si l'on veut passer outre, on peut voir apparaître un frisson plus ou moins violent, et même se développer une cystite. Inutile de faire remarquer que si en pareil cas du chloroforme a été administré, on n'aura pas cet avertissement de la nature, on procédera au broiement, dont les résultats seront au moins douteux s'ils ne sont dangereux. Cette excitabilité dont nous parlons, nous ne savons ni quand, ni pourquoi elle existe; nous n'en avons qu'un seul signe : seule en effet cette exquise sensibilité nous indiquera de différer la séance, mais sa valeur est absolue. À ce titre, il est donc bon de n'en être pas privé.

Le cas que nous venons de supposer n'est pas souvent, il est vrai, aussi accentué, mais il se montre fréquemment à un léger degré. Or il est toujours sage d'abréger ou même de cesser sur-le-champ toute séance, toute manœuvre exceptionnellement douloureuses. La souffrance est toujours, dans ces circonstances, un avertissement précieux; elle nous dit qu'il y a un péril à éviter, qu'il faut redoubler de soin s'il est possible, ou même s'arrêter tout à fait. Toujours il est bon d'écouter cette voix et de s'y soumettre.

Être averti de la douleur dans les circonstances qui nous occupent, voilà l'avantage véritable, et le seul, je pense, qui se rattache à l'absence d'anesthésie. Le chloroforme d'ailleurs ne peut être jugé ainsi d'ensemble, il faut envisager chaque cas en particulier. J'ai coutume d'y recourir sans hésitation chaque fois que cela me paraît nécessaire, où que mon malade le réclame avec instance, ce qui arrive en moyenne une fois sur dix. Comme je l'ai dit déjà, la lithotritie, dans la majorité des cas, ne doit pas faire vraiment souffrir ; et si le chirurgien s'habitue à opérer sans anesthésie, s'appliquant à suivre toute expression pénible de l'opéré, il acquiert bien vite et à son insu même une délicatesse et une légèreté de main qui sont, avec la précaution, la meilleure garantie contre les lésions possibles de la vessie.

Il ressort pleinement de tout ce qui précède combien l'utilité de la non-anesthésie pendant la lithotritie a été mal interprétée par ceux qui n'ont voulu y voir que la possibilité pour l'opérateur d'être averti par la souffrance du malade que c'est la vessie, et non la pierre, qui est saisie entre les mors ! Pauvre malade assurément, dont la sensibilité est nécessaire pour avertir son chirurgien de pareille méprise !

LITHOTRITIE CHEZ LES ENFANTS.

La lithotritie peut s'appliquer à tous les âges, mais son emploi présente, dans l'enfance, quelques difficultés qu'on ne rencontre pas, d'ordinaire, chez l'adulte. Envisagée en général, sans considération d'âge, la lithotritie, rappelons-nous-le, réclame certaines conditions comme plus particulièrement favorables à son succès.

I. — Urèthre de calibre suffisant.

II. — Vessie douée d'une tonicité suffisante, mais non irritable à l'excès.

Or, ni l'une ni l'autre de ces deux conditions n'existent chez l'enfant, et c'est de leur absence même que naissent la plupart de ces difficultés que nous avons ici en vue.

Entre trois et sept ou huit ans, c'est-à-dire à l'âge où se rencontrent plus de moitié des calculs observés avant la puberté, l'urèthre est excessivement étroit ; il faudra donc ne recourir, à cet âge, qu'à un lithotriteur très-mince. D'où cette conclusion naturelle, qu'on ne pourra s'attaquer qu'à de petites pierres, à moins de faire des séances très-multipliées. Tout lithotriteur faible ne peut avoir, en effet, que des mors courts, sous peine de s'exposer à leur rupture. Or, des mors courts n'ont prise que sur des masses peu volumineuses. Si donc on entreprenait la lithotritie pour un calcul de 25 millimètres de diamètre, il faudrait un temps considérable pour arriver au résultat final. Nous n'en voulons pour preuve que ce qu'on a observé à Paris, où la lithotritie chez l'enfant a été fort en vogue. Le nombre total des séances n'était jamais moins de dix, douze et plus, et chacune était deux fois plus longue que chez l'adulte, et cela pour les raisons que nous venons d'exposer. On cite même un enfant de neuf ans, qui, confié aux soins d'un habile chirurgien, n'aurait pas subi moins de soixante-dix séances.

Une autre condition anatomique tout aussi défavorable consiste dans la forme piriforme de la vessie et dans sa situation abdominale plutôt que pelvienne. Pas de champ opératoire d'élection comme chez l'adulte; pas de point où la pierre puisse se trouver de préférence; pas de bas-fond rétro-prostatique, mais un réservoir souvent distendu et d'une grande capacité. On comprend ainsi qu'il y aura une perte de temps fatale, consacrée à la recherche du corps étranger.

Bien plus, cette même forme, cette même position de la vessie, auront pour conséquence de favoriser l'accumulation des fragments au voisinage du col dans le décubitus dorsal ordinaire. Si nous ajoutons à cela que la vessie est irritable, qu'elle se contracte avec force et persistance pour la moindre excitation, nous comprendrons pourquoi, une fois la lithotritie commencée, on voit si souvent des fragments s'arrêter dans l'urèthre et l'obstruer. C'est même là une source fréquente d'embarras souvent extrême : il n'est pas rare qu'une rétention d'urine de ce genre nécessite une boutonnière avec incision périnéale pour extraire le corps du délit.

Disons enfin que l'enfant est incapable de ce calme, de cette docilité qui assurent le succès chez l'adulte, et que toujours, chez lui, il faut recourir au chloroforme.

Quant à l'incontinence d'urine survenant dans le jeune âge à la suite de la lithotritie, ce n'est pas un fait très-rare, il est vrai, mais elle disparaît en général spontanément avec le temps.

Quoi qu'il en soit, si l'on est décidé à procéder au broiement chez un enfant, on aura eu le soin de dilater au préalable son urèthre à trois ou quatre reprises différentes. Au moment d'opérer, le bassin devra être fortement élevé. Si la pierre est petite, si elle ne dépasse pas le volume d'un pois, il sera bon de la broyer complétement en une seule séance, tout en ayant soin de la réduire réellement en fines granulations. Puis l'enfant est strictement tenu au lit; on lui donne en abondance des tisanes émollientes, quelques bains, et, s'il souffre beaucoup, des opiacés. Dans ma pratique, j'ai, dans des cas où le calcul était très-petit, opéré le broiement complet en une séance. Dans ces conditions, et lorsqu'on peut agir ainsi, la lithotritie me semble plus simple et plus sûre, selon toute probabilité, que la taille. Mais, s'il faut y revenir à plus de deux ou trois reprises, les avantages de la lithotritie deviennent fort douteux. Les figures 243 et 244 montrent l'instrument dont je me suis servi dans ces différents cas : c'est un lithotriteur sans vis; le broiement s'obtient par simple pression de la paume de la main sur la branche mâle, tandis que les doigts appuient sur la poignée transversale de la branche femelle. La force obtenue est bien suffisante pour les petites concrétions auxquelles on s'attaque; on pourrait d'ailleurs employer tout aussi bien la poignée ordinaire.

Les jeunes garçons *entre neuf et treize ans* offrent des conditions un peu

plus avantageuses que les sujets plus jeunes; ils présentent toutefois,
quoique à un degré moindre, les mêmes dispositions défavorables.

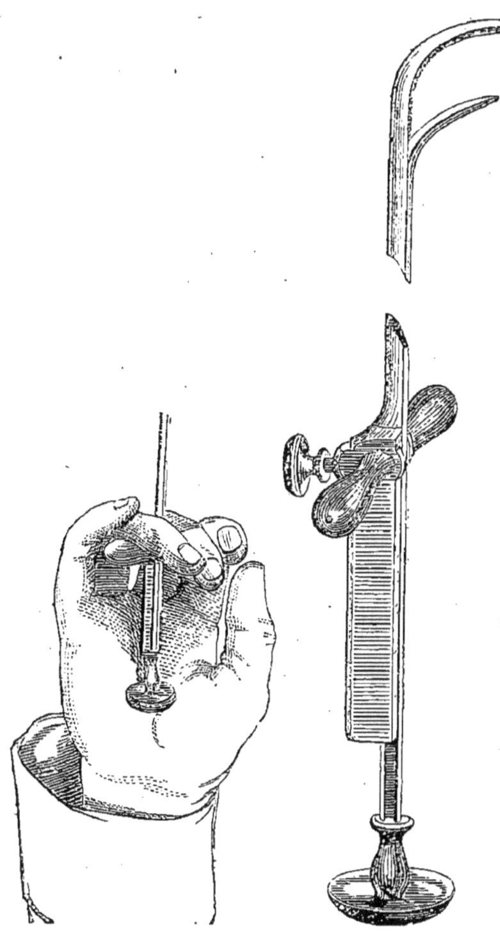

Fig. 243. — Petit lithotriteur sans vis,   Fig. 244.—Manière de se servir
   pour jeunes enfants, calibre n° 5   de ce lithotriteur.
   (n° 11 de la filière française).

Feu le docteur P. Guersant, ancien chirurgien de l'hôpital des Enfants, à
Paris, donne une statistique de quarante lithotrities pratiquées par lui chez
des enfants [trente-cinq garçons et cinq filles] (1). Nous y trouvons « sept
morts, dont quatre produites par des maladies intercurrentes [croup, scar-
latine], et trois seulement du fait de l'opération. De plus, on dut, chez
trois de ces petits malades, procéder ultérieurement à la taille; mais, chez
l'enfant, la lithotomie après lithotritie infructueuse, semble être une opération des plus graves : les trois petits malades succombèrent.
   Il est à peine besoin d'ajouter que la taille, pratiquée en Angleterre,

(1) P. Guersant, *Notices sur la chirurgie des enfants.* Paris, 1864, p. 87.

donne des résultats incomparablement supérieurs à ceux que nous venons de signaler. La proportion des décès aux guérisons est, en effet, entre un et cinq ans, d'un treizième, et entre six et onze, d'un vingt-deuxième (voy. d'ailleurs le tableau de la page 638).

RÉSUMÉ DES PRÉCEPTES A OBSERVER DANS L'APPLICATION DE LA LITHOTRITIE. — Rappelons brièvement ici les principales maximes envisagées dans ce chapitre et dans les précédents, maximes qui doivent servir de guide à quiconque veut pratiquer la lithotritie.

1. Il est à souhaiter que l'urèthre soit accoutumé, avant toute séance, au contact des instruments, de sorte que le lithotriteur nécessaire puisse passer sans éveiller trop de gêne, et sans faire saigner (page 644).

2. Opérez toujours, quand faire se pourra, sans avoir déjà irrité la vessie par une injection ou un cathétérisme (page 659).

3. Ayant déterminé la position à donner à l'opéré, suivant les circonstances, introduisez lentement le lithotriteur et conduisez son bec, avant toute ouverture, jusqu'au centre de la vessie et même au delà.

4. Que chaque mouvement soit fait avec précision, sans tâtonnement. Ouvrez et fermez, inclinez ou tournez, mais toujours avec lenteur, sans secousse ; que jamais, autant que possible, les mors ne touchent la paroi vésicale.

5. Maintenez l'axe du lithotriteur exactement dans la ligne médiane du corps, et les mors au centre même de la vessie ou dans son voisinage, car c'est là l'aire à choisir ordinairement pour opérer. Il faut, quand on procède au broiement avec la vis, tenir solidement l'instrument pour éviter tout ébranlement, tout mouvement de latéralité des mors ; une petite déviation de la poignée en produit une considérable de l'extrémité vésicale.

6. Une grosse pierre se tient souvent au voisinage du col. Mais la position du calcul varie beaucoup dans les différents cas. Lorsqu'on rencontre quelque difficulté à le trouver ou à le saisir, c'est en général qu'il est situé près du col vésical, et qu'en ouvrant l'instrument en agissant sur la branche mâle, on ne fait que butter contre la pierre et l'écarter, bien loin de l'engager entre les mors. Il faut alors, par un mouvement de rotation, glisser doucement la branche mâle entre le col vésical et le corps étranger (page 670).

7. Lorsque la pierre est saisie, surtout si le lithotriteur employé est fenêtré, imprimez à l'instrument un mouvement de rotation d'un quart de cercle environ avant de procéder au broiement, pour s'assurer qu'il n'y a bien que le produit calculeux de saisi, et que la muqueuse vésicale n'est pas pincée.

8. Après éclatement d'un calcul ou d'un gros fragment, l'opérateur peut, sans nouvelle recherche, saisir et broyer chacun des débris tour à tour, pourvu (le malade restant parfaitement immobile) qu'il manœuvre exactement à la même place. Chaque fragment, en effet, tombe immédiatement de lui-même entre les mors, et y reste en prise (page 672).

9. Ne retirez jamais un lithotriteur *gorgé* de débris calculeux ; une faible quantité pourra être ramenée avec le brise-pierre à mors plats. Mais si l'on

éprouve une légère résistance au niveau du col au moment du retrait de l'instrument, conduisez de nouveau le bec jusqu'au centre de la vessie, et déchargez-le. On peut toujours agir ainsi avec un lithotriteur bien construit (page 674).

10. Jamais une séance ne doit se prolonger plus de cinq minutes, à moins de circonstances tout à fait exceptionnelles. En moyenne, et pour mieux dire, dans la majorité des cas, la séance ne dure pas plus de deux à trois minutes, quelquefois moins. La simple présence du lithotriteur dans la vessie pendant trois minutes, même sans mouvement, est une cause de malaise, et, si ce temps est dépassé, pourra souvent devenir le point de départ d'une irritation quelquefois très-vive.

11. Si le malade accuse une douleur excessive au début d'une séance, il est sage de la faire très-courte, ou mieux de la remettre à un autre jour. Une telle souffrance, que rien n'a pu faire prévoir, est un signe précieux pour le chirurgien prudent; elle lui annonce que les voies urinaires ne sont pas dans des dispositions favorables. En écoutant cette voix de la nature, on peut éviter de graves inconvénients (page 694).

12. Il est généralement bon qu'après une séance, l'opéré ait un cataplasme chaud sur l'hypogastre, reste couché dans le décubitus horizontal, et urine s'il le peut dans cette position. Il doit garder le repos jusqu'à ce que les débris aient été expulsés, ce qui arrive en général dans les trois jours.

13. L'extraction des débris par injection ou par lavage vésical doit être considérée comme une exception, et non comme un fait de la pratique ordinaire.

CHAPITRE XII

DE LA LITHOTRITIE DANS LES CAS OU L'EXISTENCE DU CALCUL S'ACCOMPAGNE DE LÉSIONS ORGANIQUES SÉRIEUSES OU DE TOUTE AUTRE COMPLICATION

Lithotritie dans le cas de : 1° rétrécissement organique de l'urèthre ; — 2° hypertrophie prostatique ; — 3° atonie et paralysie de la vessie ; — 4° vessie à cellules ; — 5° tumeurs de la vessie ; — 6° lésions rénales ; — 7° calculs multiples.

Dans tout ce qui précède on a supposé, pour décrire en détail la lithotritie, qu'elle s'appliquait à des sujets sinon jouissant d'une bonne santé, du moins n'ayant aucune lésion sérieuse.

Il nous faut maintenant rechercher quelles modifications devront être apportées au traitement par lithotritie dans ces cas où l'affection calculeuse se complique d'une altération profonde quelconque.

Ces complications, nous pouvons, au point de vue qui nous occupe, les ranger dans l'ordre suivant : rétrécissement vrai de l'urèthre, prostate volumineuse et hypertrophiée, atonie évidente et paralysie de la vessie, vessie à cellules, tumeurs de la vessie, altération rénale.

1. *Rétrécissement de l'urèthre.* — On a regardé de tout temps une telle disposition comme un obstacle insurmontable à la lithotritie. Je n'ai pas trouvé qu'il en soit ainsi dans trois cas remarquables rapportés aux n°* 91, 110 et 194 de notre statistique.

Pour triompher de cette difficulté, j'ai eu recours à la dilatation continue durant les trois, quatre ou cinq derniers jours avant la séance. Une sonde de gomme de petites dimensions est passée dans l'urèthre et conduite jusque dans la vessie, puis fixée et laissée à demeure. Le malade se trouve ainsi forcé de garder la chambre, mais non le lit. Deux jours suffisent pour que la première bougie puisse être remplacée par une plus grosse, n° 6 ou 7 par exemple [n° 12 ou 15 de la filière française]. Deux ou trois jours après, les n°* 10 ou 11 [19 à 22] peuvent passer. Il est bon dans ces cas d'administrer le chloroforme et de se servir d'un petit lithotriteur à mors plats, l'introduisant et le retirant à trois ou quatre reprises, de manière à extraire le plus complétement possible les débris calculeux. Quelques jours plus tard on recommence les mêmes manœuvres préliminaires, mais cette fois il ne sera pas nécessaire de laisser aussi longtemps la sonde à demeure. Tandis que j'écris ces lignes, je suis justement à la fin du traitement par lithotritie d'un quatrième malade porteur de rétrécissement. Cet homme, actuellement dans mon service à « University College Hospital » et soigné comme je viens de l'indiquer, avait déjà été taillé il y a huit ans. A son entrée, il avait un calcul phosphatique volumineux et un rétrécissement à 12 centimètres du méat, rétrécissement laissant à peine passer le n° 6 [n° 12 de la filière franç.].

Je ne suis pas sûr que tout calcul avec rétrécissement puisse être attaqué par la lithotritie, mais je crois que cette proposition est vraie dans la majorité des cas, et particulièrement si la pierre est petite. Quant à un calcul très-dur, très-gros, il vaudrait mieux probablement l'extraire par la taille.

2. *Hypertrophie prostatique.* — La coïncidence d'une hypertrophie prostatique légère et d'un calcul vésical m'a paru être si fréquente dans l'âge avancé et de si peu d'importance pour le traitement, que je ne crois pas devoir en tenir compte tant que la glande n'est que peu augmentée. Mais lorsque l'hypertrophie est considérable, quand surtout le développement se fait irrégulièrement, de telle sorte que des productions pédiculées ou des végétations arrondies viennent faire saillie dans la cavité, dans ces cas l'opérateur se trouve quelquefois en présence d'une sérieuse complication. Je suis autorisé cependant à dire, me fondant sur un nombre considérable d'opérations faites dans ces conditions, qu'il y a moins de difficultés qu'on ne serait tenté de le croire tout d'abord.

Il faut pour éviter l'hémorrhagie, qui dans ces cas est l'accident le plus sérieux, des manœuvres opératoires très-attentives. On ne devra donc imprimer au lithotriteur que des mouvements très-doux et peu étendus. D'autre part, c'est presque toujours dans la position renversée, le bec derrière la saillie prostatique, que l'on opère ; on ne rencontre d'ailleurs aucune difficulté à agir de la sorte ; bien plus, le renversement est même plus facile que dans une vessie saine. Quant aux débris, ils ne sauraient être expulsés spontanément ; ils doivent être extraits avec le lithotriteur ou à l'aide de l'appareil de Clover. Ces malades sont presque toujours dans la nécessité de faire journellement usage d'une sonde évacuatrice ordinaire, qui pourra donner passage à quelques petits fragments. On peut d'ailleurs favoriser cet effet en poussant chaque jour une petite injection vésicale, non pas à l'aide d'une sonde puissante, mais simplement d'une poire de caoutchouc d'une contenance de 120 grammes. On maintiendra le ventre libre, ce qui favorise chez ces sujets l'expulsion de l'urine et des parcelles calculeuses, tandis que la constipation ne fait au contraire qu'ajouter au malaise. S'il se manifeste des épreintes, du ténesme, on prescrira des suppositoires morphinés (beurre de cacao, quantité suffisante; morphine, de 25 à 50 milligr.). L'usage répété de lotions très-chaudes est préférable à l'emploi de bains de siége, comme moins affaiblissantes, moins pénibles pour les malades faibles et âgés et même plus efficaces d'une façon générale.

Quelquefois, durant un accès d'épreintes vésicales, alors que les mictions sont très-fréquentes, on peut se trouver bien de mettre à demeure pour quelques jours une sonde vulcanisée ou de gomme ordinaire, suivant les circonstances. Je n'ai rien à dire de particulier ici sur le traitement général de ces malades; je me contenterai d'insister sur ce fait que, pour chaque cas donné, le chirurgien doit se laisser guider par une connaissance exacte des prédispositions comme de la constitution de son malade; ce sont là des faits qui, chez des sujets de soixante, soixante-dix et quatre-vingts ans, ne doivent jamais être négligés ou laissés dans l'oubli. Tout aussi utile que l'emploi du médicament est pour ces mêmes malades l'étude attentive de leurs habitudes, de leur nourriture ordinaire.

3. *Atonie évidente et paralysie de la vessie.* — Dans l'un et l'autre cas, la découverte de la pierre n'offre aucune difficulté. Les malades plus jeunes que ceux que l'hypertrophie prostatique, déjà étudiée, expose à la rétention, se voient obligés de recourir au cathétérisme pour vider leur vessie; et si un jour ils ont un calcul, c'est presque toujours une pierre phosphatique. Cette complication, atonie vésicale, est bien moins grave que celles décrites jusqu'ici : les organes sont habitués au contact des instruments; il n'y a aucune déformation; il n'existe qu'une vessie flasque, et dont les parois ont perdu toute tonicité. La seule indication spéciale ici est, une fois le broiement accompli, de procéder à l'extraction des débris, soit avec le lithotriteur, soit avec l'appareil de Clover.

4. *Vessie à cellules.* — C'est là une des conditions les plus défavorables pour tout traitement de la pierre. Ces cellules, fort gênantes pour la taille, deviennent pour la lithotritie la source de dangers et d'échecs. Malheureusement le diagnostic de cette disposition anatomique est généralement impossible. J'ai, il est vrai, diagnostiqué sur le vivant l'existence d'une cellule vésicale que je constatais à l'autopsie quelque temps après ; mais, je le répète, dans la majorité des cas, il n'est, à ma connaissance, aucun moyen de les reconnaître et de les prévoir. Prenons le cas suivant pour exemple. Après quelques années d'une miction difficile et incomplète, que le cathétérisme ait apporté ou non quelque amélioration, un malade déjà âgé nous offre les symptômes suivants : Il fait un usage régulier de la sonde, qu'il

introduit à deux ou trois reprises chaque jour. Chaque fois, alors que la vessie semblerait s'être complétement vidée, on voit s'écouler encore par l'orifice de la sonde une petite quantité d'une urine trouble. Si tout se borne à quelques gouttes, on en conclura seulement à des irrégularités de la paroi vésicale produites généralement par des saillies prostatiques. Mais si, au contraire, il s'agit d'un véritable écoulement, et à plus forte raison, si au moment où le malade se remet debout après être resté étendu alternativement sur l'un et l'autre côté, si à ce moment, disons-nous, quelques centaines de grammes viennent à s'écouler de nouveau, il n'y a pas de doute possible, et l'on ne saurait se refuser à admettre l'existence de quelque cellule, de quelque arrière-cavité vésicale. — C'est en me fondant sur ce signe obtenu à plusieurs reprises que je pus porter le diagnostic : cellule vésicale; diagnostic dont l'exactitude me fut plus tard confirmée par l'autopsie. Dans un de ces cas, je trouvai sur le cadavre deux petits calculs qui n'avaient jamais pu être découverts (enfouis qu'ils étaient dans la cellule) durant la vie.

A l'autopsie de sujets âgés, soit taillés, soit lithotritiés, succombant d'une façon lente et insidieuse au début de l'emploi régulier du cathétérisme, comme aussi de vieillards qui, par suite d'une hypertrophie prostatique, ont souffert longtemps d'une rétention d'urine chronique plus ou moins négligée, dans ces deux classes de malades, dis-je, il n'est pas rare de rencontrer des diverticules vésicaux. Fréquemment ils sont petits et nombreux, moins souvent ils sont larges; quoi qu'il en soit de leurs dimensions, ils semblent être une condition défavorable, une cause de terminaison fatale. Ils servent, en effet, de réservoir à une urine décomposée qui ne s'écoule jamais entièrement; ainsi prend naissance un travail inflammatoire qui, pour être chronique, n'est pas moins des plus dangereux; il n'y a pas seulement cystite, par le fait du contact continuel de la muqueuse avec cette urine altérée, mais souvent même péritonite consécutive.

Opère-t-on par lithotritie, des fragments calculeux peuvent tomber dans ces poches, dont on ne saura les extraire, et augmenter ainsi l'irritation déjà existante. Si donc, durant le cours du traitement, le chirurgien a quelque motif de croire qu'il existe des diverticules, il devra, à chaque séance, extraire aussi complétement que possible tous les débris, ne laissant dans la vessie que les gros fragments qui seront attaqués, une autre fois; on se met ainsi dans les meilleures conditions possibles pour éviter que des parcelles calculeuses aillent se loger et se fixer dans les cellules vésicales.

Si avant toute tentative opératoire, on pouvait porter un diagnostic exact et précis, et reconnaître la disposition qui nous occupe ici, il serait peut-être moins hasardeux, toutes les autres conditions étant égales d'ailleurs, de recourir à la taille plutôt qu'à la lithotritie.

5. *Tumeurs de la vessie.* — Si nous excluons de ce groupe les excroissances et les végétations prostatiques, on peut dire que ces tumeurs sont extrêmement rares, et qu'on n'aura que bien rarement à opérer dans une telle vessie. Je n'ai rencontré qu'un cas de ce genre; il s'agissait de produc-

tions encéphaloïdes. La seule indication précise alors est de manœuvrer avec un soin et une douceur extrêmes pour éviter de produire une hémorrhagie. Le champ opératoire est peu étendu ; mais, si la pierre n'est pas volumineuse, ce n'est là qu'un fait de peu d'importance et non une sérieuse contre-indication. Mon opéré survécut quelques mois au broiement de sa pierre, opération qui l'avait soulagé d'une grande partie de ses douleurs.

6. *Lésions rénales.* — J'ai eu plusieurs fois à lithotritier des malades atteints d'affection rénale nette et évidente. Chez ces sujets, on voit apparaître beaucoup plus vite des troubles généraux graves, tels que fièvre, miction plus ou moins profondément altérée, etc... Aussi ces malades doivent-ils toujours éveiller une vive anxiété. Le but principal que doit poursuivre le chirurgien pendant les manœuvres nécessaires, est de produire le moins d'irritation possible. Les séances seront courtes, peu actives, aussi éloignées les unes des autres qu'il sera nécessaire. Si la fièvre survient, on renoncera pour longtemps à tout nouveau broiement, à moins que les signes locaux ne le commandent autrement. Le malade (c'est une règle absolue) devra garder complétement le lit; au moindre signe de fièvre, à la plus légère douleur rénale, on appliquera à la région lombaire des cataplasmes chauds de farine de graine de lin saupoudrés de moutarde. On veillera avec soin à éviter tout refroidissement brusque, à entretenir la liberté du ventre, et enfin à ce que le régime soit tonique et réparateur, mais non excitant.

7. *Calculs multiples.* — Il n'est pas rare de trouver plusieurs petits calculs simultanés chez un vieillard. Tout bien considéré, et poids pour poids, il vaut mieux avoir affaire à des calculs multiples qu'à un seul qui aurait leur volume total. Quand on broie une petite pierre, on ne fait pas de gros morceaux; on n'a donc pas à la suite de l'opération de ces fragments durs pointus, bien faits pour irriter la vessie. Les conditions ne sont plus les mêmes si l'on se trouve en présence de deux ou trois gros calculs. Ici évidemment les manœuvres plus considérables, les séances plus nombreuses, sont autant de conditions défavorables. Toutefois, ici encore, le cas est plus favorable pour la lithotritie que si tous les dépôts calculeux ne faisaient qu'une seule masse compacte. Si l'on a affaire à deux ou trois pierres, chacune du volume d'une aveline, il ne faut en attaquer qu'une à la fois. Moins irritante, en effet, est une concrétion entière à paroi toujours plus ou moins lisse, que ces fragments anguleux résultant d'un premier éclatement. Aussi l'opérateur doit-il, à chaque séance, poursuivre le broiement du premier calcul attaqué, c'est-à-dire chercher et briser les fragments déjà faits, et rejeter hors du bec, s'il venait à s'y engager, tout nouveau calcul, jusqu'à ce qu'il en ait fini avec le premier. Telle est la règle qu'il faut suivre lorsqu'il existe plusieurs concrétions; par cette conduite, l'opérateur évitera le danger inhérent au broiement indistinct de tout ce qui se trouve en prise, broiement qui n'a d'autre résultat que de léser et d'irriter la vessie, en créant dans son sein une quantité considérable de fragments irréguliers et tranchants.

CHAPITRE XIII

RÉSULTATS DE LA LITHOTRITIE

Difficultés d'apprécier les résultats de la lithotritie. — Pratique de Sir B. Brodie. — Statistique de Civiale. — Pratique de l'auteur. — Analyse de ses résultats : 1° guérison complète ; — 2° état général du sujet dans la suite ; — 3° récidive de l'affection calculeuse.

Durant les trente ou quarante ans écoulés depuis que la lithotritie a été
pour la première fois reconnue comme opération chirurgicale, applicable
plus ou moins à un grand nombre de cas sérieux, des tentatives multiples
ont été faites de temps à autre pour déterminer d'une façon exacte ses
résultats. A première vue, on croirait cette question facile à résoudre. Il
semble, en effet, qu'il suffise de comparer un grand nombre de cas ainsi
traités avec un nombre égal de malades soumis à l'ancienne opération,
c'est-à-dire à la taille. On connaissait ou l'on pouvait connaître sans difficulté les résultats de cette dernière méthode ; en effet, elle avait été appliquée dans toutes les circonstances possibles, chez des malades de tout âge,
jeunes et vieux, pour des calculs de tout volume, et ses résultats, dans tous
ces cas, ne pouvaient faire de doute pour personne.

Quant à la lithotritie, on put constater bientôt qu'il était beaucoup moins
facile qu'on ne l'avait cru d'arriver à un jugement exact sur son compte.
Quelques années d'expérience suffirent pour montrer que le broiement
était encore plus hasardeux que l'opération sanglante pour les grosses
pierres, et qu'il était absolument impraticable pour quelques pierres d'une
dureté spéciale. Pour les enfants, pour le jeune âge, la lithotritie était
certainement inférieure à la taille. La nouvelle opération n'était donc applicable qu'aux adultes, et dans des cas déterminés, restant impuissante dans
les conditions difficiles. Dès lors il est facile de saisir quelles difficultés
devait présenter toute tentative de comparaison entre les deux méthodes.
Une seule chose était évidente, à savoir, que comme elle n'était applicable
qu'à ce qu'on peut appeler d'une façon générale les cas choisis, ses résultats devaient y être des plus favorables sans que la taille fût pour cela à
proscrire. Il ne faut pas oublier, d'autre part, que, si pour réussir, la lithotritie ne peut être appliquée qu'à des calculs de volume raisonnable, elle ne
trouve pas de contre-indications absolues ni dans l'âge, ni dans l'état
cachectique du vieillard, pourvu seulement qu'existe la condition indispensable, calcul moyen ou petit.

Une comparaison absolue des résultats fournis est donc chose difficile.
La lithotritie ne peut être jugée que si l'on connaît et l'âge de l'opéré et le
volume de la pierre attaquée. Supposons deux chirurgiens, l'un ne lithotri-
tiant que les productions étrangères pesant au plus 12 grammes, l'autre
broyant indistinctement tout ce qui se présente, que le calcul pèse 20,
24 grammes ou plus ; il est évident que la statistique du second, fondée sur
des opérations plus hasardeuses, plus dangereuses, présentera un ensemble
plus fâcheux et un nombre d'accidents plus considérable que celle du pre-

mier. Pour moi, après avoir mûrement étudié la question, je dois avouer qu'on ne me semble pas avoir tenu jusqu'à ce jour un compte suffisant de ces considérations, et qu'ainsi on n'a porté aucun jugement précis et sérieux sur le point qui nous occupe. Ce qu'il y a peut-être eu de mieux dans cette voie, ce qui semble se rapprocher le plus de la vérité, c'est l'article remarquable que Sir B. Brodie publiait, il y a une quinzaine d'années, dans les *Transactions of the Medical and Chirurgical Society*, article qui fut accueilli à cette époque avec un vif intérêt.

Cet éminent chirurgien ne se proposa pas d'attaquer ou de défendre la lithotritie. Il enregistra les faits avec leurs éventualités, ne cherchant pas à amoindrir leur importance non plus qu'à les rattacher directement à l'opération. Tout en considérant cet exposé de l'expérience de Sir Brodie comme un des meilleurs documents peut-être pour arriver à la solution de notre problème, je ne saurais oublier que Civiale, durant les dernières années de sa vie, publia le résumé annuel de ses opérations, indiquant le nombre des malades et en partie les résultats obtenus. Ces tableaux, cependant, ne renfermèrent jamais ces détails absolument nécessaires pour permettre au lecteur de fonder un jugement, et que je me suis efforcé de donner dans la statistique personnelle qu'on trouvera à la fin de cet ouvrage. Il était impossible de connaître cet habile opérateur sans reconnaître que son entraînement naturel pour une opération dont il avait été le défenseur ardent, qu'il avait le premier pratiquée, et avec laquelle il s'était identifié pour ainsi dire, devait le conduire à apprécier ses résultats plus favorablement que ne le ferait un juge indifférent. Il admettait à peine que la lithotritie pût occasionner la mort ; c'est là un fait utile à signaler, car son influence se fait sentir dans tous ses écrits. Si le malade succombe, il attribue toujours ce décès à quelque cause autre, jamais à l'opération. Telle était, sans aucun doute, sa croyance véritable, et pratiquement parlant, selon lui, bien qu'il ne fît jamais cette déclaration d'une façon absolue, la lithotritie n'était jamais fatale (1). Mais sa manière de raisonner et d'envisager les faits conduirait à innocenter toute opération chirurgicale des résultats mauvais qui peuvent la suivre. Je désire vivement rendre toujours à Civiale, en public comme en particulier, un juste hommage. Ce n'est pas, en effet, un faible service que son habile et infatigable persévérance a rendu à l'humanité souffrante. Mais il s'agit ici de chiffres, et sa manière d'interpréter les faits ne peut nous satisfaire. Aussi longtemps qu'existera cette croyance que toute opération chirurgicale peut amener la mort, et que ses conséquences peuvent être déduites de l'observation, de manière à nous permettre de la juger plus ou moins dangereuse, selon les chances fatales plus ou moins nombreuses qu'elle offre, aussi longtemps qu'il en sera ainsi, nous ne serons pas autorisé à faire une exception pour la lithotritie. Elle peut tuer, dans certains cas, alors même qu'il n'existe aucune lésion palpable, tout aussi sûrement que la taille avec son incision fatale. La ter-

____

(1) Civiale, *La lithotritie et la taille*. Paris, 1870. Chap. X: *La lithotritie peut-elle occasionner la mort ?*

minaison funeste se rencontre seulement beaucoup plus souvent dans un cas que dans l'autre.

Aussi, guidé par cette conviction, me suis-je proposé de juger, avec autant de soin et d'impartialité qu'il est en mon pouvoir, l'opération du broiement en tant qu'appliqué, dans une certaine mesure, à tous les cas, envisageant ses résultats tant immédiats qu'éloignés. Le but principal est de déterminer quelle est la proportion pour 100, 1° des guérisons, 2° des récidives, et aussi (ce qui fatalement est le point le plus délicat) quelle est la santé ultérieure des opérés.

C'est dans ce but que je présentai en 1867, à une séance de la « British Medical Association », à Dublin, une analyse de 100 opérations pour calculs vésicaux, dont 84 par lithotritie. Depuis lors j'ai (laissant les cas de taille à part), traité 120 malades, ce qui fait, pour ma pratique personnelle (sans aucune omission) 204 cas de lithotritie. Toutes ont été faites dans ces six dernières années, c'est-à-dire depuis que j'ai commencé à me servir de mes instruments actuels, et à développer mes principes et ma méthode. Aussi constituent-ils un groupe bien fait pour l'étude et la solution de notre problème. Mon intention est de présenter ici un résumé des faits offerts par ces malades, et aussi de poser les conséquences que je suis en droit de tirer d'une pratique étendue et attentive.

Sur chacun de mes malades, je possède, soigneusement classées et étiquetées, des notes écrites, prises au moment même, ainsi que la pierre elle-même (à peu d'exceptions près). Les faits que j'avance peuvent donc être vérifiés si on le désire. Pour chaque cas, j'ai tenu à citer tel ou tel docteur qui y avait assisté; cette garantie n'est pas utile, je pense, près de mes contemporains, mais elle aura toute sa valeur près des étrangers, et aussi des observateurs et des commentateurs de l'avenir. A la fin de cet ouvrage, je donne un court résumé de tous mes cas, mais avec des détails étendus pour ceux qui se sont terminés d'une façon fatale.

Remarquons d'abord que ces 204 cas de lithotritie s'appliquent tous à des adultes, et même pour la plupart à des sujets déjà avancés en âge. — C'est là un fait sur lequel il faut insister pour pouvoir établir une comparaison entre la taille et la lithotritie. Je rappellerai aussi au lecteur que toute table numérique, que toute statistique n'aura de valeur qu'autant que les enfants y seront nettement séparés des adultes, tant est grande, surtout pour la lithotomie, la différence du résultat final, suivant qu'on opère avant ou après la puberté.

Presque tous les cas se rapportent à des malades différents; huit seulement ont été opérés à deux reprises, et sont signalés en deux endroits. Les récidives (fait sur lequel je reviendrai plus loin) furent rares; je ne fais pas mention des malades que je dus traiter une troisième fois, ce qui se présenta quelquefois, quoique rarement, m'étant imposé comme règle de ne faire jamais figurer trois fois le même sujet dans ma statistique (1); autre-

____

(1) Il y a une exception à cette règle en faveur du cas suivant : les circonstances étaient tellement extraordinaires, qu'il était nécessaire de faire une exception (*c'est la seule d'ailleurs*) à la règle que je m'étais imposée. En mai 1865, je vis un malade, âgé de

ment « les cas » pourraient être multipliés à l'infini; si l'opérateur faisait entrer en ligne de compte chaque séance plus ou moins imprévue où il extrayait un débris calculeux à un de ces malades, chez qui se forment fréquemment ou même continuellement des dépôts calcaires.

C'est ainsi que sur les 115 cas consignés par Sir B. Brodie dans les notes dont nous avons déjà parlé, l'auteur avoue franchement que 8 appartiennent au même malade soigné successivement pendant plusieurs années, et qu'il y en a d'autres du même genre (vol. XXXIII, p. 185). Ces 115 cas ne représentent donc pas en réalité plus de 100 malades différents.

Dans ma statistique, ce sont 185 sujets qui m'ont fourni mes 204 cas. Je dois faire remarquer de plus que, en tant que conditions favorables, en tant qu'état général satisfaisant, la moyenne de mes opérés est au-dessous de ce qu'on observe habituellement. La plupart, en effet, sont des calculeux souffrant depuis longtemps déjà, et plus ou moins épuisés, cherchant près d'un opérateur célèbre une dernière chance de guérison, et venant à lui de toutes les parties du monde. La plupart sont des sujets de la Grande-Bretagne; mais j'en compte beaucoup aussi de France, d'Allemagne, de Turquie, de Russie, du Canada, de Belgique, des États-Unis, de la Californie, des grandes Indes, de la Nouvelle-Zélande.

Avant de commencer l'analyse de nos 204 cas, il faut tout d'abord faire certaines remarques importantes au point de vue de l'âge. La moyenne de nos opérés était un peu plus de soixante et un ans.

Le plus jeune avait vingt-deux ans; 3 seulement avaient moins de trente ans; le plus âgé avait quatre-vingt-quatre ans. Il y a 53 cas à soixante-dix ans et au-dessus, et pas moins de 126 après soixante et plus.

Si nous examinons maintenant ce qui a rapport au volume et au poids du calcul, je puis dire que, sauf de rares exceptions, je n'ai appliqué la lithotritie qu'à des pierres pesant moins de 30 grammes. Pour tout corps étranger de ce poids ou plus, j'ai toujours préféré la taille. Pour fixer les idées en rapprochant le poids du volume, je dirai qu'un calcul d'acide urique de 30 grammes a les dimensions d'une grosse datte, et je ne saurais trouver une comparaison plus exacte.

Au point de vue des résultats de la lithotritie, j'étudierai successivement les

---

soixante-dix ans, porteur d'un calcul d'acide urique de volume un peu supérieur à celui qui convient ordinairement à l'emploi de la lithotritie. Neuf séances me permirent de le broyer avec succès. Pendant deux ans et demi mon opéré jouit d'une parfaite santé et put vaquer à ses affaires. En avril 1868, après quelques mois de symptômes, il revint me trouver. Il avait à ce moment un calcul d'acide urique de la grosseur d'une noisette. Je l'en débarrassai en trois séances. Il resta un an au moins en parfaite santé, sans aucun symptôme de calcul et menant une vie active. Peu à peu sa miction devint pénible et plus fréquente que de coutume, mais les douleurs n'offrirent pas cette acuité des premières attaques, ce qu'il faut attribuer sans doute, comme il arrive souvent, à une hypertrophie prostatique qui nécessitait un cathétérisme quotidien (fait par le malade). Il s'adressa à moi pour la troisième fois en août 1870. Je lui trouvai alors non-seulement une grosse pierre, mais plusieurs petites, sept ou huit probablement. Je fis six séances avec emploi du chloroforme, car il fallait faire l'extraction artificielle. Les débris ramenés faisaient un poids total de plus de 30 grammes. Cet homme, bien qu'âgé aujourd'hui de près de soixante-seize ans, est de nouveau en parfaite santé et même plein d'activité. Dans ma statistique il figure aux n°s 40, 123 et 202.

trois points suivants : 1° Quelle est la proportion pour 100 de guérisons après l'opération? — 2° Quel est, dès lors, l'état général de l'opéré? — 3° Quel est le nombre des récidives et des rechutes?

I. *Proportion des guérisons sur cent opérés.* — Ce point ne saurait être élucidé qu'en tenant compte des considérations suivantes, tout à fait capitales :

1° Jamais, dans ma carrière, je n'ai trouvé nécessaire ou avantageux de terminer avec le bistouri un traitement commencé avec le brise-pierre. Cette pratique, je le sais, a été souvent employée surtout à Paris, quand la vie paraissait en danger, et si la mort survenait alors, elle n'était pas attribuée à la lithotritie (1).

2° Je n'ai laissé incomplète ou inachevée aucune lithotritie une fois commencée; chose qui s'est faite à Paris quand on se trouvait en présence de grandes difficultés ou de dangers imminents. Envoyer, en pareille circonstance, un malade à la campagne ne peut être en général que dangereux ou même fatal; seulement, quand la mort survient ainsi au loin, elle ne paraît pas devoir être rattachée à la lithotritie. Il nous semble tout à fait blâmable, bien qu'on agisse évidemment ainsi à Paris, de renvoyer un malade avant la fin du traitement, et de lui refuser un soulagement qu'il est en droit d'espérer. Une telle manière de faire est tout à fait inconnue des chirurgiens anglais, et c'est là un point dont il faut se souvenir pour estimer à leur juste valeur les résultats de la lithotritie.

3° Je n'ai jamais refusé d'opérer un calculeux soit par taille, soit par lithotritie, et j'ai parfois consenti, plutôt que de priver un malade des dernières chances qui lui restaient, à faire la lithotritie alors qu'il se refusait absolument, malgré mon avis, à être taillé. Je suis certain que deux ou

---

(1) Une fois je broyai une énorme croûte phosphatique englobant un calcul d'oxalate de chaux, et diminuai ainsi le volume de la masse calculeuse avant de pratiquer la taille. C'est le seul cas où je parus m'écarter, bien qu'il n'en fût rien en réalité, de la règle que je viens de poser. Un autre cas, dont je rapporte ici l'observation, semble jusqu'à un certain point être une seconde exception à ce même principe. Quoi qu'il en soit, ces deux malades sont les seuls sur lesquels je pratiquai, en quelque circonstance que ce soit, les deux opérations, lithotritie et taille, successivement.

Dans le courant d'octobre et au commencement de novembre 1868, je faisais six séances de broiement à un malade porteur de plusieurs petits calculs d'acide urique. Au milieu de novembre mon opéré allait à la campagne pour reprendre des forces; mais, s'y étant exposé à un refroidissement après un exercice fait par un temps des plus rigoureux, il fut pris d'une cystite intense, suivie d'orchite et d'une série d'abcès du scrotum et des parois abdominales, accidents qui persistèrent avec des alternatives de mieux et de plus mal jusqu'en avril 1870. Il eut alors, à la suite d'un abcès périnéal profond, une rétention d'urine qui nécessita l'emploi pour quelques jours de la sonde à demeure. Les souffrances étaient telles, qu'il se décida à subir une exploration pendant le sommeil anesthésique et à être taillé, si l'on trouvait un corps étranger. Ce fut le 21 septembre que je fis l'opération avec l'assistance de sir William Fergusson, qui tenait le cathéter, et en présence de MM. Pollock, Marshall, Hutchinson et plusieurs autres chirurgiens. Dès la première incision il s'écoula 450 grammes de pus; divisant alors rapidement la prostate, qui était volumineuse, je pus retirer deux petits calculs d'acide urique non encroûtés de dépôts phosphatiques et probablement de formation récente. Ces deux calculs étaient bien entiers, et non des fragments; quant à savoir s'ils existaient déjà ou non au moment des séances de lithotritie, il était impossible de le préciser. Il s'était écoulé cinq grands mois entre les deux opérations; aussi ne puis-je en réalité regarder ce cas comme un exemple de lithotritie malheureuse terminée par une taille. Cet homme jouit aujourd'hui (décembre 1870), d'une excellente santé.

trois des morts qui figurent dans ma statistique appartiennent à ce groupe de patients pour qui, vu les circonstances, la lithotomie eût été la meilleure opération. Sans doute, en règle générale, le chirurgien ne doit pas consentir à faire une opération autre que celle qu'il juge la meilleure; mais, dans de rares exceptions, il ne peut se refuser à certaines influences, à certaines considérations, et arrive ainsi à opter pour le procédé le moins bon selon lui, mais qui peut cependant offrir quelques chances de sauver la vie.

Je puis dire, après ces explications données, que sur mes 204 cas, avec un âge moyen de soixante et un ans, il y eut, soit durant le traitement même, soit à sa suite, 13 décès, dont un, je pense (n° 58) ne devrait pas figurer ici; mais j'aime mieux me tromper en plus qu'en moins. Je compte donc 13 morts, ce qui fait une moyenne de guérisons de 93,5 pour 100. Mes 84 premiers cas donnent 80 succès, soit 95 pour 100. Quant aux 100 derniers cas, comme ils devaient, pour les raisons énoncées plus haut, donner moins d'espérance, je considère leur résultat comme en réalité plus heureux et plus brillant que celui de ma première série. Deux ou trois cas malheureux, en effet, n'ont que peu à faire lorsqu'on veut examiner la mortalité dans son ensemble.

Examinons maintenant le siége et la nature de l'affection qui a déterminé la mort. La cause la plus ordinaire paraît être l'inflammation du rein, soit d'un seul côté, soit des deux. Un certain degré de cystite est chose commune, il est vrai, mais généralement légère et sans gravité. Cette cystite apparaît presque fatalement à un moment ou à un autre dans les lithotrities qui nécessitent plusieurs séances. Chez quelques sujets, cependant, elle est le point de départ d'une néphrite qui s'annonce par un violent frisson initial, suivi d'un autre quelques heures plus tard. Des douleurs vives successives, se répétant une ou deux fois dans les vingt-quatre heures, pendant trois ou quatre jours consécutifs, doivent éveiller l'attention de ce côté, et inspirer de l'inquiétude. Il est rare, en effet, que ces symptômes se montrent sans affection rénale. La fièvre persiste, l'épuisement augmente progressivement, et si une prompte amélioration n'a pas lieu, la mort survient du septième au vingt et unième jour. Quant à l'urine, elle peut se supprimer, mais ce n'est pas une règle constante. On constate à l'autopsie les signes évidents d'une néphrite unilatérale ou double : les uretères sont enflammés; dans leur intérieur et dans la substance rénale, on rencontre du pus tantôt bien collecté, tantôt infiltré. Nous trouvons des exemples plus ou moins précis de ce genre dans les cas inscrits sous les n°ˢ 109, 126, 127, 133, 147, 158. Je suis convaincu que, dans la plupart des faits de ce genre, pour ne pas dire dans tous, il existait déjà, sous l'influence de l'affection calculeuse, et avant toute intervention chirurgicale, de la pyélite chronique, sinon de la néphrite chronique. Il faut reconnaître que nous n'avons pas jusqu'à présent de moyen certain de nous assurer de l'existence ou non de ces conditions. L'affection rénale n'entraîne pas fatalement la présence, soit d'albumine, soit de dépôts spéciaux dans l'urine. Cette urine, d'ailleurs, renferme fréquemment chez les calculeux, du mucus, du pus et du sang; or, il n'est pas possible de préciser exactement quelle est la source de ces altérations, s'il faut en accuser le rein ou la vessie, qui, par le fait même de la présence du calcul, en est le plus souvent le point de départ. Non, il n'y a pas de signe sûr, pathognomonique, permettant de reconnaître la désorganisation du filtre rénal. En fait, on n'observe que bien rarement les signes physiques et les symptômes fonctionnels, alors même qu'existe une pyélite déjà avancée ou même une néphrite chronique.

On peut aussi voir arriver la mort par le fait d'une cystite aiguë en dehors de toute lésion rénale sérieuse. La vessie peut d'ailleurs être ou non à cellules, et le plus souvent elle n'a pas de ces diverticulum. Quand ces cellules (et il n'est pas nécessaire qu'elles soient de grande capacité) existent, toute manœuvre instrumentale continue ou répétée, comme par exemple l'emploi journalier de la sonde dans le cas d'atonie vésicale, détermine assez souvent un travail lent de cystite ou de pyélite qui, un jour donné, amènera la mort. Telle a été la voie fatale suivie par les malades inscrits sous les nᵒˢ 61, 69 et 89. Le nᵒ 49 pourrait en être regardé comme un autre exemple. Ce malade était en proie à l'affection qui nous occupe ici, et plongé dans un état d'épuisement complet, lorsqu'il mourut subitement par arrêt du cœur, tandis que, assis dans son lit, il était en train de déjeuner.

Quant aux cas 87, 161 et 193, nous y vîmes apparaître cet accident possible après toutes les opérations chirurgicales : la pyohémie. Il en est bien peu, si petites qu'elles soient, qui donnent une proportion si faible d'infection purulente, 3 sur 204 cas. Il est même de toute certitude que toute opération sérieuse par le bistouri expose à cet accident d'une façon beaucoup plus marquée.

Je citerai ici textuellement, comme se rapportant bien à notre sujet, un passage de Sir B. Brodie. Dans ses notes, déjà citées si souvent, il range les causes de mort sous les deux grands chefs suivants :

« 1ᵒ Les cas où la mort est le fait de l'opération, et d'elle seule;

» 2ᵒ Les cas où le résultat fatal est dû à quelque affection devenue aiguë par suite de l'opération, mais qui, par elle-même, aurait tôt ou tard amené la mort même sans intervention chirurgicale (1). »

Quoiqu'il ne soit pas possible de tirer une conclusion nette et absolue des indications qui précèdent, nous sommes cependant à même maintenant de classer d'une façon claire et utile les cas de mort qui se présentent à nous. Je considérerai comme établi et hors de toute discussion que l'existence de lésions organiques avancées soit de la vessie, soit des reins, doit faire ranger les cas où elle se montre dans le second groupe, c'est-à-dire dans celui où la mort serait arrivée quand bien même on n'aurait pas opéré. M'appuyant sur de nombreuses autopsies de sujets morts d'affections urinaires après opérations chirurgicales de toute nature sur ces organes, je puis dire que les lésions organiques dont nous venons de parler sont parfaitement nettes, et ne sont autres que :

---

(1) *Medico-Chirurgical Transactions*, vol. XXXVIII, p. 186.

1° L'existence de cellules vésicales ;

2° La pyélite chronique avec distension de l'uretère ;

3° La néphrite chronique avec altération de structure du rein.

Si ces conditions pouvaient être prévues et diagnostiquées d'avance, on aurait à se demander s'il faut tenter l'opération du broiement ou même toute autre intervention, car il n'est pas douteux qu'en pareil cas, on ait tout autant à craindre de la taille que de la lithotritie. Si nous envisageons à ce point de vue nos 13 cas de mort, nous voyons que cinq fois ces conditions se rencontraient. Si l'on avait pu prévoir leur existence, on n'eût pas pratiqué l'opération, et le malade aurait pu vivre un peu plus longtemps ; il n'eût mené, il est vrai, qu'une vie misérable, en proie à de cruelles souffrances, et aurait toujours fini fatalement par succomber dans un temps plus ou moins rapproché.

Ces 5 cas éliminés, il ne nous en reste plus, sur nos 204, que 8 où la mort puisse être attribuée à l'opération chirurgicale.

Sur ces 8 malades, quelques-uns succombèrent par simple épuisement, d'autres à la suite d'une cystite aiguë et d'accidents fébriles (se montrant tous deux chez des sujets affaiblis) ; 3 enfin d'infection purulente. Nous arrivons ainsi à cette conclusion, que la guérison a lieu 96 fois sur 100, ou, en d'autres termes, que la mortalité n'est que de 4 pour 100 sur 204 fois. Cette conclusion est fatale, et c'est bien ainsi qu'il faut raisonner pour être dans le vrai.

II. *État du malade après la lithotritie.* — On ne s'est peut-être pas attaché autant qu'il convient à examiner ce que devient l'opéré après la lithotritie, au double point de vue local et général. Je ne puis que traiter brièvement ici ce sujet, mais il n'en est pas moins de la plus haute importance de savoir ce que devient un calculeux qui a été heureusement débarrassé de sa pierre. Le plus grand nombre, et de beaucoup, de ceux qui figurent dans ma statistique, sont encore vivants, ne ressentant plus aucun symptôme de leur ancienne affection, et jouissant d'une parfaite santé, eu égard à leur âge. C'est ainsi que trois sont des piqueurs âgés de plus de soixante-dix ans au moment où ils furent opérés. Tous trois sont retournés à leurs occupations ; deux ont gaillardement chevauché plus d'une fois depuis ; quant au troisième, s'il ne suit pas la chasse, il va encore au rendez-vous et a bonne mine en selle ; si, comme tout le fait supposer, il continue à vivre, il chassera certainement l'année prochaine. Je pourrais produire de nombreux exemples analogues, et j'espère posséder quelque jour l'histoire ultérieure de tous mes calculeux opérés en ville. Quant aux malades de l'hôpital, quoique quelques-uns soient restés en observation, il est généralement difficile de pouvoir les suivre et les retrouver. En présence de ces cas nombreux de parfaite santé et de l'état de ces vieillards que j'ai lithotritiés il y a quelques années, je ne puis m'empêcher de songer à cet axiome célèbre que Deschamps a choisi comme épigraphe de son traité classique sur la pierre : *Causa sublata, effectus tollitur*, mot si vrai pour la majorité des malades.

Il n'en est pas toujours ainsi cependant, surtout, je pense, chez les adultes ;

c'est chez eux, en effet, bien plus qu'à un âge avancé, qu'on observe ces cas exceptionnels où l'on voit persister une légère inflammation chronique de la vessie et peut-être aussi des parties supérieures de l'appareil urinaire, la santé s'altérer, et quelques troubles locaux survivre à la disparition du calcul. L'opération ne s'adresse, en effet, qu'au calcul et aux lésions dues à sa présence, mais elle ne peut rien contre les symptômes qui reconnaissent une autre étiologie, qu'ils soient liés ou non, comme cela peut arriver, à la formation calculeuse elle-même. Il serait intéressant de savoir quel était l'état d'un rein au sein duquel un calcul a pris naissance. Sans doute, il est peu ou point modifié dans la majorité des cas ; mais quelquefois aussi il est indubitable qu'il est profondément altéré, et que comme tel, il deviendra plus tard une cause de mort. C'est alors sans doute que l'irritation produite par l'opération même peut, dans certains cas, contribuer à l'évolution des phénomènes ultérieurs. Mais cette irritation, je suis forcé de le dire, n'est que bien petite aujourd'hui. Sans doute, il n'en était pas ainsi autrefois avec tout cet arsenal d'instruments pesants, de lithotriteurs énormes, de sondes évacuatrices, et ces manœuvres d'injections répétées, toutes choses qu'on regardait jadis comme indispensables, et qui sont pour la plupart aujourd'hui rejetées de la pratique. Sans doute, cette irritation peut être vive si l'on veut faire franchir à des fragments volumineux et anguleux le col vésical (partie que nous savons essentiellement délicate) et le canal uréthral. C'est là une pratique qui, selon moi, a plus que toute autre eu des conséquences fatales pour l'avenir du malade, en même temps qu'elle déconsidère par là même une opération dont elle n'est nullement, remarquons-le bien, une dépendance. Au double point de vue d'obtenir un rétablissement immédiat d'une part, et d'assurer un succès complet et durable d'une autre, on ne saurait trop s'appliquer à éviter toutes manœuvres instrumentales inutiles, comme aussi on ne peut apporter trop de soin et de douceur dans le maniement du brise-pierre. Ces remarques s'appliquent également, pour une certaine part, à cette question de la réapparition ou de la récidive, comme on voudra l'appeler, d'un nouveau calcul au sein de la vessie, question qui trouve naturellement sa place ici.

III. *Des récidives calculeuses.* — Parmi les 204 cas, il y en a 8 où le calcul s'est reproduit et où la lithotritie a été faite à nouveau. C'est le lieu de rappeler que nous ne faisons figurer dans notre statistique que les récidives après un an ou plus, et que nous ne considérons pas comme opération de lithotritie l'extraction de quelques dépôts phosphatiques se montrant de nouveau ultérieurement.

Cette récidive calculeuse reconnaît deux causes. Tantôt c'est un calcul né dans le rein, qui descend dans la vessie. Qu'un calcul d'acide urique, d'oxalate de chaux, et parfois (mais plus rarement) de phosphate, vienne à se développer au sein de la glande rénale et à tomber ensuite dans la cavité vésicale, et il pourra, s'il n'est de bonne heure expulsé par les efforts de la nature ou extrait par le secours de l'art, devenir le noyau, le point de départ d'une pierre plus volumineuse. Ce mode de récidive appartient d'ailleurs et à la taille et à la lithotritie, et peut se produire après l'une ou

l'autre opération. Nous l'avons observé sept fois sur nos 204 cas, dans les
conditions suivantes :

Homme de 71 ans, récidive au bout de............... 2 ans.
    —   49 ans....................................... 3
    —   63 ans....................................... 4
    —   73 ans....................................... 1
    —   74 ans....................................... 1
    —   50 ans....................................... 3
    —   64 ans....................................... 6

Tantôt, et tel est probablement le fait le plus commun, le nouveau calcul
reconnaît une cause tout autre, cause que l'on peut jusqu'à un certain
point imputer à la lithotritie; c'est ici, en effet, que cette opération paraît
inférieure à la taille, quoique pareil accident puisse se montrer, quoique
plus rarement, il est vrai, après l'emploi du bistouri. Cette cause de récidive est d'ailleurs heureusement évitée en grande partie par les perfectionnements apportés tant dans les instruments que dans les détails de l'opération. Elle s'est montrée 11 fois sur nos 204 cas, et aussi, je pense, mais
sans l'affirmer, chez trois autres de mes malades qui sont morts depuis : ce
qui ferait 14 récidives après cystite chronique persistante. Car telle est la
véritable cause dans la plupart des cas, à savoir, quand une inflammation
intense et prolongée de la vessie est produite ou perpétuée par une cause
mécanique due, partie à l'existence antérieure du calcul primitif, partie
aux manœuvres instrumentales et partie à la présence des fragments effilés, irritants, qui résultent fatalement du broiément; dans ce cas, disons-
nous, il arrive parfois que des phosphates tribasiques se forment rapidement au sein de la vessie, et peuvent y persister plus ou moins longtemps
sous forme de dépôts. Si on les néglige, il en résultera vraisemblablement un nouveau calcul. Nul doute que, dans la majorité des cas, on ne
puisse éviter cette reproduction par des soins, par un cathétérisme quotidien, par des injections vésicales, etc.

Cette tendance à des productions phosphatiques est beaucoup plus marquée chez certains sujets que chez d'autres, de sorte que, d'une façon générale, elle n'a aucun rapport précis avec le degré d'inflammation existante.
Il suffira, chez les uns, d'une cystite légère, tandis que chez d'autres elle
ne se montrera pas, malgré une poussée inflammatoire aiguë. Disons toutefois que plus l'opération par la lithotritie est parfaite, ce qui revient à dire
que plus est faible l'irritation éveillée par les manœuvres instrumentales,
moins on a de chance de voir apparaître l'accident qui nous occupe. Cette
irritation, conséquence de la lithotritie, est rendue d'autant moindre et
d'autant moins fréquente que de nouveaux perfectionnements ont été
apportés au broiement. C'est un nouveau motif, si l'on n'était pas satisfait
des raisons déjà données, pour éviter, par tous les moyens possibles, tout
ce qui peut léser ou irriter la vessie et l'urèthre, tel que, par exemple,
l'extraction de gros fragments, un exercice trop violent pris par le patient
entre les séances, l'abus des manœuvres instrumentales, etc.

Dans quelques cas, la tendance à la formation de ces dépôts phosphatiques cède au traitement ou s'éteint avec le temps. Parmi les 11 opérés où nous l'avons rencontrée, 4 fois elle a persisté, 7 fois elle a complétement disparu. En tout cas, on peut toujours débarrasser facilement le malade de la production nouvelle et le soulager au moins pour un temps donné.

Un calcul enkysté est sans nul doute une cause véritable, quoique rare, de dépôts phosphatiques sans cesse renaissants. C'est un fait que j'ai été à même de vérifier personnellement. Supposons une cellule vésicale, petite surtout, dont le collet étroit ne permet pas à un corps étranger de sortir de sa cavité; une certaine partie de la surface du calcul se trouve ainsi plus ou moins saillante du côté du réservoir vésical, servant de centre d'attraction naturelle aux sels phosphatiques. Au fur et à mesure que de nouvelles couches se déposent, il se forme une masse plus ou moins régulièrement sphérique saillante dans la cavité vésicale, et reliée seulement au calcul enkysté par un col étroit et fragile qui finira par se rompre un jour, et nous aurons ainsi un calcul phosphatique libre dans le réservoir urinaire. On l'extrait, les symptômes disparaissent ou s'amendent, mais le dépôt calculeux recommence à se faire comme auparavant, et va de nouveau grossissant petit à petit. J'ai à plusieurs reprises, je le répète, rencontré et observé cette disposition particulière, et cela non-seulement assez souvent sur le cadavre, mais trois ou quatre fois sur le vivant même. Dans un de ces cas fort long et fort embarrassant, mon diagnostic fut confirmé par mon ami M. Cadge (de Norwich), qui avait été appelé en consultation. J'en ai présenté plusieurs pièces à la « Pathological Society » et ailleurs encore.

CONCLUSION. — Nous arrivons maintenant à la conclusion pratique, qui n'est que la conséquence logique de tout ce qui précède. Ce n'est ni une conclusion personnelle, ni celle de tel ou tel chirurgien expert en cette matière; non, ce sont les faits eux-mêmes qui nous l'imposent. Depuis longtemps déjà j'ai soutenu que la lithotritie, bien conduite, est une opération éminemment heureuse; c'est aujourd'hui un fait évident pour tous. Son succès, en effet, ne saurait faire de doute pour un nombre illimité de cas; elle n'offre d'autres chances défavorables, d'autres accidents possibles que ceux qu'on voit journellement succéder aux moindres opérations chirurgicales, telles que l'incision d'un petit abcès ou le passage d'une sonde; *car jamais je n'ai perdu, dans le cours de ma pratique, un seul malade après broiement d'un calcul plus petit qu'une noix.* Or, c'est là le volume ordinaire de la pierre le jour où l'on découvre en général son existence. Ce fait m'amène tout naturellement à faire observer que le succès de la lithotritie ne saurait être apprécié si l'on ne tient compte, d'une part, du volume et des dimensions de la pierre, et, d'autre part, de la constitution du patient. Si l'on s'attaque à des concrétions de la grosseur d'une datte ou d'une petite châtaigne, il faut s'attendre (bien qu'on ne puisse nier les chances éminemment favorables offertes par la lithotritie aux calculeux de ce genre) à un nombre certain, quoique peu considérable, de morts. La mortalité croîtra proportionnellement au volume du corps étranger, aux lésions préexistantes et aussi à l'âge du malade. Broyez une petite pierre chez un sujet bien portant, et le succès est certain; il n'y a pas d'accident possible en pareille circonstance, à moins que n'existe cette disposition spéciale, heureusement fort rare, qui fait d'un simple cathétérisme une cause de mort.

Quant aux limites jusques auxquelles j'ai étendu dans ce pays l'action de la lithotritie, on pourra en juger par la collection de débris que je montrais au printemps dernier à la « Medical and Chirurgical Society ». Beaucoup de ces calculs avaient le volume d'une petite châtaigne; quelques-uns même étaient plus gros. D'autre part, nous avons dit au chapitre VII (*Des résultats de la taille*), que tandis que la plupart des chirurgiens comptent autant de tailles que de lithotrities (bien que je pense toutefois qu'aujourd'hui les lithotrities l'emportent généralement), je me suis hasardé à regarder le broiement comme la règle, et à ne recourir au couteau que dans les cas exceptionnels (voy. pages 638 et 639).

Il n'est peut-être pas indifférent de dire un mot ici de la *composition des calculs*. Sur nos 204 cas, nous en trouvons 137 d'acide urique et d'urates, 47 phosphatiques, 16 mixtes, 4 d'oxalate de chaux, un de phosphate de chaux pur, un, plus gros, de cystine.

CHAPITRE XIV

DU CHOIX DE L'OPÉRATION DANS LES DIFFÉRENTS CAS

Importance d'un diagnostic complet. — Sans lui le choix de l'opération à faire est impossible. — Cathétérisme explorateur. — Classification des pierres. — Question à résoudre en présence d'un calcul: — 1° L'âge du patient; — recherches à cet égard. — Proportion de mort aux différents âges sur 1827 cas de tailles latérales pratiquées tant à Londres qu'en province; — influence marquée de certains âges. — 2° Existe-t-il, oui ou non, une affection locale? — son influence sur le choix de l'opération. — 3° Quelle est la susceptibilité générale de l'organisme? — Conclusions finales quant à l'opération à appliquer à tel ou tel cas particulier. — Des cas où il ne faut pas opérer. — Importance énorme de reconnaître la pierre de bonne heure.

En abordant cette appréciation finale des diverses méthodes que nous avons décrites, nous ne pouvons nous empêcher de remarquer quelle différence énorme existe entre le problème tel qu'il se présente de nos jours ou tel qu'il existait et qu'il fut résolu dans les temps passés.

On n'avait pas à apprécier et à comparer les méthodes alors qu'il n'en existait qu'une, ou que du moins la seconde n'était réservée qu'à des cas tout à fait exceptionnels. Étant donné un calcul vésical, on procédait à son extraction, il y a quelques années, d'une façon toujours la même : taille latérale. Çà et là, de temps à autre, on mettait en usage le haut appareil. Et cependant ce corps étranger qu'il s'agissait d'extraire, pouvait être si petit, qu'il fût à peine appréciable; parfois le premier flot d'urine l'entraînait aussitôt la vessie ouverte, et l'on n'en trouvait plus trace. Que le corps étranger n'ait qu'à peine le volume d'une noisette ou qu'il fût aussi gros qu'un œuf de dinde, peu importait, c'était toujours la même incision qu'on pratiquait, la prolongeant seulement plus que de coutume, si l'on croyait avoir affaire à une grosse masse calculeuse. Mais à mesure que de nouveaux procédés surgirent, et surtout à partir du jour où il fut reconnu et démontré qu'on pouvait agir par broiement, une nouvelle ère commença, et il fallut, pour assurer le succès, des recherches jusqu'alors négligées, parce qu'on n'avait eu qu'un seul but à poursuivre. De la voie nouvelle où la pratique s'engageait découlait la *nécessité d'un diagnostic précis du volume, de la forme, de la composition chimique de la pierre.* Les différents procédés de taille demandaient, en effet, d'être adaptés aux conditions présentées tant par le patient lui-même que par le calcul. Avec la lithotritie et surtout les ressources qu'elle nous offre, le diagnostic précis devenait de la plus haute importance, car si cette nouvelle opération pouvait donner de bons résultats, c'était à la condition d'être appliquée en temps opportun et d'une façon convenable. Sans cela, il pouvait arriver, et je n'hésite pas à affirmer qu'il en fut ainsi dans les premiers essais de broiement, surtout ceux qui furent faits par des opérateurs autres que les inventeurs de la lithotritie, il pouvait arriver, disons-nous, que la méthode nouvelle, quoique constituant un perfectionnement chirurgical manifeste, vînt accroître cependant le nombre des chances défavorables pour l'opération de la pierre, et fût une véritable calamité pour plus d'un calculeux. J'ai des preuves évidentes de la mortalité croissante qui suivit son apparition, et qui lui fut due alors que son application n'était encore, pour ainsi dire, qu'une tentative expérimentale. Ce fait, paradoxal en apparence, est facile à expliquer ; il reconnaît deux causes : l'une, que les premiers essais, qui devaient permettre de poser les règles à suivre dans la marche de la lithotritie, étaient fatalement plus ou moins défectueux ; l'autre, qu'on ne s'attachait pas suffisamment à un diagnostic précis des divers caractères de la pierre elle-même. De là des malades pour qui la taille eût été indiquée, et qui eussent peut-être été sauvés par elle, se trouvaient, grâce à la vogue de la lithotritie, soumis au broiement, qui ne leur convenait pas et ne faisait qu'entraîner un résultat mortel. De là aussi des reproches parfaitement immérités, adressés à la lithotritie. Ces exemples malheureux d'application fausse et intempestive de la nouvelle méthode n'étaient pas rares à cette époque, ce qui tenait en grande partie à l'absence d'un diagnostic exact de la nature du corps à extraire de la vessie et aussi des conditions de susceptibilité devant faire opter pour tel ou tel mode d'extraction. Bien plus, j'ose le dire avec une conviction profonde, l'importance d'un tel diagnostic n'est pas suffisamment encore reconnue de nos jours, de sorte qu'une partie seulement des avantages mis à notre disposition par la méthode nouvelle est atteinte aujourd'hui. Les nouvelles acquisitions de la chirurgie font de ce point une des recherches les plus importantes, une de celles auxquelles l'opérateur vraiment pratique doit se consacrer actuellement. Autrement cette acquisition dans l'art de guérir deviendrait une source de malheurs plutôt qu'un bienfait, et ne ferait que diminuer, bien loin de l'augmenter, la proportion des succès.

Il est donc de toute évidence que, pour établir la valeur tant absolue que relative des diverses opérations qui sont à notre disposition, il faut de toute nécessité que nous soyons capables, avant toute tentative opératoire, de préciser les caractères physiques et chimiques du calcul dont la vessie doit être délivrée. S'il ne peut en être ainsi, si le diagnostic ne peut acquérir cette finesse et cette précision, il vaudrait mieux en revenir à l'emploi d'une seule méthode toujours la même, la taille latérale, que de courir les risques, sans autre guide que le caprice et l'intuition, d'une opération bonne seulement dans quelques cas déterminés. Pour fixer les idées, prenons un exemple des plus nets, il est vrai, mais pouvant se rencontrer : deux calculeux adultes, l'un à pierre petite et friable, l'autre à calcul dense et compacte. Que faute d'un diagnostic précis sur la nature du corps étranger, je me décide à tailler le premier et à lithotritier le second, je serai fort exposé et peut-être même arriverai-je à les voir succomber tous les deux. Je les aurais probablement au contraire sauvés l'un et l'autre si j'avais agi inversement, c'est-à-dire si j'avais appliqué à la pierre friable la lithotritie, et à la pierre dure la taille ; si, enfin, j'avais opéré l'un et l'autre par le procédé latéral, j'égalisais les chances et en sauvais tout au moins un.

Je le répète donc : *Si le chirurgien ne peut arriver au diagnostic exact de la nature de la pierre, s'il ne peut établir nettement l'opération convenable pour chaque cas donné, mieux vaut alors appliquer indistinctement toujours et quand même le procédé de la taille.*

Il est deux points principaux sur lesquels il faut avoir des notions précises avant de songer à opérer un calcul : son volume et sa texture ; cette dernière notion ne peut être acquise qu'à condition de connaître ses caractères chimiques. Il est de la plus haute importance aussi d'être renseigné sur la susceptibilité plus ou moins grande du sujet au point de vue du contact des instruments. C'est là un point que nous avons déjà signalé.

Pour le cathétérisme explorateur, nous devons donner au malade la « position ordinaire de la lithotritie » (p. 656 et fig. 208). Si nous ne réussissons pas ainsi, ou s'il existe une hypertrophie prostatique, nous aurons recours à la « seconde position » (p. 657 et fig. 210). Il faut, de plus, et ceci est de nécessité absolue, que le cathéter ait une forme tout à fait différente de celle de la sonde métallique ordinaire. Sa partie recourbée ou bec aura un peu moins de 25 millimètres de longueur, et formera, avec la tige, un angle plus marqué que dans l'instrument commun. Grâce à cette disposition, on pourra facilement, en effet, incliner le bec à droite, à gauche, ou même directement en bas, si besoin est. On a proposé des formes diverses pour arriver à ce but. [Tolet, le premier, eut l'idée de se servir d'une sonde à bec court, qui, « par ce moyen, tourna facilement dans la vessie » (1). Bien des années se passèrent avant que cette pratique fût reprise par Heurteloup, puis par Leroy (d'Étiolles) ; celui-ci, d'ailleurs, inventait une sonde spéciale, destinée à explorer le bas-fond vésical sans avoir besoin de retourner l'instrument. « Cette sonde, une fois introduite, on pouvait, au

______

(1) *Traité de la lithotritie*, 1682, p. 78.

moyen d'une brisure ou ginglyme *g*, et d'une tige mue par une vis *m*, incliner à volonté depuis 0 jusqu'à 90 degrés l'extrémité vésicale de l'instrument (1). »

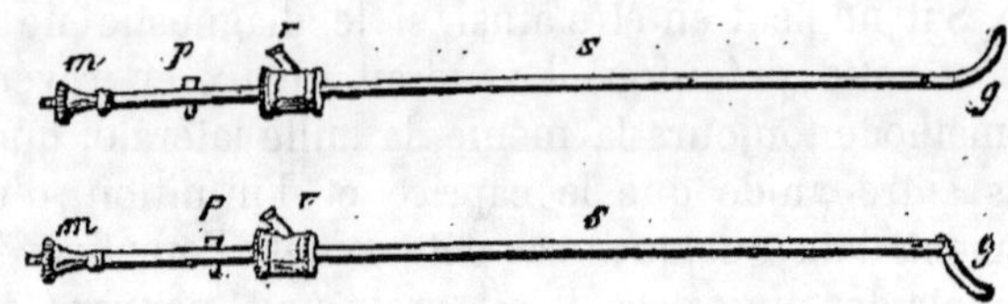

FIG. 245. — Sonde à réclinaison de Leroy (d'Etiolles) (*).

M. Mercier, de son côté, a insisté avec soin sur les avantages de la « sonde coudée ».] Le modèle représenté (fig. 246) dans la position renversée est

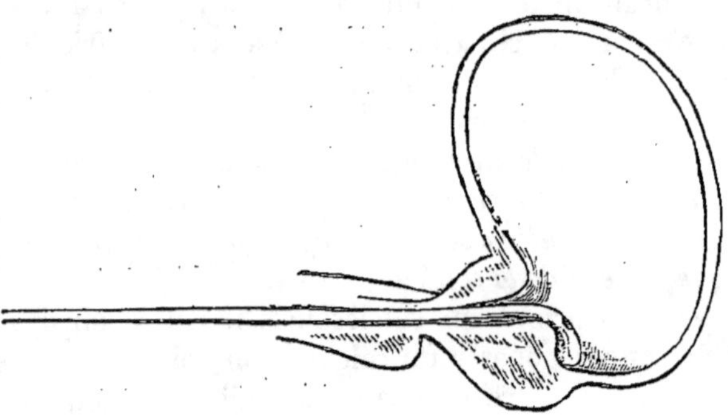

FIG. 246. — Sonde à petite courbure pour explorer la vessie (**).

certainement un des meilleurs : il joint aux avantages du bec court une courbure pas trop brusque; aussi peut-il être introduit avec plus de facilité que certains autres. Cette sonde exploratrice est creusée d'un canal, de manière à permettre à l'opérateur de varier à son gré, pendant l'exploration, soit en plus, soit en moins, la quantité de liquide intra-vésical (ressource importante dans les cas difficiles), sans avoir besoin de changer d'instrument.

Nous pouvons, d'autre part, nous servir d'un cathéter spécial dans le but de mesurer avec précision les diamètres de la pierre. Il suffit, pour cela, qu'il soit muni d'une branche mobile, comme pour saisir la pierre, et d'un index gravé sur la poignée pour marquer l'écartement, absolument comme dans le lithotriteur. A ce point de vue, un léger brise-pierre à manche cylindrique (voy. fig. 211, p. 663) est certainement le meilleur instrument, et remplace parfaitement la sonde à glissement. La poignée cylindrique sera d'ailleurs ajoutée avec avantage véritable à la sonde exploratrice ordi-

(1) Leroy (d'Etiolles) fils, *Traité pratique de la gravelle et des calculs urinaires*, p 302, 1864.

(*) *g*, extrémité articulée; *s*, corps du cathéter; *r*, poignée munie d'un robinet; *m*, tige mobile servant à faire mouvoir l'extrémité *g*; *p*, arrêt empêchant d'exagérer le mouvement.

(**) Sur sa partie convexe existe un orifice qui permet de varier à son gré la quantité de liquide renfermée dans le réservoir urinaire. Le tout est de métal.

naire, (fig. 247); car elle permet d'imprimer à l'instrument des mouvements de rotation sur son axe, soit à droite, soit à gauche, soit même en bas, et cela avec beaucoup plus de facilité que ne le comporte le manche plat ordinaire. Ajoutons toutefois qu'un index spécial doit exister sur la tige pour indiquer la position du bec.

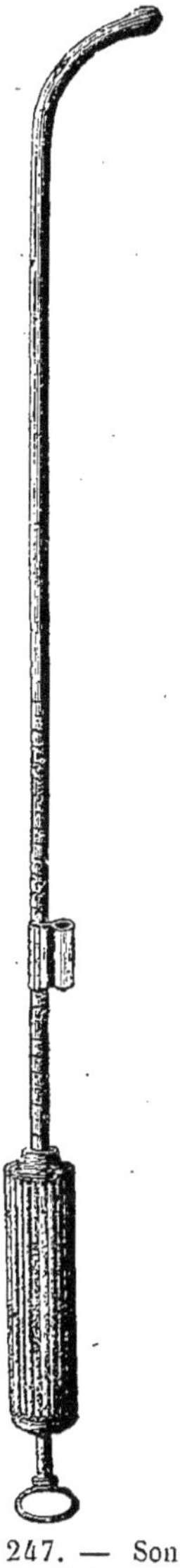

Le cathétérisme explorateur sera fait selon les mêmes lois et en observant les mêmes règles déjà décrites à propos de la recherche d'un calcul ou d'un débris avec le lithotriteur. C'est généralement dès l'entrée, tout près du col vésical, qu'on rencontrera une grosse pierre. Une petite se tient en général, mais non toujours, sur la partie la plus reculée du trigone. L'une et l'autre sont à droite ou à gauche de la ligne médiane, dans la majorité des cas. Si l'on ne rencontre pas le corps étranger du premier coup, il faut explorer successivement et avec soin les parties supérieures, inférieures et latérales du réservoir urinaire. Ces recherches seront faites tour à tour la vessie pleine et la vessie vide, et même finalement le sujet étant debout, quoique cette dernière position soit rarement nécessaire. Quand, malgré toutes ces tentatives, la pierre reste introuvable, comme il arrive, par exemple, lorsqu'elle se cache derrière une énorme prostate, et encore dans quelques autres circonstances, on doit avoir recours au toucher rectal. On peut ainsi, soit apprécier directement la pierre, soit la soulever de façon à la sentir entre le doigt et la sonde, ou à l'engager entre les mors du lithotriteur.

CLASSIFICATIONS DES PIERRES. — Une fois la présence de la pierre constatée, il faut en déterminer les caractères, que nous pouvons résumer pour plus de clarté dans le tableau suivant :

I. Quant au VOLUME. . . . { calculs *petits.*
— *moyens.*
— *gros.*

II. Quant à la TEXTURE. . . { calculs *mous.*
— *durs* { *friables.*
{ *compactes.*

FIG. 247. — Sonde creuse à bec court et à poignée cylindrique pour l'exploration vésicale.

I. — Le volume est variable à l'infini; on y trouve tous les degrés possibles entre les deux extrêmes; aussi les termes petits et gros doivent-ils, aussi bien que le mot moyen, être pris dans un sens très-large. Ce n'est donc jamais là qu'un genre d'estimation tout à fait approximative. Cependant une pierre de 25 millimètres de diamètre moyen peut être regardée comme le type du calcul de moyen calibre.

II. — La texture comporte des degrés plus précis, plus accentués, chaque composition chimique différente répondant d'une façon absolue à certains caractères physiques.

Les *pierres molles* sont phosphatiques, à bases surtout terreuses. L'urine est alcaline, riche en phosphates terreux, souvent chargée de pus et de mucus.

Les *pierres dures* sont formées d'oxalate de chaux, d'acide urique, d'urate de soude ; quelquefois elles sont mixtes, c'est-à-dire formées de couches alternatives d'urates et de phosphates. Dans la plupart des cas, l'urine est acide, et renferme des cristaux d'acide urique. Si l'on y rencontre les grains amorphes de l'urate de soude, ou les octaèdres de l'oxalate de chaux, ou tout autre dépôt persistant, on a un élément puissant pour diagnostiquer la nature du calcul lui-même.

Mais si toutes les pierres de ce groupe sont « dures », nous devons faire observer tout de suite que les unes sont friables, tandis que d'autres non-seulement ne sont pas fragiles, mais bien au contraire compactes et très-résistantes. C'est là une distinction de grande importance pratique au point de vue de la lithotritie. Dur, mais friable, le calcul se laisse briser sans grande difficulté, se réduisant en petites masses granuleuses bien différentes des fragments anguleux et pointus que donne l'écrasement d'un corps compacte.

Chaque espèce de calcul a sa manière propre de se rompre :

L'oxalate de chaux, excessivement compacte, ne cède qu'à une grande puissance, en donnant naissance à des masses irrégulièrement dentelées.

Un calcul d'acide urique, lorsqu'il est presque pur, a, lui aussi, une texture des plus résistantes. Il ne se brise que sous un effort puissant, se segmentant en éclats très-durs et très-effilés semblables à ceux du bois.

L'urate de soude est d'une texture moins dense, plus friable, et se laisse réduire en petits grains par une force bien moindre que pour les calculs précédents.

Le calcul mixte, lui aussi, se brise facilement, ce qui tient à la résistance inégale des diverses couches qui le composent. Les phosphates se réduisent en poussière, en petits grains, tandis que les couches minces alternantes d'acide urique ou d'urates se rompent en fragments plats semblables à des débris de coquilles.

La cystine, très-rare d'ailleurs, est dure, il est vrai, mais friable ; elle se brise en petites masses granuleuses qui traversent facilement l'urèthre. J'ai broyé, il y a quatre ans, un gros calcul de ce genre, chez un malade âgé de quatre-vingts ans, et qui jouit aujourd'hui d'une parfaite santé (cas 96).

Le phosphate de chaux pur est encore plus rare. Il est très-dur, ne se brise qu'en fragments anguleux ou rhomboïdaux (cas 175).

Ces indications générales sont suffisantes au point de vue purement pratique, sans descendre à des considérations par trop recherchées.

Variétés de calculs. — Nous devons pour chaque cas donné, avant de décider de l'opération qu'il convient d'entreprendre, déterminer :

1° *Le volume.* — Nous l'apprécierons, nous le mesurerons avec le lithotriteur. Nous pourrons tirer aussi quelque présomption de la durée des symptômes et du temps écoulé depuis leur première apparition, surtout si l'examen de l'urine nous a permis de reconnaître la composition chimique de la pierre. L'observation montre, en effet, qu'un calcul d'acide urique pur ne se forme que lentement, qu'il en est de même pour l'oxalate de chaux, tandis que les dépôts d'urate de soude augmentent plus rapidement. Plus vite encore se développent les pierres mixtes; et enfin ce sont les productions phosphatiques qui ont, de toutes, l'évolution la plus rapide.

2° *La consistance.* — C'est la résonnance contre le bec de la sonde, c'est le son perçu, qui nous donneront cette notion. Le bruit du choc est clair, sonore, si le corps est dur; il est sourd, si la pierre est molle.

3° *La résistance.* — La texture friable ou compacte sera estimée en examinant, si on ne l'a déjà fait, le dépôt urinaire constant pendant plusieurs jours ou plusieurs semaines. De cet examen, en effet, on peut conclure, avec une certitude presque absolue, à la composition chimique du calcul, et, par suite, à sa structure physique. Il faut se souvenir toutefois qu'on peut rencontrer des dépôts phosphatiques dus à une cystite éveillée par la présence de masses acides. Dans la majorité des cas, d'ailleurs, il y a eu au début issue spontanée de petits graviers; on a pu en déterminer la composition; le corps étranger actuel intravésical est la plupart du temps de même nature.

4° *Le nombre.* — Il importe beaucoup de savoir si l'on a affaire à un seul ou à plusieurs corps étrangers. Ce point du diagnostic ne peut être acquis que très-difficilement, pour ne pas dire en aucune façon, avec la sonde exploratrice ordinaire, car les signes donnés par plusieurs calculs sont des plus trompeurs comme des plus vagues. Avec le lithotriteur, au contraire, la chose est des plus faciles. On saisit un calcul, on le maintient embrassé entre les mors, puis, sans le lâcher, on continue pendant quelques moments les recherches. S'il existe une autre pierre, elle est presque aussitôt rencontrée et frappée, soit par l'instrument, soit par le calcul gardé en prise. J'ai souvent, par ce procédé, vérifié la présence d'un calcul de chaque côté du bec de mon instrument, ce qui portait à trois le nombre des pierres existant.

Ayant ainsi déterminé ces diverses particularités propres à une ou à plusieurs productions calculeuses, nous possédons la première série des données qui nous mettront à même de décider vers quelle opération nous devons pencher, quel choix opératoire nous devons faire.

La seconde série de faits qu'il nous reste à acquérir consiste dans la connaissance tant de l'état local des parties que de l'état général du malade, et peut être divisée de la façon suivante :

1° L'âge; 2° L'existence ou non d'affections locales; 3° La susceptibilité générale de l'organisme sous l'influence d'une irritation locale.

AGE DU MALADE. — C'est un élément fondamental dans la question qui nous occupe. C'est ainsi que le jeune âge (et j'entends par là les premières années de la vie jusqu'à l'adolescence, ou mieux, pour préciser, jusqu'à douze ou quatorze ans), à peu d'exceptions près, peut-être considéré comme déterminant à priori l'opération à mettre en pratique.

A cette époque de la vie, on est peu tenté d'employer la lithotritie, car ses résultats sont bien loin d'approcher alors de ceux de la taille qui, presque toujours suivie de succès, compte à peine un décès sur 16 opérés âgés de moins de douze ans. Entre quatorze et vingt ans, on peut y songer si la pierre n'est pas trop grosse et si elle est facilement accessible. Dès lors elle devient pour ainsi dire la règle, les mêmes conditions étant données, jusque vers quarante ans. D'une façon générale, c'est à partir de vingt ans et quel que soit l'âge exact, que la lithotritie est essentiellement applicable; c'est alors que nous avons le plus à espérer d'elle : il est bien entendu toutefois qu'il faudra de plus s'assurer, pour chaque cas donné, de l'existence ou non des conditions que nous exposerons dans un instant.

Ces conclusions ressortent de l'analyse soigneuse des 1827 cas de tailles faites dans les hôpitaux, que nous avons déjà rapportés à la fin de notre chapitre VII sur *les résultats de la taille*. Nous avons cru bon toutefois, pour permettre de bien juger de la proportion des calculeux (au moins de ceux traités dans les hôpitaux) aux différents âges de la vie, de dresser le tableau suivant, comprenant depuis la première année jusqu'à quatre-vingt-un ans :

Age du sujet.	Nombre des malades calculeux.	Age du sujet.	Nombre des malades calculeux.
1	7		Report..... 1201
2	74	31	3
3	116	32	14
4	153	33	7
5	123	34	9
6	90	35	9
7	86	36	5
8	49	37	3
9	57	38	14
10	60	39	4
11	35	40	21
12	58	41	4
13	32	42	7
14	35	43	11
15	26	44	4
16	27	45	17
17	18	46	11
18	26	47	15
19	19	48	6
20	13	49	10
21	12	50	23
22	10	51	15
23	9	52	11
24	12	53	17
25	11	54	25
26	10	55	23
27	5	56	26
28	6	57	25
29	11	58	16
30	11	59	22
A reporter.... 1201		*A reporter....* 1578	

Age du sujet.	Nombre des malades calculeux.		Age du sujet.	Nombre des malades calculeux.
Report......	1578		*Report*......	1789
60....................	33		71....................	8
61....................	17		72....................	5
62....................	22		73....................	4
63....................	22		74....................	2
64....................	16		75....................	9
65....................	26		76....................	4
66....................	20		77....................	0
67....................	14		78....................	1
68....................	17		79....................	0
69....................	8		80....................	4
70....................	16		81....................	1
A reporter....	1789		Total.....	1827

De ce tableau découlent les conclusions suivantes :

A. Un tiers des calculeux (observés dans les hôpitaux) appartient aux six ou sept premières années de la vie.

B. Moitié du nombre total se montre avant douze ans.

Si l'on accorde que la taille soit l'opération applicable à l'enfance et à l'adolescence en règle générale, sauf de rares exceptions, il en découlera ce fait qu'elle doit être pratiquée chez la moitié des calculeux.

Quelle est l'époque de la vie où l'homme est le plus exposé à l'affection calculeuse ? Dans l'enfance, répond-on ordinairement, et cette opinion pourrait sembler pleinement justifiée par un coup d'œil rapide et superficiel sur les chiffres qui précèdent. Pour moi, je crois que c'est la période vitale comprise entre cinquante et soixante-dix ans, surtout dans sa dernière moitié. Ce qui revient à dire que, proportion gardée au nombre des malades qui atteignent cet âge avancé, on observe plus de calculeux à cette époque que dans l'enfance. C'est là, selon moi, la seule manière exacte d'envisager la question. Nous pouvons donc dire que la fréquence la plus grande de l'affection calculeuse est par ordre décroissant : entre 50 et 70 ans, puis entre 2 et 6 ans ; tandis que de 26 à 36 elle ne se montre en réalité qu'assez rarement.

Existence ou non d'une affection locale ? — Une lésion vésicale de nature maligne, par exemple, doit généralement être regardée comme une contre-indication à toute intervention chirurgicale ; ce n'est pas cependant une loi absolue, comme le prouve le fait d'un de mes opérés à University College ; la lithotritie apporta un soulagement marqué à ses souffrances et parut prolonger quelque peu sa vie. Mais c'est là un cas exceptionnel.

Par le mot « affection locale » on entend surtout parler des altérations plus ou moins profondes des reins, de la cystite grave ou persistante, de l'hypertrophie de la prostate, du rétrécissement de l'urèthre.

Comme *lésions rénales* il est rare de rencontrer coïncidant avec un calcul, soit la transformation graisseuse, soit cette dégénérescence connue sous le nom de maladie de Bright, et qui se révèle par une albuminurie persistante, par des dépôts spéciaux tirant leur origine du filtre rénal, et, à une période avancée, par l'infiltration du tissu cellulaire et par des troubles cérébraux. Si

pareille complication cependant se rencontrait, ce serait d'après le degré
des symptômes morbides, d'après la période à laquelle on serait arrivé, qu'il
faudrait juger de l'opportunité de l'intervention chirurgicale. Le malade qui
figure dans notre statistique finale au n° 31, vit son état considérablement
amélioré et même sa vie prolongée sans nul doute de plusieurs mois, à la
suite d'une lithotritie qui l'avait délivré d'un gros calcul phosphatique. Il
était âgé, arrivé à une période avancée de la dégénérescence rénale quand
nous l'opérâmes, cependant il ne succomba qu'un an plus tard. Encouragé
par ce résultat, j'opérai à University College un autre malade (n° 141),
atteint d'une lésion plus profonde sans doute; mais cette fois la mort survint rapidement : l'autopsie nous montra les deux reins profondément
altérés et désorganisés. D'une façon générale donc, si la dégénérescence est
avancée, on est en présence des conditions les plus défavorables pour toute
entreprise opératoire.

Mais il est une autre classe de lésions rénales qu'il ne faut pas confondre
avec ces troubles surtout dyscrasiques; celles-ci ont pour point de départ
des lésions antérieures, soit vésicales, soit uréthrales. Nous rencontrons fréquemment des malades atteints de néphrite et de pyélite chroniques, parce
qu'ils sont porteurs soit d'un rétrécissement prononcé de l'urèthre, soit
d'une affection chronique de la prostate, soit enfin d'un calcul vésical déjà
ancien. C'est alors que nous pouvons rencontrer à l'autopsie ces reins
diminués de volume, à substance corticale atrophiée, infiltrés de pus ou
parsemés d'abcès, et dont l'uretère, souvent dilaté, a parfois acquis des proportions considérables. Telles sont en effet les conséquences ordinaires
d'une distension mécanique résultant d'un obstacle, soit sur le trajet de
l'urèthre, soit au col de la vessie, distension accompagnée fatalement d'une
inflammation chronique plus ou moins intense des voies urinaires. C'est
surtout avec cette forme de lésions rénales qu'il nous faut compter quand il
s'agit de choisir le mode opératoire; malheureusement leurs signes sont loin
d'être aussi précis que ceux de la maladie de Bright. Ils ne peuvent être
nettement isolés des troubles dus à l'affection primitive uréthrale ou vésicale. C'est en vain qu'on interrogerait l'urine; on n'a pour se guider qu'une
série de symptômes qui, après tout, n'ont aucune valeur pathognomonique.
Le malade se plaint de douleurs le long du rachis et à la région lombaire,
avec irradiations fréquentes au pli de l'aine ou dans les testicules; une palpation profonde, faite à travers les muscles abdominaux dans la direction
des reins, éveille une sensibilité anormale, soit d'un côté, soit des deux; le
patient est généralement amaigri, ses forces ont diminué peu à peu; il est
sujet à de petits mouvements fébriles pouvant présenter de véritables frissons à la suite d'irritation même légère, comme le passage d'une sonde ou
de tout autre instrument explorateur. L'urine, variable en quantité et en
caractères, renferme toujours du pus, souvent même en forte proportion.
Malgré cet ensemble clinique, nous n'avons aucun signe, aucun symptôme
de certitude de cette pyo-néphrite, qui est certes une condition défavorable
pour l'opération. Nous en rapportons des exemples aux n°s 61, 69, 127,
133 et 158 de notre statistique personnelle.

Susceptibilité de l'organisme. — Le groupe symptomatique précédent nous conduit insensiblement à une nouvelle classe de phénomènes morbides. Une simple irritation locale, sans aucune altération permanente d'ailleurs, va suffire pour bouleverser tout l'organisme. Dans cette classe rentre un grand nombre de ces cas où existe une disposition excessive aux frissons, sans coïncidence de complication rénale, car, comme on l'a dit, il peut se faire qu'il n'en existe pas, mais sous une influence tout autre et plus occulte.

Il est des sujets chez qui le système nerveux semble être tellement susceptible (pour employer le mot admis), que presque tout contact instrumental soit avec l'urèthre, soit avec la vessie, est suivi de symptômes alarmants qui dépendent évidemment d'une sorte de choc transmis aux centres nerveux. On voit apparaître des syncopes, des vomissements, des frissons, un état de dépression avec douleurs vives le long du rachis, dans les aines, dans les membres. Si cette poussée est alarmante, elle est, généralement du moins, sans gravité, bien différente en cela de l'état analogue dû à une lésion organique profonde. Concluons en disant que, chez aucun de ces malades, il n'est généralement bon de vouloir attaquer un calcul, à moins qu'il ne soit très-petit, par une méthode demandant des manœuvres répétées tant dans l'urèthre que dans la vessie. Peut-être vaut-il mieux alors les délivrer d'un seul coup que de courir les risques liés à des séances multiples et aux difficultés variées qui peuvent résulter de l'extraction des débris.

Cependant il y a beaucoup plus à espérer de cette dernière classe de malades que de la première. On peut triompher ici de cet état par un traitement général, tandis que là au contraire la position va toujours s'aggravant avec le temps. Nous voyons ainsi incidemment la valeur du traitement préliminaire déjà indiqué et qui peut être résumé brièvement de la façon suivante :

Un traitement préliminaire est chose importante, quelle que doive être l'opération, taille ou lithotritie ; mais c'est surtout dans certains cas exceptionnels qu'il est bon, avant d'entreprendre la lithotritie, de passer des sondes de calibres de plus en plus gros, dans le but de familiariser l'urèthre et la vessie avec le contact des instruments, de diminuer leur sensibilité, et enfin d'élargir la voie. Aussi, quand le canal uréthral n'est que peu sensible et a une capacité suffisante, de tels soins deviennent-ils inutiles.

Par cette pratique nous ne préparons pas seulement une entrée plus aisée au lithotriteur et une sortie plus facile aux fragments, mais nous diminuons d'autre part l'excitabilité trop grande des parties avant d'avoir fragmenté la pierre, et d'être devenus pour ainsi dire, du moins jusqu'à un certain point, les esclaves de l'opération commencée. En un mot et pour nous résumer :

Il n'est pas sage de se hâter d'entreprendre une lithotritie avant d'en avoir déterminé les conditions par ce cathétérisme préliminaire, utile à tout égard, qu'il prépare la voie à l'opération ou qu'il permette d'apprécier les dispositions de l'organisme, souvent latentes, mais qui peuvent être de véritables contre-indications.

Du choix de l'opération. — Ces remarques préliminaires une fois acquises, il nous est facile de déduire certains préceptes relatifs au choix de l'opération, suivant le cas qui se présente à nous.

I. — Pour tout calcul dans l'*enfance*, c'est-à-dire entre un et douze ou quatorze ans, voici la conduite qui semble la plus judicieuse :

Pratiquer comme règle générale la taille latérale, qui ne donne à cette époque qu'une mortalité de 1/28, tandis que dans son ensemble et envisagée à tous les âges, elle arrive à la proportion de 1/15.

Les cas exceptionnels sont ceux où la pierre, petite en réalité, n'a qu'un calibre un peu supérieur à celui de l'urèthre. Il n'est pas nécessaire alors de recourir à la taille. Aussi, quelque opposé que je sois à la lithotritie chez l'enfant, pour les motifs déjà énoncés, je pense cependant que si la pierre est assez petite pour pouvoir être aisément pulvérisée en une seule fois par un petit lithotriteur, l'opération par broiement sera la méthode la plus simple et la meilleure. Je la crois aussi applicable si le calcul peut être broyé facilement et complétement en deux séances.

Quant à la taille médiane chez l'enfant, il n'y a aucune objection à lui faire, pourvu qu'on ait recours à un gorgeret ou tout autre instrument analogue pour guider le doigt. Je dois ajouter, il est vrai, qu'elle ne me paraît offrir aucun avantage sur l'opération latérale.

II. — Chez l'*adulte* nous avons à choisir entre la taille et la lithotritie, et si nous nous décidons pour la première à préciser à quel procédé il faut nous adresser.

1° Faut-il tailler ou lithotritier ?

Pour répondre à cette question, il faut tout d'abord faire une distinction entre les malades, savoir :

a. Adulte suffisamment robuste et sain.

b. Adulte affaibli et maladif.

C'est là une division plus pratique que celle qu'on pourrait fonder sur l'âge ; car chez l'adulte l'influence des années est moins marquée que dans les périodes précédentes. Si l'on ne tient compte toutefois que de cette dernière donnée, on voit que c'est de vingt-cinq à quarante ans que la taille latérale offre les résultats les plus heureux, soit une proportion de morts de 1/11,5. Mais en réalité les données sont alors comparativement peu nombreuses, puisque c'est à cette époque que l'affection calculeuse atteint son minimum de fréquence. La question de l'âge et de son influence chez l'adulte se perd donc en grande partie dans le fait de la constitution du patient.

Cela dit, revenons aux deux grandes classes signalées il y a un instant.

1. *Chez les adultes sains.* — Si le calcul est petit ou moyen, s'il est unique, qu'il soit mou et friable ou compacte, et s'il est acquis par l'exploration préliminaire que les manœuvres instrumentales peuvent être accomplies facilement et seront bien supportées, il faut procéder au broiement.

Remarquons que le mot *moyen* appliqué ici au volume, ne doit être entendu que dans un sens assez restreint pour les calculs d'acide urique et d'urates, et qu'il doit être pris tout à fait à la lettre pour ceux d'oxalate de chaux. Leur forme généralement sphéroïde fait d'une pierre moyenne

(25 millimètres de diamètre) une production véritablement grosse, sinon même trop volumineuse, au point de vue de la lithotritie.

S'il est une cause particulière ou spéciale pour rejeter la lithotritie chez de tels malades, on pourra pratiquer la taille médiane ordinaire. Elle est peut-être, comme nous le verrons plus loin, le meilleur procédé opératoire quand une pierre petite ou un peu au-dessous de la moyenne ne peut être broyée à cause d'un rétrécissement très-étroit ou rebelle au traitement. En réalité, ce sont les seules conditions, je crois, où elle soit applicable aujourd'hui, car la lithotritie l'a rendue inutile dans la majorité des cas ; et si, d'autre part, il s'agit d'un calcul volumineux, surtout s'il est dur et compacte, il vaudrait mieux faire porter son choix sur la taille latérale.

2. *Chez les adultes plus ou moins cachectiques.* — Il nous faut examiner tour à tour les causes de cette altération, de cette cachexie.

a. Ou il n'y a qu'épuisement général sans lésions locales de l'appareil urinaire. -- Si le calcul est petit et friable, si le contact des instruments est bien supporté, il n'y a pas de doute, c'est la lithotritie qu'il faut adopter. C'est vers elle encore qu'on inclinera, s'il est possible, quand le corps étranger est de calibre moyen, pourvu qu'il ne soit ni trop dur, ni trop compacte. Je ne sais en effet si, en pareille occurrence, on obtiendrait des résultats beaucoup plus heureux de la taille, quel que soit le procédé employé.

b. Ou il existe des altérations positives de quelque partie de l'appareil urinaire.

Dans le cas de rétrécissement de l'urèthre, surtout s'il est ancien et étroit, la taille est préférable à la lithotritie, si le calcul est volumineux. J'ai pu cependant arriver à des résultats tels par la lithotritie pour des cas de ce genre, après sonde mise à demeure (voy. page 237), et cela sur des calculs non-seulement petits, mais même moyens, que je ne puis m'empêcher de penser que le broiement peut souvent trouver son application même dans ces conditions. Si le rétrécissement est très-rebelle, on choisirait de préférence la taille médiane qui, grâce à la direction de son incision, permettra de diviser du même coup les tissus indurés.

L'hypertrophie prostatique, pourvu que la vessie soit saine, n'empêche nullement la lithotritie de réussir pour des pierres de petit et de moyen volume. Mais s'il existe en même temps de l'irritabilité vésicale, ou s'il s'agit d'une masse calculeuse compacte et volumineuse, la taille latérale semble préférable et paraît même supérieure à l'opération médiane.

L'atonie vésicale, c'est-à-dire cette faiblesse des parois qui rend la vessie incapable de se vider complétement, que la prostate soit grosse ou non, ne constitue pas par elle-même un empêchement à la lithotritie. Bien plus, cet état est plus favorable qu'une irritabilité trop grande. Ce fait est aujourd'hui bien connu des praticiens, quoique cette atonie, il y a peu d'années encore, fût regardée comme une contre-indication au broiement.

S'il existe une lésion vésicale indubitable, telle que cystite avec phénomènes généraux, tumeur de nature quelconque, bénigne ou non, ou si l'on peut soupçonner l'existence de cellules, la lithotritie devient une opération plus hasardeuse, mais la taille l'est d'ailleurs aussi. On ne peut dire en réalité que le broiement soit inadmissible alors.

Disons enfin que quelle que soit la constitution du sujet, s'il s'agit de ces calculs énormes pesant par exemple 120 grammes et plus, tels qu'on en rencontre peu d'ailleurs aujourd'hui, je doute que l'on puisse, somme toute, trouver mieux que la taille latérale aidée ou non par une double incision prostatique. C'est alors que l'appareil de broiement de Civiale (voy. p. 621) peut trouver son application. C'est pour ce motif, pouvoir briser la pierre avant de l'extraire, que cet opérateur préférait le procédé médio-bilatéral, par lequel on pénètre dans la vessie sur la ligne médiane. Je pense en effet que la voie est plus facile par de telles incisions que par celles que comporte le procédé latéral.

La taille sus-pubienne offre peut-être des chances aussi favorables, si la vessie est susceptible de se distendre et le malade pas trop chargé d'embonpoint. Des données précises manquent toutefois pour déterminer sa valeur exacte, aussi bien que celle de l'opération recto-vésicale, pour des pierres très-volumineuses. Ce serait probablement cette dernière qui pourrait être considérée comme le meilleur procédé, s'il n'était fréquemment suivi de fistules persistantes.

Des cas ou il ne faut pas opérer. — Devons-nous refuser dans certains cas d'opérer un calculeux? Si oui, dans quelles circonstances?

Au point de vue pratique, ce point doit être résolu ; sa solution d'ailleurs influe considérablement, comme il est facile de le comprendre, sur la statistique des opérations. En Angleterre comme en Écosse, je pense que dans la pratique hospitalière, il n'est que bien peu de cas non opérés ; mais le fait est moins rare, pour des causes multiples, dans la clientèle privée. Chez nos clients dont les moyens le permettent, on peut faire tant pour calmer leurs souffrances, qu'il est inutile de leur faire courir les risques d'une opération rendue hasardeuse par le volume de la pierre, ou toute autre condition défavorable. Mais il n'en est plus de même chez le pauvre, et il est parfois difficile alors de déterminer ce qui expose le plus la vie ou des douleurs persistantes, ou une opération dangereuse. C'est pour cette dernière alternative que le patient se décide généralement de lui-même, préférant ses chances à la triste perspective de souffrances sans fin et sans amélioration. Je crois qu'en France le nombre des non opérés est plus considérable. Dans ce pays en effet la taille semble, chiffre rond, être moins heureuse que chez nous, et me paraît plus redoutée tant du chirurgien que du malade. Sa pratique moins fréquente entraîne un certain manque de cette audace confiante qui distingue le chirurgien anglais et qui souvent conduit au succès. D'autre part, ceux qui pratiquent la lithotritie en France semblent ne pas vouloir hasarder son application dans des cas douteux, agissant ainsi, il est vrai, avec raison et prudence.

Prenons en effet la statistique de Civiale pour 1862, statistique qui est comme un type de sa pratique tant dans les années précédentes que dans les suivantes. Elle comprend 69 calculeux, dont 66 hommes, 2 femmes et

un enfant; 45 cas sont tirés de sa clientèle, 24 de son service à l'hôpital
Necker. 58 de ces malades ont été opérés :

45 furent lithotritiés, dont 8 soulagés, 36 guéris et 1 mort.

10 furent taillés : 3 guérisons, 2 améliorations et 5 morts.

3 furent traités par une combinaison de lithotomie et de lithotritie :
2 guérisons complètes et une incontinence d'urine persistante.

Chez *huit* l'intervention chirurgicale fut ajournée ou jugée impossible.

Or, bien que la taille ait été excessivement heureuse, comme il est dit,
dans ces cas, il n'est pas de chirurgien anglais qui ne voie avec surprise
6 cas d'adultes figurer dans la dernière catégorie et moitié des taillés succomber. Il est de toute évidence aussi pour quiconque est familiarisé avec
notre pratique anglaise, que nous ne saurions déclarer l'impossibilité de
toute opération dans un nombre aussi considérable de cas.

Qui a raison des Français ou de nous? Sans entrer dans la discussion des
nombreux points que la solution de cette question pourrait soulever, je me
contenterai d'invoquer les résultats de la taille en Angleterre dans les conditions même les plus défavorables, c'est-à-dire pour de grosses pierres chez
des sujets épuisés. Si nous trouvons dans ces cas (et c'est le fait réel) 2 guérisons pour 3 ou 3 1/2, il sera prouvé, je crois, que nous avons raison de
présenter cette proportion de chances au malade, qui n'a sans cela en face
de lui qu'une affection lente, cruelle et aggravée encore par son état de mi-
sère et de dénûment.

Il est une raison, peut-être, pour permettre de refuser toute intervention
dans un de ces cas mauvais dont nous venons de parler, c'est l'existence
d'une affection rénale avancée. Lorsqu'on est sûr d'un tel fait, je crois
qu'un pareil malade est fatalement voué à la mort, et que le chirurgien
ne serait pas excusable de hâter le dénoûment final.

On rencontre dans la pratique privée nombre d'exemples (plus rares, il
est vrai aujourd'hui, en 1870, qu'il y a une dizaine d'années) de malades
ne pouvant se résoudre à accepter une intervention chirurgicale. J'ai soigné
entre autres quatre calculeux, déjà d'un âge avancé, qui furent tellement
soulagés par l'usage journalier de la décoction de *chiendent*, qu'ils se sont
(et cela avec raison, je pense, pour deux d'entre eux) refusés à toute opération. Je ne connais certes pas de condition où l'action de ce médicament
précieux soit plus efficace que dans l'affection calculeuse, que la production nouvelle soit dans les reins ou surtout qu'elle soit vésicale; j'ai à l'appui
de cette opinion le témoignage de plusieurs de mes confrères.

Les remarques que nous venons d'énoncer suffisent pour établir les principes généraux qui, tirés de l'observation et de la pratique, doivent, selon
moi, nous guider dans le choix du traitement applicable à un cas donné.
Ajoutons, bien entendu, qu'il ne faut pas s'attendre à ce que chaque calculeux puisse être mathématiquement mis en regard du procédé qui lui convient. Non; ce que nous avons voulu exposer, ce sont les principes qui
doivent nous servir de guide, nous indiquer la voie à suivre, et non des
lois absolues ne supportant aucune exception. Depuis la première édition
de ce traité, j'ai étendu en pratique, comme je le fais ici en théorie, le champ

de la lithotritie, reculant ses limites aussi loin que le permet, avec les moyens que nous possédons actuellement, une sage prudence. Mais des modifications instrumentales permettront peut-être de faire plus encore. C'est un point que l'avenir décidera et que je ne puis juger d'avance. Je suis amené ainsi à parler du précepte suivant, dont l'importance est des plus grandes. *Notre but doit être de ramener autant que possible le traitement des calculs à la lithotritie ; aussi devons-nous nous efforcer de les découvrir de bonne heure, alors qu'ils sont petits, plutôt que d'avoir à nous attaquer à des pierres volumineuses et compactes.* — Sans doute, même dans ce dernier cas, on peut exceptionnellement parfois réussir par le broiement, si la vessie jouit d'une tolérance remarquable. Dans notre statistique, placée à la fin de ce livre, figurent *plusieurs exemples* de calculs pesant de 30 à 60 grammes et lithotritiés avec succès. C'est un point que nous avons déjà traité d'ailleurs à propos « des résultats de la lithotritie », mais je puis ajouter ici que, selon moi, tout essai irrégulier pour étendre le champ de la lithotritie au delà de ses saines limites ne pourra que conduire à des désastres.

Importance de découvrir la pierre de bonne heure. — Il y a nombre d'années, je faisais, me fondant sur 5 cas, une communication à la « Medical Society of London », en vue de mettre en relief ce point, essentiel selon moi, de la pratique. Car je n'hésite pas à déclarer que pour une pierre petite (qu'elle soit compacte ou friable), chez un sujet suffisamment sain, dans une vessie pas trop irritable, et après la puberté, la lithotritie conduite avec soin est une opération exempte de tout danger. On ne peut en dire autant des autres modes de traitement de l'affection calculeuse. A l'appui de ce que j'avance, je suis à même d'affirmer qu'ayant lithotritié aujourd'hui (1870) plusieurs centaines de calculeux, je n'ai jamais perdu un malade dont le calcul ne dépassait pas le volume d'une petite noix.

Or, d'une part le calcul est, à un moment donné, peu volumineux et ne s'accroît généralement que lentement et progressivement ; et, d'autre part, l'altération générale de l'organisme succède à sa formation plutôt qu'elle ne l'accompagne : d'où il suit que si le calcul est reconnu de bonne heure, il pourra, dans presque tous les cas, être extrait avec peu ou pas de danger.

C'est là une proposition éminemment logique et comme telle indiscutable ; cependant si nous examinons la pratique passée, nous voyons que faute de diagnostic, elle n'a progressé dans cette voie que petit à petit. Notre conclusion, riche d'espérances pour l'humanité, ne demande qu'à être connue et mise en pratique pour qu'on ait ainsi résolu d'un coup un progrès considérable, progrès qui, j'en suis sûr, est à notre portée et ne dépasse pas nos forces. Pour la pierre comme pour toute autre affection médicale ou chirurgicale, le diagnostic est la chose principale et vraiment fondamentale. Grâce au diagnostic, on voit le volume des calculs traités diminuer progressivement, comme il est facile de le constater par l'examen de nos musées. Prenons par exemple la collection de « Museum of Norwich », qui, grâce au génie chirurgical de l'est de l'Angleterre, est certes la plus parfaite et la plus complète de l'univers. Quand le diagnostic chirurgical était encore dans l'enfance, souvent on méconnaissait la pierre, jusqu'au jour où

son volume énorme et sa longue durée empêchaient toute erreur. Ainsi
s'expliquent ces masses énormes extraites à la fin du dernier siècle et telles
qu'on en trouve bien rarement aujourd'hui. J'ai calculé le volume des
pierres opérées pendant chacune de ces dix dernières années, et j'ai pu
constater le fait significatif d'une diminution annuelle constante. En d'autres
termes, il est de toute vérité qu'à chaque époque nouvelle on a appris
à reconnaître la pierre à une époque de plus en plus rapprochée de son
début. C'est ainsi que nous trouvons qu'à Norwich, chaque calcul pèse en
moyenne :

Pour le premier cent (c'est-à-dire à l'époque la plus éloignée). 33^{gr},5
    le second cent. . . . . 27^{gr},5
    les quatre cents suivants. . . . . 23^{gr}.

Mais comment se fait-il que la pierre soit souvent encore découverte
beaucoup trop tard ? Est-ce qu'un malade qui se plaint de ses symptômes
à un chirurgien compétent doit garder sa pierre plus de douze mois, et
même plus de huit ou de six. Si on la découvrait de bonne heure, si on la
reconnaissait alors qu'elle n'a que le volume d'un haricot ou d'une amande,
quel serait, je le demande, le nombre de tailles à faire chez l'adulte ! L'art
du diagnostic est sans nul doute en progrès manifeste ; aussi puis-je me
hasarder, sans aucune prétention au don de prophétie, à dire que d'année
en année on découvrira la pierre de plus en plus tôt, et qu'ainsi la taille
sera de moins en moins nécessaire, tandis que la lithotritie sera de plus en
plus appliquée. Joignez à cela que les notions anatomiques précises et
immuables laissent peu à espérer de nouveaux progrès dans l'emploi de
l'instrument tranchant, tandis que de nouveaux perfectionnements apportés
chaque jour aux brise-pierres contribueront d'année en année à rendre
plus parfaites les manœuvres de la lithotritie.

Je ne dis rien ici des *dissolvants* comme traitement des calculs déjà constitués. Ils ont pu peut-être, dans des cas exceptionnels, être de quelque
utilité. Mais ils s'appliquent surtout à la période initiale de la diathèse calculeuse avant toute production calcaire formée ; ils peuvent alors agir pour
dissoudre les particules dont l'agrégation formera le corps étranger. Pour
que les dissolvants agissent, il faut qu'ils s'adressent à de fines molécules ;
c'est justement le cas alors : ce n'est qu'un degré de plus dans la précision
du diagnostic qui permet de reconnaître, par les dépôts cristallins de l'urine
et certains symptômes concomitants, que la formation calculeuse est imminente et menaçante. Les dissolvants pris à l'intérieur arrêtent et suspen-
dent les dépôts urinaires ; mais c'est le traitement médical, la diète et l'hygiène qui corrigent peu à peu la tendance générale de l'économie aux
formations calculeuses (1). En voilà assez d'ailleurs sur ce sujet, car le but
de cet ouvrage est purement opératoire, et il n'y a nulle nécessité pour

____

(1) Ce sujet a été traité depuis dans les *Leçons cliniques*, dont on trouvera la traduction
en tête de cet ouvrage.

moi à franchir cette ligne conventionnelle qui sépare la chirurgie de la médecine. Ce point fait ressortir toutefois cette vérité importante, que nul ne peut être bon chirurgien, pratiquement parlant, qui ne soit en même temps médecin intelligent.

STATISTIQUE DE LA PRATIQUE DE L'AUTEUR.

Nous présentons ici un court résumé de 204 observations d'adultes lithotritiés par l'auteur pendant une période de sept ans, de l'automne 1863 à l'automne 1870. Aucun malade n'a été omis. On a extrait de notes précises, existant encore, les faits les plus marquants et dignes d'être signalés.

Cas 1. — Homme de soixante-cinq ans, de Boulogne, vu en consultation avec le docteur Perrochaud. Deux calculs d'acide urique de moyen volume. Six séances en automne 1863. Succès complet.

Cas 2. — T. P..., cinquante-neuf ans, « University College Hospital ». Calcul d'acide urique. Quatre séances en automne 1863. Succès complet.

Cas 3. — P. B..., soixante ans. « University College Hospital ». Pierre phosphatique de moyen volume. Atonie complète de la vessie; évacuation de l'urine par la sonde depuis longues années. Quatre séances en automne 1868. Succès complet.

Cas 4. — Homme de quarante-cinq ans. Énorme calcul phosphatique. Paraplégie; paralysie de la vessie. Douze séances en automne 1863. Succès complet. — Vu en consultation avec M. T. W. Cowell.

Cas 5. — Homme de soixante-quatorze ans. Calcul d'acide urique de moyen volume. Sept séances, janvier et février 1864. Vu par M. Clover, qui, à la première séance, sur la demande formelle du malade, administra le chloroforme; mais l'anesthésie ne fut employée que cette seule fois. Succès complet.

Cas 6. — Homme de soixante-neuf ans. Deux calculs d'acide urique d'un volume considérable. Dix-huit séances, printemps 1864. Malade de M. Gayleard, qui assista à chaque séance. Succès complet.

Cas 7. — Homme de soixante-dix ans. Calcul phosphatique de moyen volume. Cinq séances, octobre 1865. — Dix-huit mois auparavant, deux énormes calculs d'acide urique avaient été extraits. Le malade était resté sans aucun phénomène morbide. Prostate très-volumineuse. M. Mapleson me seconda assidûment. Succès complet.

Cas 8. — Homme de quarante-cinq ans. Calcul d'acide urique et d'urates, volume moyen. Huit séances au printemps 1864. Le docteur Koepl, de Bruxelles, alors de passage à Londres, assista à deux séances. Succès complet.

Cas 9. — Homme de soixante-neuf ans. Petit calcul d'acide urique. Cinq séances. Les symptômes disparaissent et le patient retourne chez lui. — Une quinzaine de jours après le malade m'appela; il se plaignait de la réapparition de quelques douleurs. Je lui conseillai d'attendre une semaine ou deux avant de l'explorer. On était alors au commencement de juin. A la fin du mois, sans qu'on eût fait aucune manœuvre instrumentale, il était pris de frisson et de fièvre, et s'éteignait peu à peu dans le milieu de juillet. — A l'autopsie, on trouvait : dans le rein droit, un calcul de la grosseur d'une fève et plusieurs autres plus petits; dans le rein gauche, un énorme abcès; dans la vessie, quatre calculs semblables à ceux rencontrés dans le rein et qui, selon toute probabilité, y étaient récemment descendus. Nulle opération ne pouvait s'attaquer à la lésion capitale, c'est-à-dire aux calculs des reins. Le docteur Koepl assista à la première séance.

Cas 10. — Homme de quarante-six ans. Calcul d'oxalate de chaux, pas tout à fait de moyen volume. Cinq séances au printemps 1864. Le docteur Pancoast, de Philadelphie, alors de passage à Londres, assista à deux séances. Succès complet.

Cas 11. — Homme de soixante-dix ans. Calcul mixte, volumineux. Onze séances, été 1864. Disparition de tous les symptômes liés à la présence de la pierre. Quelques troubles dus à une hypertrophie prostatique persistent; néanmoins le malade monte à cheval, chasse et mène une vie active. Vu deux ou trois fois par M. M. B. Hill.

Cas 12. — Homme de soixante-seize ans. Très-petit calcul phosphatique. Cinq séances, avril et mai 1864. Il a été vu deux ou trois fois par Sir William Jenner. Succès complet.

Cas 13. — Homme de quarante-huit ans. Calcul d'acide urique de moyen volume. Six séances, dont une en présence de M. Hilton. Succès complet.

Cas 14. — Homme de soixante-neuf ans. Volumineux calcul d'acide urique. Dix séances en été 1864. M. M. B. Hill visita souvent ce malade. Mon ami M. Norman le vit également une fois. Succès complet.

Cas 15. — Homme de soixante-huit ans. Calcul mixte, assez petit. Cinq séances en été 1864. M. Harris assista à chacune. Succès complet.

Cas 16. — Homme de quarante-huit ans. Calcul d'acide urique assez volumineux. Onze séances en été 1864. M. Hilton assista une ou deux fois. Succès complet.

Cas 17. — Homme de soixante-deux ans. Petit calcul d'acide urique. Trois séances en automne 1864, en présence chaque fois de M. Hammerton. Succès complet. A pu chasser depuis (1870).

Cas 18. — Homme de soixante-deux ans. Gros calcul d'acide urique et d'urates. Treize séances en automne 1864. Le docteur Harley assistait une fois Succès complet.

Cas 19. — Homme de cinquante-neuf ans. Petit calcul d'acide urique. Une séance. M. Clippingdale vit ce malade avec moi en novembre 1864. Après cette opération il fut atteint d'une maladie grave dont il se rétablit lentement; mais il m'écrit aujourd'hui qu'« il ne se ressent nullement de son ancienne affection ».

Cas 20. — J. H..., âgé de cinquante-neuf ans. « University College Hospital ». Calcul peu volumineux d'acide urique. Huit séances en novembre et décembre 1864. On ne put jamais, quelque position élevée qu'on donnât au bassin, soit trouver, soit saisir la pierre autrement qu'avec les mors dirigés en bas immédiatement derrière la prostate. Il est débarrassé de tout accident.

Cas 21. — Homme de soixante-quinze ans. Petit calcul phosphatique, broyé et extrait en une seule séance, décembre 1864. M. Tatham, de Brighton, était présent Depuis longtemps le malade n'urinait plus qu'avec la sonde; naturellement cet état persiste encore, mais les symptômes dus à la pierre ont disparu.

Cas 22. — Homme de soixante-dix-sept ans. Calcul phosphatique. Trois séances. (Même malade que le n° 21, mais dix-huit mois après guérison du premier calcul.) Succès.

Cas 23. — Homme de cinquante-huit ans. Calcul d'acide urique dépassant un peu le volume moyen. Cinq séances en décembre 1864. MM. P. Jackson et feu C. Jackson furent présents à chaque séance. Succès complet.

Cas 24. — Homme de cinquante-sept ans. Petit calcul d'oxalate de chaux broyé en une séance, novembre 1864, en présence de M. B. Hill. Succès aussi complet que possible en ce qui concerne cette pierre; mais le malade est encore sujet à la formation de graviers, dont il a rendu un grand nombre.

Cas 25. — Homme de quatre-vingt-quatre ans. Petit calcul d'acide urique. Cinq séances, janvier 1865. Consultation avec M. Solly. Succès complet.

Cas 26. — Homme de soixante ans. Depuis quelques années n'urinait qu'avec la sonde. Très-petit calcul phosphatique. Six séances en janvier 1865. M. Hill vit ce malade plusieurs fois pour moi durant une absence que je fis à cette époque. Succès complet.

Cas 27. — Le même malade deux ans plus tard. Je broyais un second calcul de phosphates en automne 1866. Trois séances. Depuis lors quelques petits débris phosphatiques ont été extraits. Mais depuis un an il est parfaitement délivré de cette affection, et jouit aujourd'hui (1870) d'une excellente santé.

Cas 28. — Homme de soixante-quinze ans. Calcul phosphatique de moyen volume. Sept séances en avril et mai 1865. Grosse prostate. Depuis plusieurs années la vessie ne se vidait plus qu'à l'aide du cathétérisme. Le succès de ce cas est dû aux soins attentifs et constants de M. Aikin.

Cas 29. — Le même malade, après être resté un an et demi guéri de sa pierre, en présenta de nouveau les symptômes. Je le débarrassai pour la seconde fois d'un énorme calcul; six séances. Succès complet.

Cas 30. — Homme de soixante et un an. Gros calcul d'acide urique. Dix séances en avril et mai 1865. Le docteur A. Simpson, de Glasgow, et M. B. Hill, virent ce malade plusieurs fois. Succès complet.

Cas 31. — Homme de cinquante-neuf ans. Gros calcul phosphatique. Maladie des reins. Huit séances en avril et mai 1865. C'était un malade du docteur Sharpe, de Norwood, qui le visita souvent avec moi. Succès complet.

Cas 32. — Homme de soixante-cinq ans. Petit calcul d'acide urique. Quatre séances en avril et mai 1865. Vu par M. M. B. Hill et aussi par le docteur Van Buren, de New-York. Succès complet.

Cas 33. — Homme de cinquante-trois ans. Calcul d'acide urique de moyen volume. Huit séances en avril et mai 1865. Vu par le docteur A. Simpson, de Glasgow, et par d'autres. Succès complet.

Cas 34. — B..., âgé de soixante-deux ans. « University College Hospital ». Petit calcul phosphatique. Trois séances en avril et mai 1865. Guérison. Environ cinq mois après, le malade mourut d'un cancer de la vessie. (Voy. *Hospital Mirror*, *Lancet*, 16 décembre 1865.)

Cas 35. — Homme de soixante-onze ans. Deux ou trois petits calculs d'acide urique. Neuf séances en avril, mai et juin 1865. Tout fut extrait et le malade se trouva notablement soulagé; mais il resta une tendance à la formation de dépôts phosphatiques, tendance que l'on combattit par des lavages de la vessie. Vu souvent par le docteur A. Simpson et autres.

Cas 36. — Homme de soixante-dix ans. Calcul phosphatique de moyen volume contenant probablement quelques urates. Cinq séances. Prostate énorme. Succès complet.

Cas 37. — B..., vingt-huit ans. « University College Hospital ». Calcul phosphatique dur, de moyen volume. Six séances en mai 1865. Succès complet. (Voy. *the Lancet*, *Hospital Mirror*, 16 décembre 1865.)

Cas 38. — Homme de soixante-deux ans. Petit calcul d'acide urique. Trois séances. Vu par M. Clover, qui donna le chloroforme. Succès complet.

Cas 39. — Homme de soixante-quatorze ans. Calcul d'acide urique de moyen volume. Quatre séances en mai et juin 1865. Prostate énorme. M. C. King, de Highbury, me seconda constamment. Succès complet.

Cas 40. — Homme de soixante-dix ans. Calcul d'acide urique volumineux. Grosse prostate. M. M. B. Hill soigna ce malade constamment avec moi. M. Clover donna le chloroforme. Succès complet.

Cas 41. — Homme de soixante-deux ans. Calcul d'acide urique de moyen volume. Sept séances en juin et juillet 1865. Le calcul fut complétement extrait; le malade se trouva considérablement soulagé, mais quelques accidents du côté de la vessie persistèrent. Vu aussi quelque temps par M. B. Hill.

Cas 42. — Homme de soixante et un ans. Calcul d'acide urique de moyen volume. Sept séances en juin et juillet 1865. Ce malade était bien connu du docteur Greenhow, qui le vit par occasion. Succès complet.

Cas 43. — B..., trente-neuf ans. « University College Hospital ». Petit calcul de phosphates. Trois séances en juin et juillet 1865. Me fut adressé par le docteur U. West, d'Alford. Succès complet.

Cas 44. — Homme de soixante-neuf ans. Deux calculs mixtes (urates et phospha- tes.....) de moyen volume. Sept séances en juin et juillet 1865. Vu avec moi, à plu- sieurs reprises, par le docteur Buchanan, de Glasgow. Ce malade avait subi la taille à Édimbourg trois ans auparavant, et l'on avait enlevé deux calculs d'acide urique, mais plus petits que les deux que je dus broyer. Succès complet.

Cas 45. — Homme de quarante-sept ans. Calcul phosphatique de moyen volume. Cinq séances en septembre et octobre 1865. Ce malade avait été soigné par le doc- teur Rhind, de Shipley (Yorkshire). Succès complet.

Cas 46. — Homme de soixante-cinq ans. Calcul d'acide urique de moyen volume. Sept séances en octobre 1865. Ce malade me fut adressé par M. Warwick, de Southwell. Succès complet.

Cas 47. — Homme de soixante-quatre ans. Calcul d'acide urique de moyen vo- lume. Quatre séances en octobre 1865. Vu par M. le docteur B. Hill Seegen, de Vienne, et autres.

Cas 48. — Homme de soixante-cinq ans. Petit calcul d'acide urique. Deux séan- ces en octobre 1865. M. Clover donna le chloroforme. Succès complet.

Cas 49. — Homme de soixante-quatre ans. Calcul phosphatique dur, de moyen volume. Novembre et décembre 1865. La première fois que je fus appelé en consul- tation avec M. E. Wright, de Clapham, je constatai que le cas était aussi peu favo- rable pour la taille que pour la lithotritie. Mais les symptômes étaient graves, et je ne pouvais refuser la chance qu'offrait encore ce dernier mode opératoire. Je crus même devoir, avant toute tentative, communiquer mes craintes à la famille. La pro- state était excessivement volumineuse; la cavité vésicale très-petite, et le calcul difficile à saisir. En outre, le malade avait une affection organique du cœur. Sans entrer dans le détail de toutes les particularités contraires au succès chez ce malade, je puis dire que je rencontrai là plus de difficultés que ne m'en avait offert aucun des cas observés par moi jusqu'alors. Je suis heureux de savoir qu'à Paris on aurait reculé devant une telle opération, et cependant, sans elle, l'état du malade était tel- lement misérable, tellement désespéré, que je ne crus pas juste de lui refuser la chance d'une intervention chirurgicale. Il y eut pendant le premier mois cinq séan- ces, conduites avec le plus grand soin. Au bout de ce temps la fièvre s'établit, le malade s'affaiblit graduellement, et il mourut subitement, dans un moment où, assis dans son lit, il prenait quelque nourriture, un mois environ après la dernière séance, bien qu'il eût résisté assez longtemps pour permettre de concevoir bon espoir dans le résultat ultime de l'opération.— A l'autopsie, nous trouvâmes une sup- puration considérable autour du bas-fond de la vessie. Une moitié du calcul avait été extraite, l'autre moitié restait dans la meilleure condition possible, c'est-à-dire en une seule pièce, tous les débris ayant été extraits.

Je suis bien obligé d'accepter ce cas comme une mort consécutive à l'opération de la lithotritie (quoique en réalité l'affection cardiaque fût la cause véritable du décès), parce que la suppuration de l'excavation pelvienne aurait été presque nécessairement fatale. Il eût été habile de renoncer à toute entreprise, mais il eût été inhumain, à mon avis, de refuser au malade la chance qu'une opération pratiquée avec grand soin et ménagement pouvait encore lui offrir : aussi y ai-je consenti. Si je n'eusse agi de la sorte, je ne compterais pas un seul cas suivi de mort. Quoi qu'il en soit, j'ai donc eu un décès, mais un seul sur vingt-quatre lithotrities pratiquées dans cette année. En comptant les 19 cas précédents observés en 1864, ce fut la première mort après une série de quarante-trois succès consécutifs.

Cas 50. — Homme de soixante-six ans. Calcul volumineux d'acide urique. Huit séances en novembre et décembre 1865. Le malade me fut adressé par M. Foster, de Huntingdon. Le calcul fut complétement extrait, et les accidents ont disparu. Aujourd'hui une grande irritation persiste encore avec formation de dépôts de phosphates.

Cas 51. — Homme de cinquante-neuf ans. Calcul phosphatique énorme. Huit séances en décembre 1865 et janvier 1866. Vu avec moi par M. W. Morris, de Petworth. Succès complet.

Cas 52. — Homme de cinquante-six ans. Deux petits calculs d'acide urique. Cinq séances en décembre 1865 et janvier 1866. Vu aussi par son médecin M. W. Morris. Succès complet.

Cas 53. — Homme de soixante-cinq ans. Plusieurs calculs phosphatiques durs. Maladie grave de la vessie. Cinq séances en janvier 1866. Vu avec moi par M. Foster, de Huntingdon. Succès complet.

Cas 54. — Homme de cinquante-trois ans. Calculs mixtes (acide urique et phosphates). Huit séances, janvier et février 1866. Maladie de la vessie et tendance à des dépôts de phosphates pendant plusieurs mois. Complétement guéri, il est maintenant en bonne santé. M'a été adressé par feu le docteur Brinton, et avait été vu par le docteur Phillips, de Coventry.

Cas 55. — Homme de soixante-sept ans. Petit calcul d'acide urique. Trois séances en janvier 1866. Malade de M. C. S. Webber. Le docteur Mazanowski, de Saint-Pétersbourg, assistait au traitement de ce malade. Succès complet.

Cas 56. — Homme de soixante-sept ans. Calcul d'acide urique de moyen volume. Neuf séances en janvier et février 1866. Ce malade fut vu par M. John Foster. Succès complet.

Cas 57. — Homme de soixante-six ans. Petit calcul d'acide urique. Deux séances en janvier 1866. Fièvre consécutive très-intense, de laquelle il se remit parfaitement. Le docteur Monckton, son médecin ordinaire, le vit tout le temps.

Cas 58. — Homme de soixante-trois ans. Calcul d'acide urique de moyen volume. Vu par les docteurs Charles Mayo, et Taylor, de Guildford. Succès complet.

Cas 59. — Homme de soixante-douze ans. Gros calcul phosphatique. Six séances en février 1866. Vu avec moi par le docteur Charles Butler, d'Ingatestone. Succès complet.

Cas 60. — Le même malade, un an après environ, eut un autre calcul de phosphates, d'un volume considérable. Quatre séances. Depuis il ne vide sa vessie qu'au moyen de la sonde; aucune récidive (1870); santé excellente.

Cas 61. — Homme de soixante-neuf ans. Il existait une maladie très-avancée de la vessie et une prostate énorme; mais plusieurs calculs phosphatiques durs faisaient si cruellement souffrir ce malade, et l'épuisaient tellement, que je ne pus refuser d'essayer de les extraire, malgré son état peu favorable. Ce malade épuisé s'éteignit graduellement. Vu constamment par M. W. S. Foster, de Newport.

Cas 62. — Homme de soixante-quatorze ans. Gros calcul d'acide urique. En mars 1866, six séances furent faites, toutes avec administration du chloroforme donné par M. Clover, et de nombreux fragments furent extraits. Le malade a chassé régulièrement toute l'année (1869). Succès complet.

Cᴀs 63. — Homme de cinquante-six ans. Calcul d'acide urique peu volumineux. Quatre séances, mars et avril 1866. Soigné toujours par M. John Foster. Succès complet.

Cᴀs 64. — Homme de soixante-dix ans. Plusieurs calculs d'acide urique. Six séances en mars et avril 1866. Vu avec moi par le docteur Radcliffe. Succès complet.

Cᴀs 65. — Homme de quarante-huit ans. Calcul phosphatique. Quatre séances en mars et avril 1866. Vu avec moi par le docteur Hudson. Succès complet.

Cᴀs 66. — Homme de soixante-sept ans. Calcul d'acide urique peu volumineux. Quatre séances en avril 1866. Vu avec moi par le docteur Owen Rees. Succès complet.

Cᴀs 67. — T. H..., quarante-neuf ans. « University College Hospital ». Deux calculs d'acide urique assez volumineux. Huit séances en mai et juin 1866. Succès complet.

Cᴀs 68. — D. E..., trente-neuf ans. « University College Hospital ». Un gros calcul d'acide urique. Sept séances en juin et juillet 1866. Succès complet.

Cᴀs 69. — Homme de soixante-treize ans. Calcul d'acide urique très-gros et très-dur. Ce malade se refusait à la taille, qui eût été probablement préférable pour lui. Je consentis à la lithotritie. Ce calcul se trouva être un peu plus gros que je n'avais supposé. Il fut entièrement extrait en plusieurs séances, mais le malade succomba à la fièvre et à l'épuisement causés par une cystite grave. Juin et juillet 1866.

Cᴀs 70. — Homme de soixante-sept ans. Calcul phosphatique de moyen volume. Il existait une affection des reins, avec œdème des jambes et maladie avancée de la vessie. Le malade avait un phimosis très-marqué. L'urèthre était obstrué par des débris de calculs et il y avait incontinence d'urine. Je débarrassai d'abord l'urèthre, puis je brisai le calcul en cinq séances. Succès complet. Tous les autres symptômes se sont considérablement amendés depuis lors, et le malade ne ressent plus aujourd'hui aucun trouble ni du côté de la vessie, ni du côté de l'urèthre. Mai et juin 1866. Vu avec moi par M. P. C. Chadwick, de Wrington. En 1869 le malade me fit savoir qu'il jouissait d'une santé excellente.

Cᴀs 71. — Homme de soixante-dix ans. Cinq ou six petits calculs d'acide urique. Six séances en juin et juillet 1866. M. Swaine, de Devonport, assista à une séance. Succès complet.

Cᴀs 72. — Homme de cinquante-cinq ans. Calcul phosphatique, dur et de moyen volume. Cinq séances en juillet 1866. M. John Foster donna ses soins au malade tout le temps du traitement. Succès complet.

Cᴀs 73. — W. M..., quarante ans. « University College Hospital ». Ce malade était affecté d'une maladie des reins avancée et dont les symptômes étaient aggravés par la présence de deux ou trois calculs phosphatiques dans la vessie. Ils furent extraits en trois séances en juillet 1866, et le malade quitta l'hôpital, la vessie débarrassée de calculs, et fut ainsi guéri. Il succomba plus tard à l'affection organique des reins.

Cᴀs 74. — R. W..., cinquante-deux ans. « University College Hospital ». Calcul phosphatique dur et énorme. Quinze séances en octobre et novembre 1866. Il avait subi antérieurement la taille. Succès complet. Va bien, 1870.

Cᴀs 75. — Homme de soixante-seize ans. Deux calculs d'acide urique de moyen volume. Cinq séances en octobre et novembre 1866. Il fut également soigné par M. Blaker, de Brighton. Succès complet.

Cas 76. — R. E..., soixante ans. « University College Hospital » Calcul mixte (acide urique et phosphates). Quatre séances en novembre 1866. Succès complet.

Cas 77. — Homme de cinquante-quatre ans. Calcul d'acide urique de moyen volume. Cinq séances en novembre et décembre 1866. Vu avec le docteur Lionel Beale. Succès complet.

Cas 78. — Homme de soixante-quinze ans. Gros calcul d'acide urique. Six séances avec emploi du chloroforme, en décembre 1866. Fut vu avec moi par le docteur F. Davis. Succès parfait. J'ai revu le malade tout à fait en bonne santé en 1869.

Cas 79. — Femme de soixante-quatre ans. Calcul d'acide urique, assez petit. Extraction en deux séances en décembre 1866. Vu avec le docteur Owen Rees. Succès complet.

Cas 80. — Homme de quatre-vingts ans. Calcul d'acide urique de moyen volume. Quatre séances en janvier 1867. Malgré son grand âge, ce malade paraissait vigoureux et robuste. Après la seconde séance une cystite grave se déclara. Il s'éteignit rapidement par épuisement. Vu avec M. Clover.

Cas 81. — T. G..., soixante-dix ans. « University College Hospital ». Calcul mixte (urates et phosphates). Cinq séances en janvier 1867. Guérison du calcul, mais persistance d'un trouble considérable dû au volume de la prostate et à l'irritabilité de la vessie.

Cas 82. — Homme de soixante-deux ans. Gros calcul phosphatique. Six séances au printemps 1867. Soulagement marqué ; mais une grande irritation de la vessie persiste. Un calcul pareil lui avait été extrait six ans auparavant, et depuis lors il n'a jamais été à l'abri de ces dépôts calcaires. Vu en consultation avec le docteur O. Rees.

Cas 83. — Homme de soixante et un ans. Calcul d'acide urique un peu au-dessous du volume moyen. Quatre séances au printemps 1867. M'a été adressé par le docteur Seegen, de Carlsbad. Succès complet. Je le rencontrai en voyage et très-bien portant en 1869.

Cas 84. — Homme de soixante-trois ans. Trois ou quatre très-petits calculs d'acide urique. Cinq séances au printemps 1867. Vu constamment par M. John Foster. Succès complet.

Cas 85. — Homme de cinquante-sept ans. Calcul très-volumineux d'acide urique. Dix séances, printemps 1867. Vu avec M. R. Lamb, de Barnsbury. Succès complet.

Cas 86. — Dr C..., soixante et onze ans. Calcul de moyen volume, de phosphates. Sept séances en avril et mai 1867. Succès complet.

Cas 87. — Homme de cinquante-neuf ans. Calcul d'acide urique de moyen volume. Deux séances en avril 1867. Pyohémie et mort. Ce malade supporta très-facilement deux séances en cinq jours, sans présenter aucun accident. Deux jours après, fièvre et phlegmon du cou, à gauche ; quarante-huit heures plus tard, dyspnée ; enfin, le jour suivant, douleurs dans l'abdomen ; le lendemain il était mort. — A l'autopsie, nous trouvâmes un énorme abcès profondément situé dans la région cervicale, dû à l'infection purulente, et d'autres abcès qui commençaient à se former ailleurs. Vu avec M. Marshall.

Cas 88. — Homme de soixante-dix-sept ans. Deux ou trois petits calculs d'acide urique. Six séances en avril et mai 1867. Vu avec M. Newton. Succès complet. Vivant et en bonne santé, 1870.

Cas 89. — Femme de quarante-deux ans. Gros calcul phosphatique. Deux séances en mai 1867. Vu avec le docteur Meadows. Succès complet.

Cas 90. — Homme de soixante-quatre ans. Calcul urique de moyen volume. Cinq séances en mai et juin 1867. Vu par le docteur Gibson, de Dundee. Succès complet.

Cas 91. — Homme de quarante-deux ans. Petit calcul phosphatique. Deux séances en mai 1867. Je l'opérai en même temps d'un rétrécissement. M. Clover donna le chloroforme. Succès parfait.

Cas 92. — Homme de soixante-six ans. Petit calcul d'acide urique. Une seule séance en mai 1867. Vu par le docteur Allen. Succès complet.

Cas 93. — Homme de trente-cinq ans. Petit calcul phosphatique. Deux séances en juin 1867. Vu avec M. Price. Succès complet.

Cas 94. — Homme de soixante et un ans. Gros calcul d'acide urique. Huit séances en juin et juillet 1867. Vu par le docteur Heslop, de Birmingham. Succès complet.

Cas 95. — Homme de soixante et onze ans. Calculs d'acide urique, petits et nombreux (peut-être quarante). Trois séances en juillet 1867. Vu par le docteur Painter. Grande amélioration.

Cas 96. — Homme de quatre-vingt-un ans. Gros calcul de cystine. Neuf séances en juillet et août 1867. Ce malade a été vu par plusieurs de mes collègues; l'extrême rareté de telles pierres en faisait un cas d'un grand intérêt. Le succès fut complet, et cet homme jouit aujourd'hui d'une excellente santé, 1870.

Cas 97. — Homme de soixante-sept ans. Calcul assez petit d'acide urique. Quatre séances en juillet 1867. Succès complet.

Cas 98. — Homme de soixante-cinq ans. Deux calculs d'acide urique. Six séances en octobre 1867. Me fut adressé par le docteur Thomas Keith, d'Édimbourg. Succès complet.

Cas 99. — Homme de soixante et onze ans. Petit calcul d'acide urique. Quatre séances en octobre 1867. M. Clover donna le chloroforme. Succès complet.

Cas 100. — Homme de cinquante-neuf ans. Trois ou quatre petits calculs d'acide urique. Six séances en août 1867. Vu par le docteur John Murray. Succès complet.

Cas 101. — Homme de cinquante-sept ans. Calcul de moyen volume, mixte (urates et phosphates). Six ou sept séances en automne 1867. Amélioration.

Cas 102. — Homme de soixante ans. Calculs d'acide urique assez petits et nombreux. Dix séances en novembre et décembre 1867. Vu par le docteur Nash, de Notting-Hill. Succès complet.

Cas 103. — Homme de quarante et un ans. Petit calcul d'acide urique. Trois séances en novembre 1867. M. C. Heath assista à la première séance. Succès complet.

Cas 104. — Homme de quarante-sept ans. Gros calcul d'acide urique. Neuf séances en décembre 1867. Vu par M. Pritchard, de Retford. Succès complet.

Cas 105. — J. S..., cinquante-cinq ans. « University College Hospital ». Calcul mixte de volume moyen. Cinq séances en janvier 1868. Succès complet.

Cas 106. — S. R..., cinquante ans. « University College Hospital ». Calcul d'acide urique, assez petit. Six séances en janvier et février 1868. Succès complet.

Cas 107. — G. S..., cinquante et un ans. « University College Hospital ». Gros calcul d'acide urique. Neuf séances en février et mars 1868. Succès complet.

Cas 108. — E. B..., cinquante-cinq ans. « University College Hospital. » Deux calculs d'acide urique de moyen volume. Huit séances en janvier et février 1868. Succès complet.

Cas 109. — Homme de soixante-huit ans. Gros calcul d'acide urique. Ce malade, qui venait de Paris, est un des plus nerveux et des plus impressionnables sujets que j'aie jamais eus à traiter. J'aurais préféré pratiquer la taille, mais il ne voulut pas en entendre parler. Je consentis à la lithotritie; mais, au moment où le traitement touchait à sa fin, alors que le calcul avait été détruit en grande partie, cet opéré succombait à la fièvre et à l'épuisement.

Cas 110. — Homme de cinquante-huit ans. Plusieurs petits calculs d'acide urique. Cinq séances en février 1868. Ce malade était de plus diabétique et atteint d'un

rétrécissement. Les fragments furent successivement extraits au moyen d'un lithotriteur construit exprès pour ce cas. Le docteur Ringer donna le chloroforme.

Cas 111. — Homme de soixante-seize ans. Deux calculs d'acide urique. Huit séances en février et mars 1868. M. Thomas Watson vit cet opéré. Succès complet.

Cas 112. — Homme de soixante-seize ans. Calcul d'acide urique assez petit. Quatre
séances en avril 1868. Succès complet.

Cas 113. — J. K..., trente-cinq ans. « University College Hospital ». Calcul assez
petit d'acide urique. Trois séances en avril 1868. Succès complet.

Cas 114. — S. C..., cinquante-huit ans. « University College Hospital ». Calcul
d'acide urique de moyen volume. Cinq séances en avril et mai 1868. Tout était terminé, et le malade n'attendait plus qu'une dernière exploration pour rechercher un
dernier fragment, lorsqu'il prit froid et fut atteint d'une angine suivie d'un œdème
de la glotte qui nécessita la laryngotomie. Il se rétablit en apparence pendant une
semaine, et la canule fut retirée. Dix jours après, l'œdème apparaissait de nouveau.
La plaie du larynx fut rouverte et la canule réintroduite. Mais le malade s'éteignit
peu à peu en trois ou quatre jours. L'examen nécroscopique montra que la vessie
était en parfait état, et qu'il ne restait qu'un petit fragment du calcul. Cette mort ne
peut donc être attribuée à la lithotritie.

Cas 115. — Homme de quarante-neuf ans. Calcul d'acide urique de volume moyen.
Cinq séances en mai 1868. Le docteur Keith, d'Aberdeen, assista à une séance.
Succès complet. (Ce cas est le même que le n° 8. Il n'eut aucun accident durant trois
ans. Un nouveau calcul d'acide urique avait manifesté sa présence par les symptômes ordinaires pendant environ douze mois.)

Cas 116. — Homme de soixante-deux ans. Calcul d'acide urique de moyen
volume. Cinq séances en mai 1868. Le docteur Keith, d'Aberdeen, assista à l'une
de ces séances. Succès complet.

Cas 117. — Homme de soixante-cinq ans. Deux calculs assez gros d'acide urique. Treize séances en juin et juillet 1868. Le docteur Ringer donna le chloroforme.
Succès complet.

Cas 118. — Homme de soixante-deux ans. Plusieurs petits calculs d'acide urique.
Six séances en juin 1868. Vu par le docteur Packman, de Ware. Succès complet.

Cas 119. — Homme de cinquante-huit ans. Calcul d'acide urique de moyen volume. Cinq séances en mai et juin 1868. Vu par M. R. Phillips. Succès complet.

Cas 120. — Homme de soixante ans. Petit calcul d'oxalate de chaux. Une seule
séance en mai 1868. Vu par M. Aikin. Succès complet.

Cas 121. — Homme de cinquante-neuf ans. Calcul mixte (urates et phosphates).
Cinq séances en juin et juillet 1868. Vu par M. Aikin. Succès complet.

Cas 122. — Homme de soixante et onze ans. Calcul phosphatique de moyen volume. Quatre séances en été 1868. (Même malade que le n° 82, à qui je broyais un
calcul deux ans auparavant.) Il se dépose de temps en temps chez ce sujet de petites
masses phosphatiques qu'il faut extraire; aujourd'hui il se trouve d'ailleurs en
bonne santé (1870).

Cas 123. — Homme de soixante-treize ans. Calcul d'acide urique d'un volume
assez petit. Trois séances en avril 1868. (Même cas qu'au n° 40. Ce malade se trouva
complétement débarrassé de tout phénomène morbide, jusqu'à il y a environ trois
mois, époque à laquelle la réapparition des accidents me décida à le sonder. Je
trouvai un nouveau calcul dont je le délivrai avec un succès complet).

Cas 124. — Homme de soixante-dix ans. Trois calculs d'acide urique assez petits.
Six séances en juillet 1868. Vu par le docteur Gavin Milroy. Succès complet.

Cas 125. — Docteur P..., soixante-cinq ans. Calcul assez petit d'acide urique.
Trois séances en juillet 1868. Succès complet.

Cas 126. — G. B..., soixante-dix ans. « University College Hospital ». Calcul d'acide urique de moyen volume. Deux jours après la première séance, alors qu'un grand nombre de débris avaient été facilement expulsés, un frisson violent apparut. Le jour suivant, suppression absolue des urines pendant trente heures. Après quoi l'urine reparut, parfaitement limpide. Le jour suivant, nouveaux frissons, et quarante-huit heures après, mort. L'urine avait continué à couler parfaitement claire jusqu'à la fin. — L'examen nécroscopique nous montra une vessie absolument saine, sans inflammation; contenant un peu plus de la moitié du calcul en un seul fragment, le reste ayant été extrait. Un des reins était sain; l'autre offrait les traces d'une inflammation vive et récente. Pour moi, ce malade succomba rapidement à une néphrite aiguë d'un seul côté. C'est un fait remarquable (mais non sans exemple dans ma pratique) que cet état du rein après une opération portant sur la vessie, sans inflammation aucune de ce dernier organe, et avec des urines restées claires jusqu'à la fin.

Cas 127. — Homme de soixante-douze ans. Gros calcul d'acide urique. Je me décidai pour la lithotritie dans ce cas, bien que je pense aujourd'hui que la taille eût été préférable. Par son volume le calcul me semblait être juste sur la limite de ceux qu'on peut attaquer avec le brise-pierre. En d'autres termes, c'était un de ces cas où il est absolument impossible de déterminer à l'avance, avec précision, quelle opération doit être préférée. Dans cette occasion, les désirs du malade, nettement exprimés, décidèrent de la question. Pendant le mois d'octobre je faisais plusieurs séances; le malade souffrait horriblement au passage des fragments. A la fin du mois, suppression grave et rapide des urines, suppression qui persista trente-six heures. Après quoi l'urine coula de nouveau claire et limpide. Je suis convaincu que cet état pathologique ressemblait beaucoup au cas précédent. Le malade se remit bien; au point qu'en novembre je faisais de nouvelles séances et parvenais à extraire presque tout le calcul. Néanmoins X... s'éteignit graduellement, et mourut peu de jours après. — L'examen nécroscopique nous montra : le rein droit atteint d'une dégénérescence graisseuse manifeste; le rein gauche offrant les traces d'une inflammation récente et renfermant un abcès; dans la vessie deux ou trois petits fragments. Ce malade avait été soigné par le docteur Bayntun, de Bath.

Cas 128. — Homme de cinquante-huit ans. Calcul d'acide urique. Quatre séances en octobre 1868. Vu avec M. Price, de Dublin. Succès complet.

Cas 129. — Homme de cinquante-deux ans. Calcul d'acide urique de moyen volume. Quatre séances en octobre 1868. Vu avec M. Newham, de Wolverhampton. Succès complet.

Cas 130. — J. L..., soixante-trois ans. « University College Hospital ». Calcul d'acide urique de moyen volume. Sept séances en octobre 1868. Le calcul fut parfaitement extrait; mais il resta une grande irritation, qui diminua peu à peu.

Cas 131. — Homme de quarante-neuf ans. Calcul assez volumineux, mixte (urates et phosphates). Neuf séances en octobre et novembre 1868. Vu avec le docteur Macaldin, d'Islington. Succès complet.

Cas 132. — J. H..., soixante-trois ans. « University College Hospital ». Calcul d'acide urique de volume moyen assez petit. Quatre séances en octobre 1868. Succès complet. (Le même cas qu'au n° 20; avait déjà été lithotrité quatre ans auparavant et était resté exempt de tout accident pendant trois ans. Puis un nouveau calcul d'acide urique se forma, et il en avait offert tous les symptômes pendant toute l'année précédente.)

Cas 133. — W. W..., soixante-cinq ans. « University College Hospital ». Gros calcul d'acide urique. Après dix séances durant les mois d'octobre et novembre 1868, pendant lesquelles la plus grande partie du calcul fut extraite, le malade fut pris d'une fièvre intense avec cystite. Il s'éteignit peu à peu dans les quinze jours qui suivirent. — A l'autopsie, nous trouvâmes la vessie atteinte de cystite chronique. L'un des reins était assez sain, mais l'autre était très-malade, avec collections purulentes dans la cavité pelvienne et le long de l'urèthre du côté correspondant. Le malade était faible dès le début ; j'aurais dû pratiquer la taille qui, en somme, aurait été le meilleur procédé pour un calcul de ce volume.

Cas 134. — Homme de soixante et un ans. Calcul phosphatique de moyen volume. Trois séances en octobre 1868. Succès. Ce malade n'urinait plus, depuis plusieurs mois, qu'avec la sonde ; c'est le même malade qu'au n° 102. Il y avait chez lui une tendance à des dépôts vésicaux phosphatiques dont je le débarrassai en cette occasion. Cette disposition diminua peu à peu, et le malade est aujourd'hui dans un état de santé excellent (1870).

Cas 135. — Homme de soixante-quatre ans. Plusieurs calculs d'acide urique assez petits. Six séances en octobre et novembre 1868. Amélioration. Plus tard, cinq mois après, deux petits calculs lui furent enlevés par la taille, avec un succès complet. Vu par M. William Fergusson et autres.

Cas 136. — Homme de cinquante et un ans. Gros calcul d'acide urique. Six séances en octobre et novembre 1868. Vu avec le docteur Langmore. Succès complet.

Cas 137. — Homme de soixante-treize ans. Plusieurs calculs d'acide urique assez petits. Huit séances en octobre et novembre 1868. Vu avec M. Garlick, de Bloomsbury. Succès complet.

Cas 138. — Homme de soixante-huit ans. Très-faible, ayant besoin constamment du cathétérisme. Calcul de moyen volume assez petit, mixte (urates et oxalates). Cinq séances en novembre 1868. Vu avec M. Barratt, de Welspool. Ce malade guérit bien et retourna à la campagne ayant appris à se sonder lui-même. Il eut plus tard une fièvre grave et mourut peu après.

Cas 139. — Homme de cinquante-neuf ans. Calcul assez petit d'acide urique. Trois séances en décembre 1868. C'était un malade du docteur Dansey, de Devonport. Succès complet.

Cas 140. — T. R..., vingt-neuf ans. « University College Hospital ». Gros calcul phosphatique. Maladie avancée des reins. Ce malade entra à l'hôpital dans un très-mauvais état de santé. Je n'osai lui faire courir les risques d'une taille, et je me décidai à lui offrir par la lithotritie la seule chance d'un soulagement passager qui lui restât encore. Ce cas ressemblait beaucoup à celui du malade n° 31, porteur, comme je l'ai dit, d'une volumineuse pierre phosphatique et atteint depuis longtemps d'une maladie de Bright, chez qui j'avais réussi suffisamment pour lui donner douze mois d'une vie supportable à la suite du traitement. Je lui fis subir deux petites séances à la fin de novembre 1868, et il rendit quelques fragments. Mais son état ne m'encouragea pas à continuer, et à renouveler plus longtemps ces essais. Son urine contenait beaucoup d'albumine, et il s'éteignit peu à peu en deux ou trois semaines. — A l'autopsie, on trouvait une néphrite chronique manifeste d'un des reins avec abcès, cystite chronique et deux gros fragments de phosphate de chaux dans la vessie. La mort doit être attribuée à l'affection rénale.

Cas 141. — Turc, de Constantinople, âgé de quarante-huit ans. Calcul d'acide urique de moyen volume. Cinq séances en janvier et février 1869. Vu avec M. J. G. Forbes. Succès complet.

Cas 142. — Homme de soixante-sept ans. Calcul d'acide urique de moyen volume. Cinq séances en février 1869. Vu par le docteur M' Cleod, de Glasgow. Succès complet.

Cas 143. — Homme de trente-deux ans. Deux petits calculs d'acide urique. Trois séances en octobre 1869. M. Newham, de Wolverhampton, assistait à une séance. Succès complet.

Cas 144. — Homme de soixante-dix-neuf ans. Deux ou trois calculs phosphatiques durs. Neuf séances en février et mars 1869. Vu avec M. Taylor, de Clapham. Succès complet.

Cas 145. — Homme de soixante-sept ans. Trois calculs d'acide urique. Sept séances en février 1869. Vu en consultation avec son médecin, M. Bostock, de Horsham. Succès complet.

Cas 146. — Homme de soixante-quatorze ans. Calcul d'acide urique de moyen volume. Huit séances en février et mars 1869. Soigné par M. Clover et moi. Succès complet.

Cas 147. — Homme de soixante-deux ans. Calcul d'acide urique de volume un peu au-dessous de la moyenne. Vu en consultation avec le docteur R. M. Donnell, de Dublin. Je broyai le calcul aisément et avec facilité, le 31 mars 1869. Pas de miction fréquente, pas de fièvre durant les trois premiers jours; bon appétit, état général excellent. Le quatrième jour, frisson, rétention d'urine, urine sanguinolente; cathétérisme nécessaire. En dépit des soins les plus assidus, le malade s'éteignit peu à peu avec une fièvre très-marquée. Il mourut le 17 avril. Il paraissait y avoir un manque particulier de pouvoir réparateur chez ce malade. A la fin, il buvait et mangeait bien comme un homme valide, et cependant il s'éteignait graduellement et constamment. — Pas d'autopsie.

Cas 148. — Homme de soixante-treize ans. Deux calculs mixtes d'un volume considérable (urates et oxalate de chaux). Quatorze séances au printemps 1869. Vu avec le docteur O. C. Maurice, de Reading. Succès complet.

Cas 149. — Homme de soixante-treize ans. Calcul mixte (urates et phosphates) de moyen volume. Quatre séances en avril 1869. Vu avec M. Clover, qui donna le chloroforme. Succès complet. Le même malade qu'au n° 99. Il rendait des calculs récents d'acide urique, et avait en même temps un dépôt considérable de phosphates. Il est maintenant parfaitement guéri depuis un an, et se porte tout à fait bien (1870).

Cas 150. — Homme de soixante-six ans. Gros calcul phosphatique. Sept séances au printemps 1869. Le docteur Ringer donna le chloroforme. Succès complet. Le même malade qu'au n° 117. Tendance après la première opération à former des dépôts de phosphates, et qui a tout à fait disparu depuis lors. Ce malade va parfaitement aujourd'hui (1870).

Cas 151. — Homme de soixante-douze ans. Calcul assez petit d'acide urique. Cinq séances en mai 1869. L'état général du malade, vu en consultation avec M. Macilwain, dans l'intervalle des séances, fut satisfaisant. Il avait un peu de fièvre, se sentait fatigué; aussi chaque séance fut-elle aussi courte que possible. Il avait une énorme prostate qui lui fut à un certain point désavantageuse. A la fin de ces séances, quelques accidents cérébraux apparurent, et j'eus l'avantage d'appeler en consultation le docteur Owen Rees. Il n'y avait pas d'albuminurie. Le 1er juin, les symptômes d'une hémorrhagie cérébrale apparurent tout à coup, et le malade mourut en quelques heures. Dans ce cas il est impossible de considérer l'opération comme cause de la mort. Il y avait depuis longtemps, à n'en pas douter, des accidents cérébraux; l'opération, en affaiblissant et ébranlant l'organisme, peut avoir produit des effets préjudiciables, mais dans l'appréciation des faits on ne peut admettre ici plus qu'une coïncidence fortuite.

Cas 152. — Homme de cinquante-six ans. Calcul d'acide urique assez petit. Deux séances en mai 1869. Vu avec le docteur Connor, de Battersea. Succès complet.

Cas 153. — Homme de soixante-six ans. Plusieurs petits calculs d'acide urique étroitement unis ensemble. Sept séances en juin 1869. Vu avec le docteur Cribb, de Highbury. Succès complet.

CAS 154. — Homme de soixante-seize ans. Calcul d'acide urique de moyen volume. Quatre séances en juin 1869. Vu avec Sir William Fergusson. Succès complet.

CAS 155. — J. W..., cinquante ans. « University College Hospital ». Calcul mixte (acide urique et phosphates) de moyen volume. Quatre séances en été 1869. Succès complet.

CAS 156. — Homme de cinquante-sept ans. Calcul phosphatique assez petit. Deux séances en été 1869. Je broyai un calcul d'oxalate de chaux à ce même monsieur en 1864, avec feu M. Ray, de Dulwick (cas n° 24). Il ne s'en était pas formé dans l'intervalle. Succès complet.

CAS 157. — R. H. W..., vingt-six ans. « University College Hospital ». Cet homme, phthisique au troisième degré, avec d'énormes cavernes, passa d'une salle de médecine dans mon service en juin 1869, présentant de graves symptômes de la pierre. Je trouvai un petit calcul mixte (oxalate de chaux et acide urique), que je brisai en deux séances. Je le renvoyai, débarrassé de ses accidents urinaires, en médecine, où je crois qu'il mourut plus tard de phthisie.

CAS 158. — Homme de cinquante-cinq ans. Calcul d'acide urique de moyen volume. Six séances en juillet 1869. Vu avec Sir Thomas Watson, docteur Hafsall et autres. Rien, en apparence, ne paraissait plus propice que l'aspect, le tempérament, l'état général de ce malade. Après les deux ou trois premières séances il y eut un léger accès fébrile passager. Mais l'urine devint graduellement chargée de sang et de mucus dans une proportion telle qu'on ne pourrait aisément l'évaluer. Ces phénomènes paraissaient dus à la présence de nombreux fragments durs et en même temps de débris qui n'avaient pu être expulsés spontanément. Bientôt le malade ne put plus émettre, malgré ses efforts, qu'une très-petite quantité d'urine, et le cathétérisme dut être pratiqué plusieurs fois par jour. Sur ces entrefaites, ce malade, qui se nourrissait bien et qui offrait tous les signes d'une vitalité et d'un état général aussi bons que le chirurgien pouvait le demander, s'affaiblit peu à peu en même temps que les signes locaux s'aggravaient rapidement. On discuta la question de savoir si l'on devait débarrasser la vessie en une seule fois par la taille, ou par la lithotritie avec l'instrument de Clover. J'eus l'avantage d'avoir sur ce point l'avis de mon ami Sir William Fergusson. Nous nous décidâmes pour le dernier procédé, et il se trouva que le calcul tout entier fut extrait vers le milieu de juillet. Après cette opération, le malade resta très-longtemps dans le même état, avec un pouls rapide, une fièvre hectique, et se servant lui-même de la sonde (qu'il avait appris à passer facilement) plusieurs fois dans les vingt-quatre heures. A la fin du mois, il parut aller mieux et se promenait en voiture découverte ; il partit pour la campagne le 30 juillet. Je l'y vis le lendemain ; il prenait un peu d'exercice, était très-gai, et paraissait mieux ; mais la fréquence du pouls persistait, et un cathétérisme répété était nécessaire, la quantité d'urine excrétée étant considérable. Ni albumine, ni sucre. Il s'affaiblit de plus en plus chaque jour et s'éteignit lentement le 11 août. Il n'y eut pas d'autopsie. Néanmoins je suis convaincu qu'il y avait là une pyélite suppurée intense siégeant d'un seul ou des deux côtés, et que le rein lui-même était probablement atteint d'inflammation chronique.

CAS 159. — X..., médecin russe, quarante-sept ans. Calcul d'acide urique de moyen volume. Cinq séances. Ce malade vint d'un point reculé de la Sibérie pour se faire opérer, et s'en retourna parfaitement guéri, après un séjour à Londres qui ne dura pas plus de quatre semaines. Plusieurs médecins l'y virent, et s'intéressèrent à lui comme à un confrère.

CAS 160. — X..., âgé de soixante ans. Juge en Californie, vint me trouver pour se faire opérer. Gros calcul d'acide urique. Sept séances en juillet et août. M. Clover donna le chloroforme. Ce malade, ainsi que les deux précédents, fut vu aussi par le docteur Stilling, de Hesse-Cassel. Succès complet.

Cas 161.—Homme de soixante-deux ans. Allemand et d'un tempérament extrêmement irritable. Calcul d'acide urique peu volumineux. Juillet 1869. Après la seconde séance, ce malade fut pris d'un frisson intense, et bientôt après, infection purulente avec arthrites consécutives; il mourut en dix jours. Vu avec le docteur Baumler.

Cas 162. — Homme de soixante et un ans. Calcul d'acide urique de moyen volume. Six séances en octobre 1869. Sa guérison complète et définitive fut retardée par une orchite aiguë. M'a été adressé par le docteur Savile, de East Retford.

Cas 163. — Homme de cinquante-deux ans. Calcul d'acide urique assez petit. Cinq séances en automne 1869. Succès complet.

Cas 164. — Homme de soixante et un ans. Calcul d'acide urique, peu volumineux. Quatre séances en automne 1869. Vu avec M. Ryott, de Newbury, qui vit également le précédent.

Cas 165. — W. B..., soixante-cinq ans. « University College Hospital ». Gros calcul d'acide urique. Neuf séances en octobre et novembre 1869. M'a été adressé par le docteur Druitt, de Wimborne. Complétement guéri à la fin de novembre.

Cas 166. — W. L..., cinquante-sept ans. « University College Hospital ». Calcul d'acide urique assez volumineux. Neuf séances en octobre et novembre 1869. Convalescence en décembre, mais avec quelque irritation de la vessie. Me revint en mars 1870 avec un petit calcul phosphatique de nouvelle formation, dont il fut rapidement délivré. Il est guéri par l'usage journalier d'injections dans la vessie. M'a été adressé par M. Jalland, de Horncastle.

Cas 167. — J. M..., soixante-neuf ans. « University College Hospital ». Gros calcul d'urate de soude. Sept séances en octobre et novembre 1869. M'a été adressé par le docteur Canham, de Ramsgate. Succès complet.

Cas 168. — W. W..., soixante-cinq ans. « University College Hospital ». Calcul d'acide urique assez volumineux. Huit séances. Fièvre intense et affaiblissement considérable. Complétement guéri à la fin de novembre, mais dans un état persistant de faiblesse.

Cas 169. — X..., âgé de quarante-huit ans, médecin de campagne. Calcul d'urate de soude de moyen volume. Quatre séances en novembre 1869. Les devoirs de sa profession forcèrent ce malade à s'en aller immédiatement après la dernière séance, heureusement guéri de son calcul et débarrassé rapidement de tout symptôme morbide.

Cas 170. — Homme de soixante-treize ans. Calcul phosphatique assez petit, broyé en une seule séance en décembre 1869. M. Clover donna le chloroforme. Succès complet.

Cas 171. — Homme de soixante-quinze ans. Calcul d'urate de soude de volume un peu plus que moyen. Cinq longues séances avec chloroforme en décembre 1869. Vu avec le docteur Pavey. Succès complet.

Cas 172. — X..., cinquante-neuf ans, médecin en Irlande. Calcul d'acide urique de moyen volume. Six séances en novembre et décembre 1869. Il était bien guéri, mais les devoirs de sa profession l'éloignèrent de mes soins beaucoup plus tôt qu'il n'eût été désirable.

Cas 173. — X..., quarante ans, médecin de campagne. Petit calcul d'acide urique. Deux séances en novembre 1869. Succès complet.

Cas 174. — Homme de soixante-quatre ans. Calcul mixte (urates et phosphates). Une séance en été 1869. Amélioration marquée, probablement guérison, mais il ne voulut pas consentir à un examen ultérieur. M. Clover donna le chloroforme. J'eus des nouvelles de ce malade en 1870, et j'appris qu'il était maintenant tout à fait rétabli.

Cas 175. — Homme de trente-cinq ans. Gros calcul de phosphate de chaux pur. Ce malade avait autrefois souffert d'une affection de la moelle, et avait été guéri par les soins de M. Brodhurst. Quatre séances en décembre 1869. Succès complet.

Cas 176. — Homme de soixante-neuf ans. Calcul d'acide urique de moyen volume. Cinq séances en décembre 1869. Vu en consultation avec le docteur Price Jones, de Surbiton. Succès complet.

Cas 177. — Homme de trente-trois ans, de Bruxelles. Petit calcul mixte de structure particulière : mélange de phosphate tribasique et de matières organiques, grasses pour la plupart. Deux séances en décembre 1869. Aujourd'hui ce dépôt de matières tend à reparaître chez ce malade, mais il s'en débarrasse complétement au moyen d'injections journalières dans la vessie. Août 1870, va très-bien.

Cas 178. — Homme de cinquante-cinq ans. Calcul d'acide urique de moyen volume. Quatre séances en janvier 1870. Succès complet.

Cas 179. — Homme de soixante-treize ans. Calcul d'acide urique de moyen volume. Cinq séances en janvier et février 1870. Vu avec les docteurs Smith, de Little Hadham, Herts. Succès complet.

Cas 180. — A. R..., vingt-deux ans. « University College Hospital ». Petit calcul d'oxalate de chaux. Deux séances en janvier 1870. Succès complet.

Cas 181. — Homme de quarante-neuf ans. Calcul d'acide urique de moyen volume. Cinq séances en février 1870. Vu avec M. J. Storey de Londres. Succès complet.

Cas 182. — Ecclésiastique âgé de soixante-cinq ans. « University College Hospital ». Deux calculs d'acide urique de moyen volume. Huit séances en février et mars 1870. Le traitement a été fort retardé par des attaques de goutte extrêmement intenses. Succès.

Cas 183. — Homme de soixante-quatorze ans. Petit calcul d'acide urique. Deux séances en janvier 1870. Succès complet. Je lui avais broyé un volumineux calcul un an auparavant. Il était resté parfaitement bien jusqu'à il y a une quinzaine de jours, époque où il fut pris de vomissements violents et de douleurs dans la région lombaire, annonçant la descente d'un nouveau calcul d'acide urique, du volume environ d'une fève. Succès complet.

Cas 184. — W. H..., cinquante-sept ans. « University College Hospital ». Calcul d'acide urique de moyen volume. Cinq séances pendant le printemps 1870. Succès complet.

Cas 185. — Homme de soixante-trois ans. Calcul d'urate de soude de moyen volume. Quatre séances en mai 1870. Vu en consultation avec le docteur Dobell. Succès complet pour ce qui est du calcul; état de la santé et des forces excellent. Mais le malade est obligé de se servir de la sonde de temps à autre.

Cas 186. — Homme de soixante-dix ans. Calculs d'acide urique petits, mais nombreux. Depuis cinq ans ce malade ne pouvait plus uriner qu'avec la sonde. Six séances en mai 1870. Vu avec M. Hill. Succès complet.

Cas 187. — Homme de soixante et un ans. Calcul d'acide urique assez petit. Quatre séances en mai 1870. M. Clover donna le chloroforme. Succès complet.

Cas 188. — Homme de soixante-treize ans. Calcul d'acide urique de moyen volume. Quatre séances en mai 1870. M'a été adressé par le docteur Jackson, de Southsea. Le calcul fut détruit avec succès, bien que le malade fût dans un état de santé très-faible et exigeât de grands soins. Il finit par être bien guéri.

Cas 189. — W. L..., cinquante-huit ans. « University College Hospital ». Calcul phosphatique de moyen volume. Trois séances en avril 1870. Succès complet. (Même malade qu'au n° 166.) Apprit à se sonder lui-même et à se faire chaque jour des injections. C'est un nouveau dépôt qui ne se formera probablement plus, si le malade continue le traitement indiqué.

Cas 190. — Homme de quarante-trois ans. Petit calcul phosphatique. Deux séances en avril 1870. M. Clover donna le chloroforme. (Même malade qu'au n° 91 (1867). N'avait plus eu aucun symptôme de la pierre jusqu'à il y a trois mois.)

Cas 191. — Homme de soixante-douze ans. Calcul d'acide urique assez petit. Deux séances en juin 1870. Vu avec le docteur Brace, de Londres, et M. Sloggett. Succès complet.

Cas 192. — Homme de cinquante ans. Gros calcul d'acide urique. Sept séances en mai 1870. Vu avec M. Dickenson, de Chelsea. Succès complet. Le même malade qu'au n° 104 (1867).

Cas 193. — Homme de soixante-quatorze ans. Très-gros calcul d'acide urique. Huit séances en juin 1870. Vu constamment avec M. Dickenson, de Chelsea. Le calcul fut entièrement détruit, et selon toute apparence ce cas promettait d'être des plus heureux; le malade put même quitter la ville pour aller au bord de la mer; néanmoins il fut pris d'une phlébite d'un des membres inférieurs; des accidents d'infection purulente apparurent insidieusement et devinrent mortels.

Cas 194. — Homme de quatre-vingt-un ans. Petit calcul phosphatique. Deux séances en juillet 1870. Rétrécissement de l'urèthre. Vu avec M. Hilliard, de Shefford, Beds. Succès complet. Ce cas montre d'une façon évidente la possibilité d'employer avec succès la lithotritie malgré la présence d'un rétrécissement uréthral, qui, ici, faisait souffrir le malade depuis de longues années. Tout d'abord le n° 6 put seul passer, mais après l'avoir laissé quelques jours à demeure; on put introduire le n° 11. Le malade fut alors soumis au chloroforme, et, vu ce cas particulier, on fit autant que possible l'extraction avec le lithotriteur.

Cas 195. — Homme de soixante-cinq ans. Gros calcul phosphatique. Cinq séances en juin 1870. Depuis nombre d'années ce malade ne vidait plus sa vessie qu'avec la sonde, et le retour de la pierre est le résultat de cette condition. Bien que dans ce cas le calcul ait été entièrement extrait, une cystite chronique extrêmement douloureuse persista, ainsi que le dépôt lent de phosphates, dont il put se débarrasser par des injections vésicales journalières.

En pareille occurrence, il faut une très-grande vigilance pour prévenir la formation d'un nouveau calcul, et le malade est appelé à endurer de grandes souffrances. Cet état, bien qu'existant depuis nombre d'années, peut trouver quelquefois une guérison. Chez d'autres, au contraire, il se termine par une lésion fatale de la vessie. — Vu par MM. Dickenson et Harcourt, de Philadelphie. Le même calculeux qu'au n° 51 (1865-66). Va beaucoup mieux en décembre.

Cas 196. — Homme de vingt-huit ans. Calcul phosphatique de moyen volume. Cinq séances en juillet 1870. Vu avec le docteur Sibson. Succès.

Cas 197. — J. R..., soixante ans. « University College Hospital ». Calcul d'urate de soude, de moyen volume. Cinq séances en juillet 1870. Succès complet.

Cas 198. — J. W..., cinquante et un ans. « University College Hospital ». Calcul phosphatique de moyen volume. Ne vidait plus sa vessie depuis des mois; juillet 1870. Succès. Il apprit à se sonder lui-même et à laver chaque jour sa vessie. Le même malade qu'au n° 155 (1869).

Cas 199. — Homme de soixante ans. Calcul d'acide urique de moyen volume. Deux séances en août 1870. Vu par le docteur Roberts, de Port-Madoc. Succès complet.

Cas 200. — Homme de quarante-six ans. Petit calcul d'urate de soude. Août 1870. Une séance. Succès complet.

Cas 201. — Homme de soixante-quatre ans. Calcul d'acide urique de moyen volume. Cinq séances en août et septembre 1870. Vu en consultation avec M. P. Jackson. (Le même malade qu'au n° 23 (1864); n'avait éprouvé aucun symptôme jusqu'à il y a environ un an.) Succès complet.

Cas 202. — Homme de soixante-quinze ans. Nombre considérable de petits calculs d'acide urique, du poids de 130 grammes et plus. Six séances en août et septembre. M. Clover donna le chloroforme. Succès complet. [Le même malade qu'au n° 40 (1865) et qu'au n° 123 (1868)]. Chaque opération fut pratiquée pour une quantité considérable de calculs d'acide urique de nouvelle formation, gros et petits, et s'accompagna de circonstances graves.

Cas 203. — Homme de cinquante et un ans. Gros calcul phosphatique. Neuf séances en septembre 1870. M'a été adressé par le docteur Blaikie, de Oswestry. Succès complet.

Cas 204. — R. C..., soixante-douze ans. Deux ou trois calculs d'acide urique, chacun de moyen volume. Août, septembre et octobre 1870. Dix-sept séances, dont deux furent faites par M. B. Hill, et deux par M. C. Heat, en mon absence. Succès complet. La somme des débris égalait un calcul volumineux.

TABLE DES MATIÈRES

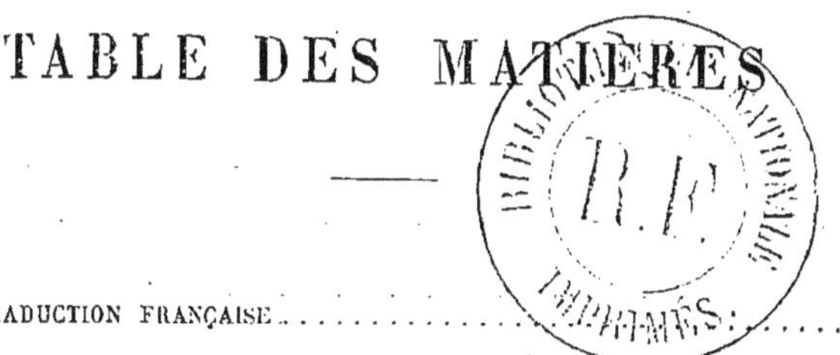

——

LEÇONS CLINIQUES SUR LES MALADIES DES VOIES URINAIRES

PROFESSÉES A « UNIVERSITY COLLEGE HOSPITAL »

PREMIÈRE LEÇON

INTRODUCTION. — DIAGNOSTIC

LEÇON II

RÉTRÉCISSEMENT DE L'URÈTHRE

LEÇON III

RÉTRÉCISSEMENT DE L'URÈTHRE (SUITE)

LEÇON IV

RÉSUMÉ DU TRAITEMENT DES RÉTRÉCISSEMENTS DE L'URÈTHRE. — DE L'URÉTHROTOMIE INTERNE

LEÇON V

DE L'HYPERTROPHIE DE LA PROSTATE ET DE SES CONSÉQUENCES

TABLE DES MATIÈRES.

LEÇON VI

RÉTENTION D'URINE

LEÇON VII

ÉPANCHEMENT D'URINE ET FISTULES URINAIRES

LEÇON VIII

PIERRE DANS LA VESSIE

LEÇON IX

LITHOTRITIE

LEÇON X

LITHOTOMIE

LEÇON XI

DES COMPLICATIONS RÉNALES DANS L'AFFECTION CELLULAIRE DE LA VESSIE ET DES INDICATIONS OPÉRATOIRES QUI EN RÉSULTENT

LEÇON XII

DE LA CHIRURGIE APPLIQUÉE AU TRAITEMENT DES CALCULS VÉSICAUX

LEÇON XIII

PÉRIODE INITIALE ET TRAITEMENT PRÉVENTIF DES AFFECTIONS CALCULEUSES

LEÇON XIV

TRAITEMENT DES CALCULS VÉSICAUX PAR LES DISSOLVANTS. — HISTORIQUE ET APPLICATION

LEÇON XV

CYSTITE ET PROSTATITE

LEÇON XVI

AFFECTIONS DE LA VESSIE. — PARALYSIE. — ATONIE. — INCONTINENCE DES ADOLESCENTS. —
TUMEURS.

LEÇON XVII

HÉMATURIE ET CALCUL RÉNAL

TRAITÉ PRATIQUE DES MALADIES DES VOIES URINAIRES

I. — DES RÉTRÉCISSEMENTS DE L'URÈTHRE ET DES FISTULES URINAIRES

CHAPITRE PREMIER

ANATOMIE ET PHYSIOLOGIE DE L'URÈTHRE CHEZ L'HOMME

CHAPITRE II

CLASSIFICATION ET ANATOMIE PATHOLOGIQUE DES RÉTRÉCISSEMENTS DE L'URÈTHRE

CHAPITRE III

SYMPTÔMES ET EFFETS PATHOLOGIQUES DES RÉTRÉCISSEMENTS ORGANIQUES.

CHAPITRE IV

DES CAUSES DES RÉTRÉCISSEMENTS ORGANIQUES.

CHAPITRE V

DU SPASME ET DE L'INFLAMMATION CONSIDÉRÉS COMME CAUSES DE RÉTRÉCISSEMENT DE L'URÈTHRE.

CHAPITRE VI

DIAGNOSTIC ET TRAITEMENT DES RÉTRÉCISSEMENTS DE L'URÈTHRE. — DILATATION.

CHAPITRE VII

DE L'EMPLOI DES AGENTS CHIMIQUES DANS LE TRAITEMENT DES RÉTRÉCISSEMENTS.

CHAPITRE VIII

TRAITEMENT DES RÉTRÉCISSEMENTS PAR LES INCISIONS INTERNES.

CHAPITRE IX

TRAITEMENT DES RÉTRÉCISSEMENTS PAR LES INCISIONS EXTÉRIEURES.

CHAPITRE X

DE LA RÉTENTION D'URINE SUITE DE RÉTRÉCISSEMENT.

CHAPITRE XI

DES ABCÈS URINEUX ET DES FISTULES URINAIRES.

CHAPITRE XII

DES RÉTRÉCISSEMENTS DE L'URÈTHRE CHEZ LA FEMME.

II

MALADIES DE LA PROSTATE

CHAPITRE PREMIER

ANATOMIE TOPOGRAPHIQUE ET STRUCTURE DE LA PROSTATE.

CHAPITRE II

DES FAITS RELATIFS AU POIDS, AU VOLUME ET AUX CONDITIONS MORBIDES.
RÉSULTATS OBTENUS PAR LA DISSECTION DE LA PROSTATE.

CHAPITRE III

CLASSIFICATION DES MALADIES DE LA PROSTATE. — DE L'INFLAMMATION AIGUE OU CHRONIQUE.

CHAPITRE IV

DE LA SUPPURATION DE LA PROSTATE. — ABCÈS AIGU ET CHRONIQUE.

CHAPITRE V

HYPERTROPHIE DE LA PROSTATE ; SES CARACTÈRES ANATOMIQUES.

CHAPITRE VI

DES TUMEURS ET EXCROISSANCES DE LA PROSTATE.

CHAPITRE VII

CAUSES DE L'HYPERTROPHIE DE LA PROSTATE.

CHAPITRE VIII

SYMPTÔMES DE L'HYPERTROPHIE DE LA PROSTATE.

CHAPITRE IX

EFFETS DE L'HYPERTROPHIE DE LA PROSTATE EN RAPPORT AVEC LA FONCTION DE LA MICTION. RÉTENTION D'URINE. — INCONTINENCE. — ENGORGEMENT ET REGORGEMENT.

CHAPITRE X

DIAGNOSTIC DES OBSTACLES PROSTATIQUES ET AUTRES SITUÉS AU COL DE LA VESSIE.

CHAPITRE XI

TRAITEMENT DE L'AUGMENTATION DE VOLUME DE LA PROSTATE PROVENANT DE L'HYPERTROPHIE OU D'UNE TUMEUR BÉNIGNE.

CHAPITRE XII

TRAITEMENT DE LA RÉTENTION D'URINE CAUSÉE PAR UNE AUGMENTATION DE VOLUME DE LA PROSTATE.

CHAPITRE XIII

DE L'ATROPHIE DE LA PROSTATE.

CHAPITRE XIV

DU CANCER DE LA PROSTATE.

CHAPITRE XV

DU TUBERCULE DE LA PROSTATE.

CHAPITRE XVI

DES KYSTES OU CAVITÉS DANS LA PROSTATE.

CHAPITRE XVII

DE LA BARRE AU COL DE LA VESSIE.

CHAPITRE XVIII

DES CONCRÉTIONS ET DES CALCULS DE LA PROSTATE.

CHAPITRE XIX

DES RAPPORTS QUI EXISTENT ENTRE LA PROSTATE HYPERTROPHIÉE ET LA PIERRE DANS LA VESSIE.

III

TAILLE ET LITHOTRITIE

CHAPITRE PREMIER

CONSIDÉRATIONS GÉNÉRALES SUR LA TAILLE.

CHAPITRE II

TAILLE LATÉRALE.

CHAPITRE III

OPÉRATIONS PÉRINÉALES CENTRALES.

CHAPITRE IV

TAILLE SUS-PUBIENNE OU HAUT APPAREIL.

CHAPITRE V

DES CAUSES DE MORT APRÈS LA TAILLE.

CHAPITRE VI

DIFFICULTÉS ET DANGERS DE LA TAILLE.

CHAPITRE VII

RÉSULTATS DE LA TAILLE.

CHAPITRE VIII

INTRODUCTION A LA LITHOTRITIE.

CHAPITRE IX

BUT DE LA LITHOTRITIE ET PRINCIPES QUI DOIVENT PRÉSIDER A LA CONSTRUCTION DES INSTRUMENTS NÉCESSAIRES POUR LA PRATIQUER.

CHAPITRE X

LITHOTRITIE, SON MANUEL OPÉRATOIRE AUX DIVERS TEMPS DE L'OPÉRATION.

CHAPITRE XI

LITHOTRITIE, SON EMPLOI SYSTÉMATIQUE (SUITE).

CHAPITRE XII

DE LA LITHOTRITIE DANS LES CAS OU L'EXISTENCE DU CALCUL S'ACCOMPAGNE DE LÉSIONS ORGANIQUES SÉRIEUSES OU DE TOUTE AUTRE COMPLICATION.

CHAPITRE XIII

RÉSULTATS DE LA LIHOTRITIE.

CHAPITRE XIV

DU CHOIX DE L'OPÉRATION DANS LES DIFFÉRENTS CAS.

FIN DE LA TABLE DES MATIÈRES

TABLE ALPHABÉTIQUE DES MATIÈRES

Les chiffres romains renvoient aux Leçons cliniques ; les chiffres arabes renvoient au Traité pratique.

PARIS. — IMPRIMERIE DE E. MARTINET, RUE MIGNON, 2